Gordon and Nivatvongs' Principles and Practice of Surgery for the Colon, Rectum, and Anus

Gordon & Nivatvongs

结直肠肛门外科学

从理论到临床

原　著　David E. Beck　Steven D. Wexner　Janice F. Rafferty

主　译　傅传刚　汪建平　王锡山

中国科学技术出版社

·北　京·

图书在版编目（CIP）数据

Gordon & Nivatvongs 结直肠肛门外科学：从理论到临床：原书第 4 版 /（美）大卫 ·E. 贝克（David E. Beck），（美）史蒂文 · D. 韦克斯纳（Steven D. Wexner），（美）詹妮丝 · F. 拉弗蒂（Janice F. Rafferty）原著；傅传刚，汪建平，王锡山主译 . — 北京：中国科学技术出版社，2021.1（2022.5 重印）

书名原文：Gordon and Nivatvongs' Principles and Practice of Surgery for the Colon, Rectum, and Anus, 4e

ISBN 978-7-5046-8793-7

Ⅰ . ① G… Ⅱ . ①大… ②史… ③詹… ④傅… ⑤汪… ⑥王… Ⅲ . ①结肠疾病—外科手术 ②直肠疾病—外科手术 ③肛门疾病—外科手术 Ⅳ . ① R656.9 ② R657.1

中国版本图书馆 CIP 数据核字 (2020) 第 176164 号

著作权合同登记号：01-2020-5917

策划编辑 王久红　焦健姿
责任编辑 黄维佳
装帧设计 佳木水轩
责任印制 李晓霖

出　　版 中国科学技术出版社
发　　行 中国科学技术出版社有限公司发行部
地　　址 北京市海淀区中关村南大街 16 号
邮　　编 100081
发行电话 010-62173865
传　　真 010-62179148
网　　址 http://www.cspbooks.com.cn

开　　本 889mm × 1194mm　1/16
字　　数 1605 千字
印　　张 61.25
版　　次 2021 年 1 月第 1 版
印　　次 2022 年 5 月第 2 次印刷
印　　刷 天津翔远印刷有限公司
书　　号 ISBN 978-7-5046-8793-7 / R · 2609
定　　价 598.00 元

译者名单

主　译　傅传刚　汪建平　王锡山

副主译　王　颢　窦若虚　王　琛　刘　正　林富林　申占龙　谭嗣伟

译校者　（以姓氏笔画为序）

丁健华　王　琛　王　颢　王振宜　王锡山　左志贵　申占龙
吕聪聪　朱　哲　朱路得　刘　正　汤坚强　孙　锋　连玉贵
吴　炯　吴现瑞　何子锐　何宋兵　佟伟华　汪庆明　汪建平
张宗进　张振宇　陈　栋　陈文平　林宏城　林国乐　林富林
郁　雷　竺　平　周易明　周喜乐　施赟杰　秦启元　袁维堂
徐洪莲　高　玮　郭雄波　黄　贲　梅祖兵　董青军　韩俊毅
傅传刚　谢忠士　窦若虚　蔡国响　谭嗣伟

内容提要

本书引进自世界知名的 Thieme 出版社，是一部新颖、独特、全面的结直肠肛门外科学经典教科书。本书为全新第 4 版，著者结合大量文献研究及个人临床经验，从最基础的结直肠肛门生理、外科解剖，到临床诊断、手术指征及手术方法等，对结直肠肛门各种临床常见和少见良性及恶性疾病进行了系统、详细的阐述。本书内容系统、图文并茂，对结直肠肛门外科有很强指导作用，适合广大结直肠肛门外科医生阅读参考。

著者名单

原　著

David E. Beck, MD, FACS, FASCRS
Professor and Chairman Emeritus
Department of Colon and Rectal Surgery
Ochsner Clinic Foundation
The University of Queensland School of Medicine–Ochsner Clinical School
New Orleans, Louisiana

Steven D. Wexner, MD, PhD(Hon), FACS, FASCRS, FRCS, FRCS(Ed), FRCSI(Hon)
Director, Digestive Disease Center
Chair, Department of Colorectal Surgery
Cleveland Clinic Florida
Affiliate Professor, Florida Atlantic University College of Medicine
Clinical Professor, Florida International University College of Medicine
Professor of Surgery, Ohio State University Wexner College of Medicine
Affiliate Professor, Department of Surgery, Division of General Surgery
University of South Florida Morsani College of Medicine
Weston, Florida

Janice F. Rafferty, MD, FACS, FASCRS
Professor of Surgery
Chief, Section of Colon and Rectal Surgery
University of Cincinnati Department of Surgery
Cincinnati, Ohio

参编者

David E. Beck, MD, FACS, FASCRS
Professor and Chairman Emeritus
Department of Colon and Rectal Surgery
Ochsner Clinic Foundation
The University of Queensland School of Medicine–Ochsner Clinical School
New Orleans, Louisiana

Joshua I. S. Bleier, MD, FACS, FASCRS
Associate Professor
Department of Surgery
Hospital of the University of Pennsylvania/Pennsylvania Hospital
Philadelphia, Pennsylvania

Philip H. Gordon, MD, FRCS, FACS, FASCRS, FCSCRS (Hon), FRSM (Hon), FACPGBI
Director of Colon and Rectal Surgery
Professor of Surgery and Oncology
McGill University, Jewish General Hospital
Montreal, Québec, Canada

Quinton Hatch, MD
Department of Surgery
Madigan Army Medical Center
Tacoma, Washington

David G. Jayne, MD, BSc, MB, BCh, FRCS
Professor of Surgery
Department of Academic Surgery
St. James University Hospital
Leeds, West Yorkshire, England
United Kingdom
Sean J. Langenfeld, MD, FACS, FASCRS
Assistant Professor
Department of Surgery
University of Nebraska Medical Center
Omaha, Nebraska

Lawrence Lee, MD, PhD, FRCSC
Assistant Professor
Department of Surgery
McGill University Health Center
Montreal, Québec, Canada

David J. Maron, MD, MBA, FACS, FASCRS
Director, Colorectal Surgery Residency Program
Vice Chair, Department of Colorectal Surgery
Cleveland Clinic Florida
Weston, Florida

Emily F. Midura, MD
Department of Surgery
University of Cincinnati Medical Center
Cincinnati, Ohio

John R. T. Monson, MD, MB, BCh, BAO, FRCS[Ire, Eng, Ed (Hon), Glas(Hon)], FASCRS, FACS
Executive Director, Colorectal Surgery
Florida Hospital System
Professor of Surgery
Director of Digestive Health Institute
Florida Hospital
Center for Colon and Rectal Surgery
Orlando, Florida

Santhat Nivatvongs, MD, FACS, FASCRS(Hon), FRACS(Hon), FRCST(Thailand)
Emeritus Professor
Department of Surgery
Mayo Clinic College of Medicine and Science
Rochester, Minnesota

Rajeev Peravali, BMedSc, MBChB, MCh, FRCS(Ed)
Department of Colorectal Surgery
Sandwell and West Birmingham NHS Trust
Lyndon, England
United Kingdom

Janice F. Rafferty, MD, FACS, FASCRS
Professor of Surgery
Chief, Section of Colon and Rectal Surgery
University of Cincinnati Department of Surgery
Cincinnati, Ohio

W. Ruud Schouten, MD, PhD
Erasmus Medical Center
Department of Surgery
Rotterdam, Netherlands

Sharmini Su Sivarajah, MBCB, MRCS(Edin), MD(Gla), FRCS (Edin)
Associate Consultant
Department of General Surgery
Sengkang Health
Singapore

Scott R. Steele, MD, FACS, FASCRS
Chairman
Department of Colon and Rectal Surgery
Cleveland Clinic
Cleveland, Ohio

Earl V. Thompson IV, MD
Assistant Professor of Surgery
Department of Colon and Rectal Surgery
University of Cincinnati Medical Center/UC Health
Cincinnati, Ohio

Steven D. Wexner, MD, PhD(Hon), FACS, FASCRS, FRCS, FRCS(Ed), FRCSI(Hon)
Director, Digestive Disease Center
Chair, Department of Colorectal Surgery
Cleveland Clinic Florida
Affiliate Professor, Florida Atlantic University College of Medicine
Clinical Professor, Florida International University College of Medicine
Professor of Surgery, Ohio State UniversityWexner College of Medicine
Affiliate Professor, Department of Surgery, Division of General Surgery, University of South Florida Morsani College of Medicine
Weston, Florida

原书序

结直肠外科专业历史悠久且与众不同，我们甚至可以追溯到直肠病学从业者和外科学的开端。培训和教学一直是我们专业的核心组成部分，早期教科书的编写风格较为单一，且以介绍作者的具体做法为主。实践经验的增长和科学知识的纳入，为随后的教科书提供了证据，同时摒弃了一些传统的治疗方法。可惜的是，大多数教科书都会随着作者的退休或去世而被人们淡忘。如今，群体作者联合撰写著作已成为一种常态。虽然此类著作为人们提供了更广阔的视野，但往往编排风格各异或缺乏统一的主题。*Principles and Practice of Surgery for the Colon, Rectum, and Anus* 于 1992 年首次出版，旨在为广大结直肠外科学从业人员提供一部涵盖结肠和肛肠外科手术领域的综合教科书。本书主要由两位外科医生撰写，着重强调了疾病的基本原理，并解释了病因和发病机制，进而指导读者为何、何时及如何进行治疗。本书同样延续了他们此前著作 *Essentials of Anorectal Surgery* 的编写风格，得到外科学界的广泛欢迎。此后，本书又于 1999 年和 2007 年修订出版了第 2 版和第 3 版。

我们很高兴 David E. Beck、Steven D. Wexner 和 Janice F. Rafferty 愿意接受第 4 版的修订工作，还将书名变更为 *Gordon and Nivatvongs' Principles and Practice of Surgery for the Colon, Rectum, and Anus*。全新第 4 版最大限度地保留了前几版的编写形式及风格。基于过去 10 余年取得的重大进展，此次修订增加了相关内容的最新研究。本书是一部为繁忙外科医生编写的教科书，经过深思熟虑，我们对全新第 4 版进行了简化。

我们希望并期待曾经和未来的读者（外科医师或正在接受培训的医师）都能发现全新第 4 版的真正价值，如同前几版一样。我们非常感谢新加入的著者能够一直致力于结直肠外科专业。

Philip H. Gordon, MD

FRCS, FACS, FASCRS, FCSCRS(Hon), FRSM(Hon), FACPGBI

Professor of Surgery and Oncology

Director of Colon and Rectal Surgery

McGill University, Jewish General Hospital

Montreal, Québec, Canada

Santhat Nivatvongs, MD

FACS, FASCRS(Hon), FRACS(Hon), FRCST(Thailand)

Emeritus Professor

Department of Surgery

Mayo Clinic College of Medicine and Science

Rochester, Minnesota

译者前言

Principles and Practice of Surgery for the Colon, Rectum, and Anus 一书自 1992 年第 1 版面世以来备受结直肠肛门外科医生的喜爱，在结直肠外科的经典权威教科书中始终占有一席之地，至今已更新至第 4 版。著者结合大量文献研究及个人临床经验，从最基础的结直肠肛门生理、外科解剖，到临床诊断、手术指征及手术方法等，采用文字描述与丰富配图相结合的形式进行了系统、详细的阐述，内容涵盖结直肠肛门各种临床常见和少见良性及恶性疾病。与现代许多外科学教科书采用群体作者的做法不同，本书前三版仅由 PHILIP H. GORDON 和 SANTHAT NIVATVONGS 两位临床一线的外科医生主笔，本书的全新第 4 版依旧延续了这一传统，由具有丰富临床经验的美国著名结直肠肛门外科专家 DAVID E. BECK、STEVEN D. WEXNER 和 JANICE F. RAFFERTY 三位教授主笔，少数章节由其他相关专家撰写。因此，本书风格高度统一，可真切感受到著者个人诊疗经验的分享，犹如教授本人在病床边的教学查房。与此同时，文中引用了大量的结直肠疾病文献，并在版本修订时根据学科发展趋势进行增删和更新，以保证本书的权威性。

非常荣幸与广州中山大学附属六院汪建平教授及中国医学科学院附属肿瘤医院王锡山教授一起，组织国内结直肠肛门外科领域一线 40 余位专家共同翻译本书，在翻译过程中，我们力求在忠实于原文风格和著者原意的基础上，以流畅适读的语言进行表述，并对原著中的个别疏漏进行了修订。

在此特别感谢 40 余位译者专家对本书翻译工作所做的贡献，尤其是几位副主译专家，在完成自身承担的翻译工作外，还对其他章节的译文进行了审校修订。希望本书的中文版能成为国内同仁，特别是年轻结直肠肛门外科医生临床实践的得力帮手和良师益友。

同济大学附属上海东方医院普外科主任、胃肠肛肠外科主任
美国结直肠医师学会荣誉委员
俄罗斯结直肠外科学会荣誉委员

补充说明

本书配套视频已更新至网络，读者可自行下载观看。此外，书中参考文献条目众多，为方便读者查阅，也已将本书参考文献更新至网络。读者可扫描右侧二维码，关注出版社“焦点医学”官方微信，后台回复“结直肠肛门外科学”，即可获取视频及文献。

原书前言

1992—2007 年的 15 年间，Gorden 医生和 Nivatvongs 医生撰写了前三版 *Principles and Practice of Surgery for the Colon, Rectum, and Anus*，成功地将一部涵盖所有结直肠肛门疾病的教科书呈现到我们面前。参与编写的著者数量不多，因而本书的风格统一程度是其他常见群体作者所编写著作无法比拟的。我们很荣幸受到前版著者的委托，担任全新第 4 版的修订编写工作。

我们尽量简化编写成员，并将全书划分为了四篇。为展示自第 3 版出版以来 10 余年间该领域的发展和进步，我们对此前的每一个章节都进行了回顾、修改或重新撰写，同时合并了部分章节，也新增了一些章节，并将全书的篇幅压缩了近 1/4，以增加查阅本书的便捷性。

本书的亮点在于更新了直肠肛门生理学的研究进展和新型检查方式的应用，如 MRI、CT 血管造影和肠造影。加速康复外科理念使围术期管理发生了巨大变革。新增加的章节重点强调了肛肠外科向门诊化管理的转变，吻合器痔切除术的局限性和痔的新型治疗方式亦有所提及。括约肌间型肛瘘结扎术（ligation of intersphincteric fistula tract，LIFT）等新型手术方式被纳入肛瘘的章节。在本版中还更新了性传播疾病和 HIV 的药物治疗，以及有关大便失禁的最新治疗经验总结，包括人工括约肌、高压氧治疗、射频组织重塑和骶神经调节术。

我们对肛周肿瘤和肛管癌病因及治疗内容做了大量细致的修改，以反映人们目前对肛管上皮内瘤变（anal intraepithelial neoplasia，AIN）的认识。新增部分包括了肛周皮肤高级别 AIN 的新型诊疗方法。在良性肿瘤章节，我们增加介绍了学界对“锯齿状”腺瘤的研究及认识。在本版中，我们还完善了罕见良性息肉的相关资料并更新了低位直肠恶性息肉的相关治疗。

我们呈现了结直肠癌的发生率、患病率和发生趋势的最新数据，并更新了结直肠癌的遗传学，还特别强调了遗传性非息肉病性结直肠癌（heredity non-polyposis colorectal cancer，HNPCC），着重介绍了基因检测的适应证、结果及遗传咨询的重要性。对辅助疗法的巨大突破及复发和转移性结直肠癌的治疗也做了更新。保护括约肌的术式（储袋、结肠成形术和结肠肛管吻合）及扩大的经肛术式也将在本版中呈现。结肠癌的筛查、复查和随访取得了全新的认识和进展。大肠梗阻作为一个新章节加入。我们强调内科治疗在炎性肠病中的应用，并分享了克罗恩病和溃疡性结肠炎的手术治疗经验。

憩室病治疗的最新研究数据及择期手术指征也在本版中更新。腹腔镜手术已演变为众多术式的标准入路，将随具体病种进行讨论，而非单独设置一个章节。

我们希望通过本书将结直肠疾病的海量文献及著者个人的诊疗经验与偏好分享给广大读者。在书中，我们尽量保持所述内容翔实且具有权威性，同时简化无关的内容及细节。希望本书的全新第 4 版能够为执业外科医师和正在培训中的外科医师提供最新的临床流程信息，并使他们的患者获益。

David E. Beck, MD, FACS, FASCRS

Steven D. Wexner, MD, PhD(Hon), FACS, FASCRS, FRCS, FRCS(Ed), FRCSI(Hon)

Janice F. Rafferty, MD, FACS, FASCRS

致谢

非常感谢 Philip H. Gordon 和 Santhat Nivatvongs 对我及几位著者的信任，并选择我们作为本书第 4 版的著者，让我们有这个难得的机会来更新这部广受好评的教科书。在我的职业生涯中，Philip 始终是我的榜样和导师，我很荣幸能够继承他的非凡成就中的一项。感谢参与相关章节编写的著者从他们的工作和家庭中挤出时间，来完成本书的精彩章节。感谢我的同事 Steve D. Wexner 和 Janice F. Rafferty 在编写本书时所做出的努力。Steve 是我一生的朋友和同事，我们的关系在如此重大项目所带来的压力和挑战中变得更加紧密。Janice 欣然接受了这一重大项目的挑战，并为其增添了新的视角。感谢 Elektra McDermott 作为策划编辑，一如既往地出色完成她的工作。还要感谢一直支持我并促进我在临床和学术上不断努力的合作伙伴、同事和培训医生们。最后，我要再次表达对我妻子 Sharon 的爱和感谢，感谢她支持和鼓励我为这个项目在办公室工作的每个夜晚和周末。

——David E. Beck

首先，我要感谢我已故的敬爱导师 Philip H. Gordon，感谢他在我们领域的杰出领导，感谢他对我职业生涯的重要指导，感谢他与我之间珍贵的友谊。感谢他信任我、David 和 Janice，并将他挚爱的数十年劳动成果托付给我们。我同样感谢 Santhat Nivatvongs 数十年来的智慧与指导，以及他在这个重要项目上对我的信任。我还要感谢 Elektra McDermott 的高超编辑技巧，让本书能够按时完成。此外，我还要感谢 Dave 和 Jan 的努力、专业、精力、才能和友谊；与他们合作完成这个项目非常愉快。我要感谢各章节著者付出的时间和专业知识。最后，我要感谢我生命中最重要的人——Trevor、Wesley、Mariana 和我的父母，我永远对他们的智慧、爱心和支持心存感激，他们总在我从事学术活动时耐心等待。他们的爱、理解、鼓励和耐心使我有精力和能力构想和完成包括本书在内的许多重要科研工作。

——Steve D. Wexner

当我还是一名培训医师和年轻的结直肠外科医师时，Gordon 医生和 Nivatvongs 医生编写的教科书就是我最喜欢的参考书。后来我有幸与这两位专业领域的巨擘见面，这成为我职业生涯的高光时刻。我非常荣幸有机会参与他们编撰的经典教科书第 4 版的修订更新工作，并感谢 Beck 和 Wexner 医生对我的信任。他们对我的指导和友谊是无价的，我希望能像他们那样对外科领域的发展有所影响。我还要感谢我的丈夫给予我的耐心和空间，让我不必扮演传统意义上的完美妻子。

——Janice F. Rafferty

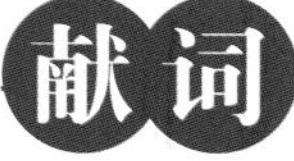

谨以我们最大的敬意和爱戴将这部全新第 4 版献给 Philip H. Gordon（1942 年 9 月 13 日—2018 年 4 月 11 日）和 Santhat Nivatvongs，感谢他们对结直肠专业的巨大贡献及对我们职业生涯的深远影响。

——DEB、SDW、JFR

视频列表

视频 14–1　骶神经刺激治疗大便失禁

视频 15–1　股薄肌移植术治疗直肠阴道瘘和直肠尿道瘘

视频 15–2　括约肌重叠成形术及直肠内推进皮瓣治疗直肠阴道瘘

视频 18–1　Delorme 术治疗直肠脱垂

视频 18–2　经会阴直肠乙状结肠切除术伴结肠–肛管吻合器吻合治疗直肠脱垂 A

视频 18–3　经会阴直肠乙状结肠切除术伴结肠–肛管吻合器吻合治疗直肠脱垂 B

视频 19–1　腹腔镜下重建性结肠直肠切除术治疗家族性腺瘤性息肉病

视频 19–2　腹腔镜下 Hartmann 造口回纳

视频 19–3　经肛内镜显微手术

视频 21–1　腹腔镜下右半结肠切除术

视频 22–2　腹腔镜下乙状结肠切除术

视频 24–1　吲哚菁绿

视频 24–2　锁孔补片修补结肠造口旁疝和垂直腹直肌肌皮瓣修补会阴疝

视频 24–3　腹腔镜下腹会阴切除术

视频 24–4　腹腔镜下 Hartmann 造口回纳，回肠后拖出实现无张力结直肠吻合

视频 24–5　腹腔镜辅助下括约肌间前切除术，伴结肠 J 形储袋成形

视频 24–6　腹腔镜辅助下重建性直肠切除术，伴结肠 J 形储袋成形

视频 24–7　复发性会阴疝修补：会阴入路

视频 24–8　垂直腹直肌肌皮瓣修补会阴缺损：腹会阴切除术治疗肛管癌和会阴疝

视频 25–1　腹腔镜下重建性结肠直肠切除术，伴回肠 J 形储袋成形术

视频 26–1　腹腔镜下回结肠切除术治疗克罗恩病

视频 26–2　腹腔镜下二次切除治疗克罗恩病：回结肠切和乙状结肠切除

目　录

第一篇　结直肠外科学基础

第二篇　肛肠疾病

第三篇　结直肠疾病

第四篇　其他情况

第一篇 结直肠外科学基础

Essential Considerations

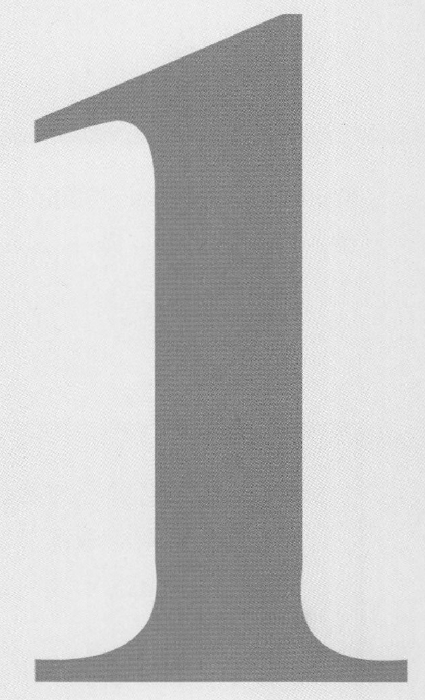

第1章 结肠、直肠和肛门的外科解剖

Surgical Anatomy of the Colon, Rectum, and Anus

Santhat Nivatvongs　Philip H. Gordon　David E. Bec　**著**

黄　贲　施赟杰　**译**

王　颢　**校**

摘要：本章将介绍结肠、直肠的外科解剖，包括结肠的大体形态、位置毗邻关系、腹膜覆盖和回盲瓣；直肠与腹膜的关系、筋膜附着、深筋膜、Waldeyer 筋膜、Denonvilliers 筋膜和直肠侧韧带；肛门直肠区域的组织学和肌肉结构；以及肛门直肠周围间隙、动脉血供、静脉回流、淋巴引流和神经分布。

关键词：外科解剖，结肠，直肠，组织学，肌肉，肛门直肠区域，肛门直肠周围间隙，动脉血供，静脉回流，淋巴引流，神经支配

一、概述

虽然结肠通常被认为是一个独立的器官，但是在胚胎学上结肠是由两部分构成。横结肠及其近端结肠来源于中肠，由肠系膜上动脉供血；而远端的降结肠、乙状结肠来源于后肠，由肠系膜下动脉供血。

大肠始于右下腹的盲肠，因其一端为盲端而得名。末段回肠与盲肠内、后侧的连接点称为回盲瓣。然后大肠向上方走行，根据其所处位置分别命名为升（右）结肠、结肠右曲、横结肠、结肠左曲、降（左）结肠、乙状结肠、直肠和肛管。大肠长度约 150cm，肠腔直径从盲肠至直乙交接处逐渐缩小，而直肠远端肠腔扩张，称为直肠壶腹，然后再次缩窄移行为肛管。

二、结肠

（一）大体形态

结肠外形不同于小肠之处在于其囊袋样形态（结肠袋），其表面可见 3 条结肠带，以及附于肠壁表面并与结肠带毗邻的脂肪垂。结肠带起源于阑尾根部，为增厚的纵行肌，分布于结肠全程。结肠带在乙状结肠远端消失，但纵行肌纤维延续，分布于整个直肠。Fraser 等[1] 研究发现，纵行肌包绕结肠环周，并于结肠带处增厚。根据 3 条结肠带所处横结肠的位置关系进行命名，即结肠系膜附着处为系膜带，大网膜附着处为网膜带，无结构附着则为独立带。结肠带长度较肠管缩短约 1/6[2]，这也是形成结肠袋的原因。乙状结肠远端逐渐移行为直肠，其特征为：结肠带消失，移行为相对均匀分布的直肠纵行平滑肌层，前方及后方肌纤维较两侧略增厚；无脂肪垂附着；以及肠管直径的改变。

（二）结肠走行及变异

结肠走行具有个体差异，阅读下文时应考虑这个因素（图 1–1）。

阑尾的投射点位于盲肠的最低处。在右侧腰方肌和腹横肌前方，升结肠始于回盲瓣，向上方走行，覆盖右肾下极，长约 20cm。腹膜覆盖升结肠前侧、外侧和内侧表面。升结肠远端向前、向下、向内锐角走行，形成结肠右曲，其上方为肝右叶的底部，内侧为胆囊。右侧腹壁与升结肠前部结肠带之间偶有膜状粘连，称为 Jackson 膜。

横结肠始于结肠右曲，延伸至结肠左曲，长 40～50cm，是最长的一段结肠。横结肠的活动度常较大，可以下降至髂棘水平，甚至坠入盆腔。横结肠系膜像“信封”一样包裹着横结肠，横结肠系膜根部附着点位于右肾、十二指肠降段、胰腺和左肾的表面。系膜内有中结肠动脉、右结肠和左结肠动脉的分支，伴行静脉，淋巴管和自主神经丛。掌握横结肠系膜后方的毗邻结构非常重要，因为在行右半结肠切除手术时必须细致操作，避免损伤到这些重要脏器。在左上腹，大概位于第十对和第十一对肋骨水平，结肠通过膈结肠韧带附着于膈肌下方。横结肠远端向背侧走行移行为降结肠。前方紧邻胃壁，左侧为脾脏。附着于胃大弯的大网膜在横结肠前方下降，折叠后上升，附着于横结肠上表面。结肠左曲的角度为锐角，位于左上腹较高处，因此手术中结肠左曲游离操作难度较大。结肠左曲位于左肾中部的前方。

降结肠沿后腹壁走行，跨过左肾外侧缘前方，稍偏向内侧，在腰大肌和腰方肌之间的凹陷内下行，在骨盆上缘和腹横肌水平移行为乙状结肠[3, 4]。降结肠长约 30cm，其腹侧、内侧、外侧有腹膜覆盖。降结肠的远段通常与后腹壁有粘连，术中游离结肠时需要分离这部分粘连。

乙状结肠始于骨盆上缘，在骶骨岬处延续为直肠，它的长度因人而异，长度为 15～50cm，活动度大，变异多。乙状结肠可以盘曲在左腹，亦可斜行进入右侧腹，甚至位于上腹部。它的系膜面积很大并且非常游离。其浆膜表面常附有较多肠脂垂。乙状结肠系膜的基底部始于髂窝，沿骨盆上缘走行，跨过骶髂关节，到达 S_2 或 S_3，形成倒 V 形结构。乙状结肠系膜中包含乙状结肠动静脉，直肠上动静脉，淋巴管和自主神经丛。乙状结肠系膜根部转折处凹陷，称为乙状结肠系膜隐窝，其深部常有左侧输尿管走行，此处可作为寻找左侧输尿管的标志。乙状结肠上段向前内上走行，跨过左侧输尿管和髂血管，掌握此

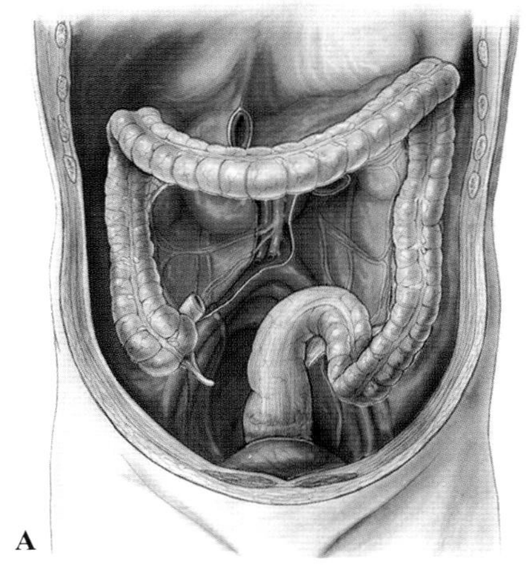

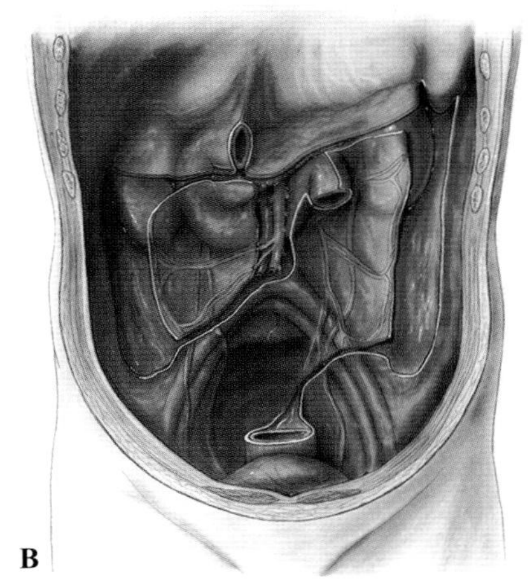

▲ 图 1–1　**大肠的大体轮廓**

A. 结肠；B. 腹膜及邻近结构

区域解剖毗邻关系在乙状结肠切除术中非常重要。乙状结肠下段在骶骨前走行，周围可能有小肠肠襻、膀胱和子宫及其附件。

（三）腹膜覆盖

末端回肠的对系膜缘可能通过 Lane 膜附着于壁腹膜[5]。盲肠通常完全被腹膜包绕。升结肠背侧无腹膜覆盖，与后腹壁相附着，因此升结肠没有游离的肠系膜。横结肠完全被腹膜覆盖，其后上方结肠带处附着横结肠系膜，其根部附着于胰腺下缘。大网膜背层和下层于横结肠的前上方融合，因此术中为了游离大网膜或者进入小网膜囊，必须切开大网膜与横结肠的融合。因为网膜囊间隙向右侧和向尾侧的横结肠逐渐闭塞，所以从横结肠左侧开始分离更易于进入网膜囊。Topor 等[6]通过 45 具尸体解剖，对术中大网膜的游离、延长以及移位至盆腔的技巧进行进行了阐述。他们发现在解剖学上和大网膜移位相关的最重要的变异是其动脉血供的 3 个变异：① 56% 的标本有 1 支网膜右动脉、1 支或 2 支网膜中动脉和 1 支网膜左动脉；② 26% 的标本网膜中动脉缺如；③剩余 18% 的标本网膜左动脉延续于胃网膜动脉，并且网膜左动脉发出数个细小分支连接网膜右或者网膜中动脉。大网膜延长手术的第一步是将大网膜从横结肠系膜上剥离，第二步是真正地延长网膜，第三步将延长的网膜组织置入盆腔。结肠左曲通过膈结肠韧带附着在膈肌上，这也对脾脏有支撑作用。降结肠背侧缺乏腹膜覆盖，与后腹壁相附着，因此降结肠也没有游离的肠系膜。

乙状结肠始于骨盆上缘，全被腹膜覆盖，其背侧附着扇形肠系膜。乙状结肠系膜侧面与侧腹壁的壁腹膜相融合，两者之间的交汇线称为“Toldt 白线”。术中分离乙状结肠时需要于其外侧的腹膜折返处切开。乙状结肠的长度和走行的个体差异很大。

（四）回盲瓣

回盲连接部上、下韧带是维持回肠与盲肠之间夹角的纤维组织。Kumar 和 Phillips[7] 发现上、下韧带对于防止肠内容物的反流具有非常重要的作用。一项 14 例尸检试验中，向升结肠中注入生理盐水，并加压使之逆流，发现 12 例回盲瓣功能完整，可抵抗高达 80mmHg 的反流压力；当切除回盲瓣的黏膜组织或者一条黏膜环肌，其功能部分受损，可抵抗约 40mmHg 的反流压力；但是当离断回盲连接部的上、下韧带，则致使此处的抗反流功能丧失；通过手术重建回肠盲肠之间的夹角，则又能恢复其抗反流功能。因此，回肠盲肠之间的夹角对于抵抗肠内容物的反流可能起决定性作用。

三、直肠

虽然解剖学家认为直肠始于 S_3 水平，外科医生一般认为直肠始于骶岬水平。直肠沿着骶尾骨的曲度下行，止于肛提肌裂孔水平，而后突然向下、向后走行形成肛管。直肠与结肠的不同之处在于其外层完全由纵行肌包绕，其标志为结肠带消失。直肠长度为 12～15cm，无游离的肠系膜、结肠袋和肠脂垂。随着磁共振成像（MRI）越来越多地用于直肠解剖研究，这些定义也会随之发展更新。

直肠有三处生理弯曲：其上段和下段向右侧突出，中段向左侧突出。直肠腔内，三处皱襞折向腔内，称为 Houston 瓣膜[8, 9]，正常人中约 46% 的人有 3 个瓣膜，33% 有 2 个瓣膜，10% 有 4 个瓣膜，2% 无瓣膜，余下的人有 5～7 个瓣膜[9]。Houston 瓣膜的临床意义在于：实施直肠乙状结肠硬镜检查时必须注意跨越这些瓣膜结构；更重要的是，这些瓣膜是直肠活检的理想部位，由于瓣膜向直肠腔内突出，在此处取活检易于进行；同时瓣膜不具有直肠壁的全层结构，故穿孔风险小。直肠中间 Houston 瓣膜与前腹膜反折相对应，为其腔内标志，因此在中间瓣膜上方行肠镜下息肉摘除时有穿孔风险，需要格外注意。由于直肠生理弯曲的存在，当其被彻底游离后（如在施行低位前切除术时），直肠的长度可增加 5cm；因此，术前距肛缘 7cm 处的病灶，在直肠完全游离后其距肛缘的距离可达 12cm。

直肠后方为骶骨、尾骨、肛提肌、尾骨肌、骶正中血管和骶神经丛根部。男性直肠腹膜外部分，前方毗邻前列腺、精囊、输精管、输尿管和膀胱；腹膜内部分邻近垂入盆腔的乙状结肠和小肠。女性直肠腹膜外部分前方毗邻阴道后壁；腹膜内部分与阴道上部、子宫、输卵管、卵巢、垂入盆腔的小肠和乙状结肠相毗邻。腹膜反折以上，直肠侧方为附件和垂入盆腔的小肠、乙状结肠。腹膜反折以下，直肠侧方与骨盆侧壁之间为输尿管和髂血管。

（一）直肠与腹膜的关系

直肠通常分为上、中、下 3 段，上 1/3 段直肠前方和两侧有腹膜覆盖，中 1/3 段直肠仅前方有腹膜覆盖，下 1/3 段直肠则没有腹膜覆盖。腹膜反折的解剖位置具有较大的个体差异和性别差异。男性腹膜反折距肛缘 7～9cm；女性腹膜反折距肛缘 5～7.5cm。直肠中间 Houston 瓣膜大致对应于直肠前腹膜反折。直肠后腹膜反折距肛缘 12～15cm（图 1–2）。

腹膜反折的位置在活体中还没有得到广泛的研究。Najarian 等 [10] 研究了 50 位接受开腹手术患者的腹膜反折位置，通过术中直肠镜测量和经腹腔内直视测量腹膜反折距肛缘的距离；女性患者直肠前腹膜反折、侧腹膜反折、后腹膜反折距肛缘距离分别为 9cm、12.2cm 和 14.8cm；而男性分别为 9.7cm、12.8cm 和 15.5cm。无论男性

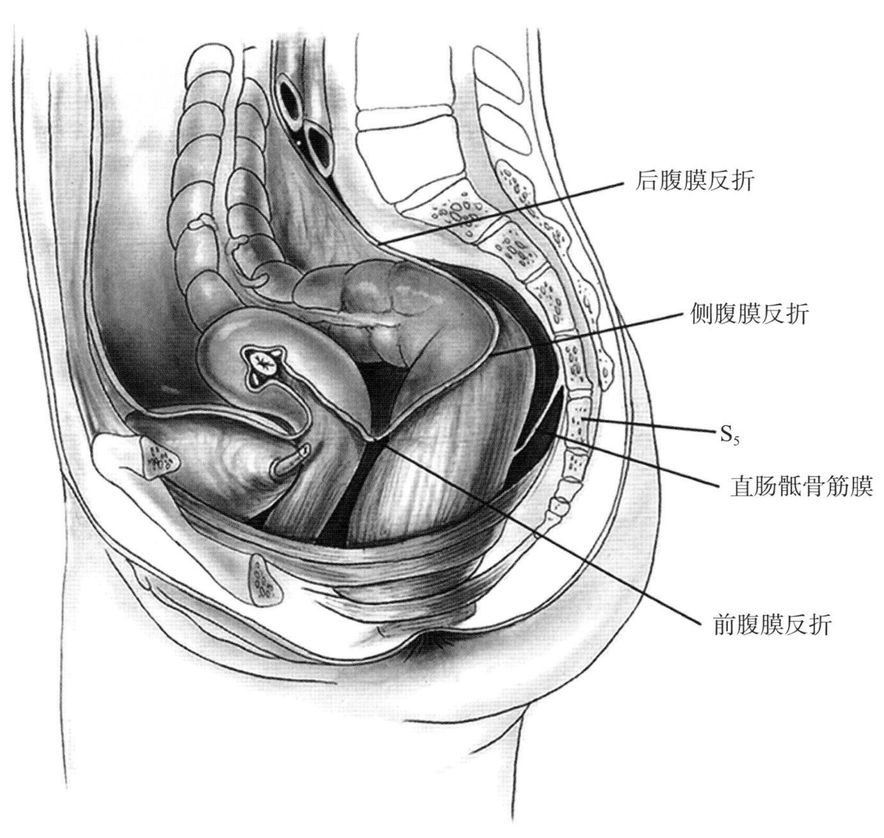

▲ 图 1–2　直肠与腹膜的关系

或者女性，前、侧和后腹膜反折距肛缘距离均存在显著差异。研究结果发现活体腹膜反折距肛缘距离大于尸检研究的数据，男性与女性的腹膜反折距肛缘距离无显著差异。掌握直肠癌的位置及与腹膜反折的相对关系可以帮助外科医生优化使用经肛切除技术。

（二）筋膜附着

直肠后方、中下 2/3 段直肠两侧方、下 1/3 段直肠前方无腹膜覆盖，但其表面覆盖着一层很薄的盆筋膜，称为深筋膜。在肛提肌裂孔水平，盆筋膜扩张覆盖于肛提肌表面，当盆筋膜延伸至直肠壁时其分为上行、下行两部分，上行部分与直肠深筋膜相融合，下行部分插入肌层之间形成联合纵行肌层[11]。这些弹性纤维向下延伸至肛周皮肤的真皮层，并将外括约肌皮下部分隔成 8～12 个独立的肌束。

骶尾骨表面覆盖着一层牢固的壁层盆筋膜，称为 Waldeyer 筋膜，其覆盖于骶正中血管表面。直肠骶骨筋膜是 Waldeyer 筋膜的一部分，位于骶 4 骨膜和直肠后壁之间[12, 13]。97% 的尸体解剖标本中可以发现直肠骶骨筋膜[13]。Waldeyer 筋膜中包含来自交感神经节的骶内脏神经分支，也可能包含骶外侧和骶正中血管的分支。在术中应使用剪刀或者电刀进行锐性分离，切开该筋膜，从而彻底游离直肠（图 1–3）。直肠骶骨筋膜后下方为肛提肌上间隙（图 1–4）。

直肠腹膜外部分前方覆盖着一层盆筋膜脏层，称为直肠深筋膜。其前方薄膜状结缔组织称为 Denonvilliers 筋膜[14]，它将直肠前壁与精囊腺、前列腺或者阴道隔开（图 1–5）。Denonvilliers 筋膜无肉眼可见的分层，组织学分析此筋膜包含致密的胶原纤维，平滑肌纤维和粗大的弹力纤维组织[15, 16]。Denonvilliers 筋膜附着的器官至今仍存在争论，一些学者认为它附着于直肠[16–19]，另一些学者认为它附着于精囊腺和前列腺[15, 20–22]。

Lindsey 等[23]设计了一项研究来评估 Denonvilliers 筋膜是和直肠前壁固有筋膜附着还是和精囊腺、前列腺附着。他们前瞻性收集了 30 例男性患者的直肠全系膜切除标本，均为中低位直肠癌，并且术中需彻底游离直肠前壁至盆底水平。通过显微镜观察切除标本腹膜外直肠前壁，判断是否存在 Denonvilliers 筋膜。

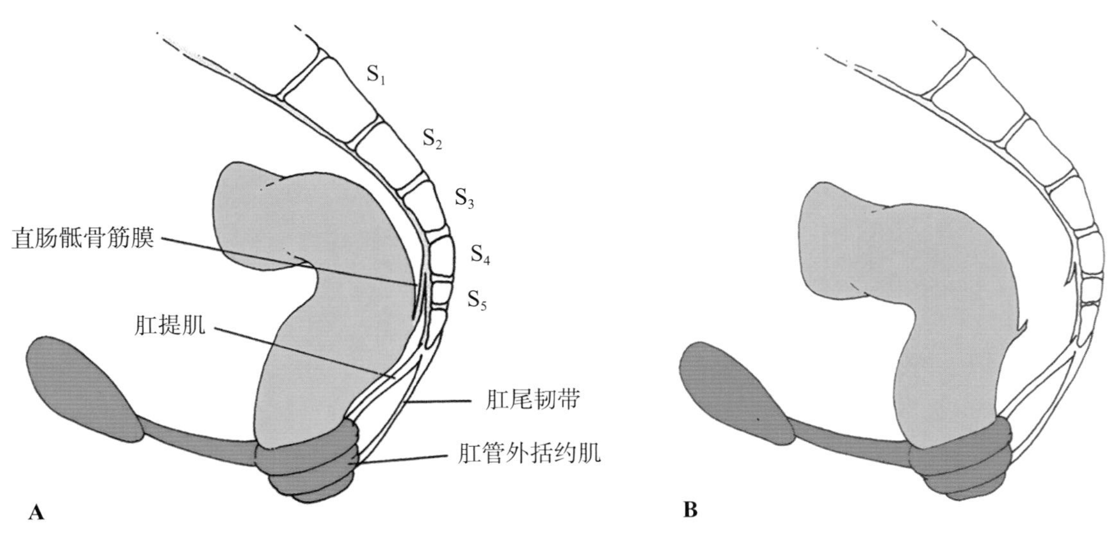

▲ 图 1–3
A. 直肠骶骨筋膜；B. 锐性分离直肠骶骨筋膜，以充分游离直肠

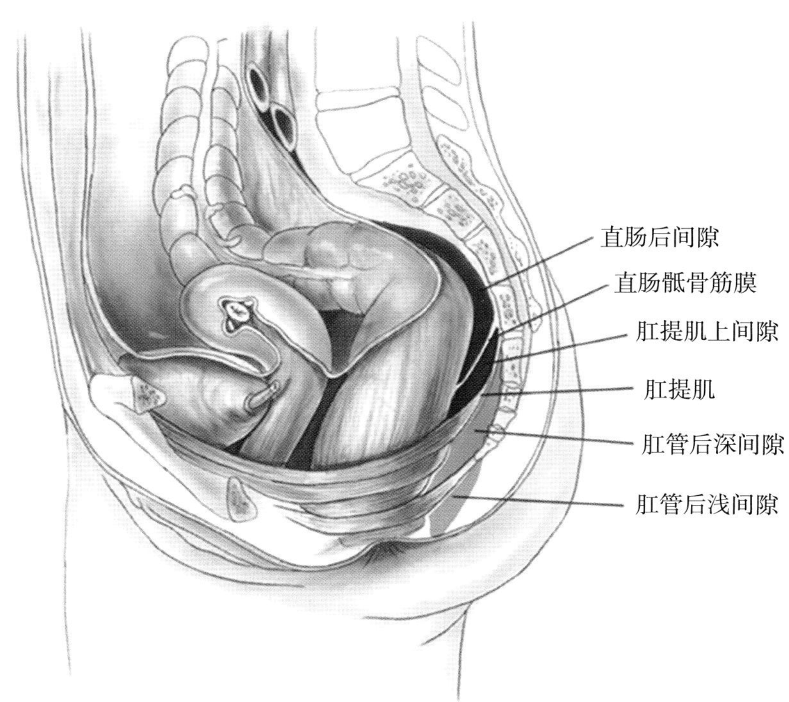

▲ 图 1-4 **肛周和直肠周围间隙（侧面观）**

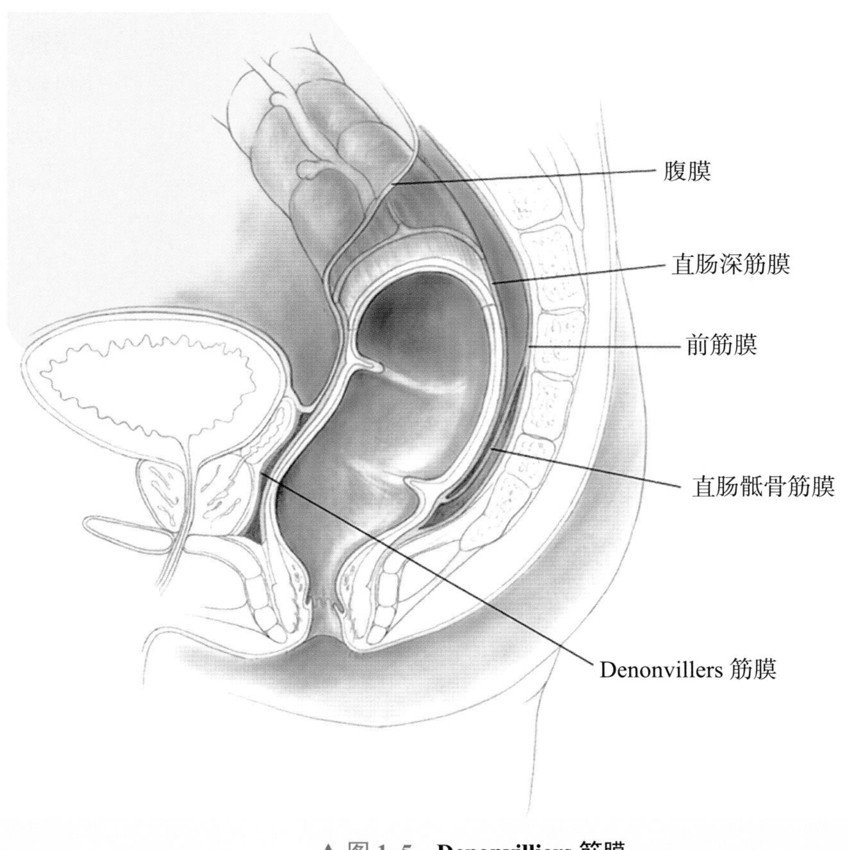

▲ 图 1-5 **Denonvilliers 筋膜**

若肿瘤位于直肠前壁，55% 的标本可以观察到 Denonvilliers 筋膜；若肿瘤未累及直肠前壁，则 90% 的标本中未发现 Denonvilliers 筋膜。所以，他们得出结论："在直肠深筋膜解剖层面进行直肠游离时，Denonvilliers 筋膜仍然留存于前列腺和精囊腺后壁；在全直肠系膜切除术（total mesorectal excision，TME）中，Denonvilliers 筋膜位于直肠前壁固有筋膜解剖间隙的前方，并且其与前列腺包膜附着更为紧密。"这一研究平息了关于 Denonvilliers 筋膜附着器官的争论，即 Denonvilliers 筋膜与精囊腺和前列腺包膜附着更为紧密。

（三）直肠侧韧带

远端直肠为腹膜外器官，侧方通过盆神经丛、结缔组织和直肠中动脉（如果存在）附着于侧盆壁[24]。其在组织学上包含神经组织、脂肪组织和小血管组织[25]。近年来，解剖学术语"直肠侧韧带"是一个讨论热点。Nano 等[26]通过解剖 27 具新鲜尸体标本和 5 具福尔马林溶液固定盆腔标本，发现直肠侧韧带是直肠系膜向两侧盆壁筋膜的延伸。如果将他们的解剖实践理论运用到外科手术中，我们可以得出这样的结论：直肠侧韧带是直肠系膜的延续，所以术中须在外侧韧带在盆壁的附着点进行分离，以确保全直肠系膜切除（TME）。

直肠侧韧带中包含与直肠系膜相延续的脂肪组织，可能还有一些不太重要的小血管和神经纤维。直肠侧韧带附着于两侧盆壁筋膜的位置位于泌尿生殖神经束的下方；直肠中动脉走行于直肠侧韧带前下方。术中直肠侧韧带应在盆壁筋膜附着处分离，此过程中泌尿生殖神经束应被保留并避免损伤，因为泌尿生殖神经束跨过直肠中动脉并在精囊的背侧呈扇形分布。直肠侧壁接受来自于外侧椎弓根的神经分布和直肠中动脉供应。

Rutegård 等[25]通过研究 10 例接受全直肠系膜切除的直肠癌患者标本发现，"直肠侧韧带一般为菲薄的结缔组织，看上去来源于盆神经丛并连接至直肠系膜……并在所有患者标本中得以确认。"他们认为直肠侧韧带是真实存在的解剖结构。Sato 等[13]通过解剖 45 具尸体标本也支持这一观点。

然而，Jones 等[24]仔细解剖 28 具尸体盆腔标本，认为直肠系膜与侧盆壁之间仅存在少量薄弱的结缔组织，而且这种结缔组织与其他间隙平面中的结缔组织并无区别。部分标本甚至完全缺如。盆神经丛明显区别于直肠中动脉（如果存在的话），并与前述结缔组织无关。Jones 等[24]认为直肠侧韧带并不存在，是外科手术层面错误的产物。

向内牵拉直肠时，直肠中动静脉、内脏神经及其伴行结缔组织形成带状结构，从盆腔两侧延续至直肠系膜[27]。这一结构最可能被我们误认为是"直肠侧韧带"。无论我们对低位直肠的侧方韧带结构如何命名，术中需要分离这一结构从而完全游离直肠。

（四）直肠系膜

直肠后方无腹膜覆盖，因此不存在解剖意义上的"直肠系膜"。解剖名词中也不存在这样的表述，但是在胚胎学名词列表中可以找到"直肠系膜"[28]。"直肠系膜"的表述最早可能是由 Maunsell 教授于 1892 年提出，英国 Heald 教授对其进行了推广[28]。面对质疑者对"直肠系膜"这一名词提出疑问时，Heald 教授回答，"……直肠系膜是外科学术语，当我还是专科住院医师时，我的老师们已经开始使用这个表述了。盖伊医院（Guy's Hospital）的 Rex Lawrice 教授经常描述'分离直肠系膜的过程'，这与当时 Rob 和 Smiths 外科学教科书中的描述一样……看来真的是没有更适合的词语来描述了"[29]。

全直肠系膜切除（TME）就是完整切除 Heald 教授所指的"直肠系膜"，即直肠深筋膜内的所有脂肪组织。这一手术沿直肠环周进行分离，直至肛提肌水平[28]。Bisset 等[30]更偏向使用"直肠的筋膜外切除"这样的术语。直肠系膜的表述已在结直肠外科领域得到广泛使用和接受。

Canessa 等[31]通过传统的手工解剖，对 20 具尸体标本的淋巴结进行了研究。研究范围为：直肠上动脉分叉处至肛管直肠环区域。他们发现直肠周围分布的淋巴结约 8.4 枚，其中 71% 位于腹膜反折以上，29% 位于腹膜反折以下。Topor 等[32]通过解剖 7 具新鲜尸体标本的直肠系膜一共找到 174 枚淋巴结，其中 80% 直径小于 3mm。56% 淋巴结位于直肠后方系膜，其中大多数位于直肠上 2/3 段。这说明在行直肠癌根治术时需行 TME 或者近全直肠系膜切除，不能遗留系膜组织，确保淋巴结清扫效果。

四、组织学

掌握大肠的显微解剖学知识对于了解大肠各种疾病的发生发展至关重要，尤其是肿瘤浸润肠壁的深度，直接决定了临床治疗方案。

大肠的最内层为黏膜层，黏膜层由 3 部分组成。第一部分由带有裂隙或隐窝的柱状上皮细胞组成，直管状结构平行紧密排列，无分支（Lirberkuhn 腺）。隐窝开口周围的表面上皮为单层柱状上皮，偶见杯状细胞。除了在隐窝的底部可见未分化细胞、肠嗜铬细胞和胺前体摄取及脱羧细胞（APUD）之外，腺管主要由杯状细胞排列构成。上皮层与其下方的结缔组织是通过糖多糖组成的细胞外膜隔开的，称为基底膜，在电镜下可观察到基底膜的致密结构[33]。文献报道多种类型的肿瘤，包括结直肠肿瘤，存在上皮层缺陷、多层和其他异常结构，尤其多见于恶性肿瘤。黏膜层的第二部分是黏膜固有层，由结缔组织的基质组成，其中包含毛细血管，炎性细胞和在年轻人中更为多见的淋巴滤泡。黏膜层的第三部分是黏膜肌层，它是一层薄薄的肌纤维，其中包含淋巴管网，也是诊断浸润性癌的分界线[34]。

黏膜肌层下方为黏膜下层，由结缔组织和胶原质组成，包含血管、淋巴管和神经丛（Meissner 丛），这是大肠组织结构中最坚韧的一层。黏膜下层下方为环肌层，形成连续围绕结直肠的肌鞘。环肌层外表面簇状分布着神经节和神经分支，构成为肌间神经丛（Auerbach 丛）。无髓鞘的节后神经纤维穿入肌肉组织与黏膜下神经丛相交通。结肠外层的纵肌纤维局部增厚，形成 3 条结肠带。而直肠纵肌纤维分布均匀，形成连续的肌鞘包裹直肠。同时黏膜的动脉血供及静脉回流规律性地穿过固有肌层。

肠壁最外层是浆膜层或脏腹膜，这层包含血管和淋巴管。直肠下段无腹膜覆盖。

五、肛管

肛管是肠道的末端，始于肛管直肠交界（肛提肌上缘），止于肛缘，长约 4cm[35, 36]。这个定义与解剖学上的定义有所区别，解剖学上认为肛管是肠道的一部分，且始于齿状线，止于肛缘。

肛管周围被强韧的肌肉所围绕，由于肌肉群的持续性收缩，使得肛管在外形上呈现为前后方向的缝状结构。直肠肛管周围的肌肉组织可以看成是两个管状结构，外管包绕内管[37]（图 1–6）。内管是平滑肌组织，由内脏自主神经支配；外管呈漏斗形，由骨骼肌组织组成，躯体神经支配。由于肛管的控便机制及其与多种疾病有关，所以其至关重要。

直肠腔内 MRI 可清晰显示肛管及肛周的解剖结构[38]。研究者发现肛管的两侧长度长于其前后长度。女性的肛管外括约肌前部长度比男性的短，分别占肛管长度的 30% 和 38%；女性肛管外括约肌前部的中位长度和厚度分别为 11mm 和 13mm；这些数据说明了女性肛管外括约肌较为薄弱，从而解释了比较小的产伤就会导致患者控便功能严重损害的原因，并且也解释了在修补产后括约肌损伤手术中难以辨认肌肉结构的原因。肛管外括约肌的末端形成双层结构。女性的会阴中心体比男性厚，所以更容易辨别。会阴浅横肌向坐骨外侧和尾侧延伸。男性的球海绵体肌

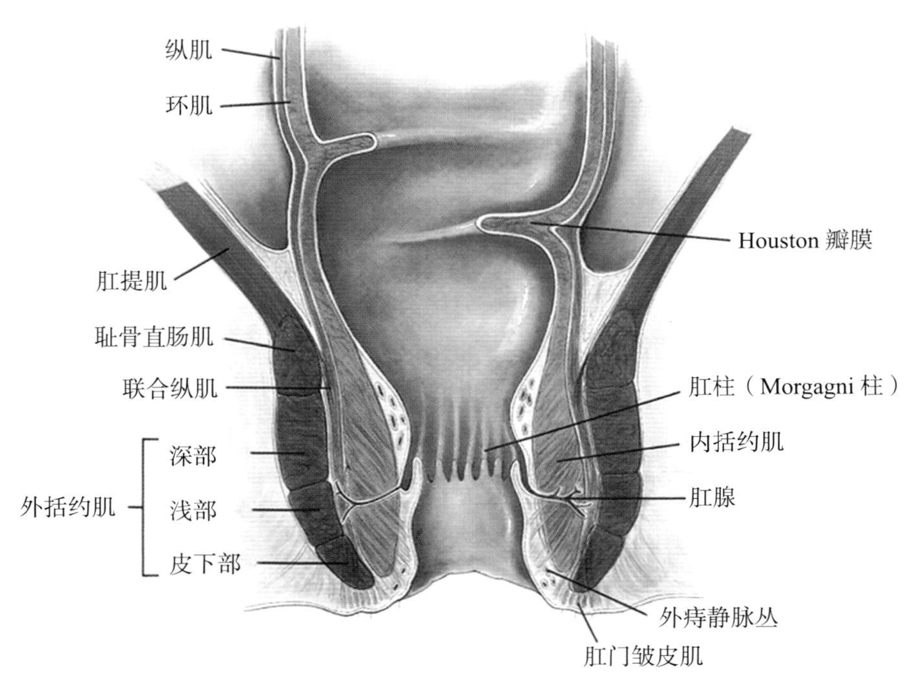

▲ 图 1-6 肛 管

更厚，而两性的坐骨海绵体肌和肛尾韧带厚度相仿。

肛管后方与周围肌肉和尾骨连接紧密；肛管两侧为坐骨肛管间隙和直肠下血管和神经；男性肛管前方为尿道，掌握这一毗邻关系对行直肠腹会阴联合切除非常重要；女性肛管前方为会阴体和阴道后壁的最下段。

（一）肛管内壁

肛管内壁在不同水平面由不同类型的上皮组织覆盖（图 1-7）。约在肛管的中段，有一条波浪形的分界线，称为齿状线，距离肛缘约 2cm。由于直肠缩窄移行为肛管，所以齿状线以上的组织形成褶皱。这些褶皱形成纵向的柱状结构，有 6～14 个，称为肛柱（Morgagni 柱）。两个相邻的肛柱底部连接处形成囊袋样结构，称为肛隐窝。这些隐窝结构具有重要的外科临床意义，因为异物有可能会嵌顿在隐窝中，堵塞肛门腺体的导管，导致肛周感染。

上段肛管黏膜被覆柱状上皮，齿状线以下肛管被覆鳞状上皮。然而这并不是绝对的。齿状线以上 6～12mm，有一片由柱状上皮逐渐过渡为鳞状上皮的区域，存在柱状上皮、鳞状上皮和移行上皮，这一区域称为肛管移行区或泄殖腔区，其组织学类型极为多变。

同时我们也发现肛管内壁的颜色变化。直肠黏膜为粉红色，紧邻齿状线上方的区域黏膜颜色为深紫色或者玫红色，这是由于其下方为内痔静脉丛。皮下组织松散地附着在内痔静脉丛上，并且呈放射状扩展。肛缘皮下组织中包含外痔静脉丛，形成一层内膜牢固地黏附于其下方组织。该内膜结构附着于齿线处，被 Parks[39] 命名的黏膜悬韧带所固定。肛周间隙向上受该韧带限制，向下受限于纵肌与肛缘皮肤的附着。齿状线以下并不是真正的皮肤组织，因为其缺乏皮肤附属结构（如毛发、皮脂腺、汗腺等）。齿状线以下的这段苍白、敏感、菲薄、光滑且有光泽和弹性的组织称为肛膜，长约 1.5cm。在肛缘水平，肛管内壁

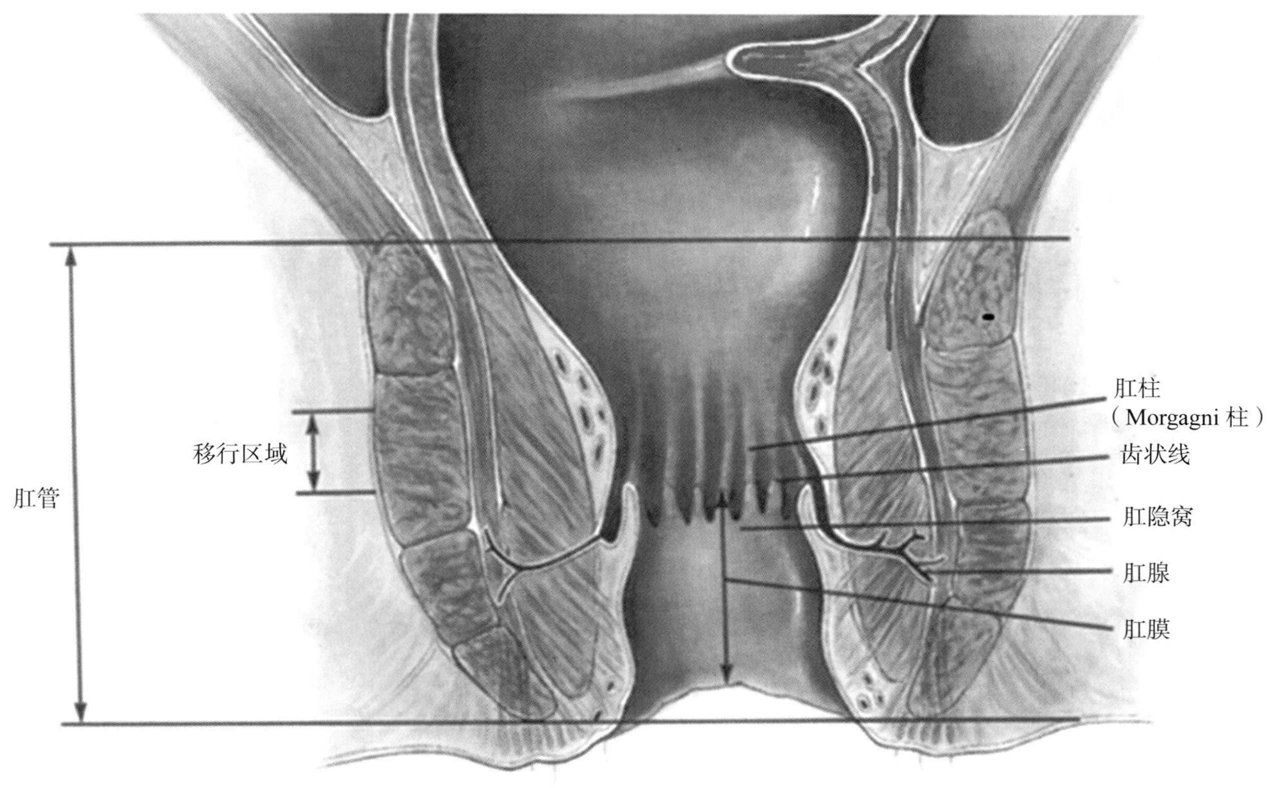

▲ 图 1-7　肛管内部

增厚，色素沉着，并且有毛囊、腺体和其他的皮肤组织特征[2]。在此肛周区域，已证实存在环状分布的大汗腺，这可能是化脓性汗腺炎的发病来源。齿线上方上皮组织由内脏神经支配，齿线以下内皮组织则由躯体神经支配[40]。

（二）肛管移行区

肛管移行区（anal transitional zone，ATZ）位于其上方连续的结直肠黏膜（柱状上皮）和其下方连续的鳞状上皮（肛膜）之间，与此区域自身被覆的上皮类型无关[41]。ATZ 通常为紧贴齿状线以上区域。Thompson-Fawcett 等[42]通过计算机组织学测绘技术，发现齿状线位于肛管内括约肌下缘上方约 1.05cm 处。这一数值远小于 Fenger[41] 所报道的数据，Fenger 使用阿尔新蓝染色（alcian blue stain），发现 ATZ 延伸至齿状线上方 0.9cm，但这一结果高估了 ATZ 的长度，因为阿尔新蓝染色会同时将鳞状上皮和移行上皮的细胞核表面染色，而不是移行上皮中的黏蛋白细胞[42]，所以 ATZ 的实际范围应该更小。

ATZ 的组织学类型非常多样。ATZ 上皮由 4～9 层细胞构成，包括基底细胞、柱状细胞、立方形细胞、非角化鳞状上皮细胞和肛门腺组织。ATZ 上皮同时含有硫黏蛋白和唾液黏蛋白。ATZ 柱状上皮变体中的黏蛋白模式和肛管上皮中的模式相同，而与结直肠上皮中的模式并不相同。黏液表皮样癌、肛瘘癌变和疑似肛门腺癌中都发现相似的黏蛋白模式，表明这些恶性肿瘤可能都起源于 ATZ 上皮。

组织化学研究表明 87% 的 ATZ 标本中存在内分泌细胞，然而这些细胞的功能未知。14% 的标本中 ATZ 上皮的基底层细胞含有黑色素，但并未在肛腺中发现。并且齿状线以下的鳞状上皮中均存在黑色素，越向下方靠近肛缘，黑色素含量越多。因为 ATZ 中可观察到非典型黑色素细胞增生以及交界活性，所以 ATZ 内含有黑色素的细胞似乎是黑色素瘤的合理起源。

尽管存在一个小的超二倍体峰，其标志为细胞核的体积远高于二倍体，但 ATZ 上皮细胞主要为二倍体。这一现象和 ATZ 上皮的变异（柱状上皮或立方体上皮）无关，在 ATZ 中并未发现四倍体和八倍体 [41]。

（三）肛门腺

通常肛管中肛门腺的平均数量是 6 个（3～10 个）[43]。每个腺体由分层排列的柱状上皮构成，黏液分泌细胞或杯状细胞散在分布于腺上皮层，直接开口于齿状线处的肛隐窝。偶见两个肛门腺共同开口于同一个肛隐窝，而约有一半的肛隐窝没有肛门腺开口。Chiari 在 1878 年首次描述了这些腺体 [44]。Parks 在 1961 年阐述了肛门腺在肛瘘及脓肿的发病中具有重要意义 [37]。

Seow-Choen 和 Ho[43] 发现，80% 的肛门腺局限在黏膜下层，8% 延伸至内括约肌，8% 延伸至联合纵肌，2% 延伸至括约肌间隙，而 1% 可穿透外括约肌。肛腺在肛管中分布较均匀，在肛管前壁相对较多。肛门腺和导管周围有轻度至中度的淋巴细胞浸润，亦称为“肛门扁桃体”。

一项 62 具标本的尸检研究中，Klosterhalfen 等 [45] 发现近 90% 的标本含有肛窦。在胎儿和儿童中，超过一半的肛窦伴有穿过内括约肌的肛管肌内腺体，而在成年人标本中，肛管肌内腺体很少见。

六、直肠肛门区域的肌肉和肛管内括约肌

直肠环状平滑肌向下延伸并增厚环绕于直肠末端，这一肌肉结构称为肛管内括约肌。肛管内括约肌的下缘略高于肛管外括约肌的下缘，位于齿状线下方 1.0～1.5cm（图 1–6）。

（一）联合纵肌

肛管直肠环水平，部分肛提肌纤维和耻骨直肠肌纤维与直肠纵肌融合。此外还包括盆筋膜共同构成联合纵肌 [11]。联合纵肌形成后于内外括约肌间下行 [46]（图 1–6）。部分纵行肌纤维横向穿过外括约肌下部至肛周皮肤，形成肛门皱皮肌 [47]。Fine 和 Lawes[48] 描述位于内括约肌内表面的纵行肌纤维，称其为肛门黏膜下肌层，亦可能来源于联合纵肌。部分肌纤维横穿内括约肌并插入至肛瓣深面，称为黏膜悬韧带 [37]。另有部分肌纤维横穿外括约肌，形成坐骨肛管间隙横隔（图 1–6）。一项关于联合纵肌的解剖和功能研究中，Lunnis 和 Phillips[49] 认为联合纵肌功能包括：有助于维持肛门的形态；形成内、外括约肌复合体；辅助排便时肛门外翻；支撑肛垫；并且也是肛周感染扩散的决定性因素。

（二）肛管外括约肌

最初认为这种围绕肛管的椭圆柱形骨骼肌由 3 个不同的部分组成，即皮下部、浅部和深部 [36]。Goligher[50] 认为这一观点是有误的，他认为肛管外括约肌向上延续为耻骨直肠肌和肛提肌。其下缘位于内括约肌下缘外下方。内外括约肌下缘之间可触及凹陷即为括约肌间沟。外括约肌最下段（皮下部）有部分联合纵肌纤维穿过，部分肌纤维附着在肛缘皮肤上。外括约肌浅部通过向后方延续的肌纤维以及结缔组织附着于尾骨，形成肛尾韧带。外括约肌深部缺乏后侧的附着，向上与耻骨直肠肌相延续。外括约肌纤维向前穿入会阴体中，部分肌纤维与会阴横肌相融合延续。女性外括约肌前部存在自然缺损（个体间会有差异）[51–56]，因此经肛腔内超声难以观察到这一结构，并且解释了对产伤导致外括约肌损伤过度解读的原因。外括约肌由直肠下神经和骶 4 神经的会阴分支支配。Levi 等 [52] 从胚胎学角度阐明外括约肌可以分为两部分，一部分为浅部，一部分为与耻骨直肠肌无关联的深部。

Shafik[46] 认为肛管外括约肌由 3 块独立的 U 形括约肌襻构成，三襻之间相互协同发挥功能（图 1–8）。这一理论尚未得到广泛认可。事实上，近来 Ayoub 等 [56] 发现外括约肌是一整块肌肉，并没有分层，外括约肌的所有肌纤维都是通过肛尾韧带附着于尾骨来保持其形态与功能。临床实践更加偏向于 Ayoub 的观点，我们也并未证实 Shafik 的“三襻”理论的正确性 [46]。实际上，经后路行括约肌修补术治疗肛门失禁时，可见外括约肌、耻骨直肠肌和肛提肌为连续的漏斗样骨骼肌。当前的观点更加接受外括约肌为整块环状肌肉，一项经肛超声内镜检查的研究也支持这一观点 [53]。

（三）会阴体

会阴体的解剖学定义为肛管外部括约肌，球囊海绵状肌和会阴浅、深横肌于会阴中央部的汇合（图 1–9）。会阴体为各肌肌腱的汇合，能够支撑会阴部，并将阴道与肛门隔开。遭受肛管外括约肌损伤的患者，在重建括约肌的同时，也应该重建会阴体。

（四）盆底肌肉

肛提肌宽大而菲薄，占据了盆底的大部分，由 S_4 神经支配（图 1–10）。传统上认为肛提肌由 3 块肌肉组成，分别是髂骨尾骨肌、耻骨尾骨肌和耻骨直肠肌 [3]。Oh、Kark[54] 和 Shafik[55] 认为盆底肌仅由髂骨尾骨肌和耻骨尾骨肌构成，而耻骨直肠肌是外括约肌深部的一部分，因为两者之间相互融合并且均是由阴部神经支配 [56]。然而，Percy 等 [57] 通过一项电生理研究发现，对 20 位患者骨盆上方的骶神经进行电刺激，其中 19 位患者身体同侧耻骨直肠肌发生肌电图改变，但肛管外括约肌却无改变。尸检研究的结果提示会阴神经支配耻骨直肠肌，但是活体研究并非如此。Levi 等 [52] 认为，耻骨直肠肌必须视为肛提肌的一部分，因为它在胚胎发育过程中从未与肛管外括约肌相连。

在一项神经解剖学研究中，Matzel 等 [58] 通过尸体解剖，追踪骶神经通过骶骨孔进入骨盆，直至发出分支至各支配组织。他们发现肛提肌的神

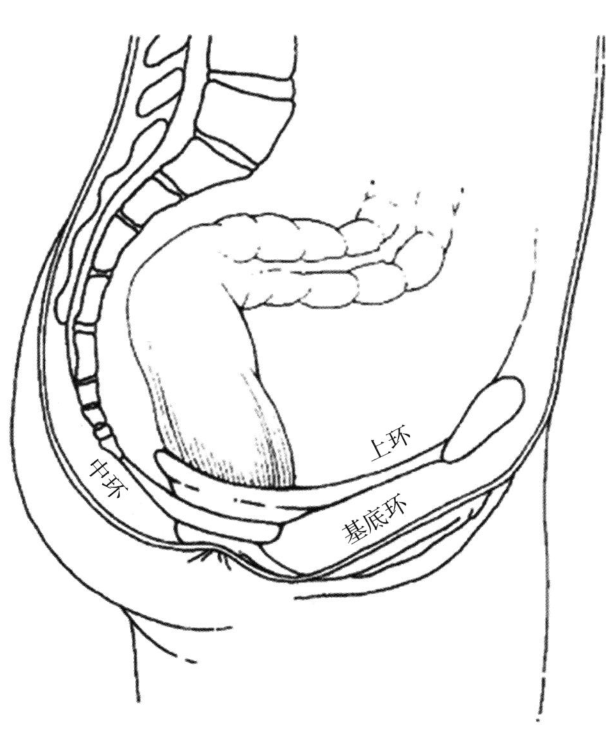

▲ 图 1–8　**Shafik 环** [46]

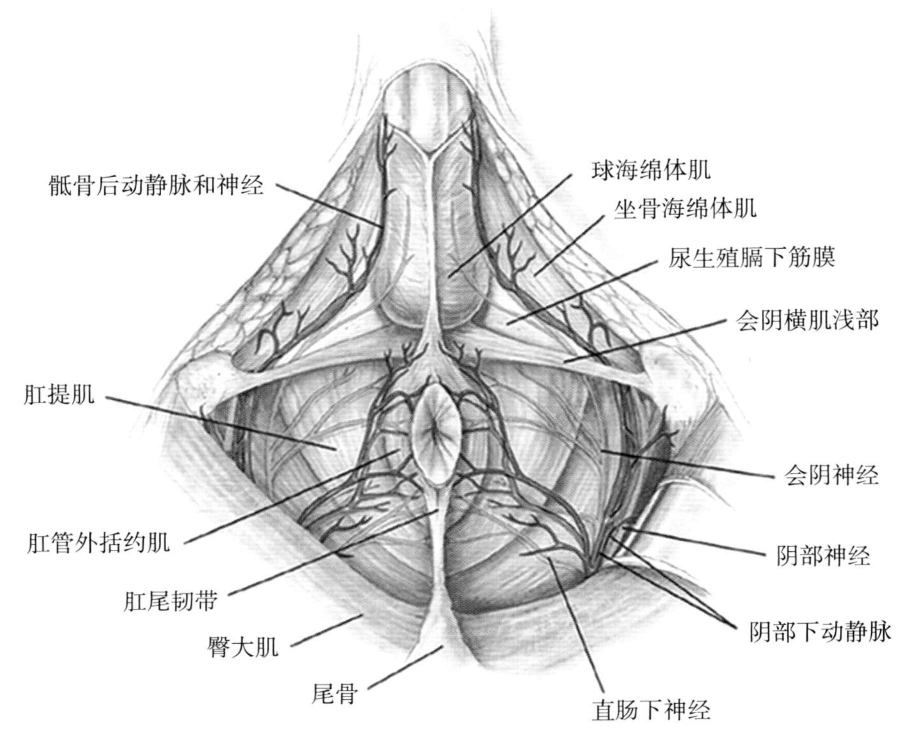

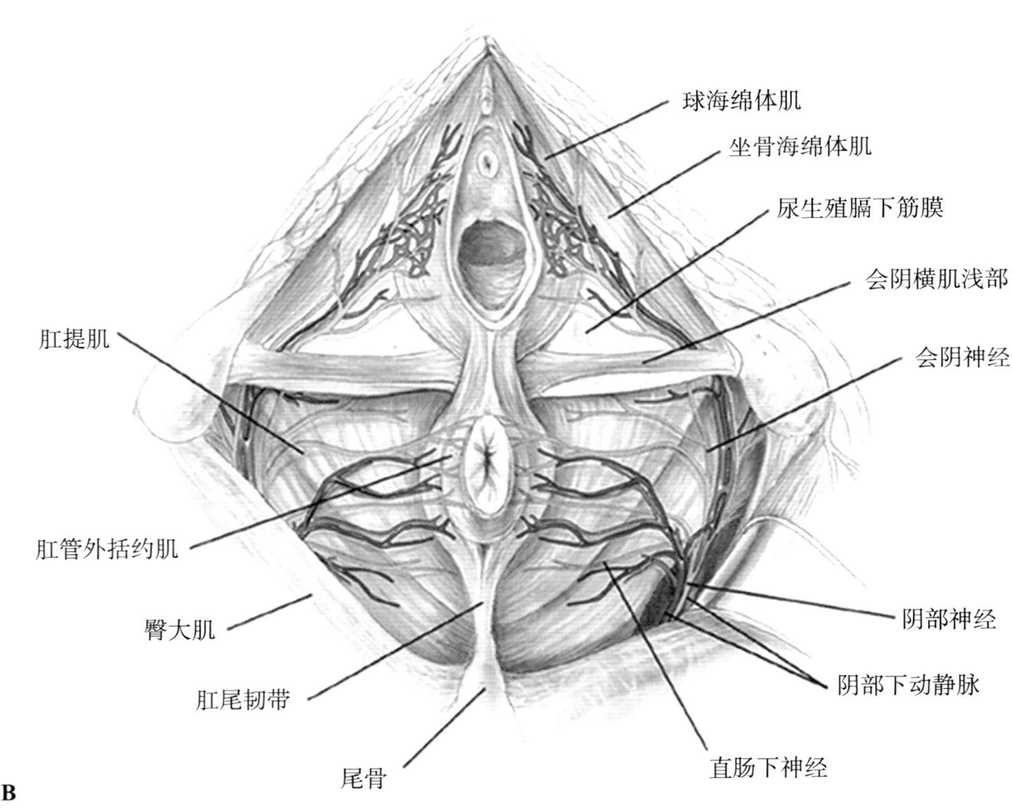

▲ 图 1-9　**会阴**

A. 男性会阴；B. 女性会阴

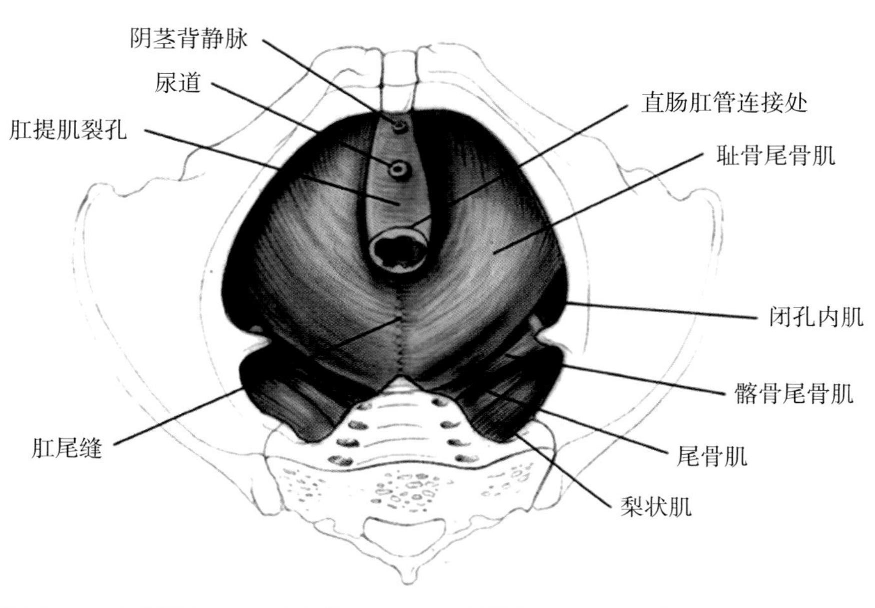

▲ 图 1-10　肛提肌 [46]

经支配与外括约肌的神经支配不一样。肛提肌的神经支配由来源于骶神经近端至骶神经丛的分支，并分布于肌肉内表面；肛管外括约肌的神经支配来源于分布在肛提肌外表面的阴部神经分支。为了阐明相关组织学功能，通过刺激阴部神经和骶神经来观察相关支配肌肉的反应。刺激阴部神经会增加肛管压力；刺激 S_3 神经会稍微增加肛管压力，并且肛管直肠角明显减小。当双侧阴部神经阻滞后，刺激 S_3 神经，肛管正常压力并没有明显改变，肛直角仍然明显减小。作者从神经解剖生理学研究中得到的结论是，肛门节制功能是由两种不同的外周神经负责支配的，肛提肌复合体主要是由 S_3 神经支配，外括约肌则是由阴部神经支配。这一观点需要进一步的研究进行阐明。

1. 耻骨直肠肌

耻骨直肠肌起源于耻骨联合的背面和尿生殖膈筋膜的浅层，沿直肠肛管交界向背侧延伸，紧邻直肠后方与对侧的耻骨直肠肌相连，形成一个 U 形襻，将直肠悬吊至耻骨（图 1-11）。

2. 髂骨尾骨肌

髂骨尾骨肌起源于坐骨棘和闭孔内肌筋膜的后部，向下、向后和向内延伸，穿入 S_4～S_5、尾骨和肛尾缝中，与肛管并无连接 [11]。

3. 耻骨尾骨肌

耻骨尾骨肌起源于闭孔内肌筋膜前半部和耻骨后部，两侧肌纤维向下、向后、向中间相互交联 [11, 56]，两侧肌纤维的连接线称为肛尾缝（图 1-10）。部分后侧的肌纤维直接附着于尾骨尖或者第 5 骶椎。同时耻骨尾骨肌也有部分肌纤维参与联合纵肌的组成（图 1-6）。两侧耻尾肌纤维向后，向下和向内延伸形成一个椭圆形的空隙，称为"肛提肌裂孔"（图 1-10），裂孔中通过下端直肠，男性尿道前列腺部、阴茎背静脉；女性阴道、尿道。裂孔内通过的脏器外附着盆筋膜，维持解剖位置，尤其直肠肛管交界处筋膜较为致密，称为"Hiatal 韧带"（裂孔韧带）（图 1-11）[56]。该韧带被认为可使裂孔中通过的脏器运动与肛提肌收缩相协调。肛尾缝的这种交叉结构能够防止肛提肌收缩时裂孔中结构受到挤压，并起到扩张裂孔的作用 [56]。耻骨直肠肌与肛提肌之间存在相互作用，其中一块肌肉收缩时，另一块肌肉就会舒张。排便时，肛提肌收缩同时也伴随着耻骨

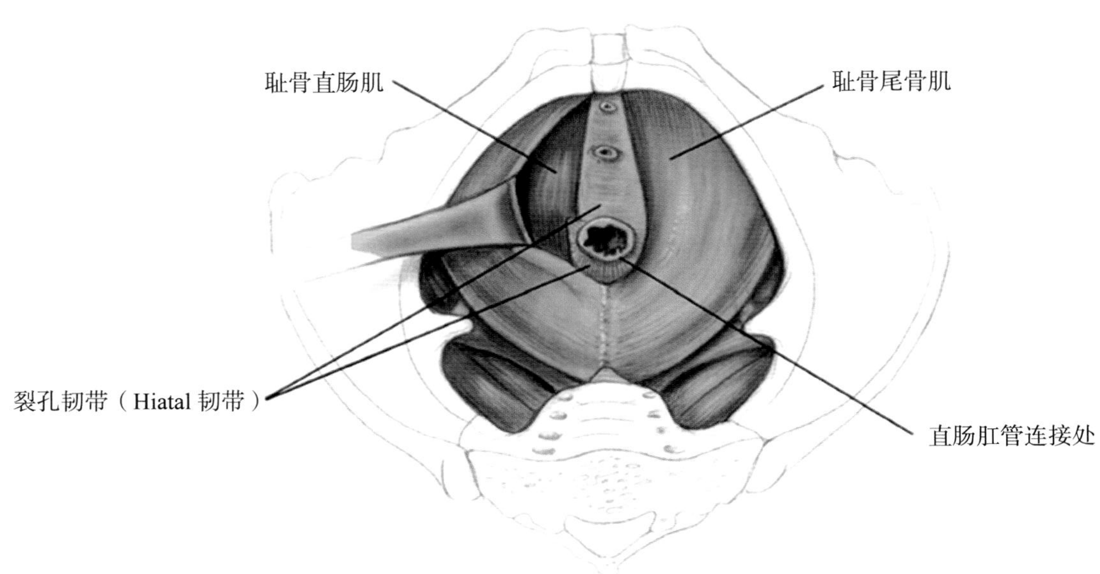

▲ 图 1-11 **Hiatal 韧带** [46]

直肠肌的舒张，能够扩张肛提肌裂孔并且抬高远端直肠和肛管。当人处于直立姿势时，肛提肌可以支撑盆腔内脏。

（五）肛管直肠环

“肛管直肠环”是 Milligan 和 Morgan[36] 所创的一个术语，是围绕直肠和肛管交界部周围的肌肉环，具有重要功能。其由肛管内括约肌上部和耻骨直肠肌构成。这一结构在肛周脓肿和肛瘘的治疗中至关重要，因为损伤该环会导致肛门失禁。

七、肛管直肠间隙

肛管直肠内部及其周围的潜在间隙具有重要外科学手术意义，以下将做简要介绍（图 1-4，图 1-12，图 1-13）。

（一）肛周间隙

肛周间隙位于肛缘周围，紧邻肛管。向外侧，它与臀部皮下脂肪组织相通，但受限于联合纵肌。向内侧，它延伸至肛管下端齿状线水平。同时肛周间隙也与括约肌间间隙相延续。肛周间隙包括外括约肌皮下部、外痔静脉丛、直肠下血管的分支和淋巴管。放射状的弹性隔膜将肛周间隙分隔为紧凑的蜂窝样结构，从而解释了脓液或者血液聚集在此会引起剧烈疼痛。

（二）坐骨肛管间隙

坐骨肛管间隙呈“金字塔形”，尖部位于闭孔内肌筋膜的肛提肌起始部，下界是会阴部的皮肤。前界由会阴浅、深横肌和尿生殖膈下筋膜的后界组成。后界是臀部皮肤。内侧壁由肛提肌和肛管外括约肌组成。外侧壁几乎是垂直的，由闭孔内肌、坐骨和闭孔肌筋膜组成。底部（下界）是横隔膜，将坐骨肛管间隙与肛周间隙隔开 [59]。闭孔肌筋膜的侧壁是 Alcock 管，管内包含阴部内血管和阴部神经。当把坐骨肛管间隙和肛周间隙统称为一个间隙时，其称为坐骨肛管窝 [60]。坐骨肛管窝中内容物有脂肪组织，从坐骨肛管窝的后方向前内侧分布至外括约肌的直肠下神经、直肠下血管、男性阴囊的部分神经血管、女性阴

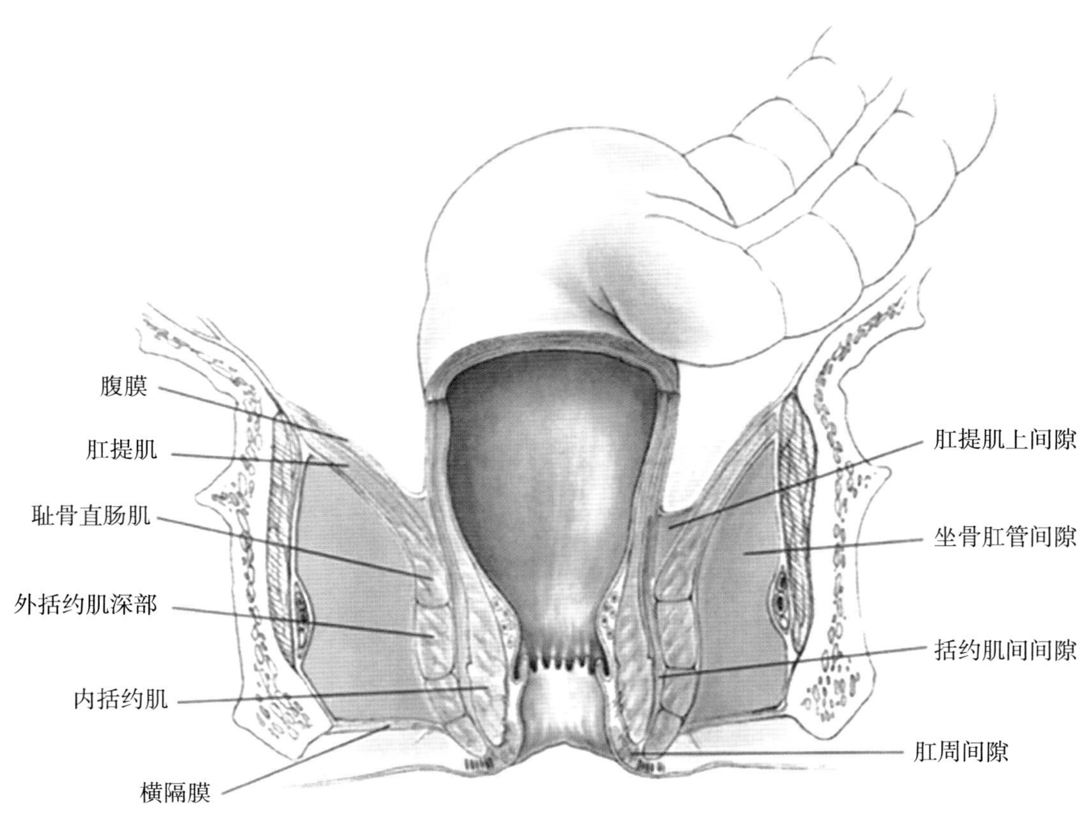

▲ 图 1-12　**直肠肛管周围间隙（前面观）**

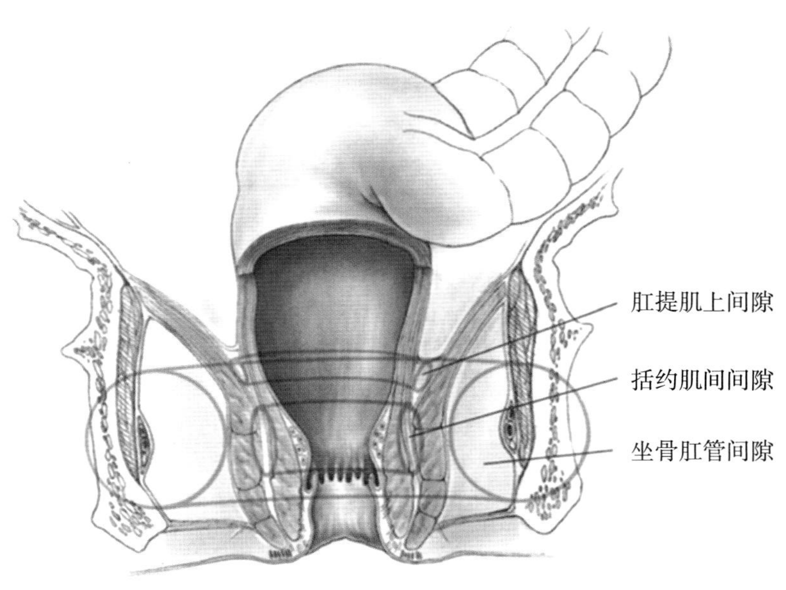

▲ 图 1-13　**马蹄形肛门直肠间隙**

唇神经血管、会阴横肌血管和从坐骨肛管窝后角至肛管外括约肌分布的 S_4 神经会阴分支[61]。坐骨肛管窝向前方与尿生殖器隔上方的间隙相通，如果坐骨肛管窝内有脓肿发生，此间隙内可充满脓液。

（三）肛管括约肌间间隙

肛管括约肌间隙位于内括约肌和外括约肌之间，与肛周间隙在其下方相通，并在上方延续为直肠壁。

（四）肛提肌上间隙

肛提肌上间隙位于直肠的周围，其上方以腹膜为界，两侧方为盆壁，内侧为直肠，下方为肛提肌。肛腺感染向上扩散或者盆腔感染可能在此区域形成脓肿。

（五）黏膜下间隙

黏膜下间隙位于内括约肌和直肠黏膜之间。远端以齿状线为界，近端与直肠黏膜下层相通，其内包含内痔静脉丛。尽管曾有报道描述此区域的脓肿，但患者很少有临床症状，并且实际上有可能被误诊为括约肌间脓肿。

（六）肛管后浅间隙

肛门后浅间隙在肛尾韧带下后方，两侧与肛周间隙相通。

（七）肛管后深间隙

左、右侧坐骨肛管间隙在肛尾韧带的后上方，肛提肌平面下方，即肛管后深间隙（也称为 Courtney 括约肌后间隙）相延续[62]。肛管后深间隙是化脓性感染从一侧坐骨肛管间隙扩散至对侧的常见途径，并形成所谓的马蹄形脓肿（图 1–13）。

（八）直肠后间隙

直肠后间隙位于直肠骶骨筋膜以上的中上段 2/3 直肠与骶骨之间。其前界为直肠深筋膜，后界为骶骨前筋膜，两侧为直肠侧韧带。直肠后间隙上方与腹膜后间隙相延续，下方以直肠骶骨筋膜为界，直肠骶骨筋膜从 S_4 节段水平附着至直肠，距直肠肛管交界 3～5cm。

直肠骶骨筋膜下方的间隙为肛提肌上间隙，肛提肌上间隙呈马蹄形状，前方为直肠深筋膜，下方为肛提肌（图 1–4）。直肠后间隙内含有疏松的结缔组织。骶前筋膜对其深面的骶前静脉丛具有一定保护作用。骶前静脉丛来源于广泛存在的椎静脉丛，其破裂出血是此区域直肠手术操作中导致出血的主要原因。肿瘤可来源于直肠后间隙内的正常组织，此外，胚胎期该区域发生组织的融合和重塑，因此可能有胚胎残留物持久存在，这些组织亦可能发展为肿瘤。两侧肛周间隙、坐骨肛管间隙和肛提肌上间隙于直肠后方相互贯通，形成一个马蹄形的交互区（图 1–13）。

八、动脉供应

由于大肠动脉的血供变异较多，所以以下描述是被大家所公认的最常见的动脉分布模式，各种变异也是在此基础上发生。通常来说，右半结肠是由肠系膜上动脉分支供血，左半结肠是由肠系膜下动脉分支供血。

（一）回结肠动脉

回结肠动脉是肠系膜上动脉的最后一条分支，从其右侧发出，沿肠系膜斜行至回盲交界处。回结肠动脉始终存在，通常有两个主要分支，升支与右结肠动脉的降支吻合，降支与回肠动脉吻合。其余分支包括盲肠前、后分支及阑尾分支（图 1–14A）。

（二）右结肠动脉

右结肠动脉的起源因人而异，该动脉可能来源于肠系膜上动脉、中结肠动脉或回结肠动脉

（图 1–14A）。Steward 和 Rankin[63] 的一系列研究表明，18% 的人右结肠动脉缺如；而 Michels 等 [64] 的研究表明，仅有 2% 的人右结肠动脉缺如。Garćia–Ruiz 等 [65] 在一项尸体解剖研究中，发现 56 具尸体中均存在回结肠动脉，55 具存在中结肠动脉，仅 6 具中存在右结肠动脉（10.7%）。通常情况，右结肠动脉分为升、降两支，降支与回结肠动脉的结肠支相吻合，升支与中结肠动脉右支相吻合。

（三）中结肠动脉

中结肠动脉通常在胰腺后方或者胰腺下缘起源于肠系膜上动脉（图 1–14A）。有时它会与右结肠动脉共干。中结肠动脉向结肠右曲方向走行，其分叉位置个体差异较大，其分为与右结肠动脉升支吻合的右支和与左结肠动脉升支吻合的左支。Griffiths[66] 通过尸体解剖和血管造影发现，中结肠动脉缺如的概率为 22%。但其他研究者通过尸体解剖发现，中结肠动脉存在的概率为 96%～98%[63, 67, 68]。

（四）肠系膜下动脉

肠系膜下动脉起源于腹主动脉分叉处以上 3～4cm，骶骨岬上方 10cm，十二指肠第三段（水平段）下方 3～4cm[66]。距肠系膜下动脉起始点 2.5～3cm 处发出第一根分支左结肠动脉（图 1–14A）。左结肠动脉升支向结肠左曲走行，与中结肠动脉左支相吻合，降支与乙状结肠动脉相吻合。根据 Griffiths[66] 的理论，乙状结肠动脉的起源遵循两大主要原则，在 36% 的人中起源于肠系膜下动脉；在 30% 的人中，乙状结肠动脉第一支起源于左结肠动脉，第二支和第三支一般直接发自肠系膜下动脉。乙状结肠分支的数量最多可达 6 支。

（五）直肠上动脉

肠系膜下动脉向下走行，跨过左髂总动静脉，到达乙状结肠系膜远端，成为直肠上动脉。当最后一支乙状动脉发出后，肠系膜下动脉延续为直肠上动脉，其走行于乙状结肠右后方，前方邻近直乙交界处肠管。直肠上动脉分为直乙交界分支、直肠上分支和左右终末支。末端分支围绕直肠的下 2/3 段向下和向前走行分布，直至肛提肌平面。一些迂曲的小分支于腹膜下方走行至上段直肠的前侧，与直肠上分支吻合（图 1–14B）[67]。

直乙交界分支起源于直乙交界处，并直接分为两个分支。一支上升走行至乙状结肠和乙状动脉最下的分支吻合；另一支下降走行至直肠和直肠上分支吻合。直肠上分支起源于直肠上动脉分出左右终末之前。它与直乙交界分支的下分支和直肠上动脉的终末支形成肠壁外吻合（图 1–14B）[67]。

（六）直肠中动脉

大多数的直肠中动脉起源于阴部内动脉（67%），也可来源于臀下动脉（17%）和髂内动脉（17%）[13]。Ayoub 通过尸体解剖研究，发现盆腔两侧均存在肉眼可观的直肠中动脉（直径 1～2mm）的概率为 4.8%，仅右侧存在的概率为 4.8%，仅左侧存在的概率为 2.4%[68]。Sato 和 Sato[13] 研究发现，在 22% 的标本中存在直肠中动脉。直肠中动脉穿入直肠壁的位置不是恒定的，但通常位于直肠下 1/3 段。有研究表明，如果直肠上动脉终末分支直径较小，则直肠中动脉有可能会存在。相反，当直肠中动脉不存在时，直肠上动脉管径常较大 [68]。

关于直肠中动脉的起源与走行，文献报道中存在很大争议。一些文献报道称直肠中动脉出现的概率为 47%～100%[27, 69, 70]。Sato 和 Sato[13] 认为，这种差异主要是由于解剖不彻底造成。一些来源于膀胱下动脉、输精管动脉、子宫或阴道动脉 [13] 的分支血管，与直肠中动脉一样，是通过直肠侧韧带进入直肠。Fisher 和 Fry[71] 认为，当发生闭塞性血管疾病时，直肠上动脉和中动脉之间会存在广泛的侧支循环。

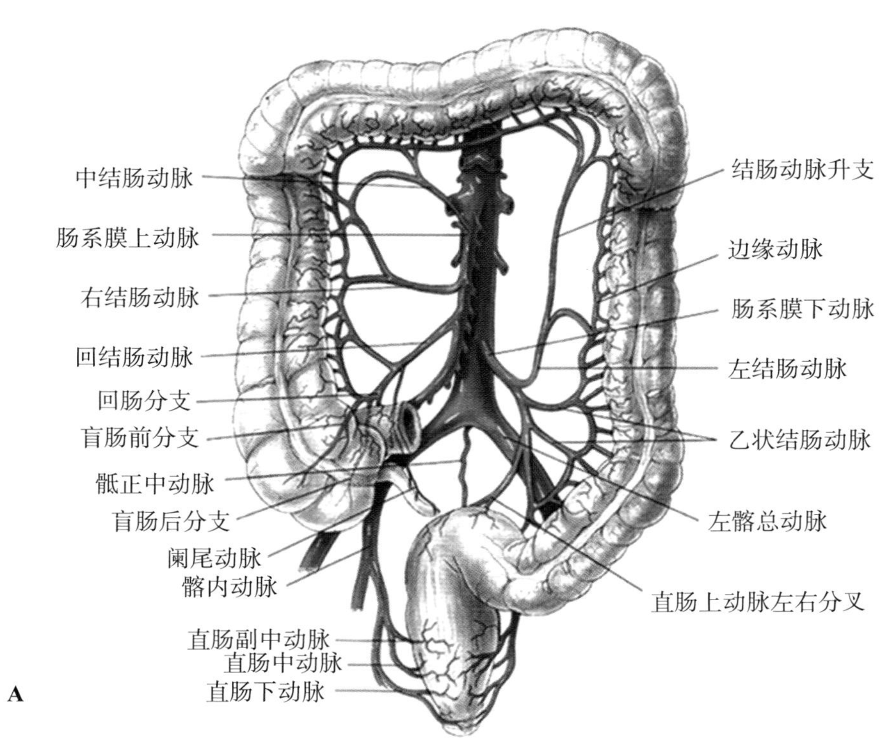

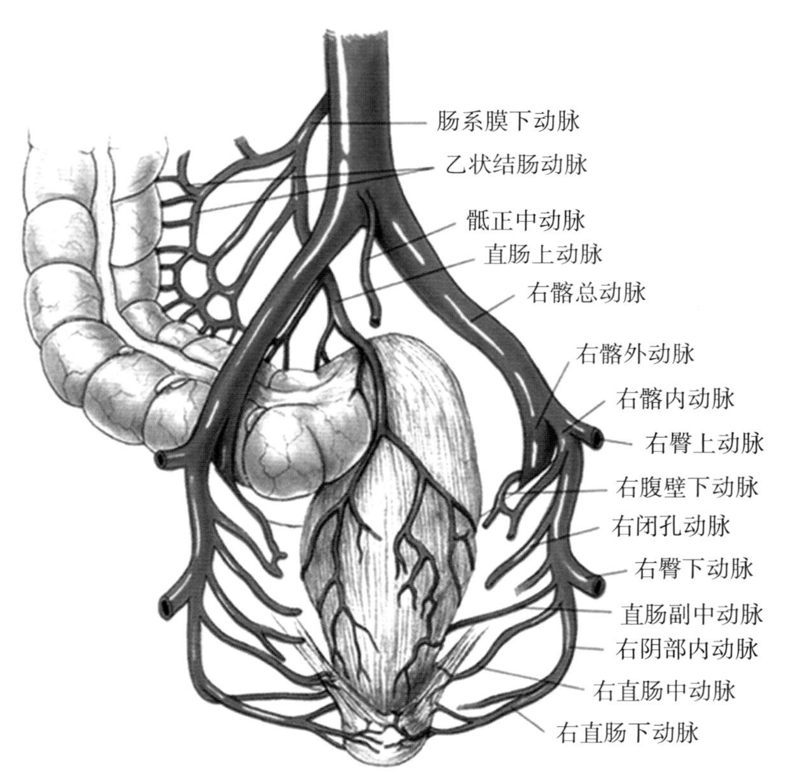

▲ 图 1-14　动脉血供

A. 结肠动脉；B. 直肠血供（后面观）

（七）直肠下动脉

直肠下动脉是髂内动脉的分支，起源于阴部动脉（Alcock 管中）。其跨过坐骨肛门窝，为肛管和肛门外括约肌供血。直肠下动脉与其他直肠动脉之间没有壁外吻合。然而，动脉造影证实在肛管和直肠肠壁内可见直肠上、下动脉之间存在丰富的吻合支[68]。

直肠的主要血供是直肠上动脉。由于直肠中动脉并非持续存在，因此结扎直肠上动脉后，不能依赖直肠中动脉供血。尽管在尸体解剖中发现，直肠上、中、下动脉之间不存在壁外吻合，但是动脉造影却显示三者之间存在丰富的壁内吻合，尤其是在直肠下段[66, 67]。进行低位直肠癌前切除术时，直肠上动脉和直肠中动脉结扎后，直肠残端依赖直肠下动脉供血。在没有张力的情况下，进行低位吻合比进行高位吻合可能更安全。

（八）骶正中动脉

骶正中动脉起源于主动脉后分叉以上 1.5cm 处，向下走行，位于左髂总静脉后，第四、第五腰椎和骶尾骨表面（图 1–14A）。数条细支动脉参与骶正中动脉的构成。包括髂内动脉前支的终末分支、阴部内动脉、肛提肌动脉和男性的膀胱下动脉，女性的阴道动脉。这些分支主要分布于直肠旁组织，少数稀疏分布在直肠壁上。并且它们和其他直肠动脉之间没有明显的吻合支。这些动脉分支是直肠手术中渗血的主要来源[68]。骶正中动脉的手术学意义在于，在行直肠手术过程中，它会暴露于骶骨前方。并且当尾骨脱位时，该血管可能也会发生难以控制的出血。骶正中动脉的存在并不恒定（常常缺如），通常它对低位直肠供血有限。

（九）侧支循环

结肠边缘动脉，又称 Drummond 边缘动脉弓，沿着整个结肠的肠系膜边缘呈弓形分布，连接肠系膜上、下动脉。动脉弓从回结肠动脉升支发出向远端一直延续至乙状结肠动脉（图 1–14A）。边缘动脉弓为连续恒定分布，很少存在连接不完整的情形。因此在直肠乙状结肠切除手术中结扎肠系膜下动脉后，左结肠可通过边缘动脉弓获得血供。

Slack[72] 将我们当前对结肠周围血管分布的理解归功于 Drummond 在 1916 年发表的经典论文。Drummond 当时的描述至今仍被普遍接受。通过血管注射染料，Slack 确定了分布至肠壁肌层的血管，以及与肠道憩室之间的精确位置关系。他的研究支持了 Drummond 的理论。边缘动脉发出直小动脉后，直小动脉立即发出前后支分布于肠管。但乙状结肠例外，此处可能形成二级动脉弓（图 1–15）[73]。直小动脉发出前后支首先沿肠壁浆膜下走行，走行至结肠带前方穿入环状肌层，进入黏膜下层，直至结肠对系膜缘[3]。直小动脉短支常由直小动脉发出，直径比直小动脉更小，也可以直接发自结肠边缘动脉[74]。直小动脉短支供应结肠系膜侧 2/3 肠壁的血供。然而，结肠左曲存在一个值得注意的关键点，此处的边缘动脉通常很细小。Sierociński[74] 的一系列研究发现，11% 的个体在结肠左曲 1.2～2.8cm 范围内缺乏直小动脉。这个“薄弱点”容易导致此区域结肠血供不足。左结肠动脉缺如的情况下，该区域的结肠边缘动脉一般更加发达[50]。

“Riolan 动脉弓”存在于 7% 的个体中，为连接中结肠动脉的左支和肠系膜下动脉主干的环状结构（图 1–16）。“Riolan 动脉弓”这一术语经常被误以为是结肠左曲的边缘动脉吻合，也称“弯曲的肠系膜动脉”。“Riolan 动脉弓”走行于左半结肠系膜，与结肠系膜缘大致平行。当存在明显的动脉闭塞时，其管径会增大。动脉瘤患者接受手术治疗时，如果患者存在“Riolan 动脉弓”，则应慎重考虑重新植入肠系膜下动脉的价值。如果肠系膜上动脉狭窄，腹腔动脉和肠系膜下动脉会通过侧支循环供血小肠和右半结肠（图 1–17A）[71]。如果肠系膜

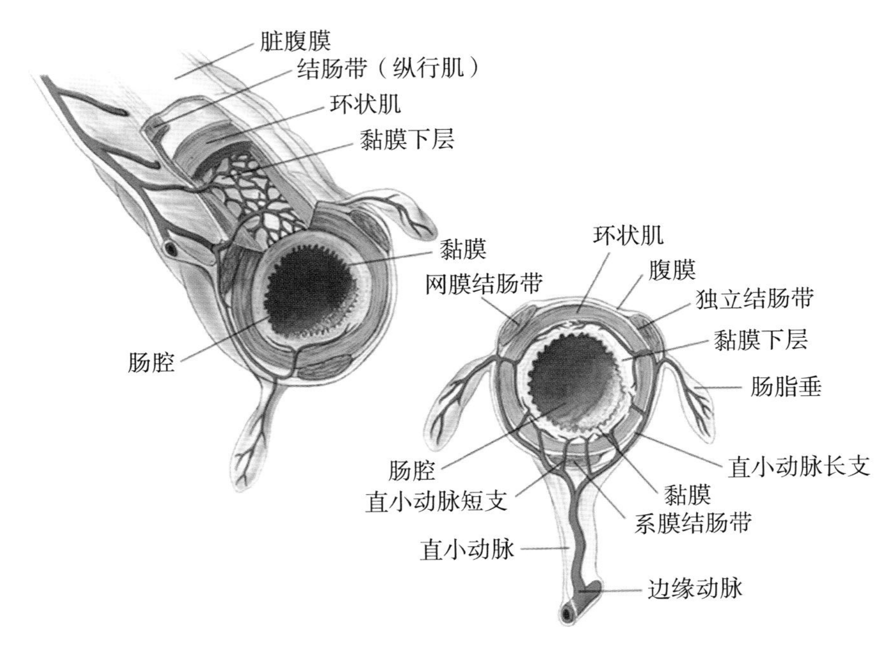

▲ 图 1-15　**直小动脉和直小动脉短支**

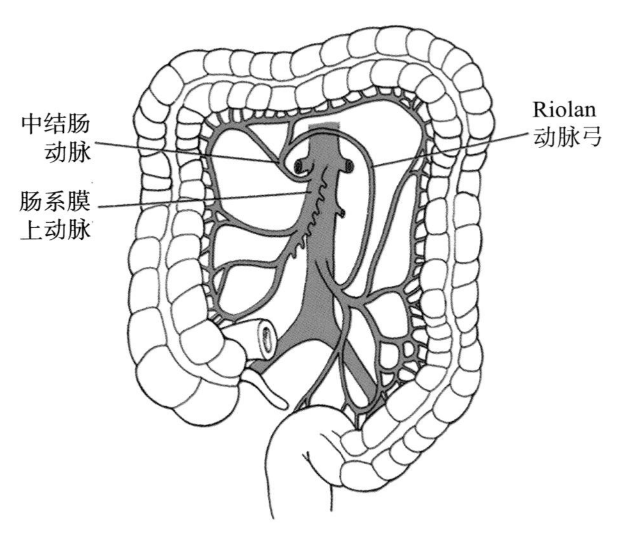

▲ 图 1-16　**Riolan 动脉弓**

下动脉狭窄，肠系膜上动脉会通过侧支循环供血左半结肠及直肠（图 1-17B）[71]。

肠系膜下动脉也是下肢的重要侧支血管[71]。当腹主动脉远端闭塞时，肠系膜下动脉、髂内动脉和髂外动脉主干常常保持通畅。在这种情况下，血液顺行通过“Riolan 动脉弓”流入直肠上动脉，通过直肠上、中动脉侧支循环进入髂内动脉的前分支直肠中动脉，从直肠中动脉流入髂内动脉，从而进入髂外动脉。显然，错误地结扎肠系膜下动脉或“Riolan 动脉弓”不仅导致直肠的血运障碍，还可能导致下肢急性缺血（图 1-17C）。

主动脉手术中，“Riolan 动脉弓”的意义在于，如果血液从肠系膜上动脉流向肠系膜下动脉，则可在肠系膜下动脉起始部结扎肠系膜下动脉；然而，如果血流方向相反，则必须重新植入肠系膜下动脉以避免左半结肠坏死（图 1-17A 和 B）。在行左半结肠切除术时，避免过多地切除肠系膜是非常必要的，因为可能会损伤“Riolan 动脉弓”。如果血流是从肠系膜上动脉流入肠系膜下动脉[75]，则可能发生乙状结肠或直肠坏死，甚至下肢动脉血管功能不全。如果血流从肠系膜下动脉流入肠系膜上动脉，则可能发生近端结肠和小肠的坏死。

1907 年，Sudeck[76] 描述了在直乙交界区，

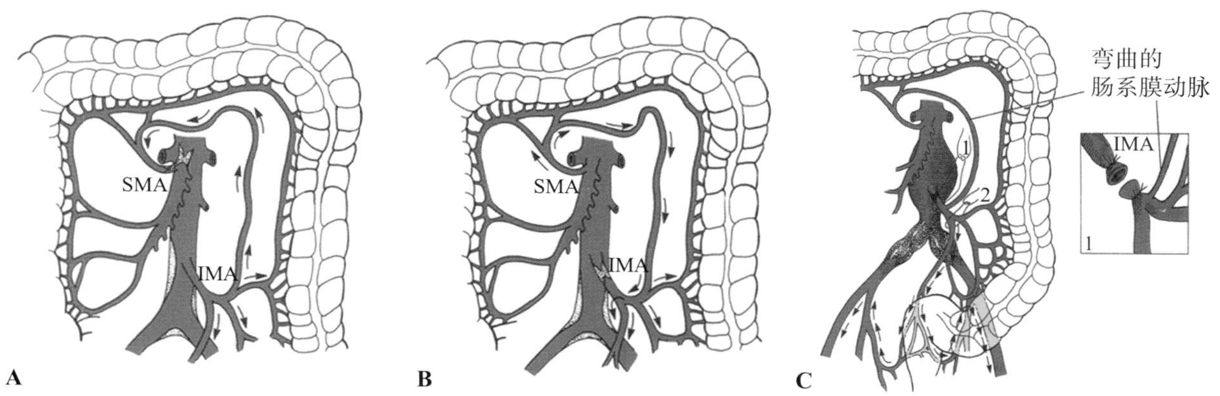

▲ 图 1-17 肠系膜上动脉和肠系膜下动脉病理解剖和动脉管腔阻塞

A. 肠系膜上动脉阻塞；B. 肠系膜下动脉阻塞；C. 肠系膜下动脉结扎：1. 正确的结扎位置（见小插图）；2. 错误的结扎位置。SMA. 肠系膜上动脉；IMA. 肠系膜下动脉

乙状结肠最后一支动脉和直肠上动脉之间的边缘动脉是缺失的。这种情况下，经会阴或经骶行直肠切除术时，结扎乙状结肠最后一支动脉可能会导致直乙交界区肠管局部缺血坏死。近期大多数关于经腹乙状结肠直肠切除和染料注射实验的研究表明，乙状结肠最后一支动脉和直肠上动脉之间的吻合支往往是充分存在的[66, 77]。因此，“Sudeck 关键点”的手术价值并没有之前所强调的那么重要。Lindstrom[78] 通过主动脉造影，发现直肠上、中血管之间存在重要的吻合，因此当远端主动脉闭塞时，可以有效防止盆腔脏器因缺血所导致的坏疽。

九、静脉回流

大肠的静脉相伴所对应的动脉走行，有相同的术语名称。

（一）肠系膜上静脉

右半结肠和横结肠的静脉汇入肠系膜上静脉。肠系膜上静脉位于肠系膜上动脉偏右上方，向上走行至胰头、胰颈后方，与脾静脉汇合后形成门静脉（图 1-18）。

Yamaguchi 等 [79] 通过尸体解剖发现，右半结肠静脉解剖具有高度可变性，所有回结肠静脉均汇入肠系膜上静脉。如果右结肠静脉存在，其直接汇入肠系膜上静脉的概率为 56%，汇入胃结肠干的概率为 44%。中结肠静脉变异性最大，其偶尔与右结肠静脉、胃网膜右静脉和（或）胰十二指肠静脉形成共干，称为胃结肠干。中结肠静脉汇入肠系膜上静脉的概率为 85%，其余汇入胃结肠干。

（二）肠系膜下静脉

肠系膜下静脉是直肠上静脉的延续，它接收来自左半结肠、乙状结肠、直肠和肛管上部的静脉血。肠系膜下静脉所有分支血管都伴行其相应的动脉，静脉略偏左侧。在左结肠动脉水平，肠系膜下静脉无伴行动脉，向上走行于腰大肌前方的腹膜外间隙，至 Treitz 韧带左侧。最后在胰体背侧汇入脾静脉（图 1-18）。

行扩大低位直肠前切除术或者行结 – 肛吻合时，必须在十二指肠下方，肠系膜下静脉汇入脾静脉前，离断肠系膜下静脉，这样才能在充分游离结肠的基础上保证后续的无张力吻合。在 Treitz 韧带左侧切开腹膜，有利于显露肠系膜下静脉。

直肠和肛管的血液回流通过门静脉和体循环

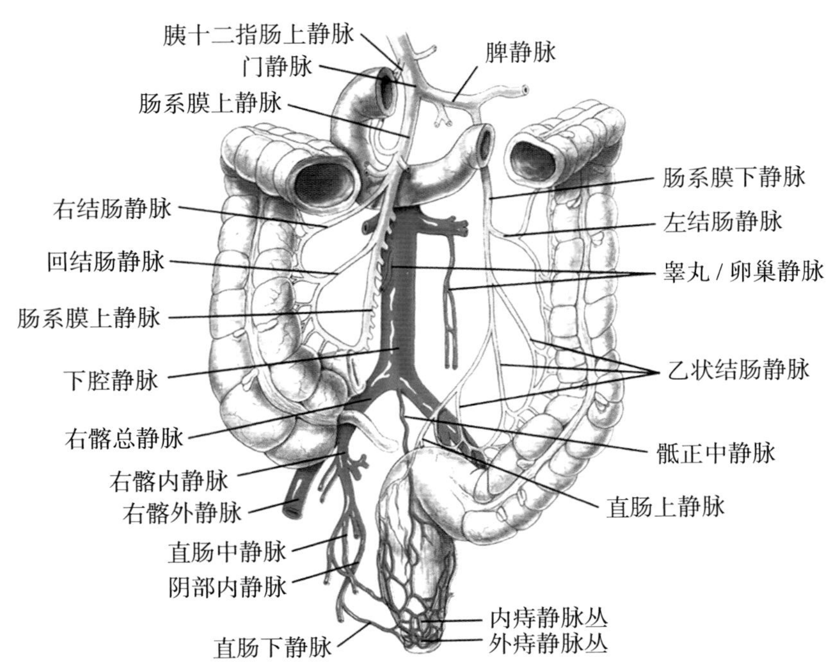

▲ 图 1-18　结肠和直肠的静脉回流

深蓝色代表体循环系统，浅蓝代表门静脉系统

系统。直肠上静脉收集直肠和肛管上段（包括内痔静脉丛）的静脉血，通过肠系膜下静脉汇入门静脉系统。直肠中静脉收集直肠下段和肛管上段的静脉血，通过髂内静脉汇入体循环系统。直肠下静脉收集肛管下段（包括外痔静脉丛）的静脉血，通过阴部内静脉，汇入髂内静脉，最终进入体循环系统（图 1-18）。现在存在的争议是，这 3 条静脉是否存在侧支吻合。当前的主导学说是肛管主要回流静脉间并无侧支吻合，痔疮的发作与门静脉高压并无直接联系 [80]。

十、淋巴引流

大肠的淋巴引流始于肠壁黏膜固有层深面的淋巴管和淋巴滤泡网络，穿过黏膜肌层，然后广泛分布于黏膜下层和肌层 [34]。肠壁内淋巴管网连接并汇入壁外淋巴管。尽管淋巴管始于黏膜肌层之上的黏膜固有层，但局限于黏膜固有层的恶性肿瘤并未发现转移 [34, 81, 82]。因此，“浸润性癌”一般是指突破肠壁黏膜肌层的恶性肿瘤 [34]。掌握淋巴引流的知识，对于制订大肠癌手术计划至关重要。

（一）结肠

结肠壁外淋巴管和淋巴结沿大肠动脉分布。淋巴管内半月形瓣膜可以防止淋巴液反流。Jamieson 和 Dobson[83] 将结肠淋巴结分为 4 组，即结肠上淋巴结、结肠旁淋巴结、中间淋巴结和中央淋巴结（图 1-19）。

1. 结肠上淋巴结

结肠上淋巴结位于脏腹膜下方和肠脂垂中。在直肠中，肠上淋巴结位于邻近纵行肌的结缔组织中，称为“Gerota 淋巴结”。结肠上淋巴结数量在年轻人肠壁分布较多，在老年人肠壁分布较少。结肠上淋巴结分布于全结肠，但在乙状结肠分布最为广泛。

2. 结肠旁淋巴结

结肠旁淋巴结分布于大肠壁内边缘，主要位

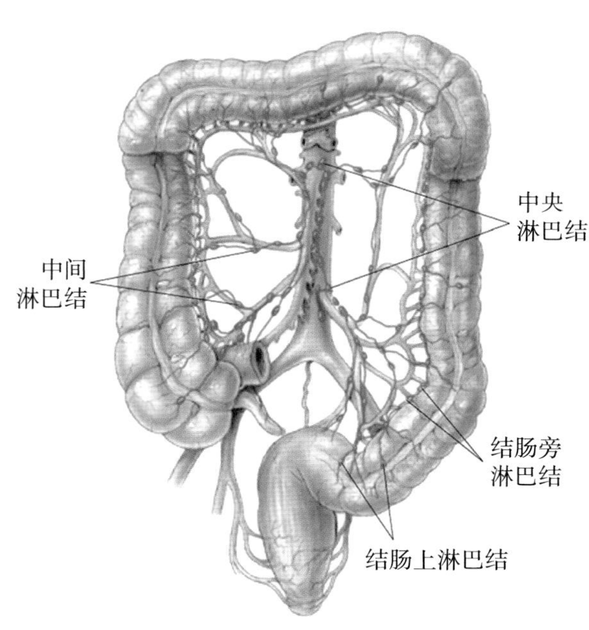

▲ 图 1-19　大肠的淋巴引流

于大肠壁内缘和边缘动脉弓之间，以及边缘动脉弓周围。结肠旁淋巴结被认为是最重要的结肠淋巴结，因其过滤量最大。

3. 中间淋巴结

中间淋巴结沿相对应结肠的主要供血血管的主干分布。

4. 中央淋巴结

中央淋巴结沿肠系膜上、下血管及结肠主要供血血管根部分布。中央淋巴结接收结肠旁和中间淋巴结的引流，亦可能直接接收肠壁淋巴管的引流。

（二）直肠和肛管

直肠中上段的淋巴引流沿直肠上动脉分布，最终汇入肠系膜下淋巴结。直肠下段的淋巴引流沿直肠上淋巴管向头侧引流，汇入肠系膜下淋巴结；亦向侧方经直肠中淋巴管汇入髂内淋巴结（图 1-20）。

女性的直肠肛门淋巴引流研究表明，肛缘以上 5cm 处注射染料时，染料会扩散到阴道后壁、子宫、子宫颈、阔韧带、输卵管、卵巢和穹窿。当在肛缘以上 10cm 处注射染料时，染料仅扩散至阔韧带和穹窿。而在肛缘以上 15cm 处注射染料时，染料并没有扩散至生殖器官[84]。一般认为，只有当直肠癌或者肛管癌广泛侵犯直肠周围结构、浆膜、静脉、外周神经淋巴管和引流淋巴管时，才会发生逆行性淋巴结转移[85]。

通过现代淋巴显像技术研究直肠和肛管的淋巴引流。注射放射胶体（^{99m}Tc 标记的硫化锑）后，用计算机伽马照相机检测淋巴引流。腹膜

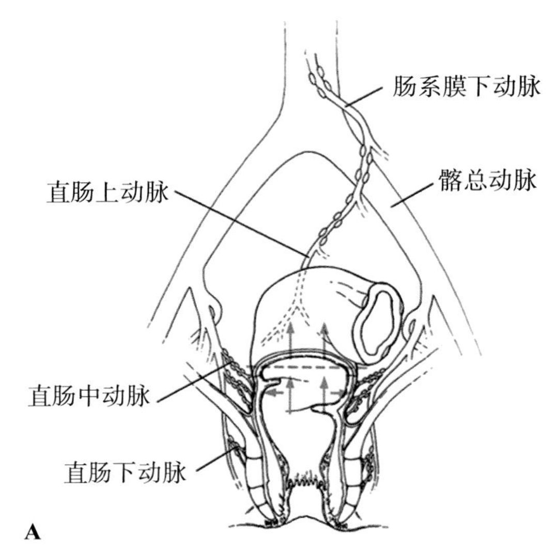

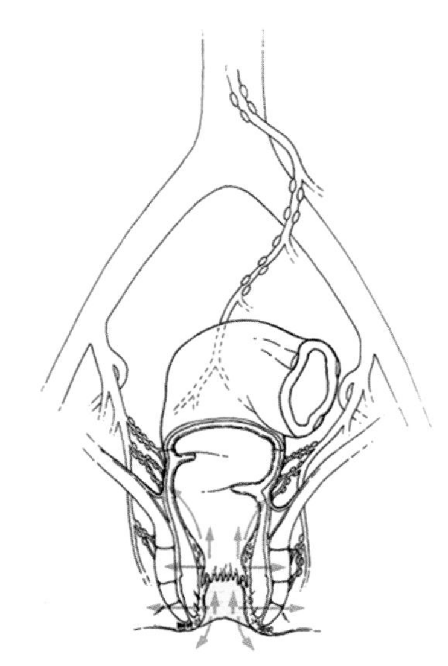

▲ 图 1-20　直肠（A）和肛管（B）的淋巴引流

内、外直肠的淋巴回流沿直肠上和肠系膜下淋巴管汇入腰主动脉淋巴结。这些淋巴管和沿髂内淋巴结分布的淋巴管之间并没有交通[86]。

Canessa 等[87]利用 16 具尸体标本，对骨盆侧方淋巴结的数量和分布进行了系统研究[19]。根据盆壁淋巴结的外科分组来划分解剖区域，分别是骶前淋巴结组、闭孔淋巴结组和腹下淋巴结组。一共发现 458 个淋巴结，平均每个骨盆 28.6 个（范围 16～46 个）。淋巴结直径范围 2～13mm。闭孔组（单侧）的淋巴结数目最多（平均 7 个，范围 2～18 个）。腹下淋巴结主要位于下腹下神经丛上方，并延伸至骨盆深部静脉。完全清除腹下淋巴结需在骨盆深部对其内的神经血管进行解剖。

齿状线上方肛管的淋巴回流经直肠上淋巴管流入肠系膜下淋巴结，侧方淋巴回流沿直肠中淋巴管，或者沿直肠下淋巴管经坐骨肛管窝，汇入髂内淋巴结。齿状线以下肛管淋巴回流通常汇入腹股沟淋巴结，但如果发生引流淋巴管梗阻，也可以回流至直肠上淋巴结，或者沿直肠下淋巴管穿过坐骨肛管窝（图 1-20）。

十一、神经支配

大肠由交感和副交感神经系统支配，其分布沿动脉走行。交感神经抑制大肠的蠕动，副交感神经刺激大肠的蠕动。自主神经系统的第三个组成部分是肠道神经系统，这在第 2 章中会有描述。

（一）结肠

1. 交感神经支配

交感神经纤维来源于脊髓的下胸段和上腰段，通过相应的白交通支到达交感神经链。胸段神经纤维通过内脏小神经进入腹腔神经丛，继续走行至肠系膜上神经丛。肠系膜上神经节发出的神经纤维支配右半结肠和阑尾。交感神经链发出腰交感神经纤维，通过腰内脏神经进入肠系膜下神经丛。肠系膜下神经节发出的神经纤维支配降结肠，乙状结肠和直肠上段。所以，腰或骶交感神经节切除术后，结肠的收缩和肠鸣音随之增加。

2. 副交感神经支配

结肠的副交感神经支配来自中枢神经系统，即迷走神经和骶传出神经[5]。迷走神经下行至主动脉前神经丛，沿肠系膜上动脉的结肠分支分布，支配盲肠、升结肠和大部分的横结肠[88]。神经纤维能够刺激肠道腺体分泌，促进肠道肌层收缩，但抑制回结肠括约肌收缩[88]。给予副交感神经激动药物，如新斯的明（Valeant Pharmaceuticals North America，Aliso Viejo，CA）常导致剧烈肠道收缩和腹泻。骶传出神经纤维发自相应的骶神经前根，即勃起神经，参与腹下神经丛构成。骶传出神经分支最高点延伸至结肠左曲。节前副交感神经纤维进入结肠，形成突触，聚集在 Auerbach 和 Meissner 肌间神经丛。邻近的肌间神经节和黏膜下神经节发出的节后纤维具有复杂联系。节后副交感神经纤维为胆碱能纤维（图 1-21 和图 1-22）。

（二）直肠

1. 交感神经支配

直肠的交感神经纤维来自 L_1～L_3 节段，通过交感神经节成为腰交感神经，参与主动脉前丛的构成。后沿肠系膜下动脉延续为肠系膜神经丛，到达直肠的上段。骶前神经丛和上腹下神经丛起源于主动脉前神经丛和两侧腰内脏神经（图 1-21 和图 1-22）。上腹下神经丛分为两侧腹下神经。尸检中发现，于骶骨岬水平可见腹下神经距离中线约 1cm，位于两侧输尿管内侧约 2cm[27]。两侧腹下神经与输尿管和髂内动脉伴行，沿盆壁向尾侧向侧方走行，汇入骶副交感神经纤维（或称勃起神经），形成盆神经丛。

术中游离直肠时，切开直肠两侧的腹膜后，应将腹下神经及输尿管拉向对侧，以免损伤。术中易于损伤交感神经的关键区域在于结扎肠系膜

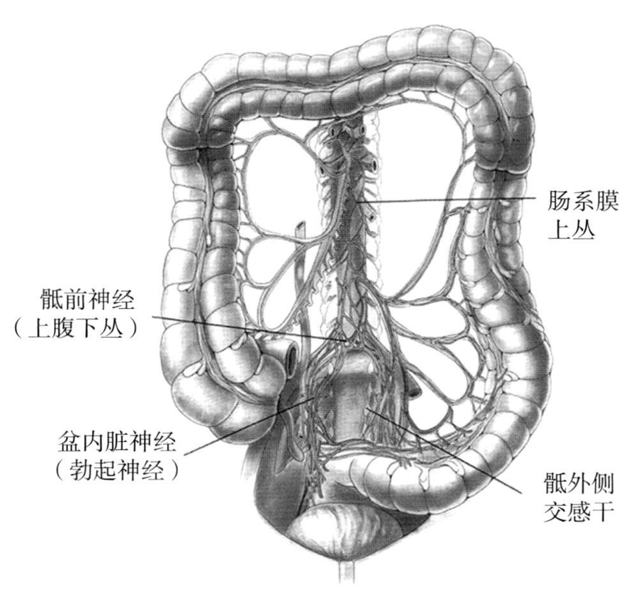

▲ 图 1-21 直肠的神经支配（前面观）

下动脉处，以及刚进入盆壁游离直肠后壁时易损伤邻近的腹下神经。

2. 副交感神经支配

副交感神经支配来自盆腔内脏神经，起源于两侧骶前孔的 S_2～S_4 节段神经，其中 S_3 神经最为粗大，是主要的支配神经[27]。神经纤维向两侧，向前，向上延伸，与交感神经纤维汇合，在盆侧壁形成盆丛（图 1-21 和图 1-22）。然后，两种神经纤维分布至泌尿生殖器官和直肠。女性中，来自骶前神经丛的交感神经纤维走行至直肠附近的子宫骶骨韧带；男性中，来自骶前神经丛的神经纤维于腹膜外间隙走行，邻近直肠前外侧壁[89, 90]。

盆丛神经支配前列腺、精囊、阴茎海绵体、输精管末端、尿道前列腺部和膜部、射精管、尿

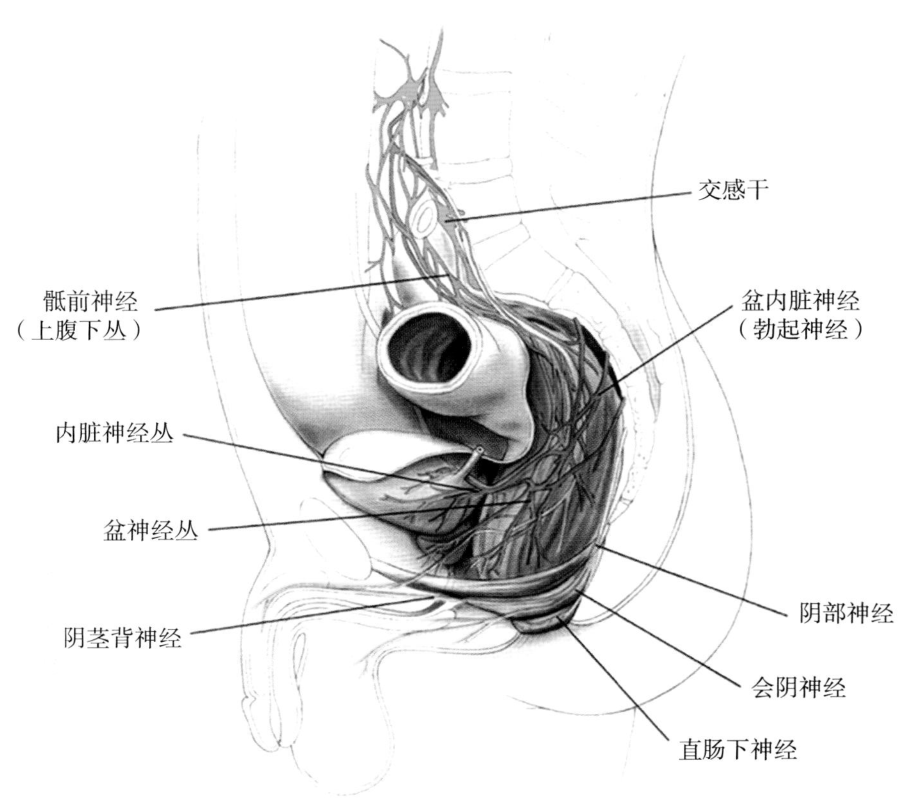

▲ 图 1-22 直肠的神经支配（侧面观）

道球部腺体[91]。

盆丛也发出内脏神经分支支配膀胱、输尿管、精囊、前列腺、直肠、尿道膜部和阴茎海绵体。另外，包含躯体运动轴突的神经纤维穿过盆丛，支配肛提肌、尾骨肌和尿道横纹肌。两侧盆腔神经丛被包裹在侧韧带的中部，处于肛提肌平面上方。为了避免在直肠手术中造成神经损伤，应在靠近直肠两侧壁处切开侧韧带[90, 92]。

盆丛的分支与供应男性生殖器官的血管（即神经血管束）位于精囊的后外侧（图 1–23）[93]。

支配前列腺、尿道膜部和阴茎海绵体的神经在前列腺和直肠之间的盆腔侧方筋膜的背外侧走行。盆丛主要分布于精囊的外后方，因此精囊可以作为判断盆丛位置的手术标记。在前列腺的顶端附近，神经沿尿道膜部侧面稍向前走行，穿过泌尿生殖膈，经阴茎背动脉和阴茎背神经后方进入阴茎海绵体。

交感和副交感神经系统都参与勃起功能活动。来自副交感神经系统的冲动刺激阴茎小动脉血管舒张，增加阴茎海绵腔内的血液，从而促进勃起发生。交感神经系统的激活会抑制阴茎血管的收缩，从而增加血管充盈，促进持续勃起。此外，交感神经激活会引起射精管、精囊和前列腺的收缩，随后将精液排入后尿道[94]。神经受损可能会出现某些性功能障碍，包括勃起不全、射精困难、逆行射精或完全阳痿。术中分离直肠侧韧带时可能会损伤盆神经丛（勃起神经）。

手术中分离直肠前壁应在直肠与精囊腺之间的无血管区域进行。向外切开至精囊腺的外侧缘。此时，应向下方（后方）弧形切开，以免损伤神经血管束。若损伤神经血管束（图 1–23）会导致射精障碍。术中容易损伤副交感神经的关键部位：①切开盆腔两侧侧韧带时邻近盆神经丛；②盆腔深部前侧方分离精囊前列腺与直肠前壁之间间隙时邻近神经血管束。

3. 阴部神经

阴部神经起源于骶神经丛（S_2～S_4）。穿过坐骨大孔离开骨盆后，跨过坐骨棘，在阴部管（Alcock 管）内向坐骨肛管窝两侧壁的坐骨粗隆走行。阴部神经的 3 个重要分支是直肠下神经、会阴神经和阴茎或阴蒂背神经（图 1–22）。阴部神经主干由于其解剖结构特点，在行直肠前切除术时是不易被损伤的。阴茎和阴蒂的感觉刺激是由阴部神经的分支介导，行直肠前切除术后功能

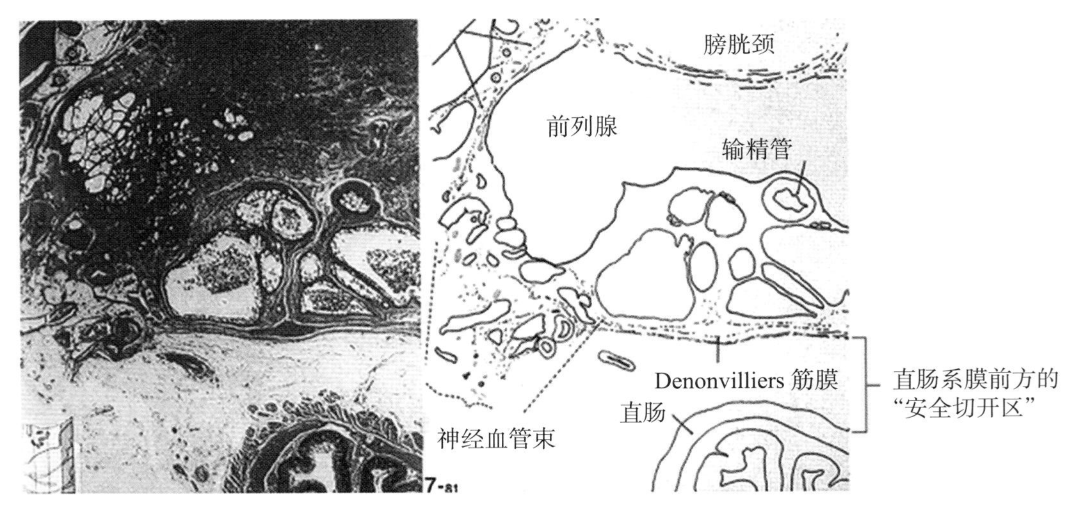

▲ 图 1–23 切片显示直肠和精囊之间的无血管的网状间隙和神经血管束的位置[93]

引自 Lepor H, Gregerman M, Crosby R, Mostifi FK, Walsh PC. Precise localization of the autonomic nerves from the pelvic plexus to the corpora cavernosa: A detailed anatomic study of the adult male pelvis. J Urol. 1985;133:207–212.

常保留完好。

（三）肛管

1. 运动神经支配

肛管内括约肌由交感和副交感神经共同支配，神经走行路径同直肠下段神经分布。副交感神经对内括约肌有舒张作用。交感神经对内括约肌的作用存在争议。Shepherd 和 Wright[95]、Lubowski 等 [96] 发现交感神经舒张内括约肌，而 Carlstedt 等 [97] 发现交感神经收缩内括约肌。

肛管外括约肌由阴部内神经的直肠下神经分支和 S_4 神经的会阴分支支配。阴部神经伴随阴部内动、静脉穿过坐骨大孔，跨过骶棘韧带。阴部神经位于坐骨肛管窝侧壁，发出直肠下神经，与直肠下血管一起穿过坐骨肛管窝到达外括约肌。Gruber 等 [98] 研究了阴部神经与伴随的阴部血管和坐骨棘的位置关系。他们对 58 对左右侧骨盆进行了坐骨棘与阴部神经血管位置关系评估。多干阴部神经占 40.5%，左右比为 1∶1.5；单干阴部神经的直径为 1.3～6.8mm；75.9% 的阴部神经走行位于阴部内动脉内侧。阴部神经走行于阴部内动脉内侧 17.2mm 至外侧 8mm，坐骨棘尖内侧 13.4mm 至外侧 7.4mm 范围内。掌握阴部神经和阴部内动脉之间的毗邻关系对于术中分离及神经松解是非常重要的。31% 的个体中，来自 S_4 神经的会阴分支直接支配外括约肌。这一点非常重要，因为这一理论能够解释，双侧阴部神经阻滞导致阴部神经支配区域感觉丧失，但仅导致约 50% 受试者外括约肌完全瘫痪 [99]。耻骨直肠肌不是由阴部神经支配，而是由位于盆底上方的 S_3、S_4 神经分支直接支配 [57]。骨盆表面的肛提肌由 S_4 神经的分支支配，会阴面由阴部神经的直肠下支或会阴支支配。

2. 感觉神经支配

肛管感觉由阴部神经分支直肠下神经支配。肛管上皮感觉神经末梢分布非常丰富，尤其是在齿状线附近。肛缘至齿状线上 1.5cm 范围可感受到疼痛 [40]。肛管能够感知触摸、寒冷和压力刺激。

第 2 章 结肠与肛门直肠生理学

Colonic and Anorectal Physiology

W. Ruud Schouten　Philip H. Gordon　著
周易明　译
王　颢　校

摘要：本章将集中讨论结肠生理学（包括功能、肠道微生物、粪便的推进和存储）及肛门直肠生理学（包括肛门节制、检查技术和临床应用）。

关键词：肛门直肠生理学，结肠生理学，功能，菌群，推进，存储，肛门失禁，检查技术，临床应用

一、结肠生理学

结肠是消化道的终末段，用于储存消化物。其另一个主要功能是吸收水分和盐分。钠和氯的吸收与钾和碳酸氢盐的分泌相互平衡。这种相互作用对于维持电解质稳态是必不可少的。结肠通过吸收提供给它的大部分水和盐，对人体的需求做出反应，并在保护人体免受脱水和电解质耗竭的影响中起着至关重要的作用。结肠的吸收能力使其能够减少从小肠接收的液体体积，并将其转化为适合排便的半固体块。粪便向直肠的推进及排便间歇期粪便的存储均基于某种复杂的运动模式，而目前对这一模式的认知尚不明确。结肠的其他功能包括消化糖类和蛋白质残渣及分泌黏液。

（一）功能

1. 吸收

肠道离子转运的生理控制涉及由神经、内分泌和旁分泌组成的集成系统[1]。神经递质和肽等内源性介质，通过膜受体与需要能量的“泵”或“通道”耦合作用于肠上皮细胞，离子响应电化学梯度而被动流过这些泵或通道。

在健康个体中，结肠吸收水、钠和氯化物，同时分泌钾和碳酸氢盐。大肠在 24h 内从回肠接收约 1500ml 的液体物质，从中吸收约 1350ml 的水、200mmol 的钠、150mmol 的氯化物和 60mmol 的碳酸氢盐[2]。据估计，结肠具有足够的储备能力，可以吸收额外的 3.5～4.5L 的回肠液，使其能够补偿小肠的吸收不良[3]。决定结肠吸收的几个因素包括管腔液的体积、组成和流速。全肠道灌洗技术成功利用了这一原理。由于结肠段的明显差异，整个大肠的吸收能力并不平均。证据显示从右半结肠吸收的盐和水比从左半结肠吸收的更多[3]。因此，右半结肠切除术比左半结肠切除术更容易导致腹泻。每当回盲肠液体流量超过结肠吸收液体和电解质的能力时，便会导致水样便（腹泻）。

大多数电解质不能通过简单扩散穿过结肠上皮细胞的磷脂膜。只有使用独特的膜蛋白（如通

道、载体和泵）才能通过该膜。这些膜蛋白能促进并加速跨顶端膜的转运。这种转运是被动的，因为它不依赖于能量且流量随浓度梯度下降。

(1) 盐分吸收：结肠从末端回肠接受的液体食糜中钠的平均浓度为 130～135mmol/L，粪便中的钠浓度约为 40mmol/L。当钠的腔内浓度高时，会吸收更多的钠。当腔内浓度低于 15～25mmol/L 时，不会发生吸收[4]。这样，钠的腔内浓度与钠吸收之间存在线性关系。钠的吸收大部分是电中性的，以交换细胞内的氢。Na^+/H^+ 交换蛋白促进了这种电中性吸收。迄今为止，已在结肠中鉴定出 3 种类型的 Na^+/H^+ 交换剂（Na^+/H^+exchangers，NHE）。NHE3 是最重要的一种。除电中性途径外，远端结肠还表现出一种增强钠吸收的生电方式。属于上皮 Na^+ 通道（ENaC）家族的顶膜中的蛋白质像离子特异性通道一样，促进了这种电吸收。这些 ENaC 蛋白受到利尿药阿米洛利的抑制，并受到盐皮质激素的刺激。钠 – 葡萄糖连接的转运蛋白可吸收一小部分钠。这种膜蛋白的作用类似于载体，并与钠和葡萄糖结合。在所有这些独特的蛋白质的帮助下，钠的跨顶膜的转运是由下坡电化学梯度和负膜电压驱动的。电化学梯度是由基底外侧膜上的钠钾 ATP 酶产生的，该蛋白酶起着泵的作用，在盐皮质激素的刺激下，具有生电效应，每泵出 3 个 Na^+ 则交换 2 个 K^+ 进入细胞内，维持低 Na^+ 高 K^+（相对于细胞外环境）的细胞内环境。钠钾泵导致细胞内负电压。整个结肠黏膜的电位差为 20～60mV[2]。黏膜细胞的基底侧膜为电阳性，而沿内腔边界的顶膜为电阴性（图 2–1）[5, 6]。细菌发酵产生的短链脂肪酸（乙酸、丁酸和丙酸）也会刺激钠的吸收[7–9]。钠的吸收与氯的吸收紧密相关。该阴离子要么通过细胞旁途径移动，要么通过其顶膜进入上皮细胞（图 2–1）。氯离子的跨细胞吸收是电子中性的，其通过 Cl^-/HCO_3^- 交换蛋白，与细胞内 HCO_3^- 实现互换[10]。氯化物的吸收也受浓度梯度的驱动，而较低的管腔内 pH 则增加了氯的吸收。回肠中的氯化物浓度很高，但在通过大肠时明显下降。尽管盐通过结肠黏膜层的运输方式是以净吸收为特征，但盐也可以通过细胞和细胞旁途径移回到

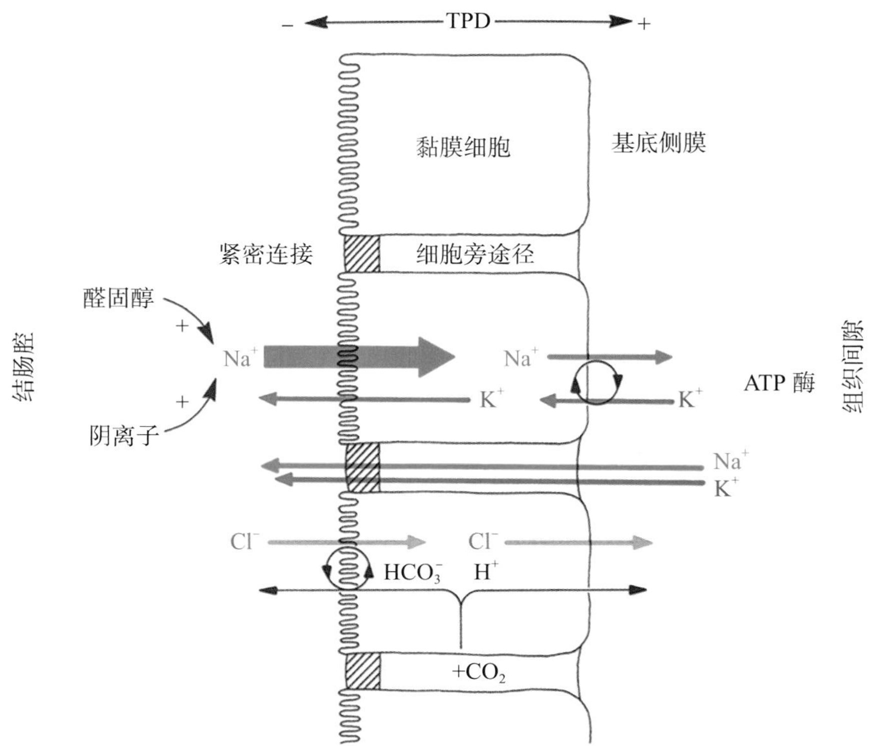

◀ **图 2–1 电解质在结肠上皮细胞中的转运过程简图**

此图没有显示膜蛋白，而膜蛋白是促进和加速电解质转运过程所必需的。TPD. 跨膜电位差

结肠腔。氯离子在基底侧膜被摄取后，于顶膜通过 Cl^- 通道排出，这也是其跨膜流动的全部细胞途径。最重要的 Cl^- 通道是囊性纤维化跨膜传导调节因子。在囊性纤维化的患者中，该顶膜蛋白无法正常工作，从而导致 Cl^- 和 HCO_3^- 的分泌受损[11]。

(2) 水分吸收：像小肠一样，结肠也通过单纯扩散吸收水分。该过程不需要膜蛋白，并且由钠吸收产生的跨结肠黏膜的渗透梯度驱动。水通过细胞旁和细胞途径运输。像盐一样，水也可以移回结肠腔（图 2-1）。如果结肠腔中含有高浓度的不可吸收的渗透活性溶质，则不能吸收水。残留在结肠中的任何水都将通过水样腹泻排出体外。这种所谓的渗透性腹泻的最常见原因是乳糖不耐症。乳糖在吸收前必须先被乳糖酶裂解成单糖。在缺少乳糖酶的情况下，渗透活性乳糖不能被吸收并保留在肠腔中，从而干扰了水的吸收。

2. 分泌

(1) 碳酸氢盐：如前所述，氯化物被吸收以交换细胞内碳酸氢盐。位于顶膜的 Cl^-/HCO_3^- 交换蛋白促进了这一过程。结肠腔中的氯化物促进碳酸氢盐的分泌这一事实具有临床证据——接受了输尿管乙状结肠吻合术的患者可能会产生高氯血症并分泌过量的碳酸氢盐[12]。除了这种依赖 Cl^- 的过程外，还有其他两个途径参与碳酸氢盐的分泌。一种是通过环状的单磷酸腺苷（cAMP）介导的 Cl^- 通道。另一种是通过与短链脂肪酸（short-chain fatty acid，SCFA）交换。由此产生的碳酸氢根离子向结肠腔内的净分泌有助于中和大肠中微生物发酵产生的酸[11, 13]。

(2) 钾：钾的吸收或分泌取决于腔内的浓度。如果浓度超过 15mEq/L，则被吸收；如果浓度低于此值，则被分泌。由于管腔的 K^+ 浓度通常小于 15mEq/L，因此通常会出现净分泌[5]。钾通过细胞和旁细胞途径进入结肠腔（图 2-1）。过去人们认为这种传输主要是沿着电化学梯度的被动传输。而目前已经清楚的是，结肠上皮细胞还包含膜蛋白，其充当促进分别在其基底侧膜和顶膜上摄取和排出钾的通道[3, 11]。因为远端结肠对钾的渗透性相对较弱，所以持续吸水会增加腔内浓度。有人提出人类直肠中可能有钾的主动分泌[8]。粪便细菌、结肠黏液以及脱落细胞中存在的钾，也可能导致人粪便中高钾浓度（50～90mmol/L）[7, 9]。

(3) 尿素：尿素是分泌到结肠腔中的另一种液体成分。肝脏合成的尿素中，6～9g/d（20%）在消化道中代谢，主要是在结肠中[2]。因为从回肠进入结肠的尿素最大量约为 0.4g/d[14]，大肠细菌尿素酶水解的大部分尿素必须分泌到管腔中。结肠中尿素的代谢每天产生 200～300ml 氨。由于在粪便中只能发现少量氨（1～3mmol），因此大部分只能通过结肠黏膜吸收。尽管新霉素可以消除大肠中氨的产生，但这种抗生素不会影响氨的吸收。

(4) 氨：氨吸收可能是通过被动耦合的非离子扩散而发生的，其中碳酸氢根和铵离子形成氨和二氧化碳[2]。非离子氨可在结肠黏膜上自由扩散。该过程部分受腔内容物的 pH 影响。随着管腔 pH 的降低，氨的吸收降低[2]。尽管尿素是氨的最重要来源，但结肠中的氨也可能来自饮食中的氮、上皮细胞和细菌碎片。

(5) 黏液：黏液是结肠腔内分泌的另一种产物。整个大肠上皮都含有大量的黏液分泌细胞，业已证明有神经纤维支配这些杯状细胞。组织学已证实，刺激盆腔神经可增加结肠黏膜的黏液分泌。有证据表明大肠中存在这种神经介导的黏液分泌[15]。结肠能够吸收氨基酸和脂肪酸，但只能通过被动机制。胆汁酸也可以被重新吸收。

3. 消化

结肠在消化中所起的作用很小。食物的消化从胃开始，到末端小肠几乎完成。但是，有少量的蛋白质和糖类在通过小肠的过程中不会被消化。结肠在挽救吸收不良的糖和膳食纤维中的卡路里中发挥作用[16]。在结肠中，厌氧菌会将一些蛋白质残留物发酵成吲哚、粪臭素（β- 甲基吲哚）、苯酚、甲酚和硫化氢等产物，这些产物会产生粪便的特征性气味。糖类残留物被厌氧菌分解为短链脂肪酸（SFCA），如乙酸 60%、丙酸 20% 和丁酸 15%[17]。据估计，每消耗 20g 膳食纤维，就会产生 100mmol 挥发性脂肪酸。

这些构成人类主要粪便阴离子的短链脂肪酸大多数以浓度依赖的方式被吸收[18]。它们的吸收与腔内碳酸氢盐的出现有关，反过来又刺激了钠和水的吸收[1]。纤维发酵的其他终产物是氢气和甲烷。结肠黏膜约 70% 的能量供应来自内腔的短链脂肪酸[17]。结肠细胞的功能主要取决于短链脂肪酸的吸收和氧化，包括细胞呼吸、细胞更新、吸收和多种酶活性。此外，短链脂肪酸不仅被结肠细胞用作能量来源，而且还被用作糖异生、脂肪生成、蛋白质合成和黏蛋白生产的底物。

4. 推进与存储

结肠和肛门直肠运动的主要功能是吸收水分，存储并以正常方式排出粪便[19]。第一项功能是通过结肠分节运动实现的，该运动会在相对短的距离内来回推动结肠内容物。结肠和直肠的顺应性和适应性实现了第二项功能，而第三项功能是通过肛门直肠和盆底的肌肉运动机制与行为及认知反应的协调来调节的[19]。

正常推进和存储结肠内容物需要独特的机械活动模式。沿结肠移动的内容物，其移动速率和体积还与压力差、管腔直径和内容物的黏度有关。对于内容物传输的观察结果并不一定能反映导致传输的收缩活动。尽管由于结肠的相对不可及性导致结肠运动的在体研究困难，但现代记录技术的使用业已揭示了新的数据，以便于更好地了解人类的正常结肠运动。

5. 运动的评估与控制

(1) 放射影像学评估：结肠动力的早期研究方法涉及使用吞钡或钡剂灌肠的放射影像学研究。这些研究只能显示结肠以轮廓变化为代表的有序运动，而无助于结肠运动的细节检查。此外，即使采用了延时摄影等复杂技术，众所周知的辐射副作用也限制了放射学观察的可能性[20]。

20 世纪初，放射影像学研究显示出结肠运动的 3 种类型：逆行运动、节段性非推进运动和集团运动。逆行运动被认为是起源于横结肠并向盲肠行进的收缩[21, 22]。后来，X 线电影摄影研究也显示了结肠内容物的逆行传输[23]。这些逆行运动被认为会延迟右侧结肠的传输，从而使结肠内容物更多地暴露于黏膜，充分吸收盐和水[24]。

分节非推进性运动是放射影像学检查中更常见的类型。这些分段运动是由纵肌和环肌的局部同时性收缩引起的，从而使结肠形成彼此隔离的短节段。相邻节段交替收缩，将结肠内容物顺行或逆行[20]。尽管节段运动主要发生在右结肠，但在降结肠和乙状结肠中也观察到了节段运动。像逆行运动一样，分节收缩也可能减慢结肠传输的速度。

从放射影像学观察中发现的第三种结肠运动是集团运动，由 Hertz 首次描述[25]。此运动一天发生 3～4 次，主要发生在横结肠和降结肠，但在排便期间也发生在乙状结肠。集团运动以 0.5～1cm/s[26, 27] 的速率推动结肠内容物进行长距离传输，Garcia 等[28] 使用通过乙状结肠造口术放置的微传感器，记录了其在 24h 内的活动。他们记录了一系列平均持续 5.6min 的收缩和尖峰电位，随后出现一次“大收缩”，其平均压力值为 127mmHg，平均电压值为 10.6mV。该现象的持续时间平均为 24.93s，与观察到的结肠造口强排空相符。他们认为这种电压力现象代表了集团运动。

放射影像学评估只能显示轮廓变化。为了更详细地检测结肠运动，还必须采用其他技术，例如同位素闪烁显像、结肠内测压、用恒压器检测结肠和直肠壁的收缩力，以及结肠平滑肌的肌电活动检测。

(2) 同位素闪烁显像：尽管通过在直肠中注入放射性标记物的同位素直肠造影术和直肠排粪造影可以观察直肠排空，但两种技术都无法提供有关排便期间结肠内容物转运的信息。经口摄取同位素后的结直肠闪烁显像术是一种生理技术，可以在排便期间准确评估结直肠的传输。通过这种技术，Krogh 及其同事观察到正常排便后直肠、乙状结肠、降结肠和部分横结肠几乎完全排空[29]。

(3) 结肠内测压：大肠的压力活动已通过许多不同的装置进行了深入研究，包括充水或充气的气球，灌注导管，无线电遥测胶囊和微型传感器。结肠内压的测量存在特殊问题。首先，结肠内容物可能会通过改变结肠的基础生理状态或堵塞、移动记录设备而干扰记录。其次，可能会遇到如何逆行引入记录设备的问题，以及难以将它们保持在恒定位置的问题。

最初，测压记录仅限于直肠和远端乙状结肠。大多数研究是静态的，测压是通过在经肠道准备的左半结肠中逆行放置的组件进行的。为了避免结肠清洗可能对运动模式造成的干扰并允许下床活动，一些作者通过鼻结肠插管对未行肠道准备的结肠采用了顺行方法。为了以足够的空间分辨率捕获整个结肠的所有相关活动，有必要使用具有多个密排记录位点的组件[30]。最初，为此设计的测压设备最多包含约 16 个记录位点。为了从结肠的整个长度获得记录，传感器间隔为 7cm 或更大。最近有研究表明，传感器间距超过 2cm 会导致对传播的压力波的频率和极性的错误解读[31]。利用传感器间距为 7cm 或更大的测压设备进行的研究实际上是基于低分辨率测压。该技术揭示了两个主要的压力波模式。第一种模式是高振幅传播序列（HAPS）的非常独特的模式。这些高振幅（＞ 100mmHg）的压力波大多数出现在盲肠和升结肠中，尤其是在醒来和进餐后的时段。通过这种低分辨率测压法检测到的另一种压力波型很难进行分类，通常被定义为分段或非传播活动。最近，Dinning 等介绍了高分辨率光纤测压法[32]。在他们的研究中使用的设备包含间隔为 1cm 的 72 个传感器。机械肠道准备后，用结肠镜插入导管，并用内镜将其固定在升结肠的黏膜上。进行腹部 X 线检查以确认导管位置正确（图 2-2）。

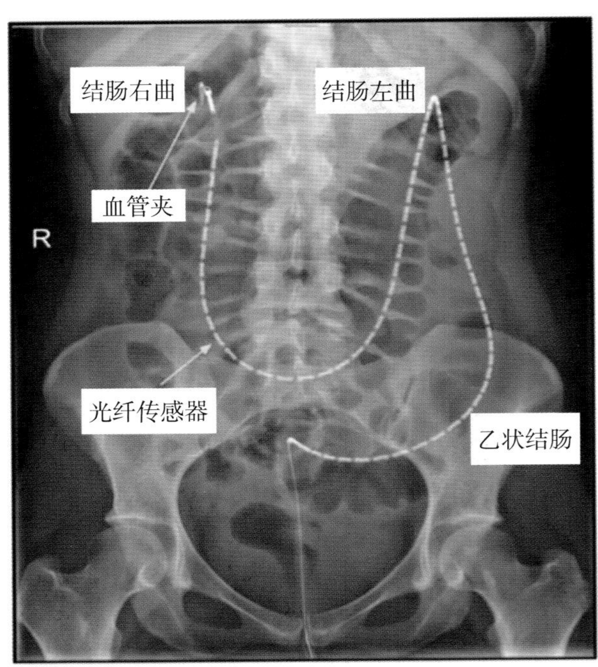

▲ **图 2-2 健康人结肠内光纤导管的 X 线图像**

可以看到导管的尖端在结肠右曲处，每个白色节段的中间都是压力传感器的位置[32]（经授权引自 © 2004 John Wiley and Sons）

测压记录来自 10 名健康个体，能够识别出 5 种不同的运动模式。

① 高振幅传播序列（high-amplitude propagating sequences，HAPS）：HAPS 发生在所有受试者中，始于近端结肠，并且始终沿顺行方向传播。HAPS 仅占所有检测到的压力事件的 1%～2%。它们具有高振幅（＞ 116mmHg），平均传播范围为 33 ± 12cm，平均速度为每秒 0.4 ± 0.1cm（图 2-3）。

② 周期运动模式：这些模式的特征是重复传播的压力事件，其周期频率为每分钟 2～6 次，振幅为 23.1 ± 21.4mmHg。这些压力事件均以＜ 7cm 的平均长度进行顺行和逆行传播。它们发生在所有受试者中，占所有检测到的结肠运动的近 70%。尽管在所有结肠节段都能观察到，但大多数周期运动模式在乙状结肠出现（图 2-4）。

③ 短单一运动模式：此模式的特征是单次压力事件，重复发生时间隔超过 1min。这些压

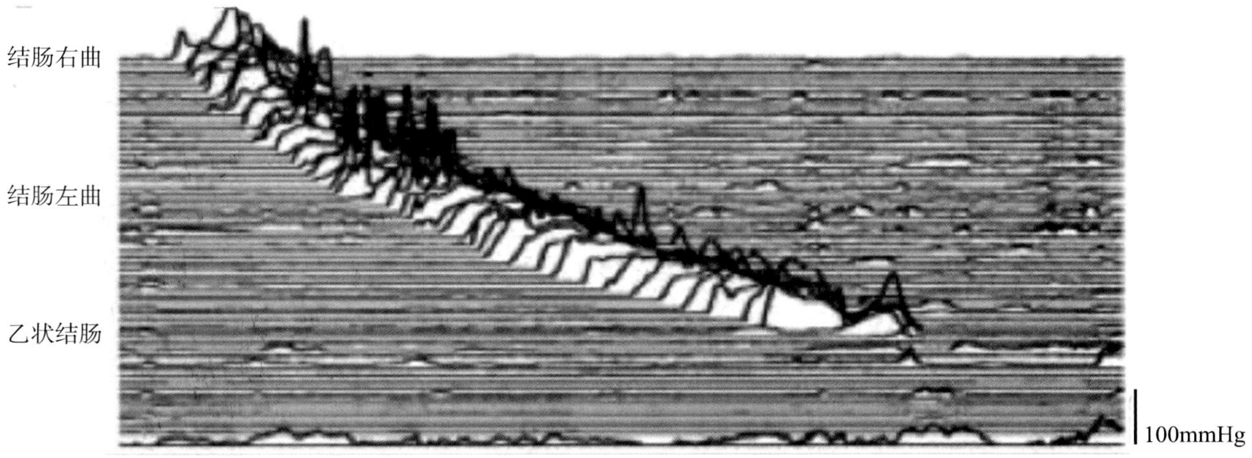

结肠右曲

结肠左曲

乙状结肠

100mmHg

▲ 图 2-3 高振幅传播序列 [32]

经授权引自 © 2004 John Wiley and Sons

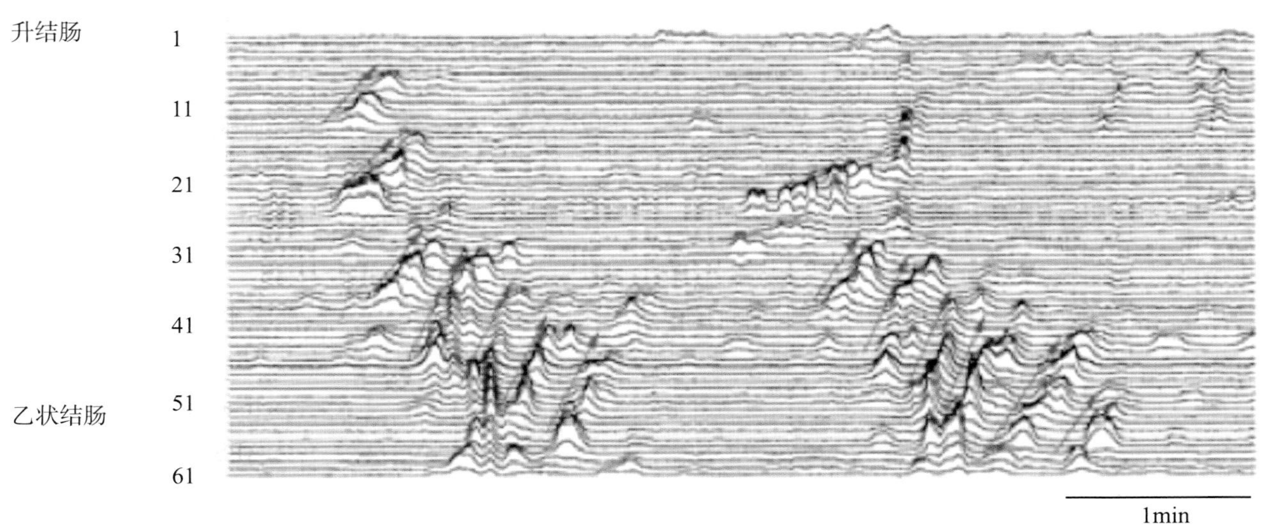

▲ 图 2-4 周期逆向传播运动模式 [32]

经授权引自 © 2004 John Wiley and Sons

力事件的幅度为 58.1 ± 26.7mmHg，并以正向和逆向传播，平均范围＜ 7cm。此模式在所有受试者中均被观察到，并占检测到的压力事件的近 1/4。

④ 长单一运动模式：这些特征还在于单次压力事件，当它们重复发生时，间隔超过 1min。与短暂的单个运动事件相反，它们仅沿顺行方向传播，传播的距离越长，传播速度越大。在 10 名受试者中有 7 名检测到了这些压力事件。

⑤ 逆行慢传播运动模式：仅 2 名受试者观察到这种模式。这种模式开始于乙状结肠，并逆向传播至横结肠。

餐后，10 名受试者中有 5 名检测到了 HAPS。除了 HAPS，进食的主要作用是导致周期逆行运动模式的显著增加，尤其是在乙状结肠中。作者认为，HAPS 的相对稀缺性（在空腹状态下未检测到，仅在餐后五位受试者中检测到）可能受到研究方案的影响。记录开始于在经肠道准备后的空结肠中放置导管的 1h 内，并在 4h 后停止。有证据表明 HAPS 在未行肠道准备的结肠中更为丰富。由于大量粪便引起的结肠扩张似乎触发了 HAPS 的激活。

对同位素运动和结肠内压力变化的同步评估表明，HAPS 代表了推进集团运动的压力当量，并且这些压力事件中只有不到 5% 到达直肠 [33]。与之前的结果相反，最近的研究表明，HAPS 并未显示传导速度的区域性变化 [30]。它们可以通过机械性结肠扩张和腔内化学刺激（例如甘油，比沙可啶、油酸、鹅去氧胆酸和短链脂肪酸）激活。研究表明，可用于减轻急性结肠假性梗阻中的扩张的新斯的明也可诱导 HAPS[34]。结肠扩张和化学刺激作用于潜在的肠道环路。由于 HAPS 在觉醒时会增加并在餐后迅速出现，因此外在神经输入似乎也很重要。Crowell 等 [35] 发现，这些压力波中有 41% 发生在排便前 1h。另有研究已经证实了高振幅压力波与排便之间的关系 [36, 37]。Bampton 等研究了自发排便过程中未行肠道准备的整个结肠压力模式的时空组织形式 [38, 39]。研究指出，排便前 1h 开始出现一个“排出前阶段”。这个阶段具有独特的双相时空模式，有早期和晚期之分。早期时相的特征是一系列顺行传播序列。它们的起源部位随着每个后续序列向远端迁移。排便前 15min 内的晚期时相的特征也是一系列顺行传播序列，但它们的起源位点随每个后续序列向近端迁移。在晚期时相中出现的压力波振幅显著增加，其中许多是真正的高振幅压力波，并伴随着越来越强烈的排便冲动感。在排泄粪便之前，部分最后的传播序列始于升结肠（图 2–5）。此发现说明整个结肠都与排便有关。Hirabayashi 等借助植入在全结肠及直肠肛管中的应变式力传感器，研究了成年混血犬自发排便前后的大肠运动。在排便期间检测到了从远端结肠进入直肠的巨大收缩。这些巨大的收缩似乎是高振幅压力波的肌电当量 [40]。

如前所述，周期运动模式是目前为止最常见的结肠运动模式。这种模式的特征是短距离和低

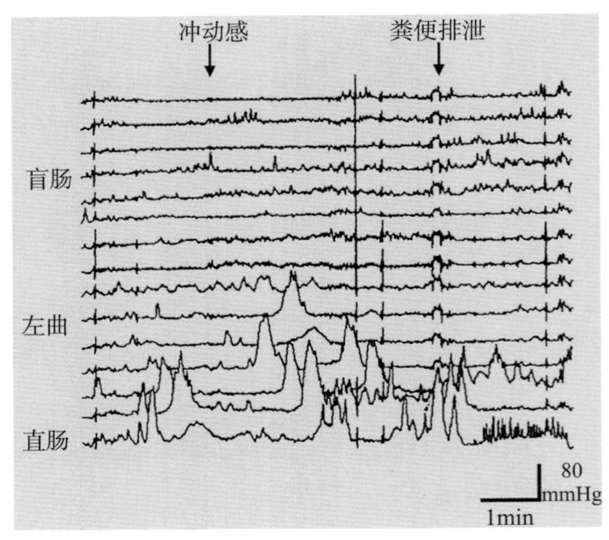

▲ **图 2–5　自发排便的测压描记图**

该图展示了一系列的传播序列，每一个后续序列的起源点与其前续序列越来越近。注意，排便前序列中的传播压力波与较早的序列相比，其速度更慢，振幅更大，在此例中粪便排出动作紧随传播序列之后 [38]（经授权引自 © 2000 Nature Publishing Group）

振幅的收缩，其周期频率为每分钟 2～6 次。过去，根据低分辨率测压（传感器间距为 7cm 或更大），此活动被分类为非传播性。然而，自从引入高分辨率测压以来，也已证明这些周期性收缩以平均＜ 7cm 的距离同时顺行和逆行传播。尽管这些收缩在结肠所有部位均有发生，但在乙状结肠和直肠中最常见，且在该部位主要为逆向收缩。基于此发现，提示此类收缩对向肛侧的流量具有抵抗作用，并有助于维持控便能力 [32]。与 HAPS 一样，这种活动在夜间也受到抑制，并且在醒来后会增加。进食会导致周期性逆行传播收缩迅速大量增加，而周期性顺行传播收缩则没有变化。逆行传输是正常结肠生理活动的主要组成部分。据推测，周期性逆行传播收缩有助于逆行传输，从而充当使直肠保持空虚的“看门人”。推测此种收缩的减少或消失可能导致大便失禁。有证据表明骶神经刺激与周期性逆行模式的增加有关。这个有趣的发现可以解释这种疗法所带来的症状改善 [41]。如 Kumar 等所述，直肠中的周期性逆行运动模式可能与直肠运动复合体相同 [42]。睡

眠期间所有结肠运动都减少。另一种有效的结肠活动抑制因子是直肠扩张。这种直肠－结肠抑制性反射可阻止粪便进一步通过已装满的直肠，并推测是由较长的结肠－结肠路径介导的 [43]。

使用低分辨率测压法，研究人员能够证明，便秘受试者的高幅收缩明显少于健康志愿者 [44–46]。在过去 10 年中，许多基于高分辨率测压法的研究表明，慢传输便秘确实与结肠蠕动异常有关。有充分证据表明，慢传输便秘患者的大肠很少或没有 HAPS。在这些患者中，缺乏餐后 HAPS 的正常增加。几乎所有的慢传输便秘患者在禁食状态下均表现出正常的周期传播压力事件。然而，在慢传输便秘患者中，逆行传播周期运动模式的餐后剧增（通常在健康受试者中可见）完全不存在。基于这一发现，提示该现象是由于结肠的神经传入减弱所致 [47]。在顽固性便秘患儿中也观察到类似的异常情况 [48]。最近，Dinning 等对慢传输便秘行结肠次全切除术的患者在术前及术后进行了一项有趣的研究。术前，如上所述，在体内记录了异常结肠运动。当结肠标本移除时，立即将其置入离体器官槽中获得离体测压记录。每分钟约测得 1 次规律的运动模式。该活动与从直肠低位前切除术患者获得的对照结肠组织没有区别。由于结肠运动的缺陷在体外不明显，因此作者提出结肠的外源性副交感神经输入在慢传输便秘的病理生理机制中起到作用 [49]。

(4) 收缩活动：据报道，恒压器球囊可检测结肠和直肠壁收缩状态变化。恒压器球囊是顺应性极佳的塑料囊袋。恒压器组件将空气移入和移出，以保持气球中恒定的预设压力。结肠张力的变化反映在球囊容量的变化中。记录表明，进食后球囊容量即刻显著下降，这表明在餐后期间结肠张力持续增加。在夜间睡眠期间，结肠张力降低 [50, 51]。因进食而引起的结肠张力升高显示出明显的节段性差异。Ford 等 [52] 评估了使用恒压器在横结肠和乙状结肠中的收缩活动后发现，食物摄入后，横结肠平均张力的增加明显大于乙状结肠。人结肠中的收缩反应是由 5–HT_3 机制介导的 [53]。据报道，低碳酸血症性过度通气会使结肠张力增加。这一发现提示自主神经机制也参与了大肠收缩状态的控制 [54]。Grotz 等 [55] 报道，进食、胆碱能激动和平滑肌松弛剂会导致便秘患者直肠壁收缩力的变化减少。Gosselink 和 Schouten[56] 使用恒压器组件研究了健康志愿者和 60 名排便障碍（obstructed defecation）的女性的直肠张力对进餐的变化反应。总结肠传输时间在 30 例患者中是正常的，另 30 例中则是延长的。进餐后，所有对照组受试者均显示直肠张力显著增加。在结肠传输时间正常的患者中发现有类似的反应。在结肠传输时间较长的患者中，直肠张力的增加明显较低。过去已经有人指出，在检测非闭合性收缩时，结肠内的恒压器球囊比测压探头更敏感。von der Ohe 等 [53] 使用组合的恒压器－测压组件，发现恒压器球囊的容积显著减少与进食 1000kcal 餐食后结肠张力的增加相一致。该反应与伴随的结肠内压变化无关。此外，他们还报道，恒压器球囊测量的相变事件比位于球囊近端 2cm 至远端 7cm 的测压侧孔多 70%。但是，应该指出的是，在本研究和其他研究中使用的测压组件仅提供了低分辨率的记录。现代高分辨率技术似乎更适合于结肠运动的精密检测。

(5) 肌电活动：结肠平滑肌细胞的电活动以其细胞膜的周期性去极化和复极化为特征，从而产生慢波电位。这些慢波电位的频率在每分钟 3～12 个周期之间变化。这种基本的电节律是由 Cajal 细胞（interstitial cells of Cajal，ICC）产生的，尤其是位于肌间神经丛和沿环肌黏膜下表面分布的亚群 [57]。实验研究表明，缺少 ICC 的动物无慢波电位。基于上述及其他相关研究，已确认 ICC 扮演着肠道起搏器的角色。在 ICC 内，细胞内钙浓度的波动似乎是导致膜极化的自发变化的原因。ICC 产生的慢波被动地传导到附近的平滑肌细胞中。并在之后扩展至大量其他平滑肌细胞。慢波是不完全去极化的表现。平滑肌细胞的基础膜电位通常为 –70～–60mV。在静息条件下，膜电位呈现出自发波动，变化幅度为 20～30mV。这些小的波动无法实现完全的去极化（0mV）。若平滑肌细胞被兴奋性分子敏化，膜电位只能接近于 0mV。这些物质提高了基础膜电位(使其接近于 0mV)并使细胞更具兴奋性。当膜电位超过阈值时，Ca^{2+} 通道打开。Ca^{2+} 的向内流动产生进一步的向上去极化，从而导致动作电位和随后的平滑肌细胞收缩。这些收缩的频率小于等于慢波的频率（图 2-6）。由于没有慢波就不会出现尖峰电位，因此膜电位的这些自发波动是平滑肌细胞收缩的先决条件。因为这些细胞通过间隙连接获得电互联，所以负责收缩的电信号很容易在细胞之间传播。结肠的平滑肌细胞排列成纤维。这些纤维被集合成肌束。由于肌纤维和肌束还通过间隙连接彼此连接，故结肠的平滑肌也起到合胞体的作用，这种作用使得在任何一点引起的动作电位在所有方向上传播。传播距离取决于平滑肌的兴奋性，该兴奋性受到源自肠神经系统（enteric nervous system，ENS）和内分泌/旁分泌系统的兴奋性和抑制性物质的调节。如上所述，兴奋性物质（例如乙酰胆碱）通过升高基础膜电位来引起平滑肌细胞收缩，而抑制性物质（如去甲肾上腺素）则通过降低基础膜电位来抑制收缩。平滑肌细胞，ENS 和内分泌/旁分泌系统之间复杂的相互作用对于同步收缩也至关重要。这是肌电活动的重要方面。例如，仅当环肌层的相应部分中的所有平滑肌细胞同时收缩时，结肠的环肌层才可以适当地起作用。因此，慢波同时在环肌层的整个环肌层上通过。如果该区域已被兴奋性调节分子敏化，则整个环肌层将同步收缩。

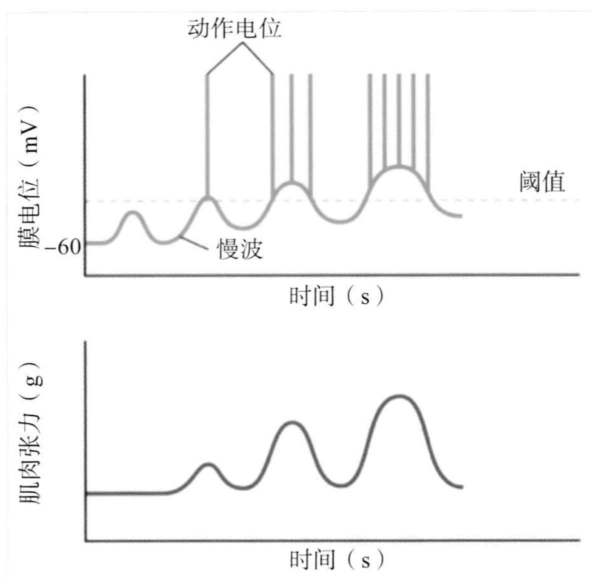

▲ 图 2-6　慢波的示意图（绿色）

当达到一定阈值时，尖峰电位会叠加在慢波之上。这些尖峰电位会引发收缩（蓝色）

关于结肠电生理特征的大多数知识都基于体外研究和动物模型研究。体内研究较难进行。在体大肠肌电活动研究中最常用的技术是使用安装在腔内导管上的单极或双极电极。在将导管引入结肠后，将电极夹在黏膜上或通过吸引附着在黏膜表面。或者，也可将电极植入浆膜下。一些研究人员使用银/氯化银电极放置在大肠上方的腹壁皮肤上。使用这种技术只能确定结肠慢波的频率和规律[58]。

大肠肌电活动的体内研究带来了许多问题。首先，用管腔内记录技术很难在电极和黏膜表面之间获得连续稳定的接触，同样也很难消除结肠内容物和（或）结肠传输的影响。其次，没有一种记录设备能够测量所有实际产生的活动。浆膜电极比黏膜电极记录更多的峰值电位和较高比例的纵肌活动[59]。再次，无法对在两个肌肉层（纵肌和环肌）产生的肌电活动进行区分。最后，记录技术的可靠性和方法的可比性尚待评估。记录技术上的差异无疑可以解释文献中报道的矛盾结果。尽管体内研究不适合揭示人类结肠肌电活动的所有细节，亦并非徒劳。例如，使用体内技术可以通过连续方式记录慢波[60]。而且，可以描述两种类型的慢波活动：低频为 3～4cpm（count per minute，每分钟计数）的慢波和高频为 6～12cpm 的慢波，其中后者更为常见[58, 61, 62]。近年来，体外研究表明，位于肠肌间神经丛内的 ICC 产生频率较高的慢波，而频率较低的慢波则存在于沿环肌层的黏膜下表面的 ICC 中[57, 63]。使用体内研究，可以将峰值电位记录为仅持续几秒钟的短暴发棘波（short spike bursts，SSB）和持续约 30s 的长暴发棘波（long spike bursts，LSB）[64]。SSB 与低频慢波 [59] 和低振幅收缩 [64] 有关，LSB 与高频慢波有关，后者以暴发的形式出现，可能代表纵肌以及周期性的环肌的电控制活动 [57-66]。同时，LSB 与高振幅收缩相关 [64]。

据推测异常的慢波活动以及 SSB 与 LSB 的比率变化可能反映了结肠功能障碍。通过对肠易激综合征患者的直肠乙状结肠活动的肌电检查，我们发现低频慢波的发生率增加 [66, 67]。而且，在便秘型肠活动患者中，SSB 增加；而在腹泻型肠活动患者中，SSB 发生频率明显降低，而 LSB 频率降低程度较小 [64]。慢传输性便秘患者中 SSB 的发生率也增加，而结肠传输时间短（如腹泻患者）似乎与 LSB 的优势有关（图 2-7）[68, 69]。

(6) 运动的神经性控制：结肠的运动由外部和固有神经元系统控制。要考虑到这些系统的影响，我们必须记得它们是在平滑肌细胞膜兴奋性固有波动变化的背景下起作用的 [70]。外部系统由神经节前副交感神经元和神经节后交感神经元组成。固有（或肠内）神经系统可以定义为胞体在结肠壁内的神经元系统。第 1 章描述了结肠的外部神经支配。图 2-8 和图 2-9 总结了这些通路。

ENS 在大小肠的分泌、蠕动、免疫功能和炎症调节中起主要作用 [71]。结肠的固有神经系统由许多相互连接的神经丛组成。在这些网络中，可以看到少量的神经细胞体或肠神经节。

8000 万～1 亿个肠神经元可分为功能上不同的亚群，包括内在初级传入神经元（intrinsic primary afferent neuron，IPAN）、中间神经元、运动神经元、分泌运动和血管舒缩神经元。肠神经细胞组织在两个主要的神经丛中，即 Auerbach 神经丛（肌间神经丛）和 Meissner 神经丛（黏膜下神经丛）。在肌间神经丛内，有大量独立细胞的网络，最早由卡哈尔（Cajal）描述。现在通常称为 ICC 的这些细胞，既不是神经元也不是施万细胞 [72]。在结肠中，ICC 也位于环形和纵行平滑肌层内，并沿着环肌层的黏膜下表面分布。这些细胞不仅彼此连接，而且还与神经元和平滑肌细胞连接。ICC 的主要功能是产生环肌自动节律性。它们还充当兴奋事件的导体，并且可能是肠道神经传递的媒介 [71]。最近还发现了另一类间质细胞，这些成纤维细胞样细胞具有与 ICC 相似的分布，并表达血小板衍生的生长因子受体 α（PDGFRα）。这些细胞现在称为 PDGFRα+ 细胞。越来越多的证据表明这些细胞、在嘌呤能神经传递中起着重要的作用 [57]。间质细胞（ICC 和 PDGFRα）既相互连接又通过低电阻间隙连接与相邻的平滑肌细胞电耦合。它们通过突触样的方式与肠神经接触。平滑肌细胞，ICC 和 PDGFRα+ 细胞形成一个集成系统，称为 SIP 合胞体（图 2-10）。

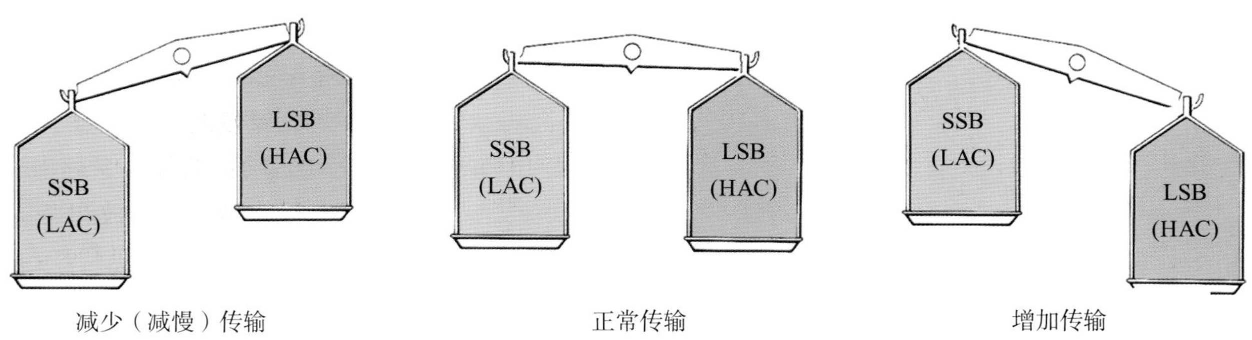

▲ **图 2-7　在正常和异常结肠传输中，短暴发棘波和长暴发棘波之间的平衡**

HAC. 高振幅收缩；LAC. 低振幅收缩；LSB. 长暴发棘波；SSB. 短暴发棘波

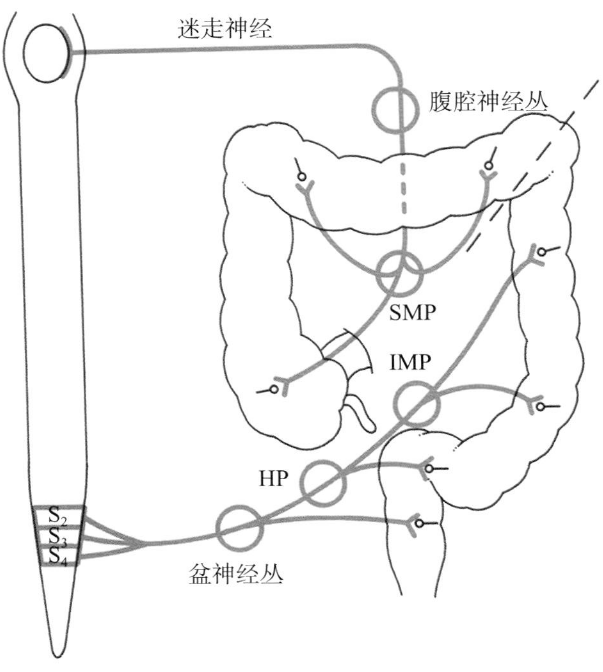

▲ 图 2-8　副交感途径

HP. 腹下神经丛；IMP. 肠系膜下神经丛；SMP. 肠系膜上神经丛

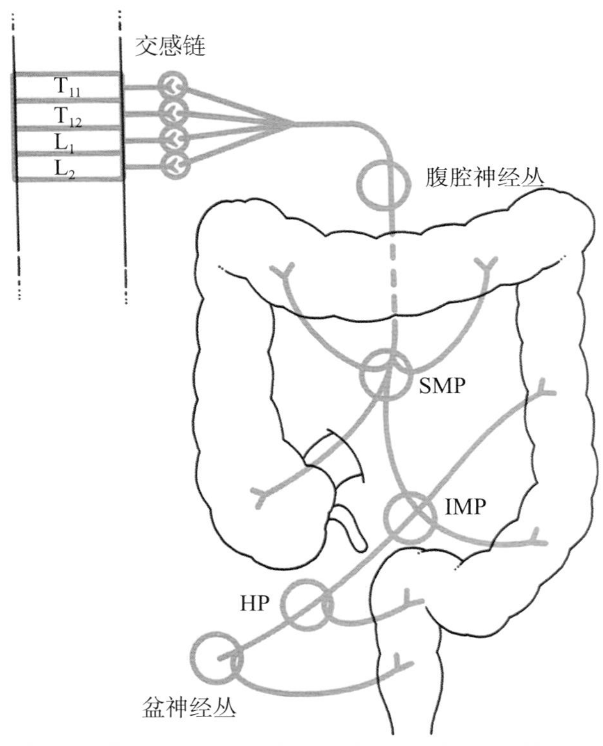

▲ 图 2-9　交感途径

HP. 腹下神经丛；IMP. 肠系膜下神经丛；SMP. 肠系膜上神经丛

利用碘化锌和锇浸渍结肠进行的研究表明，ENS 的结构比以前想象的要复杂得多[73]。在黏膜丛中，管状腺之间的固有层的结缔组织中可以清楚看见细小的神经纤维，靠近腺体上皮并像巢一样环绕其底部，分别形成腺间，腺周和腺下网络。在黏膜丛中未发现神经节。黏膜肌层丛表现像一个非神经节神经网络组成的细毛毡，其中神经束大致平行于平滑肌细胞的长轴。黏膜下神经丛的神经节沿 3 个不同平面排列。最深处的网络位于黏膜肌层正下方，由小型、规则排列成一排的神经节组成。来自这些神经节的神经束发向黏膜丛和黏膜下层的中部。第二个神经节系列位于较深的位置，通常与大血管处于同一水平，第三个神经节系列与环肌层紧密相对。神经束使所有这些神经节相互连接。肌内神经纤维束平行于平滑肌细胞的长轴，并分别形成无神经节的圆形和纵肌神经丛。大口径神经纤维穿过浆膜并穿透纵肌层。除乙状结肠外，其他部位结肠的浆膜下丛均没有神经节，所有神经纤维均是去髓鞘的。

ENS 是半自动运行的。它从副交感神经系统接收神经节前纤维，并从交感神经系统接收神经节后纤维。在 ENS 内，与神经元建立突触的副交感神经和交感神经纤维，对于 ENS 似乎起调节作用，如观察到的那样，剥夺两个自主神经系统的输入都不会消除结肠活动。ENS 还从结肠壁的腔侧接收感觉输入。在 ENS 中可以区分 3 类神经元：①感觉神经元；②中间神经元；③运动神经元。感觉神经元分为两类：细胞体在结肠壁内的 IPAN 及细胞体在结肠壁外的外源性初级传入神经元（extrinsic primary afferent neuron，EPAN）。感觉神经元起监视网络的作用。IPAN 将感觉信息直接传递到同一平面中的运动神经元，或者通过中间神经元的上升或下降链间接地传递给运动神经元[74]。感觉神经元在局部反射途径中起着重要作用，监测结肠内容物的化学性质以及大肠壁的张力。例如，结肠的局部放射状扩张引起兴奋性反射上升（即近端的环肌收缩）和抑制性反射下降（即远端的环肌松

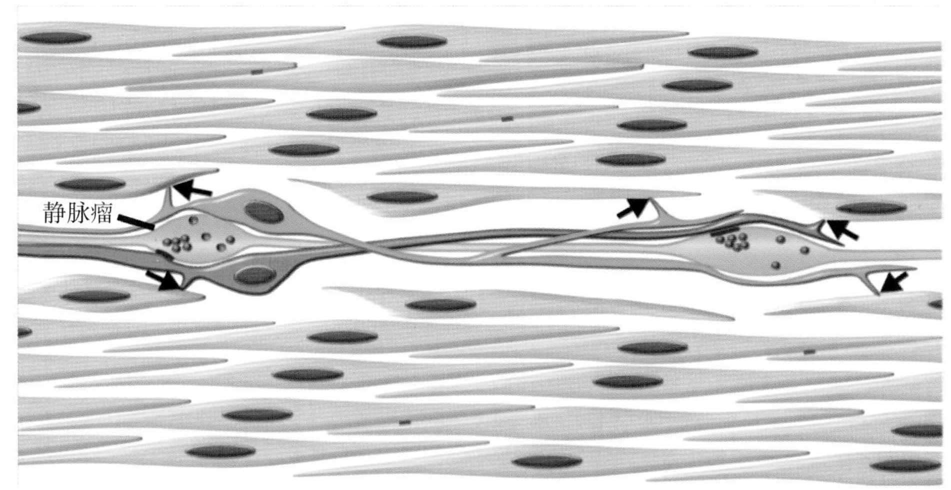

▲ **图 2-10 平滑肌细胞之间的 Cajal 间质细胞（ICC，红色）和 PDGFRα+ 细胞（绿色）示意图**

间质细胞与平滑肌细胞形成间隙连接（箭），并在静脉瘤处（暗线）与肠神经（浅蓝色）形成突触样连接。这些静脉曲张充满了包含神经递质的囊泡。这些组成部分共同构成了 SIP 合胞体[57]（经授权引自 © 2014 The Korean Society of Neurogastroenterology and Motility）

弛）（图 2-11）[70]。这些反射也可以通过对黏膜的机械和化学刺激来引起。这些反射的一些感觉神经元的末梢在黏膜中（图 2-12）。中间神经元形成一个中继系统，将肠神经元之间的信息联系起来[70]。它们在消化道的头端、尾端和周围方向的投射超过 10mm。中间神经元相互连接并成链状排列，从而可以实现更长距离的信号传输。下降的中间神经比上升的中间神经更多。神经元的突触建立在运动神经元上。上升的神经元主要是依靠胆碱能，而下降的神经元释放多种神经递质[75]。最重要的肠神经元是运动神经元，可以区分不同的组，即兴奋性运动、抑制性运动、分泌运动和血管运动[70]。支配纵肌、环肌及黏膜肌层的运动神经元不是兴奋性就是抑制性的。通过释放引起肌肉收缩或松弛的神经递质，它们在控制结肠运动中起着重要作用（图 2-11）。兴奋性运动神经元的主要神经递质是乙酰胆碱和 P 物质，其中最重要的是乙酰胆碱。结肠平滑肌细胞上乙酰胆碱的受体是毒蕈碱亚型，其被毒蕈碱拮抗剂（如阿托品和莨菪碱）阻断，但未被烟碱拮抗剂阻断[70]。肠肌层神经节细胞膜上也存在乙酰胆碱受体。因此，乙酰胆碱可能对结肠运动有直接或间接的影响。ENS 的抑制性运动神经元是非肾上腺素能和非胆碱能的（nonadrenergic and noncholinergic，NANC）。这些抑制性神经元的胞体位于肠肌间神经丛中（图 2-12）。它们主要供应环肌，而较少地供应纵肌。抑制性 NANC 神经元的神经递质是一氧化氮（NO），血管活性肠多肽（VIP）及三磷腺苷，可能还有垂体腺苷酸环化酶激活的多肽、γ- 氨基丁酸（GABA）、神经肽 Y 和一氧化碳[76]。过去，NANC 神经元被称为嘌呤能，基于三磷腺苷的信号传导，也基于血管活性肠肽的信号传导[70, 77]。抑制性运动神经元参与了蠕动反射下降抑制时相的调节[70]（图 2-11 和图 2-12）。分泌运动和血管舒缩神经元的细胞体位于黏膜下神经丛，分别控制上皮转运（主要是分泌）和局部血流。这些神经元由 IPAN 驱动。化学和机械刺激导致局部介质释放，如 5- 羟色胺。这些介质激活 IPAN，而 IPAN 通过释放乙酰胆碱和血管活性肠肽来刺激分泌运动和血管运动神经元[78]。分泌运动神经元分为胆碱能和非胆碱能。胆碱能神经元释放乙酰胆碱作为递质，而非胆碱能神经元利用一氧化氮和血管活性肠肽进行信号传递（图 2-12）。据报道，除了

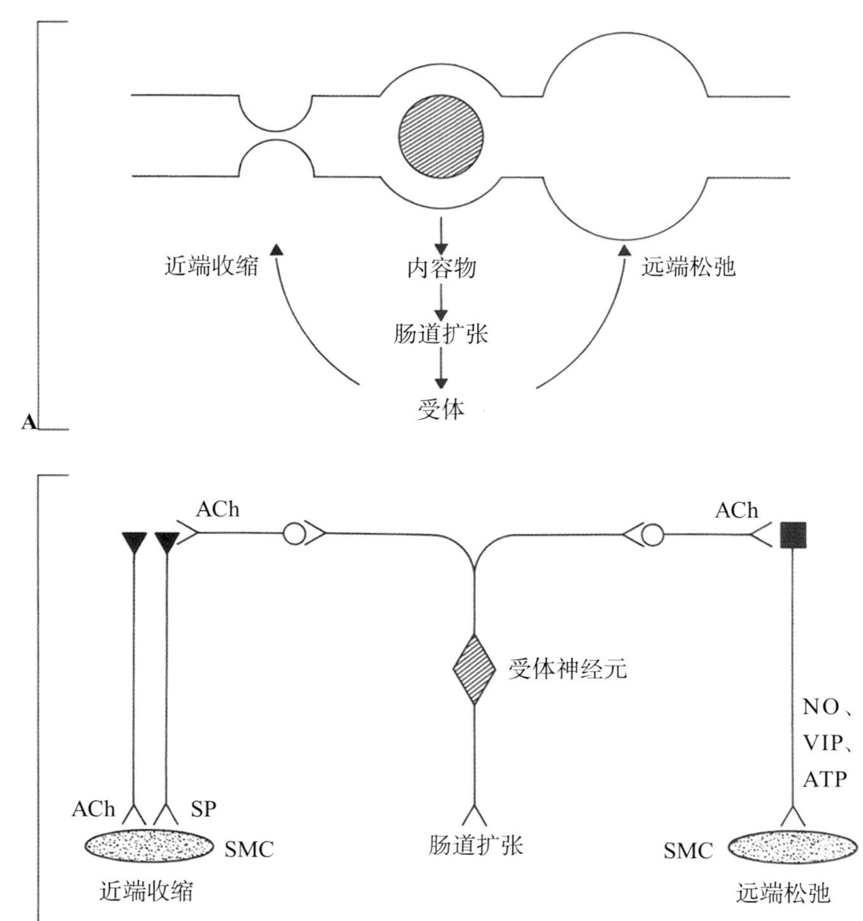

◀ 图 2-11 蠕动反射弧

A. 近端收缩是由乙酰胆碱和 P 物质介导的；B. 下降抑制相（远端松弛）是由一氧化氮，血管活性肠肽和三磷腺苷介导的；ACh. 乙酰胆碱；ATP. 三磷腺苷；NO. 一氧化氮；SMC. 平滑肌细胞；SP. P 物质；VIP. 血管活性肠多肽

NANC 神经元外，结肠神经元的数量随年龄的增长而下降[79, 80]。这一发现可能是老年人便秘高发的一种解释。

二、运动的激素控制

结肠功能受到内分泌系统的广泛影响。目前已发现约 15 种不同的胃肠激素[81]。这些激素在内分泌和旁分泌细胞中合成。在肠神经元中也发现了许多这类物质。因此，它们是潜在的神经递质。这些激素的药代动力学，分解代谢和释放非常复杂，它们在调节大肠运动活动中的确切作用尚不清楚。仅有少数几种激素，如胃泌素和胆囊收缩素的作用是已知的。这些激素在上消化道合成并释放。因其可通过血流到达结肠，故可能能够控制结肠运动。

研究人员发现，服用胃泌素和五肽胃泌素后，结肠的峰值电位活动确实增加了[61, 82]。然而，胃结肠反射（即餐中和餐后结肠运动增加）不太可能归因于胃泌素，不仅因为全胃切除术患者仍然存在反射，还因为血浆胃泌素水平的峰值时点比餐后结肠运动增加的时点要晚得多[83]。胆囊收缩素更可能是这种餐后结肠活动的介质。胆囊收缩素是一种众所周知的结肠刺激剂，在生理浓度和剂量依赖性下会增加结肠的峰值电位活动[84]。

其他上消化道激素如胰高血糖素和生长抑素对结肠活动有抑制效应[82]。据报道，促胰液素也会抑制结肠运动[85]，但其他研究暂时无法证明这一作用[61]。因此，目前尚不清楚促胰液素对结肠动力是否具有抑制作用。目前的研究表明，这些激素在控制分泌和吸收中起主要作用。

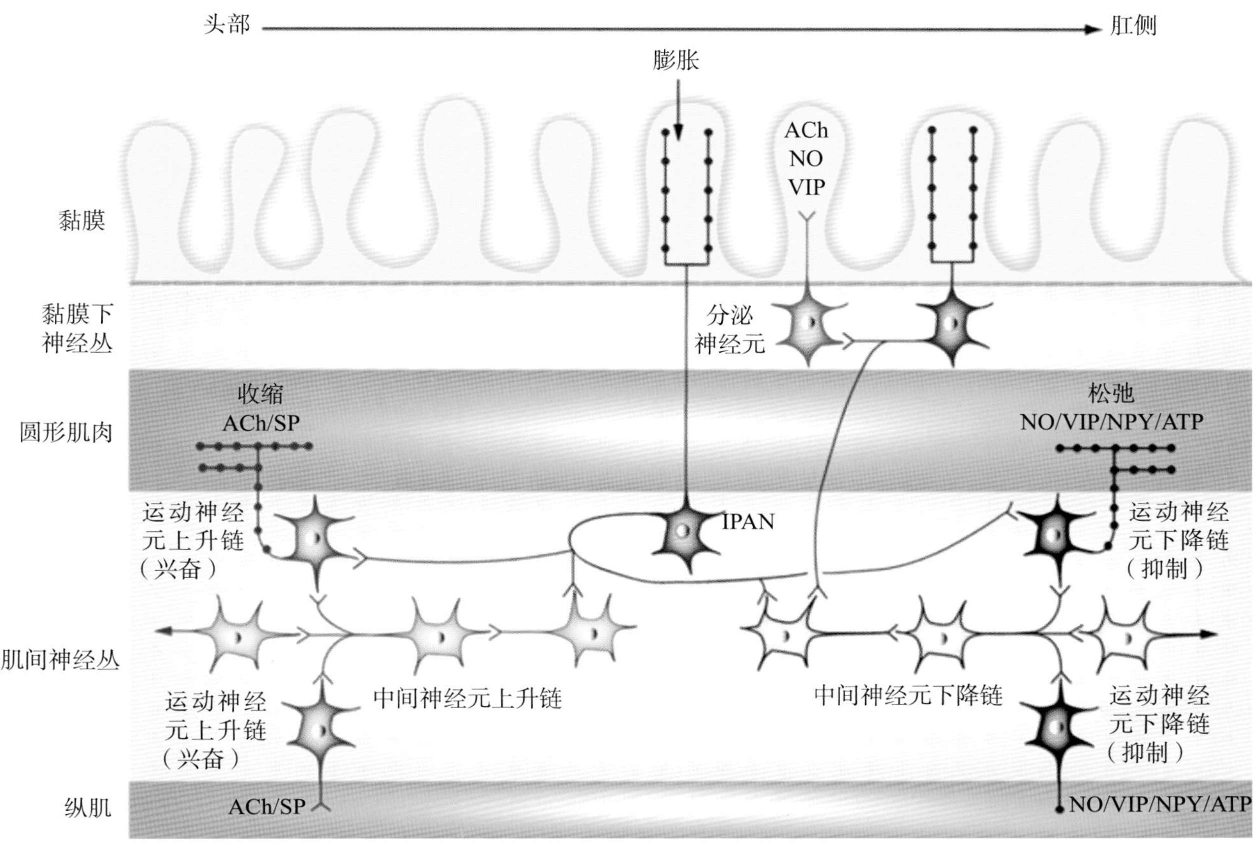

▲ 图 2-12 肠神经系统（enteric nervous system，ENS）示意图

ACh. 乙酰胆碱；ATP. 三磷腺苷；IPAN. 内在初级传入神经元；NO. 一氧化氮；NPY. 神经肽 Y；SP. P 物质；VIP. 血管活性肠肽（经授权引自 © Wolters Kluwer Inc）

药理学的影响

在对吗啡和阿片类拮抗剂纳洛酮对人结肠传输影响的研究中，Kaufman 等[86]发现，吗啡显著延迟了盲肠和升结肠的传输，并减少了每 48 小时的排便次数。纳洛酮促进横结肠和直肠乙状结肠的传输，但对每 48 小时的排便次数没有影响。这些结果表明，麻醉性镇痛药可能部分通过减缓近端结肠传输和抑制排便而引起便秘。纳洛酮对结肠传输的加速作用表明内源性阿片肽可能在调节人类结肠传输中起抑制作用。因此，不推荐使用吗啡作为结肠手术后的镇痛药是具有其现实意义的。

三、微生物群

（一）常见微生物群

胃肠道菌群是由需氧和厌氧菌组成的复杂集合。回盲瓣远端肠道的菌群密度显著升高，可达 10^{11}～10^{12}cfu/ml。活菌重量占粪便干重的 1/3。每克粪便上所含微生物数为 10^{11}～10^{12} 个[87, 88]。Stephen 和 Cummings[88] 在研究报告中指出，粪便的固体成分中 55% 是细菌。厌氧菌的数量是需氧菌的 100～10 000 倍。一般情况下，在每克粪便中有拟杆菌属细菌为 10^{10}～10^{12} 个，而大肠杆菌的数量为 10^{8}～10^{10} 个。表 2-1 中列出了结肠菌群中的主要分离菌株[89]。Dunn[90] 总结了在回肠造口术及回肠储袋中发现的微生物群（表 2-2）[90]。

表 2-1 结肠菌群

有机体	浓度（cfu/ml）
需氧菌或兼性菌	
链球菌	10^7～10^{12}
微生物	10^4～10^{10}
肠杆菌	10^5～10^{10}
葡萄球菌	10^4～10^7
乳杆菌	10^6～10^{10}
真菌	10^2～10^6
厌氧菌	
拟杆菌属	10^{10}～10^{12}
双歧杆菌属	10^8～10^{10}
链球菌[a]	10^8～10^{11}
梭菌属	10^6～10^{11}
真杆菌属	10^9～10^{12}

a. 包括消化链球菌属及消化球菌属[89]

表 2-2 正常个体回肠造口及回肠储袋中的微生物群[90]

	有机体	需氧菌	厌氧菌
上段小肠	0～10^5	0～10^5	极少量
下段小肠	10^4～10^9	10^4～10^9	10^4～10^9
传统回肠造口			
上段小肠	0～10^5	0～10^5	极少量
下段小肠	10^7～10^9	10^4～10^{10}	10^4～10^{11}
节制性回肠造口			
上段小肠	0～10^5	0～10^5	极少量
下段小肠	10^7～10^9	10^3～10^{10}	10^6～10^{10}
回肠储袋			
上段小肠	10^3～10^5	10^3～10^5	10^2～10^4
下段小肠	10^6～10^{11}	10^6～10^{11}	10^7～10^{11}

不言而喻，了解结肠细菌的性质对外科医师有重大意义。无论预防或治疗，医师均可根据常驻菌的种类选择合适的抗生素。

（二）微生物群的活动

在一篇有关正常及疾病状态下的肠道微生物群的综述中，Guarner 和 Malagelada 概述了肠道微生物的主要功能，其包括：①代谢功能，即回收能量并吸收营养；②营养功能，主要针对肠道上皮细胞；③免疫功能，调节免疫结构及应答；④保护功能，即共生菌可以防止外来微生物侵袭肠道[91]。下文多数内容均根据该综述展开介绍。肠道微生物群在多系统器官衰竭，结肠癌及炎性肠病等病症中可能也起着重要作用。数百克细菌居于结肠中，对宿主的内环境稳态造成影响。其中，部分细菌是潜在的病原菌——当肠道屏障因物理损伤或功能障碍被突破时，这些细菌可能引起感染或脓毒症。细菌同时也有助于改善人体健康。宿主和与之共生的微生物间持续的相互作用，体现着菌群对于人体健康的积极作用。现已知，益生菌与益生元可用以预防和治疗一些疾病。

（三）代谢功能

结肠微生物群的代谢功能之一，是发酵不可消化的食物残渣。结肠中的能量主要来源于此。不可消化的糖类包括多糖链（如抗性淀粉、纤维素、半纤维素、果胶、树脂等）、未被消化的寡糖链、未被吸收的糖类及乙醇。代谢终产物为短链脂肪酸（SCFA）。微生物群对多肽及蛋白质的无氧代谢（腐败作用）得到 SCFA 的同时，还伴随一系列潜在的毒性物质产生——如氨、胺、苯酚、巯基及吲哚。此类蛋白质主要为胰酶、脱落上皮细胞、裂解的细菌及饮食摄入的弹性蛋白与胶原蛋白。在成年人的结肠中，每天有 20～60g 糖类及 5～10g 蛋白质经此途径代谢。

此外，维生素合成及钙、镁、铁的吸收也与结肠微生物群有关。糖类发酵和短链脂肪酸合成都有助于盲肠吸收离子——相关的短链脂肪酸主要为乙酸、丙酸、丁酸。许多重要生理功能都有赖于这些脂肪酸。门静脉血中含有乙酸和丙酸。前者主要经肌肉等外周组织代谢，后者则经肝脏代谢。乙酸和丙酸也可能参与调控葡萄糖代谢。吸收短链脂肪酸会降低对口服葡萄糖或食物的升糖反应——该反应与胰岛素敏感性的改善相一致。含有较高比例不可消化的糖类的食物有较低的升糖指数。维生素 K 由肠道微生物产生 [89]。

一些物质的代谢经由肝肠循环完成，包括胆红素、胆汁酸、雌激素、胆固醇等内源性物质，以及地高辛、利福平、吗啡、秋水仙碱、己烯雌酚等外源性物质。此类代谢过程有赖于肠道菌群合成的酶，如β- 葡萄糖醛酸酶、硫酸酯酶等 [92]。部分有机化合物不能被真核细胞合成的酶分解，而厌氧菌可以提供相应的分解酶。此即厌氧菌的主要作用。如胆固醇、胆汁酸、类固醇激素等均需由厌氧菌分解。厌氧菌合成的酶还参与将黄酮苷类水解为抗癌物，某些致癌物的解毒等反应 [93]。

（四）营养功能

在大鼠体内，3 种短链脂肪酸（SCFA）均会促进大小肠上皮细胞的增殖与分化。长久以来，学界认为 SCFA 有助于预防一些疾病（如溃疡性结肠炎，结肠癌变）。这一说法至今仍未得到证实，尚缺少决定性的证据 [91]。纤维发酵产生的 SCFA（丁酸、丙酸和乙酸）促进结肠细胞分化，可以抑制或逆转肿瘤的发生。Basson 等 [94] 曾试图确定与 SCFA 在结肠细胞上的活动相关的候选基因，并比较 3 类 SCFA 单独作用的效果。其实验一共分析了 30 000 个不同基因序列在 SCFA 作用下的差异表达。共发现其中 1000 个以上的基因片段的表达很大程度上受到丁酸的调控。结果表明，丁酸或许在调控结肠细胞基因表达方面的效果最为显著，乙酸则最不显著。

（五）宿主免疫功能

肠黏膜是免疫系统和外部环境之间的主要界面 [91]。在人体内，与胃肠道相关的淋巴组织中所含免疫活性细胞数量最多。免疫系统的良好运行似乎与宿主和细菌在肠黏膜处的信息交换相关。免疫系统对于微生物的反应取决于固有免疫和获得性免疫的共同作用，如分泌免疫球蛋白。许多人类粪便内的细菌由特定的 IgA 包被。固有免疫应答由白细胞和肠上皮细胞共同完成。前者包括中性粒细胞、巨噬细胞（经吞噬作用捕获并杀灭病原体）；后者通过合成一系列炎症介质、传输信号至黏膜下细胞来协调宿主的免疫应答。固有免疫系统需要利用有限的预制受体，从共生菌中区分出潜在致病菌，以保证快速识别并应对病原体侵袭的最终挑战。

（六）保护作用

厌氧菌通常被视为破坏性的生物，且无任何可弥补其破坏作用的好处。常驻菌是抵御外源性微生物的重要防线，与保护组织免受病原体侵袭高度相关 [91]。在肠道中存在的条件致病菌的生长也因此受到限制。抗生素会破坏其中的生态平衡，导致一些有潜在致病性的菌种过度生长。例如，艰难梭菌产毒会导致假膜性结肠炎。厌氧菌的益处即包括其或能抑制人体内艰难梭菌生长 [93]。

（七）细菌移位

细菌移位，是指活菌从胃肠道内穿过黏膜上皮的过程。少量活菌或死菌的内毒素移位，可能形成对网状内皮系统的重要生理刺激，对肝巨噬细胞（库普弗细胞，Kuppfer cell）效果尤甚。肠道黏膜屏障功能障碍会导致许多活微生物移位，尤其是革兰阴性需氧菌（如埃希菌、变形杆菌、克雷伯杆菌）。穿过上皮屏障后，细菌经由淋巴系统转移至肠道外位点，如肠系膜淋巴结、肝脏、脾脏。最终，肠道细菌扩散至全身，引发脓毒症、休克、多系统器官衰竭甚至死亡 [91]。

动物体内促进细菌移位的 3 个主要机制为：①小肠内细菌过度生长；②肠道屏障通透性增加；③宿主免疫功能下降。许多疾病会并发体内细菌移位。从接受剖腹术患者的肠系膜淋巴结中可以直接培养出肠道固有细菌。数据表明，健康人肠系膜淋巴结细菌培养呈阳性结果的基础发生率接近 5%。但在患有多系统器官衰竭、急性重症胰腺炎、晚期肝硬化、肠梗阻、炎性肠病等疾病时，其阳性率则大幅提高，为 16%～50%[91]。

（八）结肠致癌因素

肠道菌群可通过合成分泌致癌物、辅致癌物、前致癌物来诱发结肠恶性肿瘤。在健康人群中，多肉高脂且缺乏蔬菜的饮食，会增加粪便 N– 亚硝胺类化合物的含量。N– 亚硝胺类化合物是已知的一类基因毒性物质，会诱发结肠癌并促进其生长。此种饮食还会增加粪水的基因毒性。另一类来自饮食的致癌物是杂环芳香胺，主要在烹调肉类的过程中产生。一些肠道微生物会大幅增加由杂环胺的诱导的结肠细胞 DNA 损伤，而另一些则会将这些致癌物吸收或解除其毒性[91]。拟杆菌属及梭菌属细菌会诱发、促进结肠癌的产生，乳杆菌、双歧杆菌则对癌变有抑制作用。尽管尚无定论，但可以认为结肠微生物群是调节人罹患结肠癌风险的环境因素[91]。

（九）肠道微生物在炎性肠病中的作用

有人提出，在炎性肠病中，常驻菌群是驱动炎症反应的关键因素。以克罗恩病患者为例，其肠道 T 淋巴细胞针对细菌抗原的活性增强[91]。一类由肠道黏膜分泌的 IgG 抗体，在克罗恩病、溃疡性结肠炎患者体内数量增加。该抗体对多种共生菌均有作用。炎性肠病患者相较健康人而言，其肠道上皮表面附着有更多细菌。菌群的某些成分导致免疫系统的激活不受抑制，可能是炎性肠病的关键致病机制。17%～25% 克罗恩病患者的 NOD2/CARD15 基因发生突变，该基因调控宿主对细菌的反应[94, 95]。

在炎性肠病患者体内，共生菌与肠道黏膜的直接相互作用刺激肠道病损处产生炎症反应。证据表明，粪便转流可以预防克罗恩病复发，而将肠内容物重新输注入被旷置的回肠段会再次激活黏膜病变[96]。溃疡性结肠炎患者在短期服用肠溶性广谱抗生素后，黏膜分泌的细胞因子及类花生酸水平迅速下降，且相比静脉注射类固醇激素，抑制炎症反应的效果更为显著[97]。然而，抗生素会诱导产生耐药菌株，从而显著削弱疗效的持续性，故在炎性肠病的临床应用有限。

（十）益生菌与益生元

细菌可以改善人体健康。益生菌，指一类可作为食物成分或补剂，并提供特定的健康益处的细菌。口服益生菌是一种活菌，摄入特定数量的益生菌可对人体起到比固有基本营养更好的健康效用[91]。根据此定义，益生菌未必定植于人体肠道。益生元是一类不可消化的食物成分，对宿主的肠道菌群起到选择性的刺激作用，包括刺激生长、增强活性，此两种效应可同时发生。例如，益生菌与抗生素共同服用，可显著降低抗生素相关腹泻的发生率[98, 99]，同时也可用于预防此种腹泻[100]。鼠李糖乳杆菌、双歧杆菌、嗜热链球菌均为益生菌。

益生元与益生菌在多种动物体内均证实有预防结肠癌的作用，但在人体内的抑癌效应尚未确认[101]。然而已有证据表明，益生菌能降低某些酶类的粪便活性，该酶类能合成基因毒性化合物并诱发人类癌症[91]。

四、肠道内气体

肠道内气体可分为内源性气体及外源性气体。氮气、氧气、二氧化碳、氢气及甲烷，这 5 种气体占肠道内气体总构成的 99%。其中，仅氮气及氧气在大气中大量存在，故它们能经由吞咽进入肠道。氢气、甲烷及二氧化碳，则由细菌在结肠内发酵糖类及蛋白质产生。约 1/3 的人体内存在内源性甲烷。此外，肠道内还存在少量内源性硫化氢。Levitt 在此方面的大量研究显示，胃肠气较多的患者，体内总是有高比例的氢气及二氧化碳[102]。氢气经肺排出。由于二氧化碳来自发酵作用，一般以减少糖类的摄入作为治疗手段，尤其是乳糖、小麦与土豆。

对外科医生而言，关于肠内气体最重要也最应注意的一点是，避免电刀使用在结肠中引起爆炸。由于氢气及甲烷都是易爆气体，使用电刀前应先吸出肠内气体。

五、肛门直肠生理

过去几十年间，详尽细致的研究使我们对肛门直肠生理有了更好的理解。用于肛门直肠生理研究的系统及基础方法包括肛门直肠测压、排便造影、失禁检测、肛管括约肌及盆底肌电图、神经刺激测试。此外，直肠排粪造影结合实时压力监测、肌电图检测能更动态地反映肛门直肠区域的生理状态。现代影像学技术为研究肛门节制及排便的机制提供了更为清晰的图像，并揭示了肛门失禁及排便障碍患者的病理生理异常。

（一）肛门节制

目前很难对肛门节制进行明确定义。完全可控与完全失控十分容易界定，然而不同程度的排气、排便失控对某些患者可能意味着残疾。而对另一些不拘小节的人来说却可能对此并不在意。由于肛门节制同时由意识及局部反射所控制，其机制较为复杂。一般来说，肛门节制是一系列复杂活动的共同作用结果。粪便的体积和稠度对肛门节制也起到重要作用。患者可能对固体粪便能有节制作用，但对水样粪便没有节制作用。粪便进入直肠的速率也对节制作用有影响，由此体现了直肠存储粪便的功能。其他相关因素包括括约肌成分、感受器、机械因素及肛门海绵体（框 2-1）。

（二）肛门节制的相关机制

1. 粪便体积及稠度

粪便的重量及体积存在较多影响因素，不同个体间、同一个体在不同时空，都会有所不同。升结肠对于液体的存储能力较差，如果肠内容物多为液体，则结肠转运时间越短，因此排便的频率对肛门节制也有影响。粪便的稠度可能是对肛门节制影响最大的物理性质[103]。正常的肛门节制力或许有赖于直肠内容物的形态（即固态、液态或气态）。一些患者仅能控制固态粪便而不能控制液体和气体，或能控制固态和液态粪便而无法控制气体。因此，对于某些肛门失禁患者，仅采用使粪便从液态转为固态的方法，就可能足以使其恢复控便能力（框 2-1）。

2. 直肠的粪便存储功能

远端大肠具有存储粪便的功能，对于维持肛门节制有重要作用。其存储能力受到多种因素影响。首先，乙状结肠的弯曲角度及直肠横襞（Houston 瓣）提供了机械力屏障，减缓粪便移动[104]。粪便的重量会使乙状结肠的弯曲程度增大，以增强其屏障作用[105]（图 2-13）。

现在认为，在直肠和乙状结肠的交界处存在一道压力屏障（或称 O' Beine 瓣）。尚无证据证实此压力屏障确实存在。直肠与乙状结肠间运动与肌电信号的不一致也被认为是阻止粪便向尾侧移动的因素之一[58]。直肠蠕动频率及收缩强度

框 2-1　肛门节制的机制

- 粪便体积、稠度
- 直肠存储功能
- 括约肌因素
  - 内括约肌
  - 外括约肌
- 感官因素
  - 直肠感知
  - 肛管感知
  - 神经通路
  - 相关反射
- 机械因素
  - 肛管直肠角
  - 翼形阀
  - 瓣阀
- 肛门海绵体

均比乙状结肠更高。这或许可以解释保留灌肠剂与栓剂向头侧运动的机制[105]。而一项近期的研究对此现象的病理生理意义提出了质疑[59]。

直肠通过放松其平滑肌层来容纳进入其中的粪便。这一直肠顺应性的适应性变化，与其容积和可扩张性一起对直肠的存储功能起到重要作用。肛管内不同深度处的压力不同，由此产生指向直肠的力向量。这种持续差异活动，对存储直肠内少量液体或气体起到重要作用。此外，直肠与肛管间因耻骨直肠肌持续的紧张性活动而形成的角度，与肛管内的高压带一同加强了直肠的存储功能。

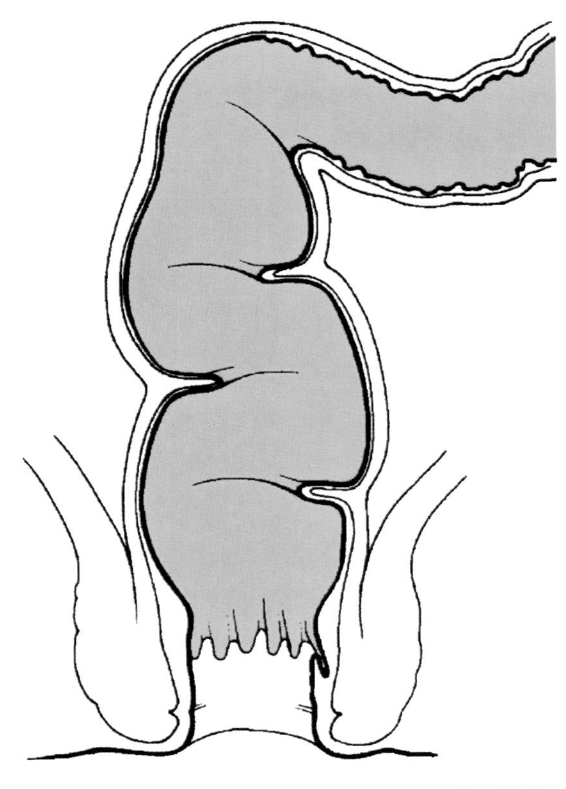

▲ 图 2-13　机械功能

3. 括约肌因素

肛管括约肌的活动一般认为是维持肛门节制的最主要因素。肛管高压带在括约肌作用下形成。肛管最大静息压在 40～80mmHg[106]，与直肠内压的作用互相抵充。经拖出式测压，在内外括约肌均维持其收缩状态时，高压带的平均长度为 3.5cm[107-109]。男性、经产妇、未产妇的括约肌长度，分别为 3.5cm、3.0cm、2.8cm（静息状态），4.2cm、3.7cm、3.8cm（收缩状态）[110]。

(1) 内括约肌：高压带主要依靠肛管内括约肌维持，52%～85% 的压力由其产生（表 2-3）[110-114]。Lestar 等在其有关肛门基础压力构成因素的研究中，使用直径为 0.3cm 的探针，测得最大肛门基础压力的 30% 来自外括约肌张力，45% 来自神经诱导的内括约肌活动，10% 来自纯肌源性内括约肌活动，其余 15% 来自痔静脉丛扩张。由于内、外括约肌交叠，是内括约肌还是外括约肌对肛门节制作用更大一度引发争议。然

表 2-3　肛管内括约肌压力占高压带总压力之比

作　者	测压设备	内括约肌占比（%）
Duthie 和 Watts（1965）[102, 111]	球囊导管	60
	灌注导管	68
Frenckner 和 Euler（1975）[103, 112]	球囊导管	85
Schweiger（1982）[104, 113]	球囊导管	74
Lestar 等（1989）[105, 114]	球囊导管	55
Cali 等（1992）[101, 110]	灌注导管	
	• 男性	52
	• 女性，经产妇	59
	• 女性，未产妇	65

而，麻痹外括约肌后，肛管内压力并无显著变化，故认为静息压大部分源于内括约肌[111]。一般情况下，内括约肌保持持续收缩状态，仅在直肠扩张时放松。内括约肌的基础张力由内在神经系统及外在神经系统一同控制，同时也是肌源性的。Frenckner 与 Ihre 认为内括约肌张力仅由交感神经（即腹下神经）通路控制[115]。但 Meunier 与 Mollard[116] 则认为骶副交感神经通路也涉及其中，现已有临床证据支持其观点[117]。

(2) 外括约肌：经测量，盆底肌群及外括约肌在静息状态及睡眠时也保持持续收缩状态[118]。由于其他横纹肌在静息状态下均无活动电信号，外括约肌略显独特。虽然外括约肌一直保持着收缩状态，其基础张力随姿势的变化十分显著。例如，站姿时外括约肌张力更高。此外，肛周刺激（肛门反射）或腹内压增加（如咳嗽、喷嚏、Valsalva 动作）也会导致外括约肌张力增强。直肠扩张也会增强其张力。外括约肌持续收缩活动受到脊髓 S_2 的调控[119]。患脊髓结核的患者，由于后根发生退行性病变，脊髓反射受到妨害，其外括约肌完全没有收缩活动。马尾病变的患者也表现出相同症状。脊髓横断后，外括约肌将完全瘫痪。如果横断水平在 S_2 段以上，则一段时间的脊髓休克后，外括约肌的活动会恢复。即使切断其神经支配，外括约肌仍不会退化，这也是其独特之处。虽然外括约肌与盆底肌群一直处于收缩状态，但如果再进行自主收缩一般只能持续 40～60s，此后电信号及压力均回落至基础水平（图 2-13）[120]。

与其他骨骼肌不同，外括约肌的纤维分布是随发育逐渐形成的[121]。幼年时，外括约肌内主要存在Ⅱ型肌纤维，这解释了婴幼儿排便反射节制状态。随着Ⅰ型纤维不断成熟，自主控制的肛门节制在盆底肌群支撑的帮助下得以实现。儿童学习坐与走时不断增强的盆底压力促使这一成熟过程的发生。随着年龄上升，Ⅱ型纤维再次增加，于是约 75 岁时，反射控制的肛门节制又占据主要地位。

4. 直肠感觉功能

便意经由外在传入神经传导。这些神经元由机械感受器激活。通常认为这些感受器存在于盆底[122]，但越来越多的证据表明，直肠壁本身也含有许多机械感受器。根据 Rühl 等的研究，骶神经背根含有来自直肠壁的低阈值机械感受器的传入神经。这些传入神经主要监测直肠的收缩程度与充盈状态[123]。在近端结肠中这些感受器非常罕见甚至缺失[124]。它们与一般的张力感受器有所不同，还能监测形变程度，如肠肌层神经节的扁平化。此外，它们还能编码平滑肌细胞的收缩活动。直肠机械感受器诱发的内、外在反射，对排便起着重要作用。一些作者会区分浅层的黏膜层机械感受器与深层的肌层感受器、浆膜层感受器。现在认为浅层机械感受器与骶传入神经相连，可接受缓慢直肠扩张的刺激，而深层的机械感受器与内脏传入神经相连，接受快速相性扩张刺激[125]。许多证据链都支持这一假说。局部施用利多卡因可以抑制对缓慢直肠扩张，但对快速相性扩张的感受没有影响。肠易激综合征患者对快速相性扩张有异常的感受应答，但对缓慢直肠扩张没有此种异常。下段脊髓完全受损的患者无法感知缓慢扩张，但仍能接受相性刺激[126]。一些研究者尝试调控直肠的感官知觉。5-HT_1 受体兴奋剂舒马曲坦可以松弛降结肠，使得产生知觉和不适感的阈值需要更多肠内容物才能产生。与之相对，在降结肠内，舒马曲坦对扩张引起的直肠知觉无影响。这或许是 5-HT_1 受体在降结肠和直肠中位置分布不同的表现[127]。5-HT_4 受体兴奋药——5- 羟色胺，在调控直肠知觉方面似乎是更好的选择[128]。研究表明，神经降压素可以增强直肠的感知敏锐度[129]。鹅脱氧胆酸在生理浓度下可以降低感受直肠扩张的阈值。目前尚不明确这一作用究竟是由化学感受器激活还是由化学诱导的张力和顺应性改变所导致[130]。最近的研究表明，直肠扩张时，其皮质活动有性别差异。Kern 等共对 13 名男性与 15 名女性志愿者进行试验[131]。在使用恒压器扩张直肠的同时进行功能磁共振成像。结果显示，女性直肠扩张期间，皮质活动量明显更高。他们还观察到，皮质的活动强度与范围与刺激强度直接相关，感知阈值以下强度的刺激也会引起皮质活动。评估直肠感官知觉更为常用的手段是利用直肠内球囊。可用水或气体来调节球囊的膨胀程度。在这一过程中，受试者需要表明何时开始有扩张感，何时出现第一次便意，以及最大可忍受的体积（以无法忍受且痛苦的排便急迫感为判断标准）。这一试验的结果显示，无论年龄大小，上述 3 类感觉所对应的体积记录均无性别差异[132]。Sloots 等[133]利用恒压器组件实现压力可控扩张，从而研究直肠的感官知觉。虽然在相同压力下，男性直肠扩张的体积更大，但两性的感官知觉能力相同。由此可以推测，感觉的强度应与扩张率有关。由于气球膨胀时会根据直肠壁顺应性的不同发生相应程度的形变，充水或充气的橡胶气球并不能很准确地反映扩张刺激的强度。机电恒压器组件在评估直肠感官知觉时更加精确。直肠顺应性可根据单位气压变化导致的直肠容积变化来测定。实施随机的等压扩张，并利用视觉模拟评分法可以更客观地反映感官知觉强度。基于提高后的感觉体积阈值测量直肠感官知觉，测量值降低并不一定由传入神经损伤导致。如果直肠顺应性增强，则需要更大体积的扩张才会产生直肠感觉。直肠顺应性正常的患者，如表现出直肠低敏感性（rectal hyposensitivity, RH），则考虑其有传入神经损伤；如果有此表现的患者，其直肠顺应性偏高，则考虑其他因素，如直肠壁性质异常等[134]。慢传输型便秘患者会表现出直肠低敏感性[135]。直肠传入神经与副交感神经伴行至 S_2～S_4 背根。盆腔副交感神经可能在盆腔部手术中受损，如在直肠固定术中，侧韧带内传入神经会被离断，又如在子宫切除术中，分离子宫周围韧带时，可能损伤到该神经[136]。Gooselink 等利用恒压器对女性排便障碍患者的直肠顺应性与感官知觉进行评估，多数患者的结肠传输时间正常。有半数患者称，其症状出现于盆腔手术后，如直肠固定术或子宫切除术。受试者的直肠顺应性均正常，但多数患者直肠感觉迟钝或消失。这些现象都表明，传入神经受损会导致梗阻型便秘[137, 138]。

5. 肛管感觉功能

肛管内的感受器可对直肠内容物的性质进行更加精确感知。组织学研究表明，在肛管的上皮组织中存在大量游离的、有组织的神经末梢[139]。目前已经鉴定出几种类型的感受器，如感受疼痛的上皮内游离神经末梢、感受触觉的 Meissner 小体、感受温度的 Krause 球状小体、感受压力或张力的 Pacini 小体和 Golgi-Mazzoni 小体，感受摩擦的生殖器神经小体[139]。这些神经末梢主要位于肛管的远端 1/2，但可能延伸至齿状线上方 5～15mm（图 2-14）。在肛瓣上 1～1.5cm 可有痛感；这与临床经验相吻合，如橡皮筋痔疮结扎术的应用。直肠对除牵拉以外的刺激不敏感。

这一感觉区对肛门节制是否重要仍然存在争议。在一项使用盐水失禁测试的研究中，使用利多卡因麻醉肛管后，没有体现出任何效果，故作者认为肛门感觉在肛门节制中未起到关键作用[140]。然而，最近的一项研究中使用了肛门温度感觉评估技术，研究发现可以在肛管中监测到极微小的温度变化。肛管的中下部比上部对温度变化敏感得多[141]。这一发现支持了采样反应的理念，并且巩固了肛管感觉区在维持肛门节制中的地位。

6. 神经通路

肛管内括约肌具有双重外部神经支配，包括交感神经和副交感神经。对于非括约肌区域的胃肠道平滑肌细胞，交感神经对其有抑制作用而副交感神经对其有刺激作用。而在肛管内括约肌区域则恰恰相反。

支配肛管内括约肌的交感神经通路从脊髓 T_{12} 和 L_1、L_2 开始出现。神经节前交感神经元是类胆碱能的，并且在位于交感神经干的椎前神经节中的神经节后神经元的细胞体上形成突触。这些节后交感神经元的去甲肾上腺素轴突穿过骶内脏神经到达下腹下神经丛，并继续穿过直肠下神

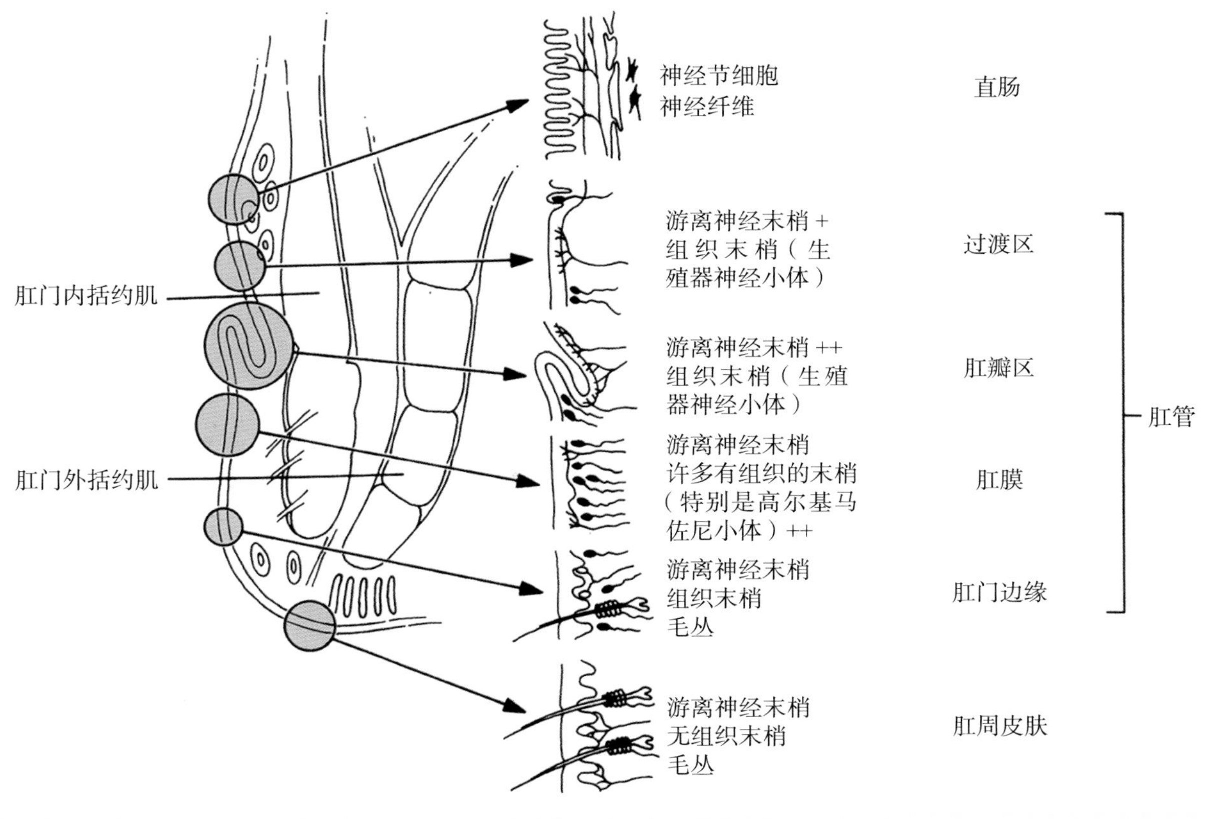

▲ 图 2-14 肛管的感觉神经末梢 [139]

引自 John Wiley and Sons © 1960 British Journal of Surgery Society Ltd

经丛。交感神经对具有 α 受体和 β 受体的内括约肌细胞有直接作用（图 2-15）。刺激 α 受体引起肌肉收缩，而刺激 β 受体导致肌肉松弛 [142]。由于肛管内括约肌的平滑肌纤维上有大量兴奋性的 α 受体，交感神经系统对肛管内括约肌的总体作用是兴奋性的。内括约肌也受来自脊髓 S_2～S_4 的神经节前副交感神经纤维支配。这些纤维通过盆内脏神经到下腹下神经丛并继续向下到达直肠神经丛。这些节前副交感神经元的类胆碱能轴突在位于直肠肛管壁内，无神经节括约肌区域近端的节后副交感神经元的细胞体上形成突触。这些神经元的轴突向下延伸支配内括约肌（图 2-15）。节后副交感神经纤维也是类胆碱能的，并产生神经递质乙酰胆碱。这种神经递质与肛管内括约肌平滑肌细胞上的毒蕈碱受体结合导致其松弛 [143]。肛管内括约肌的收缩状态同时受外部交感神经、副交感神经和内部肠神经系统（ENS）调节。如前所述，ENS 的神经是非肾上腺素能和非胆碱能（nonadrenergic and noncholinergic，NANC）。这些 NANC 神经释放出多种抑制性神经递质，如一氧化氮（NO）、血管活性肠肽（VIP）和一氧化碳（CO）。一氧化氮可能是介导肛管内括约肌松弛的主要神经递质。NANC 神经递质之间存在紧密的相互作用。如 VIP 直接作用于平滑肌细胞，但也具有调节一氧化氮产生和释放的作用。肛管内括约肌的外部和内部神经供应之间似乎也存在相互作用。证据显示毒蕈碱受体也存在于一氧化氮释放神经的末端。乙酰胆碱刺激这些受体会导致一氧化氮合酶（NOS）活化，随后释放一氧化氮 [144]。肛管内括约肌的基础张力主要是由内部肌源性和外部的神经支配共同形成的。

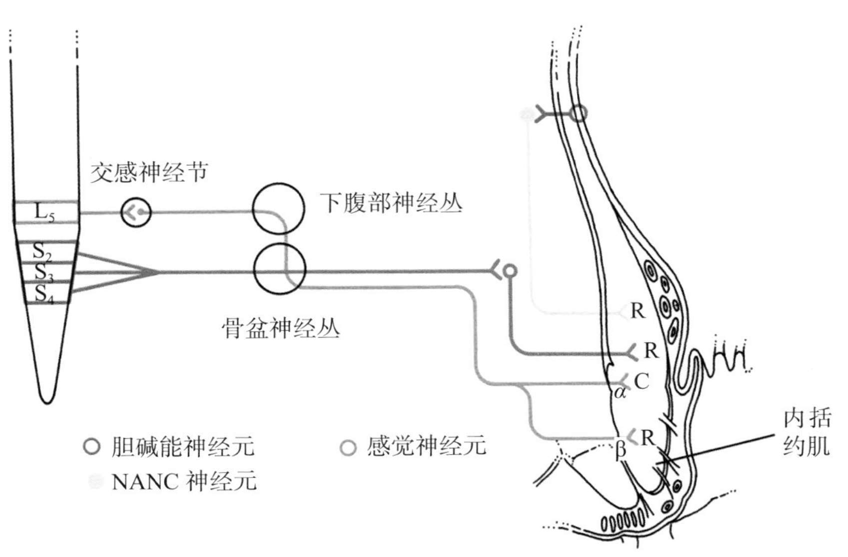

◀图 2-15　肛管内括约肌神经支配，显示肌肉处于松弛（R）或收缩（C）状态

直肠扩张引起的肛管内括约肌松弛是由内部的 NANC 神经介导的。这种反射独立于外部神经供应。到目前为止，一氧化氮是参与这种反射的最重要的神经递质。表 2-4 中总结了影响肛管内括约肌张力的因素。平滑肌细胞的收缩取决于细胞内钙浓度。在平滑肌细胞膜上刺激 α 受体后，钙在细胞内动员，通过钙通道的流入增加，最终导致收缩，而地尔硫䓬等药物阻滞这些通道，进而导致松弛。β 受体的刺激引起环磷酸腺苷（cAMP）的增加，从而导致钙返回到肌浆网，从而降低钙的细胞内浓度。钙也可以从细胞中泵出，环磷鸟苷（cGMP）有助于此过程，而一氧化氮刺激了 cGMP 的产生。

表 2-4　影响肛管内括约肌张力的因素

因　素	效　应
α 受体激动药（去氧肾上腺素、去甲肾上腺素）	收缩
β 受体激动药	松弛
毒蕈碱受体激动药（咔唑）	松弛
烟碱受体激动药（烟碱）	松弛
一氧化氮（或一氧化氮供体）	松弛
血管活性肠多肽	松弛
一氧化碳	松弛
嘌呤能受体激动药（三磷腺苷）	松弛

典型的肛门反射是通过刺戳肛周皮肤引出的；其反应表现为肛周皮肤凹陷的外括约肌收缩。该反射的传入和传出通路位于阴部内神经，受 S_1～S_4 支配。内外括约肌的反射反应对于维持肛门节制是必不可少的。直肠扩张导致短暂的同步内括约肌松弛和外括约肌收缩（图 2-16）。

以一过性活动增加为特征的外括约肌反射反应可以通过多种刺激来启动，例如姿势改变，肛周刮擦和腹腔内压力增加。直肠扩张或 Valsalva 动作可刺激内括约肌的反射反应，包括一过性松弛，尽管这种反射几乎是在肠内容物进入直肠后立即发生的，但因为在蠕动收缩波到达括约肌之前，括约肌会在直肠扩张时瞬间松弛，故蠕动不参与该反射[145]。内括约肌的一过性松弛使直肠内容物与肛管的感觉上皮接触，以评估内容物是固体、液体还是气体。在此采样反应过程中，外括约肌将同步收缩来保持节制，从而使冲动有时间达到自觉意识；因此，在确定了内容物的性质之后，个体可以决定如何处理并采取适当的措施。外括约肌的随意收缩可以延长节制时间，并为直肠内的顺应性机制留出时间来适应增加了的直肠内容积。随着直肠适应其新的体积，牵张感受器不再被激活，传入的刺激和排便急迫感消

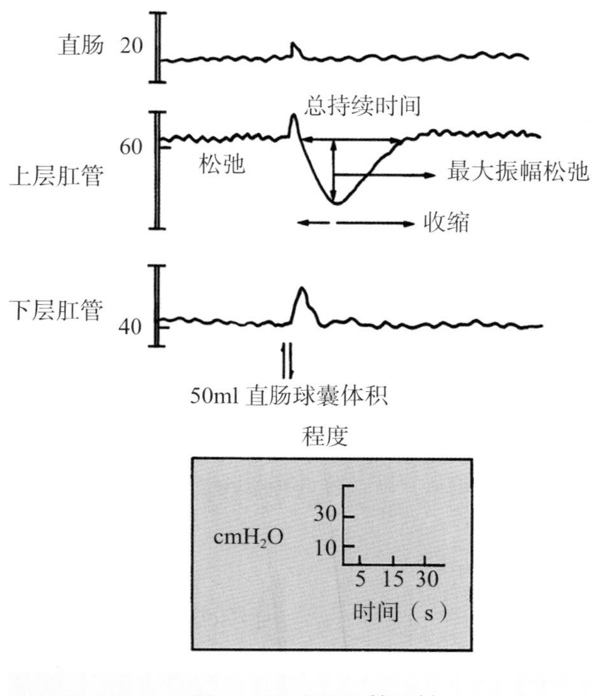

▲ 图 2-16　直肠肛管反射

失。进一步的直肠扩张导致外括约肌的抑制。辨识直肠内容物的性质不仅是一个有意识的过程，而且是一个潜意识的过程，因为在睡眠期间也可以安全排气。通过稍微增加腹腔内压力并通过随意控制维持肛管外括约肌的活动增加来进行意识采样。这样，可以保留直肠内容物中的固体，同时使气体排出，从而减轻直肠内压力。

直肠扩张引起的抑制作用在骶神经的副交感成分控制下进行的。然而目前的证据表明，尽管一定程度上受到骶神经控制，但此反射主要还是一个直肠壁内反射[114]。脊髓麻醉并不一定会使其消失，但实验动物在可卡因直肠内给药后和下部直肠切除后该反射会消失[115]。内括约肌的舒张功能由脊髓调节，因为在脊髓休克中未见该反射，且脑脊膜膨出患者的直肠扩张程度与放松幅度之间没有关系[116]。内括约肌反射是一种神经源性反应，由位于直肠壁的感觉神经元引发。这些抑制性神经元的细胞体位于肌间神经丛中，其轴突向下延伸至内部括约肌的无神经节部分，支配平滑肌细胞（图 2-15）。这些抑制神经是非胆碱能和非肾上腺素能。一氧化氮被认为是内部非肾上腺素能和非胆碱能途径介导内括约肌松弛的化学信使[146-149]。研究显示，位于直肠末端的产一氧化氮细胞体的轴突，向下进入肛管并在整个肛管内括约肌内分支形成树状结构[150]。先天性和获得性神经节细胞缺乏症患者的临床表现表明，如果没有这些抑制性神经元，则内括约肌无法对直肠扩张做出反射反应。在直肠扩张位点和括约肌之间施行肠吻合术的患者，内括约肌反射也会消失。而有一项研究，尽管接受了上述吻合术，但内括约肌反射依然存在，这可能是由于抑制性神经元的下降轴突再生并穿过吻合口处肠管所致。外括约肌反射很可能是由肛提肌中而不是肠管中的感受器所引发的。为了使直肠手术后能维持良好的肛门功能，应尽量避免盆腔脓毒症导致盆腔解剖结构变形。

Ferrara 等[151]研究了肛管张力与直肠运动活动之间的关系。他们指出，直肠运动复合体总是伴随着平均肛管压力和收缩活动的增加，因此肛管中的压力总是大于直肠中的压力。直肠运动复合体期间从未发生过肛管松弛。直肠收缩的开始伴随着肛管静息压增大和肛管的收缩活动。他们得出结论，这种时间关系代表了一种保持排便节制的重要机制。

7. 机械因素

(1) 直肠肛管：毫无疑问，保持排便节制最重要的因素就是肛管直肠的成角，这种角度的保持是由于耻骨直肠肌的持续张力活动。

如通过排便造影术所测量的，在静止状态下肛管轴与直肠之间的角度约为 90°。放射影像学研究阐明了排便时该角度的变化（图 2-17）。

(2) 翼形阀：研究提出，腹腔内压力在肛管直肠结合部水平横向传输到肛管侧面，可对肛门节制提供额外保护力。肛管是前后向上狭缝状的孔隙，腹腔内压力的任何增加都趋于以类似于翼形阀的方式对其进行挤压。这种翼形阀机制是有争议的，因为压力最高处位于肛管的中部而不是上部，因此腹内压需要作用于肛提肌下水平（图 2-18）[152]。

(3) 瓣阀理论：根据 Parks 等 [153] 提出的瓣阀理论，腹腔内压力的任何增加（如举起重物、收紧腹部、大笑、咳嗽）都会加大肛管直肠角，并迫使直肠前壁稳固地贴附于肛管的上端，产生出口梗阻或瓣阀效应。为了排便，必须将瓣阀结构破坏。通过延长耻骨直肠肌，降低盆底肌群位置并消除肛管直肠角可达到这一目的（图 2–19）。

瓣阀机制的重要性也受到不少质疑。有人指出，只有在分隔出的不同隔室中具有不同压力的情况下，瓣阀才能工作。因此，如果腹腔内压力升高时瓣阀负责维持肛门的节制，则肛门压力应低于腹腔内压力。在一项研究中，研究人员于腹腔内压力连续升高时对肛门和直肠压力进行测量，结果发现，肛门压力始终高于直肠内压力，并且该压力梯度与瓣阀维持肛门节制的情况相反。根据这一发现可得出结论，肛门节制不是由瓣阀机制，而是由肛管外括约肌的反射性收缩维持的 [154]。在另一项研究中，使用外括约肌和耻骨直肠肌肌电图同时测量肛门和直肠的压力，并同步叠加在显示直肠钡剂轮廓的图像增强器上。尽管最大限度地提高了腹腔内压力，但直肠前壁始终与肛管上部明显分离 [155]。这项动态研究的结果也对瓣阀理论提出了质疑，因为在 Valsalva 动作期间（此时直肠充满液体造影剂），肛门节制是通过括约肌活动维持而非瓣阀机制。该研究的作者评论说，正常排便需要将直肠前壁从肛管上部抬起。因此，他们认为瓣阀闭塞更有可能导致排便障碍 [155]。然而，肛管后方盆底修补术的临床经验表明，这种机制确实可能在肛门节制中起作用。但是，这种手术对肛门失禁一定程度上

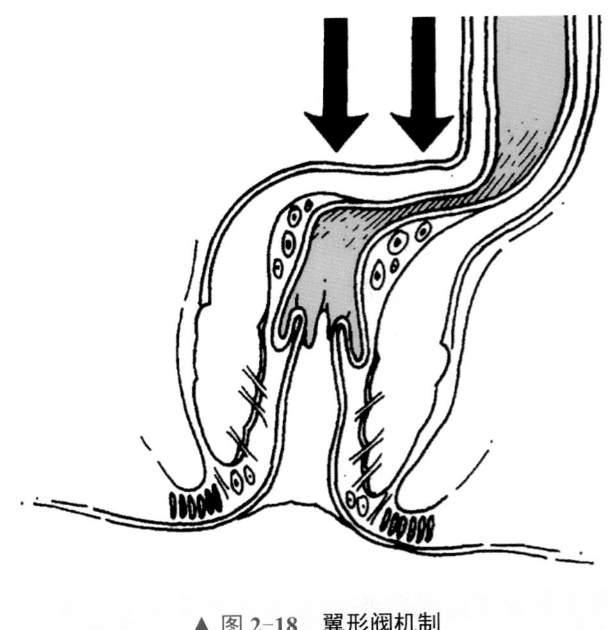

▲ 图 2–18　翼形阀机制

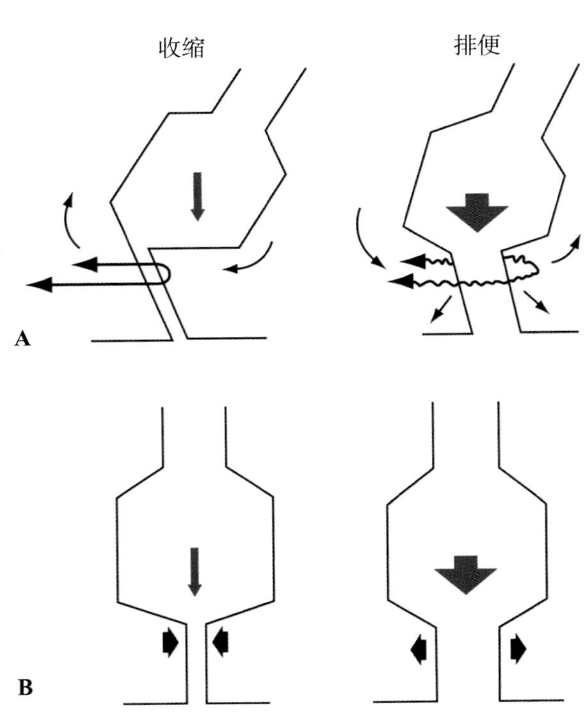

▲ 图 2–17　直肠和肛管之间的角度
A. 侧视图；B. 前后视图

直肠内压力
腹腔压力
提肛肌
外括约肌

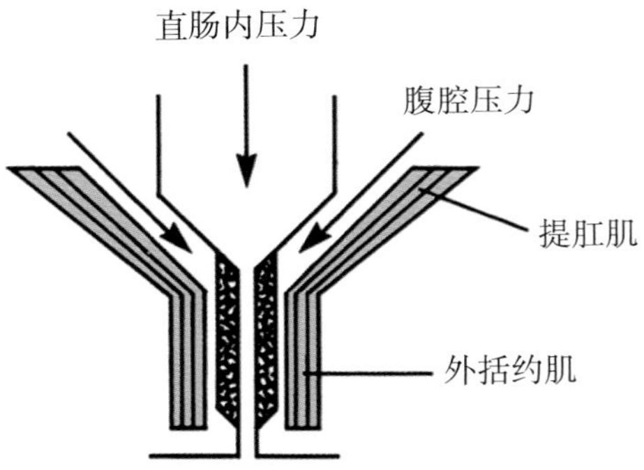

▲ 图 2–19　瓣阀机制

的改善可能是肛管内压力升高的结果。

8. 肛管海绵体（肛垫）

Stelzner[156] 认为肛管的黏膜下和皮下组织的血管结构代表了他所谓的“直肠海绵体”，即肛垫。其由离散的血管团、平滑肌纤维、弹力纤维和结缔组织组成，具有极恒定的构造，位于肛管的左侧、右前外侧和右后外侧部分。这些血管垫具有膨胀和收缩并密闭肛管的生理能力，因此它们有助于最大限度的肛门节制。某些接受过痔疮切除术的患者肛门节制能力会发生轻度改变，此现象可支持上述理论，其原因可能是切除了肛管海绵体的结果。

9. 排便

(1) 正常排便过程：排便过程因直肠扩张的刺激而启动。这一启动可能与乙状结肠，甚至可能是降结肠的扩张阈值有关。只要粪便保留在降结肠和乙状结肠中使直肠保持空虚，个体不会产生排便冲动。这种“存储型”的肛门节制不取决于括约肌功能。左结肠的扩张引起蠕动波，蠕动波将粪便团块向下推进至直肠。

通常，此过程每天发生一次或几次，发生时间取决于环境因素之间的平衡，因为这种冲动可以通过复杂的大脑皮质活动对基础的肛直肠反射的抑制来控制。许多学者建立了特定模式，在早晨，晚上或饮食后就会产生这种冲动。旅行，住院或饮食变化可改变这种平衡。

直肠扩张引起内括约肌松弛，然后触发外括约肌收缩，从而引发括约肌节制。如果个体决定响应排便冲动，则会采用蹲坐姿势。这会导致直肠和肛管之间的角度变直。Valsalva 动作是第二个半自发阶段。通过自发增加胸腔内和腹腔内的压力，克服了对外部括约肌的阻力。盆底下降，粪块上的最终压力增加了直肠内压。外括约肌的抑制允许粪便排出。排便完成后，盆底和肛管肌肉恢复其静息活动，肛管闭合。

(2) 对内容物进入直肠的反应：Duthie[157] 对直肠和肛门的动力学进行了广泛的研究，得出的结论是，肛门直肠的大多数动态变化是对两种压力的响应：①腹腔内压力的变化；②结肠内容物进入直肠。在不同个体中，粪便和肠气进入直肠的速率和时间存在很大差异。体育锻炼和进食可加速结肠传输。皮质活动可能会抑制局部反射，这是社会训练的一个特征。传入神经冲动（表示肠内容物进入直肠）在潜意识水平进行，而调节反应和采样反应反射性发生。临床上接受常规直肠指检的患者常常不知道自己的直肠中存有大量粪便，这一发现佐证了上述观点。

(3) 调节反应：据称调节反应指的是直肠壶腹为了容纳粪便而产生的容受性舒张。关于直肠球囊的许多研究表明，将球囊充气至约 10ml 后，肛管外括约肌的肌电图活动呈现一过性增加；而在直肠腔内则可以检测到类似的内括约肌压力短期降低。随着球囊的持续充气，直肠壶腹内的压力会持续增加 1～2min，然后降低到充气前的水平。这就是调节反应。随着体积的不断增大，直肠压力会逐步增加，并且根据患者的年龄，还会出现排便的冲动。随着直肠适应了刺激，这种冲动会在几秒钟内减弱。不过当体积在短时间内迅速增加时，调节反应会失效，从而导致直肠的急迫排空（图 2-20）。

调节反射的传入神经末梢位于直肠壶腹和肛提肌中。调节反射的神经中枢位于脊髓腰骶干，具有较高的中枢控制来抑制排便的冲动。

(4) 采样反应：采样反应指内括约肌上部暂时松弛，使直肠内容物与肛管的躯体感觉上皮接触，从而评估内容物的性质。这种有意识的采样通过稍微增加腹部张力及自发控制维持外括约肌活动增加来进行。因此，直肠内容物中的固体可以被保留，同时气体可以排出，从而减轻直肠内的压力。如果直肠中存在液体，则液体与肛管感觉区域的接触会激发外括约肌的自觉活动，使之保持控制直至发生直肠调节反应，从而维持肛门节制。

(5) 排便启动机制：开始排便的方法因人而异。如果某人在有排便冲动时施加了对于肛门的控制，那么只要让他 / 她放弃这种自主控制就

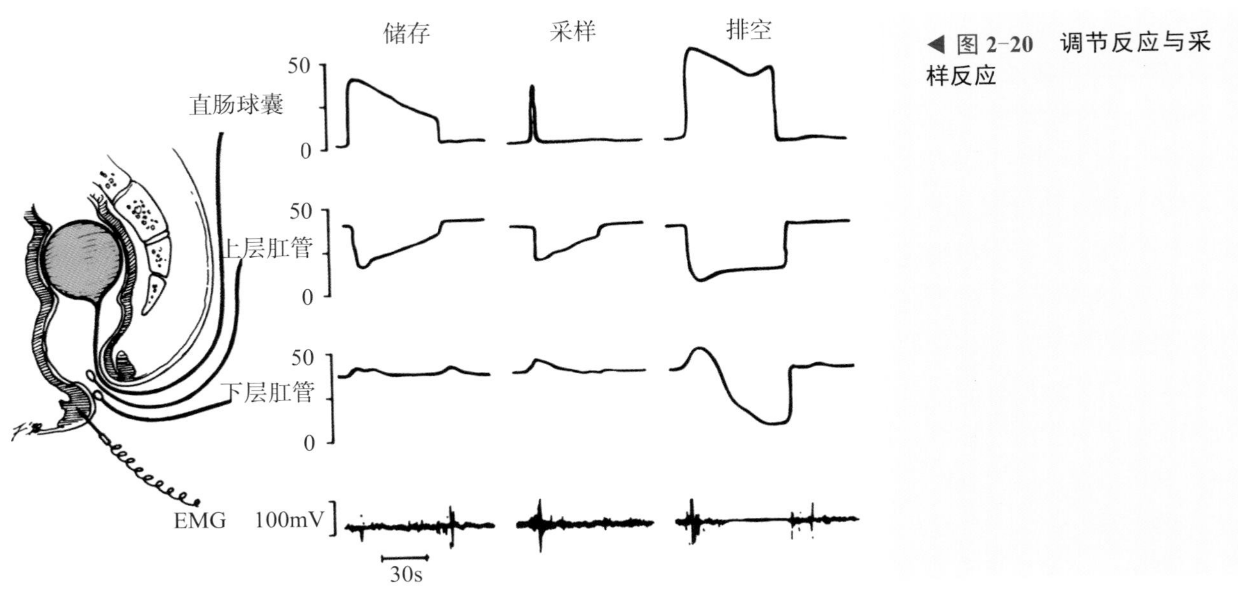

◀ 图 2-20 调节反应与采样反应

可以使得反射继续进行。不过如果这种冲动减弱了，则在开始排便前需要自主收紧腹部以增加腹内压力。排便一旦开始，将遵循以下两种模式中的任意一种：排出直肠内容物的同时伴随着远端结肠的大量蠕动，在一次连续的运动中清空肠腔；通过多次力排，将粪便零碎地排出。遵循哪种模式在很大程度上取决于个人习惯以及粪便性状。通过使用口服同位素后的闪烁显像评估，Lubowski 等 [158] 证明了正常的排便不仅是直肠排空，还包括结肠的排空。Krogh 等已量化了结直肠排空的过程。在正常排便过程中，大肠排空率在直肠乙状结肠 60% 排空至直肠、乙状结肠、降结肠和横结肠的完全排空加上升结肠的 19% 排空之间变化。他们观察到个体间以及个体内的巨大差异，还检测到正常排便期间主要来自于横结肠和降结肠的逆行运动，不过尚不清楚这些逆行运动是由结肠壁的收缩活动还是由协助排便的 Valsalva 动作引起的 [29]。Kamm 等报道，在比沙可啶诱发的排便之前，盲肠内会产生传播性压力波 [159]。这些压力波也发生在犬类身上，先于由胍乙啶、新斯的明、葡萄糖和蓖麻油诱发的排便而发生 [160]。Bampton 等在对未行肠道准备的结肠进行鼻结肠插管后，对结肠压力进行了长时间的多点记录。这能够展示大便排出前 1h 所开始的排出前阶段。这个阶段的特征是具有独特的双相时空模式，有早期和晚期之分。早期时相的特点是一系列顺行传播序列。它们的起源部位随着每个后续序列向远侧迁移。排便前 15min 内的晚期时相也以一系列顺行传播序列为特征。不过它们的起源位点随每个后续序列向近端迁移。在这个晚期时相中所出现的压力波幅度显著增加。其中许多是真正的高振幅压力波。它们伴随着越来越强烈的排便冲动。在排出粪便之前，一些最后的传播序列始于升结肠，这表明整个结肠都参与了排便过程 [30]。Hagger 等还在排便前检测到高振幅传播的收缩簇 [161]。这些收缩与排便的冲动有关。在混血犬身上也可以观察到类似的在自发排便前向远端迁移到直肠的巨大收缩 [40]。这些巨大的收缩可以通过骶神经电刺激来诱发。所有这些发现都表明，高振幅的传播性收缩是有效排出粪便的必要条件。最近有研究表明，排便障碍患者的传播压力波，其频率和振幅缺乏正常的排便前增强 [45]。当粪便通过高振幅传播序列进入直肠时，直肠壁会因周向应变和剪切力而变形。这种变形激活了机械感受器，从而导致直肠产生充盈感，并最终导致排便冲动的产生。所有这些事件都是非自主发生的。只能通过肛管外括约肌的自主收缩来抑制排便冲动。这样直肠内的压力就可以通过直肠壁的调节反应而逐渐减小，从而降低排便冲动。在接受排便冲动后，直肠内压力的升高，以及肛门压力的降低将有助于排泄粪便。最终，直肠内压力超过肛门压力，形成推进力。MacDonald 等对 10 位健康的女性志愿者进行了一项研究。在试图排空充气球囊的过程中，直肠内压力增加到了与膀胱内压力相同的程度。根据这些作者的研究，真正的直肠内压力（直肠内压力减去膀胱内压力）并没有升高。基于这一发现，他们得出结论：在试图排空球囊的过程中，直肠内压力的升高仅仅是肌肉收紧造成的结果[162]。这个结论是否合理令人怀疑。试图排空充气球囊与在家排便是不同的。正常排便之前总是要先产生高振幅传播序列。这些高振幅收缩似乎不太可能是按命令排空球囊的基础。此外，应注意的是，实验室环境非常令人尴尬，并且患者由于担心失禁而诱发盆底不适当的收缩。目前，通常认为直肠收缩和额外的力排都是直肠内压力升高的基础。然而，这两个因素中哪一个更重要尚不清楚。有人认为，这两种因素的相对贡献取决于粪便的体积和稠度[163]。由于相当多的人可以不费力地排出自己的直肠内容物，因此可认为直肠收缩是排泄粪便的驱动力。目前尚不清楚这些直肠收缩是高振幅传播序列的最后阶段，还是由直肠壁机械感受器激活所引起的局部反射的表现。此外，也不确定额外的压力本身是否会引起直肠收缩。通过特殊设计的恒压器 - 测压组件，Andrews 及其同事证明了 100ml/min 的直肠渐变扩张与明显的直肠收缩反应有关[164]。这一发现表明，直肠收缩是直肠扩张引起的局部反射的结果。尽管许多教科书都提到直肠收缩，但其存在的证据很少。与排尿时逼尿肌的收缩不同，在正常排便过程中很难检测到直肠收缩。Tabe 及其同事在实验犬模型中证明了自发排便过程存在着直肠收缩。这些直肠收缩幅度相对较低，并且总是发生于高振幅传播序列之后[165]。通过使用专门设计的视频测压技术，Ito 等在 15 位健康志愿者的排便过程中检测到直肠收缩[166]。基于这些发现，可以得出结论：无论是否受到额外压力的协助，直肠内容物的排出似乎都是由直肠收缩驱动的。这些收缩越弱，所需的额外压力就越大。正常的排便不仅取决于恰当的直肠功能，还取决于结肠和直肠之间的配合，高振幅传播序列在排便中的作用就说明了这一点。复杂的反射途径也有参与其中，例如胃直肠反射。有研究表明餐后直肠张力会增加[50, 57, 167]。这种胃直肠反射可能有助于餐后排便。据推测，由于这种反射所造成的直肠张力的增加，将导致直肠壁上的粪块产生更大的递增压力，从而造成了增强的感觉。这一假设得到了以下观察结果的支持，即餐后引起排便冲动所需的直肠扩张量显著减少[168]。这表明进餐后直肠壁张力的增加导致了刺激机械感受器的设定点发生变化。许多排便障碍的妇女会用手指在会阴部施加压力以促进排便。最近，已经有研究表明，这种操作可以导致直肠张力的增加[169]。这一观察结果也得到了其他研究者的证实[170]。所有这些发现和数据都表明，排便行为比以往人们所认为的要复杂得多。

(6) 急迫排便：如果将大量粪便迅速进入直肠，适应性反应可能会被克制，大脑皮质的抑制作用可能失效。在这种急迫情况下，外括约肌复合体的自主控制只能维持 40～60s。这或许能提供足够的时间来产生调节反应；否则将通过排泄来暂时缓解这种情况。

10. 病理情况

在“脊髓休克”期间，即在从 L_5 的起点上方横断脊髓后的数周内，直肠和括约肌将完全瘫痪，患者也将失禁。Frenckner[171] 发现这些患者中，原来响应直肠扩张而产生的横纹肌电活动将完全停止，并且只产生较少的膨胀反射。此后，括约肌的张力恢复，排便活动由腰骶中枢控制，经由盆丛和阴部神经反射性地发生。

由于外括约肌的自主收缩消失，且无法感受直肠扩张，截瘫患者无法控制排便。此种困境导致这些患者的排便通常必须通过定期使用灌肠剂和用手指排空直肠来进行。其中部分患者的排便机制可通过刺激躯体神经，如抚摸大腿或肛周等来触发排便机制。

当脊髓病变累及马尾神经导致骶神经支配被破坏时，反射就会消失，排便将变成自动发生的事情（即完全依赖内在神经机制）。在这种情况下，尽管使其扩张的作用力很小，但直肠仍会做出反应，并且已扩张的括约肌会相应地松弛使粪便得以排出。

在脊髓横断的情况下，内括约肌的松弛依然可以发生，并且可以通过刺激骶前交感神经来产生。该机制可能是某种形式的局部肌肉反射[157]。

大量粪块堆积在极度扩张的直肠中（特别是在老年人）的异常状态称之为直肠型排便困难，由直肠肌肉组织张力减退所引起。这可能是由于长期忽视或压抑排便冲动的习惯，或与排便反射有关的神经通路退化所致。如果再加上腹肌无力，排便就会成为一个慢性问题。在这种情况下，只能通过机械性灌肠将粪便冲出，或者通过服用能使粪便保持半液态的导泻剂的方式来排便。

肛管的疼痛性病变，如溃疡、肛裂、血栓性痔疮等，通过刺激括约肌痉挛，以及为避免疼痛所产生的主动抑制来阻止排便。

在直肠腔内没有明显内容物的情况下，持续的排便冲动可由直肠的外部压迫、腔内肿瘤，特别是直肠黏膜的炎症引起。直肠黏膜通常对切割或灼烧不敏感，但在炎症情况下，它对所有的刺激，包括对介导拉伸反射的感受器的刺激都非常敏感。

（三）检查技术

目前已开发出了用于肛管括约肌、直肠和盆底功能障碍的生理学评估技术。这些技术用于做出诊断，提供客观的功能评估，或确定病变的解剖部位。复杂精密的检查手段旨在补充，而非取代良好的临床体检和合理的手术决策。世界各地的知名实验室均在这一领域做出了重要贡献[103, 105, 157, 172]。该领域的领军人物之一是已故的 Alan Parks 爵士，人们以他的名字在伦敦圣马克医院建立了一个生理学部门。

1. 测压

肛管直肠测压是量化内外括约肌功能的一种方法。通过将直肠造影术与同步压力记录和肌电图测量相结合，可以进行更加动态，更接近生理状态研究。

目前还没有肛管直肠测压的标准化方法。在许多可用于测量肛管直肠压力的方法中，每一种都有其独特的优点和缺点。因此，没有一种方法可以作为金标准。直到最近，有了可行的技术来进行肛门直肠测压，即使用封闭的球囊系统或者灌注充液式的开口导管。充气的球囊系统由于空气的可压缩性，其频率响应较差，但有一份报道指出，充气型微球囊测压法得出的结果与充水型微球囊系统所得出的结果相类似[173]。然而，还是更建议使用不可压缩的介质，例如水。但是，即使是充水球囊导管也有缺点。直径较大（3～15mm）的球囊会在一定程度上干扰括约肌的静息状态。众所周知，肛门压力会随着记录装置直径的增加而升高。球囊导管的另一个缺点是其可靠性取决于球囊的弹性。每个球囊导管因其顺应性的逐渐变化而显示出相当大的基线漂移[174]。

灌注式开口导管比球囊导管小，因此对括约肌的干扰较小。然而，灌注测压法也因其存在缺点而在实践和理论上受到批评。用灌注系统所记录的压力取决于导管系统的顺应性、灌注的速率，以及开口的部位和位置[175]。在侧面开口的情况下，记录的压力取决于开口处和导管远端之间的距离。连续注水会导致肛管漏液并刺激肛周皮肤，有时会引起肛管括约肌的反射性活动。由于肛管的内腔从侧面看是扁平的，而不是圆形横截面，因此并不适合使用开口式导管[176]。

微型传感器可用于克服灌注式开口导管及封闭式球囊系统所存在的测量问题与误差。这些记录设备由位于导管尖端的微型压力传感器组成，它的应用在肛肠测压中具有许多优势（图 2-21）。直接连接到图表记录仪，无须使用充满液体的导管，从而消除了所有相关的伪影。导管的直径较小，使得对括约肌的刺激最小化，因为它不会使肛管扩张。大多数微型传感器都具有良好的热稳定性，因此即使在校准和实际测量之间的温度升高不会影响记录。也不会出现由肛管持续灌注和渗漏所引起的肛周皮肤刺激问题。此外，记录还不受静水压力因素、顺应性或灌注速度的影响。传感器的高频响应可以记录到突然的压力变化。不过，带有微型传感器的导管要比传统的记录设备贵得多。

为了评估肛管压力曲线，必须从直肠以固定速率分步或连续地拖出记录探头。尽管分步拖出技术（pull-through technique）可提供对肛管静息压的可靠测量数据，但连续拖出技术可对肛管压力曲线和功能括约肌长度进行更合适的评估[109]。使用后一种技术时，高压带的长度在 2.5～5cm 变化，女性的长度比男性短一些[108, 109, 177, 178]。男性和女性功能性括约肌长度的差异大部分是由于女性的肛管前轴长度较短所致[109]。

拖出（pull-through）曲线的最高压力定义为肛管最大静息压（maximal resting anal pressure，MRAP）（图 2-22）。MRAP 的正常值定义不完善，原因如下：①使用了多种技术；②仅针对小规模的对照人群报道了“正常”值；③正常人群中 MRAP 的变化范围较大。McHugh 和 Diamant[179] 提出，在 157 名健康受试者中确定的 MRAP 的正常值，只能以 10 年为单位构建出每个性别的 MRAP。他们的研究发现，男性和女性的衰老过程都与 MRAP 的明显下降有关，而且这种与年龄相关的下降在女性中比男性更显著[178, 179]。

在另一项研究中，受试者的 MRAP 一直没有发生变化，直到 80—90 岁时突然出现了下降[180]。然而，由于使用的是封闭式球囊系统，因此可能只检测到了超高龄人群中 MRAP 较明显的下降。有人认为，女性的 MRAP 下降可能与年

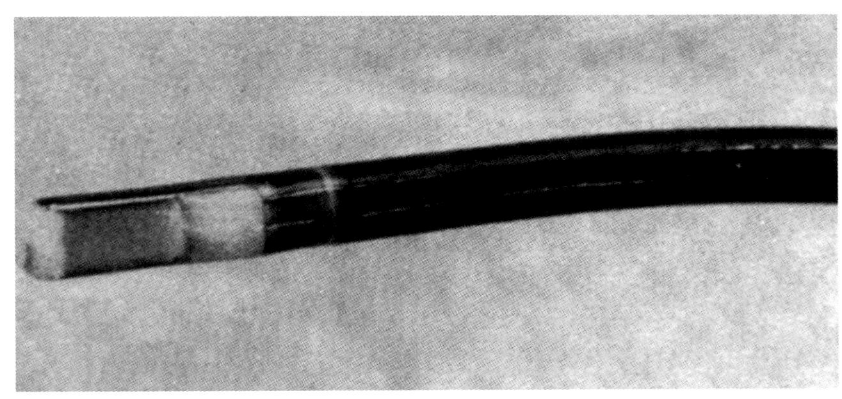

◀ 图 2-21　**微型传感器导管**
注意位于尖端的微型硅胶应变计

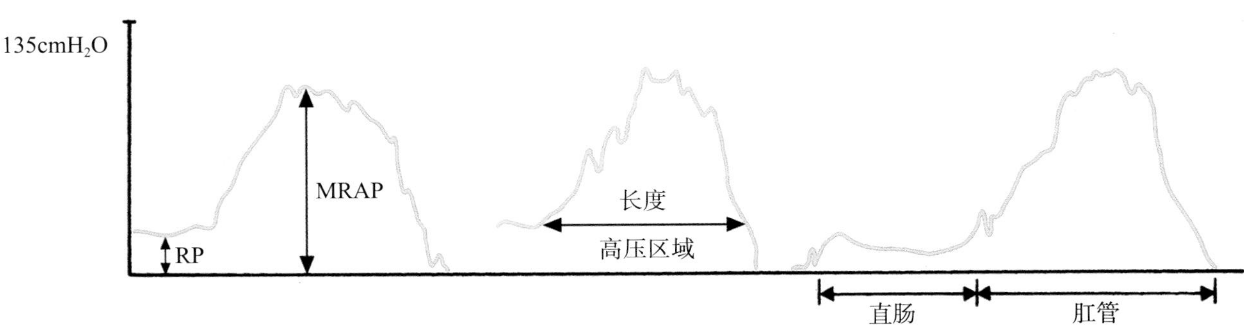

▲ 图 2-22　**通过拖出技术（pull-through technique）记录的肛门压力曲线（重复 3 次以获得平均值）**
显示了直肠压力（rectal pressure, RP）和肛管最大静息压（maximal resting anal pressure, MRAP）

龄有关，这可能与以前的生育有关[181]。不过其他研究者还没有证实这种关系[179]。Jameson 等[178]进行了一项研究以确定年龄、性别和胎次对肛门直肠功能的影响。他们发现，胎次只会导致收缩压降低，而不会导致肛管静息压降低。

另一项针对女性的研究显示，女性绝经后的最大肛管静息压和最大收缩压会随着年龄的增长而下降得更快[182]。闭合压力（即最大肛管静息压和直肠静息压之差）是决定肛门节制的重要因素，但其随年龄的变化比最大肛管静息压受年龄的影响要明显小一些。胎次与肛门压力无关。女性比男性更容易发生肛门失禁。绝经后肛管压力下降更快，可能意味着肛管括约肌组织是雌激素的靶器官。

妊娠本身对肛管括约肌的形态或功能没有明显影响。Sultan 等[183]对妊娠期间和剖宫产后 6 周的患者进行了直肠肛管测压和直肠腔内超声检查，结果发现她们的肛管直肠压力或括约肌厚度并没有差异。这表明括约肌功能的任何变化都是机械性损伤而非激素因素所引起的。

肛管静息压表现出规律的波动，即在一天内会因直肠中有无粪便以及姿势的不同而发生变化[184]。这些波动中的大多数以慢波的形式出现，其频率在每分钟 10～20 次，振幅在 5～25cmH_2O（图 2-23A）。尽管这些慢波可以在所有正常受试者中发现，但并不是连续存在的。较少观察到的是超慢波，振幅为 30～100cmH_2O，频率则小于 3/min（图 2-23B）。这些超慢波似乎与高肛管静息压有关[184]。慢波和超慢波代表了内括约肌活动的规律性波动，这一点通过内括约肌的肌电记录可以证明[185]。

根据使用刚性记录仪和分步拖出技术进行测压研究所得出的结果，可以发现肛管内压表现出纵向和径向变化[181]。在肛管上段部分，背侧记录的压力高于前侧压力。该发现可归因于耻骨直肠肌的活动。在肛管中段，压力在所有方向上均匀分布；而在肛管下段，前侧压力最大[181]。然而，最近的一项研究未能证明这种径向不对称性[109]。

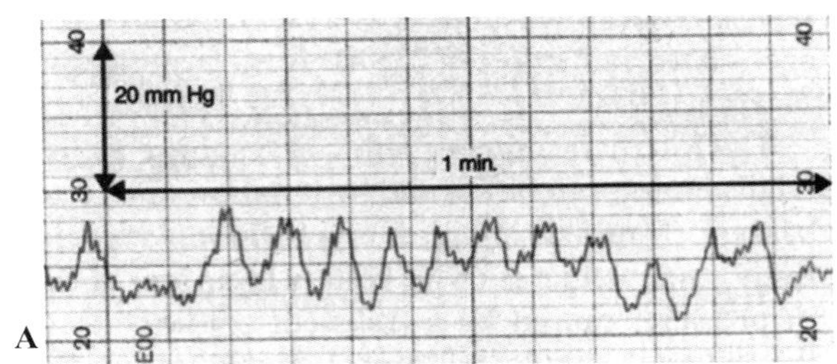

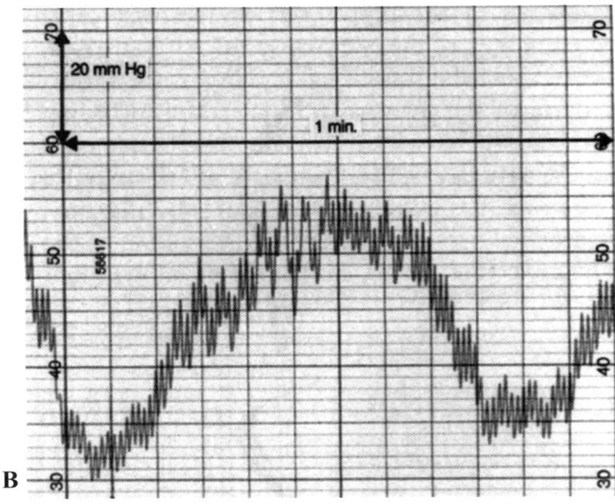

▲ 图 2-23　静息压变化

A. 慢波；B. 超慢波

相反，在两性之间发现了径向对称性的显著差异。即在女性中，肛管前侧的压力在下段较高，而男性前、外侧的压力在上段较高[109]。

借助于微型计算机和八通道多腔探头，Coller[177]测定了沿整个肛管长度上每个点的压力。连续拖出过程中的典型静息压曲线描述了沿括约肌纵轴的长度及压力分布。正常 MRAP 的范围在直肠腔内压以上 65～85mmHg，位于距括约肌远端 1～1.5cm 处。正常括约肌的长度为 2.5～5cm。使用相同的设备，Coller 计算出括约肌中 5 个节段的径向横截面压力，并发现从肛管近端向远端移动时，存在一个从后方到侧方再到前方变化的压力梯度。Williamson 等[186]报道了对肛管压力的纵向和径向同步记录的比较。他们使用的导管具有同步进行线性纵向压力测量的能力。他们发现，基础压力、收缩压力与松弛压力并不对称。最高的基础压力位于肛管中央，与象限方向无关。使用放射状灌注导管时，收缩压力曲线与“双环”（double-loop）外括约肌机制一致。使用线状灌注导管时，内括约肌松弛压力在括约肌的近端部分表现出更大的负偏倚，而在同一象限的远端则无法实现。这意味着在反射过程中，远端肛管保持了松弛压力；因此，在对直肠内容物进行感官采样时，患者不会发生失禁。

外括约肌的自主收缩使得肛门压力在基础水平上有所增加。这种压力在大部分外括约肌所在的肛管远侧部分增加最多。为了确定外括约肌不同部分的功能活动，必须逐步撤回记录设备。因此在每个步骤之后，要求患者以最大的力量挤压。通过这种方式，可以测量出肛管各个层面的肛管最大收缩压（maximal squeeze anal pressure, MSAP）（图 2–24）。研究表明，男性受试者的 MSAP 高于女性受试者，且随着受试者年龄的增长，MSAP 降低[179, 180, 187]。女性的年龄相关性 MSAP 下降较男性更为明显[178, 179]。

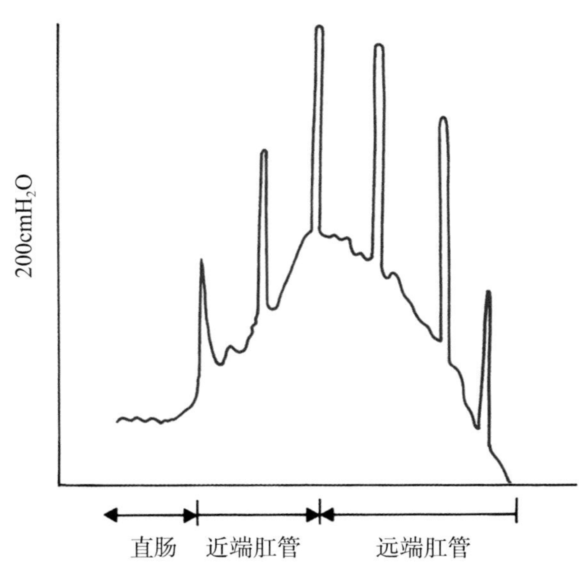

▲ 图 2–24　最大肛管收缩压

通过叠加在肛管静息压上的压力增加来表示外括约肌的最大自主收缩

直肠球囊内充气可引起直肠扩张，从而诱发内括约肌反射。向含有少量气体的球囊内瞬时充气，会引发外括约肌一过性收缩，造成肛管初始压力升高，紧接着内括约肌快速松弛导致肛管压力瞬时降低（图 2–25）。据报道，向直肠球囊内注入 30ml 气体造成球囊扩张，可使肛管压力在平均 19s 内降低约 50%[188]。但随着球囊充气量的增加，松弛反射的持续时间也将增加（即振幅增大）。括约肌的松弛不仅导致肛管压力降低，而且消除了肛管内压力（慢波和超慢波）的波动。Johnson 等[189]研究了身体姿势对肛管压力的影响。研究使用了一个探头，该探头中嵌入了 4 个间隔 90° 的径向（放射状）排列传感器。研究结论如下：①与灌注测压法相比，传感器测压法记录的静息压相同，但收缩压更高；②传感器测压

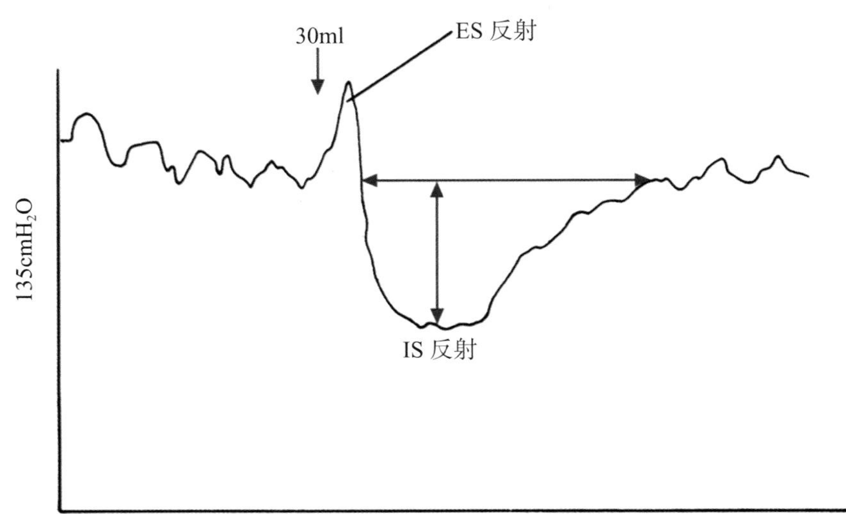

◀ 图 2–25　30ml 空气注入球囊后，直肠扩张，首先响应的是外括约肌反射，紧接着发生的是内括约肌反射

ES. 外括约肌；IS. 内括约肌

法所记录的肛管静息压和收缩压的径向变化与灌注测压法所记录的相同；③站立和端坐姿势会导致直肠内压升高 4 倍，同时伴随着肛管静息压升高。

为了正确解释测压的结果，Cali 等 [110] 指出，正常人群的测压值覆盖范围很广，但在人群亚组之间仍有区别。他们发现，男性的平均最大收缩压（maximal squeeze pressure，MSP）和静止或收缩状态下肛管括约肌长度均明显大于女性。与未育的女性相比，已育女性的平均最大静息压显著降低。而男性和未育女性的肛管静息压没有显著差异。基于这些发现，他们特别指出，必须将患者与相应的正常亚组间数据进行比较，才能正确识别肛管压力异常。Felt-Bersma 等 [106] 也试图确定肛管测压的正常范围。他们发现，男性和女性的最大基础压（maximal basal pressure，MBP）并无显著差异（68mmHg vs. 63mmHg），而 MSP 则存在显著差异（183mmHg vs. 102mmHg）。随着年龄的增长，MBP 和 MSP 均显著下降。男性的括约肌长度比女性长（4.1cm）vs. 3.5cm）。近年来，人们还引入了高分辨率测压。最初，该技术用于检查食管生理状况，而现在也被用于肛肠专科检查。高分辨率肛管直肠测压（high-resolution anorectal manometry，HRAM）需要由多个周向压力传感器组成的固态组件。每个传感器含有多个径向散在分布的传感元件。通常情况下，此组件中使用的探头中心有一个空腔，可用于充气使头端的球囊扩张（图 2-26）。最近，三维（3D）HRAM 技术已被开发出来，可用于在肛管静息或收缩力排过程中对肛管直肠压力进行 3D 测绘 [190]。肛管静息时的压力形态图，以及收缩和力排过程中的变化如图 2-27 所示。这项创新技术的倡导者强调了 HRAM 的多项优势 [191]。由于多个周向传感器紧密排列，每个传感器都具有径向分布的传感元件，可以为检查者提供更高的时空分辨率。与传统技术不同，在检查过程中，HRAM 不需要使用拖出技术（将检查探头慢慢从直肠肛管中抽出）来记录数据。选择相对静止的检查模式，这种设备对于患者来说更加舒适。由于具有彩色图像显示，检查者可十分直观简便地解读数据。该技术的倡导者认为，HRAM 可以比常规测压法更详细地描述肛管直肠的功能情况和解剖结构。也有人认为，高分辨率测压法还可用于括约肌缺损的评估，然而，HRAM 和肛管内超声之间的一致性很差 [192]。因检查设备精密易损，使用寿命相对较短，这种创新技术的优势是否超越其设备本身的成本损耗令人存疑。另外，HRAM 的临床价值尚未确定。尽管有报道 HRAM 还可用于排便障碍的评估，但与传统的排便造影或磁共振排便造影相比，该技术是否具有新的价值，值得商榷 [193]。

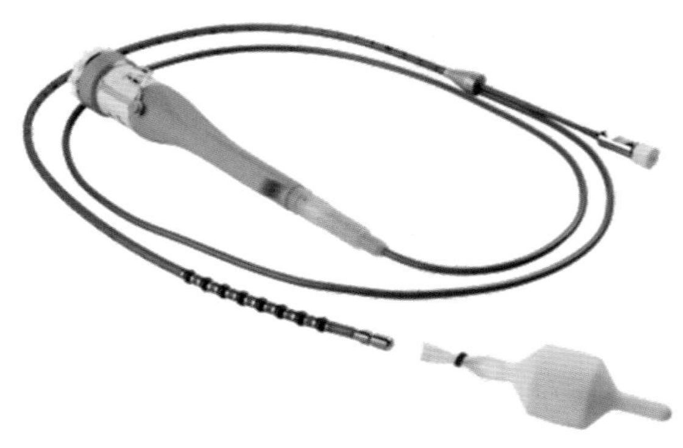

▲ 图 2-26　带有 8 个周向压力传感器的 HRAM 探头示例

2. X 线排粪造影、球囊直肠造影和动态 MRI

20 世纪 60 年代，X 线摄影技术被用于排便机制的动态研究。那个年代使用的某些技术相当复杂且耗时，并且需要使用复杂的放射影像学设备。现在我们可以使用相对简化的技术，如 X 线排粪造影和球囊直肠造影。

排粪造影可以使用不同的造影剂进行。液态钡悬浮液可用于准确便捷地显示一些特定的异常情况，例如直肠脱垂。一些半固态介质可用于详细检查正常肛门节制及排便的生理情况。马铃薯淀粉或燕麦片与硫酸钡和水一起加热可以制备成

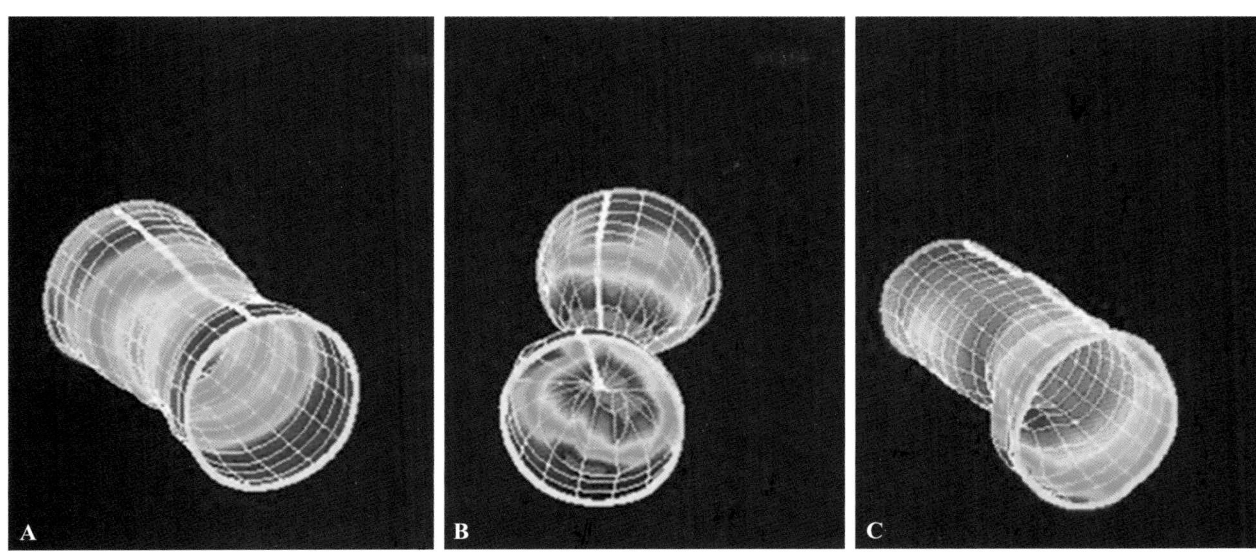

▲ 图 2-27 **A.** 收缩时的肛管压力三维图，黄色的高压环变成了红色的高压环（“沙漏 ” 形状）；**B.** 力排时的肛管直肠压力三维图；**C.** 压力圆筒变成了典型的“小号 ” 形状，这是由于直肠内压力增加和肛管压力降低所致

这种具有半固态稠度的造影剂。将这种混合物注入直肠后，受试者就坐在 X 线可透过的坐便器上将造影物质排空 [194]。然而也有人认为，这种半固体混合物不能模拟排便障碍患者的常见粪便类型，因此，他们怀疑将半固体糊剂用于排便障碍患者的排粪检查是否有价值 [195]。

排粪造影可用于测量肛管直肠角。该角度取决于耻骨直肠肌的张力，在肌肉静息状态时肛直肠角通常为 92° ± 1.5°，张力状态时为 137° ± 1.5°[196]。通过排粪造影计算肛管直肠结合部与耻骨尾骨线之间的距离，可用以确定盆底的位置。通过比较静息和排便状态时盆底位置差异能帮助判断会阴松弛程度。耻骨尾骨线是指尾骨尖至耻骨联合后下缘的连线，通常盆底位置就位于耻骨尾骨线下方约 1cm 的层面上。通过排粪造影，还能够测得肛管直肠结合部至尾骨下端之间的距离、了解有无直肠前突及患者排出直肠内容物的能力。

球囊直肠造影是一种较普通排粪造影更简化且更易被患者接受的检查技术 [197]。它可以在肛门静息状态和排便动作期间提供盆底的可视化评估。检查者会将充满钡剂的特殊形状的球囊纳入直肠进行检查。患者坐在坐便器上，进行侧位 X 线摄片，可获得在静息状态和力排状态时的直肠、肛管轮廓。从观感上来说，比起排泄粪便，气球的排出使患者和医护人员更容易接受。该检查耐受性良好，快速且干净，并且包含的辐射剂量相对较低。Agachan 等 [198] 评估了排便障碍患者检查结果的发生率和临床意义。在 744 名患者中，有 60% 被诊断出便秘，16.5% 大便失禁，5.6% 直肠脱垂，11% 直肠疼痛，以及 6.9% 患者同时具有上述多项诊断。尽管这些评估中有 12.5% 被认为是正常的，但其中有 8% 的患者表现出直肠脱垂，25.7% 直肠前突，11% 乙状结肠疝，12.6% 肠套叠及 30% 同时具有上述多种情况。与其他症状相比，患有耻骨直肠肌反常收缩的患者发生便秘的频率非常高。作者表示不应根据单一的影像学表现来制订患者的治疗方案。

Lestar 及其同事提出了一种进一步完善直肠排空评估的方法 [199]。在称作“排便测量法”的技术中，他们量化了直肠收缩过程中的最大压力增加，有效排空的持续时间以及排出模拟粪便的能力。在检查同时，通过整合入气囊内的导管传感设备记录肛门压力变化，显示了模拟排便期间括约肌的活动情况。他们认为，与单纯球囊逼出试验相比，“排便测量法”可以更充分地识别和描述便秘患者的出口梗阻类型。

Mellgren 等 [200] 报道了一项来自单个机构的最大系列研究。他们分析了 2816 例因排便障碍而接受排粪造影检查的患者结果，发现患者诊断各种情况的比例为正常 23%、直肠肠套叠 31%、直肠脱垂 13%、直肠前突 27%、肠疝 19%，且有 21% 患者同时合并上述多项诊断。

在对诸如直肠前壁脱垂、不完全或完全性直肠脱垂、直肠前突和孤立性直肠溃疡综合征等疾病进行评估时，排粪造影似乎比球囊直肠造影具有更好的敏感性。通过排粪造影，判断患者在尝试排便结束时直肠前突的大小和钡剂在膨出直肠内残留量，可帮助医生选择合适的患者进行直肠前突修复手术。然而，尽管许多外科医生参考了这些造影选择标准，但事实是他们经常无法事先预测患者是否能真正从直肠前突修复术中获益 [201]。

目前已开发一种使用充有 ^{99m}Tc 标记悬浮液的气囊闪烁现象方法。这种方法可以以最小的辐射暴露量准确测量肛直肠角 [202]。为了减少辐射暴露，Hutchinson 等 [203] 认为这是客观、动态评估肛管直肠功能的首选检查方式。

总之，排粪造影是一种有用的成像方式，可用于检测可能引起排便障碍的肛管直肠功能和解剖异常，同时在解剖学上指导肛门直肠手术 [204]。排粪造影的主要贡献是能特异性显示直肠套叠、肠疝和乙状结肠疝。这一技术还可对非松弛性耻骨直肠肌综合征、会阴下降和直肠前突等疾病做出诊断 [205]。

随着开放式磁共振（magnetic resonance，MR）成像系统的出现，患者能够以坐姿接受共振排粪造影。这项无辐射成像技术在检测排便障碍患者的结构及功能问题方面极具前景 [206]。共振排粪造影可以分析排便时肛管直肠角、肛管开放情况、耻骨直肠肌功能及盆底下降情况 [207]。直肠壁结构的充分显示，能对肠套叠和直肠前突进行可视化研究。直肠周围软组织的情况也可用于评估盆底痉挛综合征、会阴下降综合征和肠疝。开放式共振排粪造影可用于准确评估肛管直肠的形态、功能及与周围结构的关系，且不会使患者遭受有害的电离辐射。

健康人之间的形态差异和不同观察者之间的测量值差异都很大，使排粪造影无法成为肛门直肠排便障碍的理想检查手段。但是，使用动态排粪造影可以对患有肛管直肠功能隐匿性疾病的患者做出诊断 [208]。

另一种成像技术是经会阴动态超声检查。最近的研究表明，这种超声检查方式是排粪造影的一种替代方法，其可以使小肠、膀胱和阴道对比显影 [209-211]。Beer-Gabel 等对 33 名排便障碍的妇女进行了经会阴动态超声与排粪造影检查的比较。所有患者在摄入泛影葡胺后，小肠均显影。这项检查在评估直肠前突、肠套叠和直肠脱垂方面，以及在静息状态时的肛直肠角和肛管直肠结合部位置及力排时该结合部的运动情况等方面都具有很好的一致性 [212]。

3. 同步动态直肠造影和腹膜造影

同步进行动态直肠造影和腹膜造影可同时甄别直肠和盆底的病理状况，且能定性评估病变的严重程度，从而为排便障碍、盆腔充盈和（或）脱垂，以及慢性间歇性盆底疼痛的患者制订更好的治疗计划提供依据 [213]。如 Sentovich 等 [213] 所述，该检查需要在 X 线透视下进行。在沿腹直肌外侧边界腹膜内注射 50ml 非离子造影剂（Renografin-60，Squibb Diagnostics，Princeton，NJ）后，要求患者做 Valsalva 动作，同时获取骨盆前后位和侧位 X 线片。之后，立刻通过灌肠向患者直肠内灌注 100～120ml 钡剂和速溶土豆泥的混合物，并在阴道内灌注 20～25ml 液态钡。随后患者在可透视坐便器上，在静息状态和肛门最大收缩状态下拍摄骨盆侧位的 X 线摄片。紧接着要求患者排空直肠造影剂，同时在透视下动态观察。当患者彻底排空直肠内所有残余造影剂时，获得最终的静态 X 线片。当患者仅接受腹膜造影以评估盆底疝时，会拍摄初始静态X线片。在坐便器上静息、收缩和力排动作时拍摄的X线片将有助于确定肛管直肠角和会阴下降情况。排空透视录像可用于识别直肠前突、肠疝和直肠脱垂。如果在静息状态或力排状态期间可发现腹膜造影剂将直肠与阴道分开，则提示存在肠疝。

在Sentovich等[213]所研究的13例患者中，确诊了10例临床上疑似和非疑似的肠疝。该技术排除了3名受试女性的肠疝或其他盆底疝。该研究结果影响了85%受试者的手术治疗计划。动态直肠造影和腹膜造影所证实的直肠前突和肠疝的病例应进行经腹直肠固定术和结肠固定术，而非经肛修复术。其中一名女性患者通过动态直肠造影与腹膜造影排除了临床疑似的肠疝，随后她成功进行了经会阴直肠脱垂修复术。同时，在动态直肠造影和腹膜造影中未发现肠疝或盆底疝或只发现较小的，未引起梗阻的肠疝患者避免了手术。研究中，两名患者（15%）发生了并发症——血管迷走反射和术后腹痛。

为确诊肠疝，一些作者建议在排粪造影前的1～3h让患者口服钡剂，以便识别肠疝疝囊内的小肠[214]。其他一些作者则建议直接经直肠注入大量钡糊剂，以便鉴别诊断乙状结肠疝[215]。尽管这两种技术都是可用的，但两者对于疝内容物为网膜组织而非小肠或乙状结肠的情况都无法准确判别。此外，这两种技术都无法确切显示潜在的盆底疝，例如闭孔疝、坐骨疝和会阴疝。

腹膜造影可显示肠疝和盆底疝疝囊形态，从而能够更完整、有效地评估盆底解剖结构[213]。其他一些研究者也肯定了这项技术的作用[216]。Altringer等[217]报道了该技术的一项变化。他们对小肠、膀胱、阴道、直肠进行完全多重对比造影，以对单纯体格检查结果进行补充，提高诊断精度。他们经常需要对女性骨盆进行透视显影从而评估慢性疼痛、尿路症状、阴道外翻、直肠脱垂和排便障碍等情况。在这项试验中，46例患者中75%的诊断因多重对比排粪造影做出了修正。

4. 球囊逼出试验

直肠球囊逼出实验可以作为排粪造影的替代方法。直肠内的球囊若无法正常排出，即可证明存在直肠排空障碍。很多中心都采用这种简单易行的方法来检测盆底失弛缓症[218]。然而，球囊逼出障碍是否能代表耻骨直肠肌的反常收缩还是值得怀疑的。Dahl等[219]报道，在肌电图显示肌无力的14例患者中，有13例能够正常排出球囊。所以他们得出结论，球囊逼出试验不是检测盆底肌群收缩障碍的有效方法。

但是与这一结论相反的是，Minguez及其同事报道称，有87%经肛管测压和排粪造影检查证实有盆底失弛缓症的患者无法排出气囊。102例因功能性便秘入院，但无肛门失弛缓症的患者中，只有12例（11%）表现出无法排出直肠内球囊。Minguez等认为，球囊排出试验对排除盆底失弛缓症的特异性和阴性预测值分别为89%和97%[220]。

有人认为无法排出充气的球囊可能是直肠的结构性异常造成的。但这似乎不太可能，因为已经证明，直肠前突的存在及其大小，以及直肠套叠的存在都不会影响到球囊的排出能力[195]。无法正常排出球囊只能表示结肠和直肠的收缩力不足，抑或因膈肌、腹肌收缩不当造成直肠内压力无法增加。

5. 盐水节制试验

盐水节制试验可以更动态的方式评估排便的控制机制[221]。以60ml/min的速度快速向直肠内注入1500ml生理盐水，可以评估括约肌屏障对直肠内液体引起的躯体应激的对抗力量。同时测量肛管直肠压力和外括约肌的电生理活动情况表明，向直肠内输注盐水会引起直肠收缩、内括约肌松弛、外括约肌收缩这一系列的生理反射。

直肠盐水灌注时，外括约肌的初始时相收缩发生在内括约肌最深度松弛之前，也发生在直肠压力峰值之前。在正常受试者中，该峰值压力低于肛门压力。基于这些发现，可以得出结论，外括约肌的这种短暂的相位收缩对盐水输注期间的控便作用很小。然而，只要直肠保持扩张，外括约肌在初始反应之后，其活动就会增加且持续保持在基础值以上。有人认为，外括约肌的这种代偿活动是直肠灌注生理盐水期间能保持排便节制的主要原因。

在肛门失禁患者中，盐水节制试验证明了两种不同模式的肛门直肠活动的存在。一些患者直肠灌注会引起正常的直肠收缩和内括约肌松弛，但外括约肌的代偿活动很少或没有。尽管外括约肌的这种缺陷可能是神经性衰弱的结果，但它也可能是由肛门直肠感觉减弱引起的 [222]。相比之下，另一些大便失禁的患者在盐水输注开始后会立即出现肛门静息压持续降低，而外括约肌则会表现出不规则的收缩，如综合肌电图所显示 [222]。这些发现表明，此亚组患者的内括约肌存在功能性衰弱。

6. 结肠传输研究

虽然并非所有的便秘都与肛门直肠功能有直接关系，但结肠传输研究仍有助于了解便秘患者的具体情况（详见第 33 章）。

7. 肛肠电敏感性

近年来，人们对肛门直肠感觉的生理意义越来越感兴趣。Roe 等 [223] 描述了一种定量评估肛门直肠感觉的方法，该方法将双极环形电极放入直肠或肛管内并逐渐增加电流，直到患者报告感觉阈值为止。他们发现两性之间的电敏感性阈值没有显著性差异，且年龄与肛门直肠感觉功能无关 [223]。与这一观点不同的是，Jameson 等 [178] 证实，随着年龄的增长，肛管中部和直肠的电敏感性会下降，且肛管中部的敏感性受胎次影响。Broens 和 Penninckx 也报道了类似的发现 [224]。

Chan 等 [225] 发现，热阈值与球囊扩张至最大可耐受体积和排便欲之间的强相关性表明两者间存在共同的感觉传入神经通路。热刺激是一种可重复性较高，操作较简单的技术，并且可以客观地评估直肠中多模态伤害感受器的功能。如前所述，正常的直肠充盈感是排便反射的重要组成部分。直肠高敏感性已被广泛研究，尤其是在患有肠易激综合征的情况下。近年来，直肠低敏感性（rectal hyposensitivity，RH）也得到了更多关注。尽管 RH 可被定义为对各种刺激的感觉减弱，但它通常特指对机械性球囊扩张的感觉减弱。直肠感觉迟钝是后肠功能障碍患者中的常见现象 [226]，可能是由于直肠感觉传入神经的破坏或功能障碍导致，伴或不伴直肠壁特性改变。盆腔手术中对传入感觉神经的损伤也被认为是潜在的原因之一。与年龄相关的直肠壁机械感受器的损伤也可能导致感觉迟钝。另一些人则认为，社会心理因素（如抑郁症）等可能造成大脑对感觉的处理异常，从而导致 RH[227]。Burgell 等 [228] 分析了直肠的诱发电位及其潜伏期，他们观察到 RH 相关的便秘患者峰值潜伏期有延长的现象。这一发现为感觉神经元功能的主要缺陷提供了有力的证据。最近的报道称，RH 与出口梗阻型便秘有关，但与慢传输型便秘无关 [229]。且越来越多的数据表明，感觉阈值升高可能反映了直肠壁特性的改变。因此，一些作者建议对原发性和继发性 RH 进行区分。将原发性 RH 归因于传入神经的功能损害，而继发性 RH 则与直肠生物力学特性的改变有关。Gladman 等 [230] 根据直肠顺应性、直肠直径和传入神经对电刺激的敏感性的系统评价，将便秘和 RH 患者进行分层。33% 患者发生原发性 RH，而其他患者直肠壁特性的改变（如顺应性增加）导致直肠敏感性受损。据报道，顺应性仅在伴有直肠感觉受损的便秘患者中增加，而直肠感觉正常的便秘受试者具有正常的顺应性 [231]。尽管直肠感觉受损和顺应性增加是密切相关的，但它们之间的关系并不是绝对的。目前人们尚不清楚直肠顺应性增加是感觉受损的先兆还是结局，对 RH 患者的最佳治疗方法也不甚了解。尽管有报道称生物反馈、直肠内电刺激和骶神经调节可以缓解梗阻型便秘的症状，但尚不清楚这些措施产生的有益效果是否由于直肠敏感性正常化所致。

8. 直肠顺应性

直肠顺应性反映了直肠壁的可扩张性（即当

腔内压力增加时，拉伸引起的直肠体积改变）。研究表明，超薄且顺应性极佳的聚乙烯囊袋是测量直肠顺应性的最合适装置[232]。聚乙烯囊袋的两端打结，以防止在球囊膨胀过程中发生纵向延展。球囊在置入直肠后会持续膨胀直至选定的压力平台，并记录不同膨胀压力水平下的体积变化。接下来，绘制体积 – 压力曲线。该曲线的斜率（dV/dP）则表示直肠顺应性。越来越多的证据表明，直肠的弹性和顺应性与直肠感觉密切相关。

用机电恒压器系统测量直肠容积对累积压力阶梯的响应，揭示了一条特征性的三相顺应性曲线[137]。在第一阶段，压力的增加仅引起容积的小幅增加，这可能反映了直肠壁的初始阻力。顺应性曲线的第二阶段特征是容积更大幅度的增加，推测这可能反映了直肠壁的适应性松弛。曲线的最后阶段更加趋于平坦，可能代表直肠壁抵抗进一步扩张的阻力增加（图 2–28）。对照组受试者在顺应性曲线的第一阶段经历了最初的腹胀感，在第二阶段会产生排便的冲动。据报道，在排便障碍患者中，在顺应性曲线的第三阶段结束时，患者产生排便冲动的时间会晚得多[137]。这一发现表明了直肠感觉与直肠顺应性有很大相关性。

关于排便障碍患者的直肠顺应性研究中有一些相互矛盾的数据。Varma 观察到子宫切除术后排便障碍的女性直肠顺应性增加[234]，而 Rasmussen 等则观察到类似患者直肠顺应性降低[235]。在 Gosselink 等进行的另一项研究中，对照组和排便障碍患者之间没有发现直肠顺应性的差异[137]。根据 Gladman 等[134]的报道，直肠敏感性正常的便秘患者，其直肠顺应性与健康对照者相似。这些作者认为，直肠顺应性仅在直肠低敏感性的便秘患者中增加。这些研究之间的差异被认为是记录技术差异和顺应性定义差异的结果。这一争议以及所报道的正常受试者压力 – 容积曲线的个体间差异[236]表明，顺应性测量结果应被谨慎解读。Alstrup 等[233, 237]报道了一种超声内镜检查方法，他们认为这种方法可以对直肠顺应性进行更精确和可重复的估算。

9. 肌电图

肌电图（EMG）能够记录收缩肌肉内运动单位的动作电位。在人体肌肉中，外括约肌和耻骨直肠肌是独特的骨骼肌，因为它们在人体休息时也表现出持续的强直收缩，甚至在睡眠时也有活动。值得补充的是，括约肌在排便时停止活动。

(1) 传统同心针肌电图：各种电生理技术可用于研究外括约肌和耻骨直肠肌产生的肌电活动。一些研究者使用银 / 氯化银电极贴敷于肛周皮肤上，虽然患者对这些表面电极有良好的耐受

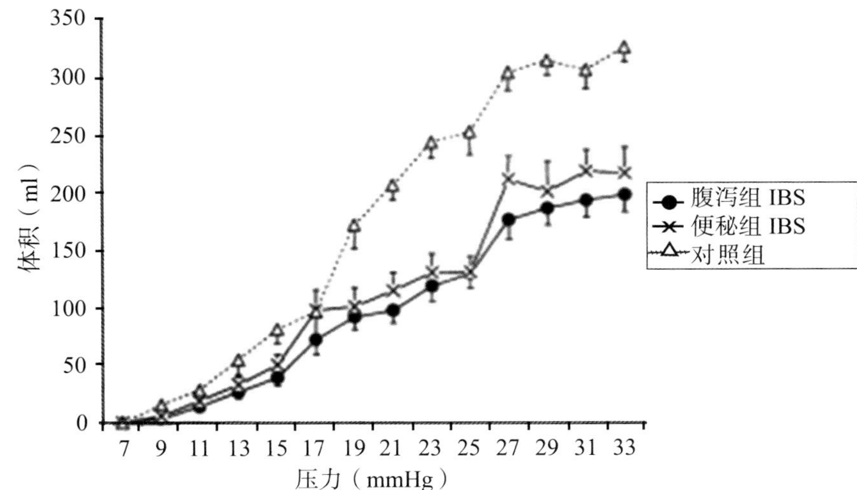

◀ 图 2–28　对照组（-△-）和 IBS 患者（-●-为腹泻型、-×-为便秘型）直肠间歇性等压扩张时（7 ～ 33mmHg）的压力 – 容积曲线

在对照组和 IBS 患者中，顺应性曲线均呈三相模式。根据 Steens 等的研究，与对照组相比，IBS 患者在陡峭部分（曲线的第二阶段）计算的直肠顺应性显著降低[233]（经授权引自 © 2002 John Wiley and Sons）

性，而且其只会对括约肌造成轻微的干扰，但它们的缺点是只能记录多个运动单位的电位总和。相较而言，双极同心针电极的优点是只记录有限数量（±30）的肌肉纤维的电位总和，因此成为最常用的类型。

检查之前无须行肠道准备。患者取左侧卧位，在不使用局麻药的情况下，将针状电极直接插入外括约肌或耻骨直肠肌。针头以 45° 插在肛门口后缘，位于耻骨直肠肌的电极尖端可以用手指勾入直肠来控制。正常情况下，当肌肉处于静止状态时，将记录由 2～50mV 的低振幅电位组成的基础低频活动 [238]。这种现象通常不会在骨骼肌上表现出来，因骨骼肌在静息状态下是无肌电活动的。在咳嗽的过程中，由于运动单位的发射频率增，加以及募集了新的运动单位，会有一系列的电活动被记录下来（图 2–29）。正常情况下，电活动在力排时会被抑制，而在有排便障碍的患者中，研究者们却观察到相反的情况（图 2–29）。然而，我们必须记住，这种矛盾活动是在实验室条件下，患者承受插入针状电极的痛苦之后检测到的。因此，对于在家庭环境中个体排便时出现的盆底和肛管外括约肌异常收缩的情况，前述观察结果能否作为该现象的最终证据值得怀疑。此外，外括约肌和耻骨直肠肌的收缩、球囊扩张引起的反射、直肠盐水灌注试验或肛周针刺也可以用肌电图记录。

(2) 单纤维肌电图：单纤维肌电图是一种更复杂的技术，用于从单根肌肉纤维中识别肌肉动作电位。该技术提供了一种针对所研究肌肉的神经支配和神经再支配的评估方法 [238]。该方法使用纤维密度进行定量评估，纤维密度表示单个运动单位内的若干肌纤维，从位于电极记录区域内的 20 个不同位置电极所取的记录结果的平均值 [238]。正常纤维密度为 1.51±0.16，纤维密度的增加可作为失神经肌肉纤维发生侧支芽生和神经再生的指标。已证实，在大多数原发性（"特发性"）肛门失禁患者和继发于神经系统疾病的失禁患者中，纤维密度升高 [238, 239]。

过去，肌电图最有用的临床应用是判断失禁患者的肛管功能。而现在其他技术，如肛管腔内超声和腔内磁共振成像，不仅在检测括约肌功能缺损方面似乎更加精准，而且能避免在肛周多个

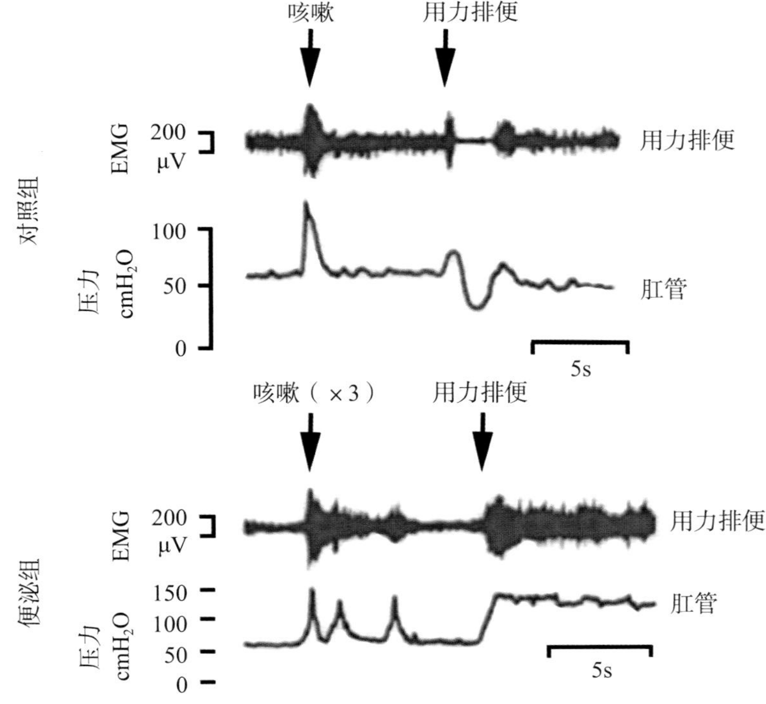

◀ 图 2–29　健康对照组和便秘组肛管外括约肌肌电图和肛门压力描记图

无论是对照组还是便秘组，咳嗽都会引起肛门压力升高。正常受试者用力排便时（上图）肛管外括约肌肌电活动受抑制，肛门压力下降。在便秘组中（下图），肛管外括约肌的肌电活动在用力排便时不受抑制，肛门压力升高。这一矛盾收缩被称为肛门痉挛、肌协同障碍和盆底痉挛综合征

位置扎针的痛苦。

然而，Jost 等研究者 [240] 报道了使用表面电极和针状电极测定肛管外括约肌的运动传导时间。表面电极组平均潜伏期为 19.4ms，而针状电极组的平均潜伏期为 23.4ms，作者认为表面电极是更理想的选择。

(3) 神经刺激技术：为了更好地理解可能是神经源性的会阴功能异常，研究者们还设计了更加复杂的技术。神经刺激技术能客观评估神经肌肉功能，并对神经或肌肉损伤进行更精确的解剖定位。此外，还可以评估肛周横纹括约肌的远端和近端运动神经支配。

(4) 脊神经潜伏期：通过经皮脊髓刺激可以研究盆底运动神经支配的中枢部分。患者处于左侧卧位时，将刺激电极垂直放置在腰椎上（图 2–30）。这种特殊装置通常在 L_1 和 L_4 水平刺激脊髓。可通过位于手指套顶部的肛塞表面电极或肌内针状电极检测到耻骨直肠肌或外括约肌的诱导反应 [238]。经皮脊髓刺激后运动潜伏期正常值见表 2–5[223]。

L_1 神经和 L_4 神经之间的延迟差异被称为脊髓潜伏期比，这一比例在因神经支配的近端损伤而导致肛门失禁的患者中升高 [241]。这种近端病变可能是由于椎间盘疾病损伤 S_3 和 S_4 的运动神经根造成的，而骨关节炎引起的椎管狭窄也可能干扰近端运动传导过程。此外，耻骨直肠神经的支配可能不是来自阴部神经，而是来自 S_3 和 S_4 运动根的直接分支 [242]，因此，这种肌肉的潜伏期测量只能通过脊髓刺激来完成。

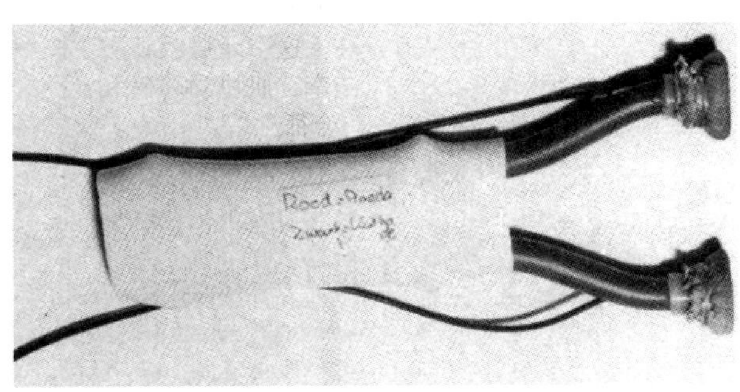

▲ 图 2–30　脊髓刺激器

脊髓刺激和阴部神经刺激后均可记录外括约肌运动潜伏期。

阴部和会阴神经刺激技术用于评估盆底肌肉（即肛管外括约肌和尿道周围横纹肌）的远端运动神经支配。阴部神经末梢运动潜伏期可以通过直肠腔内刺激技术，利用专门设计的一次性装置来测定。该装置固定在研究者手套上，由一个位于尖端的刺激电极和两个整合在其底部的记录电极组成（图 2–31）。患者取左侧卧位，食指进入直肠，指尖与两侧坐骨棘接触。在发出方波刺激后，通过记录电极检测到的外括约肌收缩迹象，从而显示阴部神经的准确定位。发出超最大刺激后，测量刺激和外括约肌收缩之间的潜伏

表 2–5　脊髓和阴部神经刺激后运动潜伏期正常值 [223]

刺　激	收缩反应	潜伏期（ms）
L_1 神经	耻骨直肠肌	4.8±0.4
	外括约肌	5.5±0.4
L_4 神经	耻骨直肠肌	3.7±0.5
	外括约肌	4.4±0.4
阴部神经	外括约肌	1.9±0.2

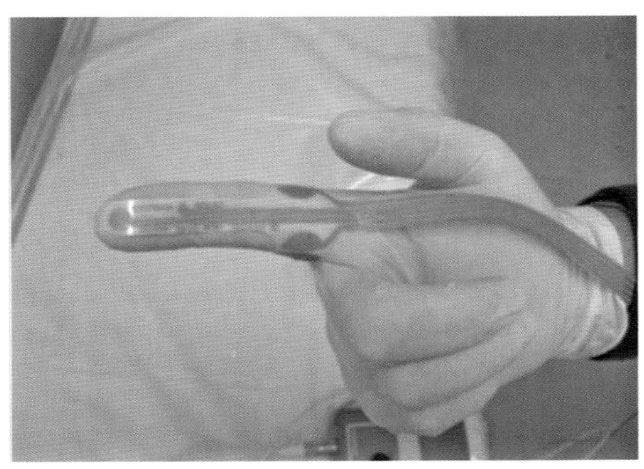

▲ 图 2–31　该装置固定在研究者的手套上，由一个位于尖端的刺激电极和两个整合在其底部的记录电极组成

期（图 2–32）。正常阴部神经末梢运动潜伏期为 1.9 ± 0.2ms（表 2–5）[223]。在肛门失禁（伴或不伴直肠脱垂），直肠溃疡综合征和外伤性外括约肌断裂等盆底疾病患者中，该数值会升高。同样的现象也出现在顽固性便秘患者身上。然而，这种阴部神经潜伏期的增加在大便失禁患者中最为显著[238]。另外，这种技术还可以检测到通常无症状的阴部神经隐匿性损伤。

(5) 会阴神经末梢运动潜伏期：类似的技术可以用来确定阴部神经会阴分支远端运动潜伏期，方法是测量从会阴部神经刺激到尿道周围横纹肌的潜伏期。通过安装在膀胱导管上的尿道内的电极记录尿道周围括约肌的反应。神经刺激技术已被用于盆底疾病患者，特别是肛门失禁的研究。也已证明，其在确定传导延迟位置和研究耻骨直肠肌和外括约肌的神经支配差异方面是有用的。

10. *超声检查*

超声与测压相结合是另一种评估肛管直肠角和耻骨直肠肌功能的方法[243]。该技术使用直肠中注满水的 Lahr 球囊作为对比，以置于阴道后壁的阴道超声探头测量耻骨直肠肌静息及最大自主收缩时的肛管直肠角。患者在妇科检查台上以 45° 仰卧位进行角度测量。实验时，在失禁患者和对照组中发现了明显不同的结果。这种技术的优点是它避免了辐射，且允许更长的观察时间。与放射直肠造影相比成本更低，而且数据是互补的。

肛管腔内超声检查可发现肛门直肠手术后的括约肌缺损。Felt–Bersma 等研究了 50 例进行了痔疮切除术（n=24）、肛瘘切除术（n=18）和内括约肌切开术（n=8）后的患者。肛管括约肌缺损 23 例（46%），其中内括约肌缺损 13 例，外括约肌缺损 1 例，复合括约肌缺损 9 例，但 70% 的括约肌缺损患者未出现症状。这对评估大便失禁患者有临床意义。

（四）临床应用

肛管直肠区的生理学研究在许多肛肠疾病的诊断和治疗中起着越来越重要的作用。Schuster[105] 指出直肠括约肌研究可以用来：①研究肛肠疾病的生理和病理生理学；②作为一种敏感的工具来检测代表疾病早期征兆的功能异常；③用于临床疾病的鉴别诊断；④评估对某些临床疗

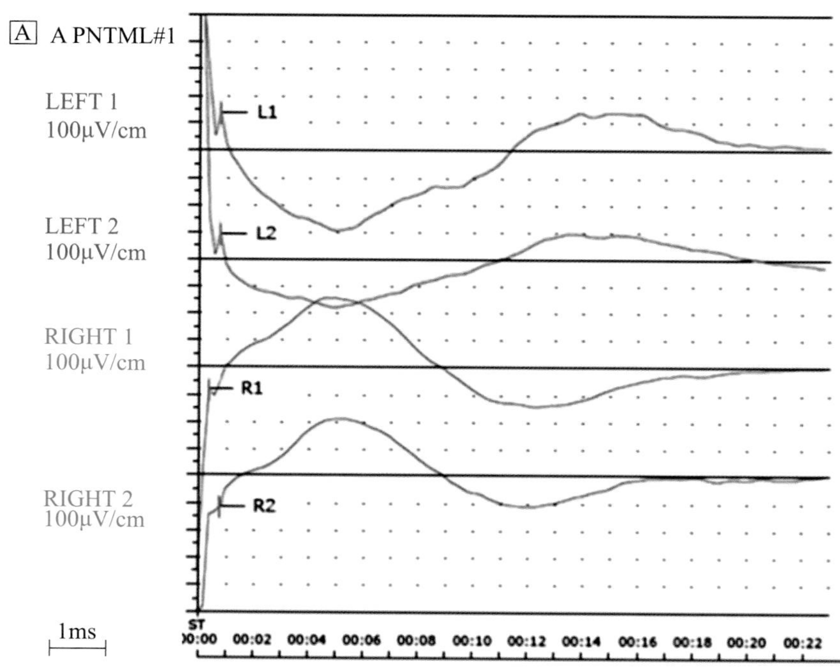

◀ 图 2–32　给予超最大刺激后，测量刺激与外括约肌收缩之间的潜伏期

法的即时反应；⑤评估长期进展；⑥作为治疗本身不可分割的一部分（如在操作性条件反射中）。另外，有人认为肛肠生理学测量不符合有意义的临床检验的标准，因为：①临床医生无法广泛使用；②无法建立一个可重复的正常范围；③检测异常并不总与疾病本质相关，也并非总能解释症状；④结果通常对诊断和治疗没有帮助；⑤并且治疗后的临床结果与检测结果的改变不相关[245]。此外，对疾病的治疗更多可能是经验性的或理论性的，合理的治疗依赖于对基本生理和病理生理的理解。有鉴于此，下述内容对其具体应用和潜在的临床意义进行概述。对于一些生理信息可能有助于治疗的特殊疾病，其可能出现的一些异常情况的细节也在各自章节中进行了相关描述。Wexner 和 Jorge[246] 对 308 例排便功能障碍患者进行了生理学检查。仅通过病史和体格检查就确诊了 8% 的便秘，11% 的肛门失禁，23% 的顽固性直肠疼痛患者。生理检查后，对应的数字分别为 75%、66% 和 42%。其中，67% 的便秘患者和 55% 的肛门失禁患者通过生理学检查诊断为可治。

（五）肛门失禁

对于这种会导致社交障碍的疾病，多种检测技术，包括肛管直肠测压、肌电图和神经刺激技术等均已用于其诊断，以更好地明确失禁的确切原因。例如，肛门测压可以区分内外括约肌中的哪一种是引起失禁的主要原因。这一点非常重要，因为若症状仅由内括约肌功能障碍引起，患者可能无法从括约肌修复术中获益。

测压技术在大便失禁患者中的临床价值受到质疑。例如，一项研究发现，43% 的失禁患者的 MRAP 和 MSAP 值都“正常”。相比之下，9% 的肛门节制力正常人群有 MSAP 较低[179]。基于此结果作者得出结论，肛门失禁不能仅通过肛管直肠测压来进行评估。

Penninckx 等[247] 描述了球囊保留试验（balloon-retaining test），该试验内容为：患者取坐位，逐步填充可扩张直肠内球囊并监测球囊内压力，要求患者尽可能长时间地保留球囊，并报道最初的、可持续耐受的以及最大可耐受的感觉水平。球囊用于模拟半固态和固态粪便。作者认为，与直肠盐水灌注试验和肛管测压法相比，该试验是一种更为接近实际情况的评价方法。其能同时评估直肠储存功能、感觉功能和括约肌功能，并客观评估不同治疗方法对失禁患者的疗效。

Perry 等[248] 利用一个复杂的计算机模型开发了一种能生成肛门压力向量描记图的测压技术，用于检测肛管括约肌损伤。异常对称性指数甚至能够检测出隐匿性肛管括约肌损伤。Perry 等认为向量对称指数可能有助于判断哪些失禁患者应接受括约肌修复术。

肛管腔内超声检查有助于发现隐匿性括约肌缺损。自从引入这项检查技术之后，人们对大便失禁的发病机制、检查和处理的观点发生了巨大的变化。众所周知，经阴道分娩的女性中有 0.5%～2% 会遭受Ⅲ度会阴撕裂的痛苦。这种损伤的初次修复往往是不充分的。根据 Sultan 等[249] 报道，在Ⅲ度撕裂得到修复的女性中，有半数存在大便失禁或排便急迫的症状，其中 85% 的患者通过肛管腔内超声检查可以确定存在括约肌缺损的情况。超声检查还显示，每 3 名分娩的初产妇中就有一名出现累及一种或两种括约肌的永久性缺损[250]，而对于 90% 患有肛门失禁的女性，其唯一明显的致病因素就是产科损伤，并存在累及一种或两种括约肌的结构异常问题[251]。目前一致认为，分娩是造成成年健康女性大便失禁的最常见原因。而在许多患者中，生物反馈疗法在纠正，或至少改善肛门失禁方面是有效的。

1. 便秘

对于严重慢性便秘、巨直肠、巨结肠或先天性巨结肠症的患者，肠道传输功能检查和肛管测压的应用可以更好地定义其功能障碍程度。生物反馈已用于治疗某些便秘患者。

2. 直肠脱垂

该疾病在测压和肌电图检查中存在一些异常，但对于其价值尚未达成一致意见。Hiltunen 等对一些相互矛盾的研究进行了探讨[252]。

3. 直肠前突

对直肠前突女性的排粪造影研究显示，在排便过程中，直肠盲袋会像疝囊一样被填满。

4. 孤立性溃疡综合征

显示出肌电图异常，其特征是耻骨直肠肌过度活跃，在力排时没有松弛反射。

5. 会阴下降综合征

几种压力异常的情况已被描述。在放射影像学检查时，可见会阴底下降，肛门直肠角变钝的现象。应谨慎解释该结果。Skomorowska 等[253]注意到，静息时盆底位置正常的患者，在力排时会阴可能会出现大幅下降，而在静息时会阴位置异常的患者在力排时却可能表现出正常下降。这一观察结果表明，功能异常的首发征兆可能是在力排时下降幅度增加，随后才出现静息时下降。

6. 肛裂

几乎所有的慢性肛裂患者都会因肛管内括约肌活动增加而引起肛管内压力升高。肛管直肠动态测压显示，在肛裂患者中，肛管内括约肌张力增高的现象在白天持续存在，而在睡眠中消失[254]。超慢波的压力波动是肛管内括约肌肌源性活动增强的另一表现。当通过人工扩张[255]或侧方内括约肌切开术降低高肛压时，这些超低波会消失[184]。越来越多的证据表明，内括约肌张力的增加减少了肛裂处的微血管灌注，而肛门收缩压的降低改善了后正中线处肛周皮肤的血流，最终帮助肛裂愈合[256]。这些发现证明了肛裂源于局部缺血。

7. 痔疮

内痔患者的电生理和测压研究表明，内痔的发病机制可能与内括约肌节律紊乱有关[257]。

8. 肛管直肠畸形

肌电图技术已被用于术前测定先天性肛门闭锁患儿的外括约肌位置，因此，如果计划进行直肠拖出术，其可以协助确定直肠拖出的恰当位置。脊柱裂和马尾损伤可能伴有肛管直肠区域的平滑肌和横纹肌功能紊乱。

9. 老化问题

球囊研究表明，在老年人群中，直肠对扩张的敏感性逐渐下降。

10. 结肠肛管吻合术

进行超低位吻合的保肛手术可导致不同程度的肛门节制力改变。其原因包括肠道可扩张性降低、不同程度的缺血和肛管压力降低。事实上，在某些患者中失禁是暂时性的，这是由于直肠肛门抑制反射最初消失而后又重新出现，这可能与新直肠顺应性随着时间的推移而改善有关。

11. 肛瘘

肛管测压已被用于对接受肛瘘修复手术的患者的研究中。与外括约肌保留者相比，外括约离断者的肛管压力显著降低。

肛门节制障碍与肛管静息压异常降低有关[258, 259]。

12. 创伤

在括约肌修复手术计划中，肌电图和超声检查可用于确定是否有足够的肌肉量来完成满意的修复。

13. 盆腔储袋

术前对肛管括约肌机制的研究可能有助于确定患者在储袋－肛管吻合术后是否能维持良好的肛门节制。研究证明储袋容积与漏便相关[260]。排粪造影（储袋排泄造影）已被用于评估术后功能[261]。术后功能较差的原因是储袋充盈过快和排空障碍，导致排便次数增加[262]。回肠肛管吻合术后肛门节制功能变差与外括约肌肌电图异常相关[263]。根据他们对回肠肛管吻合术后患者的研究，Beart 等[264]认为，在回肠肛管吻合手术后，如果肛管外括约肌功能正常（他们发现这种手术可以保留正常外括约肌功能），那么，肛门节制并不取决于是否存在正常黏膜或直肠肛门抑制性反射是否正常，而是与储袋容积、顺应性及肠道内在收缩的频率和强度有关。

14. 炎症性肠病

炎症性肠病患者，尤其是处于活动期者，其直肠可扩张性降低，这可能是肌肉顺应性降低或敏感性升高的结果。对直肠容量下降程度的了解对预测哪些克罗恩病患者可能会从回肠 – 直肠吻合术中获益具有实用价值[103]。

15. 缺血性大便失禁

Devroede 等[103]描述了缺血导致的大便失禁。他们结合了病史、肛管测压、动脉造影、钡剂灌肠和病理活检等结果来定义此疾病。

16. 脊髓病变

脊髓病变患者的排便功能障碍是常见的。Tjandra 等[265]对 12 名有显著脊髓病变的患者进行了研究，他们具有便秘、粪便嵌塞和大便失禁的混合症状。肛管腔内超声检查评估，没有一个患者有括约肌缺损。其中 8 例患者有脊髓外伤，其他病变包括脊柱裂、脊髓空洞症、蛛网膜囊肿、腹主动脉瘤修复术后脊髓缺血等。脊髓病变患者的肛管平均静息压和肛管最大收缩压分别为 46mmHg 和 76mmHg，而健康对照组的肛管平均静息压和肛管最大收缩压分别为 62mmHg 和 138mmHg。有 11 名患者的阴部神经末梢运动潜伏期延长，其中 2 名为单侧，9 名为双侧，且此 9 名患者的直肠肛门抑制反射均消失。

17. 其他

罕见病如硬皮病、皮肌炎、肌营养不良等也可供研究。

第 3 章　结直肠肛门疾病的诊断

Diagnosis of Colorectal and Anal Disorders

David E. Beck　著
林国乐　译
傅传刚　校

摘要：本章将讨论结直肠和肛门疾病诊断中的重要因素，包括患者病史、家族史、症状、体格检查、影像学检查和粪便检查等

关键词：诊断，结直肠疾病，肛门疾病，家族史，体格检查，影像学检查，大便检查，潜血检查

一、病史

病史询问在结直肠肛门疾病的诊断中十分重要。病史中叙述常包含许多的症状和体征，适当的问诊有助于聚焦诊断，缩小鉴别诊断的范围。

（一）症状

1. 经肛门出血

直肠显性失血的临床意义因临床情况的不同而异。使用 Medline 文献检索结果，一般人群中直肠出血的发生率每年约为 20%；在全科门诊就诊的患者中约 6‰，而转诊医疗门诊中约 0.07‰[1]。直肠肛管失血对结直肠恶性肿瘤的预测价值在一般人群中小于 1‰，在全科门诊就诊的患者中约为 0.2‰，在转诊患者中高达 360‰。

出血的特征常提示诊断。鲜红色滴血，与粪便分离，常与内痔出血有关。厕纸上的血通常与肛裂或肛管磨损有关。黑粪可由右半结肠或上段胃肠道病变引起。血液伴黏液通常提示低位直肠癌，或更常见的是炎性肠病，如溃疡性结肠炎或克罗恩病。如果可见明显血凝块附着于大便，通常是结肠来源。

2. 疼痛

下段肛管主要由躯体神经支配，肛管任何病变引起的疼痛都可能被描述为尖锐、灼烧或刺痛。发生在排便期间和排便之后的剧烈肛门直肠疼痛，通常与肛裂或肛管磨损有关。里急后重感是一种急迫和想要排便的复杂症状，常与肛管直肠的炎症或肿瘤有关。与肛周脓肿相关的疼痛通常被描述为持续性搏动性疼痛。当患者咳嗽或打喷嚏时疼痛加剧，常与括约肌间脓肿有关。

直肠肛管疼痛常被描述在骶部，通常与排便有关。与肛提肌痉挛或双侧直肠肌痉挛（直肠肌肉痉挛）相关的疼痛可描述为具有短时间压迫感或与活动、排便无关的刺痛。直肠疼痛也可由盆腔血管的动脉瘤样扩张或直肠后部肿瘤引起，通常表现为胀痛。尾骨区痛通常由尾骨韧带或骨膜的损伤或骶前囊肿炎症引起。

腹痛往往是非特异性的。盲肠疼痛通常位于右下腹，而乙状结肠疼痛位于左下腹。下段直肠

部位的疼痛可能是乙状结肠引起的，而起源于直肠本身的疼痛通常位于会阴，很少发生在上腹部。左半结肠梗阻致回盲部扩张可表现为右下腹疼痛。应确定疼痛的性质、持续时间及与进食的关系。

由结肠引起的腹痛，可能与结肠内病变或结肠过度收缩或扩张有关，也可能与结肠炎症引起的腹膜刺激相关。当肠系膜被牵拉时，患者就会感到疼痛，在进行直肠乙状结肠镜或结肠镜检查时也会发生。当结肠与侧腹壁粘连时也可发生疼痛。体表牵涉性疼痛部位的确定原则与其他部位的牵涉性疼痛相同：来自结肠的疼痛一般位于耻骨联合上方，直肠疼痛一般可以定位至骶部。

肛肠疾病累及肛提肌上间隙时，也可表现为腹痛。因为这个间隙以腹膜为“顶”，化脓过程可能导致腹膜刺激的征象。

3. 排便习惯改变

正常的排便频率每天3次至每周3次不等[2, 3]。对患者来说，便秘可能意味着各种病理情况，如大便次数减少、粪便干结或难以排出。为了明确是否需要进一步检查，了解便秘持续的时间，最近发生还是慢性发展十分重要。便秘也可由盆底肌肉功能紊乱引起。

腹泻是许多胃肠道疾病的共同症状，医师应确定腹泻的时间、量、性质和频率。清亮的水样泻可由直肠分泌性绒毛状大腺瘤引起。黏液血性腹泻可能提示炎症性肠病。手术操作如迷走神经切断术，胆囊切除术，胃或小肠切除术可能改变胃肠道蠕动、吸收和分泌功能，从而影响排便习惯。因病态肥胖而做过空肠旁路手术的患者常罹患众多与腹泻相关的直肠肛门问题。

4. 异常分泌物

由结肠和直肠黏膜杯状细胞分泌的黏液，许多情况下可在粪便中见到。可以是正常产生黏液[1]，或直肠绒毛状腺瘤的早期症状[2]，或早期大肠疾病的迹象[3]，或由化学刺激物引起[4]。缓冲磷酸盐灌肠剂（如磷酸苏打）可引起肠道较大反应，使用该灌肠剂后进行内镜检查可看到额外的黏液。与出血相关的黏液可能是肿瘤或炎症过程的标志。

除非患者罹患大便失禁，黏液通常不会从肛门流出。内衣裤污秽可能是直肠黏膜脱垂、痔切除术后外翻或绒毛状腺瘤黏液分泌过多的表现，脓性分泌物是感染的表现，脓性分泌物和疼痛是肛门直肠脓肿的特征，而无痛性脓性分泌物更可能是由于瘘管引起。脓性分泌物排出提示淋球菌性直肠炎或自行引流的括约肌间脓肿。

粪便污染内衣裤通常无症状，但也可能是肛肠手术后早期的表现之一，如痔切除术、内括约肌切开术和瘘管切开术。粪便污染衣裤老年人比较常见，不能被误认为大便失禁。

5. 肛周肿胀

确定肛周肿胀是否伴有疼痛、出血或脓性分泌物十分必要。肿胀可能是间歇性的，如脱垂肥大的肛乳头引起，如果肿胀与发热和寒战有关，应怀疑肛管直肠脓肿。肛周边缘肿胀通常是血栓性外痔引起，发展相当快，如果合并溃疡，则会引起疼痛和阵发性出血。

6. 瘙痒

肛周瘙痒（常为剧烈的瘙痒）是与肛管直肠疾病相关的常见症状。最常见于大便不洁，不能正确地清洁排便区域的患者。瘙痒也可能与肛门处伤口愈合有关，严重的瘙痒通常与黏液性分泌物有关，肛门周围皮肤伴有溃疡时可能出现血污。应着重询问患者抗生素的使用情况，因为这些药物可能是引起肛周瘙痒的原因。成人患者中较为罕见的瘙痒是由蛲虫感染引起，大多有与受感染儿童接触史。

7. 脱垂

在询问肛管脱垂患者病史时，应确定脱垂是仅在排便时发生，还是单独发生。单独发生的脱垂可能是肥厚的肛乳头或全直肠脱垂。也应了解脱垂是否可以自行回纳，还是必须用手帮助回纳？这可能表明脱垂的严重性。患者通常能说出脱垂肿块的相对大小，这些信息有助于诊断。最常见的脱垂是直肠黏膜脱垂与痔脱垂，必须与直肠脱垂相鉴别。肥大的肛乳头、直肠息肉可以从肛门脱出，通常见于幼年性息肉患儿或有较大绒毛状腺瘤的老年患者。

8. 失禁

对于先前肛肠手术后出现大便失禁的患者，必须充分关注手术过程的细节。经产妇女，应着重了解产科病史，包括会阴切开相关的任何并发症、分娩的性质和类型。卧床老年患者，粪便长期嵌塞可能是充溢性失禁的原因。

9. 体重下降

应着重注意短期内体重下降，无明显原因（如节食）的体重快速下降提示胃肠道疾病或恶性肿瘤的可能。

10. 排气异常

绝大多数患者都通过肛门排气，所以必须确定是否有过多的排气，还只是对正常肛门排气的异常感觉。肛门排气来源于胃肠道内的气体被吞下或是肠道内细菌作用，大多数排气增加的患者有饮食不规律，以致产气物质过量摄入，而非来源于特定的胃肠道疾病。大多患者不知道的是，肠道内的细菌发酵过程一直在进行，其状态通过简单的测试即可了解（让患者只摄入 24h 的清洁流质饮食，观察治疗测试后的排气量）。通常情况下，当胃肠道中没有过量的食物时，几乎不会产生额外的气体。另一个简单的测试是询问患者肠道排空后进行钡灌肠检查当天是否有排气。患者通常会表示开始时没有排气。

Levitt[4] 的研究表明，氢气和甲烷仅由细菌产生，不是人体自身细胞的代谢产物。他还证明在禁食状态下氢元素的产生可以忽略不计；结肠细菌似乎依赖于摄入的可发酵底物（糖类）来产生氢。某些蔬菜（特别是豆类），含有高浓度的难以消化的低聚糖，这些低聚糖即使对正常人来说也不可吸收。二氧化碳可以通过细菌发酵或碳酸氢盐与酸的反应中产生。从理论上讲，一次普通的进食可以产生几百毫克的酸，从而产生 4000ml 的二氧化碳。虽然过多的气体被认为是功能性腹痛的常见原因，但几乎没有确凿的数据支持这一假设。通过阴道或尿道排出气体通常表示与胃肠道产生了瘘管。膀胱内的产气微生物偶尔可能导致无瘘管性气尿，但在非糖尿病患者中十分罕见。膀胱镜检查或尿管置入术可以解释短暂的空气进入。如果有明确的气尿史或阴道排气史，必须进行完善的胃肠检查。

11. 厌食

厌食是指对食物缺乏或失去食欲。通常，这种食欲的改变是由心理因素引起的，如抑郁、焦虑；也可由诸如洋地黄制剂、磺胺嘧啶和抗高血压药引起。厌食症是急性病毒性肝炎或肝癌患者的常见症状。短期食欲降低可以带来许多变化，包括血糖、游离脂肪酸和氨基酸浓度的变化；因胃肠道扩张而引起的神经活动的改变；或各种激素的浓度改变，如胰岛素、胰高血糖素、铃蟾肽和胆囊收缩素[5]。癌症患者导致厌食和食物摄入量减少的因素包括肠梗阻，放疗、化疗引起的恶心和呕吐、味觉改变和口腔溃疡等。

（二）其他疾病

炎性肠病常伴肛门直肠疾病，任何有肛门直肠疾病的患者都应追溯是否有炎性肠病病史，糖尿病偶尔伴有夜间腹泻，消化性溃疡患者可能正在服用会改变大便稠度（变硬或变松）的抗酸剂。

（三）既往用药

要全面评估症状，必须确定患者正在服用的药物情况（处方药和非处方药）。任何具有肠道不适主诉的患者均需询问是否具有服用泻药史。另外，还应全面了解患者药物过敏史。

（四）家族史

患者排便习惯常与父母相似，家族性痔疮病史常见于直肠黏膜脱垂的患者，肿瘤相关家族史应着重询问。在一项使用了来自犹他州人口数据库数据的病例对照研究中，结肠癌一级亲属罹患结肠癌的风险增加[6]；男性的风险比（OR）为 2.51，女性为 2.90。Ⅱ期或Ⅲ期结肠癌的风险从 25% 增加至 52%。50 岁之前诊断患者比 50 岁或 50 岁以上诊断的患者有更大的家族史风险。患有乳腺癌（OR=1.59）、子宫癌（OR=1.50）、卵巢癌（OR=1.63）或前列腺癌（OR=1.49）的女性一级亲属患结肠癌的风险明显增加。患有乳腺癌（OR=1.30）、子宫癌（OR=1.96）或卵巢癌（OR=1.59）的男性一级亲属患结肠癌的风险也会增加。

St John 等[7]在澳大利亚墨尔本的一项研究也发现，结直肠癌患者的一级亲属患结直肠癌的风险增加。根据美国国家肠道息肉研究工作组的数据[8]，与 60 岁及以上获得诊断的患者相比，60 岁前确诊腺瘤患者的兄弟姐妹患结直肠癌的相对危险度为 2.59。患癌风险随诊断年龄的减小而增加（$P < 0.001$）。父母一方为结直肠癌患者的兄弟姐妹患癌的相对风险为 3.25。因此，患有结直肠腺瘤性息肉患者的兄弟姐妹和父母患结直肠癌的风险增加，特别是患者 60 岁之前被诊断结直肠腺瘤，或在兄弟姐妹中，父母一方患有结直肠癌时[8]。以上数据均支持结肠癌和直肠癌风险增加的个体应该定期筛查的建议。

（五）出血倾向

术前，应排除有出血倾向病史，简单地询问即可揭示血友病诊断。还应询问患者是否正在服用阿司匹林、华法林（香豆素）和其他非甾体抗炎药等导致出血的药物。

（六）接触史

在记录病史时，还应注意患者最近是否从热带国家（可能接触过某些寄生虫病），或西非等地回来（接触埃博拉等传染病患者）。

特别是当患者如果有肛交史时，性接触史的询问十分重要，使医师考虑性病、人类免疫缺陷病毒（HIV）和（或）获得性免疫缺陷综合征（AIDS）的诊断。

二、体格检查

咨询室、检查室和内镜室的设置和组织会根据不同医疗机构对结直肠肛门疾病的诊断而有所不同。一些检查室主要是为诊断评估而设计的，另一些是为执行小型手术而设置的。然而，必须设定适当的环节来完成完整的结直肠检查。

（一）房间

应配备检查必备物品：吸尘系统、良好的便携式照明灯或头灯、卫生间、洗涤槽。重要的是，器械需要在外科医生容易拿到的地方，但器械要放在患者看不到的地方，避免患者发现这些器械而产生不必要的焦虑。

（二）设备

最好使用直肠镜观察台。桌子可以折叠摆放，也可以平放，桌子的高度可以根据需要调整。如果上述设备均不具有，任何桌子（至少 3 英尺高）或担架均可以代替使用。

良好的光线对有效的肛门直肠检查很重要，为此，市面上有多种灯可供选择，头灯方便，节省空间；带轮的支架高灯同样是较佳选择。完整的照明设备是另一种选择。

Vernon-David 肛门镜是肛门直肠检查的理想检查器械（图 3-1）。它没有标准的肛门镜那么大，标准的肛门镜延伸至肛管，因此常导致对痔核大小的低估。中等大小的 Hinkel-James 肛门镜是一种良好的用于痔疮橡皮筋结扎术的器械，但它在检查肛管方面的作用较小（图 3-2）[9]。

1. 直肠乙状结肠镜

直肠乙状结肠镜有 3 种型号可供选择（图 3-3）。直径 19mm 长度 25cm 的范围是标准尺寸，常应用于息肉的切除或电凝。直径 15mm 长度 25cm 的检查镜是一般结直肠检查的理想尺寸。患者的耐受性更好，较少引起直肠痉挛，从而使空气流量可至最小，但仍能像标准尺寸检查镜一

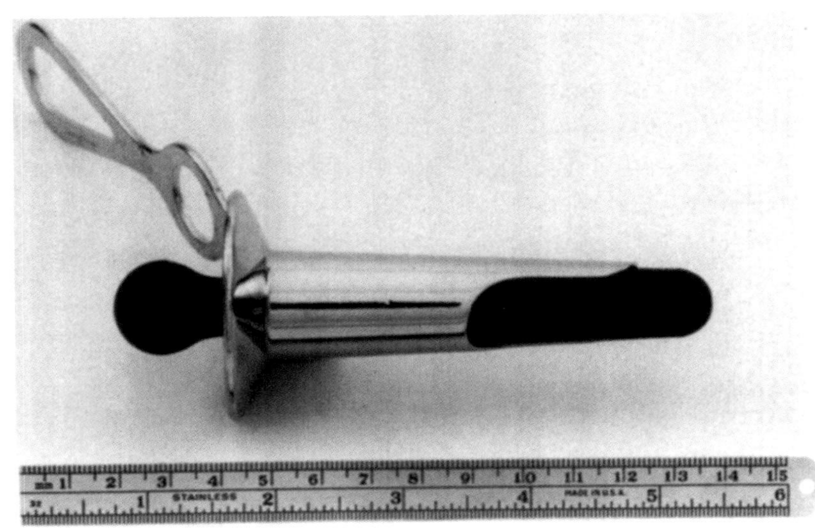

◀ 图 3-1　**Vernon-David 肛门镜**

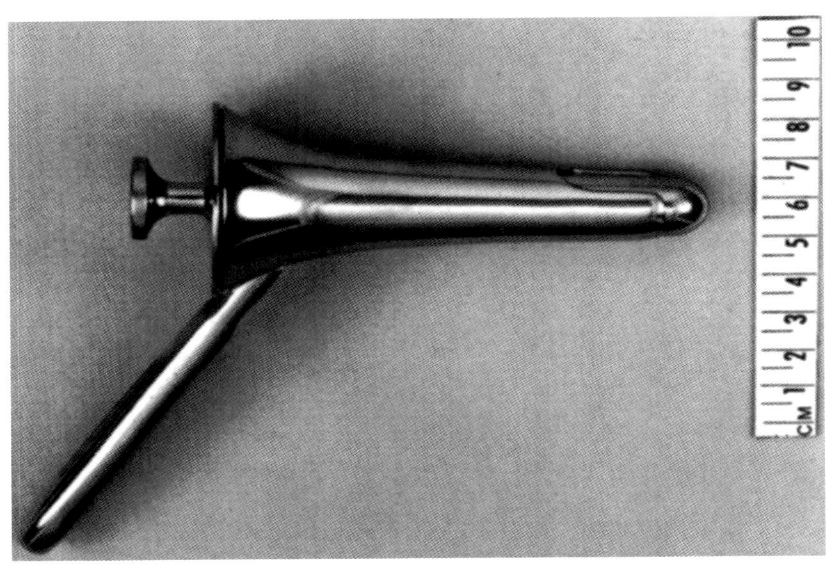

◀ 图 3-2　**Hinkel-James 肛门镜**

样充分。直径 11mm 长度 25cm 检查镜可应用于检查患者是否有肛门直肠狭窄（如克罗恩病）。最近，一次性标准大小的直肠镜也成为常规检查的首选之一。

2. 软质光纤乙状结肠镜

标准的软质光纤乙状结肠镜（FFS）长 60cm（图 3-4）。它具有结肠镜的所有特征。由于软性乙状结肠镜的长度较短，其成本、维护和耐用性都比结肠镜更佳。

3. 结肠镜

结肠镜检查 1970 年投入临床使用，已成为结直肠外科的重要组成部分。其适应证、设备和使用流程将在第四章讨论。

4. 辅助设备

带绝缘轴的球头电极常用于直肠或乙状结肠小息肉的镜下电凝（图 3-5A）。带吸力的凝固电极用于凝结出血区域，如直肠黏膜活检或病变导致的出血（图 3-5B）。它的用途更广，因为在凝结过程中，渗血可被吸干，产生的气体和烟雾也可被轻易消除。使用过程中应利用配套线或针将组织或血液阻塞推出绝缘轴。

市场上目前有两种类型的电灼圈套线（图 3-6）。一种称为 Frankfeldt 网的圈套线已经在临床上使用较长时间，它适合圈套中小型的息肉。

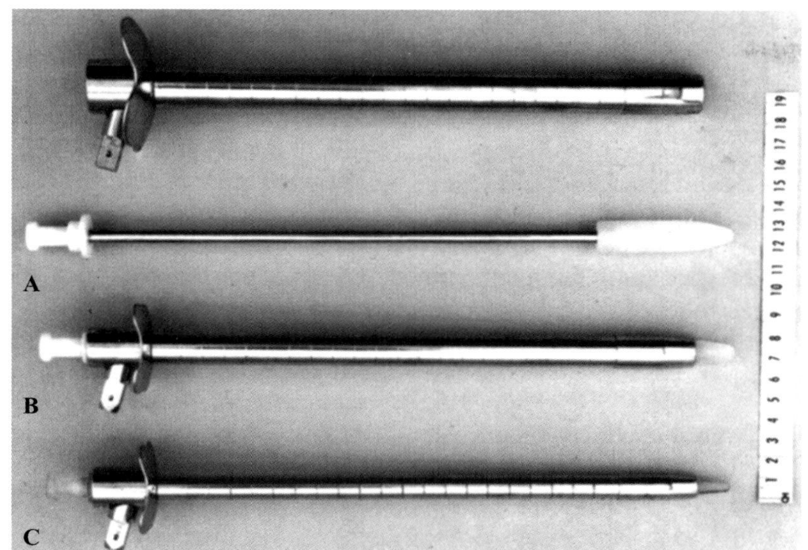

◀ **图 3-3　直肠乙状结肠镜**

A. 19mm × 25cm；B. 15mm × 25cm；C. 11mm × 25cm

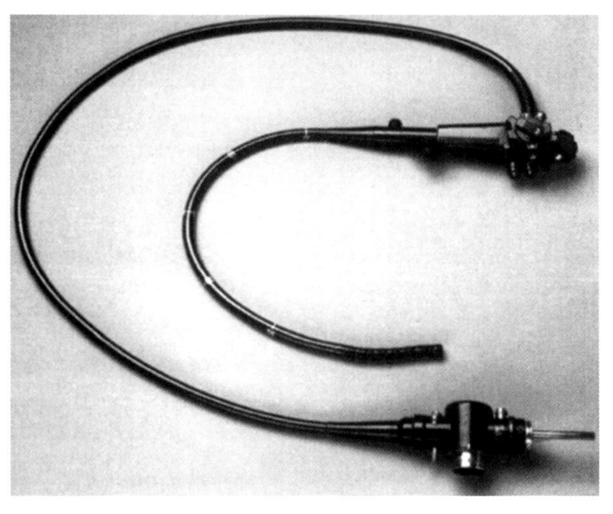

▲ **图 3-4　软质光纤乙状结肠镜（FFS）（60cm）**

软线圈套器的线圈较大，使用方便，尤适用于较大的息肉或分段圈套；然而，这种圈套线过软，容易弯曲。应预备多个圈套线以备使用[10]。

目前临床上有杯状钳和 Turrel 活检钳两种类型的活检钳用于直肠乙状结肠镜检查。这两种活检钳均适合于直肠病变或直肠黏膜的活检。得到的标本大小大多在 5～8mm 之间。由于体积较大，通常需要电凝止血。可使用鳄嘴形活检钳取出息肉或异物（图 3-7）。

使用肛管直肠探子探查肛瘘或窦道会引起相当剧烈的疼痛，应在手术室麻醉状态下进行，带槽的 Lockhart-Mummery 瘘管探子适用于诊断和

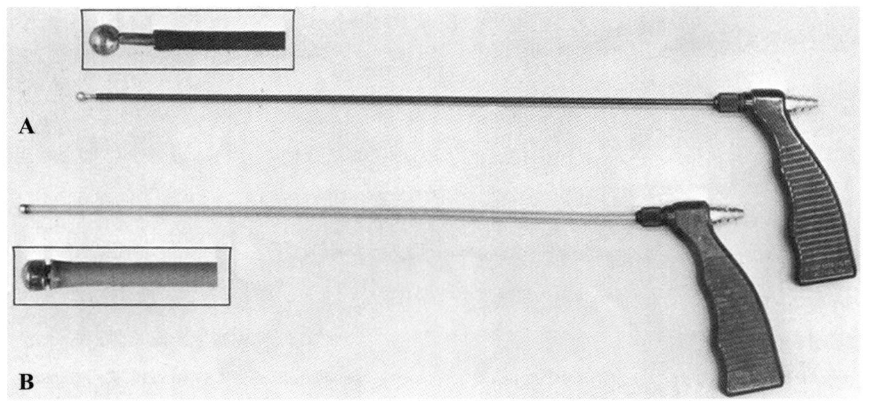

◀ **图 3-5　电凝器械**

A. 球形电凝器；B. 带吸引器的电凝器

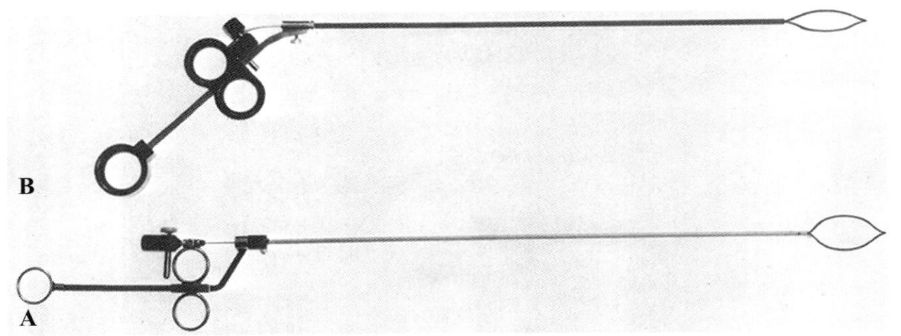

◀ 图 3-6　经直肠乙状结肠镜行息肉切除术的套扎装置

A. 硬质线圈套扎；B. 软质线圈套扎

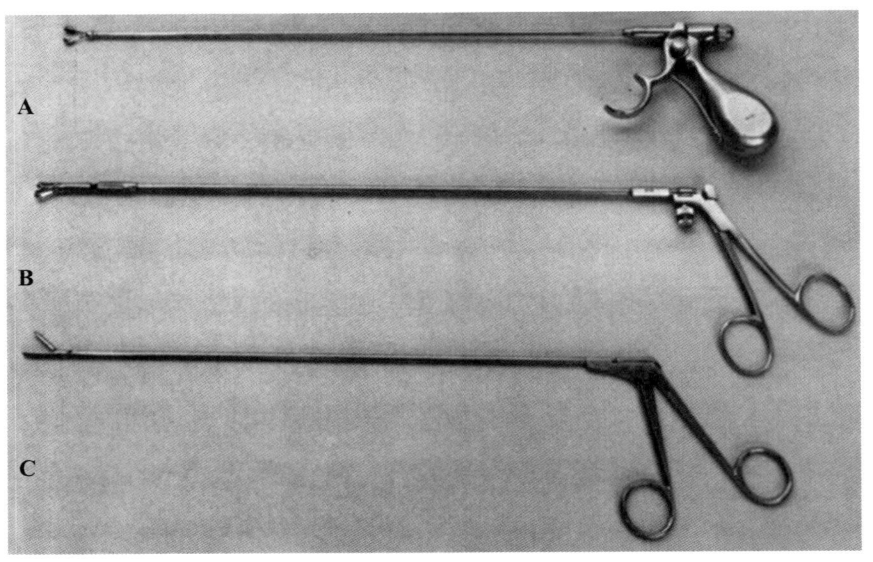

◀ 图 3-7　活检器械

A. 杯形活检钳；B. Turrel 活检钳；C. 鳄嘴形活检钳

在瘘管手术中应用（图 3-8）。

5. 橡皮筋结扎器械

橡皮筋结扎器械，包括结扎器、O 形环和钳子，使用起来方便快捷（图 3-9）。使用时应准备多把钳子；但是通常一把艾利斯钳子即可满足。也可以使用带负压抽吸痔的结扎器，优点是不需要助手就可以结扎（图 3-10），另一个优点是只将多余的黏膜吸入杯槽中结扎。

6. 硬化治疗器械

硬化治疗需要装有 5% 苯酚和植物油或 5% 奎宁和尿素盐酸盐溶液的注射器。然而，痔的硬化治疗目前一般被橡皮筋结扎所代替。

7. 其他用品

除上述的必要设备外，还有检查所必需的一些物品。良好的抽吸系统（水或马达抽吸）必不可少，必须提供长的金属或塑料吸引器杆。他们都需要润滑膏。还应提供 2% 利多卡因（二甲苯胺）软膏，特别是对于肛裂或有肛门擦伤的患者。橡胶或塑料手套必不可少（有些人对橡胶手套过敏）。还应提供 1.5～2 英寸 27 号针头、3ml 注射器和局部麻醉剂。手术刀、剪刀、持针器、组织钳和缝合材料也应随时准备好，还需要一个冲洗用注射器或瓶子，好通过直肠乙状结直肠镜进行冲洗。脉动注水装置（即洁碧 1）可以很容易地进行结肠镜或柔性乙状结肠镜冲洗，仪器使用完毕后，必须使用适当的灭菌溶液进行清洗。直肠内有大便时，可使用一次性磷酸盐缓冲灌肠。厕所应该在检查室内或在附近较为理想。检查后需要用软纸巾擦拭掉肛门部位的润滑膏。应提供基本的复苏设备，特别是在小手术时。

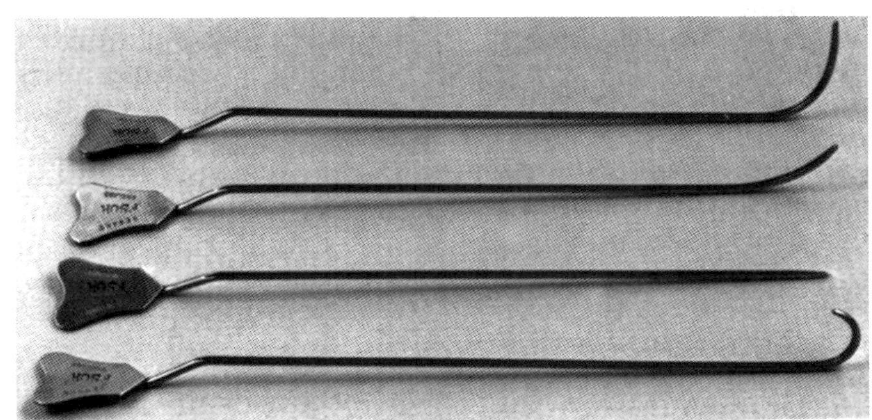

◀ 图 3-8 洛克哈特瘘管

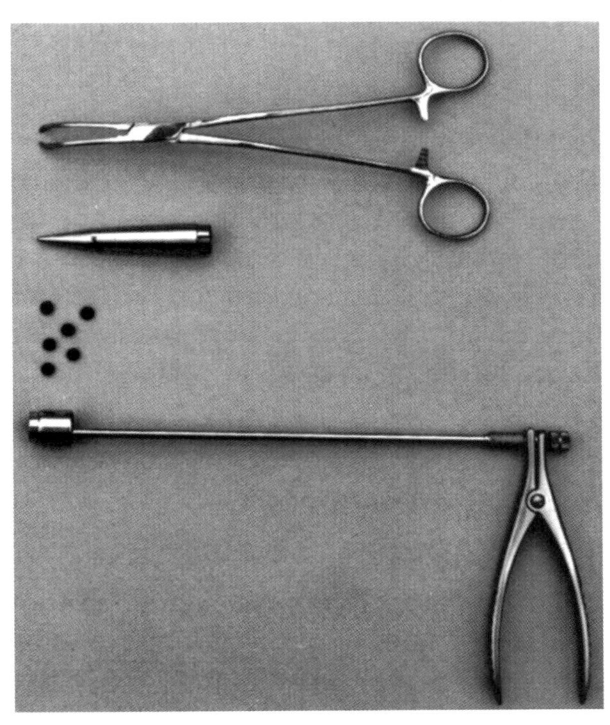

▲ 图 3-9 橡皮筋结扎器械

（三）一般体格检查

1. 腹部

视诊检查，如果腹部不对称，提示可能有腹部肿瘤或内脏增大；腹壁静脉扩张提示门静脉高压或下腔静脉阻塞，非常瘦的患者可以见到腹主动脉瘤的搏动。触诊的目的是检查是否有压痛、腹膜刺激征或腹部肿块。大肠切除术后应检查切口是否愈合，是否有窦或瘘，以及转移性肿块。

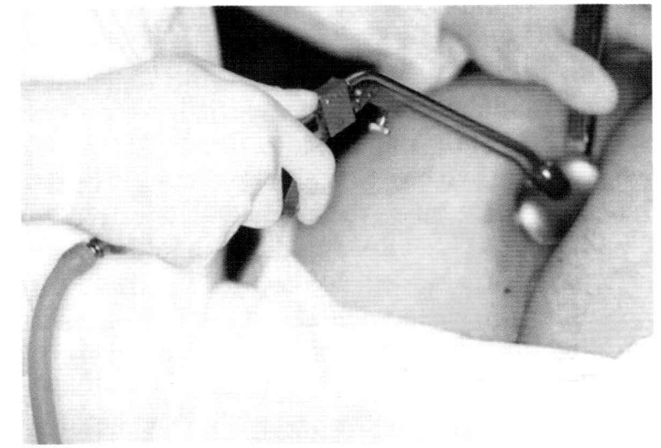

▲ 图 3-10 带吸引器的痔结扎器

2. 会阴

直肠癌最常见的复发部位是骨盆和会阴，随访复查时体检应包括会阴伤口，以确定其是否已完全愈合或有任何窦道、肿块或压痛的迹象。

3. 腹股沟

侵犯齿状线或齿状线以下的直肠肛管癌可能转移到腹股沟淋巴结。因此，应检查并记录有无腹股沟淋巴结肿大。如果直肠肛管病变切除前或切除后淋巴结肿大，需要进一步治疗或改变治疗方法。

（四）直肠肛门检查

1. 体位

虽然直肠镜检查时折刀位最受欢迎，并且在美国广泛使用（图 3-11A），臀部稍微突出检查台边缘的左侧（Sim）卧位同样适合检查，患者更容易接受（图 3-11B）。有急性青光眼、视网膜脱离、严重心律失常、严重虚弱、妊娠晚期和近期腹部手术等情况下，不应使用俯卧式折刀位。

2. 视诊

肛门部位视诊应先于其他检查，良好的照明必不可少。应注意臀部的外观，这些信息可以用来确定患者手术的体位和麻醉剂的方式 [11]。轻柔牵拉臀部获得显露。观察局部是否有皮赘、皮炎、肛缘和肛周皮肤的颜色或厚度的变化等。瘢痕、开放或形状不规则的肛门提示可能有肛门失禁。尤其是在经产妇女，排便用力时肛缘向下突出，提示会阴下降综合征 [12]。患者在侧卧位或坐在马桶上时嘱收紧肛门，直肠脱垂（原发性）表现最明显。当用针扎肛缘时，由于肛门反射，外括约肌会明显收缩，它有助于测试肛周感觉，但局部瘢痕或缺损的区域，或内潜在神经病变可发现感觉障碍。

3. 直肠指诊

开始直肠指诊检查时，食指应该用润滑油软膏充分润滑，手指压在肛门口上以"告知"患者。然后，手指应逐渐插入并扫过肛管周围，以发现任何肿块或硬结。检查男性时，应该能感觉到前列腺，检查女性时，阴道后壁应向前推，以发现直肠前突的任何迹象。无论肛门紧或松，都可以很容易地感觉肛乳头。可以感觉到以前手术造成的内括约肌或外括约肌瘢痕或缺损引起的狭窄。肛门区和肛管内纤维索或硬结提示肛瘘，外括约肌、耻骨直肠肌和肛提肌也可以通过指诊检查来识别。耻骨直肠肌被拉到后象限时，肛门会张开，牵引力释放时会立即闭合 [13, 14]。持续的肛门松弛张口提示胸腰椎区域的反射通路异常，常见于截瘫患者。手指应该轻轻地按压这些肌肉，看是否有触痛。括约肌功能良好的人收缩肛门肌群时，检查者不仅感觉到肌肉对检查手指的挤压，而且感觉到手指被耻骨直肠肌向前拉。

4. 肛门镜检查

肛门镜，顾名思义，就是用来检查肛管的。使用肛门镜可见肛门、齿状线、内外痔及直肠黏膜下部。肛门指诊检查完成前，不应进行肛门镜检查。大多数情况下，此检查不需要灌肠，插入肛门镜时，应始终将密闭装置放置到位。在检查过程中，移除密闭装置并重新插入，将开口旋转到另一个区域。如果使用折刀位，检查台倾斜角度不应超过 10°～15°，如果使用左侧位姿势，助手需要拉起臀部的右侧进行暴露。检查时，要求患者做排便动作，肛门镜滑出以检查直肠黏膜和肛门垫有无脱垂。

5. 直肠乙状结肠镜

虽然标准的直肠乙状结肠镜的长度是 25cm，但平均可以通过的长度是 20cm。在男性中，有 1/2 的机会可以通过 21～25cm，在女性中，1/3 的机会可以超过这个距离 [15]。直肠乙状结肠镜只适用于检查直肠和一部分人的乙状结肠远端。

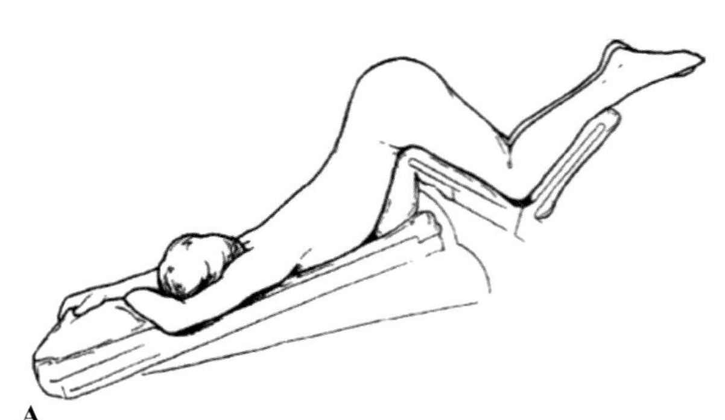
A

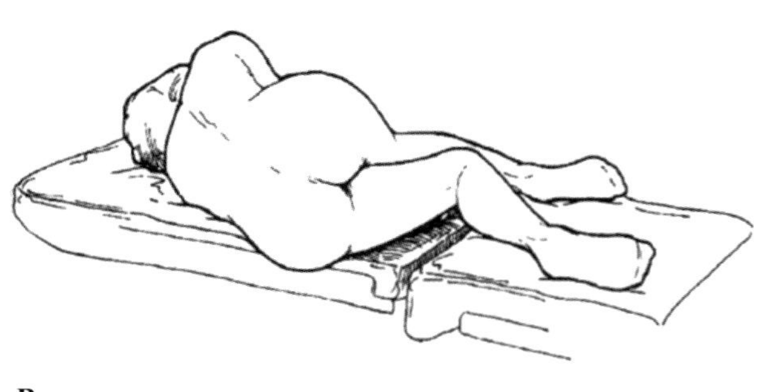
B

▲ 图 3-11 **A.** 倒立俯卧式折刀位；**B.** 臀部稍微突出检查台边缘的左侧卧位

直肠乙状结肠镜检查的疼痛原因来自直肠乙状结肠肠系膜被推向直肠壁和空气灌入。如果操作得当，直肠乙状结肠镜检查应该不会产生任何疼痛或只是轻微的不适。大多数患者害怕检查，因为他们过去对检查过程的不好经历或他们所听到的负面信息。几句安慰的话会有所帮助。由于许多患者在“自下而上”的姿势中感到不体面，因此可以使用左侧体位法来减轻这种感觉。技术：密闭装置就位后，右手拇指保持稳定的情况下，直肠镜对准脐部轻轻地插入肛管4～5cm，然后直肠镜向骶骨倾斜，再向直肠推进4～5cm，移除密闭装置，使肠腔在直视下通过，此时空气灌入量仅限于能打开肠腔所需的量即可。遇到角度时，将直肠镜撤回3～4cm，然后重新调整，可以这样重复数次，以拉直这个角度，如果还是不能进一步推进，则应在此时位置终止该过程。收回直肠镜仪器时要仔细检查，通常此时需要注入少量空气，以使管腔清晰可见，拔出时应旋转直肠镜，以确保能检查整个管腔圆周。黏膜皱褶（休斯顿瓣膜）可以用直肠镜的头端压平，以看到它们后面的区域。

插入的长度应该从肛门边缘开始测量，不要拉伸肠壁。一些医生根据齿状线来测量，这比较麻烦，因为还需要测量到齿状线的距离，并从中减去到肛门边缘的距离。应准确描述黏膜的外观和插入深度。如果发现病变，必须记录其大小、外观、位置和层次。如果进行活检，应注意活检的位置、层次、数量以及是否需要电凝。

理想情况下，磷酸盐灌肠应在检查前2h内给予，如果患者早上有排便，通常不需要灌肠，黏液和水样便容易被吸除，即使有一些成形的粪便，直肠镜也可以在粪便和结肠壁之间滑动观察。但是，大量固体或软性大便会阻碍镜子的前进通过；这种情况下，应该在检查室进行磷酸盐灌肠，或者让患者做完肠道准备后再来进行检查。

6. 柔性乙状结肠镜检查

柔性乙状结肠镜不再是光纤组成，而是在镜子头端包含了视频芯片，这个视频芯片通过监视器的处理单元传送图像。在45%～85%的病例中，用柔性乙状结肠镜可以到达整个乙状结肠，在少数情况下，还可以看到结肠左曲[16, 17]，成功与否取决于患者的选择和内镜医师的经验。对于选择性筛查，柔性乙状结肠镜比直肠乙状结肠镜检出结肠和直肠异常的可能性高3～6倍，尤其对于肿瘤的检出率[18, 19]。由于这种较高的检出优势，柔性乙状结肠镜的支持者放弃了使用直肠乙状结肠镜[20]。随着结肠镜技术的进步和大肠癌在过去的数十年中已经更趋向肠道近端发生，所以直肠乙状结肠镜的作用现在只局限于直肠检查，不再适合于大肠肿瘤的筛查。

柔性乙状结肠镜的作用地位还难以确定，虽然这种类型的乙状结肠镜检查比直肠乙状结肠镜检查发现更多的病变，但当显示完整结肠检查时，不能认为柔性乙状结肠镜检查是足够的。然而，在检出病例方面，它比直肠结直肠镜起到了更好的作用。由于钡灌肠检查可能漏诊直肠乙状结肠和乙状结肠的一些病变，气钡对比灌肠造影后加用柔性乙状结肠镜检查，比单独的空气对比检查或气钡对比灌肠造影结合刚性直肠乙状结肠镜检查提供了更准确的结果[21]。虽然柔性乙状结肠镜比光纤结肠镜更易于操作和学习使用，但适当的训练仍然是必要的，必须充分了解此技术的基本原理、局限性和并发症的风险。

由于柔性乙状结肠镜只用于检查左结肠，所以不需要用泻药进行正式的肠道准备。一般情况下，检查前一次或两次磷酸盐灌肠就足够了。

尽管有些检查者倾向于俯卧位进行，但检查最好在患者处于左侧卧位进行，镇静不必要。肛管由指诊检查时润滑，然后插入润滑好的柔性乙状结肠镜，镜子的推进在直视下进行的，在肠道弯曲处继续推进内镜是一种不好的技术习惯，应该即刻把肠镜取出来，使肠管变直。成功的关键是短时间内收回和推进示镜子或来回移动镜子，并根据需要顺时针和（或）逆时针旋转。空气灌注应保持在最低限度。整个过程应在5～10min

内完成。如果发现病变并活检证实为肿瘤，即有指征行全结肠镜检查。可使用凝固（热）活检钳或活检加电凝对 8mm 大小的息肉进行取样。较大的息肉应留给结肠镜做息肉切除，为了防止由于腔内氢气或甲烷气体而引起的气体爆炸，应在结肠和直肠内通过反复吹气和抽吸进行空气交换。

三、放射学检查

（一）腹部 X 线片

怀疑急腹症时需行腹部放射学检查。尽管腹部 X 线片通常是非特异性的，但往往能提供潜在的问题线索，并能引导进一步、更具体的检查。因为腹腔内器官随体位变化，所以对异常发现的解释须与所用体位相关联。标准检查是仰卧位和直立位 X 线片，有时还应包括侧卧位 X 线片。腹部 X 线片可提供有关肠道内气体分布的有用信息；肿块和液体也有可能被看到。

正常情况下，大肠中的气体含量是可变的，而小肠中的气体含量很少。机械性肠梗阻时腹部 X 线片是通过异常形态或气体量来判断。气体移位是病变的标志，在不应该有气体的器官中存在气体，表明有肠瘘，例如胆总管十二指肠瘘的胆管中的气体或细菌产生的脓肿腔中的气体。患者直立时，腹腔内的游离气体最为明显。通常，直立胸部 X 线片能提供更好的图像。Chew 等 [22] 发现，严重溃疡性结肠炎患者如果在腹部 X 线片上发现有 3 个或 3 个以上的小肠环充气，提示对药物治疗反应很差。

腹腔积液通常聚集在骨盆，所以是最需要关注的区域。当横膈有负压时，液体可能沿着结肠旁沟上升到膈下区域 [23]。腹腔积液的早期 X 线征象是看液体密度，大量液体时可能会流到右、左结肠内侧或散在的小肠间隙。肾周和肾旁间隙的腹膜外液也可以用同样的方法检测到。

器官的增大（特别是肾脏、脾脏和肝脏）可以通过腹部 X 线片很容易地检测出来。囊肿或实体瘤的密度可以根据结构气体含量的改变（如胃、小肠和大肠）来描述或检测出。腹部 X 线片可显示各种结石、阑尾钙化，以及腹部动脉瘤钙化的粥样斑块。

（二）计算机断层扫描（CT）

计算机断层扫描（CT）是一种利用计算机从射线衰减数据中构造图像的技术，然后将这些数据转换成数字打印输出所研究解剖部分的横截面图像，根据衰减或吸收值，产生的图像在密度上有所不同（图 3–12）。CT 可以观察到超过 2000 个密度差异，而不是常规 X 线检查所见的 4 个密度差异（空气、骨骼、脂肪和软组织），这就解释了 CT 的精细密度分辨能力，这是其检测小病灶能力的基础。CT 扫描使用 X 线，但对患者的辐射照射很小，相当于 1min 的透视或 1/5～1/3 的标准放射检查的辐射照射，如钡灌肠造影或排泄性尿路造影 [24]。钡剂造影会导致出现伪影和图像失真。腹腔内大量的金属夹会导致严重的条纹，并经常导致无法诊断。因为腹部脂肪为低计算机断层数字信号，从而有助于显出器官。使用稀释后的口服造影剂，如 2% 泛影葡胺（胃造影）有助于充分提高管腔内的密度，特别是在较瘦的患者，这样可以区分肠管和腹部的实体结构。

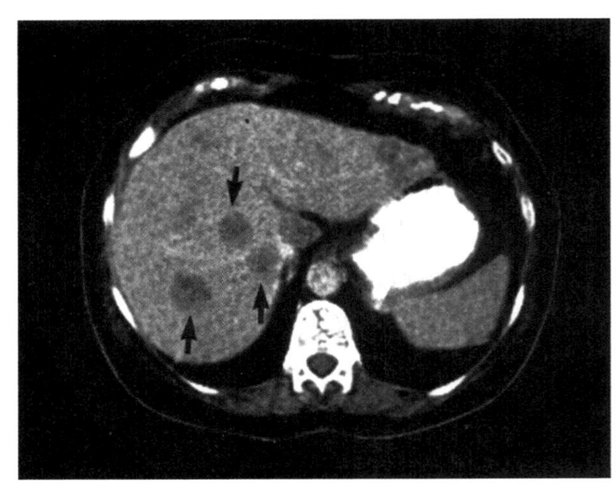

▲ 图 3–12　肝脏 CT，显示转移瘤的多发低密度灶（箭）

CT 扫描常用于憩室炎、克罗恩病、小肠和大肠梗阻的诊断[25]。对早期发现小肠梗阻坏疽也起到重要作用[26]。CT 扫描还可以帮助诊断腹腔脓肿和评估结肠癌和肛门直肠癌。许多腹腔脓肿可行 CT 为引导经皮引流[27]。对于大肠癌，虽然可通过钡灌肠或结肠镜检查，但 CT 扫描也非常有价值，可以直接显示肠壁、肠系膜，并可看到恶性肿瘤是否浸润到周围器官。许多情况下，CT 扫描可直接用于疾病分期而无须剖腹探查[28]。

原发性结肠癌最常见的 CT 表现是结肠壁局灶性增厚，还可以看到腹膜后转移、肝转移，直接侵犯骨盆肌肉、前列腺、子宫、膀胱、输尿管和脊柱，CT 对大肠癌分期的准确率在 77%～100% 之间，可以带来高准确率的结果[29]。更先进的 CT 动脉门静脉造影技术对肝转移有 96% 的阳性预测率[30]。CT 在直肠癌复发诊断中具有相当的潜在价值。理想情况下，应在术后 6～9 周进行 CT 扫描作为基准，然后每隔 6～12 个月进行一次，持续 2～3 年。CT 扫描可发现肝转移灶，因为其衰减值低于正常肝实质。然而，在大多数情况下，CT 扫描不能提示组织学诊断，例如，原发性肝癌不能与孤立转移区分开来[31]。与囊肿相比，转移性病灶的边界不太清楚，密度也不均匀。Smith 等[32]的前瞻性研究表明，在检测肝脏转移性病变的任何成像方式的灵敏度或总体准确性均无统计学差异。肝脏闪烁扫描是最敏感的检查（79%），超声检查有最大的特异性（94%），CT 是总体最准确的（84%）。值得注意的是，所有 3 种检查方法都可能漏掉了直径 2cm 或更小的大多数病灶，所有直径 4cm 或更大的病灶都能被检测到。尽管 CT 扫描技术有了进步，但目前还没有一种影像学检查能够准确地分辨直径小于 2cm 的转移性病灶。

计算机断层扫描血管造影

计算机断层扫描血管造影（computed tomography angiography，CTA）通过静脉造影剂、薄层多排 CT 及多种后期处理技术来输出高质量的图像。影响 CT 图像上活动性出血的可视化因素有很多，包括出血灶的性质（出血速度，时间间隔）、患者因素（血流动力学状态，体重指数）、放射技术（碘造影剂浓度和注射速度、时相、扫描仪类型、后期处理）以及放射科医生的经验[33]。通过在 CTA 中增加额外的时相或可提供更多信息，但也会增加总辐射剂量。最新的研究表明，检测肠道出血时双相摄片方案（动脉和门静脉期）的灵敏度最高[34]。双相摄片方案不但可以改善动脉期造影剂外渗的图像质量，而且可以提示出血原因[35]。初期平扫可最大限度地减少将高密度物质（憩室中造影剂残留、药物、肠壁缝合材料、止血夹或钙化等）被误判为造影剂外渗的发生及此可能导致假阳性结果[36]。

将 CTA 纳入急性低位肠道出血的诊断流程有助于识别活动性出血的患者并准确定位出血部位。该信息有助于指导治疗，选择最优的止血措施：内镜、介入或外科治疗。对出血点精准的解剖定位可以减少血管造影次数，从而节省时间、减少放射剂量并减少造影剂的负荷，实现靶向血管内栓塞[37]。由于即便大范围的胃肠道出血也可以是间歇性的，所以发现活动性出血或潜在出血灶有助于指导介入科医师发现相关病灶并提高血管内治疗技术的成功率[38, 39]。反之，完全阴性的 CT 结果会降低后续血管造影识别出血灶准确性，使医生治疗策略更为保守，仅采取“密切观察病情变化”的治疗策略，并为防止再出血反复 CTA 检查[40]。

发现和解剖定位可能导致出血的病灶并将其分类为血管源性、炎性、憩室或赘生性疾病（即使在没有活动出血的患者中）对于确定最后治疗方案也很重要[41]。出血灶的检出准确率为 80%～85%[41-43]。

荟萃分析证实常规血管造影和 CTA 在确定出血来源方面有良好的相关性[33]。某些情况下，CTA 的敏感性甚至可能会超过常规血管造影[42]。CTA 的局限性是必须应用可能会损害肾功能的静脉造影剂，这限制了其在肾功能不全患者中的使用。CTA 的便捷性及其定位出血灶的能力令许多中心将其作为严重消化道出血且肾功能正常的患者的初始检查[44, 45]。

（三）计算机断层扫描结肠造影

计算机断层扫描结肠造影（computed tomography colonography，CTC）亦称虚拟结肠镜检查，是将螺旋 CT 扫描仪得到的高质量的轴向图像重新编排成二维（2D）（图 3-13A）和三维（3D）（图 3-13B）的结直肠的模拟图像。其肠道准备类似于结肠镜检查。由于结肠平均长度为 1400mm，因此会产生约 560 张重排格式的图像（图 3-13）[46]。技术由 Vining 于 1994 年首次提出，并由 Hara 等于 1996 年成功应用于临床试验中[46, 47]。

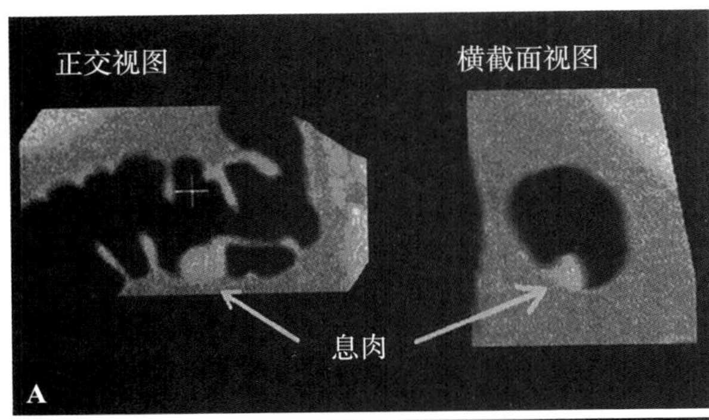

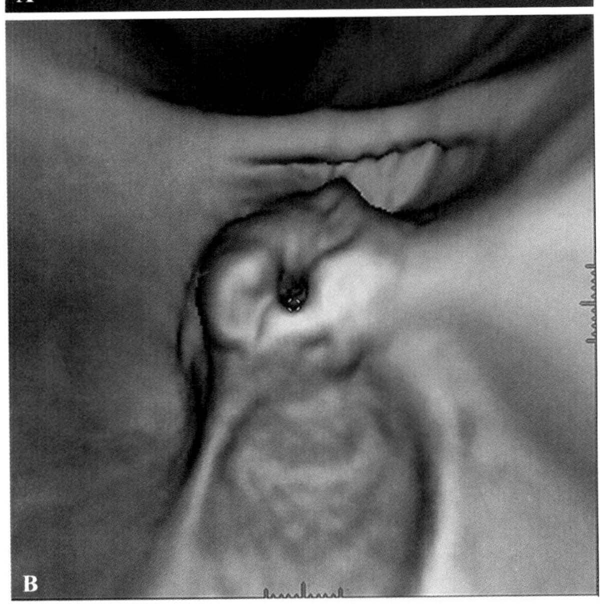

▲ 图 3-13

A. 二维 CT 结肠造影检出带蒂结肠息肉（由 C. Daniel Johnson, MD., Mayo Clinic,Rochester, MN 提供）；B. 三维 CT 结肠腔内造影检出巨大溃疡型盲肠癌（由 Robert L.MacCarty, MD., Mayo Clinic, Rochester, MN 提供）

CTC 作为结肠直肠癌筛查的潜在优势在于未来或可应用于未事先行肠道准备的患者，更高的患者可接受度（尚未证实）以及筛查重大肠外疾病的可能[48]。

由于研究方案不同，文献中 CTC 的准确性差异很大。Pickhardt 等[49]报道了一项评价 CTC 筛查大肠癌的前瞻性研究，纳入 1233 名同日接受 CTC 和结肠镜检查的无症状成人。超过 97% 的受试者处于罹患大肠癌的中危水平。放射科医生使用三维 CTC 显示腔内息肉，他们发现 CTC 对大小 1cm、8mm 和 6mm 息肉的敏感性分别为 93.8%、93.9% 和 88.7%。结肠镜检查的敏感性分别为 87.5%、91.5% 和 92.3%。作者指出三维 CTC 是筛查成年人无症状中危大肠癌的准确手段，其与结肠镜检查相比具有优势。

Pineau 等[50]对 205 例患结直肠癌的中危受试者进行了类似口服造影剂的 CTC 相关前瞻性研究。他们指出 CTC 对 6mm 大小病变的敏感性为 84.4%，特异性为 83.1%，对 10mm 大小病变的敏感性、特异性分别为 90% 和 94.6%。值得注意的是，对于 6mm 大小病变的阴性预测率为 95%，对于 10mm 大小病变的阴性预测率为 98.9%。

相反，Cotton 等发现 CTC 的敏感性低于结肠镜检查，而且各中心之间的准确率差异很大[51]。在一项纳入 9 家大型医院进行常规的临床结肠镜检查的 615 名 50 岁以上受试者的盲法评估的非随机、非劣效性研究中，研究者于多层扫描 CTC 后立即行结肠镜检。结果表明，CTC 检测 ≥ 6mm 病变的敏感性为 39%（95% CI，29.6%～48.4%），检测 ≥ 10mm 病变的敏感性为 55%（95% CI，39.9%～70.0%）。这些结果明显低于常规结肠镜检查的敏感性 [分别为 99.0%（95% CI，97.1%～99.9%）和 100%]。Johnson 等前瞻性评估了CTC在大样本无症状低危人群中的表现[52]，同样地，被研究人群代表了接受CTC筛查的患者样本，共有703名无症状者接受了CTC，当天随即接受结肠镜检查。3位经验丰富的放射科医生中的两名以盲评的方式对每位患者出具诊断性报告。以结肠镜检查为金标准，3位放射科医师应用CTC独立识别59例大小为1cm的息肉的准确率分别为34%、32%、73%，双人复审的准确率为63%；识别94例大小为5～9mm息肉的准确率分别为35%、29%、57%，双人复审的准确率为54%。这项低患病率（5%的患者患大小为1cm的息肉）研究的结果与其他医疗中心的报道（包括他们自己以前的报道）不同。技术和感知误差是造成CTC漏诊的原因，误差的原因是多方面的。技术误差被定义为两个观察员同时遗漏了息肉，该误差占直径5～9mm的息肉的46%和1cm的息肉的37%。如果一个观察者识别出一个病变而另一个观察者未识别此病变，则将其归类为感知误差，感知误差占5～9mm的息肉的27%和大于1cm的息肉的34%。息肉形态（如无蒂息肉）会影响检测率，而非息肉位置。

判断CTC技术当前应用价值的局限性包括临床试验结果的巨大差异。目前尚无足够多常规临床实践方面，例如应用CTC筛查大肠癌的数据[53]。

目前尽管双重对比钡灌肠也是一个不错的选择，而且成本较低，对于无法完成结肠镜检查或较不适合进行结肠镜检查的患者，CTC似乎是可行的。此外在梗阻性结肠癌患者中进行CTC（静脉内对比）也很有意义[54]。

（四）透视检查

1. 钡灌肠

回顾历史，硫酸钡灌肠很早就是检测大肠肿瘤的主要方法。如果正确操作，其准确性很高，并且大肠息肉检出率接近结肠镜检查的发现率[55]。目前大多数放射科医生都认为气钡灌肠优于单纯灌肠[56-58]。当肠道准备满意、操作得当时，放射科医师可以检测出大肠内的4～5mm的息肉。大多数遗漏的病变是由于肠道准备不充分、技术欠佳以及对细节的关注不足，而非病变过于隐蔽导致。高质量的气钡灌肠在诊断炎症性肠病方面也是准确和有用的。在不同解剖区域，以不同视角和角度以进行完整的结肠检查十分有必要[59]。

钡灌肠通常是安全的，检查过程中约40%的人出现心律失常，可能与过于紧张有关[31]，但其少有损害。尽管这一事实的重要性尚不清楚，但对严重心肌缺血的患者应谨慎行钡灌肠。压力过高、灌肠器械尖端损伤引起的结肠和直肠穿孔，可以通过细致操作避免。肿瘤活检不是钡灌肠的禁忌证。但是如果采用直肠乙状结肠镜或软镜直肠黏膜活检，应至少于1周后再行灌肠[60]。结肠镜或柔性乙状结肠镜活检标本取材很小且浅，因此只要确定不是炎症性肠病，可以安全地立即进行钡灌肠检查[61]。近期行息肉圈套电切或热活检后不可行本检查。结肠不全梗阻和急性憩室炎禁用硫酸钡灌肠剂。相反，可用水溶性灌肠剂。暴发性肠炎和中毒性巨结肠患者应用钡灌肠既不必要也不明智[31]。儿童中，钡灌肠可用于肠套叠的复位。

2. 水溶性造影剂灌肠

许多急性或亚急性病症，如乙状结肠、盲肠扭转或结肠假性梗阻、结肠梗阻、吻合口漏等，需要“是或非”的诊断，但不需要详细了解黏膜情况。这些疾病可能需要手术或结肠镜检查，最好避免钡灌肠。在这种情况下应使用水溶性造影剂，这类造影剂亦可安全地用于评估术后吻合口漏[62]。

最常见的水溶性造影剂有泛影葡胺（Gastrografin）和泛影酸钠（Hypaque）等。与硫酸钡不同，如果发生穿孔这些水溶性试剂易从腹膜腔吸收，由于是透明液体，所以不会影响结肠镜检查的可视化，在肠切除时也不会充满肠腔[63]，它们还有助于清洁、清空结肠。使用水溶性造影剂的潜在危险在其高渗，可能导致已脱水患者更加严重的脱水。水性造影剂对胃肠道黏膜也有刺激作用，可能会导致严重的出血或炎症[64, 65]。应谨慎使用水溶性造影剂，特别是在不全梗阻的情况下，可能会导致造影剂在肠腔内滞留。水溶性造影剂是术后小肠梗阻有用的诊断工具，并不会帮助缓解小肠梗阻[66]。

多年来，结肠镜检查和钡灌肠之间的选择一直充满争议。由于影像和镜检在技术层面无法一概而论，因此比较两种检测结肠肿瘤的方法的前瞻性研究存在偏倚。在结肠肿瘤的诊断中，大多数研究报道钡灌肠的敏感性为 76%～98.5%，结肠镜检查的敏感性为 86%～95%[67-69]。大多数研究指出，如果操作得当，钡灌肠和全结肠镜检查对大肠肿瘤的检出均高度敏感。

结肠镜检查的优点是当看到息肉或癌时，可以进行活检或切除肿瘤。此外，术者有时可以冲洗或抽出粪便，以进行充分检查。缺点是成本高、费时，无法在任何情况下将肠镜进镜到盲肠以及并发症的风险。

钡灌肠的优点在于其成本较低、操作省时，更适合大规模筛查。缺点是难以区分粪便和赘生物，必须在绝对干净的肠道环境中进行检查，对盲肠和乙状结肠区域，由于无法很好地通过钡灌肠观察，需要乙状结肠镜或柔性乙状结肠镜检查。

Rex 等[70]的一项前瞻性研究对比观察了经验丰富的放射科医生与经验丰富的胃肠病医生后指出，在不告知放射科医生柔性乙状结肠镜的检查结果，且结肠镜检查人员对钡剂灌肠的结果不了解的情况下，放射科医生未额外发现在乙状结肠镜检查中的其他病变，但 114 例患者中有 9 例（8%）在结肠镜检查时发现了在乙状结肠镜检查和钡剂灌肠中均未发现的其他息肉。通过钡灌肠和柔性乙状结肠镜检查均发现远端结肠和直肠的所有 9 例癌灶。结肠镜检查的广泛应用表明它已成为结直肠疾病诊断性检查一线手段。当无法完成全肠道结肠镜检查或结肠镜资源受限时，可以采取钡灌肠检查。

3. 泌尿生殖系统检查

(1) 静脉尿路造影：虽然部分研究提出肠癌患者中有相当一部分存在泌尿系异常[71]，但其他研究指出这类异常的出现概率较低[72]。在某些情况下，静脉输尿管造影（intravenous urogram，IVU）很有价值，甚至必不可少。不主张常规进行 IVU 的一个原因是患者存在少量但确切的造影剂过敏反应风险，在既往有过敏反应史的患者这可能是致命的[73]。

结直肠肿块较大时，如恶性肿瘤或憩室脓肿等，病变可能会粘连在输尿管上，或大肿瘤位于结肠右曲、结肠左曲，可能需要同时进行肾切除术的，强烈建议进行 IVU 检查。IVU 可显示输尿管有移位或梗阻，并可揭示放置输尿管导管必要性以提高手术的安全性。IVU 还为输尿管损伤时对侧肾脏功能的评价提供有用信息。在 Cleveland Clinic 的大量研究中，克罗恩病患者的输尿管积水和肾积水的发生率为 5%。建议在此类患者行 IVU 检查[74]。

(2) 膀胱造影：血尿和气尿者需行膀胱镜检查，必要时还需进行膀胱造影。对于发现的病变应行膀胱活检以揭示疾病的性质，尤其是排除恶性肿瘤。尽管一般而言钡灌肠在显示瘘管方面具有更高检出率，膀胱造影可以揭示瘘管之于膀胱的解剖特征。

(3) 瘘管造影：钡灌肠在提示结肠瘘方面非常有效[75]。但对于结肠皮肤瘘，尽管钡灌肠可提示潜在引起瘘管的原发疾病，但最重要的信息是从瘘管造影中获得的，但要注意有关瘘管的精密设计检查方案，瘘口防漏密封。对于胃肠道瘘管，稀钡剂混合液优于水溶性造影剂。造影剂可经窦道引入的软橡胶导管或导尿导管注入，导尿管的气囊可在该窦道中膨胀以阻塞孔口。每个可被发现的瘘口都应插入导管，并在荧光镜下沿着双向录影检查造影剂的流动性。对于腹壁缺损较大且漏出物多的患者，不宜进行瘘管造影。常规造影剂通常可以更好地显示这种情况下的瘘管[76]。

单纯性肛瘘管不需要瘘管造影。但高度复杂的肛门直肠瘘，瘘管造影可以显示出瘘管的深度和分支，对计划手术方法很有用。

（五）超声检查

超声检查是一种应用高频声波的非侵入性成像技术。应用矿物油或水溶性凝胶作为表面耦合剂，将传感器直接应用于皮肤表面，传感器充当接收器以记录从人体反射的回声。使用超声成像的一个显著特征是它可以清楚地区分固体和液体结构（图 3-14）。超声检查的重要特征是它的安全性；没有辐射暴露的风险，非常适合儿童和孕妇。局限性是无法越过诸如肠气、骨骼、过多的脂肪沉积物和钡之类的声障。由于声波探头必须直接与皮肤接触，因此难以应用于有敷料、缝线、引流管、开放性伤口的术后患者。与 CT 和闪烁显像一样，超声检查肝转移癌的准确性很高，但比不上剖腹探查触诊[77]。

超声检查是检测腹盆腔积液极为灵敏的工具，但特异性不高，准确性不如 CT 扫描[78]。由于肠道检查的敏感性有限，超声检查无法用于筛查肠道病变。肝脏超声检查可与 CT 扫描互补，以检测肝转移。

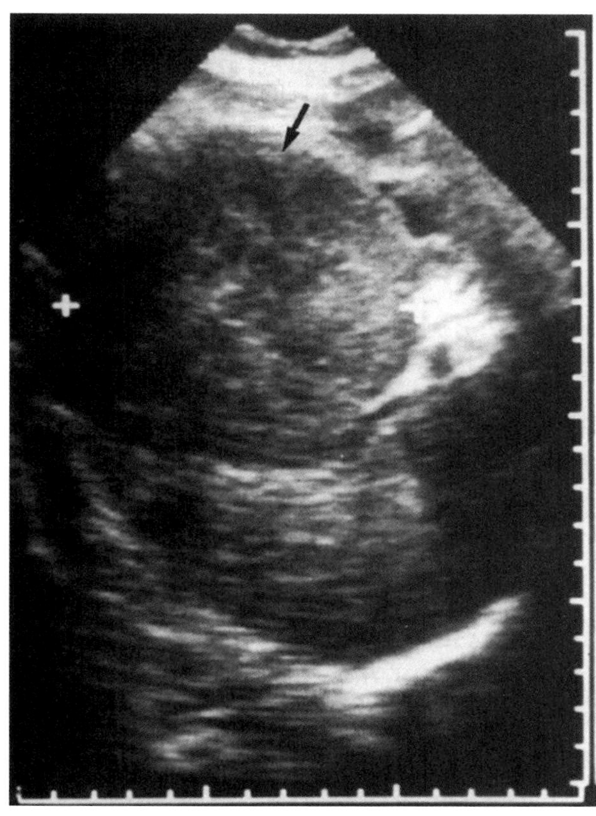

▲ 图 3-14　肝脏的超声图像
转移性巨大肿物（箭）

术中超声通过将超声探头直接放在肝脏表面检查，有助于发现无法通过肉眼和触诊发现的肝转移灶。多个研究者认为术中超声检查是肝外科手术检测术前影像学检查或手术时外科医生未发现的病变的首选方法。随着腹腔镜镜检和腹腔镜手术的广泛应用，目前已有腹腔镜超声探头用于肝胆胃肠道手术。腹腔镜超声检查作为一项更少侵入性的检查手段，提供结直肠癌分期与病理学诊断，未来可期[79]。

直肠腔内超声：1956 年，Wild 和 Reid 在直肠腔中使用超声探头对直肠壁进行可视化检查[80]。因设备的局限性，直到 1983 年功能更强大的传感器问世，该方法才能实施[81]。直肠腔内超声可以识别直肠壁不同层面，成为直肠癌术前分期的工具之一。在直肠癌的术前评估中，直肠腔内超声检查比 CT 扫描和磁共振成像（MRI）更为准确[82]。但直肠内超声检查无法评估引起直肠狭窄或阻塞的病变。它判定恶性浸润深度的准确度为 85%～95%（图 3-15），在检测淋巴结转移方面的准确率为 60%～85%[83-85]。

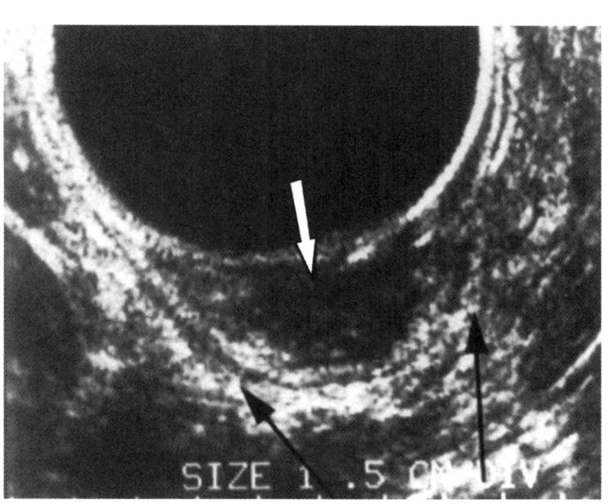

▲ 图 3-15　直肠腔内超声显示病变局限于直肠壁（箭所示）。注意固有肌层是完整的

目前，直肠腔内超声是直肠癌术前分期的最佳工具。然而，由于术后瘢痕或放疗反应的干扰，直肠腔内超声仅可发现 1/3 的被数字或内镜检查所遗漏的无症状局部复发灶 [86]。其检查肛管鳞状细胞癌放化疗后复发情况也很差 [87]。

近来，直肠腔内超声已被用于发掘肛门失禁患者的肛门括约肌缺陷和肛瘘评估 [88, 89]。

（六）磁共振成像

磁共振成像（MRI）是利用体内原子的特殊性质和磁力来绘制体内器官图片的技术。因为没有电离辐射，MRI 比 X 线或注入放射性核素的检查更安全。但带有铁制品的患者无法行磁共振检查。

MRI 可像增强 CT 一样准确地检测出肝转移癌，但常规应用的价格昂贵。MRI 优于 CT 的唯一优势是它避免了辐射。MRI 在直肠癌分期中的准确性尚未达到临床实用水平 [90]。MRI 在发现复杂肛瘘方面是准确可行的 [91]。

经改良的直肠 MRI 分期可靠，正在迅速取代经直肠腔内超声 [92]。直肠 MRI 在软组织对比中显示效果卓越，从而可以测量肿瘤浸润深度（T 期），确定肿瘤浸润最深处与直肠系膜筋膜的关系，阐明肿瘤与括约肌群、腹膜反射和直肠周围静脉丛的关系。此外，MRI 能够评估直肠系膜筋膜以外的组织（包括骨盆侧壁）中的淋巴结和肿瘤情况，若以上组织得不到处理，将为肿瘤残留和（或）复发的埋下祸根。MRI 能够识别 75%～90% 的位于腹膜返折前部的肿瘤 [93]。更多内容见直肠癌相关章节。

（七）放射性核素扫描

早在 1954 年放射性核素就被应用于胃肠道出血的研究，但早期研究无法发现出血灶 [94]。随着放射性核素显像技术的进步，检测和定位胃肠道活动性出血灶已成为可能 [95–97]。^{99m}Tc 硫胶体扫描已被废弃。取而代之的是带有红细胞标记的扫描。网状内皮细胞在肝脾中的摄取可能会掩盖结肠与肝、脾重叠部的出血。

1. ^{99m}Tc 标记的红细胞

循环中 ^{99m}Tc 标记的红细胞在出血过程中渗出（图 3–16）。局灶放射性积累可提示出血位点。该技术的优点是红细胞可在循环停留更长的时间，因此可以在数小时后进行成像来检测间歇性

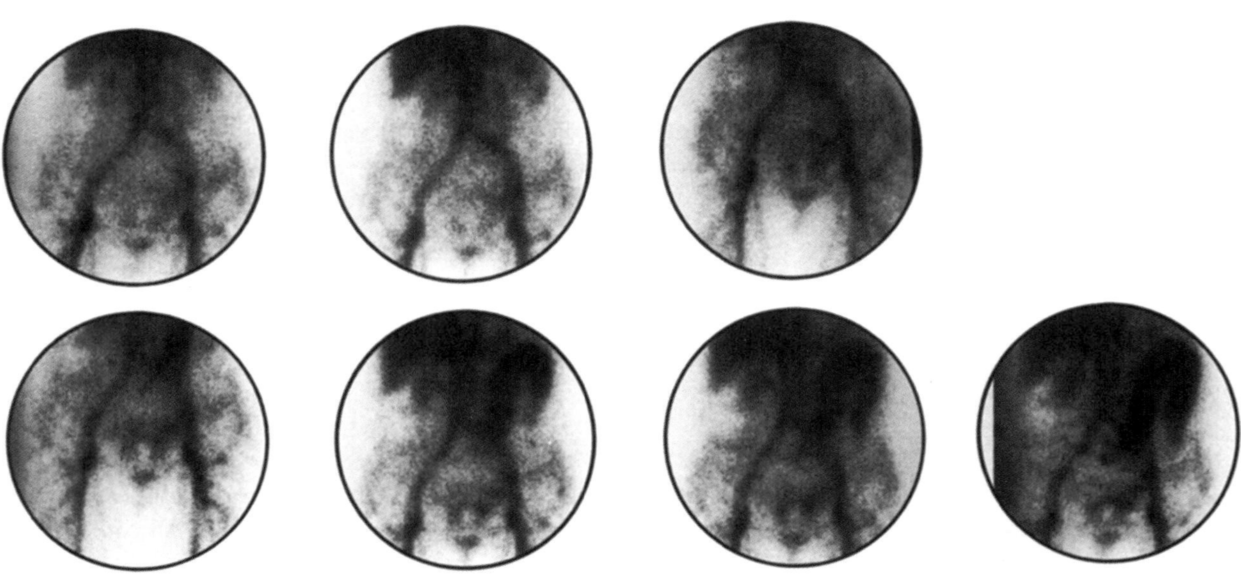

▲ 图 3–16 ^{99m}Tc 标记的红细胞扫描提示左半横结肠和降结肠的活动性渗血

由 Michael McKusick, MD., Rochester, MN 提供

出血。缺点是有外渗时不能精确成像定位，放射性试剂可随肠蠕动移动，导致出血部位的错误定位。对于活跃出血，尽管 ^{99m}Tc 硫胶体扫描现已被核医学科医生广泛弃用，但其可以快速（5min 内）识别少量出血。缺点是诊断的时间窗很短（10～15min），因为药物会被肝脏迅速吸收。

放射性核素研究是非侵入性操作。一些学者将其用作动脉造影的后手，尤其是在大量下消化道出血的情况下[35]。部分研究者将它们用作在轻度或间歇性胃肠道出血患者保守治疗过程中定位出血的初步诊断手段。当放射性核素检查未发现出血时，则无须即刻行进一步的诊断性检查，后续可选择性进一步治疗。若放射性核素检查提示有活动性出血，应立即进行动脉造影以确认出血部位[48]。CTA（见前文）在许多机构中已经取代了红细胞扫描，因为 CTA 更方便、速度更快，并且可以更好地定位于出血部位[35, 45]。

除了 CT 和 MRI 之外，还有其他几种方法来检测腹腔内疾病。包括肝脏闪烁扫描显像、超声检查、直肠内超声检查、正电子发射断层显像（PET），以及放射性标记抗体成像。

2. 肝脏闪烁扫描成像

闪烁扫描成像术被广泛认为是有价值的检测肝脏转移的工具。静脉内注射 ^{99m}Tc 硫胶体后，图像在核医学胶片上呈现后，即可获得肝脏闪烁成像。这种方法利用病灶对 ^{99m}Tc 硫胶体吸收不足这一特点来检测局限性肿块（图 3-17）。大多数研究显示其灵敏度为 80%～85%，但假阴性率和假阳性率也很高，为 15%～25%[98]。放射性核素扫描相对价格便宜且操作简单，但特异性较低。放射性核素闪烁成像术可以检测平均大小为 2cm 或者更大的转移灶。但是，大多数检测到的病变是位于周围的，可能无法检测到位于中心的大病灶[98]。Tempero 等的一项研究表明，肝脏未引起生化异常的转移性病灶可能太细微，肝脏扫描上无法产生局灶性改变[99]。在实际操作中，肝脏闪烁扫描仅在肝功能检查异常时才使用[99]。CT 很大程度上取代了肝脏闪烁扫描显像。

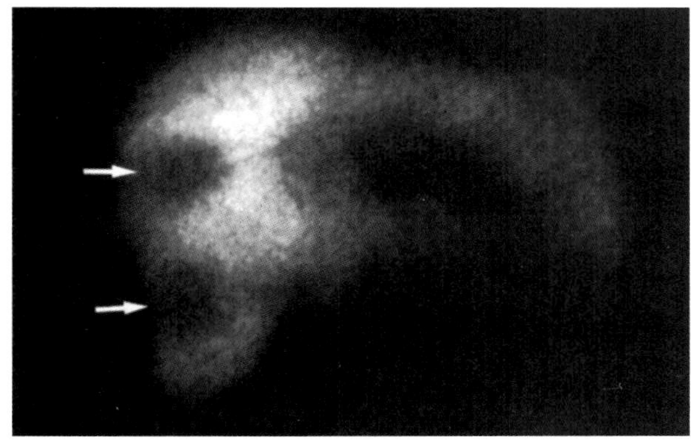

▲ 图 3-17 肝脏闪烁扫描成像上显示多个充盈缺损的转移灶（箭）

3. 正电子发射体层成像

正电子发射体层成像（positron emission tomography，PET）是一种新的成像方法，使用正电子发射的同位素标记的化合物。PET 利用恶性细胞中厌氧糖酵解增加这一特性，来获得结直肠肿瘤的功能图像。像葡萄糖一样，^{18}F 脱氧葡萄糖（FDG）在细胞内被磷酸化。静脉注射时，由于所有细胞都需要使用该物质，因此会根据细胞的新陈代谢情况吸收不同的量。结直肠癌 FDG 的摄取增加（图 3-18）[79, 100]。PET 检查时，先向静脉内注射 FDG。1h 后，对腹部和骨盆进行放射成像。PET-FDG 图像可以分为矢状位、冠状位和横断位，并对每个视图的高代谢区域进行定性图像分析[101]。PET 设备在美国多数大城市的重要诊疗中心中都有配备，尽管设备昂贵，但 PET 仍有继续发展的潜质[102]。Falket 等进行的一项试验性研究中，PET-FDG 成像在术前检测结直肠癌方面比 CT 更为灵敏和准确[101]。PET-FDG 可以检测局部复发和远处转移性病灶，也能检测 CT 上未发现的其他转移性病灶[103]。PET 对手术部位的复发病灶尤其有用，因为 CT 通常无法区分复发性病灶和病灶切除术后改变[104]。

一项对 11 项已发表研究的荟萃分析显示，PET-FDG 对复发性大肠癌的总体敏感性为 97%，特异性为 76%，并且 PET-FDG 改变了 29% 的病例的临床治疗方案[105]。然而 PET-FDG 成像

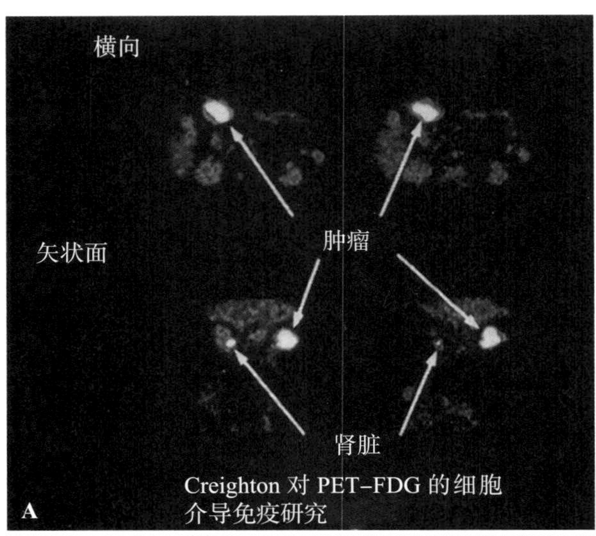

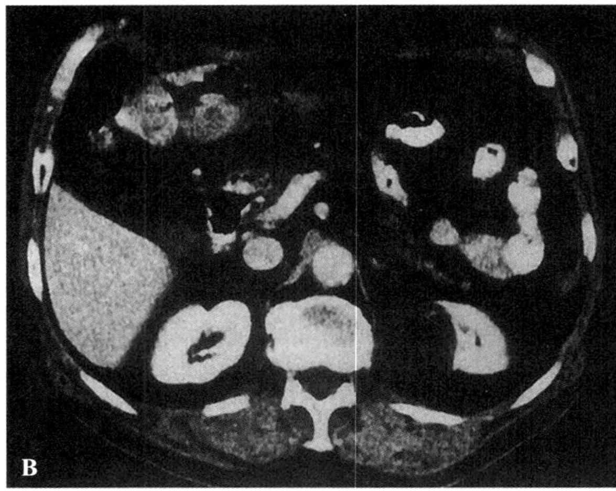

▲ 图 3-18

A. PET 横断面和矢状面显示结肠肝曲处有病变。正常的肾脏摄取可见。B. 在 CT 中未发现 PET 上显示的病变。CT. 计算机断层扫描；PET-FDG. 正电子发射断层显像 ^{18}F 脱氧葡萄糖 [101]（经授权引自 ©1994 Wolters Kluwer）

对胃肠道黏液癌和神经内分泌肿瘤敏感性较低。可能与这些恶性肿瘤的代谢率较低有关。PET 的局限性在于其对小病变（< 1cm）的检测灵敏度低，并且无法区分邻近的病灶以及恶性坏死病灶。假阳性可由于炎性疾病引起，尤其是肉芽肿性病变。由于巨噬细胞活化，肉芽肿性病变可以摄取大量的 FDG[105]。

使用 PET-FDG 的重要指标之一是癌胚抗原（CEA）升高，但 CT 没有显示病灶。PET 检测出了 68% 的病例的复发 [106]。Flanagan 等 [107] 的研究显示 PET 的阳性预测价值为 85%，阴性预测价值为 100%。

PET 的另一个用处是在放化疗后跟踪随访患者。但放疗后约 6 个月内 FDG 摄取增高可能与炎症改变有关，不一定表明有残留癌变 [62]。

4. 放射免疫闪烁摄片

CT 和 MRI 在检测转移性疾病（尤其是肝外转移灶）的位置和范围方面的能力有限。它们无法检测到正常大小或< 2cm 的淋巴结中的转移灶。此外，无法区分瘢痕组织和术后改变，也无法区分癌症复发和术后放疗改变。

放射免疫闪烁摄片（RIS）使用标记有放射性核素（例如 ^{111}In 或 ^{99m}Tc）以恶性细胞上的抗原位点为靶点的单克隆抗体（在这个例子中为 CEA），这些抗体会产生伽马射线，被伽马相机检测到。肝转移灶可能表现为同位素活性或光感增强。与之相比,CT 检测肝转移病灶更准确 [108]。

RIS 在转移性病灶检测中发挥着重要作用。大量研究报道了 RIS 在发现盆腔复发病灶中的作用 [109, 110]。RIS 和 PET 均可用于检测隐匿性病灶和局部复发。它们是常规成像方法的重要辅助工具。

（八）介入放射学

1. 动脉造影

自 1953 年 Seldinger 引入经皮导管造影术以来，这项技术在知识、技术和设备上都取得了巨大的进步 [111]。目前，很多医疗中心都可以使用动脉造影来诊断和治疗胃肠道出血。

结肠出血量可以非常大并且威胁生命。目前，可以使用选择性大动脉造影术来诊断、治疗持续性大量出血。不仅在确定出血位置方面非常成功，而且可通过经导管栓塞或注射血管加压素控制出血 [112]。

2. 栓塞

难治性出血可能需要血管造影和经导管介入治疗 [113]。非侵入性成像（如 CTA）可用于寻找出血点，并在血管造影之前确认活动性出血。如果血管造影确定了出血点，通常可以通过导管高选择性地进行栓塞，能够有效控制出血，同时最大限度地减少并发症。栓塞剂的选择取决于血管解剖结构、血管造影结果、导管可达到的位置，以及操作者的偏好。最常见的试剂是金属线圈、聚乙烯醇、吸收性明胶海绵和氰基丙烯酸正丁酯。栓塞可分为局部栓塞（高选择性栓塞止血）、近端栓塞（栓塞上一级血管）和节段栓塞（栓塞相邻多个血管和分支）[114]。近端栓塞后若远端血管回流会导致出血点再通。如果节段栓塞过多，累及的肠道可能会发生缺血。

如果栓塞不成功，通过动脉造影导管选择性滴注血管加压素（垂体加压素）可以控制低位胃肠道出血[115]。这种方法是通过收缩肠系膜血管和肠壁平滑肌来起作用，减少血液流向出血部位，并诱导出血部位形成稳定的血凝块。因为血管加压素会引起冠状动脉血管收缩，患者要接受持续的心脏监测。以 0.1U/min 的速度开始输注血管加压素。20min 后再次进行血管造影，确认出血已停止且血管没有收缩过度。如果出血持续，血管加压素剂量应增加到 0.2U/min。如果出血仍不停止，输注速度将增至 0.4U/min。血管过度收缩会导致肠梗死。这种方法对于导管不可及的出血或弥漫性出血（例如出血性胃炎）有效。缺点是输液停止后再出血率较高、心血管并发症较多，以及难以维持选择性导管的位置。在一项研究中，大量胃肠道出血时，血管加压素的成功率为 52%，低于栓塞 88% 的成功率[116]。

急性致命性出血患者不应使用钡剂灌肠和结肠镜检查。钡剂可能会阻碍造影剂的外渗，动脉造影之前不得使用。但是，一旦出血减慢或停止，应通过结肠镜检查整个大肠。如果进行“结肠次全盲切术”，没有切除出血病灶，出血问题将无法解决[117]。应积极寻找出血的确切解剖位置；一定不能忽视肛门直肠出血，需要通过直肠镜或肛门镜来进行检查排除。

为了确定出血部位，需要对正确的血管进行选择性动脉造影。肠系膜上动脉造影可以观察到小肠、升结肠和横结肠的出血。肠系膜下动脉造影可以观察到降结肠、乙状结肠和直肠的出血。胃肠道出血中，主动脉消化道瘘出血是唯一不能进行选择性动脉造影的，而是需要进行主动脉造影。选择性动脉造影仅适用于出血速率 0.5ml/min 以上的持续出血，在临床上，如果为了维持患者血流动力学稳定，需要每 8h 输血 500ml（1ml/min），则需要进行选择性动脉造影[115]。

动脉造影是一种侵入性手术，但它的获益大于风险。在有经验医生的正确操作的情况下，动脉造影并发症的发生率很低。据报道，致命性并发症的发生率＜ 0.1%。较严重的并发症如血肿、感染、假性动脉瘤、动脉血栓发生概率是 0.7%～1.7%，大部分情况下局限于动脉穿刺部位。约 5% 的病例发生轻微的并发症，大多数是穿刺部位血肿[115]。

3. 经皮脓肿引流

经皮脓肿引流（percutaneous abscess olrainage，PAD）基本上避免了手术探查引起的并发症和病死。CT 是所有摄片方法中最合适的引导 PAD 的方法[118]。腹腔内脓肿 PAD 第一次的有效率可达 70%，第二次引流，有效率增加到 82%[119]。一个包含 2311 例 PAD 病例的报道中指出其成功率为 80%～85%[120]，并发症发生率为 0%～10%。PAD 可能会引起血管裂伤，但如果血管很小，出血通常会自发停止[121]。也可能会因为针或导管在肠道中穿行导致肠穿孔，这样情况会很棘手。如果患者在肠导管穿刺后出现腹膜炎迹象，可能需要进行手术干预。

4. 图像引导的经皮活检

大多数图像引导的活检可在门诊进行。所有的介入性手术都可能导致出血，但可以通过手术前纠正凝血系统疾病来减少这种并发症[122]。超声检查有实时可视针头、成本低、便携、无电离辐射的优点。但因为在脂肪中很难观察到超声针头，对肥胖病患者进行超声操作时会有困难。由于缺乏肉眼可见的病变，超声无法对位于骨或肠深处的病变进行活检。CT 几乎可以引导活检针到身体的任何区域，可以完美展现病变形态，并可以准确识别皮肤和病变之间的器官 [123]。缺点是成本较高、有电离辐射和手术时间较长。腹部、肝脏、肺部的活检可能出现出血、感染、气胸和咯血等并发症。术后出现气胸有时可能需要放置胸管并住院观察 [124, 125]。

5. 射频消融和化学栓塞肝转移病灶

利用射频消融（RFA）治疗肝转移病灶与图像引导的穿刺活检类似，只是用 RF 探针代替了穿刺针。射频探头置于在肝脏肿瘤中以高频率振动，将热量传导到病灶中并将其消融 [124]。研究表明，射频消融治疗结直肠癌肝转移的 5 年总体生存率与外科手术相近（25%～40%）[126]。射频消融没有绝对禁忌证，相对禁忌证包括血小板低和凝血系统疾病。对肝脏肿瘤进行 RFA 并发症发生率很低，通常低于 2%，主要有疼痛、胸腔积液、出血和脓肿 [124]。

经血管使用化疗药物治疗某些肿瘤（转移性肝癌），作为保守疗法，能够延长寿命，但并不能够治愈肿瘤 [126]。化疗方案有多种，化疗药物通常与栓塞剂混合，栓塞剂可以减慢血流速度，从而使药物保留在器官中。肝脏的转移性病灶也可以用负载钇的微球进行栓塞，微球可以发出 β 射线，仅有不到 1% 的患者会发生暴发性肝衰竭或肝脓肿，因化学栓塞引起的胆囊梗死比较罕见 [126]。

四、诊断流程

（一）胶囊内镜

胶囊内镜是一种可以对整个小肠成像的诊断工具，成像系统由一次性胶囊内镜构成，胶囊尺寸仅为 11mm × 26mm，装有彩色相机、光源、无线电发射器和电池。患者吞下胶囊，依靠胃肠蠕动通过消化道。可以连续记录 5h，门诊患者也可以使用 [127]。Appleyard 等 [128] 对四名反复出现小肠出血的患者进行了胶囊内镜检查，发现胃和小肠存在血管异常增生。4 位患者都描述胶囊内镜易于吞咽、无痛，优于传统内镜检查。

Selby 评估了 42 名（24 名男性，18 名女性）不明原因的胃肠道出血患者，以及 50 名（25 例男性，25 例女性）仅有贫血的患者 [129]。前瞻性收集这些患者的临床各项数据。这些患者先接受胃镜和结肠镜检查，结果均为阴性，而后接受胶囊内镜检查。结果表明，92 名患者中有 60 名（65%）找到了确定的或可能的胃肠道失血原因。大量出血的患者和贫血患者的异常表现相似。大多数表现为血管增生（60 例中的 47 例），其中 45 例是在小肠，最常见的出血部位是空肠（40 例）。7 位患者有小肠肿瘤；5 位仅表现为贫血；2 位表现为明显出血；3 位患者有小肠溃疡（2 例克罗恩病，1 例吻合口溃疡）；1 位患者有放射性肠炎伴活动性出血。2 位患者有胃窦血管扩张症，先前的内镜检查未发现。由于胶囊内镜在小肠诊断中占有优势，对于不明原因的胃肠道出血患者，在内镜检查和结肠镜检查没有结果时，应将胶囊内镜作为进一步的检查手段。胶囊内镜检查是双腔球囊肠镜等其他检查的补充方法 [130, 131]。

（二）双腔球囊肠镜检查

双腔球囊肠镜检查，也称为推拉式肠镜检查，是一种用于检查小肠的可视化内镜技术。双腔球囊肠镜由两部分组成：末端固定有球囊的特殊肠镜，以及一个装有球囊的外套管 [132]。该手术通常在全麻下进行，也可以镇静后在有意识的情况下来完成 [133]。肠镜和外套管经口插入，并以常规方式（即与胃镜一样）进入小肠 [134]。

然后，内镜移至外套管前一小段距离，并将末端的球囊充气。利用肠镜接口和肠壁的摩擦力，将小肠折叠到套管处。然后展开套管球囊，再将肠镜球囊放气。然后继续重复该过程，直至可以看到整个小肠 [135]。双腔球囊肠镜也可以逆行通过结肠，进入回肠，来观察小肠的末端。

双腔球囊肠镜与其他小肠成像技术（如钡

剂成像、无线胶囊内镜和推进式肠镜）相比具有许多优势。它可以看到整个小肠直至回肠末端，可以用于治疗，可以对小肠黏膜进行取样或活检，可以切除小肠息肉，也可以放置支架或扩张小肠狭窄，并且通过使用较长的镜头，可以进入到 Billroth Ⅱ 胃窦切除术后患者的十二指肠乳头处[136, 137]。

双腔球囊肠镜的主要缺点是观察小肠需要很长时间，可能会超过 3h，并且需要患者入院进行该操作[138]。有报道双腔球囊肠镜会引起急性胰腺炎和肠道坏死[139, 140]。

五、粪便检查

（一）粪便潜血检测

粪便潜血检测试纸（Hemoccult）是一种商用的浸有愈创木脂的试纸，用于检测粪便中的隐血[粪便隐血试验（fecal occult blood test，FOBT）]，敏感性较好，但特异性较差。这个检测可以在家中进行，只需将粪便涂抹在试纸上。大多数情况下，该测试可检测血红蛋白中的过氧化物酶；施加试剂后，这种化学试纸变成蓝色。因为许多食物（生肉，野鸡，鲑鱼，沙丁鱼，萝卜，芜菁，樱桃番茄等果蔬）也含有过氧化物酶[141, 142]。导致 Hemoccult 特异性较差，这些食物会导致假阳性结果。维生素 C 会导致检测结果假阴性，铁和阿司匹林会导致检测结果假阳性[143]。因此，收集粪便期间，必须避免这些因素。建议在测试前 2～3d 及测试期间限制饮食。目前，有 Hemoccult Ⅱ 和更敏感的 Hemoccult Ⅱ Sensa 试纸可供使用，测试的灵敏度因试纸种类而异。Allison 等的一系列实验表明[144]，Hemoccult Ⅱ 试纸的灵敏度为 37%，而 Hemoccult Ⅱ Sensa 试纸的灵敏度为 79%。

（二）血卟啉测定

不同于 Hemoccult，HemoQuant 是一种用于检测粪便隐血的较新方法。它测量血红素去除铁后的衍生物卟啉的荧光[145]。尽管假性过氧化物酶活性不会影响检测结果，但必须严格饮食来排除非人类的血红素[146]。HemoQuant 测试是定量检测。与愈创木脂测试相反，它可以测量降解的血红蛋白和完整的血红蛋白。HemoQuant 比 Hemoccult 测试更灵敏[147]。由于 HemoQuant 处理方法较复杂，尚未广泛用于粪便潜血筛查。

（三）粪便免疫学测试

粪便免疫化学测试（fecal immunochemical test，FIT），也称为免疫化学粪便潜血测试（iFOBT），是基于抗人血红蛋白的免疫学测试。对人血红蛋白具有特异性，因此避免了饮食干扰的问题。因为可以发生免疫反应的血红蛋白在到达大肠之前已经被快速降解，降低了上消化道失血导致假阳性结果的可能[146]。虽然只需要 1～2 个粪便样本，但由于该测试需要很多时间，因此比传统的 FOBT 更贵。目前在美国有许多测试方法，有定量的，也有定性的[148]。几乎没有人正面比较过这些方法，通过回顾现阶段可用的有限数据，没有证据表明哪一种方法是更优越的。2014 年进行的一项研究，系统回顾和荟萃分析了 19 项研究，发现 FIT 的灵敏度为 79%，特异性为 94%，准确性为 95%[148]。当前可用的测试方法包括 Cologuard（Exact Sciences，Madison，WI）、HomeSelect（SmithKline Diagnostics，Inc.，San Jose，CA）、OC-Micro/ Sensor（Eiken Chemical）和 OC-Light（Polymedco）。欧洲和亚洲的一些国家已利用 FIT 开展了广泛的结肠和直肠手术（CRS）筛查项目。患者对 FIT 的依从性似乎比 FOBT 更好，并且检出率很高[149, 150]。然而，FIT 缺乏后续治疗上的选择，因此在美国，结肠镜仍然是主要的筛查手段。

（四）粪便 DNA

在过去的数年中，粪便 DNA 检测一直在研究中[151]。粪便 DNA 检测旨在检测粪便样本中与结直肠癌相关的任意 DNA 标记。ColoSure 是目前在美国市场上唯一商业化或临床可用的粪便 DNA 检测方法，可以用来检测结直肠癌。粪便 DNA 检测要求患者收集一份完整的粪便样本，并将其邮寄到检测公司。ColoSure 是一种单一标记测试，可以检测甲基化的波形蛋白基因。基因启动子区域中 DNA 甲基化的增加是在人类癌症（包括结直肠癌）中很常见的一种表观遗传学变化 [152]。波形蛋白是一种在间充质来源的细胞（例如成纤维细胞、巨噬细胞、平滑肌细胞和内皮细胞）中特异性表达的蛋白质。波形蛋白基因在正常结肠上皮细胞中没有（或很少）甲基化，但在结直肠癌和腺瘤中会发生甲基化 [153]。53%～83% 的结直肠癌组织、50%～84% 的腺瘤组织中有波形蛋白异常甲基化；尽管以前有一项研究发现 29% 的正常结肠组织中有甲基化的波形蛋白，但这个实验中仅有 0%～11% 的正常结肠组织有甲基化的波形蛋白 [154]。

为了将粪便 DNA 测试整合到当前的结直肠癌筛查流程中，还需要进行进一步的研究，以建立评估普通人群（平均风险）的分析有效性、临床有效性和临床效用的体系。从少数病例对照研究中得出的 DNA 标记物灵敏性和特异性，不应推演为一般人群中波形蛋白甲基化或 ColoSure 的结果。

此外，粪便 DNA 检测在不断发展和完善，这使得将其整合到 CRC 筛查流程中增加了困难。目前，在美国只有一种粪便 DNA 检测方法可使用，但这种检测方法很可能会被 FDA 批准的新版本替代。

还有关键问题需要解决，如：确定成本效益、确定最佳检测间隔以及阳性患者的后续评估方案。甲基化波形蛋白作为 CRC 筛查的生物标志物的临床有效性，在一般（平均风险）筛查人群中仍有待确定。此外，普通人是否愿意进行粪便 DNA 测试和进一步的筛查，也是需要考虑的重要因素。所有这些因素对粪便 DNA 检测在整个 CRC 筛查流程中的重要性，以及结直肠癌的发病率和死亡率，都产生着至关重要的影响。

（五）腹泻粪便检查

检查腹泻者的粪便（尤其在急性期），可以为潜在的疾病提供线索。

1. 湿片镜检

湿片镜检带有瑞特染液或亚甲蓝染色的腹泻者的粪便，是一种快速、可靠的方法，有助于早期诊断腹泻的原因。大量白细胞提示有炎症。在急性腹泻或旅行者腹泻中，粪便有脓液表明细菌侵入了大肠黏膜，如侵入性大肠杆菌、溶血变形杆菌、志贺菌、沙门菌、弯曲杆菌、淋球菌和其他侵入性生物 [155-157]。因非侵入性生物（如病毒和蓝氏贾第鞭毛虫）产生的肠毒素引起的腹泻，不会在粪便中发现脓液。通常，对粪便涂片进行简单的革兰染色可以准确、快速地诊断由弯曲杆菌引起的肠炎，一般可以见到弧形的革兰阴性菌 [158]。在一些卫生中心，湿片镜检发现急性腹泻者粪便中有白细胞和镖样物，已成为弯曲杆菌肠炎的特异性表现 [157]。

湿片镜检或粪便涂片染色通常足以检测出寄生虫的卵、囊或滋养体。由于大多数寄生虫会间歇性地不定量地进入粪便，因此，每隔 2～3d 收集一次，共收集 3 次，进行检查，可以大幅提高检出率。收集到的肠道抽吸物或软如水样的粪便标本应立即放入防腐剂（如聚乙烯醇）中，以防脆弱的原虫滋养体快速崩解，这样也可以用于制备永久染色涂片。成型粪便中的原虫囊和蠕虫卵在室温下可存活 1～2d，如果置于 5% 甲醛中则可永久存活。

粪便中出现念珠菌，对没有潜在疾病的人是非致病的。然而，念珠菌在胃肠道中增殖可能是导致腹泻的原因。常表现为多次松散的，或水样的大便，没有血液或黏液，但有时会伴有腹部绞痛，持续时间可长达 3 个月。直接显微镜检查粪便的盐水或碘剂悬液，可以获得珍贵的信息。通常以发现真菌菌丝为主，也有真菌芽孢。一旦确诊病情，应立即采取抗真菌治疗 [159]。

2. 粪便培养

急性和严重腹泻患者应进行粪便培养，以确定是否是常见的传染性病。培养弯曲杆菌需要使用含有抗生素的选择分离培养基，在二氧化碳或低氧条件下，保持 43℃培养。耶尔森菌是一种重要的肠道病原体，会引起一系列严重的疾病。分离它需要特殊的培养条件 [160, 161]。同时，必须向实验室告知疑似有耶尔森菌。淋球菌需要用 Thayer-Martin 培养基进行培养。

诊断梭形芽孢杆菌引起的结肠炎，首选方法是检测粪便中出现的毒素 A 和（或）毒素 B 的酶免疫序列。这种检测的特异性非常高，但也可能出现假阴性结果 [162]。尽管细菌培养准确性高且特异好，但这对于没有设备的实验室来说仍是一个难题。

3. 脂肪泻的检查

临床上大多数吸收不良的患者都有脂肪泻。因此，记录脂肪泻的情况非常重要，是诊断评估病情的基石。

脂肪泻是指超过 7% 的摄入脂肪通过粪便排泄。脂肪泻样便器体积较大，呈灰白色或有银色光泽 [163]。它可能柔软、黏稠，有酸臭气味；也可能是液体、泡沫样便或有漂浮的油滴。然而，有些脂肪泻患者的粪便看起来是正常的 [164]。

粪便镜检对于脂肪泻有快速、廉价、敏感和特异等优点，已被作为脂肪泻和胰腺功能不全的筛查试验。为了检测中性脂肪，粪便用苏丹红Ⅲ的 80% 乙醇溶液染色，并进行显微镜检查。当出现 10 个或 10 个以上直径为 10mm 的橙色小球时，该试验呈阳性。检测分裂脂肪的方法是，将 36% 的醋酸和苏丹红Ⅲ一起加入粪便中，加热至沸腾以融化脂肪酸晶体，然后趁热在显微镜下检查。如果出现 10 个或更多直径为 20mm 或更大的橙色小球，则结果为阳性。

记录脂肪泻的唯一可靠方法是在患者摄入高脂肪饮食（至少 100g/d）的情况下，对收集 72h 的粪便进行脂肪定量化学分析。在这种饮食条件下，正常受试者每天排泄的脂肪＜ 7g（吸收系数＞ 93%）。然而，在大多数医院，粪便的脂肪定量测定非常烦琐，而且很难开展。此外，有关脂肪泻的文献仅表明患者有吸收不良综合征，不表明病理生理学原理，也不能提供具体的诊断 [156]。

呼吸测试是诊断脂肪吸收障碍的一种较新方法。该测试是基于摄入各种 ^{14}C 标记的三酰甘油（油酸甘油酯、棕榈酸甘油酯和三辛酸甘油酯）后测量呼出空气中的 $^{14}CO_2$。胰腺功能不全或其他原因引起的脂肪泻会导致消化系统对三酰甘油的吸收减少。这反过来又导致因三酰甘油脂肪酸代谢而产生的 CO_2 呼出减少 [165]。

第 4 章　结肠镜检查
Colonoscopy

David E. Beck　著
林富林　译
傅传刚　校

摘要： 结肠镜检查在 1970 年被引入临床应用，最初是用作钡灌肠检查的诊断辅助。随着经验的积累和技术的进步，结肠镜检查逐渐成为结直肠外科的主要组成部分和检查结肠疾病的最终手段。本章主要阐述与结肠镜检查相关的适应证、禁忌证、肠道准备、镇静及抗生素应用、操作技术、并发症等方面的内容。

关键词： 结肠镜检查，适应证，禁忌证，肠道准备，镇静，抗生素，操作技术，并发症

一、概述

结肠镜检查在 1970 年被引入临床应用，最初是用作钡灌肠检查的诊断辅助。通过结肠镜检查可以观察并利用活组织检查证实大肠病变及黏膜异常，但在早期，内镜医生操作的盲肠到达率仅为 30%～50%。1969 年纽约 Hiromi Shinya 医生进行了第一例结肠镜息肉切除术 [1]。随着经验的积累和技术的进步，结肠镜检查逐渐成为结直肠外科的主要组成部分和检查结肠疾病的最终手段。现在的结肠镜（图 4–1）利用高清视频系统来提供高质量的图像。

结肠镜检查如果操作得当，其过程是可以忍受的，并发症发生率低且盲肠到达率超过 95%[2–5]。通过结肠镜检查可以对结直肠黏膜或病变进行活检，可以切除几乎所有带蒂息肉，可以逐块、多次或采用先进的技术（例如内镜下黏膜下剥离术）切除大部分大的无蒂息肉 [6, 7]。

几项大样本结肠镜检查的研究显示，其中简单的操作占约 25%，有一定挑战的操作占 50%，困难或无法完成的操作占 25%[8, 9]。造成结肠镜检查困难的最常见原因是检查时肠镜在一段长的或活动的结肠内反复成袢或弓状隆起。相对男性（中位数 145cm）而言，女性的结肠长度（中位数 155cm）更长（$P < 0.005$），其主要的差别在于横结肠 [9]。许多患者的结肠具有多个活动的部分 [10]。

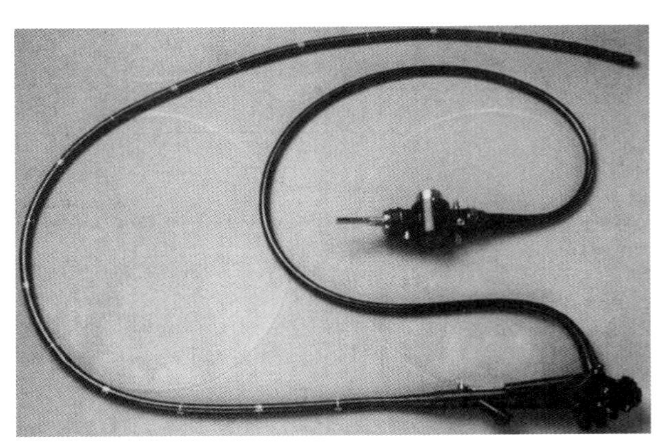

▲ 图 4–1　电子结肠镜（160cm）

一位胜任的结肠镜检查医生必须经过广泛的训练且要有实际的操作经验。数据表明，结肠镜检查的学习曲线需 150～200 例 [11, 12]，尽管单纯看数据仍有局限性（如果技术较拙劣，即使进行了数百例操作也无法成为一位胜任的结肠镜检查医生）。

二、适应证

结肠镜检查的主要适应证为结直肠疾病的诊断、结直肠息肉的治疗、慢性溃疡性结肠炎及克罗恩病的随访、大肠癌患者术前术后的检查、平均风险及高风险人群的大肠癌筛查等 [13]。对于应用新斯的明治疗失败或有使用禁忌的急性假性结肠梗阻患者，用结肠镜检查进行减压也是一种选择 [14-18]。

三、禁忌证

结肠镜检查的禁忌证相对较少。肠道准备不良的患者应该重新预约检查并重新进行肠道准备。检查过程中如遇肠管有无法拉直的固定成角，则不应继续进行。对于急性炎症性肠病或急性憩室炎患者，行远端大肠诊断性检查是有益的，但近端结肠是否适合检查则因人而异。小肠梗阻及伴有肛门狭窄或严重疼痛的患者应避免行结肠镜检查。对于大肠梗阻患者，诊断性结肠镜检查或镜下放置结肠支架是有益的 [19, 20]。另外，身体虚弱或全身状况不稳定，无法行肠道准备的患者，或近期发生过心肌梗死的患者，不适合行结肠镜检查。患者未能行结肠镜检查最常见的原因是检查费用问题及无法获得经验丰富的内镜医生资源。

四、肠道准备

安全且精确的结肠镜检查需要清洁的肠道准备。最初的结肠清洁剂是由钡灌肠准备制剂改良而来，经过多年的演变，目前有多种方法可选择。这些方法之间的多项对照研究得出了不同的结果，患者按照指导完成肠道准备比选择何种准备方法更为重要。所有的肠道准备方法都会采用某种形式的饮食限制，肠道准备制剂主要分为等渗性制剂、高渗性制剂和刺激性制剂等 [21]。

（一）等渗性制剂

包括聚乙二醇（polyethylene glycol，PEG）在内的等渗性制剂是一类渗透性平衡、高容量、不可吸收且非发酵的电解质溶液（表 4-1）。这类溶液在 20 世纪 80 年代开始应用，清肠时较少发生水、电解质交换，通过大容量灌洗的机械效应达到排空肠道的目的 [22, 23]。由于采用硫酸钠制剂，缺少主动吸收过程中对抗电化学梯度所必需的阴离子——氯离子，小肠对钠的吸收大大减少 [24]。成人常规的总剂量为 4L，每 10min 口服 240ml，直至排泄物清洁为止，也可以将制剂通过鼻胃管以 20～30ml/min 的速度注入；也有人提倡分次服用，即检查前一天晚上服用一半剂量，检查当天早上再服用剩余剂量 [25, 26]。低容量 PEG 制剂联合刺激性泻药或者维生素 C 一起使用；一种方法是每 10min 口服 240ml 制剂直至排泄物清洁或者服完总量 2L 的制剂为止，其中第一次排便后口服 10mg 比沙可啶片；另一种方法是在 2L PEG 溶液中加入维生素 C，同样以每 10min 240ml 剂量服用 [27, 28]。在后一种方法中，建议患者再服用至少 1L 液体，总剂量达到 3L。一种用作治疗便秘、不含电解质的 PEG-3350 制剂（MiraLAX，Schering Plough Healthcare Products，Summit，NJ）（表 4-1），曾被用作清肠剂 [29]；不过这类不含电解质的 PEG 制剂并没有被批准用来进行肠道准备，且其用于肠道准备所需的剂量和安全性尚未得到充分界定。

（二）高渗性制剂

高渗性制剂通过将水分吸入肠腔来刺激肠蠕动和排空。这类制剂服用剂量较少，但是由于

表 4-1　结肠镜检查的肠道准备方法

类　型	品牌名称	总容量	口　味	常用剂量	评　论	费　用
PEG 溶液	PEG-3350(generic of CoLyte)	4L	常规	每 10min 服 240ml，直至排泄物清洁或服完 4L；或前一天晚上服用 2～3L，检查当天早上服用 1～2L	比饮食控制联合泻剂、大容量肠道灌洗或甘露醇准备法更有效；对于电解质或体液不平衡的患者（例如肾功能不全、肝功能不全、充血性心力衰竭），比渗透性泻药 / 磷酸钠更安全；MoviPrep 含有维生素 C（避免用于 G6PD 缺乏患者）；给药前至少 2h 不能进食固体食物	16.41 美元
	CoLyte	1gal	常规，菠萝味			13.89 美元
		4L	常规，樱桃味，柑橘浆果味，柠檬酸橙味，橘子味			25.63 美元
	GoLYTELY	4L	常规，菠萝味			18.46 美元（常规）；29.56 美元（菠萝味）
	MoviPrep	2L 溶液加 1L 清流质	柠檬味	每 15min 服 240ml 直至服完 1L，后饮 480ml 清流质；90min 后重复一次；或在检查当天早上重复一次剂量，后饮 480ml 清流质		48.75 美元
	NuLytely	4L	樱桃味，柠檬酸橙味，橘子味	每 10min 服 240ml，直至排泄物清洁或服完 4L；或前一天晚上服用 2～3L，检查当天早上服用 1～2L	在安全性、有效性和耐受性方面与 PEG 相当；不含硫酸钠（改善口味和气味）；给药前至少 2h 不能进食固体食物	25.65 美元
	TriLyte（generic of NuLytely）	4L	樱桃味，柑橘浆果味，柠檬酸橙味，橘子味，菠萝味			25.63 美元
	HalfLytely Bowel Prep Kit	2L 溶液加 2 片 5mg 的比沙可啶片	樱桃味，柠檬酸橙味，橘子味	中午服 2 片比沙可啶，等待排便或 6h 后，每 10min 服 240ml，直至服完 2L	服药当日只进食清流质	48.75 美元
	MiraLAX	2L 溶液加 4 片 5mg 的比沙可啶片	常规	中午服 4 片比沙可啶，等待排便或 6h 后，每 10min 服 240ml，直至服完 2L	不含电解质；服药当日只进食清流质；整瓶药与 1920ml 佳得乐或 Crystal Light 饮料（糖尿病患者）混合并摇匀	21.73 美元（255g）；43.45 美元（527g）
	GlycoLax(generic of MiraLax)	2L 溶液加 4 片 5mg 的比沙可啶片	常规			22.78 美元（14×17g）；19.54 美元（255g）；39.06 美元（527g）

（续表）

类 型	品牌名称	总容量	口 味	常用剂量	评 论	费 用
磷酸钠制剂*	OsmoPrep	32～40 片加 1920～2400ml 清流质	无	前一天晚上服 20 片，检查前 3～5h 服 12～20 片；每 15min 服 4 片兑 240ml 清流质	与磷酸钠溶液禁忌证相同；相比磷酸钠溶液，磷酸钠片剂改善了口味和可口性，提高了患者整体的耐受性；OsmoPrep 不含谷蛋白	1.73 美元 / 片
	Visicol					3.04 美元 / 片
	GlycoLax(generic of MiraLax)	2L 溶液加 4 片 5mg 的比沙可啶片	常规			22.78 美元（14×17g）；19.54 美元（255g）；39.06 美元（527g）
磷酸钠制剂*	OsmoPrep	32～40 片加 1920～2400ml 清流质	无	前一天晚上服 20 片，检查前 3～5h 服 12～20 片；每 15min 服 4 片兑 240ml 清流质	与磷酸钠溶液禁忌证相同；相比磷酸钠溶液，磷酸钠片剂改善了口味和可口性，提高了患者整体的耐受性；OsmoPrep 不含谷蛋白	1.73 美元 / 片
	Visicol					3.04 美元 / 片
匹克硫酸钠，枸橼酸氧化镁	Prepopik	每 150ml 制剂后再服 1200ml 清流质，重复 2 次	橘子味，蔓越橘味	剂量 1：第一包溶于 150ml 水服用，后再服 1200ml 水； 剂量 2：第二包溶于 150ml 水服用，后再服 720ml 水	容量小，口味好；补充水分很重要	162 美元
硫酸钠，硫酸钾，硫酸镁	Suprep	1L		剂量 1：Suprep 药包与 570ml 水混合服用，后再服 326oz（1oz=29.57ml）水 剂量 2：Suprep 药包与 570ml 水混合服用，后再服 326oz 水		27.24 美元

（续表）

类　型	品牌名称	总容量	口　味	常用剂量	评　论	费　用
硫酸钠，硫酸镁，PEG 及电解质	Suclear	240ml		剂量 1:180ml 制剂与 300ml 水混合服用，后再服 960ml 水；剂量 2：180ml 制剂与 300ml 水混合服用，后再服 960ml 水		128 美元

G6PD. 葡萄糖 -6- 磷酸脱氢酶

注意：对于上午 10:30 以后进行结肠镜检查的患者，推荐使用分剂量的方案。在大多数情况下，最后的剂量应在操作前至少 1h 服完。

药物相关注意事项：

(1) 服用血管紧张素转化酶抑制药（ACEI）和血管紧张素受体拮抗药（ARB）的患者禁用磷酸钠制剂，服用利尿药或非甾体抗炎药（NSAID）的患者慎用磷酸钠制剂。在准备过程中保持充分的水化很重要，建议患者喝清流质直至操作前 2h。

(2) 术前 1 周停用西洛他唑、氯吡格雷、噻氯匹定和华法林，以减少息肉切除术后出血风险。若临床需要，可用普通肝素或低分子肝素进行桥接。

(3) 如果患者有心肌梗死的风险，则不应在结肠镜检查前停止服用阿司匹林。

*. 磷酸钠制剂用于肠道清洁时，有发生急性磷酸盐肾病的黑框警告。甚至可能在没有可识别危险因素的患者中发生这类急性和潜在的永久性肾损伤。故应避免在患急性磷酸盐肾病风险增高的患者（如年龄≥ 55 岁、低血容量、肾功能不全史或正在使用血管紧张素转换酶抑制药、血管紧张素受体拮抗药或非甾体抗炎药）中使用磷酸钠制剂。

引自 (1) American Society of Colon and Rectal Surgeons (ASCRS); American Society for Gastrointestinal Endoscopy (ASGE); Society of American Gastrointestinal and Endoscopic Surgeons (SAGES), Wexner SD, Beck DE, Baron TH, Fanelli RD, Hyman N, Shen B, Wasco KE. A consensus document on bowel preparation before colonoscopy: prepared by a Task Force from the American Society of Colon and Rectal Surgeons (ASCRS), the American Society for Gastrointestinal Endoscopy (ASGE), and the Society of American Gastrointestinal and Endoscopic Surgeons (SAGES). Surg Endosc. 2006 Jul;20(7):1161

(2) A–Rahim YI, Falchuk M. Bowel preparation for colonoscopy. In: UpToDate, Rose, BD (ed). UpToDate, Waltham, MA; 2008

(3) Facts & Comparisons

(4) MicroMedex

(5) Amerisource Price Lookup

(6) Red Book, May 2008, Update 4

(7) Prescription Drug Plan Formularies

其高渗性质，会引起体液变化和短暂的电解质紊乱。

一种由匹克硫酸钠、枸橼酸镁和无水枸橼酸组成的低容量刺激性、渗透性泻药（PM/C）（Prepopik，Ferring Pharmaceuticals，Parsippany，NJ）可配制成总量 300ml 的清肠溶液和 1920ml 清流质，分两次服用。PM/C 制剂可以在结肠镜检查前一天服用（间隔 6h），也可以分次服用 [30]。

磷酸钠制剂是一类为了增加患者依从性而采取的低容量、更可口的清肠剂，口服磷酸钠制剂分为溶液（Phosphosoda and Fleet Phos–phosoda EZ Prep，Fleet Pharmaceuticals，Lynchburg，VA）和片剂（Visicol，InKine Pharmaceutical Co.，Inc.，Blue Bell，PA；Osmoprep，Salix Pharmaceuticals）两种剂型。与口服肠道灌洗液相比，磷酸盐制剂具有同等的清肠效果和更好的耐受性 [31, 32]。

磷酸钠制剂通过其高渗性质将水吸入肠腔来发挥清肠作用，可能会导致水、电解质紊乱。健康受试者服用磷酸钠制剂后曾出现高磷血症、低钙血症、甲状旁腺素升高及尿环磷酸腺苷升高等情况，上述发现引起了对磷酸钠制剂在心脏、肾脏和肝脏疾病患者中使用安全性的关注 [33]，同时也发现有患者用药后出现急性磷酸盐肾病的现象 [34]。这些证据促使美国食品药品监督管理局（food and drug administration，FDA）发布了关于使用磷酸盐产品处方的警示，包括黑框警告，并限制非处方购买磷酸盐进行肠道准备。口服磷酸钠溶液制剂已退出市场；片剂目前仍然可用，方法上需分次服用（Osmoprep，Salix Pharmaceuticals）并充分水化。磷酸钠制剂似乎是一种有吸引力的能替代肠道灌洗的清肠方式，但由于有发生水、代谢及电解质紊乱的风险，儿童、老年、疑似肠梗阻、其他肠道结构异常、肠道动力障碍、活动性结肠炎、肾功能不全、肝功能不全、心力衰竭以及因为电解质异常或体液变化而有并发症风险的患者不应使用 [35, 36]。建议在服用时充分水化以降低发生急性磷酸盐肾病的风险；Pelham 等发现健康年轻男性给予多达 4.4L 水化后，即便没有脱水的迹象，也发生高磷血症 [36]。

硫酸钠制剂（SUPREP，Braintree Laboratories，Braintree，MA）通常用水稀释后分为两剂服用 [37]，多项对照研究表明其能产生同样的清洁效果，但患者不适感较小。FDA 最近批准了一种改良的口服硫酸盐电解质灌洗溶液（SuClear，Braintree Laboratories，Inc，Braintree，MA）[30]。

（三）刺激性制剂

番泻叶是一种蒽环类衍生物，经由结肠细菌分解，其有效成分蒽醌及其糖苷可促进结肠蠕动，服用后约 6h 出现肠道反应。配合流质饮食时，番泻叶曾被用作主要的清肠剂，尤其是在儿童中使用 [38]。

（四）辅助药物

比沙可啶是一种二苯甲烷衍生物，在小肠中吸收较差，被内源性酯酶水解 [39]。其活性代谢物可刺激结肠蠕动，服用后 6～10h 起效。有报道缺血性肠炎的发生与使用比沙可啶有相关性 [40]。

甲氧氯普胺是一种多巴胺受体拮抗剂，能使组织对乙酰胆碱敏感，从而促进胃收缩和小肠蠕动，其半衰期为 5～6h。另外，多种饮食方案、水化电解质溶液、灌肠剂及去泡剂等也可作为肠道准备的辅助药物。

重要的是医师要充分认识到在肠道准备过程中哪些基础疾病会使患者面临并发症的风险。因为现有的肠道清洁剂都有一定风险，所以应由医师来决定哪些患者不宜进行肠道准备。

五、镇静

部分患者可以不用药物进行结肠镜检查，但是需要结肠镜医师用熟练的技巧和轻柔的操作来完成 [13, 41]。大多数结肠镜医师倾向于操作前应用镇静药。理想的内镜镇静药物起效快、作用时间短、血流动力学稳定且没有大的不良反应。常用药物包括阿片类药物如哌替啶或芬太尼，苯二氮䓬类药物如咪达唑仑或地西泮，或催眠药物如异丙酚等（表 4–2）。选择何种药物取决于医师或医疗机构的偏好。内镜医师或受过专业训练的护士可以联合使用苯二氮䓬类药物及阿片类药物，而异丙酚的使用受国家法律及医院规定的约束。

苯二氮䓬类药物可抑制中枢神经系统，产生抗焦虑、镇静、肌肉松弛和顺行性遗忘等效果[42]，其主要不良反应是呼吸抑制。当与阿片类药物共同使用时会增强其药效，通常需要减少苯二氮䓬类药物或阿片类药物的剂量，或者两者剂量均应减少[43]。苯二氮䓬类药物中最常用的是咪达唑仑和地西泮。一项全国性的调查显示咪达唑仑比地西泮更适用于内镜检查的镇静[44]，两者镇静效果相当[45]，但与地西泮相比，咪达唑仑具有更强的药效、更好的失忆效果、更轻的呼吸抑制、更少的注射不适感和更高的患者满意度[46–48]。

咪达唑仑起效迅速（1～2min），作用持续时间短（15～60min），且有良好的失忆特性[49]。给药初始剂量为 1mg，然后按间隔 2min 重复给药 1mg（如有需要），直至达到预期效果[50]。当与阿片类或其他镇静剂合用时，咪达唑仑的剂量应减少 30%[51]。因为具有亲脂性，咪达唑仑可以被隔离在脂肪组织中，从而延长镇静效果[49]。肥胖、老年或肝肾功能受损的患者药物清除延迟的风险增加，应考虑使用较低的剂量和较长的给药间隔时间[49]。相比之下，地西泮的失忆能力较小，起效较慢（2～3min），作用持续时间较长（360min）[49]；结肠镜检查常用的初始剂量为 2.5～5mg，如有需要，每 3～5min 给药 2.5mg。

所有结肠镜检查室应常规备有苯二氮䓬类受体拮抗剂氟马西尼，其主要作用是逆转苯二氮䓬引起的镇静和精神运动障碍，逆转呼吸抑制的作用微乎其微[51]，基于此，在苯二氮䓬 / 阿片类药物引起呼吸抑制的情况下，在氟马西尼之前应给予阿片类药物逆转剂（即纳洛酮）。氟马西尼常用剂量为静脉推注 0.2mg，可重复 3 次[50]。

与苯二氮䓬类药物类似，阿片类药物对中度镇静有效[52]，但是，与苯二氮䓬类药物不同的是，它还具有镇痛作用。当阿片类药物与苯二氮䓬类药物一起使用时，这种良好的特性增强了整体的镇静效果。芬太尼和哌替啶是两种用于肠镜

表 4–2　镇静止痛药

药　物	剂　量		起效时间	持续时间	评　论
	儿　童	成　人			
咪达唑仑（Versed）	初始：0.05～0.1mg/kg 维持：每 5min 给药 0.025mg/kg	初始：0.5～2.5mg/kg 缓慢给药超过 2min 维持：0.5mg/kg	1～5min	1～2.5h	主要不良反应是呼吸抑制
地西泮（Valium）	0.1～0.3mg/kg	初始：2.5～10mg 缓慢给药 维持：每 5～10min 给药 2～5mg 最大量：20mg/kg	30s～5min	2～6h	有注射疼痛
盐酸哌替啶（Demerol）	初始：1～1.5mg/kg 维持：每次给药 1mg/kg	初始：10mg 维持：每次给药 10mg	1～5min	1～3h	
芬太尼（Sublimaze）	不推荐	初始：0.005～2μg/kg 缓慢给药 维持：每 30min 给药 1μg/kg 最大量：4μg/kg	30～60s	30～60min	
异丙酚		初始：20～60mg 维持：每 30～60s 给药 10～30mg	30～45s	4～8min	可能导致深度镇静

检查镇静的短效阿片类药物，由于芬太尼的药理作用及其与哌替啶相比恶心发生率较低，许多内镜医师更喜欢使用芬太尼[52]。此外，最近的一项在上消化道内镜和结肠镜检查中使用哌替啶和芬太尼的对照研究显示，使用芬太尼与缩短检查时间有相关性[53]。

芬太尼是一种脂溶性合成阿片类镇静剂，起效快（1～2min），作用持续时间短（30～70min）[43]。在内镜检查中，其初始剂量为注射50μg，如有需要，可每隔 2～5min 给药 25μg。与芬太尼相比，哌替啶的起效时间（3～6min）和作用维持时间（3～5h）均更长[43, 50]。哌替啶的常用初始剂量为 25～50mg，如有需要，每隔2～5min 给药 25mg。

患者服用其他中枢作用药物如抗组胺药、苯二氮䓬类药物、麻醉剂、单胺氧化酶抑制药和吩噻嗪类药物时，使用阿片类药物会引起中枢神经系统和呼吸抑制的协同作用[54]。所有阿片类药物均降低癫痫发作阈值，癫痫患者应考虑减少使用剂量或避免使用。已有报道高剂量芬太尼会增加骨骼肌紧张度而导致胸壁强直[54]，这可能会导致机械通气出现困难。哌替啶在肝脏中代谢成去甲哌替啶——一种半衰期为 15～20h 的活性代谢产物[43]。肝肾功能不全的患者有出现去甲哌替啶蓄积的风险，可能会导致出现震颤、肌阵挛和癫痫发作[50]。纳洛酮无法逆转去甲哌替啶引起的癫痫发作[55]。与哌替啶不同，芬太尼不会引起活性代谢物的蓄积[56]。

纳洛酮是一种阿片类受体拮抗药，用于逆转麻醉诱导的中枢神经系统效应，包括呼吸抑制、镇静和镇痛。常用剂量为每 2～4min 0.4mg，直至出现充分的临床反应。纳洛酮的作用持续时间比芬太尼和哌替啶短，所以所有接受急救剂量的患者，都应该密切监视镇静状态的复发。这种情况下，可能需要重复使用纳洛酮。

异丙酚是一种超短效催眠药物，用于麻醉诱导及维持、小手术的清醒镇静及重症监护室患者的镇静[43]。在结肠镜检查中使用的剂量，可以提供镇静和轻微的遗忘，但是没有镇痛作用[57]。它通常与短效苯二氮䓬或阿片类药物联合使用，以提高每种药物的预期效果，这种方法被称为“异丙酚平衡镇静”或“多药异丙酚”[58]。由于缺乏镇痛效果，当单独使用在内镜检查时，可能需要更高剂量的异丙酚来维持患者的舒适度，这会导致比结肠镜检查原定目标更深层次的镇静（即深度镇静）。事实上，一些研究已经表明，与单独使用阿片类和苯二氮䓬类药物相比，使用异丙酚平衡达到中度镇静时出现深度镇静的情况更少[58, 59]。

通常异丙酚的初始剂量为推注 20～60mg，然后根据需要间隔 30～60s 重复 10～30mg 剂量[50]。与苯二氮䓬类和阿片类药物一样，异丙酚与其他镇静剂一起使用会产生协同呼吸抑制，所以需要减少所有药物的剂量[60]。它起效快（30～45s），作用持续时间短（4～8min）；主要不良反应是呼吸抑制和血流动力学紊乱，包括低血压、心输出量减少和外周血管阻力降低[43]。与苯二氮䓬类和阿片类药物不同的是，没有药物可以逆转异丙酚的效果[59]。如果出现异丙酚过度镇静，可通过静脉输液和血管升压药等支持治疗来纠正低血压，并维持通气，直到药效逐渐消失。约 30% 患者在静脉注射过程中出现注射部位疼痛，可通过使用大静脉，避开使用手背静脉的方法来减轻疼痛[52, 61]。异丙酚内含大豆油、卵磷脂和甘油乳剂等，所以禁用于对大豆、鸡蛋或亚硫酸盐过敏的患者[56]。然而，对磺胺类药物过敏的患者并不禁用异丙酚[61]。

异丙酚是目前最常用的静脉麻醉剂[62]。最早于 1977 年报道，随后被 FDA 批准用于“全身麻醉的诱导和维持”，由于这个原因，传统上异丙酚只限于麻醉医师使用。然而，近年来非麻醉医师对异丙酚的使用及经验越来越多，包括目前用于各种门诊手术。最近一项针对美国胃肠病专家的调查发现多达 25% 的内镜检查使用异丙酚；然而，有 68% 的医师表示他们不愿意使用，因为担心并发症的风险[43]。

大量文献支持内镜医生使用异丙酚（称为胃肠病专家执行异丙酚），或在内镜医生指导下护士使用异丙酚进行结肠镜检查镇静的安全性和有效性[62-66]。有超过 220 000 例胃肠病专家执行异丙酚的病例报道，其中只有一例进行了插管，无死亡情况发生[62]。最近的一项荟萃分析比较了异丙酚和其他镇静方案在结肠镜检查中的有效性，发现异丙酚镇静有更快的恢复和出院时间，并且在没有增加不良反应的情况下提高了患者的满意度[67]。基于大量的数据支持，美国胃肠病学院（ACG）、美国胃肠病学会（AGA）及美国胃肠内镜学会（ASGE）共同提出“与标准剂量的苯二氮䓬类和麻醉剂相比，异丙酚可以提供更快的起效和更深的镇静”和“医生指导下护士经过充分的训练可以安全有效地使用异丙酚”的结论[68]。

六、患者监护

清醒镇静在内镜检查中应用较为普遍，它具有小但明确的风险。为了减少这种风险，可采用多种方式对患者进行监护。其中一些监护模式已经建立；另外一些模式正在发展中，不过需要更多的数据才能将其纳入日常内镜检查[69]。监护的含义是指对一系列参数的目测及生理测量，标准监护包括血压、脉搏和血氧饱和度的测量及心电图监测；通常使用脉搏血氧仪、便携式心电图监视器和自动血压计来完成。

（一）心电图

美国麻醉医师协会（ASA）的指南建议对有明显心血管疾病和心律失常病史的患者进行连续心电图监测[70]，其他受益于此措施的群体包括肺部疾病患者、老年人，以及预计操作时间较长的患者。低危患者不需要使用连续心电图监测。

（二）血氧饱和度

脉搏血氧仪可以非侵入性监测动脉血氧饱和度。由于该监测对于早期的氧饱和度变化相对不敏感，建议通气功能监测也应包括密切观察患者。基线血氧饱和度＜ 95%、手术时间长、食管插管困难、有伴发疾病、急诊内镜操作等是发生低氧血症的危险因素。美国麻醉医师协会和美国胃肠内镜学会均建议在所有内镜检查中使用脉搏血氧仪[52, 71]。

（三）血流动力学

监测心率和血压对评估循环状态和正确监测镇静效果非常重要。心动过速和高血压提示患者镇静不充分，心动过缓和低血压则可能是过度镇静的迹象。在测量血压和脉搏基线值后，应每隔 3～5min 监测一次，目前已广泛使用自动无创血压仪来实现此目标。最近的一项研究建议使用连续血压监测替代传统的间歇性监测以应对患者接受镇静剂但未能检测到血压快速变化的情况。连续无创动脉压监测的新技术提高了对血压快速变化的监测能力，更有助于对进行内镜检查患者的安全管理[71]。

（四）二氧化碳描记术

二氧化碳描记术是一种用于测量呼出气体中二氧化碳含量的无创性技术，可以监测肺通气功能。它可以在脉搏血氧仪检测出氧饱和度降低之前检测出通气不足[72]。数据还表明在检测肺泡通气不足方面它比目视观察更敏感[73, 74]。

镇静过程中发生不良呼吸事件的主要危险因素是由呼吸活动抑制造成的缺氧，因此，有建议将此技术纳入患者的监护流程中以提高安全性[74]。目前，尚没有足够的数据支持它在结肠镜检查常规镇静中的应用[52, 73]。美国麻醉医师协会认为“所有在中度镇静期间无法直接观察通气情况的患者”应该考虑进行二氧化碳监测[52]。

七、抗生素预防应用

抗生素预防应用可以减少严重感染并发症发

生的可能性。预防性抗生素应用于胃肠道手术的价值已争论多年。此前，发生感染性心内膜炎风险较高的心脏病高危患者，以及植入假体的骨科和血管病患者，行消化道内镜手术时都使用预防性抗生素[75, 76]。然而，目前临床实践已发生了很大的变化，部分原因是消化道手术后的感染性心内膜炎发生率很低，以及缺乏支持抗生素预防效果的可控数据；此外，滥用抗生素还可能导致耐药菌的产生、难辨梭菌结肠炎、不必要的费用及药物毒性等。

美国心脏协会（AHA）和美国胃肠内镜学会（ASGE）分别于 2007 年及 2008 年发布了最新的抗生素预防应用指南[77, 78]，这些指南的建议大致上是一致的，但与先前的指南大相径庭。目前认为预防性抗生素不适用于几乎所有的结肠镜手术。

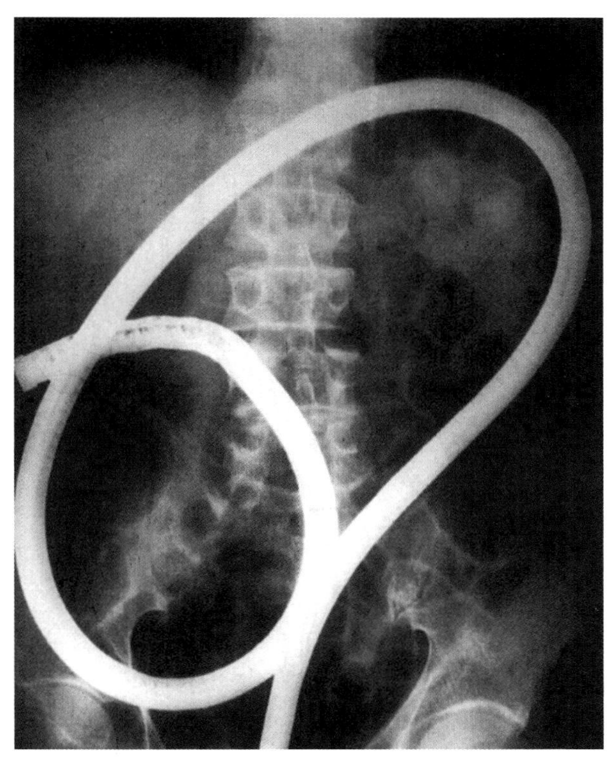

▲ 图 4-2 若结肠镜操作得当，镜身头端插入回肠末端时结肠镜呈问号形状

八、结肠镜操作技术

（一）插镜和退镜

患者取左侧卧位，先行肛管指检，再插入结肠镜，这对于排除当镜子滑过肛门时可能遗漏的肿瘤及结构非常重要。操作时先对结肠镜镜头远端 10～15cm 进行润滑并插入肛管，随后过程中应对结肠镜充分使用润滑剂。结肠镜在肠腔内的整个操作过程均应在直视下进行，并循序渐进，包括使用进镜、拉直镜身、腹部按压及变换患者体位等方法。当然，并不是所有患者都需要腹部按压和变换体位。操作者的最终目标是将结肠镜插至盲肠，同时尽量减少成袢或弓状隆起。如果操作得当，此时结肠镜将呈问号形状（图 4–2），这种状况下可以根据需要进行进镜、退镜、左右旋转镜身及反转镜头等操作。结肠镜操作引起的疼痛是由于牵拉结肠系膜和（或）注入过量气体导致，进镜会牵拉肠系膜，而退镜则能解除牵拉。结肠痉挛通常也是由于肠系膜受牵拉而不是结肠受激惹所引起。把镜身拉回，解除系膜牵拉，疼痛就会减轻。

操作时注气只用于吹开塌陷的肠腔。肠管膨胀不仅会引起疼痛，而且使肠管拐角更锐利，肠壁变薄，电灼操作时更容易发生跨壁灼伤。适度吸气可使肠腔轻微塌陷，同时仍保持足够的暴露空间用于圈套操作，则可以避免上述问题。

利用轻微退镜并顺时针旋转镜身的方法使镜端进入乙状结肠，这样不仅可以使乙状结肠拉直，还可以将其压向腹壁的外侧或后侧；然后结肠镜可以在不成袢或弓状隆起的状态下进镜；尽量用来回运动、顺时针旋转镜身的方法来通过降结肠乙状结肠交界处（图 4–3）。偶尔也需要“滑镜”的技巧。当结肠镜通过乙状结肠或横结肠之后，让患者转至仰卧位常使进镜更容易，有时让患者转向右侧卧位也有助于进镜。如果结肠镜在乙状结肠内形成 α 环，则必须在结肠镜通过左曲之前消除此环，可以采取退镜并逐渐顺时针旋转镜身来完成此操作（α 手法）（图 4–4）[79]。当进镜引起的疼痛超过其应有的程度，或出现镜端

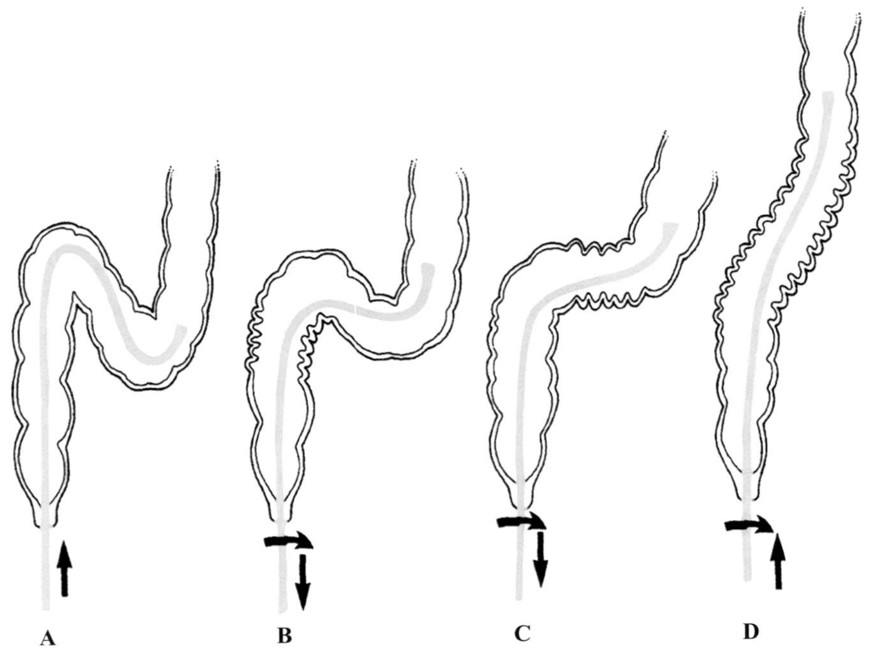

◀ 图 4-3　乙状结肠成角

A. 结肠镜进镜使结肠呈 N 形，直肠乙状结肠交界处及乙状结肠降结肠交界处形成锐角；B. 退镜并顺时针旋转使角度变大；C. 进一步退镜并顺时针旋转拉直乙状结肠；D. 保持顺时针旋转的同时，结肠镜可以顺利通过拉直的乙状结肠

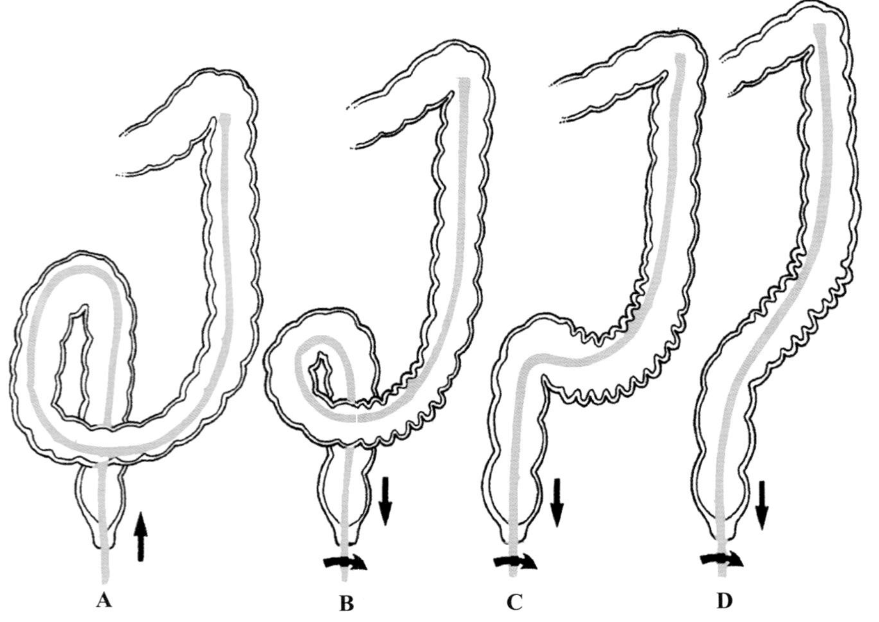

◀ 图 4-4　乙状结肠 α 环

A. 结肠镜检查过程中乙状结肠形成 α 环；B 至 D. 退镜并顺时针旋转镜身将消除 α 环并拉直乙状结肠

反常运动（即当退镜时镜端前进，进镜时镜端后退），则应怀疑肠镜形成 α 环；如果在前腹壁能触摸到结肠镜则表明其在乙状结肠内结袢或弓状隆起。

同样的基本原理也适用于结肠镜插入横结肠及右半结肠。腹部按压及改变患者体位对结肠镜操作有帮助，腹部按压最常用于结肠镜镜端位于左曲及右曲时，有助于在操作过程中像夹板一样固定镜身防止其成袢或弓状隆起。当结肠镜位于右半结肠时，吸出结肠内过多的气体，会形成类似手风琴状的肠道，这样就容易让结肠镜进入盲肠。在常规结肠镜检查中，可变硬度结肠镜在盲肠到达率或插镜速度方面没有显示出实质性的优势[80]。

（二）息肉切除术

结肠镜息肉切除术有一定风险，良好的操作技术至关重要。当操作者通过镜头观察到病变的大体外观时，必须决定是否进行活组织检查、电凝、切除等操作，抑或放弃治疗。息肉切除过程中，操作者应在完全控制结肠镜之后再放置息肉圈套器。通过退镜及顺时针旋转镜身可以解除结肠镜成袢或弓状隆起；一旦把结肠镜拉直，就可见镜子末端与镜身间 1∶1比例的移动幅度。当完全控制结肠镜后，操作者可根据需要进行左旋、右旋、进镜或退镜等操作。最好在视野的5～7 点钟位圈套息肉；由于结肠镜末端的圈套操作通道位于视野 5 点钟位置，所以在肠腔视野的下半部圈套息肉更安全，也更容易。在完全控制结肠镜的状态下，肠腔视野上半部的息肉可以毫无困难地旋转到下半部。

不同的电灼工具具有不同的烧灼强度，切除息肉时使用电灼的量应根据组织的大小而异；通常使用纯凝固电流，组织越大，强度就应越高。对于幼年型息肉，热量使用应该降到一半左右；幼年型息肉蒂部缺乏黏膜肌层，仅需很小的凝固电流就可以切断。反之，当电流强度设置过低时，圈套丝容易陷在息肉组织中，导致组织烧焦。脂肪瘤含有 90% 的水分，需要巨大的热量才能切除，所以应避免对大型无蒂脂肪瘤行肠镜下切除术。无蒂息肉若伴有硬化、溃疡或基底固定等情况则提示是浸润性癌的征象。如果圈套丝是绕在癌组织周边收紧时，可能无法切除癌组织或松开圈套丝。因此，不要试图去切除一个明显的癌病灶，这类病变最好取活组织检查。

对于较大的息肉，其顶端常接触对侧肠壁，切除息肉时来自息肉底部的圈套所产生的热效应会传导至对侧肠壁（图 4–5）。这种热传导所导致的灼伤大多数不严重。在圈套过程中晃动息肉头部，通过移动一个小的接触点到对侧肠壁的不同区域可以防止这类损伤；另一种方法是让息肉的整个头部接触肠壁，从而将热量分散到更大的区域。基底大于 2cm 的无蒂息肉应以每次1～1.5cm 大小逐块切除，必要时可分次治疗。

1. 带蒂息肉

由于带蒂息肉的蒂部直径很少大于 1.5cm，几乎任何大小的带蒂息肉都可以安全地整体圈套切除。通常情况下圈套丝可以容易地套在息肉周围，即使息肉比圈套环的尺寸还要大。圈套带蒂息肉的基本方法是先在息肉的头部放置圈套

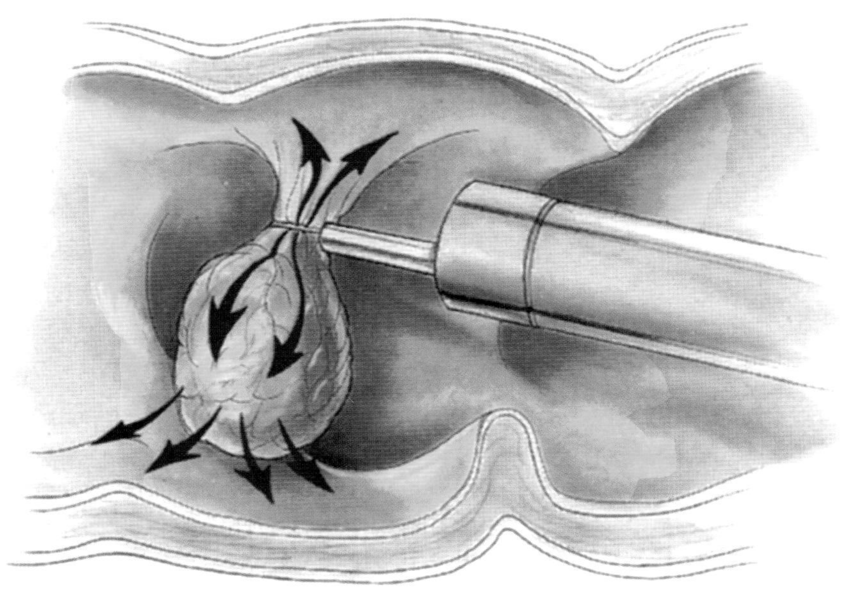

◀ 图 4–5 热量通过息肉传递至对侧肠壁

丝，然后控制结肠镜及圈套丝使其套向息肉蒂部。当圈套丝处于息肉头部下方的理想位置时，稍进镜或推进圈套器，使圈套丝或塑料护套的底部与息肉蒂部接触，此时，收紧圈套丝，启动电流（图 4-6）。应根据被切除组织的多少来确定凝固电流的大小，组织越大所需电流越大。对于大的息肉，在切除之前最好用圈套丝紧紧地勒住蒂部数分钟，使蒂部的滋养血管形成血栓。当电灼设备处于最佳设置时，圈套丝能在 4～5s 内切除息肉。如果操作没有完成，应重新检查以下几方面：设备是否出现故障、热量是否太低、圈套丝是否套住过多组织等。切除时最好使用纯凝固电流。

2. 无蒂息肉

小于 2cm 的无蒂息肉通常可以整块圈套切除。其方法与带蒂息肉一样，只是圈套丝收紧前需平放在黏膜上。收紧圈套丝时，黏膜及黏膜下层即被套进圈套丝内；在使用电灼之前，应将息肉从肠壁上轻微抬起，以减少肠壁深部灼伤的可能（图 4-7）。大的息肉应分成 1～1.5cm 大小逐块圈套切除（图 4-8）。重要的是要尽量取回每块被切除的息肉进行组织病理学检查，因为这些碎片中的任何一片都可能含有浸润性癌的病灶。根据息肉的大小和圈套难度，一些大的息肉也可以进行多次圈套治疗。有些作者建议在息肉下方的黏膜下层注射含有或不含肾上腺素的生理盐水 [80]，此“生理盐水垫”将息肉从固有肌层抬举起来，圈套时更加安全和顺利。这种方法适用于大的无蒂息肉 [81, 82]。羟丙基甲基纤维素或人工泪液（Gonak，Akorn，Inc.，Buffalo Grove，IL）非常适合黏膜下注射 [83]，每瓶 15ml 容量用 60ml 生理盐水稀释以供使用。非常大的息肉（特别是右半结肠的息肉）应考虑行结肠切除术。

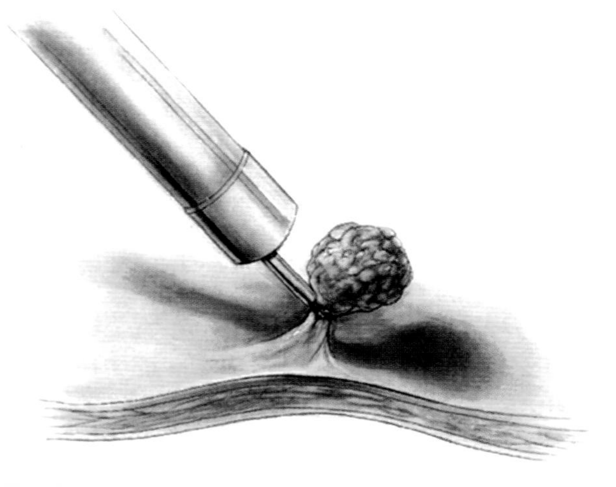

▲ 图 4-6　圈套丝套住息肉的蒂部

（三）息肉切除的先进技术

息肉切除的先进技术包括内镜黏膜切除术（endoscopic mucosal resection，EMR）和内镜黏膜下剥离术（endoscopic submucosal dissection，ESD）。EMR 首先应用于日本，是一种用于切除局限于消化道浅层（黏膜和黏膜下层）的无蒂或扁平赘生物的内镜技术。多年来，传统的 EMR 和外科手术一直是大的结直肠肿瘤唯一可行的治疗方法。EMR 通常用于切除小于 2cm 或者需逐块切除的较大病变 [84]，它利用前述的圈套及生理盐水抬举技术来切除息肉。对于大的病灶，容易切除不完全，导致局部复发。ESD 是一种较新的方法，可以整块切除大的（通常大于 2cm）、扁平的胃肠道病变，它利用一把烧灼刀结合注射液抬举方法将息肉一次性切除。与 EMR 相比，ESD 在治疗结直肠肿瘤方面有较高的整块切除率及较低的局部复发率。然而，ESD 操作更费时间，存在更高的并发症发生率，且费用更贵 [85]。

小型息肉

小型息肉是指直径小于 5mm 的息肉。过去认为大肠的大多数小息肉是增生型的，主要局限于直肠；而在结肠镜时代，整个大肠均能发现小息肉，且肿瘤型息肉的发生率超过 50%。小息肉本身没有临床意义，而且大多数可能生长非常缓慢 [86-89]。然而，无法预测哪些会长成具有临床意义的大小。在结肠或直肠发现小型肿瘤性息肉可能是近端结肠有其他息肉的线索，此时需要进行全面的结肠镜检查。

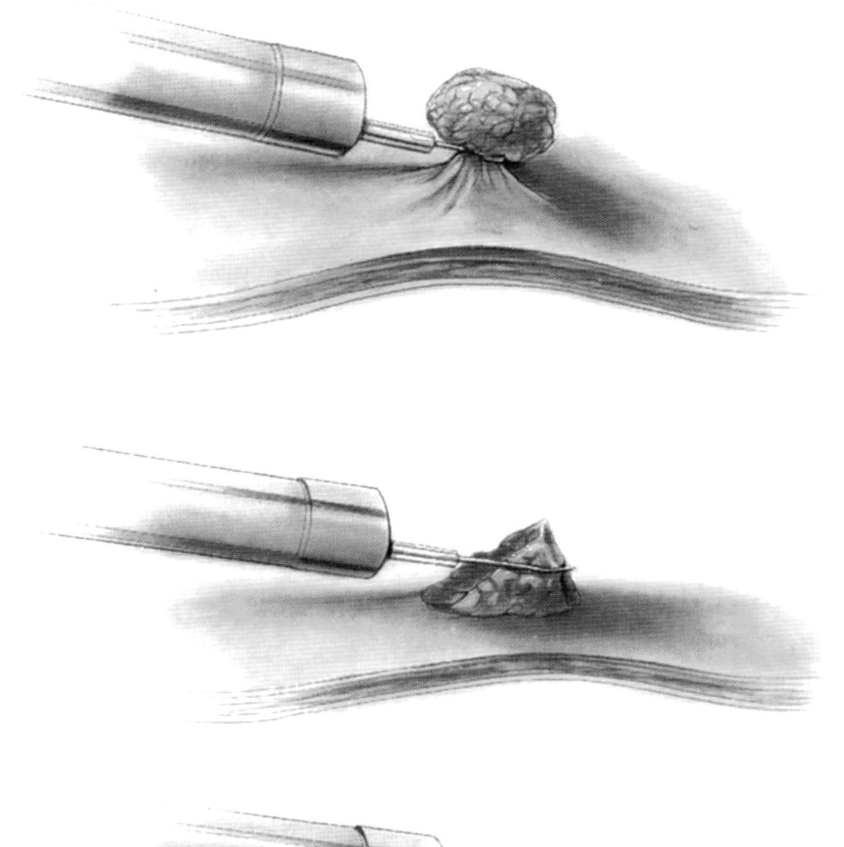

◀ 图 4-7　圈套丝位于无蒂息肉的基底部，注意此时黏膜抬起呈幕帘状

◀ 图 4-8　大的无蒂息肉分块圈套切除

消灭大肠小息肉的重要性仍存在争议。切除这些小息肉有许多好处，包括可以通过活检确定组织学类型，可以制订适当的内镜复查计划，并且可以取消每 1 年或 2 年进行一次钡灌肠检查的随访。小息肉可以用冷钳或“热活检”钳治疗 [90]，如果愿意，也可以用圈套器切除 [91]。实际上，许多小息肉可以不用活检而进行电凝治疗 [92]。

九、术中结肠镜检查

结肠镜检查已成为诊断结肠疾病和切除结肠息肉的标准操作。熟练的医师可对超过 90% 的患者完成全结肠镜检查。然而，有些情况会导致全结肠镜检查无法完成，包括严重的乙状结肠憩室病、粘连造成锐性且固定的结肠成角、异常的结肠扭曲、盆腔炎症和放射治疗等。此时，成功进行结肠镜检查的唯一方法是进行术中结肠镜检查（即在打开腹部的情况下通过直肠进镜检查）。当然，使用此方法的病例较少。原因是显而易见的——操作比较麻烦，手术室里需要一套结肠镜检查设备，操作过程需要两组外科医师或一位外科医师及一位内镜医师，需要额外的手术时间，还可能因为注入空气引起较严重的结肠扩张等。

术中结肠镜检查在少数病例中有一定的价值，例如可用来定位触诊无法确定的病变部位。只要操作得当，它还是安全的 [93-95]。但是，必须由技术熟练的人员小心操作。Cohen 和 Forde 曾报道了两例脾包膜撕裂[96]，其他潜在的风险是结肠浆膜撕裂甚至穿孔。

（一）息肉切除术

如果传统结肠镜检查无法触及息肉，可行术中结肠镜息肉切除术。腹腔镜、手助腹腔镜或开腹技术可以帮助游离或移动各结肠段，使结肠镜到达息肉所在的区域。到达目标区域后，息肉切除技术和传统方法是一样的。术中结肠镜检查的另一个适应证是用来确定之前切除恶性息肉的部位，进行肠段切除，需在息肉切除的瘢痕没有完全愈合的两周内进行。腹腔镜辅助结肠镜检查是治疗息肉的另一种方法[97, 98]，该操作需在手术室进行。一组医师将腹腔镜镜头置入腹腔，注入二氧化碳监视含有息肉的结肠段；另一组医师通过肛门插入结肠镜，进镜至息肉的部位。术中必要时可游离或操控结肠，在腹腔镜监视下进行息肉切除术。如果在息肉切除过程中出现肠壁凹陷或穿孔，可以用腹腔镜器械（缝合线或缝合钉）将结肠壁缝合或修补。在息肉切除部位进行滴水试验也可以用来排除肠漏的发生。该技术也被用作 ESD“学习曲线”的一部分。

（二）出血

胃肠道慢性失血很难通过结肠镜检查、钡灌肠、上消化道和小肠钡餐检查以及动脉造影来发现病因。术中小肠镜联合术中结肠镜检查可以帮助确定出血来源[93]。该技术包括经口插入结肠镜，并一直插镜至回盲肠交界处；另一种方法是通过近端空肠切开术插入经消毒的结肠镜。以此来检查整个小肠黏膜；同时，通过透光检查浆膜血管异常。然后经肛管插入结肠镜到盲肠，用同样的方式来检查整个大肠。

包括术前结肠镜检查在内的所有其他方法都无法确定出血来源的急性或大量结肠出血，可能是术中结肠镜检查的另一个适应证，术中结肠镜检查兼具腔内和腔外检查的优点[99]，通过阑尾底部插管或盲肠造口进行术中结肠灌洗可以提高检查质量[100, 101]。

（三）癌

大肠癌患者需要进行全结肠检查以除外同时多发癌或腺瘤[102]。理想情况下，检查应在手术前完成。如果术前没有进行检查，可以安排在手术开腹前或吻合后进行术中结肠镜检查。如术中探查无法触及钡灌肠上显示的病灶，也可行术中结肠镜检查。对无法术前结肠镜检查的梗阻性大肠癌患者，结肠切除术后立即行术中结肠镜检查也是一种选择[93]，但该适应证有限，因为结肠镜检查可能会损伤新的吻合口。

十、并发症

结肠镜检查的并发症发生率较低，其中穿孔的风险在诊断性结肠镜检查为 0.06%～0.8%，在治疗性结肠镜操作为 0.7%～3%[1, 2, 103, 104]。由于结肠镜检查和治疗的数量巨大，这一比例就显得比较重要。这些数据也可能不代表并发症的真实发生率，因为大多数报道来自具有丰富经验的个人或机构。出血是最常见的严重并发症，其次是透壁灼伤和穿孔[103, 105-108]。其他并发症包括圈套器陷入病变组织中、肠壁误入圈套内及肠镜嵌入疝中等。非常重要的是需早期发现其临床表现以及正确处理并发症。

（一）出血

与结肠镜操作相关的出血分为即时性出血和迟发性出血。切除无蒂息肉后出现的即时性出血可以通过在出血部位注射稀释肾上腺素溶液、电灼或使用止血夹来控制[109]。带蒂息肉的出血常见于粗蒂息肉，切除时最好留下足够的蒂部，一旦发生出血，可以夹闭或重新圈套残余的蒂部，然后用圈套丝电凝或绞窄蒂部。不用电凝而收紧圈套丝 15～20min 可使蒂部形成血栓（图 4-9）[1]。迟发性出血可在术后数小时至数天内发生，可能是由于凝固焦痂过早脱落引起。

对于息肉切除术后的迟发性出血，首先要评估出血的严重程度，进行液体复苏，并确认是否为持续性出血，了解抗凝血药物的使用史，回顾结肠镜检查报告很重要。常见的是轻、中度出血，通常在行肠道休息和支持治疗后可停止，也可能需要复查内镜以控制出血部位。对于大出血，支持性治疗首先包括急性复苏、直肠镜检查定位和 CT 血管造影术（computed tomography angiography，CTA）检查。直肠镜检查可以确认位于肛门附近和直肠远端的出血。CTA 检查在大多数医院都可以进行，它能迅速确认正在发生的出血并提示出血部位。CTA 检查阳性的患者可进行选择性动脉造影和栓塞治疗（图 4–10）。如果因为解剖原因无法进行栓塞治疗，可以考虑静脉滴注血管加压素（图 4–11）。大出血引起肠腔内大量血液积聚，往往导致视野受限，使肠镜操作极其困难或无法进行。对于极少数行血管造影治疗失败的情况，必要时需行剖腹探查。

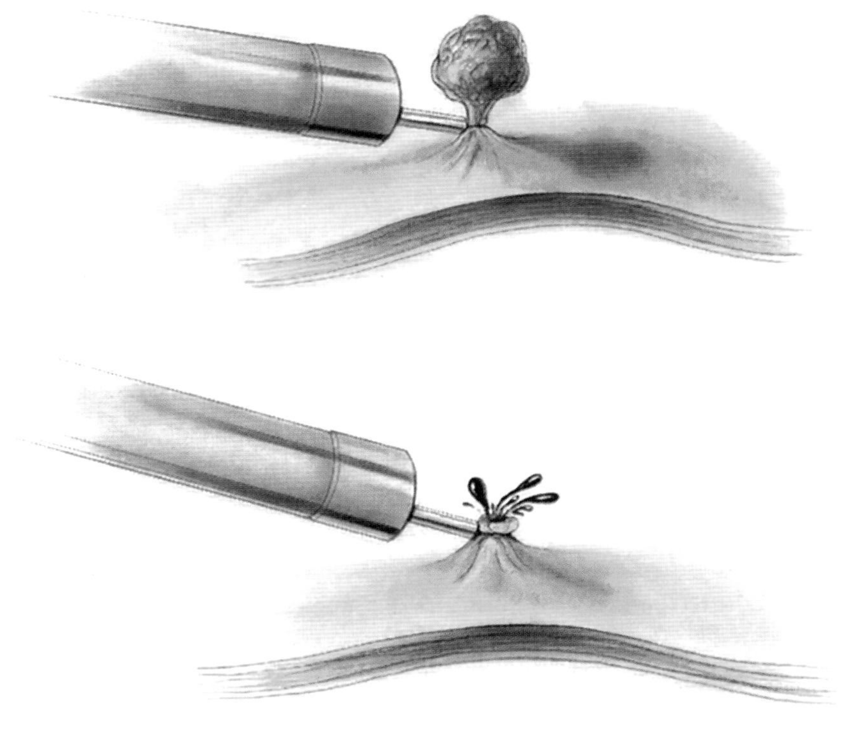

◀ **图 4–9　息肉的残余部分发生出血后用圈套器绞窄**

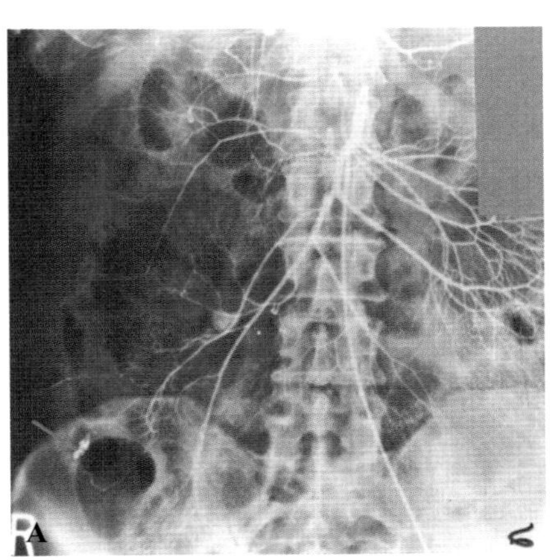

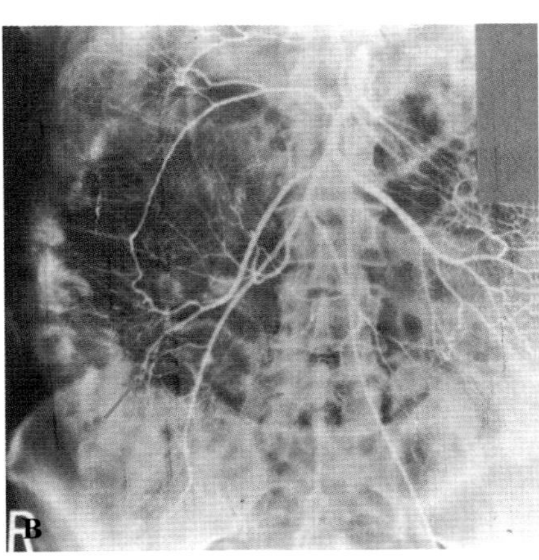

◀ **图 4–10　结肠镜息肉切除术后盲肠出血**

A. 肠系膜上动脉造影显示出血（箭）；B. 明胶海绵栓塞术后出血停止（箭）[103]（经授权引自 © 1986 Wolters Kluwer）

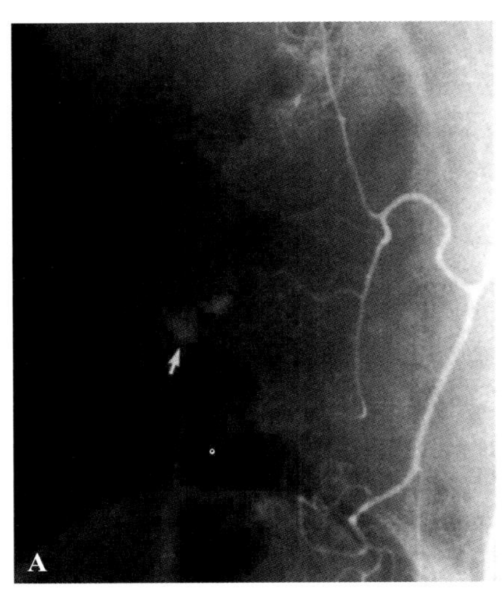

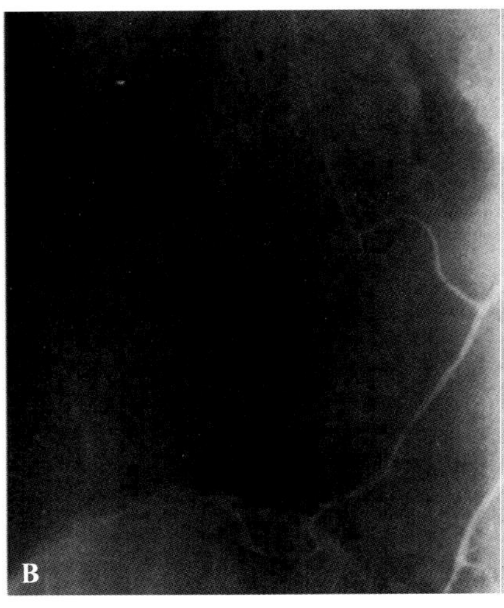

◀ **图 4-11　结肠镜息肉切除术后升结肠出血**

A. 肠系膜上动脉造影显示出血（箭）；B. 静滴血管加压素后出血停止[103]（经授权引自 © 1986 Wolters Kluwer）

（二）穿孔

跨壁灼伤或小穿孔多由于术中过多热量灼伤肠壁或圈套丝离肠壁太近所致。典型的症状为发热、局限性腹痛、腹膜刺激征及白细胞增多。CT 扫描显示结肠壁炎症或结肠周围炎症。治疗上与憩室炎类似，患者需住院，予肠道休息、静脉输液和抗生素治疗。同时应密切观察病情变化，跨壁灼伤可能发展成腹腔脓肿，一旦发生可通过 CT 引导下经皮穿刺引流处理腹腔脓肿。

与诊断性结肠镜检查相关的穿孔通常很大，由于结肠镜强行通过成袢的结肠或成曲的乙状结肠、憩室病引起的肠道狭窄或既往盆腔手术引起的肠粘连等。这类穿孔涵盖了从“无症状”的气腹到浆膜撕裂、腹膜外穿孔及腹膜内穿孔等情况。临床评估腹膜后穿孔常较困难，可能需等到出现皮下气肿后才发现。气肿会沿腹膜后平面发展，上至侧腹壁、纵隔、颈部及眼周，下至阴囊部位。最常见的穿孔部位位于乙状结肠腹膜内部分。虽然偶然发现的“无症状”气腹可以保守观察，但在诊断性结肠镜检查时发生的大多数穿孔都需要手术，因为这些穿孔通常较大。如果能早期对结肠镜穿孔进行手术，往往可以行一期修补；如果已经发生广泛性腹膜炎，则不吻合的肠切除术是最安全的手术。

与结肠镜检查损伤造成的大穿孔不同，息肉切除术引起的穿孔可能包括从膈下“无症状”的游离气体（图 4-12）到引起广泛性腹膜炎的大穿孔等不同情况。其治疗方法也包括从保守观察到立即剖腹探查等。

对于无症状的膈下游离气体一般无须治疗，但必须观察患者是否进一步发展为腹膜炎[110]。如果出现大的有症状的穿孔且伴有腹膜炎症状和体征，需要立即剖腹探查。结肠镜息肉切除发生穿孔通常是由于圈套组织过大、使用电热

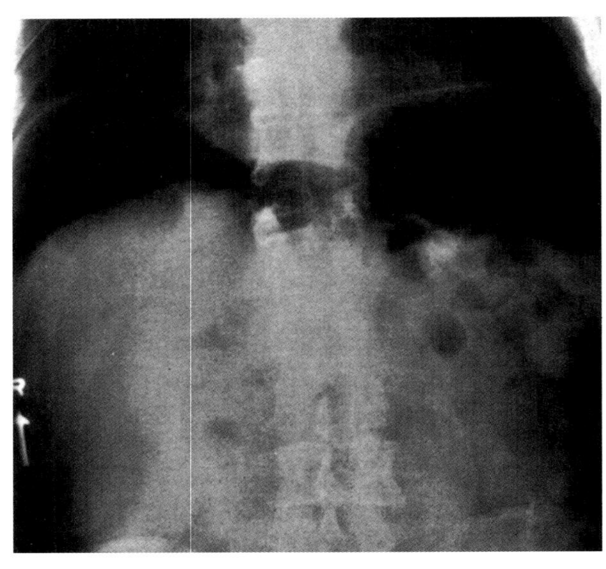

▲ **图 4-12　结肠镜息肉切除术后膈下无症状游离气体（由 Pineau 等[106] 提供）**

量过高、圈套组织过深或过于贴近肠壁等原因造成。

（三）圈套丝陷入息肉组织内

如果圈套丝陷入息肉组织内，有可能无法切断息肉或松开圈套丝，是由于圈套入过多的组织、热量设置过低（导致组织“烧焦”）或错误判断而圈套了癌灶引起。对于良性病变，可将圈套丝收紧留在原位，结肠镜从患者体内撤出，息肉被圈套丝绞窄，数天后可脱落。当圈套丝陷入一个明显的癌病灶，则需要行结肠切除术 [103]。如果息肉切除时不注意，相邻的肠壁可能会不经意地套入圈套丝内，从而导致穿孔发生（图 4–13）。只要术中意识到这种可能性，就可以防止此类并发症的发生。如果术中发现息肉切除困难，比如需要异常高的电流来进行操作，可能表明圈套丝内套入过多组织。

（四）其他并发症

结肠镜疝内嵌顿是一种少见的并发症。如果将大的滑动性腹股沟疝或腹疝视为结肠镜检查的相对禁忌证，则可以避免嵌顿发生。操作前将疝复位并在结肠镜进镜过程中保持复位状态，可以降低发生肠镜嵌顿的风险。一旦发生意外嵌顿，应避免对结肠镜进行简单的拉拽，可采取“滑轮”技术，即一次松解嵌顿结肠镜的“一肢”来解除嵌顿（图 4–14）[111]。

结肠镜检查造成的脾脏损伤并不常见，多数是由于镜端处于锁定位置时从横结肠拉出结肠镜造成的。腹痛是其最常见的症状，通常在 24h 内出现。腹部 CT 扫描有助于确诊 [112]。在诊断性结肠镜检查中使用正确的操作技术、认识到何时应停止检查以及了解脾脏损伤发生的原因和机制，可以将其发生率降到最低。

结肠中的两种爆炸性气体是氢气和甲烷，这两种气体都由结肠细菌产生。结肠细菌产生氢气需要持续的外源底物供应，主要是不吸收的糖类 [113]。所以良好的肠道准备以及夜间禁食可以显著减少氢气的产生。相比之下，甲烷由外源性碳源产生，与饮食没有明确的关系 [114]。结肠镜检查所需彻底的肠道清洁可以使结肠中释放的氢气和甲烷减少 10 倍 [115]。在圈套操作前还可以通过注气及频繁吸气来交换肠腔内的气体，进一步降低肠道气体爆炸的风险。除非是为了减轻腹胀，否则在肠道准备充分的情况下没有必要为防止气体爆炸而使用二氧化碳 [116]。肠道气体爆炸的悲剧性病例报道归因于用甘露醇进行肠道准备，它是细菌产生氢气的有效底物 [117]。所以甘露醇制剂不能用于需进行圈套或电凝操作的大息肉患者。

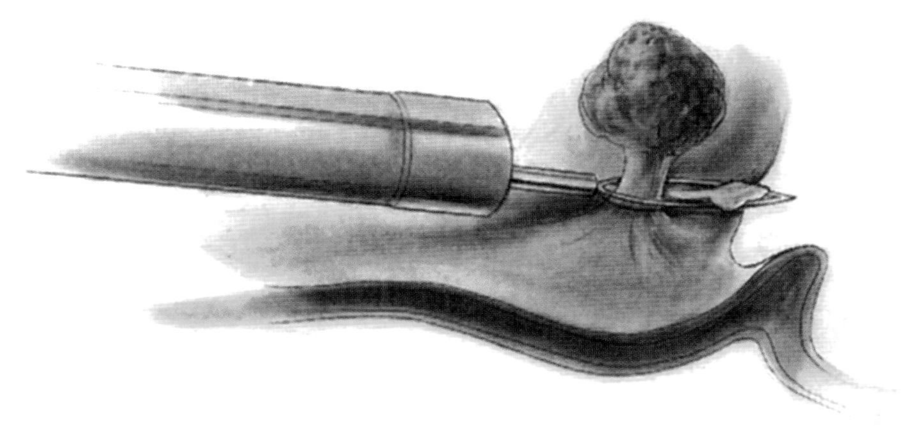

▲ 图 4–13 疏忽导致邻近肠壁套进圈套丝

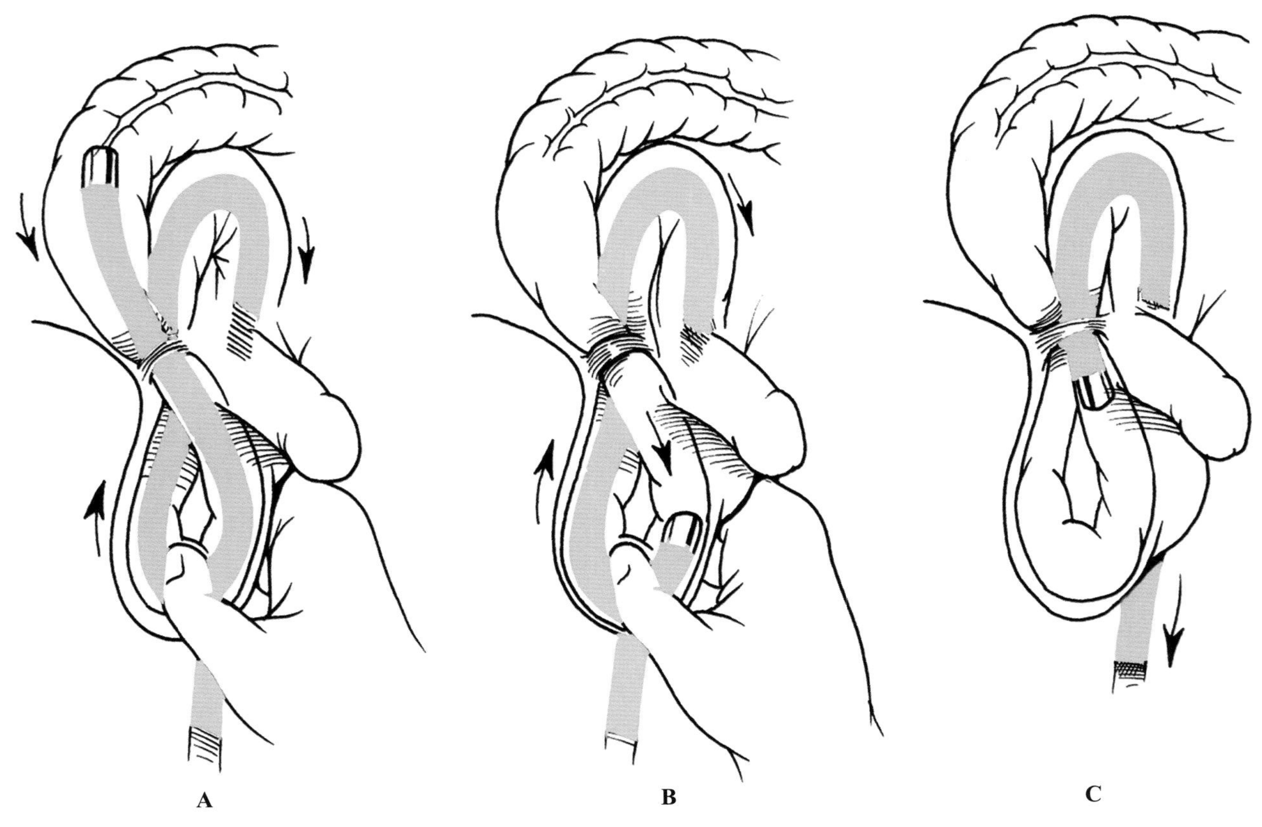

▲ 图 4-14 移动结肠镜的"滑轮"技巧

A. 沿环的内边缘握住结肠镜；B 和 C. 一次退出结肠镜的一肢，用拇指和手指当作"滑轮"

第 5 章　结直肠手术患者的围术期管理

Preoperative and Postoperative Management of Colorectal Surgery Patients

David E. Beck　著
高　玮　朱　哲　译
傅传刚　校

摘要：近年来，结直肠手术患者围术期管理发生了巨大变化。降低成本、缩减或消除住院时间、基于循证的医疗行为增加均对此产生了影响。此外，从微创手术中获得的经验已转用于其他患者身上。这些医疗行为中有许多归类为加速康复外科（ERAS）医疗方案或临床路径。由于这些医疗行为可以应用于几乎全部患者身上，因此称之为临床路径应当更为恰当。起初，许多医疗行为被归纳并使用，取得了良好的总体效果。但人们最近才对组成这一系列医疗行为的具体细节展开前瞻性评价。除非获得证据，否则人们很难知道每个组成细节的真正价值。围术期管理可大致分为 3 个阶段：术前管理、术中管理和术后管理。

关键词：术前管理，术后管理，患者宣教，手术风险，机械性肠道准备，肠道准备抗生素，麻醉，早期下床活动，深静脉血栓的预防，术后饮食，术后疼痛

一、总论

近年来，结直肠手术患者围术期管理发生了巨大变化。降低成本、缩减或消除住院时间、基于循证的医疗行为增加均对此产生了影响。此外，从微创手术中获得的经验已转用于其他患者身上。这些医疗行为中有许多归类为加速康复外科（ERAS）医疗方案或临床路径。由于这些医疗行为可以应用于几乎全部患者身上，因此临床路径似乎是一个更好的术语。起初，许多医疗行为被归纳并使用，取得了良好的总体效果。但人们最近才对组成这一系列医疗行为的具体细节展开前瞻性评价。除非获得证据，否则人们很难知道每个组成细节的真正价值。围术期管理可大致分为 3 个阶段：术前、术中和术后。但是，如疼痛管理等内容，在几个阶段都会出现。每个阶段的重要组成部分如表 5-1 所列。第 6 章将进一步讨论门诊肛肠手术。

二、术前

（一）患者教育

接受择期结直肠手术的患者应知悉有关其护理路径的常规信息，包括术前准备、住院时间、术后居家康复时间和总体康复时间。如此大的信息量对患者的记忆力来说可能会有较大的挑战。因此，将这些信息汇总起来，最好向患者提供一份文字材料。

首先，外科医生应讨论拟订干预的目标。除了告知切口正常愈合的各方面外，还应概述切口

表 5-1 结直肠手术临床路径的组成部分

术 前	术 中	术 后
• 患者教育 • 改善全身状态 • 营养状态评估 • 实验室 / 影像学检查 • 肠道准备 • 减少禁食状态和（或）营养支持 • 疼痛管理	• 液体管理 • 微创 • 体温控制 • 引流 • 疼痛管理	• 下床活动 • 进食 / 营养 • 液体管理 • 疼痛管理 • 出院标准

的类型、创面范围、涉及的解剖结构。在适当情况下，还应提到腹腔镜微创手术的可能性与术中可能的决策。医生还应愿意讨论潜在的并发症。患者应有机会就手术潜在风险、预期结果、任何替代疗法提出疑问。对术后痛的讨论可打消患者疑虑，因为一些疼痛的存在本身并不意味有何不妥。与此同时，还应告知患者和家属，会尽一切努力，包括使用止痛剂和体贴周到和善解人意的护理，将患者痛苦降至最低水平。医生应就回肠肛管吻合术、结肠肛管吻合术、肛门括约肌修复术等进行了“重建”结直肠手术后的肛门功能进行解释，给予患者切合实际的期望。如果有可能开展肠造口术，那么涉及伤口和肠造口护理的护士参与会有很大帮助（参阅第 30 章）。

医生应该采取一切措施以确保术后顺利的恢复过程。同时，必须强调患者需要配合术后护理，尤其是肺部护理和下床活动。最后，应该与患者讨论与康复有关的所有日常活动。

（二）手术风险的评估与优化

针对择期结直肠手术，建议以恰当的临床病史、体格检查、诊断评估为基础。在实施择期结直肠手术前，医生应该对患者进行详细的评估和术前准备。医生应特别注意以前接触过麻醉药品、服用药物、过敏史、个人习惯（酗酒和滥用药物）、全身性并发症等因素。由于全身器官功能异常可影响到麻醉药物的吸收、作用、分配、消除，所以患者应尽可能保持与全身疾病相符合的最佳健康状态。手术风险评估包含心血管状况、肺功能、肾功能、肝功能、血液系统状况、营养状态、肥胖、年龄、心理健康状态。

1. 心血管状态

有心肌梗死发作史的患者，术中术后有再次发生心梗的风险。Roizen 和 Fleisher[1] 回顾了围术期心梗 的发生情况，结果显示，总体再梗死率为 1.9%～15.9%，大多为 7%～9%；死亡率为 1.1%～5.4%，大多为 3%～4%。近 3 个月发生过心梗的再梗发生率更高，范围为 0%～86%，大多为 20%～40%，死亡率范围为 0%～86%，大多为 23%～38%。随着间隔时间的延长这些数据有所改善，心肌梗死后 4～6 个月再梗死率为 0%～26%，大多为 6%～16%，相应的死亡率为 0%～5.9%。心梗 6 个月后，再梗死率和死亡率则持续下降。由于术后心肌梗死与高死亡率相关，因此最好在上一次心梗后 6 个月或更长时间安排择期手术。

用于治疗心血管疾病的一些药物有可能会干扰麻醉。例如，用于治疗高血压的利尿药有可能导致低钾血症。由此引起非去极化型肌肉松弛剂的作用延长，心脏会更加易激惹而出现并发症。因此，若术前血钾浓度低于 3mEq/L 应当注意纠正补充。β- 肾上腺素拮抗剂与麻醉药之间的相互作用可导致心动过缓、低血压和充血性心力衰竭[2]。高血压患者应使血压平稳在一定水平，控制高血压相关性肾功能不全和心力衰竭。如果血压已经控制，患者应继续服用降压药物至术前，避免戒断综合征。目前因抗高血压药和麻醉药之间的相互作用而引起的循环并发症较少见。

由于在长时间内维持增加的腹内压很可能会产生不利的血流动力学影响，进行腹腔镜结直肠手术前，检查患者的心血管状态尤为重要。心血管系统影响程度取决于气腹压力水平和二氧化碳吸入量等因素。一般情况下心脏指数和中心静脉血压能保持相对稳定[3]，但是腹腔压力升高会使腔静脉回流阻力增加、膈肌上抬、心肺活动受限、内脏血管收缩，下腔静脉、肾静脉和门静脉血流量显著减少，通过静脉回流到心脏的血液减少，最终将导致心脏每搏输出量减少[4]，心率会代偿性增加。高于正常水平的气腹压力下，由于这种补偿机制失效，心输出量会下降，腹部静脉压升高导致全身血管阻力和平均动脉血压显著升高[5]。

2. 肺功能

慢性阻塞性肺病患者肺功能可能因麻醉过程中的通气受限和通气－灌注失衡而进一步恶化。此外，麻醉药物的残留效应及术后切口疼痛引起的长期卧床和呼吸道反射减弱会造成术后肺部分泌物的潴留，增加肺不张、肺部感染等肺部并发症的发生。严重的慢性阻塞性肺病患者术前接受肺部准备会获益。术前检查应包括胸部 X 线摄片、动脉血气分析、肺功能检查。呼吸练习、体位引流、雾化吸入黏蛋白溶解剂和支气管扩张剂、使用皮质类固醇可能有助于改善呼吸功能。

慢性呼吸系统疾病患者在腹腔镜结直肠手术中也存在一定风险。气腹使膈肌抬高，导致肺功能下降，Trendelenburg 体位（头低足高位）手术时这种情况更加明显。同时，生理性死腔增加会导致通气－灌注比例失调[6]。使用二氧化碳充气腹时，动脉二氧化碳分压（$PaCO_2$）升高，会导致呼吸性酸中毒，通过增加通气量来代偿 pH 的降低。然而，尽管增加了通气量，但慢性呼吸系统疾病患者仍可发生二氧化碳分压升高，导致每搏输出量减少和心律失常[7]。最后，应记录患者吸烟情况和历史，并且建议吸烟者戒烟，同时提供戒烟材料和戒烟计划。

3. 肾功能

肾功能不全患者，尤其是合并高血压、严重贫血、电解质紊乱患者，更容易发生术中及术后并发症。幸运的是，许多受影响的患者对肾源性慢性贫血耐受性相对较好。红细胞生成素的使用可更有效地治疗此类贫血，因此，在肾功能不全的患者中，贫血并不是麻醉和手术的禁忌证。高钾血症患者应用琥珀酰胆碱可能导致血清钾浓度进一步升高。慢性肾功能不全患者禁用完全依赖肾脏消除的麻醉药和肾毒性药物。透析患者可能需要在门诊透析后的第二天入院，随后在院内进行后续治疗。这些患者使用肾毒性药物（例如抗生素）时需特别谨慎。

4. 肝功能

虽然静脉（IV）麻醉药和麻醉镇痛药在很大程度上经肝脏消除，除非肝功能损害非常严重，多数肝病患者的肝脏仍足以解毒并排泄这些药物。应特别注意肝功能生化指标的异常，如高胆红素血症、低白蛋白血症、肝酶和血氨水平升高。肝脏病中的低白蛋白血症和白蛋白 / 球蛋白比值逆转与药物结合白蛋白、球蛋白的敏感性改变有关。应注意纠正电解质紊乱，例如腹水患者的稀释性低钠血症和继发性醛固酮增多症引起的尿量过多引起的低钾血症。许多慢性肝病患者由于溶血或食管静脉曲张引起的失血会导致贫血。除了凝血因子Ⅱ、Ⅴ、Ⅶ、Ⅸ和Ⅹ水平降低外，继发于门静脉高压的脾功能亢进也会导致血小板减少。这两种异常都会导致凝血功能障碍，可通过输血小板和新鲜冷冻血浆进行纠正。应该注意潜在的肝毒剂，如氟烷。

5. 血液系统

血红蛋白浓度降低的患者携氧转运能力降低，为了维持足够的氧气输送，贫血患者的心输出量增加。但是，除非合并严重的系统性疾病，一般贫血患者对手术的耐受性较好。此外，许多结直肠手术患者，贫血可能是疾病本身的一个表现，一般能够治愈。尽管血色素低于 10g 的患者，推荐术前纠正贫血，许多血红蛋白浓度较低的患者仍可耐受手术。尽管有点随意，一般手术可接受的血细胞比容范围是：男性为 29%～57%，女性为 27%～54%，男性和女性的白细胞计数为 2400～16 000 /mm^3[8]。

6. 肥胖

肥胖可能引发内分泌功能紊乱、高血压、心力衰竭、功能残气量减少等并发症。因此，对于明显肥胖患者，术前应做动脉血气分析和肺功能、内分泌功能检查。由于肥胖患者的术后并发症 [如深静脉血栓形成（DVT）、肺栓塞和呼吸衰竭] 的风险增加，因此，有必要在术前和术后采取充分的措施以最大限度地减少这些并发症。此类措施仅对愿意合作的患者有效，应在术前向患者充分告知可能的并发症及配合治疗的必要性。

7. 年龄

评估手术风险时，年龄是需要考虑的另一个方面，因为越来越多的老年患者需要接受大手术。入院时，老年患者经常并发全身疾病和营养不良。如前所述，这两个因素都对术中及术后并发症发生率和死亡率产生负面影响。但是，年龄并非绝对的手术禁忌证。对于年龄较大且未达到最佳身体健康状况的患者，外科医生可能会改变经腹会阴切除术的手术方式，选择局部切除手术。随着年龄的增高，如回肠肛管吻合术和结肠肛管吻合术这类“重建”术属于相对禁忌，这两种手术方式的老年患者的功能预后不如年轻患者。

8. 心理健康状态

大多数需要接受手术的患者会变得十分焦虑。有时，患者焦虑程度与手术大小相关。例如，当肛周疾病患者本希望通过口服或者外用药物保守治疗，却被告知需要接受肛门手术；或者患者本以为是个常见的痔疮出血，检查后却发现是直肠癌需要接受直肠切除手术。后一种情况下，对于造口后可能产生的生活方式改变以及潜在的并发症（如阳痿），患者需要得到充分的安慰。对手术的合理期望的解释，如住院时间、预计休工时间、患者可以继续从事以前工作的保证等，可能会对患者面对这一出乎意料的诊断产生很大帮助。

9. 营养评估与优化

患者营养状况会显著影响术后并发症的发生[9]，营养不良十分常见，在某些医院住院患者中比例可以高达 50%[10]。从患者的营养摄入史和体重状况可以评估确定存在的患者的营养不良风险，中度或重度营养不良患者 6 个月内体重减轻 ＞ 10%，体重指数（BMI）低于 18.5～22kg/m^2。对存在脂肪或肌肉消耗患者做体检，可发现较低的肱三头肌的皮肤皱褶厚度和上臂肌肉周长。其他评估参数包括贫血、人血白蛋白水平低（＜ 35g/L）、血清前白蛋白降低、血清转铁蛋白水平降低、维生素、矿物质、微量元素缺乏等。

需要手术治疗的营养不良患者，以及大手术后较长时间才能恢复正常胃肠功能的患者可以给予营养支持；但是，何时是进行营养支持干预的合适时机尚待厘清。多项研究表明，对于严重营养不良且无法通过口服或肠内营养的患者，术前给予 7～10d 肠外营养可改善手术预后。相反，对于营养良好或轻度营养不良患者，使用肠外营养对患者无益，反而可能增加相关并发症[10, 11]。对于术后 7～10d 无法通过口服或肠内满足其热量需求的患者，推荐术后进行肠外营养。在需要进行术后人工营养支持的患者中，肠内营养或肠内与肠外营养相结合是首选方法。

在肠外营养补充脂肪和糖类时，主要考虑因素是不要使患者过量摄取。通常按照 25kcal/kg 可以估算出患者每日的能量消耗和需求量。处于严重应激状态的患者能量需求可能接近 30kcal/kg。对于那些在手术后长期无法进食，全部或几乎全部肠外营养的患者，每天应注意补充各种维生素和微量元素。

肠内营养的一个新进展是免疫营养（IN）补充剂，可以减少术后并发症。Braga 等报道术前口服精氨酸和 n– 脂肪酸可以提升免疫代谢反应，将感染率从 32% 降低至 12%[12]，但是术后补充却并未显示出额外的收益。许多研究纳入了术前和术后方案，采用了不一致的对照研究。最近的一项荟萃分析回顾了包括 895 例患者在内的 8 项随机对照试验（RCT）（研究术前免疫营养补充剂 IN vs. 标准口服营养补充剂 ONS）及包括 561 例患者在内的 9 项 RCT（研究免疫营养补充剂 IN vs. 无营养补充）[13]。结果显示 IN 和 ONS 之间无差异，但与无补充剂相比，IN 可减少感染并发症的发生。

几个术前营养补充的方案已被纳入“Strong for Surgery”项目 [14]，该项目在华盛顿州发起，医生将术前检查表带到医生办公室，从而有助于患者教育、医患交流以及进行最佳的标准化实践操作。该项目目前专注于 4 个领域：营养、血糖控制、戒烟和药物治疗。

在进行营养筛查时需了解 4 个问题：患者 BMI 是否小于 19? 过去 3 个月中是否刻意减轻体重达到 8 磅以上？患者胃口是否变差——每天食量少于原来一半或进食少于两餐？患者不能经口进食吗？如果以上任何一个问题的答案是肯定的，则需营养师介入对患者进行评估或考虑进行营养支持治疗。检测人血白蛋白浓度可用于危险分层，接受复杂手术的患者可考虑循证使用免疫调节剂。

针对血糖控制，年龄＞ 45 岁或 BMI ＞ 30kg/m^2 的糖尿病患者需在手术当天早晨测空腹血糖。如果血糖水平＞ 200mg/dl（约 11.1mmol/L），建议患者在治疗期间接受胰岛素滴注。糖尿病患者还需要检测糖化血红蛋白水平。如果该水平大于 7%，或者在过去两周内任何一次手指快速血糖检测结果＞ 200mg/dl，应转诊以便接受更好的糖尿病治疗。

10. 药物

应当记录下各种药物的使用情况，比如有出血风险的患者应特别注意华法林、氯吡格雷、阿司匹林等药物，β 受体拮抗药以及紫锥菊、大蒜、银杏、人参、卡瓦根、锯棕榈、圣约翰草、缬草等有问题的草药。

11. 实验室检查

外科大手术前，应考虑为患者进行各项实验室检查。以往通常会安排多项检查，近来要求严格评估检查必要性政策导致检查明显减少。不需要的检查会导致不必要的开支和异常检查结果。许多异常结果来自“筛选试验”获得的异常值。目前，对没有临床症状以及进展性疾病患者，建议只行表 5–2 中列出的检测项目。

表 5–2　术前实验室检查

年龄（岁）	男	女
＜ 40	无须实验室检查	血红蛋白和红细胞压积
＞ 40	心电图	心电图

12. 胸部 X 线检查

胸部 X 线检查是入院或术前进行的常规项目，但大量证据和指南提出反对意见 [15]。2005 年，一篇针对 1966—2004 年相关研究进行的荟萃分析，探讨了术前胸部 X 片筛查的价值 [16]。结果显示，术前胸部 X 线摄片的诊断阳性率随着年龄增加而增加。但大多数影像学异常表现，如心脏肥大和慢性阻塞性肺病，检查前已经得到诊断，因 X 线摄片检查而改变治疗方案的患者比例很低（占所研究患者的 10%），术前进行胸部 X 线摄片检查的患者（12.8%）和术前未进行胸部 X 线摄片检查的患者（16%）术后肺部并发症发生率相似。因此，研究者认为术前胸部 X 线摄片筛查不会减少并发症和死亡率。对于 70 岁以下且无危险因素的患者，不应常规进行术前胸部 X 线摄片检查；而对于 70 岁以上的患者，尚无足够证据证明常规胸部 X 线摄片有意义，亦不建议作为常规术前和入院检查，除非是根据入院病史和体格检查怀疑有急性心肺疾病，或者有稳定的慢性心肺病病史且 6 个月内未进行胸部 X 线片检查的老年患者。

三、结直肠手术

（一）术前准备

1. 机械性肠道准备

结直肠手术容易出现感染并发症，最常表现为手术部位感染（surgicalsite infections，SSI）、伤口感染和腹腔脓毒症。内源性细菌污染是导致择期结直肠手术伤口感染的最重要因素。然而，外源性污染和患者自身的因素（年龄、营养状况和其他疾病等）也可能导致伤口感染。腹腔感染最常见的原因是吻合口裂开。吻合口安全愈合取决于许多因素，包括外科医生的手术技巧、手术技术、吻合方法（吻合器吻合，单层或双层缝合）、引流管放置与否、是否行造口以及腹腔冲洗等。

一般认为，为了减少择期结直肠手术后感染并发症的发生，需要行抗生素肠道准备。很多外科医生认为粪便的负荷会影响吻合口的愈合，因此常规进行机械性肠道准备（Mechanical Bowel Preparation，MBP）。Irvin 和 Goligher 于 1973 年的一篇回顾性研究论文认为肠道准备不佳使吻合口漏的发生率显著增加 [17]，MBP 可最大限度地减少粪便对吻合口的影响，减少吻合口的张力和局部缺血。但一项早期随机对照试验质疑了这种观点，认为积极的 MBP 并不必要 [18]。1987 年 Irving 和 Scrimgeour 也对 MBP 提出了质疑 [19, 20]，认为术前肠道准备费时、昂贵、令患者不适，有时甚至是危险的。最近有研究者认为清洁空虚的肠道对腹腔镜手术操作更有益，特别是术中需要探查较小的病变和进行术中肠镜检查时。

尽管当前很多外科医生仍坚持择期结直肠手术患者常规行 MBP，但是这种做法在一部分手术和患者会被放弃，临床试验和回顾性研究均发现，与未进行 MBP 的患者相比，MBP 的患者感染并发症的趋势有所增加 [21, 22]。也有研究显示，术前未行 MBP 的患者，肠道功能恢复较早、住院时间较短 [21, 23–25]。最新的大型多中心研究发现，MBP 组和非 MBP 组之间吻合口漏发生率及术后感染严重程度并没有显著差异 [26]。表 5–3 总结了关于 MBP 和非 MBP 相关的随机临床试验的结论 [26–39]。2011 年 Cochrane 对选择期结直肠手术中的 MBP 进行的回顾（18 项随机试验共纳入 5805 位患者），并未发现 MBP 与非 MBP 术后吻合口漏或伤口感染发生率存在任何差异 [40]。基于这些结论，一些专家们和一些国家的协会呼吁择期结直肠手术可不做 MBP[41, 42]。

也有例外情况，例如在术中行切除之前需要进行结肠镜检查，还是需要进行肠道准备的，尤其是对于肿瘤较小（＜ 2cm）术中无法探及，需要行术中结肠镜定位的患者。这些患者往往被排除在试验之外，因此，这些情况不做 MBP 的安全性尚没有定论 [20, 43]。

尽管诸多研究支持结直肠手术不做 MBP 是安全的，但世界各地的医生放弃 MBP 的进展缓慢。2002 年对美国结直肠外科医生的调查显示，超过 99% 的医生在结直肠手术前常规进行 MBP，其中 47% 口服磷酸钠，32% 口服聚乙二醇 [20]。一项针对欧洲及美国近 300 家医院的调查研究还发现 96% 的结直肠手术患者仍接受了术前 MBP[44]。瑞士和新西兰的最新调查发现他们更支持放弃 MBP 这一推荐，只有不到一半的医生报道结肠手术行 MBP，但肛门直肠手术仍经常行 MBP（60%～80%）[42, 45]。值得注意的是，最近研究发现年轻医生、经认证的结直肠专科医师更能接受择期结直肠手术前放弃 MBP 的观念 [45, 46]。然而，鉴于一些大型数据研究对 MBP 中使用口服抗生素进行了重新研究，人们已经重新考虑了放弃 MBP 这一趋势。此外，针对 MBP 进行的研究很少关注直肠手术（例如低位前切除术），并且大多数研究未评价口服抗生素的作用 [47]。尽管未发现明显的效果，但建议 MBP 可以选择性用于腹膜反折以下需要进行吻合的直肠手术。

MBP 的清肠剂用法用量与第 4 章肠镜检查肠道准备有所不同。当前市场上的结肠清洁剂均未获得联邦药物管理局 FDA 的批准用于术

表 5-3 **MBP 与非 MBP 对吻合口漏和切口感染影响的随机对照试验（2000—2011 年）**

研究项目	患者人数	MBP 药物	MBP 时吻合口漏发生率（%）	未做 MBP 时吻合口漏发生率（%）	P 值	MBP 时切口感染发生率（%）	未做 MBP 时切口感染发生率（%）	P 值
Miettinen 等 2000 年 [28]	267	PEG	3.8	2.5	0.72	3.6	2.3	0.72
Young Tabusso 等 2002 年 [29]	47	甘露醇或 PEG	20.8	0	0.004	8.3	0	0.49
Bucher 等 2005 年 [43]	153	PEG	6.4	1.3	0.21	12.8	4	0.07
Ram 等 2005 年 [30]	329	NaP	0.6	1.3	1	9.8	6.1	0.22
Fa-Si-Oen 等 2005 年 [31]	250	PEG	5.6	4.8	0.78	7.2	5.6	0.79
Zmora 等 2003 年 [20]	249	PEG	4.2	2.3	0.48	6.7	10.1	0.36
Pena-Soria 等 2007 年 [33]	97	PEG	8.3	4.1	0.005	12.5	12.2	1
Jung 等 2007 年 [25]	1343	PEG, NaP, enema	1.9	2.6	0.46	7.9	6.4	0.34
Contant 等 2007 年 [34]	1354	PEG + 比沙可啶或 NaP	4.8	5.4	0.69	13.4	14	0.75
Leiro 等（阿根廷）2008 年 [35]	129	PEG 或 NaP	5.7	15.2	0.183	21.9	21.5	1
Alcantara Moral 等 2009 年（西班牙）[36]	139	PEG 或 NaP 或水性 NaP	7.2	5.7	0.75	11.6	5.7	0.24
van't Sant 等 2011 年 [26]	449	PEG+ 比沙可啶或 NaP	7.6	6.6	0.8	9	7	0.43
Scabini 等 2010 年 [38]	244	PEG	5.8	4	0.52	9.2	4.8	0.18
Bretagnol 等 2010 年 [39]	178	口服番泻叶和聚维酮碘溶液灌肠	11	19	0.09	1	3	NS

注：MBP. 机械性肠道准备；NaP. 磷酸钠；NS. 不显著；PEC. 聚乙二醇

前 MBP。笔者目前大多使用有限的、低剂量的清肠剂进行 MBP，包括：术前一天患者进食清流质，术前一天下午口服两剂（17g）聚乙二醇 3350。对于拟行左半结肠手术、直肠手术及需要术中肠镜的患者，术前均使用聚乙二醇 3350 进行肠道准备（框 5–1）。

框 5–1 肠道清洁准备

术前一天，指导患者进行以下操作：
1. 进食清流质
2. 9:00 口服比沙可啶 10～20mg
3. 13:00 口服新霉素 1g 和甲硝唑 250mg
4. 14:00 口服新霉素 1g 和甲硝唑 250mg
5. 16:00 进食清流质 240ml
6. 22:00 口服新霉素 1g 和甲硝唑 250mg
7. 继续进食清流
8. 术前禁食至少 4h

2. 抗生素肠道准备

预防使用抗生素的目的是通过减少或抑制手术部位的细菌生长来促进宿主免疫防御系统的功能[47]。结直肠手术使得肠道开放会引起手术区域受内源性细菌污染，因此，进行择期结直肠手术的患者术后伤口感染的风险很高。如果不进行抗生素预防，手术部位感染可高达 40%[48]。预防性使用抗生素后，这一比例约下降至 11%[49]。

为了应对与手术部位感染相关的健康和费用问题，美国疾病控制与预防中心（CDC）、医疗保险和医疗补助服务中心（CMS）以及其他医疗机构正致力于外科疗效改进计划（SCIP）而进行协作，通过包括预防性使用抗生素在内等多种外科措施，来降低手术并发症和死亡率[50, 51]。SCIP 纳入了一系列择期手术的预防感染措施，包括手术划皮前 1h 内使用抗生素、抗生素的合理选择，以及术后 24h 内停用抗生素。基于这些原则，医院及医生都在努力监测和落实遵守这些措施。不幸的是，感染并未显著地减少[52]。

可用于择期结直肠手术中预防使用的理想抗生素应选择广谱抑制粪便菌群(需氧菌和厌氧菌）的抗生素，应当成本低、疗效佳、毒性小、并避免产生耐药菌。此外，选择抗生素时，应同时考虑手术室中常见的菌群和医院特定的微生物流行病学。目前，择期结直肠手术抗生素推荐口服、静脉给药或两者结合使用，抗菌普应覆盖肠道革兰阴性杆菌、厌氧菌和肠球菌。SCIP 发布了结直肠手术预防性抗生素使用指南[53, 54]，推荐头孢西丁（第二代头孢）作为静脉预防性使用抗生素，或头孢唑林联合甲硝唑作为价格经济的有效替代。如革兰阴性杆菌对头孢西丁耐药，可以更改为头孢唑林联合甲硝唑或氨苄西林舒巴坦治疗。对 β– 内酰胺类抗生素过敏或有不良反应的患者，建议使用克林霉素联合庆大霉素 / 氨曲南 / 环丙沙星，或甲硝唑联合庆大霉素 / 环丙沙星。结直肠手术也可单次使用厄他培南，但广泛使用该药可能导致耐药增加，因此并不推荐[53]。

1998 年有一项对多个 RCT 的系统性回顾研究，评估预防使用抗生素以及不同方案在结直肠手术中的疗效[49]，结果显示，在结直肠手术中预防性使用抗生素可有效预防 SSI。除少数无效外，其他抗生素使用方案之间 SSI 发生率无显著差异。此外，由于单次给药与多次给药等效，并且毒性小，不良反应少，细菌耐药的发生风险较小，医疗费用下降，因此多次给药的方案对于预防 SSI 可能是不必要的。同时没有证据显示在预防结直肠手术 SSI 中新一代头孢比第一代头孢更有效。2009 年，该研究小组再次发表了 Cochrane 系统回顾分析，总共纳入 182 项试验（共计 30 880 名参与者）[54]，其结果与 1998 年的研究结果相似：长时间用药及短期用药、多次给药及单次给药在疗效上无统计学差异。与单独静脉给药或单独口服相比，口服与静脉联合使用抗生素可显著改善 SSI 的发生率。因此，结直肠手术之前，应口服和静脉给予覆盖需氧和厌氧菌的抗生素，这样可使 SSI 的风险至少降低 75%。

最新关于结直肠手术前预防性使用抗生素的调查问卷显示，75% 的外科医生仍在使用口服抗生素预防，而几乎所有（98% 的受访者）外科医生都采用静脉抗生素预防[20]。

手术划皮前 60min 内预防性使用抗生素，确保切皮时组织内足够的药物浓度。如果使用万古霉素或氟喹诺酮，应在切皮前 120min 内给药，这可以降低麻醉诱导过程中发生抗生素相关反应的可能性[51, 54–56]。

2007 年有关预防性抗生素使用的调查显示，结直肠外科医生中有 75% 使用口服抗生素，静脉使用抗生素的比例为 98%。如果手术时间少于 4h，只需单次静脉使用抗生素[53]；如手术超过 4h 或失血过多，患者肾功能正常，可在该抗生素 1～2 个半衰期时重复给药。该建议获得了一项术前给予头孢唑林预防的 1548 名心脏手术患者（手术持续 240min 以上）回顾性研究的支持，术中追加头孢唑林使心脏手术（包括手术短于 240min 者）SSI 总体风险降低 16%[57]。没有证据表明，择期结直肠术后延长使用抗生素超过 24h 以上可以降低伤口感染的风险，相反可能会增加细菌耐药和艰难梭菌肠炎发生的风险[53, 54, 58]。

最近 3 项研究报道了 MBP 联合术前口服抗生素的看法。第一份报道对 2012 年度“美国外科医生协会国家外科手术质量改进计划”（ACSNSQIP）的 499 名结直肠手术患者的回顾性研究，结果显示施行 MBP 和口服抗生素的患者，切口 SSI 发生率、吻合口漏发生率和再入院率比未做 MBP 及抗生素准备的患者显著降低[59]。第二份研究报道对 NSQIP 数据库中 5021 例在 2012—2013 年间接受结肠切除术的结肠癌患者进行分析，结果显示单行 MBP 组与单独口服清肠剂组在术后主要并发症的发生率上没有显著差异。然而，MBP 与口服抗生素联合，能显著降低术后并发症[60]。最后一份报道对 7 项 RCT 包括 1769 例结直肠手术患者进行的荟萃分析[61]，结果显示口服抗生素联合 MBP 的患者切口 SSI 较口服抗生素联合清肠剂的患者明显减少（4.6% vs. 12.1%，$P < 0.00001$），而脏器和腹腔的 SSI 无显著差异（4.0% vs. 4.8%，$P= 0.56$）[62–64]。

上述研究以及美国退伍军人手术质量改善计划（VASQIP）、密歇根州外科手术质量合作组织（MSQC），为结直肠手术术前应施行 MBP 联合口服抗生素提供了明确的证据支持[64, 65]。目前缺少比较单独口服抗生素与口服抗生素联合 MBP 的疗效的研究，因此仍推荐该联合方案。

2016 年美国结直肠外科医生协会通过电子邮件调查发现，回复调查的结直肠外科医生中 59% 常规使用 MBP，36% 选择性使用 MBP[65]；48% 常规口服抗生素，18% 选择性使用口服抗生素。94% 医生常规静脉使用抗生素，其余 6% 的医生选择性地使用。可见受调的大多数外科医生坚持使用机械性肠道准备联合口服或静脉抗生素进行择期结直肠手术前的肠道准备。

3. 减少禁食与补充糖类

传统上患者从术前一天午夜开始禁食。随着加速康复外科理念的发展，患者最晚可于术前 6h 进食固体食物，术前 2h 进食清流质。经验表明，临手术前的补充营养将有助于术后恢复。2011 年对 11 篇英文文献进行的总结回顾发现，术前进食糖类饮料是安全有效的[66]，不但没有增加误吸的风险，并且住院时间缩短，肠功能恢复加快，肌肉量的丢失减少。因此笔者认为，术前进食糖类饮料应成为择期结直肠手术的标准。一项包括 1685 名患者的 21 项 RCT 荟萃分析发现，术前补充糖类与腹部大手术患者住院时间缩短有关[67]。这些研究大多数采用的是含 50g 糖类的饮料，例如 240ml 的佳得乐（Gatorade），部分研究使用的是糖类和蛋白质混合饮料。表 5–4 列出了术前常用的饮料选择。

（二）术中注意事项

1. 维持正常体温

术中体温维持与手术部位感染发生率有直接关系，一项包括 200 例结直肠手术患者的研究发现，19% 体温过低患者出现 SSI，但术中体温正常的患者只有 6% 出现 SSI（$P=0.009$）[68]。另一项涉及 421 例患者的研究评估了术前给患者保暖措施是否会降低 SSI 发生率。139 例未给予保暖

表 5-4 补充糖类的术前饮料

	厂 商	总糖类	单 糖	蛋白（g）	糖类 %	热 量	体积（ml）	渗透压
Clearfast	贝夫博士	50	6	0	14.0	200	355	270
Gatorade 01	百事	25	23.8	0	27.1	100	118	650
Gatorade 02	百事	14	14	0	5.8	50	240	360
Gatorade 03	百事	14	14	16	2.8	230	500	360
Boost	雀巢	41	41	10	17.3	240	237	610
Breeze	雀巢	54	34	9	22.8	250	237	750
Impact AR	雀巢	45	45	18	18.9	3340	237	930
Ensure Clear	雅培	43	43	7	21.5	200	200	700
Pedialyte	雅培	6	6	0	2.5	25	237	270

措施的患者有 19 例发生 SSI（14%），而 277 例采取保暖措施的患者仅发现 13 例出现 SSI（5%；P=0.001）[69]。

2. 增加术中给氧

多项研究显示通过增加给氧可能有助于预防伤口感染[70]。一项前瞻性随机试验中，纳入 500 名结直肠手术的患者，在术中及术后 2h 内分别给予 30% 或 80% 浓度的氧气，同时预防性使用抗生素，分别比较两组的 SSI 发生率，结果发现给予 80% 氧的患者中 13 例出现 SSI [5.2%，95% 置信区间（CI）]，而给予 30% 氧气的患者中 28 例出现 SSI（11.2%; 95% CI; P=0.01）[71]。然而，最佳的给氧浓度有待进一步评估[72]。

3. 术中目标导向液体治疗

因为加速康复外科的观念，人们再次对优化手术中补液方案有了新的兴趣。随意补液治疗和限制性补液治疗两派的争论被重新评估，更加精准的个体化目标导向的液体治疗理念被接受并进行了多项随机对照研究。尽管不经纠正的低血容量可能对患者有害，但液体超负荷同样危险。通过密切监测患者的液体出入量，计算患者的液体需要量，个性化进行补液，可以降低并发症，减少胃肠道功能障碍，缩短住院时间，从而改善术后恢复[73]。

4. 切口保护器

切口保护器是开腹术中用于保护腹部切口边缘不受污染的装置。切口保护器对于降低 SSI 的作用，研究结果不尽相同[74]。最近一项对 RCT 的荟萃分析总结了切口保护器对胃肠及胆道手术 SSI 的影响，结果显示使用切口保护器可使 SSI 降低近 50%（相对风险，0.55；95% CI，0.31～0.98；P=0.04）[75]。此外减少切口 SSI 的外科操作还包括关腹前更换手套、手术衣和器械[76]。

5. 引流

结直肠外科医生基本不再常规腹腔放置引流管和胃肠减压（如后所述）[77]。但在具体到一些特定手术（例如低位前切除术）时，仍需要选择性的使用盆腔负压闭式引流。

（三）术后处理

1. 镇痛

充分镇痛是术后管理的重要内容，有助于缩短住院时间、降低医疗开支和提高患者满意度[78]。术后疼痛管理是一项重要的质量衡量指标。美国联邦政府规定的“医疗服务提供者和医疗系统医院消费者质量评估”（HCAHPS）包含了患者对医院疼痛管理的满意度，其结果可能影响联邦政府对医院的财政支付。

2. 阿片类镇痛

阿片类药物是术后镇痛的主要药物。吗啡和氢吗啡酮（Dilaudid）可以通过口服、透皮、静脉、硬膜外及直肠给药。所有阿片类药物都有不良反应，最严重的是呼吸抑制，可导致缺氧和呼吸停止。因此，对于术后使用阿片类药物的患者，监测呼吸和血氧饱和度至关重要。此外，恶心、呕吐、瘙痒和肠蠕动减少导致的肠梗阻和便秘，也是这类药物的常见不良反应 [79, 80]。长期使用阿片类药物会导致药物依赖和成瘾。一旦患者能够口服，应立即改为口服给药持续到出院。随着加速康复外科的发展，以阿片类药物为基础的镇痛方案正受到其他新药物和术后镇痛方法的挑战 [81, 82]。

3. 静脉患者自控镇痛（intravenous patient-controlled analgesia，PCA）

连续静脉（IV）镇痛和随后出现的患者自控镇痛（PCA）始于 20 世纪 70 年代 [83, 84]。吗啡、氢吗啡酮和芬太尼可通过一种新型给药装置 PCA 泵进行给药。这种镇痛方法需要特殊的设备，可以使患者更好地自主控制所用镇痛药量。但是，患者和看护人员都必须对设备进行培训后才能使用。一份对 15 项比较静脉 PCA 和肌注阿片类药物 RCT 的荟萃分析显示，患者因获得了更好的镇痛效果而没有增加不良反应 [85] 而更青睐使用静脉 PCA。随后进行的 Cochrane 系统评价比较了静脉 PCA 阿片类药物与传统“按需”静脉注射阿片类药物的疗效，结果显示，静脉 PCA 的镇痛效果更好，患者满意度评分更高。但是，两组之间的阿片药物使用量、疼痛评分、住院时间和阿片类药物相关不良反应的发生率相似，这表明在处理术后疼痛时，PCA 是传统全身镇痛的有效替代方法 [86]。

4. 患者自控透皮给药系统

芬太尼患者自控镇痛透皮输送系统 [patient-controlled transdermal delivery system，PCTS] 是一种无针、信用卡大小的新型药物输送系统，通过离子电泳作用给人体输送镇痛药 [87]。当患者 3s 内两次按下激活按钮时，该系统装置内部电池产生感觉不到的低强度电流将芬太尼从水凝胶储集层输送到皮肤并进入全身循环。该装置背部具有黏性，可放置在外上臂或胸部，并可单独使用，因而与静脉 PCA 相比，无须使用管道、泵和电源线等其他材料。当按下独立式 PCTS 设备上的按钮时，会听到哔哔声，同时发光二极管（LED）红色灯光亮起，表明药物已开始输送。该装置经过预编程，可在 10min 内提供 40μg 的盐酸芬太尼。从第一次给药开始，患者最多每小时给药 6 次或者 24h 内给药 80 次，超过这些限制时装置就不会产生药物输送所需的电流，并对药物请求不再反应。由制造商预先设定好的系统启动锁定功能可防止患者在 10min 内反复激活系统以获取额外止痛药，并且给药时既不能加速也不能超过 10min 的间隔。每次给药后，LED 闪烁表示患者已接受的剂量次数，每次闪烁表示五次给药范围（一次闪烁 =1～5 次给药，两次闪烁 = 6～10 次给药）。一项针对 636 名接受腹部、骨科和胸腔手术的患者 RCT 显示，PCTS 与静脉 PCA（吗啡）具有相似的镇痛作用 [88] 和安全性。

5. 硬膜外和脊髓鞘内镇痛

硬膜外和脊髓鞘内镇痛是将局麻药或阿片类药物连续输注入硬膜外腔或蛛网膜下腔进行神经区域性阻滞，以达到镇痛效果，广泛用于胸腔、腹部和骨盆手术的术后镇痛。一份对 9 项 RCT 的 Cochrane 系统评价比较了静脉 PCA 和连续硬膜外镇痛（continuous epidural analgesia，CEA）的效果，结果显示 CEA 在腹部手术后前 72h 内可更好地控制疼痛 [89]，两者在住院时间和不良事件之间没有差异。CEA 患者的阿片类药物相关性瘙痒发生率较高。随后的 RCT 荟萃分析比较了结直肠手术中两种不同阿片类药物给药方式的镇痛疗效，结果显示，CEA 显著降低了术后疼痛和肠梗阻，但瘙痒、低血压和尿潴留发生率更高 [90]。局麻药和阿片类镇痛药物可以通过患者自控的硬膜外泵联合使用，这降低了每种药物所需的剂量并减少了不良反应[91]。

硬膜外置管在技术上具有一定的难度，即便成功置管，27% 的腰椎硬膜外镇痛，32% 的胸椎硬膜外镇痛效果并不理想[92]。CEA 常见的不良反应是低血压、瘙痒、眩晕及尿潴留等[90]，出现低血压时需要额外静脉补液，尿潴留患者需要留置导尿。另外，需要管理好抗凝血药的使用，以减少拔管后的并发症。

鞘内注射阿片类药物和局麻药（0.5% 布匹卡因）诱导麻醉可以维持长达 24h 良好的术后镇痛。在麻醉过程中，鞘内穿刺与硬膜外置管所需时间基本相同，但不需要硬膜外镇痛所需的术后熟练的护理。

最近的一项观察性研究表明，结直肠外科手术患者中，单次鞘内注射阿片类药物联合术后静脉 PCA，可获得比 CEA 更好的镇痛作用[93]。另外，鞘内镇痛组开始活动的时间及住院时间均较短。随后的一项 RCT 比较了腹腔镜结直肠手术后 CEA、鞘内镇痛和静脉 PCA 的效果，结果显示，CEA 组恶心持续时间、肠功能恢复和总住院时间均高于其他两组；静脉 PCA 组的疼痛评分显著高于其他两组[84]。随后的一项随机对照研究进一步证实了鞘内镇痛对于腹腔镜结直肠手术具有更好的镇痛效果[94, 95]。

6. 非阿片类镇痛药

使用不同作用机制的非阿片类药物镇痛是术后疼痛管理的重要组成部分。非甾体抗炎药（NSAID）用于轻度 - 中度疼痛，可减少阿片类药物的需求和使用量，减少阿片类药物的不良反应[96]。NSAID 通过抑制环氧合酶（COX）的活性进而阻止前列腺素的产生来发挥抗炎作用。NSAID 通过其对 COX 同工酶的选择性进行分类。由于有出血的危险，因此 NSAID 的使用取决于患者的危险因素。非选择性 COX 抑制药（如布洛芬）不良反应确有增加（如出血、抗血小板）；然而，文献中普遍认为 COX-1 抑制药优于选择性 COX-2 抑制药（如塞来昔布），因为最近有证据表明 COX-2 药物与心血管风险相关[96, 97]。

酮咯酸是可注射的 NSAID，主要抑制 COX-1，可用于超前镇痛或作为其他药物的辅助[97]。酮咯酸可使麻醉剂用量减少 25%～45%，是结直肠手术后的常见辅助药物[97-100]，通常剂量为静脉给予 30mg。一项针对结直肠手术患者的前瞻性随机对照试验显示，吗啡 PCA 中添加酮咯酸可减少阿片类药物的使用，从而减少术后肠梗阻的发生[101]。

布洛芬注射液可同时抑制 COX-1 和 COX-2，从而阻断前列腺素的产生发挥抗炎作用。布洛芬（Caldolor，Cumberland Pharmaceuticals，Nashville，TN）静脉用量每 6h 为 800mg[102]。Cataldo 等在一项前瞻性随机研究中，比较了肌注酮咯酸联合 PCA（吗啡）与单独 PCA 的疗效，结果显示联合组麻醉药量降低了 45%[103]。他们认为，这种联合用药对易出现麻醉药物相关并发症的患者尤为合适。

对乙酰氨基酚是一种中枢镇痛药，缺乏外周抗炎作用。口服对乙酰氨基酚通常用于缓解急性疼痛。对乙酰氨基酚是许多口服止痛药中的常见成分，但因为存在肝毒性每日服用最大剂量不能超过 4000mg，这一点至关重要。对 RCT 的系统性回顾也证实了口服对乙酰氨基酚对急性疼痛的镇痛效果[104]。但对乙酰氨基酚的镇痛作用起效缓慢、术后无法即刻口服限制了其在术后镇痛中的应用价值。现在已经可以购买到静脉注射的对乙酰氨基酚剂型（Ofirmen，Mallinkrodt Pharmaceuticals，St. Louis，MO）。与 NSAID 相比，对乙酰氨基酚的主要优点是它不干扰血小板功能，在消化性溃疡或哮喘病史的患者中可安全使用。静脉注射对乙酰氨基酚可产生阿片类镇痛药的作用[105]。试验发现，术后使用 PCA 吗啡联合对乙酰氨基酚、NSAID 或 COX-2 抑制药可减少 24h 内吗啡的使用，从而减少了吗啡相关的不良反应。但该研究并未发现 3 种非阿片类药物之间存在任何明显差异[106]。对 21 项比较单用对乙酰氨基酚及联用其他 NSAID 止痛的研究回顾发现，联合用药比单独用对乙酰氨基酚具有更好的镇痛效果[106]。

7. 周围神经阻滞

腹横肌平面（TAP）阻滞属于周围神经阻滞，可用于腹壁麻醉镇痛[107]。该技术于2001年首次报道，被视为一种精准的腹部区域阻滞，方法是将麻醉药注射在腹内斜肌和腹肌之间的平面，神经位于此平面潜在的空间内，并发出分支来支配腹壁肌肉和皮肤。注射部位可以根据切口部位进行调整。注射时可以凭经验或在腹腔镜或超声引导下进行。此外，与硬膜外镇痛相比，研究者认为TAP阻滞的并发症风险更低，患者的接受度更高。目前很多研究评价了腹部手术TAP阻滞的镇痛效果，但有关局麻药的使用方法、时机、剂量的数据尚且不足。而且TAP阻滞的效果与注射者的技术经验关系密切。

一份包括358名参与者在内8项RCT的Cochrane系统性评价（中等偏倚风险）显示，与非TAP阻滞和安慰剂组对比，TAP组患者术后24h和48h的吗啡需求量明显降低[107]，但恶心、呕吐和镇静评分没有明显差异。近期研究评价了TAP阻滞在结直肠手术中的应用，在快速康复的方案下，腹腔镜结直肠手术中TAP联合静注对乙酰氨基酚组比吗啡PCA组能更早地使患者恢复饮食，更早出院[82]。2012年一项针对开腹右半结肠切除术后镇痛的研究，比较了TAP联合PCA组与皮下局部浸润联合PCA组的镇痛效果[108]，结果TAP组24h的PCA吗啡使用量减少。Conaghan等报道，与单独PCA相比，腹腔镜结直肠切除术后TAP + PCA组的静脉阿片类药物使用量减少[109]。即便如此，由于证据有限，目前仅能证明使用TAP阻滞对于腹部手术后疼痛评分和阿片类药物的消耗有所改善，仍需进一步评估TAP阻滞与其他镇痛方式(例如硬膜外麻醉)的优劣性。

8. 局部浸润麻醉镇痛

局部浸润麻醉一直贯穿结直肠外科发展的历史，很多肛门直肠手术可在局麻联合静脉镇静下完成[110]。早期的局麻药（赛洛卡因和丁哌卡因）最大的缺点在于持续时间较短（数分钟至数小时）。而最近一种新获得美国食品和药物管理局FDA批准使用的脂质体丁哌卡因，可提供长达72h的镇痛效果，被用于手术部位的局部浸润注射镇痛。该药已获得批准的两项关键试验分别用于痔切除术和指滑囊炎切除术的术后镇痛[111, 112]。该药为20ml小瓶包装，丁哌卡因脂质体含量为266mg，可稀释至14倍。该药物自发布以来，已被越来越多的人使用，但迄今为止，报道的经验仍有限[113]。连续4例回肠造口还纳术患者采用了多模式术后疼痛管理（包括使用丁哌卡因脂质体局部浸润麻醉、静脉注射对乙酰氨基酚和布洛芬），这一模式作为“23h镇痛流程”效果良好。局部浸润麻醉作为多模式镇痛的组成部分具有巨大的潜力。

之前介绍的联合疼痛管理措施都被纳入多模式镇痛管理。Beck及其同事比较了66例接受多模式镇痛管理的结直肠手术患者与167例阿片类PCA患者，结果显示多模式镇痛患者的疼痛评分更低，阿片类药物使用量更少，阿片类药物相关的不良反应也更少，术后住院时间缩短（平均1.8d）[114]。框5-2给出了多模式镇痛的示例。

框5-2　多模式镇痛管理示例

术前
- 对乙酰氨基酚（扑热息痛）1000mg IV
- 布洛芬800mg IV

术中
- 脂质体丁哌卡因266mg伤口局部浸润麻醉

术后
- 对乙酰氨基酚（扑热息痛）每6h静脉注射1000mg，直到患者能口服用药
- 每8h静脉注射布洛芬800mg，直到患者能口服用药
- PCA（吗啡）用于严重疼痛（6～10级），直到患者能口服用药
- 口服羟考酮10mg，每4h一次，用于中度疼痛的治疗

注：IV. 静脉注射；PCA. 患者自控镇痛

9. 早期下床活动和预防深静脉血栓形成

结直肠外科血栓性并发症的发生率较高。术后活动减少被认为是术后深静脉血栓（deep venous thrombosis，DVT）发生的重要原因。DVT 患者肺栓塞的发生率为 10%～30%，具体取决于血栓的位置和形态。1/10 的肺栓塞患者在 1h 内死亡[115]，因此，应在术后镇痛效果良好，配合物理治疗的情况下，尽早下床活动以减少 DVT 的发生。

低分子肝素能有效预防术后血栓形成[116]。Törngren 和 Rieger 用 ^{125}I 标记的冻干人纤维蛋白原探测，发现皮下注射低分子肝素预防的患者中 17% 发生 DVT，而未注射的患者发生 DVT 高达 42%[117]。研究显示直肠切除术与 DVT 的风险增加有关，但并未发现结肠手术与直肠手术之间 DVT 发生的差异。术后感染患者 DVT 发生率显著高于未感染者（37% vs. 12%），基于此 Törngren 和 Rieger 认为，减少术后感染，注射低分子肝素和适当下床活动，能降低术后 DVT 的发生率[117]。

虽然低分子肝素治疗可能增加术后出血发生率。然而，既往有 DVT 和（或）肺栓塞病史的高危患者，仍应皮下注射低剂量肝素（每 12h 给予 5000U）。同时使用间歇充气加压装置可以有效降低 DVT 的发生[117]。

10. 开放饮食

像大多数腹部手术一样，结直肠手术后早期常伴有麻痹性肠梗阻。肠运动功能障碍是对手术创伤的生理反应。

越来越多的证据表明，术后肠梗阻与术中操作干扰程度以及肠壁肌层炎症反应的程度有关。已发现腹部手术后肌层内巨噬细胞活化，从而引发炎症级联反应，导致白细胞浸润至环形肌层。一氧化氮、前列腺素和氧自由基等各类白细胞产物均能抑制肌层功能[118]。多年来，Taché 及其同事将注意力集中在另一种机制上[119]，即手术应激及术中对肠道的操作干扰能启动中枢下丘脑室旁核释放促皮质素释放因子（CRF）。CRF 刺激引起的传出抑制性交感神经通路激活，可能是腹部手术引起肠道运动改变的主要因素。另一些研究认为，血浆胃动素和 P 物质的变化与术后胃肠动力下降有关[120]。

躯体 – 内脏和内脏 – 内脏反射也与术后肠梗阻相关。硬膜外麻醉使脊髓的这些交感神经反射受到抑制影响肠功能。吻合口裂开等并发症也与术后肠梗阻有关。由此可见术后肠梗阻的发病机制是多因素的。正常肠道麻痹的平均持续时间小肠为 0～24h，胃为 24～48h，结肠为 48～72h。因此，术后肠梗阻的持续时间主要取决于结肠动力的恢复[121-123]。

术后肠梗阻常伴有明显不适，并且会推迟常规饮食的恢复以及患者下床活动的时间，导致住院时间延长。在美国，每年因术后肠梗阻而导致的经济负担估计为 10 亿美元[124]。

大多外科医生对结直肠术后患者何时开始进食都有自己的观点。有的认为出现肠鸣音即可恢复进食；有的则认为需要恢复有序的肠蠕动，标志是肛门排气。没有加速康复外科干预措施的情况下，肛门排气通常出现于术后第五天，这段时间禁食旨在预防恶心和呕吐，保护吻合口使之充分休息以促进愈合，但这种观点缺乏循证学依据。

与以前的普遍观点相反，越来越多的证据表明早期进食有利于康复，腹腔镜结直肠手术的出现促使术后饮食策略向早期进食转变。一些比较腹腔镜手术和开腹结肠切除术的随机对照研究显示，微创手术术后肠功能恢复更快，能更早的耐受进食，住院时间更短[125]。这可能与手术创伤减少导致抑制性反射和局部炎症减少相关。然而，有人质疑这种优势是单纯腹腔镜手术的结果，还是仅仅反映了早期恢复饮食这一术后康复观念的变化。Milsom 等进行了一项随机试验，比较了结直肠腹腔镜手术和开放手术后的肠功能恢复情况，结果显示，腹腔镜手术患者至首次肛门排气的时间明显缩短，但首次排便的时间无明显差异[126]，两组住院时间相似。Bufo 等进行了一项前瞻性研究，针对 38 例择期开放结直肠手术的患者进行分析发现 [127]，86% 的患者可耐受早期进食，他们指出，手术时间较长和术中失血量增加说明手术难度和创伤更大，导致患者不能耐受早期进食。早期进食的患者住院时间也相应缩短。

Binderow 等将 64 例开腹结直肠手术患者随机分为术后第一天即常规饮食与恢复排便开始进食组 [128]，结果两组间留置胃管、呕吐和术后肠麻痹持续时间的发生率无明显差异。随后一项针对 161 名连续入选患者进行的研究也发现了类似的结果 [129]。但是，与传统进食组相比，早期进食组患者能更早的耐受常规饮食（2.6d vs. 5d）。需要指出的是，该研究里早期进食并没有导致住院时间显著缩短。

Ortiz 等进行的一项前瞻性随机试验显示，80% 的患者可以耐受早期进食，但 21.5% 的患者出现呕吐并需要重新放置鼻胃管 [130]，首次排便的时间相似。根据这些数据，研究者建议术后早期进食的方案为：第一天经口进食清流质，在接下来的 24～48h 内，根据患者的耐受性给予常规饮食，这种做法是安全的。进一步的研究表明，择期结直肠开腹手术后 70%～80% 的患者可以耐受早期进食 [131, 132]。Lewis 等对包括 837 例患者在内的 11 项随机对照试验进行了荟萃分析，比较了择期胃肠道手术后 24h 内进食与 24h 后进食的差异 [133]。结果显示，早期进食可降低任何类型感染的风险和缩短平均住院时间，吻合口漏、肺炎、伤口感染、腹腔脓肿和死亡率也下降，但这些风险的降低程度没有统计学差异。早期进食的患者呕吐的风险增加。DiFronzo 等研究显示，70 岁及以上的老年患者术后早期进食也是可行及有益的。但文献报道也有 10%～20% 的患者不能耐受早期进食。

丹麦哥本哈根维多夫大学医院附属医院 Kehlet 教授开创了一种多模式康复法来提高腹部开放手术后的总体康复率 [135]，康复方案包括术后 48h 出院、采用硬膜外麻醉镇痛、限制手术切口大小、术后早期经口进食和术后早期下床活动。Bradshaw 及其同事采用了类似的围术期方案，结果显示肠功能的恢复速度加快，住院时间缩短 [136]。采用 Kehlet 开发的多模式康复方法，Basse 等研究中的 60 名开腹结直肠手术患者有 32 名 48h 后出院 [137]。Basse 等比较评估了接受传统康复和多模式加速康复各 130 例的结肠切除术患者情况 [138]，加速康复组的美国麻醉医师协会评分明显更高，传统组平均第 4 或第 5 天排便，而加速康复组平均第 2 天排便；传统组中位住院天数为 8d，加速康复组为 2d；传统组中鼻胃管的使用时间更长；加速康复组的总并发症发生率较低（26.9%），尤其是心肺并发症（3.8%）；传统组中有 12% 的患者再次入院，加速康复组中有 20% 的患者再次入院。尽管其他医生无法获得如此短的住院时间，但一些研究者证明了采用这种方法可以比其他方法更快出院。Delaney 等的一项随机对照研究证明，与传统康复模式相比，接受早期下床活动和早期进食的控制性康复治疗的患者住院时间更短（5d vs. 7d）[139]。Fearon 和 Luff 的研究显示，住院时间已从传统康复的约 10d 减少到了加速康复模式的 7d [140]。Smedh 等的研究在实施类似的康复模式后，患者术后中位住院时间为 3.5d [141]。Henriksen 等发现，采用多模式快速康复措施可使患者下床活动时间更长，术后肌肉功能恢复更佳 [142]。单靠术后早期进食的单模式干预无法实现多模式康复方案的益处 [143, 144]。

传统进食模式需从清流、全流过渡到半流质饮食，这似乎已没有必要。多模式康复方案认为患者一旦可以进食，就可以直接给予全流后过渡至常规食物，可联合使用一些软便剂如亚麻籽使大便软化顺利避免损伤肠道。

11. 肺功能恢复

腹部手术后肺部并发症发生的风险高，术后 24～48h 内出现发热的常见原因为肺不张，应积极进行胸部物理治疗，鼓励呼吸和增加肺活量的训练，预防或减轻肺部并发症的严重程度。机械性辅助装置诱发性呼吸计量仪可帮助患者进行长、深、慢呼吸，以增加肺部通气。深呼吸有助于维持术后肺功能。对包括 1834 名患者的 12 项研究进行的 Cochrane 系统评价发现，使证据质量较低 [145]，但由于该装置的费用较低，可以运用于临床，直到有大规模随机对照试验的结果确认其价值。

12. 术后实验室检查

术后早期必须监测体液和电解质平衡。术前禁食和手术过程本身可能会导致液体和电解质大量丢失。应特别注意血流动力学参数，例如脉搏、血压、血红蛋白浓度和尿量，以预警腹腔内出血或败血症的早期征象。实验室检测的频率取决于手术的复杂性以及患者的状况。

13. 围术期液体管理

过去 50 年中，结直肠手术患者的围术期液体管理取得了显著进展 [146]。传统观念主张积极补液，但事实证明其会增加并发症的发生，新的数据提示限制补液可以改善预后。围术期液体管理可以分为 3 个主要阶段：术前、术中和术后。

如前所述，数据表明术前阶段限制或不做肠道准备、避免术前脱水发生可改善预后。术中补液能确保足够的循环量以及组织灌注与氧合。尽管术中的补液类型对预后没有明显影响，但数据表明，采取限制性补液方案可改善预后。针对患者的个体化或者目标导向的补液治疗也可改善预后，但目前尚无与限制性补液方案进行比较的研究 [147]。

最后，在术后阶段，限制性补液联合早期进食似乎也可以改善预后。Brandstrup 等研究了限制性静脉补液方案对结直肠切除术后并发症的影响 [148]，在这项随机单盲（观察者不知情）的多中心研究中，172 例患者被分为限制性补液组和标准补液组。限制性补液方案旨在维持术前体重；标准补液方案按照常规补液标准。通过意向治疗（33% vs. 51%）和符合方案集分析（30% vs. 56%）得出结论，限制性静脉补液方案能显著降低术后并发症，其心肺并发症（7% vs. 24%）和组织愈合并发症（16% vs. 31%）发生率也显著减少。限制性静脉补液组没有患者死亡，而标准组有 4 例死亡（0% vs. 4.7%）。两组都没有严重的不良反应发生。

14. 留置鼻胃管

经鼻或经口置入胃管常用于术中胃减压。自从 Levin 引入鼻胃管以来，使用鼻胃管已成为大多数外科医生术后胃肠减压的常规措施 [149]。通常认为鼻胃管可减轻术后不适，缩短术后肠麻痹时间，减少住院天数，并且可以减少并发症的发生。但留置鼻胃管不适感较强，并可引起例如呕吐、鼻咽痛、咳嗽、喘息和鼻窦炎等相关并发症 [150]。

20 世纪 80 年代，外科医生开始质疑鼻胃管的作用。Bauer 等进行了一项前瞻性研究，比较了有无鼻胃管患者的术后病程，结论认为不需要常规使用鼻胃管 [151]。他们的研究中，大多数使用鼻胃管的患者都感到不适，没有鼻胃管的患者术后并发症并没有增加。此外，术后未常规使用鼻胃管患者真正需要插管的患者只占 6%。

Clevers 和 Smout 在 50 例患者中评价了腹部手术后胃肠动力的恢复情况 [152]：术后第 1 或 2 天可听到肠鸣音，几乎所有患者在术后第 2 天首次肛门排气，术后第 4 天或第 5 天首次排便，发生时间相对可预测并不受手术类型的影响，也与术后恶心呕吐无关。由于术后恶心患者的胃肠减压时间和胃管胃液量与无恶心患者没有差异，笔者认为延长胃肠减压没有必要。

Colvin 等在一项前瞻性随机试验比较了术前放置 Cantor 小肠管、术中放置鼻胃管和不使用胃管的情况 [153]。置管患者和无置管患者在住院时间、术后肠麻痹时间、术中肠减压的充分性、胃扩张度和手术并发症上无显著差异。笔者认为择期结肠手术时不需要常规使用鼻胃管，其他研究者也得出了相同的结论 [154, 155]。

1995 年，Cheatham 等对 26 项试验（包括近 4000 名患者）的结果进行了荟萃分析 [156]。这些研究比较了选择性和常规性使用鼻胃管减压。尽管没有放置鼻胃管的患者更常出现腹胀、恶心和呕吐，但并没有增加并发症及延长住院时间，并且需要术后进行鼻胃管减压的患者与不需要的患者比例为1∶20。基于这些数据，作者认为不需要常规放置鼻胃管。在比较早期进食和常规进食的随机对照研究中，在一项关于早期进食和常规进食的随机对照研究中，Reissman等还发现，择期结直肠手术后不常规胃肠减压也是安全的[157]。早期进食组和常规进食组中，重新置管率几乎相等（11% vs. 10%）。一项类似的研究中，Feo等发现，有20%的患者因为呕吐需要重新置管[158]。基于所有这些研究结果，很明显择期结直肠手术不需要常规使用鼻胃管。

15. 导尿管

大多数结直肠手术，尤其是腹腔镜手术，患者都需要留置导尿管用于术中膀胱减压和术后尿量监测。通常情况，左右半结肠切除术和部分结肠切除术后通常留置导尿管1～2d，直肠切除术后一般2～3d。近期的快速康复外科、多模式疼痛管理及预防尿路感染对这些传统习惯提出了挑战，几乎所有患者在术后1d或2d内拔除导尿管。

导管相关尿路感染（CAUTI）的风险随着导尿管留置时间的延长而增加。2000年一项对1983—1995年的10项前瞻性试验进行的汇总分析发现，26%的患者在留置尿管2～10d后尿液细菌呈阳性[159]，其中24%的患者进展为有症状的尿路感染，3.6%的患者进展为菌血症。与出院前拔除尿管的患者相比，带导尿管出院的患者再次入院治疗比率更高[160, 161]。在美国外科感染项目（SIP）队列中选定的外科患者中，Wald等证实85%的患者围术期留置导尿，其中一半患者术后留置时间在2d以上，这些患者在出院前发生尿路感染的可能性是其他患者的两倍。多因素分析显示，术后留置导尿超过2d的患者发生尿路感染的可能性增加21%，出院的可能性明显降低，并且30d死亡率显著增加。进一步的分析表明，医院之间术后导尿的持续时间有很大的差异，医院因素可能是这种差异的原因。2006年一项对骨科患者进行的多因素干预研究中，限制术后留置导尿和留置时间后尿路感染发病率降低了60%[162]。这些结果也支持了外科疗效改进计划SCIP标准的要求，即术后第1～2d需拔除导尿管。

导尿管拔除后出现的尿潴留或尿失禁可能需要膀胱引流3～5d，直到患者可以完全控制。阿片类药物可能通过抑制逼尿肌收缩和膀胱感觉受损引起尿潴留，从而导致膀胱容量增加及过度充盈[163]。静脉注射治疗剂量的纳洛酮可迅速逆转这种变化。如果尿潴留持续存在，应进行泌尿系统检查，包括膀胱镜检查和尿动力学检查。结直肠手术后排尿困难多见于老年男性，这与前列腺肥大造成的梗阻有关。直肠切除过程中盆腔神经损伤引起的膀胱功能障碍是另一个潜在的原因。常规直肠癌手术后排尿功能障碍的发生率在30%～70%之间[164]。许多术后尿功能障碍患者，性功能也受到影响。在男性患者中，阳痿和（或）射精障碍发生率在30%～40%之间[165]。女性患者性功能受到影响表现为性交困难、阴道润滑差和无法达到性高潮[166]。与排尿障碍相比，性功能障碍恢复比较困难。为了减少这些致残并发症的发生，保留神经的恶性肿瘤根治手术逐步发展起来[167]。

反复拔除和插入导尿管会造成患者严重不适，并增加尿道损伤和尿路感染的风险。尽管如此，一些泌尿科医师更喜欢重复导尿，而不是延长膀胱引流时间。可以教导患者自己进行导尿。为了克服这些问题，在特殊情况下可以考虑使用下腹壁经皮膀胱穿刺造瘘，可以方便地在原位夹闭及放开，有助于训练膀胱，但如今已很少采用这种方法。

16. 术后肠梗阻的药物治疗

术后肠梗阻是腹部手术的常见并发症。腹部大手术后胃肠道功能障碍非常常见，而且没有特殊预防或治疗方法，一般持续4～5d，平均住院时间7～8d。肠梗阻的发生是由于胃、小肠和结肠最初缺乏运动功能，随后出现运动功能异常。

这种胃肠运动功能紊乱会导致胃肠内容物运输缓慢、不能耐受进食和肠胀气。肠梗阻的因素包括自主神经功能障碍、炎性介质、毒品、胃肠激素紊乱和麻醉药等[168]。过去治疗方法包括胃肠减压、静脉输液、纠正电解质紊乱和观察胃肠功能变化。当前，最有效的治疗是多模式治疗。据报道，结肠全部或部分切除后，肠麻痹持续的中位时间为 2～3d。

(1) 阿片受体拮抗药：Taguchi 等研究了一种口服吸收有限且不能通过血脑屏障的 μ 阿片类药物拮抗药对术后胃肠功能和住院时间的影响，发现该拮抗药对胃肠道阿片受体选择性抑制，可以加快肠功能的恢复，并缩短住院时间[169]。

(2) 西沙必利：西沙必利是 5- 羟色胺受体激动药。越来越多的证据表明，静脉注射西沙必利能减少术后肠麻痹的持续时间。但据报道有心脏不良影响，可能会限制其广泛使用[170]。

(3) 蓝肽：蓝肽为胆囊收缩素拮抗药，能刺激胃肠道活动。在两项安慰剂对照研究中，仅观察到蓝肽对术后肠麻痹的轻微影响。这一结果以及所报道的恶心和呕吐等不良反应使该药的应用价值有限[171, 172]。

(4) 红霉素：作为胃动素受体激动药，是减少术后肠麻痹的候选药物。但该药疗效尚未在随机对照试验中获得证实[173]。

(5) 甲氧氯普胺：甲氧氯普胺为多巴胺拮抗剂和胆碱能兴奋剂，Holte 和 Kehlet 回顾了 6 项评估甲氧氯普胺疗效的对照试验，均未证实该药对术后肠麻痹有明显的改善作用[174]。

第二篇 肛肠疾病

Anorectal Disease

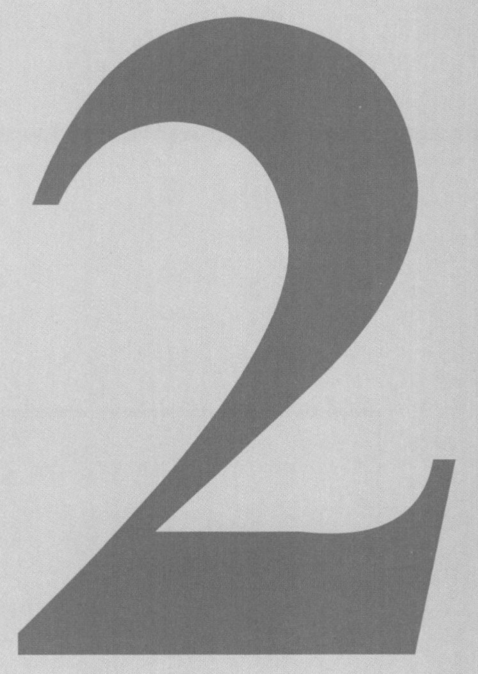

第 6 章　日间肛肠手术
Ambulatory and Anorectal Procedures

David E. Beck　著
孙　锋　译
傅传刚　校

摘要：日间手术是不考虑实施麻醉的方式和手术的地点，患者在手术当天就能回家的手术。越来越多的结直肠手术在门诊完成，尤其是涉及直肠肛门的手术。导致这一现象的原因包括改良的局部麻醉和全麻技术的发展，公众日益增长的医疗知识及兴趣，日间手术患者及其家属参与术后护理，节省医疗开支的意愿，以及保险公司希望尽量减少手术相关的费用的要求等。为更好地适应这种变化，术后门诊护理系统发展起来了。不适合日间手术的患者包括：①口服止痛药也无法缓解术后疼痛；②可能出现术后出血；③对于日间手术表现出强烈抵触情绪；④独居；⑤有显著并发症需要术后观察；⑥无法经口进食；⑦有明显并发症风险（如出血）需要立即处理的患者。

关键词：日间手术，门诊手术，手术治疗，局部麻醉，患者准备，术后护理，疼痛控制，肛门直肠准备

一、概述

根据定义，日间手术是不考虑实施麻醉方式和手术地点（医生办公室、急诊、医院手术室，或者一个独立的日间手术病区），患者在手术当天就能回家的手术。其他用来描述该手术形式的词汇包括一日手术、当日手术、诊间手术及门诊手术。

越来越多的结直肠手术在门诊实施，尤其是涉及肛门和直肠的手术。原因包括改良的局部麻醉及全麻技术的发展，公众日益增长的医疗知识及兴趣，日间手术患者及其家属参与术后护理，节省医疗开支的意愿，以及医保部门希望尽量减少手术相关费用的要求等。这种改变已通过技术进步实现，由患者及医疗服务提供者的偏好维持，而主要的驱动因素是医疗付费体系的变革[1]。在美国，约 90% 的肛门直肠手术可以在门诊完成[2]。

为更好地适应这种变化，发展了门诊术后护理体系。该体系从患者及其家庭教育开始。负责出院的部门应告知患者家属在饮食、疼痛、排便、医疗、活动及伤口护理等方面需注意的事项。家庭保健及访视护士可以在患者家里提供专业的服务，在患者有任何问题或疑问时他们作为医生的联络人将问题反馈给医生。

存在下列情况的患者不适合日间手术，即：口服止痛药也无法缓解术后疼痛、可能出现术后出血、对于日间手术表现出强烈抵触情绪、独居、有显著并发症需要术后观察、无法经口进食

及有明显并发症风险需要立即处理（如出血）[3]。

二、术前评价及患者评估

对于局部麻醉手术的患者，需采集患者的出血风险、对局部麻醉药过敏及抗凝治疗的病史。尤其需注意有无合并其他疾病及服用其他药物（如心血管药物和抗凝药物），以最大限度地保证患者安全。另外，还需要评估限制自我照顾能力的一些残疾（如双目失明、中风及痴呆）。患者在行常规手术前，需按第 5 章所阐述的方法进行评估。与患者进行术前讨论时需描述该术式并且记录患者对该手术的疑虑，如疼痛控制，相关并发症及在家推荐的活动。术前肠道准备千差万别，肛裂术前不需要特殊准备；痔术前肠道准备多用灌肠剂灌肠；而经肛门微创手术多用纯物理方法灌肠。

三、患者术前准备

除进行诊断及术前评估外，还需在术前访视时即准备术后出院。需告知患者及家属手术的详细情况，包括替代的方案、潜在的风险与获益。需详细告知术后出院在家需注意的事项，包括正常的疼痛，伤口及引流预期。排便习惯改变（尤其是药物导致的便秘）需提前预估到并开具相关处方。另外，需告知患者及其家属何种情况下应立即联系他们的医生，如发热、剧烈呕吐、排便困难、难以缓解的疼痛，以及明显的出血。所有的这些信息最好都提前打印在术后手册上，并且应该留一个 24 小时都能拨打的电话号码以备紧急情况。

除对患者进行指导外，也应当对办公室人员及围术期医务人员关于他们在门诊手术中的角色进行培训。当患者术后遇到麻烦或有问题时，办公室助理人员或护士将会是最先接到患者求助电话的人。因此他们也需要了解规范的术后注意事项及那些可能提示明显的术后并发症的令人担忧的抱怨。围术期护士应在手术当晚对患者进行电话随访。患者也应该按第 5 章所述进行术前饮食控制。

四、手术治疗

手术通常取俯卧折刀位或左侧卧位。应该采用效果好、复苏快、副作用小的麻醉方式。且应对行肛门直肠手术的患者出院后的自理能力没有影响，但下列情况除外。

区域阻滞麻醉有一系列需要考虑的地方。例如，腰麻、硬膜外麻醉及骶麻存在操作费时、潜在的阻滞操作技术困难、麻醉深度不一等共同问题，以及恢复期出现的问题。任何深度的运动神经麻痹都会显著延长患者在恢复室的时间。虽然将患者从恢复室送到外科病房，可能仍会有少量麻醉残留，但需保证日间手术术后的患者能够走到他们回家的车旁。腰椎穿刺后头痛是通常需要考虑的问题，其能使日间手术患者的恢复显著复杂化并延长患者返回正常工作岗位的时间。

长效的腰麻，尤其是术中大量补液，会增加尿潴留发生率，并导致出院推迟[5]。α 受体拮抗药已被预防性地用于缓解受自主神经支配的膀胱颈尿道括约肌痉挛，以尝试减少尿潴留，但是还没有获得成功[6]。限制术后液体摄入联合短效的腰麻，可以减少尿潴留发生率[7]。全麻并使用大量麻醉药强化麻醉会导致术后恶心呕吐，使患者在恢复室时间延长并可能整夜留观。

肛周备皮是不必要的，除非是藏毛窦。

五、手术

绝大多数肛肠手术可以在门诊进行。特殊疾病手术的处理在相应的章节讨论，其他日间手术在下面的内容讨论。

（一）麻醉下肛门检查

在很多情况下，麻醉下的肛门检查是很有意

义的。包括肛门过于疼痛而无法充分检查，复杂性肛瘘及会阴伤口未愈合的患者。

（二）直肠活检

活检对于赘生物，尤其是肿瘤及炎症性疾病的诊断，是非常重要的。系列的活检对于溃疡性结肠炎和克罗恩病的诊断是有重要价值的，可用于判断患者对治疗的反应。病理活检可检测到镜下尚不明显的改变。直肠乙状结肠镜下所见与直肠黏膜病理组织学关系并不总是很准确的。基于此，活检在特定情况下可以统一临床观点。活检也可以确定正常直肠黏膜的表现。

一些不常见的病变可以通过病理鉴别。包括肠壁囊样积气症、黏稠物阻塞症、结肠黑化病、脂肪肉芽肿，以及如血吸虫病等寄生虫感染[8]。直肠活检对于检测一些特定的系统性疾病可能有帮助，如神经脂样变、异染性脑白质营养不良、Hurler 综合征、淀粉样变、类风湿性关节炎性动脉炎、结节性动脉周围炎、恶性高血压、胱氨酸病及 Whipple 病等。

各种各样的手术器械及吸引装置可以用来在直肠获取标本行组织学评估。为使病理科医生最大限度地给临床医生提供信息，准确的解剖定位是必要的。标本的黏膜下层朝下放在平滑的毛玻璃片上，或靠其自身黏性粘在纸上或缝在适当位置交给病理科。

（三）异物清除

直肠里可以发现许多异物。它们通常可借助局部麻醉清除，不过偶尔也需要全麻或区域阻滞麻醉。患者往往在短暂留观后离院。部分患者需留观 24h 以确保没有肠穿孔发生（见第 34 章）。

六、局部麻醉

局部麻醉药可通过作用于神经末梢或纤维产生局部感觉丧失与肌肉麻痹[9]。肛管及肛门周围皮肤麻醉后疼痛或不适感轻微，并且可获得完全松弛。

（一）选择患者

过于紧张和焦虑的患者或肛管疼痛剧烈的患者不适合局部麻醉。局部麻醉的成功需要患者的配合。麻醉前需详细跟患者解释麻醉的步骤，告知患者麻醉的效果及局部麻醉的优缺点。

许多相对简单的肛肠疾病都适合局部麻醉，包括痔（甚至是血栓性痔、嵌顿性痔或坏疽性痔）、肛裂、单纯性括约肌间瘘、小的肛周脓肿、藏毛脓肿及藏毛窦、低位直肠腺瘤、肛周及肛门的尖锐湿疣，此外还有经仔细挑选的括约肌修补病例，以及许多其他肛门直肠疾病[10]。

大多数肛周脓肿可在局部麻醉下进行引流，特别是用引流管引流。但是，巨大脓肿的患者需要大剂量的麻醉药，因为其组织处于酸化状态，导致麻醉药在神经鞘中扩散减慢。有明显瘢痕组织（如复杂性肛瘘）的患者，对局部麻醉的反应也不是很好。由于体位性的不适，超过 2h 的肛肠手术也不适合局部麻醉。

（二）局部麻醉药的作用机制

局部麻醉药抑制兴奋在神经末梢及神经纤维中的传导。它们的作用部位在具有脂质及蛋白质结构的神经膜。不同麻醉药的麻醉效果取决于它们溶于脂质的能力，而与蛋白的结合度是麻醉持续时间的关键因素[9]。

局部麻醉药存在结合或离子（自由基）两种形式，其平衡态由周围介质的 pH 决定。由于 pH 下降（H^+ 浓度增加），平衡态转向结合阳离子的形式。相反，pH 上升，其平衡态转向离子形式。离子形式的麻醉药在麻醉开始时在神经鞘中扩散的更快[9]。这解释了为什么局部麻醉药在巨大脓肿中效果较差，因为其组织被酸化了。

神经纤维对局部麻醉药的易感性与神经纤维的粗细及其髓磷脂包膜有关。较细的神经纤维先被阻滞，轻度髓磷脂化的神经比厚髓磷脂包裹的神经更敏感。感觉神经先于运动神经被阻滞。感觉丧失的顺序通常是痛觉、温度觉、触觉及深压力。

（三）麻醉药的药代动力学

了解局部麻醉药的吸收、分布、代谢及排出对于了解它们的潜在毒性非常重要。局部麻醉药的吸收与注射部位、剂量、血管收缩药的添加及其他药有关[9]。

局部麻醉药在注射部位被吸收后，扩散到全身体液。第一阶段的血药浓度快速下降（α 阶段）是由于高血流灌注。第二阶段的缓慢下降（β 阶段）反映的是血流灌注缓慢的组织的药物分布及药物的代谢和排出。虽然所有组织都会吸收局部麻醉药，但血流灌注量高的器官血药浓度更高，比如肺和肾。注射局部麻醉药大部分分布在骨骼肌，因为其在体内所占体积较大[9]。

局部麻醉药的代谢因其化学性质的不同而不同。酯类或普鲁卡因类在血浆中被假胆碱酯酶水解。酰胺类或利多卡因类主要在肝脏内降解。利多卡因、甲哌卡因（卡波卡因）及依替卡因代谢速度中等，丁哌卡因代谢速度是最慢的[9]。

（四）局部麻醉药的选择

虽然临床上肛肠手术有多种局部麻醉药可供选择，利多卡因和丁哌卡因是最适合也是最广泛使用的[11]。利多卡因和丁哌卡因都是酰胺类复合物，在肝脏内降解。另外，脂类复合物比如普鲁卡因被代谢成对 – 氨基苯甲酸。不像脂类复合物，酰胺类局部麻醉药很少出现过敏现象。各种浓度的利多卡因和丁哌卡因都可以使用。应选择最低有效浓度的药，因此常选用 0.5% 的利多卡因和 0.25% 的丁哌卡因。

（五）肾上腺素

所有的局部麻醉药，除了可卡因，均会通过产生血管平滑肌肌松作用引起外周血管扩张。血管扩张度似乎与麻醉药麻醉效果相关。麻醉效果越好越持久的局部麻醉药能产生更强及更持久的血管扩张作用。肾上腺素加入到局部麻醉药可收缩血管，因此可减慢吸收并最小化不良反应。肾上腺素主要起到 3 个作用：①减少出血；②减慢局部麻醉药吸收，降低血药浓度，减少不良反应；③延长局部麻醉药作用时间。当肾上腺素在血液内达到较高浓度时，可能会发生系统的毒性反应。毒性反应的常见症状和体征是脸色苍白、心动过速、出汗、心悸、焦虑不安、呼吸困难、呼吸急促以及血压偏高[12]。当肾上腺素稀释到 1∶200 000 时，极少出现副作用。

使疼痛最小化的有效方法很多。注射针应该尽量细，注射压力应该小。出于实用的目的，1.5in（约 3.5cm）的 3ml 剂量注射器比较合适。局部麻醉药的浓度越低，注射时疼痛程度越轻。浅表皮下注射比深部皮下注射更加疼痛。快速注射比缓慢注射损伤更大[13, 14]。

大部分局部麻醉药偏酸性，pH 为 5～7。利多卡因的 pH 为 6.8，丁哌卡因是 5.5。局部麻醉药更易溶，有效期多为 3～4 年。pH 升高至 7.2～7.4 将会显著降低局部麻醉药的有效储存期和溶解性。pH 升高到 7.4 将会增加局部麻醉药从溶液中沉淀出的风险。Christoph 等做的一个研究表明，注射 1% 的利多卡因比 1% 中和的利多卡因疼痛程度高 5 倍，1% 的利多卡因加入肾上腺素后注射的疼痛程度是不加的 2.8 倍。1% 的甲哌卡因注射的疼痛程度是 1% 中和后的甲哌卡因的 5.7 倍[15]。这些结果有统计学意义。可以通过往局部麻醉药溶液里加入碳酸氢钠溶液以使局部麻醉药与重碳酸盐的合成比例为 10∶1 以达到中和的目的。中和后的局部麻醉药药效不会下降。因为局部麻醉药的碱化产生的中和作用会缩短其有效期，所以应在使用前直接进行中和[15]。

（六）副作用

不同的麻醉药不良反应不一样，通常与其药效一致。在某种程度上，生物转化率会影响其毒性。吸收速率也会影响毒性，这可能取决于给药途径。表 6–1 列出了局部麻醉药毒性的症状和体

表 6-1 局部麻醉药毒性的症状及体征

中枢神经系统效应	心血管系统效应
轻度的	
头晕	↑ PR 间期
眩晕	↑ QRS 宽度
耳鸣	↓心输出量
嗜睡	↓血压
方向感丧失	
严重的	
肌肉震颤	↑↑ PR 间期
面部和四肢震颤	↓↓ QRS 宽度
	• 窦性心动过缓
意识丧失	• 房室传导阻滞
全身抽搐	↓↓心输出量
呼吸停止	↓↓低血压
	• 心脏停搏

征。局部麻醉药主要有两大副作用：过敏及毒性反应。过敏反应是罕见的，可能是系统性的，也可能是局部的。80% 以上的过敏反应是细胞介导的，导致接触性皮炎。其余的反应是由产生全身性过敏反应的循环抗体引起的。急性过敏反应是罕见的，但除非立即治疗，否则会致命。局限性的系统性过敏性反应表现为荨麻疹、喉头水肿和外源性哮喘，通常不严重，且相对容易治疗。对易过敏人群进行筛查并没有绝对可靠的方法。皮试对于确定可能的全身性过敏没有太大价值。贴剂试验对于检测接触性过敏是有用的 [16]。

局部麻醉药的毒性反应远比继发的过敏反应常见。局部麻醉药的大多数副作用是由于药物过量导致的血药浓度过高。其毒性反应的主要表现发生在中枢神经系统和心血管系统。

所有局部麻醉药都可以在低毒性剂量下刺激中枢神经系统，并在高毒性剂量下抑制中枢神经系统。高毒性剂量的最初体征和症状是中枢神经系统兴奋，这是由于抑制性皮质神经元被抑制，使得易化通路的功能不受抑制。

高毒性剂量继发的症状和体征包括头晕、眩晕、眼球震颤、感觉障碍（如视觉障碍、耳鸣、口周刺痛、金属味觉）、无精打采、方向感丧失或精神错乱。言语不清和肌肉抽搐或震颤可能直接先于癫痫发作。如果血药浓度继续升高，则出现整个中枢神经系统的广泛抑制，产生嗜睡、昏迷和呼吸骤停 [9, 17]。与中枢神经系统相比，心血管系统对局部麻醉药毒性具有较强的抵抗力，只有在血药浓度很高时，心血管系统才会出现毒性反应。心血管系统并发症由负性肌力、外周血管扩张和心肌传导系统减慢所致。局部麻醉药毒性最终可导致低血压、心动过缓、心搏间期延长和心搏骤停 [9, 17]。过敏性休克是最少见但最严重的过敏反应。其主要特点是突然的循环和呼吸衰竭，意识丧失，喉头水肿和荨麻疹。过敏性休克必须立即处理。紧急处理方法包括皮下注射 0.5ml 的 1∶1000 肾上腺素。为提高药物吸收率，应用力按摩注射部位。同时，吸氧并维持正压通气保持通畅。如果患者的症状没有得到迅速改善，可以每隔 5～15min 重复使用肾上腺素。如果持续的严重支气管痉挛，应静脉推注 250～500mg 氨茶碱。症状改善后，可以肌注皮质类固醇和抗组胺药，以防止复发，并避免过量使用肾上腺素 [16, 18]。

必须立即识别毒性反应并做如下处理：①清除气道异物，保持气道通畅（如患者无意识）。②防止误吸。③吸氧。④建立静脉通道（用于静脉给药）。⑤控制抽搐。吸氧可以停止抽搐；如果吸氧不能停止抽搐，静脉使用戊硫代巴比妥（50～100mg）、咪达唑仑（2～5mg）和异丙酚（1mg/kg），能够终止癫痫发作 [19]。如果经上述治疗仍不能终止癫痫发作，可以使用短效神经肌肉阻滞药，如琥珀酰胆碱或维库溴铵，直到局部麻醉药血药浓度下降 [20]。⑥使用血管收缩药升高血压。⑦如患者心搏骤停，立即行胸外心脏按压。

（七）预防不良反应

预防或减少并发症的是使用局部麻醉药最重要的方面。应使用药物的最低有效浓度。在肛肠手术中，0.5% 利多卡因和 0.25% 丁哌卡因是理想的选择。除非有禁忌证，否则都应该加用 1：200 000 肾上腺素来延长起效时间和减慢吸收。总注射用量不应超过最大剂量，即 500mg 利多卡因配 1：200 000 的肾上腺素（100ml）及 225mg 丁哌卡因配 1：200 000 肾上腺素（90ml）。老年患者及伴有心脏病或肝病的体虚患者应该减量。应避免快速注射大量麻醉药；在可行的情况下，应分次使用。

患者在术中吸氧，同时避免术前过度镇静是有好处的。高碳酸血症和酸中毒降低了局部麻醉药对惊厥的阈值。同样，高碳酸血症、酸中毒和缺氧也会增加局部麻醉药对心脏的抑制作用[9]。

（八）透明质酸酶

在间质间隙中发现的透明质酸可防止侵入性物质的扩散。透明质酸酶是一种黏液溶解酶，它允许麻醉药通过灭活透明质酸而在组织中扩散[21]。其还可以消肿并增加皮下组织中血液的吸收。透明质酸酶对组织没有毒性，不会导致组织脱落。对透明质酸酶的过敏反应可能会发生，但不明显。

在 20ml 麻醉药中可加入 150U 透明质酸酶。Clark 和 Mellette[22] 发现，添加透明质酸酶可以减轻组织水肿，扩大麻醉范围，增加麻醉开始时的效果。在一项关于眼内手术中使用眼球周围阻滞麻醉的随机对照研究中，加入透明质酸酶并没有什么优势[23]。使用透明质酸酶的缺点是，它缩短了镇痛时间，因为它增加了麻醉药的吸收，从而使添加肾上腺素以延长麻醉作用和减缓清除的目的难以达成。因此，没有理由在麻醉药中加入透明质酸酶。

（九）麻醉诱导

在诱导麻醉时必须遵守一定的规则。

1. 不超过局部麻醉药推荐的最大剂量。
2. 不要依赖预防用药来防止全身毒性反应。
3. 注射完后仔细观察患者的情况。
4. 无论多么轻微，都要客观地评价任何类型的反应。不要在没有明确诊断的情况下处理出现的反应，只给予必要的指示性治疗。
5. 准备治疗出现的任何类型的反应，如抽搐、呼吸衰竭或心力衰竭。
6. 不要过度治疗某些反应或对某些反应治疗不足，一些反应不需要治疗；另外，为了挽救患者的生命，积极治疗甚至是闭合性心脏按压都是必要的。

以上是从 Petros 和 Bradley 的观点中改编而来[5]。

（十）局部麻醉技术：总则

对于高危患者，应给予术前用药。安定和咪达唑仑是麻醉过程中使患者意识模糊的有效麻醉药。此外，芬太尼是一种强效但作用时间较短的麻醉药，可作为补充。对于时间较短的日间手术，术前镇静通常是不必要的。

常用 27 号针头的 3ml 一次性使用注射器来注射麻醉药。对大多数患者来说，麻醉药在注射过程中会引起剧烈的灼痛。减轻疼痛的关键是缓慢注射到皮下平面。如前面所述，用碳酸氢钠中和麻醉药会有帮助。

（十一）传统技术

麻醉药注射于肛周皮肤和肛缘周围（图 6–1 和图 6–2）。然后，在肛管皮下和黏膜下环周注射（图 6–3）。括约肌松弛即完成麻醉注射，而无须将麻醉药直接注射入肛门括约肌[24]。一些外科医生更喜欢直接将麻醉药注射入肌肉和（或）坐骨直肠窝，但这不是必需的。通常，需要使用 20～25ml 的麻醉药。

（十二）其他方法

1. 肛门内注射

由于齿状线上方的肛管黏膜对疼痛不太敏

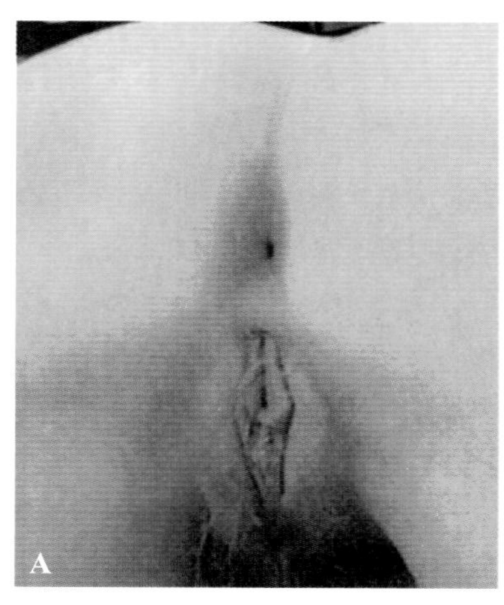

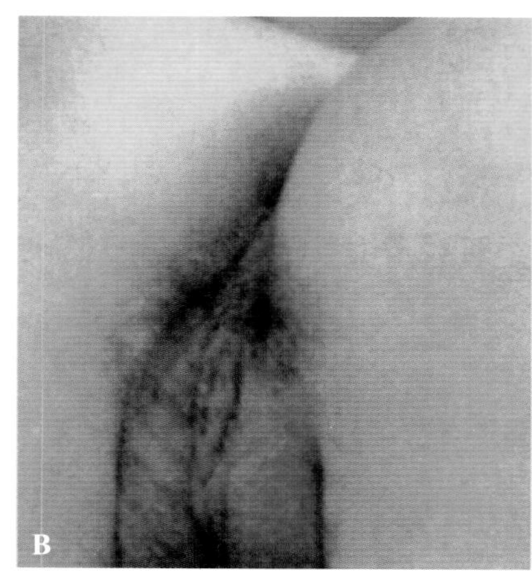

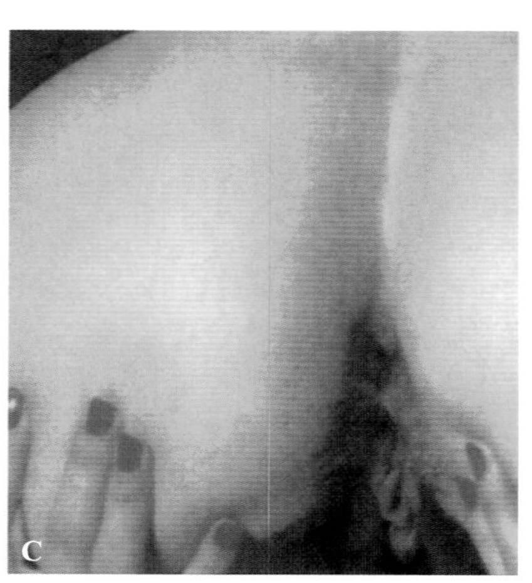

▲ 图 6-1 臀部的形状
A. 平臀，适合麻醉；B. 深而突出的臀部，肛门较深，不适合局部麻醉；C. 平臀，但肛门比正常靠前，仍然适合局部麻醉

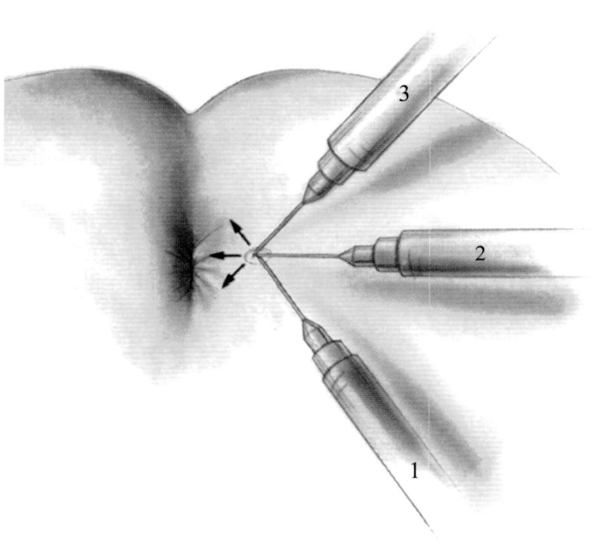

▲ 图 6-2 在肛周及肛缘皮下层面注射浸润

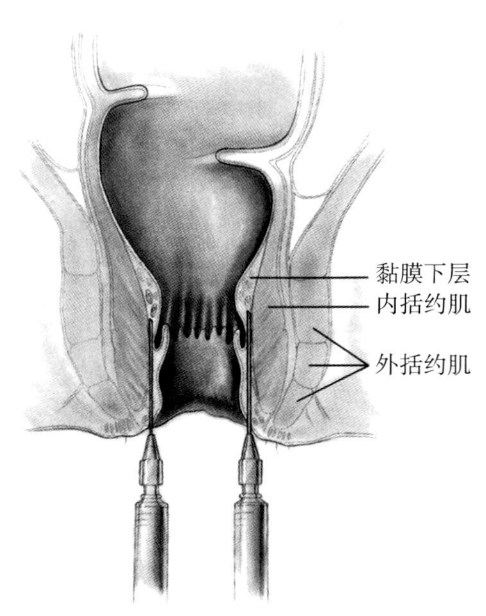

▲ 图 6-3 将麻醉药注入皮下及黏膜下

感，因此在这一区域注射麻醉药几乎是无痛的。基于这一原理，发展了一种改进的技术[25]。可以使用轻度镇静，但对于某些患者是没有必要的。用 2% 利多卡因软膏进行肛门指检，将一个小的肛门镜（Vernon–David 肛门镜是比较理想的）插入肛门。在齿线上 2mm 肛管黏膜下环形注射 2～3ml 的麻醉药（图 6–4A）。如果在这个平面注射仍会引起疼痛，将注射部位再上移 2mm。在四个象限进行注射。随后将食指插入肛门，将麻醉液挤进齿状线下方的皮下。最好是将手指弯曲成像曲棍球棒一样进入肛门后，再向远端退出手指（图 6–4B）。此时肛门将会很松弛，可以轻松置入一个大的 Hill–Ferguson 或其他合适的肛门镜，不会产生什么不适。然后，用 Hill–

Ferguso 肛门镜进行暴露，在齿状线下方 2mm 处肛管皮肤用 2ml 麻醉药在四个象限进行注射（图 6–4C）浸润（皮下平面）。随后环周注射肛缘和肛周皮肤。同样的方法也适用于肛裂疼痛的患者，但是应该从有肛裂的象限开始注射。这种患者麻醉前可能需要加强镇静。

2. 会阴后组织

这项技术包括将麻醉药注射到直肠下神经、会阴神经和肛尾神经 [26]。

首先，外科医生在肛周皮肤的后正中线注射 2ml 麻醉药。然后，调整针成 45°，将针进入到坐骨直肠窝 8～10cm，以阻滞直肠下神经和会阴神经（图 6–5）。其次，将针进入到骶前筋膜，在骶前间隙注射 5ml 的麻醉药，阻断肛尾神经。

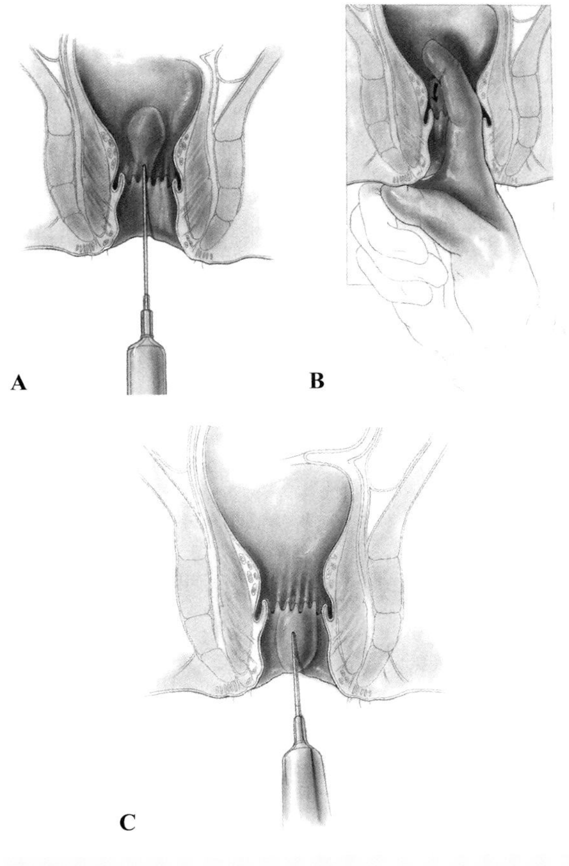

▲ 图 6–4　**肛门内注射**

A. 在齿状线上方 5mm 黏膜下平面进行注射；B. 将麻醉药挤至齿状线以下；C. 齿状线下 2mm 的皮下平面注射

最后，将 15ml 左右的麻醉药环周注射到肛周皮肤，以麻醉会阴浅表神经的敏感分支。Gabrielli 等 [26] 将此技术应用于 400 例痔切除术中，取得了良好的效果。

七、术后护理

在局部麻醉下进行手术的患者通常可以立即出院。全麻手术后的患者在恢复室进行监测，当生命体征稳平稳，意识恢复正常后，就可以出院。不论什么时候，他们都应该得到关于饮食、活动、伤口护理和药物的简单指导。一般来说，患者没有饮食上的特别限制。建议患者服用通便药和大便软化药。为了使伤口局部更舒适，建议患者进行坐浴。当患者出现任何情况或有疑问时，应该告知患者如何寻求帮助。

（一）疼痛控制

充分止痛对于出院患者至关重要。

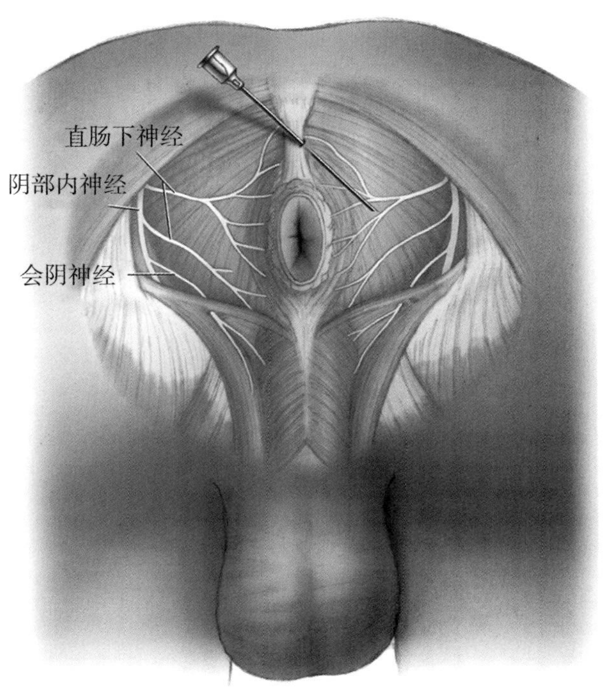

▲ 图 6–5　**注射浸润坐骨直肠窝内神经**

（二）出院标准

为了确保从麻醉监护病房到家的安全和舒适的过渡，必须满足一定的标准。许多病房使用 Aldrete 评分或改良的 Aldrete 评分来评估患者出院的准备情况（框 6–1）[27, 28]。这个评分包括生命体征、意识水平和活动水平，每个类别的打分是 0～2 分。当患者总得分大于 11 分（在每一类别中都没有 0 分）时，患者可以离开麻醉监护病房并住到住院病房。出院前必须符合第二套“门诊出院标准”（框 6–1）。这些包括生命体征、意识水平、活动水平和后勤安排，以确保家庭成员［和（或）专业支持服务］在患者回家后能根据

框 6–1　出院标准

住院部出院标准	门诊出院标准
1. 呼吸 / 气道	**1. 生命体征**
0 分：呼吸暂停 / 呼吸困难 / 受限	• 术前状态 20% 内
2 分：深呼吸 / 咳嗽 / 呼吸频率不规律	**2. 活动及意识状态**
2. 循环	• 定向 ×3 和注视稳定
0 分：术前血压 ±50%	• 与发育年龄或与术前状态一致
1 分：血压 ±（20%～50%）	**3. 恶心和（或）呕吐**
2 分：术前血压 ±20%	• 最少的
3. 意识水平	**4. 手术出血**
0 分：无应答	• 最小的无进展证据
1 分：嗜睡但可唤醒	**5. 耐受口服液体**
2 分：醒着的 / 警觉的，能回答简单的问题	**6. 椎管内麻醉无效或按麻醉师意见**
4. 脊柱 / 活动水平	**7. 负责任的转运及家庭成员陪伴** **例外：局部麻醉 / 无镇静**
0 分：无法按命令抬起四肢或头部 /T_9 或以上水平	**8. 口头 / 书面指导**
2 分：四肢可活动 /T_{10} 脊柱以下水平	• 给予 / 对患者及家属或其他重要的人进行评估
5. 血氧饱和度	**9. 术后开具处方**
0 分：< 93%	**10. 制订随访安排**
2 分：> 93%	**11. 充足的术后神经血管状态**
6. 体温	**12. 疼痛评分> 4/10**
0 分：< 36℃（86.8～97 ℉）	
1 分：36～36.5℃（96.8～97 ℉）	
2 分：< 36.5℃（97.7 ℉）	
7. 疼痛评分> 4/10 评价	
总分 =12	

患者术后需要进行照顾。这些标准可作为指导方针，有助于尽量减少意外再住院或重复门诊检查治疗。

（三）并发症

日间手术可以安全且高质量地开展，有许多作者报道了日间手术的安全性[19, 20, 29–33]。在Tucson医疗中心，安全治疗了47 000多名患者，无一例死亡[2]。事实上，日间手术可以解决的疾病类型越来越复杂了。在Ford的另一份报道中[32]，在40 000多例病例中，没有发生死亡或严重的紧急情况。Meeze和Chung[29]在一家大型的日间手术中心统计了日间手术后30天内总体的与并发症相关的重复入院率。作者收集了在安大略省多伦多市一家大型日间手术中心行日间手术的17 638例连续观察随访到的患者术前、术中和术后的数据。通过使用安大略省卫生部数据库，作者分析了在安大略省日间手术后30天内所有返院复诊和重新住院的病例。日间手术后30天内再次入院的有193例（再次入院率，1.1%）。6例患者回到急诊，178例患者再次回到日间手术病房，9例患者重新办理入院。25例因手术并发症再次入院，其中1例是由于医疗上的并发症（肺栓塞）。与并发症相关的再次入院率为0.15%。他们的结果证实门诊手术是安全的。

已有关于肛肠日间手术令人振奋的报道[20]。致力于推动肛肠日间手术的Friend和Medwell[20]，回顾了自1975年以来超过6000例门诊肛肠手术。他们指出，大约每200例中有1例因心律失常、麻醉并发症或药物反应、术后疼痛或出血而住院。在第一批1433例患者中，只有14例（1%）需要在手术后24h内导尿。他们发现导尿与静脉补液量、麻醉类型、年龄、性别、病理改变或手术无关。对于这种低尿潴留发生率还没有明确的解释。在6000名患者中，他们从来不需要给患者掏粪以帮助排便，解除大便嵌顿。Smith[34]报道说，只有不到1%的日间手术患者在肛肠手术后需要住院。住院的常见原因是需要止痛或尿潴留。其他可能的原因是出血和感染。在欧洲，日间手术尚未被很好地接受，Marti和Laverriere[33]报道了1978—1990年进行的1947例手术，没有死亡病例。966例日间手术病例中观察到有5例出现出血并发症。没有观察到术后感染或尿潴留而需要导尿的病例，仅仅1例需住院治疗。

Conaghan等[19]随机将100例轻微和中等程度手术紧急情况的患者接受标准的住院治疗或日间手术。日间手术病例组住院的天数有所减少（中位数，0晚 vs. 2晚）。两组患者从诊断到治疗的中位时间均为1天。两组患者术后结果或患者满意度无显著差异。日间手术方案不会增加对基本的医疗服务的影响，但却可为每个患者节省约200美元。

八、获益

（一）患者

对患者来说，日间手术的优势是也多方面的。患者无须带着因入院而产生的心理创伤而办理住院。如果患者知道他们将在手术当天回家，并且不必在医院过夜，他们可能就不会对手术感到恐惧或焦虑。患者及其家属的日常生活和日程安排受到的干扰较小。患者更方便安排时间手术，手术等待时间明显缩短，并明显节省开支。患者已安排的手术不大可能与“更重要”的或急诊手术安排产生冲突。总体来说，患者在自己家，有家人陪伴会感觉更舒适，恢复得也可能会更好。在家庭环境下，患者更早开始活动和恢复规律作息，也更早回到正常工作。另外，患者可避免住院导致的潜在的医源性伤害[1]。

（二）外科医生

日间手术允许外科医生更好地安排他们的时间。门诊复查更少，花在医疗文书书写上的时间也更少。此外，可行性和便利性更高。门诊模式下的患者周转时间较住院模式下明显要少[32]。

仅仅这个原因就可以让外科医生在相同时间做更多工作。

（三）医院

有了日间手术，医院就能更好地利用其设施。由于对医院病床的需求减少，昂贵的医疗设备可以更高效地利用。减轻了手术室的压力，从而腾出更多的时间和空间来做更复杂的手术。此外，减少了对术后护理的需求。

（四）保险公司

虽然承保人的获益有限，但保险公司的成本确实有所下降。当日手术当日出院意味着节省最大单笔费用，节省的费用可使个人和公共支付人得以承担日间手术的费用。在 20 世纪 70 年代，只有 35% 的保险公司承保这类手术的费用，但到了 20 世纪 80 年代，有 96% 的保险公司可以承担这些费用 [1]。此外，保险公司开始制订鼓励日间手术的财务激励政策。这些措施包括减少住院做手术报销的费用，并且制订了一个只有行日间手术才能获得报销的手术目录。

（五）费用

财务激励政策刺激了日间手术的发展。在医疗费用稳步增长的时候，通过在门诊或日间手术基础上实施大量的肛门直肠手术，可以为患者、第三方支付人和医疗机构节省大量开支，尽管采用日间手术会降低每个患者的费用，但也会增加总的患者的数量，从而增加总成本 [19]。这种所谓的“效率陷阱”也是欧洲国家卫生行政部门不愿接受日间手术的原因之一。这也给政府的卫生保健系统带来了压力，例如加拿大，全球预算是目前的主要问题。医院没有因诊疗效率的提高而获得任何经济奖励。将患者转移到门诊，并以新的和潜在费用更高的患者填补住院床位，虽然可以为更多的患者提供医疗服务，但不可避免地会造成预算赤字 [35]。在某些出现住院床位短缺的地方，日间手术可消除或缩短等待期。

成本分析一直是一个难以评价的问题，因为从一个地区到另一个地区的成本差异很大。然而，如果患者在家中康复，则可以避免因住院和门诊服务产生的费用，患者和第三支付人可节省大笔费用。当然，节省的确切费用很难确定。使用 1982 年从马里兰州海尔茨维尔国立健康护理统计中心的国家医院出院调查中获得的住院手术的数据，以及从美国医院协会获得的单个床位的每日平均费用数据，Smith[34] 估计，对于痔切除术、瘘修补术和肛裂手术，可以节省约 2 亿美元。节省了 25%～50% 的医疗支出 [36]。

在一项成本分析中，Rhodes[37] 计算出，与住院手术相比，行日间痔切除术的费用减少了 67%。然而，该分析清楚地指出，影响门诊手术和住院手术费用因素很多，这些因素使得两者费用的比较难以评估。

在一篇关于门诊手术的见解的评论中，Cannon[38] 指出，门诊手术设施使用率的迅速提高对整个社会，特别是对患者是有益的。门诊手术是医学界开创的最节省医疗开支的变革，Cannon 认为应该鼓励所有地区将这一概念引入他们的社区。随着越来越多的证据支持这个事实，即应用范围不断扩大的肛肠手术可以在门诊的基础上安全地开展，这种治疗方法在许多情况下已经成为大多数需要手术干预的肛肠疾病患者的常规。Davis[39] 列举了推动这一扩张的四种力量：①更好更先进的手术设备；②新的手术技术；③改进的麻醉药和麻醉方式；④影响日间手术的规章制度。所有这些力量都是强大的，而且势头似乎正在增长。他相信，在未来几年里，日间手术的增长将显著增加。

九、肛肠药物

肛门直肠部位中的自我治疗比人体的任何其他部位的自我治疗更常见。这可解释为现有的非处方药与身体相关解剖部位的恐惧和尴尬相关联。此外，肛肠病患者经常受不可靠的药物广告影响，如一些厂家宣传他们的药物疗效的广告。患者过度依赖这些药物，加上普遍相信几乎所有症状都源于痔疮，导致没有就医或延误就医，可能产生严重的后果。

使用肛肠药物的适应证包括缓解肛肠手术后疼痛及不适感、痔疮（无论是否合并血栓和脱垂）、肛门瘙痒、直肠炎、肛裂、肛瘘，以及其他充血性、过敏性或炎症性疾病。肛肠药也可以用于直肠的检查，用于麻醉效果不明显或痉挛难以适应指检的部位。肛肠药物有多种剂型，如乳膏、软膏和栓剂。每种剂型都有超过 100 种产品。据估计，每年在这些产品上花费达数亿美元。

目前可买到的药物包括一些传统的组合成分，包括局部麻醉药和镇痛药、抗菌药、收敛药、抗炎药、润肤剂和血管收缩药，与大量碱和防腐剂组合在一起。不幸的是，几乎没有证据表明这些药物单独或联合使用可以缓解肛门直肠疾病的症状。

（一）局部麻醉药和镇痛药

局部镇痛药包括在许多软膏和栓剂中。盐酸普莫卡因在 2～3min 内产生表面镇痛作用，持续 4h，相比其他药物较少发生过敏反应。假如这些药对破损的皮肤和黏膜有活性，并且药物浓度足够，这些局部麻醉药可用于缓解肛门疼痛和瘙痒。表面或局部麻醉药阻滞皮肤感觉神经末梢，但这些药物必须要具有良好的渗透性才能抵达这些组织结构。在商业制剂中常见的局部麻醉药包括苯佐卡因（5%～20%）、丁卡因、普莫卡因、狄帕洛东、二丁卡因和利多卡因[40]。这些药不应该在直肠内给药，因为黏膜对药物的吸收非常快，可以引起全身性的毒性反应。必须考虑到几乎所有药物都存在产生接触致敏和超敏反应的风险。在使用的局部麻醉药中，丁卡因、二丁卡因和苯佐卡因引起的过敏反应最常见[40]。局部麻醉药的主要全身毒性反应是中枢神经系统兴奋，表现为打哈欠、不安、兴奋、恶心和呕吐，其次是抑郁、肌肉痉挛、抽搐、呼吸衰竭和昏迷[41]。可同时出现心血管系统抑制表现，包括面色苍白、出汗和低血压，心律失常也可能出现。反复皮肤用药比全身给药更有可能引起过敏反应。

（二）抗菌药

许多制剂包含有抗菌成分，如苯酚、薄荷醇、硼酸、氧喹啉或氯化苄乙铵。抗菌药常被用来破坏或抑制病原微生物的生长。含有低浓度抗菌药成分的制剂只会对肛门和直肠不断更新的菌群产生轻微的影响。这些制剂可能无害，但必须考虑到接触致敏的风险。

（三）收敛药

收敛药包括碱式没食子酸铋、金缕梅水（金缕梅）、单宁酸、氧化锌、炉甘石或秘鲁香脂等物质。当应用于黏膜或受损皮肤时，这些药物可以使蛋白质沉淀并形成不被吸收的保护膜[41]。它们具有收缩组织、硬化皮肤、抑制分泌和轻微出血的作用。

（四）保护剂

保护剂通过形成物理屏障来防止肛门直肠区的刺激和皮肤水分的流失[42]。保护剂通过保护肛周区域不受粪便等刺激性物质的刺激，可能会减少刺激和瘙痒。吸收剂、吸附剂、黏浆剂和润肤剂都包含在保护剂中。推荐的保护剂包括氢氧化铝凝胶、炉甘石、可可脂、鳕鱼肝油、甘油、高岭土、羊毛脂、矿物油、石油类、鲨鱼肝油、淀粉、木醇和氧化锌。凡士林可能是最有效的保护剂[42]。

润肤剂是用于皮肤局部作用的脂肪或油脂，有时也用于黏膜[43]。它们用于保护皮肤，并软化皮肤，使皮肤更加柔韧，主要是用作为更有效的药物的载体。可可脂是一种固体，能在体温下融化，因此被广泛用作栓剂和润滑剂的基质。液体石蜡和其他油类也包括在许多产品中。这些物质在排便时可润滑肛管，尤其是在肛门疼痛的情况下，具有一定的减轻痛苦的作用。

（五）血管收缩药

麻黄碱和去氧肾上腺素等药物旨在减少痔出血，但缺乏支持这一说法的临床证据。这些血管收缩药会使毛细血管和动脉收缩，但并没有确凿的证据表明它们可以减轻痔的肿胀[42]。大剂量的麻黄碱会产生副作用，如头晕、头痛、恶心、呕吐、出汗、口渴、心动过速、高血压、心律失常、心前区痛、心悸、排尿困难、肌无力和震颤、焦虑、不安和失眠。有些患者使用常用治疗剂量也会出现出这些症状[41]。厂家警告对其中一种成分敏感、严重心脏病、糖尿病、青光眼、高血压或甲状腺功能亢进症的患者慎用血管收缩药。对于接受单胺氧化酶抑制药治疗的患者，也应慎用血管收缩药。

（六）促进伤口愈合药

非处方痔疮药品中的几种成分据称能有效地促进肛门直肠疾病的伤口愈合或组织修复[42, 44]。尤其围绕皮肤呼吸因子这种物质（一种啤酒酵母的水溶性提取物，也被称为活酵母细胞衍生物），引起了相当大的争议。尽管一些试验证实了厂家的说法，但没有确凿的证据表明含有皮肤呼吸因子的产品能促进患者肛门直肠组织的愈合。美国食品药品管理局（FDA）关于非处方痔疮药物产品的咨询审查小组研究了活酵母细胞衍生物及鳕鱼肝油、秘鲁香脂、鲨鱼肝油、维生素 A 和维生素 D 的数据，发现它们并没有所宣传的促进伤口愈合的功效。一项研究表明，皮肤呼吸因子可以提高人体人为造成的溃疡的伤口愈合率，但该研究没有阐述使用该制剂的临床情况[37]。

（七）皮质类固醇药

许多类固醇制剂目前是可用的，并且经常与一些已经提到的成分结合使用。没有临床证据表明皮质类固醇可以缓解痔疮、肛裂或痔切除术后的疼痛。软膏和乳膏、栓剂、灌肠剂和泡腾剂等可用于肛门直肠疾病。

（八）类固醇软膏和乳膏

类固醇软膏和乳膏常用来治疗肛门瘙痒。然而，必须认识到这些药物的副作用[45]。

在肛周长期使用强效皮质类固醇可能会产生瘙痒性皮肤病。停止用药皮疹和瘙痒可能会暂时加重，因此导致重新用药。一般可能需要几个月或几年的时间出现毛细血管萎缩或扩张，且其范围和程度各差异较大。一般来说，应避免长期使用含氟类固醇制剂，以防止发生这种并发症。

类固醇的抗炎作用消除或减少了红斑和其他一些临床表现，如疥疮和体带绦虫。除非保持高度的怀疑，否则这可能使辨别这些临床表现变得比较困难。

在体内大面积长时间使用类固醇后，可能会导致全身吸收，但在肛周应用类固醇可能问题不大。由于怀孕期间使用皮质类固醇的安全性尚未得到证实，孕妇不应大量使用或长时间使用这些激素。

Jackson[45] 将局部类固醇分为三组，即弱类固醇、中度类固醇和强类固醇。Jackson 认为，将强效皮质类固醇限制在短期小范围内使用，几乎所有的副作用都可以完全避免。在许多情况下，用 0.5% 氢化可的松或其他弱类固醇制剂维持治疗就足够了。曲安奈德比氢化可的松更有效[41]。Jackson 指出，强效的皮质类固醇不应用于治疗未确诊的疾病。

皮质类固醇栓剂在治疗远端直肠炎患者中有一定的应用价值。这种非特异性的直肠炎症状态，涉及远端 8～10cm 长的肠道，常对应用氢化可的松栓剂有效。人为的（放射性）直肠炎也是使用这种栓剂的另一种指征，尽管还没有进行对照研究[46]。患有远端直肠炎和对氢化可的松栓剂无效的患者可以使用类固醇灌肠剂。这些专用的灌肠剂是氢化可的松或泼尼松的水悬液。它们可用来保留灌肠或作为泡腾剂，每日用一次或两次。该药对治疗远端直肠炎和左半结肠非特异性溃疡性结肠炎有效[47]。使用该类药可以出现一些全身性的药物吸收。一次直肠给药只有一小部分醋酸氢化可的松泡沫剂被吸收（平均生物利用度为 2%）[48]。

在使用这些复合制剂时通常会提及常规的预防措施，包括对其中任何一种成分敏感的药物应避免患者使用。氢化可的松制剂不能用于患有结核病、真菌或病毒性皮肤病的患者。

（九）5- 氨基水杨酸类药

5- 氨基水杨酸已以灌肠剂或栓剂用于治疗远端直肠炎或直肠乙状结肠炎 [49]。其临床疗效良好，耐受性和安全性较好，没有或很少有副作用报道。对于栓剂，药物仅扩散到直肠，但对于灌肠剂，如果临床上使用得当，它常可逆流到脾曲 [49, 50]。

（十）硝酸甘油

氧化亚氮已成为介导肛门内括约肌松弛的最重要的神经递质之一。Loder 等 [51] 研究了氧化亚氮供体硝基甘油对肛门张力的影响 [52]。他们发现在使用 0.2% 硝基甘油软膏后 20min 后括约肌压力下降了 27%。Gorafinet[52] 发现，在局部使用 0.5% 硝酸甘油软膏后，血栓性外痔和肛裂患者报告称肛门疼痛显著减轻。20 名患者中有 7 名出现短暂性头痛的副作用。硝酸甘油还被发现在终末期便秘患者中可显著降低肛门括约肌上部的压力 [53]。

（十一）其他药物

肛门直肠制剂中通常含有大量的碱基和抗菌药，我们对其效果知之甚少。动物脂肪混合物（由饱和脂肪酸的单酰甘油、二酰甘油和三酰甘油组成的混合物）、苦参油、蜂蜡和鲸蜡醇也常被使用。

（十二）剂型

尽管从制药的角度来看，药膏、乳膏、糊剂和凝胶之间存在着相当大的差异，但治疗上的差异并不显著。这些制剂作为药物使用的载体，具有内在的保护和润肤特性。

栓剂因其润滑作用可以缓解排便困难。由于它们必须融化后才能释放活性成分，所以它们起作用相对较慢。偶尔，栓剂插入时会造成局部创伤。

醋酸氢化可的松泡沫灌肠剂对治疗远端溃疡性结肠炎和直肠炎的有效。有些患者更喜欢泡沫灌肠剂而不是液体灌肠剂，因为它对社交、性交和工作的影响较小。当皮下注射氢化可的松泡沫剂时，存在潜在的肾上腺抑制，特别是长期治疗使用时，药物会被全身吸收 [54]。

类固醇灌肠剂已成为治疗远端溃疡性结肠炎和直肠炎患者的常规剂型。人们提倡不同的类固醇制剂，但它们都会在一定程度上导致全身吸收。首选不易吸收的类固醇的灌肠制剂以避免在需要长期类固醇治疗的患者中发生全身类固醇效应 [55]。5- 氨基水杨酸也有灌肠剂，并已用于治疗远端直肠乙状结肠炎。

（十三）药物选择的考虑

选用何种药物应考虑患者的一般情况及相关疾病。例如，为患有心血管疾病、糖尿病、高血压和甲亢的患者或排尿困难的患者及服用单胺氧化酶抑制药的患者开具血管收缩药的药品时，应当谨慎 [5]。服用吩噻嗪类药物的患者应避免服用含有麻黄碱的药物。应确定患者是否存在特异性过敏。文献中缺乏关于任何专用药物有效性的确切信息。

众多常用并获得认可的药物，其疗效几乎都是它们所治疗疾病的自限性所产生的作用。血栓性外痔的自然病史就是一个消退病史，2～3d 后疼痛即减轻，因此患者经常说栓剂或软膏在头 2～3d 不起作用。同样，患者开始使用一种药 2～3d 无效后换成第二种药，然后患者开始称赞第二种药；显然，疾病的这种改善几乎肯定是疾病自然病程所致。如果他们按相反的顺序使用这两种药，对这两种药的称赞和抨击的评价几乎肯定会反转。

第7章　痔
Hemorrhoids

David E. Beck　著
王振宜　译
王　琛　校

摘要：对于患者而言，“痔”意味着从轻微瘙痒到剧烈疼痛等各种肛门不适。鉴于有些痔组织是正常存在的结构，所以应将痔视为引起明显症状的痔组织。目前，在研究缓解痔症状的产品上花费了大量财力，痔造成的劳动力损耗也对经济造成了很大的影响。我们对病因及症状的理解有助于提出治疗建议。本章对“症状性痔”的解剖学、病理生理学及治疗方法进行讨论。
关键词：痔，解剖学，病理生理学，治疗，症状性痔

一、概述

纵观人类历史，痔及其引起的症状一直困扰着人类[1]。在《圣经》中，旧约《撒母耳记上》第5章和第6章描述了非利士人从以色列人手中夺走圣约后被上帝用aphelim或techorim击杀。这两个词被学者认为都与痔有关[2, 3]。数百年前，Maimonides描述了各类治疗痔的药物、软膏，乃至栓剂，并且反对通过手术来治疗痔[4]。

对于患者而言，“痔”意味着从轻微瘙痒到剧烈疼痛等各种肛门不适。鉴于有些痔组织属于正常结构，所以应将痔视为引起明显症状的痔组织。目前，在研究缓解痔症状的产品上花费了大量财力，痔造成的劳动力损耗也对经济造成了很大的影响[5]。我们对病因及症状的理解有助于提出治疗建议。本章对“痔”的解剖学、病理生理学及治疗方法进行讨论。

二、解剖学

痔是肛管的血管组织垫。痔组织在出生时就已存在，并非一种病理状态。从显微镜下看，该组织含有血管结构，其壁层不含肌肉。因此，痔组织并非静脉（静脉壁含有肌层），而是血窦（图7-1）[6]。除了血管结构外，肛垫还包括黏膜下层的平滑肌（Treitz肌）和弹性结缔组织。研究还证实，痔出血是动脉血，而非静脉血。当这些血窦受到损伤（破坏）时，血窦前小动脉就会出血。痔出血来自于动脉解释了为什么其血液是鲜红色的，且血液pH处于动脉血范畴[7]。

肛周皮肤感觉多由阴部神经和骶神经丛控制，如第1章所述，两者都起源于S_2～S_4神经根。该区域的部分压力感受也可由直肠下部和盆底的骶神经末梢（S_2～S_4）控制[5]。在人体中，痔组织通过形成海绵状支撑结构维持肛门的自制功能，它能够在排便时对肛管起到缓冲作用，并避免括约肌功能受损[2]。此外，该组织具有可压

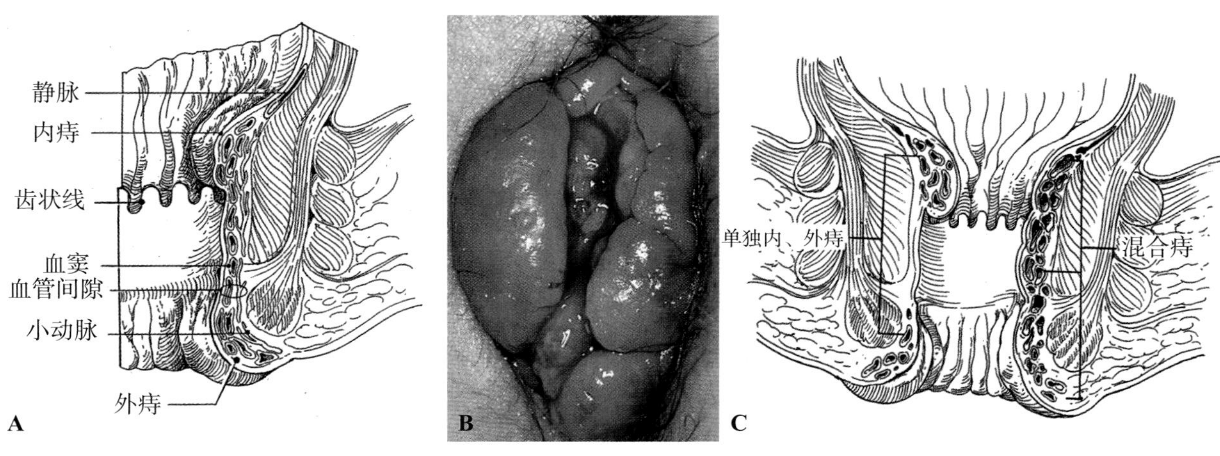

▲ 图 7-1 **痔的解剖**

A. 动静脉吻合术（AV 分流术）形成痔丛；B. Ⅳ期痔；C. 痔的常见位置，左侧为单独的内、外痔，右侧为混合痔

缩的内衬作用，能够使肛门达到完全闭合的状态。有 3 个主要的肛垫（或束）分别位于肛管的左侧、右前侧和右后侧。这 3 个主要肛垫之间存在一些较小的附属肛垫。每一束都起源于肛管上端（头侧），并向下延伸至肛管边缘（尾侧）。痔组织上部（齿状线以上）被肛门黏膜覆盖，下部（齿状线以下）被皮肤覆盖。肛垫的形态与直肠上动脉终末分支无关。

血液从肛管回流通过门静脉和体静脉两个系统。两者在齿状线区域吻合。在齿状线上方的黏膜下血管形成内痔丛，血液从这里通过直肠上静脉流入肠系膜下静脉，然后进入门静脉系统。门静脉压力升高可表现为内痔丛充血和明显肿大。位于齿状线以下的血管构成了外痔丛，血液从其中流出，小部分通过直肠中静脉进入髂内静脉，大部分血液通过直肠下静脉进入阴部静脉，阴部静脉是髂内静脉的支脉。构成外痔丛的静脉通常很小；然而，由于内痔丛与外痔丛之间存在联系，故在压力增大的情况下，这些静脉就会充血。如果任由这种情况持续下去，可能会导致内外痔的融合。

在过去的 30 年中，人们对痔的病理生理学有了新的观念，但是本科和研究生阶段的医学教学并没有跟上新观念的步伐。传统的静脉曲张理论依旧存在于所有的医学辞典，以及多数外科学、内科学、解剖学和病理学的教科书中。

三、病理生理学

（一）流行病学

几乎不可能评估痔的真实发病率，从流行病学报道显示的发病率为 1%～86%，这取决于诊断标准和对“痔”[8] 的定义。根据国家卫生统计中心数据，Johanson 和 Sonnenberg 发现，美国有 1000 万人主诉有类似痔的典型表现，患病率为 4.4%[9]，其中约 1/3 的人就医进行检查，平均每年开出约 150 万张痔疮药物处方。痔患者住院率为百万分之 12.9。其患病年龄分布呈双曲线型，高峰在 45—65 岁，65 岁以后下降，20 岁以下较少见[9]。而所有这些数字都易被夸大，因为它们都是基于患者主诉。显然，并不是所有的主诉都是真的患有痔。

来自全国医院出院的调查数据显示，1983—1987 年，美国平均每 10 万人中就有 49 例做过痔切除术。男性行痔切除术是女性的 1.3 倍，年龄大多数在 45—64 岁[10]。据调查显示，痔切除率从 1974 年美国最高的每 10 万人中有 117 例减少到 1987 年的每 10 万人中有 37 例，下降了 3 倍[10]。

但这类下降可能并不意味痔发病率的下降，也许只是非手术患者和门诊手术患者增加的表现。

（二）病因学

痔组织肿大或病理改变会导致称之为"痔综合征"的症状。其病因包括便秘、长期精神紧张、妊娠和内括约肌功能紊乱[2]。正如 Burkitt 和 Graham Stewart 所建议的[11]，饮食习惯，特别是少渣饮食，会导致便秘和排便费力。美国典型的低纤维饮食结构可以解释便秘、排便费力和痔症状在美国的高发率[12]。随年龄的老化，支撑黏膜下肌层的解剖结构功能减弱，会导致痔疮组织脱垂。Haas 等证实，在显微镜下，肛门的支撑结构在 30 岁开始衰退[13]。最后，诸多研究一致显示，痔疮患者的肛门静息压力较高[14-16]，痔切除术后原较高的静息压会降低到正常水平。内括约肌、外括约肌和肛垫内的压力都可导致静息压增高，但是，无法明确区分它们各自的作用[17, 18]。在肌电图上可以发现痔肿大的患者肌电活动增强[18]。此外，在这些患者中有很大一部分还被发现存在由内括约肌整体收缩引起的超低压波，但其意义尚不清楚[18]。痔患者的肛门电敏性和温度感都会减弱，最大的变化出现在近端肛管和中段肛管，可能是因为脱垂的不太敏感的直肠黏膜所致。这也可能导致闭合功能减退，直肠对气囊扩张的感觉与对照组无明显差异[19]。

尽管慢性便秘被认为是痔疮的病因，但 Gibbons 等都对这一假设提出了质疑[20]。他们的研究表明，痔患者不一定便秘，但往往出现肛门压力和顺应性异常。然而，众所周知，便秘会加重痔症状。Johanson 和 Sonnenberg 在痔危险因素的病例对照研究中曾质疑慢性便秘的影响，但研究支持腹泻是潜在的危险因素[20]。腹泻引起的里急后重会导致排便费力。

许多其他因素也与痔的发病有关，特别是遗传、直立姿势、痔血管丛和回流静脉中没有静脉瓣、腹内压升高导致静脉回流受阻。所有这些因素都可能导致疾病的发生，但这些解剖因素并不能解释流行病学研究中发现的差异。毫无疑问，怀孕会加重先前存在的痔，还会使先前无症状的痔发病。此外，这类患者通常在分娩后症状消失，这表明除了直接的压力影响外，激素的变化也可能参与其中。

除了痔血管丛位于括约肌浅表这个理论外，有理论认为括约肌功能失调可导致静脉回流受阻和充血，痔的充血是紧随其后的症状[13]。这些因素都有助于痔组织的伸展和滑动。上覆的皮肤或黏膜被拉伸，催生纤维组织和窦状组织。多余的组织倾向于尾端向肛门边缘移动，使其易受损伤，并导致症状的出现。对良性肛肠疾病流行病学的调查显示，9% 的成年人曾接受过痔的治疗，8% 有痔的症状[14]。

痔与门静脉高压无关[7]。因为随着门静脉压力的增加，身体在多个部位形成门静脉侧支循环。在盆腔上、中痔静脉之间的血管扩张，导致直肠静脉曲张。这些静脉曲张位于直肠下部，而不是肛门。由于直肠容量大，所以很少出血。过去的文献认为门脉高压与痔之间存在一定关系，部分原因是痔很常见，而许多门脉高压患者会有痔。如前所述，如果门脉高压是病因，出血将是静脉血而不是动脉血。门静脉高压症患者的出血症状可能难以控制，因为他们的肝脏疾病经常与凝血和血小板问题有关。

（三）分类

从病因和临床上看，痔可分为外痔和内痔两种。外痔位于肛管的远端 1/3 处(齿状线的远端)，被无皮肤的鳞状上皮或皮肤覆盖（图 7–1）。由于上覆的组织是由体神经支配的，它对触摸、温度、牵拉和疼痛都很敏感。外痔的症状通常由痔丛血栓形成引起。血栓和水肿引起组织快速扩张会导致疼痛。体力劳动被认为是外痔血栓形成的病因之一。体格检查显示肛门处有一个或多个浅蓝色肿块；其他症状将在之后讨论。

内痔位于齿状线的近端，由柱状黏膜或移行上皮覆盖。内痔根据大小和临床症状可进一步分期[2, 21–23]。一期痔伸入肛管，但不脱出肛管。二期痔在用力排便和用力努责时脱出肛管，但会自行回纳。三期痔除二期的表现外，还须由患者手推回纳。四期痔脱出肛门后不能回纳(图 7–1B)。痔持续脱垂可能发展为缺血、血栓或坏疽。患者可能有内痔和外痔同时存在的情况（即混合痔，图 7–1C）。

四、评估

（一）症状

肛门部症状的患者通常会向医生提出患有“痔疮”的抱怨。仔细检查他们的症状通常会得到正确的诊断。

与痔相关的症状有黏膜脱垂、疼痛、出血、便不尽感、黏液漏出、肛周清洁困难和肛周不美观等。肠道疾病的常见症状，如腹泻、便秘及相关的症状，如出血问题，应予以考虑。应始终记录饮食偏好和药物史。

除血栓形成或水肿外，痔是无痛的。无痛性出血发生于内痔，通常是鲜红色，与大便有关。血偶尔会滴到马桶里，把马桶水染成鲜红色。在大便过硬或排便用力过猛造成创伤后，大便持续出血数天。出血通常会在一段时间内消失。出血严重到足以引起贫血是不常见的，但据报道每 100 万人口中有 1 例患者出现这种情况[24]。

脱垂可被患者视为肛门肿块、排便不尽感或黏液渗出。应确定患者是否需要用手回纳脱垂痔核。如果形成血栓或坏疽，在体检时会很明显，并会伴随全身症状。

（二）检查

肛门区域的检查通常是患者俯卧在一个特殊的直肠检查床上。但如果患者是老年人或俯卧是不舒服的体位，则改良的左侧卧位是一个替代体位。肛门检查时，检查者应该动作柔缓慢，同时鼓励患者放松。应该仔细检查会阴、生殖器和骶尾部的皮肤。轻柔扒开臀部，可以近距离观察肛管的大部分鳞状上皮。

坐在马桶上用力模拟排便是确定二、三、四期痔患者的有效检查方法。可以很容易看出脱垂的严重程度，并可评估会阴下降的程度。它还可以区分痔和直肠脱垂，特别是真正的不脱出肛门的直肠内脱垂。当检查者的示指位于肛门直肠时，要求患者用力排便，就可以检测出直肠黏膜内脱垂。

直肠肛门指检使检查者对肛管内任何疼痛的程度和位置有了一个大致了解。它能评估括约肌张力，并有助于排除其他疾病，如直肠下段肛管内的可触及肿瘤或脓肿。痔核一般不可触及，除非相当大或伴有血栓。

肛门镜检查通常有一个侧方观察的装置，可以看到肛管和混合痔的内痔部分情况。当患者腹部用力时，痔核会膨胀到肛门镜的内腔。脱垂的程度可以根据患者在模拟排便用力的过程中边退肛门镜边观察，评估脱垂的程度。

硬质直乙结肠镜检查和纤维乙状结肠镜检查是早期检查的重要组成部分，由此可以筛查出大多数的肛门直肠近端疾病。如果患者年龄小于 40 岁，并且在体格检查中发现与症状相符的痔，大多数笔者认为不需要进一步检查，如果患者年龄超过 40 岁，未观察到痔核或其他症状，则应进行钡灌肠或结肠镜检查，以确定直肠镜未观察到的出血的其他病因。

（三）鉴别诊断

表 7–1 列出的其他原因导致的出血、瘙痒、渗液，鉴别至关重要。尽管患者总是把肛门疼痛归咎于痔，但急性肛门疼痛几乎总是由肛裂或脓肿引起的。痔疼痛只与血栓形成或脱垂有关。

五、治疗

（一）一般原则

治疗方法多种多样，如前所述，有些治疗方法可追溯到圣经时代[17]。现代治疗包括识别和

表 7–1　痔疮的鉴别诊断

症　状	其他疾病	痔疮症状
剧烈疼痛	肛裂 脓肿 / 肛瘘	血栓 血栓性脱垂
慢性疼痛	肛裂 脓肿 / 肛瘘 克罗恩病肛周病变	
出血	肛裂 结直肠息肉 结直肠癌	内痔 血栓性外痔
瘙痒 / 分泌物	肛乳头肥大 肛瘘 湿疹（肛门尖锐湿疣） 直肠脱垂 大便失禁	脱垂
肿物 / 增生	肛乳头肥大 脓肿 肛门皮赘 克罗恩病	血栓 脱垂
不常见的	肛门或直肠肿瘤（良性或恶性） 溃疡性结肠炎	

纠正胃肠道功能紊乱，尽量消除症状，在某些患者中，纠正肛门异常，切除多余的痔核组织，防止下移或脱垂。治疗包括非手术治疗和手术治疗。非手术方法包括饮食调整、局部用药和减轻症状的措施（如坐浴）。手术方法许多可在门诊进行，包括痔组织固定、较大的痔组织切除或改变肛管生理结构改变（Lord 扩肛或内括约肌内侧切术）。选择的方法通常与引起症状的痔核组织类型、治疗医生的经验和判断有关 [2]。

（二）内痔

1. 饮食和大便膨胀药

饮食调整是治疗痔的主要方法 [25]。如果患者伴有便秘并需要腹部用力，建议饮食中提高纤维含量（通常至少 20～30g/d），并摄入足够的水，力求形成柔软易于排出的大便。这种类型的大便减少了排便时用力和痔核损伤的机会。Moesgaard 和同事 [26] 进行的一项前瞻性双盲试验结果表明，在有肛门出血和排便疼痛的患者饮食中添加车前草后，6 周内症状有所改善。在对腹泻的痔患者大便不调的根本原因进行评估后，还应进行膳食控制，包括使用纤维素和止泻药。

膳食纤维被称为大便调节剂更恰当，而不是大便软化剂。膳食纤维引起并发症并不常见，对活性或非活性成分的过敏反应也极为罕见。最常见的临床问题为，由于口感问题或引起腹胀和腹痛痉挛症状而导致无法继续服用膳食纤维。目前可用的纤维产品列在表 7–2。制造商试图通过多种方式改善这些产品的口感，例如添加调味料和甜味剂可以改善口感，但这种方法通常成本较高，单位体积纤维素含量较少。不同的纤维素来源可能对不同的患者产生各种影响。因此，如果第一次选择的产品一开始没有产生预期的效果，最好尝试其他产品。为了尽量减少不适症状，许多医生发现，用较低剂量的纤维补充剂治疗，并缓慢增加纤维摄取量，直到达到理想的大便性状。同样重要的是，建议患者服用纤维同时要摄入适量的水，通常每天 80～120oz（240～360ml）。如果纤维消耗量大于 35g/d，且水摄入量不足，则容易形成粪石。聚乙二醇补充剂（如 Miralax，Bayer Health Care，Whippany，NJ）有助于保持大便中的水分。对于摄入纤维素引起不适的患者，尤其是女性有所帮助。如果饮食调节不能缓解，则需要额外的治疗（表 7–3）。

2. 黄酮类化合物

黄酮类化合物是一种植物产品，被用来治疗痔疮出血。对 14 项随机试验（1514 例患者）的 Meta 分析发现在方法学、异质性和潜在发表偏倚方面存在局限性 [27]。笔者质疑该药对痔治疗的有效性。这些产品在北美没有得到广泛应用。

3. 局部药物治疗

坐浴治疗，通过坐浴盆或浸泡，在温暖的浴缸中可以舒缓肛周剧烈疼痛。Dodi 和同事研

表 7–2　膳食纤维产品

纤维种类	纤维含量	商品名	生产商
麦麸			
车前草	3.5g	美达施	俄亥俄州辛辛那提宝洁公司
	6.0g	恺司尔	得克萨斯州沃斯堡康西尔制药公司
甲基纤维素		葛兰素	俄亥俄州辛辛那提梅雷尔道制药公司
聚卡波非钙		卡彼非	纽约珠江美国氰胺公司莱德乐实验室
		聚卡波非钙片剂	得克萨斯州沃斯堡康西尔制药公司
菊苣纤维		胶纤维	
		膳食纤维	

表 7–3　不同脱垂程度的内痔治疗

严重程度	治　疗
Ⅰ期（没有脱垂）	改善饮食 / 红外线光凝术 / 套扎术 / 硬化治疗
Ⅱ期（可自行回纳）	改善饮食联合套扎术 / 红外线光凝术 / 硬化治疗
Ⅲ期（必要时需手助回纳）	改善饮食联合套扎术 / 红外线光凝术 / 硬化治疗 / 痔切除术[a]
Ⅳ期（不可回纳）	痔切除术；单个或多个胶圈套扎
急性脱垂并形成血栓	紧急进行痔切除术

a. 如果出现外部皮赘也推荐进行痔切除术

究[28]显示，肛肠疾病患者在温水（40℃）中浸泡后，肛门压力显著降低。浸泡时间应受到限制，因为长时间接触水会导致会阴皮肤水肿和随后的瘙痒。有些患者喜欢在肛门部位敷冰袋。如果能减轻症状，只要不长时间冰敷也是可行的。

制药行业积极推广多种产品，如乳膏、发泡剂和栓剂。1% 氢化可的松可以暂时减轻痔引起的瘙痒症状。然而，长期使用局部类固醇可能会减弱皮肤抗病力，使其易受进一步伤害。栓剂在纳肛后，最终进入直肠下部，而不是痔核所在的肛管。除了提供大便的润滑作用外，它们在痔的治疗中几乎没有药理学作用[29]。软膏除了可以引起或加剧肛门瘙痒，几乎没有任何益处，除了那些含有局部麻醉剂的药物（如 1% 盐酸普莫卡因）对血栓性外痔有些效果。也有报道外用硝酸甘油成功地减轻了血栓性外痔的相关症状[28]。非处方药的成功营销策略，任何药物对烦人区域的安慰剂效应，痔症状的间歇性特征解释了这些产品在美国热销的原因。

4. 胶圈套扎术

胶圈套扎术最初由 Blaisdell 在 1958[30] 年首先描述，1963 年由 Barron 改进和推广[31]。原理是在多余的痔组织上套一个能收紧的胶圈，从而阻断局部痔组织的血供，使这些组织在 5～7d 内坏死脱落，留下了一个小溃疡，当它愈合后会将组织固定在基底部肌肉上。胶圈套扎术由于其简单、安全、有效，是目前美国治疗一期、二期和部分三期内痔最广泛使用的技术[5]。

具体的操作步骤是，首先获得患者知情同意，然后在肛门内置入了肛门镜（笔者更喜欢有槽带光源的肛门镜，图 7–2）。在确定要套扎的痔核后，通过肛门镜，将胶圈安装于以下两种套扎器上（图 7–3）。一种是负压吸引套扎器（McGown，Pembroke Pines，FL），将痔核吸引至套扎器腔内，击发手柄，将胶圈套在痔组织上。另一种是使用 Barron 或 McGivney 套扎器（Electro–Surgical Instrument Co，Rochester，NY），用一个非损伤性组织钳（图 7–4）牵拉黏膜和多余的痔组织进入到套扎器中，并套上胶圈。胶圈会导致被套扎的组织缺血。坏死脱落后，形成一个小溃疡。多余的痔核组织被去除，当溃疡愈合，剩余的组织固定在肛管内。胶圈套扎术最适合二至三期内痔。

有些治疗关键点需要明确。首先，至关重要的是胶圈应该套扎在肛管黏膜组织上。如果胶圈套扎太靠下，套扎的组织包含了极度敏感脆弱的肛周皮肤，患者将出现剧烈疼痛并要求取下胶圈。为了防止这种情况发生，建议在内痔的顶端或仅在其近端套扎胶圈。也可以在套扎前做一项

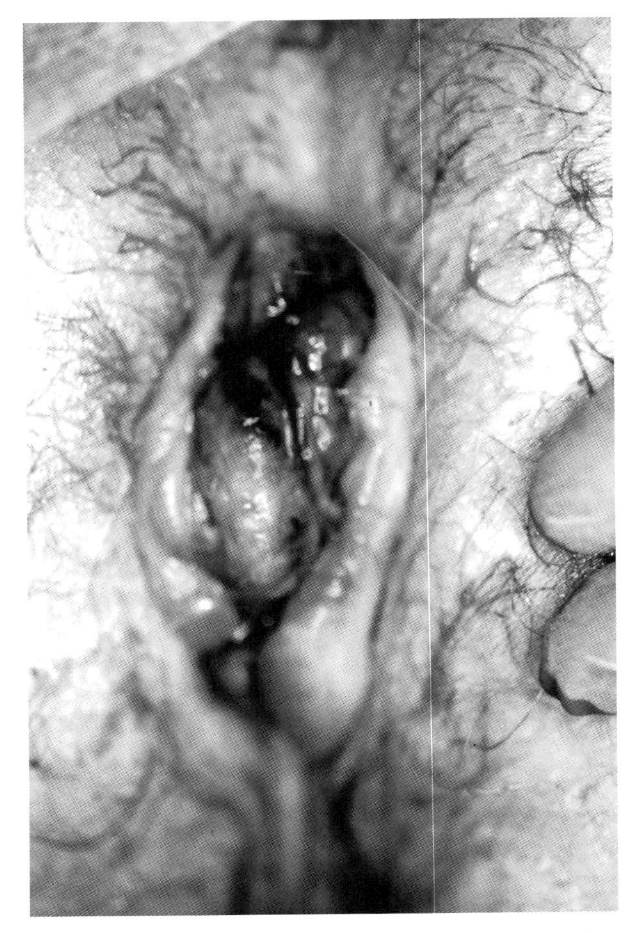

▲ 图 7–2 血栓性内痔脱垂导致外痔肿胀

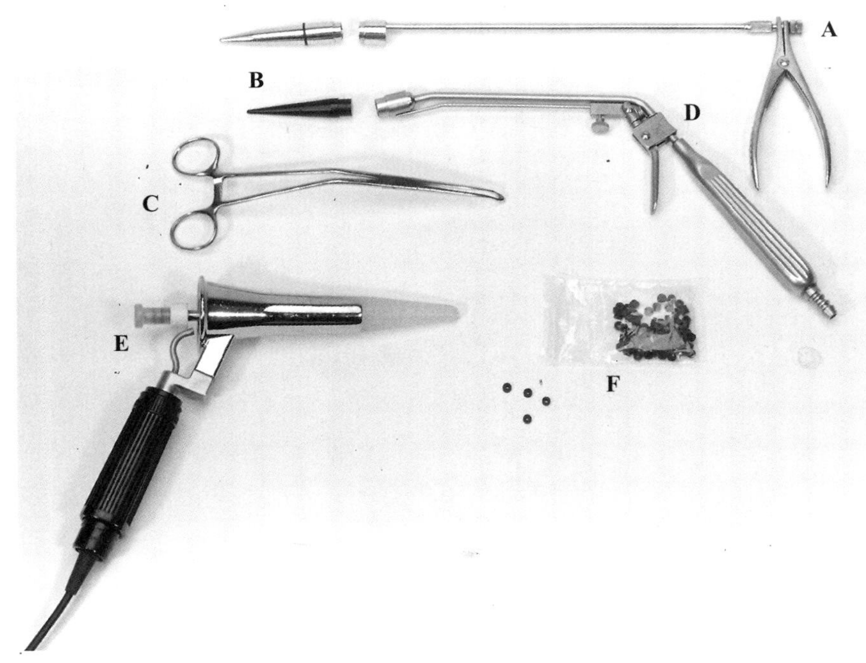

◀ 图 7–3 痔套扎器

A. 胶圈套扎器（McGivney）；B. 胶圈装载器；C. 血管钳；D. 负压吸引套扎器（McGown）；E. 光纤肛门镜；F. 胶圈（经 Beck DE. 同意后转载 Hemorrhoids. Beck DE, ed. Handbook of Colorectal Surgery. 3rd ed. London：J.P. Medical；2013.）

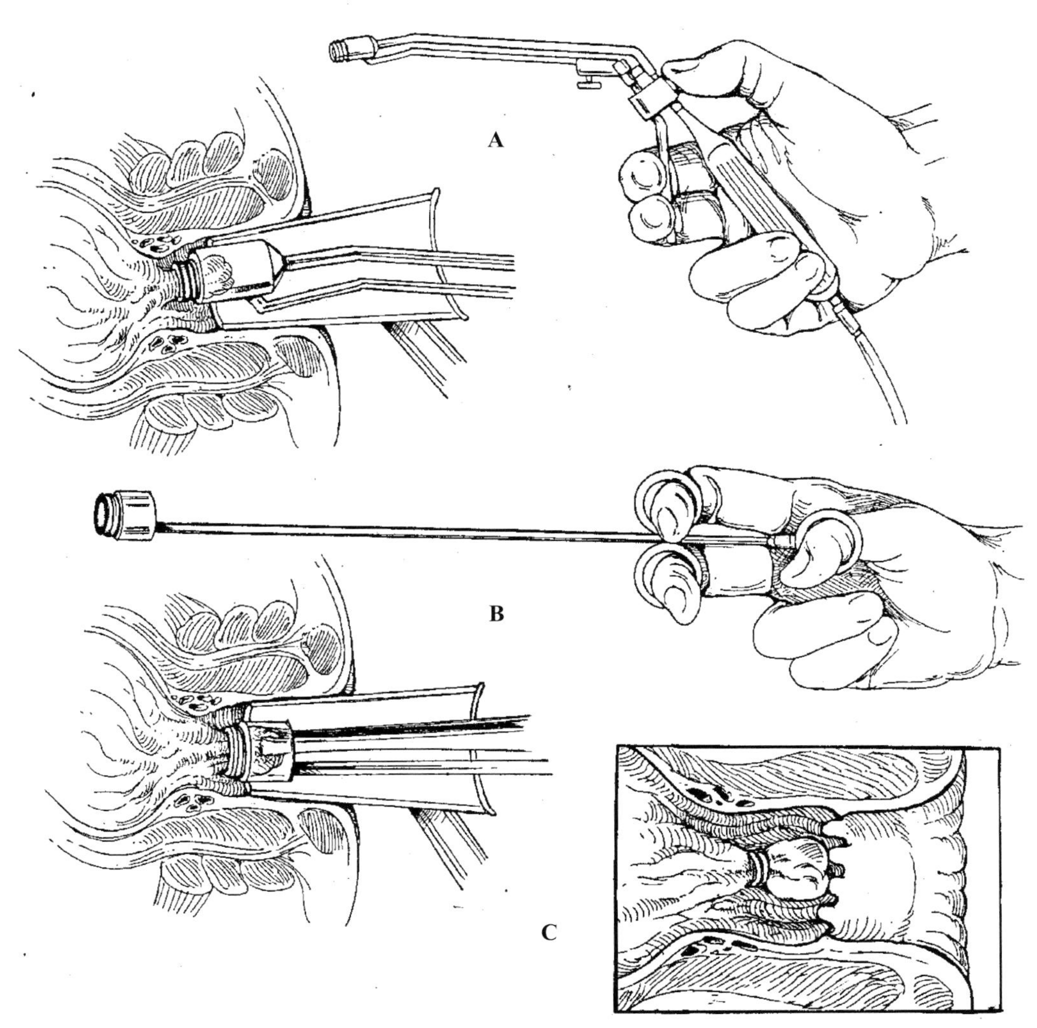

▲ 图 7-4 **内痔的套扎**

使用（A）吸引套扎器（McGown）或（B）McGivney 套扎器将内痔吸入套扎枪的枪管中；C. 痔胶圈的顶端应该高于齿状线，以减少疼痛

附加检查，在拟定套扎的黏膜部分用组织钳钳夹一下，如果患者感到疼痛，那就无法进行套扎。操作的重点是组织钳钳夹组织的时候避免向下牵拉。由于肛门和直肠黏膜对牵拉敏感，牵拉黏膜会产生胀痛。

其次，当使用 Barron 型套扎器时，要防止过度牵拉痔组织。如果用力过猛，痔组织可能会撕裂，有时会导致很难控制的出血。这种类型的套扎器需要双手操作，并需要一名助手在手术过程中稳定肛门镜。McGown 套扎器可以单手操作，但要控制进入套扎器中的痔组织量比较困难。最后，一些厂家在套扎器上预加载两个套扎胶圈，以确保痔组织被收紧并防止胶圈滑动和断裂[5]。其他厂家主张在套扎后痔核蒂部注射生理盐水或利多卡因。通过注射导致组织基底肿胀，从而减少了过早滑脱的可能。

一次套扎治疗可以套扎多少个痔核目前存在着争议[32]。笔者倾向于一次套扎 1～2 个痔核。这个数目可以消除大多数患者的症状，不会在肛管内产生太多的套扎形成的溃疡或引起过度的不适，同时护理起来也方便[33, 34]。

离开诊所之前，患者在口头和书面上都被告知，在套扎后，他们可能会有排便不尽感。肛门坠胀感来自肛管内的被套扎组织。如果产生排便或小便的感觉，患者应坐着试着排便。如果没有粪便排出，他们应该避免长时间用力排便。治疗后 5～7d，套扎圈和坏死组织会脱落，可能伴有少量出血。如果在 2～6 周后复查时症状仍未消失，则可进行再次的套扎治疗。套扎治疗后，一般的日常活动都可进行。

套扎术后的并发症发生率并不高（＜ 2%）[25]。有一过性的症状，例如套扎后引起血管迷走神经反应，也会出现肛门疼痛，甚至罕见的盆腔败血症。血管迷走神经反应包括出冷汗、心动过缓、恶心和轻度低血压。常规处理包括安慰患者，抬高下肢，给患者额头冷敷。症状应在 10～15min 内消失。尽管盆腔脓肿很少见，但其严重后遗症使我们有必要把可能出现的预警症状在出院告知中解释清楚。所以，患者必须知道，如果疼痛加重而不是减轻，出现尿潴留或发热，应该立即与治疗医生联系。

疼痛发生的原因是将疼痛敏感组织一起套入了胶圈。当胶圈离齿状线太近或内括约肌被套入胶圈（即胶圈套入组织过多）时，就会发生这种情况。通常这类急性疼痛在套扎之后立刻发生。轻度疼痛可通过镇痛药（如萘酚丙氧芬和对乙酰氨基酚）或局部麻醉药（如 0.5% 盐酸利多卡因或 0.25% 盐酸丁哌卡因）来治疗。如产生剧烈的疼痛最好用钩状剪刀或钩状切割探针去除胶圈（图 7–5）。大多数患者需要在局麻下去除胶圈。套扎后数小时出现的疼痛和肿胀可能是由于套扎区远端水肿和血栓形成所致，通常可以通过保守治疗加以控制。如果疼痛不减反增可能需要外科医生进行紧急评估处理。

肛门压力高的年轻患者可能会出现轻度至重度不等的肛门痉挛痛。此外，对疼痛的恐惧也会导致患者尽可能长时间地延迟排便，从而导致大便坚硬，更难排出。由于这些原因，患者应该被详细告知套扎后可能出现的情况。避免粪便嵌塞最好的办法是，通过控制止痛药的用量、添加粪便软化剂和保持足够的水分。

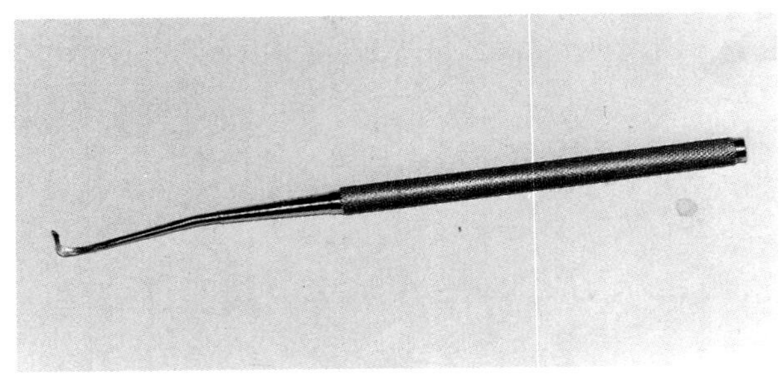

▲ 图 7–5　用于切割放置错误胶圈的钩状切割探针

继发性血栓外痔占治疗患者的 2%～11%[35]。与自发性血栓形成一样，轻度症状可通过局部外用药和坐浴治疗。严重的症状可能需要行血栓切除术。套扎术后引起尿潴留较少见。如果套扎后即刻出现尿潴留，通常可以自行缓解，也可以行一次性导尿。术后几天出现排尿困难或尿潴留可能提示盆腔感染，详见下述。

迟发性出血也可能发生，通常在术后 7～10d 套扎组织脱落阶段。应提醒患者，他们可能会注意到少量便后带血，这通常无须治疗。套扎后大出血的概率非常低，在 Rothberg 等报道的 600 例患者中仅 0.5% 的患者出现大出血[35, 36]。大出血需要立即处理，可能需要在手术室进行缝合结扎。为了减少套扎后出血的风险，一些医生要求患者在套扎前后不要服用任何阿司匹林制剂。然而，很少有前瞻性的研究数据评估使用阿司匹林和套扎后出血风险相关性。其他抗凝药如华法林的使用经验则更少。随着抗凝药使用量和需求的增加，必须就停止抗凝药和潜在血栓形成的风险与继续服药时出血的风险相比做出决定。笔者对服用抗凝药的患者进行套扎未发现严重的套扎后出血。

最严重的并发症是套扎后脓毒症，主要与套扎组织坏死导致邻近软组织感染有关[2]。1980 年首次报道，主要症状为发热、会阴盆腔疼痛，以及排尿困难，或者两者同时兼有[38]，一旦套扎后出现上述症状，需要立即检查。盆腔的电脑断层扫描（CT）常显示与盆腔脓毒症相关的改变。有些患者可能需要在麻醉下来充分评估会阴部情况。大剂量广谱抗生素，包括治疗梭菌的抗生素，可减少潜在致命脓毒症风险。手术清创（引流任何存在的脓肿和切除坏死组织）和去除套扎胶圈是必要的手段，在大范围感染的情况下，还可能需要结肠造口粪转流[25]。

胶圈套扎的成功率取决于被套扎痔核的分期、随访时间的长短和评判成功的标准。大样本调查显示套扎后患者满意率非常好，达80%～91%，但一次套扎治疗可能只有60%～70%的患者症状完全治愈[39, 40, 41]。随访4～5年复发率高达68%，但症状仍旧可以通过再次套扎消除；只有10%的患者最终需要行痔切除手术[42]。如果2次或3次套扎治疗仍不能缓解症状，则应考虑其他治疗方式（如痔切除术）。

5. 红外光凝术

红外线光凝是由Neiger[43]首先提出的一种新技术。卤钨灯产生的红外辐射通过固体石英玻璃导光镜（Redfield Corporation，Montvale，NJ），聚焦在镀金反射镜上照射到痔组织，是一个类似激光装置照射的技术[2]；红外线光凝器的（图7-6）光穿透组织到黏膜下层转化为热量，导致治疗组织被破坏，发生炎症，最终瘢痕化[44]。用器械的顶端接触痔核表面，发出1.5～1.8s的脉冲波，可直接凝固3～4mm^{2}范围的组织。在接下来的两周内，这个区域会形成溃疡并最终留下瘢痕。每个痔核每次可以凝固治疗3～4次（图7-7）。每次就诊可治疗1～3个痔核。如有必要，可每3～4周进行一次追加治疗。然而，临床医生需要意识到，红外线光凝治疗的医疗保险全球保险期是90d。

该技术的并发症很少。如果能量传递到肛管皮肤而不是痔表面的话就会发生疼痛。过度使用也会导致出血。大多数笔者报道，光凝术后出血的发生率明显低于胶圈套扎术[5]。在一项包含51例患者的研究中，3例在治疗后出现肛裂，在8个月的中位随访中未发现其他并发症[45]。如前所述，溃疡形成是胶圈套扎术和红外线光凝术共同的结果，由此形成瘢痕，继而组织固定而达治

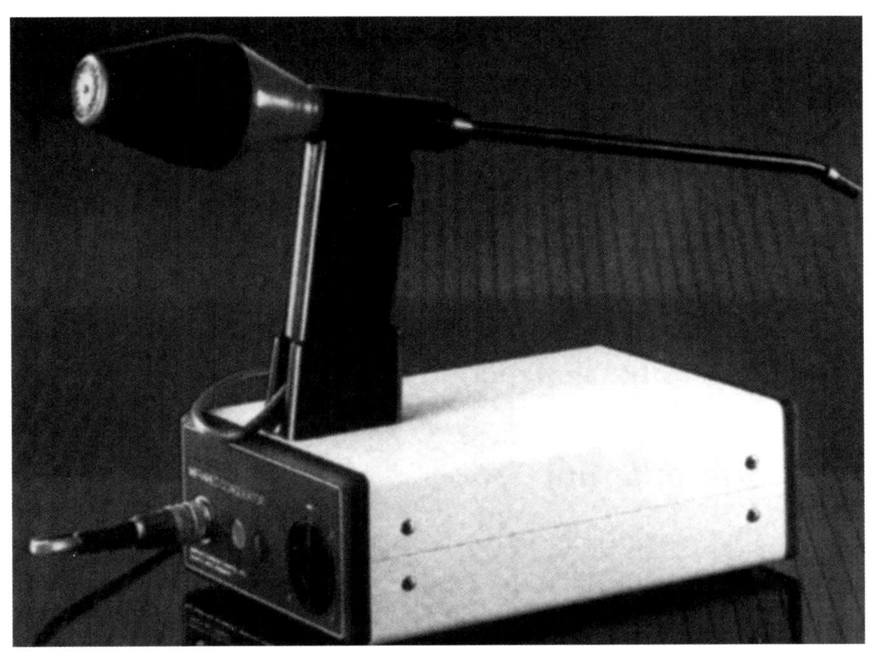

▲ 图7-6 红外线光凝器

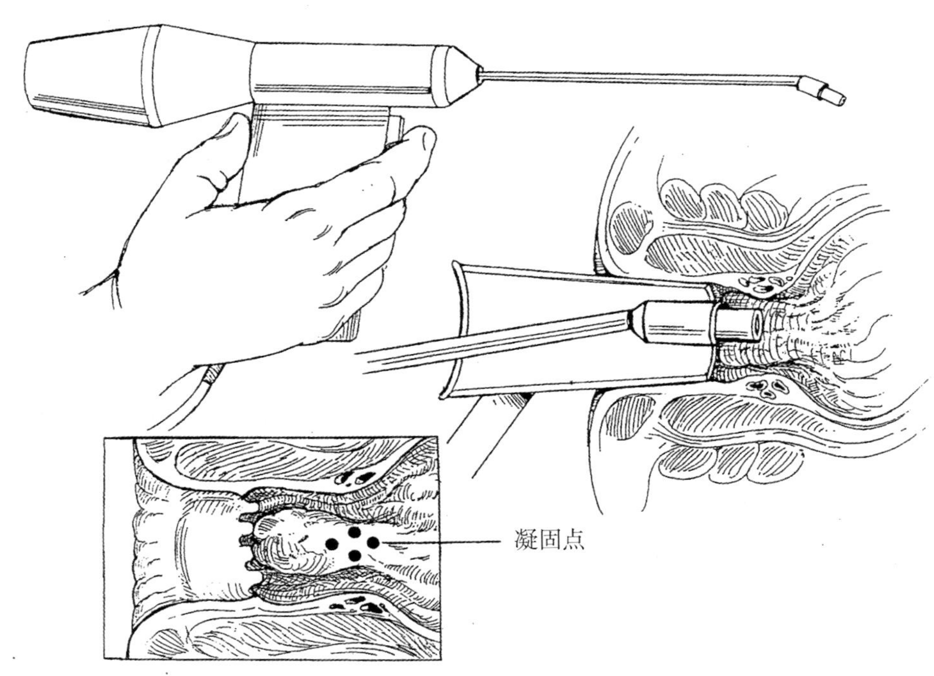

▲ 图 7-7 **红外线光凝器**

造成一个小的灼伤，因此，每个痔核需要点击几次（经 Beck DE. 同意后转载。Hemorrhoids.Beck DE，ed. Handbook of Colorectal Surgery. 3rd ed. London：J. P. Medical; 2013.）

疗效果。然而，过大溃疡极少数可能会导致肛裂和持续的不适症状。

红外线光凝技术对出血量少的痔（一期或二期）最有效。这项技术的一个优点是最大的不适发生在红外线光凝治疗时，而与像胶圈套扎术未正确套扎导致的疼痛会延后发生的情况不同。这种技术的缺点是器械的成本明显高于胶圈套扎器，而且这种方法对于治疗较大痔核效果较差[25]。

6. 硬化疗法

硬化疗法是最古老的疗法之一，其目的是形成瘢痕，从而固定并最终缩小痔核组织。硬化疗法的工作原理是封闭痔核血管，将痔核固定在邻近的肛门直肠固有肌层，并防止脱垂。1869 年，John Morgan 描述了将过硫酸铁注射到外痔中[46]。此后，各种物质被使用[47]。奎宁和尿素（5% 溶液）、苯酚（5% 配杏仁油）和十四烷基硫酸钠（1%～3% 溶液）是目前正在使用的药物。大多数医生使用 25 号脊椎穿刺针或专用痔注射针（Gabriel 针）在齿状线以上 1cm 或更上方将 3～5ml 的硬化液注入每个痔核的黏膜下层。最佳的注射部位是在痔血管丛的近端，注射深度应适宜，太浅会使黏膜发白，但不能太深，以免损伤直肠肌层。如果针头太深导致括约肌痉挛或离肛管太近，硬化剂刺激齿线远端的敏感体神经，就会产生疼痛[2]。硬化治疗的禁忌证包括炎症性肠病、门脉高压、免疫功能低下、肛门直肠感染及脱垂的血栓性痔[2]。

硬化治疗的并发症与注射位置不正确或注射硬化剂过量有关[17]。最常见的问题是痔黏膜表面坏死，一般不经治疗即可治愈。过度坏死可能导致瘢痕增生和肛门狭窄。硬化疗法也可能导致邻近痔核血栓形成。如果血栓严重，可能需要切除。然而，大多数患者可以通过坐浴、高纤维饮食和局部用药治愈。由于可能导致瘢痕增生和肛门狭窄，不建议重复使用硬化疗法。硬化治疗特别的并发症是形成脓肿或一种对油基硬化剂产生油性肉芽肿[38]。有报道 1 例注射硬化剂治疗痔后发生坏死性筋膜炎，进而需要清创和结肠造口转流[48]。

硬化治疗的结果文献报道很少，以致很难与其他治疗方法相比[2]。Alexander Williams 和 Crapp[49] 将注射疗法与冷冻疗法和胶圈套扎术进行了比较，发现在一期痔的短期随访结果“令人满意”。Dencker 和同事[50] 将硬化治疗与其他各种治疗方法进行了比较，发现只有 21% 的患者对硬化治疗满意。虽然用这种方法产生的结果与红外线光凝疗法相似，但硬化疗法的使用率较低。与红外线光凝疗法相似，硬化疗法对一期或二期痔最有效[6]。

7. 冷冻疗法

冷冻疗法是为了描述痔所相关的疗法而在此讨论，其实目前很少使用。具体是通过肛门内探针，用低温的氧化亚氮（-80℃～-60℃）或液氮（–196℃）来冷冻痔核。该疗法的缺点是无法控制需要治疗的范围。长时间的坏死组织脱落会导致治疗后疼痛加剧和令人不快的肛门分泌物渗出[36]。

冷冻疗法的理论基础是组织的快速冷冻和解冻，由此可以镇痛和破坏组织。在冷冻探针周围形成的“冰球”相当于需要破坏的组织范围。虽然最初结果比较乐观[51, 52]，但后续治疗经验显示存在严重的问题[2, 25]。治疗后，患者出现明显疼痛和大量的坏死渗出。术后恢复通常要 6 周甚至更久[53]。Smith 和同事[54] 随机治疗 26 例痔疮患者，其中一侧痔核行肛门冷冻治疗，另一侧痔核行闭合痔切除术。结果冷冻治疗的痔核疼痛持续时间更长，带异味的坏死组织渗出更多，需要再次治疗的 7 例患者中有 6 例病灶位于冷冻手术部位[54]。如果冷冻治疗不当，肛门括约肌损伤可导致肛门狭窄和失禁。昂贵而笨重的设备和明显的不良反应导致这项技术几乎完全被放弃。

8. 电凝疗法

目前双极和直流电设备都可用于电凝疗法。双极电凝术是使用产生双极射频电流的电凝治疗器尖端（Circon ACMI，Stamford，CT）。在每个痔核的基底部施加 2s 的脉冲，最终使组织产生凝固。Yang 和他的同事在一项前瞻性对照试验中使用双极电凝术治疗了 25 例患者[55]。结果 6 例患者（24%）出现局部溃疡，并引起轻微直肠疼痛和自限性发热。1 例患者在治疗后持续疼痛超过 1d，2 例患者（8%）出现难以控制的出血。在另一项对 51 例患者的研究中，有 2 例（4%）出现了肛裂[45]。这项技术由于设备费用昂贵，疗效又没有胜过其他方法，因而未被广泛推广应用。

直流电电凝术使用一种特殊的探头（Ultroid，Microvasive，Watertown，MA）向内痔输送电流（高达 16mA）。这项技术需要向每个痔核输送长达 10min 的电流。在 Yang 等对 25 例患者进行的随机研究中，5 例患者（20%）因疼痛而不得不终止手术，4 例患者（16%）术后持续疼痛，1 例患者（4%）大量出血[55]。两种电凝术的设备都很昂贵，而疗效都不比前面描述的方法有任何优势[25]。

替代的方法是使用球头或铲头状单极电刀治疗二期和早期的三期痔。这种设备在任何结肠直肠诊所都是现成的。成功的关键是凝固内痔的顶部，直到它们被炭化。就如胶圈套扎术一样，黏膜会坏死形成纤维化并固定在肛肠环上。由于痔血供丰富，电凝需要破坏足够的黏膜下层组织才能达到良好的效果。

9. 肛门扩张

1968 年，Lord 描述了他治疗症状性痔疮的肛门扩张术[56, 57]。治疗的前提是肛管压力增加或直肠下端狭窄导致痔疮症状[23]。狭窄是由一种被 Lord 称为“栉膜带（环束带）”的纤维化沉淀物引起的。治疗过程需要小心地扩张肛管。外科医生将 2 根润滑过的手指插入肛门直肠，并牵拉肛门侧壁，然后插入另一只手的两根手指并施加反牵引力。随着扩张和反牵引力的增加，医生会插入更多的手指，直到下直肠下端可以容纳多达 8 根手指。扩张的数量可能有所不相同，其目的是扩张和“熨平”肛门直肠，直到没有“收缩物”残留。Lord 警告，做得太少比做得太多更安全。术后还应指导患者使用扩张锥。不过，这种术后扩张的必要性受到质疑[21]。虽然术后扩张在欧洲广泛使用且效果良好，但仍有一些患者在术后抱怨大便失禁。在一项研究中，40% 的患者在扩张后的第一个月内发生大便失禁，如此高的大便失禁率让人很难接受[58]。幸运的是，大多数发作是轻微的，并通过随访得以解决。这种治疗方案在北美还未得到广泛接受[21]。一种新的扩张技术使用了气球扩张器，它允许操作员以更具刻度和可重复性的方式控制压力和体积。

10. 肛门内括约肌切开术

这种治疗方法被推荐用于痔的机制与 Lord 的方法几乎相同。括约肌切开术似乎是一种更可控的降低肛管压力的技术[59]。这种技术可以在局部麻醉下进行，但在 25% 的患者中，可能会出现某种程度的短暂性尿失禁[60]。然而，括约肌切开术并不能解决相关的痔疮或外痔。

Arabi 及其同事的一项对照研究中显示，在早期痔中，肛门内括约肌切开术与橡胶圈结扎术相比没有改善[60]，Schouten 和 van Vronhoven 的研究[61]显示括约肌切开术的成功率仅为 75%。Leong 及其同事发现，内括约肌切开术与痔切除术等其他手术联合使用时，没有任何改善[62]。尽管括约肌切开术在伴有肛裂的痔外科治疗中可能是合理的，但作者不建议将其作为孤立性痔的唯一治疗方法[2]。此外，对于括约肌松弛的患者或有痔疮症状的老年患者，大多数外科医生在进行括约肌切开术时也会比较谨慎。

11. 吻合器直肠固定术或脱垂痔手术

吻合器直肠固定术，也被称为脱垂痔手术（procedure for prolapse and hemorrhoids，PPH），是用改良的环形吻合器（Proximate PPH 03，Ethicon Endosurgery，Cincinnati，OH 或 HEM 3348，Covidien，Minneapolis，MN）经肛门环形切除多余的直肠黏膜，再将其吻合的术式。关于此手术缓解症状的原理仍有争论。由于痔被认为是多余的纤维血管垫，目前大多数治疗中，以减少痔核血供和去除多余的组织为主。吻合器直肠固定术也基于类似的手术原理。需要切除的黏膜被拉入吻合器中并行“环状切除吻合”。同时，环状切除吻合也阻断了黏膜和黏膜下层的血供。由于在体神经支配、敏感度较高的肛管上没有切口，这种手术方式会减轻患者的术后疼痛。此手术涉及的技术不同于常见的外科手术。规范的技术和对细节的操作把控是获得手术成功及避免严重的术后并发症的重要因素。

患者术前准备类同于痔切除术，做局部或完全的肠道准备。麻醉方式包括全身麻醉、脊髓麻醉和局部麻醉。根据外科医生的选择，可以选取俯卧位、截石位或侧俯卧位进行手术。

术者在对肛管和肛周组织进行彻底检查后，插入特制的肛门镜后行荷包缝合，即在齿状线上方 4～5cm 处，用一个荷包缝线仅沿黏膜和黏膜下层进行缝合。缝合“针距”应紧密，否则较大的针距会导致黏膜无法收入吻合器，从而导致痔组未被根治。大多数外科医生做荷包时会缝 8 针。然后将环形吻合器（通常为 33mm）在打开到最大限度的状态下置入肛门，缝合线在吻合器中心杆上打结收紧。将缝合线的末端通过吻合器的侧孔拉出，使需切除的黏膜及黏膜下组织置入吻合器的吻合腔内。拧紧吻合器后（注意女性患者一定要做阴道指检，以防止肛门阴道隔被牵拉进吻合器），关闭吻合器并取出（图 7-8）。认真检查吻合是否紧密，有无出血点，若有活动性出血，可对出血点进行电凝或缝合止血。一些手术医生会常规在 3 个母痔区行 8 字缝合，以降低术后出血的风险[63, 64]。

从 1966 年到 2001 年 1 月，Macrae 等对所有随机对照试验进行了 Meta 分析，评估了两种及 2 种以上有症状痔的治疗方法[65]。他们分析了 23 项试验，其主要结果指标为：治疗效果，是否需要进一步治疗，并发症及疼痛程度。经过短期随访发现，与传统痔切除术相比，吻合器直肠固定术的疼痛明显较轻，但两者的并发症发生

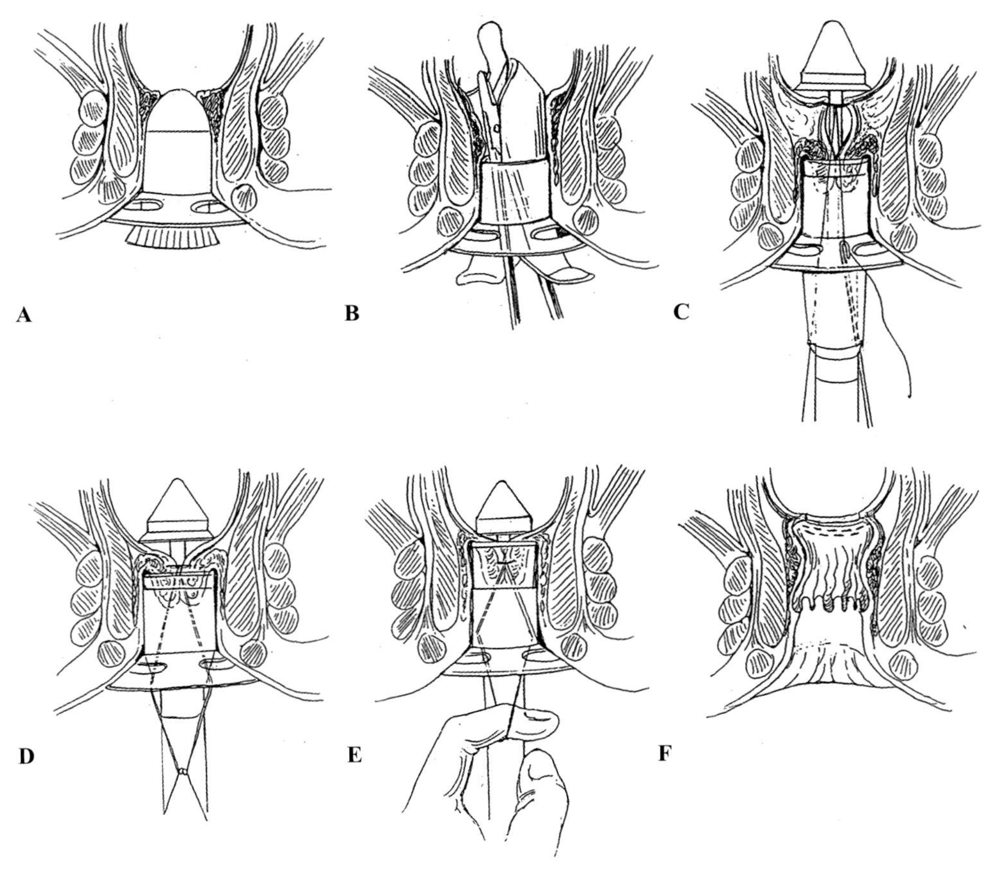

▲ 图 7-8　**吻合器直肠固定术 [脱垂痔手术（PPH）]**

A. 插入肛门镜扩肛；B. 使用配套肛门镜在齿线上方 3 ～ 4cm 处行单个荷包缝合（缝 8 针）；C. 置入吻合器并超过荷包缝，收紧荷包线打结后将线尾端经吻合器侧孔引出；D. 牵拉荷包线将肛管直肠黏膜拉入吻合器内；E. 旋紧吻合器并击发；F. 手术结束

率和治疗效果无明显差异。一项长期随访的多中心前瞻性对照试验比较了吻合器直肠固定术和改良的 Ferguson 闭合式痔切除术 [66]。笔者表示吻合器直肠固定术术后疼痛会更轻，对于镇痛药的需求也相对较少；患者发现第一次排便的疼痛感也会更轻；术后一年的随访中，两者疗效和需要进一步治疗的患者比例相似。

Peng 等进行了一项随机对照试验，比较胶圈套扎术与吻合器直肠固定术治疗三期或轻度四期痔的疗效 [67]。胶圈套扎术组共 25 例，一次性选取 3 个点位进行套扎；吻合器直肠固定术组共 30 例。所有的胶圈套扎术组均在门诊进行手术，而 30 例吻合器直肠固定术组中有 29 例住院 24h，1 例因尿潴留住院时间较长。研究表明，经过 6 个月的随访调查，无论是胶圈套扎术组还是吻合器直肠固定术组都适合治疗三期或轻度四期痔，术后满意度和生活质量并无明显差异。

第二项涵盖 2000—2013 年随机试验的 Meta 分析，比较了 Milligan-Morgan 外剥内扎术和痔上黏膜环切术（PPH），纳入了 1343 例患者 [66]。分析显示，PPH 手术时间更短，住院天数更少，恢复日常活动更早，患者对 PPH 的满意度更高，但 PPH 发生复发脱垂的概率也很高，继而需要后续手术治疗。Lehur 等 [68] 对多普勒引导痔动脉结扎联合痔固定术（DGHAL）和吻合器痔固定术（SH）两者的成本 – 效益开展了多中心的随机对照研究。2010—2013 年的 393 名二期或三期痔患者被随机分到了 SH 组（n=196）或 DGHAL 组（n=197）。DGHAL 组的平均手术时间为 44min，而 SH 组的平均手术时间为 30min（$P < 0.001$）。尽管 DGHAL 组术后 2 周的疼痛更少，也可以缩短病假天数（12.3d vs. 14.8d）（P=0.045）]，但比 SH 发生更多的三期痔核的残留（15% vs. 5%）及更高的再次手术比例（8% vs. 4%）。除去上述差异，两组的患者满意度均大于 90%。医疗开销方面，在术后 90d 和 1 年的随访中，DGHAL 组比 SH 组需要更多的费用，同时 1 年的随访时发现 DGHAL 组的疗效较差。

另一项由澳大利亚 40 例患者参加的随机对照研究，比较了多普勒引导痔动脉结扎联合痔固定术和单纯的痔缝合固定术 [69]。尽管多普勒引导痔动脉结扎合并黏膜固定术组的患者在术后两周内的疼痛较单纯黏膜固定术组的患者轻，但在 12 个月的随访时，三期痔的复发率无明显差异。此外，笔者还开展了经会阴增强超声检查。但两组患者均未发现手术前后 6 个月有显著的形态学差异。通过这些研究，笔者认为黏膜固定术才是手术成功的原因，而非多普勒引导痔动脉结扎术。

综上所述，对于需要手术治疗痔疮的患者来说，吻合器痔上黏膜环切术是一种可行的手术方式。与传统手术方式相比，吻合器痔上黏膜环切术显著减少了疼痛，而术后并发症的发生率与传统手术相当。但考虑到这项技术的特点，发生严重并发症的可能性更高（如直肠阴道瘘或直肠尿道瘘，因为手术荷包缝合时会涉及更多的组织）。术中出血也是一个问题，同时还有穿孔和肠漏的报道。还有一小部分患者在术后出现了明显的慢性肛门直肠疼痛。疼痛的具体病因尚不明确，而且这种疼痛较难控制 [70, 72]。

12. 经肛痔动脉阻断术

随着外科器械的发展，出现了另一种更新的技术，称为多普勒引导下痔动脉结扎联合痔固定术。（图 7-9）[72]。这项技术已日趋成熟，并使用超声引导对痔动脉结扎，将痔固定于直肠。目前在美国有两款产品可供选择 [73]：肛内痔血管结扎器（THD America，Ankeny，IA）及痔动脉结扎联合直肠肛管修复装置（HAL/RAR，A.M.I，Inc.，Natick，MA）。这种非切除性手术方式由经肛痔动脉血管阻断仪基于对齿状线上方不敏感区域黏膜中痔上动脉及其分支的探测和结扎。联合直肠固定术有助于缓解黏膜脱垂及内痔。

这项手术一般在手术室完成，对麻醉的要求与传统的痔切除术一样。手术所用的肛门镜是经

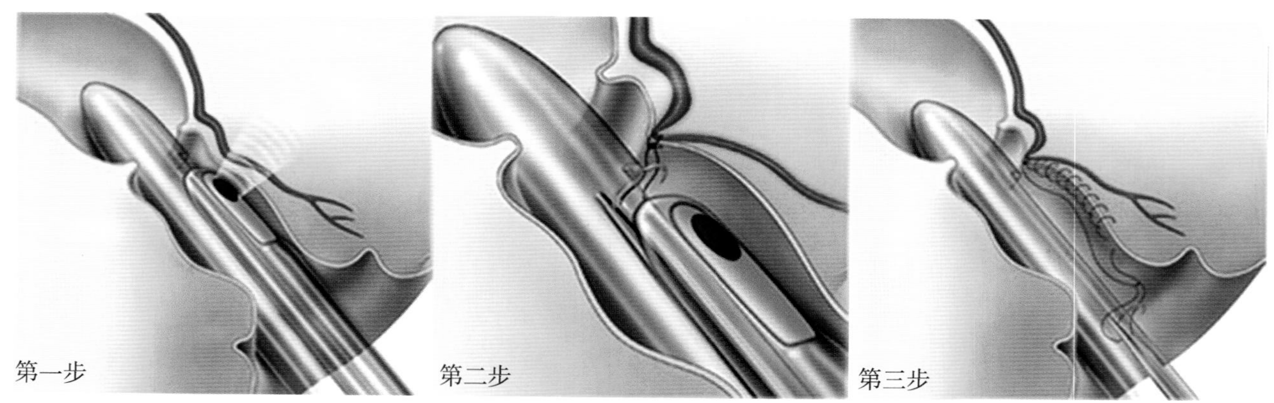

▲ 图 7-9　经肛痔动脉结扎器（THD）的使用

第一步：THD 在超声多普勒引导下放进直肠，找到引发出血的动脉血管；第二步：当血管定位成功，由手术医生将一根或多根血管结扎，可以瞬间减轻肿胀和出血，这完全不需要切除任何组织；第三步：最后由手术医生用可吸收线将脱垂组织缝合固定到它们在肛管内的原生理位置

过特殊设计的，包括一个可拆卸的超声多普勒探头及一个可进行缝合操作的小槽。肛门镜插入后，通过旋转肛门镜找到动脉血管。通过肛门镜的小槽，将血管结扎（位于齿状线上 2～3cm）。当多普勒信号消失，说明结扎的位置是正确的。结扎血管后，将内痔按从近端向远端的方向连续缝合固定。所有的缝合必须位于齿线上方以最大限度地减少疼痛。通常手术结扎 4～6 处血管，但具体操作取决于不同患者的血管走向。通常内痔固定有 2～4 处。

该术式的手术时间很短，同时有报道称可以获得与吻合器痔上黏膜环切术相同效果[72]。这是一种包含麻醉风险、手术室开销、术中出血风险、感染、尿潴留、血肿及术后疼痛等的手术方式。术中使用的特殊肛门镜及多普勒探头都是一次性的，这会增加手术费用，但仍然略微比 PPH 便宜。各类文献、报道已经证明，这项技术安全性好，痛苦少且恢复期较短[74]。目前来看，这种手术对于二期到三期的痔效果较好，但远期疗效及性价比分析需要进一步研究。

（三）外痔

1. 急性血栓形成

血栓性外痔的治疗方法取决于患者在病程的哪一阶段来就医[5]。本病的自然进程始于外痔血栓形成。有时与腹部用力、负重（搬动或抬家具、剧烈运动等）有关。血栓周围的组织肿胀，引起中度至重度疼痛。疼痛通常是烧灼感而不是抽搐感，多数情况下疼痛的程度取决于血栓的大小。病理组织学研究显示，毛细血管内血栓可延伸至直径 1cm 或更大。血栓只局限于肛管而不跨越齿状线上方。

血栓性外痔形成表现为突然发作的肛门肿块和疼痛，通常在 48～72h 疼痛达到高峰，然后减轻，血栓将在 2～4 周内缩小或吸收。偶尔，覆盖在血栓上的皮肤变薄，残留的血块破溃并伴有出血。大血栓可能导致皮赘。血栓性外痔是自限性疾病，因此治疗的目的是减轻疼痛，预防血栓的复发和皮赘的形成。若不进行治疗，在 2～4 周内，血栓会通过覆盖在皮肤上的薄层自行排出，或逐渐被吸收，不适感也会逐渐减轻。血栓性外痔消失后，会残留皮赘，通常无症状，也不需要治疗。如果皮赘引起刺激或难以清洁肛门区域，可在门诊局部麻醉下行局部切除手术。

如果患者就医在发病早期，可选择手术切除（图 7–10）。留下的伤口可以保持开放或闭合。切除的目的是去除血块，留下一个美观的伤口。该手术可门诊局部麻醉下进行。切开引流无意义，因为它只能清除一部分血块，也许无法充分缓解症状，且在愈合时留下多余的皮赘。只要伤口是无张力性闭合，就能立即缓解疼痛。术后护理旨在保持伤口清洁。每天 3～4 次，每次 10～15min 的温水坐浴仅用于缓解抽搐性疼痛。在疼痛最初的 24h 内可能需要止痛药。

Greenspon 等回顾性研究了 231 例血栓性外痔[75]。51% 的患者是保守治疗。这项研究表明大多数患者通过保守治疗可以缓解症状。切除血栓性外痔可使症状迅速缓解，复发率更低，症状缓解时间也更长。

用硝苯地平凝胶保守治疗血栓性外痔已取得成功。Perrotti 等进行了一项前瞻性随机试验，其中 46 例患者在 2 周内每 12h 外用含 0.3% 硝苯地平和 1.5% 利多卡因凝胶[76]。对照组 44 例，给予含 1.5% 利多卡因和 1% 氢化可的松醋酸盐凝胶。治疗 7d 后，硝苯地平组患者疼痛缓解率为 85%，对照组为 50%（$P < 0.01$）；硝苯地平组有 9% 的患者使用口服镇痛药，对照组为 55%（$P < 0.01$）；硝苯地平组有 91% 的患者在治疗 14d 后血栓性外痔消失，而对照组为 45%（$P < 0.01$）。患者应用硝苯地平治疗无全身副作用或明显的肛肠出血。

2. 外科手术：痔切除术

对于有症状的混合痔，建议行痔切除术[77, 78]。当出现下列情况时，也应考虑行痔切除手术治疗：痔核严重脱垂且需要手法回纳；痔核经多次非手术治疗无效；痔并发相关病理改变，如溃

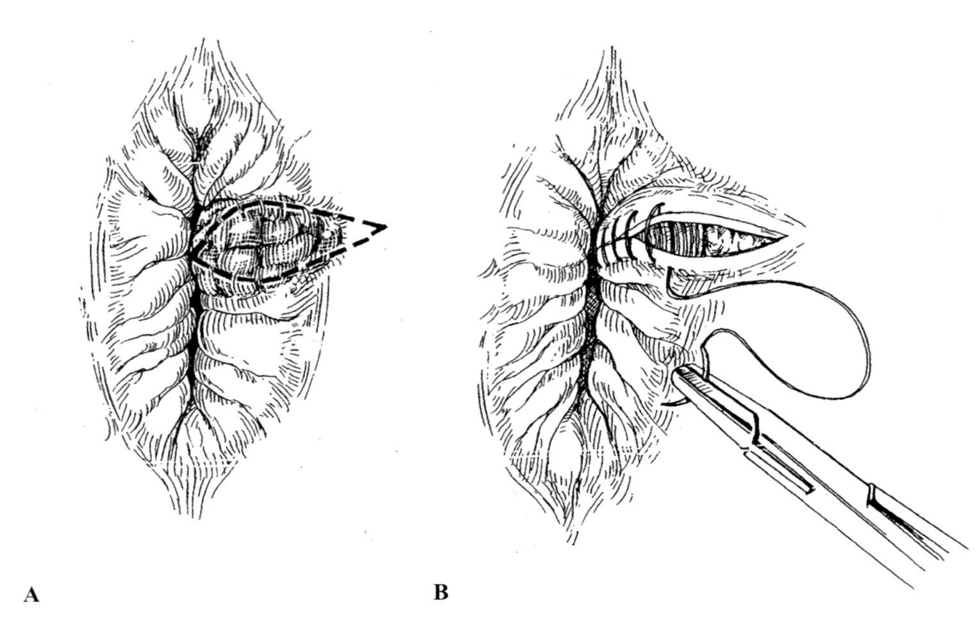

▲ 图 7-10 血栓性外痔

A. 切口部位；B. 连续缝合伤口（经 Beck DE. 同意后转载。Hemorrhoids.Beck DE，ed. *Handbook of Colorectal Surgery. 3rd ed.*London：J.P. Medical；2013.）

疡、肛裂、肛瘘、肛乳头肥大或皮赘明显增生。痔切除术的手术方式多种多样。这些手术方式均可在全身麻醉、椎管麻醉或局部麻醉下进行。麻醉方式的选择因人而异，其中局部麻醉占大多数。全麻情况下，编者喜欢采用俯卧折刀位，而笔者更中意 Sim 卧位（左侧俯卧位）。对于其他麻醉方式来说，俯卧折刀位运用得更普遍。术前不需要作肠道准备，用聚维酮碘溶液消毒肛门即可。如果不使用局部麻醉药（1% 的利多卡因加入 1：100 000 肾上腺素溶液），可以选择单纯使用 1：100 000 肾上腺素溶液浸润肛门黏膜下层直至会阴部，手术区域再次准备消毒铺巾。仔细检查再次确认需要切除的痔核数目。

笔者首选的手术方法是改良闭合式痔切除术[21, 79]。先将中号或大号的 Hill-Ferguson 拉钩或 Fansler 肛门镜置于肛内并暴露痔核。在皮肤做双椭圆切口直到黏膜（图 7-11）。为了保持美观，切口的长度应至少是其宽度的 3 倍，但宽度不宜超过 1.5cm。用细齿镊钳夹皮瓣边缘并用剪刀进行组织分离。恰当的解剖平面可使所有曲张的静脉与皮肤一起分离，而不损伤括约肌。将组织沿肛管朝开始注射过肾上腺素的黏膜处游离。

在痔核上缘，结扎痔核血管根部，而后切除痔组织，取标本并送病理检查。若非怀疑恶性疾病，则无须单独标记每个切除的痔组织（如左外侧、右后侧等）[21, 80]。用高频电刀灼烧止血。可吸收线 4-0Vicryl 或 3-0chromi 在组织钳下方缝扎痔核基底。结扎的痔核基底不能低于肛门，因为它可能导致黏膜外翻。然后用缝线连续缝合黏膜边缘。重要的是每针贯穿少量的黏膜和括约肌。每针缝合间距约 2mm。间距过宽会导致黏膜边缘出血。连续缝合可缝闭创面并消除无效腔。当缝合完毕，黏膜向头侧方向牵拉，正常肛门解剖结构被重建，从而达到“整形外科”闭合。在远端创面缝线松松打结固定即可，这样可防止术后血肿形成。其他痔核处理方法与此类似。切除的痔核数取决于增生痔组织，但通常不应超过 3 处。为了尽量减少术后肛门狭窄的可能，术后肛门应能在最小张力的情况下通过中等 Ferguson 肛门拉钩。该手术保留了两个痔核间的皮桥，从

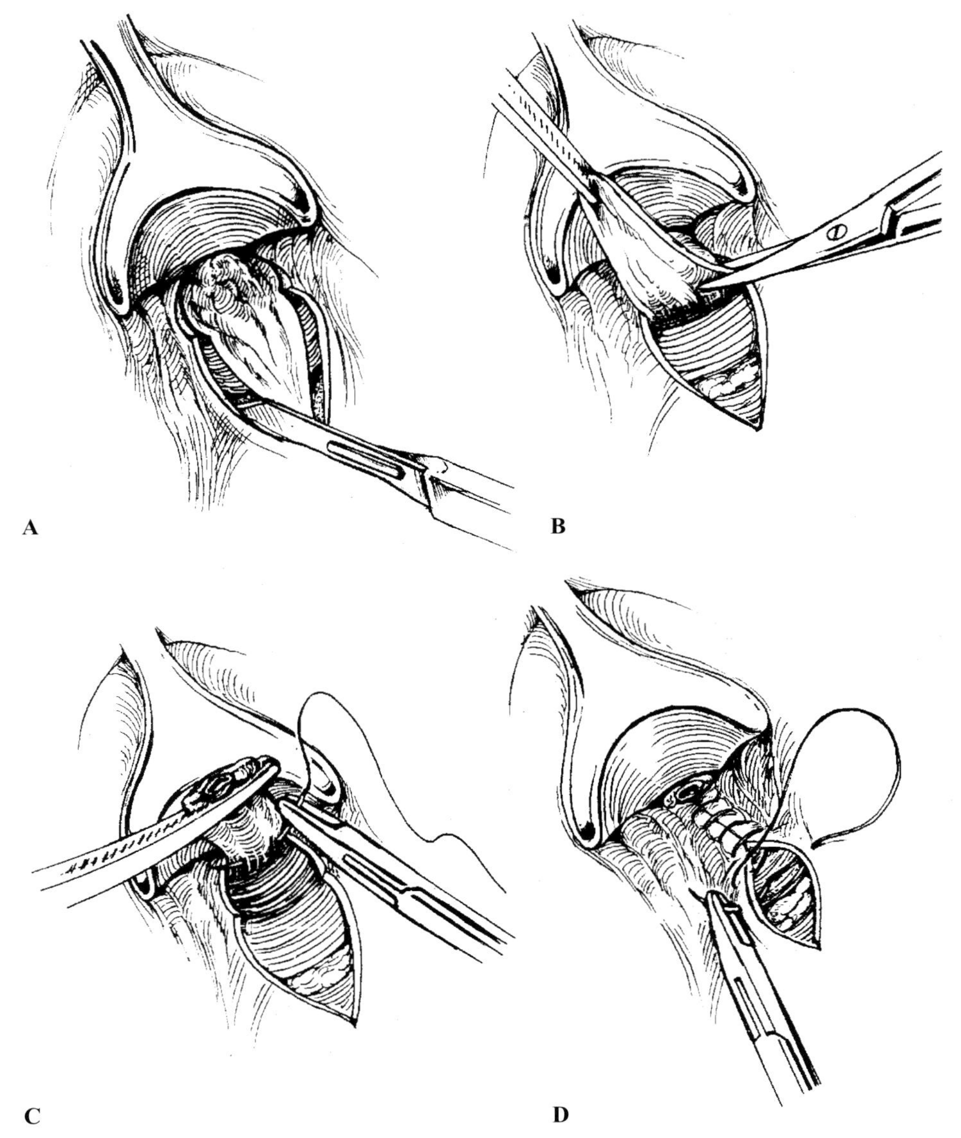

▲ 图 7-11 **痔切除术**

A. 用手术刀在痔核周围的皮肤黏膜两侧做双椭圆形切口；B. 小心地将痔核与括约肌进行分离；C. 痔核分离至根部后，钳夹，缝合式切除基底结扎；D. 采用连续缝合创面，避免过分牵拉，以防愈合形成“狗耳朵”状畸形瘢痕或肛管皮肤外翻

而将齿状线维持在正常的解剖位置。技术上的变化包括使用电刀代替剪刀切除痔核并缝合。

在 St. Marks 医院，Milligan 等推广了一种开放式痔切除术，并被广泛采用。手术开始先用柔和手法扩肛到放入 2～3 根手指。然后用一把血管钳钳夹黏膜和皮肤交界处将混合痔外翻。继而用其他血管钳沿肛管直肠环方向分别钳夹外翻另外两处痔核，形成一个三角形的暴露区。将痔从括约肌表面切除，近端痔核基底用坚固的缝合材料（3–0 铬线）结扎。伤口的其余部分保持开放。通常会切除 3 个象限。最后完成止血，并用敷料外敷。在开放的痔伤口愈合的同时必须注意保留足够的肛门皮桥，以防出现肛门狭窄 [21]。

Whitehead 描述了另一种手术技术，即在齿状线水平环状游离并切除黏膜下和皮下痔组织。切除多余直肠黏膜后，将直肠近端黏膜环行缝合于肛管。虽然 Whitehead 描述了他的手术取得了良好的结果，但许多试图进行这一手术的外科医生都遇到了问题。当操作不当时，该手术会导致较高的肛门狭窄发生率、正常感觉丧失和发展成通常称为"Whitehead 畸形"的黏膜外翻（图 7-12）。这些术后并发症往往很难纠正。Whitehead 手术常见的问题包括切除过多的肛管组织且未能将齿线恢复到正确的位置。尽管名声不佳，但一些外科医生在改良和简化手术程序后取得了良好的效果[83, 84]。

外科医生采取痔切除术的方式主要是基于该外科医生的经验和培训经历，很少有比较试验可评估。Seow-Choen 和 Low 在 28 例患者中比较了改良的 Whitehead 痔切除术和改良的 Ferguson 术（切除 4 个痔核，保留肛管皮瓣）[85]。四痔核切除术更容易操作，手术时间更短。6 个月随访时，患者满意度良好。最新的经验指出可以将痔手术作为门诊手术。有了完备的支持系统、患者准备和适当的技术，痔切除术可以在门诊安全地开展[86]。

脱垂嵌顿痔急性发作，血栓形成，痔核脱出这三者之一或全部症状可出现[21]。尽管通过卧床休息、冰敷和止痛药进行保守治疗有一定疗效，但大多数有经验的外科医生首选紧急（急性）痔切除术。这可以迅速缓解症状，防止复发。如前所述，行闭合式痔切除术。向痔内注射含有 150U 透明质酸酶的肾上腺素溶液（1：100 000）（Wydase，Wyeth-Ayerst Laboratories，Philadelphia，PA）。会导致组织明显收缩，并减轻水肿。这简化了手术操作，但必须再次注意保留足够的皮肤，而这些患者的康复与非急性患者相似。

替代能量器械：激光痔切除术（使用激光而非手术刀或剪刀来切除痔核组织）已引起了广泛关注。支持者声称这种技术能减轻疼痛，并且伤口看起来更加美观。二氧化碳（CO_2）和钕：钇铝石榴石（Nd：YAG）都被用于外科手术切除痔核[21]。但是英文文献中很少有介绍用激光切除痔核的报道。极少数前瞻性对照研究表明，与传统技术相比，激光并没有优势[11, 30]。Senagore 等[87]报道了一项前瞻性随机研究，86 例患者对比使用 Nd：YAG 和手术刀，每种方法所导致的患者术后不适的情况，术后镇痛要求和离开工

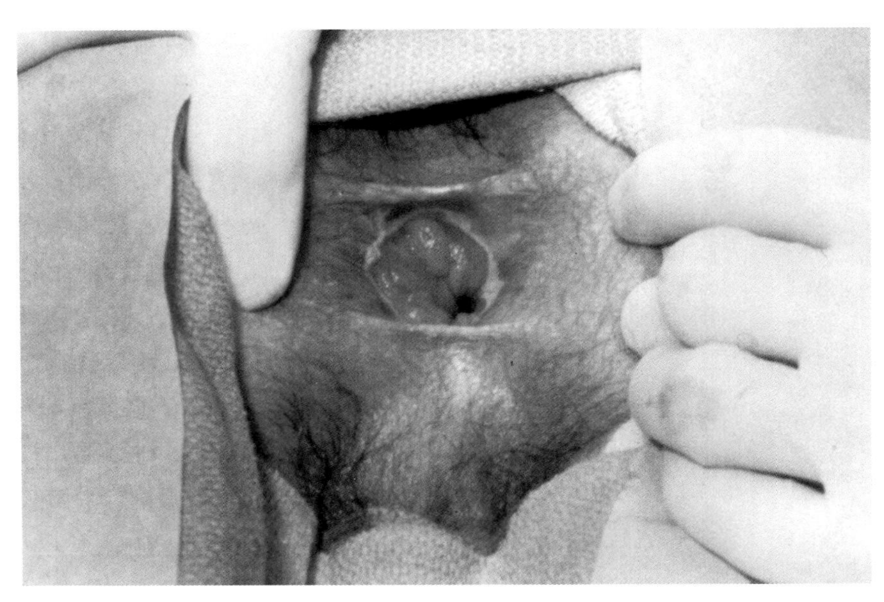

▲ 图 7-12 完全环状肛门外翻（典型的"Whitehead"畸形）

作岗位的时间是相似的。

Wang 等[88]报道了一项随机试验，在 88 例患者中行 Nd：YAG 激光痔切除术与闭合式痔切除术比较，总体并发症相似，但在激光治疗组创面愈合时间更长。根据现有证据，美国结直肠外科医师协会实践标准工作组发表了以下声明[89]。

"尚未有任何已经完成的对照研究能够证明激光比传统的治疗方法更具优越性，甚至是等同性。独立的报道只能表明激光是可以使用的，但到目前为止还没有理由相信激光将优于目前的技术。且激光设备有额外费用和安全要求，缺乏明显更好的结果，都与其常规使用背道而驰。"

其他能量设备（如 Ligasure，Covidien，Minneapolis，MN 和超声刀，Ethicon，Cincinnati，OH）已被证实可以减少痔切除术中的失血和疼痛。2009 年的一项 Cochrane 系统综述评估了 12 项研究中的 1142 例患者，他们被随机分为痔切除术结合传统电刀和 Ligasure 技术[90]。笔者总结说，Ligasure 技术可减轻术后疼痛，且并不增加术后并发症。一项针对 151 例患者的随机研究比较超声刀和 Ferguson 术式结合电刀两种方法，发现超声刀更安全有效，且出血少和术后疼痛更轻[91]。但是，这些研究均未解决能量设备的昂贵成本（几百美元）或它们与现代多模式疼痛管理的运用（如下所述）。根据笔者的经验，这些设备的成本代价超过任何潜在的优势。

痔切除术后的术后护理主要集中在两个方面：预防潜在的并发症和减轻疼痛。告知患者术后恢复的真实情况会使患者感到轻松和安心。使患者了解术后会疼痛，但根据麻醉类型的不同，在手术后数小时内不会感到疼痛，此后将通过给药物来最大限度地减少不适感。

已有多种措施可减少术后尿潴留发生，使其控制在 0.5%～17%[92]。例如，在术中和术后将静脉输液量降至最低（＜250ml）；要求患者在手术后不久即尝试排尿；足够剂量的拟副交感神经药氨甲酰甲胆碱（10mg 皮下注射），这些措施已被证明可以增强自主排尿[93]。居住在医疗机构附近且情况稳定的患者可能在手术后出院，但如果发生失血或尿潴留，建议返回医院。给予足量的强力镇痛药，优选无便秘副作用的口服镇痛药物来控制门诊手术患者的疼痛，另一种选择是使用患者自控的皮下吗啡泵进行的镇痛[94]。同时医嘱口服大便膨化剂和每日 3 次的坐浴。如果发生便秘，可以给患者 500ml 的温水灌肠或服用轻泻药。大多数患者出院后 5～10d 复诊。

痔手术后的并发症并不常见（表 7–4）[2, 95, 96]。出血通常发生在痔核结扎的基底部位，是最严重的问题，在 Buls 和 Goldberg 的一项研究中，在 500 例患者中有 4% 的发病率[97]，有 1% 严重出血患者需要返回手术室进行血管结扎缝合。这与 Ferguson 诊所的一项研究结果相吻合，该研究对超过 2000 例痔切除术进行了回顾性研究[98]。大出血通常需要对出血的血管进行充分的检查

表 7–4　痔切除术后并发症

	发病率（%）[2]
急性期（术后 48h）	
• 出血	2～4
• 出血需要再次手术	0.8～1.3
• 尿潴留	10～32
早期（第一周）	
• 粪便嵌塞	＜1
• 伤口感染	＜1
• 血栓外痔	＜1
晚期	
• 皮赘	6
• 肛门狭窄	1
• 肛裂	1～2.6
• 大便失禁	＜0.4
• 肛瘘	＜0.5
• "复发性"痔	＜1

注：超过 2500 例患者

和缝合结扎，在出血点黏膜下注射 1～2ml 的 1：10 000 肾上腺素也能起效[99]。

与伤口本身有关的脓肿极为罕见。然而，从伤口边缘看到红肿和渗出并不少见。如果怀疑有感染（如发热、持续增加的疼痛、排尿困难），如没有明显的其他病因，则应该给患者经验性地开始使用抗生素，并加强观察。给予甲硝唑，口服 500mg，每日 3 次，持续 5d，已被证明对抗炎症或感染和减轻疼痛有效[92]。如果闭合的伤口出现破裂，引起肿胀和疼痛，就应该向患者开出这种处方。

如果患者没有脓毒症的迹象，可以进行门诊观察随访，但如果出现严重的疼痛或症状恶化则应立即考虑住院治疗和仔细检查，甚至需要在麻醉下进行。

术后通常在最初的 24～48h 会发生中度的疼痛，传统上可使用口服或静脉滴注镇痛药。告知患者术后尽快口服如羟考酮或丙氧基苯止痛，这样排便会有不适感，但不会像他们从其他患者那里听说的那么痛苦。多模式疼痛管理的显著缓解与痔切除术相关的疼痛。一项针对 186 例痔切除术患者的多中心随机双盲安慰剂对照试验发现，接受丁哌卡因缓释药（Exparel，Pacira，Parsippany，NJ）的患者，在 72h 的观察中，疼痛明显减轻，阿片类镇痛药的需求量减少，患者满意度提高[100]。静脉注射对乙酰氨基酚和布洛芬可进一步减少患者对麻醉品的需求，改善患者的就医体验[101]。如前几节所述，使用温水坐浴和软化粪便的药物（如纤维膨胀剂）也是有帮助的。

粪便嵌塞可能发生在痔切除术后的第 7～10d，如果患者反映在术后早期有水样液体流出、肛门坠胀和便秘，则应怀疑是粪便嵌塞。避免这一问题的最好方法是在术后的前几周给予患者高纤维饮食，添加车前子或其他膨胀剂，每天 2～3 次[102]。给予添加矿物油或含镁牛奶的温和泻药，可以帮助刺激第一次排便。粪便嵌塞的治疗可以通过软乳胶导管，缓慢注入每次约 500ml 温水灌肠 2～3 次，直到嵌塞的粪便被清除。因肛门疼痛或无法通过这些方法清除嵌塞的患者可能需要在麻醉下进行手助清除嵌塞。

如果痔切除术后发生血栓性外痔或外痔水肿，通常是由皮下血管出血所致。如果面积逐渐变大，则应在伤口上轻轻按压 10min。在此之后可以采用舒缓的措施，如坐浴、服用镇痛药、局部使用舒缓霜。形成的血栓一般会自行吸收缓解，很少需要额外的治疗。张力性水肿和肿胀可能需要切除外痔，需强调在切除痔时要非常谨慎，尽量保留正常的肛管上皮。

患者一般会关注水肿的皮赘，皮赘会存在 3～4 个月，但会在这几个月内明显缩小，除了宽慰患者之外，通常不需要其他治疗。如果在几个月后皮赘仍旧困扰着患者，则可选择在门诊行局部麻醉切除。

肛门狭窄虽然罕见，但可能是最麻烦的长期并发症，应当在痔切除术中尽可能保留肛管皮肤来预防。无张力闭合所有的痔切除术切口后肛门仍旧能通过中号的 Hill-Forgson 肛门镜，证实保留足够的肛管皮肤可以防止肛门狭窄。肛门狭窄可采用简单的肛门括约肌切开术治疗[103]，如果瘢痕严重，无法采用闭合式手术，可以使伤口纵向切开开放。当肛门狭窄严重（不能通过经润滑的示指或小号的 Hill-Forgson 肛门镜），可能需要整形矫正狭窄。其中一些技术将在第 8 章中详细描述。笔者倾向于做 1～2 个“House”推移皮瓣，如需要，还可以切开部分括约肌。

黏膜外翻可能是由于过多切除肛管皮肤及随后直肠黏膜向肛管内下移导致的（图 7-10）。这种情况可以通过记住一条规则来避免，即肛管皮肤总是需要在齿状线以上，但直肠黏膜很少在齿状线以下。如果术后确实发生了黏膜外翻，患者可能会有潮湿、瘙痒和刺激的症状[104]。大多数患者，除非完全无症状，否则都需要通过手术矫正。外翻黏膜如果仅限于肛门周长的一半或更少，可能只需切除异位直肠黏膜，但笔者几乎总是倾向于做成形术。如第 8 章所述，一个或多个效果良好的“House”推移皮瓣，可以解决异位直肠黏膜切除后产生的缺陷。

在环状黏膜外翻的情况下，典型的“whitehead 畸形”或超过 50% 的肛周病变的情况下，会选择“S 形瓣”成形术作为治疗方案[105]。如第 8 章所述，“S 形瓣”成形术可在肛门的一侧或两侧进行。

术后会发生肛裂，出现疼痛和排便时烧灼感。通常还会伴随肛门一定程度的狭窄。如果在手术后的前 3～4 周出现肛裂，且严重程度为轻度至中度，则应采取保守治疗，如坐浴、食用膳食纤维和外用乳膏。我们需要安慰患者，并告知软而粗的粪便可以自然地扩张肛门，而水样或不成形的粪便会导致肛门变窄。如果肛裂症状严重，或者经过保守治疗没有改善，可能需要在麻醉下择期行括约肌切开术或推移瓣成形术。

大便失禁是痔切除术后不常见但潜在的灾难性的并发症，该并发症发生率可能比文献报道（＜ 1%）的更高。风险较高的患者包括老年人，特别是妇女，以及曾经有过肛门手术史的患者[2]。术前这类患者需要做详细记录肛门功能情况的病史。做直肠指检，检查患者静息和尽力收缩肛门时候的括约肌张力，并使用肛门测压来量化肛门压力状况。了解患者手术的目的，如果患者肛门控便能力受损，则应当重新考虑保守治疗。如果手术，这类患者术中可以只做一个或两个象限的痔切除，保护肛管皮肤，并用胶圈套扎其他象限的痔核或暂不处理。深层括约肌应小心保护。虽然这种保守的治疗方法会导致复发率上升，但患者要理解如此操作是为了避免术后大便失禁。

轻度失禁是罕见的，除非为了减轻疼痛，将开放的括约肌切开术与痔切除术同时进行。通常应该避免行括约肌切开术，除非存在一定程度的肛门狭窄或出现肛裂的症状。

行闭合式痔切除术后出现严重痔的复发并不常见。在 Ganchrow 和他的同事调查的 2038 例患者中，只占 1%[98]。大多数患者复发的症状或许是皮赘，或许是小的外痔，或许是痔切除术伤口附近浅表静脉出血。皮赘可以在门诊行局部麻醉下切除。内痔出血可以通过胶圈套扎、红外线光凝止血或硬化治疗。

六、特殊患者

人类免疫缺陷病毒（HIV）患者的痔值得进一步评论。如第 13 章所述，HIV 感染从最初表现为健康和生理上的微小改变，到最终彻底免疫缺失。这些患者最担心的是伤口不愈合和感染。经验表明，早期患者可以接受治疗，并且预期效果和非 HIV 感染患者的类似。晚期患者即便最新的药物治疗，仍有很大的风险，应尽可能保守治疗[106, 107]。大多数症状可通过饮食调整或局部药物治疗来缓解。如果治疗失败，红外线光凝治疗对部分患者能起到一定效果。

在怀孕的任何阶段都没有痔治疗的禁忌证[21]。然而，除非患者急性发作，否则在怀孕期间通常避免手术切除痔核。对于急性发作，如所前述的治疗外还包括对胎儿的特殊关注。Saleeby 等[108]报道了 12 455 例孕妇中的 12 例（0.2%）接受了痔手术。大多数都是在怀孕的晚期，而且效果都很好。

炎症性肠病患者也会患痔。两种不同类型的炎性肠病必须做鉴别诊断。在已知的炎症性肠病患者中，痔症状通常与他们的肠蠕动异常有关。克罗恩病患者的肛肠疾病应受到更多的关注，克罗恩病患者除非绝对必要，否则不应进行痔切除术，但在选定的患者中可获得良好的效果[109]。溃疡性结肠炎患者，如果结肠炎控制良好，可进行安全的痔切除术[21]。

妊娠和分娩期间通常会出现和痔症状加重。然而，在大多数情况下，在分娩过程中加剧的痔会在产后消退。只有在发生急性脱垂和血栓形成的情况下，才可在怀孕期间进行痔切除术。患者应该在局部麻醉下进行。在妊娠中期和晚期，可以使用左侧卧位[110]。

产后痔脱垂、血栓形成是产后立即手术的指征。同样，痔在怀孕前有症状，在怀孕期间病情加重，在分娩后仍持续的患者也需要手术治疗。在这类患者中，痔切除术在产后即刻进行效果最好。大多数患者术后第 2 天症状缓解 [108]。

Abramowitz 等 [111] 前瞻性研究了 165 例孕妇在妊娠最后 3 个月和分娩后（2 个月内）的情况。患者接受会阴和直肠镜检查。结果显示，有 13 例（8%）产后出现外痔。便秘的女性比无便秘的女性更容易出现这些问题（P=0.023）。

33 例产妇发生血栓性外痔，91% 的外痔在产后第 1 天观察到。便秘和延迟分娩是独立的危险因素。最重要的危险因素是便秘，风险比为 5.7（95% 可信区间为 2.7～12）。对于便秘的患者，在怀孕的最后 3 个月和产后期间应服用温和的泻药，如镁牛奶。延迟分娩的风险比为 1.4（95% 可信区间为 1.05～1.9）。妊娠 39.7 周后分娩的患者比在这个时间之前分娩的患者更易发生外痔血栓。分娩导致外伤，如会阴撕裂和娩出巨大婴儿，与外痔血栓形成有关。剖宫产术似乎可以预防这个问题。

白血病、淋巴瘤或其他免疫抑制疾病的患者也可能会出现痔。在这种情况下，治疗比较困难，因为手术的风险很大，伤口愈合不良和脓肿很常见。

虽然白血病患者的肛肠问题并不少见，但痔问题却很少见。一项来自 Sloan-Kettering 癌症纪念中心 2618 例白血病患者的系列报道显示，有 151 例（6%）有肛肠疾病 [112]，54 例是白血病和严重中性粒细胞减少症患者，9 例有痔患者中有 2 例接受了手术，死亡率为 50%，其余 7 例通过非手术治疗得以解决。在这些高危患者中，手术应作为缓解疼痛和败血症的最后手段。大肠埃希菌和铜绿假单胞菌是从血液和肛肠培养物中分离出的最常见的细菌 [112]。纠正合并凝血障碍和使用适当的抗生素是治疗这类痔的重要组成部分。

这些患者肛门感染缺乏典型的脓肿形成体征。发热、疼痛和局部压痛是最常见表现 [112]。感染区通常没有脓液，只有坏死组织的无效腔。

七、总结

了解痔的病理生理能指导选择治疗的方法。笔者首选治疗方案总结如框 7-1。对痔治疗方式的 Meta 分析也支持这一方法 [113]。恰当的治疗就是解决症状的同时兼顾安全性和成效益。

框 7-1　**笔者的治疗方案**

内痔症状（出血）

1. 尝试补充膳食纤维（如：恺司尔，葛兰素，卡波非）
2. 如果症状没有解决，则使用胶圈套扎术
3. 如果症状有所改善，且先前使用套扎术的不适症状不明显，则可在 1～6 个月内重复套扎
4. 如套扎术感觉不适，可考虑进行红外线光凝治疗
5. 如果症状仍持续存在，可考虑行痔切除术

外痔或混合痔症状

局部或区域阻滞麻醉下行痔切除术（改良 Ferguson 术）

第8章　肛裂和肛门狭窄
Fissure-In-Ano and Anal Stenosis

David J. Maron　Steven D. Wexner　著
吴　炯　译
王　琛　校

摘要： 肛裂是发生在肛管部位的一种线性溃疡，从齿状线以下一直延伸到肛缘。一般分为急性肛裂和慢性肛裂，常常表现出与病变大小和范围不符的症状。肛裂的裂口虽可以自行愈合，但复发率较高，这也是患者就诊的常见原因。肛门狭窄是由于肛管的生理功能丧失而引起的，主要是正常的弹性组织被纤维化的瘢痕组织所代替。虽然一些先天性疾病也会引起肛门狭窄，但绝大多数是继发性的，手术创伤是最常见的原因。

关键词： 肛门狭窄，肛裂，肛管，瘢痕，手术创伤

一、肛裂

肛裂是发生在肛管部位的一种线性溃疡，从齿状线以下一直延伸到肛缘。一般分为急性和慢性肛裂，常常表现出与病变大小和范围不符的症状。肛裂的裂口虽可以自行愈合，但复发率较高，这也是患者就诊的常见原因。

（一）临床特征

肛裂多见于中青年，也可见于儿童和老年人[1]，没有性别差异。由于许多急性肛裂患者不去医院就诊，也不进行自我干预，因此肛裂的确切发病率尚不清楚。然而，据统计，肛裂的终身发病率为11%[2]。

绝大多数的肛裂表现为发生在肛管正中处的单个裂口，75%～90%发生在后中线。Hananel和Gordon[3]回顾分析了876例肛裂患者，发现性别分布是均等的（女性51.1%，男性49.9%），平均发病年龄39.9岁。肛裂位于后中线的占73.5%，位于前中线的占16.4%，同时存在的占2.6%。12.6%的女性和7.7%的男性肛裂发生在前中线。其他学者也发现发生在前侧的肛裂在女性患者中更常见[4]。多达10%的急性肛裂发生在产后，大多位于前中线[5]。裂口出现在非中线位置的患者，必须考虑其他潜在的疾病可能（图8-1）。

（二）病理学

急性肛裂表现为肛管黏膜出现纵形或椭圆形裂口。虽然大多数裂口可以自行愈合或通过保守治疗后愈合，但有些裂口却很难愈合。

当症状超过8～12周时，往往发展为慢性肛裂，表现为裂口远端皮肤炎性水肿，逐渐形成外痔皮赘或“哨兵痔”，反复出现发炎、肿胀的情况。之后，增生的外痔发生纤维化，即使裂口愈合，纤维化的外痔皮赘也不会消退。裂口的近

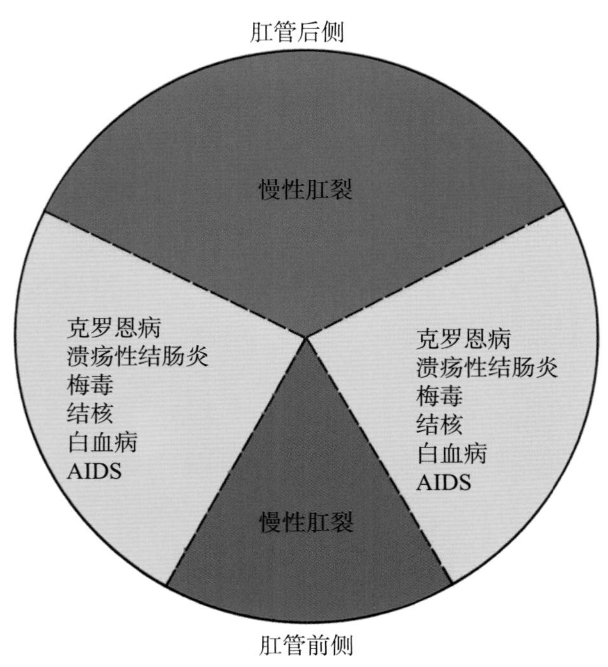

▲ 图 8-1 **慢性肛裂与其他疾病引起肛裂的好发位置**

AIDS. 艾滋病

端即齿状线处，会因水肿和纤维化引起肛乳头肥大。

肛裂反复发作的患者，裂口的两侧边缘还可能出现纤维化的硬结。如果裂口溃疡面经过几个月都无法愈合，其底部的内括约肌会因为痉挛、持续紧缩而出现纤维化的表现。少数情况下，局部可出现感染并延伸至周围组织，形成括约肌间脓肿或肛周皮下脓肿。一旦脓肿从肛内或肛周自行溃破流脓后，就会形成低位括约肌间瘘。但瘘外口通常离肛缘很近，并靠近中线。

（三）病因

肛裂的确切病因尚不完全清楚，通常认为是由于肛管损伤所引起，最常见的原因是干结质硬的粪便通过肛管，造成肛管黏膜的撕裂。

在一项病例对照研究中，Jensen[6] 发现部分肛裂的发生是由饮食不当所引起，通过调节饮食可以降低发病率。例如，经常食用新鲜水果、蔬菜和全麦面包可以显著降低发病风险；而经常食用白面包、面粉糊增稠酱汁、培根或香肠则显著增加发病风险。饮用咖啡、茶和含酒精饮料与发病没有相关性。

虽然大多数肛裂患者伴有便秘和大便干结的情况，但腹泻或排便次数增多同样也会诱发肛裂。长期大便不成形，通常是由于长期滥用泻药所致，而裂口处形成的瘢痕可引起肛门狭窄，并再次引发肛裂。产后出现的肛裂被认为是由于胎儿对肛管产生的应切力所造成的。会阴损伤会导致肛管黏膜的瘢痕形成并失去弹性，肛管的扩张受限，更容易引起肛裂。

肛门的解剖结构异常或炎症性肠病，尤其是克罗恩病，都有可能引起肛裂 [7]。当肛裂位于肛管侧方时，临床医生应考虑炎症性肠病或其他传染性疾病的可能，如结核病、梅毒和艾滋病毒感染。有过肛门部手术史，特别是痔切除术，可能导致肛门瘢痕形成、皮肤缺损和肛门狭窄；肛瘘手术可能导致肛管畸形，瘢痕组织降低了肛管弹性。这些都有可能引起肛裂。痔不是肛裂的诱发因素，而内括约肌的异常更像是形成痔和肛裂的病因。

（四）发病机制

许多急性肛裂的患者可在没有任何干预或简单干预的情况下痊愈。如果引起肛裂的根本原因是肛管受到损伤，那为什么只有部分肛裂会发展为慢性肛裂，并且症状持续存在呢？例如，持续因素可能包括感染，但脓肿在慢性肛裂中并不比在急性发作时更常见。长期的排便困难可能会造成肛管损伤并导致肛裂的持续存在，所以在治疗时必须考虑这一因素。

研究发现，肛管撕裂后造成内括约肌异常导致了慢性肛裂。大多数研究人员还发现，肛裂患者的肛管静息压高于正常人群 [8-16]。Nothmann 和 Schuster[13] 证实，直肠扩张后，内括约肌会出现反射性松弛，而在肛裂患者中，则会出现异常的“过度”收缩，这就可以解释排便时会出现肛门疼痛，以及大多数肛裂患者出现括约肌痉挛的原因。

此外，有研究发现在成功治疗肛裂后，内括约肌异常的反射收缩也随之消失，这一发现也得到了其他研究者的证实 [17]。

Keck 等 [11] 虽未能证实内括约肌的过度收缩，但证明了内括约肌存在高张力性收缩。几位研究者 [9, 15, 17] 报道了侧方内括约肌切开术后，内括约肌平均静息压显著降低，并且这种情况维持了 1 年之久。适当的内括约肌切开术似乎能永久降低肛管压力，这表明肛裂的形成与持续存在的内括约肌异常活动有关。Farouk 等 [10] 发现行侧方内括约肌切开术后，内括约肌松弛度增加，进一步证明内括约肌张力亢进可能与该疾病的发病机制有关。Abcarian 等 [8] 认为内括约肌切开术产生的效果可能与肛管的口径变大有关，这个观点受到 Olsen 等 [18] 的支持，因为他们没有发现行侧方内括约肌切开术后静息压的降低。Xynos 等 [16] 还发现，在行内括约肌切开术后，术前升高的静息压恢复正常，未愈合的肛裂患者仍表现出与术前相同的病理性压力特征。

Gibbons 和 Read[19] 首先提出一种假设即肛管压力与肛管区域血供之间存在负相关关系，他们记录到肛管静息压的增加，但括约肌自主收缩期间的最大压力并不比对照组高。他们认为，慢性肛裂的患者表现出的高静息压很可能是内括约肌高张力引起的，而非痉挛引起。他们进一步提出，括约肌压力升高可能造成肛管局部缺血，进而导致疼痛和裂口无法愈合。

Klosterhalfen 等 [20] 为了明确肛管血流灌注的情况，在尸体模型中对直肠下动脉进行了血管造影，结果证明，在 85% 的标本中，肛管后正中连接部位的血流灌注不如肛管其他区域，因此局部缺血可能是导致肛裂的一个重要因素。他们还指出，当括约肌张力增加时，经过括约肌的血管会受到压迫，由此导致的血供减少可以引起局部缺血。在一项里程碑式的研究中，Schouten 等 [21] 用激光多普勒血流测量法研究正常人肛管区域的血流灌注，结果显示肛管后侧的灌注低于肛门其他区域。此外，与健康受试者肛管后侧的血流相比，肛裂患者的平均最大肛管静息压升高，且肛裂处的血流量显著降低。侧方内括约肌切开术后 6 周，再次用同样的测试方法评估，并与对照组比较，结果发现肛裂患者术后的肛管静息压显著降低（35%），原肛裂裂口部位的血流持续增加（65%）。因此我们认为，括约肌切开术可以降低肛管静息压，改善后中线处的肛管血流灌注，促进肛裂愈合。

原发性肛门内括约肌功能紊乱也可能是病因之一。刺激 β 肾上腺素受体引起肛门内平滑肌松弛，导致胞质钙通过环磷酸腺苷返回肌浆网。慢性肛裂患者的肛门内括约肌对 β_2 受体激动药相当敏感 [22]。非肾上腺素能非胆碱能一氧化氮也可诱导松弛，其介导途径为环鸟苷单磷酸 [22, 23]。括约肌收缩依赖于细胞质钙的增加，并由交感肾上腺素能刺激而增强。阻止细胞外的钙通过钙离子通道的膜直接流入，这可能有助于抑制收缩。

（五）症状

肛裂最常见的症状是排便时及排便后肛门疼痛。患者经常描述在排便过程中出现尖锐的、刀割样或撕裂样的疼痛。排便后疼痛可能会减轻，主要表现为灼烧样或侵蚀样的不适，并可能持续数分钟到数小时不等。许多患者由于恐惧排便时的疼痛，可能会刻意忍便，这样反而会导致大便困难，增加再次排便时的痛苦，并形成一个恶性循环。

出血也是肛裂的常见症状之一，但并不总是存在。便血颜色鲜红，通常是擦拭后发现，或者覆盖在粪便表面。有些患者因“哨兵痔”较大出现疼痛不适。肛周瘙痒也是临床常见症状。便秘可以是肛裂的始发症状也可以是伴随症状。由剧烈疼痛引起排尿困难、尿潴留或尿频等尿路症状的情况很少。

（六）诊断

1. 检查

一般根据患者的病史即可诊断肛裂，体格检

查有助于排除其他相关疾病。应特别注意肛裂与炎症性肠病之间的关系，除了仔细记录病史外，如有必要，还应进行适当的影像学、血液和生化检查。

视诊是诊断肛裂的重要环节（图 8-2）。由于肛裂是一种非常痛苦的疾病，所以检查时必须特别小心，动作轻柔。仔细分开患者两侧臀部，通常就能发现裂口。但是患者的恐惧和无意识的括约肌痉挛可能使肛门口紧闭，此外大的痔核或肛缘皮肤皱褶也有可能遮挡裂口溃疡。所以当无法看到病变时，问诊和触诊可能比视诊更便于确诊。

急性肛裂的患者对于肛门指检耐受性差，而触诊可以明确是否存在括约肌痉挛，通常最明显的压痛点在肛管后中线。如果视诊可以确诊肛裂，则不需要再进行肛门指检，因为会加重肛门疼痛。但是，仍有必要在疼痛减轻时进行指检，

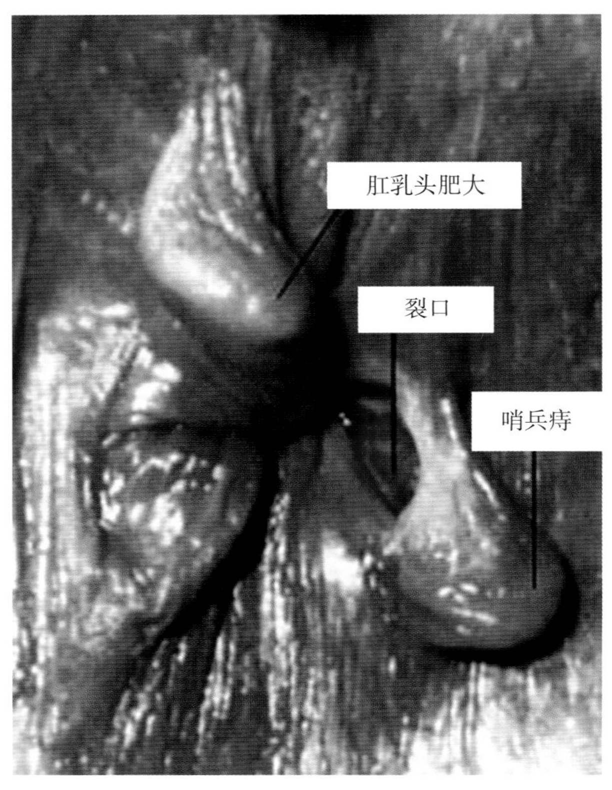

▲ **图 8-2 慢性后侧肛裂伴哨兵痔及肛乳头增生肥大**

以排除直肠下段的其他病变，如癌或息肉。急性肛裂时，由于疼痛明显，不建议行肛门镜检查。

肛裂三联征包括哨兵痔、慢性溃疡和肛乳头肥大。有些哨兵痔非常大，很容易发现。溃疡较深的肛裂，其基底部可见内括约肌纤维，边缘会出现纤维化，在溃疡的顶端，可见肥大的肛乳头。慢性肛裂可能伴有不同严重程度的肛门狭窄，特别是有肛门部手术史（如痔切除术）的患者。虽然对于慢性肛裂的诊断没有明确的时间定义，但评估这一慢性过程是很重要的。一旦整个内括约肌裸露，形成瘢痕和纤维化，意味着发展为慢性肛裂，如果不进行手术干预，肛裂是不可能愈合的。慢性肛裂的患者往往疼痛较轻，可以行内镜检查排除其他情况，如内痔或直肠炎。

在发病初期患者因疼痛可能无法进行乙状结肠镜检查，可在症状缓解后再行检查（或结肠镜检查）用来排除肠癌或炎症性肠病。

对于治疗后不能愈合的肛裂应进行活检，活检可能会发现隐匿的克罗恩病或转移性的腺癌，此外肛管鳞癌也可能与肛裂混淆。

2. 鉴别诊断

结直肠外科医生可以通过肛门疼痛、肿胀和出血这些常见症状迅速做出诊断。许多肛周疾病和肛裂的症状类似，血栓性外痔和肛周脓肿很容易诊断，然而某些特殊情况是需要仔细鉴别后才能确诊。

(1) 肛门直肠周围脓肿：括约肌间脓肿与肛裂的症状极为相似。无外口的括约肌间脓肿通常位于肛管后方中段的内、外括约肌之间。表现为排便后持续性剧痛，可达数小时。诊断的要点是肛管没有裂口，脓肿引起的疼痛往往不会彻底缓解，肛周看不到肿块，即使有也不明显，包括在检查过程中，可能无法触及脓肿包块，但局部会有压痛。

(2) 肛门瘙痒：由于许多肛裂患者的裂口会产生分泌物，刺激肛周皮肤而产生瘙痒，因此有时很难区分肛门瘙痒症是否是由肛裂引起。然而，肛门瘙痒症的患者仅表现为肛周皮肤的浅表

皱裂，这些裂口不会向上延伸至齿状线。所以肛门直肠指诊不会引起疼痛，也不存在真正的肛管痉挛或压痛。

(3) 炎症性肠病伴发肛裂：溃疡性结肠炎患者伴发的肛裂，裂口通常位于肛管前后中线外的区域，可能是多条裂口，并且这些裂口不仅宽，还可能被肛周炎性皮赘覆盖。这些体征可以提示外科医生，应该通过乙状结肠镜或结肠镜检查来排除直肠炎的可能。

肛门及肛周溃疡是克罗恩病的常见肛周病变表现。克罗恩病的肛裂溃疡通常比特发性肛裂范围广，并可能发生在肛管前后中线以外的区域。一些学者认为，克罗恩病的肛裂并不总是无痛的。如果怀疑有病变，病理组织活检可以提示克罗恩病的组织学特征。整个胃肠道的评估是必要的，即使乙状结肠镜检查显示正常，也不能排除近端的肠段有炎症病变。

(4) 肛门癌：肛门鳞状细胞癌或直肠腺癌可累及肛门皮肤，表现为肛门疼痛和出血。指检发现较大硬块时，应对可疑病灶行活检并结合肠镜一起评估。

(5) 特殊感染性肛周疾病：梅毒伴发的肛裂可由硬下疳或尖锐湿疣引起。发病初期，硬下疳可能与普通的裂口非常相似，但随后其边缘会出现明显的硬化，腹股沟淋巴结肿大，有肛交史，裂口位于肛管中线以外，病损远离肛缘或位于齿状线以上，这些特征有助于与特发性肛裂进行鉴别。此外，梅毒患者可以存在多个不规则的裂口，表现为相反的位置（如镜像"接吻"征），对可疑的病变还可以通过暗视野显微镜来诊断。肛门尖锐湿疣可发生于肛缘或肛周，并可引起多处肛裂。

肛门部的结核性溃疡非常罕见，一旦发生，裂口会因为边缘的破坏逐渐变大，与克罗恩病肛裂的鉴别有时非常困难，但结核性溃疡通常有肺结核病史。有必要做局部活检来进行鉴别。如果在抗结核治疗后裂口仍无法愈合，后续治疗方法与特发性肛裂相同。

（七）治疗

1. 急性肛裂

避免便秘非常重要，也可能是唯一的非手术治疗方法。急性肛裂的治疗目的是打破大便干结、疼痛和反射性痉挛的恶性循环。一些简单的措施，如服用容积性通便药，增加水的摄入量，以及温水坐浴来缓解括约肌痉挛等。摄入大量可增加粪便体积的食物（如足量的未加工的麸皮）或粪便软化药（如车前子），软化的粪便可以避免进一步损伤肛管。此外，粗大粪便对肛门括约肌有扩肛作用，热水坐浴可以放松肛门括约肌，从而减轻症状[24]。

Shub 等[25] 对 393 例肛裂患者随访 5 年，发现 44% 的患者可以通过 4～8 周保守治疗痊愈，如使用润肠的栓剂、车前子制剂和坐浴疗法，复发率为 27%，其中 1/3 的患者通过后续的保守治疗后可以痊愈。Hananel 和 Gordon[3] 回顾分析了 876 例肛裂患者，中位随访时间为 26 个月（范围 0.5～215 个月），保守治疗对 44% 的患者有效（包括使用容积性通便药和坐浴），其中 62.4% 的患者在用药后的 2 个月即有效，复发率为 18.6%，其中 60% 的患者接受了进一步的药物治疗。早期药物治疗效果欠佳的患者，建议行侧方内括约肌切开术。作者发现，在那些对保守治疗有效的患者中，治愈率从 2 个月时的 62.4% 上升到 6 个月时的 86.2%。因此，可以根据患者症状的严重程度，来制订治疗周期，如果患者表现出持续的症状改善，建议继续治疗直到 6 个月。

在一项双盲安慰剂对照试验中，Jensen[26] 发现使用 5g 未加工的麸皮，每天服用 3 次可以降低复发率。患者随机接受安慰剂或未经加工的麸皮治疗，剂量为 2.5g 或 5g，每日 3 次。随访 1 年后，服用 5g 麸皮组复发率为 16%，服用 2.5g 麸皮组复发率为 60%，安慰剂组复发率为 68%（$P < 0.01$）。本研究中的患者在停止治疗后继续随访了 6 个月，25% 的患者出现复发，提示纤维素的维持治疗应持续终身。

局部外用麻醉药和氢化可的松也可治疗急性肛裂。在一项前瞻性试验中，急性肛裂患者被随机分为三种治疗组：利多卡因软膏、氢化可的松软膏和温水坐浴联合口服未加工麸皮[27]。治疗1～2 周后，坐浴联合麸皮治疗的患者症状缓解明显优于其他治疗组。3 周后，三组患者的症状缓解无显著性差异，但利多卡因组促进裂口愈合效果最差（60%），不及氢化可的松组（82.4%）或温水坐浴加麸皮组（87%）。

2. 慢性肛裂

通常认为裂口持续存在 6～8 周仍无法愈合，就属于慢性肛裂。与急性肛裂不同，大多数慢性肛裂不能自行愈合或保守治疗无效[1]。事实上，最近的 Cochrane 研究回顾分析 70 项慢性肛裂非手术治疗随机试验的结果表明，安慰剂组的总体治愈率仅为 35%[28]。慢性肛裂的解剖学特征为裂口底部的内括约肌暴露、裂口边缘纤维化、哨兵痔和肥大的肛乳头。Lock 和 Thomson[2] 报道，一旦出现这些特征，裂口自愈的可能性很小，所以早期识别这些问题对于选择正确的治疗是非常重要的。

(1) 括约肌松弛药：由于肛门括约肌高张力和肛裂之间的关系，药物治疗可以暂时降低括约肌的张力，直至裂口愈合。局部制剂包括硝酸甘油和钙离子通道阻滞药（地尔硫䓬或硝苯地平），目的是放松肛门肌肉，而注射肉毒杆菌毒素则可麻痹肌肉神经达到相同目的。

但这些药物的疗效结果差异很大，部分原因是研究对象的不同，一些是急性肛裂，一些是慢性肛裂，或是两者都有，此外用药剂量、用药频率和随访时间的长短也是导致结果差异较大的原因。

(2) 硝酸甘油：一氧化氮是介导内括约肌神经源性松弛的主要非肾上腺素能和非胆碱能神经递质。硝酸甘油作为一氧化氮供体，通过两种机制促进肛裂的愈合。一氧化氮激活鸟苷酸环化酶，使环鸟苷酸增多，环鸟苷酸反过来激活蛋白激酶，使肌球蛋白轻链去磷酸化，达到松弛平滑肌的作用[23]。当作为局部软膏使用时，药效穿过皮肤屏障，导致内括约肌压力降低，并扩张肛管区域的血管改善局部血流量。

研究表明，硝酸甘油能有效降低肛管平均静息压[29, 30, 31]。在一项对照研究中，Loder 等[30]证明了局部使用 0.2% 硝酸甘油能显著降低肛门括约肌压力，这一结果也被其他研究者证实[32]。Lund 和 Scholefield[31] 进行了一项前瞻性随机双盲安慰剂对照研究，评估了每天 2 次局部使用 0.2% 硝酸甘油的疗效，8 周后，68% 的肛裂患者愈合，对照组则为 8%，治疗组最大肛管静息压显著降低，从 115.9cmH_2O 降至 75.9cmH_2O。Schouten 等[33] 评价局部应用硝酸异山梨酯对肛管血流及裂口愈合的影响，22 例患者在治疗前、治疗后的第 3 周和第 6 周时，分别接受了常规肛门测压和肛管区域的激光多普勒血流测量，结果显示最大肛管静息压显著降低，肛管血流量显著增加，88% 的肛裂患者在 12 周时愈合。

McLeod 和 Evans[34] 回顾分析硝酸甘油治疗肛裂的疗效，共有 9 个随机对照试验研究了硝酸甘油对慢性肛裂的疗效，4/5 的研究显示，硝酸甘油治疗肛裂的疗效明显优于安慰剂[29, 31, 32, 35, 36]。硝酸甘油组的愈合率为 46%～70%，而安慰剂组的愈合率为 8%～51%。两项研究报道了长期随访的结果，症状复发率为 27%～62%[29, 37]。三项研究比较了 0.2%～0.5% 不同浓度的硝酸甘油和侧方内括约肌切开术[38, 39, 40]，其中两项研究显示侧方内括约肌切开术的疗效更好。

文献中关于使用硝酸甘油后的治愈率、复发率和不良反应这些结果的差异很大（表 8-1），治愈率的差异可能与患者使用剂量不同有关，大多数发表的研究是使用了 0.2%～0.3% 的硝酸甘油外用制剂，给药频率每天 2～3 次不等，持续时间 4～8 周不等。改变剂量可能影响治愈率。

硝酸甘油主要的缺点是较高比例的患者会出现不良反应，影响生活质量，并可能导致患者依从性差。最常见的不良反应是头痛，29%～72% 的患者反映使用后出现头痛[29, 32]，大多数头痛

表 8-1　硝酸甘油在肛裂治疗中的应用

作　者	年　份	例　数	剂　量	用药频次	随访（个月）	愈合率	复发率	不良反应
Bacher 等 [36]	1997	20	0.20%	每日 3 次	1	80%	—	20%
Lund 和 Scholefield[31]	1997	38	0.20%	每日 3 次	2	68%	—	58%
Oettlé[39]	1997	12	—	—	22	83%	0%	—
Lysy 等 [41]	1998	41	1.25～2.5mg	每日 3 次	11	83%	15%	—
Brisinda 等 [42]	1999	50	0.20%	每日 2 次	15	60%	—	10%
Carapeti 等 [32]	1999	70	0.1%～0.6%	每日 3 次	—	67%	33%	72%
Dorfman 等 [43]	1999	31	0.20%	每日 2 次	6	56%	27%	78%
Hyman 和 Cataldo[44]	1999	33	0.30%	每日 3 次	—	48%	—	75%
Jonas 等 [45]	1999	49	0.20%	每日 2 次	1.5	43%	2%	4%
Kennedy 等 [29]	1999	43	0.20%	—	29	46%～59%	63%	29%
Altomare 等 [35]	2000	59	0.20%	每日 2 次	12	49%	19%	34%
Richard 等 [40]	2000	44	0.25%	每日 3 次	6	27%	38%	84%
Evans 等 [38]	2001	33	0.20%	每日 3 次	—	61%	45%	—
Gecim[46]	2001	30	0.30%	每日 3 次	18	80%	25%	7%
Graziano 等 [47]	2001	22	0.25%	每日 2 次	0.5～12	77%	53%	—
Pitt 等 [48]	2001	64	0.20%	—	16	41%	46%	—
Bailey 等 [49]	2002	304	0.1%～0.4%	每日 2～3 次	2	50%	—	3%
Kocher 等 [50]	2002	29	0.20%	每日 2 次	2	86%	7%	72%
Parellada[51]	2004	27	0.20%	每日 3 次	24	89%	11%	30%
Gagliardi 等 [52]	2010	153	0.40%	每日 2 次	—	58%	—	23%
Pérez-Legaz 等 [53]	2012	52	0.40%	每日 2 次	6	77%	—	15%

是短暂的（持续约 15min）并和剂量相关，只有 3%～20% 的患者因为头痛明显而停止治疗 [29, 31, 39]。在开始治疗前应对患者进行宣教，初次使用时从较低剂量开始，逐步提升用量。使用时建议戴手套，以避免手指皮肤吸收，使用后保持 15min 的仰卧姿势，可能有助于减轻症状 [54, 55]。

Pitt 等 [48] 开展了一项关于硝酸甘油治疗失败的多因素分析研究，总结了便秘、近期分娩、结肠镜检查和肛交这些危险因素。肛裂伴哨兵痔的患者愈合的可能性较低，复发的可能性较大，长期无法愈合的可能性也较大。病史超过 6 个月的肛裂，愈合的可能性也较小。

虽然硝酸甘油对 1/2～2/3 的慢性肛裂患者有效，但长期随访的复发率为 15%～63%（表 8–1）。

除了患者依从性差之外，长期复发的风险令硝酸甘油在肛裂治疗中的作用下降。此外，一些随机对照研究表明，硝酸甘油在缓解症状和促进裂口愈合方面不如肉毒杆菌毒素 [42] 和侧方内括约肌切开术 [38, 40]。

(3) 钙离子通道阻滞药：钙离子通道阻滞药通过抑制可兴奋细胞膜上的电压依赖性钙通道，降低肌浆网内钙离子浓度，干扰钙介导的信号转导和磷酸化。这种抑制减少了肌细胞的收缩，导致肌肉纤维的松弛 [23]。地尔硫䓬和硝苯地平均可用于治疗慢性肛裂。

硝苯地平是一种双氢吡啶类钙拮抗药，可引起平滑肌松弛和血管舒张。Chrysos 等 [56] 研究发现舌下含服 20mg 硝苯地平后，肛管静息压降低了 30%。其他研究也表明，健康志愿者的平均肛管静息压降低了 21%～36%[57, 58, 59]，肛裂患者的平均肛管静息压降低了 11%～36%[57, 59, 60]。

肛裂患者局部使用药物后也显示出肛管静息压的下降、疼痛减轻及裂口愈合 [57]。Perrotti 等 [60] 对 110 例患者进行前瞻性随机双盲研究，评价局部外用硝苯地平和利多卡因软膏治疗慢性肛裂的疗效，患者每 12h 外用 0.3% 硝苯地平和 1.5% 利多卡因软膏，连续使用 6 周，对照组则局部使用 1.5% 利多卡因和 1% 醋酸氢化可的松软膏，中位随访 18 个月后，94.5% 接受硝苯地平治疗的患者在治疗 6 周后裂口愈合，而对照组中这一比例仅为 16.4%，平均肛管静息压下降 11%，52 例患者中有 3 例在治疗后 1 年内出现复发，其中 2 例患者再次局部使用硝苯地平软膏后最终痊愈。Antropoli 等 [57] 的研究结果类似。

Ezri 和 Susmallian[61] 比较局部使用 0.2% 硝苯地平和 0.2% 硝酸甘油的疗效，结果显示硝苯地平组的肛裂愈合率较高（89% vs. 58%），头痛和脸红的不良反应较低（5% vs. 40%），两组复发率相似。外用或口服硝苯地平治疗肛裂的结果见表 8–2。

地尔硫䓬是另一种钙离子通道阻滞药，可降低肛管静息压。这类药物的使用主要是由于局部硝酸甘油存在一些不良反应。Jonas 等 [66] 评价地尔硫䓬对硝酸甘油无效的肛裂患者的疗效，2% 地尔硫䓬每天 2 次，持续使用 8 周或直至肛裂愈合，49% 肛裂患者在 8 周内愈合，包括肛周瘙痒在内的不良反应发生率为 10%。然而，由于对药物的耐受性比较好，所以患者通常会选择继续治疗。Knight 等 [67] 用 2% 地尔硫䓬凝胶治疗 71 例肛裂患者，愈合率为 75%。Carapeti 等 [58] 比较 2% 地尔硫䓬和 0.1% 氯贝胆碱的疗效，每日用药 3 次，结果地尔硫䓬组的愈合率为 67%，氯贝胆碱凝胶组的愈合率为 60%。

地尔硫䓬和氯贝胆碱均可显著降低肛门括约肌的压力，疗效与局部外用硝酸盐接近，但没有不良反应。使用地尔硫䓬的结果见表 8–3。

Jonas 等 [74] 进一步评估了口服和外用地尔硫䓬治疗慢性肛裂的疗效，接受口服 60mg 地尔硫䓬的患者中，38% 的肛裂患者最终痊愈，而接受局部外用 2% 凝胶的患者中，这一比例为 65%。口服地尔硫䓬可引起头痛、恶心、呕吐、嗅觉和味觉减退等不良反应，而局部用药的患者未见不良反应，作者的结论是，局部使用地尔硫䓬更有效安全，与报道的局部硝酸盐的疗效相当，但不良反应更少。Kocher 等 [50] 进行前瞻性随机双盲试验，比较 0.2% 硝酸甘油软膏和 2% 地尔硫䓬

表 8-2 硝苯地平在肛裂治疗中的应用

作　者	年　份	例　数	剂　量	用药频次	随访（个月）	愈合率	复发率	不良反应
Antropoli 等 [57]	1999	141	0.2% 乳膏	每日 2 次	1	95%	—	—
Cook 等 [59]	1999	15	25mg 口服	每日 2 次	2	60%	—	—
Perrotti 等 [60]	2002	55	0.3% 硝苯地平 + 1.5% 利多卡因	每日 2 次	18	95%	6%	—
Ansaloni 等 [62]	2002	21	6mg 口服	每日 1 次	2	90%	—	33%
Ezri 和 Susmallian[61]	2003	26	0.5%	每日 2 次	6	89%	42%	5%
Ağaoğlu 等 [63]	2003	10	20mg 口服	每日 2 次	—	50%	—	10%
Ho 和 Ho[64]	2005	41	20mg 口服	每日 2 次	4	17%	10%	—
Golfam 等 [65]	2010	60	0.5%	每日 2 次	12	70%	26%	—

表 8-3 地尔硫䓬在肛裂治疗中的应用

作　者	年　份	例　数	剂　量	用药频次	随访（个月）	愈合率	复发率	不良反应
Carapeti 等 [58]	2000	15	2%	每日 3 次	—	67%	—	—
Knight 等 [67]	2001	71	2%	每日 2 次	8	88%	34%	3%
Jonas 等 [66]	2001	39	2%	每日 2 次	—	49%	—	10%
Kocher 等 [50]	2002	31	2%	每日 2 次	3	77%	0%	42%
DasGupta 等 [68]	2002	23	2%	每日 3 次	3	48%	0%	0%
Bielecki 和 Kolodziejczak[69]	2003	22	2%	每日 2 次	2	86%	—	0%
Shrivastava 等 [70]	2007	31	2%	每日 2 次	—	80%	12%	0%
Sanei 等 [71]	2009	51	2%	每日 2 次	—	66%	—	—
Jawaid 等 [72]	2009	40	2%	每日 2 次	—	77%	—	32%
Ala 等 [73]	2012	36	2%	每日 2 次	—	91%	—	0%

软膏治疗慢性肛裂的不良反应发生率，每日两次局部涂抹，共 6～8 周，硝酸甘油的不良反应发生率（72%）高于地尔硫䓬（42%），特别是应用硝酸甘油后头痛的发生率高（59%）。

(4) 肉毒杆菌毒素： 肉毒杆菌毒素是肉毒杆菌的一种产物，是一种内肽酶，可在神经肌肉接头处阻断乙酰胆碱的释放，产生一种有效的神经肌肉阻滞 [75]。它不阻碍乙酰胆碱的储存或合成，但通过阻碍囊泡运输来干扰其传递 [23]。一旦注射到神经肌肉接头处，几个小时内可引起肌肉松弛性麻痹，其效果可持续 3～4 个月，直到轴突再生，形成新的神经末梢 [1]。虽然肉毒杆菌毒素对骨骼肌纤维的影响已被证实，但其对平滑肌的确切作用机制尚不清楚，因为平滑肌肌纤维缺乏神经肌肉突触，尽管如此，将肉毒杆菌毒素注入内括约肌（平滑肌）被认为能松弛肌肉和改善局部血流 [76, 77]。

许多研究者报道了使用肉毒杆菌毒素治疗肛裂的结果并进行了总结（表 8–4）。据报道，暂时性失禁发生率为 0%～12%，并发症发生率为 0%～11%，复发率为 0%～52%[42]。由于注射剂量、注射部位和随访方式的不同，导致结果差异大，很难对数据进行分析。

Brisinda 等 [42] 研究注射肉毒杆菌毒素与外用硝酸甘油软膏治疗慢性肛裂的疗效，结果发现使用肉毒杆菌毒素治疗后的肛裂愈合率更高（96% vs. 60%）。在一项后续研究中 [87]，作者随机选择 100 例肛裂患者，治疗组注射 30U 肉毒杆菌毒素，对照组局部外用 0.2% 硝酸甘油软膏，每天 3 次，共治疗 8 周。结果发现硝酸甘油组的愈合率为 70%，而肉毒杆菌毒素组的愈合率为 90%。

两组共有 19 例未愈合的肛裂患者（肉毒杆菌毒素组 4 例和硝酸甘油组 15 例）经过交叉治疗后，肛裂全部愈合。硝酸甘油组有 7 例出现复发，而肉毒杆菌毒素组全部愈合。

Minguez 等 [92] 分析了肉毒杆菌毒素注射治疗肛裂的远期疗效及复发因素。随访 42 个月后，最初痊愈的 57 例患者中，有 42% 出现复发。分析愈合组和复发组的统计学差异，结果发现前侧肛裂（6% vs. 45%）；病程长短（38% vs. 68%）；需要再次注射（26% vs. 59%）；总注射剂量大（13% vs. 45%）及注射后最大收缩压下降百分比（–28% vs. –13%）是导致远期复发的相关因素。

单一药物无效的肛裂患者，可以使用联合治疗来提高疗效。Lysy 等 [93] 对硝酸异山梨酯治疗失败的 30 例患者进行研究，患者被随机分配接受硝酸异山梨酯（3 个月，每天 3 次，每次 2.5mg）+20U 肉毒杆菌毒素注射或单独注射肉毒杆菌毒素。结果发现，与单独注射肉毒杆菌毒素相比，注射联合硝酸异山梨酯的治疗，可以最大限度降低肛管静息压，12 周时的愈合率接近，为 60% 和 66%。Jones 等 [94] 在一项随机对照试验中，比较了单独使用肉毒杆菌毒素和联合使用硝酸甘油的疗效，在肛裂愈合（47% vs. 27%）、症状改善（87% vs. 67%）和需手术治疗（27% vs. 47%）方面，联合治疗无明显优势。

也有报道肉毒杆菌毒素联合手术的方法。Lindsey 等 [95] 研究肉毒杆菌毒素注射联合肛裂切除术对单一疗法治疗失败的 30 例患者（19 例接受过硝酸甘油治疗、11 例接受过肉毒杆菌毒素注射），中位随访时间为 16 周，93% 的肛裂患者最终痊愈，其余 7% 的患者症状有所改善，对于侧方内括约肌切开术后不能愈合的患者，使用肉毒杆菌毒素也有效。Brisind 等 [96] 对括约肌切开术后出现持续肛裂的 80 例患者注射 30U 肉毒杆菌毒素，发现其中 74% 的患者在 2 个月内痊愈，剩余患者改用 50U 注射后全部治愈，在这项研究中，10% 的患者报告有过排气失禁但多为暂时性且能自行缓解。

许多临床试验比较了注射肉毒杆菌毒素与侧方内括约肌切开术治疗经药物治疗无效的肛裂患者。Arroyo 等 [83] 在一项随机对照研究中，对 80 例接受肉毒杆菌毒素或括约肌切开术的患者进行疗效及肛门测压的评估，结果手术组的愈合率明显更高（92% vs. 45%），但作者的结论是，肉毒杆菌毒素治疗仍然是他们的首选，因为手术会增

表 8-4 肉毒杆菌毒素在肛裂治疗中的应用

作 者	年 份	例 数	剂 量	随访（个月）	愈合率	复发率	暂时性失禁
Jost[78]	1997	100	2.5～5.0 U	6	79%	8%	7%
Fernández López 等[79]	1999	76	80U	—	67%	—	3%
González Carro 等[80]	1999	40	15U	6	50%	—	—
Maria 等[81]	2000	50	40U	—	60%	—	0%
Gecim[46]	2001	27	5U	18	86%	25%	—
Brisinda 等[82]	2002	75	30U	2	96%	4%	3%
Menteş 等[75]	2003	61	30U	12	75%	11%	—
Arroyo 等[83]	2005	40	25U	36	45%	—	0%
Massoud 等[84]	2005	25	25U	6	60%	20%	—
Iswariah 等[85]	2005	17	20U	26	41%	53%	0%
De Nardi 等[86]	2006	15	20U	6	57%	33%	0%
Brisinda 等[87]	2007	50	30U	20	92%	20%	6%
Festen 等[88]	2009	37	20U	6	38%	13%	5%
Nasr 等[89]	2010	40	20U	6	62%	40%	0%
Samim 等[90]	2012	60	20 U	39	43%	39%	5%
Berkel 等[91]	2014	27	60U	2	66%	28%	—

加失禁的风险，特别是 50 岁以上的患者。Chen 等[97]对 7 项随机对照试验中的 489 例患者进行 Meta 分析，比较肉毒杆菌毒素与内括约肌切开术的疗效，结果显示接受侧方内括约肌切开术的患者治愈率更高，但失禁率也较高。同样行侧方内括约肌切开术的复发率也明显低于注射肉毒杆菌毒素的患者。

（八）外科治疗

肛裂的手术治疗主要针对经过 6～8 周药物治疗后疼痛和出血症状仍持续存在的患者。手术原则和药物治疗类似，即降低括约肌高张力和改善肛管区域黏膜的血供。手术的选择有对无明显肛乳头肥大的肛裂行扩肛和括约肌切开术，对有明显外痔皮赘或其他肛管疾病的肛裂行肛裂切除术或 V-Y 肛管成形术。

1. 扩肛治疗

Recamier[98]首次提到扩肛治疗，而 Lord[99]将扩肛治疗应用到各种肛肠疾病手术中。该方法是用 6～8 个手指伸进肛门对肛门进行扩张，内外括约肌会产生暂时性的麻痹，治疗通常持续几天或一周，在此期间可能会有失禁的情况发生。由于该方法的操作特点，引起括约肌纤维撕裂是比较常见的，导致的渗血可形成肛周皮下瘀斑。这种技术的优点是没有伤口，患者通常能很快恢复正常生活和工作，缺点是肛裂复发（10%～56%）和永久性括约肌损伤导致失禁的潜在风险。扩肛的并发症包括出血、肛周瘀伤、痔嵌顿、肛周感染、肛周坏死性筋膜炎、菌血症和直肠脱垂。

Isbister 和 Prasad[100]报道了 15 年四指扩肛治疗 104 例患者的经验，失败 5 例，没有人出现失禁。Sohn 等[101]建议使用更精确的扩肛方法，如打开 Parks 肛门牵开器至 4.8cm，或使用 40mm 直径的直肠乙状结肠球囊，105 例患者接受此方法进行治疗，成功率达 93%，没有失禁的报道。Nielsen 等[102]用肛门超声检查评估扩肛术后括约肌损伤和失禁风险，超声显示 65% 的患者扩肛后存在括约肌缺损，然而，只有 12% 的患者报告有轻微的失禁。

Renzi 等[103]评价 33 例肛裂患者经气囊扩肛术治疗后的临床、解剖学及功能特点。扩张的方法是在局部麻醉下肛管内放置一个直径 40mm、1.4 标准大气压压力的球囊，留置 6min。患者在治疗后 2.5d 时症状消失，82% 的患者在第一次扩肛后排便无痛感，94% 的肛裂患者愈合时间在 3～5 周。6% 的患者抱怨轻微的暂时性肛门失禁。气囊扩肛术后 6 个月及 12 个月时，肛门测压显示肛管静息压从术前的 91mmHg 分别降至 70.5mmHg 和 78mmHg。

Lund 和 Scholefield[104]对 16 项扩肛术的临床试验进行了回顾分析，结果显示复发率为 2%～56%，而且随着随访时间的延长，复发率逐渐上升。失禁发生率为 0%～39%，包括排气失禁或污粪，其中大便失禁率高达 16%。虽然一些研究者报道了可接受的成功率和并发症发生率，但这种技术的临床应用越来越少。

2. 侧方内括约肌切开术

括约肌切开术最早是由 Brodie[105]于 1835 年提出的。最初的方法是在后中线原肛裂处切开内括约肌下半部分，该术式的临床疗效令人满意，但有两个明显的缺点：开放的伤口愈合时间长（长达 6～7 周），失禁和污粪的发生率偏高，原因是后侧内括约肌切开术会造成“钥匙孔”样畸形，肛门形态的缺损可导致溢液和污粪。Melange 等[106]研究行后正中内括约肌切开术的 76 例肛裂患者，所有病例全部愈合，其中 21 例（27.6%）偶有漏气漏液情况，另有 7 例（9.2%）出现污粪情况。

Eisenhammer 在 1959 年提出，侧方内括约肌切开术对肛门形态的影响比后方内括约肌切开术小，随之产生的功能影响也轻[107]。Parks[108]也强烈建议采用侧方入路进行括约肌切开术。目前开展的侧方括约肌切开术存在很多细节差异。

手术可以在局部、区域或全身麻醉下进行，行放射状或弧形切口。也可以通过皮下技术切开内括约肌，离断肌肉的方向可以从内向外，也可以从外向内。

3. 开放式手术

开放式内括约肌切开术（图 8-3）的最大优点是避免了肛管内的损伤。由于内括约肌的厚度和长度存在个体差异，因此直视下切断内括约肌更可控，还能及时发现和处理术中的出血。

患者采用截石位或俯卧折刀位，肛裂区域局部注射 1∶200 000 肾上腺素配比 0.5% 的利多卡因，确保麻药浸润到整个肛裂区域并向上到齿状线水平。整个肛周区域被麻醉松弛后，插入 Pratt 两叶肛门牵开器或 Hill-Ferguson 肛门拉钩来评估裂口。摸到括约肌间沟并做一个小切口，将肛管黏膜下方的内括约肌分离到齿状线的水平，暴露括约肌间平面，将肛缘到齿状线水平或到肛裂顶端水平的内括约肌全层提起，用 Metzenbaum 剪刀或手术刀进行离断。精准的操作可以在处理肛裂的同时解决肛门狭窄的问题。相邻的痔组织可以一并切除，由于痔核脱出是侧方内括约肌切开术后公认的并发症，因此，对于痔核较大的患者，应追加痔切除术以避免该并发症的出现。对于术中出血，可予电凝止血，或采用 3-0 可吸收缝线间断缝合 2～3 针。

患者术后即可回家，叮嘱患者饮食规律、局部坐浴及服用车前子纤维素制剂。出院后患者还会给予口服止痛药，然而，很多患者感觉术后疼痛明显比术前轻。患者通常在术后一个月时复诊。

4. 闭合式手术

闭合式手术（图 8-4）是侧方内括约肌切开术的改良，最早由 Notaras 提出[109]。这个手术几乎没有伤口，手术可以在截石位、左侧卧位或半俯卧位下完成。插入肛门镜，如 Pratt 两叶肛门牵开器或 Hill-Ferguson 肛门拉钩，肛门被轻微扩张和拉伸，方便触及括约肌间沟和内括约肌下缘。用一把窄刃的手术刀，在肛门左侧或右侧刺透皮肤，刀片背面紧贴外括约肌，刀尖达黏膜

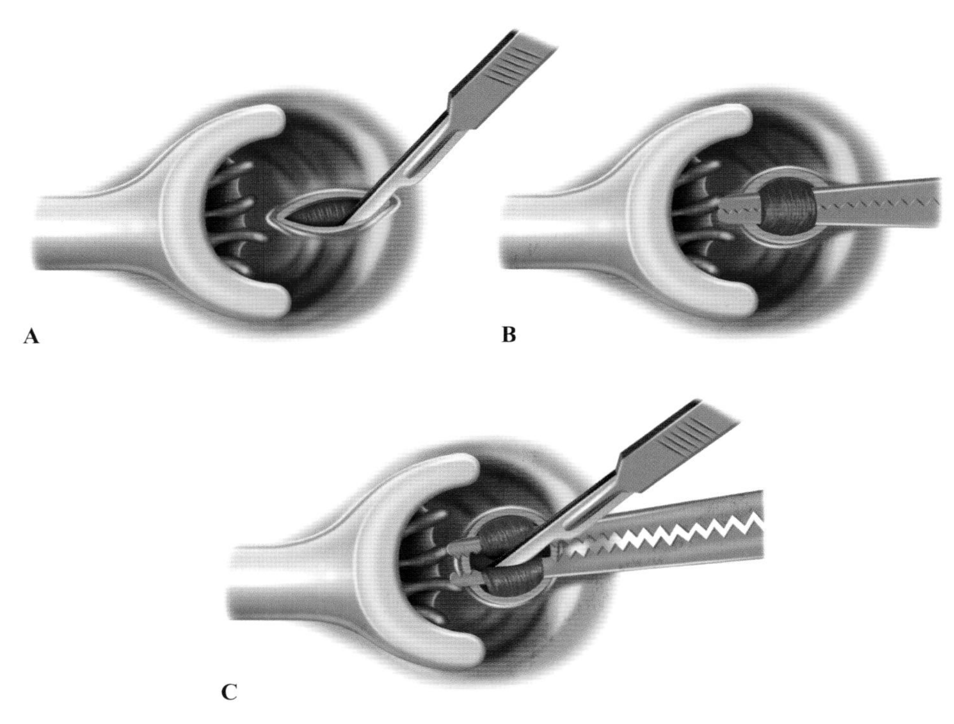

▲ 图 8-3 开放式括约肌切开术

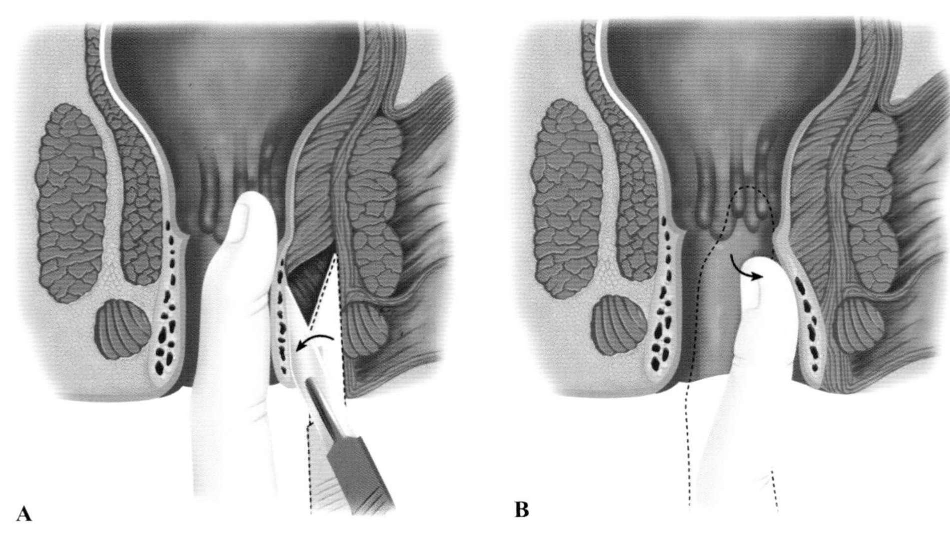

▲ 图 8-4 闭合式括约肌切开术

下层齿状线水平，然后将刀刃转向内括约肌，进行括约肌切开术。另一种方法是将手术刀片刺入括约肌间平面，然后朝向肛管，完成括约肌切开术。切开后，内括约肌的离断会导致肛门牵开器产生的高张力得以放松。一旦出血可局部压迫，伤口保持开放，保证引流通畅。可以同时处理大的哨兵痔和肥大的肛乳头。

（九）结果

侧方内括约肌切开术的愈合率和术后并发症见表 8-5。虽然内括约肌切开术后会发生一些并发症，但不常见，并发症主要有皮下瘀斑和出血、肛周脓肿、肛瘘、痔核脱出，以及极罕见的肛门自制功能的改变。临床经验表明，手术切开内括约肌可能会导致肛门自制功能轻微障碍，但精细的操作可以将这些并发症的发生率降到最低。

比较不同手术的研究很少，特别是比较侧方内括约肌切开术与肛裂切除术。一项研究比较了侧方内括约肌切开术与肛裂切除加后正中内括约肌切开术的结果[110]，每组 150 例患者，侧方内括约肌切开术组的术后疼痛时间短（1～2 周 vs. 2～3 周），伤口愈合快（2～3 周 vs. 6～7 周），虽然 30% 的侧方内括约肌切开术的患者与 40% 的肛裂切除术及后正中内括约肌切开术的患者在术后早期均出现了暂时性失禁的情况，但侧方内括约肌切开术组患者的肛门功能最终恢复正常，而在肛裂切除术加后正中内括约肌切开术组中，有 5% 的患者有持续性的排气失禁，另有 5% 的患者有污粪情况，两组的复发率相同（1.3%）。

Saad 和 Omer[129] 进行了一项前瞻性随机对照研究，对扩肛术、后正中内括约肌切开术和侧方内括约肌切开术进行了比较，侧方内括约肌切开术效果最好，疼痛缓解明显，并发症发生率最低，最早恢复工作。扩肛术效果最差，主要问题是术后失禁率高（24.3%）。

Garcia-Aguilar 等 [120] 对 549 例接受开放式与闭合式内括约肌切开术的慢性肛裂患者进行研究，比较两组的治愈率及对肛门自制功能的远期影响，结果显示两组术后症状持续、肛裂复发和需要再次手术的差异无统计学意义。然而，两组患者在术后肛门自制功能方面有统计学差异，包括永久性排气失禁（30.3% vs. 23.6%，$P < 0.062$）、污粪（26.7% vs. 16.1%，$P < 0.001$）、意外排便（11.8% vs. 3.1%，$P < 0.001$）。作者的结论是，

表 8-5　侧方内括约肌切开术

作　者	年　份	例　数	治愈率	排气失禁	大便失禁	溢液污粪
Abcarian[110]	1980	150	98%	30%	0%	0%
Lewis 等 [111]	1988	350	94%	16%	0%	—
Hiltunen 和 Matikainen[112]	1991	65	87%	0%	0%	0%
Frezza 等 [113]	1992	134	99%	0%	0%	0%
Xynos 等 [16]	1993	42	95%	—	—	—
Leong 等 [114]	1994	97	97%	8%	0%	0%
Pernikoff 等 [115]	1994	500	97%	3%	1%	4%
Romano 等 [116]	1994	44	100%	5%	5%	5%
Neufeld 等 [117]	1995	112	97%	13%	1%	9%
Oh 等 [118]	1995	1313	98%	2%	0%	0%
Usatoff 和 Polglase[119]	1995	98	97%	7%	1%	11%
Garcia-Aguilar 等 [120]	1996	324	86%	30%	12%	27%
Hananel 和 Gordon[121]	1997	265	98%	1%	1%	1%
Jonas 等 [45]	1999	26	100%	0%	0%	0%
Nyam 和 Pemberton[122]	1999	487	92%	31%	23%	39%
Argov 和 Levandovsky[123]	2000	2108	99%	2%	0%	0%
Richard 等 [40]	2000	38	92%	0%	0%	0%
Evans 等 [38]	2001	27	97%	7%	0%	0%
Menteş 等 [75]	2003	50	94%	16%	0%	—
Arroyo 等 [124]	2004	80	91%	0%	4%	—
Parellada[51]	2004	27	100%	15%	0%	0%
Casillas 等 [125]	2005	298	90%	30%	0%	8%
Algaithy[126]	2008	50	100%	0%	2%	0%
Hancke 等 [127]	2010	21	100%	24%	21%	43%
Sileri 等 [128]	2010	72	98%	0%	0%	0%

侧方内括约肌切开术在治疗慢性肛裂方面是非常有效的，但同时伴有明显的持续性失禁的改变，而闭合术式比开放术式更可取，除了治愈率接近，更重要的是对肛门自制功能的影响小。

Khubchandani 和 Reed[130] 也报道了内括约肌切开术治疗慢性肛裂的后遗症，他们收集了 1102 例患者的手术数据，并发现了与大多数研究不一样的并发症发生率，控制气体改变占 35.1%，内裤污粪占 22%，意外排便占 5.3%，他们的研究对象包括侧方、后方或双侧括约肌切开术的患者，但研究结果显示，不同组之间没有显著差异。

Sultan 等 [131] 在一项关于内括约肌切开程度的前瞻性研究中，比较了术前和术后两个月的超声检查，在 10 例女性患者中，有 9 例的缺损累及全部内括约肌，然而男性的情况并不相同。一些研究者报道肛门自制功能改变的高发生率可能与肌肉离断程度有关。因此，根据每个患者的情况调整肌肉切开的多少是很重要的。同样可以解释为什么其他肛肠手术结合内括约肌切开术会增加术后并发症的发生率。

有一些导致结果出现差异的因素，如一部分是回顾性研究、未指定随访时间及缺乏失禁的精确定义（如固体粪便、稀便或排气失禁，以及失禁是暂时的或永久的）。

有些研究还纳入了合并其他肛门直肠手术的患者，因此这些研究结果并不具有严格的可比性，但总体来说对侧方内括约肌切开术的疗效是肯定的，具体可见表 8-2 和表 8-3。

对伴有腹泻、肠易激综合征、糖尿病的患者和老年人行内括约肌切开术之前应谨慎 [132]。术前应考虑肛管静息压，并通过肛管腔内超声评估那些曾经行会阴切开术或在分娩过程中遭受过 3 度会阴撕裂的妇女的肛门括约肌形态。Cassilas 等 [125] 对 298 例经括约肌切开术治疗的慢性肛裂患者进行大便失禁评分及生活质量评分，肛裂的复发率为 5.6%，其中 52% 为女性。导致复发的重要因素包括在门诊手术室进行的首次括约肌切开术及仅使用局部麻醉完成的手术。29% 有过阴道分娩史的女性存在排气失禁的问题，暂时性失禁占 31%，持续性失禁占 30%，成形大便失禁很少发生。总体生活质量评分在正常范围内，大便失禁严重程度评分的中位数为 12 分。作者建议，有过两次或两次以上阴道分娩经历的女性应该警惕失禁的可能。

复发率可能与内括约肌的离断程度有关。有鉴于此，Littlejohn 和 Newstead[133] 提出了个体化的侧方括约肌切开术，他们建议括约肌的切开量要精确到裂口的高度，如果切开过多，则需要对肛管张力有一定把控。大多数情况下，括约肌切开的垂直高度在 5～10mm 之间。回顾 287 例接受治疗的患者，记录的并发症包括不完全的排气失禁占 1.4%，污粪占 0.35%，紧急情况占 0.7%。没有患者出现大便失禁的情况。有 5 例患者接受了再次括约肌切开术，其中 4 例因为复发，1 例因为裂口持续存在。

对于一小部分肛裂不能愈合或复发的患者，外科医生有多种选择。部分肛裂复发的患者可通过非手术治疗如服用大便软化药、坐浴或注射肉毒杆菌毒素来治愈。由于肛裂的持续存在或复发，通常归因于括约肌切开不充分，所以外科医生术前应进行充分评估，以确保有效的内括约肌切开术。

Farouk 等 [10] 对行括约肌切开术后肛裂仍持续存在的 13 例患者，进行了超声及肛门测压评估，腔内超声检查显示 2 例患者内括约肌部分离断，其余 11 例患者肛门内括约肌完整，但超声检查发现原手术部位的外括约肌有断裂。所有 13 例患者为了解决他们的肛裂症状，接受了第二次侧方内括约肌切开术。术前平均肛管静息压力为 115cmH_2O，术后降至 89cmH_2O。作者的结论是，原先手术的失败似乎是由于内括约肌切开的不充分或切开的是肛门外括约肌所致。Xynos 等 [16] 的研究认为，行侧方内括约肌切开术后仍不能愈合的肛裂患者，可以在对侧再次行内括约肌切开术来治疗。

推移皮瓣术

对于行侧方内括约肌切开术失败的患者、术后存在较高失禁风险的患者或无肛门括约肌张力亢进的患者，推移皮瓣术也是一种选择。一种是 V-Y 成形术，即切除肛裂裂口结合肛管皮肤瓣的推移，以肛管外侧的三角形皮瓣向上推移覆盖切除裂口后的创面。皮瓣需充分游离，以减少缝合后的张力，保证足够的血供。仔细和充分地止血，防止血肿形成，增加皮瓣张力和感染的概率。最后将皮瓣向前推进，关闭肛管皮肤的缺损。

Samson 和 Stewart 分享了该技术的丰富经验 [134]，并认为与传统的切除方法相比，通过推移皮肤组织来覆盖裂口切除后的缺损有以下几个优点，包括术后疼痛更轻、术后伤口护理的时间更短、术后并发症的发生率更低。在 2072 例行 V-Y 推移皮瓣术的患者中，肛裂复发 10 例，轻度肛门狭窄仅有 7 例，术后出血 2 例，皮瓣开裂的发生率为 2.4%。主要缺点是需要仔细的解剖和充分的游离组织，这会增加手术时间。

Leong 和 Seow-Choen[135] 开展了一项随机对照、前瞻性研究，比较菱形皮瓣推移术和侧方内括约肌切开术治疗慢性肛裂的疗效。每组分配 20 例患者，作者发现所有接受括约肌切开术的患者都能愈合，而接受推移瓣手术的患者则有 3 例失败。因此，作者认为菱形皮瓣推移术是内括约肌切开术的一种替代方法。

Nyam 等 [136] 推荐使用岛状皮瓣来处理肛裂，用于治疗括约肌薄弱，如侧方括约肌切开术失败、有产伤史、肛周手术史，以及肛管静息压偏低的肛裂。

研究者发现 21 例患者的肛管静息压明显降低，其中 15 例患者的超声提示存在括约肌缺损。所有患者均接受了皮瓣推移术，最终在保留肛门感觉、保持肛门自制功能及没有严重并发症的情况下愈合。Hanke 等 [127] 比较矩形皮瓣推移术与侧方内括约肌切开术的疗效，发现无论采用何种手术方法，两组患者的慢性肛裂创面均可愈合。然而，行侧方内括约肌切开术的患者，肛门失禁的发生率明显更高（47.5% vs. 5.8%，$P < 0.05$）。

二、肛门狭窄

肛门狭窄是由于肛管的生理功能丧失而引起的。当肛门的正常弹性组织被瘢痕的纤维组织代替时，就会形成狭窄。虽然一些先天性综合征也会导致肛门狭窄，但绝大多数病例是继发性的，手术创伤是主要原因。事实上，90% 的肛门狭窄是由痔手术引起的 [137, 138]，痔切除术后肛门狭窄发生率为 1.5%～4%[139]。最主要的原因是皮桥没有被很好地保留，其他原因有肛周病变切除术、肛瘘切除术、尖锐湿疣、低位直肠吻合术（回肠储袋、结肠肛管吻合）、放疗、创伤、肛门直肠的炎症性肠病、长期使用泻剂、性传播疾病及慢性腹泻等 [140]。

（一）症状

最常见的症状包括排便困难和大便变细。患者可能会抱怨便秘、便时肛门疼痛、直肠出血和腹部绞痛。少数情况下患者会抱怨失禁或肛门渗液，原因是粪便嵌顿导致粪液自行流出肛外。许多肛门狭窄的患者每天会依靠泻药或灌肠来预防便秘。

（二）诊断

局部体格检查可以诊断肛门狭窄。大多数患者可能无法进行肛门直肠指检或肛门镜检查，特别是对于严重狭窄伴疼痛的患者，可能需要在麻醉下进行检查 [137]。如果不确定狭窄的病因，结肠镜检查或钡剂灌肠对评估结肠等其他部位的狭窄很重要。

产生的症状通常与先前的痔切除术或其他肛肠手术有关。因为治疗方法不同，对于没有手术史的患者，必须寻找狭窄的原因。虽然肛门成形术可用于术后肛门狭窄的患者，但继发于克罗恩病肛周病变或放疗的患者可能需要行直肠切除或粪便转流。

（三）治疗

1. 非手术治疗

保守治疗适用于轻度肛门狭窄或仅涉及远端肛门狭窄的患者。治疗包括大便软化剂、灌肠剂和栓剂。对于症状持续存在的患者尽管增加了大便软化剂，但扩肛治疗可能更有效。初次扩肛通常可以在镇静的情况下进行，然后可以每天在家进行自我手指扩肛或器械扩肛[141]。扩肛法是治疗部分肛门狭窄患者的首选方案，因为手术可能会导致伤口愈合欠佳（克罗恩病或放疗引起的狭窄）[142]。

2. 手术治疗

对于中、重度肛门狭窄或保守治疗无效的患者，推荐手术治疗。目的是要增加肛管的直径和弹性，方法包括简单地切开瘢痕，或者切除纤维化组织并用健康的组织瓣代替。手术方式的选择取决于狭窄的程度和外科医生的经验。

(1) 狭窄切开术 / 狭窄成形术：对于轻、中度肛门狭窄并且狭窄环比较短的患者，切开狭窄环并切除焦痂（伴或不伴括约肌切开术）可能是有用的。单纯离断狭窄环虽可暂时缓解症状，但伤口愈合后又会再次形成瘢痕。纵向切开 3～4cm，保留下方括约肌完整，以能插入一个 Hill–Ferguson 肛门拉钩为宜。直肠黏膜的远端切缘可在齿状线水平与下方括约肌行横向缝合，从而扩大肛管内径。如果单次狭窄切开术不能缓解狭窄，可以在多个象限进行切开。虽然部分研究者报道了该术式的良好临床效果[143, 144]；但大多数外科医生仍喜欢用皮瓣技术修复肛门狭窄。

(2) 推移黏膜瓣：对于肛管中段或上段狭窄的患者，推移黏膜瓣是一种选择。在切除狭窄环后，游离健康的直肠黏膜并向下覆盖狭窄区，还可以结合内括约肌切开术。肛管直肠黏膜及黏膜下层的组织瓣与治疗肛瘘的黏膜瓣相似，该组织瓣与括约肌远端进行缝合并固定于肛管，通过黏膜层血管从维持黏膜瓣血液供应。 黏膜瓣移向肛管处并缝合固定于括约肌远端。如果黏膜瓣达到肛缘水平，患者术后可能会出现黏膜外翻和肛门溢液或失禁的表现。据一些研究者报道，推移黏膜瓣治疗肛门狭窄的成功率大于 90%[145, 146]。

皮瓣推移结合肛门成形术可用于修补远端肛门狭窄及肛管组织缺损的肛门狭窄。患者于俯卧折刀位下，行狭窄处切开，也可同时行括约肌切开术，全层游离后中线的肛缘皮瓣，以确保血供不受影响，最后将皮瓣向肛管内推移覆盖狭窄切开处，创造新的肛管组织。目前有各种不同的皮瓣推移术，包括 V–Y 皮瓣、菱形或房形皮瓣、旋转皮瓣（图 8–5）和直肠内黏膜瓣（图 8–6）。

选择何种皮瓣是基于狭窄或缺损程度及外科医生的经验。V–Y 皮瓣可能最适合较短的狭窄，而房形皮瓣或菱形皮瓣通常用于较长的狭窄，旋转皮瓣用于较大或复杂的缺陷。许多研究显示，无论使用何种类型的皮瓣，症状都有显著改善[141, 142, 145–150]。

Farid 等进行了一项单中心的前瞻性随机对照研究，比较了 60 例肛门狭窄患者接受房形皮瓣推移术、菱形皮瓣推移术和 Y–V 肛门成形术的疗效[151]。在临床症状改善（无高张力，无肛门直肠阻塞感）方面，行房形皮瓣推移术（95%）明显优于菱形皮瓣推移术（80%）和 Y–V 肛门成形术（65%），疗效持续 1 年，同时房形皮瓣的消化道的生活质量评分也有改善。

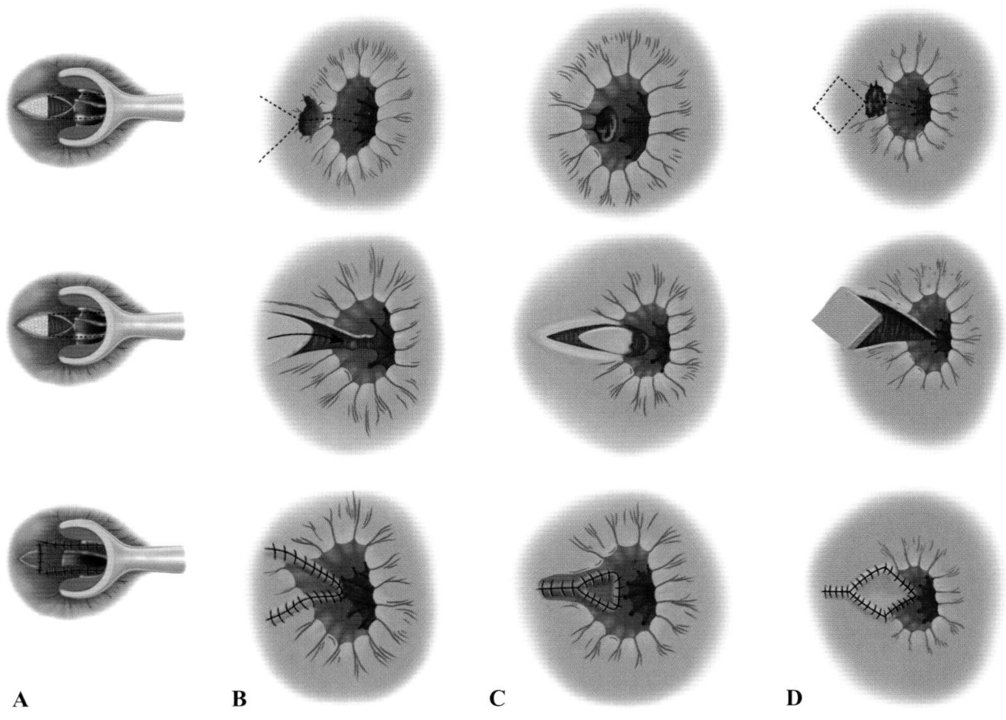

▲ 图 8-5　肛门狭窄手术

A. 黏膜皮瓣推移术；B. Y-V 皮瓣推移术；C. 房形皮瓣推移术；D. 菱形皮瓣推移术

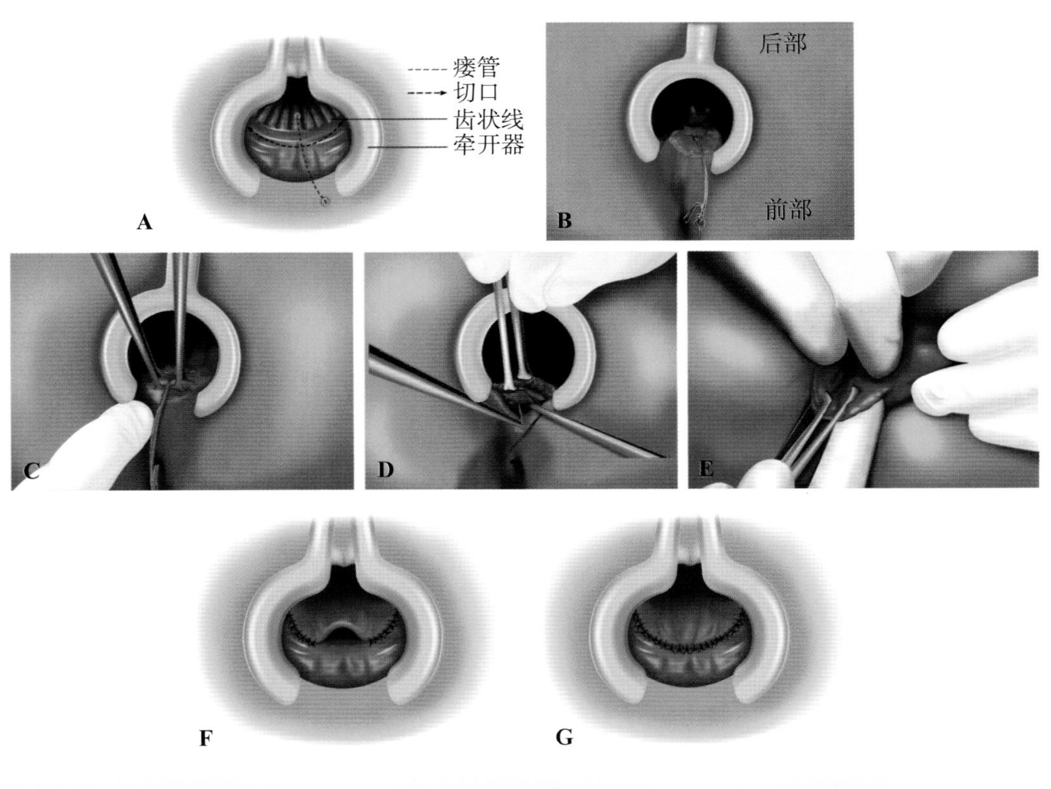

▲ 图 8-6　直肠内黏膜瓣推移术

第9章 肛门直肠周围脓肿和肛瘘

Anorectal Abscess and Fistula-In-Ano

Janice F. Rafferty　Earl V. Thompson Ⅳ　**著**

汪庆明　**译**

王　琛　**校**

摘要：多数脓肿因非特异性的肛腺源性感染引起，但也可能与其他因素有关，主要包括炎症或外伤。肛瘘通常起始于肛管中段的隐窝处水平并向下延伸至肛缘。脓肿可穿透外括约肌进入坐骨直肠窝，也可沿括约肌间隙顺着直肠壁向上蔓延或穿透直肠壁。向上可延伸至盆腔。肛门直肠周围脓肿最常见的症状是疼痛和肿胀。肛瘘的临床表现可能并不典型，追问病史可以发现大多数患者有脓肿或肛肠手术史。本章重点介绍肛门直肠周围脓肿和肛瘘的病因和病理、播散途径、诊断、检查、治疗和并发症。

关键词：肛门直肠周围脓肿，肛瘘，病因病理，诊断，肛门镜检查，直肠镜检查，治疗，瘘管切开术

一、解剖

彻底了解盆底解剖是评估和治疗肛门直肠周围脓肿和肛瘘的重要前提。本文其他章节（第1章）对相关解剖学进行了全面讨论。对本章而言，肛门括约肌复合体及相关结构可以被认为是围绕直肠远端和肛门的两个肌性管道。肛门内括约肌是直肠固有的平滑肌层远端环形增厚的部分。止于齿状线远端，呈持续紧张性收缩，有助于肛门自制。内括约肌嵌套在由肛门外括约肌、肛提肌和耻骨直肠肌组成的宽大的横纹肌漏斗内。肛门外括约肌远端略长于内括约肌，两者间的括约肌间沟清晰可见，并可触及。在齿状线水平，存在不同数量的肛腺与隐窝相通（图 9-1）。

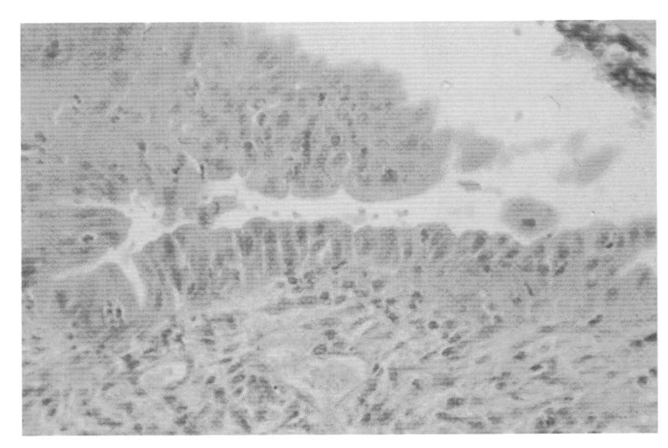

▲ 图 9-1　**肛　腺**

肛管组织学检查显示：肛腺导管自齿状线处进入肛管。可见鳞状上皮、移行上皮及柱状上皮过渡

二、病因和发病机制

多数脓肿因非特异性的肛腺源性感染引起，也和其他多种因素相关，主要是炎症或创伤。可导致肛门直肠周围脓肿的具体病因如下：①感染性 / 炎症性，如肛隐窝脓肿、炎性肠病、憩室炎、盆腔脓肿、结核病、放线菌病、性病淋巴肉芽肿；②恶性肿瘤，如癌、淋巴瘤、白血病；③外伤，如穿刺伤、穿透伤、会阴切开术、痔切除术、前列腺切除术、灌肠术；④放射治疗。

腺源感染学说最早于 1958 年由 Eisenhammer 提出，在 1961 年 Parks 的解剖学研究中得到了进一步支持[1, 2]。Parks 的解剖研究表明，肛腺导管起自肠腔内穿过内括约肌进入括约肌间隙。Parks 指出，细菌感染发生在被堵塞的肛隐窝内腺体或导管中。部分腺体堵塞可能由于大便、异物、创伤或炎症等引起，但对于大多数患者来说，找不到明确的阻塞缘由。上皮化的腺体开口于肠腔，一旦发生感染，脓液沿着阻力最小的组织穿透皮肤，从而形成瘘管。

三、播散途径

典型的肛瘘起始于肛管中段的肛隐窝处，向下延伸至肛缘。脓液穿透外括约肌进入坐骨直肠窝，或顺着括约肌间隙向上延伸并沿着直肠壁向上或穿透直肠，甚至向上播散进入盆腔（图 9–2）。

脓液也可能在肛门周围的三个不同平面向周围蔓延。最常见的是后侧马蹄型脓肿，源于后正中线的脓肿，穿透括约肌复合体达肛管后深间隙，并进入两侧坐骨直肠窝。这种环向扩散也可能发生在括约肌间或肛提肌上方的直肠周围组织。

四、诊断

（一）病史

肛门直肠周围脓肿最常见的症状是疼痛和肿胀。虽然患者最常见症状为肛周疼痛，但临床上也应警惕以骨盆或臀部疼痛为主要症状的肛提肌上脓肿。脓肿的其他症状包括肿胀、流脓、异味、排尿困难、出血和发热。由于疾病或药物而导致免疫功能受损的患者可能没有疼痛或肿胀，仅有轻微的发热和不适。既往有肛门直肠脓肿、炎症性肠病或肛门外伤史的患者往往有更复杂的脓肿，应早期联合辅助性检查，如麻醉下检查和影像学检查等。

肛瘘的临床表现可能不严重，但多数患者有脓肿或肛肠疾病手术史。肛瘘的症状包括流脓、

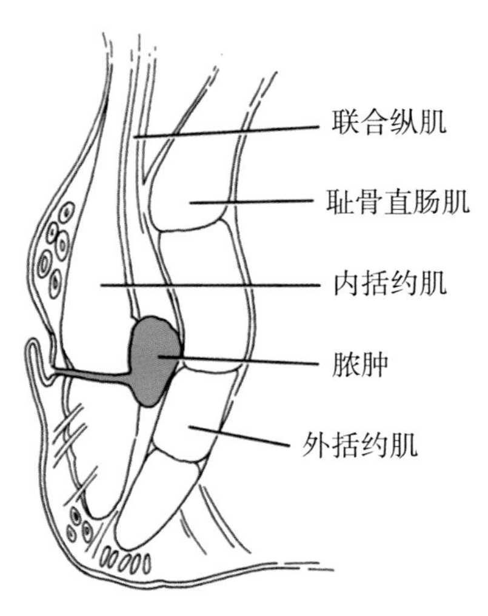

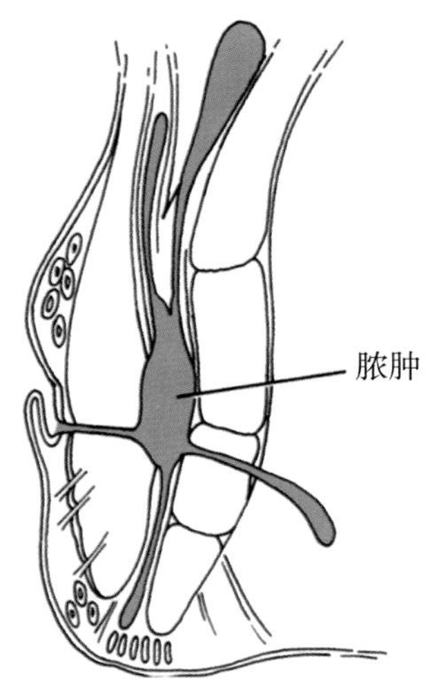

▲ 图 9–2　肛周脓肿或肛瘘的播散路径

出血、疼痛和肿胀。肛瘘可能因间歇性阻塞而导致脓肿复发。

（二）体格检查

急性脓肿的体征会因脓肿的位置而有所不同。肛周或坐骨直肠窝浅表脓肿可表现为局部红肿、硬结、波动感、压痛，偶尔伴有流脓。临床上应特别注意不伴有局部红肿、硬结或是会阴肿胀括约肌间脓肿的患者。患者行直肠检查时会主诉肛周疼痛和坠痛，但没有外部炎症迹象。肛提肌上脓肿可能出现疼痛和包块，但体检可能是阴性而括约肌间脓肿患者可能由于疼痛而拒绝直肠指诊，括约肌复合体之外的提肌上脓肿患者配合肛指检查从而更易检查到盆底近端的包块。

非急性化脓的肛瘘患者的主要体征就是外口。表现为稍隆起的肉芽组织中间有一开口。触诊压迫时，可能有液性或脓性液体外溢。指检可发现肛周组织内条索状质硬管道。非麻醉状态下肛门镜检查很难发现患者肛瘘内口。

Goodsall 法则是一种常用的根据瘘管外口位置定位肛瘘内口的方法（图 9–3）。1887 年 Goodsall 首次发表的观察报道中指出，“如果瘘管的外口位于肛门横线的后方时，其内口通常在后正中线上，而外口在该横线前侧瘘管内口则通常位于相对应的位置，形成一个简单、直行、完整的瘘管[4]。有一些研究对 Goodsall 法则的实用性提出质疑。其中一项研究指出，Goodsall 法则对肛瘘内口位置的预测准确度约为 59%，识别前侧内口（72%）比识别后侧内口（41%）更准确[5]。有趣的是，一项早期更大规模的对 216 例患者的研究表明，Goodsall 法则对于后侧肛瘘内口的识别准确率达 90%，但对于识别前侧肛瘘的内口准确率仅为 49%[6]。

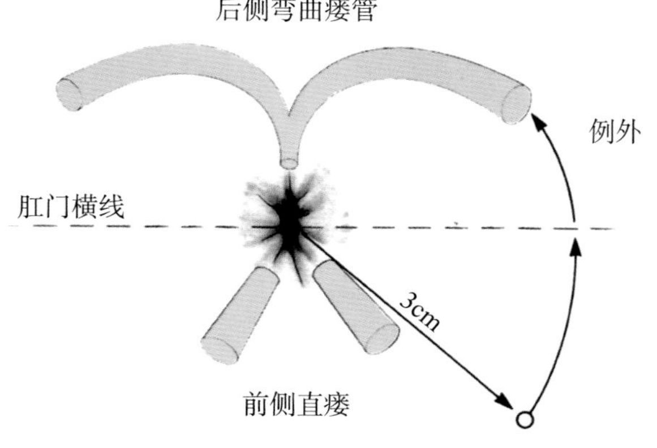

▲ 图 9–3 **Goodsall 法则**

前侧瘘管直通最近的隐窝，而后侧瘘管弯曲至后中线处的隐窝，一个例外是超过 3cm 的前侧瘘管可能会延伸到后正中线处

（三）肛门镜和直肠镜

麻醉下检查，让患者处于最适宜的体位，配合理想的光源和必要的设备，便于全面评估肛周脓肿和肛瘘。麻醉下检查于俯卧位下较易操作，必要时也可以采取截石位或侧卧位进行。充分的检查应在全身麻醉或局部麻醉下进行。肛门镜检查可以发现引流脓液的内口及相关的肛隐窝。括约肌间脓肿可以通过触诊或 18 号探针穿刺来确定。

肛瘘诊治首先要确定内口。将肛瘘探针插入明确的瘘管是一种确定瘘管走行的方法，但操作必须小心以避免形成假道。检查时，将一手指置于肛管内，探针在没有遇到阻力的情况下就会轻轻地向前推进。如果探针通行受阻，则可以自外口向瘘管内注入稀释的亚甲蓝或过氧化氢以显露内口。另一种方法将外口扩大，沿着瘘管肉芽组织进行游离直至内口，小心操作，注意不要造成假道。

如果脓肿或肛瘘是由炎症性肠病、恶性肿瘤、缺血或异物等潜在疾病引起，则必须进行肛门镜、直肠镜或乙状结肠镜检查。每一个接受肛瘘治疗的患者，都应该排除直肠炎。

（四）检查（影像学检查）

1. 磁共振成像

磁共振成像（MRI）能无创地评估复杂性瘘管或会阴部术前的异常解剖结构，已成为诊治肛周脓肿或肛瘘的有效手段（图 9–4，图 9–5 和图

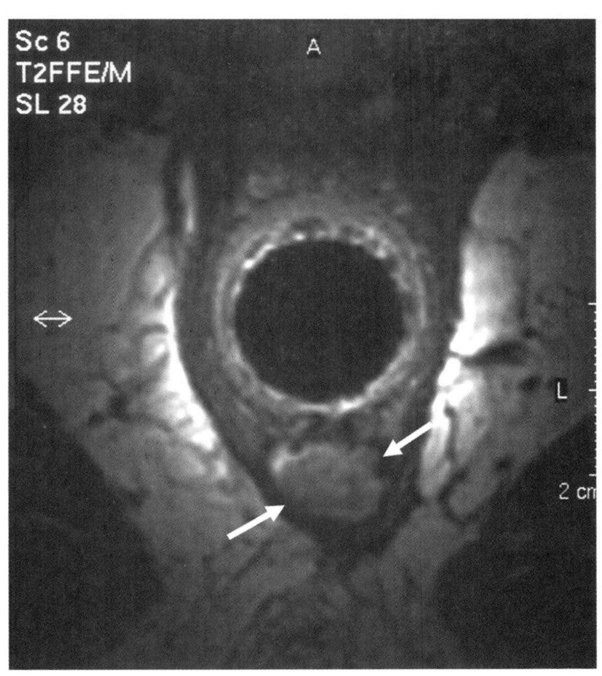

▲ 图 9-4 括约肌间肛瘘伴肛提肌上延伸的核磁影像，箭头所指为括约肌间脓肿（图片由 Ruud Schouten，MD 提供）

9–6）。肛管腔内磁共振线圈因其实用性差及易引起患者不适感，目前使用甚微。因此，大多数研究依赖于体外线圈成像。针对常伴有复杂解剖改变的克罗恩病肛瘘，盆腔 MRI 被认为是其诊断的金标准[7]。

在一项早期作为金标准的研究，35 例肛瘘患者与术中探查比较发现，肛瘘主管诊断率为 86%，支管及走行符合率为 93%，内口定位符合率为 80%。其中两位患者，在麻醉下探查中无法找到先前 MRI 提示的瘘管，但当其发生感染后需要再次手术引流时，病发部位就是早期 MRI 显示的病灶[8]。最新的关于磁场强度的研究进一步支持了这些发现，特别证实了 MRI 能够有效地识别肛瘘支管。对肛瘘走行或支管的识别敏感性为 80%～94%，特异性为 94%～100%[9, 10]。对四项研究的 Meta 分析表明，MRI 对全部肛瘘瘘管检查识别的敏感性和特异性分别为 87% 和 69%。相较于肛门腔内超声，后者敏感性和特异性仅为 87% 和 43%[11]。

Buchanan 等基于 104 例患者的研究比较了临床检查、肛门直肠腔内超声和 MRI 的诊断结果的参考标准。发现临床检查，腔内超声和 MRI 对肛瘘的正确识别率为 61%、81% 和 91%，对脓肿的正确识别率为 36%、70% 和 88%[12]。

2. 瘘管造影

瘘管造影包括自外口插管和注射水溶性造影剂，同时获得多个透视图像。由于软组织解剖的解析度很差，包括没有手段标记定位内口，因此其应用受到限制。

克罗恩病瘘管治疗的最新全球共识指南指出，瘘管造影和 CT 是过时的方法，因为这些方法所能提供的瘘管和盆底肌肉解剖关系的信息匮乏[7]。在某些异常复杂的瘘管中，瘘管造影可能会影响到手术方案的制订。最近的一项利用不透射线标记描绘瘘管造影解剖结构的研究发现，这种方法在识别是否存在内口方面的准确率为 74%[14]。其他作者表明，瘘管造影与手术结果完全符合的比率仅为 16%。

3. 超声检查

腔内超声是评估瘘管的一种有效的替代 MRI 方法，因其更易获得，且具有类似的准确性。但其视野较小且不能充分显示提肛肌上或坐骨肛门间隙脓肿。向瘘管内注入过氧化氢和生理盐水是改善检查结果的辅助手段[7]。以 401 例患者外科手术的检查结果作为参考标准，Toyonaga 等发现肛门腔内超声对原发性肛瘘诊断准确率为 88%，马蹄型肛瘘诊断准确率为 85.7%、内口定位的准确率为 85.5%[16]。这项研究选择性地使用过氧化氢注入瘘口来强化显示效果（4.9%）。其他研究已经显示了类似的结果，使用过氧化氢可增强超声显影[17]。直接比较过氧化氢增强超声和 MRI，结果表明这两种方法有密切的相关性。在一项研究中，超声和 MRI 对原发肛瘘的分型符合率为 90%，对支管的发现符合率为 71%、对内口的定位符合率为 90%[18]。

4. 计算机断层扫描

由于不能提供足够的肛门括约肌周围软组

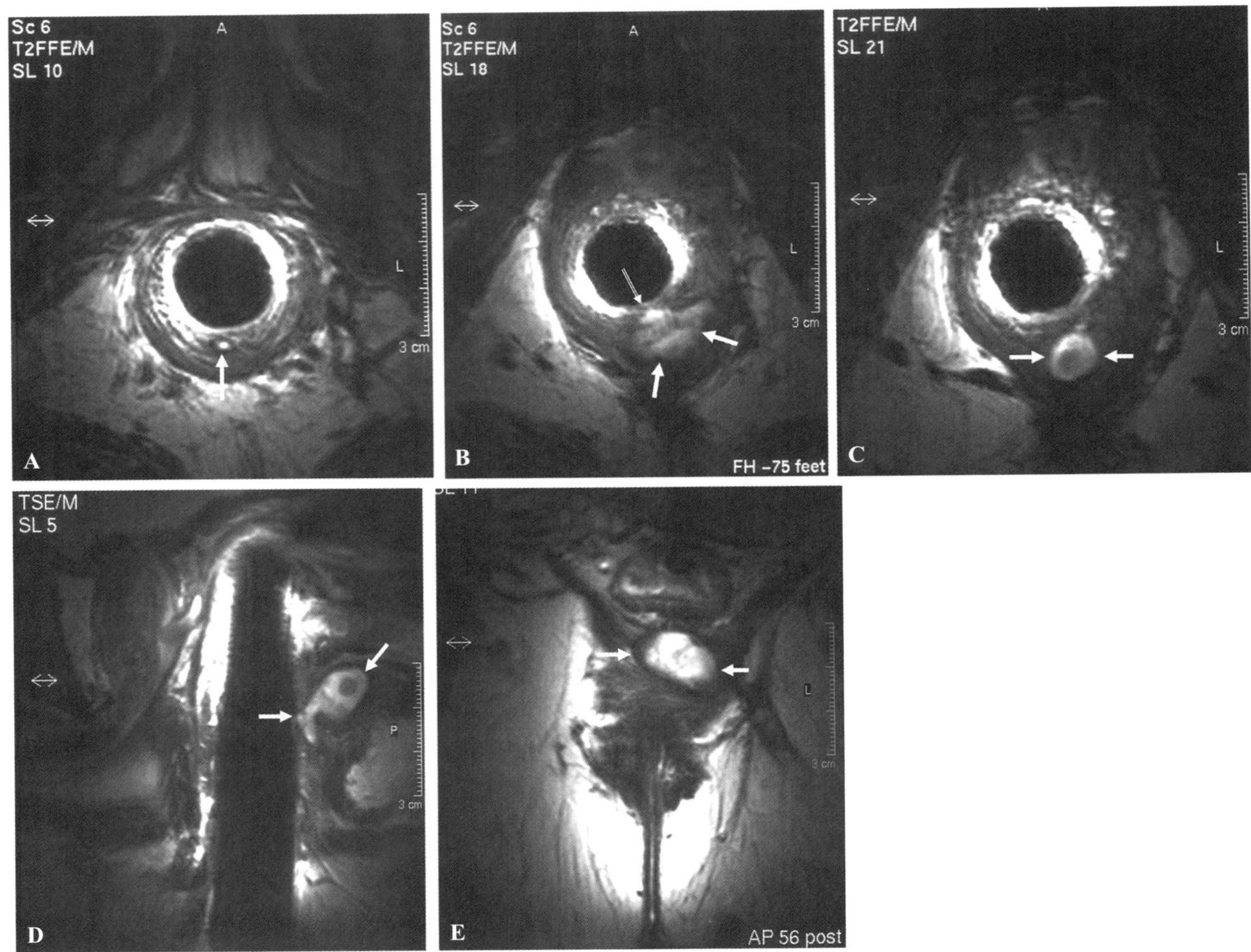

▲ 图 9-5　括约肌间瘘管伴高位盲瘘，末端止于耻骨直肠肌的 MRI 图

A. 低平面，箭指向后中线的括约肌间；B. 较高平面，细箭指向内口，粗箭指向括约肌间脓肿；C. 高平面，向上延伸的瘘管；D. 矢状面，箭头指向瘘管，其末端位于耻骨直肠肌水平的后正中线脓腔中；E. 冠状面—脓腔的顶端，清晰的盆底图像（图片由 Ruud Schouten MD 提供）

织分辨率，计算机断层扫描（CT）成像在肛瘘评估中的应用受到限制。随着多层 CT 成像系统分辨率的提高，CT 瘘管造影作为一种比 MRI 更便宜、更便捷的替代方法重新引起了人们的关注。近期的一项研究将 41 例患者的 CT 瘘管造影和 MRI 及手术结果进行了比较。CT 能正确预测 73% 患者的肛瘘分型、85% 的支管数目和 68.2% 的内口位置，而 MRI 预测准确率分别为 92.7%、87.8% 和 85.3%。这些作者的结论是，在大多数情况下，MRI 优于 CT 瘘管造影，但 CT 瘘管造影对非复杂的情况可以作为首选方法[19]。由于简单的肛瘘很少需要放射影像学评估，因此本研究对涉及电离辐射的侵入性成像在简单肛瘘瘘管中使用的支持意义不大。

肛门直肠腔内超声和盆腔 MRI 可为复杂性病例评估肛门直肠周围脓肿和肛瘘提供有意义的信息。所以瘘管造影术并没有广泛的应用，很少有文献支持。CT 临床应用广泛且扫描速度较快的特点可使其在急性肛门直肠周围脓肿的诊断中发挥重要作用。由于 MRI 和超声对括约肌复杂解剖结构的高分辨率并且没有射线暴露风险，目前是评估复杂性肛瘘或小脓肿的首选方法。

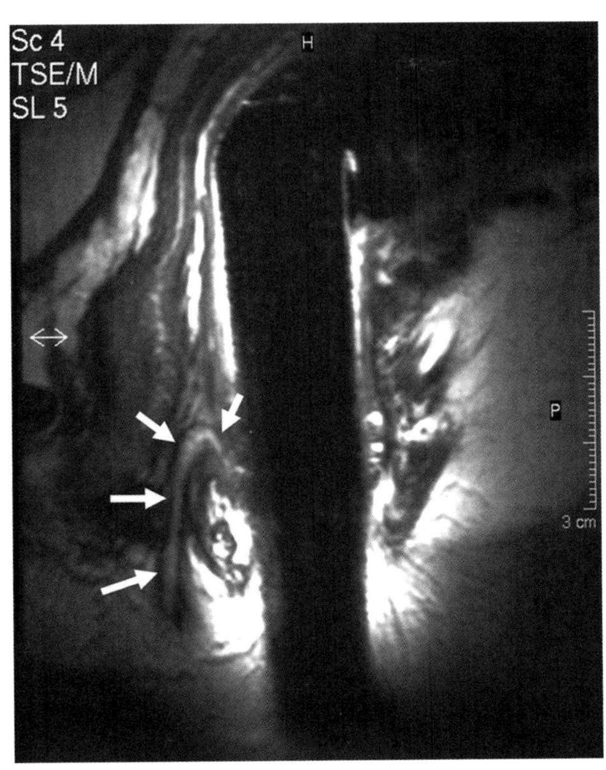

▲ 图 9-6 一名女性前侧经括约肌肛瘘患者的矢状面核磁共振成像，白箭指向直肠阴道隔中的瘘管（图片由 **Ruud Schouten.MD** 提供）

五、肛周脓肿

（一）微生物学

从肛周脓肿中分离出的微生物菌株通常是需氧菌和厌氧菌的混合菌群，很少对普通抗生素产生耐药性。典型分离出的微生物包括大肠杆菌、脆弱拟杆菌、肺炎克雷伯菌、凝固酶阴性葡萄球菌、肠球菌。

急性脓肿培养发现的肠道相关微生物和肛瘘形成之间可能存在联系。一项研究表明，肛周脓肿脓液中培养发现肠源性细菌的患者中有 54% 最终会形成肛瘘，而 34 例肛周脓肿脓液培养发现皮肤源性细菌的患者肛瘘发生率为 0%。因此，笔者主张对肛周脓肿培养发现肠源性微生物的患者进行评估，决定是否需要进行再次手术 [23]。大多数人则认为，没有必要根据细菌学情况认定肛瘘形成，因为培养出肠源性微生物的患者大多不会形成肛瘘 [24]。他们据此建议必要时再行肛瘘手术。最近对肛周脓肿进行微生物学评估的研究甚少，因为人们认为微生物检测对肛瘘仅是具有一定敏感性但特异性不强的评估手段，并且比细致的解剖学评估效果要差 [25]。2014 年的一项研究发现，从肛周脓肿中分离出的 98% 的细菌对普通口服抗生素敏感，172 例患者中仅有 2 例培养出金黄色葡萄球菌对甲氧西林耐药 [26]。我们的做法是只对特定的肛周脓肿患者进行细菌培养，而且主要是针对之前曾滥用抗生素且有可能存在耐药细菌的患者。

（二）发病率和分类

肛周脓肿的确切发病率是未知的，因为国家并未对肛周脓肿在门诊及诊室内操作进行登记。Nelson 根据瘘管发生率的历史数据和假设脓肿按一定比例形成，对脓肿的发病率进行了一个有力的推断。他的分析表明，在美国，肛周脓肿的发病率为每年 6.8 万～9.6 万例 [27]。有几个大规模系列研究显示，男性的发病率高于女性，比率为 2∶1～5∶1[3, 28, 29, 30]。

肛门直肠周围脓肿根据脓肿所累及间隙的解剖位置可分为：肛周浅表脓肿、坐骨肛门窝脓肿、括约肌间和肛提肌上脓肿（图 9-7）。后侧脓肿穿透后侧正中联合纵肌进入肛管后深间隙，并向单侧或双侧坐骨肛门窝蔓延而形成马蹄形脓肿。马蹄形脓肿治疗复杂，因此单独归类进行讨论。在库克县医院对 1023 例肛周脓肿患者的回顾分析中，根据解剖结构脓肿分布，Ramanujam 等发现，肛周浅表脓肿为 42.7%，坐骨肛间窝脓肿占 22.8%，括约肌间占 21.4%，肛提肌上脓肿为 7.3%，黏膜下脓肿（高位肌间脓肿）为 5.8%[3]。

（三）治疗

1. 抗生素的治疗作用

抗生素治疗肛周脓肿应仅限于少数特定的临床情况，因为没有证据表明抗生素的使用能缩短愈合时间或减少并发症。Seow-En 和 Ngu

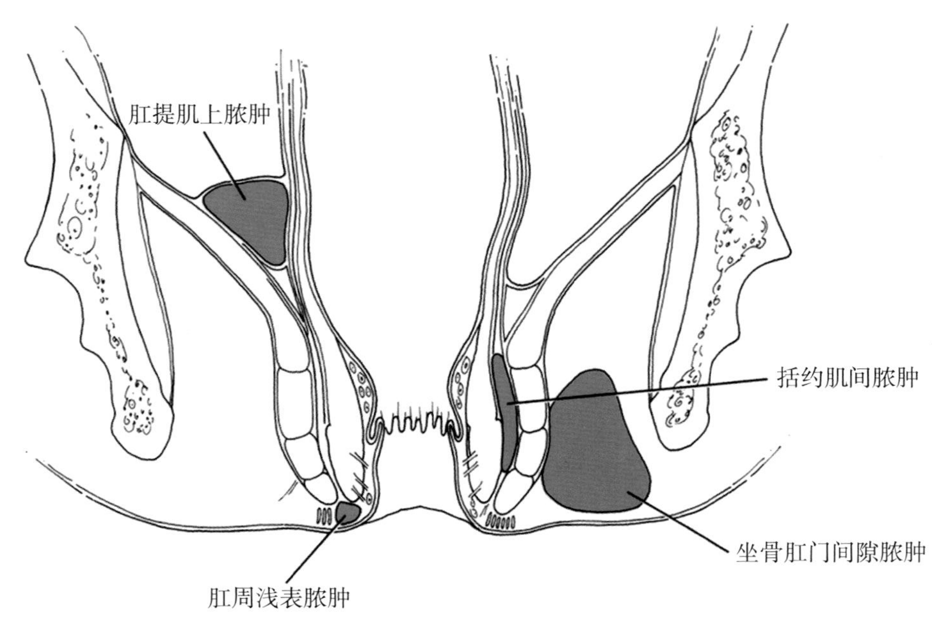

▲ 图 9-7 肛门直肠周围脓肿的分类

回顾分析了 172 例肛周脓肿引流术患者，63% 的患者术后使用抗生素。尽管接受抗生素治疗组的脓肿平均范围更大，但脓肿复发率没有差异 [26]。一项随机双盲安慰剂对照多中心试验表明，肛周脓肿引流术后使用抗生素未能改善患者肛瘘形成率。与使用抗生素的患者（22.4% vs. 37.3%）相比，安慰剂对照组的患者肛瘘形成率较低 [31]。

美国结肠直肠外科学会的临床实践指南指出："在单纯肛门直肠脓肿行常规切开引流术使用抗生素并不能缩短愈合时间或减少复发，因此这些不是抗生素使用的适应证。"在某些特殊情况下，脓肿切开引流术需联合抗生素治疗，如蜂窝织炎、免疫抑制治疗、全身系统疾病、人工心脏瓣膜置换、既往有细菌性心内膜炎、先天性心脏瓣膜移植疾病史的患者 [32]。

2. 肛周浅表脓肿

大多数单纯肛周脓肿可在诊室进行局麻下引流或在急诊室处理。在波动最明显处注射加入肾上腺素的局部麻醉药可以充分引流并避免出血。可以做十字切口或椭圆形切口并切除皮肤边缘（图 9-8）。必须切除表面的皮肤，因为小的切口会让创缘皮肤过早黏合导致脓液重新积聚。通常在脓腔内填塞敷料压迫止血，如果脓腔偏大，可放置一个小的球头导管充气止血。通常，脓腔不需要长时间填塞或反复换药，因为会引起患者不适。两个小规模的随机研究比较了伤口包扎与不包扎的情况。肛周脓肿切开引流后，均放置止血填塞物。然后将患者随机分为每日护理更换敷料组和不换敷料组。一项研究评估了 43 例患者，发现在愈合时间、复发性脓肿形成、瘘管形成率、疼痛评分和住院时间方面两组没有差异 [33]。一项最近的研究评估了 14 例患者，发现不更换敷料组的平均愈合时间更短（19.5d vs. 26.8d, P=0.047），且 2 周时疼痛评分较低。两组复发率无差异，更换敷料组有 1 例肛瘘形成 [34]。

3. 坐骨直肠窝脓肿

坐骨肛门窝脓肿的治疗与一般肛周脓肿治疗相同。小脓肿通常可以在局部麻醉下切开引流，较大的脓肿可能需要在麻醉下进行引流，才能充分探明是否有脓肿间隔，行对口切开保证充分引流。再次强调，建议切除皮肤要充分，以

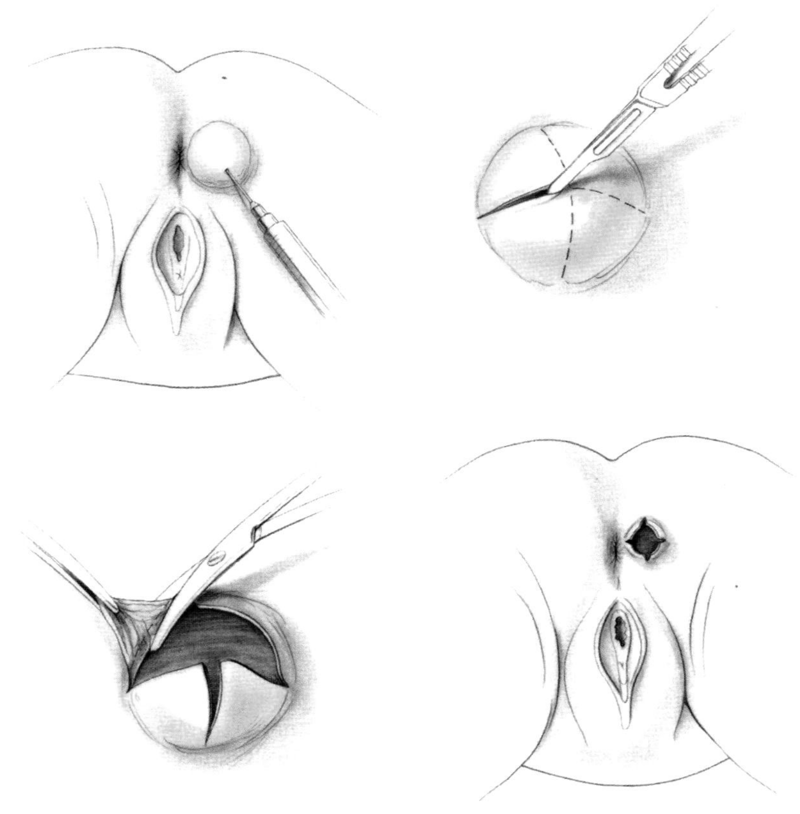

▲ 图 9-8　**单纯肛周脓肿或坐骨肛门窝脓肿的切开引流**

做十字形切口，并修剪创缘皮肤，防止创面过早愈合

便引流，不需要填塞。对于大的坐骨肛门脓肿常需充分切开引流并在脓腔中放置引流导管。Isbister 最早描述该技术，他对 91 例患者进行了简单置入 Pezzer 导管，患者耐受度好，有 22 例（24.2%）的患者形成瘘管 [29]。作者曾治疗坐骨肛门一例巨大脓肿患者，将 Pezzer 导管固定在脓腔内数周直至脓肿腔塌瘪，随后在门诊拆除引流，持续引流或脓肿复发提示可能有肛瘘形成。

4. 括约肌间脓肿

如前所述，当患者出现肛门部疼痛，却没有明显的外部炎症表现时，应高度怀疑括约肌间脓肿。肛门直肠指诊时的局部压痛和波动感可以指导医护人员发现脓肿。括约肌间脓肿的切开引流通常需要在全身麻醉或局部麻醉下进行，一方面可减轻患者痛苦，另一方面可以充分暴露视野，以便操作。切开引流在肛门直肠内进行，需要切开脓肿表面的肛门内括约肌。

5. 肛提肌上脓肿

与括约肌间脓肿一样，因为体格检查的阳性结果不多而且轻微，肛提肌上脓肿的诊断也比较困难。患者主诉严重的肛周疼痛，但没有红肿热痛的外在炎症表现。治疗肛提肌上脓肿合适的方法及时机必须根据其起源确定。肛提肌上脓肿的三种可能起源是：括约肌间脓肿向头侧的延伸，坐骨肛门直肠窝脓肿向深部的蔓延，或者由憩室炎、阑尾炎、克罗恩病或其他原因引起的盆腔脓肿向尾侧延伸。麻醉下检查和影像学探查是确定脓肿起源的必要条件。CT 和 MRI 对肛提肌上脓肿的诊断有重要价值 [35, 36]。

如果肛提肌上脓肿是括约肌间或坐骨直肠窝

脓肿引起的，则应根据其原本的脓肿情况进行引流。也就是说，肛提肌上脓肿若起源于括约肌间，则应通过切开脓腔上的内括约肌进行内部引流。经坐骨直肠窝引流括约肌间源性的肛提肌上脓肿可导致括约肌上瘘。坐骨直肠窝源性的肛提肌上脓肿应经坐骨直肠窝进行引流，而不能是切开内括约肌的肛门直肠内引流。肛内引流坐骨直肠窝源性的肛提肌脓肿的可导致括约肌外瘘（图 9–9）。第三种类型的肛提肌上脓肿，是一种由盆腔感染向下延伸形成，多由原发疾病决定的。通常，影像引导下盆腔脓肿的导管引流是最安全的治疗方案。但必要时还需经直肠腔内、坐骨肛门直肠窝或腹壁进行手术引流。

6. 马蹄形脓肿

肛门直肠周围脓肿向侧方延伸常被描述为马蹄形脓肿。此描述适用于从括约肌间脓肿由前正中或后正中延伸至侧方的脓肿。这类脓肿的治疗与一般的括约肌间脓肿相似，也是通过切开内括约肌进行肛管直肠内引流。复杂的马蹄形脓肿会穿过后正中线处的联合纵肌，累及肛管后深间隙，并可扩展至一侧或双侧坐骨肛门窝。肛管后深间隙是重要的解剖结构，其位于外括约肌深部及肛提肌下方之间，与马蹄形脓肿的形成和治疗密切相关。

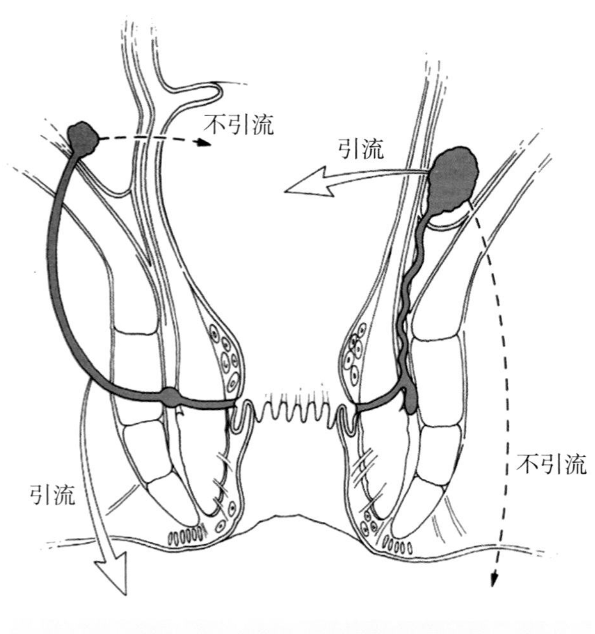

▲ 图 9–9 肛提肌上脓肿的引流

肛管后深间隙的马蹄形脓肿的治疗重点在于对此间隙进行充分引流，这是 Hanley 著名的观点。最初的 Hanley 术包括通过在后正中线的原发肛瘘内口插入肛瘘探针，并在原发肛瘘内口和尾骨之间的后中线切断外括约肌浅层来进行肛瘘切开术。这样就可以进入肛管后深间隙。然后可以在两侧坐骨肛门窝进行对口切开，彻底引流马蹄脓肿的外侧部分（图 9–10）[37]。Hamilton 采用另一种方法治疗 65 例患者，他们在后中线皮肤做切口，通过撑开外括约肌肌束进入到后深间隙。为了避免肛门失禁，对一些深部脓肿或复杂性脓肿的患者采用了分期手术治疗，放置了泄液线引流。其中 57 例完成随访，有 4 例复发[38]。随后几年中，Hanley 对原来的全开放术式进行了改良。在原发瘘管放置切割挂线取代既往的瘘管切开术（图 9–11）[39]。由于切割挂线术已基本淘汰，我们的做法是放置一个松弛的挂线，后续肛瘘处理可采用近年来激增的诸多损伤较小的术式。

7. 复发性脓肿

无论是诊断还是治疗，复发性脓肿都是一个棘手的问题。在专科诊治之前，患者可能已经进行了多次引流手术，由此造成的解剖破坏可能会使评估复杂化。引流术后早期复发多因引流不充分所致。在对 500 例肛周脓肿切开引流术患者的研究中，Onaca 等报道有 48 例在 10d 内进行了再次手术。由于部分患者需要两次以上的手术，每次手术治疗的总体再手术率为 7.6%。早期再手术的原因是：23 例（48%）引流不足或 15 例（32%）漏诊。肛提肌上脓肿的再手术率最高（33%），肛周脓肿、坐骨直肠窝脓肿和括约肌间脓肿的再手术率较低（分别为 6.9%、7.8% 和 7.3%）。只有年龄 21 岁以上才是再次手术的重要危险因素，而糖尿病、类固醇使用、病程长短、原发性或复发性脓肿、相关瘘管和克罗恩病则不是重要危险因素。有趣的是，初级住院医师的再次手术率与高级住院医师或主治医师的再次手术

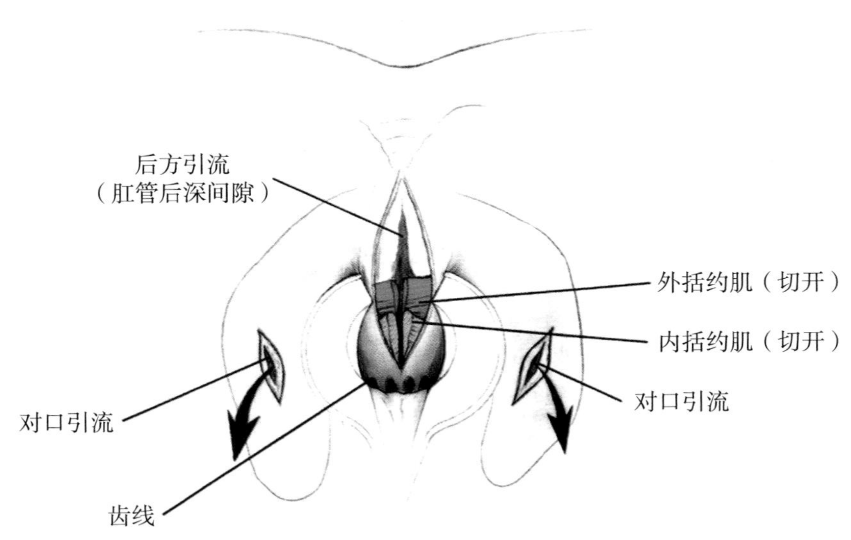

▲ 图 9-10 **早期 Hanley 术马蹄形脓肿切开引流**

注意，内外括约肌同时切开

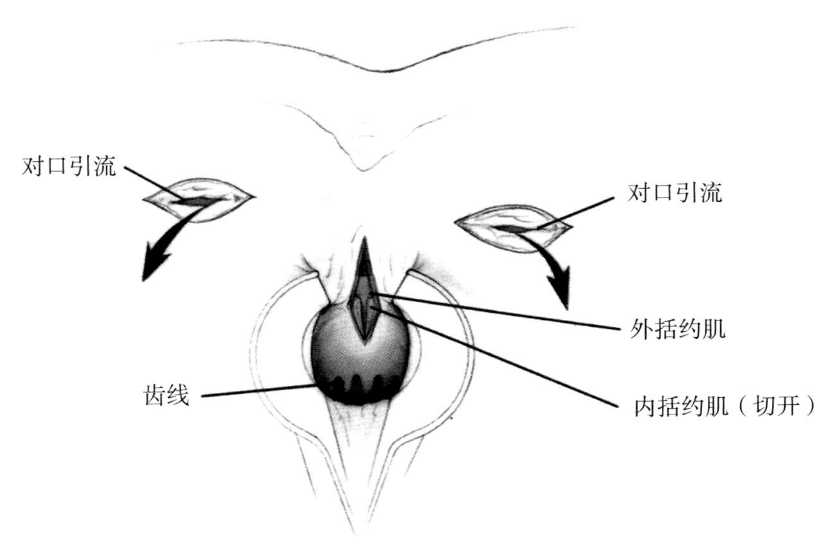

▲ 图 9-11 **改良 Hanley 术对马蹄形脓肿切开引流**

注意，切开内括约肌并保留外括约肌

率没有差异[40]。最近一项关于复发性脓肿的研究报道，2.4% 的患者需要早期再手术，36.1% 的患者随访平均 20 个月时复发。20% 的复发患者诊断为肛瘘。从症状开始到引流的间隔时间长短是复发相关的唯一因素，危险比为 0.4（95% 可信区间为 0.23～0.68，P=0.001）。性别、年龄、体重指数、麻醉方法、脓肿位置、解剖分类、引流管使用和糖尿病均无显著性差异[41]。Ramanujam 等报道 663 例肛周脓肿切开引流患者中有 25 例复发，其中大多（22 例）发现有瘘管[3]。

8. 一期肛瘘切开术

在脓肿需要引流时是否进行肛瘘切开术，这一点始终存在着争议。支持者认为在脓肿引流时寻找并破坏肛瘘瘘管，可降低脓肿复发率及日后手术率。反对者认为，大多数切开引流治疗后的肛周脓肿不会复发或形成肛瘘，所以没必要将简单的切开引流改为复杂的手术。此外，在急性脓肿时寻找瘘管可能增加造成假窦道的发生率，且过度分离括约肌会增加肛门失禁的风险。

大量的回顾性研究表明，约 1/3 的肛周脓肿患者在脓肿切开引流后会形成肛瘘，10% 复发性脓肿最后也会形成肛瘘 [24, 28]。这些研究的结果可见表 9–1。这些作者的结论是，肛周脓肿引流时没必要进行一期肛瘘切开术，因为只有不到 50% 的患者需要再次手术。其余的患者，只要充分切开引流就能解决问题，这些患者并不会从一期瘘管切开术中获益，也不能避免并发症的发生。

不过，最近有一项对 479 例患者的 Meta 分析，这些患者来自 6 项随机试验研究，比较单纯引流和引流合并一期瘘管切开术。这些试验中的主要排除标准包括既往肛瘘手术史、克罗恩病、括约肌上瘘管或括约肌外肛瘘等。Meta 分析显示一期肛瘘切开术后复发率显著降低 [RR（风险比）=0.13，95%CI（可信度区间）=0.07～0.24]，但 1 年后肛门失禁有增加趋势（RR=3.06，95%CI=0.7～13.45）。由于肛门失禁显著的异质性，这些作者得出结论，采用一期肛瘘切开术治疗低位瘘管复发率低，肛门功能损伤风险最小，患者总体来讲是受益的 [42]。考虑到这些研究结果，我们建议在适当的情况下采用一期肛瘘切开术治疗，如内口明确的低位括约肌间瘘、经括约肌瘘且无严重并发症或既往肛门直肠手术史。

（四）术后护理

脓肿引流后，患者通常可以直接从诊室、急诊室或术后康复室出院回家。应向患者告知脓肿复发或瘘管形成的风险，介绍伤口愈合过程中不同时间点可能出现的状况。脓肿引流术后复发的风险见表 9–1。

伤口不愈或持续溢液应及时判断是否为肛瘘形成。酌情推荐坐浴、大便软化剂、纤维制剂和麻醉或非麻醉镇痛。如前所述，不建议长时间伤口换药和使用抗生素。

六、肛瘘

（一）发病率

与肛周脓肿一样，肛瘘常见于男性患者。男女发病率比例通常为 2 : 1[43, 44, 45]。根据欧洲大型数据库估计，显示肛瘘总发病率为每年每 10 000 人有 1.04～2.32 例 [46]。

（二）手术适应证

一般来说，肛瘘很难自愈，因此只要出现症状就足以成为肛瘘外科手术的指征。肛瘘常见的症状包括持续性渗液、脓肿复发或肛周不适。虽然大多数肛瘘与先前的腺源性感染引起的脓肿有关，但外科医生也应警惕其他引起肛瘘的罕见病因，包括克罗恩病、化脓性汗腺炎、结核病或恶性肿瘤。无既往肛周脓肿病史的肛瘘患者，在治疗前应仔细进行鉴别。肛瘘手术的相关禁忌证包括有风险的全身或局部麻醉、肛门失禁和未经治疗的炎症性肠病。针对每一个这样的病例，外科医生必须权衡手术风险。通常情况下，持续性肛瘘引起的复发性脓肿可以通过长时间放置引流管来治疗，直到原发疾病得到控制。

表 9–1　引流后复发和持续性脓肿：纳入的研究

研　究	患者例数	脓肿复发率	肛瘘形成率	整体复发或持续性
Hämäläinen 和 Sainio[24]	146	10%	37%	47%
Vasilevsky 和 Gordon[28]	83	11%	37%	48%

（三）治疗原则

肛瘘手术的原则看似简单，但从整体上却复杂而棘手。治疗目的包括愈合要快，复发率低，同时不能损伤肛门功能。为实现这些目标，应遵循以下几项原则（框 9–1）。

框 9–1　肛瘘手术原则

1. 评估可能影响伤口愈合的潜在疾病
2. 确定原发（内）口
3. 描述瘘管与患者盆底肌肉和括约肌复合体的解剖结构之间的关系
4. 识别盲瘘和分支瘘管
5. 尽可能减少切开括约肌

（四）分型与治疗

描述肛瘘解剖关系的分类系统有很多种。最有益的分类系统是便于医生间沟通并能为肛瘘治疗提供帮助的系统。因此，能精确描述肛瘘主管道走行与盆底肌肉解剖关系是非常必要的。Parks 等的描述系统虽然复杂，但提供了这些细节[47]。根据括约肌和肛瘘主管之间的关系，确定了 4 个主要分类：括约肌间瘘、经括约肌瘘、括约肌上瘘和括约肌外瘘。每一类又都可以根据分支和播散情况进行补充：①括约肌间瘘，如单纯低位瘘、高位盲瘘、内口在直肠的高位瘘、内口在直肠但无会阴部外口、直肠外蔓延、继发于盆底疾病；②经括约肌瘘，如单纯瘘、高位盲瘘；③括约肌上瘘，如单纯瘘、高位盲瘘；④括约肌外瘘，如继发于肛瘘、继发于创伤、继发于其他肛门直肠疾病、继发于盆腔感染。

以下是对每种肛瘘的简要描述及肛瘘的图解说明。每幅图的左侧部分是肛瘘瘘管的走行，右侧部分是手术切除部位。这些图解应被视为肛瘘治疗的基本指南，并在此提醒大家参考本章的以下章节，我们会介绍既能保护肛门括约肌又可保持相同治愈率的其他手术方式。切除大量括约肌的肛瘘的外科治疗可能导致永久性肛门失禁。

1. 括约肌间瘘

括约肌间瘘是最常见的肛瘘类型，仅累及括约肌间平面。它通常是其他类型肛瘘的先兆，并有多种可能的延伸或瘘管分支。一个简单的低位括约肌间瘘穿过内括约肌，然后直达肛周皮肤。此类肛瘘手术可行内括约肌远端切开，引起肛门失禁的风险低（图 9–12）。具有高位盲端的括约肌间瘘是瘘管在内括约肌和直肠纵肌之间向上延伸所致。适当地多切开近端内括约肌便于确认及治疗盲瘘，不仅可减少复发而且不增加肛门失禁的风险（图 9–13）。如果盲管穿透下段直肠壁，可能会形成继发性的直肠开口。与高位盲瘘一样，继发性内口的确认和治疗需要通过切开更多内括约肌以防止复发（图 9–14）。如果括约肌间脓肿没有向会阴处引流，就被认为是没有会阴外口的括约肌间瘘。此类肛瘘治疗需切开内括约肌下段，切除致病肛隐窝（图 9–15）。最后，括约肌间的腺源性脓肿可延伸至盆腔或由原发性肠道引起盆腔脓肿，此类脓肿可自行沿括约肌间平面引流。每一种情况的治疗都是不同的，内括约肌切开在肠穿孔引起的括约肌间瘘的治疗中没有作用，但对于腺源性脓肿向近端延伸所致的括约肌

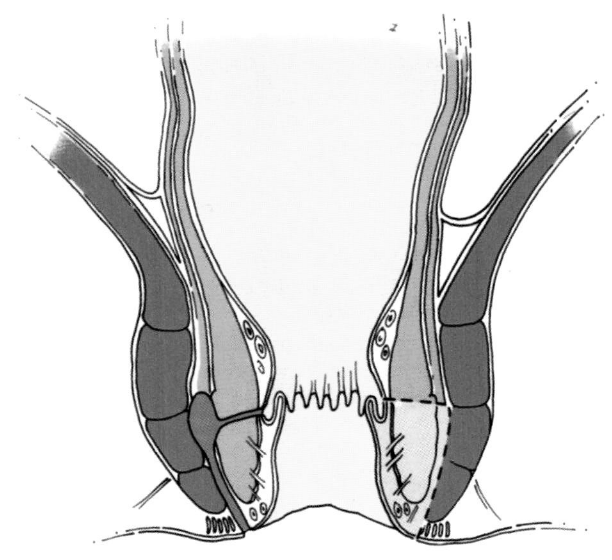

▲ 图 9–12　内括约肌远端切开治疗单纯括约肌间肛瘘

间瘘的治疗有重要意义（图 9–16 和图 9–17）。

2. 经括约肌瘘

简单的经括约肌瘘的瘘管穿过内括约肌和外括约肌后，通往坐骨直肠窝至体表。手术方式的选择应根据肛瘘累及括约肌复合体的位置高低而定。低位经括约肌瘘的手术治疗只需简单地切开远端外括约肌即可，且不会引起肛门失禁（图 9–18）。位置较高的经括约肌肛瘘可以采用后面章节中介绍的一些微创的术式来处理。要重视经括约肌瘘的高位盲管的处理，治疗不当可导致并发症。对高位盲瘘探查不当可能会造成继发性直肠部内口，从而形成医源性括约肌外瘘。如果不

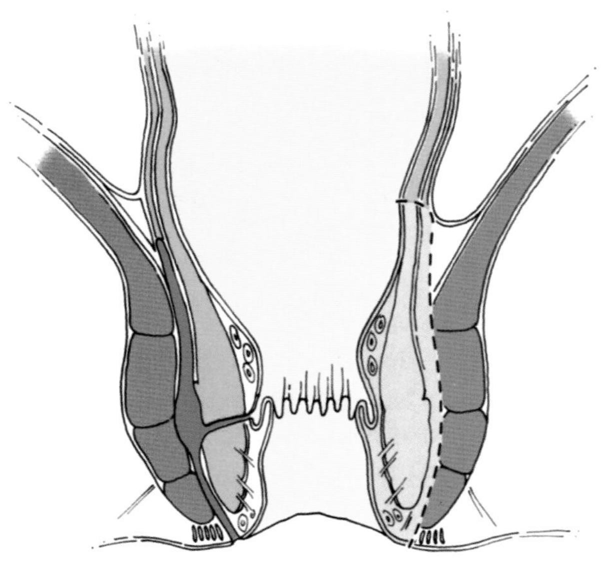

▲ 图 9–13　内括约肌切开至高位盲瘘顶端治疗伴有高位盲瘘的括约肌间瘘

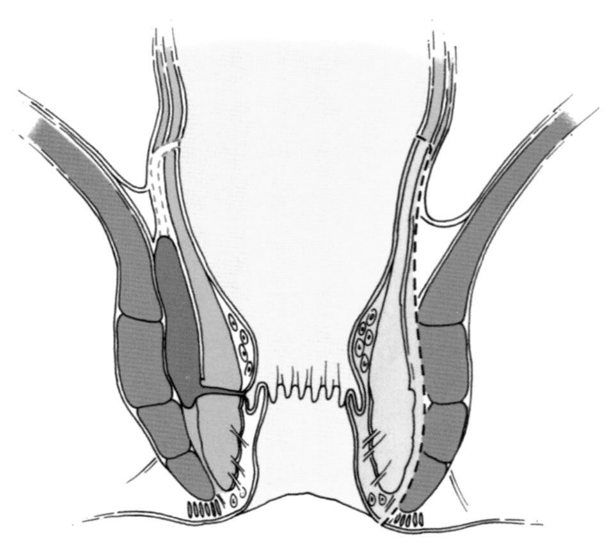

▲ 图 9–15　括约肌间瘘：高位瘘管且无会阴部外口

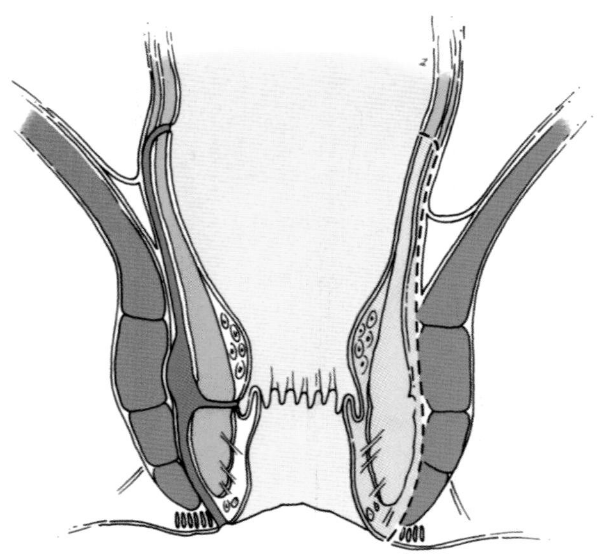

▲ 图 9–14　内括约肌切开至直肠近端开口治疗高位括约肌间肛瘘

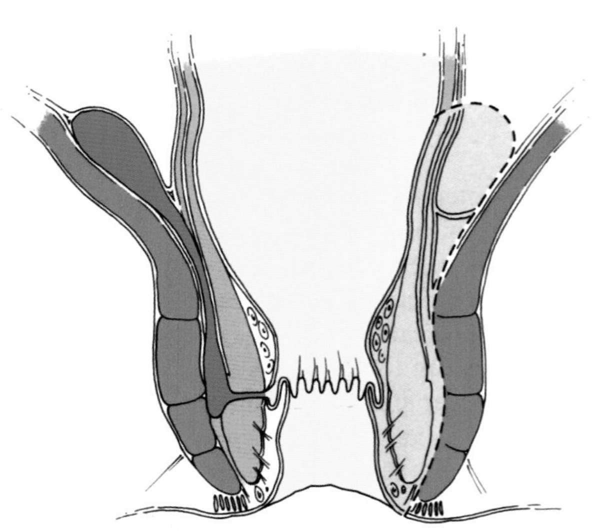

▲ 图 9–16　内括约肌切开至肛瘘最顶端治疗伴有向直肠延伸的括约肌间瘘

想出现这种并发症，原发性经括约肌瘘的处理就应充分引流高位盲管（图 9–19）。与单纯经括约肌瘘一样，切开内、外括约肌远端不会导致严重的肛门失禁，但仍可以考虑采用不破坏大量组织的治疗方案。

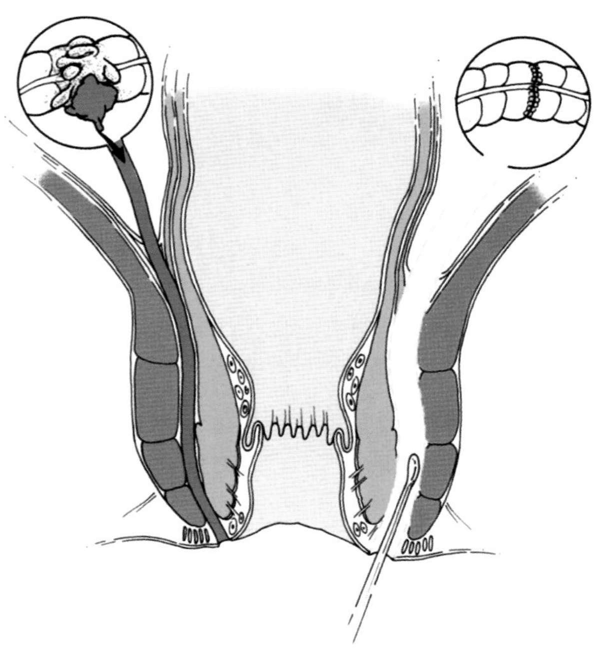

▲ 图 9–17　继发于盆腔脓肿的括约肌间瘘，必须治疗肠道损伤，括约肌不需切开

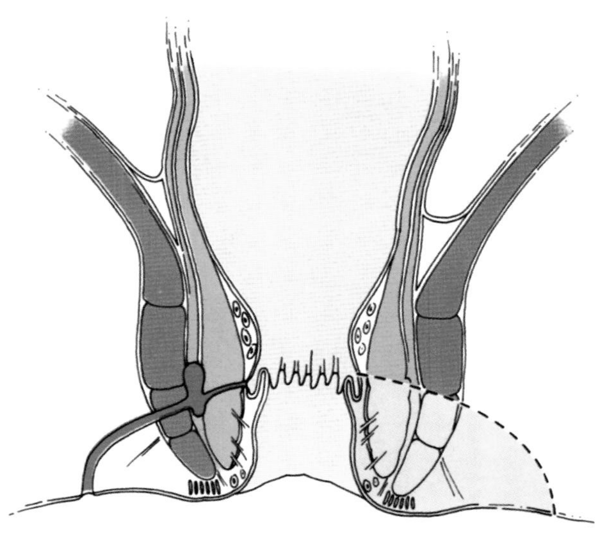

▲ 图 9–18　切开少量远端内外括约肌或其他微创术式治疗非复杂性经括约肌肛瘘

3. 括约肌上瘘

简单的括约肌上瘘的瘘管自括约肌间隙向上延伸到耻骨直肠肌上方，然后从括约肌外侧向下进入坐骨直肠窝。敞开整个瘘管就会切断过多的括约肌，可能导致肛门失禁。因此，瘘管的切除应分期进行，并充分应用挂线疗法（图 9–20）。也可以考虑其他方法，如采用肛瘘栓或纤维蛋白胶等。括约肌上瘘的高位盲瘘可延伸至肛提肌上间隙，但这种情况很少见（图 9–21）。治疗方法

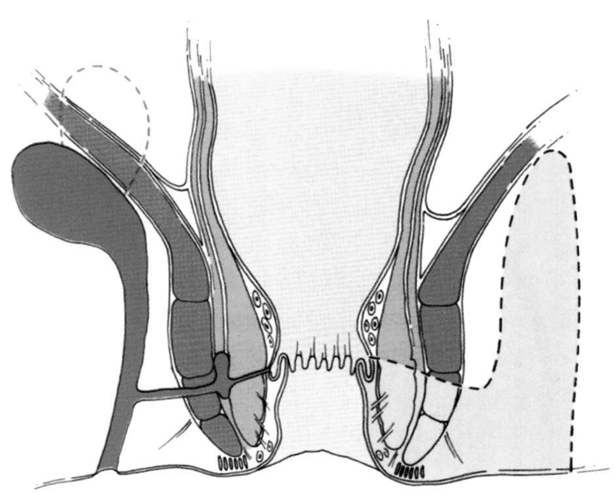

▲ 图 9–19　经括约肌肛瘘伴高位盲瘘

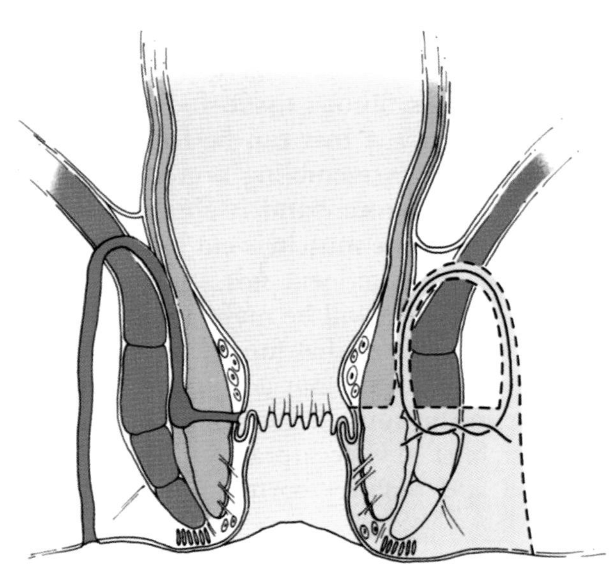

▲ 图 9–20　单纯括约肌上瘘

类似于简单的括约肌上瘘，但对其向上延伸的部分必须进行充分引流，因为要面对持续的感染，所以不建议采用肛瘘栓或生物胶等方法。

4. 括约肌外瘘

括约肌外瘘走行经过皮肤、坐骨直肠窝、肛提肌，开口于盆腔内的肠壁。因为括约肌外瘘的行径路线完全在括约肌复合体以外，并且切开瘘管的术式会导致肛门失禁，所以其治疗非常棘手。此外，直肠高压迫使黏液和秽物从肛瘘内口进入瘘管，使其处于开放状态。括约肌外瘘的病因包括经括约肌瘘自行向上延伸，或经括约肌瘘因探查不当引起的医源性直肠穿孔，或是穿透直肠的会阴部外伤。括约肌外瘘也可由腹部疾病向下延伸形成，如憩室炎、克罗恩病或恶性肿瘤穿孔。

括约肌外瘘治疗既要消除污染源，又要减少直肠内的高压碎屑。如果是源于经括约肌瘘，可以通过切开内括约肌的下半部分去除肛瘘主管，直肠壁的内口直接缝合关闭。在这种情况下，应考虑进行临时粪便转流。因盆腔疾病向下延伸引起的括约肌外瘘的治疗应从控制原发疾病开始。这种情况可以考虑粪便转流，但一定不要切开括约肌（图 9–22、图 9–23 和图 9–24）。

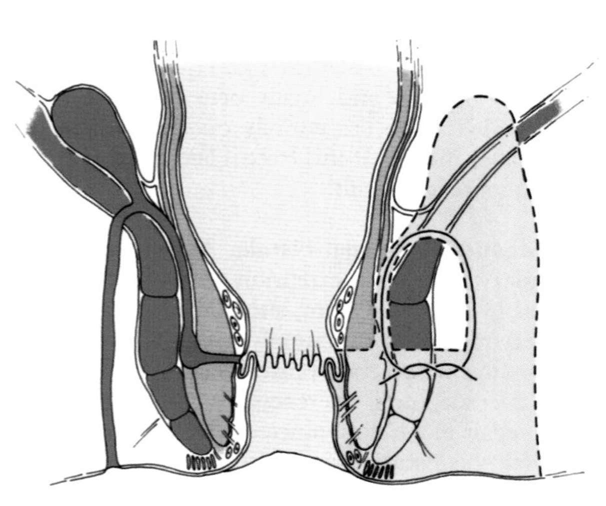

▲ 图 9–21　括约肌上瘘伴高位盲瘘

（五）技术（手术方法）

1. 单纯低位瘘

患者取俯卧折刀位，使用镇静药，在监护下进行手术。肥胖、睡眠呼吸暂停或肺部疾病患者不建议这种方法，而应取侧卧位、俯卧或膀胱截

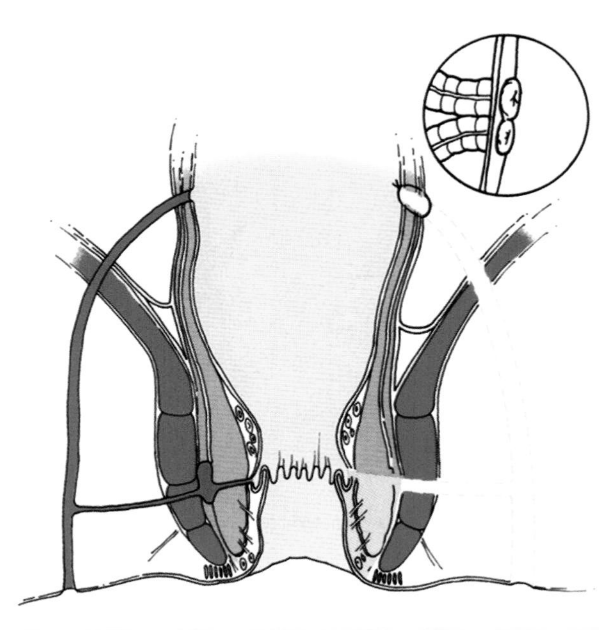

▲ 图 9–22　继发于肛腺源性肛瘘的括约肌外瘘，治疗包括切除远端内括约肌，关闭直肠壁上开口，可能需要粪便转流

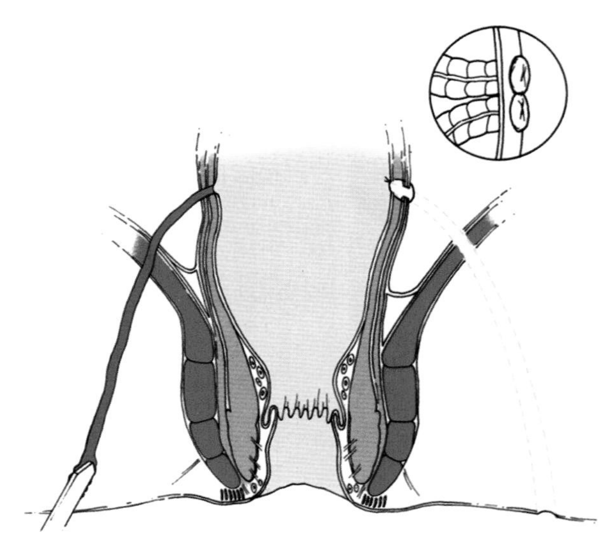

▲ 图 9–23　继发于外伤的括约肌外肛瘘，治疗包括清除异物和粪便转流，不必切开括约肌

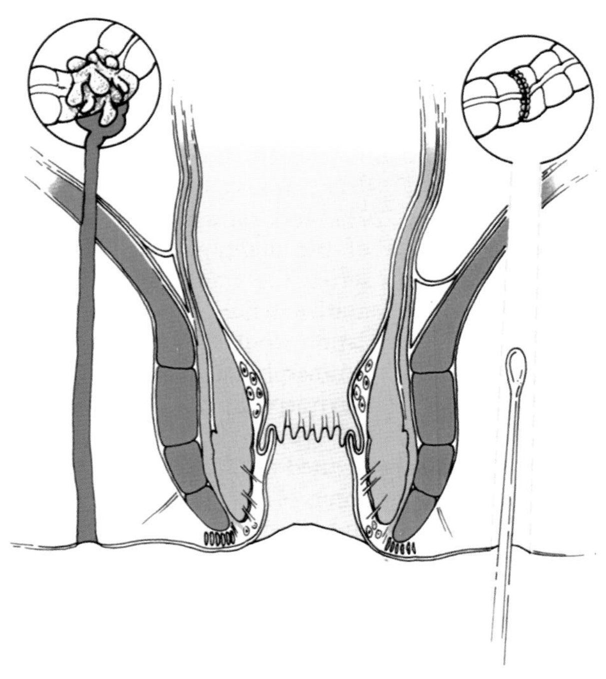

▲ 图 9-24　继发于盆腔疾病的括约肌外肛瘘，治疗原发性结直肠疾病能够消除肛瘘，无须并强烈反对切开括约肌

石位在全麻下进行手术。肛周行浸润性局部麻醉，局麻药物中加入肾上腺素。肛门指检和肛门镜用于评估肛瘘结构并确认内口或炎症感染。将探针自外口插入，轻柔通过瘘管直至内口。应尝试确定是否存在继发性内口或肛瘘分支，明确瘘管解剖。单纯括约肌间瘘或低位经括约肌瘘，可以直接切开肛瘘探针表面的组织，用电刀止血（图 9-25）。

对切开的瘘管可使用可吸收线进行袋状缝合以缩小敞开的伤口。两个随机试验支持对完全开放的伤口进行袋状缝合。Ho 等对 103 例因括约肌间瘘或低位经括约肌瘘行肛瘘切开术的患者随机选择进行袋状缝合或伤口开放。袋状缝合的伤口平均愈合时间为 6 周，而开放伤口平均愈合时间为 10 周（$P < 0.001$）。此外，术后 3 个月肛门测压发现，伤口开放患者的最大肛门收缩压较进行袋状缝合患者低。行袋状缝合组肛门失禁发生率为 2%，而创面敞开组肛门失禁发生

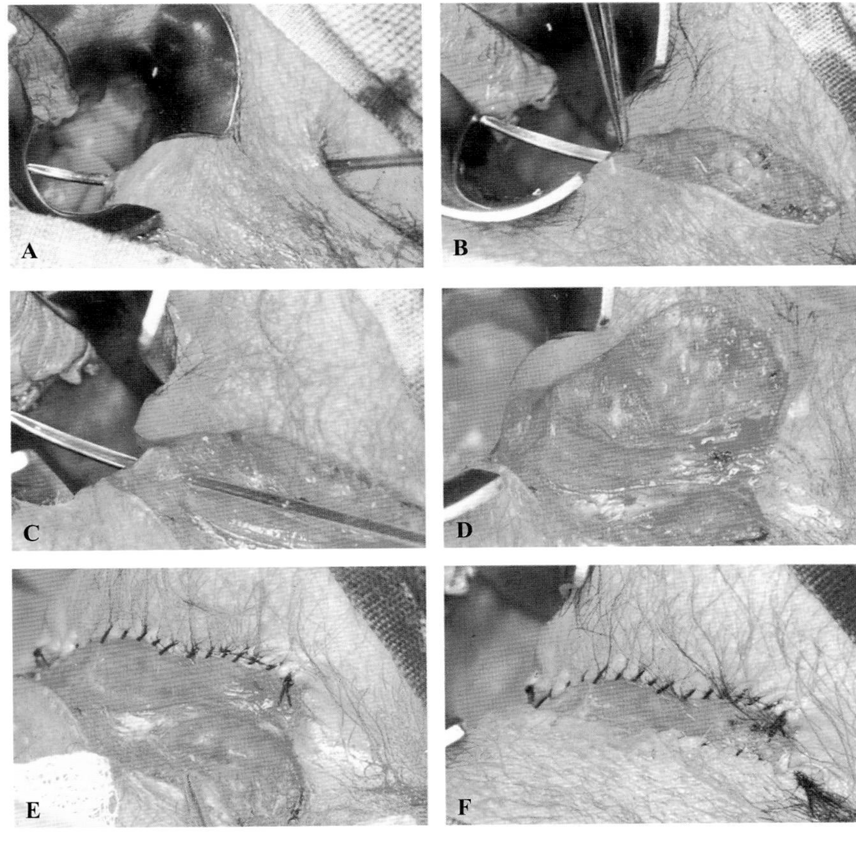

◀ 图 9-25　低位单纯肛瘘的切开术

A. Lockhart–Mummery 探针位于瘘管内；B. 皮肤和肛管黏膜切开；C. 切开外括约肌并暴露内括约肌；D. 瘘管完全切开并搔刮；E. 一侧行袋状缝合；F. 完成袋状缝合

率为 12%，但无统计学意义[49]。最近一项试验中，Pescatori 等将 46 例行肛瘘切开或肛瘘切除术的患者随机进行袋状缝合或是开放伤口。包括高位肛瘘、复发肛瘘和马蹄形瘘患者。测量术中伤口大小（$1749mm^2$ vs. $819mm^2$）和 4 周随访伤口大小（$543mm^2$ vs. $217mm^2$），袋状缝合组的测量伤口面积较小，出血风险较低（36% vs. 46%，$P < 0.05$）。两组术后疼痛无明显差异[48]。

如果无法确认内口或探针不能轻易通过，可自外口注入过氧化氢帮助寻找内口。气泡溢出的部位即提示为肛瘘内口。也可以使用其他染剂，如稀释的亚甲蓝或甜菜碱。如果内口仍不明显，可自外口沿探针将部分瘘管切开可进一步识别的探查，使肛瘘走行变得明显。

2. 马蹄形肛瘘

如前所述，后侧脓肿在肛管后深间隙的环周方向的扩散可导致马蹄形肛瘘，马蹄形肛瘘可能有多个肛周侧方的外口。术前对马蹄形肛瘘用 MRI 或超声进行评估，可以发现多支复杂瘘管，能提高手术成功率。外科医生和患者都应该意识到马蹄形脓肿和瘘管的治疗往往需要多次手术，尤其是克罗恩病肛瘘患者的治疗更为棘手。Rosen 等报道了 31 例马蹄形脓肿和瘘管患者进行了 143 次手术（平均 2.5 次 / 例）。47% 的克罗恩病患者在随访时痊愈或无症状，而没有克罗恩病的患者痊愈或无症状率为 75%[50]。

马蹄形肛瘘的外科治疗在概念上与急性马蹄形脓肿的手术相似，必须包括充分引流任何侧方瘘管和处理原发性后正中线的瘘管。比较积极的治疗策略是从马蹄形瘘管的侧方管道切开。确定后正中线隐窝处的原发内口，插入探针。正确找到齿状线处的内口对防止复发很重要。一旦确定内口，可以沿探针上切开肛管后侧的括约肌，搔刮显露的瘘管。伤口切缘的袋状缝合可以促进较大组织缺损的愈合（图 9-26）。虽然该术式可以成功地根除瘘管，但会造成很大的伤口，并有肛门失禁的风险。

治疗局部创伤较小的马蹄形肛瘘的方法类似于 Hanley 描述的治疗急性脓肿的改良术式。首先切开外括约肌浅层和尾骨之间的间隙，分离中线瘘管，从而进入肛管后深间隙。一旦确定瘘管，Hanley 最初描述是在肛管后深间隙内切除瘘管“T”形部分，然后穿过后侧括约肌复合体行瘘管切开直达内口（图 9-27）[37]。在随后的改良术式中，将肛瘘切开改为留置切割挂线。挂线可以保留覆盖在主瘘管道上的外括约肌和内括约肌远端[39]。在任何情况下，都可以扩大侧方外口，以便于搔刮和充分引流。在肛瘘主管上施行内括约肌切开术，既可以保持外括约肌复合体完整，又可以在保持肛门自制功能的同时充分根除瘘管。对于高位肛瘘，还应考虑采用创伤较小的术式，如纤维蛋白胶、肛瘘栓或括约肌间瘘管结扎术（the ligation of intersphincteric fistula tract，LIFT）（见后述）。在前侧马蹄形肛瘘的治疗中，由于缺乏耻骨直肠肌，故切断括约肌会致较高的肛门失禁风险。因此，对于前侧的脓肿，挂线引流术比一期瘘管切开术更为可取。明确的瘘管治疗可包括切开内括约肌及外口充分引流。同样，对于前侧高位肛瘘，应考虑使用破坏性较小的术式，如纤维蛋白胶、肛瘘栓或括约肌间瘘管结扎术。

3. 挂线引流术（泄液线引流术）

挂线引流的材料是留置于肛瘘瘘管内包绕括约肌的各种异物。历史上使用的材料包括血管束带、丝线、penrose 引流管及金属丝。高位经括约肌或括约肌上瘘的治疗，可能累及过多的肛门括约肌，简单的切开可能会导致无法承受的高风险的肛门失禁，因此这些情况下可考虑肛瘘挂线引流术。一旦确定肛瘘瘘管，放置挂线的过程就相对简单。将选好的挂线材料固定在探针上，探针通过瘘管时将挂线拉入瘘管。然后将挂线两端固定（图 9-28）。

挂线引流术有不少优点，对一些特定的临床病例，优势更明显。首先，以引流为目的的松弛挂线会刺激括约肌周围组织的纤维化和瘢痕形成。从而在后期切开瘘管表面时不会产生大的裂

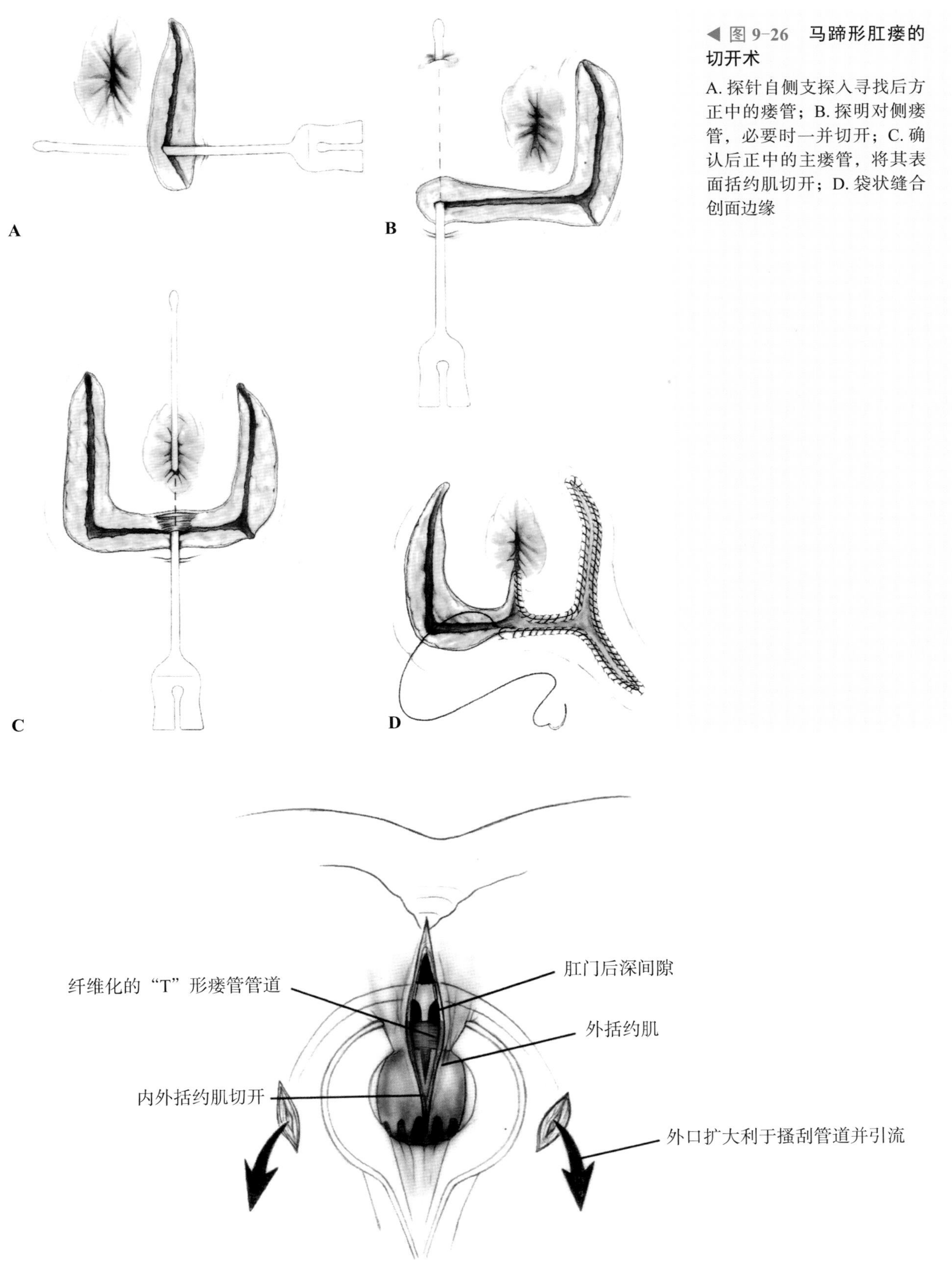

◀ 图 9-26　**马蹄形肛瘘的切开术**

A. 探针自侧支探入寻找后方正中的瘘管；B. 探明对侧瘘管，必要时一并切开；C. 确认后正中的主瘘管，将其表面括约肌切开；D. 袋状缝合创面边缘

▲ 图 9-27　**改良 Hanley 术治疗马蹄形肛瘘**

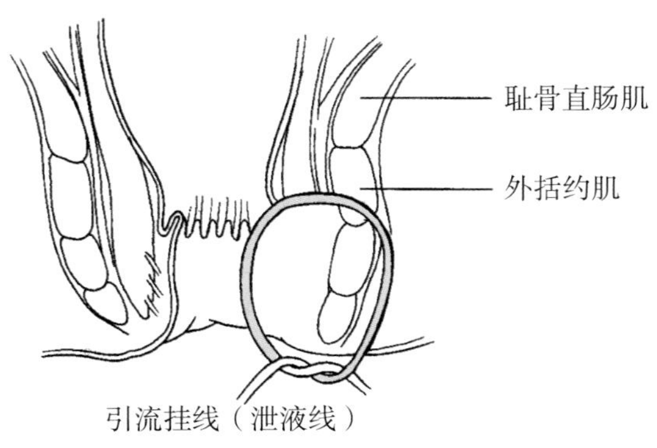

▲ 图 9-28 放置挂线

隙。将引流挂线留在一个炎症期的脓腔内，可以解决脓液引流的问题，为日后的瘘管治疗创造条件。这种方法也利于伤口愈合不良或克罗恩病患者，因为它可以防止在脓腔吸收前皮肤过早愈合。此外，长时间挂线和纤维化的形成可以帮助更清晰地评估肛瘘瘘管的肌肉量。最后一点，挂线引流足够长的时间后，瘘管上皮化，再进行括约肌间瘘管结扎术时，瘘管更清晰，操作更容易。

为了保护括约肌和肛门自制功能，挂线引流可作为治疗高位经括约肌瘘的唯一方法，而无须进一步切开括约肌。在高位经括约肌瘘中放置挂线时，将皮下组织和内括约肌切开，保留外括约肌。如果伤口愈合良好，可直接拆除挂线。Parks 和 Stitz 报道了 17% 没有切开外括约肌的患者在拆除挂线后肛门自制功能发生了改变；切开外括约肌的患者比例是 39%[51]。Kennedy 和 Zegarra 报道了 32 例患者的结果。78% 的患者在拆除引流挂线后伤口一期愈合，其中 33% 的患者出现不同程度的肛门失禁[52]。Eitan 等报道了 41 例患者（87.8% 为男性）单纯使用挂线引流而未进行括约肌切开的 5 年观察的结果。肛瘘存在率为 19.5%，肛门失禁率为 14.6%。值得注意的是，所有最初瘘管没有愈合的患者，再次使用相同的治疗后，都获得了完全、长期的愈合[53]。

近年来，由于对失禁和生活质量的担忧，人们基本上放弃了使用切割挂线疗法。切割挂线是一种先松后紧的挂线方式，利用压力作用使括约肌发生坏死。这种方法被认为造成的肛门失禁比一期肛瘘切开术更少，因为切开的括约肌不是直接裂开而是已经有瘢痕形成。一项对已发表研究的大型回顾报道显示，1490 例患者的总失禁率为 12%。报道中关于肛门失禁类型的研究部分示，46% 为排气失禁，1% 为液体失禁，69% 为稀便失禁，18% 为固体大便失禁。许多患者存在多类型的大便失禁，因此总数超过 100%。学者们认为，这样的失禁率足以激发人们采用其他保留括约肌手术的兴趣。

另一些人则认为，切割挂线引起的肛门失禁率较低是可以接受的。例如，Patton 等报道，在 59 名使用切割挂线治疗的肛瘘患者中，一期愈合率为 93%，二期愈合率为 98%。平均随访 9.4 年，根据 St.Marks 肛门失禁评分，32% 的患者肛门功能完好，46% 的患者有轻度肛门失禁，13.5% 的患者有中度肛门失禁，8.5% 的患者有严重肛门失禁。与之前相比，63% 切割挂线术后的患者排便控制力没有改变或较前有所改善，只有 37% 患者感觉不佳。作者的结论是，虽然需要进一步研究，切割挂线术疗效可能优于皮瓣推移术或 LIFT 术[55]。切割挂线术可能最适合低位经括约肌瘘的男性患者，但尚不清楚这种方法是否优于其他术式，而且收紧挂线时通常患者会难以忍受。

4. 纤维蛋白胶

使用纤维蛋白胶治疗瘘管一直很有吸引力，因为该技术简单，不需要破坏肛门括约肌。手术时首先要明确肛瘘内口和外口；然后评估合并感染的化脓的情况，如果发现化脓，应放弃手术，如果在感染的情况下使用纤维蛋白胶，可能引起肛周脓毒症。术中使用刮匙或瘘管刷清除瘘管道内的肉芽组织，然后通过外口注入胶水，直至胶水从内口溢出。术毕肛周油纱外敷半封闭包扎即可，患者麻醉苏醒后可直接出院[56]。建议联合直肠推移瓣处理内口，此法有助于纤维蛋白胶的固定[57, 58]。有些术者更喜欢在注入胶水之前用缝线关闭内口[59]。Tyler 等最大样本的回顾性非随机研究报道了89例患者使用纤维蛋白胶治疗肛瘘的结果。89例患者中55例（65%）在随访6～12周后一期愈合。初次治疗失败再次注入纤维蛋白胶者，有57%痊愈。其余使用纤维蛋白胶失败的患者都通过直肠推移瓣治疗痊愈[59]。迄今为止，采用纤维蛋白胶治疗肛瘘的最大样本量的前瞻性非随机研究报道了79例患者的结果。手术成功被定义为先前存在的瘘管不再有渗出。总体成功率为61%，平均随访12个月（6～18个月）。克罗恩病、艾滋病或直肠阴道瘘患者的成功率仅为36%。平均复发时间为3.3个月，最长复发时间为11个月[56]。

有关使用纤维蛋白胶治疗肛瘘的随机试验不多。在一项小规模的随机试验中比较了纤维蛋白胶与传统的肛瘘切开术或挂线术治疗13例单纯性肛瘘和29例复杂肛瘘的疗效。随访12周，纤维蛋白胶治疗单纯性肛瘘6例，复杂肛瘘13例，治愈3例。而肛瘘切开术或挂线术治愈的7例简单肛瘘和16例复杂性肛瘘中，痊愈病例分别为7例和2例[60]。Ellis和Clark报道58例患者随机分为直肠推移瓣和纤维蛋白胶直肠结合推移瓣两组。平均随访22个月，推移瓣结合蛋白胶治疗的患者肛瘘复发率高于单纯推移瓣治疗的患者（46.4% vs. 20%，$P < 0.05$）[60]。这些研究都未清除，故可能导致纤维蛋白胶疗效不佳的原因。

当使用纤维蛋白胶时，瘘管长度可能是治疗成功的重要预测因素。在一项试验中，瘘管长度小于3.5cm的使用纤维蛋白胶治疗的患者复发率为54%。相比之下，瘘管长度超过3.5cm的患者复发率为11%[62]。尽管治疗成功率有限，但使用纤维蛋白胶的优点在于并发症最少及患者耐受性良好。它不碍于将来以其他方法治疗肛瘘。

5. 肛瘘栓

纤维蛋白胶的疗效一般，但却引起了人们研究既能降低肛门失禁风险又能可靠治愈肛瘘的微创技术的兴趣。肛瘘栓被认为是通过天然组织再生提供支架来封闭瘘管。商用品牌包括Surgisis（Cook Surgical，Inc.，Bloomington，IN） 和GORE BIO-A（W.L.GORE&Associates，Inc.，Flagstaff，AZ）。制作Surgisis栓的材料取自猪小肠黏膜下组织，被做成锥形的异种移植体。而Gore Bio-a栓用由可吸收的合成材料制作，如聚乙醇酸碳酸三甲酯。这项技术最早由Johnson等提出，随访13周，肛瘘闭合率为87%[63]。对这项技术的推崇随着研究的深入而有所减弱，最近的研究显示其成功率为24%～52%。但是肛瘘栓治疗高位肛瘘的能力和最低程度损伤括约肌的风险仍然很有吸引力[64-68]。患者术前灌肠并使用抗生素，术中最好取俯卧折刀位便于肛瘘栓置入。必须清楚确认内口和外口，然后将一探针贯穿通过瘘管。将肛瘘栓自内口放入瘘管后向外口拽拉。当肛瘘栓紧紧卡在内口时，将肛瘘栓缝合固定在内口上，并修剪其他多余的材料。这样既封堵了内口，同时也便于外口的引流。

在最近一篇评估12项肛瘘栓治疗克罗恩病肛瘘的研究的回顾中，Nasseri等报道84例患者总的瘘管治愈率为58.3%，中位随访时间为9个月。这项研究没有提到并发症的发生率。作者指出，肛瘘栓治疗克罗恩病肛瘘疗效的评估受到以下因素的限制：缺乏标准化研究，研究样本量小，随访时间短且不一致，缺乏肛瘘栓失败的容易混淆的变量和原因。显而，这篇综述确实表达了肛瘘栓治疗克罗恩病肛瘘具有安全性高、创伤性小的特点，其治疗成功率尚可[69]。另一试验将克罗恩病肛瘘患者随机分为肛瘘栓和短期挂线引流组。随访12周后，54例患者中有31.5%的患者随机地采用瘘管栓，52例患者中的23.1%随机地使用挂线治疗。这一差异并不显著，作者认为瘘管栓不是治疗克罗恩病肛瘘的有效手段[70]。

（六）括约肌间瘘管结扎术

该术式被公认为在成功治疗经括约肌瘘的同时可以降低肛门失禁风险。Rojanasakul首先提出此术式，即在括约肌间沟处做一切口，确认穿过括约肌间层面的瘘管，绕纤维化管道分离。肌间瘘管被游离后，断开瘘管，并用可吸收缝合线牢固地结扎括约肌间瘘管的两个断端。分别自内口和外口注入生理盐水或过氧化氢，在渗漏处加强缝扎，确保瘘管被完全封堵。自外口搔刮瘘管内肉芽组织。起初介绍该术式时，患者术后口服抗生素 2 周 [71]。最早研究的 18 例肛瘘患者，17 例痊愈，无并发症 [72]。最初的几个关于 LIFT 的大样本研究显示括约肌间瘘管结扎术成功率低于最初的试验报道（57%～82%），同时也确认术后并发症发生率低 [73, 74, 75]。

迄今为止最大的针对 LIFT 进行的 Meta 分析共包含了 1025 例患者，文献资料来自于 15 篇已发表文章和 9 篇未发表的会议摘要。加权平均随访 10.3 个月，肛瘘愈合总成功率为 76.4%。术后并发症发生率为 5.5%。在纳入的研究中，结果存在较大的异质性，因此作者主张进一步的研究，以阐明导致 LIFT 治疗肛瘘失败的因素 [76]。

在一项涉及 70 例患者的随机对照试验中，对 LIFT– 黏膜推移瓣治疗经括约肌瘘进行了比较。黏膜推移瓣术后并发症（2 例尿潴留，2 例推移瓣裂开）发生率高于 LIFT 组（1 例肛周血肿），黏膜推移瓣术后 1 周视觉模拟疼痛评分较高（4.8 vs. 3.1，P=0.002）。不过，两组患者术后 4 周时疼痛评分和组间总体生活质量评分相等。作者报道黏膜推移瓣组的肛门失禁基线显示有降低趋势，但无统计学意义。本研究显示黏膜推移瓣和 LIFT 术在 1 年内的肛瘘愈合率上无显著性差异（LIFT 成功率为 74.3%，黏膜推移瓣为 65.7%，P=0.58）。作者认为，与黏膜推进皮瓣相比，LIFT 的技术简单，如果治疗结果相似，LIFT 可作为首选手术方式 [77]。

近年来，出现一些 LIFT 改良术式。Ellis 通过在括约肌间沟内置入生物体以加强外括约肌缺损的闭合。随访至少 12 个月，31 例患者中失败 2 例 [78]。另有 LIFT 术和肛瘘栓的联合术式报道。这些作者先按前面描述的方法进行 LIFT 术，然后通过将肛瘘栓固定在外括约肌内来清除游离的瘘管。该术式的早期结果令人振奋，随访 14 个月，瘘管闭合率为 95%[79]。另一随机对照试验包括 239 例经括约肌瘘患者，随机地接受 LIFT 术。将术后 6 个月后瘘管愈合作为主要指标，LIFT 联合肛瘘栓组明显优于单纯 LIFT 组（94% vs. 83.9%，$P < 0.001$）。术后疼痛和大便失禁等次要指标两组都是阴性。LIFT 联合肛瘘栓组发生伤口感染 2 例，LIFT 组没有并发症发生 [80]。作为任何一新术式的首次报道，其显著疗效都需要将来的更多研究结果来确认。

1. 直肠推移瓣

直肠推移瓣是治疗高位经括约肌瘘或括约肌上瘘的另一种选择。该术式可在解决肛瘘同时，不会明显破坏括约肌导致相关的肛门自制障碍。手术步骤因人而异，但为了提高成功率，要重视细节的处理。首先确定瘘管，扩大外口便于引流，然后用刮匙清创。在内口附近制作含直肠壁全层的推移瓣。推荐做一个宽基推移瓣，应是长度的两倍，以保证血供充足。推移瓣的长度应保证黏膜远端能够覆盖内口。用可吸收缝线关闭肛瘘在肌层的缺损，切除含有黏膜缺损的推移瓣尖端后，将推移瓣缝合到位（图 9–29）。

几项大规模的针对推移瓣治疗肛瘘的系列研究结果显示，其疗效好，并发症小。Aguilar 等报道了 189 例接受黏膜推移瓣的患者。对 80% 的患者进行了 8 个月至 7 年的随访。有 10% 的患者有轻微的粪便污染、排气失禁或稀便失禁，只有 1.5% 患者肛瘘复发 [81]。Mizrahi 等报道，平均随访 40.3 个月，推移瓣治疗成功率为 59.6%。该研究人群中克罗恩病肛瘘占 29.8%，复发率为 57.1%，而非克罗恩病肛瘘复发率为 33.3%。复发的中位时间为 8 个月 [82]。

一项对 1978—2008 年间发表的 35 项回顾性研究，评估了 1654 名肛瘘患者手术成功率和肛门失禁率。平均随访 28.9 个月，成功率为 36.6%～98.5%，平均 76.2%。肛门失禁率为 0%～35%，腺源性肛瘘和克罗恩肛瘘的加权平均肛门失禁发生率分别为 13.3% 和 9.4%[83]。

2. 岛状皮瓣肛门成形术

岛状皮瓣肛门成形术与直肠推移瓣概念相

似。很多学者针对此术式的各种方式进行了特定的描述。但常见的步骤不外乎切除内口及其周围肛管皮肤，根除瘘管，推移宽基的肛门皮瓣覆盖缺损，扩大外口保证引流（图 9-30）。采用岛状皮瓣肛门成形术而不是直肠内推移皮瓣最常见的理由是，内口相对较低的患者，如果采用直肠黏膜推移瓣治疗会导致黏膜外翻。下文提到的学者则是因为黏膜推移瓣技术相对复杂且有出血风险而首选岛状皮瓣肛门成形术。

Nelson 等介绍描述了他们的术式及治疗 65

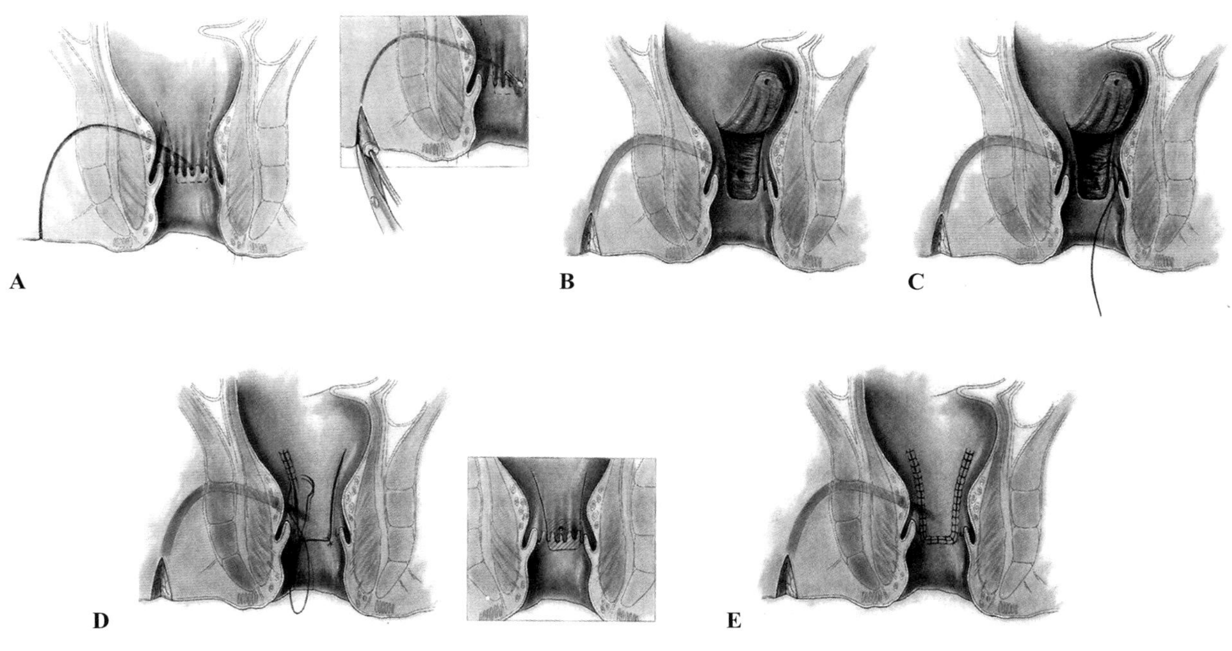

▲ 图 9-29 直肠推移瓣

A. 虚线标识了修补高位经括约肌瘘皮瓣，小插图示肛瘘管道剔除；B. 剔除瘘管，游离含黏膜、黏膜下及内括约肌瓣；C. 缝合肛管内开口；D. 推移瓣下拉，远端切除（插图）；E. 推移瓣缝合固定

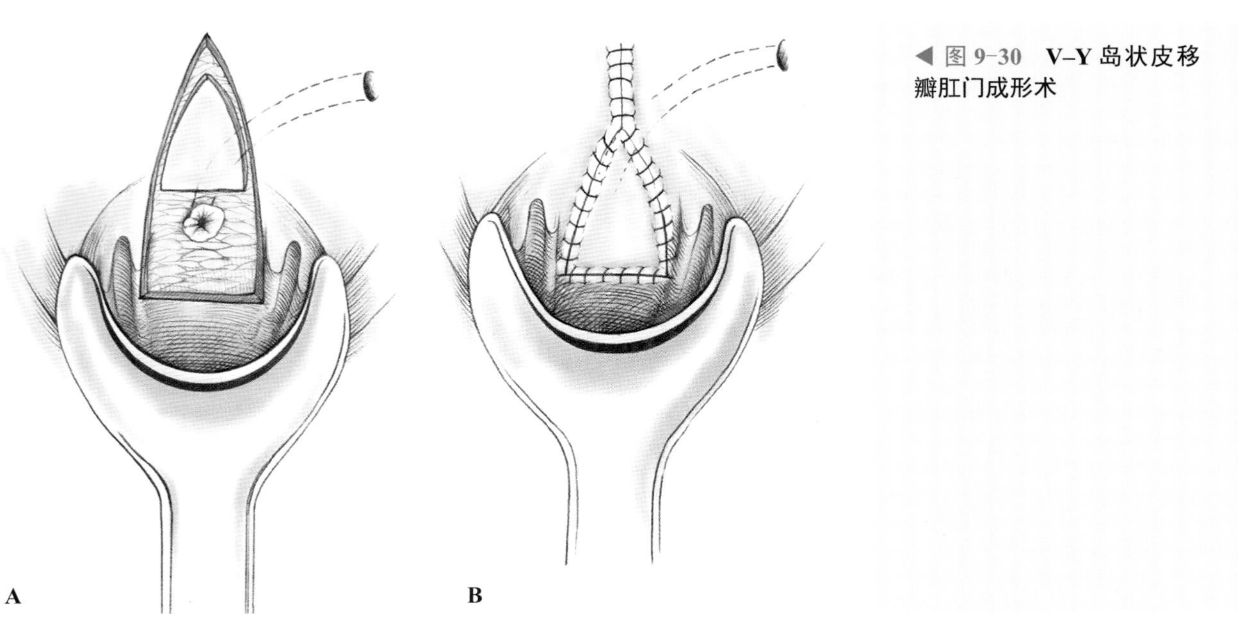

◀ 图 9-30 V-Y 岛状皮移瓣肛门成形术

例患者的结果。在切除肛隐窝处内口后，设计一个泪滴状皮瓣，使其位于肛瘘中间，远端超过外口水平；关闭内括约肌缺损，将皮瓣缝合固定在直肠黏膜上；外口保留在原位，不作清创处理。采用该技术，平均随访 28.4 个月，成功率达 80%。大多数复发病例发生在术后 1 年内，最近的复发病例发生于术后 20 个月。应当注意纤维蛋白胶的使用，研究表明使用纤维蛋白胶来清除瘘管，会显著增加泪滴状皮瓣手术复发的风险 [84]。

Amin 等介绍了 V–Y 推移皮瓣技术。先设计做一个 V 形切口，外口在切口的单侧边，内口处在切口基底部。将肛瘘内、外口切除，清创瘘管，闭合内括约肌的缺损。然后将推移皮瓣缝合到直肠，缝合皮肤缺损，最大限度地保持外口侧开放。结果显示，18 例患者中的 15 例痊愈，肛门自制功能没有损伤 [85]。使用类似的技术，Sungurtekin 等报道，平均随访 32 个月，65 例患者中的 59 例痊愈，无肛门失禁发生 [86]。在 Ho 的针对推移瓣与传统经括约肌瘘治疗随机试验中，Ho 连续对 20 例患者进行了评估。结果显示，两组疼痛、出血、肛门失禁或术后 16 周时生活质量无差异，平均随访 63.3 周，两组均无复发 [87]。

3. 肛瘘镜

对肛瘘同时进行评估和治疗的技术，被称为视频辅助肛瘘治疗。肛瘘镜是一个长 18cm，宽 3.3～4.7mm 的硬质锥形内镜，包括光源、工作手柄和冲洗通道。通过持续地冲洗扩张瘘管，推进内镜，从而评估瘘管走行、肛瘘分支和脓腔情况。肛瘘镜腔内灌注进行电灼处理瘘管即可直接根除。针对视频辅助肛瘘治疗的一系列研究显示，该技术在治疗肛瘘方面取得一定成效。在关于视频辅助肛瘘治疗第一份报道中，Meinero 和 Mori 报道 98 例患者接受视频辅助肛瘘治疗治疗，至少随访 6 个月。学习曲线被克服后，手术时间从 2h 缩短到 30min，肛瘘治疗失败率为 26.5%[88]。Kochhar 等报道了 82 例接受肛瘘镜治疗的患者，平均手术时间为 45min（30～90min），复发率为 15.85%[89]。一项对 203 例患者的研究，对象多数是 Meinero 和 Mori 的初次报道中的患者，通过问卷调查，术后患者肛门自制能力没有降低。根据 Kaplan–Meier 分析，此项研究报道 6 个月内无瘘管的概率估计为 70%[90]。这些研究结果表明，与其他保留括约肌的肛瘘手术相比，视频辅助肛瘘治疗的成功率是可接受的，但较高的硬件成本和经验的缺乏可能影响到该技术的应用。

（七）复发原因

即便是最细致的手术操作和细节处理也无法完全避免肛瘘的复发，常见的复发原因有以下几点。未能识别并清除内口。如果没能治疗导致感染的肛腺，就有可能会复发。此外，未能发现和治疗侧方或向上分支也可能导致复发。瘘管切开后的伤口皮肤过早愈合也可导致复发。在克罗恩病患者中，曾经治疗过的患者再形成新的瘘管亦非意外。Garcia Aguilar 等回顾了 375 例接受肛瘘手术并回复邮递问卷的患者，报道了以下具有统计学意义的肛瘘复发风险因素：复杂肛瘘、未找到内口、内口位于侧方、马蹄形肛瘘等。在治疗方法上，既往肛瘘手术史和手术者经验不足均可能导致愈合欠佳，但无显著统计学意义 [91]。

（八）肛瘘术后肛门失禁原因分析

肛瘘术后肛门失禁与多种因素有关。在同一篇针对 375 例肛瘘手术患者的综述中，Garcia Aguilar 等也指出导致肛门失禁的危险因素。他们报道 45% 的患者有不同程度的肛门失禁，32% 的患者为内衣污染，31% 为排气失禁，13% 为偶发的大便失禁。肛门失禁率与肛瘘类型有关，37% 的括约肌间肛瘘患者有肛门失禁，83% 的括约肌外瘘患者发生肛门失禁。与男性患者相比，女性患者发生肛门失禁风险显著增加，差异显著统计学意义（64% vs. 39%，$P < 0.01$）。其他重要因素还包括外括约肌受损程度和既往肛瘘手术史。与一期肛瘘切开术相比，分期手术或切

割挂线会增加失禁的风险，增加的风险可能主要与后一种方法用来治疗更复杂肛瘘有关[91]。手术方式可影响肛门失禁。除切开括约肌外，外科医生还必须注意直肠下神经对直肠运动的神经支配。一侧神经损伤尚可代偿，而切断双侧神经就会导致肛门失禁。如前所述，长时间伤口敷料填塞包扎换药不但不能帮助伤口愈合，反而可能增加失禁的风险。

（九）术后护理

肛瘘伤口完全愈合的时间可能会很长，患者和外科医生都必须知晓治疗复杂肛瘘需要几个月时间。认真的术后护理有助于伤口的愈合，减少复发的机会。良好的肛瘘术后护理一定始于良好的手术。早期的复发通常归因于肛瘘创口的过早闭合，因此行肛瘘切开术时必须要充分切开瘘管，以防止这种并发症。患者可以洗浴及温水坐浴。大便软化剂和膨胀剂有助于会阴部清洁卫生并可减轻排便不适感。痊愈时间取决于肛瘘类型和手术的复杂程度。此外，有克罗恩病或免疫抑制等基础疾病的患者伤口愈合会需要更长时间。简单的肛瘘切开术伤口可以在几周内痊愈，而复杂的手术伤口完全愈合可能需要几个月。

七、特别注意事项

（一）肛瘘切开术与肛瘘切除术

关于适当运用肛瘘切除术的争论一直存在。与肛瘘切开术（仅切除瘘管表面组织）相比，肛瘘切除术要求切除围绕瘘管的所有炎性组织（图 9–31）。通常不建议肛瘘切除术，因为它会导致更大的伤口，更多的括约肌缺损，并可能延迟伤口愈合且带来更高的失禁风险。在对 47 例随机接受肛瘘切除或肛瘘切开术的患者的试验中，Kronborg 发现肛瘘切除术的愈合时间延长（41d vs. 34d，$P < 0.02$），1 年的复发率相似[92]。在最近的一项 Meta 分析中，Xu 等评估了 6 项随机对照试验，包含 565 例患者。这些研究只纳入低位肛瘘患者。对所有变量的分析，两种术式均无显著性差异。手术时间和愈合时间均无显著性差异，但 6 项研究中仅 3 项对这两种因素中一种进行了报道。疼痛、感染和出血等并发症也没有差异。最后，两种术式的肛门失禁率和肛瘘复发率也没有显著差异[93]。这些结果既没有显示低位肛瘘肛瘘切除术的显著危害，但也没有显示出任何益处。因此，不推荐肛瘘切除术，因为它不会提高治疗结果，但却造成一个更大的伤口。

（二）会阴坏死性感染

会阴部坏死性软组织感染具有较高的死亡率和一定的发病率。由于这是一种相对罕见的疾病，经验缺乏和诊断延误会导致不良后果，86% 的患者会发生院内感染、呼吸机依赖性的呼吸衰竭和急性肾功能衰竭[94]。在美国，坏死性软组织感染的年总发病率估计为每年每 1000 人中有 0.04 例，每年发病例数为 500～1500 例[95]。会阴感染含几个亚型，其中包括 Fournier 坏疽，其典型表现为阴囊皮肤发黑坏死（图 9–32）。任何

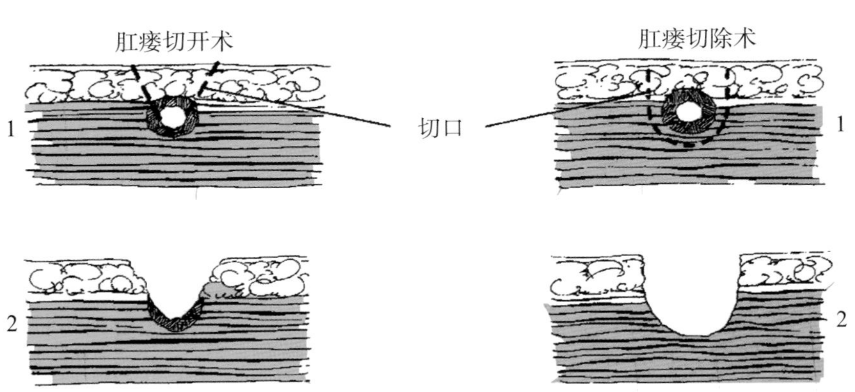

◀ 图 9–31　肛瘘切开术和肛瘘切除术

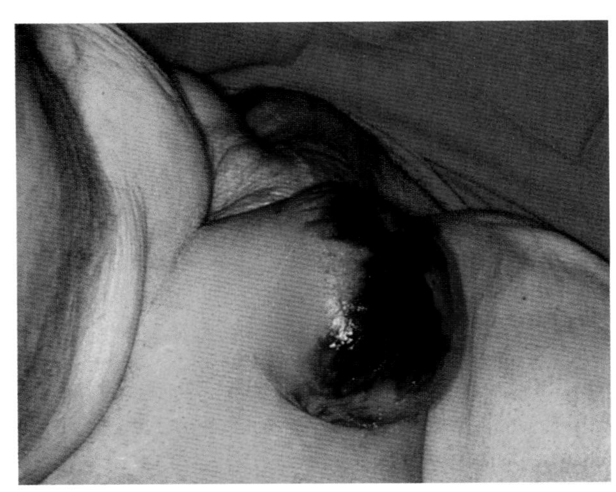

▲ 图 9-32 **Fournier 坏疽，典型的伴有黑色坏死的阴囊皮肤**

影响正常免疫功能或组织灌注的情况都是坏死性软组织感染的危险因素。糖尿病、外周血管疾病、肥胖、慢性肾功能衰竭、艾滋病、酗酒、静脉吸毒、手术切口和创伤都与此病发生有关。然而，高达 50% 的患者发病没有特别诱因 [94]。坏死性软组织感染的评估和治疗有赖于临床高度重视和快速开展的多模式治疗。临床实践指南指出，任何快速进展的软组织感染都应被认为是坏死性软组织感染，并进行相应的治疗。适当的处置包括控制感染源、使用广谱抗生素，通常需要进入重症监护病房进行支持性治疗 [96]。

积极彻底的外科清创以控制感染源是治疗的基础。多项研究表明，如果清创不充分或延迟，死亡率会显著增加。例如，Mok 等报道说，初始清创不充分，死亡风险增加 7.5 倍，Wong 等发现，自入院始，手术治疗延迟超过 24h，死亡率增加 9 倍 [97, 98]。应该切除所有坏死组织，直至达到正常的健康组织。挽救生命重于功能和外观。尽早手术室内再次评估和清创被认为是此病的标准处置，除非患者临床症状明显改善才可省略此步骤。处理会阴感染造成的巨大伤口处理起来很复杂。负压伤口治疗设备已经被证明优于由湿到干的敷料换药，可以改善肉芽情况，缩短住院时间，减轻患者疼痛 [99, 100]。必要时可进行粪便和尿液转流，以便伤口清洁卫生和伤口换药，但这是一个基于患者需要的个体化决定。抗生素治疗非常复杂，最好在专家的帮助下进行。早期经验性抗生素治疗应在怀疑有坏死性软组织感染时立即开始，药物应对革兰阳性菌、革兰阴性菌和厌氧菌有活性，还应覆盖对耐甲氧西林金黄色葡萄球菌的适当覆盖。因外毒素可加速感染进展，通常还应使用抗核蛋白体制剂如克林霉素、利奈唑胺或四环素 [96]。

（三）肛瘘癌变

慢性肛瘘癌变临床少见，常被误诊。这类恶性肿瘤的病因仍然存在争议，可能并没有单一来源。恶性肿瘤可能始于肛门隐窝内，形成瘘到达皮肤；其他胃肠道恶性肿瘤扩散并在慢性良性肛瘘处种植，或者可能始于长期肛瘘。针对到底是肛瘘的慢性炎症是导致癌变还是癌变肿瘤引起肛瘘的问题，Skir 提出，若认为肛瘘可发展为恶性肿瘤，在癌变之前必能有足够的时间来排除。主观上将这个时间取为 10 年 [101]。一项病例系列报道对 11 例肛瘘患者进行统计描述，这些患者在肛瘘发作 10～20 年后发现肛管腺癌。大多数患者罹患克罗恩病，并都有肛门直肠手术史。作者认为，慢性的尤其是与克罗恩病相关的高位肛瘘存在恶变的高风险 [102]。

肛腺穿透性恶性肿瘤也被认为是癌性肛瘘的来源之一。这也是一种罕见的恶性肿瘤，主要在病例报道中有描述，但在一项大样本关于 34 例患者队列研究中，得克萨斯大学安德森癌症中心阐述了肛门腺癌的评估和治疗，时间跨度 21 年。最常见的症状是出血（53%），其次是肿块或痔（32%）。作者没有提到肛瘘患者，强调了这一疾病的罕见性。肿瘤分期示：T_1 为 8.8%，T_2 为 53%，T_3 为 26%，T_4 为 12%。中位无病生存期为 22 个月，精确 5 年生存率为 31%[103]。多篇病例报道存在肛瘘的肛管腺癌患者多伴发有近端结直肠癌变 [104–107]。理论上存在这种可能，即脱落的肿瘤细胞种植到肛瘘的慢性肉芽组织。这些报道强调，如果发现癌症与肛瘘有关，就必须对整个胃肠道进行恶性肿瘤评估。肛门腺癌的治疗方法与低位直肠癌相似。局部晚期疾病可采用新辅助化疗和放疗，然后再行切除，而早期肿瘤可仅行局部切除 [103]。

（四）免疫功能低下患者的感染性并发症

对于血液系统恶性肿瘤或其他严重免疫损害的患者，肛周脓肿或瘘管的治疗尤其具有挑战性。血液系统恶性肿瘤患者肛周感染的发生率估计为 8%～9%。免疫功能尚可的患者表现为肛周剧烈疼痛、肿胀和硬结，也可能仅表现为不易觉察的发热或不适感 [108, 109]。该类患者的死亡率一直很高，早期研究报道的死亡率为 45%～80%，这是所有原因的致死率，肛门直肠脓肿很可能是这些严重疾患预后不佳的标志，而不是死亡的直接原因 [110–114]。最近的更大规模的系列报道的死亡率为 0%～25%[115–117]。这种感染通常是由大肠杆菌引起的多菌感染，大肠杆菌是最常检测到的细菌，其次是铜绿假单胞菌和其他肠道细菌。Barnes 等报道每例患者平均可培养发现 2.1 种不同细菌 [109]。手术治疗和非手术干预都有效果，所以目前的争议在于哪一种方式才是最佳方法。在对 81 例白血病合并有症状的肛周疾病患者的回顾性研究中，Grewal 报道非手术和手术治疗取得同等疗效。共 52 例（64%）患者接受了手术治疗，其余患者未经手术治疗。作者进一步分析了 54 例严重中性粒细胞减少（绝对中性粒细胞计数＜ 500/mm^3）的患者。在 20 例接受手术治疗的患者中，有 4 例死亡（20%），而在 34 例非手术治疗的患者中，有 6 例死亡（18%）。由于死亡率没有增加，他们得出结论，对严重中性粒细胞减少的患者肛周脓肿可以安全地进行引流 [116]。在最近的系列研究中，Lehrnbecher 等对 64 例患者进行评估，他们共发生 82 次肛周脓肿和各种恶性肿瘤。其中 43 例（52%）绝对中性粒细胞计数低于 500/mm^3，64 例（34%）患者中 22 例有白血病或淋巴瘤。大多数（63%）仅用抗生素治疗，仅对伴有蜂窝织炎、疼痛加剧或波动感、形成明显脓肿或坏死的患者进行外科手术。作者报道没有发生直接和手术相关的并发症。虽然研究人群中有 2 人死亡，但与肛肠感染无关。这些作者将低死亡率归因于明智地使用广谱抗生素（第三代头孢菌素和碳青霉烯类抗生素），并建议只对出现以上描述症状的患者进行手术治疗 [117]。

（五）肛周会阴部结核病

肛周会阴部结核病在发达国家罕见，很容易误诊为腺源性脓肿或肛瘘。据报道，结核性肛瘘的发病率不到 1%，但在发展中国家发病率可能要高得多。大多数资料来自于个案报道和小规模研究。Sultan 等对巴黎累积 17 年的患者进行了总结。所有患者均为男性，平均年龄 55 岁，均患有肺结核，7 例中有 5 例不是法国人。所有患者手术结合抗结核治疗，均痊愈，无复发 [118]。Tai 等报道了 15 年来从台湾一家医院招募的 17 例患者。17 例中男性占 14 例，平均年龄 44.8 岁，17 例合并肺部疾病 13 例。17 例中有 15 例接受了一个完整疗程的抗结核药物治疗，均痊愈，无复发 [119]。在两项研究中，肺结核的诊断均基于巨细胞肉芽肿、干酪样坏死或抗酸杆菌的组织学表现。肛周会阴部结核的临床表现各异，但最常见的表现是不愈合的肛瘘。其他检查结果包括溃疡、复发性肛周增生、肛裂或狭窄。瘘管可以是复杂的，表现为多根瘘管，但仅凭临床症状无法轻易区分结核性肛瘘和腺源性肛瘘 [120]。

（六）直肠尿道瘘

直肠尿道瘘是前列腺癌治疗中越来越常见的并发症。前列腺癌的治疗方法包括根治性前列腺切除术、外照射疗法和近距离放疗，都有引发直肠尿道瘘的风险。Keller 等最近发表了一篇关于直肠尿道瘘治疗的优秀综述，其中大部分资料来自他们的工作 [121]。据报道，直肠尿道瘘的发生率在根治性前列腺切除术尿道直肠瘘发生率中低于2%，近距离放疗为0.2%，近距离放疗和外照射联合治疗尿道直肠瘘发生率为2.9%，冷冻治疗或高频超声治疗为0.4%～1.2%。症状通常包括粪尿、气尿、反复尿路感染和排尿时直肠漏尿。肛门镜检查和乙状结肠镜检查评估直肠的情况，再结合膀胱镜检查和膀胱尿道造影以评估瘘管形态、尿道狭窄和膀胱容量。有持续感染症状或体征的患者应进行CT扫描以评估脓肿情况。Keller等阐述的治疗流程是基于瘘管的症状和性质制订的。所有患者都在留置导尿管的同时，对任何潜在的脓肿进行引流。症状严重、瘘口大于1cm、组织明显瘢痕化、严重尿道狭窄或盆腔脓肿患者行转流造口术。对治疗后3个月内瘘口愈合的患者行造口关闭术。对瘘管未愈合的患者进行明确对应的手术治疗。对无功能膀胱或肿瘤边缘阳性的患者行盆腔清除术或回肠膀胱切除术。其余均行经会阴股薄肌移植或局部皮瓣修复。在使用该治疗路径的30例患者中，20例需要粪便转流。14例患者在有或无粪便转流但无其他手术治疗的情况下痊愈。其余16例患者中，13例采用经腹手术入路进行最终修复，全部治愈。平均随访72个月，瘘愈合无复发。30例患者中11例（37%）出现尿失禁[121]。另一项研究是观察行股薄肌瓣修复直肠尿道瘘。平均28个月的随访中，25例患者全部愈合，没有复发。48%的患者报道有尿失禁，其中4例需要永久性尿道转流，失访3例[122]。成功率超过70%[123, 124]。

Harris等报道了迄今为止对前列腺癌治疗后直肠尿道瘘患者进行的最大规模的研究。在美国的四个中心收集了210例患者进行的回顾性队列研究。79%的患者经会阴入路修复，其余患者经会阴和经腹联合入路修复。83.6%的患者进行了粪便转流，91.9%的患者采用了肌间移植。所有患者的最终总成功率为92.9%。以前列腺癌的初始治疗方式分析，根治性前列腺切除术患者的最终瘘管修复率高于能量消融术患者（99% vs. 86.5%，$P < 0.001$）。这些作者主张肌瓣移植，如股薄肌瓣，并强调在这组患者中没有接受过经括约肌（York-Mason）入路[125]。随着自然腔道和微创手术的不断发展应用，直肠尿道瘘的修复可以通过使用经肛门微创手术或经肛门内镜显微手术[126-128]。Nicita等回顾性评估了12例前列腺切除术后直肠尿道瘘患者，他们使用Parks肛门牵开器引入的腹腔镜器械行经肛门修补。他们通过瘘管寻找尿道侧开口并缝合尿道壁，再缝合直肠壁开口。中位随访21个月未发现复发[129]。Kanehira等描述了一种类似的方法，使用经肛门内镜显微手术设备缝合修复10例前列腺切除术患者的尿路上皮壁和直肠壁。10例患者中有7例痊愈，其中1例复发性瘘管患者曾接受过放射治疗并经历过两次失败的修复术[130]。

第 10 章　藏毛病

Pilonidal Disease

David E. Beck　著
竺　平　译
傅传刚　校

摘要：由于藏毛病靠近肛门，促使许多患有此疾病的患者转诊至结直肠外科医生处。藏毛窦是发生于臀裂的一种慢性皮下脓肿，可通过溃口自行流出。它不是通常认为的“囊肿”。本章讨论了藏毛病的病理生理、临床表现、诊断和治疗。

关键词：藏毛病，窦道，复杂性疾病，复发性疾病，临床表现，诊断，治疗

一、概述

尽管藏毛病从技术上讲并非胃肠道问题，但由于与肛门相邻，促使许多患有此问题的患者转诊至结直肠外科医生处。藏毛病于 1847 年由 Anderson[1] 首先报道，而 Warren 则进行了首批患者的报道 [2]。1880 年，Hodges[3] 从拉丁语 pilus（意为头发）以及 nidus（意为巢）创造了术语“藏毛窦（pilonidal sinus）”，用来描述发生于臀部之间内含毛发的慢性窦道。该术语的目的是要强调这种特殊的臀裂皮肤感染与内陷的毛发有关。藏毛窦是发生于臀裂的一种慢性皮下脓肿，可通过溃口自行流出。它不是许多教科书和文章中经常提到的“囊肿”[4]。

二、病理生理学

藏毛窦的起源仍有争议，有两个主要理论。先天性理论最初很流行，认为胚胎早期髓管残余，伴有表面上皮的嵌入或皮肤覆盖物的不良聚结导致藏毛窦的发生 [5, 6]。后天性理论目前已被广泛接受，但它的机制具有推测性和多样性。Bascom[7] 认为，受影响的毛囊会被角蛋白扩张并发生感染，从而导致毛囊炎并形成延伸至皮下脂肪的脓肿（图 10–1）。检查小凹的切片可发现伴有炎症的扩张毛囊（图 10–2）。一旦形成脓腔，毛发便可以通过微小凹进入，并因臀部运动产生的吸力滞留在脓腔中（图 10–3）。

Karydakis[8] 则认为，散落毛发的发干，由于其鳞片根部呈凿状，可以插入骶尾部区域中线的臀裂深处（图 10–4）。一旦一根毛发成功插入，其他毛发就可以更轻松地嵌入。随后发生异物组织反应和感染，并形成最初的藏毛窦。继发性开口通常是由具有自我推进能力的毛发穿过皮肤或脓肿自发破溃而引起的。笔者更认同 Karydakis 的观点。

关于特殊部位发生藏毛窦的报道很少，如脐部、已愈合的截肢残端和趾缝间，以及充分切除区域的复发，都支持该病的后天性理论及 Karydakis 关于毛发嵌入的观点。

藏毛病及其治疗是第二次世界大战期间的重要问题[9]。7.9 万名美国军人住院，平均每人 55 天。在参加战斗训练的军事人员中，由于需要驾驶卡车、坦克和吉普车经常颠簸和局部受压，会出现静止的骶尾部窦道频繁复发的现象，因此 Buie[10] 称其为"吉普车病"。

藏毛窦的主要特征是皮下纤维化管道，内覆鳞状上皮。该皮下管道可延伸不同的距离，通常为 2～5cm。从主管道可分出小脓腔和支管（图 10–5）。通常会看到与周围皮肤分离的毛发进入中线小凹（图 10–6），一般来说不会找到毛囊。继发性开口与原发中线开口的外观有所不同，前者以凸出的肉芽组织和浆液性分泌物为特点。如

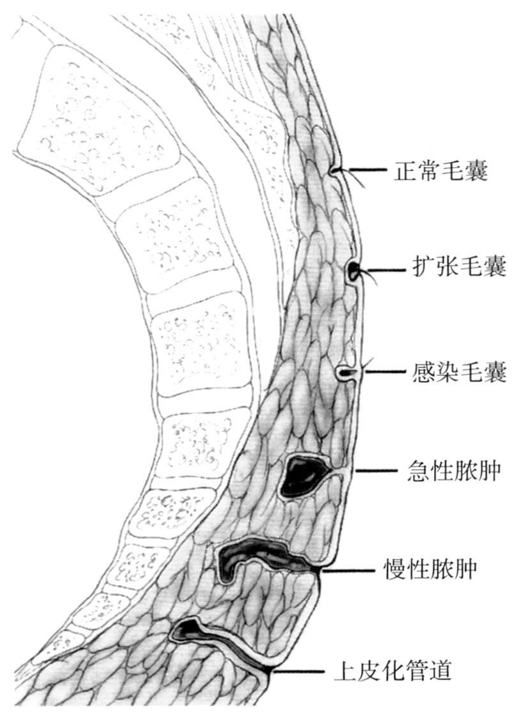

▲ 图 10–1　**藏毛性脓肿和藏毛窦的发病机制**[7]
（经许可 ©1980 Elsevier）

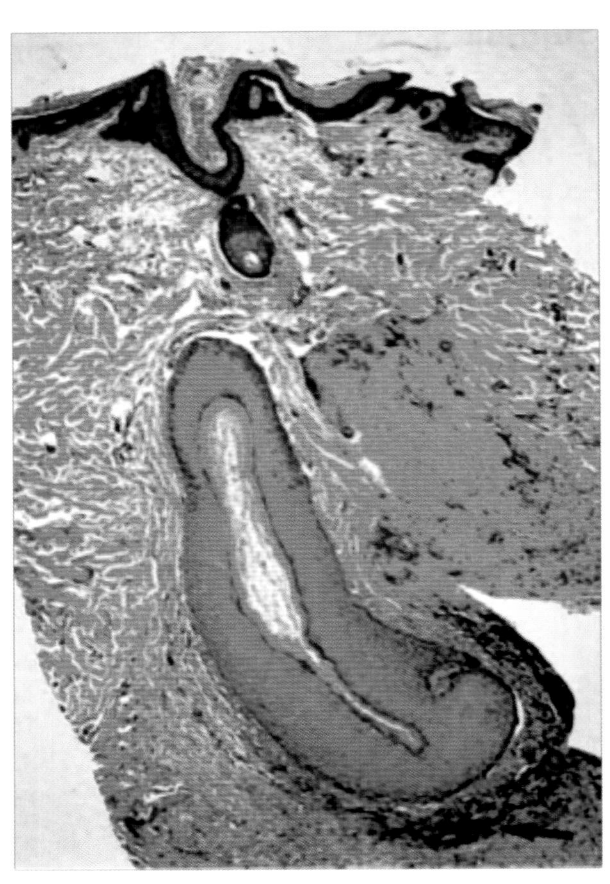

▲ 图 10–2　**中线小凹的显微照片显示受感染毛囊引起的慢性炎症**
（由医学博士 Andrew R. McLeish，MD 提供）

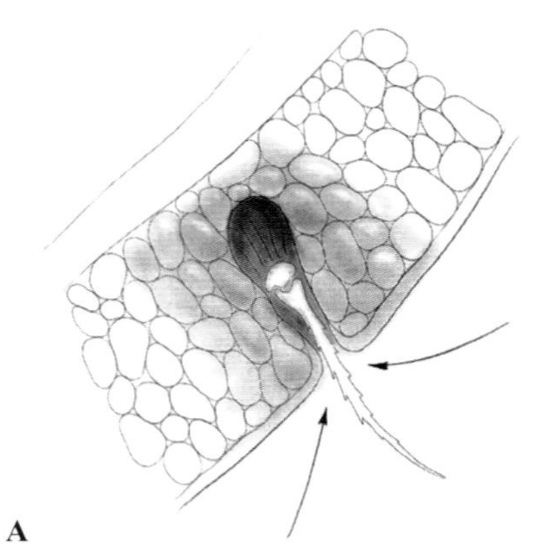

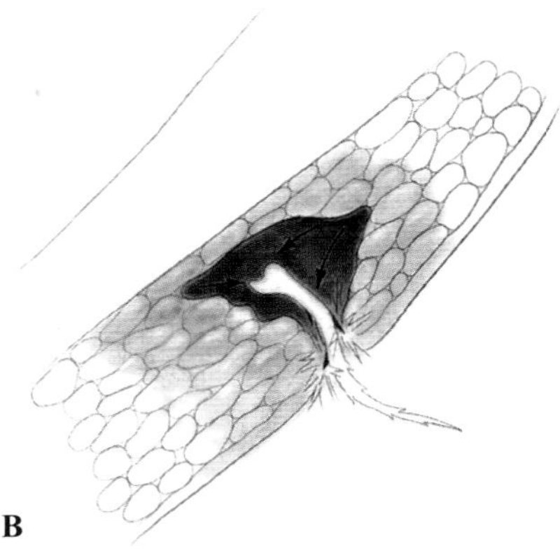

◀ 图 10–3　**慢性藏毛脓腔吸入毛发，毛发的鳞片引导毛发的内向运动，身体运动引发脓腔内的移动**
A. 站立位；B. 坐位[7]（经许可 ©1980 Elsevier）

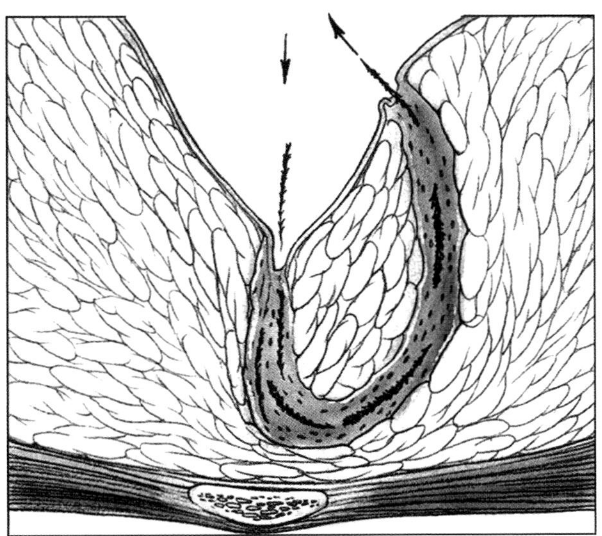

▲ 图 10-4 藏毛窦的发病机制是散落毛发发根的插入

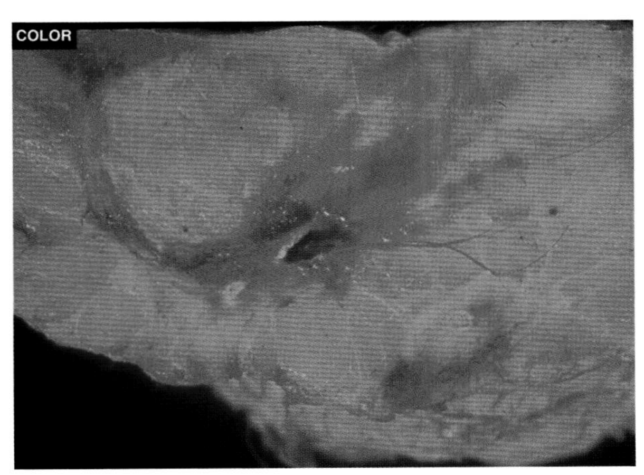

▲ 图 10-5 整块标本的剖面显示了慢性脓腔中的毛发及通向继发开口的窦道

（由医学博士 Clyde Culp，MD 提供）

果能看见从继发性开口突出的毛发，往往位于脓腔内，身体正试图将其“吐出”（图 10-6）。大部分窦道（93%）向头侧蔓延，剩余的（7%）则向尾侧蔓延，易与肛瘘或化脓性汗腺炎相混淆[11]。

藏毛窦是一种自然退化的慢性疾病[12]。该病通常在青春期出现症状，在 30 或 40 岁后很少发生。但是，藏毛窦可能发生在任何年龄段[8, 13, 14]。

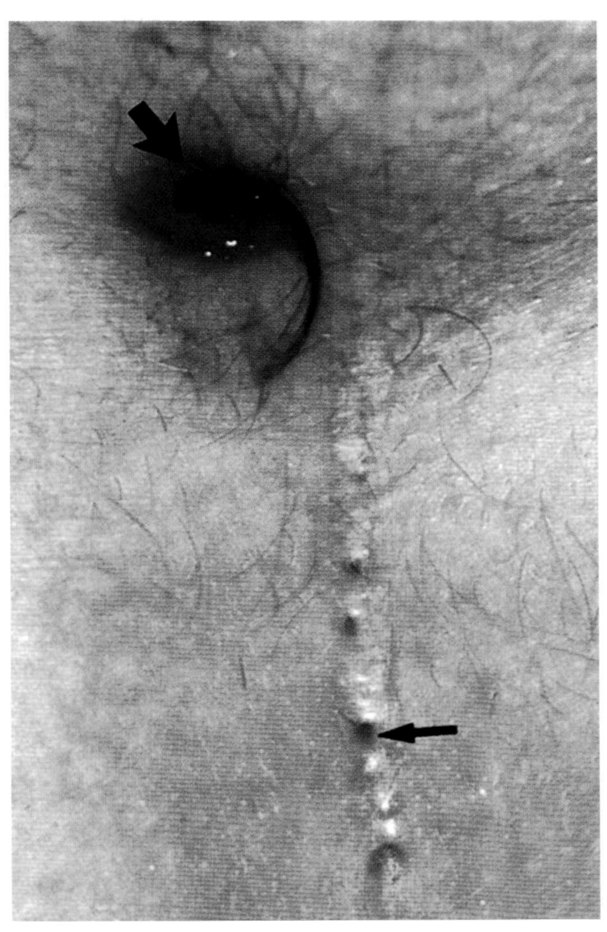

▲ 图 10-6 大量非炎性的中线小凹，是疾病的主要源头（小箭头），毛发从继发窦道突出（大箭头）

易感因素

骶尾部区域的微小皮肤凹陷在正常人群中较常见（9%），但大多数不会出现问题[15]。由于陆军和海军军官经常发生藏毛窦感染，因此推测骶尾部区域的外伤是主要诱因。然而，毛囊炎理论[7]和臀裂中毛发的自发性插入[8]等后天性学说则否定这一理论作为主要原因。

Akinci 等[16]调查了 1000 名土耳其士兵的信息，包括特征和习惯等。其中 88 名士兵（8.8%）患有藏毛窦。有症状的 48 例，无症状的 40 例。与藏毛窦相关的因素包括肥胖（体重超过 90kg）（$P < 0.0001$）、车辆驾驶员（$P < 0.0001$）、身

体其他部位发生毛囊炎或疖疮（$P < 0.0001$）、有藏毛窦家族史（$P < 0.0001$）等。家族性藏毛窦病史并不意味着先天性倾向，而是提示有相似的毛发特征。

三、临床表现和诊断

藏毛病患者一般 20 岁左右、多毛和中度肥胖 [17]。虽然多毛或黑色毛发人群发生藏毛病的趋势有所增加，但该病也可见于不具有这些特征的人群 [18]。藏毛病最初可表现为骶尾部区域的急性脓肿，通常可自行破溃，留下无法愈合的慢性引流窦道。一旦形成窦道，疼痛通常较轻微。71%～85% 的藏毛窦感染患者为男性 [5, 14]。

通常根据患者的病史及三种常见表现可以诊断。几乎所有患者都有急性脓肿形成的经历，其特征是臀裂部位的疼痛性硬结或蜂窝织炎。当脓肿自发或经过治疗获得缓解后，许多患者会发展为藏毛窦。这种慢性表现可通过肛门上方约 5cm 处臀间褶皱内的窦道开口或皮肤小凹来确诊（图 10-7）。尽管通过治疗很多窦道会消退，也有部分患者会形成慢性或复发性病变。不同阶段藏毛病的治疗方法有所不同，下文将进行详细讨论。鉴别诊断包括任何皮肤疖疮、肛瘘、特异性肉芽肿（如梅毒或结核）和有多发皮肤引流窦道的骨髓炎。骶骨区域的放线菌病与藏毛病很难区别。

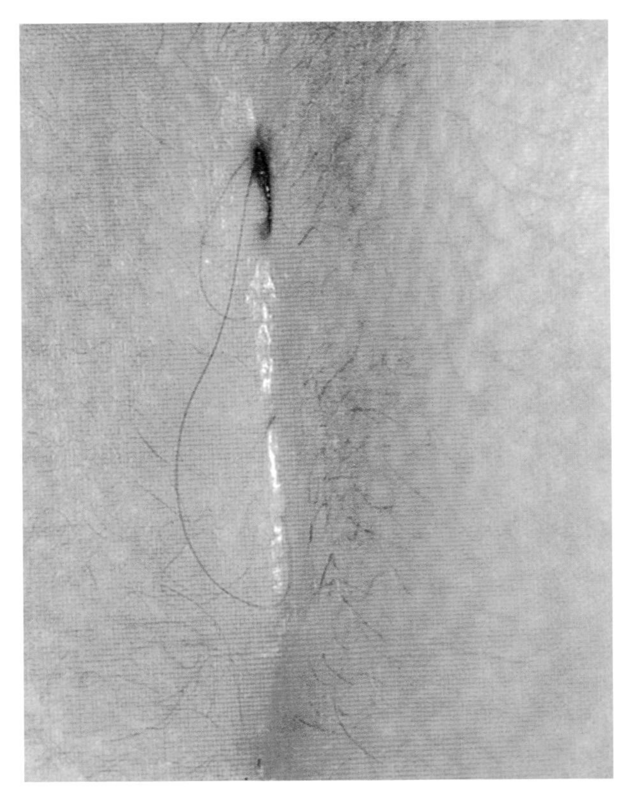

▲ 图 10-7　中线小凹，注意毛发进入小凹

四、治疗

（一）藏毛脓肿

尽管感染的上皮化窦道位于中线，脓肿通常位于两侧和头侧。位于臀裂中线的伤口通常愈合不佳且生长缓慢，应尽量使伤口小且离开中线。

藏毛脓肿基本都可以在门诊或急诊室进行局部麻醉下引流。在尾骨区域中线的侧方做一个纵向切口（图 10-8）。切口深至皮下组织，进入脓腔。如果脓腔内有毛发，必须将其清除。彻底刮除所有感染的肉芽组织和坏死碎屑。修整皮

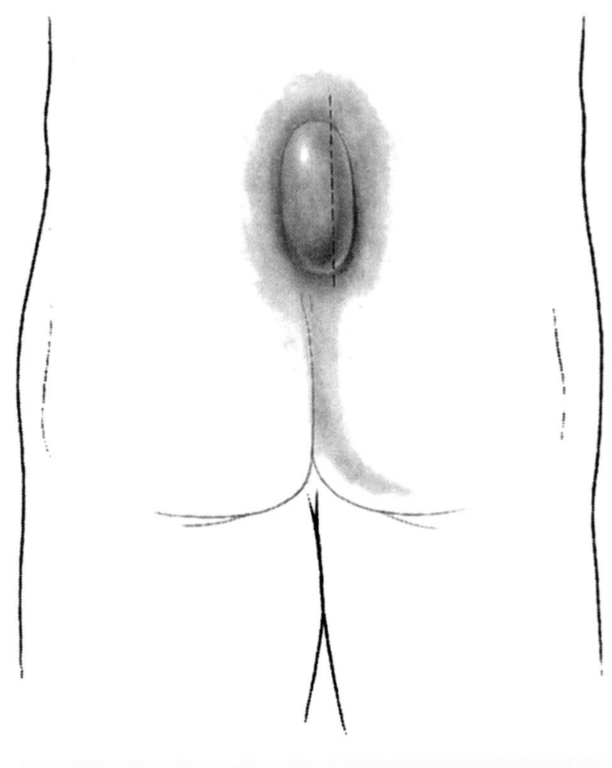

▲ 图 10-8　藏毛脓肿，切口偏离中线 [18]

肤边缘，使脓腔成为开放的伤口，伤口用细纱布轻轻填塞。不需要使用抗生素，如果可能的话，指导患者每天两次用稀释的过氧化氢（1∶4 稀释）冲洗伤口几天，这将有效清除残留的碎屑。每天至少在淋浴时用肥皂和清水冲洗伤口两次。最重要的是防止毛发进入伤口并将毛发从伤口清除。术后至少几个月内都要剃除或拔除伤口周围的毛发。用于获得宫颈巴氏涂片的 Cytette 刷（Birchwood Labora-tories，Inc.，Eden Prairie，MN），是一种擦拭伤口内毛发和碎屑的极佳工具（图 10–9）。复诊时对多余的肉芽组织进行清除。经过认真的伤口护理，通常可以获得完全愈合。

（二）藏毛窦

藏毛窦可以通过以下几种方式之一进行治疗：非手术治疗、切开和刮除、侧方切开（图 10–10）加中线小凹切除、广泛局部切除（伴或不伴原发性闭合）、切除加 Z 字皮瓣成形或推移皮瓣手术（Karydakis 手术）。

1. 非手术治疗

Klass[15] 认为引起藏毛窦感染的直接原因是散落毛发和粪渣在臀裂内的聚集，当脓肿发生时，只需要切开和引流。因此，他采用肥皂水清洗会阴和骶尾部区域的严格卫生措施来治疗患者（图 10–11）。通过引流脓肿、保持窦道开放，清洁局部等措施，在一个包含 15 例慢性引流窦道患者的病例研究中，随访超过 3 年，有 11 例愈合。在另一组 12 例接受脓肿切开引流的患者中，随访至少 3 年，有 10 例患者愈合，有 2 例需要接受第二次切开引流。

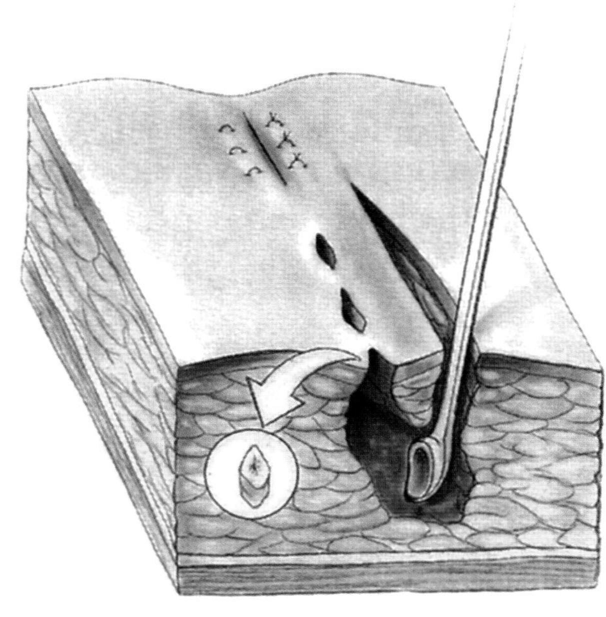

▲ 图 10–10　窦道侧方切口，用刮匙刮除肉芽组织[7]（经许可 ©1980 Elsevier）

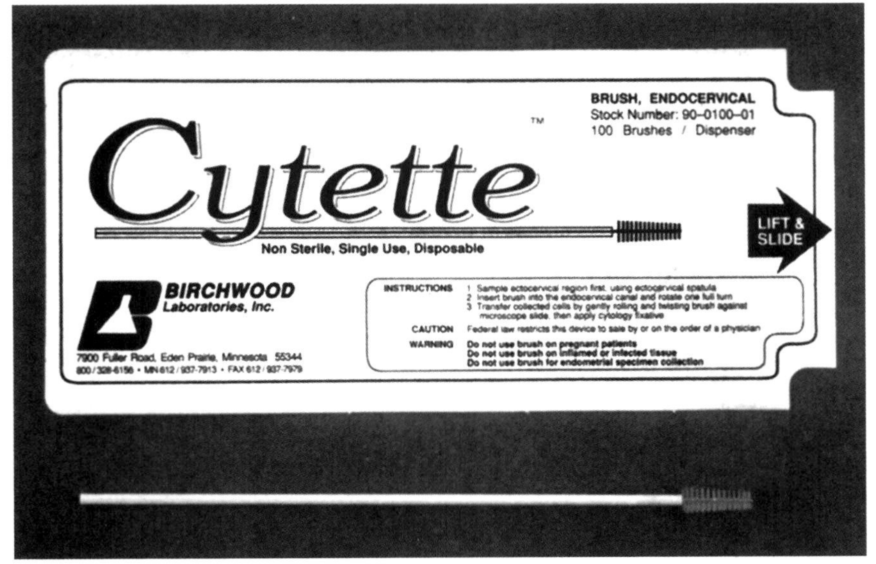

◀ 图 10–9　Cytette 刷是一种进行伤口清洁的极佳工具

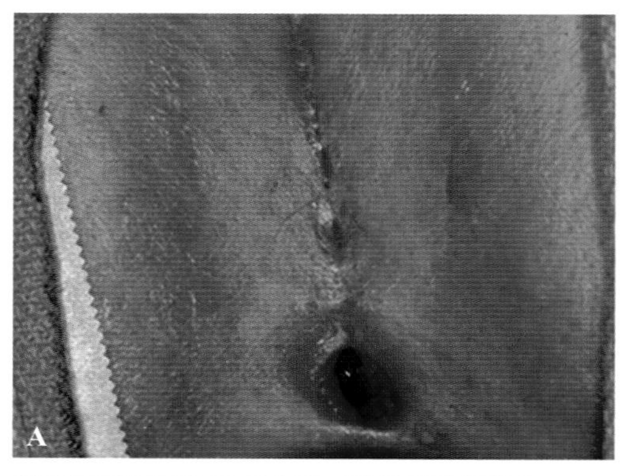

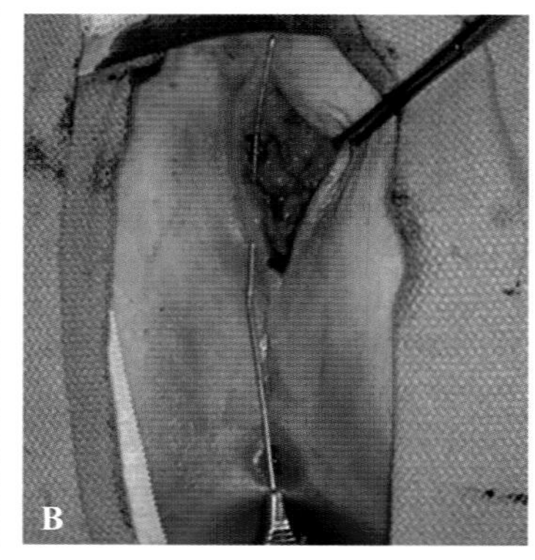

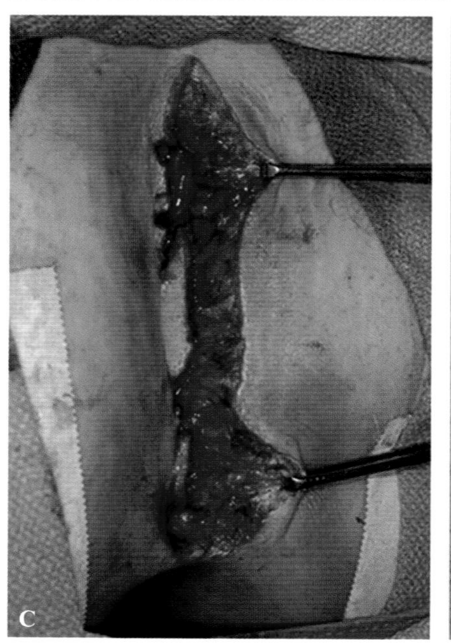

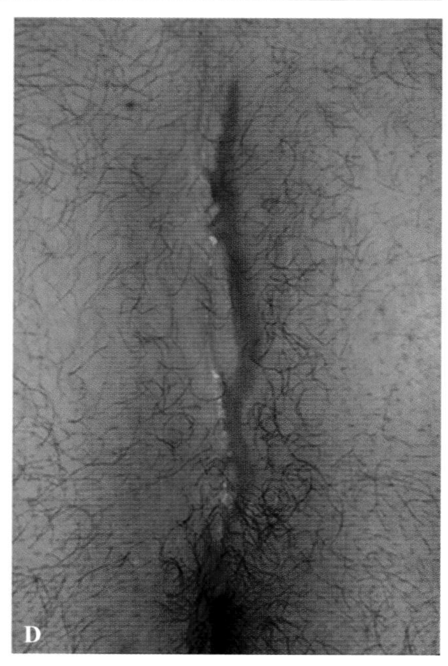

◀ 图 10-11 **通过引流脓肿、保持窦道开放，清洁局部等措施治疗**

A. 骶尾部区域中线可见多个开口；B. 在中线侧方约 1cm 处做一个切口，然后切开至与慢性脓腔相连通。用泪型探针查找中线小凹形成的窦道；C. 注意切开窦道后形成的锯齿状切缘；D.3 周时伤口完全愈合

最重要的保守治疗来自夏威夷的三军医疗中心。Armstrong 和 Barcia[19] 主要通过剃除臀裂周围所有毛发来治疗藏毛病，范围从肛门至骶骨前 5cm。清除窦道内可见的毛发，但不要试图用探针探查窦道内的毛发。如果伴有脓肿，则做一个侧方切口进行引流。在一年时间内，共有 101 例连续患者接受了这种保守治疗。所有患者的伤口均愈合，但该研究没有说明随访的时间和复发率。

一些作者主张用苯酚进行窦道注射。Schneider 等 [20] 用 1～2ml 80% 苯酚对 45 例藏毛窦患者进行窦道注射。注射在局部麻醉下进行，只有 60% 的患者完全愈合，平均耗时 6 周，有 11% 的患者发生脓肿需要切开和引流，其他患者则经常出现由苯酚引起的局部炎症，不建议采用这种治疗方法。

Dogru 等 [21] 应用苯酚结晶获得了成功。他们首先清理并去除脓腔和窦道内的毛发。将结晶应用到伤口之前应对周围皮肤进行保护。苯酚结晶在体温下迅速变成液态并充满窦道。将其原位保留 2min 后挤出。之后可以根据情况重复该过程。41 例患者接受该治疗，有 2 例分别在 5 个月和 8 个月时复发，中位随访时间为 24 个月，平均恢复时间为 43d。这种非侵入性技术听起来不错，但是苯酚结晶在大多数医院不易获得。

2. 切开和刮除术

切开（去顶而非切除）和刮除术是一种治疗藏毛病的微创手术。2015 年对 13 项研究和 1445

例患者进行的荟萃分析表明，切开（去顶）刮除术成功率高（复发率为 4.47%），并发症发生率为 1.44%，治愈时间为 21～72d，恢复工作时间为 8.4d[22]。

Buie[10] 及之后的 Culp[25] 提出对该方法的改进。包括在中线打开窦道，用刮匙刮除碎屑和肉芽组织，保留窦道中的纤维组织，与创缘皮肤缝合。该技术不仅使创面大小和深度最小化，还可以防止创面过早闭合。此外也容易对伤口进行填塞和清洁（图 10–12）。这样可以使创面大小减少 50%～60%[23]。平均愈合时间为 4～6 周，2%～4% 的患者会延时愈合（12～20 周），复发率为 8%[8, 24]。尽管这种技术很简单，但创面仍比侧方切开窦道更广泛。

3. 侧方引流加正中线窦道切开

Lord 和 Bascom 主张切除中线小凹或窦道，并彻底清除窦道内的毛发和碎屑[6, 7]。Bascom[7] 强调通过偏中线的纵行切口进入窦道，从而避免形成位于中线的创面（图 10–10）。对 149 例患者平均随访 3.5 年（最长 9 年），治愈率为 84%[25]。Senapati 等[24] 报道的 218 例患者的成功率为 90%，平均随访 12 个月（范围，1～60 个月）。

该技术的优点是创伤少和切口小。手术可以在门诊进行，中线小凹切除后通常愈合缓慢。更好的方法是将中线小凹朝侧方切口方向切开，这是一种可以降低复发的重要技术。

妥善护理开放性伤口对于愈合至关重要[26]。术后 1 周应对患者创面进行检查。肉芽增生提示敷料填塞不当，需要用硝酸银棒进行烧灼。纱布填塞不宜过紧，但应与整个皮下创面接触。

4. 局部扩大切除（伴或不伴一期闭合）

环绕中线藏毛窦做整块切除，深至骶尾部筋膜，伤口用盐水湿纱布填塞。在一项 50 例患者的病例研究中，al–Hassan 等[27] 发现平均愈合时间为 13 周（范围，4～78 周），复发率为 12%，平均随访时间为 25 个月。

Søndenaa 等[28] 对 153 例慢性藏毛窦患者进行了根治性切除。这些患者中有 78 例接受了单次剂量 2g 头孢西丁的静脉注射，75 例患者未接受抗生素治疗，两组间的伤口愈合率没有差异。有 69% 接受头孢西丁治疗的患者伤口在 1 个月内愈合，未接受抗生素治疗的患者则为 64%。并发症发生率分别为 44% 和 43%，其他研究也发现了类似的问题[29, 30]。尽管这是一种激进的手术，一些作者认为结果令人满意并提倡继续使用[31–33]。在一项为期 3 年随访的随机试验中，Kronborg 等[34] 发现，切除后一期闭合伤口比开放的伤口愈合时间短，而复发率为 0%～38%[35]。Testini 等[36] 的一项随机试验也显示一期闭合伤口组与开放手术组相比，切口愈合时间和恢复正

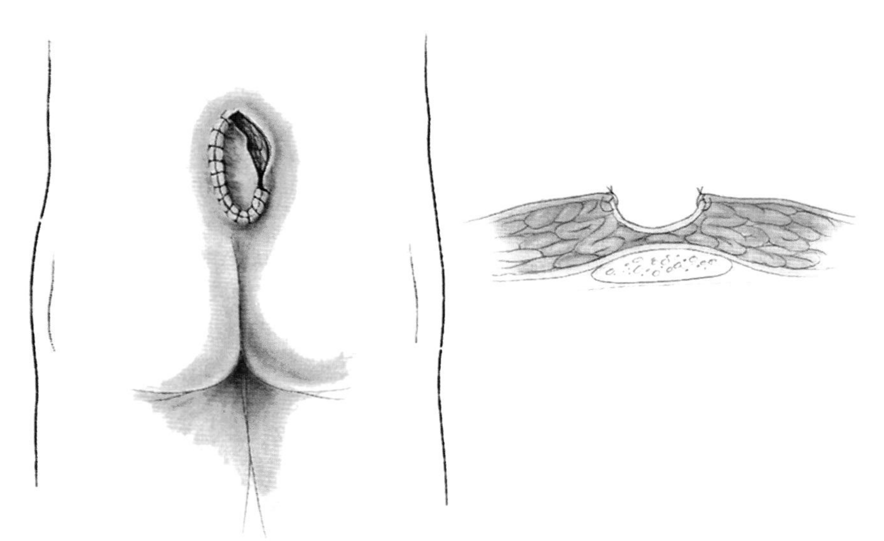

◀ 图 10–12 袋型缝合
用可吸收缝线将创面基底部的纤维壁连续缝合至皮肤边缘（经 Garg 等[22] 许可转载）

常活动时间都更短。2010 年一项包含 26 项研究和 2530 例患者的荟萃分析中，对一期和二期愈合的情况进行了比较[37]。未发现开放性愈合比闭合性手术有明显优势，但是显示偏中线缝合显著优于中线缝合。

5. 切除加 Z 字皮瓣成形术

藏毛窦切除加一期闭合伤口方法简单但复发率高。由于 7～10d 伤口可以愈合，一期闭合很有吸引力。为避免中线伤口复发或裂开，必须对臀裂褶皱的解剖结构进行改动。

Z 字皮瓣成形术可以实现此目标。切除藏毛窦并一期用 Z 字皮瓣成形术进行填充，使臀裂皱痕变平，使毛发点远离中线，很大程度防止浸渍，减少了臀部软组织的吸力作用，并使相邻面之间的摩擦减至最小。切开皮肤至皮下组织，与伤口的纵轴成 30° 切开 Z 字各边。游离皮下皮瓣，对调并缝合（图 10–13）。将闭式负压引流放置在全厚皮瓣下方。Z 字皮瓣成形术避免伤口位于中线，这是愈合缓慢和复发的主要原因。Toubanakis[38] 用 Z 字皮瓣成形术治疗 110 例患者，均无复发。Mansoory 和 Dickson[39] 报道了类似结果。该手术的主要缺点包括对于非复杂性藏毛窦而言伤口太大、不适合在门诊进行，以及部分伤口仍位于中线等。

6. 皮瓣手术

(1) Karydakis 手术：Karydakis[8] 认为藏毛窦的发生是由于毛发进入中线臀间褶皱内。然后通过摩擦将毛发推入褶皱深部。他设计了一种手术技术来避免这些问题。对窦道进行"半侧方"切除直至骶骨筋膜（图 10–14），在对侧进行游离，使整个皮瓣可以推移至另一边进行缝合，放置闭式负压引流。该技术避免了中线伤口，7471 例患者接受推移皮瓣手术，并发症发生率为 8.5%，主要是感染和积液。平均住院时间为 3d，许多患者需要住院 1d 或在门诊进行手术。随访时间为 2～20 年，复发率为 1%，每个复发病例都可以观察到毛发的再次嵌入。Karydakis 皮瓣手术已被证明有效，但它是一个中等规模的手术[8, 40, 41]。

(2) 菱形切除加皮瓣转移术：1966 年，Dufourmentel 等[42] 在法国首次报道了这项技术，用于骶尾部囊肿。随后在 1984 年，Azab 等[43] 准确地描述了其结构并将其用于藏毛窦的治疗。在中线做一个包绕藏毛窦的菱形轮廓线（图 10–15A）。ab=bc=cd=ad。绘制线 de 将 bd 和 cd 所成的角度一分为二。de 和 ef 的长度与 ad 相同。∠ def 与∠ bad 相同。

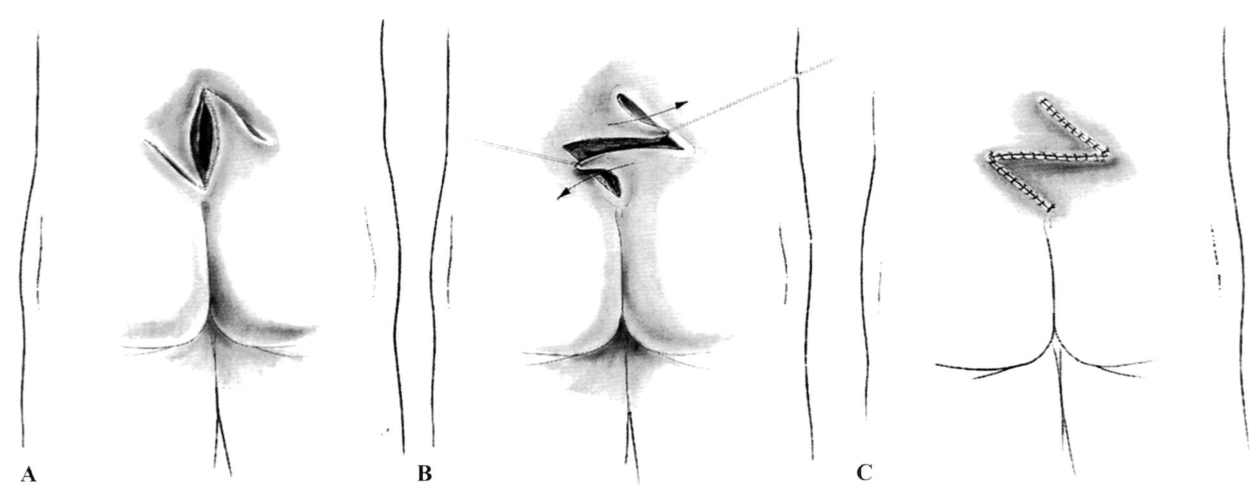

▲ **图 10–13 Z 字皮瓣成形术**

A. 椭圆形切除藏毛窦，切开Z字的各边，与伤口的纵轴呈30°；B.游离并对调皮下皮瓣；C.缝合皮肤

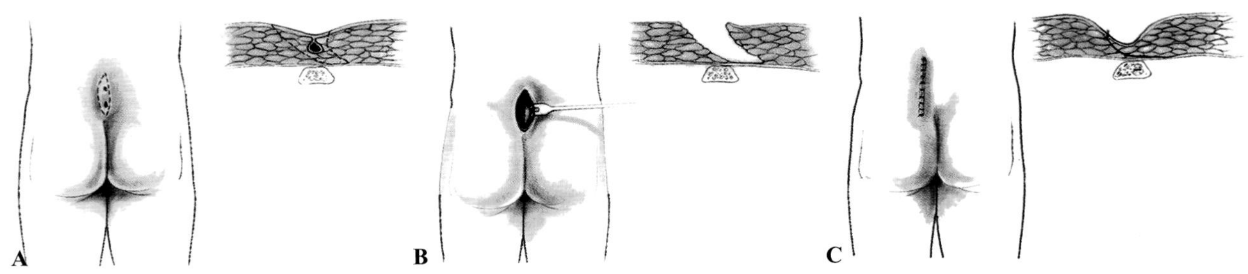

▲ 图 10-14 **Karydakis 滑动皮瓣**

A. 围绕藏毛窦做椭圆形切除，深至骶骨筋膜，并偏向中线的一侧；B. 潜行游离创面一侧，制作全厚皮瓣；C. 滑动皮瓣并靠近对侧的伤口边缘，缝合的伤口偏离中线

在中线向下菱形切除往至骶骨骨膜，侧方至臀大肌筋膜。将 d-e-f 瓣深切至臀大肌筋膜以松解任何张力。然后将皮瓣移置来覆盖菱形伤口（图 10-15B）。在皮瓣下方放置负压引流，并用缝线缝合伤口（图 10-15C）。

Milito 等 [44] 应用菱形切除联合皮瓣技术治疗 67 例藏毛窦患者，平均随访 74 个月（8～137 个月）后未见复发。除两例患者发生血清肿及一例患者因血肿导致伤口部分裂开需要引流外，所有患者均获得了一期愈合。平均住院时间为 5d（范围，1～16d）。

Daphan 等 [45] 报道的 147 例患者的复发率为 5%，平均随访时间 13 个月（范围，1～40 个月）；2% 的患者发生了术后血清肿；4% 的患者出现了伤口裂开。Urhan 等 [46] 和 Arumugam 等 [47] 报道的复发率分别为 5% 和 7%，平均随访时间分别为 36 个月和 24 个月。Topgül 等 [48] 报道使用该技术的 200 个病例，平均随访时间为 5 年，其中 13 例复发。轻度皮瓣坏死的发生率为 3%，血清肿为 2%，伤口感染为 1.5%，复发率为 0.5%。菱形切除加皮瓣转移术很吸引人，因为它易于操作，结果和其他任何更复杂的皮瓣技术一样好。

Petersen 等 [49] 在 2001 年 2 月 进 行 了 Medline 搜索，对采用一期缝合技术的不同手术

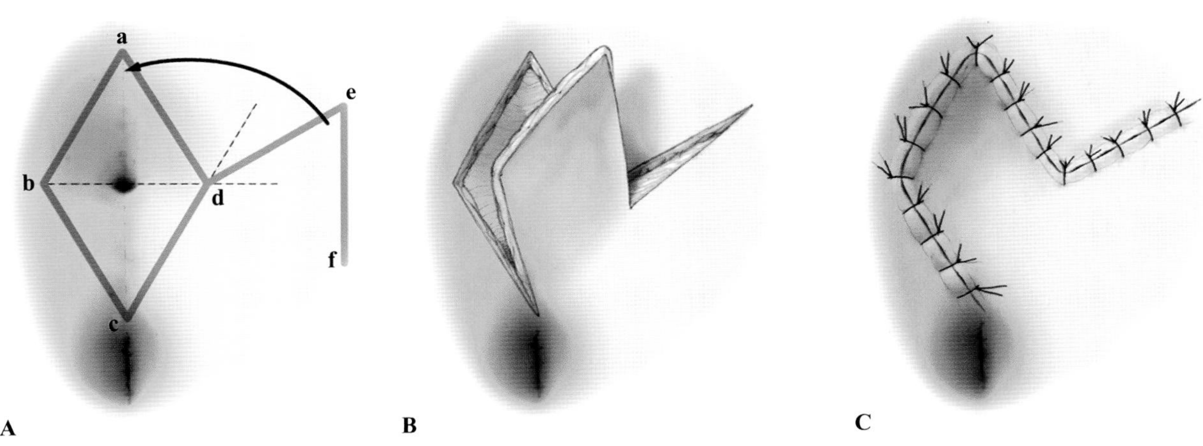

▲ 图 10-15 **菱形切除加皮瓣移植术**

A. 菱形切除的外形：ab=bc=cd=da，de 将 bd 和 cd 所成的角度一分为二，de=ef=ad；B. 制作深至臀大肌筋膜的皮瓣，将皮瓣旋转并移位以覆盖菱形伤口；C. 缝合完毕 [40]（经许可 ©1996 John Wiley and Sons）

方法的结果进行调查。搜索确定了 74 篇出版物，包括 10 090 例中线一期缝合的患者和 35 篇出版物评估了 2034 例患者；非对称 – 斜切技术（如 Karydakis，Bascom）的结果在 16 篇出版物中的 6812 例患者中得到了描述，而对于菱形瓣技术，则发现了 16 篇文章中 739 例患者。对于 V–Y 成形术，4 篇出版物和 73 例患者，最后是 Z 字瓣成形术，共包括 11 篇文章中的 432 例患者。

结果显示总的伤口感染率可高达 38.5%。中线缝合组的合并感染率最高，为 12.4%（95%CI，11.1～13.8），而 V–Y 组最低。在所有手术中，伤口失败的发生率高达 52.4%。非对称 – 斜切组和菱形瓣组的合并失败率最低，分别为 3.5%（95%CI，2.6～4.7）和 3.4%（95%CI，2.3～4.9）。复发率可多达 26.8%，中线缝合组的复发率最高，非对称 – 斜切组和菱形瓣组最低。2012 年，另一项对 6 项随机对照研究 641 例患者进行的汇总分析也支持菱形切除和 Limberg 皮瓣修复优于一期中线缝合技术 [50]。

（三）复杂或复发性病变

藏毛窦伤口愈合时间的长短取决于手术类型和病变范围。不同研究之间的复发率差异较大（0%～37%）[8, 14, 30]。复发是由于散落的毛发重新插入臀裂所导致的，发病机制和治疗方法均与原发性藏毛病相同。

藏毛窦术后伤口不愈合的情况并不少见。最常见的是伤口基底部填满了凝胶状的肉芽组织，这通常是术后伤口护理不当的结果。毛发可能长进伤口边缘，阻碍其完全愈合。有些伤口在保持清洁的情况下仍无法愈合。几乎所有未愈合的伤口都位于中线臀裂处。侧方切开术通常可以避免此类问题。

1. 刮除，再切除和碟形术

必须将未愈合伤口周围的毛发剃除并拔除，然后彻底刮除肉芽组织。如果伤口外观看起来折叠在一起而形成“兜袋”，则对其进行重塑及碟形化处理，以避免分泌物积聚。如果伤口感染了厌氧菌，使用抗生素可以促进愈合。使用水脉冲设备（如 WaterPik[1]）提供了一种简单的伤口冲洗方法 [51]。

2. 反向包扎

一些藏毛窦伤口起初愈合良好，但无法形成上皮。患者肥胖且臀间裂很窄时，主要是机械性问题，臀部的运动对伤口造成持续伤害。Rosenberg[52] 成功使用反向包扎，在伤口两侧放置一块宽胶带并向外拉伸，将胶带固定至腹部前侧（图 10–16），主要效果是使伤口平展并消除大部分臀间裂的角度。

3. 臀大肌肌皮瓣

如果伤口较大且保守治疗失败，则应切除伤口。这种情况下，使用臀大肌肌皮瓣可提供可靠的修复。但对于简单的疾病，该手术创面过大。全身麻醉，患者俯卧位。将未愈合的创面连同瘢痕和肉芽组织切除，达到正常的周围脂肪和骶骨筋膜层。游离臀部旋转皮瓣，包括皮肤及下方的臀大肌上部（图 10–17）。当臀部的皮肤和皮下

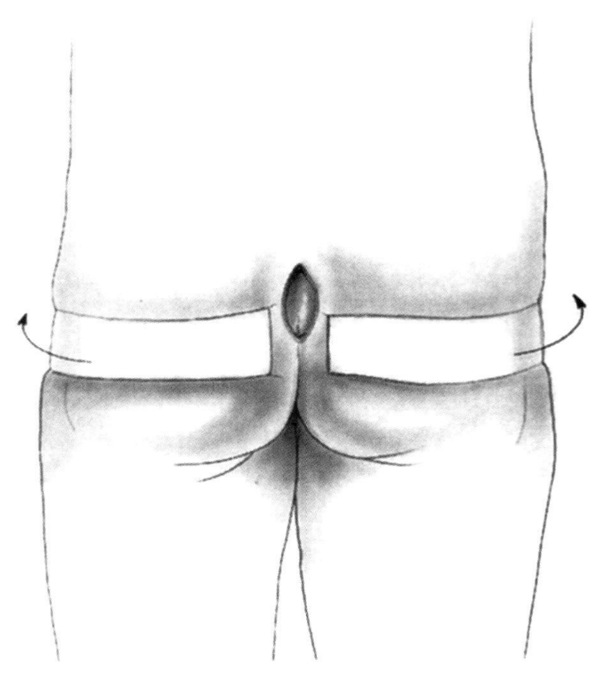

▲ 图 10–16　用胶带向相反方向固定患者的臀部，使伤口张开

组织可以横向移动后，在臀中肌和梨状肌水平将臀大肌上部横断，注意保护坐骨神经。然后将肌皮瓣旋转到位，置入闭式负压引流管，并分层缝合伤口[53]。1 周内不得让患者平躺压迫皮瓣，这种技术笔者很少采用，更喜欢较简单的 Bascom 皮瓣术（后面将对此进行描述），或应用 Z 字皮瓣成形术、V-Y 滑动皮瓣及菱形切除加皮瓣转移术[38, 48, 54]。

4. Bascom 皮瓣术（臀裂闭合）

这种用来治疗不愈合伤口的独特方法由 Bascom 所设计[55]。基本理念是切除不愈合的皮肤及下方的皮下组织。通过用皮肤瓣覆盖伤口来替换位于臀裂深部的缺损，从而消除臀裂。该手术比看起来容易，并且比臀大肌皮瓣和其他类型皮瓣的范围更小。不游离皮下脂肪，皮瓣是全层皮肤瓣。对于广泛的复发性藏毛病或不愈合的中线伤口是首选的手术方法。

患者在全麻或腰醉下进行手术。患者被送往手术室时给予广谱抗生素，并持续到术后 4～5d 拔除引流管时。手术采用俯卧折刀位。

将患者的臀部挤压在一起，用记号笔标记两侧臀部的接触线（图 10-18A）。然后用胶带将两侧臀部分开，并进行皮肤的消毒和铺单（图 10-18B）。用含有 1∶200 000 肾上腺素的浓度为 0.25% 丁哌卡因（布比卡因）对该区域的皮肤进行浸润，以减少出血。切除覆盖在未愈合创面上的三角形皮肤部分，向上侧方延伸至臀裂的顶点。切口下方呈朝向肛门的内弧形，以避免缝合

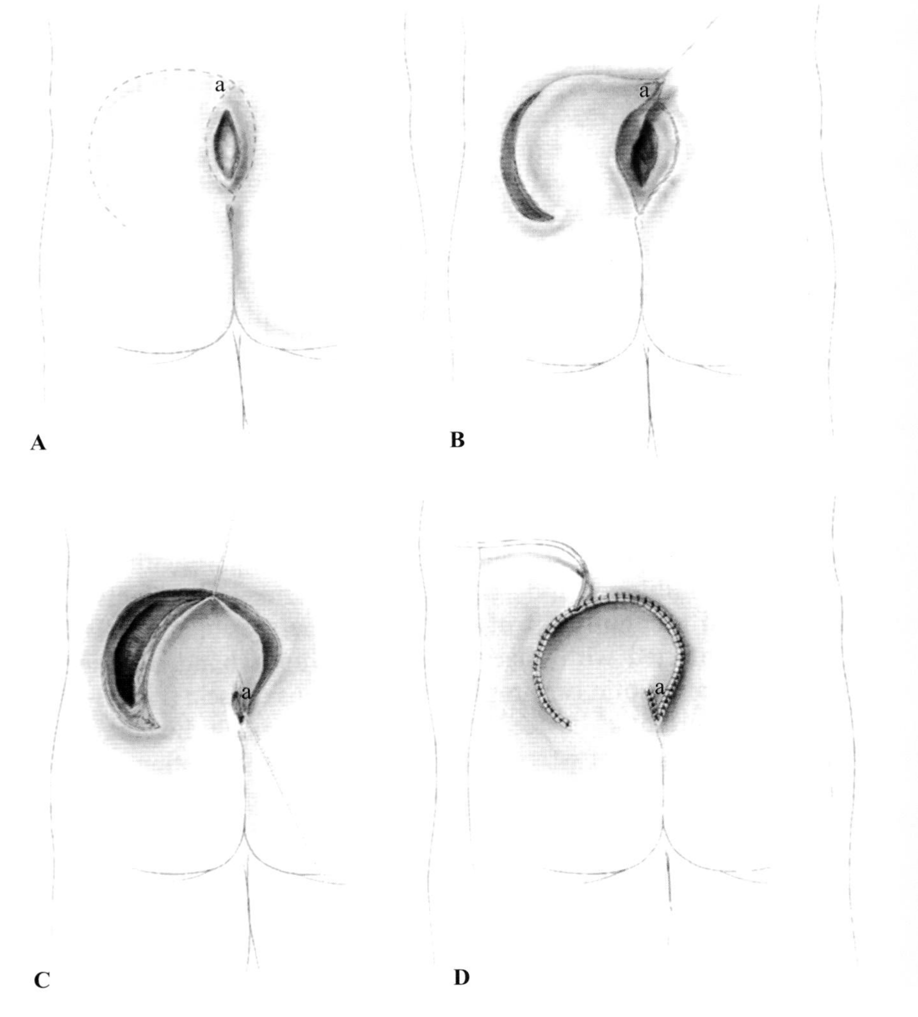

◀ 图 10-17　臀大肌肌皮瓣

A. 臀大肌皮瓣切开线；B. 将慢性伤口切除至骶骨，并制作皮瓣；a 是皮瓣的顶点。游离皮瓣，包含臀大肌上部，需格外小心以保护臀部血管和神经；C. 旋转肌皮瓣以覆盖骶前缺损；将 a 旋转至伤口的下部；D. 缝合伤口，并放置负压引流管[49]（经许可 ©2002 Wolters Kluwer）

时出现“狗耳朵”（图 10–18C）。除去肉芽组织和毛发，不游离脂肪或肌肉。

将皮肤瓣（仅切入真皮层）游离至之前做在左侧的标记线后松开胶带。将皮瓣置于伤口右侧缘相重叠处，切除多余的皮肤，在皮下放置闭式负压引流。用 3–0 铬肠线缝合皮下组织，用 3–0 合成单丝可吸收缝线皮内缝合皮肤（图 10–18D 和 E）。可以用连续缝合或外科免缝胶带进行加固。手术的关键是制作皮肤瓣，使缝合线偏离中线，如图 10–18E 所示。

应该注意的是，尽管 Bascom 指出该手术可用于复杂性原发病的治疗，也可以用于治疗不愈合的伤口或复发的藏毛窦。与其他的肌皮瓣或皮下瓣不同，Bascom 的皮瓣是全层皮肤瓣。这种手术可能看起来很复杂，但实际中如果遵循 Bascom 的描述和图纸操作，其实非常简单。

（四）藏毛窦癌变

慢性藏毛窦发生癌变非常罕见。在一篇对 1900—1994 年世界范围内相关文献的回顾中仅

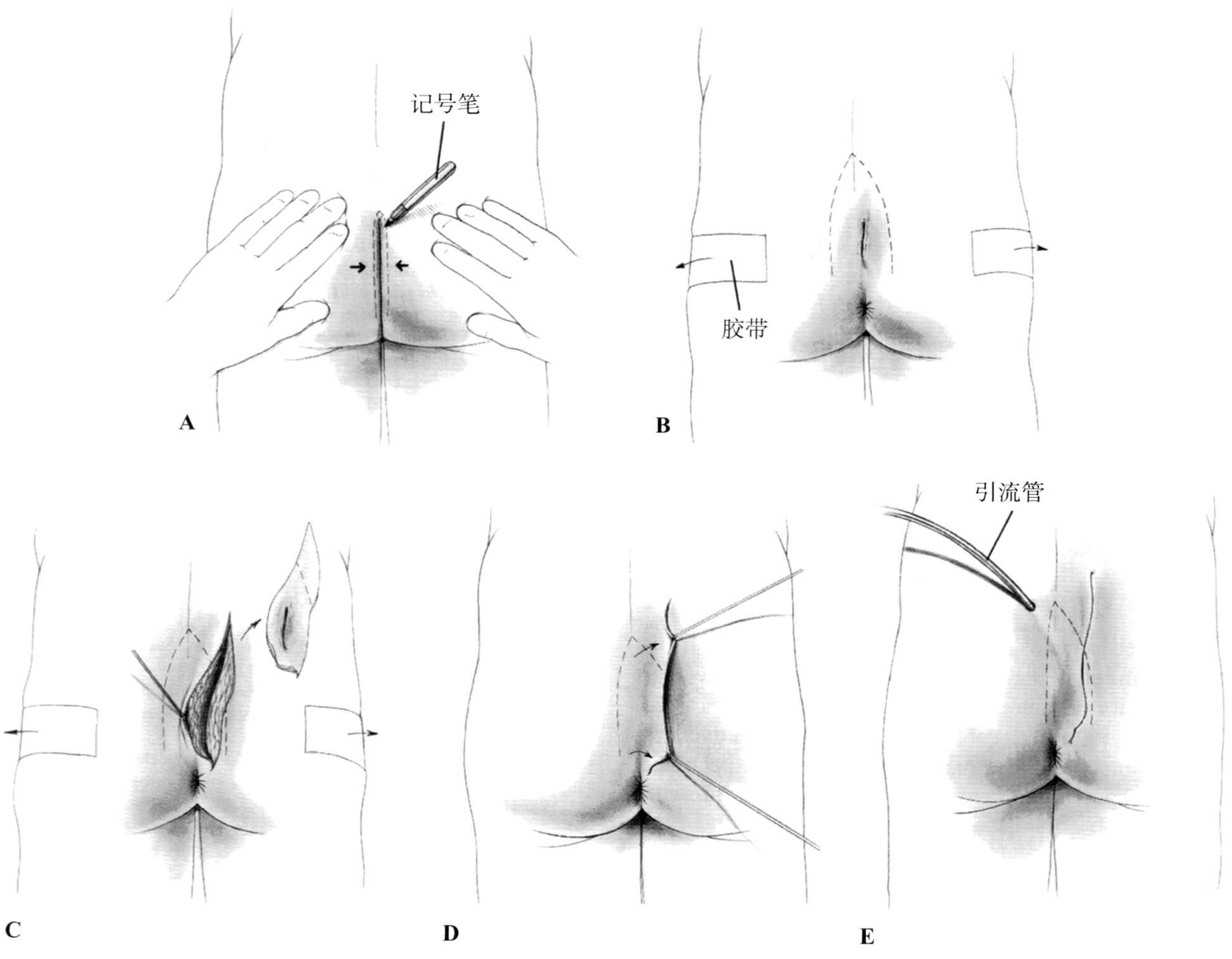

▲ 图 10–18 **Bascom 皮瓣术**

A. 标记两侧臀部的自然接触线；B. 用胶带将两侧臀部分开；C. 三角形切除未愈合的伤口；D. 将皮瓣游离至标记线后松开胶带，将皮瓣置于对侧创缘相重叠处，切除多余的皮肤，在皮下组织内放置闭式负压引流，用 3–0 铬肠线缝合皮下组织；E. 用 3–0 合成单丝可吸收缝线行皮肤的皮内缝合 [50]（经许可 © 2011 The Authors. Colorectal Disease © 2011 The Association of Coloproctology of Great Britain and Ireland）

描述了44例患者（表10–1）[56]。其中39例为鳞状细胞癌，3例为基底细胞癌，1例为腺癌（汗腺型），1例为不确定性癌。藏毛窦癌变的病因似乎与其他慢性炎症性伤口（如瘢痕、皮肤溃疡和瘘管）发生恶变的原因相同。这些患者藏毛病的平均病程为23年。藏毛窦癌变具有独特的外观，通常对患者进行视诊来进行诊断。病变中央溃疡，伴有质脆、硬结、红斑和蕈伞样边缘，活检可以明确诊断。

病变通常为分化良好的鳞状细胞癌，常伴有角质化灶和罕见的有丝分裂区域，癌在转移到腹股沟淋巴结之前局部生长。藏毛窦癌变患者的术前检查应包括腹股沟区域、会阴和肛门直肠。治疗涉及包含骶骨筋膜在内的局部广泛切除，对于巨大的伤口，可以行V–Y肌皮瓣手术[57]。

根据文献综述，在29个月的随访中，复发率为34%，患者的病死率为18%[56]。

表10–1 世界范围内关于藏毛窦癌变的文献（n=44）

男:女比例	35 : 9
发病年龄	50岁
平均症状持续时间	23年
治疗腹股沟肿大淋巴结	5例（11%）
切除	35例
仅行化疗	1例
仅行放疗	0例
无治疗	2例
切除加放疗	4例
切除加化疗	1例
切除、化疗加放疗	1例
平均随访	29个月
复发率	34%
复发时间	16个月
总死亡	12例（27%）
总因病死亡	8例（18%）

五、总结

许多藏毛病手术的最终结果比疾病本身更糟。藏毛病的治疗应该简单化，大部分可以在门诊进行。简单的偏中线脓肿切开引流，彻底清除毛发和碎屑，剃除伤口周围毛发，是急性藏毛脓肿所必需的。应寻找中央小凹，如果发现，应朝侧方切口打开。会阴脱毛有助于避免后续问题。对于慢性藏毛窦而言，首选方法是侧方切开，进入慢性脓腔内，去除所有毛发和肉芽组织，并将中线小凹及窦道切开至侧方伤口。如果必须行皮瓣手术，菱形切除加带皮下组织的皮瓣转移是最简单的手术方式。

2014年对25项随机对照试验和2949例患者进行的荟萃分析建议采用去顶术或完整切除加偏中线一期闭合[58]。

外科医生必须向患者及其家人明确说明，他们需负责后半段的治疗。开放的伤口必须在淋浴时用肥皂和水进行清洁或冲洗，伤口中的毛发和碎屑必须清除。轻轻填塞伤口以防提前闭合。每10～21d对伤口周围的皮肤进行剃毛、拔除毛发或使用脱毛膏。外科医生应每1～2周检查一次伤口并烧灼增生的肉芽组织，直到伤口愈合。

第 11 章　肛周皮肤病
Perianal Dermatologic Disease

David E.Beck　著
吕聪聪　译
谭嗣伟　校

摘要：肛周皮肤病的表现形式多样，通常可分为瘙痒性和非瘙痒性。如果引起瘙痒的原因不明，可称为“特发性肛门瘙痒”，这种情况在临床中最为常见。皮肤病在临床工作中经常需要皮肤科医生和外科医生协同诊治。本章从外科医生的角度回顾常见皮肤病的诊断和治疗。
关键词：肛门瘙痒症，卫生，非瘙痒性病变，化脓性汗腺炎，肿瘤性病变，炎症性肠病，治疗，病因学，皮肤病，全身性疾病

一、概述

原发性或继发于全身性疾病的肛周皮肤病表现形式多样，如皮肤局部疼痛、硬化、溃疡或隆起，但最常见的症状还是瘙痒[1]，因此肛周皮肤病通常可分为瘙痒性和非瘙痒性。如果瘙痒原因不明，则被称为“特发性肛门瘙痒”，这是临床上最为常见的类型。在治疗这类皮肤病时，皮肤科医生和外科医生经常协同诊治。皮肤科医生因为接受过判断皮损的专门训练，可以通过刮擦、培养、活检和镜检进行诊断，外科医生可以通过肛门镜和直肠镜对肛肠局部进行检查，或者病原微生物培养及病理活检。本章从外科医生的角度回顾皮肤病的诊断和治疗。

二、瘙痒性肛周皮肤病

（一）特发性肛门瘙痒

肛门瘙痒是一种不愉快的皮肤感觉，患者瘙痒程度不一。男性比女性更容易出现肛门瘙痒，比例为 4 : 1[1]，大约 50%～90% 的患者会出现特发性肛门瘙痒[2, 3]，其余的肛门瘙痒症可以是局部或全身性疾病（如痔疮、糖尿病）的症状表现，本章后文将对此进行讨论。

1. 背景

特发性肛门瘙痒一开始通常没有症状，或者只是偶尔意识到肛周有一种不舒服的感觉。肛门皮肤有丰富的感觉神经，但不同患者感觉有所差异。有些患者感觉瘙痒，另一些患者可自觉灼烧感，通常上述症状在夜间或炎热潮湿天气会更明显。瘙痒也可能由于汗水、衣服的摩擦而加剧；冷敷可以缓解刺激感，发挥隔热效应，分散患者注意力，润滑皮肤表面，从而有效缓解瘙痒。有时瘙痒症状可能会持续、难以忍受，患者往往想要搔抓，或者以其他方式刺激该区域使瘙痒缓解，但常常没有效果。受严重折磨的患者最终筋疲力尽，甚至少数人通过自杀获得解脱。

患者通常先自行使用非处方药物治疗，甚至

经常过度治疗，有时引起局部急性接触性皮炎。肛门卫生情况较差往往是瘙痒的一个诱发因素，因此患者的清洁习惯非常重要。在瘙痒诱因不明时，应怀疑特定的饮食成分、神经性、精神性和特异性反应与瘙痒是否有关（具体原因见下文）[1,4,5,6]。因为特发性肛门瘙痒的诊断是排他性的，所以要了解糖尿病、银屑病、湿疹家族史，局部外用药物使用情况，以及皮脂的分布情况。另外，儿童蛲虫、抗生素的使用、阴道分泌物或局部感染、白陶土样便、深色尿或肛交等均可能是肛门瘙痒的病因或相关因素。

压力和焦虑可能会加重肛门瘙痒，患者常常忽略了生活中的个人因素。询问病史时，医生常常需要鼓励患者倾诉所有可能导致不适的因素，甚至包括家庭、工作和经济情况等[7]。Laurent 等使用 Mini–Mult 人格测试对患有特发性肛门瘙痒的患者与正常对照组进行心理评估。他们发现在患有特发性肛门瘙痒的患者中，轻度躁狂比例较正常组更高，而抑郁的比例较正常组更低，最终测试结论显示心理因素只是诱发因素[8]。

2. 阳性体征

特发性肛门瘙痒早期常常只是表现为轻微红斑和皮肤表面擦伤。随着病情的进展，肛周皮肤变薄、变脆、变软、起疱、溃疡和渗出（图 11–1）。后期皮肤红肿发炎、呈苔藓样、渗出、局部苍白（图 11–2），肛周皮肤的辐射皱褶增大，通常伴有继发性细菌或真菌感染。位于华盛顿特区的华盛顿中心医院基于皮肤的外观变化对肛门皮肤病进行临床分类。0 期皮肤正常；1 期皮肤红肿；2 期皮肤呈白色苔藓样；3 期皮肤呈苔藓样伴明显粗糙，常由于搔抓形成继发性溃疡。

仔细的局部肛门直肠检查有助于发现刺激因素，而详细的全身皮肤检查可以提供诊断依据。病因诊断常常需要实验室和放射学辅助检查（如测定血糖和电解质水平，或者进行钡剂灌肠）。用于治疗瘙痒的任何方法都需要排查其是否可能导致瘙痒，如果被忽视，瘙痒的原因没有终止，继续应用非但不能减轻患者的痛苦，反而使病情

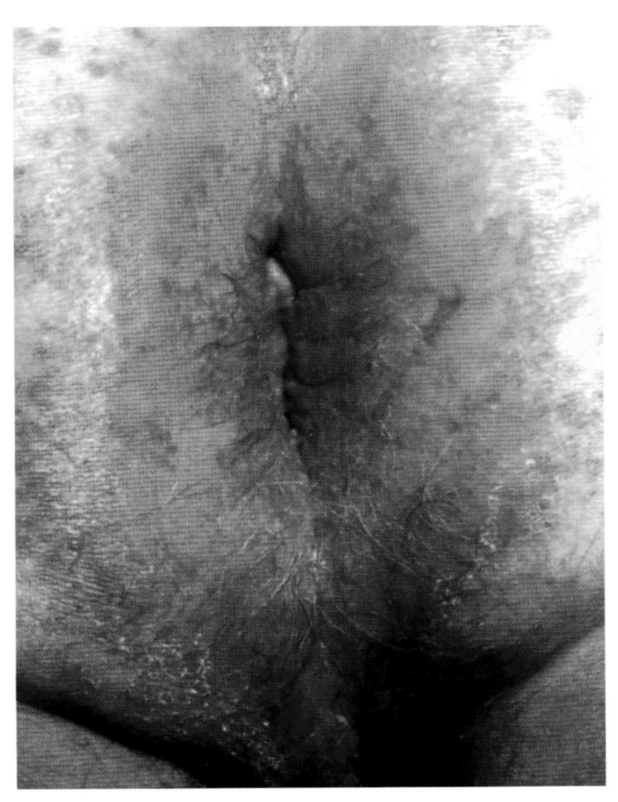

▲ 图 11–1　特发性肛门瘙痒 1 期的红色糜烂皮肤

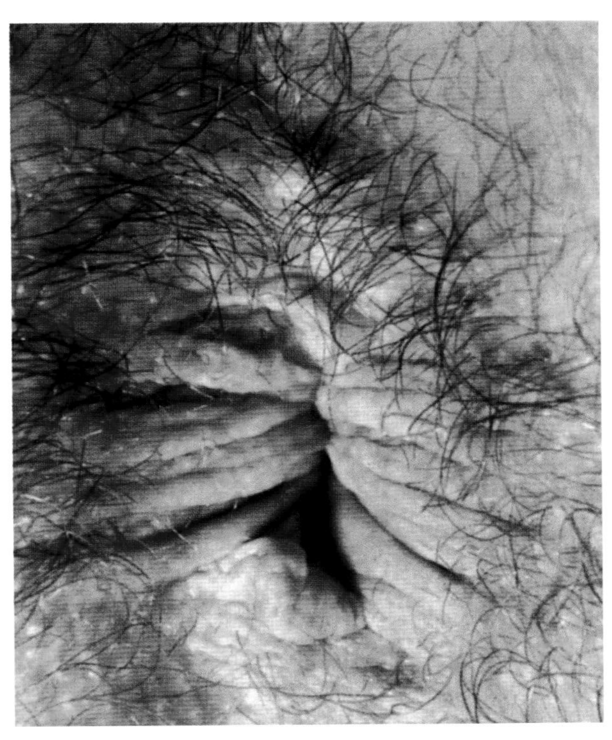

▲ 图 11–2　特发性肛门瘙痒 3 期苔藓样皮肤

恶化。

3. 生理测试

对肛门瘙痒患者进行了生理学研究，以确定肛周部位功能紊乱是否是致病因素，结果显示肛门压力、顺应性、直肠球囊感觉和会阴下降与对照组相同[9]，唯一的差异是直肠球囊扩张时肛门压力明显下降[2,9]。Farouk 等[10]使用计算机控制的动态肌电图和测压术证明瘙痒症患者存在异常的短暂内括约肌松弛，和对照组相比这种松弛更明显且持续时间更长。有报道显示隐匿性粪漏与肛周瘙痒相关，一些患者在喝咖啡前后通过测压比较显示出静息肛门压力下降[4]，因此咖啡可能引起粪漏。

盐水注射试验显示过早出现渗漏组（注射 600ml 后出现渗漏）与对照组（注射 1300ml 后出现渗漏）相比[9]，症状的严重程度与出现渗漏时注射的盐水量成反比，再次说明粪漏和污染可能是瘙痒主要诱因。

4. 组织病理学

急性期可出现表皮细胞间水肿和水疱形成；慢性期可出现角化过度和棘层肥厚。强效糖皮质激素的应用可能会引起表皮、皮脂腺和毛囊萎缩，甚至溃疡形成。

5. 治疗

特发性肛门瘙痒的治疗是非特异性的，通常根据皮肤损伤情况对症处理，最终恢复清洁、干燥、完整的肛周皮肤。下面阐述了多种治疗手段，包括心理安慰、健康宣教、局部治疗和随访。

(1) 心理安慰：根据定义，特发性肛门瘙痒没有明确的病因，主要是通过对症治疗，使肛周区域保持干燥。医生需要向患者解释没有潜在的恶变风险，这在临床上可达到与物理和药物治疗相当的效果。瘙痒患者通常需要一个漫长的治疗周期，在此过程中，对患者抱有同情心使之安心十分关键。

(2) 健康宣教及局部治疗：对患者进行相关健康教育非常重要，患者需要每天清洗肛周数次，特别是在排便后。局部清洁虽然重要，但不鼓励使用药皂。在急性糜烂、渗出、结痂阶段，湿敷有助于清理创面。患者可以用柔软的毛巾擦干或电吹风吹干身体，外用 Kerodex71 和 2.5% 氢化可的松软膏有助于肛周皮肤屏障的修复并可减轻炎症反应。含氟类固醇外用制剂不应长期使用，因其可能会引起皮肤萎缩，导致皮损加重。局部麻醉药如甲氧卡因软膏可能会掩盖病情或引起过敏性皮炎，因此首选温和的局部外用药物治疗。随着病情的改善或者对于轻症患者，可用玉米淀粉或滑石粉代替霜剂和乳液。可将一小束吸水棉或吸水纸塞进肛门裂口，以保持该区域干燥。

咖啡（包括不含咖啡因的混合物）、茶、可乐、巧克力、啤酒、柑橘类水果、酒精、乳制品和西红柿可能会导致特发性瘙痒[6]。建议在食谱中每两周减去上述某一种食物，如果瘙痒消失，将来被减去的食物重新回到饮食中，当瘙痒再次出现，那么该食品成分可能是致病食物。Daniel 等[11]发现肛门周围刺激的严重程度与每天饮用的咖啡量有直接的关系。如果患者有粪漏，通常伴有刺痛、灼烧感，或排便后瘙痒处有肛周蠕动感，建议患者用自来水灌肠冲洗直肠壶腹部。在此过程中，患者需要用湿纸巾清洁该区域，同时向下用力扩开肛管，直到肛管壁无残留粪渣。在体格检查时，应关注黏膜、直肠脱垂及隐蔽的直肠前突。

其他非特异性治疗包括去除患者肛周体毛，但是再次长出的短毛可能成为新的刺激来源，增加了瘙痒症状。部分患者可能需要使用镇静和（或）抗组胺药，如盐酸苯海拉明 25mg，4～6 次 / 天。雌激素治疗对绝经后妇女可能有一定作用。平常建议穿宽松的棉质内衣，柔软衣物可以减少对皮肤的刺激[12]。合成纤维制成的内衣不吸汗，应尽量避免。如果继发细菌或真菌感染，应根据培养和药敏试验的结果，局部使用抗生素。部分拟诊 Bowen 病、Paget 病的患者应早期活检进行鉴别。

过去曾应用硫化汞文身、硬化疗法、放射治疗和手术等方法，但多数疗效不佳，存在争议。然而 Eusebio 等[13]在过去 9 年多的时间里对 23 例患者进行了一次性皮内注射治疗研究，他们采用静脉镇静、局部麻醉和 30ml 0.5% 的亚甲蓝对肛周皮肤进行注射。发现 23 例患者中 10 例长期完全缓解，4 例完全缓解但在 12 周后失访，另外 4 例缓解患者 12 周后有不同程度复发。Farouk 和 Lee 对 6 例患者进行了亚甲蓝注射治疗，证实有效[14]。

6. 随访

症状严重的患者最初可能需要每周两次复诊，在此阶段对患者进行安慰和关心非常重要。随着症状的改善，复诊间期逐渐延长到每 3～4 周一次。不要让患者长期使用糖皮质激素，以避免皮肤萎缩、局部感染和继发性瘙痒或灼烧感。

瘙痒症状容易反复，应该制订灵活的治疗计划和积极的心理暗示，而不仅仅是药物治疗。当有任何迹象表明患者的瘙痒可能由某一具体原因引起时，医生应当重新进行相应评估。

（二）主要病因

1. 卫生状况差

卫生状况差常常与本节讨论的疾病有关，而且可能是唯一的特发性因素。患者的解剖结构（如臀间沟加深）使肛周无法得到适当的清洁，或者患者对局部清洁不在意，残留的黏液、汗液和粪便对局部产生刺激[4]。一些患有关节炎、中风或多发性硬化症的患者，由于行动不便，无法做到充分的肛周卫生。同样老年人有轻微的大小便失禁，如果不能及时清洁，都会引起刺激和瘙痒[15]。

2. 肛门直肠损伤

任何胃肠道的病变都可能导致肛周潮湿，引起瘙痒。如痔、肛裂、肛瘘、乳头肥大、脱垂和肿瘤是常见的肛门直肠疾病。橡皮筋结扎常能控制与痔疮有关的瘙痒[16]，治疗应针对具体临床症状。

3. 感染

感染可以由寄生虫、病毒、细菌、真菌或酵母菌引起。下面将分别进行讨论。

(1) 寄生虫：儿童肛周瘙痒的一个常见原因是蠕形住肠线虫，即蛲虫感染。儿童可能是家庭感染的源头，蛲虫在夜间和清晨从肛管中爬出，此时瘙痒感最为严重。搔抓往往会把虫卵散落在床上，虫卵也会落在患者脱衣的地方，通过显微镜观察虫卵或成虫可以做出诊断（图 11-3）。当症状严重时，可用透明胶带粘在肛门上获得标本。然后将胶带在显微镜下进行检查，乳酸酚棉蓝染色提高了对无色虫卵的检出[17]。

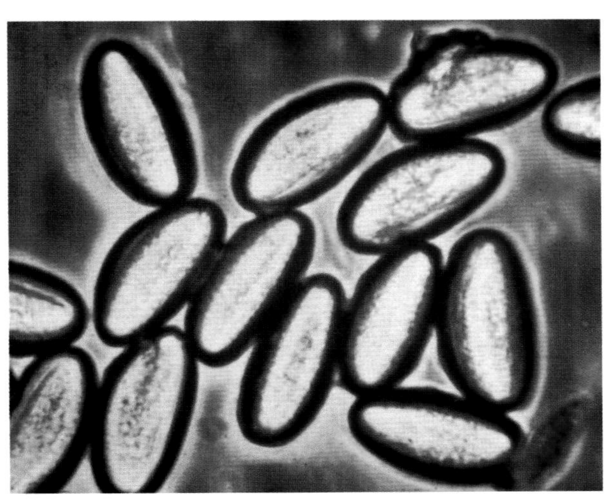

▲ 图 11-3 透明胶带上的虫卵

如果发现了蛲虫病，可用枸橼酸哌嗪（安替帕尔）治疗，根据患者的年龄和体重计算用药剂量，或者选用甲苯咪唑（Vermox），所有年龄患者均使用 100mg[18]。家庭成员也必须接受治疗，因为虫卵经常在家中交叉传播。及时清洗地板、家具、亚麻布和床上用品，以杜绝虫卵成长为成虫。

阴虱是一种肉眼可见的寄生虫，放大后看起来像一只螃蟹（图 11-4），黏附在阴毛上的虫卵很容易被观察到。可以使用 0.5% 马拉硫磷乳液涂抹在耻骨和肛周毛发，至少维持 2h 后冲洗干净。另一种选择是先使用 1% 的氯菊酯乳膏，维持 10min 后洗净；然后 1% 的卡巴酰基，维持

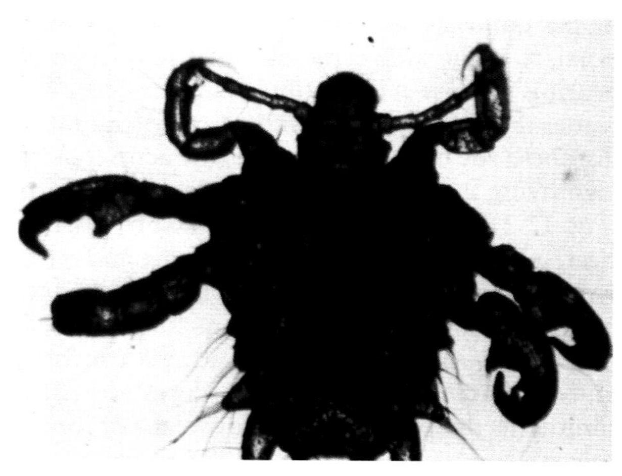

▲ 图 11-4 耻骨蒂（耻骨虱）

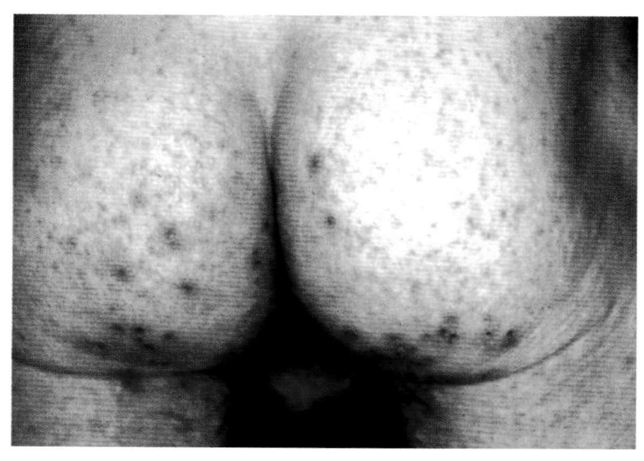

▲ 图 11-5 疥疮皮损（图片由明尼苏达州明尼阿波利斯市的 Milton Orkin，MD 提供）

12h 后洗净，最后 0.2% 苯醚菊酯，维持 2h 后洗净[19]。一周后可以重复一次[20]。所有的性伴侣都必须接受治疗，衣服和被褥可以用热水清洗消毒。

据估计全世界有超过 3 亿人感染疥疮[21]。患者在发生特发性肛门瘙痒之前手臂、下肢和阴囊出现瘙痒（图 11-5）[17]。由于疥螨的存在和隧道的形成，躯干上可见明显黑色斑点，特别是在手指和手腕的腹侧面，在氢氧化制剂中发现虫体即可以明确诊断（图 11-6）。治疗方法包括局部使用 5% 的氯菊酯或 1% 的林丹（以乳霜或乳液的形式从颈部向下涂抹，然后 8～12h 内冲洗干净）[20, 22]。口服伊维菌素（150～200mg/kg）作为初始剂量，2 周后再次给予，治愈率达 95%。保持良好的卫生习惯，用热水清洗所有衣物和床上用品，以避免复发。由于死亡虫体的残留，有时瘙痒可能持续数周，可以局部应用弱效糖皮质激素和系统抗组胺药控制瘙痒[23]，在儿童患者中头面部也必须治疗。应用外用药时应避免接触开放性伤口，否则通过伤口吸收后可能引起抽搐。

(2) 病毒：最常见的肛周病毒感染是尖锐湿疣，在第 12 章讨论。

肛周疱疹病毒感染与其他生殖器部位相比相对少见，以单纯疱疹病毒（HSV-2）为主，单

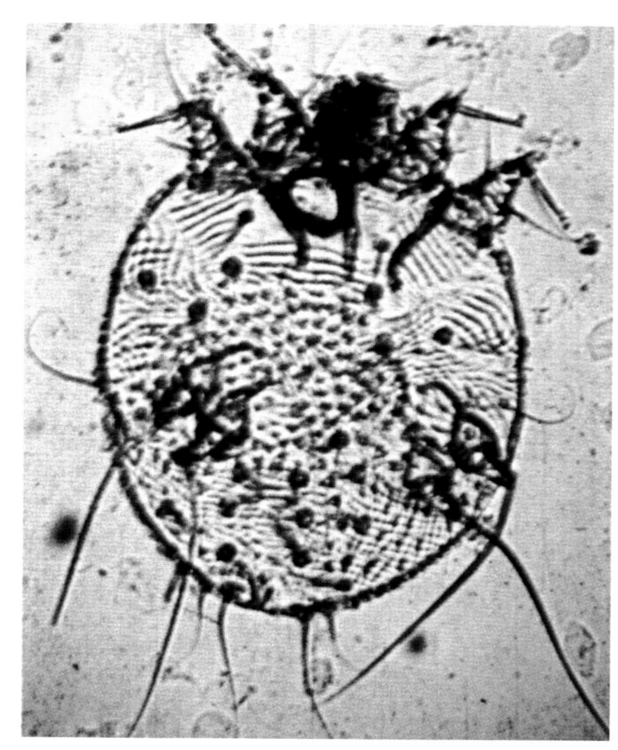

▲ 图 11-6 疥螨（疥疮寄生虫）（图片由明尼苏达州明尼阿波利斯市的 Milton Orkin，MD 提供）

纯疱疹病毒（HSV-1）更少见，通常经过性接触感染，但病毒可通过父母与婴儿的直接接触感染，或者通过口、胃肠道传播至肛周部位。目前 HSV-1（鼻唇单纯性疱疹的主要类型）导致会阴疱疹感染的比例正在上升[24]。

单纯疱疹病毒感染潜伏期一般为 2～7d，最长可达 3 周，前驱症状包括局部皮肤轻度灼烧、刺激或感觉异常。发作时可有剧烈的疼痛和瘙痒，伴有浆液或脓性分泌物。里急后重和继发性痉挛并不少见，疼痛可扩散到腹股沟和股臀部。

病变最初为红斑基础上的小水疱（图 11-7），在 24～48h 内，表面破裂，形成溃疡（图 11-8）。免疫抑制的患者溃疡可融合，表现为溃疡性蜂窝织炎。病变常分布于肛周皮肤和肛管之间，如果患者是疱疹病毒初次感染，全身症状如发热、寒战不适常见，痊愈后留下扇形瘢痕；复发患者可能仅表现为一些散在的小水疱。

诊断通常根据病史和体格检查即可建立。辅助检查包括细胞学、免疫荧光、病毒培养和 Tzanck 试验。目前有一些商业公司正在开发一种更快速、准确的检测方法，使用新的基于糖蛋白 G、特定类型的 HSV 血清进行诊断 [25]。还可以刮取小水疱或溃疡边缘，将刮取的部分涂在载玻片上，加热固定，用亚甲蓝染色，然后冲洗，在镜下可见到多核巨细胞，其他病毒性疾病如带状疱疹或水痘也有类似表现。

如果没有继发性细菌感染，该病通常在 1～3 周内痊愈。本病对症治疗（见特发性肛门瘙痒的讨论）为主，阿昔洛韦可用于病毒初期感染。常用剂量是 400mg，每日 5 次，疗程 10d[26]。新的抗病毒药物如泛昔洛韦 250mg，每日 3 次，疗程 5～10d；伐昔洛韦 1g，每日 2 次，疗程 10d[26]。该病经常会复发，阿昔洛韦、伐昔洛韦和泛昔洛韦可减少高病毒载量维持时间，加速皮损愈合 [19]。如果复发频繁，可以预防性服

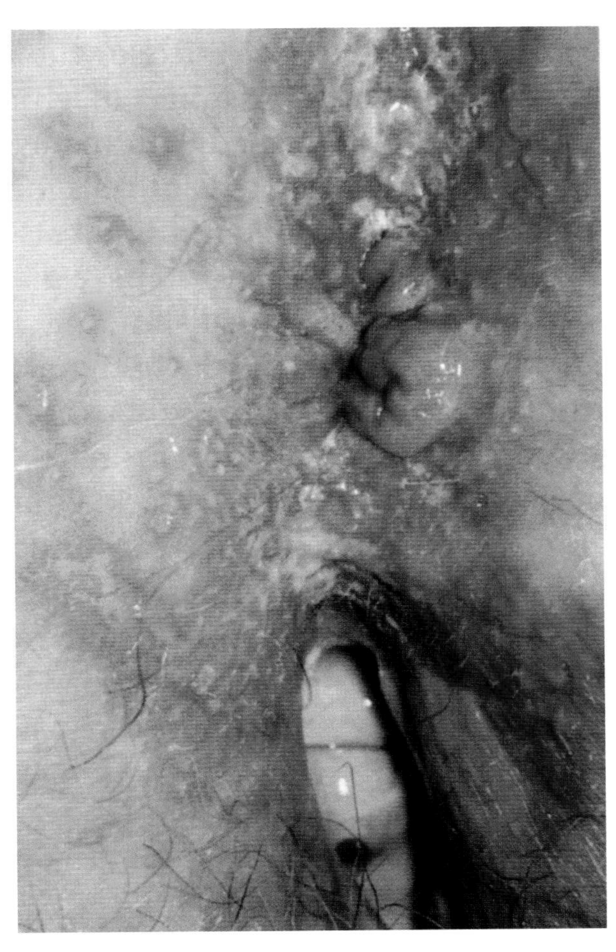

▲ 图 11-7　生殖器疱疹，急性水疱

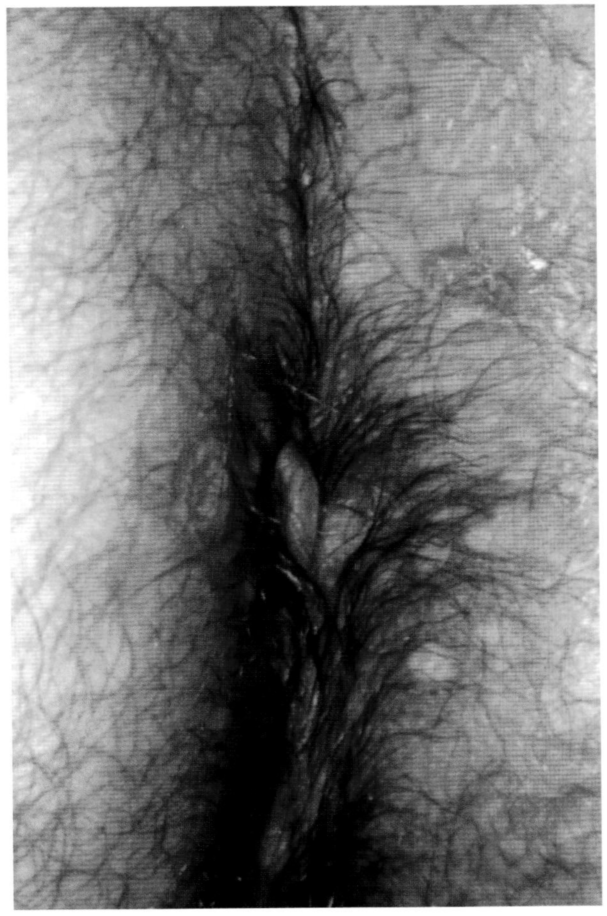

▲ 图 11-8　生殖器疱疹，开放性溃疡

用上述药物。预防方案为阿昔洛韦 400mg 每日 2 次，伐昔洛韦 500mg 每日 1 次，或者泛昔洛韦 250mg 每日 2 次，疗程可达 6 个月。免疫抑制患者必须住院接受阿昔洛韦静脉治疗 [27]，类固醇激素可能加重感染，接种疫苗目前已被证明在很大程度上对生殖器疱疹无效 [28]。

11% 的带状疱疹可累及腰骶部位 [29]，水痘－带状疱疹病毒感染潜伏期不一。患者最初可能发热、疼痛和不适，3～4d 后出现沿皮神经节密集分布的红色丘疹，并迅速形成水疱和脓疱，常伴有局部淋巴结肿大。

骶尾部带状疱疹可能导致尿潴留，引起膀胱和直肠的感觉丧失 [29]，即使在单侧皮肤受累时也可看到，这点令人困惑，因为脊髓半切并不会导致明显的括约肌功能障碍。

治疗手段主要是对症治疗。口服阿昔洛韦和类固醇激素可在早期缓解症状，减少后遗神经症状的出现 [29]。患者通常在 3～4 周内完全恢复，带状疱疹后遗神经痛是最常见的后遗症状。

(3) 细菌：微小棒状杆菌引起的红斑可累及肛周、会阴和腋窝，但最常见于足趾间。典型的瘙痒性肛周病变表现为圆形斑块，最初呈粉红色，边缘不规则，随后呈棕色，伴有鳞屑（图 11-9）。在紫外线灯下检查病变部位可见珊瑚红到橙红色的荧光（图 11-10），这是微小棒状杆菌感染特有的表现。病变偶尔无荧光，可以通过活检来明确诊断 [30]。治疗包括口服红霉素 250mg，每日 4 次，疗程 10～14d，或外用氯霉素软膏 [30]。

梅毒患者的瘙痒可能由最初的硬下疳或二期扁平湿疣分泌物引起（图 11-11）。三期梅毒皮损瘙痒并不常见，在第 14 章有更详细的讨论。

肛周结核少见，最初可表现为不规则溃疡，基底呈灰色颗粒状，也可表现为化脓性或者疣状病变。如果局部组织损伤明显，愈合后可引起广泛的肛周皮下结节、窦道和畸形。局部疼痛和瘙痒常见，通常比较轻微。结肠结核并不少见，诊断依据包括既往肺结核病史、胸片阳性，或者在病灶中发现抗酸杆菌。读者可参阅相关医学教科书，全面了解抗结核药物的使用方法。

链球菌可引起儿童和成人的肛周皮炎，皮损表现为界限清楚的肛周皮肤红斑，对常规的局部治疗没有反应，肛周皮炎分泌物的培养可证实诊断。对于难治性肛门红肿，应考虑到皮肤链球菌感染 [31, 32]。儿童通常口服青霉素或红霉素 10～14d 即可治愈 [33]。成人应用红霉素、克林霉素或双氯西林多可获得成功 [34]。

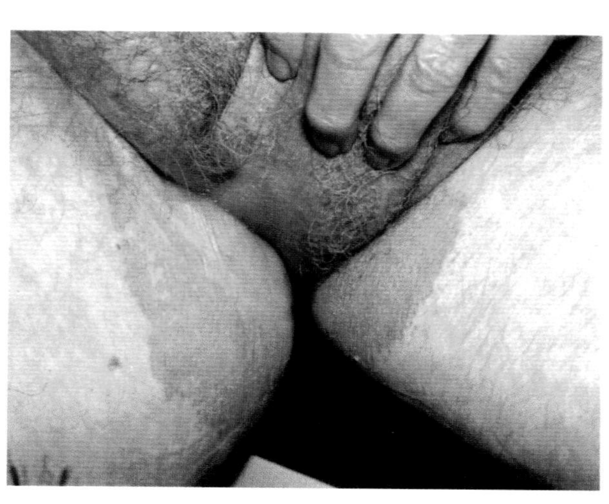

▲ 图 11-9 红斑皮损（微小棒状杆菌）

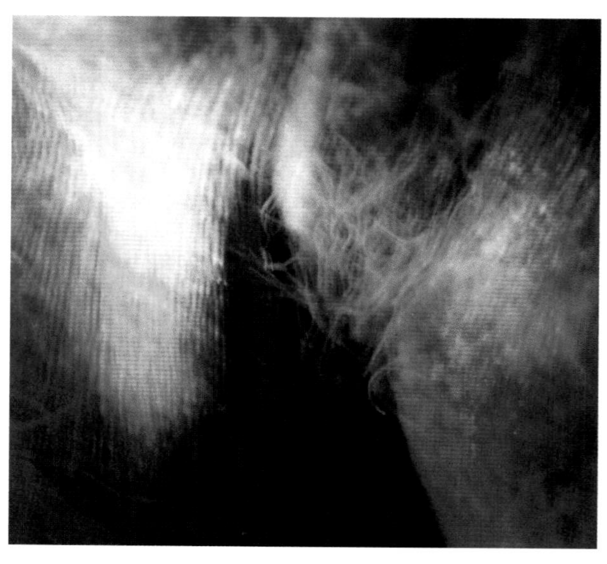

▲ 图 11-10 红斑皮损在紫外光下呈粉红色荧光

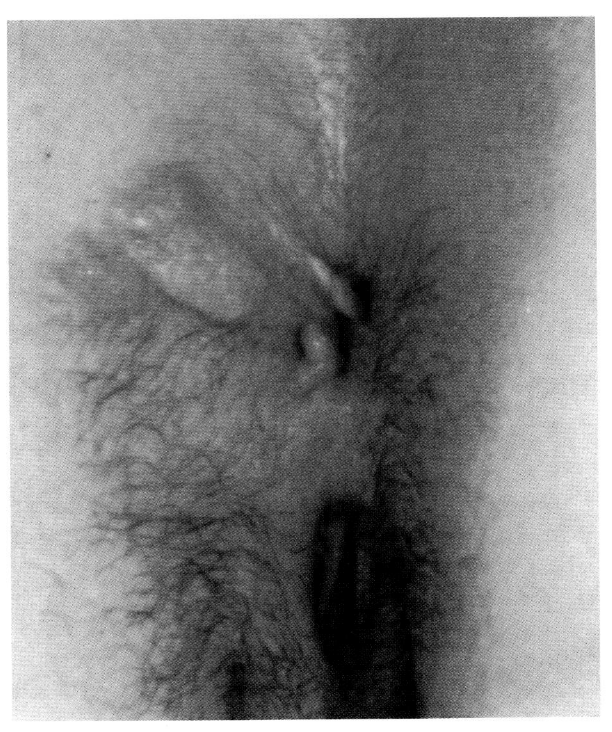

▲ 图 11-11 梅毒硬下疳（图片由马里兰州 **Maria Turner，MD** 提供）

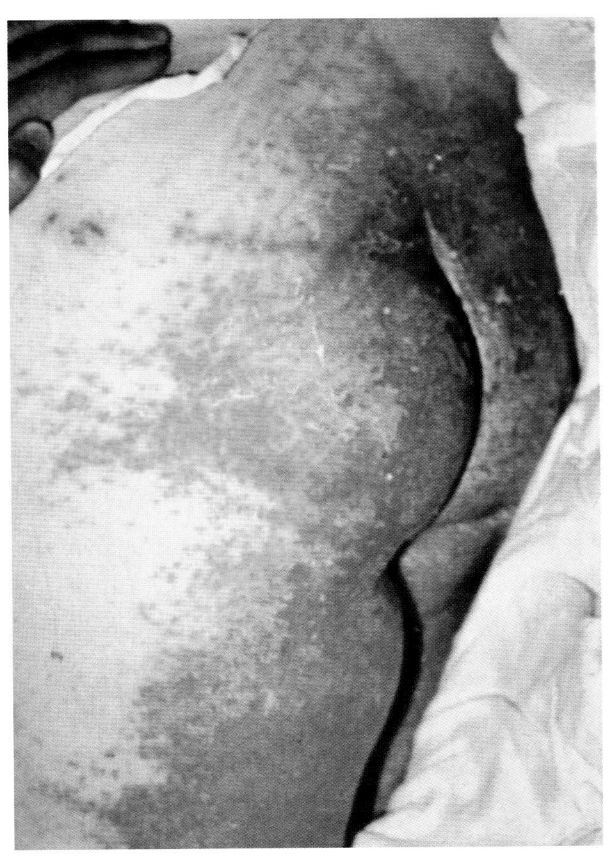

▲ 图 11-12 白念珠菌潮红浸渍的皮损改变（图片由马里兰州 **Maria Turner，MD** 提供）

(4) 酵母菌与霉菌：白念珠菌是一种腐生酵母菌，通常存在于肠道内。当患者的抵抗力下降或正常皮肤发生病变时，如糖尿病控制不佳、长期使用抗生素或类固醇激素，均可导致白念珠菌机会性致病。皮肤感染部位呈潮红浸渍（图 11-12）。脓疱可融合，呈亮红色，有鳞屑，边界不清，常有卫星灶形成。通常将鳞屑放在载玻片上，滴上 20% 的氢氧化钾，略微加热后镜下观察，发现菌丝和孢子即可明确诊断。白念珠菌在沙氏培养基上生长良好。

治疗方法包括每天多次使用制霉菌素（米可定）粉剂、软膏或咪唑化合物，同时控制或消除诱发因素，如控制糖尿病、停用抗生素和（或）类固醇激素。耐药病例可口服氟康唑 150mg，可重复应用。

絮状表皮癣菌、须毛癣菌、红色毛癣菌是常见的真菌感染，通常可见单侧鳞屑性损害，边界清楚，边缘呈环状（图 11-13）。真菌感染常伴

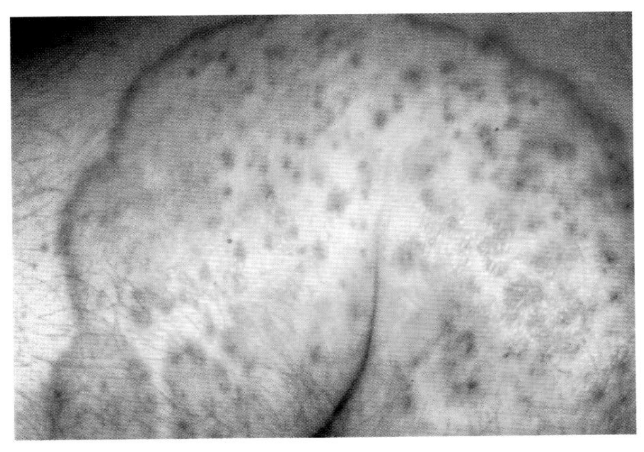

▲ 图 11-13 癣（癣菌病）（图片由马里兰州 **Maria Turner，MD** 提供）

明显瘙痒 [35]，皮损常离心性扩展，最终形成环内环。刮取鳞屑在沙氏培养基中培养，或用氢

氧化钾制片在镜下看到菌丝即可确诊。（图 11-14）。治疗方法包括应用各种杀菌药如托萘酯，病变浅表可以局部外用咪唑类药物。当淋巴结等深部组织感染时可口服灰黄霉素，每天 2 次，每次 250mg，疗程 3～4 周，完全缓解有时需治疗 6～8 周。药物应与食物一起服用，以减少胃肠道不适。酮康唑（里素劳）是有效的治疗药物，文献偶有肝毒性死亡报道。患者的指（趾）间病变必须根治，口服特比萘芬等安全有效[36]。

4. 皮肤疾病

有些皮肤病可能局限于肛周，也可能是全身性的。在检查皮肤病时，必须仔细全面查看患者身体其他部位，避免遗漏。

(1) 脂溢性皮炎：会阴部位可以有皮脂溢出表现。皮损暗红色，表面可以看到裂隙，主要表现为瘙痒。身体的其他部位如头皮、前胸、耳部、耻骨上区和上颌，都是皮脂溢出的常见部位（图 11-15）。脂溢性皮炎的病因学研究主要集中在糠秕孢子菌和皮脂腺分泌皮脂等方面。

与非脂溢性皮炎患者相比，脂溢性皮炎患者皮肤中游离脂肪酸含量较低，甘油三酯含量较高[37]。治疗方法为 2% 的含硫氢化可的松洗剂或咪康唑洗剂，或者 2% 的酮康唑洗剂[38]。特比萘芬溶液及 250mg 片剂是有效的[39, 40]。如果患者免疫功能低下，可使用酮康唑等，疗效良好。

(2) 接触性皮炎：肛门 - 生殖器区域容易发生接触性皮炎，冲洗器、除尘粉、避孕药具、彩色卫生纸、毒葛和强效外用药物等均可引起接触性皮炎。病史询问应包括非处方药和居家护理等潜在致敏原。有些患者的接触性皮炎可能是由于长期局部接触含有羊毛脂、新霉素和苯甲酸酯类等药物所致。苯甲酸酯是一种防腐剂，在外用药中会引起一些患者的过敏反应。局部麻醉药可引起明显皮肤刺激（图 11-16）[41]，如利多卡因和普鲁卡因等局部麻醉药均可引起过敏反应。斑贴试验或皮内注射试验可显示对利多卡因和丁哌卡因的交叉过敏反应[42]。麻醉药膏中的喹诺酮类药物也可能导致接触性皮炎。患者接触致敏剂的双手也常常过敏，皮肤出现显著红斑、水疱、糜烂、浸渍。

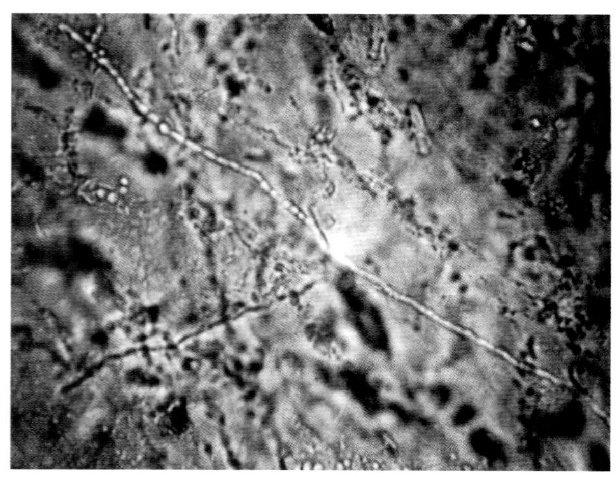

▲ 图 11-14　氢氧化钾制片中的真菌菌丝（图片由马里兰州 **Mervyn Elgart，MD** 提供）

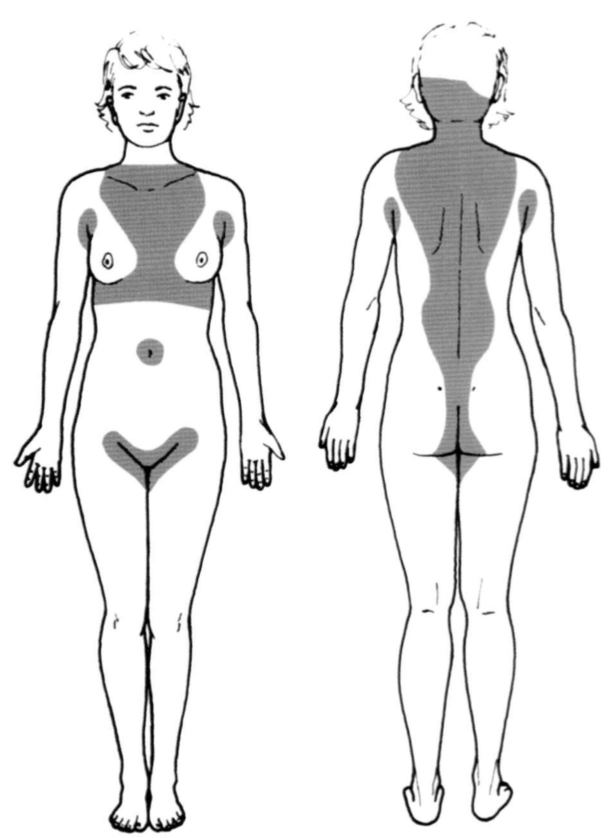

▲ 图 11-15　人体皮脂溢出分布部位

一种常见的非处方痔软膏引起皮炎，如图 11-17 所示。烹饪中常用的香料也可能会导致肛门发炎。

卫生纸引起过敏的情况不少见。Euxylk400 是一种含甲基二溴戊二腈的化妆品和盥洗用品防腐剂，是近年新发现的过敏原，在湿厕纸中存在这种成分。因此，肛门皮炎可采用针对凡士林中 0.3%～0.5% 甲基二溴戊二腈的斑贴试验进行检测。

腰果，是人们喜爱的零食，但其属于毒橡树和毒常春藤家族，敏感的人群接触果壳中的卡多酚油时[43]，可能引起手、口唇和肛周皮疹。

局部类固醇的过度使用可引起激素依赖性皮炎（图 11-18）[44]。肛周皮肤出现明显条纹，常伴念珠菌生长，可以通过限制类固醇软膏的使用时间和效价强度来预防。长期使用含氟类固醇制剂会导致肛周皮肤萎缩，其症状呈剂量相关[44]。制霉菌素是一种常用的处方药，以前含有乙二胺作为防腐剂，经常引起过敏反应。多达 25% 接触过新霉素的人可出现过敏反应。在户外，如果患者有跪蹲姿势，使会阴暴露于毒葛、漆树或橡树，可能引起肛门生殖器部位急性过敏反应。

患有严重接触性皮炎的患者通常需要卧床休息几天，避免穿内衣，保持通风透气。可以采用 1/4 杯醋加到 1 加仑（约 3.8L）温水进行坐浴，或湿敷 1h，每日 3 次，可以使局部皮肤保持干爽和清洁，保持环境凉爽亦非常必要。使用 1% 氢化可的松或 0.05% 氟氢松洗剂通常有效，应该避免应用不透气的软膏。对于严重接触性皮炎，可口服皮质类固醇。从高剂量每隔 2d 快速减量，分别使用 50mg、40mg、30mg、20mg 和 10mg。抗组胺药如马来酸氯苯那敏片，一日 3 次，有助于早期减轻炎症反应。按照上述治疗，病变皮肤通常在 2 周内恢复正常。

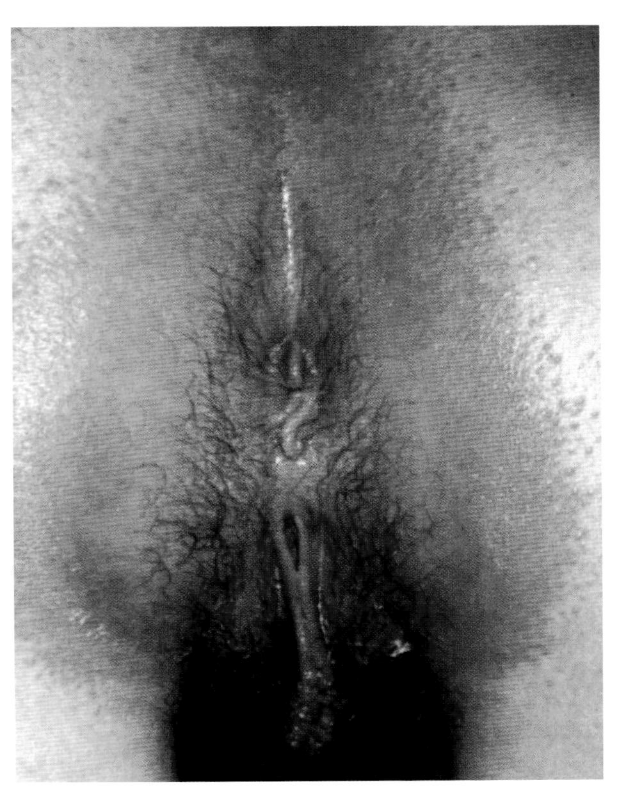

▲ 图 11-16　使用利多卡因引起的接触性皮炎

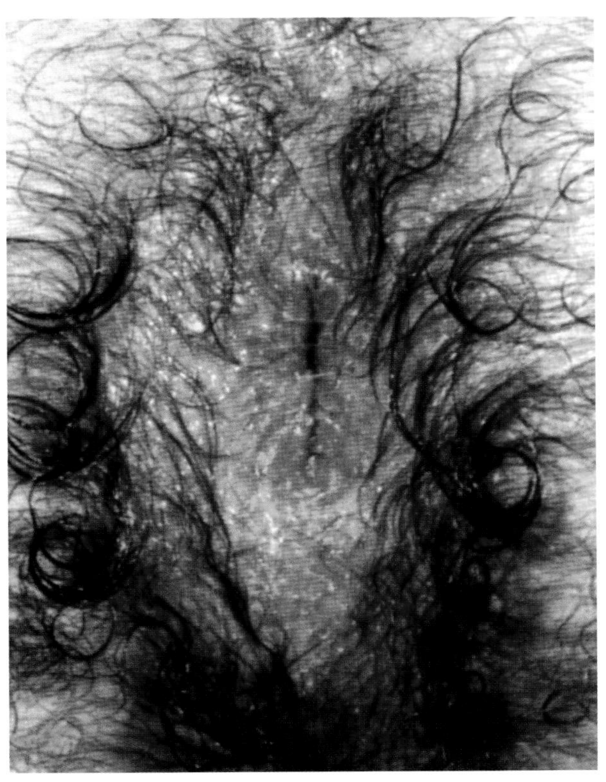

▲ 图 11-17　使用一种常见的非处方痔软膏引起的接触性皮炎

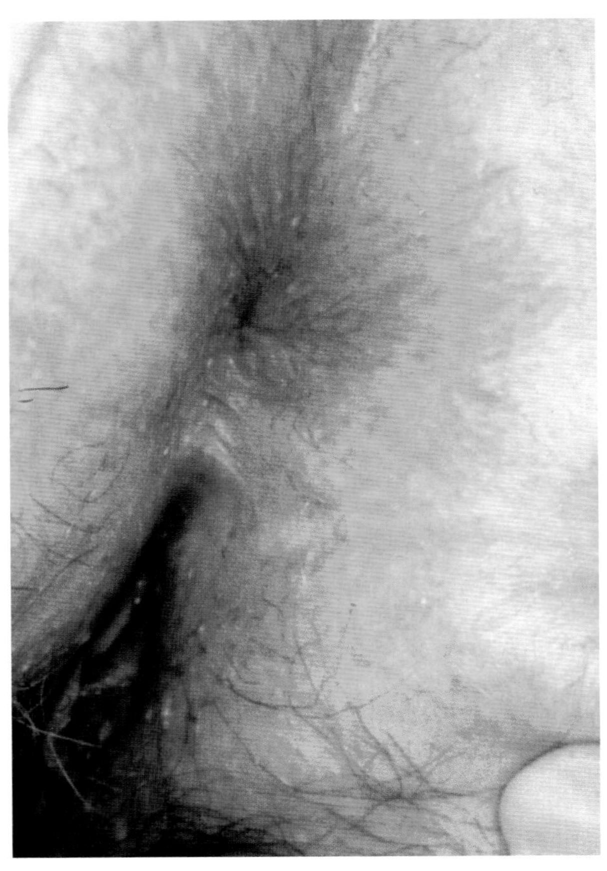

▲ 图 11-18 长期使用局部类固醇引起的接触性皮炎

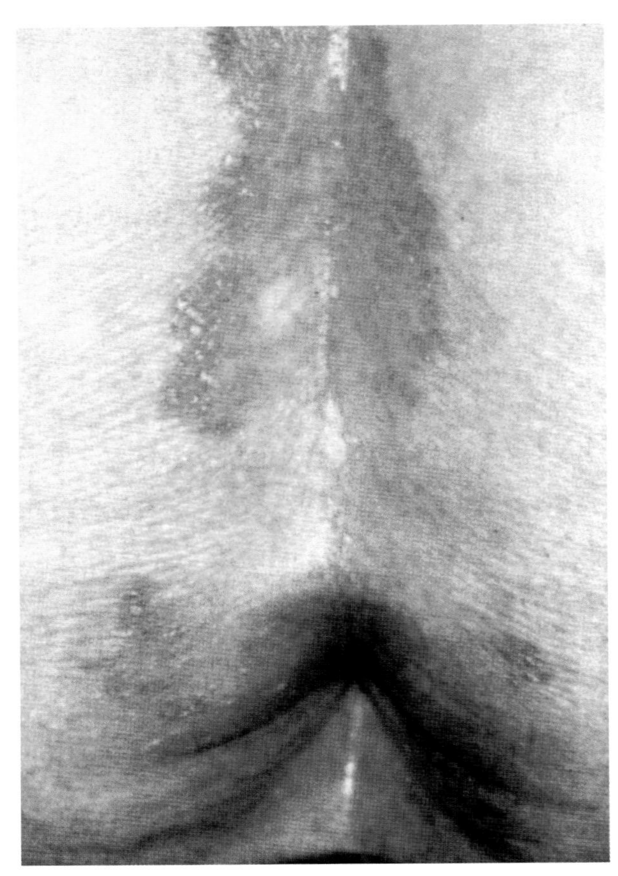

▲ 图 11-19 银屑病，注意臀间沟延长

需要注意的是，用于肛门皮肤的局部糖皮质激素也可能引起接触性皮炎，当应用类固醇后皮损加重或更加顽固时应加以怀疑[45]。

(3) 银屑病：目前病因不清，遗传可能是重要因素，因为 30% 的患者有银屑病家族史。患者皮损通常表现为红色、界限分明的浸润性斑块，上覆增厚的银白色鳞屑，刮除鳞屑出现点状出血。慢性损害时局部皮肤增厚，瘙痒感常见。在臀间沟等潮湿区域，没有典型的银屑病斑块，局部皮损变白、边界不清、无明显鳞屑（图 11-19），查找身体其他部位的典型皮损病变常常有诊断价值（图 11-20），如头皮、阴茎、肘、膝和指背等部位。由于甲床或者甲母质病变，患者指（趾）甲可表现为甲凹点、油滴等症状。

银屑病仅能控制，目前还不能根治。臀间沟应用 1% 氢化可的松和 2% 硫磺洗剂有一定效果。霜剂和软膏会导致臀间沟皮肤发生浸渍，一天两次 0.1% 蒽林软膏局部应用有效，另外 0.025% 氟轻松醋酸酯乳膏、氟氢缩松或氟轻松乳膏也有一定效果[46]。

(4) 慢性单纯性苔藓（神经性皮炎）：顽固性瘙痒是单纯性苔藓的主要表现，单纯性苔藓是特应性皮炎的一种局部变异，苔藓样变使表皮各层增厚。早期皮损呈现局部红肿，在夜间，瘙痒 - 搔抓 - 瘙痒加重的恶性循环更加明显，后期皮损发展为界限清楚的红斑，上覆增厚的鳞屑，可以通过活检确诊，临床通常采用抗组胺药止痒，局部类固醇激素抗炎等对症治疗。与特应性皮炎不同，慢性单纯性苔藓通常没有家族遗传史。

(5) 特应性皮炎：“特应性”是指个体因环境

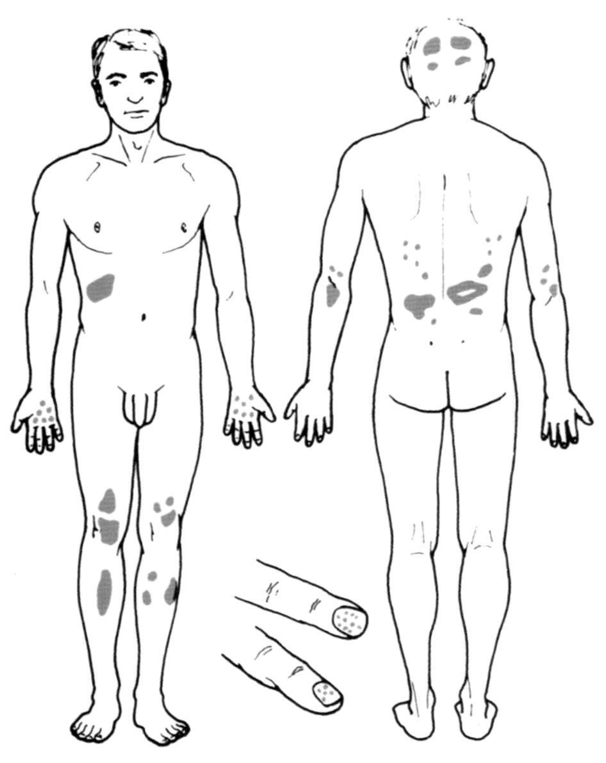

▲ 图 11-20 银屑病的皮损模式

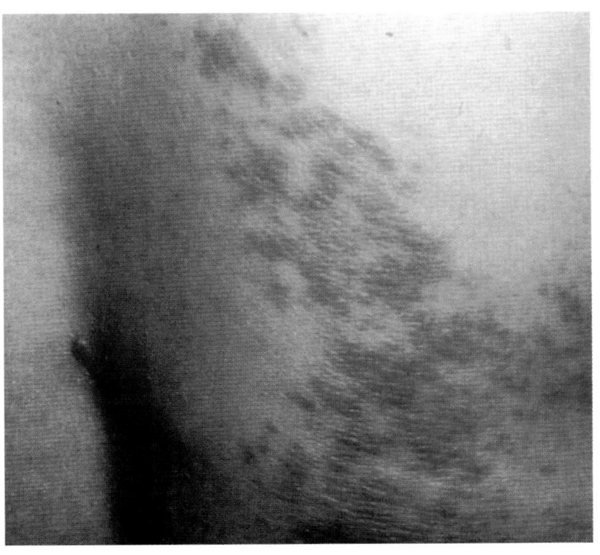

▲ 图 11-21 白人皮肤的扁平苔藓（图片由马里兰州 **Maria Turner，MD** 提供）

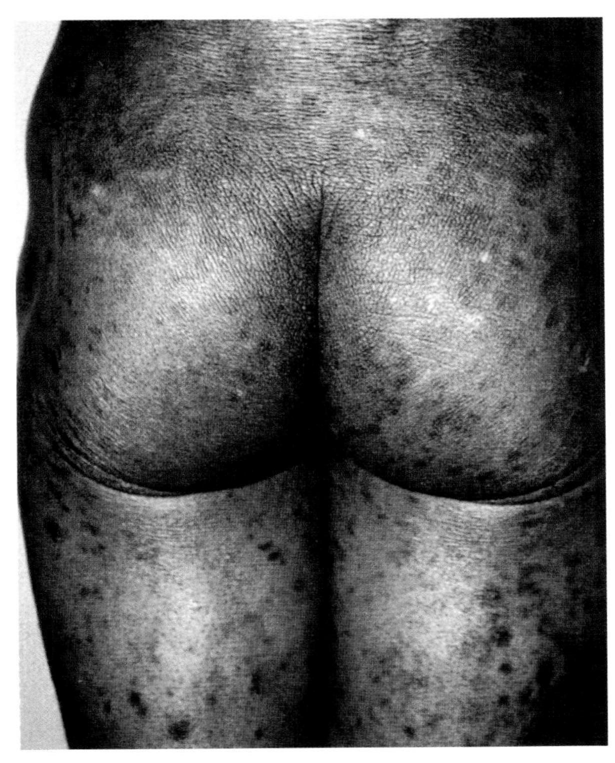

▲ 图 11-22 黑色皮肤的扁平苔藓（图片由马里兰州 **Maria Turner，MD** 提供）

变应原的作用而发生变应性疾病的遗传倾向，特应性皮炎患者及其亲属可能有哮喘、花粉热或湿疹等症状。患者通常在面部、颈部、手背、腘窝和肘窝等部位出现痒性皮疹，肥皂等刺激物应避免使用。可以局部外用 5% 的煤焦油溶液和 1% 的氢化可的松。患者瘙痒和搔抓通常在夜间更严重，可服用 50mg 羟嗪治疗 2 周；尽量选用比较温和的软膏，如维生素 A 和维生素 D 软膏或鱼肝油、40% 氧化锌和滑石粉混合的软膏，强生等公司以石油脂 – 羊毛脂为基础的外用药具有较好的屏障作用。如果患者病情复发，应重新制订治疗方案。

(6) 扁平苔藓：30—60 岁发病率最高。本病可能与肝炎有关，免疫学机制也参与其中。扁平苔藓可初发于生殖器和肛周区域，随后扩展到远处其他部位[47]。皮损通常表现为紫红色丘疹，部分皮损色素沉着明显（图 11–21 和图 11–22）。通常需检查患者口腔是否有白斑，另外手腕和前臂是常见受累部位，局部斑块涂抹矿物油后，可以看到灰白色的 Wickham 纹。

扁平苔藓病因尚不清楚。治疗通常选用温和湿敷、坐浴及低浓度的类固醇霜。对于较重的斑块损害，可在皮损内注射 10mg/ml 的曲安奈德和 1% 盐酸利多卡因。非常严重的情况可短期系统性使用糖皮质激素治疗，如强的松的起始剂量为 40～60mg/d[48]，控制症状后减量。

(7) 硬化性萎缩性苔藓：在女性比较常见，男女比例为 1∶5[49]，其病因尚不清楚；然而患者往往有阴道炎病史。典型皮损表现为象牙色的萎缩性丘疹，局部皮肤轻度红肿，表面粗糙，常伴有强烈的瘙痒和疼痛[49]。

随着水肿消退，皮损逐渐硬化（图 11–23 和图 11–24）。肛周皮肤的硬化可能会缩小大便的直径。阴蒂和小阴唇可能在皮损演变过程中被吸收并变平，在外阴和肛门可形成 8 字形的白斑。本病可以通过皮肤活检确诊。作为一种慢性疾病，病情容易反复，目前尚无特效的治疗方法。通常短期使用强效类固醇乳膏和霜剂，联合对症治疗，有助于缓解瘙痒。但是，如果长期使用类固醇会使皮肤进一步萎缩变薄[50]。有报道局部使用 2% 睾酮乳膏 6 周可以缓解瘙痒。然而可能的副作用是声音嘶哑、毛发生长、痤疮和性欲增强。

(8) 增殖型天疱疮：寻常型天疱疮是一种全身性疾病，未经治疗可能会致命，在间擦部位可以表现为增殖型天疱疮。该型天疱疮早期表现为大疱，后来被布满脓疱和水疱的肥厚肉芽组织所取代，或者早期是脓疱，后来发展成疣状的赘生物。寻常型天疱疮常伴有口腔病变，称为 Hallopeau 型。这两种类型的天疱疮都需口服类固醇治疗，剂量根据疾病的反应和患者的耐受性而定。

(9) 家族性良性慢性天疱疮：这是一种遗传性的角化障碍性疾病。皮损最初被表现为糜烂和水疱，有时仅表现为肛周刺激。病理活检显示在表皮层有类似天疱疮的裂隙，同时可见角化不良细胞。局部或全身应用抗生素有益，氨苯砜通常有效。

5. 腹泻

由于大量的稀便及粪便本身的化学成分，常常造成局部皮肤刺激，并产生瘙痒。此外，频繁用力地清洗会进一步导致擦伤、渗出和瘙痒。

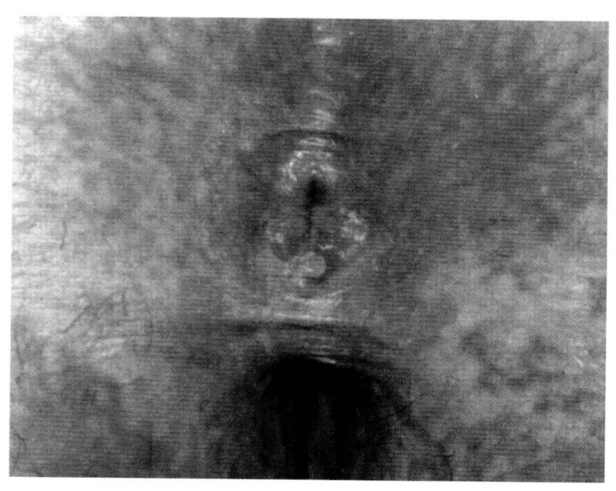

▲ 图 11–23　萎缩性硬化性苔藓广泛累及肛周皮肤（图片由马里兰州 Maria Turner，MD 提供）

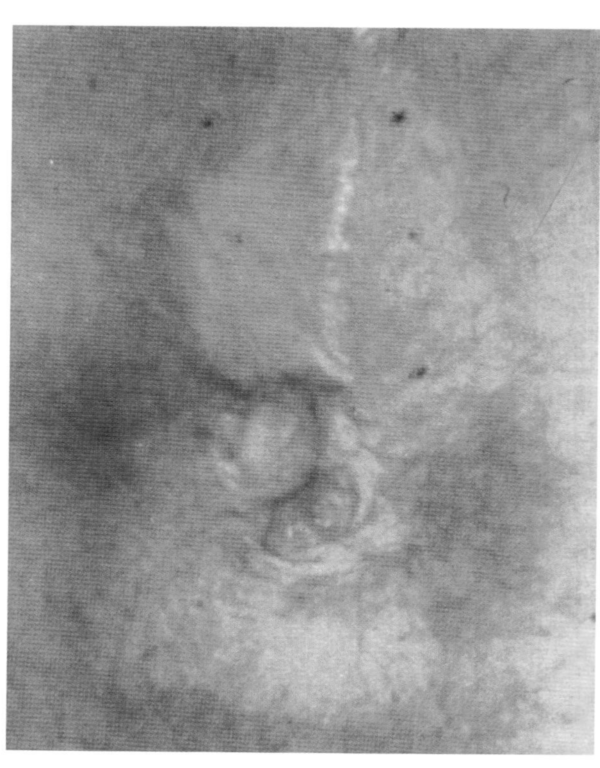

▲ 图 11–24　萎缩性硬化性苔藓导致肛周萎缩（图片由马里兰州 Maria Turner，MD 提供）

6. 饮食因素

可乐、咖啡、巧克力、西红柿、啤酒和茶等都被认为是诱发瘙痒的因素 [6]，而且某些食物对个别过敏者会引起身体多个部位的瘙痒 [6]。有时，仅仅是由于所摄取成分过量而产生稀便和黏液样便，而不是由于某些成分所具有的内在特性引起。这在液态食物中比在固态食物中更常见，Smith 等 [4] 进行的一项压力测试研究显示，咖啡可以降低肛门压力，导致局部粪便污染。

7. 妇科疾病

外阴的任何炎症或溃疡性病变，如前庭大腺炎、性病性淋巴肉芽肿、腹股沟肉芽肿、梅毒、硬化性萎缩性苔藓或癌变等均可导致瘙痒。外阴干枯是一种外阴脂肪减少的疾病，常以瘙痒为表现 [50]。阴道分泌物增多引起的刺激也可引起瘙痒，应该进行检查以确定潜在的原因（如感染、宫内节育器等异物或肿瘤）。

8. 抗生素

四环素是一个常见诱因。抗生素的使用可能导致瘙痒，要么是由于过敏反应，或者是由于改变了肠道或阴道的固有菌群，导致原本无害的细菌或真菌过度生长，导致腹泻、阴道分泌物增多，或者肛周反复感染，通常由念珠菌引起 [51]。

9. 系统性疾病

有时瘙痒可能是远处或全身性疾病的症状之一。众所周知，任何原因引起的严重黄疸都可引起瘙痒 [47]。糖尿病患者常发生念珠菌感染，伴有明显瘙痒。

10. 其他原因

任何刺激肛周皮肤的因素都可能导致瘙痒。这些因素可能很明显，如放疗辐射，或者由于神经源性、心源性、个人体质性反应引起 [50]。

三、非瘙痒性病变

虽然肛门瘙痒是肛门周围皮肤病最常见的症状，但许多病变最初并不伴有瘙痒，或瘙痒是次要的。下面几节将讨论其中一些疾病。

（一）感染

1. 化脓性汗腺炎

一种顶泌腺感染，化脓性汗腺炎将在第 35 章详细描述。

2. 麻风

麻风流行于美国南部和世界各地的热带地区。对麻风分枝杆菌抵抗力强的患者，感染可能局限于体温较低的部位。麻风病变以斑疹或斑块的形式出现，通常中央痊愈，向外呈红色，或者铜红色扩展 [51]。病变通常出现在面部、四肢伸侧面、臀部和背部，患者常伴有继发于早期神经损伤的感觉缺失。近年来，有关神经病变的分子机制被发现，鉴定出神经内膜层 2 亚型及其受体 α-dystroglycan 是麻风杆菌的神经靶点，为神经损伤的发病机制研究开辟了新的途径 [52]。

如果个体抵抗力差，皮肤病变可发生在任何地方（包括会阴），表现为小而圆的红斑或铜色、光滑皮疹。患者的神经损伤较晚，因此感觉缺失是随着皮肤病变的发展而进行的 [51]。诊断可以经皮肤活检证实，梅毒血清学呈现生物学假阳性比较常见。麻风的治疗方法包括口服 4-4 二氨基二苯砜（Dapsone）、氯法齐明（Lamprene）或利福平 [53]。麻风杆菌的基因组序列现在已经被查明，这有利于更好地进行治疗，并产生新的药物靶点 [53]。读者可参阅有关热带医学的教科书以了解更多详情。

3. 阿米巴病

阿米巴病是由溶组织内阿米巴原虫引起的。肛周表现为痛性锯齿状溃疡，红色污秽伴恶臭的基底被白色假膜覆盖 [54]。湿扫法是检查粪便中寄生虫的最简单有效的方法。添加到封片介质中的乳酚棉蓝可以染色滋养体和虫卵 [55]。获得性免疫缺陷综合征患者的单纯疱疹与之鉴别较为困难。本病治疗可以口服甲硝唑 750mg，每日 3 次，疗程 10d。其次是碘喹诺，每日 3 次，每次 650mg，疗程 20d，或者帕罗霉素，每日 25mg，分 3 次服用，疗程 7d，以确保肠道治愈 [18]。详情参阅第 14 章。

4. 放线菌病

放线菌病是由以色列放线菌引起的罕见疾病，放线菌是一种厌氧、不耐酸的生物。可见皮肤局部炎症浸润，常伴有直肠炎、脓肿和瘘管形成。发现一个非典型瘘管应高度怀疑放线菌感染的可能[56, 57]。本病可通过窦道排出特征性的硫磺颗粒来确诊。治疗包括青霉素和局部对症处理。

5. 性病淋巴肉芽肿

性病淋巴肉芽肿是由衣原体感染引起的性传播疾病。在疾病的晚期，肛门周围局部变形，伴广泛的瘢痕和赘生物。直肠周围炎常导致距肛门边缘 5～10cm 处狭窄，在此周围形成瘘管（见第 13 章）。

（二）肿瘤病变

各种各样的肿瘤病变可发生在肛周区域。读者可以参考第 17 章探讨具体的治疗方法。

1. 黑棘皮病

黑棘皮病有时与潜在的肠癌、肥胖和（或）高胰岛素血症、严重的特应性皮炎和唐氏综合征相关[58–60]。皮损呈黑色天鹅绒样，病理改变为乳头状瘤样增生。常见受累部位包括腋窝、颈部、指节、舌头和肛周等（图 11–25）。分为良性或恶性黑棘皮病，后者通常具有突发性，进展迅速，但在临床上与良性黑棘皮病难以区分。有报道 12% 乳酸铵乳膏和 0.05% 视黄酸乳膏的联合应用成功治疗了一例与肥胖相关的黑棘皮病[61]，全面的胃肠检查可以排除潜在的肿瘤。

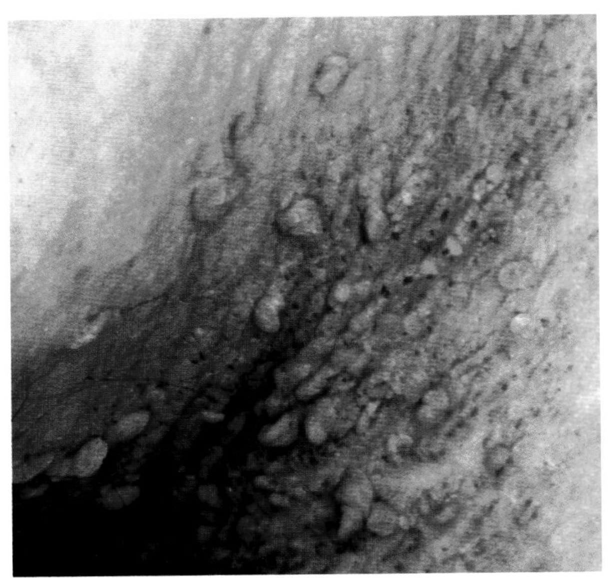

▲ 图 11–25 黑棘皮病（图片由马里兰州 Maria Turner，MD 提供）

2. 高级别鳞状上皮内瘤变（Bowen 病）

高级别鳞状上皮内瘤变（Bowen 病）是一种表皮内肿瘤，皮损呈淡黄色斑片，上覆鳞屑，容易去除，呈现红色颗粒状表面[62]。然而，也有报道皮损过度色素沉着或者疣状增生。（图 11–11 和图 11–26）（见第 17 章）[44]。

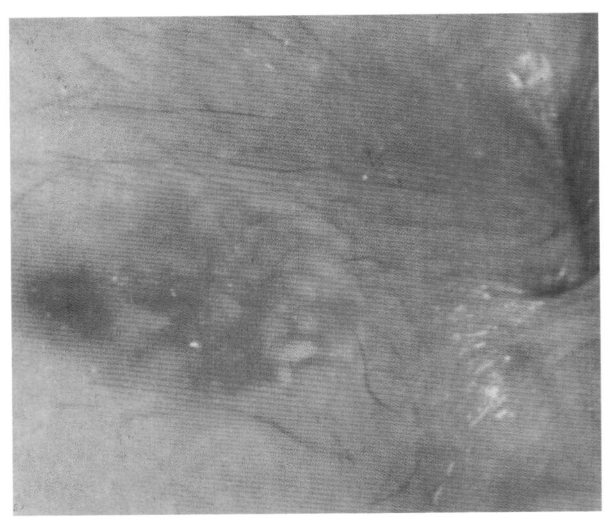

▲ 图 11–26 高级别鳞状上皮内瘤变（Bowen 病）

3. 鳞状细胞癌

鳞状细胞癌在外阴部位可误诊为尖锐湿疣。它可以表现为疣状结节、斑块，或者表现为溃疡。局部浸渍和继发感染并不少见，往往掩盖了疾病的本质。通过活检即可确诊（见第 17 章）

4. 黑色素瘤

黑色素瘤很少发生在肛周、肛门或直肠部位。典型的恶性黑色素瘤是一个黑色或紫色的结节，也可能是扁平的或有蒂。颜色可从粉红色到红色、棕褐色、棕色或黑色，甚至没有颜色，即无色素黑色素瘤。需要关注皮损的形状、大小、颜色、坏死或溃疡等变化。多数患者预后较差，即使进行广泛的局部切除或腹会阴切除[63, 64, 65]。更多关于黑色素瘤的讨论详见第 18 章。

5. 肛周 Paget 病

Paget 病的乳房外表现比较少见。Helwig 和 Graham[66] 报道 86% 的肛周 Paget 病与邻近部位肿瘤或肠癌存在相关性[67, 68]。本病往往发生在 70 岁左右老年人，病变为进行性红斑、湿疹样改变（图 11–27）。由于该病常与潜在肿瘤相关，预后不佳。如果广泛切除后未发现邻近或肠道恶性肿瘤，预后相对良好，但局部复发常见[69]。由于广泛的局部切除会留下缺损，可以采用特殊的外科技术，如 V–Y 皮瓣和分阶段切除的刃厚皮片移植[70, 71]。患者需要长期密切随访，有治疗后 8 年复发的报道[68]。

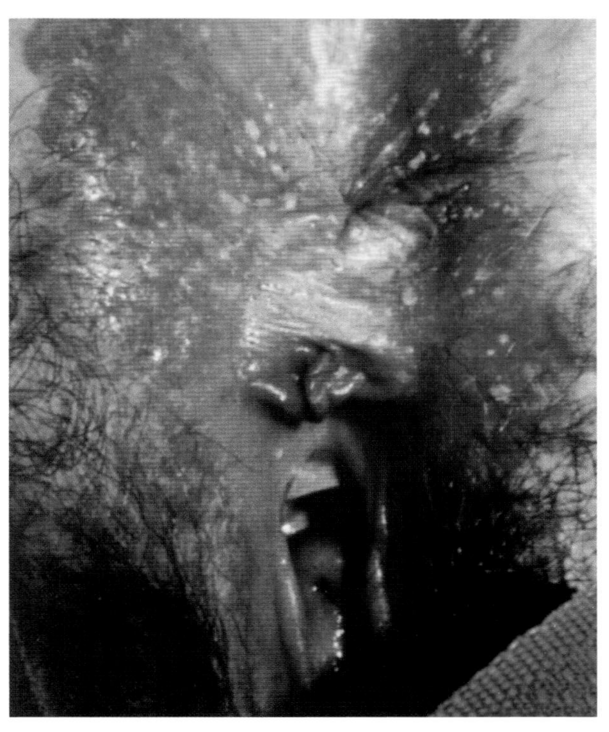

▲ 图 11–27 肛周 Paget 病

（三）炎症性肠病

大约 25% 的克罗恩回肠炎患者和 75% 的克罗恩结肠炎患者存在肛门病变，它们可能比肠道表现早几年。早期症状包括伴溃疡或水肿的肛周窦道、单发或多发肛裂、瘘管等，可以通过活检诊断。不建议在活动性疾病的情况下进行广泛的外科手术，因为伤口愈合非常差（详见第 24 章关于克罗恩病和第 9 章关于瘘管的详细内容）。

第12章 尖锐湿疣

Condyloma Acuminatum

David E. Beck 著
朱路得 译
谭嗣伟 校

摘要：尖锐湿疣是一种肛肠外科常见的性传播疾病，由人乳头瘤病毒感染引起。本章将讨论尖锐湿疣的临床特征、诊断、治疗和随访。

关键词：尖锐湿疣，人乳头瘤病毒，性传播疾病，治疗，诊断，病理学，冷冻疗法，激光疗法，手术切除，电凝

一、概述

肛肠外科医生需处理多种性传播疾病。其中可致尖锐湿疣的人乳头瘤病毒（human papillomavirus，HPV）感染较为常见。尖锐湿疣是一种并不严重的医学问题，但因其复发趋势明显，常给患者和医生带来心理压力。

二、临床特征

尖锐湿疣的病原体是一种微小的、可自体接种、具传染性的乳头瘤病毒[1]。目前已鉴定出多种 HPV 类型，其中至少有 40 种可导致生殖器部位的感染[2, 3]。在良性生殖器疣中已发现一些特定的 HPV 类型，如 HPV-6 和 HPV-11[4-6]。Syrjänen 等[7]采用复杂的原位杂交方法，在 76% 的尖锐湿疣患者中找到 HPV 病原体。此外，HPV-16 和 HPV-18 常与发育不良和恶性转变相关。Handley 等[8]在 53.3% 的肛门生殖器疣患者中检测出 HPV 脱氧核糖核酸（DNA）（HPV-6、11、16、18、31、33 或 35 型）。该病毒的潜伏期一般为 1～6 个月，也可能更长[9]。

在肛门直肠和生殖器部位的尖锐湿疣传播方式一般为性传播。然而，母婴传播和密切接触感染患者传播也有报道[10]。生殖器疣在男同性恋患者中发病率最高，同时在异性恋男性、女性甚至儿童中也有出现（图 12-1）[10, 11]。Swerdlow 和 Salvati[12]研究数据统计发现男性尖锐湿疣患者中 46% 为同性恋。

Carr 和 William[13]开展的一项针对纽约男同性恋的研究表明，肛门部位的疣在肛交的男性中更为常见。该研究中 72% 的患者在患病期间伴有肛管内疣。在同性恋患者中，肛门疣比阴茎疣常见数倍。这种差异的存在可能是因为潮湿、温暖的直肠周围区域比干燥的阴茎表皮更有利于疣的生长。同时，肛交可能会将病毒带入肛门区域，肛交带来的局部创伤又可能会损害局部防御能力。在一项对 58 例肛门生殖器疣患者的研究中，Handley 等[8]发现，37% 的男性和 25% 的女性患者的肛管内也有疣。

免疫抑制患者的尖锐湿疣发病率高于非免疫抑制患者。据报道，肾移植后尖锐湿疣的发病率为 2.4%～4%[14]。在这种临床条件下，治疗变得特别困难。Breese 等 [15] 发现肛门 HPV 感染的发生与 HIV 相关的免疫抑制有密切的关系。总体而言，有 61%HIV 阳性的男性和 17%HIV 阴性的男性检测出肛门 HPV 感染。其中，HPV-16 和 HPV-18 型感染占总数的 50% 以上。在 HIV 阳性的男性中，HPV 感染率随着 CD4 细胞计数的下降而增加：计数＞ 750 的 HPV 感染率为 33%，计数 200～750 的 HPV 感染率为 56%，而计数＜ 200 的 HPV 感染率为 86%。HPV 感染还与年龄的下降和男性终生性伴侣数量的增加相关。

尖锐湿疣目前仍是一个严重的健康问题，每年有 100 万新发病例 [16]。大多数性活跃者一生中至少检出一次 HPV 感染 [17]。尖锐湿疣可能是继淋病和非淋菌性尿道炎之后的美国第三大最常见的性传播疾病 [18]，据估计，在美国 1% 的性活跃成年人患有明显的生殖器疣 [19]；然而根据 HPV DNA 检测，许多研究预测女性 HPV 感染的发生率为 15%～50%[20-22]。在 18—28 岁的年轻人中，尤其是年轻女性中，HPV 感染和尖锐湿疣的发病率最高 [19, 23-25]。在过去的几十年中，生殖器疣的发病率似乎有所增加，研究表明，从 20 世纪 50 年代到 70 年代，生殖器疣的发病率大约增加了 8 倍，而从 20 世纪 70 年代到 90 年代又增加了类似的倍数 [23, 26]。

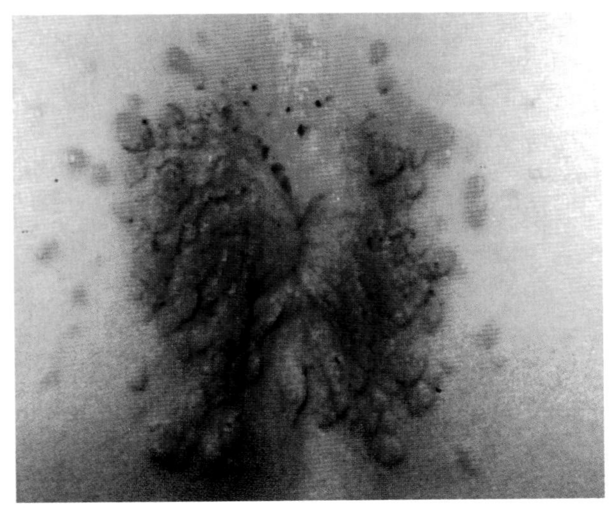

▲ 图 12-1 儿童尖锐湿疣

（一）发病部位

尖锐湿疣的发病部位包括肛周区域和肛管、会阴、外阴、阴道和阴茎的其他部分。若伴随的肛管尖锐湿疣未治疗，那么单纯肛周尖锐湿疣的治疗注定会失败。Schlappner 和 Shaffer[27] 研究发现，3/4 以上的患者伴有肛管内部尖锐湿疣。因此，检查者若未使用肛门镜检查肛肠可能会导致 94% 的患者未诊断出肛门内病变。Carr 和 William[13] 还发现患有外部疣的男性肛管内疣的比例很高。在一组免疫功能低下的患者中，delaFuente 等 [28] 发现尖锐湿疣局限于肛周黏膜的占 27%，位于肛管内的占 20%，两者均有的占 53%。在男性，肛管尖锐湿疣经常与阴茎尖锐湿疣相关；在女性，阴道、外阴、尿道和宫颈中均可发现湿疣。

（二）病理特征

尖锐湿疣的病变范围可从针头大小到突出的菜花状肿块，表面呈乳头状，颜色为粉红色或白色（图 12-2A）。在肛门周围，单个有蒂或无蒂的疣倾向于呈放射状排列生长，并可在肛门周围融合（图 12-2B）。肛周尖锐湿疣常多个生长，数量较多时可掩盖肛门口。另外，这些疣经常延伸到肛管甚至直肠。外阴疣常生长较快，甚至掩盖性器官。由于肛门部位潮湿、温暖，疣可能会变湿变白，并产生刺激性的分泌物，带有难闻的气味。肛门疣通常质软且脆，易破裂出血。

在显微镜下，肛门疣表现出明显的表皮角化不全、棘层增厚、真皮慢性炎性细胞浸润，棘层上层细胞空泡化改变（图 12-3）。

（三）临床症状

尖锐湿疣患者主诉相对较少，几乎所有人都

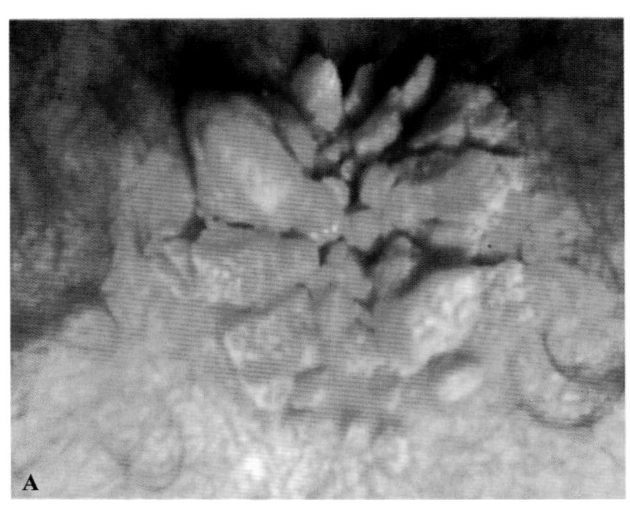
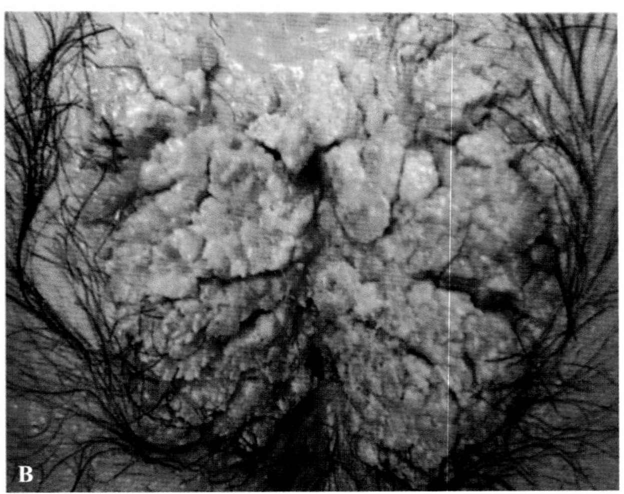

▲ 图 12-2 成人尖锐湿疣（A）散在的湿疣（B）环绕肛门的大片湿疣

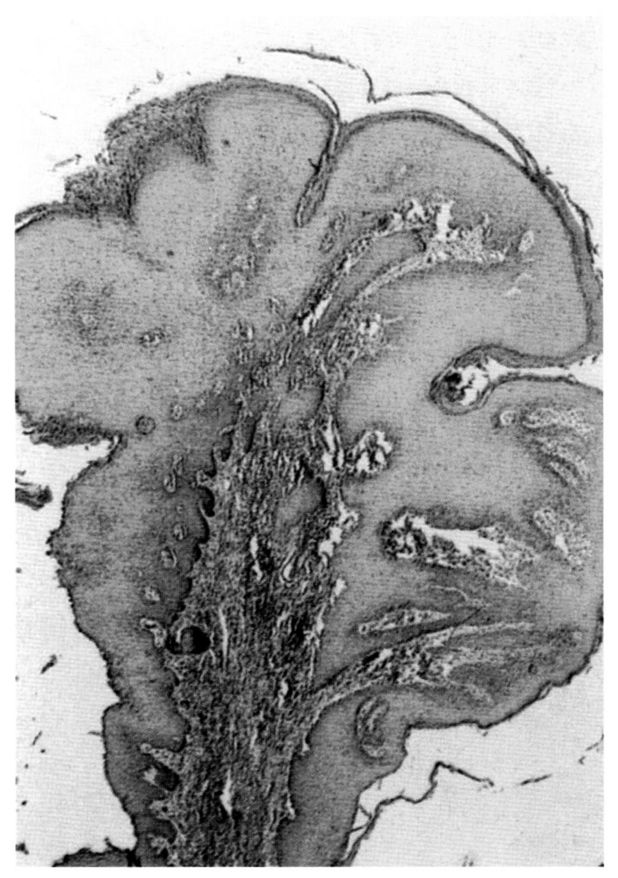

▲ 图 12-3 尖锐湿疣的显微特征
（图片由 H.Srolovitz，MD 提供）

能注意到肉眼可见的肛周疣。2/3 的患者出现肛门瘙痒，这可能是由于疣本身的刺激或患者排便后无法正确清洁肛门区域引起的。因肛周疣体质脆，约有一半患者因排便而出血。还有患者主诉肛门潮湿，大多数尖锐湿疣患者会感到不适或疼痛，女性患者可能出现白带增多。

三、诊断

在大多数情况下，根据临床表现容易诊断尖锐湿疣。但用鬼臼毒素治疗可能会改变皮损的形态，影响诊断的准确性。应用 5% 醋酸进行上皮醋酸白试验可提示 HPV 的亚临床感染 [30]。需强调的是应检查患者的所有性接触者是否患有疣。

由于许多疾病与尖锐湿疣的频发相关，因此必须排除其他性传播疾病。除病史和体格检查外，还应考虑进行直肠乙状结肠镜检查，粪便培养物中的细菌病原体检查，粪便中的虫卵和寄生虫检查，血液进行梅毒血清学检查及咽、直肠和尿道涂片检查淋球菌。Hillman 等 [31] 在 116 例疣标本中检测出 96.6% 的 HPV DNA 阳性，其中 22.4% 的男性患有尿道 HPV 感染。

鉴别诊断包括梅毒引起的扁平湿疣，与尖

锐湿疣相比，扁平湿疣数量通常更少，表面光滑、平坦、潮湿。同时需谨记这两种病变可同时发生，暗视野检查见螺旋体可做出明确诊断。另外需要鉴别的是肛门鳞状细胞癌，但鳞癌皮损质硬，活检可明确诊断。尖锐湿疣行活检是必要的，特别是对于免疫抑制，或者诊断不明确、对标准治疗无反应以及治疗期间疾病进一步恶化的患者。

四、治疗

尖锐湿疣需要治疗。未经治疗的肛门生殖器 HPV 感染可能会：①将疾病传染给性伴侣；②被感染的母亲将病毒传染给新生儿；③并发侵袭性鳞状细胞癌。治疗尖锐湿疣有许多方法（框 12-1 和表 12-1）[32-46]。数十年来，诸如鬼臼毒

框 12-1　尖锐湿疣的治疗

- 腐蚀剂
- 冷冻疗法
  - 鬼臼毒素
- 液态空气
  - 二氯乙酸
- 液氮
  - 三氯乙酸
- 手术切除
  - 硝酸
- 抗肿瘤制剂
- 咪喹莫特
- 氟尿嘧啶
- 电灼疗法
- 激光疗法
- 西多福韦
- 干扰素

表 12-1　尖锐湿疣的治疗方式总结

治疗方式	优　点	缺　点	结　果
鬼臼毒素	易于使用；无须麻醉；便宜	易皮肤灼伤；不能在肛管中使用；需多次随访；长期使用可产生不典型增生；全身毒性	复发率高（30%~65%）
二氯乙酸	易于使用；无须麻醉；便宜；可用于肛管	易皮肤灼伤；需多次随访	复发率 25%
5% 咪喹莫特乳膏	自我管理；随访次数少	局部皮肤反应，轻度至中度；价格昂贵	复发率 13%
电凝	单次治疗；对肛管有效	需麻醉；术后疼痛；有烟雾	可能需要反复治疗；失败率 9%
1% 西多福韦局部用药	可用于复发性湿疣	轻度糜烂性皮炎	32% 治愈；60% 局部复发
冷冻疗法	单次治疗；可用于肛管	需要昂贵的设备；可能需要麻醉	复发率 24%~37%
手术切除	精确清除；组织可用于病理研究	需要麻醉；术后疼痛	复发率 9%~42%
激光治疗	对泛发的疣有效；可以在怀孕期间使用	需要昂贵的设备；需要麻醉	复发率 3%~14%
干扰素	复发性疾病的治疗	治疗时间：2~3 个月；系统性副作用；价格贵；不舒服	缓解率 36%~82%

素或二氯乙酸、三氯乙酸等腐蚀剂的局部应用是常用的治疗方式，但这些腐蚀剂使用的频率并不相同。局部破坏的方法包括手术切除、电干燥、冷冻疗法和超声疗法。除了框 12-1 中所述的，Billingham 和 Lewis[36] 还列出了可尝试的不同疗法，包括 Fowler 溶液、自体疫苗、牛痘疫苗、三甘醇酸铋钠、氨化汞、氯喹、磺酰胺霜、四环素软膏（3%），二硝基氯苯、苯酚、秋水仙碱、异氧尿苷、二甲基亚砜和卡介苗。尖锐湿疣极少会自发消退。

（一）鬼臼毒素

鬼臼毒素是一种通过液体石蜡或安息香酊等媒介局部应用的细胞毒剂，后者的优点是可以更好地附着在疣上。药物浓度可为 5%～50%，一般临床常用浓度为 25%。为避免因鬼臼毒素强烈刺激引起邻近皮肤损伤，药物的使用方法为疣上精确点涂。然后将隔离剂涂抹到皮损周围。并告知患者每次抹药 6～8h 后清洗治疗区域，以免对周围正常皮肤造成损伤。治疗需每周一次，单次治疗效果不佳。部分患者因肛周皮肤疼痛和刺激，而放弃鬼臼毒素治疗。

鬼臼毒素有若干缺点[47]，首先它不是提纯物，因此不同批次药物的疗效可能会有所不同。其次，当疣位于肛周或肛门，患者无法自行涂抹药物，需反复前往门诊治疗。另外药物涂抹后局部反应可能很严重，且角化性疣的药物渗透性差，因此新发皮损疗效较好。在一项综述中 Miller[48] 总结了应用鬼臼毒素的局部副作用，例如严重坏死、肛门生殖器部位瘢痕、肛瘘和皮炎。大量鬼臼毒素的应用也可能导致严重的全身不良反应，包括血液、肝、肾、胃肠、呼吸和中枢神经系统[49, 50]。鬼臼毒素还可能致畸，甚至可导致胎儿宫内死亡[49]，故 Karol 等[51] 建议怀孕期间应避免使用该疗法。同时，鬼臼毒素可致发育不良，因此不建议长期使用。此外，鬼臼毒素的应用可使细胞产生暂时性的变化，有时很难在组织学上与肿瘤区别（图 12-4）。典型表现为细胞肿胀、增大，具有苍白的嗜碱性细胞质，染色质分散，大的核周和核旁空泡。其他变化包括具有核固缩和多种核改变的嗜酸性细胞。以上组织学异常均为暂时性的，可在停药几周内完全逆转恢复[10]。

鬼臼毒素活性成分之一——鬼臼毒素的疣清除率为 45%～53%，但复发率高达 91%[52]。该药相对安全，可自行给药，但其他有效药物的发展影响了其应用。

（二）二氯乙酸和三氯乙酸

Swerdlow 和 Salvati[12] 提出了腐蚀剂——二

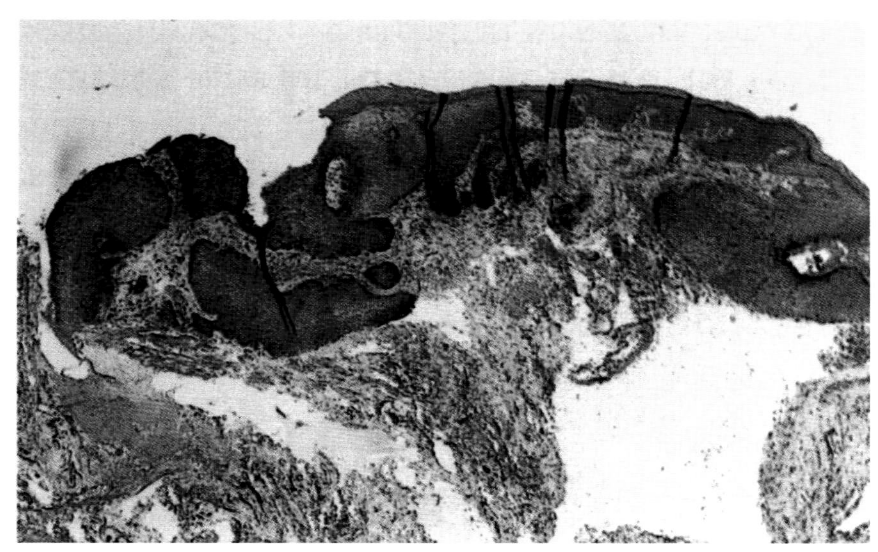

◀ **图 12-4 尖锐湿疣鬼臼毒素治疗后的显微特征（图片由 H.Srolovitz, MD 提供）**

氯乙酸治疗。该方法先用棉球和金缕梅酊剂清洁并干燥肛周区域，接着用涂抹器涂抹腐蚀剂，注意避免将药物涂抹在邻近皮肤上，以免灼伤正常皮肤。若酸涂抹过多，应将其擦去，并用水清洗该区域，必要时可用局部解毒剂——碳酸氢钠。烧灼后的皮损从粉红色变为白色。对肛管内病变可进行类似处理，但在肛管壁回缩之前应先用棉球轻轻擦拭。

当药物大剂量涂抹时应常规使用止痛药，同时需指导患者保持肛周的清洁干燥。约每7～10d一次至获得最大疗效。患者的性伴侣也应接受治疗。

根据Swerdlow和Salvati[12]的研究，大约25%的患者治疗后复发。这类患者需进一步的短期治疗，所需的治疗次数根据疣的大小和数量而定，一般为1～13次，多数患者不超过4次。

Swerdlow和Salvati[12]指出，与其他治疗方式相比，二氯乙酸常规治疗更安全便利，治疗后不会出现瘢痕和狭窄，并且疣能得到快速治疗而不耽搁工作时间，目前临床较多使用腐蚀性更低的三氯乙酸。

（三）咪喹莫特

咪喹莫特（Aldara；Valeant Pharmaceuticals，Bridgewater，NJ）是一种咪唑喹啉类的合成化合物，也是一种免疫应答刺激药，可增强先天和后天的免疫通路（特别是1型T辅助细胞介导的免疫应答）信号，从而产生抗病毒、抗肿瘤和调节免疫活性的作用[53]。咪喹莫特的作用机制涉及皮肤中细胞因子的诱导，然后触发宿主的免疫系统以识别病毒感染或恶性肿瘤的存在，最终根除相关病变。临床局部应用的5%咪喹莫特乳膏，对治疗尖锐湿疣和其他HPV感染安全、有效。美国的一项随机、安慰剂对照临床研究发现，50%的患者在接受每周3次，共16周的咪喹莫特治疗后皮损完全清除[54]。咪喹莫特的临床疗效有一定性别差异，通常女性高于男性。可能是阴茎皮肤角化程度较女性外阴更高，且男性和女性生殖器疣的最常见部位分别为阴茎和外阴。该研究显示咪喹莫特治疗16周后，女性疣清除率72%，而男性只有33%，其中大部分接受过包皮环切术。在最近的一项国际开放性Ⅲ B临床试验中，Garland等[55]研究了来自20个国家114个诊所的943位患者，每位患者应用5%咪喹莫特乳膏，每周3次，一共16周。在初始的16周治疗期间，有47.8%的患者观察到皮损完全清除，在16周以上的延长治疗期间，另有5.5%的患者清除了皮损，因此整个治疗期的疣总清除率为53.3%。遵循研究方案排除因安全性或缺乏有效性导致过早终止治疗的分析显示，疣总体清除率为65.5%（女性为75.5%，男性为56.9%）。在3个月和6个月的随访期结束时，分别观察到8.8%和23%的低复发率。3个月和6个月后的持续清除率（在治疗过程中皮损清除并且在随访期结束时仍未复发的患者）分别为41.6%和33.3%，67%的患者发生局部红斑。美国的临床实验显示患者每周三次使用咪喹莫特，持续16周，接受过包皮环切术的男性患者有效率为33%，而未割包皮的男性有较高的皮损清除率（62%），可能是由于包皮的半封闭作用及未割包皮的男性患者疣体角质化程度较低[56]。

另一项研究报道中，咪喹莫特治疗疣清除率为50%（女性72%，男性33%）[57]。相较于其他常规疗法（如冷冻、三氯乙酸、鬼臼毒素和患者自用鬼臼毒素疗法），咪喹莫特治疗后3个月随访期间疣复发率较低，仅为13%，更具优势[54, 58]。

近期，FDA已批准将3.75%的乳膏（Zyclara，Valeant Pharmaceuticals，Bridgewater，NJ）用于日常使用。在孕妇、母乳喂养或免疫抑制患者，或疣在阴道内、宫颈、直肠或肛门内的患者中，该药的安全性和疗效尚未评估。FDA的批准基于两项随机、双盲、安慰剂对照试验，该试验涉及601名成年外生殖器疣患者，每天涂抹基质乳膏或3.75%咪喹莫特乳膏，治疗8周。试验开始后的16周，接受咪喹莫特治疗的患者皮损清除率为27%～29%，而对照组患者皮损清除率为

9%～10%[59]。在用 3.75% 的咪喹莫特乳膏治疗的患者中，发生与治疗相关的不良反应的比例大于 1%，包括应用部位疼痛、瘙痒、刺激、红斑、出血和分泌物 [60]。

（四）电凝法

电凝法需要局部麻醉，是清除尖锐湿疣小皮损的有效手段。疗效和并发症与操作技能相关，操作员必须控制伤口的深度和宽度。电凝相当于二度烧伤去除疣体，这样的伤口愈合后没有明显瘢痕。黑色的焦痂形成相当于三度烧伤，愈合后会留下瘢痕；如果沿肛周电凝，可能会导致狭窄。当在肛黏膜上操作时，必须警惕狭窄的潜在问题及对括约肌的潜在损害，还应注意不要漏掉肛管内的任何可见疣体，肛周和肛门内广泛的疣体电凝时必要时需要全身麻醉药。电凝产生的烟雾可能包含较大的病毒颗粒，因此，建议加强排烟并为手术团队配备特殊口罩过滤。术后护理遵循第 5 章和第 6 章所述的常规原则。

（五）西多福韦

Coremans 等 [61] 研究了浓度为 1% 的抗病毒药西多福韦局部应用的疗效。比较电凝治疗的 20 例患者和西多福韦治疗的 27 例患者的疗效，西多福韦难治性病变可通过进一步电凝清除。研究发现单独使用西多福韦可以治愈 32% 的患者，60% 的患者皮损部分消退。但在吸烟患者中湿疣的完全清除率仅为 16.6%，而非吸烟者为 66%。西多福韦治疗组的电凝次数要低得多（1% vs. 2.9%），且复发率明显降低（3.7% vs. 55%）。电凝组患者的复发均在病灶清除后的 4 个月内发生。33% 的患者报告了由糜烂性皮炎引起的轻度疼痛，相比之下，电凝引起的溃疡疼痛程度大，因此所有患者治疗时都必须使用镇痛药。

（六）冷冻疗法

冷冻疗法是治疗尖锐湿疣的另一种破坏性方法。包括使用液氮、干冰和液态空气。同样，伤口的深度和宽度须仔细控制。术后过程与电凝相似，冷冻的一大优势是无须麻醉，但这并不适用所有患者。O'Connor[62] 等报道了 936 例共 2246 个冷冻治疗的皮损，治疗期间建议患者每天两次坐浴，均未发现继发细菌感染。其中 226 例患者复发，但多数患者有再次暴露。

（七）手术切除

若皮损累及范围大，可使用全身或局部麻醉进行手术切除。在治疗前晚或当天早上需进行一次简单的灌肠，即充分的肠道准备。在手术过程中除控制出血点外尽量避免灼烧。

皮下和黏膜下注射肾上腺素和盐水 1：200 000 的混合液或 0.25% 丁哌卡因与肾上腺素的混合液，并用细齿镊子和尖头剪刀将单个疣去除。分离疣时尽量多的保留健康的皮肤和黏膜。当去除肛黏膜湿疣时需进行充分的评估，判断可清除的数量，并保护括约肌功能，同样在去除肛门黏膜湿疣时也需进行评估。术后小伤口愈合快，但术后疼痛的严重程度各不相同，且可能延长康复时间。大多数患者一次手术可除去全部疣，但若疣体过多可分两个阶段进行，间隔约 1 个月。

Thomson 和 Grace 等 [34] 报道了 75 例接受上述手术切除的患者，超过 75% 的患者肛门内有病变。80% 的患者一次手术去除了所有疣体。4 例患者出现了术后并发症：出血（2 例）、血肿（1 例）和先前未发现的凝血缺陷（1 例）。该疗法不适感较少，但复发率为 42%，发现大多数患者在术后第二个月疣体复发。Gollock 等 [33] 用相同的方式治疗 34 例患者，初次治疗成功率为 71.4%，复发率为 9.3%。Handley 等 [63] 报道了 19 名儿童治疗后复发率为 26.3%。

切除肛门和肛周的疣体以后，肛门狭窄是众所周知的并发症。但是，若伤口之间留有足够的正常皮肤和黏膜，通常不发生狭窄。相较于电凝术，手术切除的潜在优势是术后伤口渗液较少，湿度低，不利于湿疣的生长。

（八）激光疗法

激光技术的发展进一步降低了治疗后疣的复发率。激光疗法的提倡者认为，这种疗法的术后疼痛更少、复发率更低。其优点包括快速、易于使用、不需要清洗尖端等。其缺点是该仪器相对昂贵、笨重，使用时需详细了解说明。

Ferenczy[37] 报道怀孕患者用 CO_2 激光治疗生殖器疣的失败率仅为 5%，复发率为 14%。在一篇文献综述中，Schaeffer[38] 在对尿道生殖器和肛门尖锐湿疣行 1～3 次 CO_2 激光治疗后随访 2～12 个月，发现复发率为 3%～13%。Schaeffer 认为 CO_2 激光是大范围皮损、易反复或怀孕期间发生尖锐湿疣的一种可选治疗方法。据报道 CO_2 激光可达到 80% 的治愈率，通常只需 4 次治疗 [64]。

在一项旨在评估激光疗法倡导者主张的新研究中，Billingham 和 Lewis[36] 尝试将激光疗法与传统电灼术进行比较。38 例皮损广泛分布的尖锐湿疣患者，肛门右半部所有疣均采用常规电灼治疗，而肛门左侧疣则采用 CO_2 激光烧灼。然后密切随访。术后随访发现，相较于电灼治疗，激光伴有更多或相同程度的疼痛，激光治疗侧最先发现复发。Billingham 和 Lewis 得出结论，激光治疗优势不明显，实际上在控制尖锐湿疣方面效果较差。

Bergbrant 等 [65] 研究了 CO_2 激光或电凝治疗期间，HPV DNA 对医务人员或手术室的污染情况。从鼻唇沟标本和鼻孔细胞刷中分别发现 32% 和 16% 有 HPV DNA，作者建议在治疗区附近使用口罩并排空污染空气。

（九）干扰素

有专家提出干扰素可用于治疗难治性肛门生殖器疣 [39]。Schonfeld 等 [40] 开展了一项双盲研究，用肌肉注射天然干扰素治疗 22 名患者。对未经治疗的尖锐湿疣患者连续 10 天注射 200 万 U 干扰素 β 或安慰剂，通过测量疣体缩小程度评估其对干扰素的反应。结果发现皮损完全清除通常要治疗后 5～8 周才明显。随访 10～12 个月发现干扰素治疗组有 82% 的患者完全缓解，但安慰剂对照组只有 18% 的患者得到了缓解。Gall 等 [41] 用肌内和皮损内注射干扰素治疗难治性尖锐湿疣。每天给予 500 万单位干扰素，持续 28 天，然后每周 3 次，持续 2 周，69% 的患者完全缓解，大约 25% 的患者部分缓解，6% 的患者没有或轻度缓解。Androphy[39] 指出若完全缓解，复发率将非常低，但治疗时间可能需延长至 2～3 个月。Schonfeld 等 [40] 报道干扰素疗法皮损完全缓解起较慢。

Eron[42] 等进行了一项随机双盲试验，比较了干扰素 α-2b 和安慰剂治疗尖锐湿疣的有效性。每周 3 次将安慰剂或干扰素（100 万单位）直接注射至 1～3 个疣体中，持续 3 周。不良反应包括发热、发冷、肌痛、头痛、乏力和白细胞减少症等，但很少影响日常生活。第 13 周评估的 257 名患者中，实验组平均疣面积比初始减少了 40%，而安慰剂组，疣面积增加了 46%。干扰素实验组和安慰剂对照组分别有 36% 和 17% 的患者皮损完全清除，而两组分别有 13% 和 50% 的患者治疗后皮损反而进展。尽管有效率低，但作者得出结论干扰素是一种有效的治疗方法。

Friedman-Kien 等 [66] 回顾了一项干扰素疗效研究，158 例患者每周两次疣底部注射干扰素 α 或安慰剂，治疗终点为疣消失或 8 周。干扰素治疗组 62% 的患者疣完全清除，而安慰剂组为 21%。每组约 25% 的患者复发。但另一项随机、双盲、安慰剂对照的国际多中心研究发现，干扰素 α-2a 和安慰剂疗效无差异 [67]。

Fleshner 和 Freilich[68] 对 43 位患者进行了一项前瞻性随机试验，比较了手术切除和电灼后立即向肛管内每个象限注射 500000U（0.1ml）的干扰素 α-n3 或生理盐水的复发率。平均随访 3.8 个月后，干扰素治疗的患者中有 12% 复发，生理盐水治疗的患者中有 39% 复发。

越来越多的文献支持将干扰素与其他治疗方式结合使用 [18]。在治疗泛发的顽固性尖锐湿疣时，先采用局部破坏性疗法（激光或电灼），然后进行干扰素 α 治疗（1～500 万 U，每周注射 3 次，共 4～8 周）可达 50%～80% 的有效率。但是，尖锐湿疣国际合作研究小组发现，CO_2 激光联合全身重组干扰素 α–2a 对于肛门生殖器湿疣无效[69]。在一项涉及 250 例患者的随机、双盲、安慰剂对照试验中，Armstrong 等[70] 未能证实安慰剂和电灼手术中添加干扰素 α–2a 的治疗优势。

Mayeaux 等[71] 从文献中收集了各种治疗方法疗效的相关信息。表 12–2 总结了他们的发现。每种疗法都有其倡导者，但令人惊讶的是，很少有研究比较不同的治疗方法。根据文献数据很难对最佳治疗形式提出有力的建议。

Alam 和 Stiller[72] 进行了一项研究，以确定尖锐湿疣私人诊所中的治疗方式与最低的直接医疗费用相关。他们构建了成本效益模式，提出了关于治疗持续时间和频率公认的指南，以及典型治疗方案的疗效报道；来自 Medicare 医生的费用表，医生就诊的费用及医生管理的治疗；并根据公开数据和药品的平均批发价进行了计算。发现手术切除的平均直接医疗费用最低（285 美元），其他低成本的方式是电切术（316 美元），电干燥术（347 美元），CO_2 激光（416 美元），鬼臼毒素（424 美元）和脉冲染料激光

表 12–2　尖锐湿疣的治疗方法比较[69]

方　法	成功率 %	6 个月内复发率（%）
冷冻疗法	83	28
鬼臼树脂	65	39
三氯乙酸 / 二氯乙酸	81	36
CO_2 激光	89	8
电灼	93	24
切除	93	24
氟尿嘧啶	71	13
干扰素 α	52	25

（479 美元）。成本较高的方式包括冷冻疗法（951 美元）、三氯乙酸（986 美元）、咪喹莫特（1255 美元）、鬼臼树脂（1632 美元）和干扰素 α–2b（6665 美元）。

作者根据患者病情程度采用了多种治疗方法。有 2～3 个小疣的患者可以选择在门诊去除。4～8 个疣的患者可用三氯乙酸或咪喹莫特治疗。疣体较多可以通过灼烧或切除来治疗。如果湿疣复发，常术后应用咪喹莫特。

五、随访

由于尖锐湿疣复发不少见，建议患者在未见疣体时每隔 4～6 周进行一次随访，至少 3 个月。

小的复发性疣可在门诊治疗，假如能预防性使用避孕套，则可在患者愿意时恢复性生活。在不使用安全套的情况下，经过三个月随访不复发者，也可考虑恢复性生活。

复发

肛门尖锐湿疣的治疗方法很多，失败率为 25%～70%[12]。这种治疗后病情的顽固与多种因素有关，包括性接触的反复感染、病毒位置远离淋巴管及深部病变或治疗时未发现的病变等[73]。复发还可能由特定的生物学因素引起，例如 HPV 潜伏期长及 HPV 与组织相关的局部免疫之间的相互作用。确实，许多报告表明 HPV 通过耗尽和改变朗格汉斯细胞的形态来破坏局部免疫力[74]。在 HIV 血清反应阳性的患者中，HPV 感染区域的 CD4 细胞，CD16（巨噬细胞 / 自然杀伤细胞）和 CD1a（朗格汉斯细胞）细胞减少进一步使感染持续存在，而且这种局部现象与患者的全身免疫抑制特征密切相关[75]。这些患者还可能因更换性伴侣并获得新的感染。因此应同时治疗其伴侣以达到有效的治愈。尖锐湿疣的潜伏期可能很长，可能导致性伴侣重新感染或新一代疣的延迟复发，应预先警告患者疣复发的可能性。

De la Fuente 等 [28] 研究了需要手术治疗的难治性肛门尖锐湿疣且免疫功能低下的患者的危险因素和复发率。回顾性研究了 63 例接受手术治疗的难治性肛门尖锐湿疣患者，分为免疫抑制患者（例如，HIV 血清阳性、白血病、特发性淋巴细胞减少综合征或移植患者；n=45）和免疫功能正常的患者（n=18）。免疫系统抑制的患者中，肛门尖锐湿疣复发的比例为 66%，而免疫功能正常组为 27%。免疫抑制患者的复发时间短于免疫功能正常患者（6.8 个月 vs. 15 个月）。在 HIV 血清阳性患者的亚群中，复发率与病毒载量之间没有关联；然而，复发者的 CD4 计数明显低于未复发者（226/ml vs. 401/ml）。

六、特殊情况

（一）HIV 阳性患者

Puy-Montbrun 等 [76] 分析了 148 例 HIV 阳性患者的肛门直肠病变，发现肛门尖锐湿疣是最常见的表现，影响了 30% 的患者。Beck 等 [77] 发现，在 HIV 阳性的患者中，肛门尖锐湿疣较为常见（18%），可以预期这些患者在适当的治疗下会好转。随访 4～26 个月，肛门尖锐湿疣的复发率在局部用鬼臼毒素治疗和电灼切除后分别为 26% 和 4%。在有症状的 HIV 感染患者中，建议对尖锐湿疣行保守治疗，因为经验提示术后愈合较差 [78]。但是，使用现代的高效抗反转录病毒疗法（HAART），有反应的患者可以恢复正常。

（二）儿童

已知儿童传染尖锐湿疣可能是性虐待的结果。据报道，它们与成人中发现的 HPV 类型相同 [79, 80]。然而，Fairley 等 [81] 实施了一项患病率数据研究以支持生殖器疣的手 – 生殖器传播方式。他们观察到儿童中含 1 型和 4 型 HPV 感染的生殖器疣的比例相对较高（儿童为 15%，成人为 2%）：如果没有发生手 – 生殖器传播，那么观察到的差异只能解释为传染给 1～4 型 HPV 的儿童的概率是 6～11 型的 8 倍，或者是 1 型和 4 型传染持续时间增加了 8 倍。Handley 等 [82] 对 42 位青春期前儿童进行的一项研究表明，大多数患有生殖器疣的儿童没有性行为，而垂直传播是幼儿感染生殖器疣的重要途径。尽管如此，Gutman 等 [83] 认为大量的证据表明婴儿期后出现的儿童生殖器 HPV 感染性疾病通常是通过性虐引起的，Derksen[84] 也支持该观点，生殖器疣也可通过污染物间接传播。HPV 分型可能有助于阐明传播方式。

（三）疣状癌

1948 年，Ackerman[85] 发表了他对生长缓慢、局部侵袭、基本上无转移的高分化鳞状细胞癌变体的经典描述，并将其命名为疣状癌。Ackerman 的原始报告描述了口腔中的病变，但随后作者报道了这种组织学癌变可分布在其他解剖位置，包括肛周区和直肠 [86-88]。

1925 年，Buschke 和 Löwenstein[89] 描述了一个阴茎病变，在细胞学上看似良性，但表现为恶性。由于其与良性尖锐湿疣的组织学相似，该病变被称为巨大尖锐湿疣或 Buschke-Löwenstein 肿瘤。尽管尚未达成普遍共识，但越来越多的共识认为该实体可能代表疣状癌 [90-94]。过去，许多作者将其描述为尖锐湿疣的恶性转化，现在认为病变从一开始就是疣状癌。

Creasman 等 [95] 总结了文献报道的 20 例巨大尖锐湿疣的显著特征。他们发现患者平均年龄为 43 岁，男女比例为 2.3：1.0，复发率为 65%，总死亡率为 30%，恶性转化率为 30%，恶性组中死亡率为 20%。

在最近的文献综述中，Trombetta 和 Place[96] 总结了 51 例巨大尖锐湿疣病例。发现患病男女比例为 2.7：1，对于 50 岁以下的患者，该比例增加到 3.5：1。

据报道，患者平均年龄为 43.9 岁，其中男性为 42.9 岁，女性为 46.6 岁。最常见的症状是肛周肿块（47%），疼痛（32%），脓肿或瘘管

（32%）和出血（18%）。该病已被证实与 HPV 相关，并具有明显的组织学特征。报告中记录了 50% 有侵袭性肿瘤灶，8% 有原位癌，42% 未发现侵袭。

大体病变表现为外生性、疣状、灰白色肿块，软或硬大小为 1～10cm。菜花状肿块可能出现在肛周皮肤、肛管或直肠远端，通常与良性病变没有明显区别。这种生长过程是通过周围组织的广泛侵蚀和压迫坏死，侵犯坐骨直肠窝、直肠周围组织乃至骨盆，使肿瘤不断发展和扩张。病变的侵袭性可能会导致窦道或瘘管侵入筋膜、肌肉或直肠，并可能引起炎症、感染和出血。可以通过 CT 检查确定受累范围（图 12-5A）[97]。

在显微镜下病变与尖锐湿疣非常相似。表现为分化良好的乳头状增生，成熟的鳞状上皮突出于皮肤或黏膜上方，表面角化明显。伴角化不全、棘层增厚和浅层空泡化改变[96]。可发现类似尖锐湿疣中的单个细胞或一组细胞具有凹空细胞变化。散在角化不良和（或）轻度不典型鳞状细胞，但不存在明显细胞学非典型或恶性变。没有证据表明淋巴管、血管侵袭或其他恶性组织病理学指标。增生的鳞状细胞的下缘呈圆形推挤状，而不是条索状的浸润形式，这种边界延伸到相邻正常表皮的下面，进展的皮损组织附近有较密集淋巴细胞和浆细胞浸润（图 12-5B）。

每个患者均需确定手术范围，Gingrass 等[92]对病变描述为疣状癌的患者建议进行广泛的局部切除术，并要确保切除的深度在组织学上需边界清楚。如果肿瘤累及肛门括约肌，则应进行经腹会阴切除加会阴扩大切除术。其他作者认为，根治性手术切除通常意味着经腹会阴切除，这为根除肿瘤和永久治愈提供了唯一的希望[91]。Creasman 等[95]认为巨大的尖锐湿疣代表的是从尖锐湿疣到鳞状细胞癌的病理连续变化的中间状态。他们建议及早、彻底地局部切除。如果复发、浸润或恶变，建议行经腹会阴切除。在 Trombetta 和 Place 的综述[96]中，治疗方法从简单的切除术到复杂的切除过程、造瘘、放疗和化疗等差别很大。52 例患者中有 45 例接受了某种形式的原发性手术切除，包括简单切除、广泛局部切除、大范围局部切除、造瘘和腹会阴切除。在初始接受非手术治疗的 7 例患者中，有 2 例接受了一次放疗，3 例使用鬼臼毒素局部治疗，1 例化疗，1 例干扰素治疗。52 例中有 41 例随访时间为 3 个月至 44 年。在 52 例中有 26 例出现巨大尖锐湿疣的复发。最初接受非手术治疗的 7 例患者中有 5 例已证明复发。

疣状癌可应用多种方法联合治疗以避免行根治术。Björck 等[98]报道了一例括约肌保留手术后综合放化疗取得成功的病例。

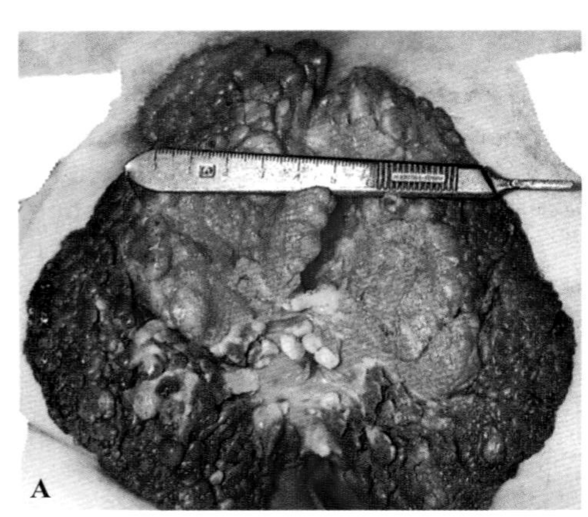
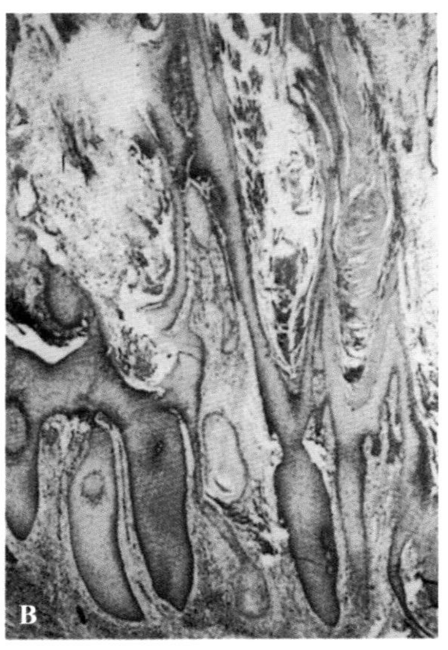

◀ **图 12-5 疣状癌**

A. 疣状癌的大体特征（图片由医学博士 Charles Orsay，MD 提供）；B. 疣状癌的镜下特征，表现为棘层增厚，乳头瘤样增生，底部呈圆形，细胞异型不明显，角化明显、淋巴浆细胞在肿瘤周围浸润（图片由 H.Srolovitz，MD 提供）

Prasad 和 Abcarian[9] 将溃疡、浸润和向更深组织增生而无恶性组织学改变的临床特征描述为尖锐湿疣的恶性变。他们认为所有表现出尖锐湿疣恶性变的患者均有肛瘘这点很重要，并使治疗非常困难。图 12–6 为一个在瘘管中生长的尖锐湿疣案例。

（四）尖锐湿疣和鳞状细胞癌

肛门直肠部位的 HPV 感染、重度不典型增生和鳞癌之间的关系已得到证实。肿瘤在有同性恋性交史的男性中很常见，估计发病率高达 37/100 000[99]。患有尖锐湿疣的同性恋者中肛门恶性肿瘤的相对风险估计为 12.6[100]。HIV 血清阳性患者发生肛门癌的风险是正常人群的 84 倍 [101]。前瞻性队列研究表明，在 HIV 血清阳性患者中，发生肛门重度鳞状上皮内瘤变的最重要危险因素包括 CD4 细胞计数低、持续性肛门 HPV 感染、多种 HPV 类型的肛门感染和高危致癌性 HPV 类型的肛门感染 [102]。已有几位作者报道了尖锐湿疣的恶性转化或至少与恶性肿瘤相关 [9, 92, 93, 103, 104]，如 Prasad 和 Abcarian[9] 报道了 330 例肛门尖锐湿疣患者中有 1.8% 表现出恶性潜能。

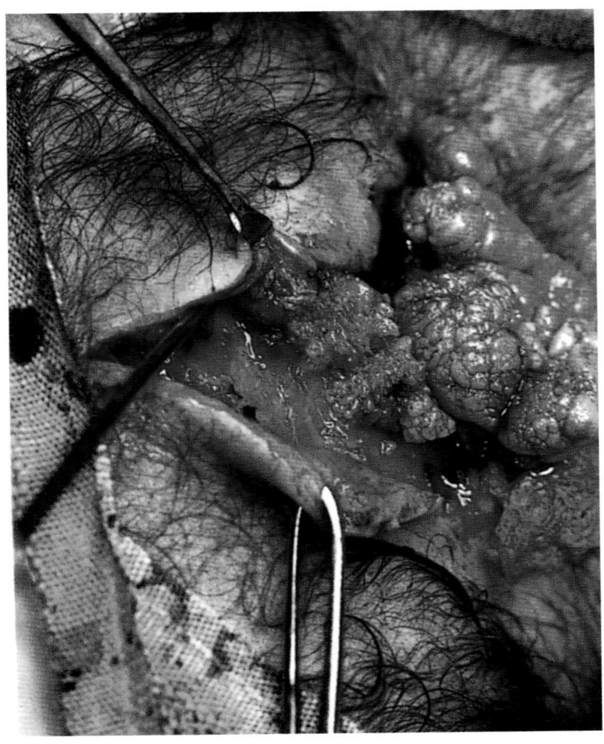

▲ 图 12–6　尖锐湿疣在瘘管中生长

Metcalf 和 Dean[105] 研究了肛门尖锐湿疣发育不良的发生率，癌前病变及恶变的危险因素，分析了 59 位异性恋者和 32 位同性恋或双性恋者，其中 2 例异性恋者（3%）患有浸润性鳞状细胞癌，4 例（6%）患有发育不良。1 例同性恋或双性恋（3%）发生原位鳞状细胞癌，而 9 例（28%）表现发育不良。作者得出的结论是：同性恋倾向、齿状线以上的病变及 HIV 血清阳性会增加肛周尖锐湿疣发育不良的风险。

在一组 210 例同性恋和双性恋男性中研究肛门上皮内瘤变的发生率约为 35%[106]。在有肛门疣的患者中发现 45% 有肛门上皮内瘤变，而没有肛门疣的患者中只有 7%。在肛门上皮内瘤变基础上长肛门疣的相对风险为 4.70。尽管肛门上皮内瘤变的自然生长史仍然未知，但与宫颈变化相似，这表明如果不进行治疗，一定比例的高度不典型增生患者最终会发展为浸润性癌。尖锐湿疣患者肛门上皮内瘤变的相对危险性较高，这与尖锐湿疣和肛门癌相关的流行病学证据一致 [100]。

在有关该问题的最新报告中，delaFuente 等 [28] 发现在免疫力强和免疫抑制的患者中，发育异常或癌变的发生率没有统计学意义。前者的 23% 和后者的 19% 都发现了发育不良。前者的原位癌发生率为 5.8%，后者为 11.9%；前者的 5.8% 和后者的 7.1% 发生浸润性癌。

多项研究报道了 HPV 感染与肛门癌的相关性 [107]。Beckmann 等 [108] 在 35% 的肛门鳞癌患者皮损中发现了 HPV DNA。Palmer 等 [109] 在 45 例肛门鳞癌患者皮损中发现了 56% 有 HPV–16 DNA，5% 有 HPV–18 DNA，未检测到 HPV–6 或 11 DNA。在接受痔疮切除和直肠腹部手术切除的患者的手术标本中获得的非恶性肛门上皮和恶性直肠黏膜中均未检测到 HPV DNA。与之形成直接对比的是，Kirgan 等 [110] 在 23% 的正常结肠标本，60% 的良性肿瘤和 97% 的癌中发现了

HPV 抗原。他们认为 HPV 也影响结肠的柱状黏膜，并且 HPV 与结肠肿瘤之间存在联系。

1986 年，Longo 等 [111] 报道了 14 例在肛周尖锐湿疣中原位发展的鳞状细胞癌。突出临床特征包括平均年龄为 39 岁，所有患者除 1 例女性外，其余均为男性，且其中 10 例是同性恋。症状持续时间为 3 周～5 年，5 例患者有艾滋病或者在出现症状后不久发展为艾滋病，推荐采用局部切除术。

手术切除是尖锐湿疣中发生鳞癌的传统治疗方法 [9, 91, 103]。Sawyers[112] 报道了 4 例尖锐湿疣患者组织学证据表明生殖器疣中发生鳞状细胞癌。这些患者接受了腹会阴部手术切除。即使经过积极的外科治疗，局部复发或远处扩散可能导致发病率和死亡率明显升高。

放疗和化疗也常应用，有时可与手术联合应用 [90]。Butler 等 [113] 报道了 1 例和尖锐湿疣相关的鳞状细胞癌，不能直接切除，通过化学疗法（氟尿嘧啶和丝裂霉素 C）加放射线照射原发灶，后行腹会阴部手术切除，手术标本没有发现残余病灶。这和尖锐湿疣不相关的肛管鳞状细胞癌患者联合放化疗治疗结果相似 [114]。因此，联合治疗似乎应成为与尖锐湿疣相关的鳞状细胞癌的一线治疗方法。

第 13 章 其他性传播疾病
Other Sexually Transmitted Illnesses

David E. Beck 著
谭嗣伟 译
傅传刚 校

摘要：结直肠外科医生可能遇到性传播疾病，应保持高度注意以避免漏诊或误诊。关于性生活的坦诚讨论有助于及时的诊断和治疗。

关键词：性传播感染，检测，评估，外阴病变，肛周病变，直肠炎，肠炎，细菌感染，病毒感染，寄生虫感染

一、概述

“性传播疾病”和“性传播感染”（sexually transmitted infections，STI）可以通用，但后者逐渐多地被使用，以强调那些没有引起症状或发展成疾病的感染[1]。结直肠外科医生可能遇到STI，应保持高度注意以避免漏诊或误诊。关于性生活的坦诚讨论有助于及时的诊断和治疗。

二、检测指南

STI 的危险因素有高危性行为、与 STI 的合并感染、人类免疫缺陷病毒（HIV）血清学阳性等。男男性行为参与者，特别是其中接受未保护肛门插入性交的一方具有高度风险，应常规筛查。其他高危人群包括高危性行为参与者（滥交和卖淫）。对男男性行为进行多点检测（肛门直肠、口咽部、泌尿生殖部）发现超过 10% 感染衣原体，6% 患有淋病，女性卖淫者和滥交者中 7% 感染衣原体，3% 患有淋病[2]。全面检测原则有助于降低这部分人群的 STI 感染率[3]。

三、有症状患者的评估

STI 的症状有无痛或痛性肛周或外阴病变，直肠、阴道或泌尿道异常分泌物，直肠炎、直肠结肠炎或肠炎。以症状分类的疑似病原学、检测、经验治疗见表 13–1 和表 13–2。

（一）肛周或外阴病变

肛门和肛周病变可能会误诊为其他疾病，如肛裂、痔、肛瘘、肛旁脓肿、汗腺炎或肛门瘙痒症，导致延误治疗。因此，视诊、肛门指检和肛门镜应用于任何可耐受的患者。

对于性行为频繁的年轻患者，疱疹和梅毒最为常见，其次是软性下疳和性病淋巴肉芽肿。患者需进行梅毒血清学检测和单纯疱疹病毒培养或聚合酶链反应，同时检测 HIV。即刻开始广谱经验性治疗。外阴部传染性软疣可能引起瘙痒。

表 13-1　引发肛门病变的性传播和感染性病原体

疾　病	症　状	肛门镜检和直肠镜检	实验室检查	治　疗
细菌				
淋病球菌（淋病奈瑟菌）	直肠渗液	直肠炎，黏膜脓性渗出	NAAT，渗出物 Thayer-Martin 检测	头孢曲松，250mg 肌注 1 次，加上口服 1g 阿奇霉素；或口服多西环素，100mg 一天 2 次，连用 7d
衣原体和性病淋巴肉芽肿	里急后重	直肠黏膜糜烂、溃疡，有或无直肠肿物	NAAT，血清抗体滴度检测，活检或培养	一次口服 1g 阿奇霉素，或每日 2 次一次 100mg 持续 7d 口服多西环素
空肠弯曲菌	腹泻、绞痛、腹胀	直肠黏膜红斑、水肿、灰白色溃疡	粪便特殊培养	红霉素，一日 4 次，每次 500mg 持续 7d
志贺菌	腹部绞痛、发热、里急后重、血性腹泻	直肠黏膜红斑、水肿、灰白色溃疡	粪便培养	环丙沙星，一日 2 次，每次 500mg，持续 7d
硬性下疳（杜氏嗜血杆菌）	肛门疼痛	肛管直肠脓肿和溃疡	培养	阿奇霉素，单次口服 1g；或头孢曲松，单次肌肉注射 250mg
杜诺凡病（克雷伯菌肉芽肿）	肛周肿物	质硬、光滑肛周肿物	肿物活检	复方磺胺甲噁唑片口服每日 2 次持续 7d，阿奇霉素口服每日 1g，持续 21d
梅毒	直肠疼痛	痛性肛门溃疡	新鲜涂片暗视野检查，血清学检查	苄星青霉素 240 万 U 肌注
病毒				
单纯疱疹	肛门直肠疼痛、瘙痒	肛周红斑、水疱、溃疡，直肠黏膜糜烂、广泛炎症	涂片细胞学检查或囊液病毒培养	阿昔洛韦每日 5 次，每次 200mg，持续 5d
肝炎	多种症状		血清学检查，NAAT	乙型免疫球蛋白，丙型抗病毒治疗
人乳头瘤病毒（HPV）（尖锐湿疣）	瘙痒、出血、渗出、疼痛	肛周疣	切除活检 + 病毒分析	根除见第 9 章
传染性软疣	无痛性皮肤病变	扁平圆形脐状病变	切除活检	切除冷冻
人类免疫缺陷病毒（HIV）	见正文	见正文	免疫印迹	AZT，HAART

（续表）

疾 病	症 状	肛门镜检和直肠镜检	实验室检查	治 疗
巨细胞病毒（CMV）	直肠出血	多发小白色溃疡	活检，病毒培养，溃疡抗原印迹	静脉使用更昔洛韦
等孢子球虫	呕吐、发热、腹痛	正常	粪便抗酸染色、内镜活检	复方磺胺甲噁唑片口服每日 2 次持续 7d
寄生虫				
阿米巴病（溶组织性阿米巴）	血性腹泻	直肠黏膜糜烂；浅溃疡，黄色渗出物和红斑环	新鲜粪便检查（显微镜）	甲硝唑，每日 3 次，每次 750mg，持续 10d，序贯双碘喹啉，每天 3 次，每次 650mg，持续 20d。
蓝氏贾第鞭毛虫	恶心、腹胀、绞痛、腹泻	正常	新鲜粪便检查（显微镜）	甲硝唑，口服每次 250mg，每天 3 次，持续 7d
虱（阴虱）	瘙痒	发现虱	观察	1% 氯菊酯乳膏

AZT. 齐多夫定；HAART. 高效抗反转录病毒疗法；NAAT. 核酸扩增试验

表 13-2 肠道 STD 的诊断性检查

病原体	检 查
螺旋体	
苍白密螺旋体	暗视野显微镜，FTA VDRL，血清学
细菌	
淋病奈瑟菌	革兰染色，培养
支气管衣原体	单克隆抗体，培养
志贺菌	粪便培养
胎儿弯曲杆菌	粪便培养
鼠伤寒沙门菌	粪便培养，血培养
鸟型结核分枝杆菌	黏膜活检和培养，粪便抗酸染色
病毒	
尖锐湿疣	临床表现，活检
单纯疱疹病毒	活检，培养，单克隆抗体
巨细胞病毒	活检，培养
人类免疫缺陷病毒	ELISA，免疫印迹
真菌	
念珠菌	培养
隐球菌病	活检，粪便抗酸染色
等孢子球虫	活检，粪便抗酸染色
原虫	
溶组织性阿米巴原虫	粪便检查
蓝氏贾第鞭毛虫	粪便检查

ELISA. 酶联免疫吸附试验；FTA. 荧光密螺旋体抗体吸收试验；VDRL. 性病研究实验室试验

（二）直肠炎

直肠炎诱发肛门直肠疼痛、里急后重和渗液。病原包括淋病奈瑟菌、沙眼衣原体、苍白密螺旋体和单纯疱疹病毒。应先行肛门拭子检查，再以细菌稳定型润滑剂润滑，然后行直肠检查。直肠镜检结合性生活史有助于区分肠道炎症性疾病和肛肠肿瘤疾病。

（三）直肠结肠炎

症状包括直肠炎常有的腹泻和腹部绞痛。肠镜可见直肠和远端结肠黏膜的炎症。粪便检查可见粪白细胞。传播途径被认为是经口或口 – 肛。病原体包括弯曲杆菌、志贺菌、痢疾阿米巴、性病淋巴肉芽肿型沙眼衣原体等。

（四）肠炎

症状包括腹泻和腹部绞痛。传播途径为口 – 肛。最常见的病原体为蓝氏贾第鞭毛虫。

四、诊断和处理

（一）细菌

1. 淋病奈瑟菌

淋病是美国第二位最常见的感染性疾病。2014 年，美国新发 350 062 例病例 [4]。真实的发病率可能更高，很多无症状的患者未被诊断和报道。

对男性而言，尿道是最多见的感染部位，表现为排尿困难和尿道米黄色分泌物。女性表现为宫颈红斑、阴道分泌物和盆腔炎性病变。直肠炎更多见于肛交患者。

因其高度敏感性和特异性，诊断的最佳方式是核酸扩增试验 [5]。晨起第一次尿液、男性尿道拭子、女性阴道或宫颈拭子推荐作为检测标本。直肠和口咽部标本同样可用于核酸扩增试验。推荐对分泌物内的革兰阳性双球菌进行鉴别分类 [6, 7]。改良 Thayer-Martin 培养基培养分泌物可予敏感性检测，有助于治疗失败或核酸扩增试验持续阳性的患者 [8]。

淋病球菌性直肠炎来源于肛交。临床表现包括肛门瘙痒和不适、排便痛、直肠饱胀感、肛门分泌物和便秘。肛门检查时，大部分患者可见红斑、水肿的肛腺内有黄色脓性分泌物排出 [9]。乙状结肠镜有助于排除溃疡性结肠炎和克罗恩病。

淋病的并发症包括前庭大腺脓肿、附睾炎、盆腔炎、咽炎、皮肤脓肿和播散性感染伴寒战、发热、关节痛（关节炎）、红斑疹。抗生素发明之前，局部并发症很常见，包括肛门狭窄、肛瘘、肛裂、肛周脓肿、直肠阴道瘘。

头孢曲松可用于治疗直肠炎，250mg 肌注一次，加上口服 1g 阿奇霉素；或者口服多西环素，100mg 一天两次，连用 7d[10]。头孢菌素过敏的患者可单剂 2g 阿奇霉素口服。接受过淋病治疗的患者重点应转为降低 STI 风险，3 个月之后重复淋病方面检查。感染患者的性伴侣应同时接受治疗 2 个月[11]。淋病患者感染 HIV 的风险高，应接受 HIV 检查。淋病奈瑟球菌已出现对青霉素、四环素、氟喹诺酮和头孢菌素的耐药性。临床医生应对治疗失败病例保持高度警觉并及时上报[12]。耐药情况不断出现，日常工作中接触 STI 不多的临床医生遇到 STI 时应根据最新的治疗推荐安排治疗（框 13–1 和框 13–2）。

框 13–1　不建议使用氟喹诺酮类药物治疗淋病的地区和人群

地区
亚太岛屿（包括夏威夷）
印度
以色列
澳大利亚
英国
美国：加利福尼亚州，华盛顿州，亚利桑那州（马里科帕郡），密歇根（英格汉姆郡、克林顿郡、伊顿郡、杰克逊郡、利文斯顿郡和沙瓦西郡）
加拿大境内 FQ 耐药率超过 3%～5% 的区域：向当地公共卫生机构查询 FQ 耐药率
任何淋病奈瑟菌氟喹诺酮类耐药率超过 3%～5% 的地区
人群
与在流行病学上与美国有联系的男性发生性行为的男性
与上述地区人群有性接触的人

注意：一个最新的建议是对耐药性最强的淋球菌采取积极的治疗方案。已发现对青霉素有耐药性

2. 沙眼衣原体

衣原体感染是美国最常见的 STI，2014 年有 1 441 789 例沙眼衣原体感染报道[13]。沙眼衣原体有 15 种免疫亚型[14, 15]。沙眼与免疫类型 A、B、B–A 和 C 有关。血清型 D、E 和 F 为世界上最流行的沙眼衣原体菌株[16]。D、K 型在生殖器和肛门感染的患者中最为常见。更严重的性病淋巴肉芽肿可能与血清型 L1、L2 和 L3 相关。感染这些血清型会出现小水疱，随后腹股沟淋巴结肿大，进一步形成硬结。慢性感染可能导致淋巴水肿或直肠狭窄。

常见的衣原体血清型感染患者一般无症状或只有轻微症状，患者筛查对疾病控制至关重要。男性感染衣原体可表现为尿道炎、附睾炎、咽炎或直肠炎。女性衣原体感染可表现为宫颈炎、尿道综合征、子宫内膜炎和输卵管炎。长期并发症包括不孕症、慢性盆腔痛和异位妊娠。直肠炎会引起疼痛、里急后重、发热和直肠黏膜红斑，但很少有溃疡。腹股沟淋巴结可能增大并且融合。内镜检查可见直肠黏膜炎症明显，合并溃疡伴脓性和血性分泌物。活检显示隐窝脓肿和肉芽肿[17]。肉芽肿可能导致误诊为克罗恩病。如果疾病得不到治疗，病情随着溃疡的深入而进展，出现直肠阴道瘘或直肠膀胱瘘、脓肿和直肠狭窄[18]。如果抗生素治疗无效，可能需要手术治疗直肠膀胱瘘和直肠狭窄。

核酸扩增试验检测可确诊。建议对性活跃人群中的高危人群（如在性传播疾病诊所就诊的人，已感染其他类型性传播疾病的患者，男男性行为者，军中或狱中 30 岁以下人士）进行筛查[19]。

疑似或确诊病例可予一次口服 1g 阿奇霉素，或每日 2 次一次 100mg 持续 7d 口服多西环素[20]。红霉素、氧氟沙星或左氧氟沙星同样有效[21]。

3. 弯曲杆菌

弯曲菌属是引起急性腹泻的常见原因。空肠弯曲杆菌和结肠弯曲杆菌引起发热、水样便、里急后重和腹痛。胎儿弯曲杆菌更多见引起血管内、脑脊液和局部感染，如关节炎、蜂窝织炎和脓肿，尿路、胎盘和腹膜感染。弯曲杆菌感染

框 13–2 **9 岁及以上尿路、宫颈、直肠或咽部淋病患者的推荐性治疗（孕妇和哺乳期除外）**

如无 FQ 可疑耐药，无对头孢菌素过敏或无即刻青霉素过敏史
头孢克肟单剂口服 400mg
头孢曲松 [a] 单剂肌注 125mg
环丙沙星单剂口服 500mg
氧氟沙星单剂口服 400mg
如不推荐使用 FQ
头孢克肟单剂口服 400mg
头孢曲松单剂肌注 125mg
如不推荐使用 FQ，但患者对头孢菌素或有即刻青霉素过敏史
阿奇霉素 [b] 单剂口服 2g
大观霉素 [c] 单剂肌注 2g（仅限特别项目）
如不推荐使用 FQ，但其他治疗均无法耐受或提供，可用 FQ。仅限接受疗效随访检查的患者
环丙沙星 [d] 单剂口服 500mg
氧氟沙星 [d] 单剂口服 400mg

FQ. 氟喹诺酮类药物
a. 为减轻不适，头孢曲松的优选溶剂是不含肾上腺素的 1% 利多卡因（0.9ml/250mg，0.45ml/125mg）
b. 2g 剂量的阿奇霉素与胃肠道不良反应的发生率显著相关。将片剂与食物一起服用可以最大限度地减少此类不良反应。可能需要止吐药
c. 如果使用大观霉素，建议随访治疗效果。大观霉素不适用于治疗咽部感染
d. 孕妇和哺乳期妇女禁止使用环丙沙星和氧氟沙星。尚未确定儿童使用 FQ 的安全性。对幼小动物暴露 FQ 的研究已观察到关节损伤，尽管迄今为止尚未在人类中证实。FQ 不应用于青春期前的孩子。考虑在 18 岁以下的青春期后青少年中使用 FQ 时应根据临床情况进行取舍。

主要存在于男性，也许与同性性行为有关，但是感染源是否通过性接触传播尚未确定 [22]。在牛、绵羊、猪、家禽和啮齿动物中可发现弯曲杆菌，4.1% 的腹泻者可培养出弯曲杆菌 [23]。同住人可培养阳性提示人–人传播。诊断依据为暴露史、粪便白细胞检测和粪便培养。

乙状结肠镜检查可见直肠炎。活检显示隐窝脓肿和炎症细胞浸润提示溃疡性结肠炎。通过支持疗法，大多数腹泻病例可在 1 周内自行好转。严重病例可用红霉素治疗，一日 4 次，每次 500mg 持续 7d [24]。其他可根治弯曲杆菌感染的抗生素包括四环素、氯霉素、克林霉素和氨基糖苷。对于严重的全身感染，2～4 周的肠胃外抗生素治疗是必要的。

4. 志贺菌属

因在高达 50% 的同性性行为人群中存在，志贺菌病被认为是性传播疾病 [25, 26, 27]。肠志贺菌病原体可在肛交或口交中传递。这种高传播性的有机体感染剂量低至 10 以下 [3]，潜伏期只有 1～2d。

志贺菌感染仅限于胃肠道黏膜受到侵犯的地方 [28]。隐窝脓肿导致局部黏膜坏死继而导致溃疡（图 13–1），内镜下可见出血和“假膜”形成。临床表现包括腹痛、发热和水样便，腹泻很可能由于外毒素引起，另外包括肠绞痛和里急后重。新鲜粪便培养是诊断关键，聚合酶链反应技术正在完善，并将成为测试选择 [29]。

患者应常规补液。避免使用阿片类药物，因为腹泻可能是降低肠黏膜对外毒素暴露的防御机制 [27]。抗生素仅有抑菌作用，无法根除。许多国家报道了志贺菌对多种抗生素的耐药性，包括氨苄西林、甲氧苄啶 / 磺胺甲噁唑、氯霉素、头孢菌素和阿莫西林 / 克拉维酸 [30]。目前首选的抗

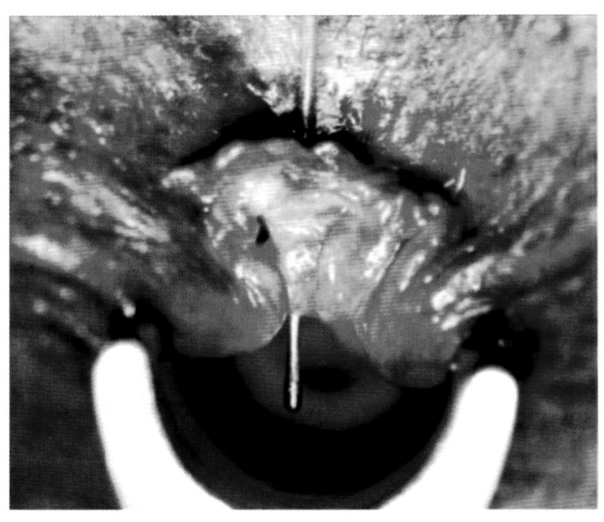

▲ 图 13–1 艾滋病相关性肛管溃疡

生素是环丙沙星，氨基糖苷类，以及第二代和第三代头孢菌素。应随访培养直到病原体被根除，用于志贺菌的疫苗正在开发中[31]。

5. 杜克雷嗜血杆菌

由杜克雷嗜血杆菌引起的软性下疳在全球范围呈下降趋势，但仍是生殖器溃疡的主要病因，也是 HIV 传播的危险因子。软性下疳溃疡的特点是多发和疼痛。生殖器或肛门的病变从脓疱发展到溃疡。溃疡很难与疱疹区分开来。50% 的患者存在痛性淋巴结肿大；有些淋巴结会因脓肿出现波动感（bobo 形成）[32]。病菌培养有时可为阳性，既往没有梅毒和单纯疱疹病毒，通常也可根据生殖器溃疡疼痛和局部淋巴结肿大做出诊断[33]。

推荐的治疗方法是阿奇霉素，单次口服 1g，或者头孢曲松，单次肌肉注射 250mg；环丙沙星，每日两次，每次口服 500mg，连续 3d，或者红霉素，每天 3 次，每次口服 500mg，连续 7d[21, 33]。如果对药物敏感，3d 内症状改善，7d 内溃疡明显消退。脓肿可能需要引流，通常需要 2 周的抗生素疗程。随访很重要，如果不能好转，就需要更换抗生素。患者出现症状前 10d 与之有过接触的性伴侣也应接受治疗。

6. 克雷伯菌肉芽肿（杜诺凡病）

腹股沟肉芽肿是与革兰阴性杆菌肉芽肿克雷伯菌相关的慢性肉芽肿感染（以前称为 Donovania 或 Calymmatobacteriumgranulomatis）。通过性接触或粪便污染传播。生殖器或肛周出现红色、光滑肿物，进展为无痛性溃疡。由于起病缓慢，感染时间可能早于肿块出现数月。随着时间的推移，瘢痕可能导致肛门直肠明显狭窄。鉴别诊断包括二期梅毒、阿米巴病和癌。组织涂片或活检可发现特征性的胞质内包涵体（杜诺凡体）。治疗方法为复方磺胺甲噁唑片（加强片剂，每日 2 次）、多西环素（100mg，每日两次）、环丙沙星（750mg，每日两次）、基础红霉素（500mg，每日 2 次）、阿奇霉素（每周 1g，持续 3 周或直至所有溃疡愈合）[21, 34]。

7. 梅毒

梅毒，作为早期发现的传染病之一，仍然很常见，2014 年美国报道 19 999 例梅毒病例[35]。2014 年发病率为 6.3/10 万，较 2013 年上升 15%。病原体为一种螺旋体——苍白密螺旋体[36]。感染通过性接触传播，螺旋体通过破损的皮肤或黏膜进入。口部、外阴和肛门是常见的感染部位，首发表现为硬结。10%～20% 的患者初始病灶可隐藏于腔道内，硬结出现于感染后 2～10 周，可为无痛或痛性。鉴别诊断时应注意本病可能与肛裂相混淆。然而，如果病变位于中线外，距离肛缘过远，或者距离齿状线以上较多，且形态不规则，则不支持肛裂的诊断（图 13-2）。与非 HIV 感染者相比，HIV 感染者更多表现为多发溃疡[37]。可见淋巴结肿大。初发溃疡可自行愈合。但是 2～10 周后，全身任何部位均可出现红色斑丘疹。生殖器或肛门周围可能出现扁平、苍白的病灶，可能出现尖锐湿疣。原发和继发病变都具有传染性。早期（1 年内）病变的渗出物可通过暗视野检查发现，通过油浸出技术可以观察到多个活动的螺旋体。

应用抗生素治疗后，病灶内的螺旋体可在数小时内消失，进而影响早期诊断。1/3 的患者可自行痊愈，1/3 的患者进入潜伏期。不幸的是，剩余 1/3 的患者将转变为晚期或三期梅毒。感染后 1 年发生的晚期梅毒仅可通过血清学检查诊断，因为初发和次发的可见病灶已消失。晚期病变导致心血管梅毒、中枢神经系统梅毒、肾脏梅毒和肝脏梅毒。患有潜伏期梅毒的孕妇可将疾病传给胎儿。同性性行为者可出现直肠炎或直肠肿物，经常误诊为淋巴瘤或肿瘤[38, 39]。伴发 HIV 感染患者通常表现为二期梅毒症状和持续性无痛硬结[40]。

梅毒的诊断依赖两项血清学检查。抗体试验终身保持阳性，与疾病的活动性并不对应。因此，结果只显示为阳性或阴性。最常用的特异性抗体检测是荧光密螺旋体抗体吸收试验和梅毒螺旋体微量血凝试验。这些检测比其他血

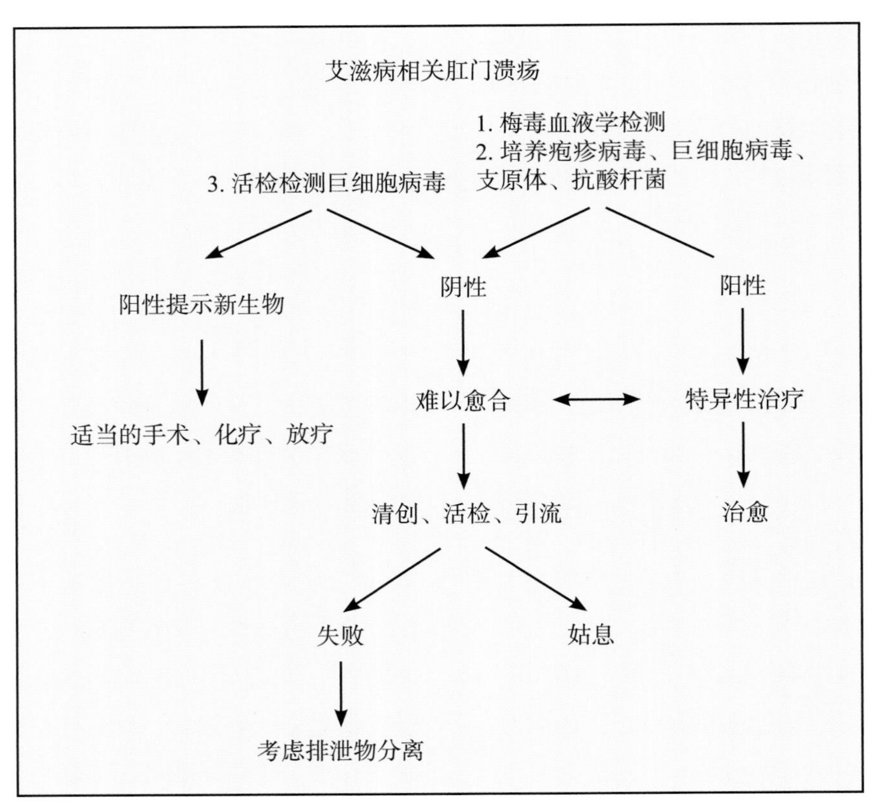

▲ 图 13-2　肛门疾病伴艾滋病，注意尖锐湿疣、瘢痕和溃疡（图片由医学博士 **Bruce Orkin，MD** 提供）

液检测较早显示阳性；因此，它们可应用于早期疑似病例。最常用的非梅毒螺旋体抗体检查是性病研究实验室试验和快速血浆反应素试验。因为两个检测都对应于疾病的活动性，滴度反映疾病恶化或治疗有效。后续疾病活性检测建立在此两项检测的滴度变化之上。与 HIV 阴性相比，HIV 阳性患者接受推荐治疗后难以表现出血清学改善[41]。聚合酶链反应方法已经开始应用，敏感度为 95.8%，特异性为 95.7%[42]。

治疗方式为肌注 240 万 U 苄星青霉素[43]。有一半的患者因为螺旋体被消灭而出现反应。这种反应 6h 后出现，24h 内结束。常见表现为发热、皮肤病变、关节痛和淋巴结肿大；这些症状可用止痛药处理。对青霉素过敏的患者可用四环素或红霉素，每次 500mg，一日 4 次，或多西环素，每日两次，每次 100mg，持续 2 周。

（二）病毒

1. *疱疹*

人类单纯疱疹病毒可引发多种临床综合征。Ⅰ型单纯疱疹病毒引起皮炎、湿疹、角膜结膜炎、脑炎和阴唇炎。Ⅱ型单纯疱疹病毒引起生殖器、肛门和新生儿感染。近来发现越来越多的外阴Ⅰ型单纯疱疹病毒感染，这与更多的口交有关[44, 45]。据报道，血清阳性率Ⅰ型单纯疱疹病毒为 54%，Ⅱ型单纯疱疹病毒为 15.7%[46]。原发感染的表现包括发热、精神萎靡和淋巴结肿大。原发感染通常比继发复发感染更糟。

患有严重直肠炎的同性恋者中有 6%～30% 单纯疱疹病毒培养阳性[47]。此外，48% 存在发热，48% 存在排尿困难，26% 存在骶骨感觉异常，57% 存在腹股沟淋巴结肿大，100% 存在肛门直肠疼痛，100% 存在里急后重，78% 存在便秘，70% 存在皮肤溃疡 [48]。急性感染后的腰骶神经根病可留下后遗症，如阳痿、膀胱功能障碍、臀部和腿部疼痛。

复发性感染与原发性感染有较大的不同，源于隐匿性单纯疱疹病毒的重新激活。外部检查和远端 10cm 乙状结肠镜检查显示囊泡和脓疱破裂合并形成溃疡。确定性实验室诊断是病毒分离和组织培养。直接荧光单克隆抗体技术将帮助确诊 [49, 50]。一项研究报道血清学检测显示 95% 的同性恋者感染了Ⅱ型单纯疱疹病毒 [51]。

阿昔洛韦是一线口服抗疱疹药。有效，但生物利用度差。口服阿昔洛韦每日 5 次，每次 200mg，持续 5d，可缩短病毒排出时间，有助于清除病灶 [52, 53]。疱疹性直肠炎对较大剂量的阿昔洛韦敏感，一次 400mg 口服，每日 5 次。可局部加用阿昔洛韦，但效果较口服或静脉内给药差。已有一些疱疹病毒对阿昔洛韦耐药。最近的报道提示膦甲酸可以作为替代治疗 [54]。伐昔洛韦，每天 2 次，每次 1g，持续 10d，可替代克服阿昔洛韦生物利用度差的缺点 [21]。泛昔洛韦具有更高的生物利用度，可每日 3 次，每次 250mg，连续服用 7～10d[55]。

阿昔洛韦长程治疗可抑制复发性疱疹，每日 2 次，每次 400mg[56]。近年来，泛昔洛韦 250mg 每日 2 次，伐昔洛韦 500mg 每日 2 次已被证明是有效的替代药物 [55]。未经治疗的疱疹直肠炎是自限性的，可在大约 3 周内完全消退。

2. 肝炎

肝炎很常见，可以通过性传播。2014 年，美国疾病预防和控制中心共收到 1239 例甲型肝炎报告，2953 例乙型肝炎报告，2194 例丙型肝炎报告 [57]。甲型肝炎病毒（hepatitis A virus，HAV）感染是一种自限性疾病，不会导致慢性感染或慢性肝病。由甲型肝炎引起的急性肝衰竭很少见（总死亡率：0.5%）。对甲肝病毒感染产生的抗体可终生存在，并可防止再次感染。免疫球蛋白 M 抗体的存在是诊断急性 HAV 感染的重要依据。抗 HAV 检测阳性表明对 HAV 感染具有免疫力，但不能区分现时和既往的 HAV 感染。急性甲型肝炎患者通常只需要支持治疗，不必限制饮食或活动。接种疫苗是最有效的预防 HAV 在有感染风险的人群（如男男同性交往，吸毒者和慢性肝病患者）中传播的方式。肌内注射免疫球蛋白可以提供 HAV 的暴露后预防。

乙肝病毒（hepatitis B virus，HBV）血液中浓度最高，伤口渗出液、精液、阴道分泌物等其他体液中浓度相对较低 [58, 59]。乙型肝炎病毒在环境中较其他血源性病原体（如丙型肝炎病毒和 HIV）更具感染性和稳定性。HBV 感染可以是自限性或慢性。在成年人中，约有一半新获得的 HBV 感染有症状，病例报道中 1% 出现急性肝功能衰竭和死亡 [60]。慢性感染风险与患病时的年龄成反比。乙肝病毒通过经皮或黏膜接触含有 HBV 的血液或体液而传播。与青少年和成人感染相关的主要危险因素包括与受感染的伴侣进行无保护性交、多性伴、男男同性交往、其他性病史和静脉药物滥用。此外，一些研究提出 HBV 的其他不常见的传播方式，包括医源性感染控制失误等 [61-64]。

诊断急性或慢性 HBV 感染依赖血清学检查。HBsAg 在急性和慢性感染中都存在，乙肝核心抗原 IgM 抗体的存在是诊断急性或新近 HBV 感染的依据。HBsAg 抗体是在感染控制后产生的，是接种疫苗后唯一存在的 HBV 抗体标记。HBsAg 和总抗 –HBc 阳性伴抗 HBcIgM 阴性，提示慢性 HBV 感染。单独抗 –HBc 阳性提示急性、消退或慢性感染或假阳性结果。

急性乙型肝炎患者没有特殊治疗；治疗仅仅是支持性的。HBV 感染者应接受有经验的慢性 HBV 感染专家的评估。FDA 批准的治疗慢性乙型肝炎的药物可以持续抑制 HBV 复制，缓解肝脏疾病 [65]。已有两种产品被批准用于乙肝预防：用于接触后预防的乙肝免疫球蛋白和乙肝疫苗。

丙肝病毒（hepatitis C virus，HCV）感染是美国最常见的慢性血源性感染，估计有 270 万人患有慢性感染[66]。HCV 不易通过性传播，异性恋或同性恋之间 HCV 传播的研究结果互不相同。HCV 感染的测试应包括使用 FDA 批准的 HCV 抗体检测（即免疫印迹，酶免疫印迹，或者增强型化学发光免疫印迹，并在必要时进行补充抗体检测），对抗体阳性者应用核酸扩增试验检测 HCV RNA[67]。丙型肝炎治疗的进展较快，医务人员应咨询专家或最新指南（www.hcvguidelines.org）。

美国通过一级和二级预防措施来降低 HCV 感染和疾病负担。一级预防目的是消除或降低 HCV 传播，二级预防旨在降低 HCV 感染者慢性肝病和其他慢性疾病的风险，首先确定感染者，继而提供医疗服务和抗病毒治疗。

3. 人乳头瘤病毒

人乳头瘤病毒和肛门尖锐湿疣在第 12 章讨论。

4. 软疣

传染性软疣是一种由软疣病毒引起的常见皮肤病毒感染。通过身体直接接触传播。经过 3～6 周潜伏期后，出现约 3mm、无痛、扁平、圆形、脐状病变。诊断可以通过目视检查，确诊需要活检和病毒分析或聚合酶链反应[68]。虽然疾病是良性的和自限性的，出于防止传播和美容的目的可予以治疗。治疗选择包括苯酚局部涂抹，手术切除和冷冻疗法。抗病毒和免疫调节治疗包括局部使用咪喹莫特和西多福韦[69, 70]。

5. 人类免疫缺陷病毒和获得性免疫缺陷综合征

HIV 是一种感染人类 T 淋巴细胞的 RNA 反转录病毒。该病毒通过感染者体液传播。经过可长达 2 年的长短不一的潜伏期后，出现免疫功能降低的表现[71]。在 2014 年，估计美国有 44 073 人被诊断为艾滋病毒感染，120 多万美国人携带艾滋病毒生存[72]。艾滋患者的直肠疾病很常见，在缺乏常规筛查的情况下，这些主诉可能是患者寻求医疗帮助的主要原因[73]。一套系统性的安排可让这些患者得到合理的治疗。

初步评估应包括病史、体格检查和实验室检查（艾滋病毒状况、CD4 细胞计数、病毒载量等）。充分的病史采集对于任何直肠相关主诉的确诊都是至关重要的。在记录现有症状的时候，应特别注意肠道功能情况、性交史和整体健康状况。患者感染艾滋病毒或艾滋病的风险应与性取向、静脉药物使用、接触血液制品或接触 HIV 阳性者等具体问题一起探讨。身体功能或症状的变化可以引导医生对特定疾病进行关注。HIV 感染者由疾病预防和控制中心的量表进行分类（框 13-3）[74]。早期患者的机体免疫或愈合能力总体变化极小。晚期患者存在明显的免疫功能障碍，导致发病率和死亡率升高。一些学者尝试使用辅助性 T 细胞计数绝对值来预测愈合能力，其他人认为这没有意义[75]。采用新药治疗 HIV 感染，可以提高患者的愈合能力，尽管辅助性 T 细胞数量较低，这一现象可以解释这种不一致性。

对于有胃肠道症状的 HIV 阳性患者，有必要通过培养和染色来检测粪便中的病原体[76, 77]。另外，对直肠周围区域或直肠黏膜的任何异常病变都应进行活检以帮助明确诊断。由于 HIV 通过性行为、使用受污染的针头、接触受感染的体液或组织传播的，因此感染控制措施非常重要。检查人员应遵守普遍的预防措施，任何可能与体液接触的活动都需要保护眼睛和皮肤。手套、护目镜、面罩和防护服为检查人员提供了必要的保护。大多数患者仅需要直肠镜检查或肛门镜检查即可进行充分评估，为了方便，笔者使用了一次性的器材，如使用非一次性器材，应采用传统灭菌措施。

HIV 阳性患者疾病可分为三类。第一类包括一般人群中常见的直肠疾病（如痔、肛裂、瘙痒等）[78]。第二类是高危人群相关疾病，如男性同性恋患者伴有念珠菌病、隐孢子虫病、巨细胞包涵体病、肺炎（肺孢子菌肺炎）、单纯疱疹和带状疱疹，以及静脉吸毒伴有肝炎（HBV）。第三类是 HIV 感染性疾病，如罕见的机会性感染、

框 13-3 疾病控制和预防中心 HIV 分期

定义包括三个 CD4 计数水平和三组临床疾病状态

CD4+T 淋巴细胞

1. ≥ 500/ml
2. 200～499/ml
3. ≤ 200/ml

临床

1. 有症状的
- 广泛的淋巴结肿大
- 急性 HIV 感染

2. C 类疾病中未列出的症状性疾病，包括但不限于：
- 杆菌性血管瘤病
- 口咽念珠菌病（鹅口疮）
- 外阴阴道的念珠菌病，持续的、频繁的或对治疗反应差的
- 宫颈不典型增生（中度或重度）/ 原位宫颈癌
- 体感症状，如发热（38.5℃）或腹泻持续 1 个月以上
- 口腔毛状白斑
- 带状疱疹，包括至少两个不同的发作或一个以上的皮节
- 特发性血小板减少性紫癜
- 李氏杆菌病
- 盆腔炎性疾病，特别是合并有卵巢输卵管脓肿
- 周围神经疾病

3. 艾滋病的临床表现
- 支气管、气管或肺念珠菌病
- 食道念珠菌病
- 宫颈癌（侵袭性）
- 肺孢子菌病，播散性或肺外孢子菌病
- 肺隐球菌病，肺外隐球菌病
- 隐孢子虫病，慢性肠道感染 1 个月以上
- 巨细胞病毒病（肝脏、脾脏或淋巴结以外）
- 脑病（HIV 相关）
- 单纯疱疹：慢性溃疡（1 个月以上）；或者支气管炎、肺炎、食管炎
- 播散型或肺外型组织胞浆菌病
- 等孢球虫病，慢性肠病（1 个月以上）
- 卡波西肉瘤
- Burkitt 淋巴瘤、免疫母细胞性淋巴瘤、原发性脑淋巴瘤
- 鸟型结核菌
- 分枝杆菌，其他种属，播散性或肺外
- 卡氏肺孢子菌肺炎
- 肺炎（复发）
- 进行性多灶性白质脑病
- 沙门菌败血症（复发）

（续框）

- 大脑弓形虫病
- 结核病
- 由 HIV 引起的消瘦综合征

引自：http://www.cdc.gov/mmwr/preview/mmwrhtml/00018871.htm 和 https://www.cdc.gov/mmwr/preview/mmwrhtml/rr5710a1. htm

卡波西肉瘤和淋巴瘤。

由于在已发表文章中缺乏常规筛查和存在选择偏倚，所以这些情况的确切发生率并不准确。Beck[78] 等在 1990 年报道包括 677 例 HIV 阳性患者，其中大多数为早期疾病，男性占 95%。在这些患者中，6% 的人患有与性无关的肛肠疾病，超过 60% 的人至少患有一种其他性传播疾病。

衣原体感染和肝炎最常见，分别有 51% 和 31% 血清学检测阳性，其次是肛门湿疣（18%）。合并非性相关肛肠疾病和肛门尖锐湿疣的患者中，24% 有可治疗的肛肠疾病。在阿姆斯特丹大学 [79] 治疗的 1117 名 HIV 阳性患者中，7.4% 的患者患有肛肠疾病，需要外科会诊。这 83 名患者中许多人的问题不止一个，包括肛周败血症（55%）、尖锐湿疣（34%）、肛肠溃疡（33%）、痔疮（17%）、侵袭性肛肠癌（17%）和息肉（11%）。1998 年 Barrett 等 [80] 报道了 1989—1996 年期间治疗 260 例 HIV 阳性伴肛周疾病患者的经验，最常见的疾病是尖锐湿疣（42%）、肛瘘（34%）、肛裂（32%）和脓肿（25%），7% 的患者伴有肿瘤，66% 的患者患有一种以上的疾病。

对 HIV 阳性患者肛门直肠疾病的处理值得进一步讨论，与正常患者不同，HIV 阳性患者的首要治疗目标是消除或减轻症状。其次为解决疾病和治愈伤口。

有脓液的脓肿常伴有疼痛，需要引流，手术尽可能减小创面，用乳胶管引流非常有效 [81]。早期患者，有症状的肛瘘通过常规方式治疗（第 9 章）可以治愈 [79]。晚期患者，主要治疗目的为

减轻症状，通常给予充分的引流，切忌行扩大手术来处理瘘管，这些瘘管术后很少愈合，往往导致创面更大，不能愈合。

肛门溃疡（图 13–3）可由本章所述的多种感染源引起。HIV 可引起深在的、边缘突出的慢性溃疡，通常为偏心性或多发，形成空洞，水肿，呈蓝紫色。区分这些 HIV 肛门溃疡与良性肛裂和肿瘤很重要。肛裂通常位于肛管前后，伴有皮赘，臀部向两侧牵拉后很容易看到。当溃疡腔有“储袋”形成或引流不充分时，通常会引起疼痛。任何肛门疼痛的 HIV 阳性患者都应该在麻醉下接受检查，排除有未引流的脓液。如果发现深部空洞性溃疡，应将其去顶加强引流脓液，通常可以缓解疼痛。Gottesman[82] 还建议在溃疡基底部注射长效类固醇来缓解症状。

由于免疫缺陷，HIV 患者易合并多种肿瘤 [82, 83]，包括卡波西肉瘤、非霍奇金淋巴瘤和表皮样肛门癌等均表现为肛门肿块或溃疡，可通过切取活检来确诊。不幸的是，相关的免疫缺陷限制了治疗的选择，预后仍然很差。

多年来，对 HIV 患者的治疗发生了变化。

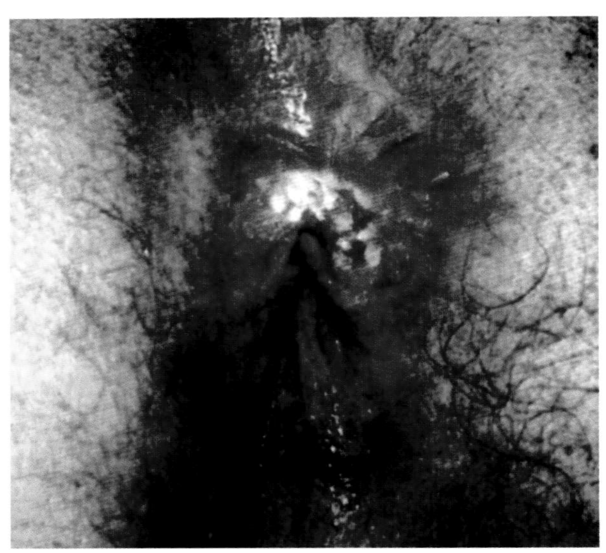

▲ 图 13–3　艾滋病患者肛门疾病

注意后方深部溃疡、疱疹、皮赘和瘘管（图片由医学博士 Bruce Orkin，MD 提供）

以前认为 HIV 感染者的肛周疾病愈合不良，发病率高。最近 HIV 感染的系统治疗方面的变化，包括蛋白酶抑制剂、核苷类似物和高活性抗反转录病毒治疗联合使用的新药物方案极大改善了 HIV 感染者的预后 [80]。控制传染病原体的一些措施对治疗有益。

(1) 与艾滋病相关的恶性肿瘤：卡波西肉瘤是由人类疱疹病毒 8 型（HHV–8）感染引起的，是 20 世纪 80 年代艾滋病定义疾病之一。存在四种亚型，其中一种是与艾滋病相关的卡波西肉瘤。在经历了最初的快速增长后，美国艾滋病患者合并卡波西肉瘤的比例稳步下降，从 1981 年确诊艾滋病患者的近一半降至 1986 年的 15%[84]。同时感染 HIV–1 和 HHV–8 的患者会增加发生卡波西肉瘤的风险 [85, 86]。皮肤是最常见的部位，病变是多中心的，结节大小一般为 0.5～2.0cm，颜色从紫色到黑色不等。当胃肠道受累时，通常很少有症状。然而，也有报道出现梗阻症状和出血。胃肠道病变呈红色、隆起，无蒂结节。由于可能累及直肠，乙状结肠镜和活检应作为检查的一部分。

治疗应依据卡波西肉瘤的亚型及是局部性还是全身性病变进行安排。局部皮肤疾病可通过冷冻治疗、病灶内注射长春碱、阿立视黄酸凝胶、放疗、局部免疫治疗（咪喹莫特）或手术切除等方法治疗。广泛的皮肤疾病和（或）内脏疾病可能需要静脉化疗和免疫治疗。当卡波西肉瘤发生医源性免疫抑制时，建议停止或减少免疫抑制治疗。对于与艾滋病相关的卡波西肉瘤，高活性抗反转录病毒治疗已被证明可以预防或诱导卡波氏肉瘤的衰退。一些艾滋病患者在继续治疗的同时，病情完全缓解，缓解期延长。因此建议采用高活性抗反转录病毒治疗为这些患者的一线治疗，同时进行其他治疗 [87, 88]。

(2) 艾滋病相关感染：艾滋病使隐孢子虫等孢子虫和环孢菌在免疫缺陷患者中大量繁殖，从而成为人类的一种病原体 [89–91]。腹泻非常严重，可能会导致体液和电解质失衡，最终导致营养不良和体重下降。腹泻患者需要排除细菌和寄生虫引起的可能。绞痛、体重减轻、厌食、乏力、呕吐和肌痛为常见的症状。应用抗酸染色技术时，粪便标本中可能发现隐孢子虫[92]。一种新的使用单克隆抗体的免疫荧光法检测卵母细胞似乎更敏感、更特异。聚合酶链反应检测可能更加敏感[93]。不幸的是，隐孢子虫病治疗没有特异性的方法。最常用的药物是帕罗霉素和阿奇霉素。另外，口服甲氧苄啶–磺胺甲噁唑对等孢子虫病有良好的疗效[94]。

90%的艾滋病患者在整个病程中会感染巨细胞病毒[95]。这一比率同样反映了同性恋者中巨细胞病毒的高发病率，这是一个非常高危的群体[94]。这种感染可能以脉络膜视网膜炎、肺炎、食管炎、结肠炎、脑炎、肾上腺炎或肝炎的形式出现[96]，巨细胞病毒也可引起肛周溃疡，多达10%的艾滋病患者存在巨细胞病毒结肠炎[97]。腹泻、便血、发热和体重减轻为主要症状[98, 99]。内镜检查显示直肠结肠炎的典型表现，弥漫性黏膜下出血和黏膜溃疡。对于鉴别诊断，必须除外艰难梭状芽孢杆菌、溃疡性结肠炎和肉芽肿性结肠炎，特别是在艾滋病诊断不确定的情况下。活检可见巨细胞病毒包涵体和炎症反应，近年来聚合酶链反应定量检测方法方面取得了重大进展[100, 101]。

治疗巨细胞病毒的最佳药物是更昔洛韦或西多福韦。虽然与阿昔洛韦的配方相似，但更昔洛韦对巨细胞病毒更有效。不幸的是，巨细胞病毒可对更昔洛韦产生耐药性，并产生对西多福韦的交叉耐药性。因此，膦甲酸可用于耐药病例[102]。一种针对巨细胞病毒的疫苗即将问世[103]。

巨细胞病毒所引起的病理学改变是艾滋病患者急诊开腹手术最常见的原因（表13–3）。1986年，Nugent和O'Connell[104]报道了艾滋病患者的五种主要腹部手术；其中两种，结肠穿孔和中毒性巨结肠是由巨细胞病毒引起的，分别行结肠切除造口术和全结肠切除术。Robinson等[105]进行了7次急诊手术，其中两例剖腹探查术均为巨细胞病毒，行结肠切除加端式结肠造口术，分别术后2周和5个月死亡。Wexner等[106]给11例艾滋病患者行13次急诊剖腹探查手术，其中7例巨细胞病毒所致。7例中有4例因结直肠炎引起下消化道出血，3例穿孔，3例全结肠切除，两例节段性结肠切除和两例转流手术。6个月的死亡率为68%。Söderlund等[107]报道了8例晚期HIV疾病伴重度巨细胞病毒小肠结肠炎，均行了右半结肠切除，其中6例接受了14个月的完全或部分姑息治疗，1例死于卡波西肉瘤出血，1例3周后死于其他原因。

（三）寄生虫

1. 溶组织内阿米巴

在男同性恋患者中阿米巴病的报道数不胜数[115, 116]。对同性恋患者的粪便进行筛查，有20%～30%的患者存在阿米巴囊孢，从而确定是另一种性传播疾病[116]。粪口传播是可能的原因，当囊孢被吞下时，滋养体在胃中分裂产生8个较小的滋养体。这些滋养体被传送到盲肠，在那里产生更多的滋养体。滋养体侵犯肠黏膜，导致10%的病例产生临床症状。阿米巴可穿透黏膜上的微小溃疡，并横向在黏膜肌层伸展，形成“领扣样”溃疡。溃疡最终可能会愈合或向肠壁内延伸，有时会导致穿孔。慢性感染可在肠壁上形成炎性包块，称为阿米巴瘤，直肠和乙状结肠常被累及。轻症可表现为腹泻、里急后重和肠痉挛的症状，严重的患者出现重度腹痛和脱水性腹泻，症状最早可出现在暴露后的第4天。滋养体的微栓子可能通过门静脉进入肝脏，形成肝脓肿。

通过检查新鲜粪便样本中的滋养体和囊孢，可以很快做出诊断。血清学检查是可行的，但高度特异性的抗原并不总是存在。当大便不呈阳性和怀疑肠道外阿米巴病时，可采用间接血凝试验。

甲硝唑是首选的药物，每日3次，每次750mg，持续10d，接着一疗程的糠酸二噁胺，每

表 13-3　艾滋病患者剖腹探查手术情况

作　者	患者例数	急诊手术例数	急诊手术相关并发症	急诊手术相关死亡率
Wolkomi 等 [108]	20	3	0（0%）	0（0%）
Deziel 等 [109]	20	10	4（40%）	2（20%）
Diettrich 等 [110]	58	12	3（25%）	3（25%）
Davidson 等 [111]	28	28	—	3（11%）
Whitney 等 [112]	57	57	15（26%）	7（12%）
Bizer 等 [113]	40	15	20（50%）	15（38%）
Samantaray 和 Walker 等 [114]	24	—	12（50%）	7（30%）

天 3 次，每次 500mg，持续 10d，或者是双碘喹啉，每天 3 次，每次 650mg，持续 20d。对于严重的疾病，如果甲硝唑治疗失败或不能耐受，可使用依米汀、土霉素和糠酸二噁胺，然后使用氯喹。

2. 蓝氏贾第鞭毛虫

贾第虫病可通过进食受粪便污染的食物或水而感染。经常进行口腔和肛门接触的同性恋者容易被感染 [115]。Phillips 等 [115] 在 21% 的同性恋者身上发现了溶组织内阿米巴和蓝氏贾第鞭毛虫等寄生虫。症状包括乏力、虚弱、体重减轻、肠痉挛和胀气。在新鲜的粪便样本中可以发现标志性囊孢。寄生虫附着在十二指肠和空肠的黏膜上，因此，通过十二指肠抽吸有时可以发现微生物。甲硝唑（每天 3 次，每次 250mg，持续 5～7d）是最好的治疗方法 [117]，但它没有被 FDA 批准用于治疗贾第虫病。批准的药物是呋喃唑酮，每天 4 次，每次 100mg，持续 7～10d。框 13-4 总结了性传播疾病的治疗方法。

3. 阴虱

阴虱是专性吸血寄生虫，观察到阴毛上的虱可确诊。虱是通过密切接触传播的，诊断后应立即检测其他性传播疾病。治疗方法是使用 1% 氯菊酯乳膏或含 0.3% 除虫菊素和 4% 胡椒基丁醚乳膏。

框 13-4　艾滋病的诊断

- 隐孢子虫病
- 巨细胞病毒
- 等孢子球虫病
- 卡波西肉瘤
- 淋巴瘤
- 淋巴性肺炎或增生
- 卡氏肺孢子虫肺炎
- 进行性多灶性白质脑病
- 弓形虫病
- 念珠菌病
- 球孢子菌病
- 隐球菌
- 单纯疱疹
- 组织胞浆菌病
- 结核病
- 其他分枝杆菌病
- 沙门菌病
- HIV 脑病
- HIV 消耗综合征
- 肺结核
- 复发性肺炎
- 浸润性宫颈癌
- CD4T 淋巴细胞计数＜ 200

注：艾滋病的诊断是基于 HIV 感染加上上述疾病或状态之一 [89]

第 14 章　大便失禁

Fecal Incontinence

Joshua I. S. Bleier　Steven D. Wexner　著
王　琛　董青军　译
窦若虚　校

摘要：大便失禁不但普遍，且具有社交破坏性。无论是少量的粪便沾染衣物、无意识地排气，还是固体粪便的失禁，都令人难以忍受。因此，有能力的外科医生必须熟悉所有关于大便失禁的治疗方法，本章主要阐述大便失禁的病因、诊断、治疗和结果。

关键词：大便失禁，粪便沾染衣物，括约肌损伤，分娩，病因学，生活质量，大便失禁量表，既往肛门手术史，保留括约肌手术，外伤

一、概述

大便失禁是一种破坏社交的疾病。粪便沾染衣物，肛门漏气或无意识排便都令患者处于难以忍受的尴尬境地。因此，给这类患者进行治疗的外科医生应当熟悉此病的所有治疗方法。肛门的控便能力依赖于患者对结肠和直肠的刺激而产生的一系列复杂习得性和反射性反应，且个体排便习惯的差异也会使控便功能紊乱难以明确区分。人体正常的控便能力依赖于多种因素：精神状态、大便的量和性状、结肠传输、直肠扩张能力、肛门括约肌功能、肛门直肠感觉和肛门直肠反射 [1]。患者完全不能控制固体大便即为完全失禁。若患者在无意识下出现粪便沾染衣物或漏液漏气即为部分失禁。有些不太讲究的患者可能不会主动诉说部分失禁，因此仔细的问诊非常必要。为了给症状的严重程度分级，Browning 和 Parks[2] 提出了以下标准：A 型，能够控制固体、液体粪便和气体（即正常控便）；B 型，能控制固体、液体粪便，但不能控制气体；C 型，能控制固体粪便，但不能控制液体和气体；D 型，不能控制固体粪便。此外，还有很多分级量表，使用均较简便。然而，量表主要反映括约肌功能，功能越差，评分就越高。因此，固体大便失禁比稀便失禁更为严重。然而，这并不能完全反映出患者的主观感受。另外，这些分级标准的可靠性和有效性还有待商榷。鉴于这些分级量表存在弊端和缺乏精确性，它们已不再被推荐作为失禁患者分类或监测疗效的唯一方法 [3]。分级量表的部分缺陷可由综合量表弥补解决。这些量表包含了多层次综合评分。由于失禁的发生频率是评估失禁严重程度的指标之一，故每种类型失禁的分值都需要结合具体发作频率才能评估。一些评分量表还包括清洁困难、使用衬垫和生活方式改变等内容。目前有诸多综合量表，如 Rockwood、Wexner / Cleveland Clinic Florida 大便失禁评分（CCF–FIS），Pescatori、Vaizey / St.Marks 等。有些量表也试图评估一些和括约肌无关的参数，例

如患者的急便感和止泻药物的使用。不同量表对不同失禁类型和发生频率的赋值也不尽相同。最常用的 CCF–FIS 内容见表 14–1[4]。这个量表被翻译成多种语言在全球推广应用。而且，当患者失禁评分大于 10 分时，其生活质量会明显降低[5]。在一些综合量表中，同样发作频率的不同失禁类型被赋予相同分值，而在其他量表中却赋予不同分值。然而，这些综合量表并未从患者视角进行设计，所以缺少可比性和有效性。为了解决这个问题，Rockwood 等研究了大便失禁严重指数（fecal incontinence severity index，FISI）。这个指数基于患者对失禁严重度的主观评级，结合发生频率和失禁类型进行赋值[6]。表格中包含四类常见大便失禁患者遗漏类型：气体、黏液、液体和固体粪便，以及六种发生频率：从不、每月 1～3 次、每周 1 次、每周 2 次、每天 1 次、每天 2 次。

考虑到大便失禁有主观性，结合患者自身感受来评估失禁的严重程度是很大进步。虽然确定大便失禁的严重性很重要，但是评估失禁及其治疗对患者生活质量的影响同样重要。为了评估大便失禁患者的生活质量，可采用通用生活质量量表如健康调查量表 36，以及特殊量表如大便失禁生活质量量表（fecal incontinence quality of life scale，FIQLS）。FIQLS 由美国结直肠外科医师协会提出，已经研究得比较完善且很实用。

表 14–1　佛罗里达克利夫兰中心大便失禁评分[4]

失禁类型	从不	很少	有时	经常	总是
固体	0	1	2	3	4
液体	0	1	2	3	4
气体	0	1	2	3	4
需要护垫	0	1	2	3	4
影响生活	0	1	2	3	4

附注：0= 没有失禁，20= 完全失禁，大便失禁评分是将表中各项分值相加，内容考虑到了失禁的频率和对患者生活的影响程度。从不 =0；很少：＜1 次 / 月；有时：≥1 次 / 月，＜1 次 / 周；经常：≥1 次 / 周，＜1 次 / 天；总是：≥1 次 / 天

FIQLS 含 29 个条目，分属 4 类量表：生活方式（10 个条目），应对 / 行为（9 个条目），抑郁 / 自我感受（7 个条目），难堪（3 个条目）。详细情况见表 14–2。

表 14–2　大便失禁患者生活质量评分条目[7]

量表 1：生活方式
我不能做许多我想做的事（同意程度，4 分）
我害怕外出（频率，4 分）
我需根据排便情况规划行程（日常活动）（频率，4 分）
我外出前会减少进食（频率，4 分）
我很难外出做事，如看电影或去教堂（频率，4 分）
我避免乘坐飞机或火车旅游（同意程度，4 分）
我避免旅游（频率，4 分）
我避免访亲探友（频率，4 分）
我避免外出吃饭（同意程度，4 分）
我会避免在外过夜（频率，4 分）
量表 2：应对行为
我的性生活比希望的少（频率，4 分）
我总是会担心可能发生漏便（同意程度，4 分）
我感觉我无法控制我的排便（频率，4 分）
每到一个新地方我都要先确定厕所位置（同意程度，4 分）
我会担心不能及时如厕（频率，4 分）
我会担心漏便情况发生（同意程度，4 分）
为防止失禁，我会选择待在厕所附近（同意程度，4 分）
我不能在到达厕所前尽可能控制粪便排出（频率，4 分）
无论何时只要离家，我尽可能待在靠近厕所的地方（频率，4 分）
量表 3：抑郁
总体上对你健康情况的评价（很好—很不好，5 分）

（续表）

我惧怕性生活（同意程度，4 分）
我感觉与人有别（同意程度，4 分）
我不那么享受生活了（同意程度，4 分）
我觉得自己不是健康人（同意程度，4 分）
我觉得沮丧抑郁（同意程度，4 分）
在过去一个月内，你是否感觉到伤心、沮丧、无望或有太多的问题，以至于怀疑一切是否值得？（完全同意—不同意，6 分）
量表 4：难堪
我不会意识到漏便（频率，4 分）
我担心别人会闻到我身上的大便气味（同意程度，4 分）
我觉得很羞耻（同意程度，4 分）

附注：总分由每个条目的得分相加而得

FIQLS 中的四个量表可用于鉴别患者是大便失禁还是其他胃肠道疾病。FIQLS 量表中的评分与健康调查量表 36 中的子量表评分有显著相关性。FIQLS 含心理测量评估，作为大便失禁特异的生活质量指标不仅可靠而且有效。遗憾的是医生和患者对量表中重要的条目存在认同差异。因此，FIQLS 量表并没有像最初设想的那样被广泛应用。重度大便失禁会造成社交影响，因此需要努力探寻确切有效的治疗方法。

大便失禁的发病率尚不明确。但近期回顾研究显示该病远比所认为得更为普遍。有些文献指出高达 18% 的成年人受到该病影响，而且是患者住进养老院的主要因素之一[8, 9]。Brown 等与 Nielsen 团队一起，调查了 5800 名 45 岁以上的美国女性，发现当被问及近一年内是否有过至少一次大便失禁时，其发生率接近 20%。进一步研究调查哪种失禁相关情况最常见，以及哪种情况最令人困扰。不出意料，有 97% 接受调查的女性曾经历过漏便，但是最受困扰的症状并不是漏便本身，而是与其相关的急便感[10]。大便失禁发生的高危人群包括老年人、精神疾病患者、缺乏自理能力的患者、神经系统疾病的患者和经产妇。Brown 等进行了一项网络调查，旨在探寻意外大便失禁对生活质量有负面影响的相关因素。结果显示挫败感、情感健康、社交能力等相关负面影响最大，超过 39% 的人认为这些影响很“严重”[11]。在女性因意外大便失禁而寻求医疗服务的问题上，只有不到 30% 的女性会去寻求帮助，且多向社区医生倾诉。这种情况在 CCF–FIS 大于 10 分的患者中更为常见[12]。

据报道在住院的老年患者和精神疾病患者中，大便失禁发病率分别是 26% 和 31%。在 30 所养老院中，有 10.3% 老人每周至少发生一次大便失禁，其中有 94% 的患者有器质性脑损伤[13]。威斯康星州的养老院中 39% 的人有大便失禁[14]，而一项来自加拿大的报道显示长期住院人群中大便失禁的发病率为 46%[15]。大便失禁已是造成老年人住养老院的第二常见原因[16, 17]。Macmillan 等[18] 系统回顾调查社区中大便失禁的情况，共有 16 项研究符合纳入标准。根据是否将排气失禁纳入失禁的定义，以上研究分为两组。大便失禁（含排气失禁）的发病率估计为 2%～24%，大便失禁（不含排气失禁）的预计发病率为 0.4%～18%。其中 3 项通过研究设计减少了明显的偏倚来源①，这些研究中的大便失禁发生率估计为 11%～15%。

多数关于大便失禁病因学的研究都假设女性要比男性发病率高，尤其 65 岁以下的女性。产伤导致阴部神经或括约肌损伤是最主要的风险因素。肠易激综合征排在第二位（女性中发病率更高），糖尿病排在第三位[14]。然而，每项基于人群调查的大便失禁发生率研究，包括 Nelson 等的调查，都存在男性发病率高的情况。因此，必须找到除分娩因素以外的其他发病原因。

在一篇优秀的关于大便失禁的综述中，Sangwan 和 Coller[16] 详述了大便失禁对社会造成的巨大经济负担和患者的心理负担。他们全面考

①译者注：英文版中无前半句，根据引文原文补充。

虑到一些未受关注的事项，包括患者的年度治疗费用，皮肤皲裂的预防与治疗，女性生殖系统感染率上升，社会疏离感，因自己身体功能不全而感到抑郁、悲观、自卑，异味引起的难堪，担心性交时失禁而致性欲减退和性功能障碍。这些因素综合起来就产生了难以估量的社会影响。在一家长期护理医院，估计大便失禁患者的费用为每人每年 9771 美元 [15]。报道显示，即使在 1996 年，用于成人尿布的花费超过 4 亿美元 [19]。1994 年，对美国经济影响估计在 16 亿～26 亿美元。最近的计算结果显示，大便失禁的患者每年人均花费为 4110 美元 [20]。任何关于大便失禁的研究，不仅要认识到其发病率的升高和导致的不良影响，而且还要意识到它正在进一步恶化。我们了解的也许只有冰山一角；有超过 2/3 的大便失禁患者并未寻求治疗。有些研究报道就诊率约 15%[12, 21, 22]，且一半以上就诊患者只告知了他们的社区保健医生，然而后者对此病可能并不完全了解，也无法为他们提供全面有效的治疗 [11]。对大便失禁的治疗提供最佳建议需要掌握肛门直肠区域的解剖和生理，详见第 1 章和第 2 章。

二、病因

目前尚无法确定导致大便失禁的各种原因的确切比例。有一项研究发现，大便失禁最常见的病因为手术过程中导致肌肉神经的损伤（48%），以及周围神经损伤相关的全身性疾病，如糖尿病。脊髓损伤或其他疾病引起脊髓损伤而导致的大便失禁占 22%[23]。在大多数研究中，产伤和手术损伤是导致患者大便失禁的最常见原因 [24, 25]。差异主要取决于医生的转诊模式及作者的专业。

（一）既往手术

1. 肛门手术史

Lindsey 等对 93 例接受手助扩肛、内括约肌切开术、肛瘘切开术、痔切除术而导致大便失禁的患者的肛门括约肌受损进行了分析。几乎所有患者都存在内括约肌损伤，与具体手术相关。1/3 的患者因为手术导致外括约肌损伤，2/3 的女性有非产伤因素导致的外括约肌损伤。肛管远端静息压明显降低，导致在 89% 的患者中肛管的压力梯度被逆转。52% 的患者的肛门最大收缩压正常。作者得出结论，肛门术后大便失禁的特点是普遍存在内括约肌损伤，内括约肌损伤处于肛管高压带远端，导致正常静息压力梯度发生逆转。

2. 内括约肌切开术

内括约肌侧切术治疗慢性肛裂非常有效。然而，该手术可能会导致肛门内括约肌永久性损伤，因而发生大便失禁。这种并发症的具体发生率尚不清楚。在开展内括约肌侧切术的最初 20 年，进行过几项研究观察这一手术方法后遗症，发现只有少数患者出现大便失禁，而多数患者只是暂时性漏气。这些回顾性研究主要采用病史回顾或电话随访，而不是采取邮寄问卷调查的形式。随访时间短，且没有使用失禁分级量表或生活质量量表。而一些长期随访的回顾性研究则显示内括约肌切开术具有较高失禁率。在 Khubchandani 和 Reed 的系列研究中，最常见的主诉是无法控制排气（35%），其次是粪便污染内裤（22%）和意外漏便（5%）[27]。大多数意外漏便患者的年龄超过 40 岁。Garcia-Aguilar[28] 等的研究也有类似结果。也有部分大便失禁发病率非常低的报道，如 Pernikoff 等发现大便失禁的总发病率为 8%[29]。Hananel 和 Gordon 研究了 265 例患者，发现仅有 1.2% 的患者存在控便障碍，且大部分为临时性症状。[30]Hyman 对 35 例患者进行的前瞻性研究，患者行内括约肌侧切术前和术后 6 周分别用 FISI 量表进行失禁情况评估 [31]。若患者 FISI 评分＞ 0 再用 FIQLS 评分。有 3 例患者术后 FISI 评分降低，但仅 1 例报告 FIQLS 评分明显变差。基于这些数据，作者认为内括约肌侧切术是一种安全术式。Anecdotal 个案报道内括约肌侧切术后有极个别患者出现固体大便失禁。发生大便失禁这一并发症主要原因是由于术中切除过多的肛门内括约肌或无意损伤了肛门外括约肌。最近，Liang 和 Church 的前瞻性研究观察了 57 例慢性肛裂患者，行内括约肌侧切术后只有 2 例（4%）出现了控便能力变化，患者总体满意度（满分 10 分）高达 9.7 ± 0.9 分（$P < 0.001$）[32]。

另一个危险因素是合并隐匿性肛门外括约肌损伤的多产妇[33]。Casillas 等对比内括约肌侧切术后患者的病历和邮寄问卷调查后发现，问卷来反馈的控气失禁比例远高于病历记录。多产妇行内括约肌侧切术后，有 29% 的患者存在此情况，但她们并未发生固体大便失禁，患者总体生活质量评分尚在正常范围[34]。Sultan 等采用肛门腔内超声技术，分别于术前和内括约肌侧切术后 2 个月进行检查，发现该手术对女性的肛门括约肌损伤程度比男性更明显。作者认为这可能与女性的肛管较短有关，同时他们还发现伴有隐匿性括约肌缺损的女性采用内括约肌侧切术更容易引起控便功能损伤[35]。

3. 肛瘘手术

所有肛肠疾病手术中肛瘘手术最易导致大便失禁。如果保留肛门直肠环，则可能避免完全性大便失禁。然而，即使只切开少量括约肌也会造成控便能力的轻微受损。要避免这种并发症，手术中就要尽量减少切开括约肌。可以留置松弛挂线进行引流或将瘘管剔除，保留括约肌，对于高位经括约肌瘘管可以采用推移皮瓣技术，避免发生大便失禁（详见第 10 章）。

最初认为经肛推移瓣修补术对肛门括约肌的损伤非常少，但仍有控便功能受损的报道。术后大便失禁并发症的发生率为 8%～35%[36-39]。有人认为大便失禁可能和术中使用了 Parks 牵开器，导致肛门过度扩张有关。经证实，使用 Parks 牵开器的确会导致大便失禁[40]。

使用 Scott 牵开器没有发生此并发症，因此 Scott 牵开器被推荐用于肛瘘手术[41]。在过去的 10 年，肛瘘的保留括约肌术式发生了巨大的变化。因为需要有更安全的肛瘘治疗方法，保留括约肌的技术也得以不断创新。肛瘘栓由猪小肠黏膜下层脱细胞基质构成，具备几乎无可挑剔的安全性，初期成功率达 80% 左右[42]，因而备受欢迎。然而，后期大量研究发现肛瘘栓的远期成功率低至 14%[43]。同样还有纤维蛋白胶，通过封闭填补瘘管腔道，基本不会影响患者的控便功能；然而其成功率也仅为 14%[44]。在 2007 年，Rojanasakul[45] 等发表了关于括约肌间瘘管结扎术（ligation of the intersphincteric fistula track，LIFT）手术的系列文章，2009 年 Rojanasakul 发表了 LIFT 手术的大样本研究报道[46]：成功率超过 90% 且无失禁。在 7 年中已有 50 篇以上相关研究证实 LIFT 的成功率为 60%～94%，几乎没有控便能力降低的报道[43-49]。

4. 痔切除术

如今痔手术已很少会导致大便失禁。然而，术中若无意损伤了括约肌（用血管钳盲夹会伤及内括约肌），就可能会出现大便失禁。痔组织被认为是一种具有海绵体功能的组织，因此切除痔核也会导致轻度控便能力下降[50]。如操作不当，Whitehead 环切术就会导致直肠黏膜外翻，解剖结构异常不仅影响正常的感觉，且外翻的黏膜还会分泌黏液刺激会阴皮肤，导致失禁。个别情况下，痔切除术还会产生环形瘢痕，造成肛门关闭不全，一定程度上引起大便失禁。

5. 手法扩肛

可采用手助扩肛治疗肛门直肠疾病，若扩肛时用力过大会导致不同程度的大便失禁。这种方法的缺点和不良结果已在第 8 章中详细讨论。

6. 保留括约肌手术

常规直肠前切除手术不会影响患者对气体、液体和固体粪便的控制能力。然而，实施远端肠管吻合后，患者的控便功能受损就并非罕见。患者常伴随气体和液体的失禁，并且很难意识到突然排出的固体粪便。这些情况在术后早期比较常见，大部分患者的症状会在术后 6 个月内消失。不影响控便功能的吻合口最低位置应是肛管上方，即肛门直肠环顶端，即距离肛缘约 4cm 处。

圆形吻合器在技术上可以实现超低位直肠吻合，但是肛门直肠环者若受到损伤就可能发生部分或完全性失禁。患者控便功能障碍的严重程度和症状持续的时间是不可预测的。

Goligher 等[51]报道了 62 例接受低位直肠前切除术的患者，有 12 例吻合口位置距肛缘不足 7cm，他们术后早期都有控便功能减弱。随着观察时间的延长，其中 5 例患者的控便功能完全恢复，3 例患者接近正常，但有 4 例患者仍有控便能力的受损。Hughes 推荐的经腹拖出式直肠切除术，会引起更高的不完全大便失禁的发生率。他回顾此术式的结果后发现，术后仅 29% 的患者控便功能正常，有 23% 的患者出现严重失禁，48% 患者轻度失禁[52]。

Parks 和 Percy[53]描述了一种结肠肛管袖状吻合手术治疗直肠病变，70 例患者中仅 1 例发生了大便失禁，另外有 30 例患者的排便次数增多。Enker 等[54]报道了 41 例行结肠肛管吻合术后有 64% 的患者控便功能良好。Vernava 等[52]报道称 16 名患者中有 87% 控便功能正常。经括约肌间切除术，通过切除部分内括约肌充分确立远端切缘，能更好地显露括约肌，采用手工吻合结肠与肛管。验证了名言“我们虽然可以做到，但并不意味我们应该这么做。”Bretagnol 等在一项包含 77 例采用超低位直肠前切除并行结肠肛管吻合的患者，这项前瞻性研究中有 37 例患者行常规吻合，40 例接受了经括约肌间切除术术，比较发现与常规手术相比，经括约肌间切除术组患者在大便频率、性状或急便感方面无显著差异，但常规手术组的 CCF-FIS 评分更差（10.8 vs. 6.9，$P < 0.001$）且 FIQL 评分生活质量明显降低[55]。

回肠直肠与回肠肛管吻合后，都可能出现不同程度的失禁。前者通常是因为丧失了储便功能，但也可能合并括约肌功能减弱。后者主要是因为术中导致括约肌的过度扩张所致。

（二）分娩

女性和男性大便失禁的发病比例为 8∶1，说明分娩是主要的致病因素。1993 年，Sultan 等发表了著名的题为《经阴道分娩时肛门括约肌损伤》的文章。文中描述了 79 例初产妇的腔内超声检查结果。在分娩前 6 周和经阴道分娩后 6 个月分别行肛管内超声，有 35% 的女性在分娩后出现括约肌损伤。另一项对 23 例行剖宫产手术的初产女性进行的类似的研究发现，分娩后并未发生括约肌损伤[56]。Eason 等[57]研究了 949 名孕妇，在产后 3 个月有 3.1% 出现大便失禁，25.5% 发生无意识漏气。经阴道分娩且伴有 3～4 度会阴撕裂伤的产妇比无会阴撕裂伤的产妇更容易发生大便失禁（7.8% vs. 2.9%）。产钳助产（相对风险，1.45）和括约肌撕裂（相对风险，2.09）是导致大便失禁或气体失禁或两者皆有的独立危险因素。肛门括约肌损伤与以下因素密切相关：首次阴道分娩（相对风险，39.2），会阴正中切开术（相对风险，9.6），产钳助产（相对风险，2.3）和胎头负压吸引分娩（相对风险，7.4），但与胎儿的体重（出生体重≥ 4000g 的相对风险，1.4）或第二产程的时间（第二产程≥ 1.5h 对比≤ 0.5h 的相对风险，1.2）无关。

据报道，正常阴道分娩后隐匿性括约肌损伤的发生率为 7%～41%（表 14–3）。Oberwalder 等进行了荟萃分析来判定经阴道分娩后肛门括约肌损伤导致肛门失禁的发生率。他们通过 Medline 检索到 5 项研究，共有 100 名以上妇女在产后接受了肛管内超声检查。所有妇女都被询问大便失禁的相关症状（不包含急便感）。初产妇的肛门括约肌损伤发生率为 27%。多产妇新增括约肌损伤发生率为 8.5%，总体来讲有 30% 的女性出现肛门失禁症状。有 3% 的女性虽没有发生括约肌损伤但也有失禁的症状。这项研究结果明确了初产妇经阴道分娩时通常会发生括约肌损伤，而这些女性中，有 70% 的人在分娩后并未出现明显症状[58]。然而随着年龄增大，隐匿性和无症状括约肌损伤女性大便失禁的风险是否会增加？根据 Rieger 和 Wattchow 的观点，许多妇女看似一直没有失禁症状，因为隐匿性括约肌损伤的患者数量

表 14-3　初产妇正常阴道分娩后隐匿性括约肌损伤的发生率

作　者	年　份	患者人数	隐匿性括约肌损伤（%）
Sultan 等 [56]	1993	79	35
Campbell 等 [63]	1996	88	13
Rieger 等 [64]	1998	53	41
Zetterström 等 [65]	1999	38	20
Vama 等 [66]	1999	105	7
Fynes 等 [67]	1999	59	34
Faltin 等 [68]	2000	150	28
Damon 等 [69]	2000	197	34
Abramowitz 等 [70]	2000	202	17
Chaliha 等 [71]	2001	161	38
Belmonte-Montes 等 [72]	2001	98	29
Willis 等 [73]	2002	42	19
Nazir 等 [74]	2002	86	19
Peschers 等 [75]	2003	100	15

远远大于有病史记载的大便失禁患者的数量 [59]。Oberwalder 等调查有迟发性大便失禁的老年女性，她们都有经阴道分娩史，且超过 70%[60] 的患者存在括约肌损伤 [60]。还有其他报道有类似结果 [21]。尽管有了这些发现，我们仍不能确定具有无症状的括约肌损伤女性在晚年发生大便失禁的确切风险因素。我们需要更多严格的临床研究，首先要保证对照组和观察组有相同的分娩胎次及年龄。过去 10 年中，我们关注到分娩导致的括约肌损伤是一个风险因素。Donnelly 等对初产妇进行了一项前瞻性研究，行剖宫产的产妇即使出现难产也并未发生大便失禁。不论是引产还是增加催产素都不会引起括约肌损伤和出现产后大便失禁。使用器械助产比不用器械助产，增加了 8 倍以上肛门括约肌受损风险和 7 倍以上大便失禁的风险 [61]。其他报道也显示分娩时使用器械尤其产钳会增加括约肌损伤的风险（表 14-4）。但并非所有研究都证明产钳助产会造成肛门括约肌损伤。de Parades 等观察到 93 名女性首次产钳助产后只有 13% 的人出现肛门括约肌损伤，这一结果支持产钳助产仍是相对安全的技术 [62]。然而，他们的研究可能在招募患者时存在偏倚，因为有 60% 的患者并未进行产后评估。除了这项研究以外，其他研究都提供了大量证据表明产钳助产会对肛门括约肌的完整性产生不利影响。

初产妇的大便失禁发生率会随时间而增加，并且受到再次分娩的影响 [79]。产后 9 个月仍有大便失禁，是评估持续性大便失禁的重要预测因子。Polack 等观察了伴有括约肌撕裂伤的女性，产后 9 个月和产后 5 年时大便失禁的发生率分别为 44% 和 53%。没有括约肌撕裂的产妇中，有 25% 在产后 9 个月和 32% 在产后 5 年仍有大便失禁症状。产后 5 年发生大便失禁的危险因素是：年龄 [比值比（OR），1.1]，括约肌撕裂（OR，2.3），再次分娩（OR，2.4）。产后 5 个月（OR，3.8）和 9 个月（OR，4.3）的大便失禁发生率被

表 14-4 不同分娩方式导致括约肌损伤的发生率

作 者	年 份	无助产（%）	负压（%）	产钳（%）	剖宫产（%）
Sultan 等 [76]	1998	NS	48	81	0
Varma 等 [66]	1999	12	NS	83	NS
Abramowitz 等 [70]	2000	NS	NS	63	0
Damon 等 [69]	2000	29	NS	44	NS
Belmonte-Montes 等 [72]	2001	16	50	76	NS
Bollard 等 [77]	2003	22	NS	44	0
Peschers 等 [75]	2003	10	28	NS	NS
de Parades 等 [62]	2004	NS	NS	13	NS
Pinta 等 [78]	2004	23	45	NS	0

认为是首次分娩后 5 年发生大便失禁的预测性指标。在所有出现大便失禁症状的女性中，绝大多数只是偶有气体失禁，而完全大便失禁者比较少见。

除了器械助产，分娩中的其他产科情况也与肛门括约肌损伤的风险增加有关。如硬膜外麻醉导致的第二产程延长、会阴正中切开术和会阴撕裂都是独立性危险因素。尽管 3 度或 4 度会阴撕裂伤后进行一期修补，括约肌持续性损伤的情况仍达 85%[80, 81]。Pollack 等观察到会阴撕裂一期修补术后 9 个月，有 44% 的女性存在控便能力降低。术后 5 年，有 53% 的妇女出现了控便功能障碍 [79]。这些研究结果表明，在 3 度和 4 度会阴撕裂导致的损伤比人们普遍认为的要多得多。此外，很明显一期修补并不能保证肛门括约肌的持久的完整性。Fernando 等进行有关分娩造成的肛门括约肌损伤治疗的系统回顾和全国调查，共纳入了 11 项研究，观察 3 度撕裂伤患者采用一期修补后长期随访（平均持续时间：41 个月）有 20%～59% 的女性出现大便失禁的症状 [82]。

Sze[83, 84] 发现与未产妇相比，初产时 4 度括约肌撕裂伤后又分娩两次以上的女性发生严重大便失禁的比例更高。Sze[83] 发现 3 度会阴撕裂女性再有 0、1、2 次或以上分娩后大便失禁发生率及严重程度相似；同时，一处括约肌撕裂伤但没有再次分娩的女性和有两处撕裂伤并有两次以上分娩的女性之间失禁率和失禁的严重程度也相似。

女性和卫生专业人士越来越意识到分娩导致括约肌损伤带来的相关后遗症，因此关于剖宫产的保护作用引起了争论。有人提出在自主分娩开始前选择剖宫产可以保护肛门括约肌，预防大便失禁的发生 [85, 86]。然而自主产程开始后进行剖宫产虽能保护肛门括约肌，但并不能预防肛门失禁的发生。这一发现提示在分娩时会对支配括约肌的神经造成一定损伤。2010 年一项 Cochrane 回顾性分析近 32 000 名妇女，其中有超过 6000 名接受了剖宫产手术。该研究包含了 21 项研究，但只有 1 项发现肛门控便功能存在区别。作者认为不应把保留肛门控便功能作为选择剖宫产的标准 [87]。值得注意的是，一过性大便失禁或首次分娩后发生隐匿性括约肌损伤的女性，在第二次分娩后出现大便失禁的风险更高。但从实际出发，产科医生不该因此风险而建议女性不要生育。而且，担心日后可能发生控便功能影响而建议产妇行剖宫产也不合情理。尽管会有括约肌损伤和阴部神经病变可能性，患者仍可以得到相应治疗，而且剖宫产对母婴不仅有潜在直接并发症的风险，而且还有迟发性并发症（如粘连性小肠梗阻）等风险。对第二次分娩主要造成伴有阴部神经末梢运动潜伏期延长的神经性损伤的认识，可能会改变目前的做法。肛管内超声最近成为确定隐匿性肛门括约肌损伤的最准确方法，但大多数经产妇在没有出现症状时，不会同意包括直肠腔内超声，肛门直肠测压和阴部神经末梢运动潜伏期在内的一系列检查。尽管如此，临床医生仍需认识到阴道分娩有潜在伤害的可能。

子宫切除手术史

经腹子宫切除的患者轻度至中度大便失禁的风险可能会增加，同时联合双侧输卵管卵巢切除术也会增加失禁风险。Altman 等的研究显示[88]经阴道子宫切除术的患者没有增加大便失禁的风险。

（三）衰老

大便失禁常见于老年人和虚弱人群。老年人长期用力排便会导致阴部神经牵拉损伤。这往往被认为神经源性大便失禁。

（四）脱垂

脱垂或直肠完全脱出可能会对内外括约肌的功能造成慢性损伤。50% 以上的大便失禁患者存在脱垂症状[89]，通常归因于部分神经的损伤。脱垂修复可以改善 50% 左右患者的失禁症状。过去已有多种治疗方法，包括等待括约肌压力自行恢复，括约肌电刺激，以及各种括约肌折叠术。

这些方法，包括著名的 Parks 肛门后方修复，都不总能取得成功，直肠脱垂修补后，生物反馈治疗可能值得尝试。如果生物反馈也失败，骶神经调节（sacral neuromodulation，SNM）可作为替代方法[90]。大便失禁若持续存在，结肠造口是最后的选择。

（五）创伤

穿刺伤会破坏括约肌功能。根据受伤的程度，可采用一期修补术而不需要进行保护性结肠造口。但如果组织破坏严重，保护性结肠造口联合二期修补更为合适。此外，直肠异物插入或非传统性行为也可能导致肛门括约肌损伤。

（六）原发性疾病

任何原因引起的腹泻都可能影响人体正常的控便机制，导致一过性大便失禁。肛门直肠区域的慢性炎症，如溃疡性结肠炎、阿米巴性结肠炎、性病淋巴肉芽肿、进行性系统性硬化症、感染或滥用缓泻药都可能引起局部感觉异常，括约肌功能受影响和（或）黏膜刺激，导致直肠存便功能减退。此外，肛管肿瘤因浸润到括约肌或肛管不能完全闭合也会出现大便失禁。

（七）放射疗法

通过腔外和腔内进行放疗是治疗宫颈癌和子宫癌的主要手段。同样，前列腺和直肠肿瘤也会采用外照射和内照射放疗[91]。这就会导致不同程度的直肠和肛门肌肉被破坏，产生放射性直肠炎。据报道，放射疗法还可能引起腰骶神经丛疾病[92]。一般治疗时每天 2～3 次清洁灌肠，配合高纤维饮食。稍后会在本章讨论的骶神经调节，其在治疗因放疗产生括约肌损伤和神经损伤所致的大便失禁方面已取得巨大成功。如果病情进展至无法忍受，结肠造口是最后手段。如果出现严重出血，可局部使用短链脂肪酸或 4% 福尔马林治疗，此外激光治疗也有一定效果。若病情得不到改善，可能需要行直肠切除。

（八）神经性因素

如患者脊髓膜膨出，则感觉和运动神经会受到多种干扰，导致大便失禁。任何形式的创伤、肿瘤、血管意外、感染、中枢神经系统或脊髓脱髓鞘性疾病都会干扰正常的感觉功能或运动功能而导致大便失禁。

糖尿病患者因自主神经病变可出现内括约肌的松弛反射受损[93]。伴有大便失禁的糖尿病患者比控便正常的糖尿病患者的直肠感觉阈值更高。迟发直肠感觉异常是糖尿病患者发生大便失禁的一个原因。Pinna Pintor 等[94]报道称，躯体神经病变是导致糖尿病患者大便失禁的重要因素，伴随的感觉阈值缺陷是自主神经受累的特征。

（九）特发性失禁

临床上，可以通过仔细的体格检查、肛管内超声和磁共振检查来确诊大便失禁是否由于括约肌缺损而致。外括约肌损伤所致的大便失禁是可采用手术修复的最常见类型。可用肛管内超声来评估括约肌缺损的发生率。Deen 等采用超声检查了 42 例女性和 4 例男性大便失禁患者，发现有 87% 的患者伴有括约肌缺损[95]。Karoui 等观察 335 例大便失禁患者，其中 65% 有括约肌损伤[96]。其他研究报道了类似结果[97, 98]。基于这些数据，很显然 2/3 以上的大便失禁患者存在括约肌缺损。不到 1/3 的患者没有任何括约肌缺损或其他肛门直肠病变，这些病变被称为“特发性失禁”，通常继发于阴部神经病变，特征是阴部神经传导延缓。最常见的原因就是排便时用力过度导致神经被牵拉损伤。问题在于，这种阴部神经病变是否是“特发性”大便失禁的关键因素。

Súilleabháin 和同事报道称在没有括约肌损伤的失禁患者中仅 60% 出现阴部神经传导延长。另外，他们无法证明这组患者的阴部神经末梢运动潜伏期和肛管最大收缩压力之间的相关性。这些作者们认为“特发性便失禁”病因比较复杂，不单纯是由阴部神经损伤而致。阴部神经也不是阴道分娩时损伤的唯一神经。“特发性”大便失禁患者中可观察到肛门内括约肌神经病变及肛管直肠的感觉异常。这些发现提示阴道分娩导致的神经损伤不仅限于阴部神经，还可能涉及下腹下神经损伤[99–102]。

（十）先天性异常

治疗肛门闭锁需根据肛门畸形的不同类型采用不同手术。目的就是在会阴部新建一个具备感觉功能和控便功能的开口。要保留感觉功能非常困难，因此难免会导致部分控便能力受到影响。注意保护残余的括约肌，如耻骨直肠肌环，将结肠或直肠穿过这部分肌肉，可避免严重的失禁。

（十一）其他因素

粪便嵌塞引起漏稀便是导致失禁的常见原因。当患者主诉为大量腹泻时常常会被漏诊。直肠指诊可发现直肠内充满粪块。这种情况多发生于老年人或虚弱患者，或行外科（肛门直肠部位）术后恢复期的幼儿。因此，医生应该意识到这一问题，并常规实行早期预防干预。一般来说，住院患者可服用车前子类药物，增加大便体积，软化大便。一旦发生粪便嵌塞，可用自来水、磷酸盐苏打水、过氧化氢等稀释灌肠。如果这些措施都无效，应实施伴或不伴麻醉的嵌塞松解。

任何原因的腹泻，都会影响正常控便功能，而出现大便失禁。

患者可能仅表现粪便污染衣物而不是无意识的直肠内容物漏出。例如，重度脱垂型 3、4 期痔患者可能影响内括约肌闭合功能而导致部分失禁，引起漏气、漏液或黏液刺激。部分肛瘘或肛裂术后也可能会出现粪便污染衣物。

各类盆底疾病，如会阴下降综合征、孤立性直肠溃疡综合征和耻骨直肠肌松弛，都可能引起不同程度的大便失禁。精神疾病也可能使患者出现大便失禁的临床症状。

三、诊断和病史

正如研究其他疾病一样，详细询问病史是非常必要的。只有基于大便失禁的特定原因和括约肌功能的状态评估才能给予具体的治疗建议。特别要关注失禁的具体特点，完全性大便失禁被定义为无法控制固体粪便，部分大便失禁被定义为无法控制稀便或气体。真正的大便失禁应该与多种肛肠疾病导致的肛周渗液予以区分。大便失禁也必须与急便感相互鉴别，因为患者的饮食或排便习惯都会导致频繁解稀便且伴有急便感。改善这种情况，只要简单的调整饮食即可。除了要了解大便质地外，还需要了解患者的排便频率，有助于确定是否需要联合使用止泻药。有报道显示急迫性便失禁意味着肛门外括约肌功能障碍[103]。然而，各种直肠炎症均可引起急迫性便失禁，而括约肌功能不全也会导致便失禁，这类情况在 Vaizey/St. Marks 失禁评分中就容易发生混淆。此外，腹泻与括约肌的完整性及功能并不相关，但在 St. Marks/Vaizey 评分表包含了止泻药的使用，故该评分表实用性也受到影响。女性患者还应询问分娩史和分娩方式，是否使用器械助产。还要询问是否有会阴切开史，会阴撕裂史和患者产后的控便功能。同时还需了解患者是否合并尿失禁、器官脱垂、糖尿病、药物使用情况及有无放射治疗等相关情况。另外患者有无先天性疾病，如先天性巨结肠病通常会有便秘和巨结肠。准确的病史有助于鉴别青少年、成年人的获得性巨结肠和先天性巨结肠。在获得性巨结肠患者中，溢液性失禁引起会阴部衣物污染通常继发于便粪便嵌塞；而先天性巨结肠患者因为内括约肌可以保持收缩状态，所以较少发生气体和液体失禁。

必须关注患者是否曾经有过肛肠疾病手术史或低位结肠吻合术，因为这些都可能导致大便失禁。另外，咖啡或啤酒等饮料也会导致排便次数增多。任何肛门直肠区域的既往或近期外伤都可能是导致大便失禁的原因。如同时伴随运动或感觉症状时提示可能有神经损伤[104]。大便失禁发生频率及是否需要使用衬垫可以提示失禁的严重程度。

对大便失禁严重程度进行分级和评分是详细询问病史的重要内容。不仅要了解大便失禁的严重程度还要知道可能产生的不良后果、治疗方式和对患者生活质量的影响。本章节中已详细地论述了该病的分级标准和生活质量量表。

（一）体格检查

必须注意区分患者失禁是一般疾病或神经系统疾病表现，还是局部的体征。应观察患者内裤是否沾染粪便、黏液或脓液。除此之外，还必须仔细检查会阴部。有过阴道分娩史的女性可测量肛门和阴道之间的会阴体长度。会阴体长度的减少通常与肛门外括约肌损伤相关。通过简单地收缩臀部肌肉，容易鉴别肛门松弛是否由直肠脱垂所致。另外，任何严重的脱垂性痔或肛周瘙痒都可以导致气体、液体轻微污染衣物。患者既往肛周疾病手术或会阴切开术的瘢痕也可以被发现。还需检查针刺感觉和肛周经皮神经反射。后者通过划过肛周皮肤观察括约肌是否产生“收缩运动”。患者做用力排便动作可以显示是否存在会阴下降、黏膜或全层直肠脱垂。必要时，可让患者采用蹲位来显露脱垂情况。

直肠指检可以显示括约肌的收缩力（静息压和最大收缩压）或括约肌的不完整性。触诊可以发现肛门的“锁孔”样畸形，它会导致粪便沾染衣物，并被误判为部分大便失禁。用指检评估肛门的压力只能初步显示括约肌的功能，因为对括约肌收缩强度的判定比较主观。一般指尖部位耻骨直肠肌收缩，手指的中部外括约肌收缩，通过位置可以进行区分。直肠指检还可以检查患者的肛直角情况。患者的主诉可提供更多可靠的失禁信息。结合肛门镜、直肠乙状结肠镜检查可以发现一些和患者主诉相符合的炎症或肿瘤情况。

有很多检查方法可以评估大便失禁。然而是否需要进行这些检查尚有争议。临床实践中，大部分检查不会影响到具体的治疗方案。例如在很多医学中心，无论哪种病因导致的大便失禁最基本的治疗方法都是药物治疗或生物反馈疗法。但如果从手术角度看，了解肛门外括约肌是否有损伤非常必要。单纯通过体格检查来发现括约肌损伤并不可靠。过去多采用针式肌电图来识别外括约肌的损伤，但由于它会造成不适，且无法识别肛门内括约肌损伤，故这项检查已被肛管内超声所取代。

（二）特殊检查

1. 肛管内超声检查

如前所述，肛管内超声因其便捷舒适，取代了肌电图检查。采用肛管内超声检查评价括约肌缺损被证实具有很大优势，灵敏度可达 100%，而肌电图检查只有 89%，肛门直肠测压为 67%，体格检查仅为 56%[105]。基于以上及其他研究，肛管内超声现已成为评估大便失禁的金标准（图 14–1）。但是，对肛门外括约肌的超声图像解读相当主观，不仅依赖于操作者，还容易和正常解剖结构变异混淆。因为肛门外括约肌和肛周脂肪均为高回声，因此很难评估肛门外括约肌的厚度并确定是否萎缩。区分括约肌正常改变和括约肌损伤也很困难，尤其是女性患者的肛管上段，因外括约肌在这个平面并不对称[106]。在 75% 的无症状未生育的女性中，Bollard 等发现肛门外括约肌前侧、耻骨直肠肌水平面以下存在一个自然裂隙。作者们认为，产后超声诊断困难可能是因为该裂隙所致[107]。Sentovich 等采用肛管内超声评价前侧括约肌损伤的准确性和可靠性[108]。在大便失禁经产妇女中，超声检查发现伴有括约肌损伤几乎 100% 在手术过程中得以证实。其他人员也报道了相似的结果[95]。由两位超声医生分别检查控便正常的未生育女性，其括约肌损伤检

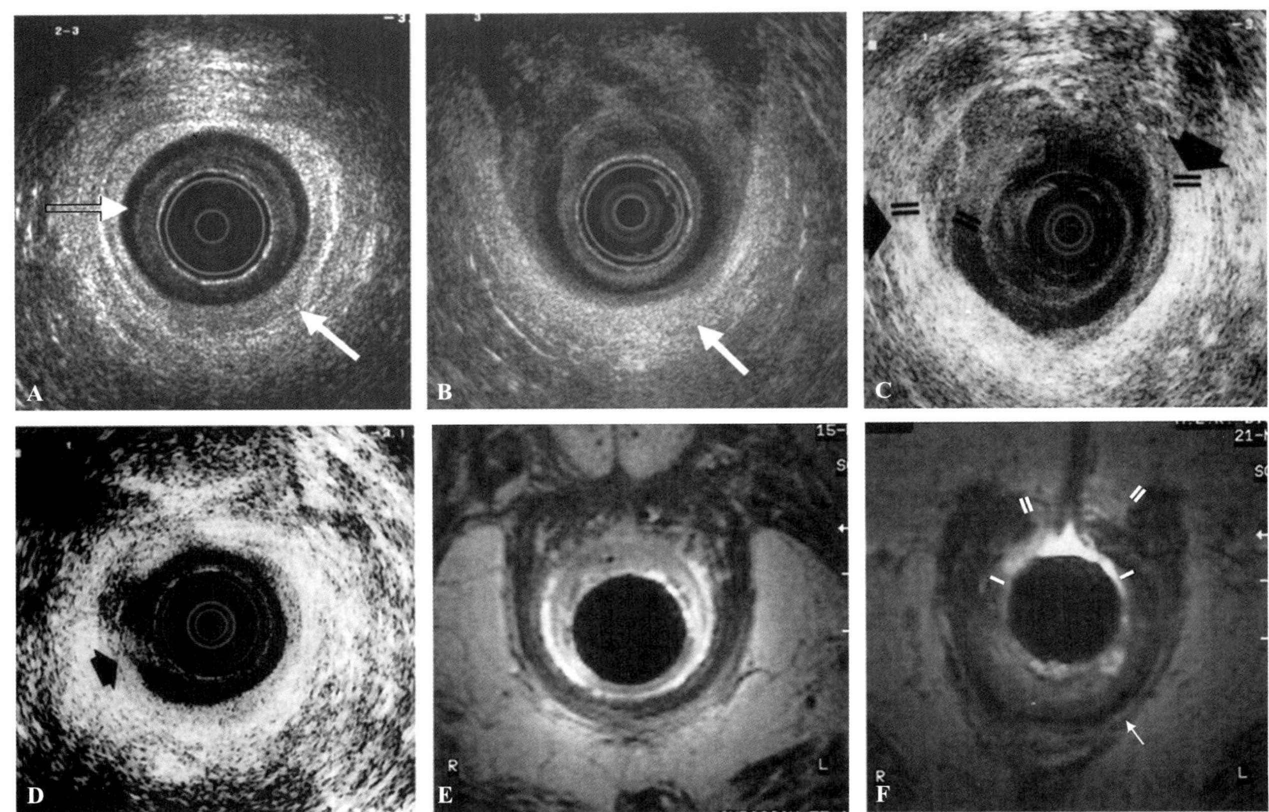

▲ 图 14–1 肛管内超声显示括约肌损伤病例

A. 肛管远端腔内超声图像，内括约肌（空心箭）和外括约肌（实心箭）；B. 肛管近端腔内超声图像，耻骨直肠肌（实心箭）；C. 产伤性大便失禁患者的肛内超声图像，内括约肌（黑色）和外括约肌（白色）损伤，损伤的边界已勾勒（斜线和箭）；D. 内括约肌侧切术后出现粪便污染内裤的肛内超声图像，内括约肌（黑色）损伤部位（箭）；E. 对照组患者肛管核磁显示的正常内括约肌（浅灰色）和外括约肌（深灰色）；F. 产伤性大便失禁患者肛管核磁图像，内括约肌（浅灰色）损伤（单斜线）和外括约肌（深灰色）损伤（双斜线）。注：明显萎缩的外括约肌（箭）（图片由 W. Ruud Schouten, MD 提供）

出率分别为 55% 和 75%。而使用超声视频录像可将假阳性率降到 40% 和 60%。将正常完整的括约肌误诊为存在缺损，可以用 Bollard 等发现的自然裂隙现象解释。有人认为测量患者会阴体的厚度可降低假阳性率。

Zetterström 等报道伴有前侧括约肌损伤的患者会阴体厚度为 6 ± 2mm，而无失禁症状患者会阴体厚度为 12 ± 3mm[109]。其他研究者也有类似的结论。[110] 不同检查者肛管内超声检查括约肌厚度时结果存在较大差异。然而，对于括约损伤的评估则结果比较接近 [111]。尽管肛管内超声存在不足之处，但它仍是迄今为止评价大便失禁诊断最佳工具。最近 10 年，三维（3D）技术变得越来越普及，研究表明，与二维(2D)超声相比，三维肛管内超声（图 14-2 和图 14-3）与手术中发现一致性更好 [112]。但其他的检查方法价值和临床意义却受到质疑。有人认为，大多数检查缺乏临床实用性，因为对临床患者完整评估的意义并不大。而且，这些检查结果不太可能改变患者的治疗计划。通常，检查发现异常值与患者的严重程度无相关。尽管这样，有几项检查仍经常被使用。这些检查结果能预测患者经药物或手术治疗的结果，因此可让医生为患者提供合理的治疗建议，给患者比较实际的期望值 [113]。在本节中，最常用的检查方法会被重点介绍。

2. "灌肠挑战"

最简单原始的判定大便失禁检查方法就是灌肠法。对一次性灌肠液的保留能力是临床常用的失禁评估手段。如果患者能很好地控制 100ml 灌肠液，那就不必进行任何外科手术和长期治疗，并可以确认此类患者不存在严重控便问题。

3. 肛门直肠测压

肛门直肠测压可评估肛管静息压、收缩压和肛门直肠抑制反射。存在肛门直肠抑制反射即可排除先天性巨结肠病。肛管静息压主要反映内括约肌的功能，而外括约肌的自发活动影响最大静息压 [114]。肛管收缩压与外括约肌及盆底肌肉的自主运动功能相关。如果静息压和收缩压同时降低，患者可能出现完全失禁。如果只有自主功能降低，患者可能出现部分失禁 [114]。外括约肌的功能对于控制固体大便很重要 [115]。

Penninckx 等 [116] 研究了大便失禁患者的症状和肛门直肠测压结果之间的关系。用最大静息压大于 40mmHg、收缩压大于 92mmHg 区分正常人和失禁患者，准确率分别为 96% 和 88%。以 60ml/min 速度逐渐给直肠内球囊注水，直至患者最大耐受阈值，如无法控制球囊就会出现不

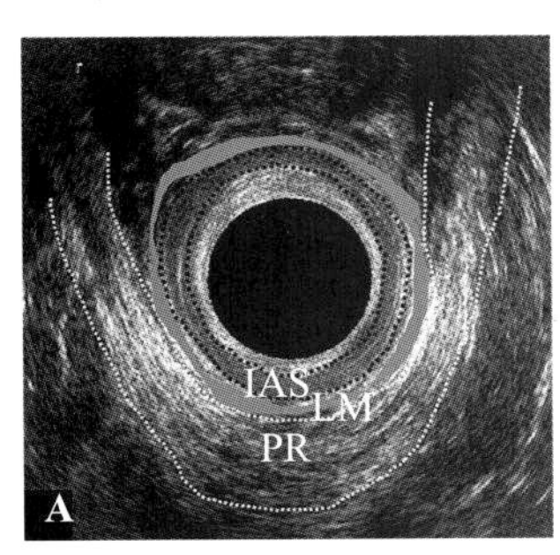

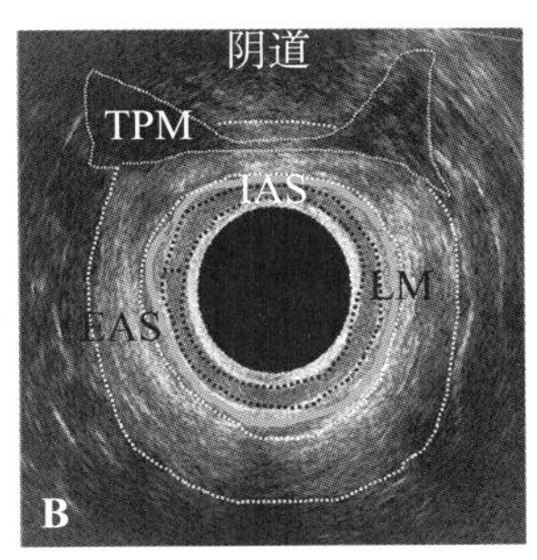

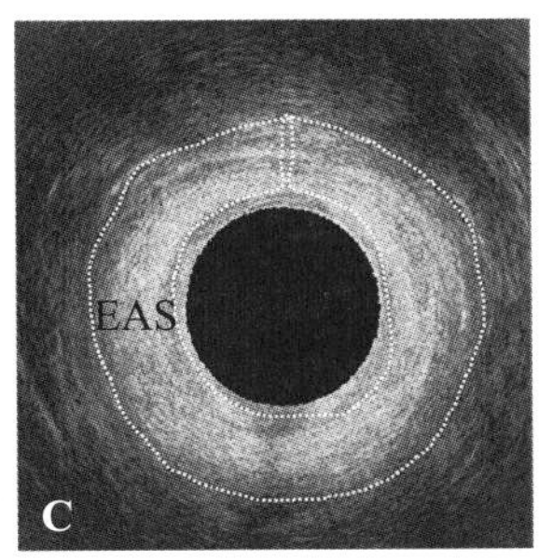

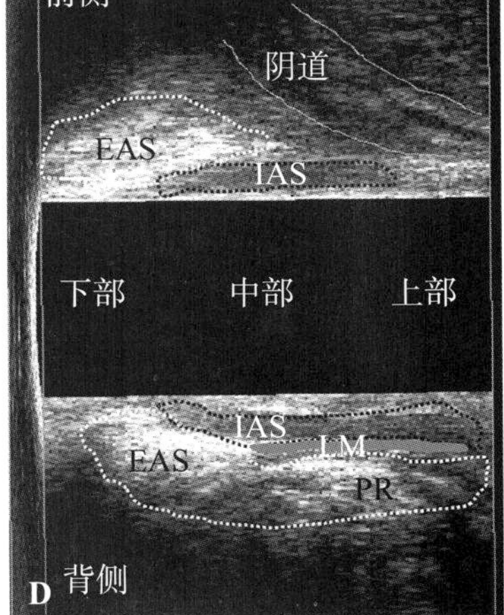

▲ 图 14-2　3D 超声显示了正常的超声结构（女性肛管）

A. 上部肛管；B. 中部肛管；C. 下部肛管（轴向）；D. 矢状面，括约肌的位置分布
EAS. 肛门外括约肌；IAS. 肛门内括约肌；LM. 联合纵肌；PR. 耻骨直肠肌；TPM. 会阴横肌（图片由 Sthela Regadas, MD 提供）

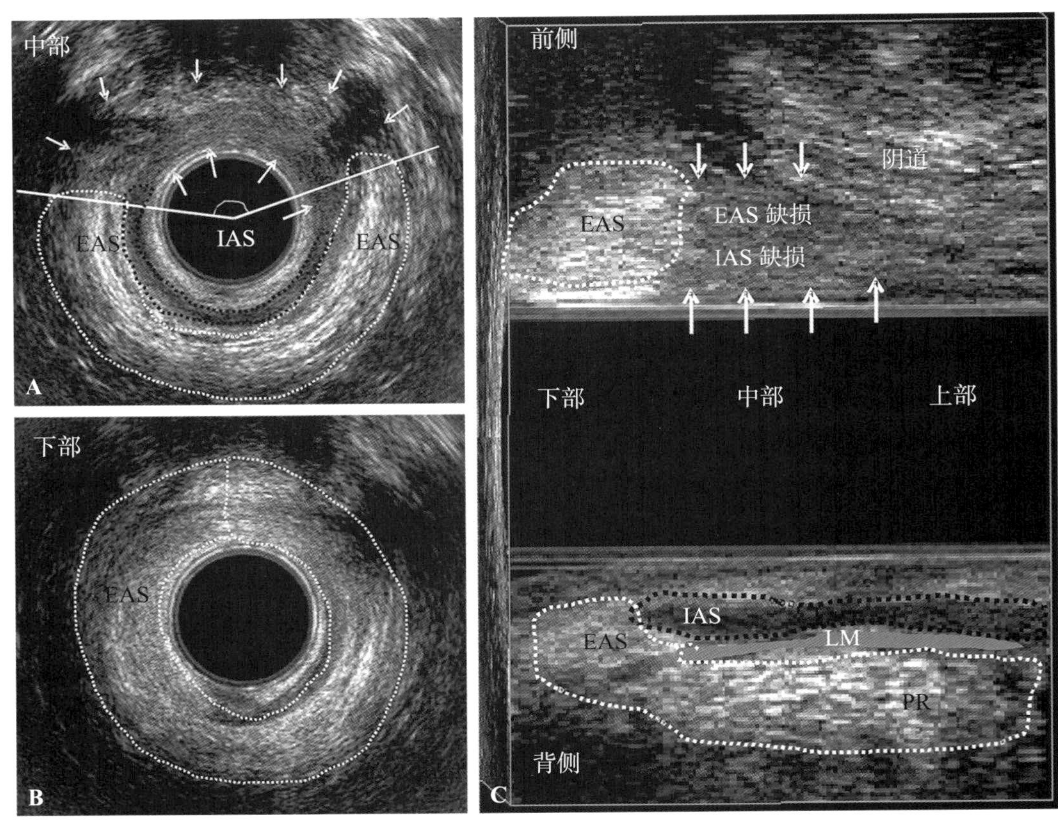

▲ 图 14-3　产伤致肛门内外括约肌损伤（箭）

A. 肛管中部，肛门外括约肌缺损的角度和内括约肌缺损部位（箭）；B. 远端外括约肌是完整的；C.（矢状面）残留的前侧外括约肌和外括约肌肉缺损处，肛管中段内括约肌的巨大缺损，融合而成括约肌复合体（箭）

EAS. 肛门外括约肌；IAS. 肛门内括约肌；LM. 联合纵肌；PR. 耻骨直肠肌（图片由 Sthela Regadas，MD 提供）

同程度的失禁。最大耐受阈值及最大耐受阈值和初始感觉阈值之间的差值（直肠感觉阈值）也和临床症状密切相关。要确定失禁的严重程度，球囊保持试验被证明优于灌肠挑战试验。

遗憾的是，大便失禁患者和正常人的肛门直肠测压值会有 10% 的重叠 [115]。女性分娩后，阴部神经损伤会增加括约肌断裂的风险，但是无论患者是否存在失禁，肛门直肠测压数据均可以显示出括约肌损伤 [117]。然而，大便失禁与非失禁患者的肛肠的生理数值重叠性如此之大，要准确预测失禁几乎是不可能的。此外，测压数据与患者失禁的严重程度并无相关性，亦不能预测术后效果。手术的效果和患者术前肛门直肠测压结果之间无相关性 [118]。即便测压数据正常也不能完全排除失禁 [114]。

近年来，对肛门直肠测压和肛管内超声之间相关性的研究比较多。de Leeuw 等对会阴撕裂修补术后 10 年以上的 34 例患者和正常经阴道分娩的 12 例无失禁症状的女性同时进行了这两项检查。有 22 例患者（65%）存在控便功能的影响。这些患者中 86% 存在长期括约肌缺损。因为不同组别之间最大肛门收缩压和最大肛门静息压之间有较大的重叠（有或没有失禁及有或没有括约肌缺损），肛门直肠测压并没有提供更多的信息 [119]。Nazir 等对 132 例 3～4 度会阴撕裂伤行修补术后的患者进行了一项队列研究。患者分娩时间和评估之间的平均间隔为 5 个月。所有妇女均接受了肛管内超声和容积向量测压。他们发现无括约肌缺损和非广泛性括约肌缺损的女性，肛门直肠测压数据间并无差异。但存在广泛性括约肌缺损的女性测压数据会显著降低。虽然作者观察到失禁评分与测压数值间有相关性，但失禁与未失禁的女性测压数值却有很大重叠性。测压数据并非是区分大便失禁与否的分界点[120]。Liberman 等设计了一项研究来确认肛门直肠生理学检查结果是否会干预大便失禁患者的治疗方法。研究表明肛门直肠测压结果不会改变预定治疗方案。且测压结果和超声检查结果之间没有发现关联性。而肛管内超声是最可能改变患者治疗计划的检查[113]。Voyvodic 等观察到肛门最大收缩压和外括约肌损伤间有很强的关联性。作者将外括约肌损伤分成部分损伤和全部损伤，局限性损伤和开放性损伤。这种分类在界定功能损伤上并无优势，因为在各亚组间收缩压没有显著性差异。这有可能意味着控便功能丧失的最主要原因是外括约肌环断裂所致缺损，而非括约肌断端的距离[121]。Bordeianou 等进行了一项前瞻性研究，观察腔内超声诊断括约肌存在缺损的患者中肛门静息压与 FISI 评分之间的关系，他们发现 FISI 评分在鉴别患者是否存在括约肌损伤时并不敏感；但是，括约肌缺损的患者肛门静息压会明显下降[122]。

4. 排粪造影

有人提出大便失禁患者的肛直角更钝[118]；通过排粪造影或球囊直肠造影能轻易显示这个增大的角度。这项检查虽然对大便失禁的原因无法提供更多信息，但可以发现一些隐匿疾病如直肠内脱垂。这些疾病与大便失禁的关系尚不明确。

5. 阴部神经末梢运动潜伏期

尽管去神经支配的严重程度并不会改变大便失禁的程度，但影响了括约肌修复治疗的效果。阴部神经末梢运动潜伏期是检测阴部神经病变的有用工具。阴部神经末梢运动潜伏期延长证明阴部神经病变，而被认为是“原发性”大便失禁的标志。Roig 等[123]发现大便失禁的患者有 70% 伴有阴部神经病变（括约肌缺损的患者中有 59% 伴有阴部神经病变，无括约肌缺损的患者中 94% 伴有阴部神经病变）。基于此发现，阴部神经病变可能是大便失禁的病因或相关因素。目前尚不清楚阴部神经传导速度的延长是否影响其功能的完整性。据显示，双侧阴部神经末梢运动潜伏期延长的患者中有 1/3 肛门收缩压仍在正常范围内。与此同时，阴部神经末梢运动潜伏期正常的人中有将近一半的人肛门收缩压低于正常范围[124]。虽然阴部神经末梢运动潜伏期测试结果对制定大便失禁患者的个体化治疗方案意义不大，但它对手术治疗预后有一定预测的价值。Laurberg 等最早证明阴部神经病变会影响手术效果。在他们的研究中发现，无阴部神经病变的患者行括约肌修补术成功率可达到 80%，而伴有神经病变的患者成功率只有 10%[125]。这个结果也得到其他人验证[126]。Sangwan 等报道，双侧阴部神经均正常的患者采用括约肌修补治疗的效果好，而一侧阴部神经正常的患者中只有 1/6 取得较好手术疗效。作者们均认为，若患者两侧阴部神经都完整，进行括约肌修补术后才能达到正常的控便功能[127]。阴部神经完整性与括约肌修补手术成功之间的相关性并未被普遍接受。Rasmussen、Chen 和 Young 等认为无法证明阴部神经病变与括约肌成形术后效果不佳的相关性[128, 129, 130]。

Osterberg 等[131]对常规使用阴部神经末梢运动潜伏期来评估大便失禁患者持质疑态度。他们认为大便失禁患者的阴部神经病变和纤维密度增加很常见。纤维密度，而非阴部神经末梢运动潜伏期导致临床症状和异常测压结果。神经源性或原发性大便失禁的患者，神经损的伤严重程度与他们肛门的运动、感觉功能相关。

6. 直肠顺应性

Rasmussen 等[132]研究了 31 例大便失禁患者的直肠顺应性。患者与对照组相比，在较低的直肠容积有持续便意，并且有较低的最大耐受体积和直肠顺应性（中位数分别为 126ml vs. 155ml、170ml vs. 220ml、9mmHg vs. 15mmHg）。原发性大便失禁患者与创伤性大便失禁患者之间的数据没有明显差异，提示患者的直肠顺应性降低可能是由于大便失禁使直肠正常贮便功能缺失而引起的。直肠顺应性的重要性尚存争议，因为有些作者发现直肠顺应性降低，另一些作者并未观察到同样现象[133, 134]。

7. 磁共振成像

磁共振成像（magnetic resonance imaging, MRI）可以呈现肛门括约肌的损伤情况，可与肛管内超声媲美。然而，肛门括约肌形态细微的变化只有通过 MRI 检查才能实现（图 14–4A 和 B）。肛门外括约肌的去神经化表现为肌肉纤维类型改变和萎缩。其特征是肌肉纤维缺失并由脂肪和纤维组织替代。与超声检查不同，MRI 可以很好区分肌肉纤维、纤维组织和脂肪组织。Williams 等对肛管内超声检查显示括约肌完整的女性采用联合肛门腔内线圈行 MRI 检查。发现控便功能良好且收缩压正常的女性肛门外括约肌横截面积中脂肪含量低于大便失禁且收缩压偏低的女性；肛门内括约肌薄弱和（或）超声下外括约肌显示不清的女性发生括约肌萎缩的可能性更大[135]。Briel 等对产伤引起前侧括约肌缺损的大便失禁患者进行了肛管内超声和腔内 MRI 检查，20 例患者中有 8 例仅在 MRI 上发现肛门外括约肌存在萎缩情况。而外括约肌没有萎缩的患者行括约肌修补术后疗效明显要好[136]。另一组患者进行括约肌修补术时在外括约肌左侧和右侧各取组织进行活检。腔内 MRI 显示有 36% 的患者伴有肛门外括约肌萎缩，而组织病理学证实除 1 例患者外均存在肛门外括约肌萎缩。在诊断肌肉萎缩方面，腔内 MRI 敏感性为 89%，特异性是 94%，阳性预测值可达 89%，阴性预测值可达 94%[137]。基于这些发现和其他研究结论，MRI 是检测肛门外括约肌萎缩的有效工具，因而能预测括约肌修补术的效果。

四、治疗

特定的原发病应根据具体病种实施治疗（无论是炎症性肠病、肿瘤，还是直肠脱垂）。无论何种病因，开始采用保守治疗几乎总是合理的。2015 年，美国结直肠外科学会发表了大便失禁治疗的临床实践指南[138]。该指南使用 GRADE

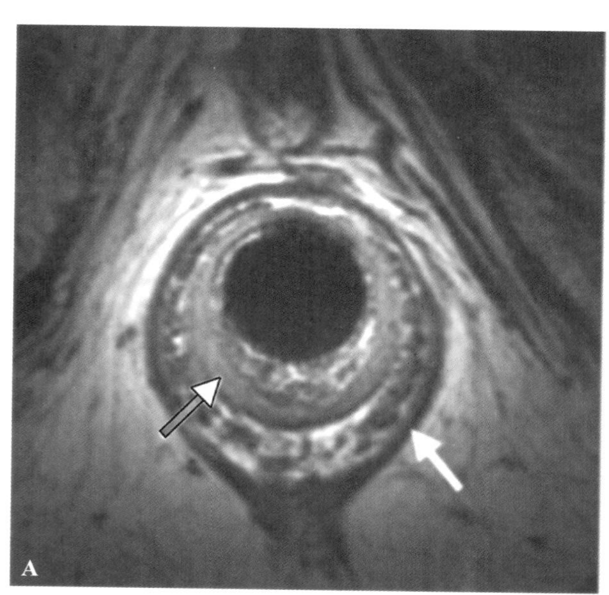

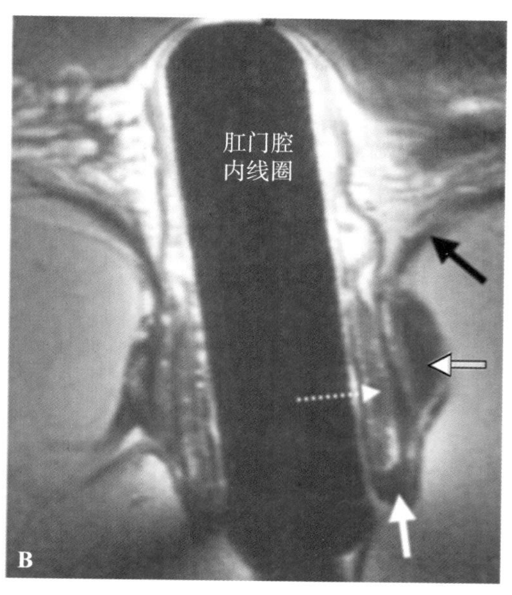

▲ **图 14–4　MRI 检查肛门括约肌形态细微的变化**

A. 腔内磁共振图像，横截面图像，肛门内括约肌（空心箭）和肛门外括约肌（实心箭）；B. 腔内磁共振图像，矢状位图像。肛提肌（黑色箭），耻骨直肠肌（空心箭），肛门外括约肌远端，弯曲包绕肛门内括约肌末端（实心箭），肛门内括约肌（虚线箭）

系统评估了各种治疗方法[139]。我们会将推荐的相关治疗用粗体突出。

（一）非手术方法

1. 药物治疗

保守疗法是初始治疗的主要手段。通常会建议大便失禁患者调整饮食结构并进行会阴部功能锻炼。但对固体大便失禁的患者保守治疗效果欠佳，而对稀便失禁患者通常有效。Rosen 等[140]回顾了各种治疗频繁性稀便失禁相关止泻药物，包括高岭土、活性炭、果胶和大便成形剂等，均可作用于肠内容物，使粪便成形。铋盐和收敛剂（如氢氧化铝）等药物可在肠内容物和肠壁之间形成屏障。抗胆碱能药物（如阿托品）可有效抑制肠道分泌物和蠕动。但这些药物即便只采用治疗量也可能产生副作用。鸦片类衍生物如鸦片酊、复方樟脑酊、可待因可直接作用于肠壁的平滑肌，但是有成瘾风险不适合长期使用。复方地芬诺酯片（止泻宁）也曾经被用于大便失禁。常用的还是洛哌丁胺（易蒙停），它不仅可直接作用于直肠壁环肌和纵肌抑制肠蠕动，还可以固化大便并增加直肠顺应性，因此可减轻患者的急便感。洛哌丁胺还可以增加结直肠切除术后患者肛门静息压[141]，提升肛门括约肌功能和控便功能[142]。明确伴有神经损伤的患者，可通过定期灌肠排空左半结肠内粪便，达到一定程度控便的效果。

阿米替林，一种具有抗胆碱和血清素活性的三环抗抑郁药，曾被经验性地用于治疗原发性大便失禁。Santoro 等[143]进行的一项开放试验观察 18 例原发性大便失禁患者，每天给予 20mg 阿米替林，治疗 4 周[143]。阿米替林改善了大便失禁评分（中位数治疗前 16 分 vs. 治疗后 3 分）并减少了每日排便次数，改善了 89% 大便失禁患者的症状。结果显示：阿米替林可降低直肠复合运动的振幅和频率。此外，它延长了结肠的传输时间，使粪便更成形，排便次数减少。这些综合因素可能改善了大便失禁。

饮食和药物被推荐为治疗大便失禁的一线治疗方法。推荐等级：基于低级和超低级质量证据的强烈推荐，1C[138]。

2. 生物反馈 / 盆底再训练

Engel 等[144]首先报道采用生物反馈训练治疗大便失禁。他们挑选有积极性且较敏感的大便失禁患者，进行三阶段自主控便的指导。

生物反馈治疗至少含三项内容：外括约肌的锻炼，直肠感觉识别功能锻炼和直肠扩张时内外括约肌同步反应训练[145]。每项内容都可能对部分患者有效。包括在患者直肠腔内放置一个带有压力传感器的球囊，其肛门括约肌对指令的反应可以用视觉图像反馈给患者。一开始将大量空气注入直肠内的球囊，接着逐渐减少每次注入的气体量，最后注入少量气体，患者可产生肛门外括约肌收缩。随后，停止使用视觉图像反馈，由训练师评估患者能否自行对直肠感觉做出反应。

训练每隔 4～8 周进行一次，同时配合括约肌锻炼增加肌肉力量。这项训练的目的是增加外括约肌的收缩力量，并教会患者在感觉轻度直肠扩张感觉时收缩括约肌。

生物反馈的主要缺点在于比较耗时。每次训练需要至少 1～2h，并且借助许多复杂的生理监测仪器。

Wald[146]报道糖尿病患者有多种肛门直肠感觉和运动功能异常。因此通过药物治疗和饮食干预可调节腹泻症状，联合生物反馈提高直肠感觉阈值和横纹肌反应性能，也许可以成功地重建控便功能。

若干作者回顾了文献中生物反馈治疗大便失禁的有效性。Norton 等对生物反馈和括约肌锻炼治疗便失禁的对照研究进行了 Cochrane 回顾。只有 5 项随机对照或半随机对照研究符合纳入标准，共含 109 名患者。Cochrane 回顾的结论是，尚无足够证据来判断括约肌锻炼或生物反馈是否能有效地治疗大便失禁[147]。Hymen 等在 Medline 数据库中搜索了 1973—1999 年发表并包含“生物反馈和大便失禁”关键词的论文。共回顾了 35 项研究，只有 6 项采用了平行治疗设计，其中仅 3 项为随机对照研究。采用协调性训练（直肠充盈引发盆底肌肉协调性收缩）的成功率是 67%，采用力量训练（仅盆底肌肉收缩）的成功率为 70%，荟萃分析发现尽管两种训练均有效，但无法证明哪种训练效果更好。虽然有以上的阳性结果，有作者指出回顾性研究结论有局限性，因为缺乏治疗成功的公认标准，而且患者入选标准，症状的严重性，治疗的持续时间，生物反馈的类型和结局预测等因素都不尽相同 [148]。Palsson 等文献回顾发现对照性研究较少 [149]。最大的随机对照研究是由 Norton 等开展的。他们将 171 例便失禁患者随机分为四个治疗组：①标准治疗；②标准治疗联合括约肌训练指导；③治疗同"②"并联合计算机辅助的生物反馈协调性训练；④治疗同"③"并联合每天使用肌电家用训练设备。所有完成治疗的四组患者，有一半患者的大便失禁症状得以改善。随访 1 年仍维持不错的疗效。这些数据表明，即便没有联合括约肌锻炼和生物反馈，大便失禁症状也会有所改善，所以患者和治疗师的互动及应对方法才是重要的因素 [150]。由 Solomon 等开展的另一项随机对照研究表明，仪器指导下进行生物反馈与单纯手指指导盆底肌肉训练相比并无明显优势 [151]。生物反馈的起效机制尚不明确。有人认为生物反馈通过力量训练改善肛门外括约肌和盆底肌的收缩力。试图证明生物反馈可引起肛门直肠压力变化的最初尝试是困难的。Fynes 等做了一项随机对照研究比较单纯应用生物反馈和生物反馈联合电刺激治疗大便失禁的疗效。在单纯应用生物反馈治疗后测压数据无变化，而生物反馈结合电刺激治疗后患者的肛门静息压和收缩压均有所上升 [67]。Beddy 等发现在肌电刺激联合生物反馈训练后，患者的肛门静息压、收缩持续时间和收缩频率都有明显上升，但收缩压没有变化 [152]。

生物反馈也可以增强直肠对扩张的感觉和反应能力，称为感觉再训练。Chiarioni 等报道直肠感觉再训练是生物反馈治疗大便失禁的关键所在。尽管他们发现生物反馈可以增加患者的最大收缩压和收缩持续时间，但应答患者和无应答患者的括约肌力量却没有明显区别。然而，应答患者在治疗结束后初始感觉阈值较低 [153]。直肠感觉功能和括约肌活动之间良好的协调性有助于提高生物反馈的效果。质疑生物反馈疗法的人认为是提高治疗师和患者之间的互动，减轻患者焦虑并增强了信心而产生效果。尽管存在诸多尚未解决的问题，但显然短期内生物反馈对一半以上的大便失禁患者是有效的。但是预测生物反馈治疗效果的数据却很少。有一项研究发现，测压数据中除了横截面不对称性增加外，其他数据并不能预测生物反馈治疗的疗效 [154]。另一项研究表明，55 岁以下患者出现排便时肛门不完全松弛，对生物反馈效果有不利影响 [155]。生物反馈训练后的长期结果也遭到质疑；大多数研究随访时间不到 2 年。Enck 等对 5～6 年前接受生物反馈治疗的患者进行了问卷调查，同时给未接受治疗的人发了相同问卷。两组都有 78% 的人经历过大便失禁，但治疗组中便失禁的严重程度明显要低。在治疗后的 5～6 年，患者大便失禁的严重程度与刚接受治疗后立即报道的大便失禁程度相似 [156]。与此相反，另外两项研究却发现大便失禁症状会随着时间逐渐加重 [157, 158]。Ryn 等报道生物反馈治疗后立即进行评估，总体成功率为 60%。但在中位随访 44 个月后成功率降到 41%[159]。随着时间延长大便失禁症状会加重，故建议再次进行生物反馈训练。Pager 等并未发现随着时间的推移大便失禁会加重。在完成训练后中位随访 42 个月，仍有 75% 的患者大便失禁症状得以改善，且有 83 例患者生活质量得到改善。他们还观察到，患者进行生物反馈训练后的几年中症状持续改善，可能是因为对患者重点强调要坚持自主锻炼 [160]。生物反馈治疗是多模式的。还需要更多的研究建立患者入选标准，比较不同生物反馈技术，并建立有效结局指标。尽管费时费力，但生物反馈无创安全。基于已有的结果，生物反馈可以作为大便失禁患者的初始治疗方法。有人建议生物反馈可作为肛门括约肌修补术后的有效辅助治疗方法。Davis 等采用随机对照试验研究该问题。38 名患者被随机分为括约肌修补治疗和括约肌修补联合生物反馈治疗。术后早期，两组之间功能性结果并无显著差异。因此，需要进行更多的研究来阐明生物反馈的辅助作用[161]。

生物反馈应作为具备括约肌自主收缩功能的大便失禁患者的初始治疗方法。推荐等级：基于中级质量证据的强烈推荐，1B[138]。

（二）手术方法

所有手术均需外用泻药、灌肠剂或口服泻药进行肠道的准备。如果留置尿管，则应留置到患者疼痛减轻可以进行自主排尿为止。围术期使用广谱抗生素。总体来讲，我们将手术分为以下五类：修补、替代、增强、刺激、转流[162]。

1. 修补

(1) 前方肛门括约肌修补：产后肛门外括约肌缺损是大便失禁的主要原因，最常位于肛门前方的括约肌损伤。这些结构缺损可以通过前方肛门括约肌修补来治疗。大多数外科医生将两侧游离的肛门外括约肌进行重叠缝合。但在括约肌损伤早期，由于没有明显瘢痕且肌肉组织健康，可采取一期缝合或端端缝合进行修补。

Fang[163]、Parks 和 McPartlin 等[164]应用括约肌成形技术治疗大便失禁，只要患者剩余的括约肌量足够就可取得良好效果。Wexner 等进行了术式改良，对内、外括约肌分别进行修补。手术操作时患者采用俯卧折刀位，用一块 6 英寸（约 15cm）的卷状垫使臀部翘起。可以采用局部麻醉或全身麻醉；手术部位用局麻药和 1∶20 万 U 的肾上腺素注射浸润，可使肌肉放松并达到止血效果（图 14-5A）[165]。第一步是将肛管皮肤[3]从深面的括约肌和瘢痕游离出来。切口呈弧形，与外括约肌外缘平行。切口弧度视瘢痕组织的量而定，不应超过 180°，因为侧方切口太长可能损伤阴部神经（图 14-5B）。向头侧游离至肛门直肠环远端（图 14-5C），必须达到没有瘢痕结缔组织处。随后完整地游离括约肌（图 14-5D）。阴部神经的分支从后侧方穿入括约肌，手术中需仔细操作进行保护。充分游离括约肌有助于达到无张力缝合。通常从正常肌肉开始，找到正确的层面后较为容易的扩展至瘢痕区域。一种方式是将整条括约肌从瘢痕组织中间断开，保留瘢痕组织便于缝

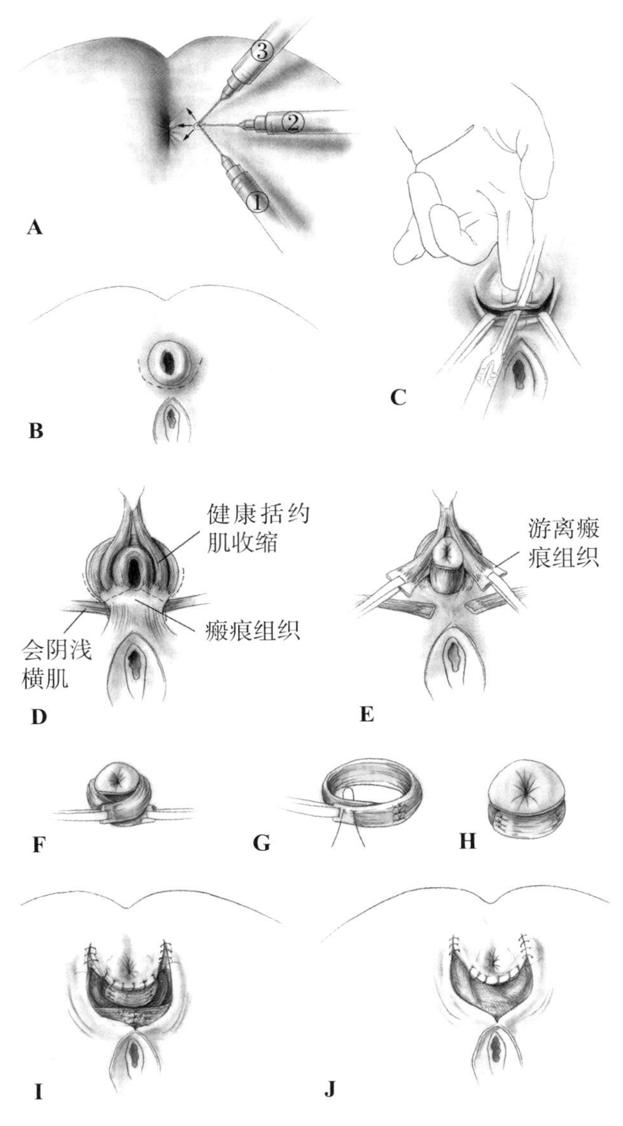

▲ 图 14-5　括约肌成形术

A. 局部浸润麻醉；B. 做弧形切口；C. 游离肛管皮瓣；D. 分离括约肌；E. 游离括约肌的断端；F. 肌肉端的重叠；G. 采用褥式缝合，需保留断端瘢痕便于进行缝合；H. 完成缝合时，肛管刚好容一指通过；I. 在肛管前侧完成会阴体重建，将肛管皮肤缝合固定于括约肌上，创缘部分缝合以缩小伤口；J. 伤口开放表面包扎固定

合（图 14–5E）。耻骨直肠肌和肛门内括约肌折叠后用慢吸收线缝合。然后将肌肉断端重叠以缩小肛门径，以刚好容下示指为宜（图 14–5F）。

术中需仔细操作，可行多重褥式缝合保证肛管口径（图 14–5G）。缝合线一般用 2–0 合成可吸收线。括约肌两端的张力一定要尽量小，若两侧肌肉端分离说明肌肉未从基底部充分游离，就很容易在缝线处裂开。当所有缝线都缝好以后一起收紧，再次确认肛门口径适宜，最后打结固定（图 14–5H）。第二种手术方式是保留中间的瘢痕组织，正常组织覆盖后再重叠修补。

如果患者会阴体小于正常，应尝试修补治疗，可通过前侧肛提肌成形和内括约肌成形术实现。会阴两侧组织 [会阴横肌和（或）瘢痕组织] 在中线对合（图 14–5I）。通过重建，在肛门和阴道间提供了支撑，将肛门与阴道有效隔开。用 3–0 肠线或可吸收线间断或连续缝合，将肛管皮肤缝合于肛门括约肌表面。括约肌外缘的马蹄形创面部分缝合，剩下创面用细纱布填塞引流（图 14–5J）或者仅用纱布敷在表面。

对于患者术后管理每个医生各不相同。最近趋于让患者尽早进食。一个随机对照研究发现限制进食和立即饮食在术后并发症方面没有差异[166]。虽然考虑到以后可能会需要泻药，我们仍会使用阿片类药物减轻患者疼痛和排便的次数。Mahony 等[167]对产伤行肛门括约肌一期修复术后早期管理进行了一项随机试验，对比促进排便方案和控制排便方案。105 例女性患者因会阴 3 度撕裂伤行一期修补术，之后被随机分为接受乳果糖（泻药组，56 例）或磷酸可待因（便秘组，49 例）两组，连续用药 3d。便秘组和泻药组术后第一次排便发生的中位时间分别为 4d 和 2d。与泻药组相比，便秘组患者第一次排便时疼痛更加明显[3]。便秘组平均住院时间为 3.7d，泻药组 3.1d。两组患者在产后 3 个月时排便评分、肛管测压、腔内超声（EAUS）结果均相似。泻药组患者明显排便早、痛苦小、出院早。每天 2～3 次坐浴可缓解疼痛并可清洁局部分泌物。一些外科医生发现患者皮肤浸渍，建议用温盐水溶液或稀释的过氧化氢（1：4 稀释）冲洗伤口，保证舒适和清洁效果。脉冲式手持淋浴器、坐浴盆或坐浴器是保持会阴伤口清洁非常有用的辅助设备。在术前要告知患者会需要至少 4～6 周的愈合时间，而且不同程度的创面裂开属于正常情况。开始饮食后，建议每天两次口服车前子制剂避免用力排便。无须行结肠造口，通常住院 5～6d。还可以指导患者将导管沿着臀沟向前置入肛门（避开手术部位）进行灌肠，可以防止患者手术后在家中发生迟发性便秘或粪嵌塞。

从诸多已发表的关于括约肌修补术短期疗效的报道看来，早期成功率是肯定的，约 60% 的患者效果显著。然而，长期的有效率并非如此。Karoui 等发表了一项大样本的研究，对 86 例括约肌成形术的患者在术后 3 个月进行了评估，1/3 的患者能完全控便，另外 1/3 的患者仅有气体失禁。然而，在随访 40 个月时，超过 70% 的患者出现气体和固体大便失禁[168]。Malouf 等对 55 例因产伤行括约肌重叠修补术的患者进行了评估，在术后 15 个月，42 例患者能控制液体和固体粪便，而在术后 5 年随访时，无一例患者能完全控制固体和液体粪便，此结论再次强调控便功能会随时间的延长而退化[169]。同样地，Halverson 和 Hull 报道了一篇 71 例行括约肌成形术的患者，中位评估时间为术后 69 个月。有 49 例（69%）完成了随访。其中 4 例做了粪便转流，54% 的患者存在液体或固体大便失禁，只有 6 例患者（14%）能够完全控便[170]。手术成功的预测因素主要有年龄，阴部神经损伤和修补方式。尽管已有大量文献报道，却难有明确答案。不少人对患者进行括约肌修复时的年龄进行了评估。Simmang 等研究 14 例年龄 55—81 岁的患者。几乎所有人的症状均得以改善，且有一半患者能够完全控便。在这个公认的小样本研究中，高龄似乎并没有预示失败[171]。Rasmussen 等研究了 24 例 40 岁以下和 14 例 40 岁以上女性术后控便能力；年龄大的那组患者术后控便力明显更差，这可能与她们的盆底薄弱有关[172]。与之相反，Young 等研究了 57 例括约肌重叠修补术的女性，他们发现小于 40 岁的患者中有 78% 认为修补手术成功，而老年组中达 93%，但两组患者的失禁评分改善相似[129]。阴部神经损伤使神经末梢运动潜伏期延长已被认为是产伤导致大便失禁的病因之一。有大量文献曾试图评估，但数据存在明显分歧。Barisic 等，Londono-Schimmer 等与 Gilliland 等的研究支持这一观点[173-175]，比较有阴部神经病变和无阴部神经病变的患者，在括约肌成形术后失禁评分存在显著性差异。然而这一结论却遭到很多同期研究的反驳，包括 Bravo Gutierrez 等，Halverson，Hull，Malouf 等和 Karoui 等[168-176]。Tjandra 等比较了不同修补方式如采用重叠修补和端端修补是否会影响功能预后。研究 23 例前侧括约肌损伤的患者。随机分组 12 例患者行端端修补，11 例行重叠修补，中位随访时间为 18 个月。两组 CCF-FIS 评分相同，静息压和最大收缩压及患者主观成功率评分均无明显差异[177]。

Briel 等进行了一项前瞻性研究，观察括约肌整体重叠修补是否优于内、外括约肌分别修补。在这项研究中，31 例患者接受了内、外括约肌分别修补术，24 例进行标准的重叠修补术。两组患者的治疗后数据无统计学差异[178]。Hasegawa 等[179]进行了一项随机试验，评估粪便转流是否有利于括约肌修补术后的创面愈合和功能恢复。患者被随机分配到预防性造口组（n=13）和无造口组（n=14）。采用 CCF-FIS 量表（0～20）评估。两组失禁评分均有显著改善（造口组 13.5—7.8；无造口组 14—9.6），但无显著差异。最大静息压和最大收缩压仅在无造口组明显上升。两组功能性结果和括约肌修补并发症方面无显著差异。然而，造口的 13 例患者中有 7 例发生了与造口相关的并发症（造口旁疝 2 例；造口脱出 1 例；造口处切口疝需要修补 5 例；闭合伤口感染 1 例）。他们得出结论，行括约肌修补手术不必进行粪便转流造口，因为不仅对创面愈合和功能没有任何益处，还会导致其他问题。

Lewicky 等[180]研究了 32 例因分娩会阴 3～4 度撕裂伤的大便失禁患者，行肛门括约肌修补术后性功能情况。由于存在 3～4 度会阴撕裂伤，妇女性功能受到影响。他们的研究显示，该程度会阴撕裂的患者在一期修补后行括约肌成形术，患者的性功能有几个参数呈持续改善。如 40% 患者躯体感觉明显改善，33.3% 患者性满意度提高，28.6% 的患者更容易达到高潮。37.5% 的患者性欲提高且 20% 的患者报告性伴侣满意度更好。手术前，因为恐惧性行为时会发生大便失禁，有 23.5% 的患者在生理上无法接受性生活，31.2% 患者在情感上无法接受性生活；手术以后，只有 6.3% 的患者生理上无法接受性生活，0% 的患者心理上无法接受性生活。

尽管文献报道结果各异，括约肌修补术仍应作为对于括约肌缺损患者控便问题的有效治疗方法，尤其适用于产伤后一期修补。Reid 等做了一项研究，344 例女性因产伤行一期修补。只有 18% 患者在长期随访（3 年）时仍有大便失禁问题。有意思的是，31 例早期随访（9 周）出现控便问题的患者，其中 28 例在 3 年随访时却没有失禁症状。长期失禁的预测因素有：术后 9 周时的急便感（OR 值 4.65）和较高的 St Marks 失禁评分（OR 值 1.4）[181]。

Glasgow 和 Lowry 进行了一项系统回顾，概括了关于括约肌修补术长期疗效的关键发现。回顾了 16 项研究近 900 例括约肌修补术患者，作者发现大多数患者随着时间延长对治疗结果仍持满意态度。即使现代技术飞速发展，高超的括约肌修补术可能带来的效果仍不容忽视[182]。但应该告知患者，即便术后短期疗效好，但随着时间延长仍可能会复发；括约肌修补术可能是多模式治疗中的第一步。表 14-5 总结了重叠修补术能带来的大致效果。

括约肌修补术（括约肌成形术）适用于外括约肌有明显缺损的大便失禁患者。推荐等级：基于中等质量证据的强烈推荐，1B[138]。

表 14–5　括约肌重叠修补术结果

作　者	患者例数	控便能力分级（%）[a]		
		1	2	3
Browning 和 Moston[b]（1984）[183]	83	78	13	9
Fang 等（1984）[163]	76	58	38	4
Hawley[b]（1985）[184]	100	52	30	18
Christiansen 和 Pedersen（1987）[185]	23	65	30	5
Morgan 等 [b]（1987）[186]	45	82	9	9
Ctercteko 等（1988）[24]	44	54	32	14
Abcarian 等 [c]（1989）[187]	43	100		
Yoshioka 和 Keighley（1989）[188]	27	26	48	26
Jacobs 等 [c]（1990）[189]	30	83	17	
Fleshman 等（1991）[190]	55	51	44	5
Gibbs 和 Hooks（1993）[191]	33	30	58	12
Engel 等（1994）[192]	28	57	22	21
Engel 等（1994）[193]	53	79	17	4
Londono–Schimmer 等（1994）[174]	94	50	26	24
Sangalli 和 Marti（1994）[194]	36	78	19	3
Simmang 等（1994）[171]	14	71	29	—
Oliveira 等 [d]（1996）[195]	55	24①	47	29

a. 控便能力分级：1. 可控制固体和液体粪便；2. 可控制固体粪便但有时无法控制液便；3. 控便力差或丧失控便能力
b. 多数患者有结肠造口
c. 联合前方耻骨直肠肌缝合
d. 据研究，55% 患者有括约肌修补史

(2) 肛管后方修复：在肛管内超声引入前，大多数大便失禁患者被归为“特发性”或神经源性。Parks 设计了“肛门后方修补术”治疗这类失禁的患者。他认为这一手术的机理在于恢复了肛直角和增加了肛管长度。然而，一些研究结果表明肛管后方修补不会明显改变肛直角大小[196–200]。部分研究发现肛管后方修复术后肛管长度明显增加[2, 196, 201]。关于肛管后方修复术后肛门压力的变化，不同报道的数据也各不相同。有些人认为术后肛管静息压和收缩压会增加[183, 197–202]。也有人称肛管后方修复术对肛门压力并无影响[203, 204]，由于患者在肛管后方修补术后解剖学和生理学改变缺乏一致性，尚不清楚它为何对某些患者奏效。临床症状的改善可能是手术使肛管延长和口径变小的结果。van Tets 和 Kuijpers 甚至认为这个手术并不是靠增强肌肉

①译者注：英文原版此处为 29；经查引文原文核实为 24。

力量而是通过安慰剂效应来改善患者的控便功能[205]。Parks 对该手术描述如下：在肛管后侧做成角的切口，在内、外括约肌间层面进行分离直达耻骨直肠肌。分离直肠骶骨筋膜以进入盆腔，并将直肠系膜脂肪从肛提肌上分离。从骨盆的一侧到另一侧进行缝合，第一层先缝合坐骨尾骨肌，第二层缝合耻骨尾骨肌。缝合时并非肌肉对合而只是缝线在肌肉间形成网格，可采用 0 号（薇乔）可吸收缝线。

接着，用一排缝线使耻骨直肠肌两支对合，进一步支撑起肛直角。这使耻骨直肠肌牵拉更加有效。在骶前间隙放置负压引流管并从侧方引流切口中引出。外括约肌折叠缝合以缩小肛门口径。术中将手指放在肛管内，可排除术后狭窄，这是手术成功的关键。皮下组织用 3–0 铬肠线缝合，皮肤由 3–0 可吸收线缝合。建议静脉使用抗生素，术前一次，术后两次。虽然 Parks 建议术后采用硫酸镁通便 10d，确保患者排稀便，但我们建议限制 5d 摄入量，在此期间服用洛哌丁胺和含可待因的镇痛药抑制肠蠕动控制排便。当恢复饮食后，患者每天两次口服车前子帮助排便。

Browning 和已故的 Sir Alan Parks 首先报道了肛管后方修补术后的功能结果。据他们描述，术后有 86% 的患者可以控制固体粪便。在 20 世纪 80 年代和 90 年代初，该术式成功率介于 66%～94% 之间。然而，在那时候对成功的认定不仅包含患者可重新控制固体粪便和液体大便，也包括症状改善但仍有不定时失禁发作。此外，在那个时期大多数是回顾性研究。各项研究间对失禁的定义和数据收集的方法各不相同。几乎所有研究都未使用标准失禁评分方法。而且，随访时间相对较短甚至缺乏记录。在过去 10 年中，肛管后方修补术后长期的疗效不如早期发表研究报道中的短期疗效好。相关数据见表 14–6。

最近的研究数据表明，肛管后方修补术效果并非像患者或外科医生希望的那样好。术后早期结果令人失望，随时间推移效果更差。总体的成功率较低，约 35%[201, 208]。总的来说，这项术式虽在当时属于创新，现今几乎被舍弃。尽管一般认为此技术已过时，最近的一些研究提示其在特定人群中仍有一定效果。Mackey 等报道称 57 例患者，平均随访 9.1 年，79% 的患者仍对治疗结果满意[209]。

不推荐采用肛门外括约肌折叠术（Parks' 肛管后方修补）。推荐等级：基于中等质量证据的强烈推荐，1B[138]。

2. 替代

(1) 肌肉转位：可通过先进技术利用带蒂的

表 14–6 随访时间与肛管后方修补术结果的关系

作 者	年 份	随访时间与成功率（%）							
		0.5	1	2	3	3.5	4	6	8
Setti Carraro 等[201]	1994	41						26	
Engel 等[192]	1994					21			
Jameson 等[202]	1994	50		28					
Athanasiadis 等[199]	1995						6		
Briel 和 Schouten[206]	1995		65		46				
Rieger 等[207]	1997								37
Matsuoka 等[208]	2000				35				

注：治疗成功的定义为可以控制固体和液体大便，伴或不伴有漏气

肌瓣代替受损或无功能的括约肌。一般来说，由于技术难度大、并发症发生率高及其他新的微创技术产生，这种治疗方法已很少使用。只有特定情况下在专科中心才能实施。我们将简要地介绍其中的一些术式。

(2) 股薄肌转位术（股薄肌成形术）：在一个多世纪前由 Chetwood 最早提出该方法，该技术被 Pickrell 等改良用于治疗小儿大便失禁[210]。近年来 Wexner 等将该技术作为一种补救方法用于治疗括约肌严重损伤的健康患者。在这项技术中，患者先行粪便转流，通常是回肠造口。然后，游离股薄肌带蒂肌瓣。将其包绕括约肌复合体周围并缝合固定（图 14–6）。该技术最初仅为单纯肌肉转位，将肌肉卷裹呈环状，类似于 Thiersch 手术。手术后，患者还要学习主动收缩肌肉来加强控制[211]。术后 3d 要进行内收肌夹板固定。最后，待伤口完全愈合才能回纳回肠造口。

为了增加手术疗效，可使用电刺激神经调节，使较易疲劳的快收缩骨骼肌纤维转变为相对慢收缩骨骼肌纤维，从而实现紧张性收缩（图 14–7）。动力性（或刺激性）股薄肌成形术效果良好；但因手术难度高且并发症多，目前很少有人应用。Wexner 等报道了一项有多国参与的动力性股薄肌成形术临床研究，结果显示术后 2 年，有 60% 以上患者的生活质量和便失禁评分明显改善[213]。然而不幸的是，长期有效率并不理想。Thornton 等发现在治疗 5 年后成功率明显下降，只有 16% 的患者能保持控便，总体并发症发生率为 70%。并发症包括手术部位感染、刺激器故障和疼痛[214]。

Geerdes 等[215] 研究报道动力性股薄肌成形术后并发症及处理措施。共 67 例患者行股薄肌成形术，平均随访 2.7 年。正常控便力被定义为可控制固体和液体大便。有 52 例成功（78%），15 例失败（22%）。并发症可因操作技术难度、感染、肌肉生理异常或肛门直肠功能失调所致。一共有 36 例患者发生了 53 项并发症。大多数与股薄肌移位和电刺激相关问题都可以解决。失败原因有：远端肌肉收缩不良（4 例），刺激期间肛管穿孔（1 例）。8 例患者因电刺激器和电极的感染需要移除，3 例患者重新植入后仍不能控便。除了中度便秘外，生理原因的并发症最难治疗，导致 5 例患者因充溢性失禁，粪便污染衣物，直肠扩张不良，强烈肠蠕动和严重便秘而失败。尽管有 2 例患者股薄肌成形术后肛门收缩功

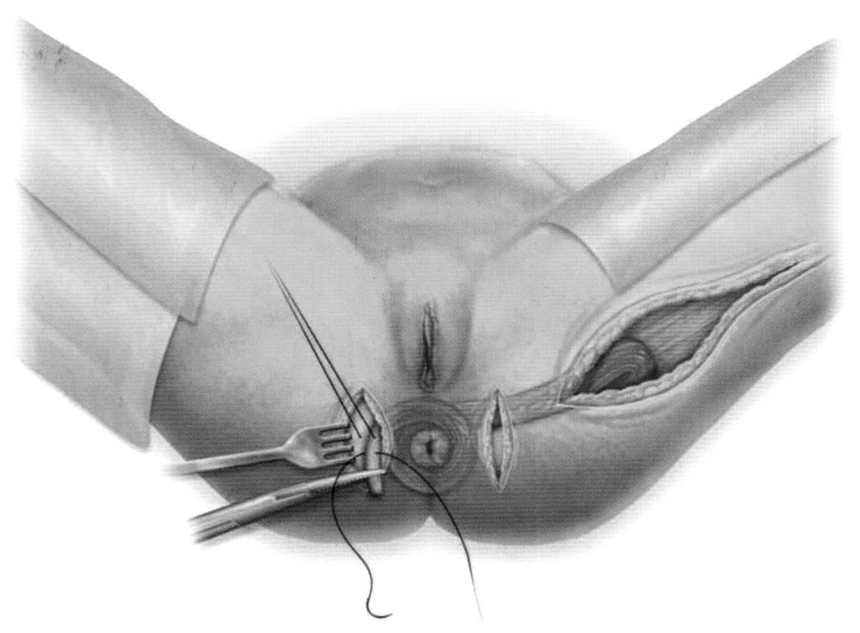

◀ **图 14–6 股薄肌成形术**

游离出股薄肌近端带蒂肌瓣。肌肉在括约肌复合体周围包绕并缝合固定[212]（经过 ©2012 Wolters Kluwer 允许）

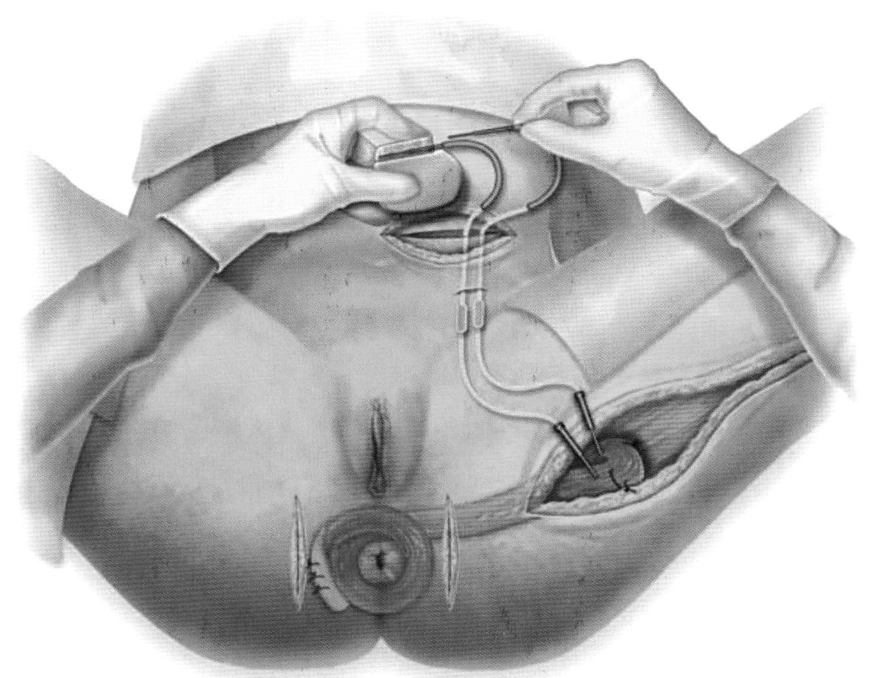

◀ 图 14-7 股薄肌成形术

使用电刺激器神经调节，使较易疲劳的快收缩骨骼肌纤维转变为相对慢收缩骨骼肌纤维，从而实现紧张性收缩[212]（经过 ©2012 Wolters Kluwer 允许）

能良好，却不明原因地失败了。作者认为与动力性股薄肌成形术相关的并发症，如收缩力降低、感染、远端肌肉收缩不良和便秘，通常都可以预防和治疗；而由先天原因或神经退化导致的感觉和（或）动力障碍却无法改善。因此，需要认真的筛选患者才能避免失望的结果。

Penninckx 代表比利时结直肠外科的报告提示，动力性股薄肌成形术的结果更差。中位随访 48 个月后，有 45% 的患者宣告失败。失败率最高发生在术后第一年，随后也有大量的失败案例报道[216]。

事实上，美国有两家制造相关设备的公司（NICE Technologies，Ft. Lauderdale，FL 和 Medtronic Inc.，Minneapolis，MN）都已停止了设备销售。美国食品药品管理局不再批准该刺激器用于当前指征。非刺激性股薄肌成形术目前仅在个别中心开展，该方法有时仍为创伤性大便失禁和肛门闭锁伴发大便失禁患者的最佳选择。此手术必须在已有粪便转流的患者中实施。

(3) 臀大肌转位：臀大肌转位被应用于治疗括约肌丧失正常功能的患者[217-220]。此手术可用于治疗外伤导致的会阴组织撕裂。由 Fleshner 和 Roberts 对此进行的一篇高质量综述，在文中他们做出了如下描述[221]。

臀大肌非常适合转位至肛周区域。臀大肌是血供丰富的肌肉，主要来源于臀下动脉（图 14-8A）[4]。臀大肌受 L_5 和 S_1 组成的臀下神经支配，因此当由 S_2～S_4 神经根支配的肛门括约肌失去神经支配时，臀大肌能起到作用。使用臀大肌而非股薄肌的一个主要优势在于它比股薄肌组织大且更强壮有力。它靠近肛周区域，因此无须在大腿部位做切口。但是，因为臀大肌是髋关节的伸肌，即便只转位该肌肉的下半部分，从理论上讲也可能会影响髋关节的伸展功能。

与其他肌肉转位手术一样，臀大肌转位术可能是最后一项治疗方法。适合于相对年轻、有活动能力的神经性大便失禁，经多次括约肌成形术失败，括约肌重度缺损无法进行一期修复的情况的患者。当然，臀大肌功能一定要正常，可以通过让患者收缩肌肉来确定。若怀疑肌肉不完整，特别是严重创伤或坏死性感染需要清创的患者，应当进行肌电图检查。虽然术前不一定需要行肛门直肠测压，但它可以精确地评估肛门压力的改善程度。

(4) 手术步骤：术前肠道准备和抗生素预防使用，手术采用俯卧折刀位。在臀中线外侧左右各做一个斜切口，向外侧延伸至坐骨结节（图 14–8B）。识别臀大肌的下缘，并追踪至其骶尾部附着点。将臀大肌的下缘（尾侧）与骶尾骨连接的地方分离，确保其与骶骨相连接的深筋膜一起充分游离。从侧方游离肌肉，注意保护臀下动脉和神经（图 14–8C）。可通过神经刺激器帮助识别神经[222]。沿臀大肌纤维走向将其分成相等的两束。对侧臀大肌也做相同处理。要注意的是，游离臀大肌的范围尽量不超过 50%，肛周环形隧道无法容纳太多的组织。

在距离肛缘数厘米的两侧坐骨肛门窝表面各行弧形切口。然后在肛门前后分别围绕肛管做一皮下隧道。隧道保证足够空间来填充转位的臀大肌。两侧分离的臀大肌下支分别经会阴在肛管前侧交叉重叠并缝合固定。同样，两侧分离的臀大肌上支在肛门后方重叠固定，这样形成肛周的肌性瓣膜（图 14–8D）。最后缝合伤口，留置负压引流管。

术后常规护理：患者可早期下床活动，但几周内不允许采用坐位，2～3 周内患者应避免爬楼梯。

根据 Fleshner 和 Roberts 的文献综述，臀大肌转位术后最常见的并发症是伤口感染（24%）。其他并发症包括皮肤裂开和（或）坏死占 8%，粪便嵌塞占 8%。他们回顾了有关的文献：60% 的患者可以完全恢复肛门控便功能，36% 的患者

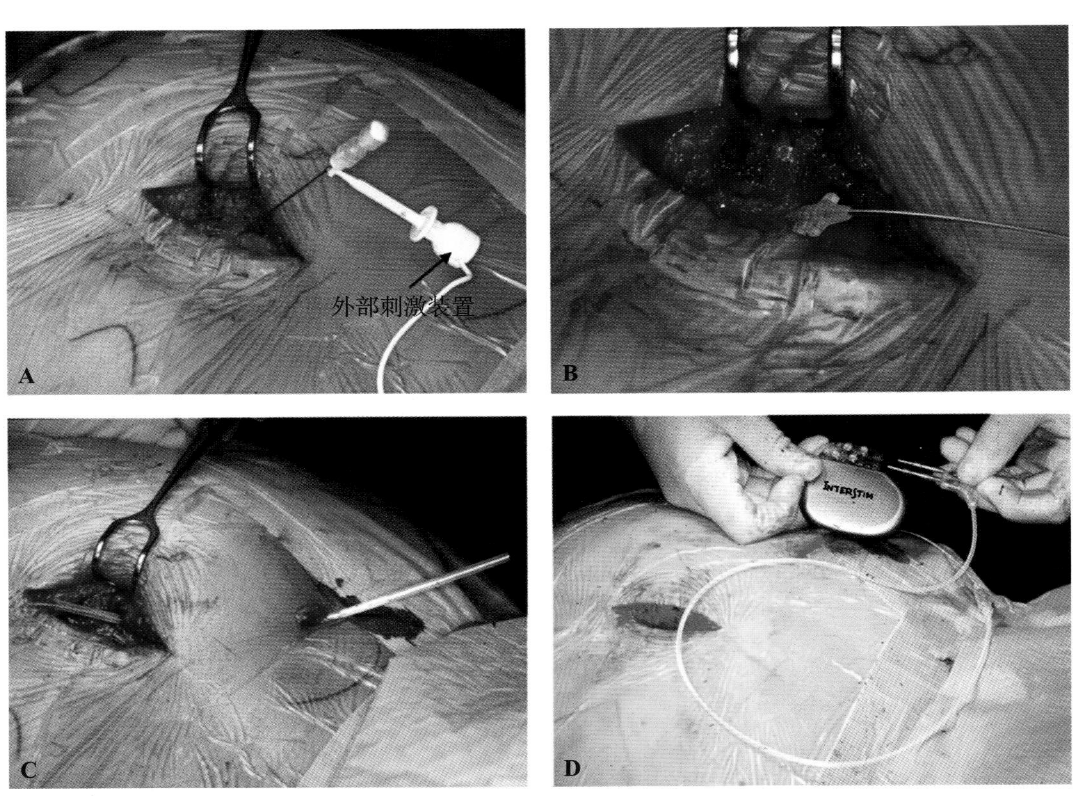

▲ 图 14–8 **臀大肌成形术**

A. 臀大肌区域的解剖结构；B. 双侧切口和识别臀大肌下缘；C. 肌肉从骶尾韧带附着部开始游离，保留神经和血供，肌肉被分成两个部分；D. 肌肉从两侧分别穿入皮下隧道并环绕肛门，重叠后缝合[220]（经过 ©1992 Wolters Kluwer 允许）

可以部分控便，完全失败率为 4%[221]。Pearl 等 [223] 报告了 7 例采用双侧臀大肌转位治疗完全性大便失禁。手术适应证为：继发于多次肛瘘手术后导致括约肌损伤（4 例），双侧阴部神经损伤（2 例），高位肛门闭锁（1 例）。术前均未行结肠造口。手术时将两侧臀大肌的下缘从骶骨和尾骨上分离，分成两束，经皮下隧道穿过后包绕肛门。将肌肉端缝合形成两个交叉方向的具有自主收缩功能的肌肉环。术后有 6 位患者恢复了对固体粪便的控便，2 例能控制稀便，只有 1 例能够控制气体。

Hultman 等回顾了 25 例行单侧臀大肌成形术患者。在术后 20 个月随访时 70% 的患者控便能力大大提高。但是，该研究的并发症值得关注，有 64% 的患者出现严重并发症，主要是臀大肌供体部位感染和肛周脓肿 [224]。Devesa 等报道了 20 例行双侧臀大肌成形术患者，超过 50% 的患者术后肛门直肠测压值提高，且固体大便控便功能也有改善，但对液体或气体控制方面效果较差 [225]。

(5) 人工肛门括约肌植入：Christiansen 和 Sparsø 首次报道的人工肛门括约肌由美国医疗系统（American Medical Systems，Minnetonka，美国明尼苏达州）研制。采用充气式囊套包裹括约肌复合体，由一个充满液体的压力调节球囊控制，球囊置于膀胱前方。控制泵埋于阴囊或大阴唇的皮下 [226]。有 12 例神经系统疾病或既往失禁手术失败的患者采用人工肛门括约肌植入治疗。使用的系统是 AMS 800 改良的人工尿道括约肌。有 2 例患者因感染而移除装置，另 4 例患者因装置机械故障而进行了 8 次调整。系统改良后只有 1 例患者发生了机械故障。未发生植入物侵蚀肛管的现象。10 例患者的人工肛门括约肌持续作用超过 6 个月。其中 5 例患者的效果极好，偶有漏气；3 例效果较好，偶尔漏液便和漏气；2 例效果尚可接受，囊套可控制固体排便。作者总结，人工肛门括约肌植入可有效地替代因神经系统疾病需接受永久性结肠造口，也可用于其他手术治疗后失败的大便失禁患者。该方法首次报道以后的数据令人采取审慎的态度。2004 年 Mundy 等发表了一篇系统回顾 [227]，报道有 2/3 的患者初始有效，但并发症却高得难以接受。感染率超过 20%，另有一半以上患者因机械故障而移除了装置。Darnis 等报道的结果更糟糕，并发症发生率超过 75%[228]。Wong 等报道的数据较均衡，52 例随访时间大于 5 年的患者，再次手术率为 50%，但只有 27% 的患者移除了人工括约肌。人工括约肌保留 5 年以上的患者中超过 2/3 的患者大便失禁评分和生活质量评分有明显改善 [229]。为了明确预测治疗成功的因素，Wexner 等在长达 9 年追踪随访了 51 例患者。在这项研究中，感染率为 41%，大多数发生在术后早期（18/23）。多变量分析后显示：前期肛周感染、装置植入到第一次排便间隔时间是感染的预测因素 [230]。总体来说，尽管在高度选择性患者中可取得成功，难以接受的技术性和感染性并发症导致制造商（AMS，见上文）在美国不再销售该设备。

人工肛门括约肌植入对特殊的重度大便失禁患者仍是有效的方法。推荐等级：基于低或非常低质量证据的强烈推荐，1C[138]。

(6) 磁性肛门括约肌：神经调节疗法治疗大便失禁取得显著成功，治疗无效的患者已越来越少，但这部分患者的治疗更为棘手。不足为奇的是，新的智慧也在过去的积累中得到灵感，于是诞生了磁性肛门括约肌。这属于 Thiersch 普及推广的肛门紧缩术的现代版。该技术是一串由导线连接的带有磁芯的钛珠组成，命名为 Fenix 装置（Torax 医药公司，明尼苏达州圣保罗）。与 Thiersch 手术一样，通过隧道植入此导线使其环绕括约肌复合体并缝合固定。静息状态时，磁珠收紧在一起保持闭合力。此技术最先用于闭合食道以防止反流（后被废弃），而做 Valsalva 动作时直肠产生的力量足以克服磁珠的磁力，大便得以通过。Llehur 等于 2010 年首次发表了一项可行的分析，报告中 14 例患者，有 7 例患者出现了并发症：2 例因继发感染需移除设备，3 例因其他原因移除设备，1 例设备侵蚀了肛管组织被排出。在保留磁性括约肌环的患者中，6 个月的随访有 5 例患者大便失禁的发作次数降低了 90% 以上，并且 CCF-FIS 评分得到改善（17.8～7.8）[231]。Barussaud 等前瞻性研究了 23 例植入磁性肛门括约肌的患者，随访 18 个月，疗效显著。6 个月时失禁评分中位数从 15.2 下降到 6.9。随访 36 个月时，大便失禁评分仍然很低，CCF-FIS 评分为 5.3。只有 2 例患者由于感染需要移除设备[232]。磁性括约肌正在美国进行临床试验。

目前数据不足以支持使用磁性括约肌治疗大便失禁。推荐等级：弱推荐，基于低或非常低的质量证据，2C[138]。

(7) 反转幽门瓣间置术：有一种新的经腹会阴切除术后括约肌替换手术值得一提。2013 年 Chandra 等首次提出采用反转幽门瓣间置术[233]。需要在腹会阴联合切除术后立即将胃窦幽门瓣移植到会阴区，作为永久性结肠造口术的替代方法。术中需将胃窦幽门瓣转位，保留胃网膜右动脉血管蒂和迷走神经，将其近端与降结肠吻合，远端缝合固定于肛管。Chandra 等首次在人体上应用该术式，共 8 例患者。术中将迷走神经与直肠下神经吻合。术后测压数据显示，与术后基线数据相比，患者的收缩压有明显增加。St. Marks 评分分数为 7～12 分。有意思的是，没有发现明显的手术并发症[234]。目前还没有其他人应用此技术的报道。

3. 增强

(1) 注射疗法：注射填充剂是用于治疗大便失禁的比较新方法之一。这些合成和生物材料被注射到黏膜下层或括约肌间隙来填充该区域，造成相对的物理性阻碍。已尝试过诸多材料，如自体脂肪，胶原蛋白和慢吸收的生物材料，包括交联聚丙烯酰胺的水凝胶、合成羟基磷灰石钙陶瓷微球、有机硅生物颗粒（PTQ，Cogentix Medical Incorporated，Minnetonka，MN），碳涂层的磁珠（Dulasphere EXP，Coloplast Corporation，Minneapolis，MN）和非动物源性的稳定的葡聚糖透明质酸（NASHA DX-Solesta，Salix Pharm-aceuticals Raleigh，NC）。

大多数注射疗法已发表的研究都围绕 SHA / DX（商品名为 Solesta）进行。有一项原创性的随机双盲试验，将治疗组与对照组（注射生理盐水）进行比较。治疗组中有 52% 的患者便大失禁次数减少了 50% 以上；对照组也有 31% 的患者取得疗效[235]。明显的不良事件包括直肠和前列腺脓肿。Maeda 等对近年使用注射剂治疗大便失禁做了系统评价。不足为奇的是，大多数研究都是厂家资助，存在较高的偏倚风险。仅有 Solesta 的研究显示了大便失禁改善具有显著的统计学意义。一项有机硅生物颗粒（PTQ）和碳涂层的磁珠（Durasphere）的比较研究显示了短期优势[235]。有些关键问题尚未得到很好的回答，包括最佳药物剂量和给药方式。Maeda 等认为，超声引导的注射操作优于手法引导的操作。

La Torre 和 dela Portilla[237] 最近进行的有关 Solesta 的长期疗效评估，发现在治疗后 24 个月和 36 个月时，有超过一半的患者仍保持着 50% 以上的大便失禁的发作。为了研究导致失败的预测因子，Hussain 等对所有注射试验进行了系统回顾，发现导致失败的重要预测因子是局部麻醉及术后未使用缓泻药[238]。这可能与术后早期注射填充物排出相关。

几乎没有数据可以证明注射术治疗大便失禁的持久有效性。Guerra 等追踪了 19 例使用 Durasphere，PTQ 或 Solesta 治疗的患者，平均随访时间为 7 年。患者接受了临床评估、肛门测压和超声检查。绝大多数植入物在这些患者体内已无法再被检测到或有效[239]。

总之，注射填充剂很大程度上被结直肠外科医生所摒弃，不再作为一种治疗大便失禁的有效方式。理论上，这种疗法仍可用于治疗那些粪便轻微污染衣物或肛门直肠手术后肛门直肠瘢痕形成和轻度解剖畸形的患者。

将生物相容性填充剂注入肛管能有助于减少被动性大便失禁的发生。推荐等级：基于中等质量证据的弱推荐。2B[138]。

(2) 射频疗法：射频疗法最初用于治疗胃食管反流疾病的一种射频消融技术。用于肛门括约肌部位的方法称为 Secca（Mederi Therapeutics，Greenwich，CT）术。这项技术通过黏膜下层射频消融来诱导组织重塑。Secca 手术可在门诊进行，采用清醒镇静剂联合局部麻醉。患者取俯卧折刀位。射频仪器是一个特制肛门镜，包含四个镍钛弯针电极。在每个电极的尖端和底部有热电偶传感器，可在射频治疗时监测组织和黏膜的温度。仪器在直视下被置入肛管，针状电极在齿线下方 1cm 处穿入组织内。在四个象限重复进行该操作直至齿状近端 1.5cm 处（图 14-9）。采用表层冲洗可用于降低黏膜的温度。这样热损伤就限于黏膜下层肌肉中，而黏膜的完整性不受影响。与认为射频疗法会造成肛管处形成瘢痕导致肛管紧缩、产生类似环扎的轻微阻塞作用相反，研究射频治疗后的组织形态结构发现，非消融性的射频能量可使受损的括约肌发生形态变化，使其更接近正常的组织[240]。在猪模型试验上，射频消融治疗括约肌复合体与对照组相比可增加平滑肌在结缔组织中的比例，增加 1 型胶原数量（对比 3 型），还可以增加平滑肌厚度。重要的是，射频消融治疗后肛门直肠测压显示肛管

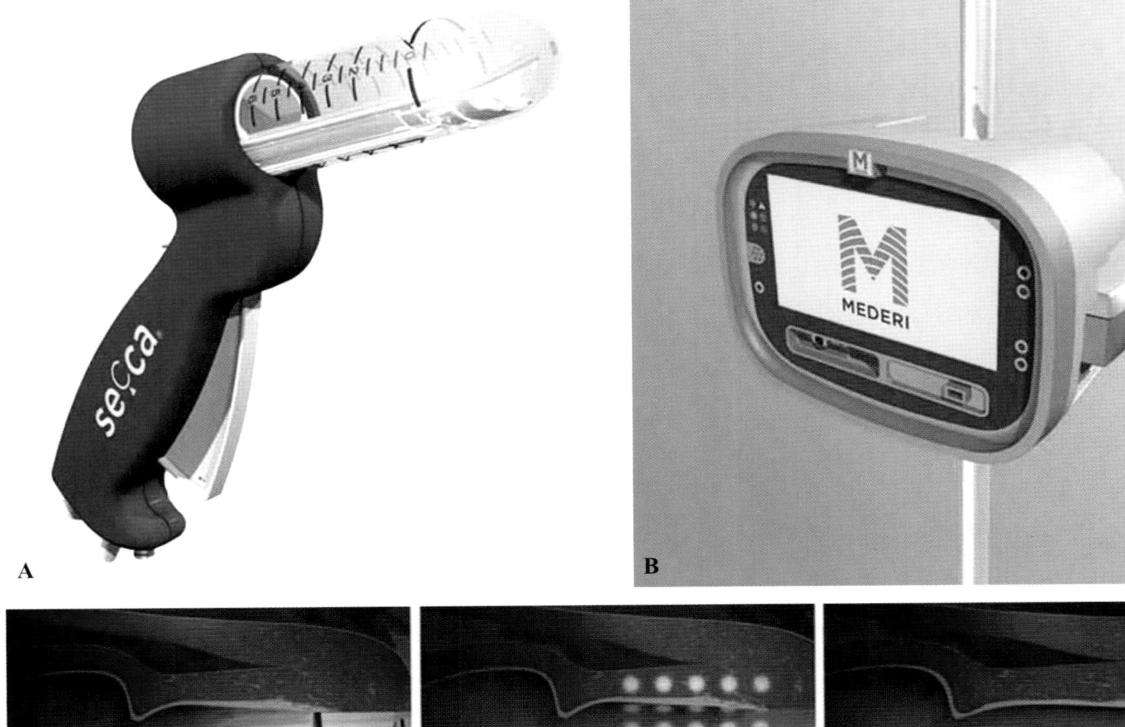

▲ 图 14-9　射频仪器

A. SECCA 装置；B. 电源；C.SECCA 工作原理示意图（经过 ©2015 Informa Healthcare 允许）

静息压和收缩压都明显高于对照组[240]。Efron 发表了一项含 50 例患者的多中心试验的部分早期数据。在此队列中，治疗 6 个月后，患者平均 CCF–FIS 从基线的 14.5 降到 11.1。所有的生活质量评分参数均有所改善，只有轻微并发症报道[241]。Takahashi–Monroy 报道的 5 年随访数据显示，大便失禁明显改善，平均大便失禁评分从基线 14 降至 8，其中近 85% 的患者失禁改善程度超过 50%[242]。Ruiz 等随访两年报道了较为中性的结果，显示失禁评分从 15.6 轻微改善至 12.9[243]。Frascio 等在 2013 年进行系统回顾，纳入 10 项研究共 220 例患者。他们发现在大多数研究中，射频治疗轻中度大便失禁是有效的，通过严格筛选患者可使结果最优化，在 CCF–FIS 和生活质量评分方面可取得显著改善[244]。目前有几个中心开展这种治疗方法。

温控射频能量技术作用于括约肌复合体可治疗大便失禁。推荐等级：基于中等质量证据的弱推荐，2B[138]。

(3) 经肛门 / 经阴道栓和悬吊：另一种粪便转流方法是把大便保留在直肠腔内，减轻肛门括约肌负担。应用各种新型经肛门和经阴道栓设备可达到此目的。Lukacz 等报道的多中心前瞻性研究 Renew 肛门置入设备（Renew Medical Inc.，Foster City，CA），有 73 例患者完成了试验，其中 77% 的大便失禁患者失禁频率降低了 50% 以上，平均失禁评分改善超过了 32%，有 78% 的患者对治疗结果满意[245, 246]。Giamundo 等在 2002 年报道了 Procon–2 设备[247]，该设备导管上带有红外传感器，顶部有可充气球囊。将此装置植入直肠内充气后可阻挡大便通过，但气体可经通气孔排出。传感器接触到肠腔里的粪便后会通知使用者，保证有时间可前往洗手间，然后将球囊放气后即可排便。最初观察 7 例患者，其失禁评分和生活质量评分有明显改善。目前正在进行试验的其他治疗方式包括 TOPAS 设备(美国医疗系统)，它是一种是聚丙烯材料吊带，植入后可加强耻骨直肠角。另外 LIBERATE 试验（Pelvilon，Inc）使用可充气的阴道填塞物用来阻塞肛管。除此以外，封堵型肛门栓也是一种微创的方法被使用。

4. 刺激

(1) 骶神经调节：骶神经刺激（Sacral nerve stimulation，SNS）疗法为难治性大便失禁患者治疗提供了新的途径。然而，用“新疗法”这个词描述骶神经刺激并不恰当，因为这个技术已经存在了近 20 年。最初它被用于治疗尿失禁，因尿失禁患者往往伴有大便失禁，故用其治疗尿失禁时也体现了治疗大便失禁的效果。临床上它对大便失禁的疗效似乎比漏尿更有效[244, 248]。2010 年美国结直肠外科医生协会的报道和随后的文章发表之后，FDA 基于多家机构研究数据结果[245, 247, 249, 250]，于 2001 年批准该疗法可治疗经保守疗法治疗失败的大便失禁患者。骶神经刺激需要将四极电极经皮穿过骶孔后植入 S_3 神经根旁。置入电极导线后开始初始阶段测试，采用临时外部起搏器控制并进行疗效监测。治疗成功被定义为测试期间患者大便失禁次数至少要减少 50%。分两个独立的测试阶段。一种测试使用临时性单极非固定导联电极，可在门诊结合患者骨性标志或在 X 线引导下完成电极放置。由于电极上没有导线固定，脱落的可能性较大，所以测试阶段最多持续 3～7d。这种测试方法最适合大便失禁频繁发作的患者，一般每天发作一次以上。另一种测试方法是在手术室内经 X 线引导，将永久性四极电极的头端置入 S_3 孔内（图 14–10）。如果测试结果为阳性，则该电极导线将保留并固定。手术植入电刺激电极导线后，要进行为期一周到三周的持续测试。由于检测时间相对较长，故这种测试方法适合大便失禁发作不频繁的患者。如每周大便失禁 1～2 次的患者，在相对较长的间隔周期内可更好地评估治疗的情况。刺激参数根据在手术时获得最佳应答状态而定。电极导线成功放置 S_3 并刺激后会引起肛提肌收缩和拇趾反向屈伸。无论哪种测试方法，只要患者的大便失禁发作次数改善大于 50%，就可以植入

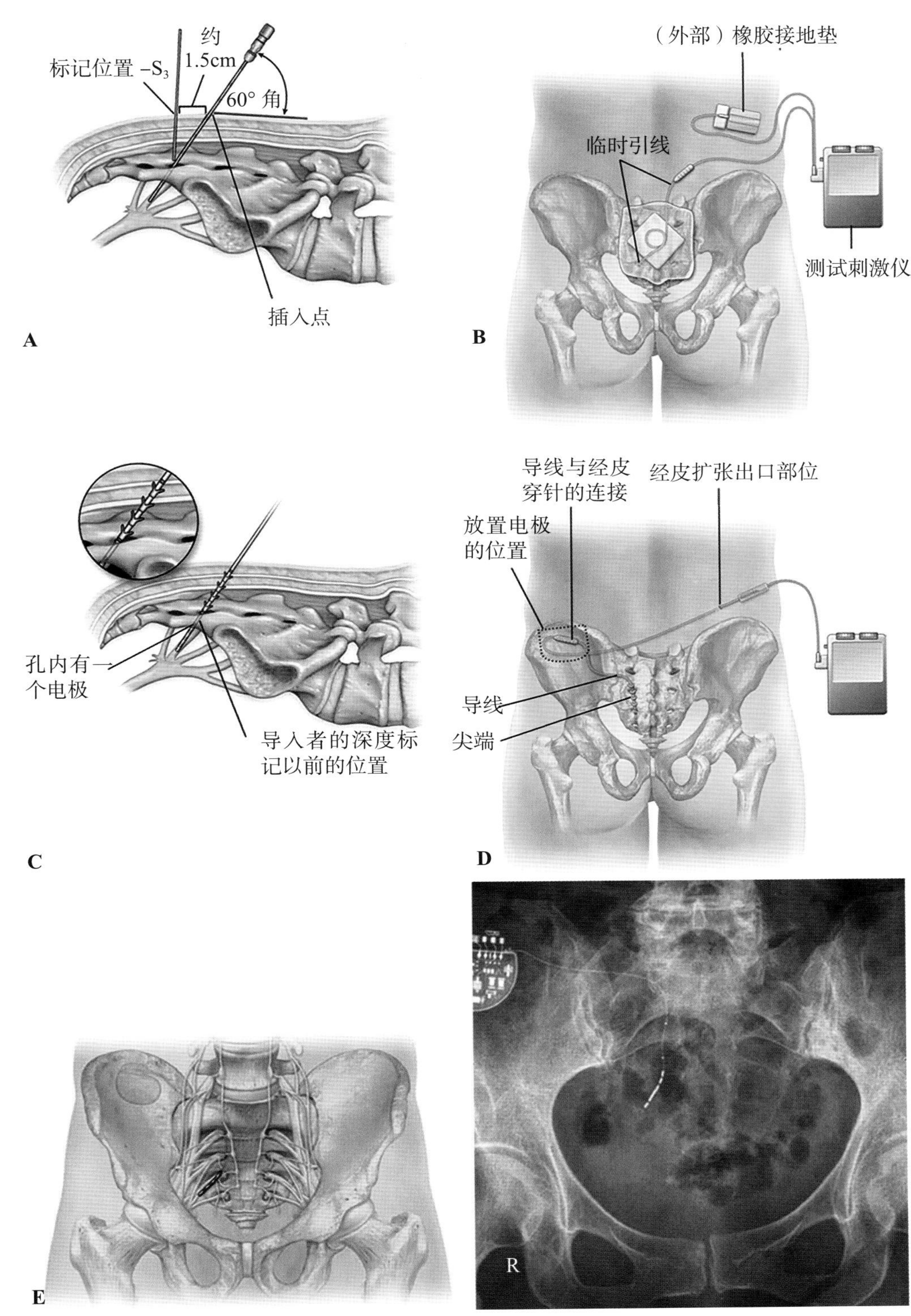

▲ 图 14-10 骶神经刺激

A. 经骶孔入路将四极铅电极置于 S_3 神经根附近；B. 第一阶段测试阶段可以在门诊进行，使用临时、单极、无导联的电极导线，通过解剖骨性标志或 X 线透视辅助定位；C. 另一种测试是在 X 线透视指导下在手术室放置永久性的四极导线；D. 用外置控制器对患者进行测试，控制程序与永久性刺激程序类同；E. 测试期内大便失禁频次的改善达到 50% 以上即为成功，之后，一个永久性的刺激器就会被埋置于髂后上棘下方的皮下组织内 [251]（经过 ©2015 Informa Healthcare 和 © 2012 Wolters Kluwer 允许）

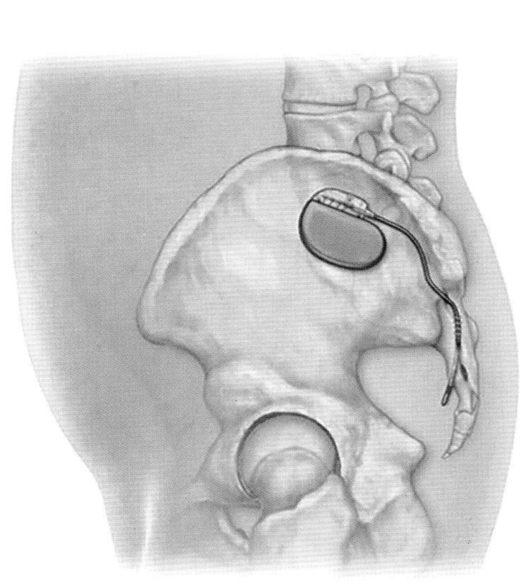
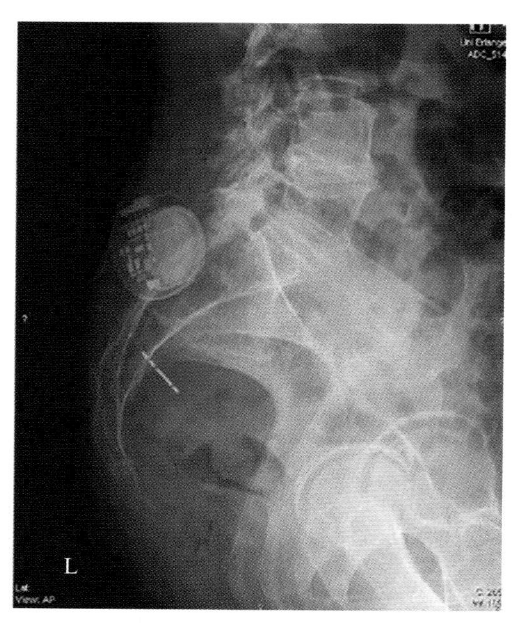

▲ 图 14-10　骶神经刺激（续）

永久性刺激装置。永久性刺激装置可埋于髂后上脊下方的皮下组织内。如按标准设置进行使用，目前的刺激装置电池寿命约为 5 年。

验证 SNS（InterStim Trad mark Medtronic，Minneapolis，MN）的开创性前瞻性研究由 Tjandra 等开展，并发表于 2008 年。研究将 SNS 与最佳内科治疗进行比较。研究对象包含各种病因所致的大便失禁，以及括约肌缺损范围达 120° 的患者。有 120 例患者入组，对照组 60 例，SNS 组 60 例。令人注目的是，治疗组 90% 的患者初期测试有效，进入刺激器的植入阶段。这组患者中，有 50% 达到完全控便，相比之下对照组并没有得到改善 [248, 252]。FDA 的认证试验结果验证了 Tjandra 等的结论，SNS 的成功率达 87%，且 40% 以上的患者达到完全控便。Mellgren 等进行了 3 年的中期随访，发现 SNS 治疗效果持续有效：总体成功率为 83%，大便失禁平均发生频率从基线值 9.4 次下降到 1.7 次。有 40% 的患者随访时控便能力仍然较好。该试验并发症很少，最常见的并发症是刺激装置植入部位的疼痛，占了 25%，另有 10% 的感染率 [245, 249, 253]。Hull 等于 2013 年报道了随访 5 年的结果。令人印象深刻的是 89% 的患者 5 年后仍然有效，且有 36% 的人保持完全控便 [250, 254]。需要注意的是，尽管这项试验包含括约肌缺损达 60° 的患者，并未影响总体成功率。诸多关于 SNS 的长期研究报道主要来自欧洲。意大利的 SNS 项目注册中，Altomare 等公布了 52 例患者随访 5 年的数据，平均 CCF-FIS 从基线的 15 下降至 5。74% 的大便失禁患者失禁频率改善达到 50% 以上，有 20% 的患者可以完全控便 [252, 255]。澳大利亚的 Lim 等报道了 53 例大便失禁患者随访 5 年的结果 [253, 256]，平均 CCF-FIS 评分从基线的 11.5 降低到了 8。来自丹麦的 Michelsen 等报道了 126 例患者随访了 6 年结果，CCF-FIS 的平均分数从基线的 20 降到 7[254, 257]。欧洲 SNS 研究组报道了一项由多国参与的 7 年随访研究，共有 10 个欧洲中心参加纳入了 407 例患者，平均随访时间为 84 个月 [255, 258]。患者随访 7 年后对比各种失禁评分标准，包括失禁次数、CCF-FIS 评分和 St .Mark 评分，都有非常显著的改善。George 等 [256, 259] 报道了一项 25 例患者随访 10 年的研究，其中 92% 的患者失禁症状改善程度超过 50%，能维持完全控便的患者接近一半。为了寻找治疗成功的预测因素，Brouwer 和 Duthie 采用队列研究方法，通过 4 年随访评估许多变量，包括括约肌缺损、神经病变和既往括约肌修补治疗等。不论什么变量，SNS 治疗组比其他方法均有绝对优势 [257, 260]（表 14–7）。

SNM 的作用机制还不完全清楚。正常控便的神经机制部分依赖于中央脑桥中枢对排便反射的抑制。各种传入信号调控大脑感知，决定排便时间。传入阴部神经感受器起源于肛管并参与采样反射，有助于抑制结肠活动和激活内括约肌。这些反射的失调可能来源于多种方式；但 Gourcerol 等对 SNS 作用的潜在机制进行了全面的系统回顾：①启动躯体内脏反射；②调节传入信息的感知；③增加肛门外括约肌活动。大部分作用机制的内在关键因素似乎在于对脊髓和（或）脊髓上传信号的调节 [258, 261]。

无论有无括约肌缺损，SNM 都可作为大便失禁患者的首选手术方法。推荐等级：基于中等质量证据的强推荐，1B[138]。

(2) 胫后神经刺激：胫后神经刺激（posterior tibial nerve stimulation，PTNS）是 Nakamura 等在 1983 年首次报道用于治疗尿失禁 [259, 262]。和骶神经刺激一样，它也是偶然被发现对大便失禁治疗有效。治疗过程中，采用透皮或经皮穿刺电刺激胫后神经。通常每天刺激两次，每次 20min，持续治疗 3 个月（图 14–11）。

2003 年 Shafik 等发表过一项早期研究，对 32 例难治性的大便失禁患者进行了经皮胫后神经刺激治疗，有 78% 以上的患者治疗后大便失禁有明显改善 [260, 263]。最近的一项系统评价研究了近 300 例胫神经刺激治疗的患者，成功率为 63%～82%。成功定义为失禁评分至少改善 50%[261, 264]。Thin 等还进行了一项随机对照试验，比较胫后神经刺激与骶神经刺激的效果。虽然骶神经刺激比胫神经刺激更有效，但两种方法均取得了临床效果 [262, 265]。Knowles 等进行了最大样本的随机假治疗对照研究，共治疗 227 名患者。发现治疗组有 38% 的患者，对照组有 31% 的患者每周大便失禁次数减少 50% 以上。此外，还发现安慰疗法对伴有出口梗阻的大便失禁患者有效 [4]。这一有趣的发现提示，PTNS 即便有用，可能也只对于没有出口梗阻性症状的大便失禁患者有效 [263, 266, 267, 268]。经皮电刺激虽然采用了类似的治疗方法，但其优点在于可避免电极刺入皮肤，代之以贴在皮肤表面的感应电极。Leroi 等使用透皮电刺激技术治疗 144 例患者，通过随机前瞻性研究发现与假治疗组的 27% 改善率相比，治疗组的大便失禁评分改善更明显，但两者间无

表 14–7　骶神经刺激治疗结果

作　者	年　份	患者例数	随访时间（月）	成功率 % （失禁发生次数减少 50% 以上）	完全控便
Tjandra 等 [252]	2008	60	12	90	47.2
Wexner 等 [250]	2010	120	12	83	41
Mellgren 等 [253]	2011	83	37	86	40
Hull 等 [254]	2013	72	60	89	36
Altomare 等 [255]	2009	52	60	74	20
Altomare 等 [258]	2015	228	84	71	50
George 等 [259]	2012	25	114	90	48

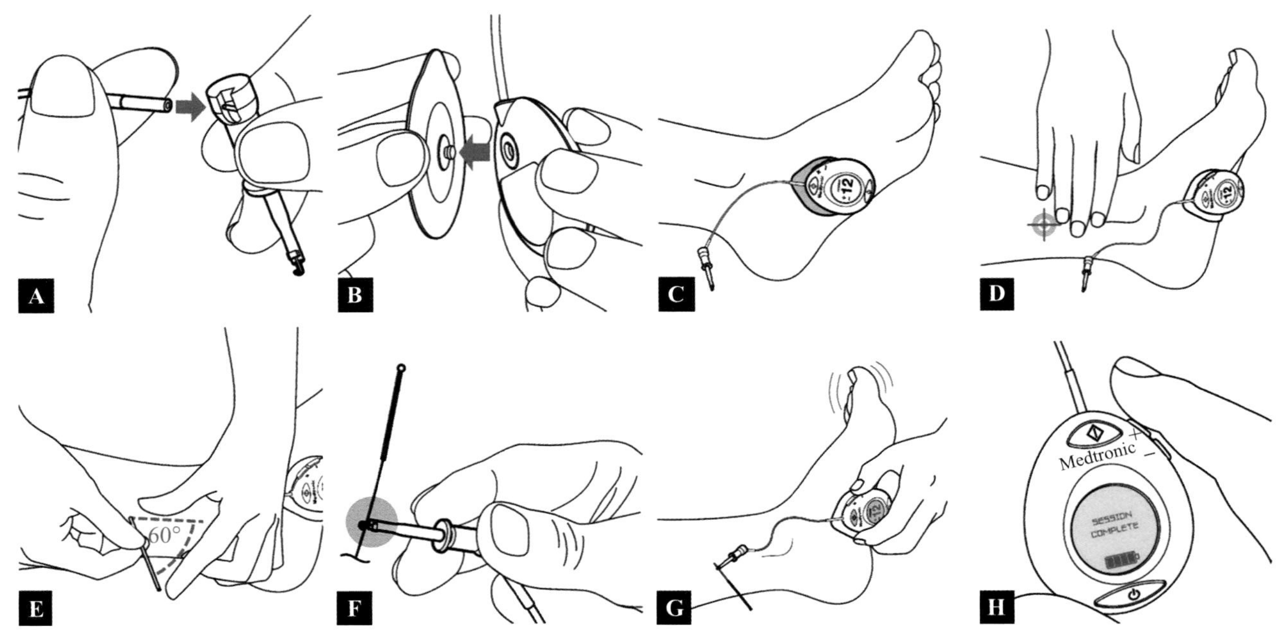

▲ 图 14-11 胫后神经刺激

A. 用酒精棉清洁仪器和导线表面。将导线牢固地插入持针器内固定；B. 将底垫卡于 NURO 仪器背面；C. 取下底垫胶，将其贴在脚底；D. 用酒精清洁皮肤，小腿内侧定位进针部位；E. 按 60° 角轻轻地将针刺入皮肤。去除外部引导管后使用捻转方式将针插入皮肤约 2cm；F. 将持针器夹于针上；G. 按下电源键打开刺激仪，再次按下电源键进入刺激调节模式，观察患者反应，逐渐增加刺激强度，然后将参数设置成一个水平，按压"开始"键进入治疗模式；H.30min 后，治疗模式自动结束。拔针，松开并拆除底垫，关闭设备（经过 © Medtronic, Inc. 允许）

统计学差异[264, 269]。这些结果得到 Lecompte 等的证实，他们近期开展的一项研究包括 8 例各种原因引起大便失禁的儿童（4 例为先天性肛门直肠畸形，3 例为神经因素，1 例为先天性巨结肠患儿），治疗 6 个月后，有 5 例患儿完全治愈，2 例患儿明显好转，仅有 1 例患儿无效果。作者拟开展更大样本量的前瞻性研究[265, 270]。

Edenfield 等最近发表了一篇包括 15 项关于胫后神经刺激的系统评价。共纳入了 745 例患者，尽管大多数研究的质量较低，但是经皮和透皮两种刺激方法均较对照组有明显改善[266, 271]。对于不符合做 SNM 的患者，PTNS 可作为潜在的治疗方法，尤其在儿童病患中是不错的选择。

可以考虑胫后神经刺激[4]，因其可以短期改善大便失禁次数。推荐等级：基于低或非常低质量证据的弱推荐，2C[138]。

5. 转流

(1) 顺行控制性灌肠术：顺行控制性灌肠术技术由 Malone 在 1990 年首次提出[269, 272]。这种治疗方法针对结肠动力功能障碍和固体粪便排出困难而设计。手术中将阑尾内翻，头部置入盲肠壁内，起到单向阀作用。阑尾近端穿过右下腹部腹壁后在皮肤做一小造口。为使粪便排出，可在阑尾造口处插管并置于结肠腔内，用液体每日顺行冲洗一次，可清除结肠内的粪便。这一技术主要用于患有先天性结肠蠕动障碍的儿童，成人很少使用。为了简化这项技术，有人进行了改良。最近报道采用腹腔镜进行操作及术中不内翻阑尾而直接进行造口。有些研究报道了比较好的效果[273, 274]。Worsøe 等报道了一项有 80 例患者参与的长期随访研究，平均随访时间为 75 个月。患者感受良好，总体成功率达 74%[246, 272]。

(2) 结肠造口术：对于受到重度大便失禁严

重影响的患者，经药物、饮食、灌肠等保守方式仍无法控制排便，在本章节介绍的任一种手术治疗失败的情况下，可采用结肠造口。尽管造口可能存在不良影响，但患者的生活质量会显著提升，而且可以纠正患者的自我隔离行为。结肠造口术尤其适用因肛肠疾病或肿瘤引起的严重大便失禁患者，以及存在手术禁忌证，如合并严重基础疾病或无法进行重建治疗的患者。Norton 等[273, 275]回顾了所有经其他治疗方法均失败后实施永久性造口的大便失禁患者。通过问卷调查了关于造口、大便失禁史、焦虑、抑郁和生活质量评分。共收到 69 份回复，受访者含 11 例男性和 58 例女性，平均年龄为 64 岁，手术后中位随访时间为 59 个月。对他们造口后的生活质量进行了评分，分值为 0～10，患者的结果中位数达 8。大多数人（83%）认为造口后仅“有一点”或“几乎没有”限制他们的生活，造口治疗以后与治疗前大便失禁受到限制相比有明显的改善，对造口的满意度中位数达 9。有 84% 的患者表示“可能”或“肯定”会再次选择接受造口治疗。虽然总体生活质量（健康调查量表 36）评分较差，其中抑郁和焦虑评分却不高。作者得出结论，大多数便失禁的患者对造口本身及造口治疗对他们生活的影响持肯定态度。然而，也有少数人不适应而强烈反对造口治疗。

Hughes 和 Williams 描述了一种结肠造口术新的改良方法[274, 276]。9 例伴有大便失禁和排便障碍的患者，将横结肠作为通道连接到腹部皮瓣开口，横结肠采用内套叠作为单向瓣膜。采用结肠吻合术可恢复肠道的连续性，中位随访时间为 4 个月（范围 2～15 个月）。每日灌注量平均为 1.2L（范围 0.3～2.0L），不到 1h 粪便即可排出。术后 1 个月，患者在两次灌注治疗期间无固体或液体粪便自肛门漏出。内套叠瓣可以阻挡粪便和灌肠液漏出，因而不需要造口相关器具。

针对已经失败或不希望寻求其他疗法的大便失禁患者，结肠造口是一个很好的手术选择。推荐等级，1C[138]。

五、结论

过去 20 年里治疗大便失禁方法得以空前发展。尤其是 SNM 取得成功以后，治疗大便失禁的方法发生了深刻转变，除了极端病例外，绝大多数患者可采用保守治疗。尽管有许多手术方式可选择，但大多数大便失禁患者通过合适的保守治疗联合大便膨胀剂和止泻药物可取得很好的效果。对于那些保守治疗失败的患者，可选择不同手术方法治疗。括约肌修复作为经典标准手术已经被更有效的方法所取代，其中 SNM 就是最好的例子。不过，有可能诊治大便失禁的外科医生都应该彻底了解此病的所有外科治疗方案。

第 15 章　直肠阴道瘘和直肠尿道瘘
Rectovaginal and Rectourethral Fistulas

Janice F. Rafferty　Emily F. Midura　著
周喜乐　译
王　琛　校

摘要：直肠阴道瘘是先天性或后天获得性的直肠阴道之间内覆上皮的管道。虽然是一种不常见的肛门直肠瘘，但是对患者和医生而言却是巨大挑战。本章重点阐述直肠阴道瘘的定义、分类、病因、临床表现、评估和处理方式。

关键词：直肠阴道瘘，分类，病因，产伤，肿瘤，临床表现，手术修补，瘘管切开术，切除，肌肉转位

一、概述

直肠阴道瘘是一种先天性或后天获得性的直肠阴道之间内覆上皮的管道。直肠阴道瘘占所有肛门直肠瘘的 5%，严重影响女性健康。因为复杂多变的临床表现和解剖变异，成功治疗非常困难。

定义和分类

根据直肠阴道瘘位置、大小和病因的分类系统可以帮助指导诊断和制订手术治疗方案。直肠阴道瘘发生在远端 2/3 的直肠前壁，毗邻阴道后壁，并定义为齿状线以上阴道和直肠之间的通道；相比之下，肛管阴道瘘位于齿状线以下。低位直肠阴道瘘和肛管阴道瘘的名称有时可以互换使用。大部分直肠阴道瘘位于齿状线和阴道后穹窿之间。以瘘口位置进行分类，当瘘口位于齿状线或齿状线稍上方时称为低位直肠阴道瘘，当阴道侧瘘口位于宫颈后方或宫颈附近时称为高位直肠阴道瘘，当瘘口位于这两者之间时称为中位直肠阴道瘘（图 15–1）。以瘘口大小分类，“小”的直肠阴道瘘通常指瘘口直径小于 0.5cm 的瘘管，“中等”大小的直肠阴道瘘指瘘口直径为 0.5～2.5cm 的瘘管，“大”的直肠阴道瘘指瘘口

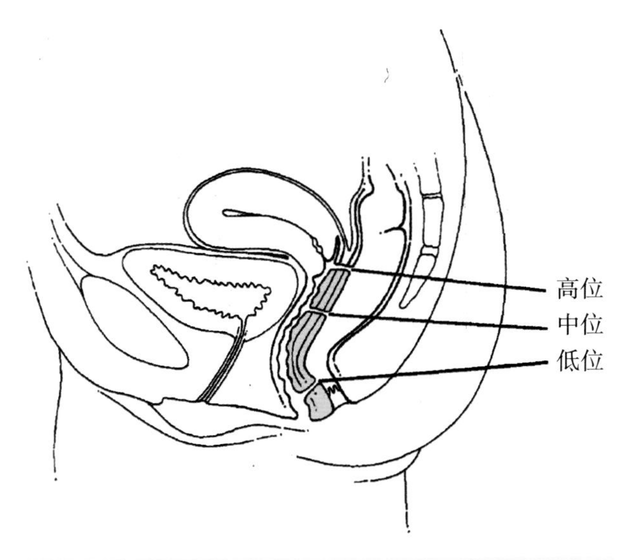

▲ 图 15–1　直肠阴道瘘的位置分类

直径大于 2.5cm 的瘘管。也有一些基于病因而不是位置的直肠阴道瘘的分类方法 [1]。如果瘘口小且病因直接，则可以描述为简单的直肠阴道瘘；如果瘘口位置高，或继发于放疗、恶性肿瘤、炎症性肠病或脏器吻合术后的并发症，则描述为复杂的直肠阴道瘘。鉴于治疗这些瘘管的难度，把部分瘘管归类为“简单”的直肠阴道瘘似乎用词不妥。

二、病因

直肠阴道瘘由先天畸形或各种后天获得性障碍导致。很多获得性直肠阴道瘘因产伤 [2]、肿瘤、放射损伤、炎症性肠病 [3]、感染和外伤而导致。

（一）产伤

直肠阴道瘘可以由会阴撕裂伤或会阴切开术导致急性发病，也可以是创伤性阴道分娩的延迟并发症。产伤性直肠阴道瘘的危险因素包括会阴切开术、3～4 度会阴撕裂伤、滞产和高位产钳术 [4]。据估计，多达 5% 的阴道分娩患者经会阴切开术后出现 3～4 度会阴裂伤 [5]。大约 10% 的急性修补会失败，而其中的 2/3 需要再次手术治疗 [5]。0.05%～0.1% 的正中会阴切开会导致直肠阴道瘘，而高达 1% 的三度和四度撕裂伤会因漏诊、损伤修补不彻底或修补后伤口继发感染而导致直肠阴道瘘 [5]。滞产因直肠阴道隔持续受压而造成缺血，产后可并发直肠阴道瘘 [4, 6]。肛管溃疡、分娩时括约肌损伤和分娩后出现的肛周脓肿也是直肠阴道瘘可能的病因。对创伤性阴道分娩造成的直肠阴道瘘进行手术修补时，需要谨记的是几乎一半的产伤涉及肛门括约肌 [7]。

（二）肿瘤和盆腔放疗

直肠阴道瘘可由原发性、复发性或转移性肿瘤导致。引起直肠阴道瘘的常见实体瘤包括结直肠癌、肛门癌、宫颈癌、子宫癌和阴道癌。白血病、再生障碍性贫血和粒细胞缺乏症等血液系统肿瘤引起直肠阴道瘘很少见 [8]。妇科恶性肿瘤接受盆腔放疗可导致直肠阴道瘘 [9, 10, 11]，通常在治疗完成后的 6 个月至 2 年内出现，其发病率与放射线的剂量有关 [12]，但在高血压、糖尿病和既往有腹、盆腔手术史的情况下风险增加 [11]。放疗诱发的直肠炎可导致直肠黏膜溃疡，并最终腐蚀整个直肠和阴道壁。放射性直肠炎患者开始通常表现为明显的里急后重症状，而当瘘管形成时里急后重的症状逐渐减轻，改而主诉阴道有粪性排泄物和持续性阴道炎。

（三）炎症性肠病

直肠阴道瘘在炎症性肠病中的发生率在 6%～23%[3, 13, 14]。与溃疡性结肠炎相比，由于克罗恩病的透壁炎症和继发的肛周感染，克罗恩病（尤其是克罗恩直肠炎）是直肠阴道瘘更常见的原因 [15]。在克罗恩病直肠阴道瘘患者中，药物治疗取得了一些成功，包括使用甲硝唑 [16] 和部分化疗药物，如甲氨蝶呤 [17] 和环孢霉素 [18]，以及最近的类克 [19] 和其他抗肿瘤坏死因子的药物。靠药物治疗失败率很高，但可以控制症状和稳定急性发作期使之过渡到最终手术治疗 [20]。有克罗恩病慢性炎症期腺癌发生的报道 [13]，也有克罗恩病瘘管期腺癌发生的报道。无法通过药物或手术治愈的慢性克罗恩肛瘘有发生恶变的风险，应定期仔细检查。另外白塞病虽然很少见，但也会引起直肠阴道瘘 [21]。

（四）感染

盆腔感染包括憩室炎、腺源性脓肿引起的直肠周围脓肿、性病、腹部结核和盆腔炎，都可能导致直肠阴道瘘。前庭大腺的脓肿和感染聚集在道格拉斯窝，可通过直肠阴道隔引流。憩室炎引起的结肠阴道瘘在接受过子宫切除术的女性患者中更普遍，很容易误诊为高位直肠阴道瘘。

（五）创伤和其他原因

手术创伤可偶尔导致直肠阴道瘘的发生。阴

道和直肠手术并发感染及伤口破裂或吻合口漏都可导致组织感染、脓肿形成、局部缺血和瘘管形成。低位结直肠或结肠肛门吻合术，特别是直肠黏膜脱垂和痔上黏膜环状吻合术[22]，以及经肛吻合器直肠切除术[23]，如果术者不小心，则有可能将阴道后壁打进吻合器中而导致直肠阴道瘘。妇科手术中在直肠和阴道周围放置补片可能会导致感染的风险，感染后可形成瘘管。钝器和穿透性损伤导致的阴道或肛门外伤可破坏正常组织，导致瘘管形成。可造成直肠粪性溃疡和压力性坏死的粪便嵌塞[24]、长期使用子宫托[25]和麦角胺栓剂[26]也被认为是导致直肠阴道瘘的原因。

三、临床表现和评估

直肠阴道瘘的临床表现因病因不同而各有差异。可表现为伴有粪便或臭秽分泌物的慢性阴道炎，也可表现为明显的阴道排便排气。患病妇女也可能出现反复尿道感染，会阴部疼痛和（或）性交困难。患者可能主诉黏液血便、腹泻或相关括约肌损伤导致的大便失禁。

应通过体格检查和影像学评估确认瘘管位置。大多数低位瘘管可通过直肠阴道检查确认，通过阴道镜或直肠乙状结肠镜可以进一步评估。深红色光滑的阴道黏膜通常与光亮的直肠黏膜形成对比。阴道镜检查也可在阴道中发现粪便。对于小瘘管，由于开口常表现为小凹陷或凹坑状缺陷，可能需要使用探针来定位。对于诊断困难的病例，不管有没有经肛门超声检查，建议麻醉下过氧化氢辅助检查[27, 28]。如果无法识别出清晰的瘘管可将水灌入阴道，直肠内用乙状结肠镜或注射器吹气，如果阴道内有气泡，确诊直肠阴道瘘。阴道棉条染色试验对于诊断困难的病例也很有用。具体做法是嘱患者先将棉条塞入阴道，然后在直肠内注入亚甲蓝稀释液，并保持15～20min，如果棉条染色，即可明确直肠阴道瘘诊断。对于极少数各种检查都无法确认又高度怀疑直肠阴道瘘的临床病例，建议可尝试过氧化氢增强经肛门超声检查、少量的钡剂灌肠、阴道造影、CT 扫描和 MRI。磁共振成像对肛门直肠区域的瘘管诊断有很高的敏感性[29]，对于寻找瘘管起源和研究瘘管特征而言可能是最实用的影像学手段。临床表现和体格检查结果通常可以确定适当的影像学技术手段。如有必要，有时麻醉下检查可能是确诊直肠阴道瘘的唯一方法。

直肠阴道瘘一旦确诊，就必须确定其大小和位置，并评估相关感染情况，整体组织健康状况、是否需要脓肿引流、括约肌完整性情况。虽然可以通过体格检查完成评估，但是也需要前面所述的影像学检查和内镜检查。括约肌损伤情况通常可以根据病史判断，不过仍需要肛门测压和肛门内超声检查进一步评估括约肌情况[7, 30]，以确定修补方案[31]。另外还要排除邻近器官受累，明确是否合并急性感染、炎症性肠病、放射损伤和肿瘤情况。例如，瘘管附近发现结节或脆性组织可能提示恶性肿瘤；连续或弥漫性的脆性组织可能是放疗后的改变或提示为炎症性肠病。如果担心有新发或复发的肿瘤应选择适当的活检手段，并对转移情况进行评估；有病史或怀疑是炎症性肠病的患者应考虑行 CT 或 MR 肠造影。

四、手术治疗

在进行外科手术之前，需要对潜在病理状态进行处理。患有克罗恩病或其他炎症性疾病的患者应用药控制病情；有盆腔恶性肿瘤病史的患者需完整评估转移情况。产伤的非手术处理应包括坐浴、会阴伤口护理和排便调整。虽然高压氧已经建议用于治疗与感染有关的瘘管[32]，但大多数有症状的瘘需要手术干预。

（一）手术时机

是否需要手术及手术时机取决于直肠阴道瘘的病因和瘘口大小。产伤引起的小瘘管一半以上可以自愈，因此建议在分娩后等待 3～6 个月后再考虑手术修补[33, 34]，以等待炎症消退，促进瘘管自愈[35]。但是如果在分娩时发现较大的撕裂伤应在产房直接进行修补[36]。如果直肠阴道瘘并发感染，挂线引流可能有助于清除感染并促进瘘道回缩和纤维化。挂线引流能对炎症性肠病患者留出药物优化时间，为暂时不能手术的患者缓解症状，为可能合并的肿瘤治疗提供时间间隔。

（二）手术入路

可以通过腹部或局部进行手术修补，包括经会阴入路、经阴道入路、经直肠入路、经括约肌入路和经骶入路。不管采用哪种方法，必须确保阴道和直肠充分游离，避免直接简单缝合以减少张力，防止复发。在手术条件不佳的患者中可以考虑粪便转流以帮助控制症状和感染，促进伤口愈合。在制订修补方案时要评估和考虑括约肌功能。

（三）围术期管理

吸烟和克罗恩病是直肠阴道瘘修补后复发最常见的危险因素，因此术前应鼓励患者戒烟和积极控制肠道炎症[37]。无论是采取局部手术和还是经腹入路均建议行机械性肠道准备、清洁阴道和围术期使用抗生素。如果预计盆腔分离比较困难，建议膀胱导尿减压，输尿管术前放置支架。住院时间取决于手术修补范围、出血量、患者年龄和并发症情况。术后要求禁欲 6～8 周。

（四）复发处理

复发性直肠阴道瘘的处理需详细了解直肠阴道瘘的病因和之前的修补方法。成功的关键在于采用富含血供的健康组织，并清除所有坏死和感染组织。多次修补后仍可达到近 90% 的成功率[37]。

五、手术修补

（一）单纯瘘管切开术

肛门括约肌未广泛累及的肛门阴道瘘可以通过瘘管切开术达到治愈目的。因为可能造成大便失禁，这种方法在较高位的直肠阴道瘘治疗中已被摒弃。

（二）转化为完全会阴撕裂伤

对于肛门括约肌广泛缺损及大便失禁的直肠阴道瘘，一种局部修补方法是会阴直肠切开和直肠阴道隔重建。该方法包括切除瘘管，分离邻近括约肌和会阴体，然后分层缝合所有组织（图 15–2）。这种方法类似于经典的会阴四度撕裂伤修补技术，治愈率很高[38]。该手术通常在截石位进行，肛门和阴道之间全层切开。直肠黏膜、内外括约肌和阴道黏膜分层缝合。如果内外括约肌分离困难，可以将内外括约肌直接缝合。近端粪便转流可促进修补愈合。

Musset 技术修补直肠阴道瘘分两阶段进行。第一阶段行会阴直肠切开术，8 周后进行第二阶段分层修补术。据报道，采用这种方法治愈率达到 98%～100%，75% 的患者括约肌功能修复良好[39, 40]。泄殖腔缺损的患者也可进行类似的分层修补[41]。如果进行括约肌重建，一些学者反对前位修补而主张在截石位 5 点钟位置进行括约肌切开[42]，另外也有学者报道采用 X 形皮瓣成形术重建会阴体[41]。

（三）瘘管切除分层缝合术

瘘管切除分层缝合可以经阴道、经直肠、经会阴或经括约肌入路完成。这些技术可以用来修补伴有括约肌缺损的直肠阴道瘘，如果有明显的组织缺损，还可利用肌肉瓣修补。

会阴部手术时患者取俯卧折刀位，选择在肛缘前方使用 180° 弧形肛周切口（又名 Schuchardt 切口）。阴道开口暴露至侧穹窿水平，会阴部切口需向头侧游离至瘘管和局部瘢痕上方 1～2cm 的正常组织。一旦确定并切除了瘘管，即将肛提肌折叠，并分层缝合阴道、括约肌和直肠黏膜。应当注意避免各层缝合线并排在一起，阴道侧可保持开放引流状态。然后以 V–Y 皮瓣技术关闭弧形切口重建会阴体[6]。通过直肠入路可以避免

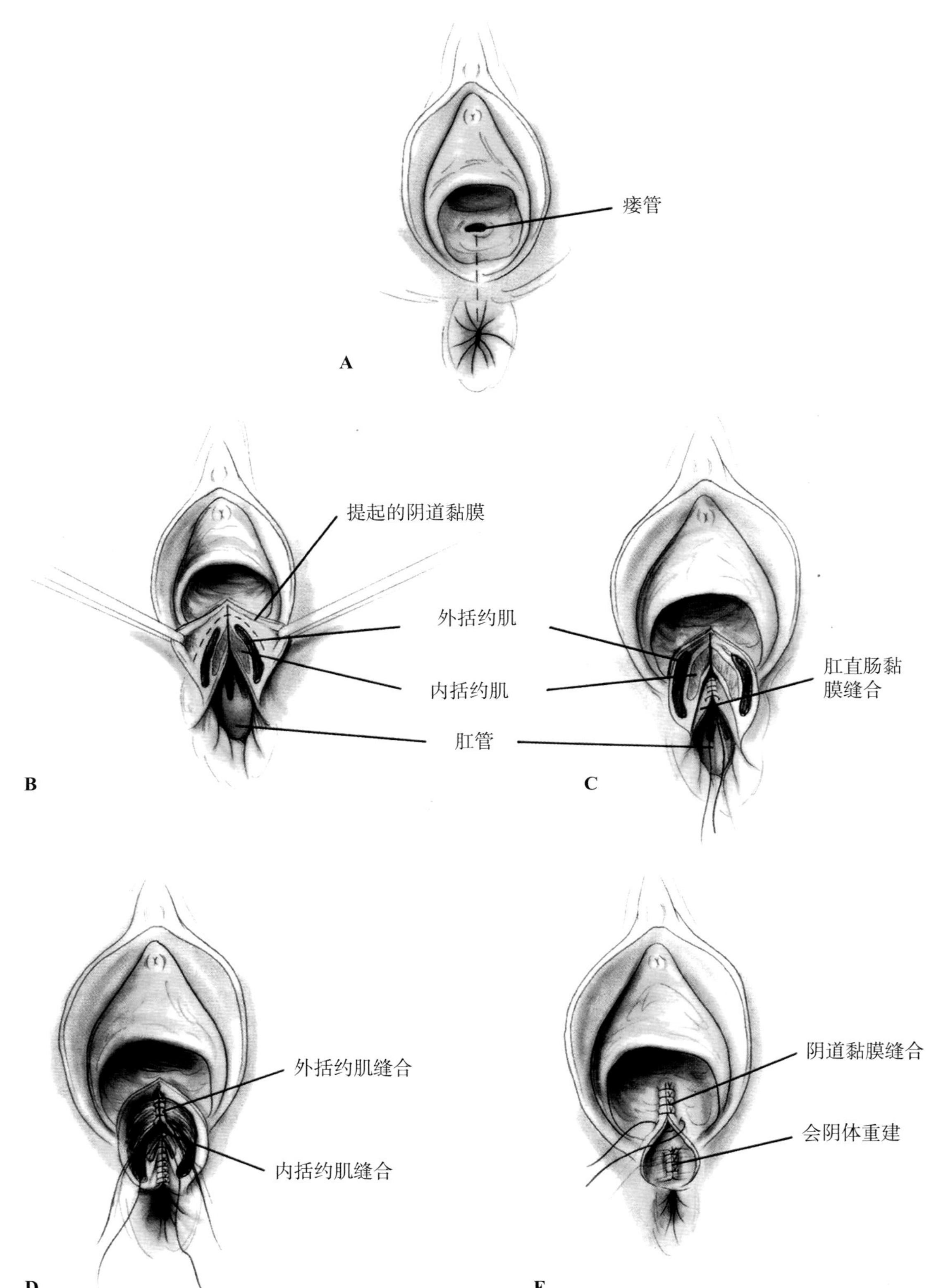

▲ 图 15-2 直肠阴道瘘转化为完全会阴撕裂伤和经阴道分层缝合

A. 整个直肠阴道瘘管包括括约肌和会阴体被切开；B. 从会阴体剖开阴道壁，分层修补直肠黏膜（C）、内外括约肌（D），以及重建会阴体和缝合阴道上皮（E）

会阴切口[8]，但需要直肠黏膜瓣推移以覆盖瘘管切除后留下来的缺损。

也可以采用经括约肌入路修补瘘管。该技术最初报道用来闭合直肠尿道瘘，可用于完全暴露更近端的管道以避免开腹修补[43]。患者取俯卧折刀位，臀部用胶布拉开。切口从肛门边缘一直延伸到骶骨正中线左侧。黏膜皮肤交界处和括约肌标记缝合线。分开直肠黏膜暴露瘘管，切除瘘管和周围的瘢痕组织，关闭阴道瘘口。然后，将直肠前壁的切口横向延伸，游离全层直肠组织瓣使用“叠盖式”技术关闭直肠缺口。然后缝合括约肌闭合皮肤。

（四）肌肉组织瓣转位术

肌肉和其他组织瓣移植通常用于治疗复发性或复杂性直肠阴道瘘，例如在结肠肛门吻合或新直肠再造后形成的瘘。球海绵体肌或 Martius 组织瓣是用于修补直肠阴道瘘的最常用的组织瓣转位技术之一，但文献中仅有少量报道[44, 45, 46, 47]。其治愈率超过 60%，但克罗恩病患者的治愈率则要低一些[44, 45]。患者取截石位并使用会阴中外侧切口。瘘管被识别并切除后，关闭直肠侧瘘口。然后沿对侧大阴唇切开，以暴露大阴唇脂肪垫和球海绵体肌（图 15–3）。然后将游离好的球海绵体肌通过皮下隧道转位到直肠阴道隔以覆盖直肠修补部位，随后关闭阴道侧瘘口[48]。使用不含肌肉的脂肪垫也取得了类似的效果，并可减少手术并发症[46]。常规推荐粪便转流以促进伤口愈合。大阴唇和大小阴唇改良全层组织瓣治疗复杂性直肠阴道瘘成功率达 80% 以上[47]。并发症包括性交困难、麻木、组织瓣转位部位感觉减退和美学顾虑[51, 52]。

带蒂股薄肌瓣也可以用来修补大的或者复发的直肠阴道瘘。有报道将此技术应用于 24 例直肠阴道瘘患者，总体治愈率达 79%，而且其中 8 例为克罗恩病患者[2]，其他报道也证实较高的治愈率，但并发伤口感染的概率较高[53]。取改良截石位和会阴横切口，确定瘘管后结扎，管道切除或搔刮干净后阴道和直肠瘘口各自关闭。大腿内侧切开，游离好股薄肌，注意保护

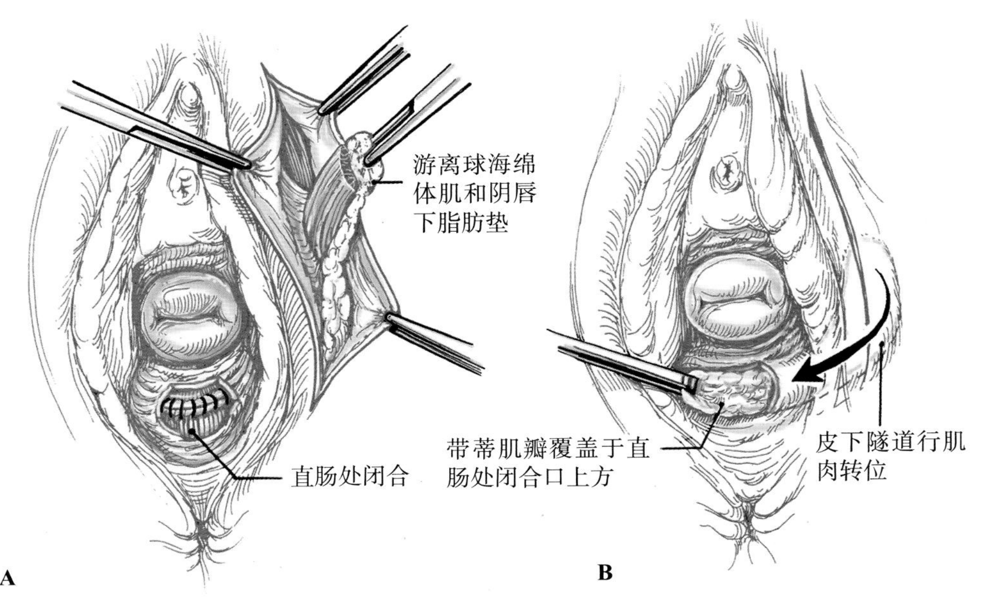

▲ 图 15–3　**Martius 皮瓣**

A. 关闭直肠侧瘘口，通过阴唇切口游离球海绵体肌及其脂肪垫；B. 球海绵体肌及其脂肪垫转位插入到直肠阴道隔覆盖直肠瘘口修补处

血管神经束并做好皮下隧道。股薄肌瓣放置在阴道和直肠之间，固定在瘘口以上至少 2cm 的位置。如果不固定在瘘口上方，肌肉可能会回缩从而导致修补失败。通常在会阴组织瓣转位部位和大腿处放置引流管[53]。多项小样本研究采用该方法，有些使用粪便转流，有些不使用粪便流，总体成功率为 50%～92%[53-57]。手术成功后有 1/4 的患者诉性交困难和生活质量评分低下。本书编辑之一（S.D.W.）倾向于在改良截石位获取股薄肌瓣，然后在俯卧位进行会阴部操作。

（五）直肠内推移瓣术

直肠内推移瓣术同其他技术相比具有下列优点：组织游离少；外括约肌功能得到保全；肛门失禁风险小；避免了会阴感染并且推移瓣回缩概率低。该项技术最早于 1902 年由 Noble 提出，此后针对低位小瘘管进行了改良[58]。初次手术直肠内推移瓣术成功率高（41%～78% 愈合）[59, 60]，如果既往曾经修补过则直肠内推移瓣术失败率高[61, 62]。患者需要机械性肠道准备和静脉注射抗生素，手术体位取俯卧折刀位，用胶布拉开臀部，Lonestar 拉钩（Cooper 外科，Inc.，Trumbull，CT）暴露肛门。先勾勒一个宽基的推移瓣轮廓，瘘管位于推移瓣的远端。直肠内推移瓣包括黏膜和黏膜下层，某些情况还包括直肠环肌（图 15-4）[63]。推移瓣应向瘘管头侧至少游离几厘米，因为充分游离确保无张力推移是关键。为了确保血供推移瓣的底部宽度应为其顶部的两倍。游离直肠壁时分离瘘管，切除包括瘘管在内的推移瓣顶端并送病理。周围括约肌纤维和环形肌折叠覆盖瘘口。最后用可吸收缝线固定推移瓣覆盖缺损。阴道侧可以保持开放以便引流，或用可吸收缝线缝闭。制作包含内括约肌的推移瓣也有报道[63]，并被倡导用来修补克罗恩病直肠阴道瘘患者[64]。既往伴有大便失禁的女性应计划同时行括约肌成形术[65]。并发症包括组织缺血和血肿形成，两者均可导致推移瓣修补失败。本书其中一位编辑（S.D.W.）偏爱采用椭圆形滑动瓣而不向直肠头侧游离。

阴道推移瓣也可采用，特别是合并炎症性肠病或既往做过直肠储袋手术的患者，否则经会阴或经肛门入路操作会很复杂。患者取截石位，确定瘘管的阴道侧和直肠侧。然后使用上述相似的技术在阴道后壁制作推移瓣，横向游离至坐骨结节以确保无张力缝合。可以在中线附近对合缝合肛提肌以隔离开阴道和直肠瘘口，不过这可能导致性交困难故应谨慎行事。然后关闭直肠黏膜。继而切除阴道部瘘管，并将阴道推移瓣固定于会阴皮肤。折叠肛提肌和粪便转流术可以提高这种方法的成功率，尤其是在克罗恩病患者中[66]。

有报道利用肛门皮肤推移瓣修补低位直肠阴道瘘和肛门阴道瘘，这些患者如果采用直肠推移瓣技术会导致黏膜外翻致使肛门潮湿和瘙痒[67]。患者取截石位，从阴道瘘口到肛管瘘口完全切除瘘管，使用刮匙剔除可能剩余的上皮组织。然后从肛外制作一个宽基的皮瓣，折叠括约肌纤维，并将皮瓣吻合至直肠黏膜以闭合缺损。有项研究报道了所有患者均接受了造口转流术以促进修补愈合[68]。

（六）直肠袖套推移术

对于累及直肠周长 1/3 以上的直肠阴道瘘，或因组织损伤瘘管无法一次性闭合的直肠阴道瘘，可以考虑直肠袖套推移术（图 15-5）。该技术切断瘘管段近端直肠和切除瘘管段直肠黏膜，将正常的近端直肠拖出并吻合至齿状线。从会阴入路，患者取俯卧折刀位，弧形切口，从骶骨尾骨关节的左侧延伸至肛门外括约肌，露出骨盆底。切口暴露远端直肠并游离近端直肠环周。切断远端直肠，切除从齿状线到切断线之间残留的直肠黏膜。然后切除瘘管，两层法缝合直肠阴道隔，阴道侧保持开放以便术后引流。然后将离断的直肠吻合到齿状线，重建盆底后缝合皮肤[69]。

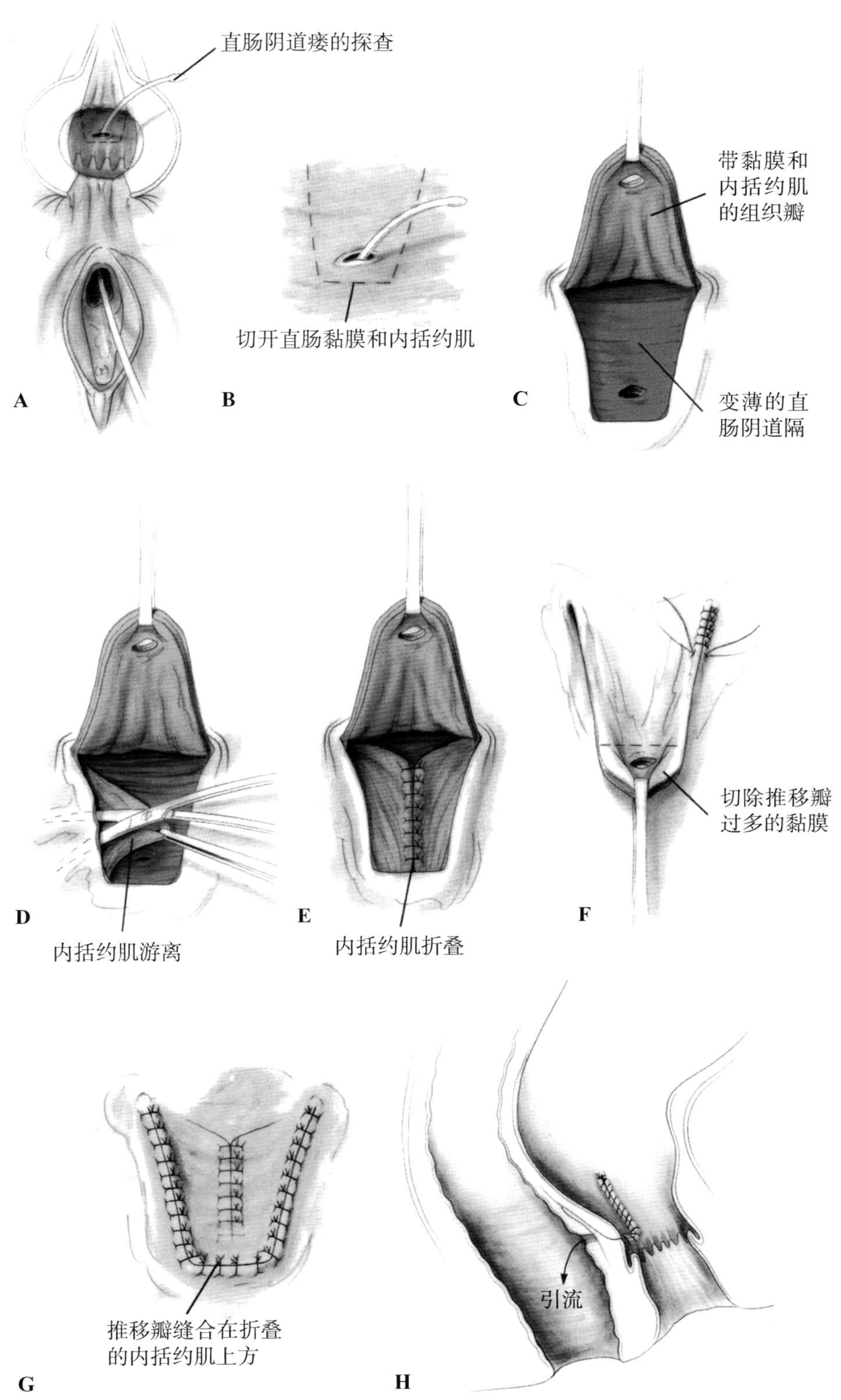

▲ 图 15-4　**直肠内推移瓣**

A.. 探针从阴道瘘口处探入确定直肠瘘口；B. 瘘管开口周围确定直肠内推移瓣轮廓；C. 推移瓣游离包括黏膜、黏膜下层、环形肌；D. 内、外部括约肌游离；E. 内括约肌对合缝闭；F. 切除推移瓣包括瘘管开口在内的多余黏膜；G. 推移瓣推进缝合到位以覆盖直肠壁缺损；H. 阴道侧瘘口开放引流

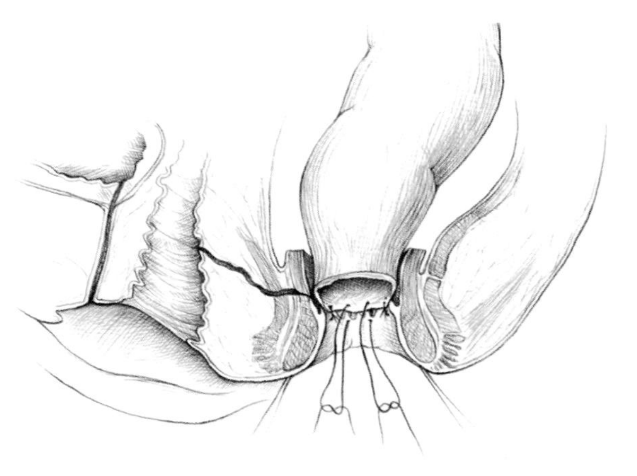

▲ 图 15-5 **直肠袖套推移术**

（七）经腹修补术

高位直肠阴道瘘由于局部修补困难而经常需要经腹修补。在伴有腹部病变（如肿瘤或炎性肠病）的患者中，无论瘘管位置如何，部分外科医生都倾向于采用经腹修补术。腹部入路取截石位，采用开放或腹腔镜微创入路。乙状结肠游离后进入直肠后间隙，并在道格拉斯窝的下部切开腹膜。向盆底方向打开直肠阴道隔，分离瘘管，并游离直肠侧韧带。直肠远端横断，阴道修补；其余步骤经肛门完成（图 15-6）[70]。可以考虑结肠 J 型储袋分期结肠肛管吻合（Turnbull–

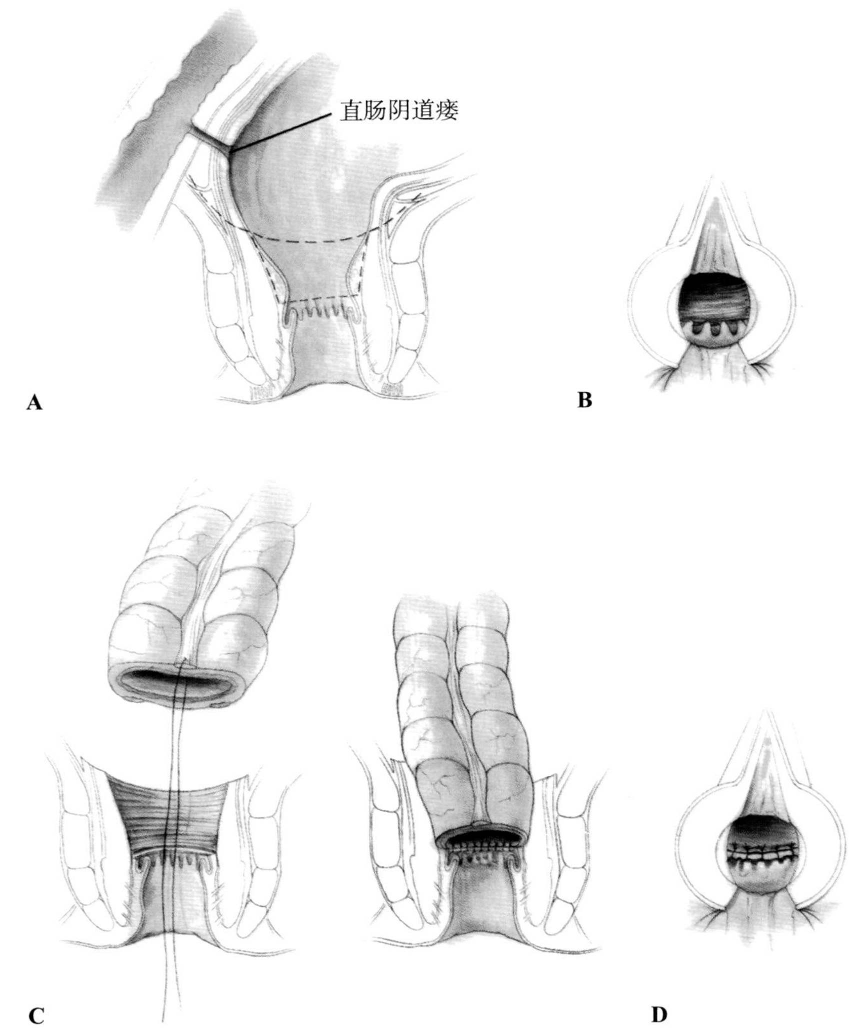

▲ 图 15-6 **结肠肛门吻合术**

A. 游离直肠远端至直肠阴道瘘水平，直肠远端横断；B. 经肛门切除残留直肠黏膜；C. 在齿状线水平吻合近端直肠和肛管；D. 最终结肠肛管吻合后的情况

Cutait）重建肠道连续性[71]。

也可以经腹在直肠阴道隔置入大网膜或肛提肌等组织瓣以加强修补。可以同时切除病灶肠段。在特殊的炎症性肠病患者中可以考虑更广泛的结直肠切除术并行结肛吻合。在伴局部晚期肿瘤的情况下，通常在新辅助放化疗后，可考虑进行腹会阴联合手术和全盆腔脏器切除术。针对姑息治疗和手术状态不佳的患者可考虑粪便转流术。

（八）其他局部治疗方法

包括纤维蛋白胶注射和胶原肛瘘栓封堵在内的局部治疗效果极差，因此不主张用于直肠阴道瘘的修补[72, 73]，尽管纤维蛋白胶在较长的瘘管方面取得了一些成功，并已与其他局部技术相结合以尝试确保瘘管闭合和瘢痕形成以防止复发[74–77]。同样，为了提高成功率也对传统的肛瘘栓进行了改良，但结果难以重复[78]。生物补片已被用于改善推移瓣或组织瓣填植技术的预后。不幸的是，这些研究规模很小，并且研究人群的异质性也使很难下明确的结论[79, 80]。有报道应用包括经肛门内镜手术等微创方法修补直肠阴道瘘，但是这些报道都是小样本病例研究，而且缺少长期随访结果[81]。

六、直肠尿道瘘

直肠尿道瘘的病因与直肠阴道瘘的病因相似，尿道直肠手术、炎症性肠病、盆腔放疗、外伤、感染性或炎症性疾病是其主要原因。前列腺癌同时接受手术治疗和放疗的患者直肠尿道瘘发生率为 3%[82–85]，接受挽救性放疗的患者约有 10% 发生直肠尿道瘘[86–88]。盆腔放疗后肛门直肠并发直肠尿道瘘的风险明显增加[89]，与瘘管相关的恶性肿瘤也更难处理[90]。直肠尿道瘘临床表现包括气尿、粪尿、直肠尿液漏出及疼痛。可以通过直肠指检、尿道膀胱镜检查和乙状结肠镜检查确诊。可用的影像学检查手段包括排尿性尿路造影或逆行尿路造影、排尿膀胱尿道造影、直肠造影剂增强的 CT 或 MRI。同直肠阴道瘘一样，评估瘘口大小、位置、周围组织完整性、肛门括约肌功能和潜在病因有助于制订直肠尿道瘘治疗方案。复杂的直肠尿道瘘包括那些瘘口大于 2cm、先前修补失败、放疗诱发的瘘，以及那些位于感染手术区域内的瘘管。

同直肠阴道瘘一样，有多种手术方法可修补直肠尿道瘘。初次修补后多达 1/4 的患者会复发，后续修补因复杂性和失败率的增加而变得更加复杂[84, 91]。粪便和尿液转流可以使某些患者的瘘管自发闭合[92]，但是大多数患者需要手术干预[91]。直肠尿道瘘的修补方法与直肠阴道瘘的修补方法类似，包括经会阴、经括约肌、肌肉组织瓣转位和直肠内推移瓣等技术。也可以采用联合或不联合腹会阴切除术的永久性肠造口。所有患者均应接受围术期抗生素治疗和膀胱留置导尿。通常需原位留置导尿管，直到证实直肠尿道瘘已得到治愈。尿液和粪便的转流都可以采纳，但是在复杂的修补手术中应强烈考虑粪便转流。回肠造口术是一种常见的转流技术。造口关闭前应进行排尿膀胱造影、直肠造影和膀胱镜检查，并应在麻醉下进行检查以确保瘘管成功闭合。如果患者没有造口，则应使用泻药进行机械性肠道准备并口服抗生素。

会阴入路可同时使用阴囊肉膜瓣来加强修补[93–96]。这种方法的不足之处是视野问题，瘢痕组织对修补不理想，以及大小便失禁。患者取截石位，并使用会阴弧形切口暴露会阴前间隙。进入直肠尿道平面达腹膜返折水平，暴露整个瘘管。切除瘘管，首先闭合直肠缺损，并对于小于 2cm 的尿道缺损直接缝闭。对于较大的尿道缺损，可使用颊黏膜移植预防狭窄。会阴切口内转位的肌肉组织瓣通常是股薄肌瓣，用于隔离缝合处并加固修补区域[95]。也有通过前侧经肛门直肠的会阴入路的技术改良报道[97]。会阴中线切口延伸至前列腺浅表所有结构，包括肛门内外括约肌。这种游离可以改善瘘管的暴露，保留勃起功能并且肛门控便功能也在接受范围内。

另一种局部入路是后中线经括约肌入路，或称 York–Mason 入路，其优点是可通过天然的组织平面进行解剖[43]。超过 85% 的患者瘘管可以成功闭合。术后大便失禁是最担心的并发症之一[98, 99]。患者取俯卧折刀位，从肛门边缘到中段骶骨连线外侧切开，打开盆底和肛门括约肌的各层，并确定瘘管直肠开口（图 15–7）。瘘管被切除后（图 15–8）用可吸收缝合线封闭尿道缺口，采用直肠肌瓣叠盖式技术封闭直肠缺损（图 15–9），然后将括约肌和骨盆肌肉组织重新对合缝合（图 15–10）。

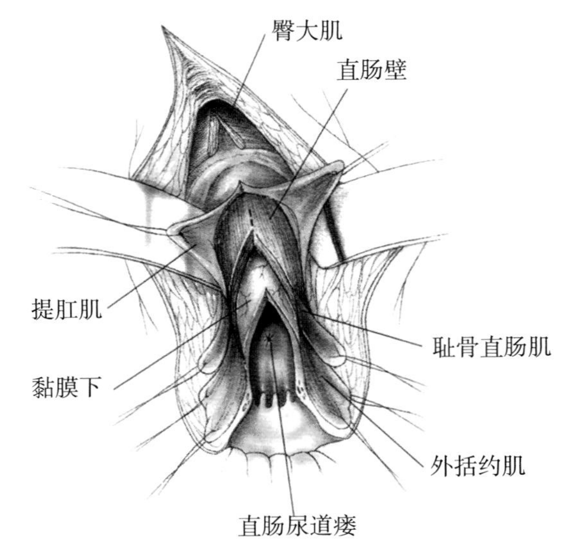

▲ 图 15–7 **后中线经肛门括约肌修补直肠阴道瘘和直肠尿道瘘。分离开的组织层缝线标记**

直肠推移瓣可用于修补直肠尿道瘘，成功率高达 83%，并发症低[100]。患者取俯卧屈曲位，使用直肠牵开器暴露瘘管开口。首先准备包括瘘口在内的全层或部分的直肠推移瓣，然后向尿道

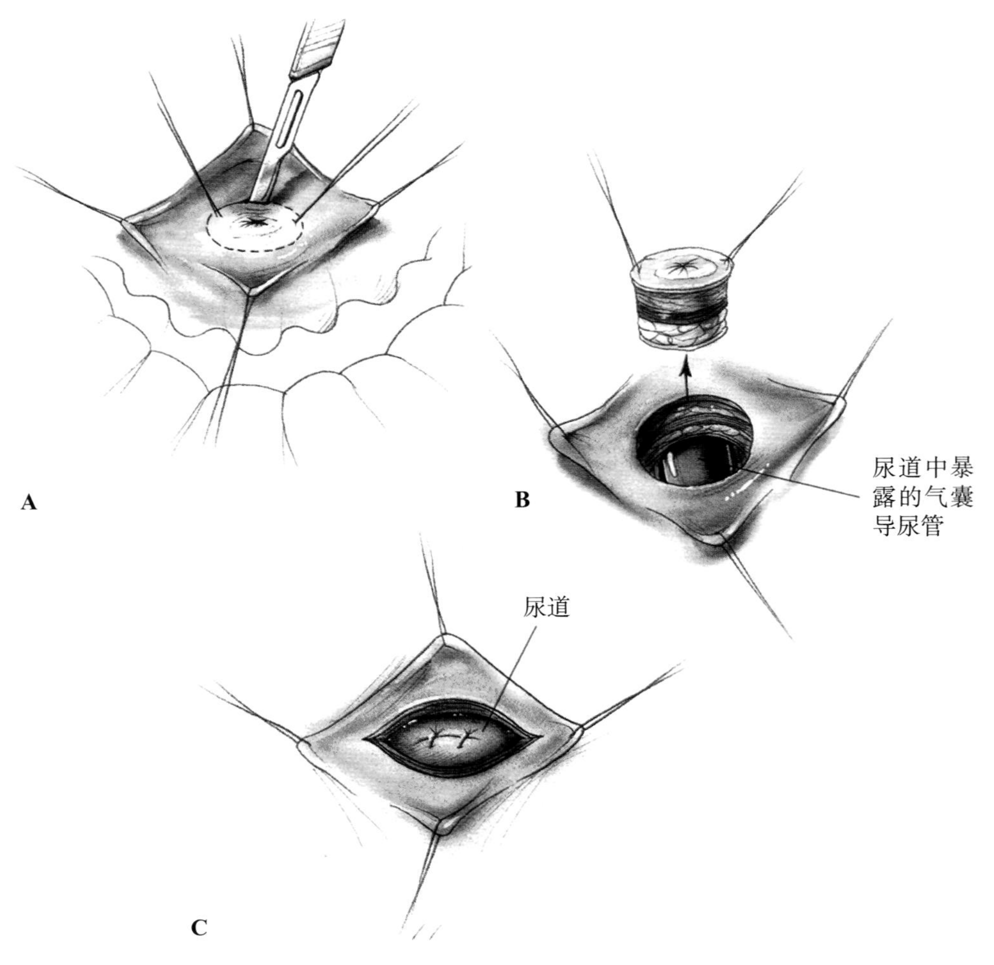

▲ 图 15–8 **切除瘘管**

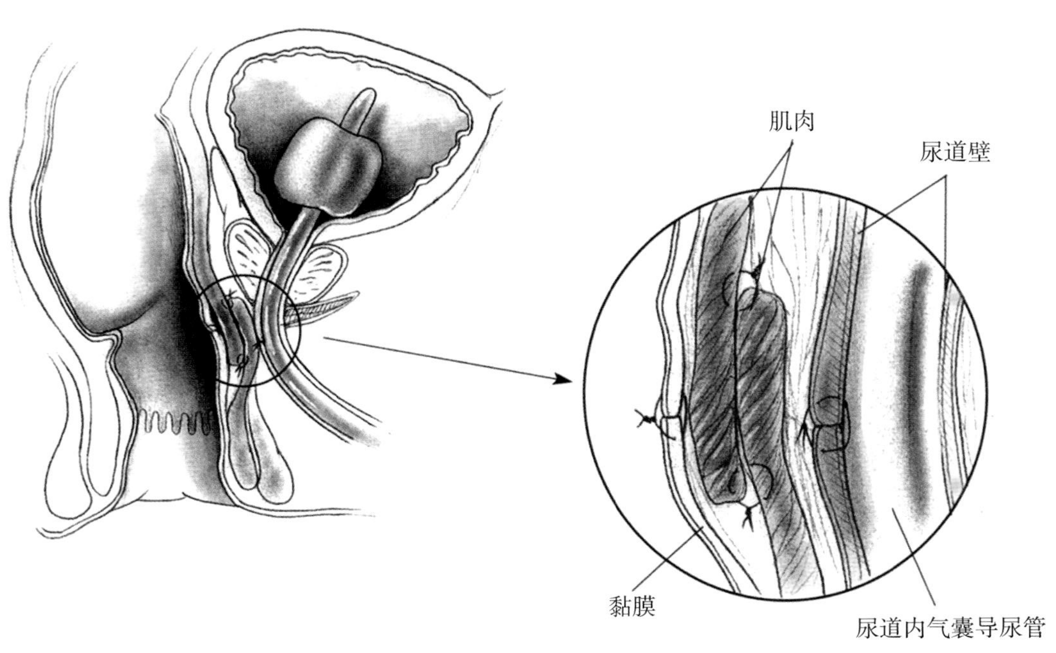

▲ 图 15-9　导尿管上封闭尿道缺口，用直肠肌瓣叠盖式技术关闭直肠缺损

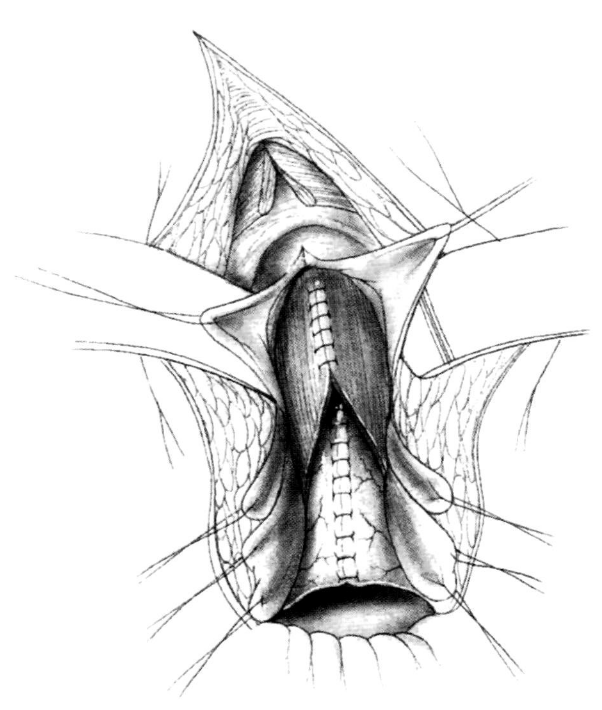

▲ 图 15-10　各层组织逐层关闭

侧打开并切除瘘管；剔除肉芽组织后用可吸收缝线缝合尿道缺损，并重新缝合内、外括约肌。然后在直肠推移瓣末端切除瘘管组织，并用可吸收缝线将直肠推移瓣原位缝合固定在周围。无张力的修补至关重要，因此应大范围游离直肠推移瓣。经肛门直肠推移瓣修补可以使用经肛内镜手术平台[101]。

还可以考虑经腹使用网膜组织瓣修补，从而避免局部肌肉组织瓣的并发症。经腹修补的缺点是骨盆中的尿道缺损暴露困难，术中分离粘连导致手术时间和术后恢复时间延长。

七、结论

直肠阴道瘘和直肠尿道瘘严重影响患者的生活质量。术前规划，包括病因学检查、解剖学考虑及对可用于修补的正常组织的评估，对手术至关重要，但必须与细致的手术技术相结合才能获得较高的成功率。了解每种方案的效果及各种手术方法的优点，使外科医生可以为每位患者选择最佳的修补方案。

第 16 章　骶前肿瘤

Retrorectal Tumors

Sean J. Langenfeld　Steven D. Wexner　著
林宏城　译
傅传刚　校

摘要：本章将讨论最常见的骶前肿瘤，包括其病因和发病率，但将重点讨论基于现有最佳证据的临床路径。
关键词：骶前肿瘤，解剖学，分类，发病率，病理学，囊肿，畸胎瘤，脊索瘤，脊膜膨出，临床表现

一、概述

骶前或直肠后是胚胎融合和重建的区域，因此是胚胎残留组织的常见部位，可发展为多种不同类型的肿瘤。与结直肠外科医生遇到的大多数疾病相比，骶前肿瘤较为罕见，研究也较少。大多数关于这些囊肿和肿瘤诊疗的文献是回顾性和小样本的，证据等级有限。

此外，近年来关于此类肿瘤的研究很少，许多经典学说都源于 40 多年前发表的研究。在这些较早的研究中，有关影像学和术前评估方面存在较大的差异。没有统一的手术方式及肿瘤切缘阳性率较高导致了较高的复发率和较低的长期生存率。

随着影像学评估、病历记录保存和辅助治疗方面取得了明显进步，以前被认为禁忌的某些治疗方式重新成为可行的治疗选择。实体瘤的术前穿刺活检一直是最具争议的话题，但目前对于某些肿瘤来说已经是非常明确的有效手段。此外，有新的证据表明，一些良性病变进行等待观察是安全的。本章将讨论最常见的直肠后肿瘤，包括其病因和发病率，但将重点讨论基于现有最佳证据的临床治疗路径。

二、解剖学

直肠后间隙位于直肠上 2/3 和骶骨之间，位于直肠骶骨筋膜上方。它的前方是直肠固有筋膜，后方为骶前筋膜，两侧为直肠侧韧带、输尿管和髂血管。上界是腹膜反折并与腹膜后间隙相通，下界为直肠骶骨筋膜，该筋膜一般在 S_4 骶椎水平发出，终止于肛管 – 直肠连接处近端 3～5cm 的直肠。

直肠骶骨筋膜下方是肛提肌上间隙，一个马蹄形的潜在间隙。前方为直肠深筋膜层，下界为肛提肌（图 16–1）。当描述骶前肿瘤时，“骶前”这个区域通常包括这个较低的区域及上述真正的直肠后间隙。

腹膜后间隙含有疏松的结缔组织，骶骨筋膜下有骶前血管，这些血管来源于椎体血管丛，

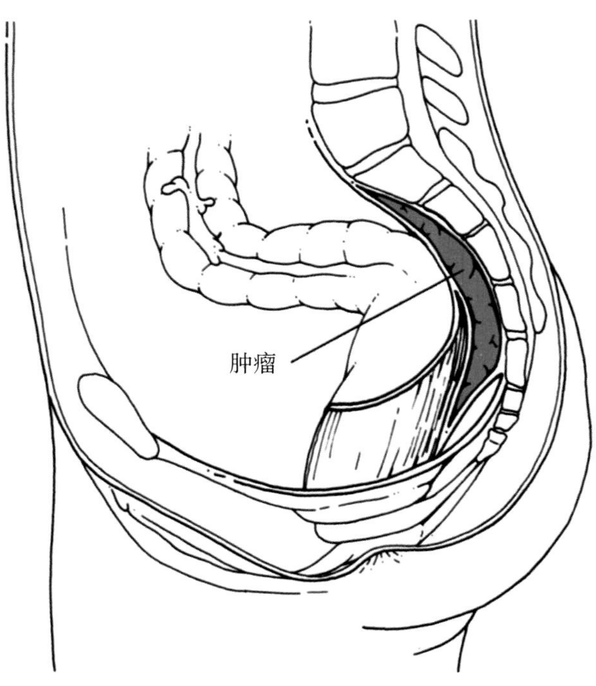

▲ 图 16-1　骶前肿瘤的位置

这也是手术中误伤血管造成骶前大出血的主要原因。

三、分类

Uhlig 和 Johnson[1]，基于 Freier 等 [2] 的分类系统，提出了框 16-1 中列出的分类。一般来说，这些肿瘤分为：①先天性，包括发育性囊肿、脊索瘤和骶前脊膜膨出；②炎性，包括肛瘘；③神经源性；④骨肿瘤；⑤其他来源肿瘤，包括肉瘤和转移瘤。

在进行临床诊断时，更实用的方法是分为实性和囊性两大类。另外还可分为婴幼儿发病的肿瘤和成年后发病的肿瘤，不同类别肿瘤的临床表现差异较大。

四、发病率

直肠后肿瘤的真实发病率尚不清楚。因为大部分的直肠后肿瘤是无症状的，即使被发现也常

框 16-1　骶前肿瘤和囊肿的鉴别诊断

先天性
• 发育性囊肿（表皮样、皮样、分泌黏液的囊肿；畸胎瘤） • 脊索瘤 • 恶性畸胎瘤 • 肾上腺残余肿瘤 • 骶前脊膜膨出 • 直肠重复畸形
炎性
• 异物肉芽肿 • 会阴脓肿 • 肠瘘 • 骶前脓肿 • 慢性感染性肉芽肿
神经源性
• 神经纤维瘤和肉瘤 • 神经鞘瘤 • 室管膜瘤 • 神经节瘤 • 神经纤维肉瘤
骨肿瘤
• 骨瘤 • 骨肉瘤 • 单纯性骶骨囊肿 • 尤因瘤 • 软骨黏液肉瘤 • 动脉瘤样骨性囊肿 • 骨巨细胞瘤
其他类型肿瘤
• 转移癌 • 脂肪肉瘤 • 血管内皮细胞肉瘤 • 淋巴管瘤 • 腹膜外硬纤维瘤 • 浆细胞骨髓瘤 • 不明原因恶性肿瘤 • 脂肪瘤 • 纤维瘤 • 纤维肉瘤 • 平滑肌瘤 • 平滑肌肉瘤 • 血管瘤 • 外皮细胞瘤 • 内皮细胞瘤

被误诊是其他肛肠疾病，如肛瘘和肛周脓肿，因此发病率可能被低估。

大多数文献提供的病例都很少，而且来自专科中心，这些中心的病例数量与周围人群可能不成比例。根据 1985 年在 Mayo Clinic[6] 接受治疗的 120 例患者的数据，在住院人群中发病率大约是 1/40000[3-5]。

这种类型较多的肿瘤很难估计其发病率，因为大多数病例研究本身就存在样本偏倚。一般来说，先天性病变所占比例超过半数，其中 2/3 是发育性囊肿。神经源性肿瘤占 5%～15%。值得庆幸的是，大多数骶前肿瘤是良性的。最常见的恶性肿瘤是骶尾部脊索瘤，其次是肉瘤 [6, 7]。

五、病理学

本章没有对这一领域的病理学进行详尽地描述。许多肿瘤有着相似的临床表现；读者可以参考权威的病理学书籍。常见的骶前肿瘤病理学特征将在下文做简要叙述。

（一）发育性囊肿

发育性囊肿可能来源于任何胚层（表 16–1）。先天性发育囊肿以女性居多 [6]，男女发病率之比为 1∶5。大多数囊肿无症状，囊肿内部张力较低，在直肠检查时容易漏诊。平均发病年龄为 40 岁，出现临床症状的时间通常以年来计算。肛门后皮肤小凹陷与一些发育性囊肿有关，可作为诊断的标志性体征。虽无确切的统计数据，但估计有高达 12% 的囊性病变可以发展成恶性肿瘤 [8, 9]。

文献报道女性发病率高于男性，通常没有症状育龄期女性患者在做盆腔检查时发现。女性的较高发病率在一定程度上可能与此相关。这也可能对后文所讨论的男性通常会有更高的恶变率这一数据产生影响。

1. 表皮样和皮样囊肿

表皮样囊肿和皮样囊肿是由外胚层管闭合缺陷所致，皮肤异位生长，有时伴有皮肤附属器结构。表皮样囊肿内衬复层鳞状上皮，有角质透明颗粒和细胞内桥。除了在表皮样囊肿中可见复层鳞状上皮细胞，皮样囊肿还可见汗腺、毛囊、皮脂腺或三者全部。这些附属器是皮样囊肿的特征表现。

表皮样囊肿和皮样囊肿均呈圆形和局限性生长，有薄层结缔组织构成的囊壁，并含有黏稠的黄绿色物质。皮样囊肿可与皮肤相连形成肛门后方皮肤凹陷。皮样囊肿的感染率为 30%[10]。感染后可表现为直肠后脓肿或直肠周围脓肿。当肛门后小凹与感染的囊肿相通时，常被误诊为肛瘘。

2. 肠源性囊肿

肠源性囊肿来源于后肠发育中的异位残留，可含鳞状上皮或移行上皮在内的黏膜分泌囊肿。通常，由柱状上皮构成的薄壁囊肿，成分叶状生长，通常由一个大的囊肿和多个子囊肿构成。未感染时，内部充满透明至绿色黏液样物质。肠源性囊肿也容易并发感染，但在大多数病例中仍是无症状的。

3. 直肠重复畸形

直肠重复畸形是罕见的发育畸形，多见于女性，常伴随其他先天性缺陷，特别是泌尿生殖系

表 16–1　发育性囊肿的胚层起源

	表皮样囊肿	皮样囊肿	肠源性囊肿	畸胎瘤
组织起源	外胚层	外胚层	内胚层	含有三个胚层组织成分
组织学特征	复层鳞状上皮细胞	皮肤附属物复层扁平上皮（汗腺、皮脂腺、毛囊）	含有立方和柱状上皮，可能伴有分泌功能	单细胞囊肿和细胞层的分化程度不同
一般性质	良性	良性	良性	良性或恶性

统和脊椎畸形。诊断需符合三个解剖学标准，即囊肿必须与消化道相连、有与消化道部分相似的黏膜，以及有平滑肌层。

直肠重复囊肿的患者可能无症状，可表现为会阴部包块、便秘、里急后重感、脱垂、腰背痛和泌尿系统症状，也可表现为反复发作的肛周脓肿或肛瘘。已有报道成人直肠重复畸形恶变的病例，但较为罕见 [11]。

4. 尾肠囊肿

尾肠囊肿，也称为直肠后囊性错构瘤，女性多发，有一半的患者因囊肿压迫引起疼痛 [12]，这种症状发生比例高于其他发育性囊肿。这些囊肿来自于胚胎尾肠的残留组织，与畸胎瘤不同，畸胎瘤通常包含三个胚层的成分。

Hjermstad 和 Helwig[12] 报道 53 例位于直肠后腔的发育性尾肠囊肿。病变通常为局限性的、无包膜、多囊，常充满无色、黄色或灰色的液体，与直肠腔无相通。50% 的患者并发感染，其中 1 例恶化为低分化腺癌。

一篇 2000 年的文献回顾了 10 例尾肠囊肿恶变的恶性肿瘤，其中 6 例为腺癌，4 例为类癌，后来又增加了 5 例，其中 1 例为神经内分泌癌 [13]。将所有囊性和腔性病灶完整切除，对于防止窦道残留和罕见的恶变非常重要。

（二）畸胎瘤

畸胎瘤是真性肿瘤，来源于全能细胞。含有各个胚层的组织成分，虽然其分化的程度可能有所不同。恶性肿瘤往往来源于一个胚层的细胞；然而，在一些未分化的类型中，很难辨别其组织来源。肿瘤组织分化程度越高，肿瘤就越偏向良性，但所有的肿瘤都应被视为潜在恶变倾向。

骶尾部畸胎瘤的恶变率因患者的年龄而异，儿童具有更高的恶变率，而在 20 岁之后会慢慢下降 [3, 4]。1974 年美国小儿外科学会的一项调查显示 [14]，婴幼儿在出生第一天出现恶性畸胎瘤的发生率仅为 7%，而 1 岁时恶性畸胎瘤的发生率为 37%，2 岁时发生率为 50%。Simpson 等 [15] 报道了 26 例成人骶尾部畸胎瘤，其中 21 例为良性，19 例为女性。

Pantoja 和 Rodriguez-Ibanez[16] 详细描述了骶尾部畸胎瘤的特点和生长方式，畸胎瘤有完整的包膜，可为实性或囊性。它们可包含各种胚层组织，最主要是呼吸系统、神经系统和胃肠道组织成分。畸胎瘤对尾骨和骶骨有很强的附着性，但很少附着于盆腔脏器，除非炎症导致继发性粘连。

（三）脊索瘤

脊索瘤是骶前间隙最常见的恶性肿瘤。起源于胎儿脊索的残余。虽然它可以发生在从脑垂体到尾骨的任何部位，但大约 50% 的病例中发生在骶尾部区域 [17]。脊索瘤可在任何年龄段出现，男性发病率更高（2：1～5：1），发病率最高的年龄段是 40—70 岁 [5, 6, 18]。

从宏观上看，脊索瘤是一种生长缓慢、分叶状、结构清晰的肿瘤，瘤体由柔软的凝胶状组织构成，常伴有出血。肿瘤常侵犯压迫邻近的骨质结构及毗邻组织器官。显微镜下，脊索瘤被认为类似于脊索发育的不同阶段。肿瘤细胞通常聚集成不规则的团块，被基质组织分隔开。外周细胞的细胞质中含有黏液滴。当这些细胞成熟时，这些黏液滴聚集成单个大液泡，形成典型的脊索瘤的空泡细胞。肿瘤中心可见细胞束漂浮于黏液中，细胞边界模糊，可见合胞体。

患者会出现直肠或会阴疼痛，坐时疼痛加剧，站立或行走可减缓。晚期病变可能会出现便秘、大便失禁、尿失禁、阳痿等症状 [19]。指检可发现直肠外光滑肿物，直肠黏膜完整。

（四）骶前脊膜膨出

骶前脊膜膨出位于骶前间隙，含有脑脊液。在女性中更为常见 [20]，症状包括便秘、排尿困难、腰背痛或腹痛、头痛、脑脊膜炎或难产 [21]。典型的临床表现包括盆腔肿块和特征性放射学改变，但通常在数月或数年后确诊 [22]。

"弯刀状"骶骨是骶前脊膜膨出的诊断性表现，其特点是一个圆形的凹陷，边界没有骨质破坏（图 16–2）。在现代医学中，骶骨脊膜膨出的最佳诊断方式是磁共振成像。由于存在继发脑脊膜炎的风险，应避免抽吸术。治疗方法包括切除脑膜膨出的部分，手术入路有经骶入路的椎板切除、经会阴入路，以及经腹前入路手术[20, 23]。

（五）其他类型肿瘤

其他类型的肿瘤将会在各分章阐述。其中，室管膜瘤是最常见的神经源性肿瘤[5]。原发性骨肿瘤极为罕见，骨科已有详细的研究，且通常不需要结直肠外科医生处理。

虽然结缔组织肉瘤很少见，但它们是仅次于脊索瘤的第二常见恶性肿瘤[7]。另外一种骶前病变是转移性肿瘤，包括淋巴瘤和腺癌。因此，当高度怀疑转移癌时，应做适当的检查以明确性质。

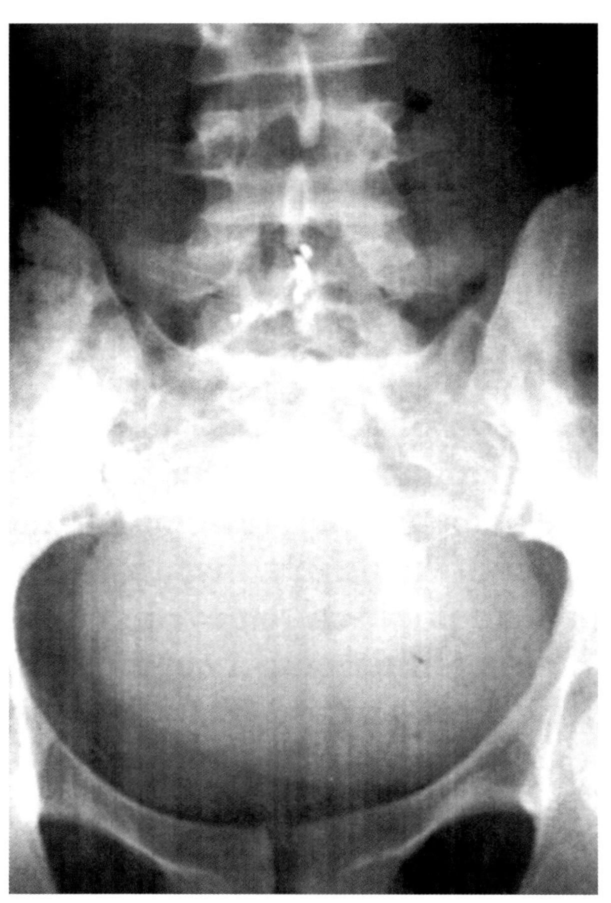

▲ 图 16–2 "弯刀状"骶骨（图片由 Charles O. Finne Ⅲ，MD 提供）

六、临床表现

（一）症状

直肠后病变引起的症状与其部位、大小有关，如果是骶前囊肿，还与是否感染相关。良性病变往往无症状，需通过全面体检或在女性分娩时发现。恶性病变更容易产生症状。

1. 疼痛

疼痛是肿瘤和感染性囊肿患者的最常见症状。通常位置不固定，如下腰部、肛周、直肠或直肠深部痛。如果累及骶神经丛，患者可能会出现腿部或臀部的牵涉痛。在早期伴随麻痹的疼痛并不常见。直肠后肿瘤的典型疼痛通常是体位性的，与坐立或站立相关，而疼痛的开始通常与局部创伤有关，例如骶骨或尾骨的跌伤。

2. 感染

感染可表现为从单纯的发热、畏寒、寒战和疼痛，到反复的肛周脓肿，患者通常会有多次的外科治疗史。有类似病史的女性患者应仔细检查以排除骶前囊肿。

3. 盆腔出口变化引起症状

(1) 便秘：骶前较大占位可能会影响排便或排便不适感。排便用力可能导致痔的出现，有时伴有直肠出血，但通常肿瘤本身不出血。

(2) 失禁：无论是梗阻所致的继发性腹泻，还是括约肌神经功能受到影响，失禁都是一种少见的症状。在肿瘤生长的早期，肛周粪染可能是早期粪便控制不良的唯一表现。

(3) 难产：许多实体肿瘤在妊娠期首次被发现[24]。有些分娩时难产的原因就是由于骶前肿瘤的存在。

4. 泌尿系统症状

膀胱功能障碍并不少见，可能是由于干扰盆腔副交感神经，直接压迫膀胱或尿道，或盆段输尿管。

5. 中枢神经系统表现

虽然少见，但骶前脊膜膨出可表现为中枢神经系统症状。据报道，在成人中，头痛和反复发作的脑膜炎是由脊膜膨出反复感染引起的[21]。脊膜膨出是一种严重的骶神经和骶骨发育障碍形成的疾病，在婴儿中伴有不同程度的神经源性疾病。

（二）手术史

骶前囊肿一般有多次的肛周脓肿手术史。此外，具有泌尿生殖系统或胃肠道的恶性肿瘤的手术史，特别是膀胱、前列腺或直肠的手术史后肿瘤复发，这对于骶前肿瘤的诊断具有重要意义。直肠后间隙也是其他原发肿瘤常见的转移部位。

（三）体格检查

肿瘤能否切除及手术入路方式的选择通常有赖于直肠指诊。需仔细检查肛周外观，肛门后方小凹陷提示发育性囊肿的存在。肛周污染和肛门外翻可能表明肛门括约肌的神经支配受累，肛门括约肌松弛和鞍区感觉缺失进一步提示可能累及脊髓骶尾部神经。

指诊可清晰地触及直肠后实性肿物。根据Mayo Clinic 较早的统计，97% 的直肠后肿瘤是可通过指检触及。位置较高的直肠后肿瘤可能无法触及，需仔细评估骶骨弧度，骶前突然向前成角是首要表现。

应详细记录肿块的位置，是分叶状的还是孤立的，是否能确定其上极。尤其是必须评估肿块与骶尾骨的关系，这将决定手术方式（图 16–3）。

囊性肿瘤较难发现，囊壁松弛时往往感觉像黏膜皱褶。如果手指扫过黏膜表面，囊肿内的液体会在手指挤压下被推入囊肿的侧方，使囊肿变紧变大，轮廓清晰。对于饱满有张力的囊肿，有时很难区分肛提肌上脓肿和直肠后间隙感染。这些病例应该寻找相关的临床表现来判别，如肛门后小凹。骶前脊膜膨出可被误认为是单纯的囊肿。

在婴幼儿中，按压囊肿可致囟门部压力升高，用手可以感受到。囟门闭合后，Valsalva 动作可显示椎管是否与囊肿相通。

除外仔细的体格检查，还应进行肛门镜和结肠镜检查，以确定直肠壁受累情况。有时可以看到表示肿物外压的痕迹。应注意直肠黏膜的形态，直肠黏膜下水肿提示可能潜在的感染。通常情况下，直肠黏膜是正常的。

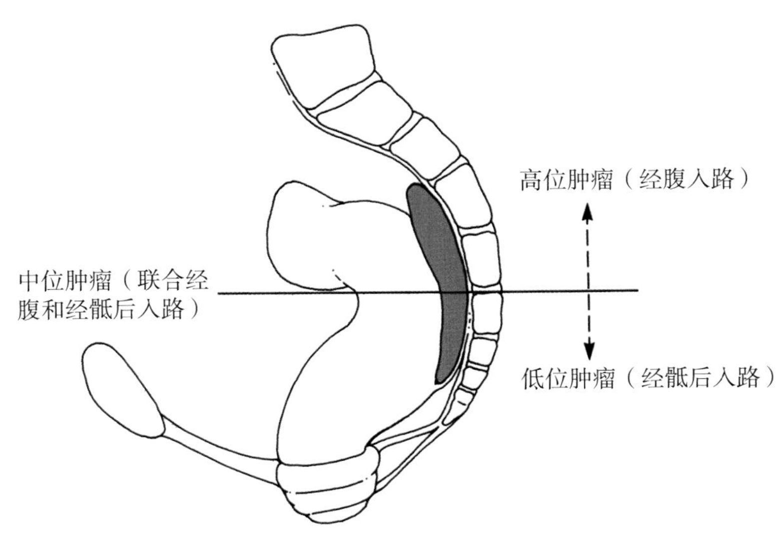

▲ 图 16–3　骶前肿瘤位置与手术入路

七、诊断

（一）内镜检查

所有直肠后肿瘤患者都应接受内镜检查。大多数旧教材推荐乙状结肠软镜检查[3, 5]。但全结肠镜检查更适用于近期没有检查近端结肠的患者，可以排除同时多发病变，尤其是对于拟经腹切除肿瘤入路的患者更为重要。

（二）影像学检查

过去曾使用过许多不同的影像学方法来评估骶前肿瘤，其中一些具有特征性的表现，例如，在 X 线片上的骨破坏明确提示恶性骶前肿瘤，“弯刀征”是骶前脊膜膨出的典型表现。然而，随着现代医学对骶前肿瘤评估的不断深入，需要采用常规 X 线、钡灌肠、瘘管造影、血管造影、甚至 CT 综合评估肿瘤，为我们治疗方式的选择提供尽可能全面的信息。

1. 直肠内超声

直肠内超声（Endorectal ultrasound，ERUS）是结肠直肠外科医生较多选择的一种检查，由于其高实用性和使用的普遍性，它经常被用于评估大便失禁。ERUS 具有较好的耐受性，许多诊所和医疗机构配有超声设备，外科医师可用来进行骶前肿瘤的初步评估检查。ERUS 主要用于鉴别直肠后肿块是囊性还是实性的，以及它的瘘管是否与肛管相通。此外，它还可以检测是否有直肠壁和（或）括约肌的侵犯[4, 25]。

2. 磁共振成像

就像对直肠癌的评估一样，盆腔 MRI 已成为评估骶前肿瘤和制订治疗计划的重要依据。MRI 可提供肿瘤与骨盆肌肉和骨结构解剖关系的详细图像。它不仅可以判断肿瘤的囊实性，还可以评估肿瘤的分隔和内容物以判断有无出血，甚至可确定神经系统是否受累。与 CT 相比，它具有多平面重建的功能及较高的软组织分辨率，有助于确定病变与骶前筋膜之间的间隙。通过 MRI 判断骶骨侵犯和直肠受累情况，可帮助确定肿瘤的可切除性及是否需要新辅助治疗[26]。现在，MRI 已经取代 ERUS 用于评估直肠癌和骶前肿瘤。

八、治疗

（一）监测

一般不鼓励对骶前肿瘤进行单纯观察监测。即使是良性的囊性病变也有恶性的可能，但应当承认多数无症状的小肿瘤患者不会影响健康。当然，有些患者手术并发症和术后功能恢复的风险超过了获益，这对身体虚弱的患者来说尤其如此。年轻体健的骶前囊肿患者应行手术治疗，因为存在 10% 或更多的恶变风险。

有作者详细介绍骶前肿瘤的非手术治疗，69 例直肠后肿瘤患者，其中 42 例采用非手术治疗，效果良好[27]。然而，他们的数据缺乏统一的影像学资料、组织诊断和随访结果。只有 5 例具有可信随访数据和多次影像学结果的囊性病变病例，其中 4 例的病情是稳定的，1 例退出观察研究。事实上，这些数据可能是来自多位医生的观察，没有证据证明这种治疗的可行性。

（二）活检

骶前肿瘤的术前活检历来是不被赞成，因为它可能导致肿瘤沿着穿刺道种植，并可能引发囊性病变的感染[3–5]，对骶前脊膜膨出进行活检还可能会导致脑膜炎。事实上，本书的前一版曾说过，“任何可手术切除的骶前肿瘤均不适合术前穿刺活检。”[3] 此外，大多数作者认为，如果必须活检，经会阴入路优于经直肠入路，而且应在术中同时切除穿刺针道。

不赞成活检的另一个主要原因是，除了上述考虑，大多数专家认为从活检获得的病理结果对手术决策的影响不大[3]，但却将患者置于无任何益处的并发症风险中。然而，最近的一系列病例研究为患者进行选择性活检提供了依据，认为活检会影响治疗计划[28–30]。

2013 年，Mayo Clinic 的 Merchea 等评估了术前活检的价值和安全性 [30]，1990—2010 年对 73 例患者做 76 例活检，均经会阴或经骶尾入路获得的（经皮穿刺 77%，开放式取出 23%）。为了防止肿瘤的播散，手术过程中切除了活检针道。

作者发现活组织检查的耐受性良好，仅有 2 例出现血肿，无其他明显并发症。此外，他们发现活检结果比无创性影像学检查更敏感和特异，对他们手术策略的选择产生影响。具体来说，恶性非脊索瘤采用新辅助放疗；肿块较大、高分化、局部进展期病变采用术中放疗 [29]；良性病变，则治疗上着重保护神经、侧重于功能保留，而不是广泛的切除。

另一个重要的病例研究来自于 Cleveland Clinic，报道了 1981—2011 年中 87 例直肠后肿瘤病例 [28]。由于这些肿瘤的异质性，作者强调了个体化检查的重要性。他们对 24 例肿瘤进行了活检（28%），尽管只有 4 例活检针道被切除，平均随访 37 个月无活检针道肿瘤复发。

总之，术前活检的风险可能被夸大了。单纯囊性病变不需要活检。然而，对怀疑为恶性的多腔病变及实体肿瘤可能需要术前根据实际情况进行活检。如果进行术前活检，建议经会阴入路，并在手术时切除该活检针道。在穿刺时，可进行染色定位，以帮助之后的手术切除。

（三）新辅助治疗

如前所述，术前放疗对边界清晰的较大的实体肿瘤有明确作用。与脊索瘤相比，新辅助放疗对肉瘤可能会有更好的疗效 [29]。新辅助化疗的作用目前仍不明确，但可根据肿瘤组织学进行使用，特别适用于胃肠道间质瘤和部分类型的肉瘤。

（四）手术方法

手术方法如前所述，如图 16-3 所示，病变的范围决定手术方法。体积巨大和局部进展的病变，建议采用多学科合作，包括骨科医生或神经外科医生。在直肠后间隙的手术需要行彻底机械性和抗生素肠道准备，因为术中有比较大的直肠损伤风险。

1. 经腹部入路

经腹入路的适应证为骶尾部入路不能完全切除的高位骶前肿瘤。也适用于椎管外神经源性肿瘤。通过腹部横切口或腹正中切口进入。游离乙状结肠，牵拉直肠检查盆腔，确定肿瘤与直肠的关系（图 16-4）。确定骶前交感神经，在神经前进入直肠后间隙。将直肠及其系膜向前推开，显露肿瘤，这样操作可较少出血。如果是直肠后实体肿瘤，骶正中血管常明显增粗，在切除肿瘤前应将其结扎 [5]。

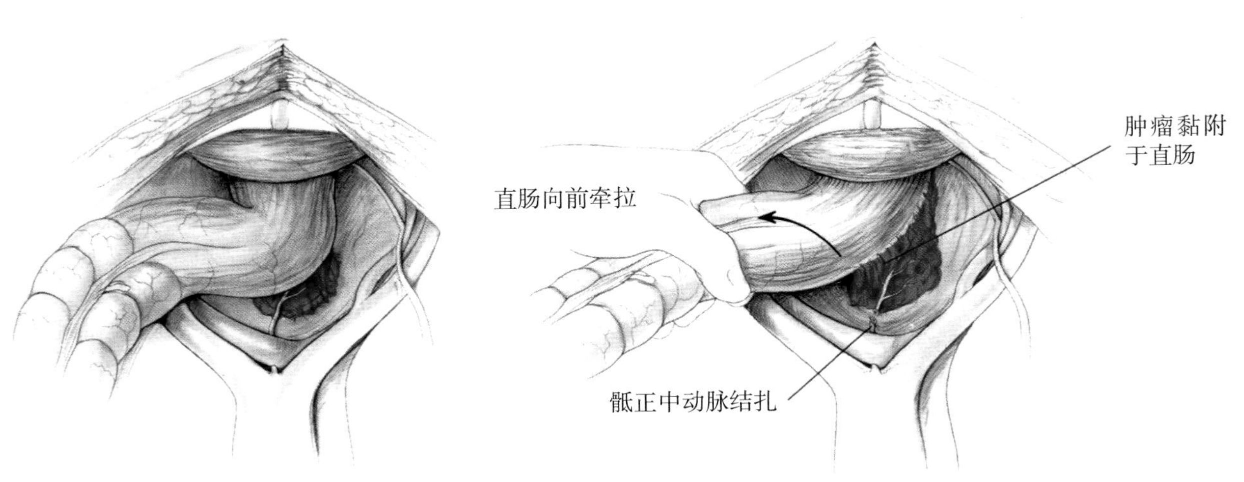

▲ 图 16-4 高位骶前肿瘤的经腹手术

骶前静脉出血是最难控制的出血类型，静脉切开后会收缩，很难分离结扎。手术操作需非常细致、精确地止血，并应随时保护神经。通过精细的解剖，肿瘤可顺利游离切除，止血夹在手术中可发挥较大作用。尽管描述起来简单，但不能轻视实际手术过程中所遇到的困难。

只要肿瘤位置高，骶骨不受累，骶前出血通常用骶骨止血图钉效果最好，如果肿瘤侵犯直肠，则需要切除直肠。根据肿瘤的位置，术中可能需要将患者调整为折刀位，以便通过骶后入路手术切除剩余部分。如果进行了活检，则切除范围应包括活检针道。

切除的近端和外侧范围由原发病灶的位置决定。根据病变的位置，必要时可切除部分骶骨及神经。在这种情况下，可能需要骨科和神经外科医生来共同手术。

2. *后入路方式*

如果指诊时手指可够触及病变的上界，应选择后入路手术方式。如果仅能触到病变的一半，通常可以从后路切除病变。患者采用折刀位（图 16–5），术前口服泻药机械性准备肠道，预防性使用抗生素。取中线骶尾旁弧形切口或水平状切口，逐层分离并确定骶尾骨及肛尾韧带。将肛尾韧带与尾骨分离并移位，暴露肛提肌和从直肠发出到尾骨的十字交叉纤维。分开肛提肌进入肛提肌上间隙。将尾骨与 S_5 椎体分离切除，获得足够的空间进入肛提肌上间隙。切开部分肛提肌可获得更好的视野。外科医生可左手戴双层手套，示指插入直肠，将肿瘤向后推以帮助切除，避免损伤直肠壁。

必要时可切除骶骨远端的 1～2 个椎体。这取决于病变的大小、与骶骨的关系，以及需要暴露的部位。如果需要切除骶骨节段，可以从两侧分离臀大肌，并切开一部分骶髂韧带。可以剥离与最低的两个骶椎相关的骶神经，进而避免神经损伤，也不会造成骨盆的不稳定。手术中需注意椎骨切除时的出血，折刀体位在一定程度上减少了出血。

对于骶前肿瘤和囊肿，建议切除尾骨，不仅为了获得更好的暴露，而且可以预防复发。研究显示最常见的复发因素是没有完全切除尾骨 [1]，这一观点也得到不少研究的支持 [4, 5]。这可能是由于该区域所有囊性病变均起源于尾骨。因此，常规切除尾骨被认为是必要的（图 16–5）。

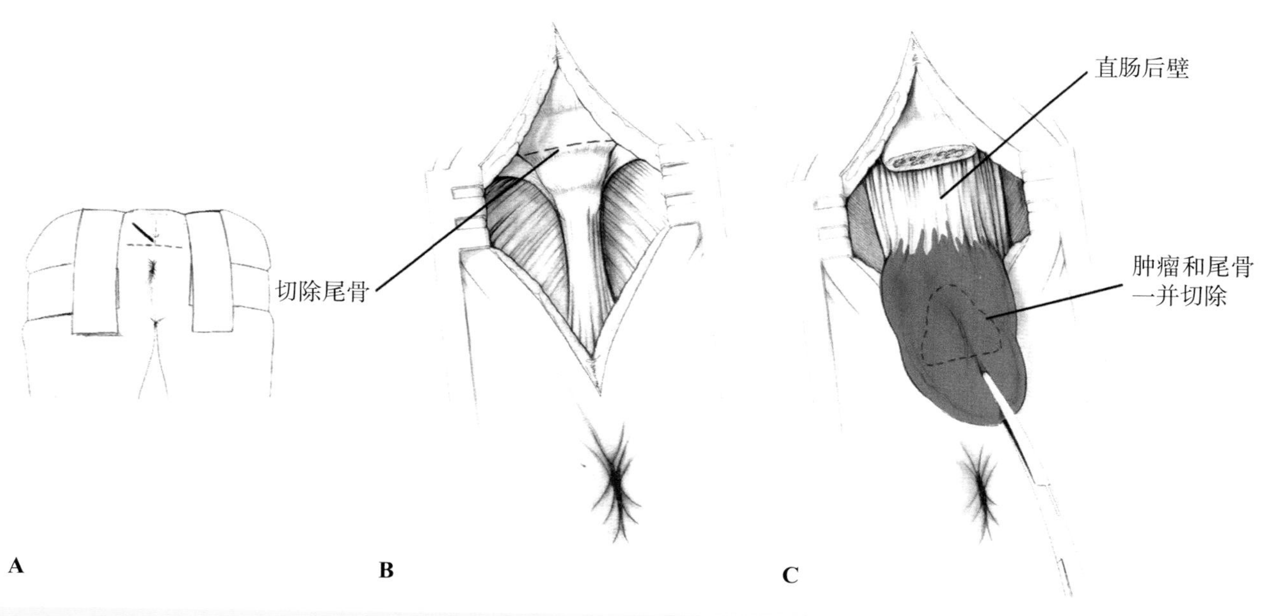

▲ 图 16–5　经后入路切除骶前肿瘤

后入路手术最适合切除囊性病变，尤其是尾骨前囊肿，也适用于所有的低位肿瘤和骶骨岬下的许多中位肿瘤。术前检查非常重要，可避免由于错误判断病变上界术中改变手术策略的风险。通过这个切口的操作空间是有限的。如果严重的不可控出血发生在伤口深处，应填充加压止血。如仍出血不止，应更改体位并采用腹部入路。肿瘤切除后，放置引流管并逐层缝合切口，确保肿瘤切除后残留的无效腔被彻底引流。

3. 经腹骶联合入路

当大的肿瘤如脊索瘤延伸至 S_3 以上时，可采用经腹骶联合入路方式。Dozois 很好地描述了这项技术 [19]。患者采用俯卧折刀位，在骶骨和尾骨上做切口。横行切断肛尾韧带并向外侧分离肛提肌。从两侧将脊索瘤与直肠和臀大肌分离，分离骶棘韧带和骶结节韧带，将梨状肌向两边依次分离，显露坐骨神经。在 S_3 层面将侵犯的骶骨一并切除，注意保护 S_3 神经根。

将病变整块切除，放置引流，封闭创面。在骶骨切除时确认有无硬脊膜损伤很重要。这可能会发生在有椎管内病变的患者，并可能导致脑脊液外露甚至危及生命的硬膜内感染。当在 S_2～S_3 或更高平面进行骶骨切除术时，应寻找硬膜囊并用可吸收缝线缝合。

对于 S_3 水平以上的病变，通过开腹前入路进入骶前间隙，向前游离直肠。如果必须切除双侧 S_3 神经根，则切除直肠并同时进行结肠造口术。通过结扎骶正中血管和肿瘤侧的髂内血管减少出血。如果能保留单侧 S_3 神经根，则保留直肠，重建盆底，关闭腹腔。再改为俯卧位，进行如上所述的后入路手术。

Baratti 等报道了术后功能结果及其与神经根保留关系 [31]。双侧 S_3 保存的患者均未出现泌尿系或肠道症状。S_2 的双侧保存，虽然在大多数情况下伴有暂时性尿潴留、大便失禁，或者两者兼有，但在大多数情况下可恢复正常排便和泌尿功能。仅保留一侧 S_2 神经根后，所有病例均出现泌尿和（或）排便障碍，只有少数恢复。所有仅保留 S_1 神经根的患者均出现永久性排便和泌尿功能障碍。

九、预后

骶前肿瘤切除的预后主要取决于肿瘤组织学和是否 R0 切除（切缘无癌细胞，完整切除）。一般来说，良性的囊实性病变切除后的预后很好，比较少的肿瘤特异性死亡和复发率为 3%～15%，取决于不同的研究和切除的质量 [3]。

恶性病变切除后的生存率较难预测，文献中报道也不一致。不过，较大的和未完全切除的恶性病变与局部和远处的高复发率有关 [32]。

Messick 等报道良性肿瘤的局部复发率 11%，恶性肿瘤的局部复发率 30%[28]。2001 年对脊索瘤的监测、流行病学和最终结果数据库进行了回顾，5 年和 10 年的总生存率分别为 74% 和 32%[4, 33]，较之前的报道升高。Dozois 等报道了骶尾部肉瘤切除后相对可观的存活率 [7]，这些患者行需要术前治疗和多脏器切除。37 例患者中 31 例进行了 R0 切除，5 年的局部复发率为 49%，总体 5 年和 10 年生存率分别为 55% 和 47%。

十、结论

骶前肿瘤是罕见的多类型肿瘤，其诊疗需要广泛的多学科协作，以确保患者能够最大获益。近年来，盆腔 MRI 和术前活检在治疗计划中发挥了更大的作用。尽管骶前肿瘤的发病率低，但大多数结直肠外科医生会在日常诊疗中遇到，因此必须对骶前肿瘤相关的解剖及对骶前肿瘤恶变潜能有充分的认识，以便为患者提供最好的治疗。

第 17 章　肛周及肛管肿瘤
Perianal and Anal Canal Neoplasms

David E. Beck　著
梅祖兵　译
傅传刚　校

摘要：肛周及肛管肿瘤并不常见，可分为恶性肿瘤和癌前病变，可以通过病理活检来确诊。肛缘肿瘤通常可经局部切除来治疗，而肛管肿瘤通常需要采取更积极的治疗方式。
关键词：肛周肿瘤，肛缘，肛门上皮内瘤变，Bowen 病，鳞癌，肛周 Paget 病，基底细胞癌，疣状癌，肛管肿瘤，腺癌

一、概述

肛周和肛管恶性肿瘤并不常见，临床报告对术语和分类的使用也并不统一，这些结果的解释对临床价值有限，而肛门解剖知识对患者的治疗十分重要。

二、解剖

肛门区范围虽小，但解剖相当复杂，具有不同的组织学特征和淋巴扩散方式。此外，许多文献都使用不同的术语来定义恶性肿瘤的位置。为了克服这种混乱，世界卫生组织（World Health Organization，WHO）和美国癌症联合委员会（American Joint Committee on Cancer，AJCC）为肛门区域肠道肿瘤的组织学分型确定了能被普遍接受的描述性术语[1, 2]。根据他们的术语，肛管定义为大肠末端部分，从肛门直肠环的上缘开始，经过……到肛缘[1]，就是所谓的“外科肛管”。肛周是指肛缘向外 5～6cm 的肛周部分，在此处能发现皮肤附属器（如毛发）[1, 3, 4]。这一定义与很多文献中报道的定义不同，文献中应用齿状线作为分界，将肛管描述为齿状线以上区域，肛周描述为齿状线以下区域[5–9]，而许多其他文献从未定义过这些界限。

齿状线以上至肛门直肠环的区域（6～10mm 称为移行区）主要通过直肠上淋巴管向肠系膜下淋巴结引流，也有少部分经直肠中血管和直肠下血管经坐骨肛门窝至髂内淋巴结。齿状线以下的肛管淋巴引流至腹股沟淋巴结，然而，也可以继发性沿直肠下淋巴管到坐骨肛门窝淋巴结和髂内淋巴结，或者沿着直肠上淋巴结引流（图 1–20）。肛周皮肤的淋巴全部引流至腹股沟淋巴结。与 AJCC 类似的 WHO 新版分类标准已经完成，但可能需要数年时间才能被广泛使用并标准化。在此之前，很难对不同文献中出现的肛门癌进行有意义的比较。WHO 还建议将通用术语“鳞癌”用于肛门鳞状细胞的所有亚型[1]。

三、发病率

2015 年，美国估计有包括肛门、肛管和直肠肛门在内的肛门癌新发病例 7270 例（其中女性 4630 例，男性 2640 例）[10]，占所有大肠癌的 2.5%。

肛管从肛门直肠环延伸到肛缘，根据 WHO 的标准，85% 的肛管癌起源于肛管[11]。患者发病时的平均年龄为 58—67 岁，年龄范围很广，其中 64 岁及以上的占 58%，45—64 岁的占 37%，25—44 岁的占 5%。肛管癌以女性为主，男女比例接近 5∶1。然而，在男性高危患者比例较高的地区，男女比例可能接近 1∶1。相比之下，肛周癌在男性中更为常见，男女比例约为 4∶1[11]。

据估计，美国同性恋男性肛管和肛周皮肤鳞癌的发病率是普通人群的 11～34 倍。感染人类免疫缺陷病毒的同性恋者尤其是高危人群，其他与肛门鳞癌密切相关的因素包括性伴侣的数量、被动插入性肛交、同时患有性传播疾病，有宫颈癌、外阴癌或阴道癌病史，以及器官移植后使用免疫抑制药等[1, 12]。

四、病因学和发病机制

越来越多的证据表明，人乳头瘤病毒感染导致肛门癌的方式与 HPV 感染在宫颈癌发生中的作用密切相关[13, 14]。支持这一观点的证据包括，许多患者同时患有肛门和生殖器病毒感染，并具有共同的人口统计学特征，如性伴侣数量增加。此外，肛门癌和宫颈癌都与特定的“高危”HPV-16 和 HPV-18 有关[15, 16, 17]。

目前已鉴定出 60 多种不同的 HPV 基因型，其中约 20 种被发现能感染肛门生殖器区域。HPV-6 和 HPV-11 亚型通常与良性病变有关，如疣和很少进展为癌的低级别肛管上皮内瘤变。相反，HPV-16、18、31、33、34 和 35 亚型最常与高级别肛管上皮内瘤变、原位癌及肛门癌和宫颈癌相关。HPV-6 和 HPV-11 以染色体外游离体存在，而 HPV-16 和 HPV-18 被整合到宿主 DNA 中，从而解释了这些亚型对启动肿瘤发生的不同倾向[15, 18]。

Palmer 等[16]对 16 例肛门浸润性鳞癌患者进行的研究表明，这些患者的大多数病变含有 HPV-16 和 HPV-18 DNA，它们局限于癌细胞的细胞核内，并主要整合到宿主细胞的 DNA 中，而 56 例对照样本中没有一个被检查到，4 例非鳞状细胞原发性肛门恶性肿瘤中也没有一个含有任何可检测到的 HPV DNA。这些研究结果在很大程度上增加了 HPV-16 和 HPV-18 与肛门鳞癌发展之间特定关联的证据。7 例肛管上段癌中有 6 例含有 HPV-16 或 HPV-18 的 DNA，而 18 例肛管下段癌中仅有 8 例含有 HPV-16 或 HPV-18 的 DNA，有趣的是肛管移行区的上皮在胚胎和组织学上与宫颈移行区有相似之处。这项研究也证明了角蛋白的缺失和 HPV DNA 的存在之间存在着重要的关系。作者指出，所有 6 例含有 HPV-16 或 HPV-18 的起源于肛管的恶性肿瘤都是非角化性的。相反，在 8 例起源于肛管齿状线以下的重度角化病变中，只有 1 例含有 HPV-16 或 HPV-18 的 DNA。这些结果可能表明，HPV-16 和 HPV-18 更适合存在于不稳定的肛管上段上皮的环境，而不是肛管下段改良的皮肤环境中。研究者没有发现肛门腺癌中含有 HPV-16 或 HPV-18 的 DNA[17, 19]。

免疫功能低下的患者，如肾移植、心脏移植和化疗后的癌症患者，HPV 感染的风险会增加，进展为肛门鳞癌的风险也会增加[20, 21]。这些患者发病时年龄较轻，肿瘤具有多灶性、持续性、复发性和进展迅速的特点。大约 50% 的 HIV 阳性患者可检测到 HPV DNA[11]。Penn[22] 发现，在 2150 例肾移植患者中，65 例肛门生殖器（肛管、肛周皮肤或外生殖器）癌发生的平均时间为肾移植术后 7 年，2/3 为女性患者，1/3 为男性患者。这些患者比普通人群患有类似恶性肿瘤的患者要年轻得多，女性平均年龄为 37 岁，男性为 45 岁。

一般说来，癌组织的成分是各类鳞癌，32% 的是原位癌。这类癌尽管组织学级别较低，但在生物学上具有侵袭性。Gervaz 等 [23] 对 HIV 阳性和 HIV 阴性的肛门鳞癌的分子生物学研究表明，染色体 17p、18q 和 5q 染色体上的等位基因失衡明显不同。研究数据还表明，在 HIV 阳性患者中，结肠癌中缺失和 p53 突变不是肛门鳞癌进展所必需的。这些数据表明，免疫抑制可能通过另一种途径促进肛门鳞癌的进展，HPV 在肛管内的持续感染可能在这一过程中发挥重要作用。

在一项关于肛门癌的研究中发现，47% 的患者有生殖器疣病史，而在无生殖器疣病史的患者中，肿瘤与淋病、单纯疱疹Ⅱ型病毒和沙眼衣原体相关，吸烟也是一个重要的危险因素 [24]。

肛交本身并不会增加患肛门鳞癌的风险，但年轻时有肛交行为史的患者患鳞癌的风险更高。然而，大多数患有肛门鳞癌的男性和女性并没有肛交行为史。因此，如果 HPV 真是肛门鳞癌的致病因子，我们就应该考虑肛门区域的其他传播方式 [17]。目前的证据表明，肛门癌的病因是环境因素、HPV 感染、免疫状态和抑癌基因之间的多因素相互作用的综合结果 [11]。

五、分期

随着原发灶的增大，肛门癌患者的生存期缩短，导致预后变差。当癌症转移到区域淋巴结和盆腔外部位时，患者情况会发生恶化 [25]。与结肠癌和直肠癌不同，Dukes 分期系统及其后续修订版本对本病的分期作用不大，因为部分淋巴引流位于腹股沟区域，在手术切除范围之外。原发肿瘤、淋巴结、远处转移（tumor，node，metastases，TNM）分类系统已成为标准。值得注意的是，WHO 和 AJCC 系统是根据原发肿瘤的最大直径（以 cm 为单位）来确定 T 分类。TNM 分期系统的其他标准见框 17–1[1]。

肛门癌分期的最佳方法仍然是临床医生详细的体格检查，如有必要，在全身麻醉下，辅以直肠腔内超声、计算机断层扫描或磁共振成像。这些检查方法能够帮助医生进行组织学活检，并选择最佳的治疗方法。如果患者接受放射治疗或放化疗，可在完成治疗后 8～10 周进行进一步分期，评估治疗结果 [26]。

六、肛周肿瘤（肛缘）

（一）肛周皮肤的上皮内瘤变（Bowen 病）

肛周皮肤的高级别肛管上皮内瘤变与旧称“肛周 Bowen 病”同义，因为其组织学和免疫组织化学特征难以区分 [27]。1912 年，Bowen[28] 把表皮内鳞状细胞癌（原位癌）描述为慢性非典型上皮增生。

肛管上皮内瘤变一词是由 Fenger 和 Nielsen 在 1986 年最先提出的 [29]。Fenger 在 1990 年 [30] 用“肛周皮肤上皮内瘤变”一词代替了肛周 Bowen 病。目前大多数作者认为高级别肛管上皮内瘤变是 Bowen 病，主要由 HPV–16 和 HPV–18 引起，而低级别肛管上皮内瘤变主要由 HPV–6 和 HPV–11 引起 [27, 31, 32]。Scholefield 等发现，在免疫功能正常的患者中，高级别肛管上皮内瘤变恶变的可能性相对较低。

肛周肛管上皮内瘤变的疾病自然史尚不清楚 [34]，大多数数据来自对 HPV 感染的研究。在应用高效抗反转录病毒疗法的年代之前的横断面研究结果发现，几乎所有 HIV 阳性的男性及相当大比例的 HIV 阴性的同性恋男性都感染了 HPV 这种病毒 [35]。

目前尚不清楚肛周 Bowen 病在其他器官，特别是内脏，是否比正常人群有更高的恶性肿瘤发生率。虽然 Arbesman、Ransohoff[36] 和 Chute 等 [37] 的研究没有发现后续内脏恶性肿瘤发生的风险增加，但这些研究一般都是关于皮肤的 Bowen 病，而不是肛周 Bowen 病。Marfing 等 [38] 1987 年在美国结直肠外科学会成员中进行的一项调查发现，106 例肛周 Bowen 病患者中，结肠癌 2 例，肛门癌 1 例。Margenthaler 等 [39] 回

框 17–1　**TNM 肿瘤分期系统**

肛管癌			
原发肿瘤（T 分期）			
Tis	原位癌		
T_0	无原发肿瘤证据		
T_1	肿瘤最大直径≤ 2cm		
T_2	肿瘤最大直径> 2cm，≤ 5cm		
T_3	肿瘤最大直径> 5cm		
T_4	侵犯邻近器官（如阴道、尿道、膀胱）的任何大小的肿瘤；仅累及括约肌不属于 T_4 期		
T_X	原发肿瘤无法评估		
区域淋巴结（N 分期）			
N_0	无区域淋巴结转移		
N_1	直肠周围淋巴结转移		
N_2	单侧髂内和（或）腹股沟淋巴结转移		
N_3	直肠周围和腹股沟淋巴结和（或）双侧髂内和（或）腹股沟淋巴结转移		
N_X	区域淋巴结无法评估		
远处转移（M 分期）			
M_0	无远处转移		
M_1	有远处转移		
M_X	远处转移无法评估		
分期分组			
0 期	Tis	N_0	M_0
Ⅰ期	T_1	N_0	M_0
Ⅱ期	T_2	N_0	M_0
	T_3	N_0	M_0
ⅢA 期	T_1–T_3	N_1	M_0
	T_4	N_0	M_0
ⅢB 期	T_4	N_1	M_0
	任何 T	N_2	M_0
	任何 T	N_3	M_0
Ⅳ期	任何 T	任何 N	M_1
组织病理学分级（G）			
G_1	分化好		
G_2	中等分化		

（续框）

G_3	底分代		
G_4	未分化		
G_X	分级无法评估		
肛周皮肤癌			
原发肿瘤（T 分期）			
T_0	无原发肿瘤证据		
Tis	原位癌		
T_1	肿瘤最大直径≤ 2cm		
T_2	肿瘤最大直径> 2cm，≤ 5cm		
T_3	肿瘤最大直径> 5cm		
T_4	癌症侵犯真皮外深层结构（如软骨、骨骼肌或骨）		
T_X	原发肿瘤无法评估		
区域淋巴结（N 分期）			
N_0	无区域淋巴结转移		
N_1	区域淋巴结转移		
N_X	区域淋巴结无法评估		
远处转移（M 分期）			
M_0	无远处转移		
M_1	有远处转移		
M_X	远处转移无法评估		
分期分组			
0 期	Tis	N_0	M_0
Ⅰ期	T_1	N_0	M_0
Ⅱ期	T_2	N_0	M_0
Ⅲ期	T_4	N_0	M_0
	任何 T	N_1	M_0
	任何 T	任何 N	M_1
组织病理学分级（G）			
G_1	分化好		
G_2	中等分化		
G_3	低分化		
G_4	未分化		
G_X	分级无法评估		

顾了文献中报道的 167 例（年龄 34—56 岁）肛周 Bowen 病患者，在随访的 1～5 年期间，31 例（19%）同时伴发有恶性肿瘤（不限于内脏），或肛周 Bowen 病治疗后出现伴发癌。

1. 临床特征

大体表现，高度恶性的肛周肛管上皮内瘤变或 Bowen 病临床表现为分散的、红斑样变，偶见色素沉着，无浸润，鳞片状或结皮的斑块，有时表面湿润。如出现溃疡病灶表明已发展为浸润性癌。患者主诉可能会有瘙痒，瘙痒通常是剧烈的、灼热的，或者有斑点状出血，但只有活检才能确诊。在 Marchesa 等进行的一项研究中发现[40]，25.5% 的肛周 Bowen 病病例是偶发的，是在对不同肛周疾病切除的组织进行病理评估后诊断出来的。组织学图示原位鳞癌可伴有特征性的 Bowen 细胞，这些细胞是多核巨细胞，有一些空泡化，呈现"光晕"效应（图 17-1）。

2. 诊断

肛周高级别肛管上皮内瘤变可累及肛周皮肤、肛缘、肛管上皮和外阴，常累及环周[41]。虽然肉眼发现的病变可以活检，但不能确定其边界和范围。这个问题可以通过用 3%～5% 的醋酸标记肛管和肛周区域（女性患者包括外阴）来解决。异常皮肤和黏膜被漂白，显露出界限，可对漂白的组织进行活检。Chang 和 Welton[27] 对患者在镇静和肛周阻滞下于手术室行组织活检，他们通过连接到实时视频显示器上的显微镜检查了经过标记的组织，通过这种方法能识别血管模式的变化，判断组织是否高度异型增生。然后在同样的组织上涂上鲁氏碘液（10% 碘），高级别肛管上皮内瘤变由于发育不良的细胞缺乏糖原不吸收碘溶液，表现为黄色或棕色，而正常组织或低级别肛管上皮内瘤变则呈深棕色或黑色，对怀疑高级别肛管上皮内瘤变的病变进行活检。如后文所述，该技术目前被称为高分辨率肛门镜检查或 HRA。

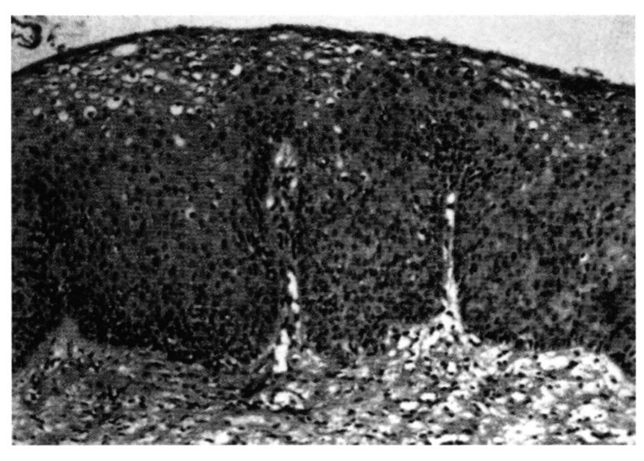

▲ 图 17-1 **Bowen 病，可见非典型上皮细胞累及整个表皮**

3. 治疗

Bowen 病或高级别肛管上皮内瘤变的治疗已经发生了巨大的变化。虽然高级别肛管上皮内瘤变的疾病自然史还不为人所知，但最近的文献报道在疾病处理过程中发挥了重要作用。高级别肛管上皮内瘤变是疾病侵袭前的状态，需要进一步治疗。手术治疗时，2%～28% 的患者已经发展为浸润性鳞癌[32, 40, 41]。众所周知，疾病的范围通常超出了大体界限，只能通过显微镜进行检查。过去经常使用的做法是在手术前进行标记，但术后经常发生病灶残留而使人困扰[31, 40, 41]。目前通常采用 3%～5% 醋酸对肛周皮肤、会阴和肛管染色后进行组织活检[27, 42]。对于低级别肛管上皮内瘤变，如无症状无须治疗，但患者应定期随访。治疗高级别肛管上皮内瘤变有多种方法。

(1) 咪喹莫特的应用：咪喹莫特（商品名 Aldara）是由美国 3M 制药公司生产的一种免疫反应调节药物，在动物模型中具有强大的抗病毒和抗肿瘤活性。1997 年被美国 FDA 批准用于成人外生殖器和肛周疣的局部治疗[43]。该药还局部外用于其他皮肤病，如基底细胞癌、外阴上皮内肿瘤、皮肤浸润性鳞癌、单纯疱疹病毒等，取得了良好的效果[37, 38, 39]。Pehoushek 和 Smith[44] 报道了治疗的 1 例 HIV 阳性的肛周皮肤和肛管原位鳞癌，给予该患者外用 5% 咪喹莫特乳膏，每周 3 次，每天联合应用 5% 氟尿嘧啶，病情得到完全缓解，随访 3 个月无复发。

咪喹莫特应作为肛周高级别肛管上皮内瘤变的初步治疗手段[45, 46]。

咪喹莫特的配方是 5% 的霜剂，包装成一盒 12 个一次性使用的小袋，每个小袋内包含 250mg 霜剂，可以涂擦 $20cm^2$ 的面积。使用方法是在患处涂擦一层薄薄的霜剂至肉眼不可见为宜，涂药后暴露患处。推荐剂量为每周 3 次，隔日 1 次（如，周一、周三和周五），晚间使用，疗程不超过 16 周[43, 47]。

大多数患者对治疗的耐受性良好，全身反应少见，但可能会引起疲劳、发热、流感样症状、头痛、腹泻、恶心和肌痛。对于每周 3 次的用药剂量来说，发生局部反应较为少见，局部反应可能包括涂药部位瘙痒、灼热和疼痛。为了尽量减少局部反应而又不影响疗效，Chen 和 Shumack[48] 建议使用咪喹莫特的使用方法为每周 3 次，连续用药 3 周，再间隔 4 周，必要时重复使用。间隔是为了使用药期间发生的任何局部皮肤反应消退。

咪喹莫特局部应用于多种皮肤病是安全有效的，但对肛周高级别肛管上皮内瘤变是一种新的疗法，它是否会成为治疗的首选方法还有待观察，但前景是光明的。

(2) 外用 5- 氟尿嘧啶疗法：局部应用 5% 氟尿嘧啶（5-fluorouracil，5-FU）治疗肛门 Bowen 病是一种安全有效的方法。Graham 等[49] 对 11 名患者进行了为期 6 年的前瞻性研究。病变累及大于等于肛门环周一半时，5% 5-FU 局部治疗 16 周；局部小范围的病变，采用手术广泛切除。治疗结束 1 年后，所有患者均行肛门定位活检。在 11 例患者中，8 例（其中男性 5 例）接受了 16 周的 5% 5-FU 局部治疗。3 例（均为女性）接受了局部手术切除。除了 1 例 HIV 阳性的患者外，所有患者治疗结束 1 年后都未复发。1 例患者肛门环周 Bowen 病治愈后接受了残留的微小浸润性鳞癌的全切除术。1 例未完全缓解患者额外接受 8 周局部 5-FU 治疗。所有患者每年随访一次，平均随访 39 个月，随访时间范围为 12～74 个月，无复发。局部应用 5-FU 无长期副作用或并发症发生。

(3) 烧灼消融术：高级别肛管上皮内瘤变是良性病变，即使发生恶变也需要很长时间。消融术，特别对于病变范围较广的患者，吸引力较大，它比广泛切除术的并发症发生率要小。消融术的一个缺点是不能进行组织病理学诊断，因此可能会漏诊浸润癌。烧灼消融最方便，因为与冷冻手术或激光汽化术相比，它在任何手术室都可以做。术前需借助醋酸涂抹来显示病变的边缘范围，烧灼不应太深，以免造成慢性创面不愈合。环周受累的病变可能需要分期消融，两次手术应间隔约 3 个月，避免肛门狭窄。烧灼消融的另一个缺陷是由于高级别肛管上皮内瘤变也有皮肤附件受累（57% 的毛囊、16% 的皮脂腺和 25% 的汗腺）[50]，烧灼消融术可能会遗漏这些结构。

治疗高级别肛管上皮内瘤变的最新进展是使用高分辨率肛门镜检查[27, 51]。通过这种方式，可以识别提示高级别异型增生的血管模式的改变。用 3% 醋酸和鲁氏碘液对病变组织染色以勾画出高级别病变的范围，再对可疑的病变用电灼术进行活检和消融。据文献报道，Chang 和 Welton[27] 应用该种技术对 400 多名患者进行了治疗，随访 42 个月发现，在 HIV 阴性患者中没有发现复发，但在 HIV 阳性患者中，预计治疗后 60 个月复发率为 100%。半数患者术后疼痛明显，无括约肌功能障碍或肛门狭窄发生。

高分辨率肛门镜检查在结直肠手术中逐渐流行起来。Berry 等[51] 推荐这项技术时写道：“……这项技术并不特别难学，但需要一定的临床经验。如果要了解高级别鳞状上皮内病变和潜在的侵袭部位的临床病理相关性，需要对大量患者进行高分辨率肛门镜检查，这非常重要。我们建议有兴趣的操作者首先参加阴道镜入门课程以熟悉阴道镜的基础知识，并能够识别和区分高级别鳞状上皮内病变具有特征性的上皮和血管改变。为了做好高分辨率肛门镜检查，必须对操作者进行全面的培训。如果缺乏阴道镜基础知识和基本培训，操作者不太可能熟练使用手术显微镜，不能轻易识别和区分肛门鳞状上皮内病变的改变。尽管听起来非常好，但并非所有手术室都配备高分辨率肛门镜检查，如果一家医疗机构的这种疾病数量很少，那么它的经济成本效益就会比较低。”

2000 年，在美国结直肠外科医生协会成员中进行了一项关于肛周 Bowen 病治疗的调查结果显示，在 663 例受访者中，对于单个大于 3cm 的病变，87% 的调查者选择扩大的局部切除术作为首选的治疗方法 [52]。由于病变的高残留率和复发率，这种治疗方法正受到挑战，即使使用了定位活检术也是如此。Marchesa 等 [40] 报道，在 104 个月的中位随访时间内，41 例接受局部切除的患者复发率为 34%。Sarmiento 等 [41] 对 19 例患者随访 5 年复发率为 31%。Brown 等 [32] 发现在首次接受手术治疗的 34 例患者中，56% 的患者未能完全切除病灶，41 个月的中位随访，复发率为 40%。Margenthaler 等 [39] 在一系列的研究中发现，25 例患者中 23 例（92%）切缘清晰，3 年复发率为 12%；他们将这种相对较低的残留率和复发率归功于积极的定位活检和广泛的切除范围。

先用 3% 或 5% 的醋酸，然后用鲁氏碘液进行定位，可能有助于更准确地确定疾病的受累程度。即使这样，如果皮肤携带 HPV，仍可发生复发。

对于广泛受累的肛周皮肤，环切范围应包括直达齿状线的肛管上皮，因为它经常受到累及，特别是在 HIV 阳性的患者中 [45]。这种情况下，V–Y 岛状皮下皮瓣可以获得良好的效果，并可以避免使用中厚皮片移植 [53]。

现在的证据表明，广泛切除肛周区域的高级别肛管上皮内瘤变并不能避免较高的复发率，即使切缘阴性也不能避免。这在一定程度上是因为很难准确确定疾病的边缘，也可能由于残留的肛周皮肤仍然携带 HPV，特别是 HPV–16 和 HPV–18。广泛切除肛周皮肤和肛管也有很高的并发症发生率，特别是肛门狭窄、外翻和大便失禁；其中一些患者需要行结肠造口或回肠袢造口术 [31, 53]。

对于在常规痔切除标本或其他肛门直肠手术中被发现患有高级别肛管上皮内瘤变的患者，如果伤口愈合时间延长，有必要重新检查伤口区域。有时侵袭性病变会被漏报，如果出现最初手术后 2 个月的持续性溃疡区域不愈合应当再次行病理活检。如果该区域已完全愈合，则对肛门生殖器区域的其他部分进行彻底检查，找出任何剩余的严重不典型增生病变，并进行相应的治疗 [54]。

4. 总结

肛周高级别肛管上皮内瘤变或肛周 Bowen 病的治疗已经从标准的手术切除高级别肛管上皮内瘤变为首选的治疗 [50] 转变为更保守的密切观察，定期活检任何可疑区域以排除侵袭性恶性肿瘤可能，也是本部分目前提倡的治疗策略 [32]。除非是浸润性癌，否则局部使用咪喹莫特 [45] 或 5–FU[46] 作为初始治疗是合理选择。另一种治疗选择是烧灼消融。手术切除，特别是大范围的切除，适用于一些有症状的患者，如难治性瘙痒、灼热或皮肤结痂 [45]。对于这类患者应该进行长期随访，因为病毒可能会持久存在于皮肤。其他器官可能继发的恶性肿瘤也应谨记在心。

5. 肛门癌前病变的筛查

宫颈癌的预防依赖于宫颈上皮内瘤变发展为浸润癌之前的识别和治疗。通常，妇女会定期通过宫颈细胞学检查进行筛查。细胞学检查有异常的行阴道镜检查以进一步观察病变的情况，而病理活检能准确地确定疾病的进展程度。基于肛门癌和宫颈癌及其各自癌前病变的生物学相似性，可以使用类似的方法识别潜在的肛门癌前病变 [55]。

高危人群肛门癌前病变包括：①男性，有同性恋活动史和（或）被动插入性肛交史；②所有 HIV 阳性的女性，无论是否进行过肛交，都应该进行筛查；③所有患有高级别宫颈或外阴病变或癌症的女性 [35]。在同性恋和双性恋的男性中，

Goldie 等[56]发现，每 2 年或每 3 年进行一次肛门鳞状上皮内病变筛查，包括肛门细胞学筛查，将获得与其他公认的预防性健康措施相当的预期寿命获益，而且成本效益高。

细胞学检查仍然是首选的筛查方法，操作方便，价格便宜。Cytette 刷（图 10–9）在盐水或自来水中湿润，在肛周皮肤上旋转 10～20 圈，用力压磨该区域的细胞。在肛管，移行区很少出现高级别鳞状上皮内病变，细胞学检查取材部位仅限于从肛缘和肛管下部，这样可以避免涂片发生粪便污染。然后将刷子在玻片上涂抹，将涂片用标准的固定剂进行固定，再行巴氏染色，也可以选择使用标本铲取样，如果操作得当，灵敏度和特异度均能达到 95% 以上[31]。

如果肛门细胞学检查（低级别或高级别鳞状上皮内病变）发现异常，应进行肛门镜检查，使用 3%～5% 醋酸液后最好借助放大镜进行观察。如果发现一个或多个边界清楚的病变（使用 3%～5% 醋酸液后会显示白色外观，以及呈现血管样的点、白斑、乳头或其他图样不规则形状），在没有禁忌证（如出血性疾病）[29, 30]的前提下，需要进行病理活检[31, 32]。

高级别肛管上皮内瘤变患者应采用电灼术或切除活检，低级别肛管上皮内瘤变应在 3～6 个月内重复细胞学检查进行筛查。

对于 HIV 阳性的同性恋和双性恋男性，采用肛门巴氏试验筛查肛门上皮内病变和鳞癌，可提高生存时间及生存质量，而其成本与其他公认的临床预防性干预措施相当[57]。

6. 人乳头瘤病毒疫苗

针对 HPV 各个类型的疫苗需要全民进行免疫接种，而不是针对“高危”人群。因为这些都是性获得性病原体，所以在人们有性经历之前进行免疫接种将会带来最大的益处[58, 59]。目前有针对 4 种 HPV 亚型的四价 HPV 疫苗可供选择（Gardasil;Merc & Co，Whitehouse，NJ）。在 9—26 岁的女童和年轻女性中，Gardasil 能预防两种类型的 HPV，这两种类型的 HPV 导致 70% 的宫颈癌病例，另外两种类型的 HPV 导致大约 90% 的生殖器疣病例。在 9—26 岁的男童和年轻男性中，Gardasil 能预防大约 90% 的生殖器疣病例。Gardasil 还帮助保护 9—26 岁的女童和年轻女性防止约 70% 的阴道癌和高达 50% 的外阴癌病例。在 9—26 岁的男性和女性中，Gardasil 能预防大约 80% 的肛门癌病例。但 Gardasil 不用于治疗活动性生殖器病变、肛管上皮内瘤变或肛门癌。Gardasil 被推荐在 0、2 和 6 个月分别进行肌肉注射，剂量为 0.5ml[60]。目前建议该疫苗适用于 9—26 岁的所有年龄段的人。在未来，这些临床应用经验将证明这种疫苗对 HPV 相关病变发病率的作用。

（二）鳞状细胞癌

1. 概述

肛周皮肤鳞癌与发生在身体其他部位皮肤的鳞癌相似。大体上，它们有卷曲、外翻的边缘和中央溃疡等典型表现（图 17–2）。任何慢性不愈合的溃疡都应考虑潜在鳞癌可能，除非病理活检

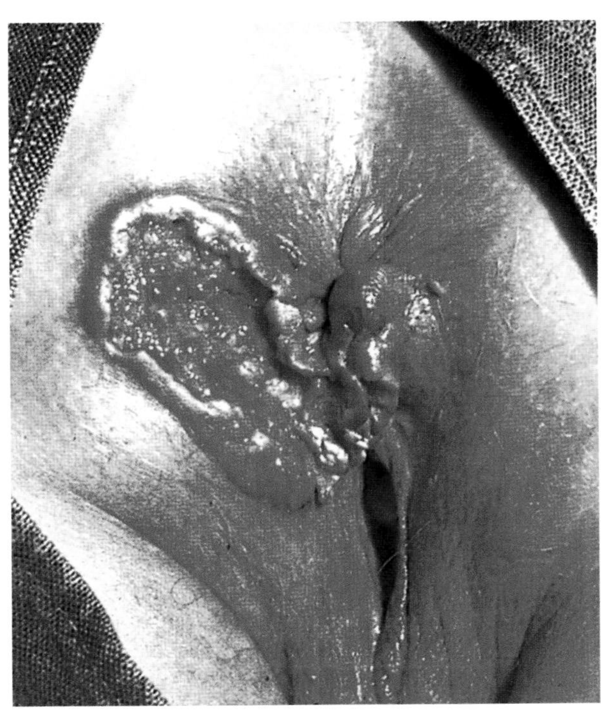

▲ 图 17–2　鳞癌大体形态，边缘卷曲，中央有溃疡

排除。鳞癌的大小不一，小到小于 1cm，大到完全包围和阻塞肛门。患者的平均年龄为 62—70 岁，男女比例大致相等 [61, 62]。

2. 临床特征

尽管鳞癌位于体表，但通常诊断较晚；超过 50% 的病例是在症状出现 24 个月以后被诊断的 [63]。肿瘤发现时通常已经处于晚期，直径多超过 5cm[62]。临床表现主要是肿块、出血、疼痛、分泌物和瘙痒 [61]。也有鳞癌表现为肛周脓肿，但比较少见 [64]。高达 28% 的肛周鳞癌患者被误诊为痔、肛裂、肛瘘、特异反应性湿疹、肛门直肠脓肿或良性肿瘤 [4]。

组织学上，这些肿瘤通常分化良好，癌细胞有明显角化（图 17-3），虽然会发生局部浸润，但通常生长缓慢，淋巴转移途径主要是腹股沟淋巴结。

3. 治疗

肛周鳞癌的发病率比肛管鳞癌低 5 倍 [62]，由于文献资料少，很少有学者根据 WHO 和 AJCC 标准明确界定肛周区域，不同机构的治疗方法也差别很大。晚期病例，由于局部复发、腹股沟淋巴结和远处转移，局部切除和经腹会阴联合切除术（abdominoperineal resection，APR）的失败率很高 [62, 65, 66]。如果病例选择得当，行局部广泛切除的手术方式仍然是治疗肛周鳞癌的主要手段。对于原位癌或微浸润癌，局部切除的治愈率可以达到 100%[61, 67]。对于直径达 3～4cm 的浅表高分化或中分化鳞癌，多伦多 Princess Margaret 医院的 Cummings[3] 治疗策略已经从放疗转向局部切除，如果手术预计不损伤肛门括约肌功能时还可辅以植皮。

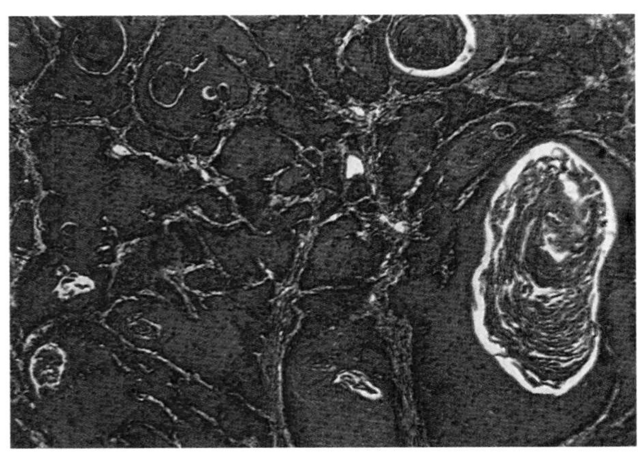

▲ 图 17-3　鳞癌组织学特征，注意有角质化形成

Cummings 解释说：“虽然放疗后的严重损伤并不常见，但肛周皮肤的慢性刺激和肛门区域不同程度的功能障碍是常见的，可能会带来麻烦 [3]。”对于其他不太好的病变，他建议进行放化疗。大多数作者推荐 40～70Gy 的放疗剂量 [62, 65, 66, 68]。非随机对照研究发现，放化疗优于单纯放疗 [3]。放疗后残留或复发的肿瘤可以行局部切除或 APR 手术治疗。建议对腹股沟进行预防性放疗，特别是 T_2 和 T_3 期的肿瘤 [62, 66]。

Papillon 和 Chassard[62] 在一项纳入 54 例放疗，接受或不接受化疗患者的研究中发现，80% 的患者获得了 5 年特异性生存率。Toubul 等 [66] 报道 17 例患者随访 5 年和 10 年肿瘤特异性生存率分别为 86% 和 77%，肿瘤的大小决定了患者的存活率，在这项研究中，T_1 期肿瘤的 5 年和 10 年生存率均为 100%，而 T_2 期肿瘤的 5 年和 10 年生存率分别为 60% 和 40%[4]。通过合适的技术处理，放疗引起的严重并发症并不常见，放射性坏死和大便失禁只在少数患者中发生 [66]。

（三）肛周 Paget 病

1. 概论

肛周 Paget 病是肛周皮肤的一种上皮内肿瘤。1874 年，James Paget 爵士首次描述了这种与女性乳房的乳头有关的疾病 [69]。1881 年，George Thin 首次描述了 Paget 细胞的细胞学特征。在显微镜下，Paget 细胞表现为大而圆的细胞，细胞质丰富，细胞核大，经常移位到细胞外围 [70]。第 1 例肛周 Paget 病是由 Darier 和 Couillaud 在 1893 年报道 [71] 的。乳房外 Paget 病可见于腋窝和肛门生殖器区域（大阴唇、阴茎、阴囊、腹股沟、耻骨、会阴、肛周、大腿和臀部）。

肛周 Paget 病的组织起源尚不完全清楚，但超微结构和免疫组织化学研究有助于澄清这一争论。乳头 Paget 病一般与潜在的浸润性癌或原位导管腺癌有关，与之相比，肛周 Paget 病最初是一种良性肿瘤，但它可能最终也会发展为侵袭性肿瘤，并导致腺癌。免疫组织化学研究显示，顶分泌腺细胞的 Paget 细胞一般染色阳性，大肠杯状细胞染色阴性[72]。不幸的是，肛周 Paget 细胞表达的许多标记物也在肛门直肠癌的印戒细胞癌中表达[72]。然而，除了一种肛门直肠杯状细胞的标记外，其他染色几乎都为阴性，这几乎可以肯定的是，Paget 细胞从肛门直肠黏液腺癌扩散而来。大多数作者赞同 Paget 细胞是腺体的概念，并且可能起源于顶分泌腺[73, 74, 75]，但不能排除 Paget 细胞来源于多潜能表皮内细胞的另一种假说，但缺乏这种组织发生的证据。

2. 临床特征

肛周 Paget 病是一种罕见的疾病，最常见于平均年龄为 66 岁左右的老年患者。1963—1995 年，文献总共报道了 194 例肛周 Paget 病[76]。PubMed 检索发表于 1996—2016 年的文献，发现许多病例报道，监测、流行病学和最终结果数据库，以及一些单审查机构中包括既往文献中合计 115～215 例病例。肛周 Paget 病的皮损表现为缓慢扩大的红斑、湿疹，通常肛周皮疹边界清晰，可有渗出或结痂，通常伴有瘙痒。皮损通常位于肛管外，但可延伸到齿状线的水平。由于其与特发性肛周瘙痒、化脓性汗腺炎、尖锐湿疣、克罗恩病、Bowen 病、表皮样癌等肛周疾病相似，常造成误诊而延误诊断。Jensen 等[77]报道，近 1/3 患者病变累及整个肛周。

3. 诊断

必须通过活检和组织学检查鉴定具有特征性的 Paget 细胞（图 17–4 和图 17–5）确认诊断。Paget 细胞含有一种黏蛋白（唾液黏蛋白），该黏蛋白可以用高碘酸 – 希夫（Schiff）染色及细胞角蛋白 CK7、CK20 进行免疫组化染色[78–80]。不能将肛周 Paget 病与直肠印戒细胞癌的表皮内向下扩散或肛周皮肤的 Bowen 病相混淆。CK7 和 CK20 的免疫组织化学染色可以鉴别肛周 Paget 病和向下扩散的肛门直肠腺癌（Pagetoid 侵犯现象）[76–78]。一般来说，苏木精 – 伊红（HE）染色足以诊断肛周 Paget 病，并将其与大体上相似的肛周 Bowen 病在外观上区分开来[79]。

应做全大肠检查，重点检查直肠和肛管，伴发内脏肿瘤比较常见，发生率约为 50%[76]。

4. 治疗

在排除浸润癌的情况下，广泛切除是治疗的首选。小的病变（累及肛周区域或肛门＜25%）切除后可以将伤口敞开。较大的缺损应该用皮瓣封闭。获得足够的镜下清晰的切缘至关重要，因为肛周 Paget 病可能会延伸到病灶的大体切缘之外，所以通过在所有四个象限（包括齿状线、肛缘和会阴）距离病变边缘至少 1cm 的多次活检来标记病灶受累范围非常必要[76]。

术前行与结肠切除术相同的肠道准备，服用相同的抗生素。一般采用双侧 V–Y 岛状皮瓣对肛周皮肤和肛管进行环切，效果较为满意。Hassan 等[53]报道了 15 例接受这种手术的患者（非全部肛周 Paget 病患者），所有患者均未发生皮瓣丢失或感染。多数患者的并发症轻微，包括浅表伤口分离、皮瓣血肿和肛门狭窄。平均随访 45 个月，均无明显的大便失禁。会阴伤口疼痛是一个问题，15 例患者中 5 例需预防性回肠造

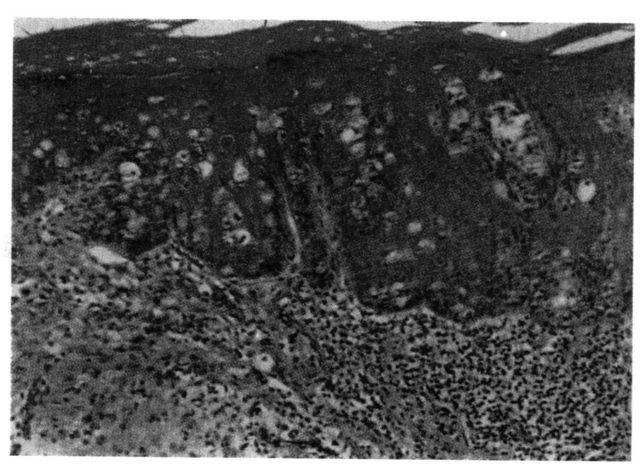

▲ 图 17–4 **肛周 Paget 病，Paget 细胞位于基底层的正上方**

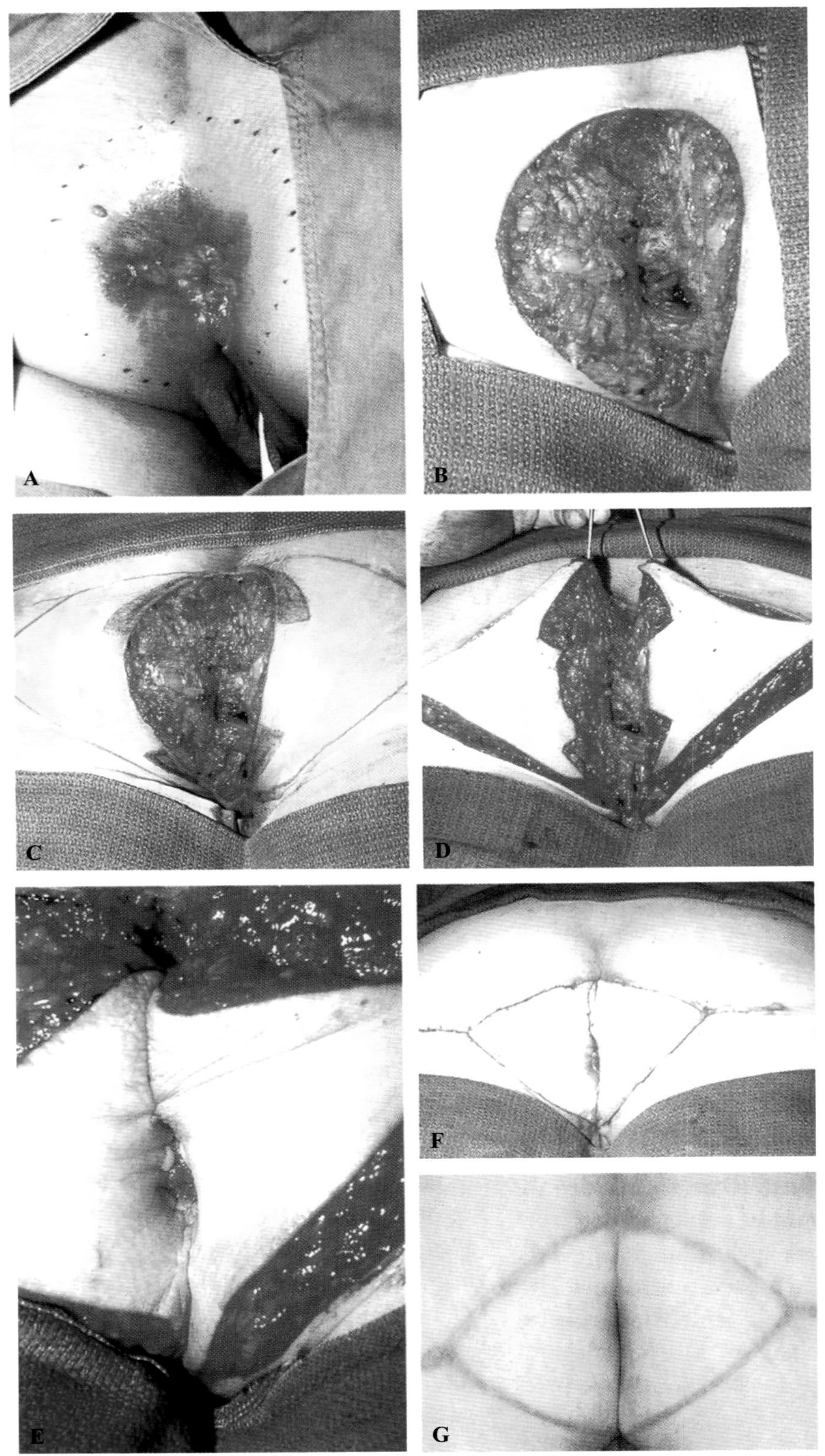

▲ 图 17-5 肛周 **Paget** 病

A. 边界清晰的红斑和湿疹样皮疹，虚线表示切除的范围；B. 切除深度至皮下脂肪达齿状线水平；C. 勾画出 V 形皮瓣的轮廓，阴影区是要切除的皮肤舌部，使皮瓣进入缺损的肛管处；D. 滑行瓣填入皮下脂肪。注意皮瓣处的箭头形状；E. 注意调整皮瓣进入肛管的位置；F. 手术完成时的 Y 形皮瓣；G. 手术后 10 个月，患者无大便失禁，随访 8 年无复发

口或结肠造口。

放疗可能是肛周 Paget 病的一种治疗选择。Brown 等[81]系统文献回顾中发现，很难证实或驳斥这种治疗方法是否给患者真正带来益处。由于这是一种罕见病，放疗患者大多为手术切除后复发，或不适合手术，以及放疗技术缺乏标准化。然而，一项纳入 9 例无浸润癌的肛周 Paget 病患者的研究中，放疗或放化疗后，2 例患者分别在 2 年和 6 年复发。他们认为，放疗可以作为非侵袭性 Paget 病患者的替代治疗方法，这种病变范围广泛，需要行 APR 手术，也适合不能耐受全身麻醉进行手术的患者。对于局部切除术后复发的患者，也可以通过放疗治愈。

5. 预后

非侵袭性 Paget 病尽管复发率较高，但可通过广泛的局部切除治愈，复发后可以再次切除。长期随访对于发现侵袭性 Paget 病或直肠和肛管并发浸润癌的局部复发和进展至关重要[82-84]。侵袭性 Paget 病患者尽管行 APR 手术，但预后还是很差，而且在大多数情况下，诊断时就已经发生了远处转移[50]，辅助放化疗似乎意义不大。

（四）基底细胞癌

1. 概述

肛周皮肤基底细胞癌较为少见，Mayo 诊所截至 1996 年的 20 年间，只有 20 例这种肿瘤患者[85]，男性比女性高发，通常发生在 60 岁以后，病因尚不清楚，Paterson 等[85]报道的公认的危险因素与发生在其他皮肤部位（33% 的患者）的基底细胞癌有关。

2. 临床特征

基底细胞癌的直径通常为 1～2cm，位于肛周皮肤，较大的病变也可延伸至肛管。大体上，它们类似于身体其他部位发生的皮肤基底细胞癌，特征为中央溃疡，边缘不规则隆起。发现时一般较为表浅，活动性好，很少发生转移。组织学上，类似于其他部位的皮肤基底细胞癌（图 17-6），而且生长缓慢，侵袭性低，需与鳞癌相鉴别，它们的起源和生物学行为完全不同。

Nielsen 和 Jensen[86]等报道，大约 1/3 的肛缘基底细胞癌被误诊为痔、肛裂或肛周湿疹，因误诊而导致的治疗延误中位时间为 8 个月。

3. 治疗和预后

切缘充分的局部切除是基底细胞癌的首选治疗方式。局部切除后局部复发很常见，据 Nielsen 和 Jensen[86]报道，27 例局部切除的患者，29% 局部复发，对于局部复发的患者，他们建议再次切除。APR 手术和放疗仅限于较大的肿瘤。Nielsen 和 Jensen 报道的 5 年生存率为 73%，无 1 例死于基底细胞癌。Paterson 等[85]报道，肛周基底细胞癌局部切除术后无复发或死亡，但所有患者均不是浸润性癌。

5% 咪喹莫特乳膏（由 Graceway 制药有限公司生产，商品名为 Aldara）外用是一种新疗法，这是一种免疫反应调节药，可以诱导与细胞介导的免疫反应相关的细胞因子。在一项多中心Ⅱ期剂量 – 反应开放试验[87]中，头颈部、躯干或四肢的小型（< $2cm^2$）非侵袭性基底细胞癌，给予患处涂抹乳膏 6 周，再切除进行组织学检查。结果发现每日 2 次、每日 1 次、每日 2 次每周 3 天、每日 1 次每周 3 天的完全缓解率分别为 100%、88%、73% 和 70%。

所有患者均出现局部皮肤反应，红斑的发生率最高，且与剂量相关。在每日 2 次的方案组

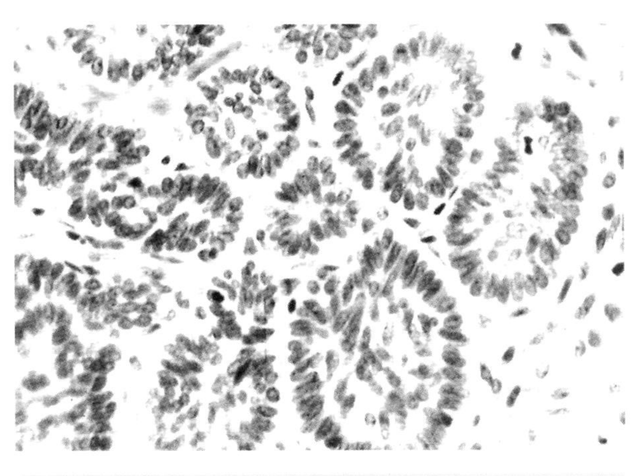

▲ 图 17-6 基底细胞癌

中，2/3 的患者出现了严重的局部皮肤反应，其中一些患者出现水疱、溃疡和糜烂。然而，99 例参与研究的患者中，只有 1 例因药物相关的皮肤反应退出试验。目前尚不清楚该治疗方法是否适用于大范围或浸润性基底细胞癌，不过它可用于肛周皮肤基底细胞癌。

（五）疣状癌

虽然没有普遍的共识，但疣状癌被越来越多的人认为是一种“巨大尖锐湿疣”或“Buschke–Löwenstein 瘤”。与肛门疣相似，疣状癌与 HPV–6 和 HPV–11 有关。疣状癌的皮损通常表现为大（8cm × 8cm）而生长缓慢，疼痛，疣状生长，相对较软，有菜花状外观。病变可能发生在肛周皮肤、肛管或远端直肠，通常与尖锐湿疣难以区分。虽然它们在组织学上是良性的，但临床上表现为恶性的，肿瘤不断发展和扩大，广泛侵蚀周围组织，造成压迫性坏死，并侵犯坐骨神经窝、直肠周围组织，甚至盆腔，可引起多个窦道或瘘管，侵犯筋膜、肌肉或直肠，并可引起炎症、感染和出血。CT 检查可准确判断受累程度。显微镜下，皮损与尖锐湿疣有显著的相似性，表现为乳头状增生、角质化、棘皮样改变、角化不全和浅层空泡化。到目前为止尚未有发生转移的报道 [88, 89]。

基本治疗方法是局部广泛切除。如果肿瘤累及肛门括约肌，应行 APR 手术。目前，还没有关于使用综合疗法治疗疣状癌的报道，但这可能会消除根治性手术的必要。与尖锐湿疣相关的鳞癌可以通过放化疗得到了有效的治疗，这两种肿瘤的差异可能只是一个命名问题 [88, 89]。

Heinzerling 等 [90] 报道了 1 例咪喹莫特治疗后行 CO_2 激光消融的成功经验，作为一种替代疗法，用于不适合手术切除的患者。5% 咪喹莫特应用于病变部位，第 1 周每周 3 次，从第 2 周开始每天 1 次，总共治疗 6 周后，局麻下行 CO_2 激光消融术去除残留病变。为防止复发，激光汽化术后继续使用咪喹莫特治疗 6 周。

七、肛管肿瘤及肛管上皮内瘤变

肛管上皮内瘤变发生于肛门移行区和齿状线以下的肛管上皮。手术切除较小标本，如痔切除，以及患有外阴和宫颈肿瘤的女性，都发现有肛管上皮内瘤变。相当多证据表明，肛管上皮内瘤变是肛管癌的癌前病变，可能比肛周肛管上皮内瘤变更具侵袭性 [30]。与肛周肛管上皮内瘤变类似，诊断需借助 3% 或 5% 的乙酸和卢戈氏液染色标记后行活检来确认 [32, 42]。治疗应采用烧灼消融或局部切除。对于病变广泛累及肛管上皮的病例，应进行分期治疗，避免肛门狭窄。痔切除术中偶然发现的肛管上皮内瘤变，只要肛管的其余部分没有发现高级别肛管上皮内瘤变 [91]，不需要行进一步治疗，建议定期随访行醋酸染色检查。

Chang 等 [92] 报道应用高分辨率肛门镜检查引导的电灼消融术治疗 HIV 阳性患者，其复发率为 79%（平均复发时间为 12 个月），而 HIV 阴性患者的复发率为 0%。

（一）鳞癌

这类肿瘤表现为多种不同的镜下表现类型，包括大细胞角化型、大细胞非角化型（过渡类型）和基底细胞样癌（图 17–7）。术语“泄殖腔原癌”特别用于基底细胞样鳞癌和大细胞非角化型（过渡型）鳞癌。角化型鳞癌在齿状线以上的肛管中很少见。如果黏液表皮样癌确实存在于这个部位的话，它是极其罕见的。既往文献报道的例子可能代表鳞癌伴有黏液微囊结构（图 17–8）。当肿瘤中含有多种细胞类型时，应根据主要的形态进行分类 [1]，由于对治疗的反应相似，将它们归类为鳞癌是合理的。为了符合 WHO 和 AJCC 命名规则 [1, 2]，用鳞癌来代替表皮样癌。

1. 临床表现

常见主诉有长时间轻微肛周不适的病史，大约 50% 的患者有出血 [61, 93–95]。其他症状和体征包括瘙痒、分泌物、疼痛和肛门肿块硬结。分泌物、大小便失禁、排便习惯改变、盆腔疼痛

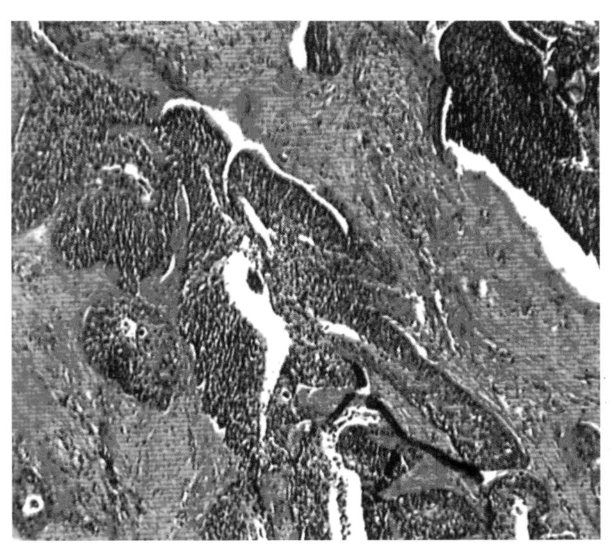

▲ 图 17-7　基底样癌（泄殖腔源性），注意非角质化

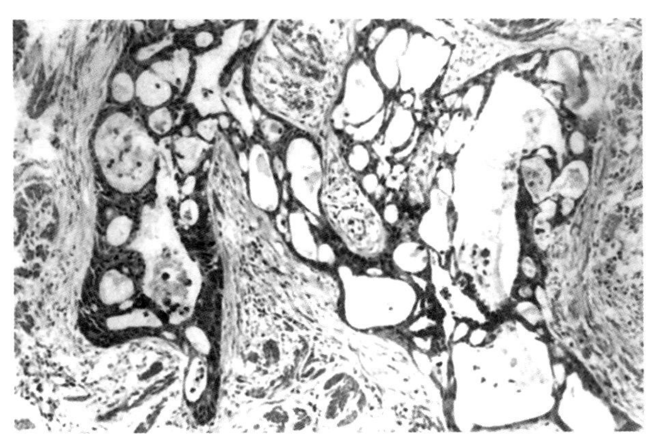

▲ 图 17-8　肛管鳞癌伴黏液微囊。这不是黏液表皮样癌[93]（经 Springer-Verlag 许可改编；版权所有 1989 年）

和直肠阴道瘘提示病变晚期并累及肛门括约肌。Stearns 和 Quan[94] 报道发现，几乎 1/3 的患者最初被误诊为良性或炎症性疾病。

2. 诊断和检查

诊断最重要的方法是直肠指诊，确定原发灶的大小、硬度、固定情况，以及是否有直肠旁淋巴结肿大。如果直肠指诊发现肿瘤，应行直肠镜检查，准确记录肿瘤相对于齿状线的确切位置。为了明确肿瘤的组织学类型需行直肠镜活检或经肛门切除肿瘤活检，提供适当的治疗建议，为排除更多的大肠近端的病变应该行结肠镜检查，直肠内超声检查对评估肿瘤浸润深度和发现淋巴结转移有重要价值。

必须仔细检查两侧腹股沟，明确有无淋巴结肿大。由于反应性增生引起的腹股沟淋巴结病也很常见，如发现腹股沟淋巴结肿大或可疑肿大应该通过切除或活检来进一步评估。

3. 肛管鳞癌的特点

尽管肛管鳞癌通过直肠指诊容易扪及，但很少在早期诊断。Mayo 诊所的一项研究发现，88% 的病例在确诊前肿瘤已突破黏膜层[96]。大约 50% 的病例，肿瘤已穿透肠壁或肛周皮肤。肿瘤侵犯阴道直肠膈比侵犯前列腺或尿道更为常见。广泛的肿瘤浸润可能侵犯骨盆肌肉或骨壁[97]。肛管有广泛的淋巴通路。如果肿瘤位于齿状线以上，淋巴沿直肠上血管转移；肿瘤位于齿状线，淋巴引流向阴部内、腹下和闭孔淋巴结转移；肿瘤位于齿状线以下，淋巴引流沿腹股沟淋巴结转移。Wade 等[98] 用清扫技术对肛管癌的淋巴结转移进行了研究，发现 44% 的淋巴结转移在直径小于 5 mm 的淋巴结中发现。通过对淋巴结标记后分析发现大多数淋巴结位于腹膜反折以上，肛周区域很少。Cummings[97] 发表的综述中，15%～20% 的患者诊断时发现腹股沟淋巴结转移，在这之后又有 10%～25% 的患者出现腹股沟淋巴结转移。淋巴结转移的风险与肿瘤浸润深度、肿瘤大小和组织学分级有关。平滑肌浸润时，30% 的患者出现淋巴结转移，浸润深度超出外括约肌时，58% 的患者出现淋巴结转移。Boman 等[96] 发现在直径小于 2cm 的鳞癌只有 3% 淋巴结转移，但大于等于 2cm 的鳞癌为 25%～35%。美国监测、流行病学和最终结果数据库 1973—1998 年的数据显示，按肿瘤分期划分的局限性肿瘤为 53%，区域性肿瘤 38%，转移性肿瘤 9%[12]。

4. 治疗

(1) 局部切除：适用于早期癌或仅侵犯黏膜

下层的高分化癌。

文献报道，局部切除术后复发率 20%～78%，5 年生存率 45%～85%[88, 98, 99]。然而，如果病例选择得当，局部切除术成功率是非常高的。Mayo 诊所治疗 188 例浅表浸润性（直径＜ 2cm）鳞癌，13 例为局部切除，虽然其中 1 例因局部复发行 APR 手术，其余所有患者随访 5 年或更长时间均治愈 [96]。St.Mark 医院报道，145 例肛管鳞癌患者中 8 例接受局部切除手术，肿瘤特异性 5 年生存率为 100%[8]。一般来说，肿瘤直径＜ 2cm、活动性好，适合行局部切除术。

(2) 经腹会阴联合切除术：以往，广泛切除会阴组织的 APR 手术是治疗肛管鳞癌的主要方式 [3]。这种手术方式虽然切除彻底，但疗效令人失望，局部复发率高达 27%～50%，5 年生存率仅为 24%～62%，围术期死亡率达 2%～6%[88]。如今，APR 手术不再是肛管浸润性鳞癌的首选治疗方法，而是仅适用于那些不能耐受放化疗或放化疗失败后的患者。

为了提高长期存活率，避免永久性结肠造口术，单纯 APR 手术的已被同步放化疗为基础的综合疗法所取代。

(3) 化疗方案：1974 年，Nigro 等 [100] 首次尝试术前给予 5-FU 联合丝裂霉素 C（mitomycin C，MMC）和放疗治疗肛管鳞癌，为提高手术疗效，放疗后 4～6 周再行 APR 手术。结果发现大多数手术标本中没有肿瘤残留。随后，Nigro[9] 放弃了强制性 APR 手术，仅切除放化疗后的瘢痕进行组织学检查，肿瘤大体消失的患者不再手术。Nigro 的放化疗方案见框 17-2[101]。需要指出的是，目前肛管鳞癌的放疗剂量因放疗科医师的不同而有所不同。Sato 等 [102] 通过对 MEDLINE 数据库进行检索发现，与单纯放疗相比，使用 5-FU 和 MMC 化疗在局部控制率、造口率、无进展生存率和肿瘤特异性生存率方面均有优势。

同时化疗是否比单纯放疗更有优势，以及是否需要使用有毒性的 MMC，一直存在争议，三项临床试验已经验证了这些问题。

框 17-2 尼格罗方案

尼格罗放化疗方案
外照射
• 原发肿瘤和盆腔 / 腹股沟淋巴结共 3000rads，从第 1 天开始（200rads/d）
全身化疗
• 5-FU 每 24h 1000mg/m^2，连续灌注 4d，从第 1 天开始
• MMC 15mg/m^2 只给第 1 天
• 第 28 天重复 5-FU 连续 4d 灌注

美国放射治疗肿瘤协作组和美国东部肿瘤协作组临床试验 [103] 研究了 MMC 加 5-FU 联合放疗的疗效。291 例纳入评估的患者中，145 例接受了 45～50.4Gy 剂量的盆腔放疗同期输注 5-FU；146 例接受了放疗同期输注 5-FU 和 MMC。治疗后活检有残留病变的患者采用补救方案，包括附加盆腔放疗（剂量为 9Gy），同期输注 5-FU 和顺铂。

治疗后，5-FU 组 15% 的患者活检阳性，而 MMC 组为 7.7%（P=0.135）。4 年随访，MMC 组结肠造口率较低（9% vs. 22%，P=0.002），无造口存活率较高（71% vs. 59%，P=0.014），无病存活率较高（75% vs. 51%，P=0.0003）。然而，4 年随访，两组总体存活率没有显著差异。

MMC 组毒性更大（23% vs. 7%，4 级和 5 级毒性，$P < 0.001$）。作者认为，尽管 MMC 毒性更大，肛管鳞癌放化疗方案中使用 MMC 还是合理的，特别适用于原发癌灶大的患者。常规放化疗后仍有病变残留的患者在进行根治性手术前，应先尝试追加放化疗。

英国癌症研究协调委员会进行一项旨在比较联合治疗方案（5-FU、MMC 联合放疗）与单纯放疗治疗肛门鳞癌的疗效的多中心临床试验 [104]，585 例患者随机分为两组，一组接受 45Gy 的放疗（290 例），另一组接受放疗并联合 5-FU 和

MCC 同步化疗（295 例）。治疗 6 周后评估临床反应：放疗反应良好的患者接受增量照射，反应不佳的患者接受挽救手术。主要终点是局部失败率（治疗 26 周后），次要终点是总体存活率和特异性存活率。结果显示，平均随访 42 个月（范围 28～62 个月），单纯放疗组局部失败率为 59%，而联合治疗组局部失败率为 36%，说明接受联合治疗患者局部失败风险降低 46%（相对危险度 =0.54；95% 置信区间 0.20～0.69；$P < 0.0001$）。联合治疗组死于肛管癌的风险也降低（相对危险度 =0.71；95% 置信区间 0.53～0.95；P=0.02）。然而，联合治疗组没有总体生存优势（相对危险度 =0.86；95% 置信区间 0.67～1.11；p=0.25）。联合治疗组的早期并发症发病率明显更高（P=0.03），但两组患者晚期并发症发病率相似。

作者结论：大多数肛门鳞癌患者的标准治疗方案应是放疗联合 5-FU 和 MMC 的治疗，对于该方案治疗失败的患者才考虑手术治疗。

欧洲癌症研究与治疗组织放疗和胃肠协作组进行了一项前瞻性随机试验，以验证同期放疗和化疗在肛门鳞癌治疗中的疗效[105]。

103 例肛门鳞癌患者随机分为单纯放疗组（n=51）和放疗联合化疗组（5-FU 持续输注联合 MMC，n=51），肿瘤分期为 T_3–T_4N_0–N_3 或 T_1–T_2N_1–N_3，放疗剂量 45Gy。

结果显示，5 年随访中，放疗联合化疗组患者完全缓解率比单纯放疗组由 54% 提高到 80%，如果考虑手术切除的疗效，完全缓解率则从 85% 提高到 96%。放化疗组的局部复发率降低了 18%，而无结肠造口率提高了 32%。放化疗组患者的无事件生存率（无局部复发、无结肠造口、无严重副作用或死亡）也得到了明显改善（P=0.03），但两组患者的总体存活率相似。表 17-1 给出了 3 个随机对照临床试验的结果总结。

目前，大多数研究人员推荐采用连续放疗（总剂量 50.4Gy，每次剂量 1.8Gy）加两个周期的同步持续静脉输注 5-FU（第 1 周、第 5 周）和 MMC（第 1 天、第 29 天）联合治疗。这个方案被大多数学者认为是标准方案。对于 T_3～T_4 期的肿瘤患者（原发肿瘤大于 5cm），可以追加额外的 5.4～9.0Gy 的增量照射[106]。单纯放疗患

表 17-1 肛管鳞癌随机对照试验总结

研究小组（发表年份）	研究分组	研究结局是否具有统计意义	研究结果
Flam 等多中心临床试验[103]（1996）	5-FU+ 放疗；n=145	是：无病存活率；无结肠造口存活率（有利于 MMC）	51% vs. 73%，无病存活率（有利于 MMC）；随访 4 年
	5-FU+MMC+ 放疗；n=146	否：总体存活率	
UKCCCR 随机对照试验[104]（1996）	单纯放疗；n=285	是：局部复发率；无病存活率（有利于放化疗）	局部复发率降低 46%；癌症致死率降低（有利于放化疗）；随访 42 个月
	放疗 +5-FU+MMC；n=292	否：总体存活率	
Bartelink 等 EORTC 临床试验[105]（1997）	单纯放疗；n=52	是：局部复发率；无癌存活率（有利于放化疗）	80% vs. 54% 的完全缓解；局部复发率降低 18%；降低 32% 造口率（有利于放化疗）；随访 5 年
	放疗 +5-FU+MMC；n=51	否：总体存活率	

5-FU. 氟尿嘧啶；MMC. 丝裂霉素 C

者可能需要高达 66～70Gy 的放疗剂量[107]。

放化疗联合方案平均完全缓解率为 84%（81%～87%），平均局部控制率为 73%（64%～86%），平均 5 年生存率为 77%（66%～92%）。对于 T_1～T_2 期的患者，平均完全缓解率超过 90%。对于 T_3～T_4 期患者，约有 50% 需要行挽救性 APR 手术。如果患者在接受放化疗联合治疗后完全缓解，仅有 25% 的患者需要行挽救性 APR 手术[106, 107]。

Myerson 等[108]发表的一项研究可以说明肛管鳞癌的放化疗变革。1975—1997 年，106 例肛管鳞癌患者接受了放疗。由于低剂量放疗联合同步化疗对于临床缓解率显著改善，使得治疗策略发生了改变，大多数患者接受放化疗联合方案，对于持续性或复发性肛管鳞癌患者才行挽救性手术治疗。1985 年以来，已有 81 例患者接受了放化疗联合方案。

对于未行化疗的肛管鳞癌患者，有效放疗剂量为 45～50Gy；有区域淋巴结转移的患者，增量照射至少达到 65Gy 的总剂量。同时行化疗的患者放疗剂量要低得多。T_1 期和 T_2 期肿瘤 30Gy，T_3 期和 T_4 期肿瘤分别给予增量 10～20Gy（平均增量 16.19Gy）和 16～30Gy（平均增量 23.67Gy）。排除抢救手术的 88 例患者：T_1N_0 期（15 例），T_2N_0 期（33 例），T_3N_0 期（16 例）和 T_4N_0 期（24 例），其 5 年无癌生存率分别为 93% ± 6%，84% ± 7%，60% ± 13% 和 37% ± 12%（P=0.001）（图 17–9）。

重要的是，Myerson 等[108]也发现，在纳入的 33 例患者中 26 例伴发了其他类型的恶性肿瘤，其中 19 例发生在肛管鳞癌之前，14 例发生在肛管鳞癌之后。这些肿瘤的类型详见表 17–2。除

表 17–2　肛管鳞癌患者伴发的其他恶性肿瘤

肿瘤类型	病变数量（例）
妇科	9
头颈部	6
肺	5
结直肠	3
泌尿生殖系统	3
中枢神经系统	2
血液系统	2
肉瘤	2
乳腺	1
总数	33

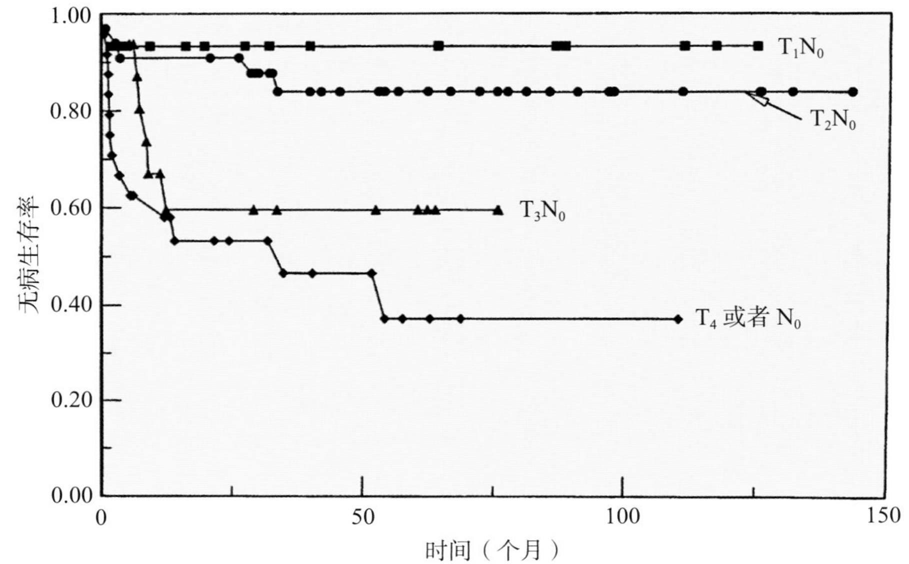

◀ 图 17–9　无病生存率 Kaplan–Meier 曲线与临床分期的关系

手术（择期手术或急诊手术）对最终疾病状态的贡献已包括在图中

了放疗后 5 年和 10 年发现 2 例未行化疗的患者在照射野内形成的肉瘤外，其余发生的恶性肿瘤并不提示是由放射诱导形成的。

这些信息强调了对肛管鳞癌患者行全面检查的重要性，同时还要对其进行严格的长期肿瘤筛查[109]。

(4) 近距离放射治疗：近距离放射治疗是一种理想的治疗肛门癌的适形放射治疗方法，同时保留周围的正常组织器官，如小肠和膀胱。主要并发症是肛门坏死，发生率 2%～76%[110]。虽然没有随机对照试验的数据，但Ⅱ期临床试验表明，即使有经验的医师进行操作，近距离放射治疗的并发症发生率也比外照射治疗要高。

Kapp 等[111]在使用外照射（联合或不联合化疗）后较短时间内行近距离放射治疗来增量照射，获得了令人满意的疗效。这种联合治疗的基本原理是提高骨盆、会阴和腹股沟对 50Gy 外照射治疗的耐受性。使用单排高强度（^{192}Ir）植入物进行肠道或腔内近距离放射治疗，针形植入物的剂量为 6Gy，外照射剂量为 1.8 或 2.0Gy/d，每周 5d，当照射剂量达到 30Gy 后，行肠道或腔内 ^{192}Ir 高剂量率增量照射。根据患者的皮肤反应，1～2 周内恢复进行外照射，并增加 20Gy 的照射剂量，未能达到完全缓解的患者给予额外的近距离放射治疗。

随访 3～14 个月（中位随访时间 31 个月），中位放射治疗天数为 56d。5 年局部区域控制率和疾病特异性生存率分别为 76% 和 76%，总的保肛率为 77%，局部区域控制的患者中保肛率达到了 97%，93% 的患者肛门功能未受损伤。

放化疗组和单纯放疗组的急性毒性反应发生率分别为 89% 和 64%，主要表现为明显的皮肤反应、腹泻和恶心，但均不需要住院治疗。7.6% 的患者出现晚期并发症，需要行临时结肠造口，以缓解因病变溃疡而产生的疼痛。

作者的结论是，高剂量率近距离增量照射与分疗程外照射方案联合或不联合化疗，都能很好地保护括约肌的功能，而且不增加严重的并发症，改善局部区域控制率、疾病特异性生存率和无癌生存率，这与文献报道的结果相比是有利的。

(5) HIV 阳性患者的治疗：一般来说，HIV 阳性患者只能接受较低剂量的放疗和化疗，因为他们对治疗的耐受性较差，并发症发生率增加[106, 112, 113]。

$CD4^+$ 细胞计数低至 10^5/ml 的患者行局部切除效果较好，来行高效抗反转录病毒治疗，诊断时 $CD4^+$ 细胞计数低的患者预示着预后很差，这些患者似乎死于 HIV 而非肛门疾病[112]。即使在能接受高效抗反转录病毒疗法治疗的年代，加上有经验的临床医生的帮助，治疗 HIV 感染患者的侵袭性肛门鳞癌仍然是一个挑战，但治疗技术无疑将在不久的将来得到提高。

在加州大学旧金山分校，HIV 阳性的浸润性肛门鳞癌患者，如果 $CD4^+$ 细胞数＞ 200/mm^3，接受与非 HIV 感染患者类似的放化疗方案进行治疗[114]。$CD4^+$ 细胞数低于 200/mm^3 的患者采用更个性化的方法进行治疗。一般情况下，给予这些患者的照射剂量较小，不进行淋巴结区域的预防性照射。这些患者的结肠造口率较高，有些患者可用顺铂代替 MMC。Blazy 等[114]报道应用新的抗病毒药物治疗 HIV 阳性患者伴发肛管癌的经验，9 例接受高效抗反转录病毒疗法的男性患者在化疗前免疫状态良好，同时给予 5-FU 联合顺铂的化疗方案，并给予了高剂量放疗（60～70Gy）。9 例患者中 6 例Ⅰ期，2 例Ⅱ期，1 例Ⅲ期，4 例患者的 $CD4^+$ 细胞计数＜ 200/ml，4 例为 200～500/ml，1 例＞ 500/ml。所有患者均接受放疗计划剂量（260Gy），6 例患者化疗剂量降至 25%，总的治疗时间为 58d。4 例患者出现 3 级血液毒性或皮肤毒性，未发现严重毒性反应与 $CD4^+$ 细胞计数之间有相关性。随访期间无一例患者发生机会性感染。8 例患者中位随访时间为 33 个月，至随访结束时仍无病生存；其中，4 例在随访结束时肛门功能正常或有轻微损伤；1 例 T_4N_2 期病患者治疗 1 年后局部复发，行姑息性APR手术。作者得出结论，高剂量的化疗治疗肛管癌是可行的，对HIV阳性正接受高效抗反转录病毒疗法的患者来说毒性较低。

5. 放化疗的毒性

放化疗不能掉以轻心，文献中关于并发症的报道差异很大，因为它们取决于剂量和技术。一般来说，当放疗总剂量＞40Gy时，严重并发症发生率会增高。常见的并发症有皮炎和黏膜炎、腹泻、大便失禁、乏力、骨髓抑制、膀胱炎、小肠梗阻和大动脉狭窄。发生死亡的案例虽然十分罕见，但文献已有报道[116, 117]。

据Cummings等[116]报道，88%的接受放化疗的患者保留了肛门直肠功能，放疗剂量为45～55Gy。严重大便失禁的患者需要行结肠造口术；不太严重的肛门直肠功能障碍，如大便紧迫感和偶发大便失禁，可以通过止泻药物和调整饮食获得满意的疗效。分程放疗可以最大限度地减少放化疗的并发症[116]。顺铂在联合用药方案中已成为丝裂霉素的潜在替代品，它是一种辐射增敏剂，比MMC对骨髓的抑制作用要小。然而，初步研究结果显示，它的不良反应与MMC方案相似。

6. 治疗失败与处理方法

放化疗失败主要发生在盆腔，包括肛门区或区域淋巴结。Cummings[116]等报道的190例患者，41%的患者出现一个或多个部位复发，62%的复发局限于盆腔，16%发生在盆腔外，其余的同时发生在盆腔内外。

肿瘤残留或复发仅限于盆腔或肛周区域的患者，应该在联合或不联合放疗的情况下进行挽救性APR手术。患者预后与治疗失败时疾病的进展程度密切相关。纪念Sloan-Kettering癌症中心的研究表明，T分期似乎并不影响APR术后患者的生存率（P=0.07）[118]。Nguyen等[119]发现，病灶大小是唯一影响是否需要肠造口的重要因素（P=0.01），而淋巴结阳性是唯一的死亡率独立预测因素（P=0.02）。放化疗前有腹股沟淋巴结转移的患者接受APR手术后预后较差。放化疗前直肠指诊即可触及肿瘤固定于盆侧壁的患者预后较差，中位生存期为8个月，5年生存率为0%。直肠指诊触及肿瘤活动的患者，中位生存期为40个月，总的5年生存率为47%[118]。复发后行抢救APR手术的患者可以获得长期生存率[117-123]。Zelnick等[122]发表的一项研究结果令人沮丧，所有患者的5年生存率为0%。

7. 腹股沟淋巴结

预防性腹股沟清扫术由于并发症发生率高、不能降低肿瘤死亡率，不推荐使用[94, 95]。同时出现腹股沟转移是一个不祥的征兆。Gerard等[123]报道，270例肛管鳞癌患者，同时性腹股沟淋巴结转移占10%，异时性腹股沟淋巴结转移占7.8%。没有腹股沟淋巴结转移的患者5年存活率为73%，同时性腹股沟淋巴结转移患者的5年存活率为54%。

同时性腹股沟淋巴结转移的患者，多数作者建议立即行单侧淋巴结清扫，然后连续输注5-FU（第1～4天）和顺铂静脉推注（第2～5天）化疗一周期，化疗结束后，对受累腹股沟进行放疗，放疗剂量为45～50Gy，共5周。腹股沟局部控制率为86%，5年总生存率为54%。

对于异时性腹股沟淋巴结转移的患者，主要行腹股沟淋巴结清扫术。在伤口愈合后开始放疗，5周内照射剂量为45～50Gy，对侧腹股沟区不进行预防性照射。结果发现68%的患者腹股沟淋巴结转移得到了有效的局部控制，5年总生存率为41%[123]。

是否应该行腹股沟预防性照射是有争议的，对临床表现正常的腹股沟淋巴结进行选择性照射可降低后期腹股沟淋巴结转移的风险，而且并发症发病率很低。在38例接受化疗联合预防性腹股沟预防性照射的患者中，仅有1例出现后期腹股沟区复发[124]，而未行腹股沟区照射的病例，后期淋巴结复发率为15%～25%[96, 125, 126]。

Ulmer等[127]通过前哨淋巴结技术治疗肛门鳞癌腹股沟淋巴结转移。用27号针头和胰岛素注射器在肛管病变的4个部位分别黏膜下或皮下注射 1ml ^{99}Tc 硫磺胶体。用 γ 闪烁照相机进行闪烁照相记录数据。17h 后，当患者的腹股沟可检测到放射性胶体富集时，在手持 γ 探头引导下行淋巴结活检术。17 例患者中 13 例（76.5%）检出前哨淋巴结，12 例活检患者中 5 例（42%）发现前哨淋巴结转移，2 例 HE 染色阴性的病例行连续切片或免疫组织化学染色发现前哨淋巴结转移。与超声和 CT 分期相比，前哨淋巴结的评估提供了更可靠的腹股沟淋巴结分期，因为 44% 的肛门癌淋巴结转移直径小于 5mm[124]。前哨淋巴结技术可能是一项很有价值的肛门鳞癌的诊断方法，但有必要行进一步的研究加以证实。

8. 治疗转移的药物

内脏转移最常见的部位包括肝、肺、骨和皮下组织。一旦发生内脏转移预后较差，中位生存期仅为 9 个月。20% 的肛管癌复发患者死于远处转移，但大多数与癌症相关的死亡是继发于盆腔和肛周肿瘤的失控性生长 [128]。

用于治疗转移的药物包括氟尿嘧啶、博莱霉素、甲基环胞嘧啶、长春新碱、阿霉素和顺铂。博莱霉素、长春新碱或甲氨蝶呤及亚叶酸钙等药物的临床组合使用 [129]，所有化疗组合方案都只获得部分缓解。目前在英国正在完成一项Ⅲ期随机对照临床研究，纳入局部晚期肛管癌患者，按不同的方案行放化疗，包括 5-FU/MMC/ 放疗和 5-FU/ 顺铂 / 放疗 [107]。

八、总结

外科医生必须熟悉 WHO 和 AJCC 定义的肛管和肛周皮肤的解剖标志及 TNM 分期，因为目前的大多数报道和研究都使用这些定义和分期系统。

局部切除仍然是肛管或肛周原位癌或显微浸润癌的首选治疗方法。不幸的是，由于大多数患者诊断时肿瘤太大或已是晚期，只有小部分适合局部切除。放化疗是肛管鳞癌初次治疗的主要方式，目前也应用于肛周区域肿瘤的治疗。APR 手术不再是肛管浸润癌和大多数肛周癌的主要治疗方法，因为不仅复发率高，而且一旦局部复发，预后较差。对放化疗的反应不如原发性癌，52% 的患者在治疗后仍有肿瘤持续存在 [130]。APR 手术仅适用于放化疗治疗失败局部复发、治疗期间发生肛门直肠并发症，特别是大便失禁，以及那些不能耐受放化疗的患者。

（一）腺癌

肛门原发腺癌非常少见，占所有肛门癌的 3%～9%[131-133]。WHO 将这些恶性肿瘤分为直肠型腺癌、肛腺型腺癌和肛门直肠瘘型腺癌 [1]。

1. 直肠型腺癌

最常见，发生于肛管上端内衬直肠黏膜，组织学类型是大肠腺癌。一般很难或不可能与低位直肠腺癌区分开 [1]。

2. 肛腺型腺癌

肛腺导管由靠近腺窝开口的鳞状上皮、更深的移行上皮和腺体深处分泌黏液的柱状上皮构成。因此，这些病变的组织学特点可能是腺癌或黏液表皮样癌中的一种类型，可以与其他类型的肛门病变相区别，其腺体呈不规则散在分布，小的腺体几乎没有黏液分泌，侵入肛门直肠壁，没有管腔内的成分。腺体中 CK7 呈阳性表达 [134, 135]。

肛管癌最典型的特征是其黏膜外腺癌不累及表面上皮细胞，除非病变已进展到晚期（图 17-10）。如果表面上皮被侵破损，提示肿瘤侵及肛周或更深的浸润，也是起源于肛管的唯一线索。Jensen 等 [137] 报道 21 例患者，9 例肿瘤位于坐骨肛管窝，7 例位于肛管，5 例位于肛瘘。患者通常以疼痛、肛门直肠外肿块、肛周硬结或肛周脓肿为主诉就诊。尽管多数肛门腺癌和肛门导管癌位于直肠远端，而且肛门指诊能触及，但大多数发现时较晚。Jensen 等 [136] 报道，确诊前中位症状持续时间为 18 个月，常见症状为肛周肿块、出血、疼痛、污粪、肛门瘙痒、排便习惯改变、肛门脱垂和体重减轻。

与肛门区其他恶性肿瘤类似，大多数肛门腺癌都会被内科和外科医生误诊，从而导致确诊延迟。Jensen 等[136]报道肛管癌的平均大小为 5cm，而肛周的肛管癌的平均大小为 10cm。62% 的患者已经有区域或远处转移。由于癌症处于晚期，21 例患者中 20 例在治疗后 18 个月内死亡[136]。主要的治疗方式是 APR 手术广泛切除会阴部分[137]。放疗或化疗的疗效目前尚不清楚。

3. 肛直肠瘘内腺癌

分化良好的黏液腺癌（图 17-11）偶尔会发生于肛门直肠瘘内，可能是发育性或是获得性的病变[1]。大多数情况下，这些肿瘤发生于长期患有肛周疾病，尤其是肛瘘患者中[138, 139]。部分学者认为它们起源于肛门腺和肛管[140, 141]。

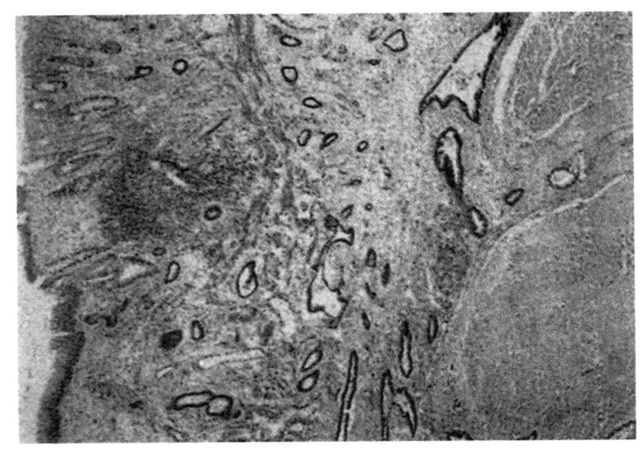

▲ 图 17-10　肛管癌，注意完整的上皮细胞

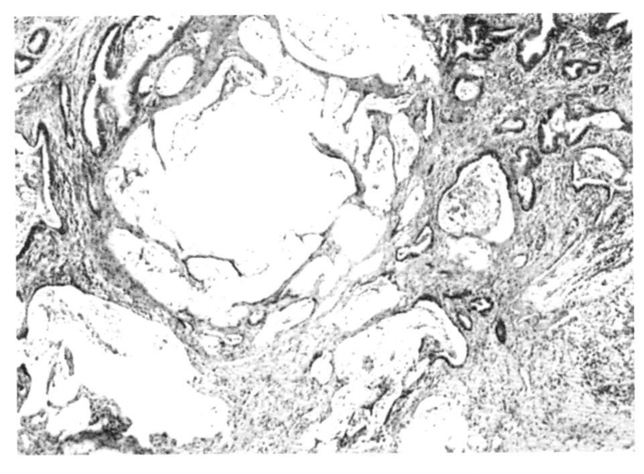

▲ 图 17-11　肛瘘合并腺癌，注意黏蛋白池

4. 治疗

直肠型腺癌或原发性肛管腺癌，未侵犯肛门直肠壁肌层，体积小，分化好可行广泛的局部切除。Belkacémi 等[142]的一项多中心研究收集了原发性肛管腺癌患者的数据，其中包括：18 例 T_1 期（18%）、34 例 T_2 期（42%）、22 例 T_3 期（27%）和 11 例 T_4 期（13%）。治疗分为三种：45 例放疗加手术治疗，31 例行放化疗治疗，6 例行 APR 手术治疗。

患者的基线特征在三组中均衡分布。结果显示，随访 4 年，三组复发率分别为 37%、36% 和 20%（三组间复发率无统计学差异）。放化疗组的总体 5 年生存率和无病 5 年生存率均明显好于其他组（表 17-3）。多因素分析发现的四个独立的预后因素是 T 分期、N 分期、组织学分级和治疗方式。

从这项研究中可以看出，从 T_2 期开始，主要治疗方式应是放化疗，APR 手术应该作为一种挽救性治疗手段。纪念 Sloan-Kettering 癌症中心的一项小样本研究[133]发现，13 例接受放化疗和 APR 手术患者，随访 26 个月，6 例仍然无病存活。肛门腺癌或肛瘘癌，由于不常见，辅助治疗的作用尚未明确。Tarazi 和 Nelson[144]报道使

表 17-3　原发性肛管腺癌三种治疗方式的存活率

治疗方式	存活指标	5 年存活率（%）	10 年存活率（%）
RT/APR	总体存活率	29	23，P=0.02
RT/CHT	总体存活率	58	39
APR	总体存活率	21	21
RT/APR	无病存活率	25	18，P=0.038
RT/CHT	无病存活率	54	20
APR	无病存活率	22	22

APR. 经腹会阴联合切除术；CHT. 化疗；RT. 放疗

用 Nigro 的放化疗方案取得良好效果，9 例患者，6 例 2～4 年随访期内无病存活，Papagikos 等[145]建议先行术前放化疗，然后再行 APR 手术。

（二）小细胞癌

这种非常罕见的肿瘤可以发生在肛门直肠区，在组织学、生物学行为和组织化学上与小细胞（燕麦细胞）肺癌相似（图 17-12），是一种神经内分泌癌又称 Merkel 细胞癌，可以通过免疫组织化学和电镜技术进行诊断[145]。这种类型的肿瘤早期易发生广泛转移。Paterson 等[146]报道的病例发现，1cm 的肛管 Merkel 细胞癌已转移至肝脏。与其他器官的 Merkel 细胞癌相似，“它是极其亲淋巴性的一种肿瘤，大约 80% 的复发患者会出现淋巴结复发[147]。”据报道，Merkel 细胞癌对放疗敏感[147]，但放疗对肛管 Merkel 细胞癌是否有效还不得而知。

（三）未分化癌

未分化癌也是一种非常罕见肿瘤，没有腺体结构或其他特征明确其起源（图 17-13）。未分化癌可通过黏液染色或免疫组织化学方法与低分化癌、小细胞癌、淋巴瘤和白血病沉积相鉴别[1]。治疗方法与腺癌相同，预后预期也较差。

（四）黑色素瘤

1. 概述

恶性黑色素瘤是所有肛门直肠恶性肿瘤中最为棘手的。这是一种罕见的肛门直肠恶性肿瘤，占所有黑色素瘤的 1%～3%，肛管是第三好发部位，仅次于皮肤和眼睛[148]，男女比例约为 2∶1，平均发病年龄约为 63 岁[149]。1973—1992 年间 NCI SEER 数据评估，男女比例为 1.72∶1，平均发病年龄 66 ± 16 岁。按性别划分的平均年龄男性（57 岁）低于女性（71 岁；$P < 0.001$）。美国旧金山地区 25—44 岁的年轻男性肛门直肠黑色素瘤的发病率是其他地区的 3 倍（14.4 例 / 千万人口 vs. 4.8 例 / 千万人口；P=0.06）。有间接证据表明 HIV 感染是一个危险因素[150]。

恶性黑色素瘤发生于齿状线以上和以下的肛管上皮[151]，某些报道描述这些病变起源于直肠并位于直肠内[152, 153]，电子显微镜显示直肠黏膜中存在有正常的黑素细胞[152]。

2. 临床特征

出血、肛管肿块和肛门直肠疼痛是恶性黑色素瘤最常见的三种临床表现[149, 154]。只有 25% 的患者病灶直径小于 1cm，其余直径达 6cm，平均 4cm[153]。肿块通常由肛门脱出，体重下降也是一

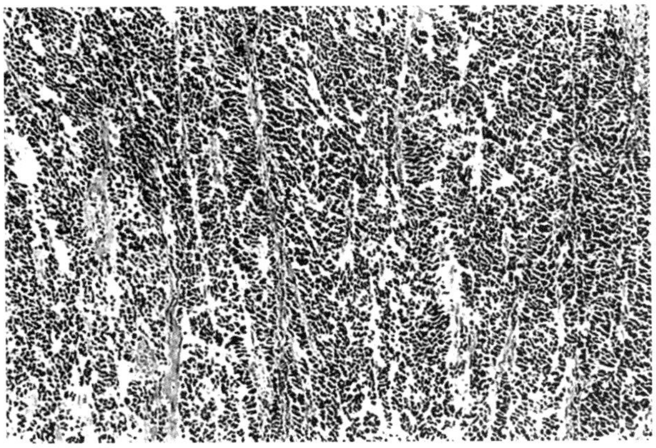

▲ 图 17-12　大肠小细胞癌[93]（经 Springer-Verlag 许可改编；版权所有 1989 年）

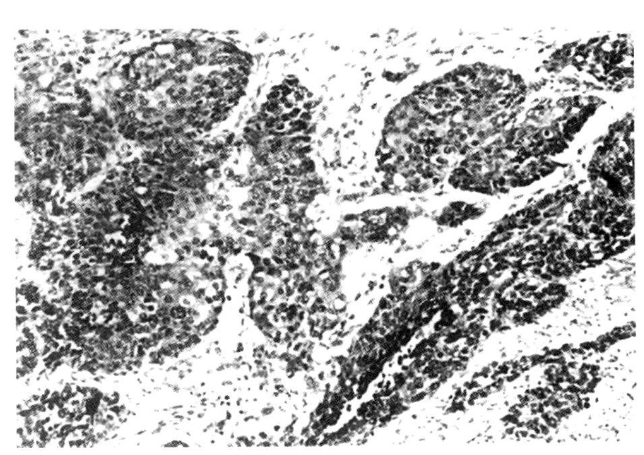

▲ 图 17-13　未分化大肠癌[93]（经 Springer-Verlag 许可改编；版权所有 1989 年）

种常见的表现。

3. 诊断

当发现色素息肉样病变时，需怀疑黑色素瘤（图 17–14）。除非发现边缘隆起的溃疡，否则本病可能与血栓性痔相混淆。大多数黑色素瘤只有轻微的色素或无色素，经常被误诊为肛管息肉或其他肿瘤。40%～70% 的肛管黑色素瘤无色素，只有 25% 的黑色素瘤富含黑色素 [151, 155]。如果显微镜检查发现黑色素，那么诊断就很简单。在无色素性黑色素瘤中，片状的间变细胞可能被误诊为未分化的鳞癌。最有帮助的诊断特征是有成群的恶性细胞 [155]，直肠腔内超声有助于确定肿瘤浸润深度和可能的邻近淋巴结转移 [156, 157]。

4. 转移模式

肛管黑色素瘤有明显的沿直肠黏膜下扩散的倾向，很少侵犯邻近器官。Cooper 等 [158] 文献回顾发现，120 例确诊患者中有 46 例发生转移（38%），直肠周围、肛周和肠系膜淋巴结是最常见的转移部位，其次是腹股沟淋巴结、肝脏和肺。广泛的全身转移出现在早期，而且进展迅速。最常见转移器官是肝、肺和骨。Wolff[159] 提出，使用与皮肤黑色素瘤相似，依据病变厚度帮助制定治疗方案，判断预后，但是否适合并不确定。

5. 治疗

辅助治疗对肛管黑色素瘤的生存没有益处，部分原因可能是大多数患者伴有远处转移。对于大多数病例而言，广泛的局部切除和 APR 手术之间似乎没有明确的优势。两种方法的 5 年生存率为 0%～22%[149]。Brady 等 [160] 报道 85 例和 Thibault 等 [149] 报道 50 例较大样本的研究，患者 5 年生存率分别为 17% 和 22%，这两种治疗方案都有各自的支持者（表 17–4）。

Thibault 等 [149] 回顾了 Mayo 诊所的病例，试图找到影响生存的预测因素，包括性别、病变大小、黑色素的存在、病变累及深度、直肠周围淋巴结阳性，以及广泛的局部切除与 APR 手术，结果都没有预测作用。这与纪念 Sloan–Kettering 癌症中心 Brady 等 [160] 的结果形成了鲜明对比，Brady 等的研究结果发现所有长期存活病例都是女性，事实上，在他们研究中，能接受手术的女性患者的 5 年存活率为 29%。虽然作者推荐 APR 手术，但在接受此类手术的 9 例患者中，只有 1 例肠系膜淋巴结阳性。

术后局部控制似乎不像远处转移那样重要，因为远处转移是死亡的主要原因 [156, 161, 162, 163]。合

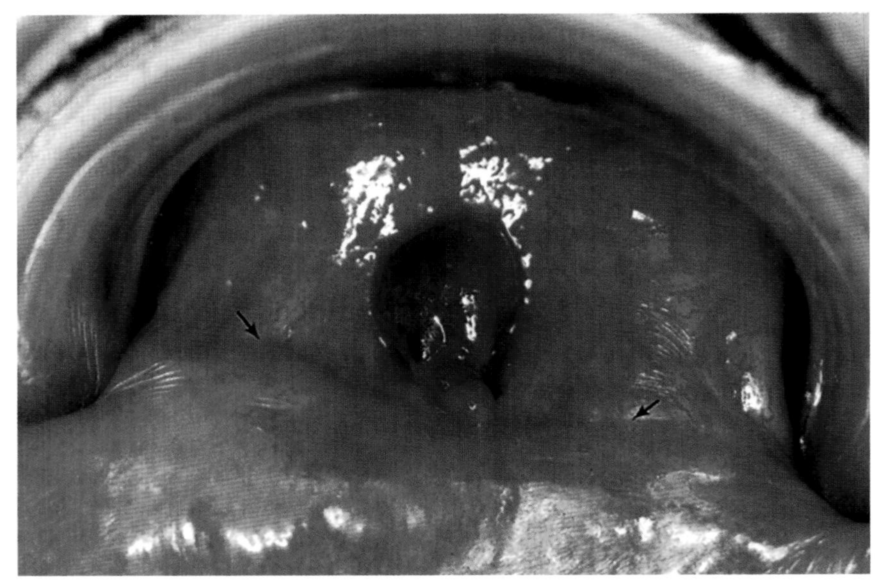

◀ **图 17–14 肛管恶性黑色素瘤。箭头指向齿状线**

表 17–4　肛门黑色素瘤研究结果总结

作　者	研究样本量	行广泛局部切除术的例数和 5 年内无病存活率（%）	行经腹会联合切除术的例数和 5 年内无病存活率（%）	推荐治疗方案
Pessaux 等，2004[161]	16	11（29）	4（0）	WLE
Bullard 等，2003[156]	40	21（16）	9（33）	WLE
Thibault 等，1997[149]	50	11（18）	26（19）	WLE
Ward 等，1986[162]	21	3（0）	4（0）	WLE
Roumen，1996[163]	63	16（13）	18（11）	WLE
Brady 等，1995[160]	85	13（8）	43（26）	APR
Ross 等，1990[164]	32	12（8）	14（0）	WLE
Slingluff 等，1990[165]	24	7（0）	12（0）	综合疗法
Goldman 等，1990[166]	49	18（6）	15（7）	APR

APR. 经腹会阴联合切除术；WLE. 广泛局部切除术

理的手术方式是局部切除病变，前提是这一手术能在不引起肛门失禁的情况下实现宽边缘和全厚度的切除，否则应行 APR 手术。Pessaux 等[161]报道了 30 例接受 APR 手术或广泛局部切除的患者，提示 5 年生存率较好结果的因素包括：腹股沟淋巴结阴性（P=0.031），症状持续时间小于 3 个月（P=0.046），Ⅰ期与Ⅱ期肿瘤（P=0.025）及非黑色素性肿瘤（P=0.033）。肿瘤大小、浸润深度（mm）、年龄、性别、广泛局部切除或 APR 手术均无统计学差异。

第三篇

结直肠疾病
Colorectal Disorders

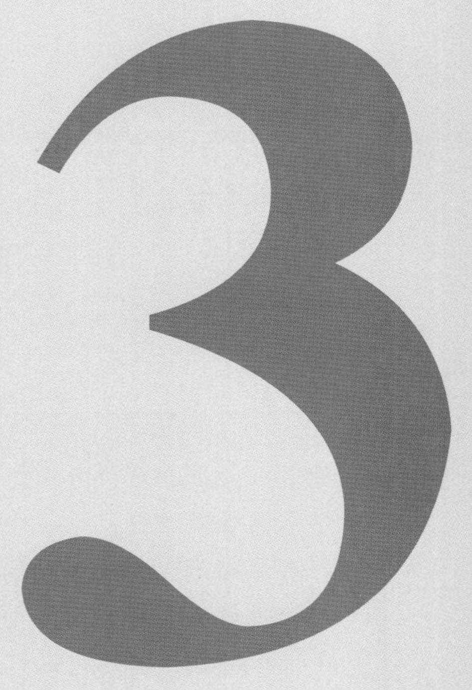

第 18 章　直肠脱垂
Rectal Prolapse

Janice F. Rafferty　著
陈文平　译
申占龙　校

摘要： 直肠脱垂一词涵盖了因部分或全层直肠壁套叠或内陷，不同程度突出和穿过肛门括约肌复合体而引起的一系列疾病。手术是治疗症状性直肠脱垂的主要方法。非手术疗法对伴有严重并发症的老年患者有一定效果。补充纤维素和使用泻药对因排便费力和便秘引起的全层脱垂患者会有帮助。包括盆底肌锻炼等保守治疗通常被推荐作为直肠脱垂治疗的第一步。

关键词： 直肠脱垂，脱肛，手术管理，部分全层，全层，分类，大便失禁，便秘，努挣，套叠

一、概述

直肠脱垂一词涵盖了因部分或全层直肠壁套叠或内陷，不同程度突出和穿过肛门括约肌复合体而引起的一系列疾病。早期观点认为直肠脱垂源于盆底以上，强调 Douglas 窝下陷的重要性[1, 2]，而忽略了肛门括约肌功能失调（图 18–1）的病生理意义。直肠脱垂的现代解剖学分类让我们对不同程度的脱垂有了更清晰的认识[3]，进而从本质上了解直肠黏膜脱垂（Ⅰ型）、内套叠（Ⅱ型）和全层脱垂（Ⅲ型）之间的区别。直肠脱垂常见的解剖学异常包括肛提肌薄弱、Douglas 窝深陷、乙状结肠冗长、肛门括约肌扩张和直肠骶骨韧带松弛[4]。目前尚无公认的分类体系，各种病理因素如盆底松弛、多产、结缔组织炎、慢性便秘等与直肠脱垂的相关性也未达成共识。

二、症状和高危因素

直肠脱垂相关症状可造成虚弱不便，显著限制患者日常生活活动。50 岁以上女性患病率是男性 6 倍[5]，发病高峰在 70 岁左右，且多产并非决定性条件。年轻患者发病多与发育迟缓或精神疾患相关[6]。患者主诉通常包括大便失禁、黏液溢出、出血、肠管脱出引起的不适和便秘等。超过 75% 的全层脱垂患者有失禁症状[7]，其原因尚不清楚。直肠通过肛门括约肌外翻于肛门外引起粪液溢出是可能的原因，其他潜在因素包括：直肠抑制反射的持续刺激、括约肌的过度扩张、阴部神经的牵拉损伤进而导致盆底肌的失神经支配等[8]。对于那些主诉“便秘”和排便费力的患者应进一步检查，以排除可能由于内套叠（隐匿性脱垂）引起梗阻进而影响正常排便的情况。

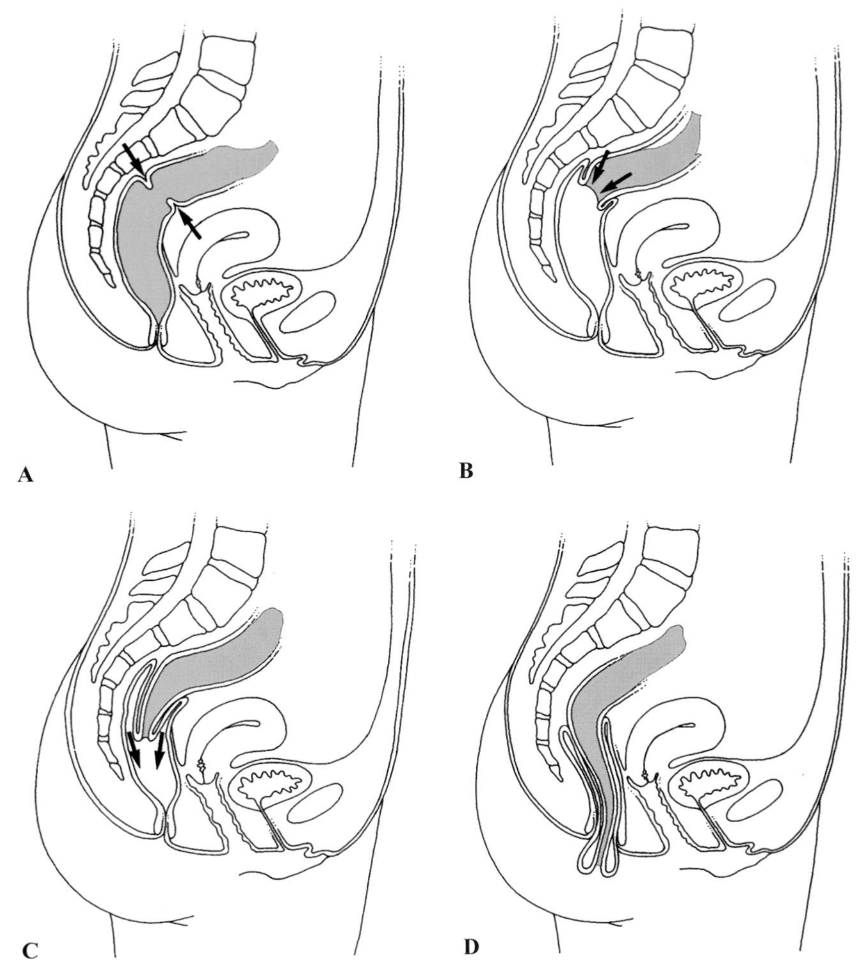

◀ **图 18-1　肠套叠分类与 Moschcowitz 观点相似**

A. 套叠起始点；B. 早期肠套叠；C. 内脱垂；D. 完全脱垂

成人直肠脱垂发病的危险因素与造成患者盆底薄弱的危险因素是相同的，包括：经阴道分娩时患儿体重较大、盆底手术史、BMI 较高、长期慢性努挣、慢性腹泻、慢性便秘、囊性纤维化病、导致盆底失神经支配的神经系统疾病（如马尾神经综合征、脊髓疾病）、结缔组织性疾病（如马方综合征、痴呆、卒中等）[9]。

三、检查与评估

对经过培训的肛肠医生来说，直肠全层脱垂的诊断并不困难，但应与环状痔脱出相鉴别（图 18-2）。然而，经验丰富的医生必须评估与直肠脱垂疾病谱相关的次要主诉，当然也需要腹部和会阴的全面检查。

俯卧、侧卧位检查时，可见会阴松弛和洞状肛门，但通常不会发现有直肠脱出。尽管肛管扩张，但很多患者仍有较强的自主缩窄压，这一点非常关键，因为他可以影响手术入路和手术方法。肛周常有肛内黏液溢出。可通过直视下观察脱垂情况来明确诊断并制定手术策略。嘱患者坐在坐便器上用力进行排便动作，使脱垂肠管脱出肛外，观察脱垂形态、黏膜褶皱、脱垂长度、脱垂肠管的活性，以及是否存在其他盆腔脏器脱垂（图 18-3），黏膜褶皱呈同心圆形，而环状痔的黏膜褶皱呈放射状。完全脱垂患者在肛门和脱垂黏膜之间有一反折沟，而环状黏膜脱垂和痔脱垂并不可见（图 18-2）。直肠镜检查通常发现自肛缘至肛直环水平 5～6cm 肠黏膜水肿糜烂。

内套叠患者可能以“便秘”为主诉，进一步

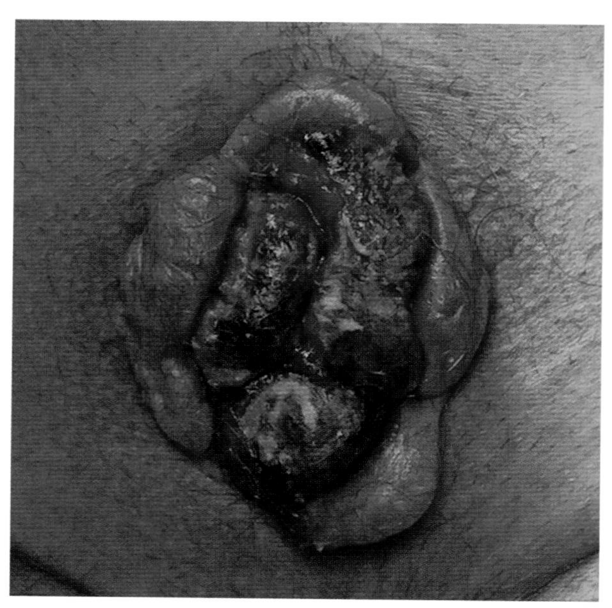

▲ 图 18-2　内痔环状脱出

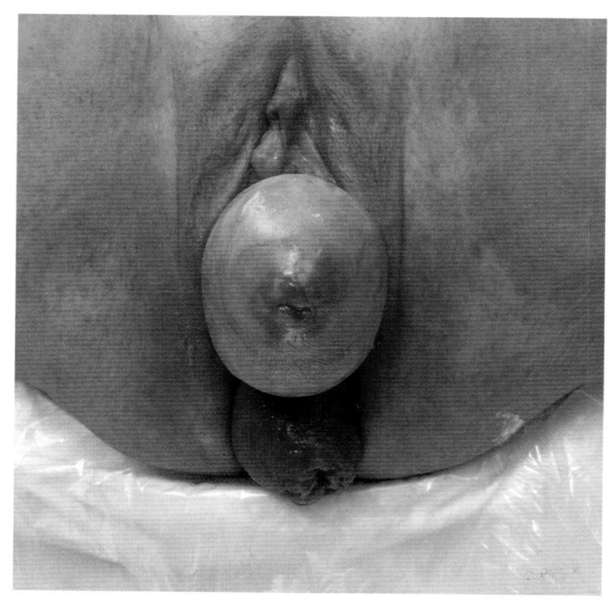

▲ 图 18-3　直肠脱垂合并子宫脱垂

询问可有腹胀、排便不尽和黏液血便等表现。此类患者可能长时间坐在马桶上尝试排便，但却无粪便排出，由此导致的孤立性直肠溃疡综合征可进一步发展为较深的溃疡，进而引起疼痛和出血，与直肠肿瘤和克罗恩病症状类似。然而，病理则提示为良性疾病，黏膜和肌层增生，表面糜烂及轻度炎症，有时也称为深部囊性结肠炎。会阴部检查发现盆底平坦和盆底肌协同失调，指诊肛管直肠张力良好且无包块。努挣时发现会阴下降明显，肛门口扩张以及未脱出肛外的黏膜。直肠镜检查可发现距肛缘上 5～6cm 直肠前壁环状红斑、硬结和溃疡。

除了体格检查之外，一些可选择的诊断性检查可用于确诊和发现其他相关病理状态。常用的有排粪造影或动态 MRI、结肠镜和尿动力学检查。排粪造影和动态 MRI 可明确是否存在周围脏器脱垂以及脱垂的程度，如膀胱脱垂、肠疝、乙状结肠膨出或阴道穹隆膨出等。排粪造影可改变 40% 直肠脱垂患者的手术策略 [10]。与排粪造影相比动态 MRI 的优势为无创、无辐射暴露，可在多个层面对盆腔脏器和盆底支持结构进行可视化评估。动态 MRI 和放射检查在盆腔脏器脱垂鉴别诊断方面具有良好一致性 [11]。根据患者的症状，其他脏器的脱垂可能也需要治疗。

结肠镜检查很少改变直肠脱垂的治疗策略，但对于排除其他疾病，尤其是对肿瘤的排除特别重要 [12]。内镜检查中发现的肿瘤容易与孤立性直肠溃疡相混淆。尿动力学检查可用于评估患者是否伴发阴道穹隆膨出或尿失禁 [13]。

盆底生理检测对于直肠脱垂的评估作用是有限的，但可解释慢性便秘患者的功能异常，或明确那些有手术史且主诉有失禁的患者肛门括约肌的解剖形态异常。合并有慢性便秘的脱垂患者应做肛管测压和排粪造影检查以明确是否存在盆底肌协同性失调，因此类患者可在围手术期的物理治疗中获益。肠道传输试验对于结肠无力的诊断有可能存在价值，应通过完整的代谢评估，排除是否存在各种原因引起的慢传输型便秘。阴部神经潜伏期测定对于大便失禁有一定预测意义，但对术后控便能力没有实际预测意义 [14]。一般来说，因脱垂的发展而引起的大便失禁问题，在脱垂获得修复后失禁问题会获得改善。那些可疑有括约肌缺损和手术病史的患者，可在手术前采用超声技术评估括约肌复合体的状态。

四、治疗

手术是治疗症状性直肠脱垂的主要方法，非手术疗法对合并严重并发症的老年患者有效，但大多数情况下只是预防症状加重和减少发作频率，同时可减少脱垂嵌顿的发生[15]。对于因为排便用力和便秘而引起的全层直肠脱垂，补充膳食纤维和服用泻药是有帮助的。保守治疗（包括盆底肌训练）通常推荐作为直肠脱垂治疗的第一步，有可能带来对排便相关症状的改善。

1891 年首次提出“肛门环缩术”，并逐渐演变成为一种常用的姑息手术方法。该术式可在局麻下完成。联合 Delorme 术时，治疗效果和复发率会大大改善[17]。植入的环缩线最初采用银丝线，后面也逐渐采用其他的植入材料如：单丝缝合线、合成补片、辫状血管移植物等。手术方式为将环缩线包埋在坐骨直肠窝脂肪内收紧至适合的张力并打结（图 18–4）。肛门环缩术后通常需要粪便成型剂和缓泻药进行辅助治疗。

直肠脱垂手术修复通常有经腹和经会阴两种手术入路，每种手术入路的最佳适应证、可能纠正的潜在病理缺陷各有不同，因此关于直肠脱垂最佳术式的争论尚未达成共识。最近一项关于成人直肠全层脱垂并纳入了截至目前的所有 RCT 研究的综述结果也指出因患者个体差异和干预措施的异质性，要获得令人信服的分析结果非常困难。纳入超过 1000 例患者的 15 项随机对照研究还没有足够的数据能够说明经腹还是经会阴哪种才是最佳入路[18]。

因此针对患者推荐的手术方式都是个体化的，需要考虑患者的并发症、外科医生的偏好和临床经验、患者的年龄和肠道功能等因素[19]。在为特定患者选择合适的手术策略前，应详细了解患者的症状、排便习惯、排便控制情况、解剖情况和术前预期[20]。传统观念认为，对于那些可以接受腹部手术风险的患者来说，采用经腹直肠固定就是最佳的选择[13]，因其复发率相对较低。然而近年来研究表明，经腹入路和经会阴入路在复发率上并无显著差异[21]，在术后并发症和死亡率上也无明显区别[22]。此外，有随机对

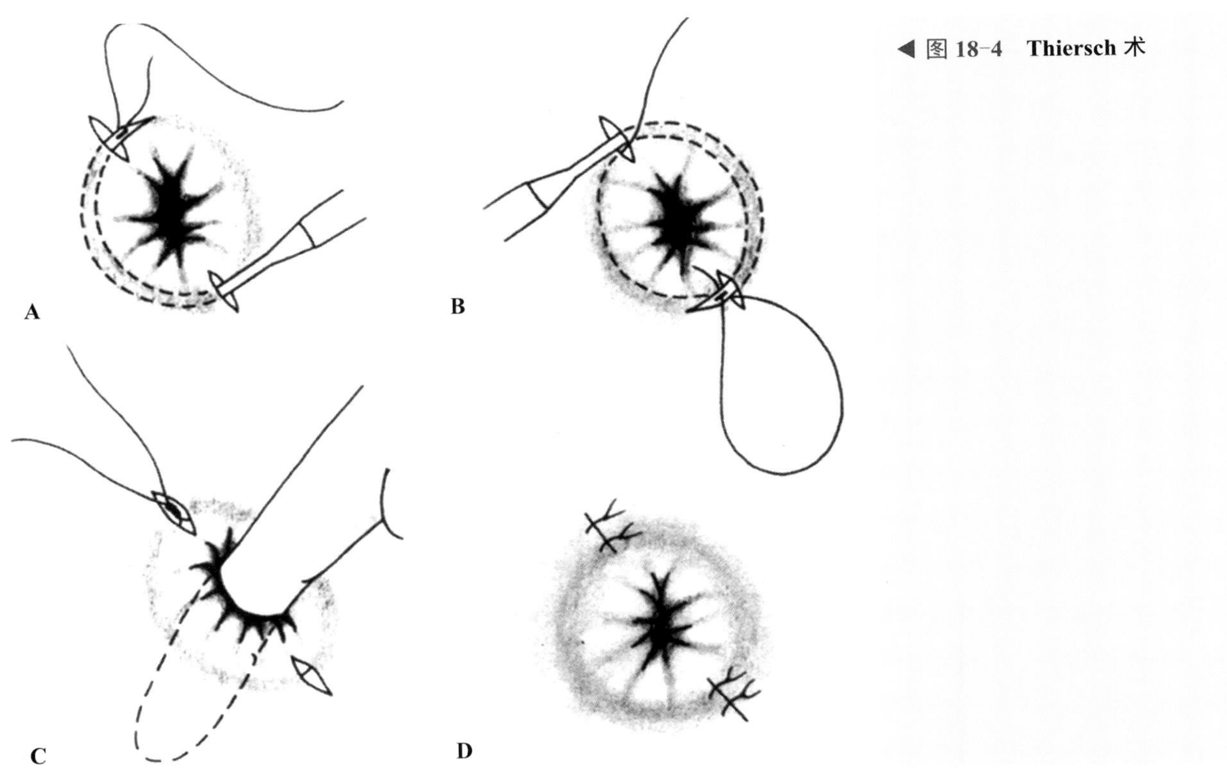

◀ 图 18–4 **Thiersch 术**

照研究结果显示经腹手术和经会阴手术两者间无明显差异，所有直肠脱垂手术后患者的生活质量上都有本质上的改善[23]。然而，直肠外脱垂的手术理念也在逐步发生转变，外科医生越来越多地热衷于经腹入路，经会阴入路逐渐减少，因为证据表明即使老年体弱患者也可耐受经腹微创手术。Delorme 手术仍然是最流行经会阴手术，但 Altemeier 术的应用逐渐在增多[24]。

（一）经腹直肠固定术

直肠脱垂所有经腹入路的修补都是将直肠向上拖出盆腔，并将其固定在骶前筋膜上。因为其复发率较高且随时间延长不断增高，仅做简单的直肠前切除而不做固定的手术方式已经被淘汰[25]。经腹直肠固定的手术方法很多，包括不同的手术方式（传统开腹或腔镜微创）、直肠游离范围（前侧、后侧或前后两侧）、补片应用（合成补片或生物补片）和是否联合乙状结肠切除等。直肠脱垂修补时将直肠环周向下完全游离至盆底水平，会有较高的便秘和排便梗阻发生率[26]，可能与侧方游离过程中损伤交感神经有关[27]，因此通常建议在前侧、后侧游离，或前后两侧做有限的游离，保持侧韧带的完整性。具体操作可根据外科医生的临床习惯和经验来选择。

1. 直肠缝合固定

采用不可吸收线将直肠悬吊缝合至骶前筋膜，无论采用开腹手术还是腔镜手术[29]，复发均很低（3%～9%）[28]。缝合固定术始于 1959 年[30]，可预防冗余肠管套叠进入盆腔远端。缝合固定术不单纯源于其缝线固定的作用，直肠游离后形成的瘢痕和纤维化也是其成功治愈的原因之一[31]。尽管直肠缝合固定术后约有 15% 患者会出现新发便秘，但对于以腹泻和失禁为主要主诉的直肠脱垂患者术后控便功能多得以恢复[32, 33]，而且似乎并不易于形成便秘。对于之前有便秘病史的患者，术后则约有超过半数的患者便秘加重[34]。

虑到脱垂修补可能会使便秘症状加重，很多外科医生将缝合固定或补片固定和乙状结肠切除结合起来治疗那些前期存在便秘的脱垂患者（图 18–5）。在单纯缝合悬吊固定基础上联合结肠切除似乎可以改善功能结果并不会大幅增加并发症发生率[29]。对于慢性便秘患者，切除部分肠段看起来似乎可以减少持续性便秘的发生率[19]，但在没有脱垂的情况下，也不能证明切除肠段对便秘的治疗是有益的。因此在肠段切除之前，应排除结肠无力症，以确保患者没有全结肠动力障碍。

无论是否联合乙状结肠切除，都可采用腔镜技术完成直肠缝合固定术，其术后并发症发生率和复发率均可接受[35]。据报道，腔镜直肠固定术相对开腹直肠固定术，其住院时间更短，手术部位感染发生率更低[36]。

2. 补片固定术

用假体材料将直肠固定于骶骨可减少脱垂复发。Ripstein 首创的补片固定术为在完成直肠游离之后将补片缝合固定于直肠前侧，最后通过补片将直肠固定于两侧的骶前筋膜。尽管该术式术后复发率是可接受的，但直肠前壁的补片腐蚀削弱的发生率较高。因此该术式经过改良优化为先将补片缝合固定于直肠侧方，随后再固定至骶前筋膜，如此术后复发率和并发症发生率均有改善[37]。尽管如此，很多外科医生还是因担心合成补片造成的相关并发症（如肠梗阻、输尿管损伤、感染等）而摒弃该术式。

传统的开放手术很大程度上已经被微创手术所取代，微创手术在临床症状改善、术后功能恢复和复发率方面均达到开放手术同样的效果。另外，大量文献报道，微创手术在术后疼痛、住院时间、伤口感染率和恢复时间方面均显著优于传统开放手术[38, 39]。腔镜直肠固定术看来对于老年患者也是安全的，也可能成为那些需经会阴修补老年患者的合理选择之一[40]。

腔镜腹侧补片直肠固定术（LVMR）是由 Orr–Loygue 术演变而来，该术式包括将直肠前侧和后侧游离至肛提肌水平，需要切除 Douglas 窝。两个单独的补片分别与直肠的前外侧壁固

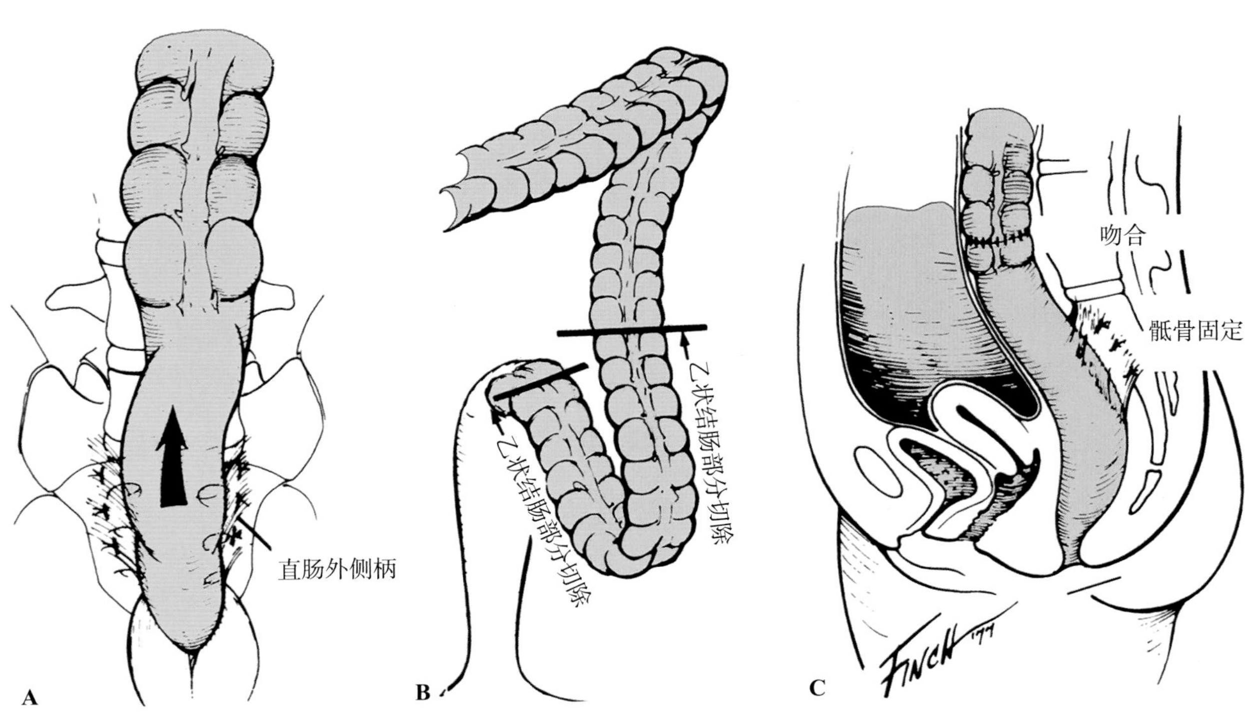

▲ 图 18-5　直肠系膜切除术

A. 经快速解剖完全松动后，直肠壁旁的组织被侧推走；B. 乙状结肠部分切除术；C. 吻合完成，直肠固定缝合

定，随后固定于骶骨岬[41]。仅做腹侧切开和游离，而不切除 Douglas 窝是后来改良的术式，但仍需补片固定[42]。这种改良通过避免直肠后外侧的游离来减少术后便秘的发生率，然而，有些作者认为切除异常深陷的 Douglas 窝是手术不可或缺的一部分，可有效减少复发率[43]。LVMR 相对传统开放补片直肠固定术，复发率并没有明显降低（8.2%），但补片相关并发症发生率有所降低（4.6%）[44]。当 LVMR 联合经会阴手术（如阴道后壁缝合术）时[45]，补片侵蚀的发生率会增加。最近的一项 Meta 分析显示，尽管机器人手术时间更长，成本更高[46]，但治疗结果与腹腔镜手术相比并没有显著差异。

关于直肠固定的最佳补片类型仍存争议，传统采用合成补片，部分患者出现补片相关并发症，如肠梗阻、直肠或邻近器官补片侵蚀、感染等。这促使了生物补片的应用，虽然安全性好，但长期疗效尚未可知[47]。腔镜手术时，有学者报道，采用钉合器和平头钉将补片固定于骶骨，可使缝合固定变得更加快捷和简单，这种改良可促进微创手术的进一步推广。

（二）经会阴手术

黏膜脱垂或较短的直肠全层脱垂可采用 Delorme 术，术中将脱垂的直肠黏膜切除，黏膜下肌层予以折叠缝合，随后将黏膜与肛管移行上皮顶端进行吻合（图 18-6）。肠壁肌层的折叠增加了肛门括约肌复合体上方的体积，可增加肛管静息压和缩窄压，进而对于那些存在肛门溢液的患者可一定程度上改善肛门控便功能。该术式适合于全麻风险高、脱垂肠段较短且伴肛门失禁的患者[48]。经会阴手术的并发症包括便秘、大便失禁、急便感和里急后重。大部分文献报道复发率较高，但使用该术式进行多次手术较为方便。

脱垂肠段较长但不适合全麻或经腹手术的患者，可采用经会阴直肠切除术。1956 年，辛辛

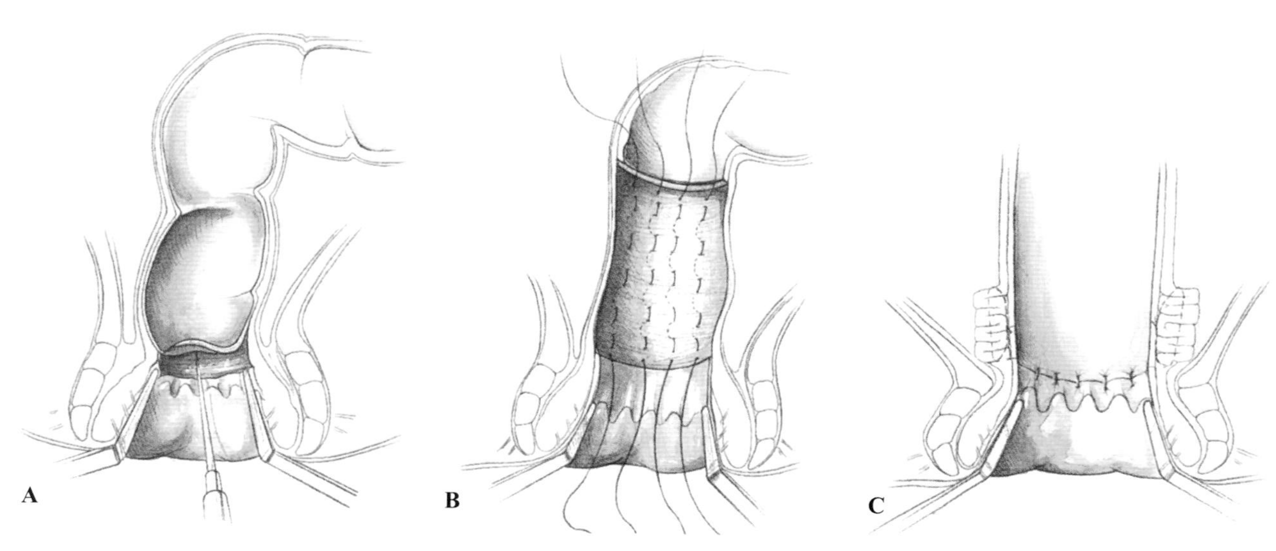

▲ **图 18-6　改良 Delorme 术**

A. 直肠镜下游离直肠黏膜；B. 切除冗余黏膜后黏膜下肌层折叠；C. 肌层折叠后行黏膜吻合

那提大学 William Altemeier 教授首先报道了该术式，推荐用于老年体弱患者或有严重并发症、不适合经腹手术修补患者。尽管复发率可能高于经腹直肠固定术，但其并发症较少，住院时间较短[49]。该术式的缺点之一是切除直肠壶腹，这可导致术后出现排便功能障碍。但同时进行的肛提肌后侧折叠，减小了肛直角，可能对术后肛门控便功能恢复有益[50]。因此，其中一位作者的偏好是先经会阴完成 J 形结肠储袋，随后行吻合器或手工结肠肛管吻合[51]，在手工结肠肛管吻合之前，在后中线采用不可吸收线行肌层折叠（图 18-7）。

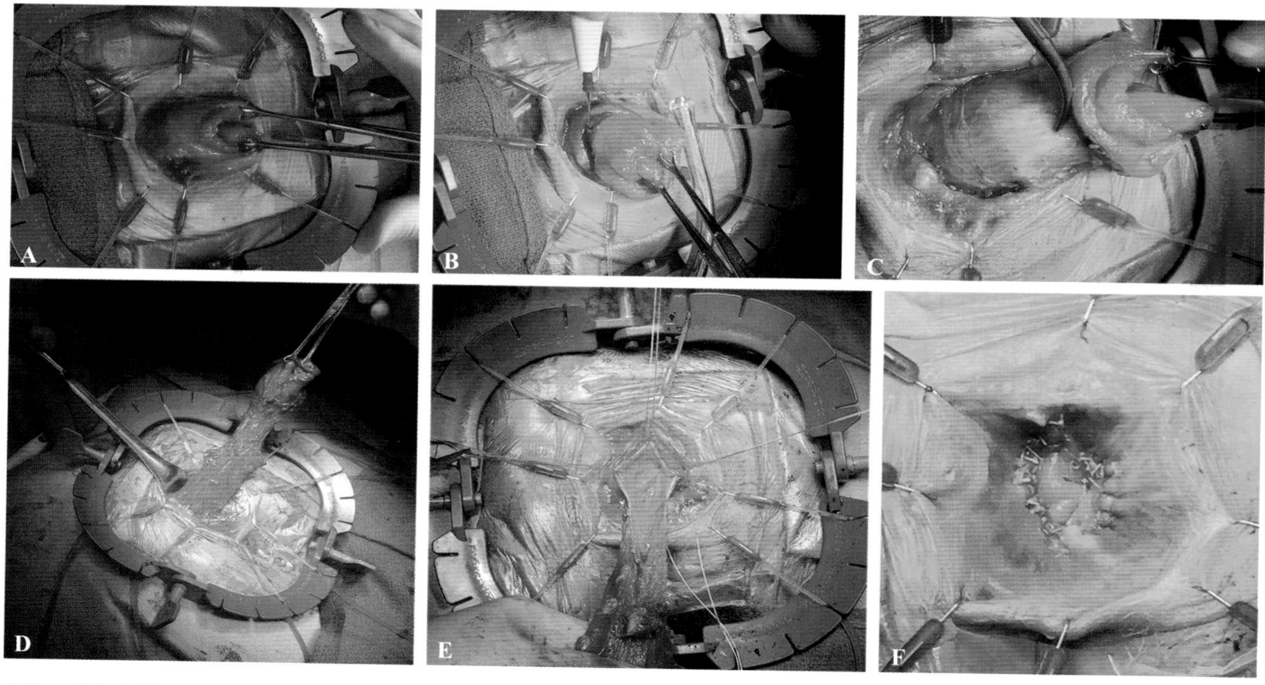

▲ **图 18-7　会阴直肠切除术**

第19章　结直肠良性肿瘤
Benign Neoplasms of the Colon and Rectum

David E. Beck　著
蔡国响　向文强　译
窦若虚　校

摘要：“息肉”是一个非特异性的临床术语，指发生于肠道黏膜的任何新生物，无论其组织学性质如何。根据组织学形态，息肉常分为四类：肿瘤性息肉、错构瘤性息肉、炎性息肉及增生性息肉。本章将主要围绕这四类息肉进行讨论。
关键词：肿瘤性息肉，错构瘤性息肉，炎性息肉，淋巴样息肉，增生性息肉，血管瘤，平滑肌瘤，脂肪瘤，小肠，大肠

一、结直肠息肉

“息肉”是一个非特异性的临床术语，指发生于肠道黏膜的任何新生物，无论其组织学性质如何。根据组织学形态，息肉常分为以下四类。

1. 肿瘤性息肉：管状腺瘤、绒毛状腺瘤、管状绒毛状腺瘤及锯齿状腺瘤。

2. 错构瘤性息肉：幼年息肉、Peutz–Jeghers综合征（PJS）、Cronkhite–Canada 综合征、Cowden综合征。

3. 炎性息肉：炎性息肉或假性息肉、良性淋巴样息肉。

4. 增生性息肉。

（一）肿瘤性息肉

1. 腺瘤

肿瘤性息肉是由大肠异常腺体组成的上皮性新生物，称为腺瘤。根据绒毛组织含量进行分类：含 0%～25% 绒毛组织的称为管状腺瘤，含 25%～75% 的称为管状绒毛状腺瘤，含 75%～100% 的称为绒毛状腺瘤[1]。在所有腺瘤中，管状腺瘤（图 19–1）占 75%，绒毛状腺瘤（图 19–2）占 10%，管状绒毛状腺瘤（图 19–3）占 15%。绒毛状生长方式在广基大腺瘤中最明显，尤其是位于远端直肠的腺瘤。而绒毛状腺瘤是管状腺瘤进一步发展而来还是一种获得性遗传

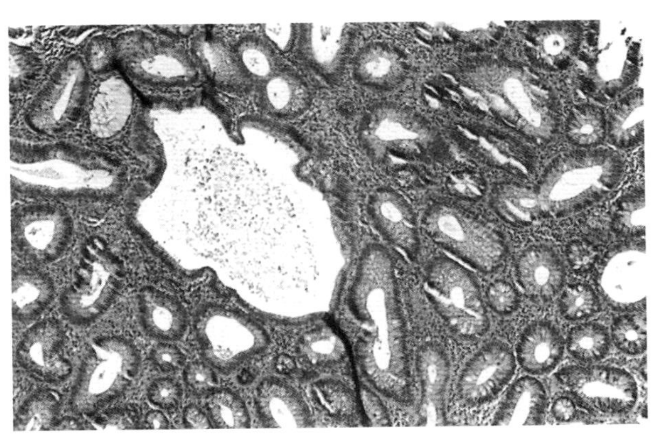

▲ 图 19–1　管状腺瘤

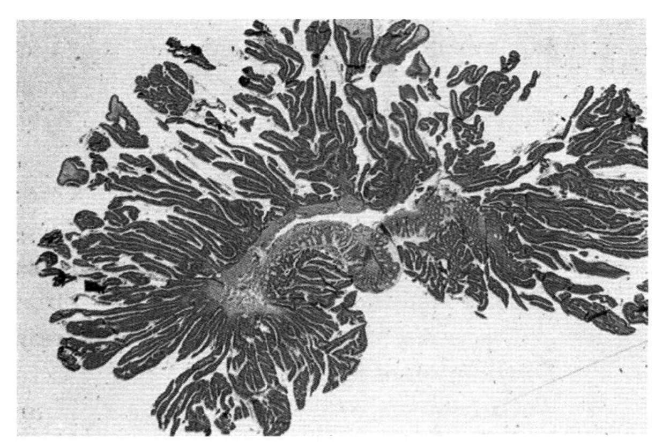

▲ 图 19-2 绒毛状腺瘤

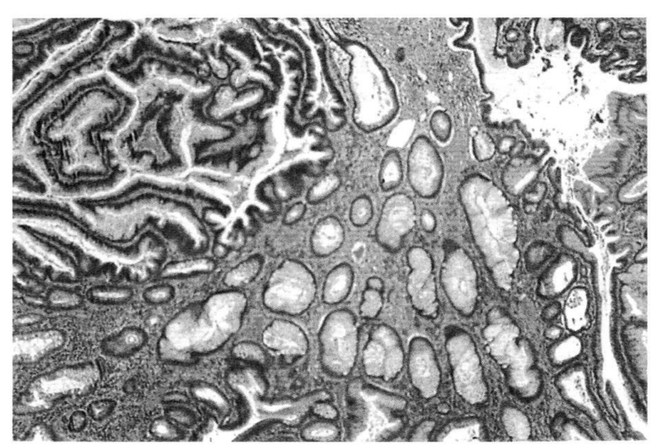

▲ 图 19-3 管状绒毛状腺瘤；管状腺体与绒毛状腺体混合

改变对应的不同表型，目前尚无定论。绒毛状小腺瘤和单纯管状大腺瘤均较罕见，这种现象支持前一种假说 [1]。

异型增生根据细胞异型程度来描述腺瘤的组织学异常变化，分为轻度、中度和重度异型增生。因此重度异型增生是一种与浸润性癌相距一步之遥的病变。重度异型增生的比例与腺瘤大小相关（图 19-4）。应避免"原位癌"或"黏膜内癌"的说法，因为其隐含了具有远处转移的生物学潜能，这是没有依据的，且可导致过度治疗 [1]。

肿瘤性息肉很常见。因为临床上记录的腺瘤相关数据可能因患者选择和诊断方法而存在偏倚，最准确的腺瘤流行病学数据来自于活检的研究，且有肠镜筛查数据支持。在腺瘤活检的研究中，腺瘤发生于 34%～52% 的 50 岁以上的男性，29%～45% 的 50 岁以上的女性。多数腺瘤（87%～89%）直径小于 1cm[3, 4]。腺瘤的数量而非其大小会随着年龄增长而增加 [3]；其中 0%～4% 为癌 [3-6]。国家息肉研究（National Polyp Study）是美国的一项多中心随机临床试验，在 1867 名患者的结肠镜检查中发现了 3371 枚腺瘤。这项研究为息肉的发生发展和特征提供了有价值的信息：66.5% 的息肉是腺瘤，11.2% 是增生性息肉，22.3% 为其他（正常黏膜、炎性

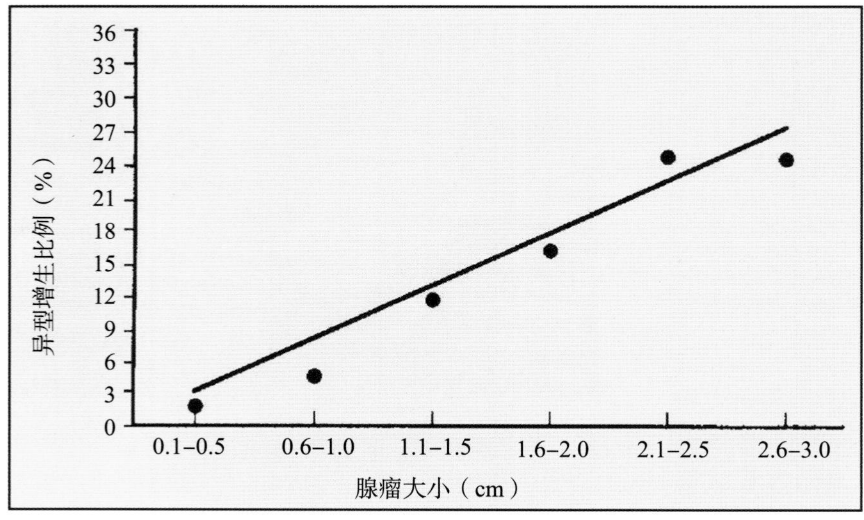

◀ 图 19-4 腺瘤大小与异型增生比例的关系 [2]（经 © 1990 Elsevier 授权）

和幼年性息肉、淋巴样错构瘤、黏膜下脂肪瘤、类癌及平滑肌瘤）。大多数腺瘤（69%）位于左半结肠（表 19–1）。直径 0.5cm 的腺瘤占 38%，0.6～1cm 的占 37%，1cm 的占 25%。肠镜研究结果显示男性的息肉发病率高于女性。

表 19–1　肠镜诊断的结直肠息肉部位分布 [2]

部　位	百分比（%）
盲肠	8
升结肠	9
肝曲	4
横结肠	10
降结肠脾区	4
降结肠	14
乙状结肠	43
直肠	8
合计	100

需要注意的是，腺瘤的大小、绒毛状组织比例及年龄的增长均是高级别异型增生的独立危险因素。结肠脾曲至远端结肠的腺瘤发生高级别异型增生的风险增加，主要是由于腺瘤大小及绒毛状组织成分，而非腺瘤所在部位本身所致。腺瘤的数量会影响高级别异型增生的风险，但有赖于腺瘤大小及绒毛状组织成分，因此并非独立危险因素 [2]。浸润性癌少见于＜ 1cm 的腺瘤，其发生率随着腺瘤直径增加而升高（表 19–2）[7, 8]。

表 19–2　腺瘤大小与癌变的关系 [7]

大小（cm）	腺瘤（个）	浸润性癌（%）
＜ 0.5	5027	0
0.6～1.5	3519	2
1.6～2.5	1052	19
2.6～3.5	510	43
＞ 3.5	1080	76

2. 腺瘤 – 癌顺序

(1) 现象：伦敦圣马克医院的 Dukes[9] 于 1926 年提出结直肠癌是由良性腺瘤发展而来。Jackman 和 Mayo[10] 于 1951 年提出腺瘤 – 癌顺序这一术语。有学者认为结直肠癌是新发的病变并提出挑战 [11, 12]；经过多年的争论，腺瘤 – 癌顺序这一概念已被广泛接受，也是肠镜下息肉切除术用于二级预防结肠癌的理论依据 [1, 13–16]。有很多间接证据支持腺瘤癌变的学说，也解释了癌与腺瘤同时并存，以及癌切除标本中常发现邻近的良性腺瘤的常见现象 [17]。大量基于肿瘤登记报告、医院记录、病理报告、手术标本及肠镜检查的研究（多数为回顾性研究）显示结直肠腺瘤与腺癌同时发现的机会为 13%～62%[18]。根据挪威癌症登记数据，腺瘤累积发病率曲线较相应的癌的发病率曲线大约早 5 年（图 19–5）。需要注意的是，这些腺瘤是与结直肠癌同时确诊并上报至癌症登记中心，提示腺瘤与癌的发展时间间隔较上图曲线所示更长。在家族性腺瘤性息肉病（FAP）和遗传性非息肉性结肠癌（HNPCC）综合征中也

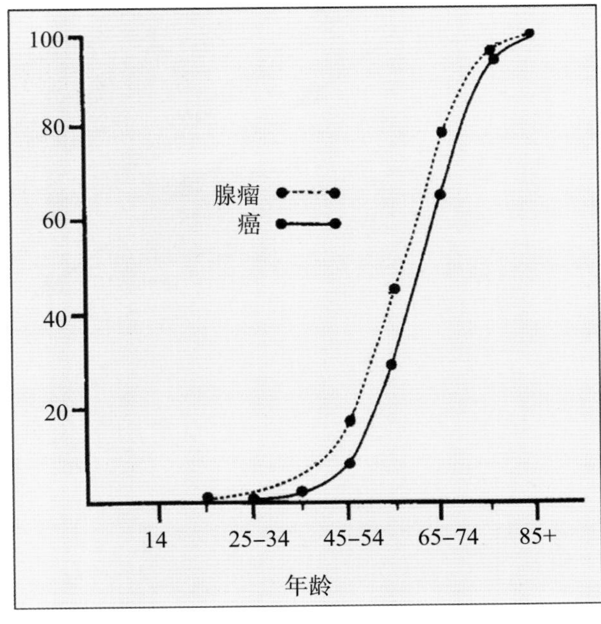

▲ **图 19–5　挪威癌症登记中心 1983–1985 年结直肠腺瘤、结直肠癌累积发病率 [19]（经 © 1991 Springer 授权）**

是如此。HNPCC 被认为是对新理论学说的支持证据，但其后的研究证明 HNPCC 癌症附近伴发腺瘤的发生率与散发性肠癌相似[19]。由于腺瘤发病率高，而癌的发病率较低，只有小部分腺瘤会发展为癌[20]。

尽管多数学者认为结直肠癌的发生是由腺瘤进展而来，近年来，结直肠癌新发于正常黏膜这一观点也受到更多关注[19]。有研究报道，有些早期结直肠癌中未见癌旁腺瘤细胞[21-23]。Stolte 和 Bethke[22] 的研究报道了 155 例这样的病例，59% 的病灶呈息肉状，34% 呈扁平状。然而，腺癌由腺瘤发展而来这一观点的支持者认为此类病变具有很强侵袭性，浸润破坏了残余的腺瘤组织。Muto 等[24] 认为所有的遗传学改变发生迅速，因此我们无法观察到腺瘤发展为癌的过程中的形态变化。他们认为，“在新发癌的特异基因被检测出来之前，直接从正常黏膜产生的新生癌仅是一种假设。在那之前，最好避免‘新发癌’一词，代之以‘新发型癌’。”

(2) 分子遗传学：分子遗传学研究为腺瘤癌变过程理论提供了证据与支持[25]。腺瘤代表源于单细胞（隐窝）的上皮细胞增殖，其发展是因为一系列遗传突变所致。结直肠正常上皮到腺瘤再到癌的进展过程可简化为图 19-6 所示。

结直肠癌发生的第一步是位于 5q 染色体上的腺瘤性息肉病基因（APC）的突变。APC 基因失活，导致细胞增殖。这些细胞便为后续促进增殖的突变奠定基础，细胞分裂越快，突变率越大。

DNA 低甲基化也是导致肠癌发生的一个因素。由于 APC 基因失活，过度增殖的细胞中 CpG 甲基化丢失，从而导致细胞发展为腺瘤。DNA 低甲基化可能与 *K-ras*（柯尔斯顿大鼠肉瘤病毒）活化直接相关，从而促进肿瘤的进展。

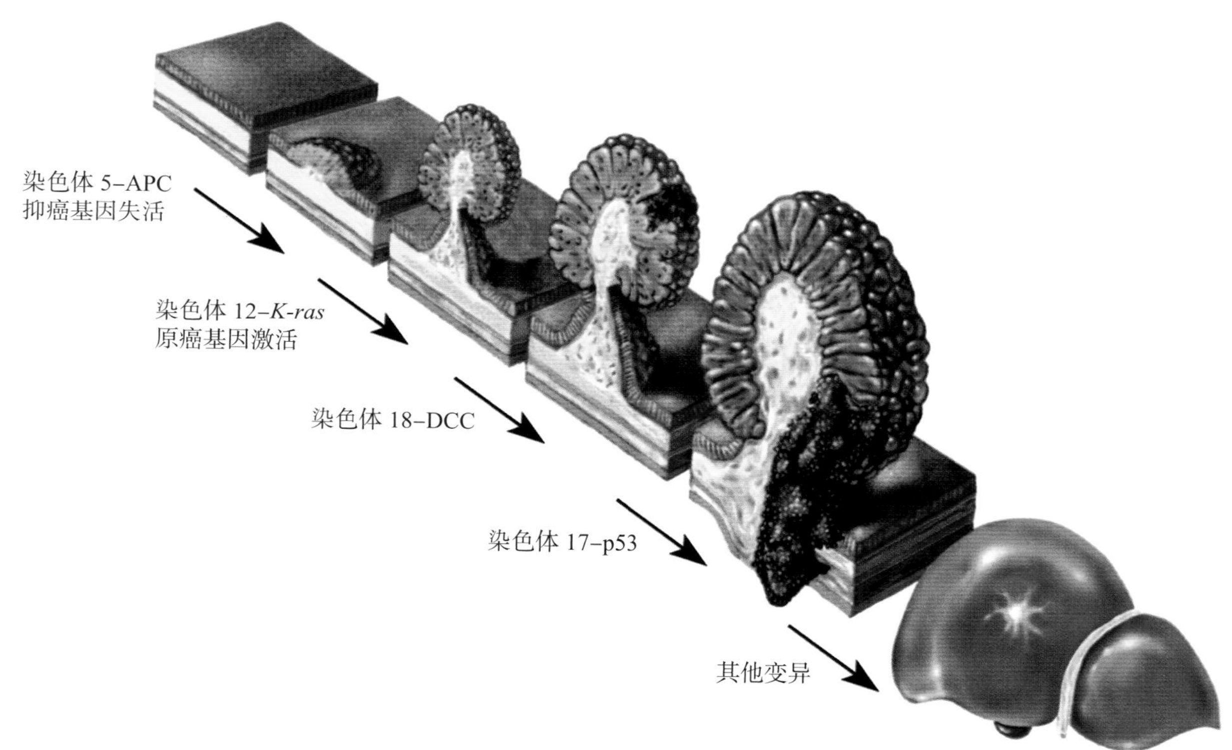

▲ 图 19-6 腺瘤癌变过程的遗传学模型

随着遗传学改变的累积，肿瘤随之发生发展。图示为结直肠肿瘤病理学发生发展的各个阶段，肿瘤逐渐增大，异型程度增加，再逐步发展为浸润性癌（经 Nivatvongs 和 Dorudi[26] 授权）

因为 *K-ras* 是一个癌基因，一个等位基因突变便足以产生影响。即使 APC 基因不突变，*K-ras* 仍可发生突变，但这种情况通常局限于异常隐窝灶（ACF），一般不会发展成恶性肿瘤。当细胞中已经存在 APC 基因突变时（两个等位基因，故需要“二次打击”），*K-ras* 突变会驱动疾病进展。小腺瘤将会发展为中等大小的腺瘤。

中等腺瘤到晚期腺瘤的转变与 18 号染色体长臂上的遗传变异有关。这种变化与 18q21 基因突变有关，称为肠癌缺失基因（DCC）。DCC 特异的突变发现于许多结直肠癌，失去了分化为黏液分泌细胞的能力的癌细胞均丢失了 DCC 表达。

晚期腺瘤发展为癌通常伴随着 17p 染色体杂合性的丢失，即两个等位基因中的一个发生突变以及 p53 基因突变。这些缺失在抑癌基因中的累积会激活处主导地位的癌基因，驱动细胞从良性向恶性转变的克隆表达[25, 26]。结直肠腺癌分子遗传学将于第 21 章详细讨论。

3. 大肠腺瘤的诊断

临床上有两种形态的息肉，即带蒂息肉和广基息肉。带蒂息肉形似蘑菇，有一根与正常黏膜相连的茎，或称为蒂（图 19–7）。广基息肉平坦地生长于黏膜上（图 19–8）。带蒂息肉直径很少＞ 4cm，而广基息肉可以累及环周。

大肠腺瘤通常无症状，常于常规的影像学检查或内镜检查中发现。若息肉位于直肠或乙状结肠，便血是最常见的症状。较大的带蒂息肉位于直肠下段时可以经肛门脱出。当存在较大的绒毛状腺瘤时，主要表现为水样腹泻，在少数情况下会导致液体和电解质失衡。当存在较大的结肠息肉时可因反复肠套叠或肠痉挛而出现间歇性腹痛，但是较少见。溃疡性息肉可能会导致轻度贫血。不超过 8mm 的小息肉可行活检和电凝，最好使用“热”活检钳进行组织病理学检查。大息肉应该彻底切除并送组织病理学检查。大息肉的活检可能无法代表整个病灶，因此对浸润性癌的诊断有困难。有时，活检可能会导致腺体进入黏膜下层，进而误诊为浸润性癌[27]。这种假性腺瘤性浸润也可由干结粪便引起的损伤所致，也可因息肉蒂反复扭曲引起表面溃疡所致[28]。

4. 良性腺瘤的处理

结肠镜检查的出现改变了大肠息肉的治疗方法。大多数结直肠息肉可通过肠镜下切除，并发症少。目前，当肠镜无法到达息肉所在部位或肠镜下无法切除息肉时才行结肠切除术，比如病灶太大或太平坦。

大多数带蒂息肉可通过圈套摘除，因为很少有息肉的蒂直径＞ 2cm。广基息肉＜ 2cm 时通

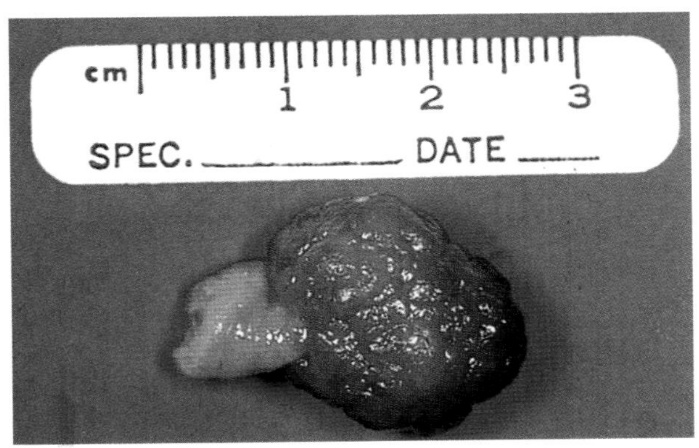

▲ 图 19–7　带蒂息肉

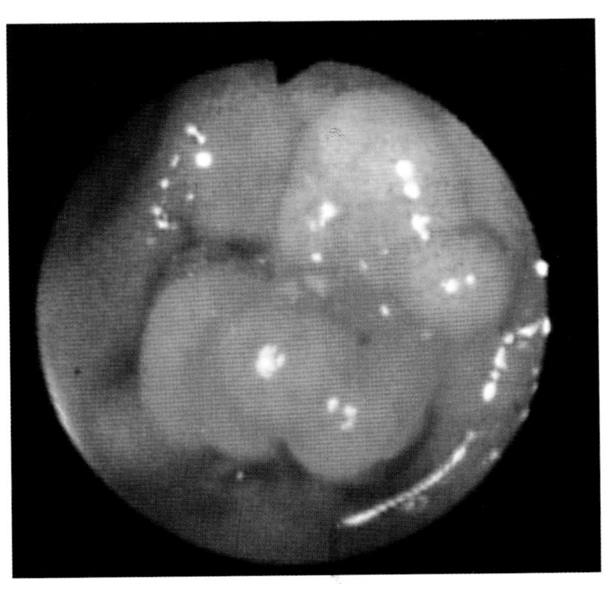

▲ 图 19–8　广基息肉

常可圈套摘除。较大的广基息肉可分片或分次切除，或采用内镜下黏膜切除术或内镜下黏膜剥离术（详见第 4 章）。切除的息肉需要妥善固定和切片，确保镜下可观察到所有的组织层面以发现诊断浸润性癌的证据。

直肠腺瘤有其独特的临床表现。直肠腺瘤可通过肛指、吸引器和内镜检查发现。若腺瘤无硬结，则 90% 可能为良性病灶[29, 30]。有很多方法可切除直肠大腺瘤，如直肠镜或结肠镜、经肛切除、经肛门内镜下显微手术（TEMS），经肛门微创手术（TAMIS）和后方直肠切开术。

患有肿瘤性息肉的患者再次患息肉的风险更高，因此建议该类患者进行肠镜随访。当结直肠息肉通过肠镜下切除后，推荐每 3～5 年进行肠镜随访。较大的广基息肉，尤其是绒毛状息肉，容易复发，推荐术后一年每 3～6 个月，术后第二年每 6～12 个月进行肠镜复查，之后每年复查一次至术后第五年。五年之后，推荐每 3～5 年进行肠镜检查。

5. *扁平息肉*

1985 年 Muto 等[31]提出应该注意一种特别类型的息肉，即扁平息肉。此类息肉很独特，通常小而平坦，中央凹陷，肠镜检查很难发现，甚至在切除的结直肠标本中也很难发现。90% 的扁平息肉小于 1cm，50% 以上小于 5mm[32]。扁平息肉癌变率高，即使大小为 2～4mm，癌变率可达 6%。当大小为 9～10mm 时，癌变率可升至 36%。Muto 的报道中 10% 的腺瘤为扁平腺瘤，常见于左半结肠和直肠。Lynch 等[33]在 HNPCC 的研究中也于同族成员中发现了类似的扁平腺瘤，多数位于右半结肠。扁平腺瘤最初被认为主要发生于日本人群，后续澳大利亚、加拿大及英国的研究也有报道[32]。

在一项前瞻性研究中，Rembacken 等[34]于 1000 例接受肠镜检查的人群中发现了扁平或凹陷的病灶。患者未经事先筛选，肠镜指征也与英国其他中心的类似。扁平腺瘤是表面扁平或略圆的黏膜凸起，高度小于直径的一半。多数扁平腺瘤高度小于 2mm，仅非常广泛的病变高度可达 5mm。检查期间，检查者喷洒 3～6ml 的 0.2% 靛蓝胭脂红染料于可疑区域，还采用了放大结肠镜。该研究发现了 321 枚腺瘤，119（37%）枚为扁平型，4（1%）枚呈凹陷型。54% 的扁平腺瘤或凹陷型病灶位于结肠脾曲与直肠之间。

在所有扁平腺瘤中，有 70 枚（59%）小于 10mm（平均 5mm），4% 有早期癌变（浸润至黏膜下层）；49% 大于 10mm（平均 21mm），29% 有早期癌变。凹陷型病变平均大小 9mm，3/4（75%）有早期癌变，预示着恶性程度较其他类型病变更高。

Rembacken 等[34]指出，“西方的结肠镜医师拒绝接受识别平坦、隆起和凹陷型病变的训练以早期发现结直肠肿瘤。”读者需要注意的是，该研究中所有受试者均有肠镜检查指征，并不是作为无症状低危患者的筛查方式。在对一篇编辑评论[35]的回应中 Rembacken 等[34]提到：“使用靛蓝染料对扁平和凹陷型病灶检出极为重要，只需耗时数秒。非息肉性病灶通常呈红斑状，容易误诊为肠镜损伤，不使用靛蓝染料则难以鉴别。放大结肠镜对病灶的早期诊断意义不大，但有助于内镜医师对肠隐窝的评价及组织学类型预测。”近期的分子生物学分析发现扁平息肉的病因与其他息肉性腺瘤不同[36]。*K-ras* 基因突变显著减少[i]（扁平腺瘤 16% vs. 普通结直肠腺瘤 50%），且出现于不同的密码子。扁平腺瘤的处理方式与广基腺瘤相同。

6. *为什么要切除息肉*

目前，大多数结直肠癌是通过腺瘤癌变这一过程发展而来的观点已被广泛接受。据推测，从正常结肠黏膜发展为腺瘤需要 5 年，发展为浸润性癌需要 10 年[13]。因此，切除腺瘤可预防其发展为结直肠癌。Gilbertsen 等[37]的回顾性研究发现在每年进行肠镜检查并进行息肉切除的患者中，直肠癌发病率较预期低。该结果在 Selby 等[38]的病例对照研究中也得到证实。肠镜筛查降低了 70% 直肠及远端乙状结肠癌所致的死亡风险。美国国家息肉研究结果也显示肠镜下息肉切除降低了结直肠癌发病率[39]。

Chrunch 对结直肠微小腺瘤（1～5mm）及小腺瘤（6～10mm）进行研究发现，尽管浸润性癌的发生率低，分别为 0.1% 和 0.2%，但是重度异型增生的发生率高，分别为 4.4% 和 15.6%[40]。因此他建议此类腺瘤需要切除或圈套摘除（表 19-3）。

表 19-3 微小腺瘤及小腺瘤的危险性分析。不受年龄、部位及家族史影响[41]

大小（mm）	数 量	重度异型增生（%）	浸润性癌（%）
1～5（微小腺瘤）	2066	44	0.1
6～10（小腺瘤）	418	15.6	0.2

7. 大肠腺瘤未经治疗的自然进展过程

在结肠镜前的时代，Stryker[42] 等回顾性分析了 226 名结肠息肉例直径≥ 10mm（译者注：英文原文直径 210mm 有误，根据原始文献修改）的患者，息肉未切除而采取定期影像学检查。平均随访 108 个月（24～225 个月）中，于原息肉部位发现 21 例浸润性癌。当息肉≥ 1cm 时，5 年、10 年及 20 年发展为浸润性癌的风险分别为 2.5%、8% 和 24%。

Otchy 等[43] 对同一组患者进行分析发现，5 年、10 年及 20 年于原腺瘤部位以外发生异时性浸润性癌的累积概率分别为 2%、7% 和 12%。在平均随访 4.8 年（1～27 年过程中），11 枚（5%）腺瘤消失，129 枚（57%）无明显变化，86 枚较前增大。86 枚增大的腺瘤中，42 枚（49%）大小至少增长 2 倍。86 枚中切除了 71 枚，其中 24 枚（34%）癌变。86 枚中有 15 枚未切除，均未发展为癌。在未增大的 129 枚腺瘤中，43 枚最终被切除，且有 5 枚癌变，其中 1 位患者之后发生异时性癌，2 位患者于原发腺瘤部位外发生了结肠癌。

这些数据进一步支持切除直径≥ 10mm 的结肠息肉，并定期做全结肠检查。虽然该研究存在回顾性分析的局限性，但是类似的前瞻性研究数据很难获得，因为目前结肠镜的广泛应用及强有力的证据推荐切除肿瘤性息肉。

8. 小腺瘤会如何发展

Hofstad 等[41] 对结直肠息肉的生长进行了前瞻性的研究。58 名患者接受了结肠镜检查，切除了直径≥ 10mm 的息肉，对＜ 5mm 及 5～9mm 的息肉进行随访，每年行一次肠镜检查，随访第 3 年时切除息肉。息肉的测量由测量探头加摄像完成。随访 3 年后，58 名患者中 7 人仅有增生性息肉，29 人有单发腺瘤，17 人有 2～3 枚腺瘤，5 人有 4～5 枚腺瘤。25% 腺瘤大小无变化，35% 缩小，40% 增大。小于 5mm 的腺瘤性息肉有所增大，而 5～9mm 的腺瘤有所缩小。增生性息肉也与此类似。年轻组的腺瘤性息肉从第一次检查到第 3 年，从第一次复检到第二次复检均有显著增大的趋势。此外，与初诊有 1 枚或 2～3 枚息肉的患者相比，初诊有 4～5 枚息肉的患者的息肉增长幅度更大，但不同性别未见明显差异。Bersentes 等[44] 也进行了类似的针对上段直肠或乙状结肠腺瘤的前瞻性研究。他们发现，3～9mm 的息肉随访 2 年后未见缩小或线性增长的趋势。

在 Hofstad[41] 的研究中，3 年随访后发现 86% 患者至少有 1 枚新发息肉，75% 至少有 1 枚新发腺瘤。新发息肉显著小于初诊发现的息肉，且更常见于近端结肠（71% vs.38%）。从初诊到随访 1 年和第 3 年，初诊有 4～5 个腺瘤的患者的新发腺瘤较初诊仅为单发腺瘤者多。大于 60 岁的人新发腺瘤较小于 60 岁者更多，不同性别间未见明显差异。

9. 伴浸润性癌的腺瘤

浸润性癌只用于恶性肿瘤细胞部分或完全通过黏膜肌层浸润至黏膜下层，无论是带蒂还是广基息肉。黏膜肌层表面细胞的重度异型增生不会发生转移，应归为不典型增生，不属于原位癌或浅表癌[13]。这类病变完全切除即可，然后按照良性息肉一样随访。

伴浸润性癌的息肉或恶性息肉是早期癌。根据 TNM 分期系统可分为 T1NxMx。伴浸润性癌的息肉有两种分期系统。Haggitt 等[45] 于 1985 年提出如下根据浸润深度对伴腺癌的息肉进行分级的方法（图 19–9）。

0 级—原位癌或黏膜内癌，非浸润性。

1 级—癌穿过黏膜肌层浸润至黏膜下层，但局限于息肉头部（如位于腺瘤与其蒂连接处以上）。

2 级—癌浸润至息肉颈水平（腺瘤与其蒂连接处）。

3 级—癌浸润至息肉蒂的任何部位。

4 级—癌浸润至息肉蒂以下部分的肠黏膜下层但仍在固有肌层以上。尽管 Haggitt 等未对广基息肉准确定义，仍将其归为 4 级。

带蒂息肉（Haggitt 1、2、3 级）淋巴结转移风险低[45–48]。

1993 年，Kudo[49] 将广基息肉黏膜下浸润分为以下 3 级（图 19–10）。

Sm1，浸润至黏膜下层上 1/3。

Sm2，浸润至黏膜下层中 1/3。

Sm3，浸润至黏膜下层下 1/3。

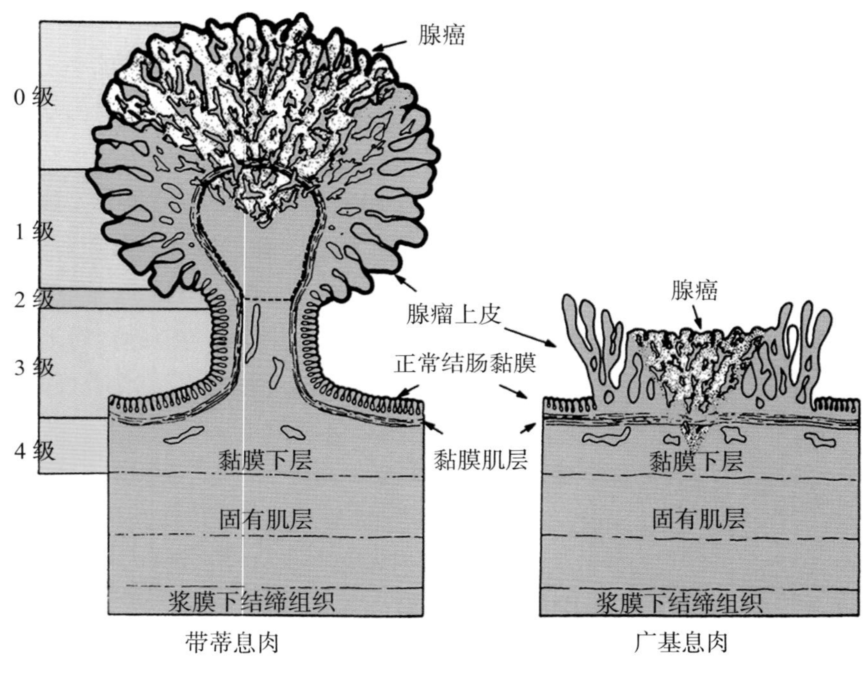

◀ **图 19–9　带蒂息肉和广基息肉的解剖学特征**[49]**（经 © 1993 Thieme 授权）**

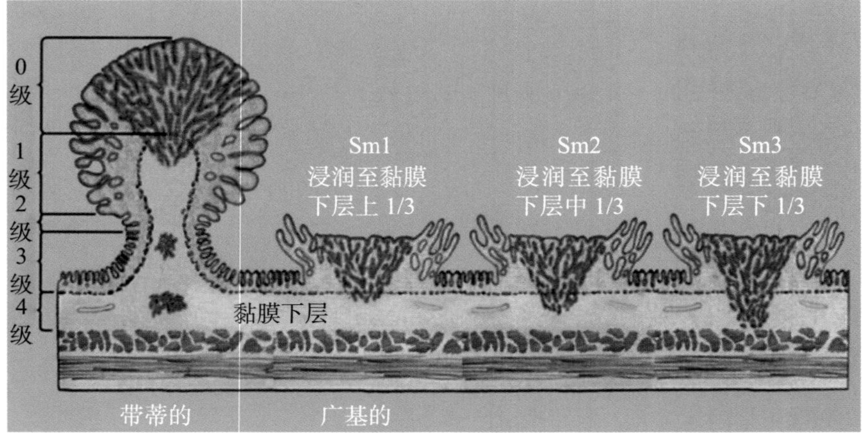

◀ **图 19–10　Haggitt 分类法整合进 Sm 系统（引自 Mayo Foundation）**

Haggitt 带蒂的级别 1、2 和 3 都在 Sm1 中；带蒂的级别 4 可以是 Sm1、Sm2 或 Sm3

Sm 分期系统有效实用，2002 年在法国举行的会议上就此达成共识推荐[50]。Nascimbeni 等[51]报道，对于 97% 的病例，病理学家可以评估达到 Sm1、Sm2 及 Sm3 的浸润深度。事实上，Haggitt 对带蒂息肉的分期方法可被整合进 Sm 分期系统（图 19–10）。然而，内镜医师需要正确的处理标本，病理科医师需要正确地进行切片，才能评价全部层面。

残余癌或淋巴结侵犯的危险因素包括：分化差、淋巴血管侵犯、黏膜下层浸润深度（如 Sm3）以及切缘阳性（肿瘤边缘至切缘＜ 2mm）[51–54]。

具有 1 个及以上上述危险因素的患者应该接受肿瘤学肠切除术[52, 55–58]。Haggitt 4 级的病灶通常会出现切缘阳性，需要外科手术切除。通过内镜分片切除的恶性病变也需要进一步外科手术切除。肠道或区域淋巴结残余癌的平均发生率为 18%，在一些报道中可高达 50%，主要因不同危险因素的存在而异[59, 60]。

对于无危险因素的息肉，圈套切除或经肛切除即可。术后第一年每 3～6 个月进行内镜随访以检查是否存在局部复发。第二年可延长至每 6～12 个月一次。其后两年每年复查一次。之后每 3 年复查一次即可。

直肠息肉需要进一步讨论。伴早期直肠癌的息肉的处理将于第 22 章讨论。

低位直肠伴浸润性癌的广基息肉或 T_1 期癌，经肛切除的复发率较根治性切除者高 3～5 倍[61]（表 19–4）。待复发后再做根治性切除并不是一个好的选择，在大多数情况下，接受挽救性根治术的患者的无瘤生存率为 50%～56%[62, 63]。另外，局部切除后立即（1 月内）进行根治性切除预后更好，10 年无瘤生存率可达 94%，与一项病例对照研究中直接进行根治性切除的患者的结果相当[64]。简而言之，直肠下 1/3 的广基息肉伴浸润性癌（T_1）局部切除后的局部复发率高。该部位的早期病变似乎是一种局部播散性疾病。改善治疗结果需要降低复发率，可考虑对年轻和身体状况好的患者采取根治性切除；寻找更好的辅助治疗；更合理地选择合适的患者，比如通过分子标志物。

10. **锯齿状腺瘤**

锯齿状腺瘤是 Longacre 和 Fenoglio–Preiser 于 1990 年命名的，以描述一种增生性和腺瘤性息肉混合的新息肉类型[69]。在该研究中，他们将 110 例锯齿状腺瘤与 60 例传统腺瘤和 40 例增生性息肉进行对比，发现锯齿状腺瘤分布于整个结直肠，盲肠和阑尾的较大病变（＞ 1cm）发生率稍更高。

混合型上皮性息肉有两种类型：一种是由腺瘤性和增生性腺体组成（图 19–11A），另一种在镜下呈锯齿状（图 19–11B）。镜下可见不成熟的杯状细胞，结构明显扭曲，胞核不典型，浅表核分裂象罕见，无增厚的胶原带[63, 69]。

肉眼观察下病变平坦而光滑，结肠镜检查时看起来像斑块或增厚的黏膜（图 19–12）。肠镜

表 19–4　T_1 直肠癌经肛切除后的局部复发和生存情况

机　构	病例数	局部复发率（%）	5 年生存率（% CSS）	随访时间（月）
明尼苏达州大学[65]	69	18	95	52
纪念斯隆凯特林医院[66]	67	14	74	60
克利夫兰诊所[67]	52	29	75	55
梅奥诊所[68]	70	7	89	60

CSS. 癌症特异生存率

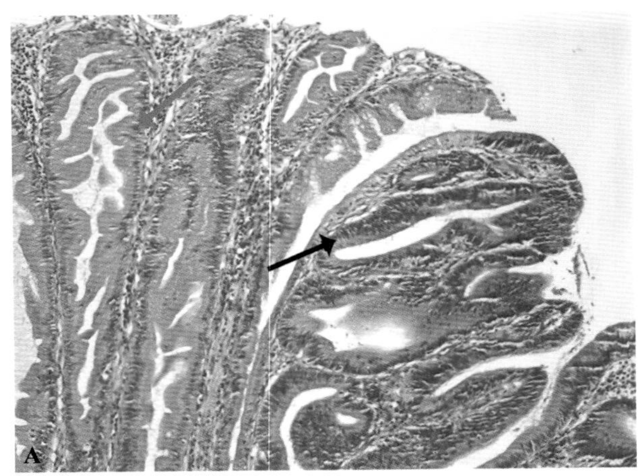

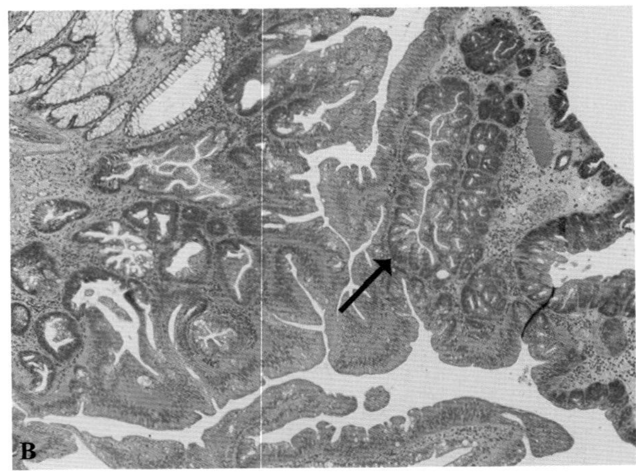

▲ 图 19-11

A. 增生性腺体（红箭）与腺瘤性腺体混合（黑箭）混合；B. 腺瘤性腺体呈锯齿状（图片由 Thomas C. Smyrk 博士提供）

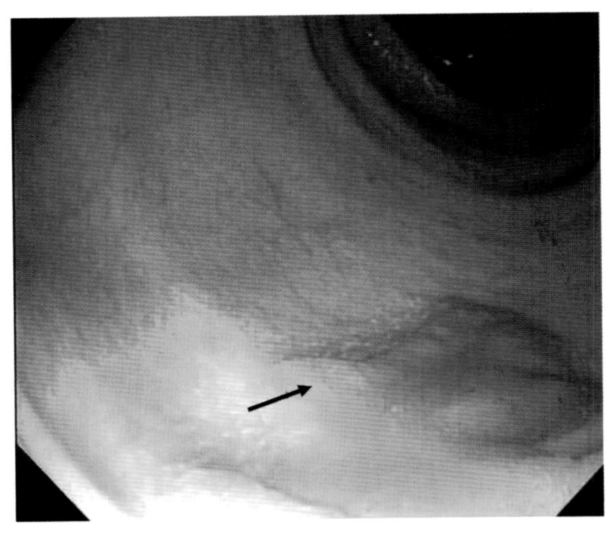

▲ 图 19-12 横结肠斑块样锯齿状腺瘤

检查时，过度充气（会将病灶拉平）或充气不足（肠黏膜皱缩掩盖病灶）均容易漏诊。传统的增生性息肉较小，局限于直肠和乙状结肠，锯齿状腺瘤不同，通常较大，发生于近端和远端结肠以及直肠[70]。之前被诊断患多发增生性息肉的患者可能患有多发锯齿状腺瘤性息肉[69]。

根据 Longacre 和 Fenoglio-Preiser[69] 观察的结果，11% 锯齿状腺瘤有黏膜内癌灶，可推测它们可能具有显著的恶性潜能。然而，锯齿状腺瘤很罕见，仅占结直肠息肉的 0.6%。因此，在结直肠恶性肿瘤的总体中占比较小[62]。Torlakovic 和 Snover 的研究纳入了 6 名锯齿状腺瘤患者[63]，每人至少有 50 枚 0.3～4.5cm 的息肉，多为广基息肉。3 人为弥漫性息肉，2 人息肉位于左半结肠，1 人位于右半结肠。4 人息肉有癌变。因为可能存在漏诊或迅速发展为癌的潜能，肠镜检查中不易发现锯齿状腺瘤。混合型息肉和锯齿状腺瘤中 DNA 微卫星不稳定（MSI）状态以及与 HNPCC 侵袭性腺瘤的相似性支持其快速发展为癌的潜能[62]。

已知的遗传学改变有 *K-ras* 突变、低度或偶尔的高度 MSI、染色体 1p 杂合性缺失、HPP1/TPEF（一种抗黏附分子）甲基化。在增生息肉内或邻近的肿瘤亚克隆中可观察到额外的遗传改变，包括 MGMT 或 hMLH1 的表达缺失[64]。

散发的低度 MSI（MSI-L）和高度 MSI（MSI-H）的癌可能通过锯齿状腺瘤途径发展而来[62]。锯齿状腺瘤途径可能表现出明显的分子异质性，其模式正开始显现。认为所有或大多数结直肠癌是由 APC 基因突变启动，并通过经典腺瘤癌变过程发展的观点可能不再成立。这一认识必将改变我们对结直肠癌早期诊断和预防的方法[62]。

导致异常隐窝病灶（ACF）进展为增生性息肉的分子机制尚不清楚。结直肠癌被认为是由增生样息肉（或广基锯齿状息肉）引起，其中最早的事件可能是 BRAF 突变与促凋亡基因的甲基化沉默的协同作用。随后，hMLH1 或 MGMT 的甲基化会导致突变更容易发生，并最终导致恶性肿瘤，其常见特征是 MSI-H 或 MSI-L 状态。*K-ras* 基因突变可能在甲基化途径中替代 BRAF，最终导致 MSI-L 和一些 MSS 结直肠癌 [65]。锯齿状腺瘤是肿瘤性息肉，治疗方法与腺瘤性息肉相同。

（二）错构瘤性息肉

错构瘤是一种组织发育的畸形或先天错误，其特征是内源性组织的异常混合，其中一种或多种组织成分过多。可能在出生时出现，也可能在出生后进展生长。

1. 幼年性息肉和幼年性息肉病

幼年性息肉的特征性表现是发生于儿童，但也可发生于任何年龄的成人。这种息肉是错构瘤，并非癌前病变。

大体上呈粉红色，光滑，圆形，通常带蒂。切面呈干酪样外观，囊腔扩张。显微镜下观察到扩张的充满黏液的腺体，以及异常的具有间充质外观的固有层（图 19-13）。黏膜肌层不参与组成息肉的结构。便血是常见的症状。如果息肉自发断裂，可能会发生少量出血，这种现象在其他类型的息肉中是没有的。如果息肉较大，肠套叠时有发生，可通过肠镜下切除、圈套摘除或经肛切除治疗。

幼年性息肉病在生物学上有别于孤立的幼年性息肉或其他息肉病，最早是由 McColl 等 [71] 于 1964 年观察到的。由于也发生于胃和小肠，幼年性息肉病而不是幼年性结肠息肉病的称呼更为准确 [72]。幼年性息肉病有两种类型：婴儿期发病和其他年龄段发病的幼年性息肉病 [73]。

婴儿的幼年性息肉病是一种罕见的无家族史的疾病类型。婴儿表现为血性或黏液性腹泻、贫血、蛋白丢失性肠病、肠套叠；患者直肠脱垂发生在出生后 8～10 个月之间，严重影响健康 [73, 74]。整个胃肠道通常会受到影响；预后取决于胃肠道受累的范围及严重程度。严重病例在 2 岁之

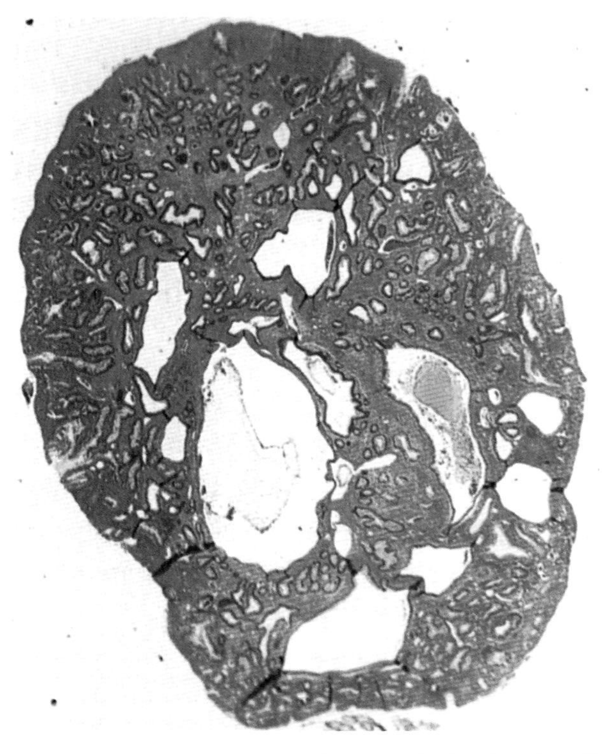

▲ 图 19-13 幼年性息肉或滞留息肉，注意扩张腺体的干酪样外观

前会死亡 [72]。肠套叠需要行手术治疗，直肠脱垂时需要手术切除息肉以还纳脱垂。此类患者需要补充液体和电解质或全肠外营养等支持治疗 [75]。

大多数幼年性息肉病患者在 20 岁前表现出来，但有 15% 的患者成年后才诊断出息肉病。这些患者通常表现为便血和贫血。20%～50% 的患者有幼年性息肉病的家族史。11%～20% 患者有结肠外的各种异常表现，包括杵状指、肺动静脉瘘、巨头、脱发、骨肿胀、唇裂、腭裂、多生牙、卟啉病、皮肤动静脉畸形、牛皮癣、先天性心脏病、肠旋转不良、卵黄肠管异常、双肾盂输尿管畸形、急性肾小球肾炎、睾丸未降、子宫和阴道裂 [72]。

幼年性息肉病患者通常有 50～200 个结直肠息肉，部分患者还有胃和小肠息肉。有些人的息肉相对较少，但这些往往是先证者的父母。幼年性息肉只在最初的几十年内产生，随后可自行脱

落。因此，当先证者的无症状父母肠镜筛查发现息肉时，便可能诊断出幼年性息肉病，以此依据发现的息肉最少为 5 枚 [73]。

Jass 等 [73] 提出了如下幼年性息肉病的操作性定义。

- 结直肠有 5 个以上幼年性息肉。
- 或幼年性息肉遍布整个胃肠道。
- 或任何数量的幼年性息肉伴幼年性息肉病家族史。

另外，Giardiello 等 [75] 建议少至 3 个幼年性息肉的患者即应进行结直肠癌的筛查。

虽然没有证据表明孤立的幼年性息肉可为恶性，但现已确定幼年性息肉病是癌前病变 [73,, 75–78]。在 Howe 等 [76] 的报道中，幼年性息肉病患者的胃肠道恶性肿瘤风险超过 50%。

在一篇关于幼年性息肉病的经典论文中，Jass 等 [73] 研究了 87 例幼年性息肉病患者，包括 1032 个息肉，其中 18 人患有结直肠癌。他们发现大约 20% 的幼年性息肉病不符合经典描述。大体上，它们形成了小叶状团块（而不是球形）。另外，固有层较少，上皮细胞较多，以绒毛状或乳头状结构为主。典型和非典型幼年性息肉均会发生上皮异型增生，但更常见于后者。近 50% 的非典型幼年性息肉表现出一定程度的异型增生，与腺瘤类似。18 例结直肠腺癌患者平均年龄 34 岁（15—59 岁），黏液性和（或）低分化癌比例高，与其他作者的病例报道一致。

关于幼年性息肉病的癌组织学发生机制几乎没有直接的证据。异型增生有两种形式：①息肉内局部腺瘤样改变；以及②无幼年性息肉病特征残留的腺瘤 [76]。关于幼年性息肉病中息肉癌变过程的机制，Kinzler 和 Vogelstein[77] 提出："间质异常会影响相邻上皮细胞的发育并不是一个新概念。溃疡性结肠炎是一种自身免疫性疾病，可导致结肠黏膜炎症和囊性上皮细胞增生。最初，嵌入的上皮没有发生肿瘤性改变，但在许多病例中会发生上皮瘤变并最终发展成癌。在这种异常的微环境中，替代受损上皮细胞的再生可能会增加体细胞突变的可能性。因此，幼年性息肉病综合征和溃疡性结肠炎患者癌症风险的增加主要是上皮细胞生长环境改变的结果，可被看作景观式缺陷。"

幼年性息肉病是一种常染色体显性遗传疾病 [76]。胚系突变发生于 SMAD–4 基因（也称为 DPC–4），位于 18q21.1 染色体上 [75, 79, 80]。

关于预防性结肠切除术或结直肠切除术以预防癌症发生的证据很少。是否手术应根据息肉的数目和位置而定。结直肠息肉太多而不能行肠镜检查和息肉切除时，应经腹切除结肠并行回肠直肠吻合术（IRA），或切除结直肠并行回肠储袋 – 肛管吻合术（IPAA）或回肠造口术 [72, 74, 81, 82]。在 Oncel 等 [81] 的报道中，10 例因幼年性息肉病行结肠切除术 +IRA 的患者中有 5 例在术后平均 9 年的随访期（6～34 年）中需要后续行直肠切除术。这项研究和其他研究表明，结直肠切除术 + 回肠肛管储袋吻合术可能是初始手术的更好选择 [81, 82]。

先证者及其一级亲属需从青少年后期开始行上下消化道内镜检查。如果初次检查结果为阴性，应每 3 年随访一次 [83]。对于已行结肠切除术或回肠肛管储袋吻合术的患者，应定期进行随访复查 [81, 82]。Howe 等 [84] 建议将基因检测作为检查的一部分；对于未检出 SMAD–4 基因突变的患者，建议将监测间隔延长至 10 年。然而，该综合征的遗传异质性并不支持以上建议 [81]。

2. Peutz – Jeghers 综合征

PJS 是一种罕见的常染色体显性遗传疾病，以胃肠道错构瘤性息肉病和皮肤黏膜色素沉着为特征。它最初是由 Peutz 在 1921 年所描述，直到 1949 年 Jeghers 等 [85] 使其受到关注后才被明确界定。该综合征包括颊黏膜和唇部的黑色素斑点；面部和手指可能在不同程度上受到影响，但口腔色素沉着是该综合征的必要条件。息肉总能见于小肠，但也可能累及胃、结肠和直肠。典型的 Peutz–Jeghers 息肉黏膜肌层异常，分支进入固有层，看起来像一棵圣诞树（图 19–14）。

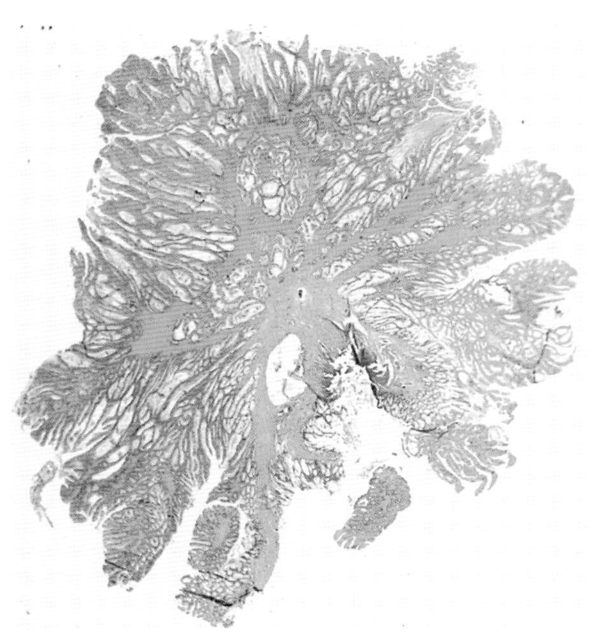

▲ 图 19-14 **Peutz-Jeghers 息肉，注意黏膜肌层圣诞树样的分支**

(1) 诊断：Giardiello 等 [86] 对 PJS 的诊断标准进行了定义，即存在组织学证实的错构瘤性息肉，并且满足以下至少两项。

- 该综合征家族史。
- 唇部黑色素沉积。
- 小肠息肉病。

如果上述三项临床标准中有两项存在，但无组织病理学证实错构瘤性息肉，则诊断为"高度可能" [86]。然后可通过基因检测明确诊断 [87]。

对于没有 PJS 家族史的患者，存在两个或两个以上经组织学证实的 Peutz-Jeghers 型错构瘤息肉也可以确诊 [88]。对于有一级亲属患 PJS 的患者，皮肤黏膜色素沉着可作为疑似诊断 [87]。

(2) 遗传学：迄今只发现了一个可引起 PJS 的突变，丝氨酸 / 苏氨酸蛋白激酶 11（*STK11*，也称为 *LKB1*）基因，位于 19p13.3 染色体上。虽然 PJS 是一种常染色体显性遗传疾病，但多达 25% 的文献记载的病例不是家族性的。这些散发的病例被认为是由于 *STK11* 的新发突变或低外显率变异所致 [87]。已有对 *STK11* 突变的基因检测，但敏感性各异。在已知与 *STK11* 有遗传联系的家系中，检测的灵敏度为 70%。在散发病例中，基因检测灵敏度为 30%～67%。很大一部分家族性和散发性 PJS 病例可能是因 *STK11* 以外的其他基因突变所致 [87, 88]。

(3) 升高的癌症风险：众所周知，PJS 患者在身体的很多部位都有很高的患癌风险。然而，患癌风险因研究方法而异。Giardiello 等 [89] 进行了个体患者的 Meta 分析，以确定 PJS 患者较一般人群的恶性肿瘤相对风险（RR）。作者使用严格的标准进行分析。经过 MEDLINE、EMBASE 数据库和参考文献的搜索产生 94 篇文章。只有 6 篇文章（包括 210 人）符合这项研究的要求。结果显示，所有癌症的 RR 为 15.2。RR 在以下部位的癌症中均增高：食管（57.0）、胃（213.0）、小肠（520.0）、结肠（84.0）、胰腺（132.0）、肺（17.0）、乳腺（15.2）、子宫（16.0）和卵巢（27.0）。睾丸或宫颈恶性肿瘤的风险未升高。从 15—64 岁，所有恶性肿瘤的累积风险为 93%。

(4) Peutz-Jeghers 息肉癌变：正常情况下，错构瘤性息肉不会进展为恶性肿瘤。然而虽然风险不高，仍有在小肠和大肠的 Peutz-Jeghers 息肉中发现侵袭性癌的报道。Giardiello 等 [86] 没有在他们的患者中发现错构瘤性息肉内存在浸润性癌。有人在小肠和大肠 Peutz-Jeghers 息肉中观察到错构瘤、腺瘤和恶性成分 [90-94]。Spigelman 等 [93] 调查了圣马克息肉登记中心的 72 例 PJS 患者，4 例患者在胃、十二指肠、空肠、结肠错构瘤性息肉中有 9 个癌变。这一结果提示，错构瘤、腺瘤和癌的进展可能在 Peutz-Jeghers 息肉的恶性发展中起重要作用。

遗传分析表明，*STK11/LKB1* 是一种抑癌基因，可能参与了 PJS 早期癌变过程 [95, 96]，提示 Peutz-Jeghers 相关癌具有和散发性胃肠道癌不同的分子遗传学改变 [94]。

(5) Peutz-Jeghers 样皮肤黏膜色素沉着：特征性皮肤黏膜色素沉着常是诊断 PJS 的临床线索。色素沉着的斑疹呈深褐色、蓝色或蓝棕色，常位于嘴唇的朱红色边缘（＞90%）、颊黏膜、指部，偶尔在眶周、耳郭、肛周和外阴皮肤上[97]。在缺乏其他 PJS 特征的情况下，单纯 PJS 样色素沉着的临床相关性尚不清楚。Boardman 等[97]创造了“孤立性皮肤色素沉着”（IMMP）一词。为了确定 IMMP 患者患恶性肿瘤的风险，他们纳入一组具有临床上与 PJS 色素沉着难以区分的皮肤黏膜黑斑的人群，但没有 PJS 的其他表型特征。作者应用了 Giardi 等[86]的诊断标准明确定义 PJS，从而把可能或明确的 PJS 与单纯色素沉着的患者区别开来。只有 PJS 样的口腔色素沉着而其他 PJS 标准均不符合的患者才归类为 IMMP。从 1945—1996 年，通过梅奥诊所的患者登记，60 例确诊为 PJS 或 PJS 样色素沉着。26 名无亲属关系的患者被确诊为 IMMP，共有 16 名男性和 10 名女性。

结果显示，10 例患者发生了 12 种非皮肤恶性肿瘤，包括乳腺（1 例）、宫颈（3 例）、子宫内膜（3 例）、肾脏（1 例）、肺（2 例）、结肠（1 例）和淋巴瘤（1 例）。非皮肤恶性肿瘤诊断的中位年龄为 47 岁（33—84 岁）；而一般人群的癌症发病中位年龄为 68 岁。在他们之前对 PJS 患者癌症风险的回顾性分析中，诊断癌症的中位年龄为 38 岁（16—59 岁）[96]。IMMP 患者从色素沉着到癌变的平均时间间隔为 24.2 年，而 PJS 患者的平均潜伏期为 19.9 年[94-97]。虽然 IMMP 和 PJS 患者患癌的广度和性别的相关性非常相似，但作者在 IMMP 患者中没有发现 *LKB1* 的改变。IMMP 是与 PJS 完全不同的疾病吗？两者在表型性色素特征和增加的恶性肿瘤风险两方面皆有重叠，特别是女性的乳腺和生殖道的肿瘤风险，都支持它们可能具有共同的遗传起源的观点。9 例 IMMP 患者中 *LKB1* 均未发生突变，14%～42% 有明确 PJS 的患者无 *LKB1* 突变，提示可能存在 *LKB1* 以外的其他基因（一个或多个）导致 PJS 和 IMMP[97]。基于在 IMMP 患者中检测到的妇科和乳腺癌症的 RR 值增加，作者建议遵循目前妇科和乳腺癌症的筛查指南，对 PJS 样色素沉着患者进行全面评估。他们建议对无症状的 PJS 样色素沉着患者，20 岁时即进行胃肠道检查。

(6) 筛查：考虑到这些患者对多种癌症易感，建议进行积极的筛查。上、下消化道内镜检查适用于任何怀疑患有 PJS 的青少年或成人。影像学检查可用于筛查远侧小肠息肉。此外，推荐女性行盆腔超声、年轻男性行性腺检查。

PJS 患者的不满足 PJS 诊断标准的一级亲属，称为有风险的未受累亲属。对受累的有症状患者的监测指南也适用于这些有危险的家庭成员。表 19-5 总结了目前的癌症筛查指南。

表 19-5　Peutz-Jeghers 综合征筛查指南推荐[95]

部　位	开始年龄	间隔（年）	方　法
结肠	25	2	结肠镜
消化道	10	2	上消化道内镜检查
胰腺	30	1～2	内镜超声；经腹超声
乳腺	20	2	钼靶 X 线
		1	乳房自我检查
子宫	20	1	经阴道超声； 子宫内膜活检
宫颈	20	1	宫颈涂片
睾丸	10	1	体检；超声

(7) Peutz-Jeghers 息肉的治疗：PJS 的临床病程特征为无症状期间隔的并发症包括腹痛、常导致梗阻的肠套叠和大便隐血。半数病例以小肠梗阻为主诉。由息肉引起并发症而需行剖腹探查很常见，而且可能在很短的间隔时间后再次发生[98]。加上息肉恶变的风险高，现在的手术方法更激进。目前的方法是若小肠息肉大于 1.5cm 即进行手术[98, 99]。

无须剖腹探查、双气囊小肠镜下切除小肠内

的Peutz-Jeghers息肉的成功实施曾被报道过[100]。然而一般情况下，小肠镜检查是在剖腹探查加息肉切除或小肠切除时进行的[101, 102]。手术指征包括引起梗阻或肠套叠的息肉、影像学检查时息肉大于1.5cm或较小但与缺铁性贫血相关的息肉[102]。

为了更彻底的清除息肉，Edwards等[102]分析了他们开展术中肠镜检查与剖腹探查联合使用的经验。肠镜是通过最大息肉切除处的切口引入的。根据息肉的大小，行圈套摘除、电凝或活检。在25例患者中，小肠镜检查发现了350个通过触诊或手术灯光照射未发现的息肉。所有的息肉均被切除。有1例出现早期并发症。小肠圈套摘除处的小肠发生穿孔，导致急诊二次手术，但未产生远期后遗症。所有患者均未在术中结肠镜检查切除息肉后的4年内进行过息肉切除术，而登记数据的23例患者中有4例在一年内进行了多于一次的剖腹探查。可见，术中使用小肠镜检查PJS可以提高息肉清除效果，不需要额外的肠切除术，并可能有助于减少行剖腹探查术[101]。

3. Cronkhite - Canada综合征

Cronkhite—Canada综合征以全胃肠道息肉伴脱发、皮肤色素沉着、手指甲和脚趾甲萎缩为特征。最先发现于2名患者，由Cronkhite和Canada于1995年进行报道[103]。病因不明，无家族遗传史，且未发现相关基因或突变[104]。

腹泻是该综合征的显著特征，在Daniel等[105]的研究中55名患者有46名出现腹泻，原因不明。Nardone等[105]报道了一例Cronkhite-Canada综合征合并胃酸缺乏和高胃泌素血症，导致革兰氏阴性的幽门螺杆菌侵入胃壁。这也许可以解释这些患者腹泻的原因。55例患者中有49例出现脱发。在大多数患者中，脱发同时发生在头皮、眉毛、面部、腋窝、阴部和四肢，但一些患者只发生头皮脱发[105]。55例患者中有51例发生指甲改变；大多数病例表现为不同程度的指甲营养不良，如变薄、劈裂、甲床部分分离（甲松离）。一些患者在几周内所有的指甲和趾甲都完全脱落（甲缺失）[105]。

55例患者中有45例出现色素沉着，直径从几毫米到10cm不等。色素性皮肤改变可分布于任何地方，包括四肢、面部、手掌、足底、颈部、背部、胸部、头皮和嘴唇[105]。其他症状包括恶心、呕吐、乏力、体重减轻、腹痛、麻木和四肢刺痛[105]。电解质紊乱是一个突出的特征，提示患者吸收不良和胃肠道的丢失。由于肠蛋白的过度丢失，大多数患者的血清总蛋白水平也较低[105]。

从影像学、内镜和尸检数据来看，55例中有53例病变累及胃和大肠。小肠的实际发生率并不准确，因为在Daniel等[105]的报道中，不是每例患者都接受过小肠X线检查和活检。从解剖数据看，十二指肠息肉数量最多，空肠和近端回肠则减少，于回肠末端再增加[105]。这些息肉由囊性扩张的上皮小管组成，与幼年性息肉相似，但病变通常较小，未见明显的固有层增生[83, 105–114]。

Cronkhite-Canada综合征的胃肠道癌症的真实发生率尚不清楚。在Daniel等[105]的综述中，报道的55例患者中有6例结肠癌和(或)直肠癌，包括1例胃癌。有些癌是多发性的。Watanabe等[107]报道了一例伴发三原发胃癌的Cronkhite-Canada综合征。组织病理学检查显示息肉发生恶性转化，但无腺瘤成分。

治疗：目前尚无特异性治疗方法，主要是对症治疗以及纠正相应缺陷。曾有患者症状完全自行缓解的报道[108]。出现癌症、出血、肠套叠和直肠脱垂等并发症时需行手术治疗。手术并不常用于改善蛋白质丢失的胃肠疾病，因为蛋白质丢失通常是全胃肠道的[109]。Hanzawa等[109]报道了1例Cronkhite-Canada综合征患者，其胃、十二指肠、盲肠至横结肠有大量息肉。该患者有严重的低蛋白血症和外周水肿，要素饮食和肠外营养等保守治疗无效。通过^{99m}Tc标记的人白蛋白成像显示升结肠存在一个蛋白质丢失区域[110, 111]；患者接受了回肠－右结肠切除术。术后失蛋白肠病治愈；外胚层病变得到改善，作为营养不良次要病因的其他息肉也有回缩。

4. Cowden 病

Cowden 病是一种罕见的家族性外胚层、内胚层和中胚层错构瘤综合征，由 Lloyd 和 Dennis 于 1963 年提出[112]。80% 的患者表现为皮肤症状，如四肢角化病，最常见的是毛干的良性肿瘤：毛根鞘瘤。如果患者有一个以上的毛根鞘瘤，应该考虑诊断 Cowden 病。第二常见的累及区域是中枢神经系统。Cowden 病同时合并小脑神经节细胞瘤则称为 Lhermitte–Duclos 综合征。大约 40% 该综合征患者有巨头畸形。只有 35% 的 Cowden 病患者有胃肠道息肉病[83]。

Cowden 病患者的息肉很小，通常直径 < 5mm。镜下特征与错构瘤一致，表现为黏膜肌层组织紊乱、增生，被覆黏膜几无异常[113]。

大多数 Cowden 病患者在位于 10q22 染色体上的 PTEN 基因中携带胚系突变[115]。PTEN 是一种抑癌基因，与其他类型的癌症有关，例如家族性甲状腺癌、遗传性乳腺癌、前列腺癌和恶性黑色素瘤[116-121]。大多数 Cowden 病患者会有一些甲状腺或乳腺良性疾病。此外，患者预计终生患甲状腺恶性肿瘤的风险为 10%，患乳腺癌的风险为 30%～50%[116-118]。目前，尚无 Cowden 病患者患侵袭性胃肠道恶性肿瘤的风险会增加的报道[83]。

乳腺恶性肿瘤的筛查和监测应包括每月乳房自查。临床检查应从青少年后期开始，每年进行一次，或根据临床症状进行。乳房 X 线检查应该从 25 岁开始。虽然还没有关于甲状腺监测的具体建议，但青少年后期应每年开始临床检查或根据症状需要进行检查。同时，每 1～2 年可行甲状腺超声检查[83]。

胃肠道息肉病应该通过内镜监测。虽然尚无文献记载结直肠癌的风险会增加，但是该综合征少见；因此，真正的风险可能还未被识别[83]。

5. Bannayan – Ruvalcaba – Riley 综合征

该综合征包括先前描述的三种疾病：Bannayan–Zonana 综合征，Riley–Smith 综合征，和 Ruvalcaba–Myhre–Smith 综合征。1960 年，Riley 和 Smith 观察到一种常染色体显性遗传现象：表现为巨头畸形伴运动功能发育迟缓，假性视盘水肿和多发血管瘤[121]。1971 年，Bannayan 观察到先天性的巨头畸形伴多发性皮下和内脏脂肪瘤及血管瘤[119]。1980 年，Ruvalcaba 报道了两例患有巨头畸形，错构瘤性肠息肉以及阴茎色素斑的患者[120]。考虑到这些疾病的临床相似性与常染色体显性遗传模式，遗传学家开始接受将这些疾病合并为一个疾病，即 Bannayan–Ruvalcaba–Riley 综合征[87]。该综合征的基因位于 10q 23 133 染色体上。这些患者中有 45% 的人患有肠息肉病。通常可以发现多个错构瘤性息肉，虽然可见于整个胃肠道，但大多数局限于远侧回肠和结肠。组织学上与幼年性息肉病型息肉相似[87]。

Bannayan–Ruvalcaba–Riley 综合征是常染色体显性遗传疾病，与 Cowden 病类似和 PTEN 基因的遗传学改变有关[122]。在该综合征的患者中，尚无报道结直肠癌、其他胃肠道恶性肿瘤以及肠外恶性肿瘤的风险会增加[83]。

（三）炎性息肉和淋巴样息肉

炎性息肉或假息肉可能看起来像腺瘤性息肉。然而，显微镜下黏膜呈岛状或有轻微炎症，由以前任何形式的严重结肠炎引起（溃疡性、克罗恩病、阿米巴病、缺血性或血吸虫病），导致黏膜部分丢失，留下相对正常的残留或岛状黏膜。

影像学检查中，急性和慢性类型的表现相似，可用直肠乙状结肠镜进行鉴别。但在慢性阶段，可能需要活检以区分家族性息肉病。炎性息肉不是癌前病变，其存在不会影响溃疡性结肠炎患者的潜在恶性状态，其发展与病变范围、发病年龄和病程相关。这些息肉在溃疡性结肠炎中不作为癌前病变是相对的；假性息肉的潜在癌变风险与邻近黏膜类似[123]。

良性淋巴样息肉是增大的淋巴滤泡，常见于直肠，可呈孤立或弥漫分布，病因不明。应注意区分淋巴样息肉与 FAP。Dawson 等 [124] 制订的良性淋巴样息肉的组织学诊断标准如下：淋巴组织必须完全在黏膜内和黏膜下层内；无肌层侵犯；至少有两个生发中心；如果直肠活检未见肌层，且未观察到生发中心，则诊断是不确定的。

（四）增生性息肉

增生性息肉，也称为化生息肉，是非肿瘤性息肉，常见于直肠，呈小的、苍白的、透明的黏膜结节。大多数是 3～5mm，主要位于左半结肠 [125]，但近侧结肠也有观察到较大的息肉。其由肿瘤性息肉分化而来，并不带来问题。其特征是上皮细胞呈锯齿状排列，形成乳头状轮廓（图 19–15）。不存在细胞核异型增生，因此无恶性肿瘤潜能。

尽管在结肠镜检查中发现的腺瘤比增生性息肉多，但来自夏威夷、芬兰和英国的尸检显示增生性息肉比腺瘤多出 3 倍，其中绝大多数发生在乙状结肠和直肠。相反，腺瘤在大肠内均匀分布 [126]。一些结肠镜检查数据显示，增生性息肉可作为腺瘤的标记物。然而，很明显，增生性息肉的预测价值很低，其临床实用性也应受到质疑 [126]。

增生性息肉病是一种较新的概念。有人提出增生性息肉病的诊断标准如下：①乙状结肠近侧至少有 5 个经组织学诊断的增生性息肉，其中 2 个直径大于 10mm；②有一级亲属患有增生性息肉者，在乙状结肠近侧发生任何数量的增生性息肉；③超过 30 个任何大小的增生息肉分布于整个结肠 [126]。虽然 Williams 等 [127] 未发现增生性息肉病与结直肠癌之间存在联系，但部分息肉含有增生性和腺瘤性成分，现在被归为锯齿状腺瘤。随后的病例报告和小样本研究报道有增生性息肉病患者发生结直肠癌 [128, 129]。结直肠癌合并增生性息肉病的特点是发病年龄早、多发性、多位于近侧结肠、更有可能呈 DNA MSI–H。

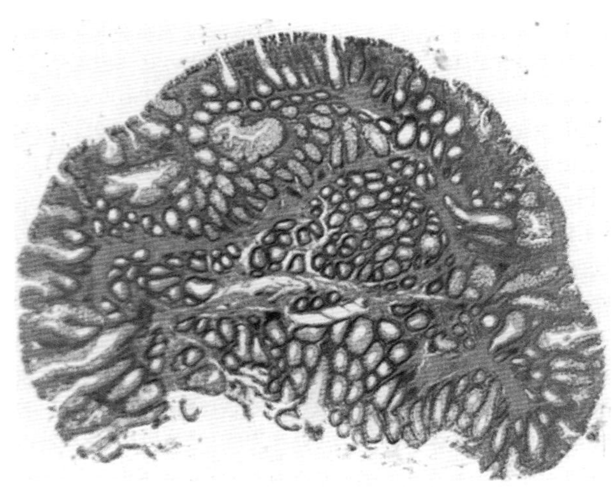

▲ **图 19–15　增生性息肉。注意典型的锯齿状排列的上皮细胞及乳头状外观**

结直肠癌与增生性息肉病之间的关系并不能证明结直肠癌起源于增生性息肉病。腺瘤可能与增生性息肉病共存，并作为结直肠癌的癌前病变，或者这些息肉实际上是锯齿状腺瘤。关于增生性息肉患者发生异时性腺瘤的风险鲜有报道。Bensen 等 [130] 对两项大型随机临床试验的数据进行分析，以探索增生性息肉和腺瘤性息肉与这些病变的后续发展的关系。在两个临床试验的 1794 名患者中，1583 人完成了两次结肠镜随访并被纳入分析。首次检查确认息肉状态（类型和数量），并作为预测因素计算 3 年后随访中增生性息肉和腺瘤发病率。在 3 年的随访中，320（20%）人有一个或多个增生性息肉，564（36%）人有一个或多个腺瘤。第一次检查有增生性息肉的患者对比无增生性息肉的患者，在后续的随访中更容易再次发现增生性息肉（OR=3.67）；第一次检查有腺瘤的患者对比无腺瘤的患者，在后续的随访中更容易再次发现腺瘤（OR=2.08）。但是，第一次检查中发现的增生性息肉和后续随访中腺瘤的发生并无明显关系；第一次检查中发现的腺瘤也与随后的增生性息肉的发生无明显关系。

二、家族性腺瘤性息肉病

FAP 是一种非性连锁的孟德尔显性遗传疾病，其特征是在整个大肠内逐渐发生成百上千个腺瘤性息肉。临床诊断需基于至少 100 个经组织学确认的腺瘤（图 19–16）。然而，随着家庭遗传咨询和基因检测的广泛应用，诊断不再严格要求腺瘤的数量。在没有 FAP 家族史的情况下，100 个或以上的腺瘤仍然是较好的诊断依据。该病的重要特征是，除非预防性切除结直肠，否则这些息肉中的一个或多个最终将发展为侵袭性腺癌。该病外显率高，患者家族中有 50% 的患病率。约 20% 的 FAP 患者没有家族史，代表散发性突变 [131]。因为这种疾病也会累及器官，"家族性腺瘤性息肉病"现在被用来代替"家族性结肠息肉病"。Gardner 综合征、家族性胃肠道息肉病、家族性多发性息肉病等以往的术语和许多其他名称均应避免使用。

FAP 的发病率是 1/7000 个活产婴儿 [132]。尽管该病是先天性的，但没有证据表明腺瘤在出生时就存在。Bussey[133] 基于在伦敦圣马克医院的丰富经验，总结了普通 FAP 患者未经治疗的自然病程如下。

（一）临床表现和诊断

症状通常在息肉完全发展成熟后才出现。便血和腹泻是最常见的症状。可通过内镜检查结肠和直肠或钡餐造影进行诊断，腺瘤性息肉需通过组织学检查证实。管状绒毛状腺瘤少见，绒毛状腺瘤罕见。最小的微腺瘤仅由单个隐窝组成，肉眼检查不可见 [134]。

该病的平均诊断年龄为 36 岁。事实上，通过与需要检查的家庭成员的诊断年龄比较发现腺瘤出现的时间更早。这组患者的平均年龄为 24 岁。近 2/3（65%）出现症状的患者已经患有癌症。这些患者结直肠癌发病的平均年龄为 39 岁，而一般人群的平均发病年龄为 65 岁。因为 FAP 大多数息肉较小，结肠镜检查和活检是最好的诊断方法。因为已有直肠不受累的报道，所以全结肠检查很重要，即使腺癌位于近侧结肠 [135]。

虽然直肠几乎无一例外均有息肉，但结直肠不同部位息肉的数目因人而异。一般来说，左半结肠息肉数量多于右半结肠 [133]。任何一个患者的息肉大小不等，从直径 1mm 或 2mm 的黏膜小结节到 1cm 或更大。在一些患者和家属中，腺瘤大多很小，而在另一些患者中，腺瘤很大。多数 FAP 患者都有大量的息肉，常达 5000 个 [136]。丹麦的研究显示，直肠息肉发展为癌的风险最高，其次是乙状结肠（表 19–6）[136]。

（二）衰减型家族性腺瘤性息肉病

衰减型家族性腺瘤性息肉病是 FAP 的一种

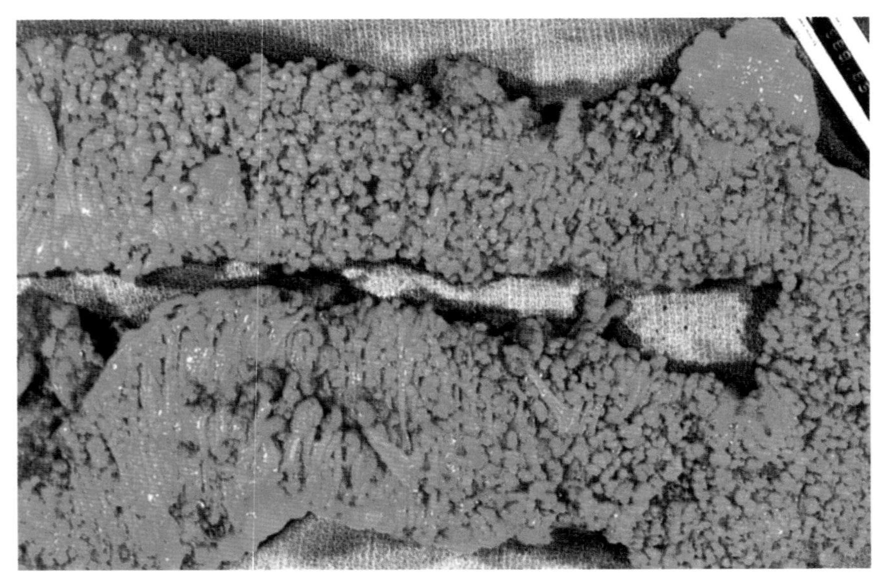

◀ 图 19–16 一个家族性腺瘤性息肉病患者的结直肠布满大量小的腺瘤性息肉

表 19-6　109 个结直肠癌的部位分布情况 [137]

	癌的数量	(%)
右半结肠	8	6
横结肠	6	5
降结肠	8	6
乙状结肠	31	24
直肠	77	59
合计	130	100

变异，多数患者有 1～50 个腺瘤，主要位于脾曲近侧，多呈扁平状 [137-146]。息肉的平均诊断年龄为 44 岁，癌的平均诊断年龄为 56 岁。因此，衰减型家族性腺瘤性息肉病（AFAP）患者息肉和癌的诊断通常比 FAP 晚 10～15 年。然而，因为这些数据是基于这些病变的诊断时间而不是其发生时间，所以，AFAP 患者发生息肉和癌的真实时间尚不清楚。当然，由于患者和医生对 AFAP 缺乏认识，自发进行筛查的患者较少，可能导致这些患者的诊断延迟 [140]。

即使同一家族的成员患 AFAP，息肉数量也存在差异。一些息肉较少，而另一些则有数百个息肉。这种差异导致很难将同族成员归类为 AFAP 或 FAP。与 FAP 类似，AFAP 患者的结直肠癌通常伴有同时性腺瘤 [140]。AFAP 的结肠外临床表现与 FAP 类似。

对于 FAP 或 AFAP 家族的无症状高危个体，最好在 10—15 岁进行基因检测，以明确是否存在 APC 突变。在基因检测时或 15 岁之前应进行基线结肠镜检查和食管胃十二指肠镜检查 [141]。对于 APC 检测结果呈真阴性者（已患病亲属检测到突变，但本人无这种突变），应在进行基因检测时或在 15 岁之前进行结肠镜检查。虽然蛋白截短检测（PTT）在这种情况下的准确率几乎是 100%，但内镜评估可确认阴性试验结果。由于息肉在 AFAP 患者中出现的时间晚于传统的 FAP 患者，因此应考虑在 20 岁时进行第二次结肠镜检查以发现迟发性息肉。如果两次检查均为阴性，则不需要进一步的监测，未来可作为一般风险的个体接受大肠癌筛查 [140]。

AFAP 患者发生结直肠癌的风险会增加，但并不像经典的 FAP 一样几乎肯定会发展为结直肠癌。因此，预防性结肠切除术的适应证不同。对于腺瘤较少的患者，结肠镜下息肉切除已足够。当多个息肉集中在结肠的某一节段，尤其是盲肠，手术切除可能是最安全的选择。当需要手术切除时，可以采取全结肠切除术联合 IRA。由于这些患者的直肠通常不受累，因此不需要行全结直肠切除术联合 IPAA。因为直肠黏膜仍有发生肿瘤的危险，所以需要持续进行监测。如果患者难以通过结肠镜彻底检查而不能进行应有的监测，也可能需要行全结肠切除术联合 IRA [141]。

AFAP 有两种形式：APC 5’ 端突变的患者发生硬纤维瘤病的风险最低，而第 15 号外显子突变的患者发生硬纤维瘤病的风险很高。这种发生硬纤维瘤的风险，通常表现在做过手术的亲属身上，建议手术延期进行。除结肠切除术外，内镜下息肉切除加或不加化学药物预防都是有风险的，特别是当患者携带 APC 胚系突变时。结肠镜检查并不能预防所有 HNPCC 和 AFAP 患者的癌症，只限用于依从性非常好并了解相关风险的患者 [141]。

（三）分子遗传学

通过基因连锁分析，确定 FAP 是由位于 5q21～22 号染色体长臂上的抑癌基因 APC 的突变引起的。FAP 这个名词缩写未被用来描述该抑癌基因，因为家族性淀粉样变性多神经病在遗传学文献中出现得更早 [139]。除了 APC 突变在出生时就已经存在（胚系突变），FAP 患者结直肠癌中的遗传学改变与散发性结直肠癌相似。

APC 突变位点与临床表型相关。图 19-17[142] 展示了 APC 基因型与临床表型的相关性以及 APC 基因的 15 个外显子。暗色横线表示与特

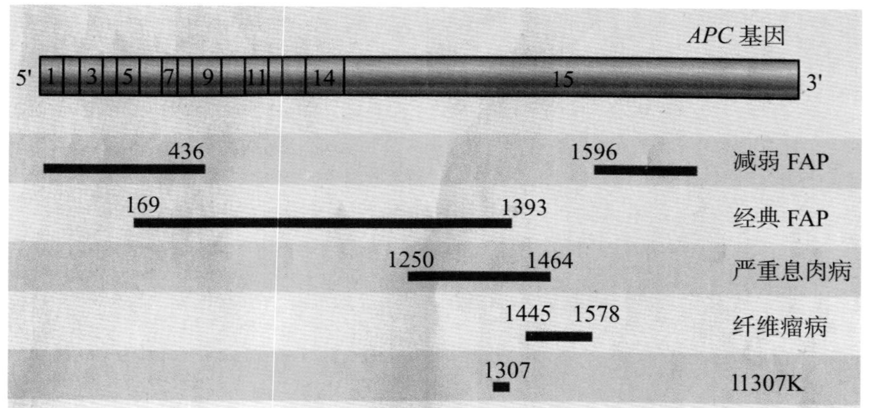

◀ 图 19-17 APC 基因型与临床表型的关系[147]

定临床表型相关的胚系突变位置。已经报道超过 34 个导致 AFAP 的突变；它们聚集在 APC 基因的 5' 端（密码子 436 之前）或 3' 端（密码子 1596 之后）。相反，引起经典 FAP 的突变位于中心区域，密码子 1250～1464 之间的突变与特别严重的息肉病相关。密码子 1445～1578 之间突变的患者更容易患腹部硬纤维瘤。

为什么某些 APC 突变导致经典表型，而另一些导致衰减表型的分子机制目前正在研究中。大多数模型都基于“二次撞击假说”，即 APC 的两个等位基因均须失活才能启动肿瘤发生。图 19-18[142] 显示了 5 号染色体的两个拷贝。在经典 FAP 中（图 19-18A），APC 的双等位基因失活通常是通过一个等位基因（黑色 X）的遗传性胚系突变和一个剩余的野生型等位基因的染色体缺失共同作用所致，称为杂合性丢失。在某些情况下，APC 胚系突变（红色 X）可以产生一种可以抑制野生型蛋白（白色 X）活性的蛋白质。这种显性负效应在功能上导致了双等位基因的失活。

在 AFAP 中（图 19-18B），APC 失活的机制不同。AFAP 中涉及的胚系突变可能导致由位于截断突变远端的内部翻译位点启动的替代 APC 蛋白的形成。这种替代 APC 的蛋白具有功能活性。由于这种残留的基因活性，需要额外的“撞击”才能导致 APC 完全失活（图 19-18C）。第三个“撞击”由蓝色的 X 表示。第二个“撞击”

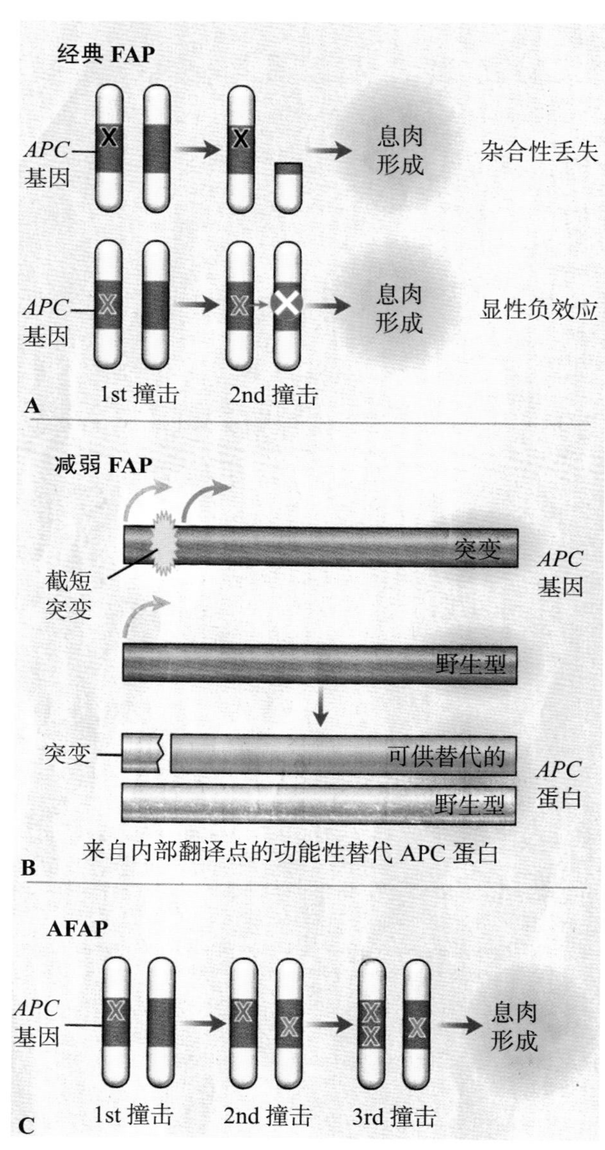

▲ 图 19-18 经典型和衰减型家族性腺瘤性息肉病（FAP）中 APC 基因失活的机制[147]

通常是一个导致野生型 APC 等位基因失活的基因内突变（绿色 X），而不像经典 FAP 的染色体大量缺失。红色 X 表示遗传的 APC 突变 [142]。

（四）结肠外表现

1951 年，Gardner[143] 报道在 FAP 中发现了骨瘤病、表皮样囊肿和皮肤纤维瘤，三者合称为 Gardner 综合征。在患有 FAP 和 Gardner 综合征的个体中检测出相同的突变，确认了它们在遗传学水平上是同一种疾病 [137]。这种疾病会影响全身，包括来自所有三个胚层的组织 [134]。导致结肠外表现的因素尚不清楚。不同的遗传因素（如其他基因或不同的遗传背景）或环境因素的改变可能会影响最终的表型。同样，APC 在各种结肠外肿瘤的发展和表现中的影响也有待阐明。有迹象表明，APC 突变的位置本身可能对表型有影响，尽管缺乏确凿的证据 [137]。

1. 内胚层异常

(1) 胃息肉：随着结直肠切除术后生存率的提高，由于十二指肠息肉的恶变风险，胃息肉或上消化道病变变得越来越重要。尽管目前该病的病程尚不明确，软式内镜的出现使上消化道的检查更加便利 [144]。胃息肉的患病率为 34%～100%；大部分为胃底增生性息肉，胃窦腺瘤性息肉也有少量报道 [145, 148]。胃腺瘤多发于十二指肠反流患者的胆汁暴露区 [149]。

(2) 十二指肠息肉：在大多数研究中，90% 以上的 FAP 患者会发生十二指肠腺瘤，常见于壶腹周围区 [147, 150, 151]。十二指肠息肉的外观与结肠息肉有很大差异。前者的数量从看不见到 100 个以上，可能表现为多发的散在腺瘤（直径 1～10mm）或平坦的融合斑块。有时看不到病变，唯一异常临床表现是壶腹部突出，或黏膜苍白，似乎有白色的覆盖物但无法通过摩擦去除。正常黏膜活检常可见微腺瘤 [149]。FAP 患者一生中患腺瘤的风险很高。密码子 1051 下游的突变与严重的壶腹周围腺瘤有关 [152]。Spigelman 等 [153] 根据息肉数目、大小和组织学类型对十二指肠息肉进行分期，提供了一个四级评分系统（表 19-7）。这种分类可以评估十二指肠息肉的严重程度。

表 19-7　十二指肠息肉病分期 [154]

标　准	分　数		
	1	2	3
息肉数量	1～4	5～20	＞20
息肉大小（cm）	1～4	5～10	＞10
组织学	管状	管状绒毛状	绒毛状
异型增生	轻度	中度	重度

0 期，0 分；Ⅰ期，1～4 分；Ⅱ期，5～6 分；Ⅲ期，7～8 分；Ⅳ期，9～12 分

在 Domizio 等 [154] 进行的一项前瞻性研究中，超过 102 名无症状的 FAP 患者接受了侧视内镜筛查；2/3 的患者呈多发性十二指肠息肉，其中 1/3 患者的息肉超过 20 个。十二指肠息肉的平均大小为 9mm，但较大者可达 2cm。十二指肠息肉几乎都是腺瘤。70% 的十二指肠腺瘤呈扁平状，20% 为管状绒毛状，10% 呈绒毛状。约 10% 的患者未见十二指肠息肉。在这些患者中，超过 50% 的人后来发现了微腺瘤。可以想象，如果进行更多的随机活检，可能会发现更多的微腺瘤患者。

只有 10% 的十二指肠息肉患者为Ⅳ期，而 20% 以下的患者为Ⅰ期，Ⅱ期或Ⅲ期各占 35%。Ⅳ期患者年龄大于其他患者，提示十二指肠息肉是进行性病变。晚期十二指肠息肉可能是胃腺瘤存在的标志，因为几乎所有的胃腺瘤患者都有Ⅲ期或Ⅳ期十二指肠息肉 [154]。患十二指肠癌的风险是正常人的 100 多倍。1948—1990 年在圣马克医院接受结肠切除术和 IRA 的 222 例 FAP 患者中，11 例死于十二指肠癌，是直肠残端癌死亡人数的两倍多 [156]。根据 Leeds Castle 息肉病研究组 10 个息肉病登记中心的回顾性调查显示，1225 名患者中有 30% 患有十二指肠癌和壶腹周围癌 [155]。在克利夫兰医院接受预防性结直肠切

除术或结肠切除术联合 IRA36 例 FAP 患者中，死亡的主要原因是硬纤维瘤（31%）、壶腹周围癌（22%）以及直肠癌（8%）[157]。Belchetz 等的研究中，近几十年结肠外疾病所致死亡率也较结直肠癌高[158]。

最困难的问题之一是十二指肠腺瘤的治疗。胆汁在 FAP 患者十二指肠息肉的发病过程中起重要作用。FAP 患者胆汁已被证明含有过量的致癌物质，可形成 DNA 加合物。DNA 加合物是 DNA 的化学修饰，通过亲电致癌物与 DNA 的共价结合而形成，参与了致癌的起始阶段，因为当它们未被修复时会导致突变。改变这些致癌物作用可减少十二指肠的加合物负荷，从而减少十二指肠息肉的数量。然而，在 Wallace 等[159]进行的双盲随机安慰剂对照试验中，26 名 FAP 患者在基线内镜检查后的 6 个月内被随机分配给予雷尼替丁每日 300mg 或安慰剂。结果显示，抑酸治疗并不能改善十二指肠息肉。

塞来昔布已经被证明可减少十二指肠息肉的数量。Phillips 等[160]对塞来昔布进行了一项随机、双盲、安慰剂对照的研究。FAP 患者给药情况如下：试验组塞来昔布每次 100mg 每日 2 次（n=34），或每次 400mg 每日 2 次（n=32）；对照组安慰剂每日口服 2 次（n=17），共 6 个月。通过盲法阅览内镜检查录像，比较入组和 6 个月时的十二指肠息肉病程度，以及通过测量高密度和低密度息肉病照片中散在和斑块状腺瘤覆盖十二指肠的百分比变化来定性和定量评估疗效。结果显示塞来昔布每次 400mg 每日两次的试验组与安慰剂对照组相比有统计学显著差异。每日服用 2 次塞来昔布（400mg）的患者，受累区域减少了 15.5%，而安慰剂对照组只减少了 1.4%。作者认为塞来昔布可能可以应用于已确诊的十二指肠疾病患者，尤其是病情严重的患者。然而，在较轻的十二指肠疾病患者中很难证明它的有效性，因为这些患者很少会早期发展为十二指肠癌。

有些作者报道了他们成功地根除了 FAP 患者的少量的十二指肠腺瘤，但这些患者的数量太少，难以判断其疗效[161, 162]。一般来说，内镜圈套切除或热切除只适用于少量较小的病灶的初次治疗，或不适合进行大手术的患者。

Burke 等[163]研究了 FAP 患者未经治疗的十二指肠和壶腹腺瘤的自然发展史。研究共纳入 114 名接受过两次或以上检查的 FAP 患者，平均随访时间为 51 个月（10～151 个月）。26%（25/95）的十二指肠息肉变大，32%（34/106）数量增多，11%（5/45）组织学进展。十二指肠乳头在形态和组织学方面发生进展的比例分别为 14%（15/110）和 11%（12/105）。少数 FAP 患者在随访 4 年后，十二指肠息肉或十二指肠乳头的内镜特征和组织学显示疾病进展。对于大多数未经治疗的 FAP 患者，内镜检测间隔至少 3 年可能是比较合适的。

如果在内镜检查中发现息肉伴有绒毛状改变、重度异型增生、快速生长及质硬，则建议手术治疗[147]。十二指肠除术或加局部切除术不是首选，因为其复发率高且并发症多[150, 164–167]。对于重症十二指肠息肉病患者或已经患有癌症的患者，胰十二指肠切除术，特别是保留胰腺的十二指肠切除术似乎是最佳选择[165, 168–170]。十二指肠腺瘤的终生风险接近 100%[171]。关于上消化道监测的开始年龄的推荐意见尚不一致。有人建议在诊断 FAP 时就开始筛查上消化道疾病。美国国家综合癌症网络（NCCN）回顾分析了所有伴有十二指肠癌的 FAP 患者的病例报告，推荐 25—30 岁时进行基线上消化道内镜检查。具体推荐如下：0 期，每 4 年检查一次；Ⅰ期，每 2～3 年检查一次；Ⅱ期，每 2～3 年检查一次；Ⅲ期，每 6～12 个月检查一次，可考虑手术；Ⅳ期，强烈建议考虑手术[171]。

(3) 小肠息肉：结肠切除联合 IRA 术后的回肠中以及结直肠切除术后的 Kock 储袋中发现了腺瘤。也有记录显示少数小肠恶性肿瘤与 FAP 相关；发生这种病变的风险很小。FAP 患者中也发现有小肠和结肠淋巴样息肉。但因为表现可能与 FAP 类似，所以需要进行组织学确认[144]。

2. 中胚层异常

(1) 硬纤维瘤：APC 基因密码子 1445～1578 之间突变的患者经常发生硬纤维瘤[172]。硬纤维瘤是源于纤维筋膜组织的良性肿瘤。尚不清楚它们是真正的肿瘤还是全身性成纤维细胞异常的结果；越来越多的证据支持硬纤维瘤是前者[173]。虽然硬纤维瘤是一种良性疾病，但仍具有局部侵袭性。不会转移，但仍可致命，因为迅速生长引起压迫和侵蚀，导致小肠梗阻（图 19-19）。一项芬兰息肉病登记中心的报告纳入了 202 例 FAP 患者，其中 169 例接受了结肠切除术。29 例（14%）患者有硬纤维瘤：15 例（7%）位于肠系膜，10 例（5%）位于腹壁，4 例（2%）位于部位。累积寿命风险为 21.0%，在 10 岁、20 岁、30 岁、40 岁和 50 岁时的风险分别为 1.5%、3.0%、8.9%、16.0% 和 18.0%[174]。Clark 等[175] 研究了圣马克医院息肉病数据库的硬纤维瘤。88 例患者中有 166 个硬纤维瘤（中位年龄 32 岁）。83 个（50%）肿瘤位于腹部，其中 88% 位于小肠肠系膜；80 个（48%）肿瘤位于腹壁，39% 位于手术瘢痕；3 例（2%）肿瘤位于腹（胸壁、胸内）。除 16 例外，所有患者（82%）接受过腹部手术。

FAP 患者的硬纤维瘤生长迅速，可导致内脏压迫症状，也可能发展缓慢，甚至自行退缩。FAP 患者接受开腹术时常见小肠系膜和腹膜斑块状增厚，但未形成明确的肿块[176, 177]。

Hartley 等[176] 研究了这些在开腹手术中偶然发现的病变的自然史。共有 266 例患者因 FAP 接受了腹部手术。在 34 例患者中发现了偶发性腹腔内硬纤维瘤，其中 8 例是首次手术，26 例是再次手术（距离前一次手术间隔时间平均为 130 个月；范围为 23～364 个月）。8 例中有 1 例在首次手术时发现的腹腔内硬纤维瘤影响了计划的手术方案（肠系膜内肿块 6cm，无法行 IPAA）。26 例在再次手术中发现腹腔内硬纤维瘤的病例中，有 10 例（38%）影响了手术计划（1 例末端回肠造口术、2 例 IPAA、2 例储袋吻合困难、2 例保护性造口、1 例髂静脉手术、2 例仅做旁路手术）。首次手术发现 1 例硬纤维瘤样反应，再次探查发现 11 例。这类病变不会影响计

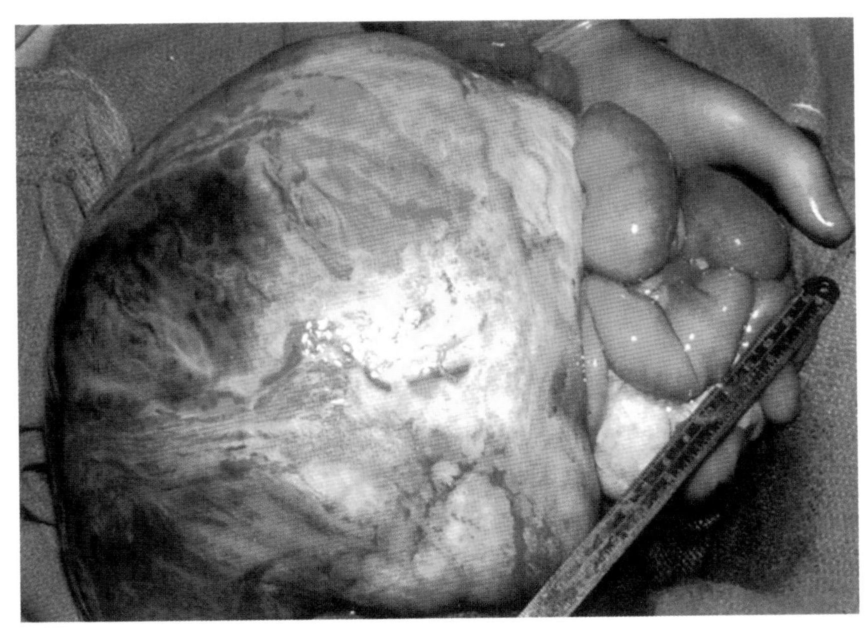

▲ 图 19-19　肠系膜大硬纤维瘤导致小肠不全梗阻（图片由 **Roger R. Dozois，MD.** 提供）

划的手术。硬纤维瘤反应或肠系膜纤维瘤病是硬纤维瘤的前期病变。然而，进展的风险很小[177]。Phillips[178]推荐所有 FAP 患者在二次手术前应进行 CT 扫描，无论是储袋改行造口还是十二指肠息肉的治疗。

腹腔内硬纤维瘤最常见的症状是疼痛性腹部肿块（50%）。其余的伴有无痛的肿块或无可触及的肿块。疼痛通常是由肠梗阻所致。其他引起疼痛的原因有输尿管梗阻、肿瘤的直接压迫或肿瘤内出血[179]。首选的检查方法是 CT 扫描，可以对肿瘤进行动态观察[144, 180]。MRI 可充分显示腹腔内软组织肿瘤，并减少患者对电离辐射的暴露[144, 181]。

腹腔内硬纤维瘤是非常困难的临床挑战。切除后复发的风险为 65%～85%，因此尽量采用保守治疗。对于因局部侵犯而发生危及生命的并发症的患者应采取手术[144]。对许多患者来说，手术是不可避免的。圣马克医院的 Middleton 和 Phillips[182]迫不得已为 4 名患者切除巨大的腹腔内硬纤维瘤（3 人为 FAP 患者）。其中 3 例硬纤维瘤被完全切除了，中位随访 12 个月（范围为 7～14 个月）内无复发。在圣马克医院接受腹腔内硬纤维瘤切除术的 22 例患者中有 8 例在手术后死亡[175]。Church[179]告诫说，处理大的腹腔内硬纤维瘤在技术上是非常困难的，需要高水平的技巧和支持，只应该在大的医学中心进行。另外，腹壁和其他浅表的硬纤维瘤通常可以通过广泛的切除治愈，特别是当肿瘤很小的时候。这种肿瘤对放射治疗和细胞毒化疗有极强的抵抗力[144]。

有人报道过使用舒林酸加或不加他莫昔芬治疗后令人鼓舞的结果。Church 等[179, 183]建议用舒林酸治疗 FAP 患者的腹腔内硬纤维瘤，每次 150mg，每日 2 次。如果临床观察和 CT 扫描显示肿瘤继续生长，则加入他莫昔芬治疗，80mg/d。如果肿瘤稳定，继续用药，但在 6 个月后减少他莫昔芬的剂量，然后逐渐停止用药。如果硬纤维瘤持续生长或仍有症状，再考虑化疗。如果在手术中发现了腹腔内的硬纤维瘤，而手术仅需切除小段的小肠并且并发症风险低，则进行手术切除。如果无法完全切除，则活检组织进行组织学和雌激素受体检测。

Moslein 和 Dozois[184]对 9 例与 FAP 相关的硬纤维瘤患者使用由阿霉素和达卡巴嗪组成的抗肉瘤方案，4 例患者完全缓解，5 例患者部分缓解。Poritz 等[185]治疗了 8 例硬纤维瘤伴 FAP 的患者，这些患者存在无法手术的胃肠道梗阻和（或）无法控制的疼痛。治疗方案包括阿霉素和达卡巴嗪，然后用卡铂和达卡巴嗪。7 例患者平均随访 42 个月后，2 例患者在治疗后完全缓解。4 例患者在完成全部或部分化疗方案后部分缓解；其中 3 例病情稳定缓解，另 1 例失访。两例缓解后复发的患者需要进一步治疗；其中一名患者接受了进一步的化疗，达到第二次缓解，另一名患者接受了盆腔切除术，随后死亡。这种细胞毒性疗法应该只考虑用于生长迅速、危及生命的肠系膜硬纤维瘤患者。

Church 等[186]开发了一种可用于 FAP 相关硬纤维瘤治疗的分期系统，具体如下所示。

- Ⅰ期：无症状，不生长。无症状的硬纤维瘤通常很小，常于剖腹探查或 CT 扫描时偶然发现。这种肿瘤可以随访观察，或者最多可以开一些相对无毒的药物，如非甾体抗炎药（NSAIDs）。如果在手术中偶然发现Ⅰ期硬纤维瘤，并且不需要切除大量肠段即可切除肿瘤，那么手术是合适的治疗方式。
- Ⅱ期：有症状，最大直径不超过 10cm，不生长。引起症状的小硬纤维瘤（包括肠或输尿管梗阻），即使没有明显的生长也需要治疗。如果可切除且后遗症少，那么切除是最好的治疗手段。如果肿瘤不可切除，那么在非甾体抗炎药中加入他莫昔芬或雷洛昔芬有可能产生更快、更持久的反应，且副作用的风险较低。
- Ⅲ期：硬纤维瘤有症状、大小达 11～20cm，或无症状但生长缓慢。较大的、有症状的（包括肠梗阻或输尿管梗阻）硬纤维瘤，或大小缓慢增大的硬纤维瘤（直径在6个月内增大＜50%），需要积极治疗。治疗方案包括非甾体抗炎药、他莫昔芬、雷洛昔芬、长春碱/甲氨蝶呤。如果肿瘤在毒性较小的药物治疗下继续生长，可以给予抗肉瘤化疗。

- Ⅳ期：有症状，大小＞20cm，或生长迅速，或有并发症的硬纤维瘤。最严重的硬纤维瘤很大，或生长迅速（6个月内直径增加＞50%），会导致危及生命的并发症，如败血症、穿孔或出血。这种情况需要紧急治疗，包括可能导致大量肠管损失的大型脏器切除手术、抗肉瘤治疗和放疗。

作者指出，分期系统最重要的用途之一是对各种治疗方案的前瞻性试验进行指导，因为其中一些方案不适用于某些分期的肿瘤[186]。死于硬纤维瘤的原因有两种，一种是直接作用，如血管侵蚀或肠瘘所致败血症，另一种是硬纤维瘤手术继发的并发症[179]。

(2) 骨瘤：骨瘤可发生于任何骨骼，但最常见于面部骨骼，尤其是下颌骨。这些肿瘤是良性的，但可在局部生长后引起症状。有时在 FAP 确诊前就能诊断出骨瘤[144]。

(3) 牙齿：牙齿来源于中胚层和外胚层。不同于颌骨骨瘤，牙齿异常见于 11%～80% 的 FAP 患者。虽然其发生率略低于颌骨骨瘤，但其发生率以及可能早期出现足以使它们在诊断上有价值。异常发现包括阻生牙、多生牙或牙齿缺失，第一、第二磨牙根融合，以及磨牙根修长[134]。

3. 外胚层异常

(1) 眼部疾病：虽然 1935 年 Cabot[187] 在一位 Gardner 综合征患者中观察到眼底色素沉着，但是直到 1980 年，当 Blair 和 Trempe[188] 观察到一个 Gardner 综合征家族中有三个成员有色素沉着时，才提出将其作为 FAP 的标志。该病变是先天性视网膜色素上皮肥大（CHRPE）所致。CHRPE 仅发生于 APC 基因的 463-1444 密码子发生突变的人[172]。

检查方法为间接眼底镜检查，先滴入 1% 的托吡卡胺扩张瞳孔。通常表现为圆形或椭圆形色素病变伴周围苍白的光环（图 19-20）。显微镜检查显示 CHRPE 为错构瘤。这个缩写虽然不完全正确，但已被人们接受并使用[153]。在 FAP 患者中，CHRPE 的发生率为 50%～79%[134, 145]，而在高危组和年龄与性别匹配的个体中的发生率分别为 7% 和 5%。CHRPE 在 FAP 中的灵敏度为 79%，特异性为 95%[145]。

若 FAP 患者的亲属中存在 CHRPE，则表明他或她遗传了该基因。然而，没有该病变并不意味着没有遗传这种基因[145]。

(2) 表皮样囊肿：FAP 患者的四肢、面部和头皮上可发生囊肿。在一般人群中，囊肿主要发生在背部。Leppard 和 Bussey[189] 在 74 例 FAP 患者中发现 53% 的人有表皮样囊肿。与表皮样囊肿相关的最重要的发现可能是，除了 FAP 外的其他任何情况下，儿童时期的表皮样囊肿都是罕见的；在结直肠息肉发生前，皮肤囊肿可能是明显的表现[190]。Leppard 和 Bussey[189] 建议患有表皮样囊肿的儿童在 14 岁之后、30 岁之前接受乙状结肠镜检查。

(3) 脑部肿瘤：1949 年，Crail[191] 报道了一例同时性小脑髓母细胞瘤、结肠息肉病（约 100 个息肉）和甲状腺乳头状癌。该报告当时没有得

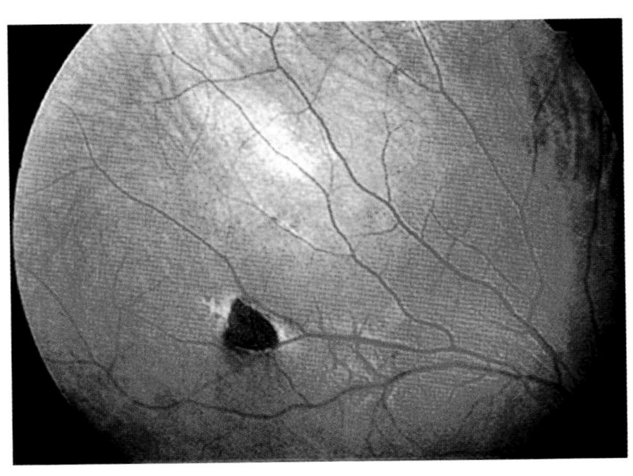

▲ 图 19-20 视网膜色素沉着（CHRPE）的眼底照片（图片由 Helmut Buettmer，MD. 提供）

到广泛的认可[192]。1959 年，Turcot 等[193]报道了两个同胞分别在 13 岁和 15 岁时出现结肠息肉病，之后分别出现额叶胶质母细胞瘤和延髓髓母细胞瘤。第一个孩子也患有垂体嫌色性细胞腺瘤。作者认为这些肿瘤也是 FAP 的结肠外表现，后被称为 Turcot 综合征。

Hamilton 等[194]在分子水平上研究了 Turcot 综合征。确定了 14 个患有 Turcot 综合征的家系，评价了 FAP 特征性的 APC 基因胚系突变、DNA 复制错误和 HNPPC 特征性的核苷酸错配修复基因的胚系突变。

14 个家系中有 13 个出现了遗传学异常。10 个家系中检测到 APC 胚系突变，主要的脑瘤是髓母细胞瘤（14 例中有 11 例，占 79%），FAP 患者的小脑髓母细胞瘤的 RR 是一般人群的 92 倍。其他四个家系的脑瘤类型为多形性胶质母细胞瘤。两个家系中发现了错配修复基因 hMLH1 或 hMMS2 胚系突变。

该 APC 基因的研究纳入了 14 个家系，每个家系至少有一个患者。在 12 个有息肉病的家族中，10 个（83%）有突变。所有突变基因编码 APC 蛋白的截断体，绝大多数 FAP 患者都是如此。突变类型和位置各有不同，特定的突变和脑肿瘤的发生没有关系。两个有息肉病的家系和两个没有息肉病的家系都没有可识别的 APC 胚系突变。

在 3 例存在复制错误的肿瘤患者中，对 HNPCC 中发生突变的 hMSH2、hMLH1、hPMS1 和 hPMS2 错配修复基因进行了分析。2 例发生了胚系突变：1 例患者有 hPMS2 基因突变，另一例患者发生了 hMLH1 基因突变。3 例患者均未检测到 APC 胚系突变。作者认为，脑肿瘤与多发性结直肠腺瘤之间的关联可能是由两种不同类型的胚系缺陷引起的：APC 基因突变或错配修复基因突变。分子诊断有利于患者的正确治疗。

Matsui 等[195]和 Itoh 等[196]的文献综述显示，医学文献中记载的病例有 131 例。在他们认为患有 Turcot 综合征的 35 例患者中，平均死亡年龄为 20—30 岁。大多数（76%）死于脑恶性肿瘤，16% 死于结直肠癌，其余死于其他原因。年轻时便死亡使得很难确定遗传方式是常染色体隐性遗传还是常染色体显性遗传。表 19–8 更完整地总结了 FAP 的结肠外表现[192]。

表 19–8　家族性腺瘤性息肉病的结肠外表现[210]

内胚层起源	中胚层起源	外胚层起源
• 表皮样囊肿 • 甲床细胞瘤 • 中枢神经系统肿瘤 • 先天性视网膜色素上皮肥大	• 结缔组织 • 纤维瘤 • 纤维肉瘤 • 硬纤维瘤 • 肠系膜后腹膜弥漫性纤维化 • 腹腔内广泛粘连 • 脂肪瘤 • 骨骼 • 骨瘤 • 外生骨疣 • 硬化 • 牙齿 • 含齿囊肿 • 牙瘤 • 多生牙 • 未萌出牙 • 淋巴样 • 回肠增生	• 腺瘤 • 胃 • 十二指肠 • 肝胆胰系统 • 小肠 • 内分泌组织 • 肾上腺皮质（腺瘤） • 甲状腺 • 甲状旁腺 • 垂体 • 胰岛 • 癌 • 胃 • 十二指肠 • 肝胆系统 • 小肠 • 甲状腺 • 肾上腺

（五）治疗

为了避免与家族性幼年性息肉病、增生性息肉病、假息肉病和淋巴样息肉病混淆，必须对腺瘤进行组织学检查确认。全结肠镜检查和活检是最佳选择。几乎所有的 FAP 患者在 40 岁之前都会发展为结直肠癌。因此，FAP 患者应行预防性结肠切除术。目前，外科手术有几种选择，各有利弊。

1. 结直肠切除、回肠造口术

这种手术可切除所有病灶，但一个明显的副

作用是永久性的回肠造口，大多数患者特别是年轻人难以接受。随着其他替代方法的出现，如结肠切除联合 IRA 术以及结直肠切除联合回肠储袋肛管吻合术（IPAA），患者很少选择结直肠切除加回肠造口术。然而，如果有直肠癌或小肠系膜硬纤维瘤，则应行结直肠切除术。

2. 结直肠切除、控便型回肠造口术

这种手术流行于 20 世纪 70 年代。在回肠末端制作一个带乳头瓣的回肠储袋，以回肠造口术方式将其外置。与传统回肠造口术相比，其优点是不需要造口袋。每天必须用导管排空 4～6 次。由于乳头瓣经常凸出导致失禁，所以该手术仅应用于少数患者。IPAA 现在已经在很大程度上取代了该手术。

3. 结肠切除、回肠直肠吻合术

这种手术将患癌风险最大限度地降低到最后 12～15cm 的直肠。患者需要终生密切随访，至少一年一次或两次，并根据需要电凝切除息肉。对于直肠无大量息肉且愿意随访的患者应选择该疗法。其主要优点是，术式相对简单，大多数外科医生比较熟悉，且术后功能好。

关于结肠切除术和 IRA 术后剩余直肠的患癌风险尚有争议。风险因不同研究而异，从 Cleveland Clinic[207] 的 0% 到 Mayo Clinic[208] 的 32%。这种差异尚不清楚，但癌症的风险随时间而增加[209]。因为 Mayo Clinic 的研究中保留的直肠患癌风险异常的高，Bess 等[208] 在 10 年后对相关数据进行再次分析，以确定可能的风险因素。以下因素不会增加风险：男性对比女性，结肠息肉的数量（≥ 100 vs. ≤ 100），息肉家族史，手术时的年龄（≥ 40 vs. ≤ 40)），回肠直肠吻合或回肠乙状结肠吻合的水平（≥ 15cm vs. ≤ 15cm）。增加患癌风险的因素包括术前直肠息肉的数量（如果保留的直肠中息肉超过 20 个，风险增加）和在结肠切除术时或之前切除过结肠癌。值得注意的是，圣马克医院研究中的累积癌症风险，从 20 年随访时的 10% 增加到 35 年随访时的 30% 以上[209]。

(1) 保留直肠的患癌风险： 圣马克医院[209] 的研究表明，接受 IRA 手术的患者 50 岁之前的累积癌症风险为 10%，到 60 岁时剧增到 29%。意味着必须加强对老年患者保留直肠的监测，或者保留肛门的结直肠切除术应在患者中年早期进行。Nugent 和 Phillips[210] 建议对所有年龄在 45 岁以上、希望保留直肠的有风险的患者每 4 个月进行内镜检查。Heiskanen 和 Järvinen[211] 也报道了类似的年龄依赖性直肠癌风险，在 40 岁、50 岁和 60 岁时分别为 3.9%、12.8% 和 25.7%，直肠切除率分别为 9.5%、26.3% 和 44.0%。此外，直肠癌的累积风险在 IRA 术后的 5 年、10 年、15 年和 20 年分别为 4.0%、5.6%、7.9% 和 25.0%。

这些发现对 IRA 手术作为 FAP 主要治疗方法提出了质疑。计划的两个预防性手术，一是早期进行结肠切除术加 IRA 术（约 20 岁时），然后在 45 岁时进行保留肛门的直肠切除术，手术风险增加一倍，患有硬纤维瘤的风险也会增加。此外，Ⅱ期保留肛门的直肠切除术后肛门功能可能不佳，存在盆腔粘连或硬纤维瘤导致无法进行手术的风险[211]。Bess 等[208] 在 1980 年的建议仍然适用，即应该切除结直肠，但如果直肠息肉少于 20 个，可以保留直肠。Heiskanen 和 Jarvinen[211] 现在支持结直肠切除术联合回肠储袋肛管吻合术作为 FAP 的主要手术方式。直肠癌累积发病率的详细情况如表 19–9 所示。

IRA 术后患者应密切随访[197, 200, 212–216]。根据需要电凝的息肉数量，每年或更短的时间内对保留的直肠进行乙状结肠镜检查。当息肉数目过多或过大而不能安全切除时，应考虑行直肠切除。Penna 等[202] 报道了接受 IRA 术的 148 例患者中，29 例需要二次直肠切除术：16 例因为直肠息肉太多，8 例因为患者希望停止定期监测，3 例因为发现直肠癌（一个是 IRA 术后 3 年，直肠癌 Duke A 期，1 个是 IRA 术后 14 年，Duke B 期，一个是 IRA 术后 17 年，Duke C 期）。除 3 例盆腔硬纤维瘤外，所有患者均成功实施了 IPAA。

表 19–9　结肠切除及回肠直肠吻合术后发生直肠癌的风险

作　者	患者数量	IRA 术后时间（年）	直肠癌比例（%）
Bess 等 [208]	143	19	32
Bulow[132]	58	10	13
Sarre 等 [212]	133	20	12
De Cosse 等 [213]	294	25	13
Nugent 和 Phillips[210]	224	25	15
Iwama 和 Mishima[214]	342	15	24
Heiskanen 和 Järvinen[174]	100	20	25
Jenner 和 Levitt[215]	55	10	13
Björk 等 [197]	195	25	24
Bertario 等 [216]	371	20	23
Church 等 [200]	62	15	13

IRA. 回肠直肠吻合术

在 Nugent 和 Phillips 报道的 224 例接受 IRA 手术的患者中，有 22 例患者发展为直肠癌。9 例为 Duke A 期，4 例为 Duke B 期，9 例为 Duke C 期。这些直肠癌是在密切随访中发生的，22 例患者中有 14 例最后一次检查是在不到 6 个月之前。所以，必须意识到尽管有密切随访，但监测并不总能预防直肠癌 [198]。

结肠切除联合 IRA 手术有很多学者支持。Phillips 和 Spigelman[199] 认为，回肠储袋肛管吻合术的并发症率高，术后排便功能不理想，患者仍可能死于其他 FAP 相关的疾病。

Bulow 等 [201] 研究了 659 例接受 IRA 手术的患者。数据来源于丹麦、芬兰、荷兰和瑞典的国家息肉病登记中心。他们发现，年龄是直肠癌发生的唯一独立危险因素。APC 基因密码子 1250 到 1500 突变的患者较该区域外突变的患者接受二次直肠切除术的风险更高。18 例 AFAP（APC 基因密码子 0～200 或大于 1500 的突变）患者均未接受二次直肠切除术。Church 等 [203] 的研究发现，IRA 术后直肠癌的风险与结肠息肉病的严重程度密切相关。Bertario 等 [216] 发现 APC 基因密码子 1250～1464 突变是 FAP 患者 IRA 术后发生直肠癌的独立预测因素（RR=4.4）。

因此，对于年轻的腺瘤较少的患者（少于 20 个直肠腺瘤，少于 1000 个结肠腺瘤）和 APC 基因密码子 0～200 或大于 1500 发生突变的 FAP 患者，结肠切除术联合 IRA 术是合适的选择 [215, 216, 217]。这些患者必须认识到他们需要进行内镜的定期检查，并且将来可能需要接受直肠切除术。

(2) 息肉退缩：IRA 术后常见直肠息肉暂时自发退缩或消失，给了临床医生一些安慰，希望癌症的风险也能降到最低。一项关于结肠切除和 IRA 对 FAP 直肠黏膜增殖影响的研究显示，直肠黏膜细胞增殖明显减少。然而，其机制尚不清楚。舒林酸也可以显著减少上皮细胞增殖，引起显著的息肉退缩包括逆转异型增生 [205, 206]。这一观察结果必须谨慎对待，因为 Spagnesi 等 [217] 观察到舒林酸治疗后直肠黏膜异常增生持续存在，尽管息肉数量有所减少。

Winde 等 [218] 对舒林酸进行了一项前瞻性、对照、非随机的Ⅱ期剂量探索研究，并研究了舒林酸发挥作用的分子机制。试验组（n=28）和对照组（n=10）均接受了结肠切除术和 IRA 术，每 3 个月复查一次肠镜、腔内超声和活检。试验治疗组给予舒林酸栓剂 150mg 每日 2 次，持续 3 个月。明显改善后，剂量减少到每日 50mg。息肉恶化则需要改变到最初的剂量水平。结果显示，24 周后所有患者对舒林酸均有反应。每日应用 50mg 的患者中，78% 达到了完全逆转。在最近一次的复查中，有 22% 的腺瘤发生部分逆转，但对上消化道腺瘤无影响。低剂量舒林酸具有持久性的抗增殖作用（Ki-67），对RAS突变的激活有明显的阻断作用，未处理组和处理组中p53突变的含量有显著差异。随访4年后，作者的结论是，低剂量的抗增殖性舒林酸治疗对FAP患者腺瘤的逆转非常有效。舒林酸对抑癌基因和凋亡标志物均有影响。所有以新发的平坦黏膜凸起为特征的复发病例均对剂量的增加有反应。

Giardiello等[219]进行了一项随机、双盲、安慰剂对照研究，观察舒林酸是否能预防腺瘤，而不是导致息肉退缩。该研究纳入了41名8—25岁的青年受试者，他们具有FAP典型的遗传影响，但表型未受影响。受试者每天口服75mg或150mg舒林酸2次，或服用外观相同的安慰剂，连续服用48个月。每4个月评估新腺瘤的数量和大小以及治疗的副作用，持续4年，并在正常外观的结肠黏膜活检标本中连续测量5种主要前列腺素的水平。经过4年的治疗，结果显示舒林酸组的平均依从率超过76%，且试验组的黏膜前列腺素水平低于安慰剂组。在研究过程中，舒林酸组21名受试者中有9名（43%）出现了腺瘤，安慰剂组20名患者中有11名（55%）出现了腺瘤。各组间息肉的平均数量和大小无明显差异。因此作者认为，标准剂量的舒林酸不能预防FAP患者腺瘤的发生。但有证据报道舒林酸对FAP患者的息肉有短暂的作用。

舒林酸治疗6个月后的腺瘤退缩率比治疗9个月后更高，这种现象在一些接受IRA手术的患者中有报道。长期使用舒酸会产生耐药性[218]。此外，FAP患者在使用舒林酸维持治疗期间也会发生直肠癌[220-222]。

一级化学预防效果欠佳可能是由于对舒林酸的耐药所致。大多数结果不支持使用非甾体类抗炎药如舒林酸作为FAP的一级治疗。预防性结肠切除术仍然是预防FAP患者发生结直肠癌的首选方法[219]。

(3) 结直肠切除、回肠储袋吻合术：FAP患者回肠储袋吻合术的优点是完全根除了结肠病灶。结肠切除联合IRA术后患者需要内镜长期或终生随访及电凝摘除息肉，实施不便且伴有一定的较小的穿孔风险，结直肠切除联合回肠储袋吻合术可以避免这些问题。反对将其作为首选手术的论据是手术范围广泛，发生并发症的可能性大，尤其是败血症和排便失禁。越来越多的学者和医学中心倾向于将IPAA作为治疗FAP患者的首选方法[223, 224]。虽然与IRA相比，IPAA的手术时间更长、出血更多、更复杂、住院时间更长，但在青少年患者的研究中，两组在并发症发生率和生活质量方面没有显著差异。IPAA对这个年龄段特别重要的生活活动也影响很小[224, 225]。在成人患者的研究中也得到了类似结果[223, 226, 227]。Soravia等[228]的报道显示，虽然IRA手术患者具有更好的夜间控便功能和更少的肛周皮肤刺激症状，但在其他功能指标及生活质量方面与IPAA手术患者相似。作者更支持IPPA因为其长期的治疗失败率更低。

考虑到保留直肠的患癌风险在IRA术后20年增加了25%，Heiskanen和Järvinen[211]倾向于将IPAA作为FAP的主要治疗方法，从而无须在IRA术后实施直肠切除术。

实施结直肠切除与IPAA手术并不意味着FAP患者治疗的结束。在这些患者中，回肠储袋、吻合口或肛门移行区可发生腺瘤或癌变。Church[229]就这些问题检索了MEDLINE数据库中关于FAP患者回肠储袋腺瘤、回肠储袋－肛管吻合口癌、回肠储袋癌，并包括Kock's回肠储袋和Brooke回肠造口腺瘤的研究报道。主要研究终点是回肠储袋吻合术或回肠造口术至诊断肿瘤的间隔时间，患者在诊断肿瘤时的年龄，以及肿瘤的严重程度。

结果显示，18项研究报道了回肠储袋肿瘤，15项研究报道了腺瘤（98例），3项研究报道了癌（3例）。三项前瞻性研究表明，回肠储袋处腺瘤的发病率随着随访时间的延长而增加，息肉的严重程度也发生变化。从回肠储袋吻合术到诊断回肠储袋腺瘤的中位间隔时间为4.7年，范围为0.5～12年。

克利夫兰医院的一项前瞻性研究显示 IPAA 吻合器吻合术后 3.5 年和手工吻合术后 4 年的腺瘤发生率分别为 28% 和 14%[230]。在 Van Duijvendijk 等 [231] 进行的多中心研究中，97 例 FAP 的患者 IPAA 术后的随访数据也得出了类似的结果。中位随访时间为 78 个月（25～137 个月），其中 13 例在吻合口发生腺瘤。双吻合器吻合的 IPAA 术后发生吻合口腺瘤的风险为 31%，是直肠黏膜切除联合手工吻合 IPAA 手术患者的 3 倍（10%）[232]。

六项研究报告了 8 例在 IPAA 吻合口及其周围发生癌症的患者，平均诊断时间为回肠储袋吻合术后 8 年（3～20 年）。一半的癌为局部进展期（T_4），另外一半为非进展期（T_1 或 T_2）。一半的癌发生于器械吻合术后，一半发生于直肠黏膜切除与手工吻合术后。有 8 篇病例报道描述了 FAP 患者回肠造口部位的癌症。回肠造口术到诊断回肠造口癌的中位间隔时间为 25 年（9～40 年）。

由于回肠黏膜薄，以及与黏膜下层和肌层的连接方式，内镜下很难处理回肠储袋的腺瘤。腺瘤倾向于生长在吻合线上，也使内镜治疗变得困难。目前没有关于内镜治疗回肠储袋腺瘤的大样本研究，因此风险和并发症发生率尚未确定。然而，电凝或圈套摘除数十或数百个息肉也令人担心。曾经有报道 [233] 为治疗无法控制的息肉而行回肠储袋切除术，但这对许多患者来说都是很困难的手术，通常需要行回肠造口术，并有可能导致诸如阳痿、逆行射精、输尿管损伤和女性生育能力下降等并发症。因此，化学预防回肠储袋息肉病是一个不错的选择。非甾体抗炎药（NSAIDS）在抑制 FAP 结直肠腺瘤中的作用已被证实，并且有在回肠储袋息肉病中应用的报道。由于使用舒林酸预防 FAP 患者的结直肠腺瘤只有部分患者有效并且持续有效的时间有限，舒林酸在回肠储袋腺瘤中应用的有效性尚无系统性研究 [229]。

需要确保 FAP 患者在 IPAA 术后进行内镜监测。内镜必须准确，内镜医师必须意识到回肠储袋和吻合口发生肿瘤的风险会增加。Church[229] 推荐每年做一次回肠储袋肠镜检查，检查是否存在吻合口腺瘤以及回肠储袋腺瘤，持续终生。一旦发现肿瘤，就需要确定适当的治疗方案。包括经肛切除腺瘤所在的残余的肛门移行区，经肛切除孤立的大的回肠储袋腺瘤（1cm），或舒林酸（150mg，每日 2 次）治疗多发性（> 10 次）回肠储袋腺瘤。

（六）遗传咨询及检测

APC 是 FAP 的致病基因，位于染色体 5q21 上。在 FAP 患者中存在 APC 基因突变，通常包括插入、缺失和无义突变，导致该基因的转录本中出现框移突变和（或）过早形成终止密码子。目前还不清楚截断蛋白产物是如何导致腺瘤形成的。利用这些突变的性质开发了针对 FAP 的分子遗传学检测 [232]。遗传的不是癌，而是癌的易感性 [233]。基因检测可以帮助外科医生抓住机会，采取措施防止癌症的发生发展。

遗传咨询

遗传咨询是患者与咨询师之间的动态沟通过程，咨询师在多学科团队中提供教育和支持 [234]。患者及其家属必须了解该病的自然史，知晓该病可能累及其他血缘亲属，以及大肠和其他器官的恶性肿瘤大多数情况下是可以预防的。

基因检测是基于知情同意的个人决定。知情同意的要素信息包括检测基因、适应证、局限性以及检查结果对被检测者和其他家庭成员的影响。应该强调的是，基因检测是自愿的，患者需要知道有哪些替代选项 [234]。

决定基因检测是否合适的第一步是基因咨询。这一环节需要通过教育让患者知晓遗传因素在癌症发生中的作用，确定他们患恶性肿瘤的风险，并提供筛查建议。理解患者的观点以有效地达到目的。通过教育及与患者个体化讨论基因检测的获益和风险以提高患者自主性，并为知情同意奠定基础。对遗传咨询和基因检测过程总结如

图 19-21 所示[234]。

基因检测：在管理 FAP 患者家属方面，最近最重要的进展是使用基因检测进行预测。在这种情况下，风险为 50% 的儿童和成人均可受益于基因检测，因为不管结果如何都减少了不确定性：无突变基因的个体的筛查建议将被修改，有基因突变的个体的筛查依从性将被提高[232]。

由于 FAP 中约 96% 的突变会产生截断蛋白，因此体外合成蛋白检测（IVSP）已成为常规方法，有时被称为蛋白截断检测（PTT），用于突变检测。当此方法检测出截断蛋白时，有可能将突变定位到基因的特定片段，然后使用 DNA 测序来确定突变的核苷酸。然而，在 FAP 中使用 IVSP 作为单一的基因检测方法会遗漏约 20% 的 APC 突变。另一种筛选技术是基于野生型和突变型基因（SSCA）小片段的电泳迁移分析方法。序贯

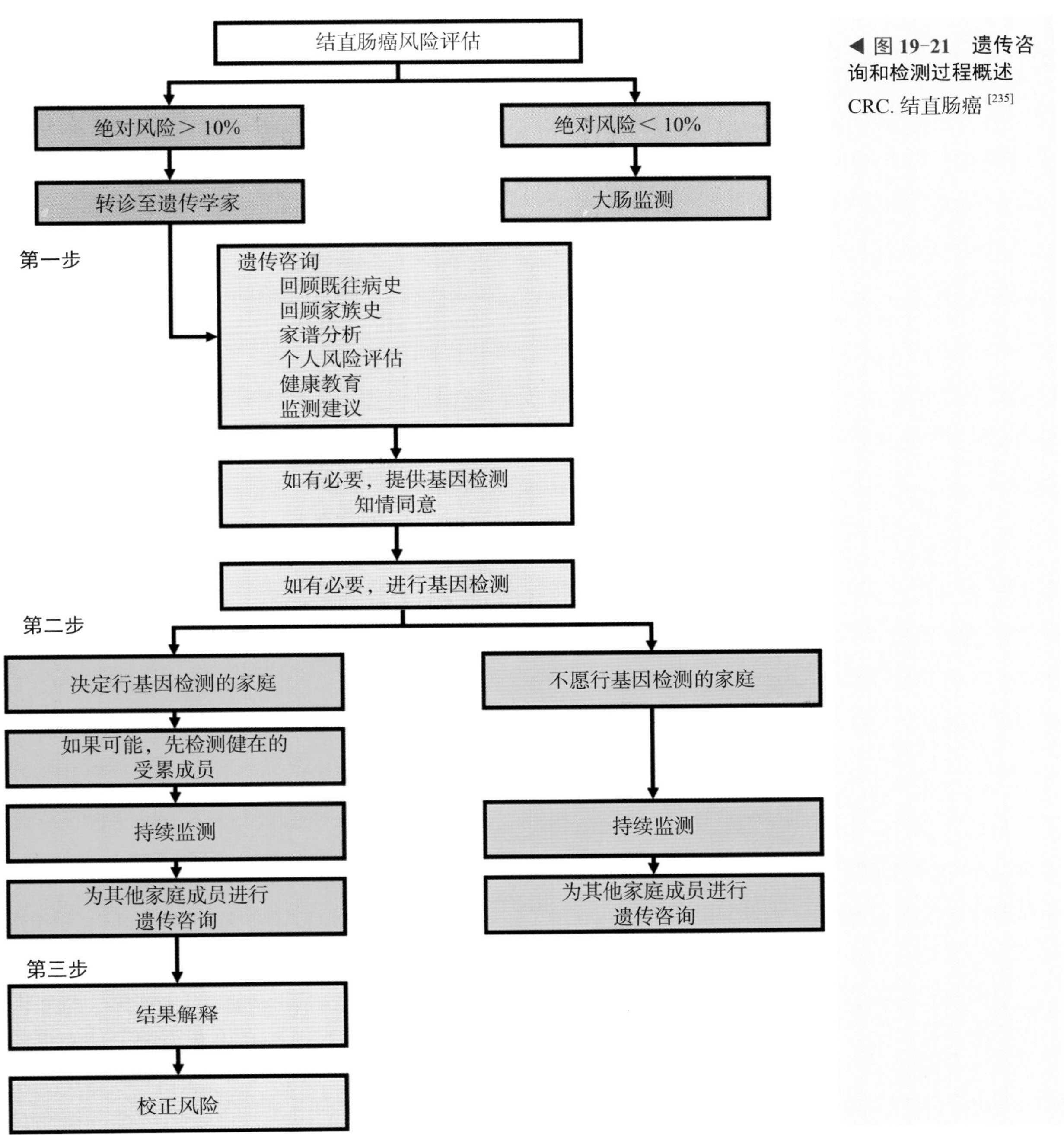

◀ **图 19-21 遗传咨询和检测过程概述**
CRC. 结直肠癌[235]

使用两种分子诊断测试已成为常见的做法：一种简单和费用较低的筛选技术（高敏感性和中等特异性），然后进行高特异性（译者注：原文为敏感性，根据上下文改为特异性）的确定性检测，通常是 DNA 测序[236]。

如果之前的检测已证实家族中患病成员中存在突变，那么通常只需要进行 IVSP 一个检测即可，因为该突变的表达模式在家族中已经建立。在此检测中，阳性结果则认为是“突变阳性”，患者可以根据建议进行咨询。当家族中的突变未知时，需要进行 IVSP。在大多数情况下，APC 基因会发生突变，可以通过 DNA 测序进一步鉴定。得到“突变阳性”结果后可指导患者进行遗传咨询。其他方法包括 DNA 测序和连锁分析（检测在 APC 基因内部或附近存在与 FAP 相关的特定标志物，但需要家庭成员多的大家庭）。即使结合两种或以上的技术，敏感性也不可能达到 100%，因为突变可能不在基因的编码区域，或者因为一些 FAP 家族与 5q 染色体不存在连锁性。因此，在这种情况下，“没有检测到突变”不能解释为“阴性结果”，患者仍需考虑进行遗传咨询[236]。

携带 APC 胚系截断突变的个体约 75% 在 20 岁时会发生腺瘤性息肉。这些癌前病变不可避免地会发展为恶性肿瘤，如果不治疗，到 40 岁时发生结直肠癌的风险几乎是 100%。因为息肉病通常发生于青春期之前，所以大多数作者推荐从青春期开始使用软质乙状结肠镜检查。

突变携带者需要通过胃十二指肠镜检查上消化道的结肠外肿瘤。FAP 的其他变异表现包括骨瘤、皮肤囊肿和 CHRPE。表型与基因型存在相关性。例如，如果突变位于 APC 基因的 9-15e 外显子，则通常有 CHRPE 存在。对于携带该区域突变的家庭，CHRPE 的存在提示 FAP 的诊断。

当在某一家庭中发现突变时，对尚未进行临床评估的亲属进行基因检测将能区分携带突变者和未携带突变者。然而，大约 30% 的 FAP 病例是由 APC 基因的新发突变引起的。在这些情况下，父母不会携带这种突变，也不会有患 FAP 的风险；只有先证者的后代有 50% 的风险。

如果患者不携带存在于其家庭中的已知突变，则可诊断为阴性结果。在这种情况下，与一般人群相比，家庭成员患结直肠癌的风险并不会增加，因此应遵循一般人群的癌症监测指南。

如果患者患有 FAP，但对 APC 基因进行完整的编码序列分析未发现突变，可能意味着 APC 基因无法辅助对患者的诊断。这种可能性是存在的，因为有报道过 FAP 中存在位点异质性；并不是所有 FAP 家族都与 5q 染色体有关。在这种情况下，APC 基因检测结果为“未检测到突变”，对无症状有风险的亲属没有预测价值。在这些家庭中，一级亲属应在 12—25 岁之间每年继续检测结直肠，在 25—35 岁之间每隔一年检测一次，在 35—50 岁之间每三年检测一次。在 50 岁之前没有在结肠镜检查中发现多发性腺瘤性息肉的家庭成员，可认为未受 FAP 的影响。

当没有检测到突变时，解释基因检测结果应该谨慎，因为这些结果可能被误解为阴性结果。进而可能会使“未检测到突变”的患者的随访指南产生争议。

第三种情况是家族中的未受累成员进行了 APC 检测的结果为“未检测到突变”，而受累者未进行检测。这种情况下，该结果并不意味着家族成员没有患 FAP 的风险，因为尚未确定该家族中是否存在 APC 突变。重要的是不能盲目地让患者放心，因为其他机制可能灭活 APC 基因，或涉及其他致病基因。APC 基因检测结果的解析概括如图 19-22 所示。

（七）何时筛查以及何时手术

基因检测结果可以将 FAP 的风险从 50% 变为 0% 或 100%。在出现症状前进行基因检测可使那些没有相关基因突变的个体免于每年的筛查，并可能提高那些有该基因突变的人群的依从性。对于那些在出现症状前 DNA 诊断为携带 FAP 致病基因的患者，可按照传统的结肠息肉指南进行筛查。这些人应该在 10 岁或 11 岁时开始每年至少进行一次乙状结肠镜检查[232]。开始筛查的年龄因研究不同而异。圣马克医院的研究中，筛查始于 14 岁或更大的年龄[205]。建议对结肠外肿瘤也进行随访监测。此时，应该建议患者为最终的预防性结肠切除术做准备，并对后代患 FAP 的风险进行遗传咨询。

手术时机取决于结直肠息肉的数量。根据该疾病的自然史，建议在 25 岁之前进行手术，尽管在不同的病例之间有很大差异。大多数圣马克医院的患者在 20 岁之前进行了结肠切除术。在圣马克医院登记的最年轻的 FAP 癌症患者是一个 17 岁的女孩[205]。

对于没有遗传 APC 突变的人群，结肠筛查可以减少到 3 个或更少的时间点：18 岁、25 岁和 35 岁。选择这些时间点是为了给临床医生提供管理空间，以应对假阴性结果和罕见现象（如组织嵌合体或新生突变）。根据传统的指南，这些人一生中罹患结直肠癌的风险与一般人群一样，约为 3%，结肠癌筛查应在 50 岁左右重新开始。这些人也可以确信他们的后代不会有患 FAP 的风险[232]。

（八）息肉病登记

息肉病登记的目的是确保对患者及其家属的有效治疗，并促进和开展研究，以提高医生对 FAP 的认识。在计算机上以标准化格式保存的数据有助于登记处的日常工作，并且可以进行快速

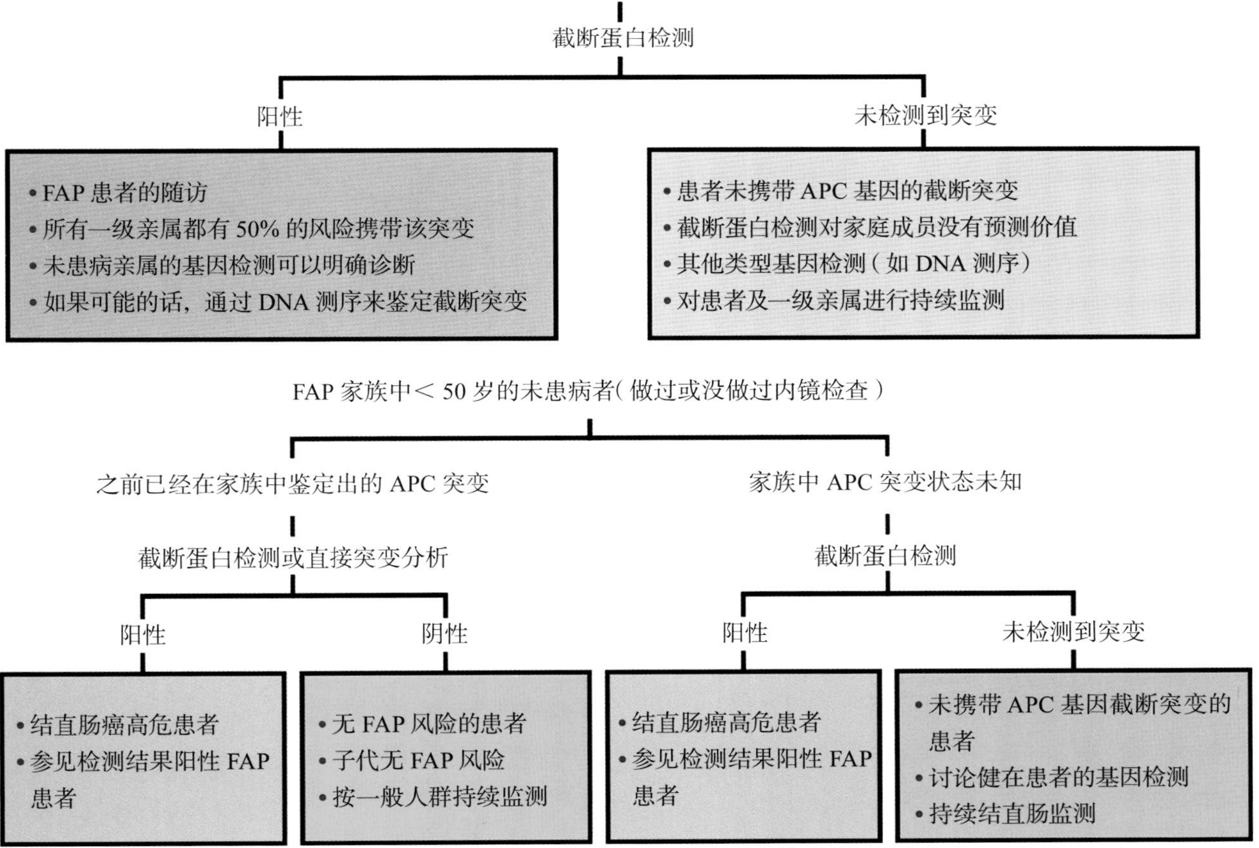

▲ 图 19-22　**APC 基因检测结果解析**

FAP. 家族性腺瘤性息肉病[235]

分析[233]。

登记不仅涉及患者，还涉及其家庭成员。需收集和定期更新家系。咨询小组在登记处起着重要的作用。早期诊断、使用现代可靠的技术、及时手术以预防癌症的发生、术后持续监测以早期发现和治疗相关的癌症是成功登记的关键。筛查对圣马克医院登记中心 FAP 患者癌症发病率的影响见图 19–23。筛查登记措施在预防结直肠癌的发生方面取得了显著的成功[233]。

英国肯特的 Leed's Castle 息肉病研究组成立于 1985 年 6 月。成立研究组的目的是讨论治疗息肉病患者的医生所面临的问题，并建立一个国际合作组织。1992 年，全世界有 51 个这样的中心。该研究组进一步探索 FAP 的病因学、临床特征、预防和治疗知识[233]。根据 Church 和 McGannon[238] 的描述，FAP 登记分为三种类型。

1. 全国性登记

在这种类型的登记中，整个国家的 FAP 案例被收集到一个中央登记处。登记处的工作人员不需要直接承担患者的照顾工作，但必须收集和核对来自各地的数据。全国登记的例子有丹麦、瑞典、荷兰和新加坡。

2. 区域性登记

这种类型非常适合人口非常大或没有统一的卫生保健系统的地区。区域登记处是全国范围内的登记处的缩小版，家庭数据是从一个特定的区域收集的，如一个地区卫生委员会或一个县。教区、城市和县的记录包含了丰富的信息，可以用来整理家庭数据。登记处与所在地区的医院和医生建立了联系渠道。登记处的工作人员不需要照顾患者，但可以提供专门的咨询和检测服务。区域性登记在英国很常见。

3. 三级转诊中心

这种类型的登记制度是围绕着一个或两个在三级转诊医疗中心工作并对 FAP 有特殊兴趣的有名望的医生进行的。家庭数据得以积累，患者基础得以建立。来自全国各地的患者会过来寻求治疗，并返回登记处进行监测。克利夫兰医院就是一个这种登记类型的例子。明尼苏达州结直肠癌倡议[239]是由两个医生小组和大学癌症中心共同管理的以社区为基础的结直肠癌登记中心。这是一个由医疗机构、制药公司、咨询公司和其他实践团体资助的非营利组织。它是高等院校转诊中心和社区卫生服务医生之间有效合作的典范。登记的对象不限于已确诊为遗传性结直肠癌综合征的人，但最有可能受益的是那些因有结直肠癌个人史或家族史导致结直肠癌或其他癌症风险增加的人。建立一个成功的息肉病登记处是一个需要大量资金、空

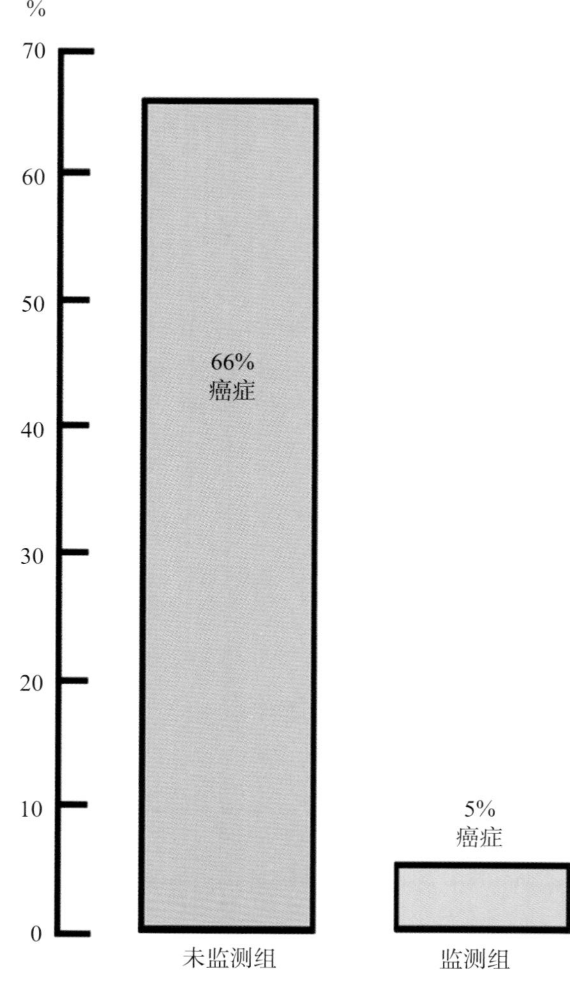

▲ 图 19–23 圣马克医院息肉病登记中心的筛查结果[237]

间、设备和人员的大项目。表 19–10 展示了一个成功的登记中心的人员构成情况 [238]。

表 19–10　一个成功登记中心的人员构成情况 [238]

医　生	行政管理人员	研究人员
胃肠病医师	秘书	分子遗传学家
结直肠外科医师	数据分析师	实验技术员
医学遗传学家	计算机技术人员	研究员
病理医师	财务顾问	研究助理 / 研究护士
	市场营销	

三、大肠血管瘤

血管瘤是一种罕见的大肠血管病变。1931—1974 年，文献记载的病例超过 200 例，其中 50% 以上涉及直肠 [240]。大肠血管瘤是先天性的，由胚胎的中胚层组织发展而来。然而，关于血管瘤是一种单纯的血管畸形（错构瘤）还是肿瘤，目前尚无定论。

毛细血管瘤由新生微小毛细血管网构成，毛细血管紧密排列，有明显的增生性内皮细胞形成的内膜 [241]。通常发现于手术中，常见于小肠、阑尾和肛周皮肤。这种类型的血管瘤占所有结直肠血管瘤的 10%[240]。海绵状血管瘤是大而薄的血管，间质很少有结缔组织和肌肉。

绝大多数患者早期表现为反复发作、无痛的出血，有时是大出血。在 Londono–Schimmer 等 [242] 报道的 15 个病例中，9 例在 5 岁之前在医院被首次发现。出血的年龄、类型、频率和严重程度与血管畸形的大小、数量和类型有关。毛细血管瘤的特征是缓慢、持续出血、黑便和贫血。海绵状血管瘤早期表现为中度至重度无痛性出血。出血易复发，并随着每一次的发作而加重。在严重的大量出血和持续出血的情况下，需要行急诊肠切除术。这种出血倾向是由血管壁和周围缺乏肌肉和支持结缔组织所致。贫血很常见，在 Allred 和 Spencer[243] 的报道中占 43%。肠梗阻占 17%。可出现腹泻、里急后重、直肠脱垂和偶尔的便秘。

大肠血管瘤常因缺乏对其临床特征的认识而被误诊。大肠血管瘤常被误认为是痔疮、炎症性肠病、息肉、癌和其他疾病 [240]。在圣马克医院，10 个患者中有 8 个在 20 岁之前至少做过一次痔疮切除术 [237]。

乙状结肠镜检查是最重要和最有用的检查。黏膜呈深蓝色或暗红色，看起来像酒红色或紫红色。黏膜通常呈结节状，有或没有静脉扩张（图 19–24）。慢性炎症变化可能与直肠炎相似。通常没有黏膜溃疡。最常被误诊为痔疮和溃疡性直肠炎。

腹部平片检查是有用的。肠壁静脉丛内的钙化是血管周围炎症和缓慢的血液流动引起的肿瘤内血栓形成的后遗症。血管瘤也会并发静脉石，如沿胃肠道分布及位于子宫阔韧带、膀胱、前列腺和脾脏的静脉丛。大约 50% 有肠道血管瘤的成人患者在平片上发现有静脉石 [240]。

患广泛血管瘤的患者，钡灌肠可显示典型的扇贝轮廓的黏膜下占位，导致结直肠管腔狭窄。与其他肿瘤如息肉或癌不同，血管瘤呈压迫性，且累及肠段更长。盆腔 CT 扫描可以显示大肠壁明显增厚和静脉石（如有）（图 19–25）。

选择性肠系膜下动脉造影对确定疾病的范围很有价值，特别是范围较小、术中难以定位的血管瘤。动脉造影的延迟期可显示海绵状血管瘤内的大量静脉淤积 [235]。动脉造影也有助于发现盆腔内的任何异常血管。

由消耗性凝血障碍引起的低纤维蛋白原血症或无纤维蛋白原血症在这些患者中偶尔可见。^{51}Cr 标记血小板同位素显像显示血管瘤内存在分隔。切除血管瘤可完全逆转凝血功能障碍 [240]。

治疗

直到 1971 年，腹会阴切除术一直是肛门直肠弥漫性血管瘤唯一效果明确的治疗方法。从那以后，圣马克医院开展了保留盆底和括约肌的直

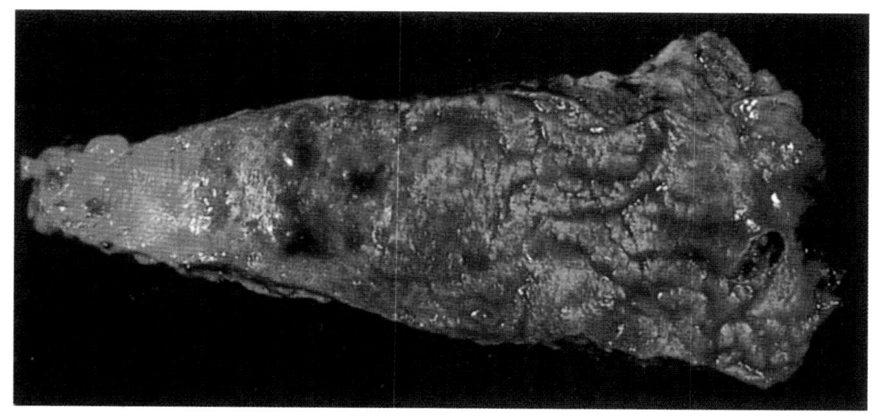

◀ 图 19-24 直肠弥漫性血管瘤。注意增厚和不规则的黏膜（图片由 Roger R. Dozois MD. 提供）

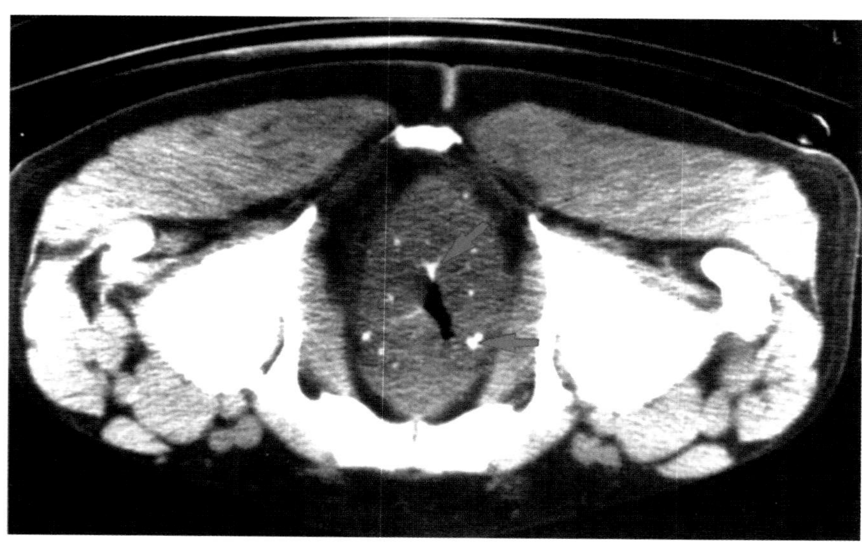

◀ 图 19-25 盆腔 CT 扫描示直肠弥漫性血管瘤黏膜下血管丛钙化（红箭）

肠乙状结肠切除术。游离整个直肠，并在肛提肌上方切断直肠。从齿状线开始剥离肛管直肠肌层表面的黏膜和黏膜下层，直至切除线水平。乙状结肠或降结肠通过黏膜剥离的肛管直肠与齿状线吻合。Londono-Schimmer 等 [242] 报道了 15 例成功使用该技术进行治疗的患者，认为该技术应该作为首选的治疗方法。Telander 等 [244] 成功地为 4 例合并 Klippel-Trenaunay 综合征的直肠血管瘤患儿实施了该手术。Klippel-Trenaunay 综合征是一种先天性静脉畸形，表现为盆腔和肢端广泛的血管瘤畸形、肢端肥大和非典型静脉曲张。另一方面，Coppa 等 [235] 报道，在接受结肠肛管吻合术的 8 例患者中，有 3 例出现了与术前症状相似的反复便血，很可能是由于弥漫性海绵状血管瘤累及肛管所致。而 10 例接受了腹会阴切除术的患者则没有出现复发性出血。

文献报道了许多其他的治疗方法，但都是临时措施，包括结肠造口术、注射硬化剂、内照射放疗、外照射放疗、直肠上动脉结扎、肠系膜下动脉栓塞、直肠填塞和冷冻手术。使用激光治疗弥漫性结直肠血管瘤的地位尚未确定，其是否能达到永久治愈的效果令人质疑。

四、大肠平滑肌瘤

大肠平滑肌瘤是肠道平滑肌罕见的肿瘤。He 等 [245] 对 160 例胃肠道平滑肌肿瘤病例进行回顾发现，仅 4 例涉及直肠，无一例位于结肠或肛管。

1963—1987 年间，麻省总医院共收治 131 例良性胃肠道平滑肌肿瘤患者：8% 位于食管，61% 位于胃，19% 位于小肠，5% 位于结肠，6% 位于直肠[246]。Kusminsky 和 Bailey[247] 回顾了 1959—1979 年的文献，发现 79 例直肠平滑肌瘤。平滑肌瘤最常见于 50—59 岁的患者，儿童少见或未见。

Miettinen 等[248] 研究了所有直肠和肛门的间质肿瘤，包括平滑肌瘤、平滑肌肉瘤、平滑肌肿瘤、神经鞘瘤、神经纤维瘤和间质肿瘤。他们采用免疫组织化学方法进行染色。抗原对应的抗体为 KIT（CD117）、α- 平滑肌蛋白 CD34、肌间线蛋白 D33、角蛋白 18、角蛋白 19、神经纤维、胶质纤维酸性蛋白、S-100 蛋白。结果显示共有 133 例直肠肛管的胃肠道间质瘤（GIST）。其中，50 例最初被诊断为淋巴肉瘤，29 例为恶性潜能不确定的平滑肌肿瘤，21 例为平滑肌瘤，3 例为胃肠道间质瘤。

只有三个患者被诊断为平滑肌瘤，均为女性，发病年龄分别为 25 岁、29 岁和 38 岁。肿瘤直径分别为 1.5cm、2cm 和 4cm。所有肿瘤肌间丝蛋白或 α 平滑肌肌动蛋白呈阳性或两者皆阳性。CD117 和 CD34 呈阴性。由于年代较早的文献中还未研究 GIST，所以对这些文献中平滑肌瘤的诊断的解释需谨慎。

大肠平滑肌瘤通常发生于直肠，少见于肛管。肿块是最常见的表现，常于肠镜检查中偶然发现。大多数平滑肌瘤患者无症状，但也有部分患者有便秘、出血、肛门直肠疼痛和直肠压迫感。

平滑肌瘤可带蒂或广基，可位于黏膜下，直肠外或呈哑铃形侵犯壁内和壁外（图 19-26）。可位于腹部，也可突出至直肠后间隙。当肿瘤位于肛管时，可位于黏膜下，但最常见的是位于括约肌间，与括约肌的关系各有不同[245]。平滑肌瘤为实性、圆形、边界清楚的肿瘤，但镜下无明确的包膜。缺少区分良恶性的可靠标准。大多数恶性肿瘤是通过肿瘤转移来判断的，可能要到几个月或几年以后才能被确认。一些病理学家认为在高倍镜下发现两个以上的有丝分裂相是恶性肿瘤的证据。Morgan 等[244] 认为有症状的胃和小肠平滑肌瘤在每个 50 倍高倍镜视野下有 2 个以上的有丝分裂相时应怀疑有恶性潜能。这个标准是否适用于大肠平滑肌瘤尚不清楚。其他病理学家不认可该标准，也不尝试在病理检查时区分良恶性[249]。

大肠平滑肌肿瘤可起源于黏膜肌层或固有肌层。对直肠黏膜肌层、固有肌层或内括约肌起源的肿瘤的划分主要是依靠显微镜下的形态来提示肿瘤来源于哪一层。组织学上，直肠黏膜肌层起

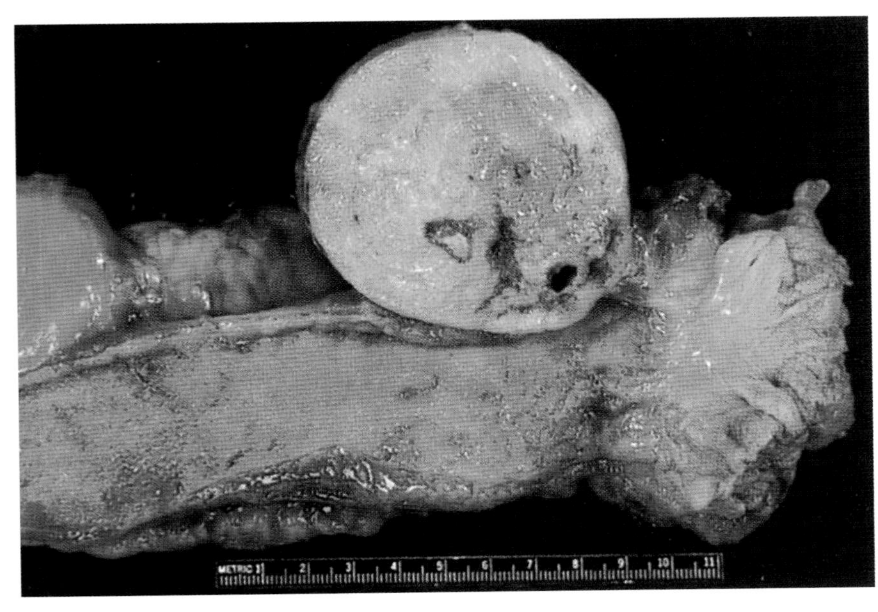

◀ **图 19-26　溃疡性结肠炎患者合并直肠平滑肌瘤**

源的所有肿瘤表现为完全良性和一致性，而其他肌层来源的肿瘤在分化程度上则各有不同。在圣马克医院报道的 48 例大肠平滑肌肿瘤病例中，26 例起源于黏膜肌层，18 例源于固有肌层，4 例源于内括约肌 [249]。

治疗

因为可能不知道哪些肿瘤是恶性的，所以成功治疗的关键在于完全切除病变。Walsh 和 Mann[249] 报告了 26 例接受局部切除的黏膜肌层肿瘤和 4 例内括约肌肿瘤，均未出现复发。然而，局部切除的 18 例固有肌层起源的肿瘤的复发率为 60%。值得注意的是，局部切除后复发率与肿瘤的组织学分化程度无关。对于起源于固有肌层以及直径＞ 5cm 的肿瘤，需要行根治性切除，即肠段切除甚至腹会阴切除 [247]。Vorobyov 等 [250] 展示了他们在莫斯科直肠病学研究所治疗 36 例直肠平滑肌瘤的经验。他们推荐通过内镜电切除直径＜ 1cm 的肿瘤。直径＜ 3cm 的肿瘤可行经肛门局部切除。当肿瘤＞ 5cm 时，建议肠段切除。

五、大肠脂肪瘤

大肠脂肪瘤是罕见的脂肪性肿瘤。梅奥诊所报道了 1976—1985 年 91 例大肠脂肪瘤的诊疗经验 [251]。约 90% 的大肠脂肪瘤位于黏膜下层，10% 位于浆膜下 [241]。最常见的发病部位是盲肠，然后是升结肠和乙状结肠，1/3～1/2 位于右半结肠 [251, 253]。罕见黏膜下脂肪瘤性结肠息肉的病例报道 [245, 254, 255, 257, 258]。在其中的一项报道中 [258]，遍布整个结肠的息肉的数量在 700～1000 个之间（大小 1～9mm）。由于频繁腹泻以及无法排除肿瘤性息肉，该例患者接受了次全结肠切除术。标本中的确合并腺瘤，估计少于 60 个。

小于 2cm 的脂肪瘤很少有症状。大的脂肪瘤可导致不全性肠梗阻引起腹痛。间歇性肠套叠可引起肠绞痛。脂肪瘤是导致肠套叠最常见的成人良性肿瘤。如果脂肪瘤表面的黏膜发生溃疡，通常是由慢性肠套叠所致，就会出现出血症状。

在梅奥诊所的研究中，46% 的大肠脂肪瘤是在因其他疾病切除的标本中偶然发现的。11% 的肿瘤因为被怀疑是癌而被切除 [253]。

钡剂造影可显示结肠或直肠充盈缺损。脂肪瘤表现为光滑、放射状，检查受压时形态改变。尽管有这些特点，影像学诊断也不总是正确的。CT 扫描有助于确认肿块中脂肪组织的存在 [256, 257]。结肠镜检查可确诊大部分病例。脂肪瘤有一个特征性的黏膜下黄色软组织肿块。当用活检钳的尖端按压时，脂肪瘤会出现压迹，即“软垫征”。活检必须包括黏膜下层，但活检对诊断几乎不是必要的。溃疡性脂肪瘤可与腺瘤或腺癌混淆。在所有大肠肿瘤的鉴别诊断中，不应该忘记大肠脂肪瘤。

治疗

小的和无症状的大肠脂肪瘤不需要切除。应避免结肠镜下切除大脂肪瘤，因为脂肪瘤含水量高，需要大量的热量才能切开。Pfeil 等 [259] 通过结肠镜切除了 7 个脂肪瘤，肠壁全层烧伤、穿孔或出血的风险超过了其获益；其中，三例出现了穿孔（大小 4.2 ± 0.7cm）。作者提醒到，脂肪瘤＞ 2cm 时，穿孔风险最大。有症状的脂肪瘤应行结肠切开术或局限性肠段切除术 [259]。

第 20 章　结直肠癌的筛查、监测及随访

Colorectal Cancer: Screening, Surveillance, and Follow-Up

David E. Beck　著
谢忠士　译
傅传刚　校

摘要： 结直肠癌根治性手术患者的术后随访，尽管有很多策略，但仍没有公认的最优随访计划。对过于密集监测的有效性学术界仍有激烈讨论。一些数据表明监测提高了肿瘤复发的早期发现和切除率，但并没有改善生存率。理想的或首选的随访计划组成仍很有争议，来自不同专科医师的决策仍有很大的不一致性。

重要的是，患者应该在一定程度上了解术后随访的必要性和局限性，应该积极参与到随访计划的决策中。关于这个问题，一些主要协会的指南很有帮助。

关键词： 结直肠癌，筛查，监测，随访，粪便潜血实验，纤维乙状结肠镜，结肠镜，双重对比钡剂灌肠造影，计算机断层扫描结肠镜（仿真结肠镜），粪便 DNA 检测

一、筛查

筛查，最初是用于人口学的方法，被用于疾病的早期发现。病例发现是指在个体基础上的早期发现。这些术语被用于发现结直肠肿瘤发病可能性增加的个体。有效的筛查应符合一些特定的标准，检测应具备有效的科学证据，并可确定一种重要的疾病，而且通常是利大于弊，筛查出的疾病应是可预防或可治疗的，结直肠癌的筛查符合这些标准。

二、结直肠癌

2018 年，美国新增结肠癌和直肠癌病例 140 250 例，其中直肠癌 40 500 例（29%）[1]。死亡 50 630 例（包括结肠癌和直肠癌），死亡率 36%[1]。结直肠癌的生存率与诊断时的临床分期和病理分期密切相关。德国多中心研究数据显示Ⅰ、Ⅱ、Ⅲ和Ⅳ期结直肠癌患者的 5 年生存率分别为 76%、65%、42% 和 16%（不包括手术死亡率）[2]。最近美国国家癌症研究所对 1975—2013 年的 SEER 数据库癌症统计回顾表明，局部肿瘤的 5 年生存率是 90.1%，区域性转移肿瘤是 71.2%，远处转移性肿瘤是 13.5%[3]。

目前可以明确的是：如果可以早期发现肿瘤，一方面总体生存率可以得到改善，另一方面甚至可以预防一些结直肠癌的发生。大多数大肠癌直到晚期才出现症状，出现局部梗阻，引起腹痛或排便习惯改变等症状。结肠癌和直肠癌也会伴发出血，可以通过检查粪便中的隐血早期诊断。通过大量观察和研究，包括目前对结直肠癌分子遗传学的了解，结直肠癌的自然病程始于一

个腺窝，基因的多发突变缓慢导致小息肉的产生，然后发展成为浸润性癌，癌肿最终出现转移。美国国家息肉研究（NPS）指出在大多数患者，从“干净”的结肠发展出浸润性癌大约需要 10 年的时间 [4]。这种漫长的、渐进的自然病程为发现早期癌和切除恶性息肉提供了机会（图 20–1）。因此，筛查可以直接针对早期癌检测，降低发病率和死亡率；切除癌前病变息肉，降低结直肠癌的发生率。

多种筛查方法可对早期结直肠癌精确检测 [5–9]，不同证据等级的对照试验和病例对照研究表明切除腺瘤性息肉可以降低结直肠癌的发病率，肿瘤的早期检测可以降低结直肠癌的病死率，这更进一步地证明筛查利大于弊。结直肠癌的筛查检测与其他被广泛接受的筛查检测的成本收益比相当 [10, 11]。需要注意的是一旦筛查结果呈阳性，必须对整个结直肠进行全面的检查排除结直肠息肉或肿瘤。筛查应同时努力优化患者和卫生保健提供者的参与情况，提醒患者和医生需要按推荐的时间间隔重新筛查 [12]。

根据美国疾病控制与预防中心（CDC）的数据，仅有 2/3 符合条件的患者接受了结直肠癌筛查 [13]。最常见的障碍是：被调查者对检查的必要性缺乏认识，医生对检查的建议不足。在没有接受结直肠癌检测或近期没有接受检测的人群中，只有 5% 的人表示有医生建议进行结直肠癌检测。

大约 75% 的新发结直肠癌发生在没有已知致病因素的人群中。从 40 岁左右开始，发病率随年龄增加 [14]。通常认为没有诱发因素的人群处于结直肠癌的平均风险等级。有结直肠癌家族史（如父母、兄弟姐妹或子女中的一个或多个患病），但没有明确的遗传综合征的人群占高危人群的大多数（15%～29%）。遗传性非息肉病性结肠癌（HNPCC）占所有病例的 4%～7%，家族性腺瘤性息肉病（FAP）约占 1%，其余约 1%。因为其他原因如慢性溃疡性结肠炎、克罗恩病、Peutz–Jeghers 综合征和家族性青少年息肉病等，罹患结直肠癌的风险升高，但没有 HNPCC 和 FAP 高（图 20–2）[10]。其他需要注意的风险因素包括年龄增长、饮食中饱和脂肪含量高而纤维含量低、过量饮酒以及久坐不动的生活方式 [15]。

没有直接证据表明何时应该停止筛查，但间接证据支持接近生命终点的人群应停止筛查。大多数息肉至少需要 10 年的时间才能发展成为癌症，如果患者预期寿命不长，那么通过筛查发现息肉可能不符合患者的最佳利益。此外，一般情况下，老年人对筛查和诊断检测的耐受性较差。因此，对大多数人来说，如果筛查和诊断结果不能延长寿命筛查即可终止。停止筛查的年龄还取决于患者和临床医生的判断，要考虑到筛查及其获益之间的时间和患者的预期寿命 [10]。

对结直肠癌平均风险等级人群的筛查不同于高危人群的筛查。临床医生应早在筛查开始前确定个体患者的风险状况。个人的风险状况决定了什么时候应开始筛查、做什么检查及检

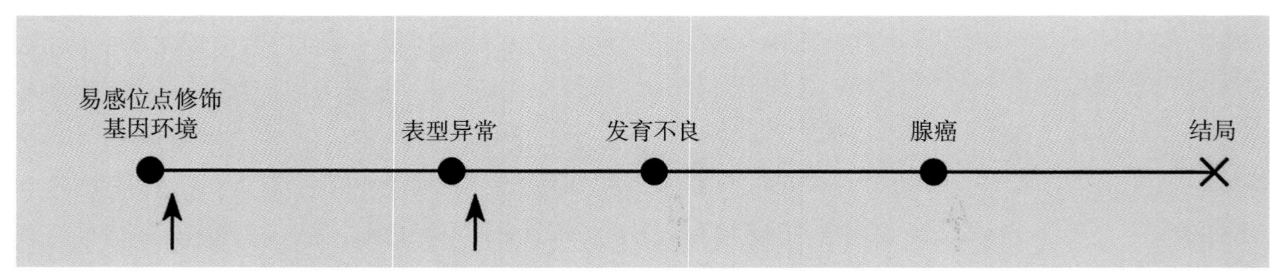

▲ 图 20–1　结直肠癌的自然病程 [47]（经 ©1991 John Wiley 和 Sons 授权）

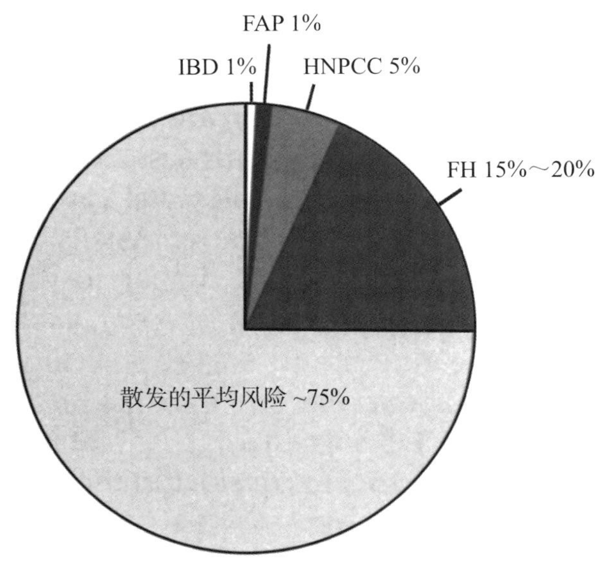

▲ 图 20-2 男女每年大肠癌的新发病例：50 岁无特殊危险因素组

FAP. 家族性腺瘤性息肉病；FH. 家族史；HNPCC. 遗传性非息肉性结肠癌；IBD. 炎症性肠病

查的频率 [12]。

风险分层可以通过以下几个关于结直肠癌风险因素的问题来实现。

- 患者既往是否有结直肠癌或腺瘤性息肉病史？
- 患者是否患有容易诱发结直肠癌的疾病（如炎症性肠病）？
- 家族成员中是否有人患结直肠癌或腺瘤性息肉？如果有，几个人？是一级亲属（父母、兄弟姐妹或子女）吗？癌症或息肉最初的诊断年龄？

这些问题中任何一个阳性结果都应促使进一步努力查明和确定与风险增加有关的具体情况。

具有平均风险等级的男性和女性，50 岁开始应选择下列其中一种进行筛查。一项针对 40—49 岁人群的结肠镜筛查研究证实，结直肠癌在这一年龄组中并不常见，这支持了对平均风险等级人群在 50 岁开始筛查的建议 [16]。

筛查方式有多种选择，没有哪种单一的方法具有明确的优越性，允许患者根据个人偏好进行选择，可增加人群进行筛查的可能性。但不同的方法在有效性、有效性量级、风险或前期成本方面是不同的。医生可通过以下信息向患者介绍每个方法的相对有效性。这些检测是由美国胃肠病学协会 [12]、美国癌症协会 [17] 和美国结肠和直肠外科医师协会指南所推荐。

三、结直肠癌筛查检测

有许多可用的检测，每种检测都有优点和局限性 [12]。

（一）粪便试验

1. 粪便潜血试验

本实验提供每年一次的粪便潜血试验（FOBT）筛查，使用的是基于饮食限制的愈创木脂法检测（在检测前 3d 避免摄入红肉）。从 3 份连续的粪便中取 2 份样本进行检测，不进行再水化。标本检测阳性的患者进行结肠镜检查 [12]。美国胃肠病协会建议每年检测 1 次，这样比每 2 年检测 1 次更为有效，不建议再水化。较新的基于愈创木脂法的检测方法可以提高灵敏度并保持可接受的特异性。检测期间的饮食限制用于降低更敏感的愈创木脂法检测的假阳性率，但对于不太敏感的愈创木脂法检测则没有必要。

明尼苏达随访 18 年结果显示，每隔 1 年进行 1 次 FOBT 筛查可使结直肠癌死亡率降低 21%，这与两项每 2 年筛查 1 次的欧洲实验的结果一致 [7]。筛查组中结直肠癌的发病率也降低 [19]。对 3 项临床试验的系统回顾表明 [5, 6, 7, 19]，限制饮食并不会减低对高龄、灵敏度较低的愈创木脂法检测的阳性率，而且严格的饮食限制可能会导致依从性的降低 [20]。

FOBT 的缺点是目前的检测会遗漏许多息肉和一些肿瘤。此外，大多数检测阳性的人并没有结直肠肿瘤（检测结果为假阳性），他们将经历结肠镜检查的不适、花费以及风险但无获益。结肠镜检查被推荐用于所有 FOBT 检测阳性的患者，是一种贯穿于大多数临床试验的诊断方法，并且在检测微小癌和腺瘤方面比双重对比钡灌肠检查（DCBE）更准确[21]。

2. 粪便免疫组化检测

粪便免疫组化检测（FITs）在探查结直肠癌和腺瘤方面比 FOBT 更敏感。许多 FITs 只需要一个或两个粪便样本，并不需要饮食或药物的限制，增加了其易用性。2008 年，美国几个专业协会均支持使用 FITs 来取代 FOBT，因为前者的效率更高，可被更多人接受[22]。欧洲和亚洲国家也广泛采用 FITs 筛查结直肠癌[23]。然而，检测结果的准确性难以确定，据报道结直肠癌的灵敏度从 25%～100%，特异度通常超过 90%[24]。19 项研究的系统回顾和 Meta 分析发现，灵敏度为 79%，特异度为 95%，总体准确性为 96%[25]，增加样本数量并不影响检测结果。

（二）粪便 DNA 检测

粪便 DNA 检测基于这样一种观点：由于癌症是一种突变疾病，随着组织从正常到腺瘤再到癌的演变，粪便中应该可以检测到这些突变[26]。初步报道显示，晚期癌症患者的粪便中可检测到 DNA 突变[27]，这为一项大型研究提供了基础。该研究使用了一个有 21 个突变的组合，对 4000 多名接受结肠镜检查、粪便 DNA 检测和采用隐血检测试纸Ⅱ的 FOBT 的无症状患者进行研究[28]。包括 APC、*K-ras*、和 p53 突变在内的 DNA 标记显示，结直肠癌的灵敏度为 52%，特异度为 94%[29]。这种基于粪便的检测的优点是无创、不需要特殊的结肠准备，并且可监测整个结肠的肿瘤[30]。由于结直肠癌的 DNA 改变是多样化的，因此需要检测许多基因的突变。

FDA 已经批准了一种商业上可用的检测方法（Cologuard，Exact Scineces，Madision，WI）。这是一个多目标分子组成的粪便 DNA 测试，针对异常甲基化 BMP3、NDRG4 启动子区域、*K-ras* 基因突变和 β-actin（参考人类 DNA 的基因数量），以及人类的血红蛋白免疫组化测定。每个标记的定量测定被合并到一个经过验证的、预先指定的、逻辑回归算法中，测定值超过 183 为阳性[29]。一项对 12 000 多名患者进行的 90 个位点的研究发现，DNA 测定对结直肠癌（92.3%）和晚期癌前病变（42.4%）的检测灵敏度比 FIT 高出近 20%[29]。这项测试的未来还将取决于一些因素，如可供选择检测的性能特征、测试间隔、并发症、成本、患者接受度和依从性等[30, 31, 32]。

（三）乙状结肠软镜

建议每 5 年进行一次乙状结肠镜检查。病例对照研究显示乙状结肠镜检查可降低结直肠癌死亡率[33–35]，但乙状结肠镜探查不到的区域结肠癌风险并没有降低。5 年间隔检查是保守的选择，观察显示 10 年间隔乙状结肠镜筛查仍可使结直肠癌死亡率降低[33]，结肠镜检查阴性者 5 年后再次结肠镜检查很少发现进展期肿瘤[36]，息肉切除后随访结果也表明，结肠镜检查阴性后 5 年，发展为进展期肿瘤罕见[37]。由于乙状结肠软镜检查不如结肠镜敏感，检查间隔时间比结肠镜要短。

几项研究表明，远侧结肠没有腺瘤的患者，近端结肠有进展期腺瘤的比例为 2%～5%[38–41]。如果乙状结肠软镜发现息肉后追加结肠镜检查，可以发现 70%～80% 近侧结肠的进展期肿瘤[39]。在一项随机对照实验中，发现息肉时，乙状结肠镜和结肠镜筛查可使结直肠癌发病率降低 80%[42]。

在一项非随机对照实验中，每年一次的 FOBT 联合 5 年一次的纤维乙状结肠镜检查与单纯乙状结肠镜检查相比，结直肠癌死亡率降低了 43%（无统计学意义）[6]。FOBT/ 乙状结肠镜检测策略的缺点是人们承受了 2 种检查的不便、成本和并发症，但其有效性不确定。

（四）结肠镜检查

结肠镜检查每 10 年进行 1 次。虽然还没有研究评估结肠镜筛查是否能降低处于平均风险等级人群中结直肠癌的发病率或死亡率，但有几条证据支持结肠镜筛查的有效性[12]。有直接证据表明乙状结肠镜筛查降低了结直肠癌的死亡率，结肠镜检查允许进行更多的大肠检查。结肠镜检查在 2 项腺瘤性息肉患者的队列研究中显示可降低结直肠癌的发病率[37, 43]。结肠镜检查可以发现和清除息肉，并可以对结肠内的癌进行活检。然而，结肠镜检查比其他的检查更昂贵、更危险、也更不方便，而且并不是所有的检查都能看到整个结肠。因此，结肠镜检查相对于乙状结肠镜检查的附加价值涉及获益和伤害的权衡[12]。

对于平均风险等级的人群选择 10 年作为筛查的间隔（如果之前的检查结果为阴性）是基于对结肠镜检查的灵敏度和进展期腺瘤发展速度的估计。从腺瘤性息肉转变为癌的发展估计平均需要至少 10 年的时间[36, 44]。

在两项关于结肠镜检查的大型前瞻性研究中，约有 50% 的近端进展期肿瘤患者没有远端结肠肿瘤[38, 39]。同样，一项对一组患有脾曲近端癌的平均风险等级人群中的前瞻性研究发现，65% 的患者在脾曲远端没有肿瘤[45]。1 项对所有息肉患者进行乙状结肠镜检查和结肠镜随访的随机对照试验表明，与未接受筛查的患者相比，接受筛查患者结直肠癌发病率显著降低[41]。154 名无症状、结肠镜筛查阴性的平均风险等级人群 5 年后进行第二次结肠镜检查时，进展期肿瘤的发病率低于 1%[35]，这为建议的 10 年间隔时间提供了支持。两项结肠镜检查研究表明，平坦型和凹陷型腺瘤分别占腺瘤的 22% 和 30%[46, 47]，为了不漏掉这些病变，有必要进行染色[46]。然而，扁平腺瘤的确切发病率和临床意义尚不清楚。

到 2000 年底，美国医疗保险系统已经决定报销结肠镜检查费用。结肠镜检查作为最佳的筛查检测开始被一些胃肠病学组织所讨论和提倡[26]。

（五）结肠气钡双重造影

这项检查建议每 5 年进行 1 次。双重对比钡灌肠检查（Double-Contrast Barium Enema，DCBE）对大型息肉和癌的灵敏度大大低于结肠镜检查，该检查不能切除息肉或对癌进行活检，而且 DCBE 比结肠镜检查更有可能将伪影和其他发现（如粪便）认定为息肉。钡灌肠异常的患者需要结肠镜检查。

包括 DCBE 的原因是它提供了一种可检查整个结肠的替代方法（尽管不那么敏感），可以检测到大约一半的大息肉，这些息肉在临床上可能很重要。作为筛查不建议 DCBE 与乙状结肠软镜联合使用。DCBE 对结肠肿瘤的灵敏度低于结肠镜检查，建议间隔 5 年检查。

在一项前瞻性两组疾病谱相似的人群筛查研究中，DCBE 检测到 6～10mm 腺瘤性息肉是结肠镜检测到的 53%，超过 1cm 为 48%[31]。在一项 2193 例连续结直肠癌非随机研究中，DCBE 对癌的灵敏度为 85%，结肠镜检查的灵敏度为 95%[29]。

（六）计算机断层肠镜检查（仿真结肠镜检查）

计算机断层结肠镜检查（CTC）目前不是结直肠癌的大规模筛查方法，仅作为结肠镜无法做到盲肠或不适合结肠镜检查患者的备选检查。随着技术、工艺和临床研究的快速进展。CTC 成为大肠癌筛查的另一种选择只是时间问题（详见第 3 章）。

四、结直肠癌高危人群的筛查

筛查高危人群可以采取多种形式。如果息肉和癌在早期出现，患者可以在早期开始筛查，如果从小息肉到恶性肿瘤的进展更快，则可以更频繁地筛查，如果肿瘤发生在较近端，可以通过能够到达右半结肠的检查进行筛查，或者可以通过更敏感的方法进行筛查，如结肠镜检查或 DCBE，而不是 FOBT 或乙状结肠镜检查。已经发现患有腺瘤性息肉的患者患结直肠癌的风险更高，因此应该进行监测而不是筛查[10]。

（一）结直肠癌或腺瘤性息肉的家族史

这是一组由一个或多个一级亲属（父母、兄弟姐妹或子女）在 60 岁以下被诊断为结直肠癌或腺瘤性息肉的个体组成。有重要的证据表明，癌症在这些人中出现的年龄比在一般风险等级的人群中要早。实际上，40 岁有结直肠癌家族史的人与 50 岁平均风险等级的人患病风险相当[48]。结肠镜筛查应在 40 岁或比其家庭中最早诊断的患者的年龄小 10 岁时开始，两者以较早者为准，并每 5 年重复 1 次[12]。表 20-1 和表 20-2 给出了家族遗传风险人群的结直肠癌筛查建议。另一种原发癌患者罹患结肠癌的终生风险见表 20-3。

表 20-1　对有家族或遗传风险的罹患人群的结肠癌筛查建议[12]

家族风险类别	筛选建议
≥ 60 岁的结直肠癌或腺瘤性息肉的一级亲属，或结直肠癌的两个二级亲属	与平均风险相同，但始于 40 岁
两个或两个以上患有结肠癌的一级亲戚[a]，或单个一级亲属被诊断为年龄小于 60 岁的结肠癌或腺瘤性息肉	每 5 年进行一次结肠镜检查，始于40岁或比家庭中最早的诊断年龄小 10 岁（以先到者为准）
一位患有大肠癌的二级或三级亲属[b,c]	与平均风险相同
基因携带者或有家族性腺瘤性息肉病的风险[d]	每年乙状结肠镜检查，始于 10—12 岁[e]
基因携带者或有 HNPCC 风险	结肠镜检查每 1～2 年一次，始于 20—25 岁或比家庭中最早的病例小 10 岁（以先到者为准）

HNPCC. 遗传性非息肉性结肠癌；a. 一级亲属包括父母，兄弟姐妹和孩子；b. 二等亲属括祖父母，阿姨和叔叔；c. 三级亲属包括曾祖父母和堂兄弟姐妹；d. 包括家族性腺瘤性息肉病、Gardners 综合征、Turcot 综合征、家族和减毒性腺瘤性结肠炎（AAPC）的子类别；e. 在 AAPC 中，由于近端结肠腺瘤多发，因此应使用结肠镜检查代替乙状结肠镜检查；AAPC 中的结肠镜检查可能应该在青少年后期或 20 岁早期开始

表 20-2　家庭风险[12]

家庭环境	结肠癌的终生患病风险
美国的一般人口风险	6%
一位患有结肠癌的一级亲属[a]	增加 2～3 倍
两名患有结肠癌的一级亲属[a]	增加 3～4 倍
50 岁之前被诊断患有结肠癌的一级亲属	增加 3～4 倍
一名患有结肠癌的二级或三级亲属[b,c]	增加约 1.5 倍
两名结肠癌二级亲属[b]	增加约 2～3 倍
一个具有腺瘤息肉的一级亲属[a]	增加约 2 倍

a. 一级亲属包括父母，兄弟姐妹和孩子；b. 二等亲属括祖父母，阿姨和叔叔；c. 三级亲属包括曾祖父母和堂兄弟姐妹

表 20-3　第二处恶性肿瘤的相关风险[49]

第二处恶性肿瘤部位	性别	结肠首发部位（RR）	直肠首发部位（RR）
胃	男	1.3	1.0
	女	1.0	1.3
小肠（类癌，腺癌）	男	10.2	3.8
	女	5.1	2.0
肾	男	1.5	1.2
	女	1.5	1.3
膀胱	男	1.5	1.3
	女	2.0	1.7
前列腺	男	1.3	1.3
卵巢	女	3.0	1.5
子宫内膜	女	1.7	1.7
子宫颈	女	1.1	1.4
乳腺	女	1.3	1.3

RR. 相对风险度

（二）遗传综合征

FAP 筛查见第 19 章，HNPCC 筛查见第 21 章。

（三）第二处恶性肿瘤的检测

部分患者第二处恶性肿瘤的发病率比正常人群高。犹他州癌症登记中心 35 000 多例癌症病例数据显示，与其他人种、性别和年龄相同的没有罹患过癌症的人群相比，患有一种癌症的男性有 1.2 倍的可能性患另一处癌症，女性有 1.5 倍的可能性。原发结肠癌和直肠癌的男性在结肠、直肠、前列腺或膀胱发生第二个癌症的概率更高 [49]。这部分患者应每 5 年进行 1 次完整的结肠检查，包括结肠镜检查或纤维乙状结肠镜检查及钡灌肠检查，以检查异位性病变。目前，糖蛋白前列腺特异性抗原（PSA）是诊断和治疗前列腺癌最有效的标志物。尽管 PSA 是前列腺特异，但还不足以单独用于前列腺癌的筛查。PSA 也可由正常的前列腺组织产生，提示前列腺增生。PSA 检测和直肠指诊的结合为前列腺癌的早期诊断提供了可靠的依据，应该每年进行一次 [50]。对于 55 岁的就诊男性，谨慎的做法是获得血清 PSA 浓度并进行直肠指诊。如果两者都正常，每年进行一次评估。如果直肠指检正常，但血清 PSA 水平轻度升高（范围 4.1～10.0mg/L），应行经直肠超声检查 [51]。如有必要，应每年对尿液行脱落细胞学检查。

女性第二处癌症更可能发生在结肠、直肠、子宫颈、子宫或卵巢 [51]。因此，应该每 5 年进行 1 次完整的大肠检查，乳房 X 线片检查、盆腔检查和巴氏涂片检查应作为年度常规检查的一部分进行。

五、监测

监测是对已知有结肠或直肠疾病患者群的监测。

（一）切除腺瘤性息肉后

监测的主要方法是结肠镜检查和 DCBE，监测有效性的最佳证据来自结肠镜检查。在国家息肉研究（NPS）中，1418 名患者定期接受结肠镜检查，结肠或直肠摘除一个或多个腺瘤性息肉，平均随访时间为 5.9 年，在对年龄、性别和息肉大小进行调整后，与 3 组未进行监测的参考组（来自于已发表的报道）相比，癌症的发病率比预期低 76%～90%。该研究使用参考组作为对照，假设接受息肉切除的患者与未接受息肉切除的参考人群的癌症发病率相同（图 20–3）。

NPS 还研究了监测的可选频率，所有息肉切除患者被随机分配到息肉切除后 1 年和 3 年后，或仅仅 3 年后进行结肠镜检查。两组在病理为进展期的腺瘤性息肉检出率上无差异（均为 3%）[52]，表明息肉切除后的首次随访筛选可至少推迟 3 年。该研究还表明，如果第一次结肠镜检查的结果是阴性，随后检查很可能不会发现更多的腺瘤性息肉。

当前息肉随访的建议由美国结直肠癌多社会工作组和美国癌症协会联合推荐，建议高风险患者（定义为 3 个或 3 个以上的腺瘤、高度不典型增生、有绒毛特性、大小超过 1cm 腺瘤）3 年后随访结肠镜检查。风险较低的患者（1 或 2 个小于 1cm 的管状腺瘤，没有高度不典型增生）可以在 5～10 年内随访评估。只有增生性息肉的患者与一般风险人群一样的 10 年随访评估。最近有研究报道结肠镜检查遗漏了大量的癌症 [53]，前述建议前提是假设高质量结肠镜检查，包括良好肠道准备和充足的退镜时间，不充分的肠道准备需要改变随访建议。

在息肉切除后使用钡灌肠进行监测的研究尚未见报道，比较钡灌肠与结肠镜检查的研究也未见报道 [10]。

新的证据支持结肠镜下息肉切除可减少后续结直肠癌发病率的观点 [12]。一项息肉切除后监测的研究显示，大肠癌的发病率降低了 66%，与

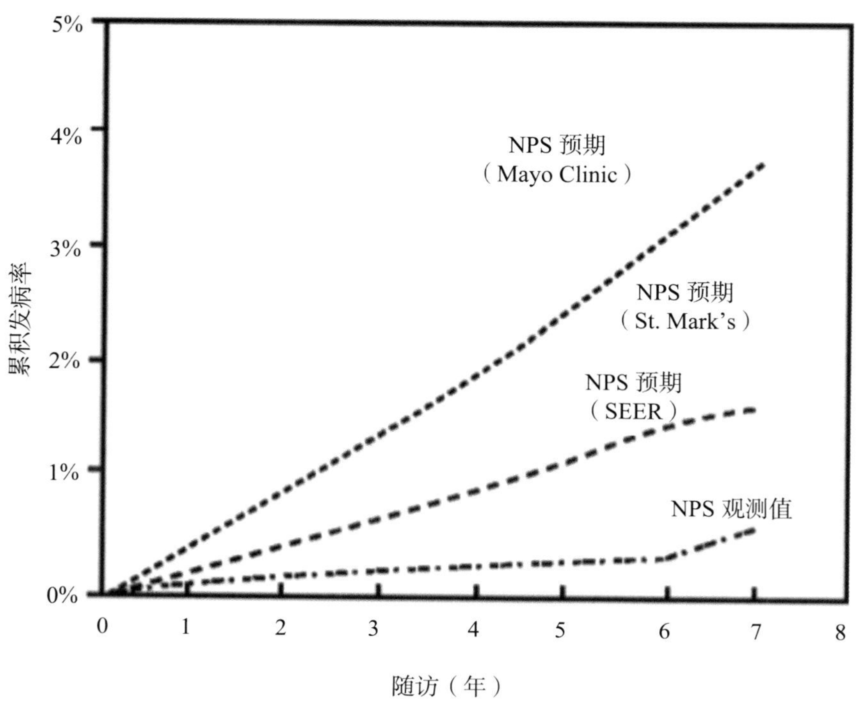

◀图 20-3 国家息肉研究（NPS）队列结肠镜检查后观察到的和预期的结直肠癌发病率[26]（经 © 2005 Elsevier 授权）

SEER. 监测、流行病学和最终结果（程序）

之前报道的 NPS 结果相似[43]。

没有直接证据表明何时停止监测。与筛查一样，应停止监测的年龄取决于患者及医生的判断，同时考虑患者的病史和伴随疾病。切除息肉的特征和随访检查的结果也应加以考虑。

（二）炎症性肠病患者

炎症性肠病患者进行结直肠癌监测的主要目的是检测中度至重度不典型增生和早期癌，而不是息肉。应对有 8 年左右病史的患者进行监测，8 年后开始出现癌变风险。监测能否预防直肠结肠切除尚有争议（详见第 23 章）。

（三）输尿管乙状结肠吻合术

大部分输尿管乙状结肠吻合术已被回肠膀胱成形术或回肠代膀胱术取代，已很少有患者有这种情况。最近研究发现，输尿管膀胱成形术或回肠代膀胱术患者与输尿管乙状结肠吻合术患者具有同样高的患癌风险。回肠膀胱成形术或回肠代膀胱术的患者平均需要 18 年（范围 5～29 年）发展成为恶性肿瘤，大部分癌或腺瘤位于吻合口。在实验大鼠模型中，曾一度认为尿流中需要有粪便物质才能发展成肿瘤。后来的研究对这一概念提出了质疑，最近在回肠造瘘或回肠代膀胱中发现的恶性肿瘤也证实了尿液本身可以引起恶性肿瘤。发病机制尚不清楚，但在大鼠研究和人类研究中发现，革兰阴性菌产生的亚硝胺可能是致癌机制的一部分[27]。输尿管乙状结肠吻合术患者应行纤维乙状结肠镜或结肠镜检查。检查应在原手术 10 年后开始，并应每年重复一次[54]。如果在吻合口发现息肉，内镜下切除是不可取的，因为它们大多位于输尿管乙状结肠吻合口的部位[55, 56]。如果可能的话，患者应该选择另一种转流尿液的方法[56, 57]。

（四）根治性切除后

结直肠癌患者术前应行结肠镜检查排除同时重复肿瘤。如果术前有结肠梗阻，结肠镜检查应该在手术后大约 6 个月进行。如果术前检查正常，应在 3 年后进行结肠镜检查，如果正常，则每 5 年进行一次结肠镜检查[12]。随访的目的是检测局部复发、远处转移、异位性癌和腺瘤以及其他原发癌。

结直肠癌术后随访的基本原理是基于这样一种假设，即在无症状患者中检测到早期复发癌，相比于症状更严重的进展期复发肿瘤，早期复发癌可以更有效地治疗。

一般而言，调查内容包括病史及体格检查、内镜检查、癌胚抗原（CEA）、肝功能检查、超声波及 / 或计算机断层扫描（CT），以及胸部 X 线片。

大约 30%～50% 的结肠癌和直肠癌患者根治性切除后会复发[58]。在 Sugarbaker 等的系列研究中[59]，85% 的复发患者在 2.5 年内复发，所有复发部位的复发时间大致相同，中位数为 17 个月。Pihl 等的系列研究显示[60]，50% 的肝转移在治疗 21～22 个月内出现明显的临床症状，而肺转移则在 22～34 个月内出现明显的临床症状。在所有复发病例中，腹腔内复发占 84%；15% 的复发仅涉及远处转移[59]，约 35% 的患者有肝转移，其中约 20% 的转移仅发生在肝脏。10%～22% 的患者有肺转移，其中约 10% 的患者为孤立的肺转移[58]。

六、复发和转移

仔细的病史记录和体格检查是有效的监测手段。几项前瞻性研究表明，21%～48% 的晚期癌症患者的症状和体征首先提示复发[61, 62]。Beart 等进行了一项的研究[63]，168 名结肠直肠切除患者至少每 15 周随访一次，随访时间长达 4 年，在 48 例复发患者中，41 例体格检查、生化和放射学检查阳性结果之前就出现了症状，包括咳嗽、腹痛和盆腔痛、排便习惯改变、直肠出血和不适。体格检查是发现复发的重要手段，但不如症状敏感。所有体格检查阳性患者均已出现症状或 CEA 阳性。因为有症状或体格检查发现的复发性癌，大多已是晚期不可治愈[61]。

碱性磷酸酶是最敏感的肝功能检测方法[63]，但它也有很高的假阳性率，因此，如果单独使用，几乎没有预测价值[61]。

胸部 X 线片无创且价格便宜，大多数临床医生每年都会采用。任何有可疑或阳性病变的患者都应接受胸部 CT 扫描。因为结果有些不可靠，腹部 CT 扫描不是常规检查。由于手术对盆腔结构的影响可持续长达 2 年，CT 发现早期复发更加困难，然而，CT 扫描在评估有症状的患者和确认复发方面非常重要[58]。CT 扫描检测肝转移更为准确，灵敏度为 85%～90%；与超声和磁共振成像（MRI）相似。当 CT 扫描存疑的时候，正电子发射断层扫描（PET）可以帮助诊断[64, 65]。

Meta 分析表明，每 3～12 个月 CT 检查可使生存获益[66]。然而，也有人报道 CT 扫描并没有增加根治性肝切除术的数量[67]。在发现可治愈的盆腔或局部复发方面的结果也令人失望[68–70]。当使用辅助放疗时，放疗后改变进一步使图像的解释复杂化[71]。

CEA 是鉴定复发或转移的敏感标志物。CEA 水平升高最常见于肝转移患者；95% 的肝转移患者血浆 CEA 水平升高。但另一方面，腹部或盆腔局部复发患者中，17%～25% 的患者 CEA 水平正常。在 70 例复发患者中，89% 的患者通过其他方法检测到复发前血浆 CEA 水平的升高。然而，CEA 并不总是在可切除的阶段出现复发或转移。Beart 等报道[63]，48 例 CEA 升高患者中，只有 1 例有可切除的病变。但在另一组 146 名 CEA 升高的无症状患者中，95% 的患者有复发迹象，其中 58% 的患者可以切除以获得治愈[72]。Moertel 等开展一项全国范围大型非对照研究中[73]，第一年每 12 周进行一次评估，第二年每 4 个月进行 1 次评估，之后每 6 个月进行 1 次评估，并辅以血红蛋白和血液的化学分析以及胸部放射线片。在第 24 和第 48 周以及之后的每年，接受直肠镜检查或结肠造影检查或结肠镜检查。根据医师的惯例，CEA 检测是可选项。在 1216 例结肠癌手术患者中，1017 例（84%）

接受 CEA 监测。在 417 例复发患者中，59% 的患者 CEA 浓度升高。在 600 例无复发的患者中，16% 的患者出现假阳性结果。CEA 检测对肝或腹膜后转移最为敏感，对局部、肺或腹膜转移相对不敏感。115 例 CEA 升高的患者进行手术探查，47 例复发，通常为肝脏，进行根治性切除。38 名 CEA 浓度正常患者和 23 名未被监测的患者也进行了手术切除，通常是由于肺部或局部复发。追加手术后，2.3% 的 CEA 监测患者在术后一年仍无病生存（CEA 升高患者占 2.9%，无升高患者占 1.9%），没有监测 CEA 患者为 2%。作者的结论，由于监测 CEA 使癌症治愈很罕见。因此，这么小的收益是否能抵得上这么大的经济成本，以及这种干预给患者带来的生理和心理上的压力值得怀疑。尽管包括 CEA 评估在内的术后强化随访的确能更早发现复发，从而提高可切除率，但它们并不能转化为更高的生存率。瑞典的 Ohlsson 等进行了一项前瞻性随机研究 [68]，调查 107 名随访时间从 5.5～8.8 年的患者术后强化随访与无随访的价值。这项研究显示在存活率上没有差异。丹麦的 Kjeldsen 等进行了一项类似但规模更大的前瞻性随机研究 [63]。597 名患者的总体生存率和疾病相关生存率也没有改善。Richard 和 McLeod 通过 Medline 检索 1966—1996 年 2 月发表的文章，对结直肠癌患者术后随访的文献进行了批判性的审查 [58]，该报道包括随机对照临床试验、队列研究和描述性研究。从综述结果来看，作者认为无论是支持还是反驳随访监测项目检测复发性大肠癌的价值，都没有确凿的证据。作者指出大多数研究存在许多缺陷，包括样本量小、患者偏倚和随访方案差异。作者估计，即使术后监测有效，生存获益也不会大于 10%。另外，在对 7 项非随机研究 3283 名患者的 Meta 分析中，Bruinvels 等发现 [79]，密集随访患者总体生存率提高了 9%，其中包括更多的无症状复发和更多的复发手术。

外科医生和患者应该了解术后密切随访发现复发和转移的局限性，应讨论制定个体化随访方案，以适应每个患者的需要。

（一）异时性癌和息肉

结直肠癌切除术后监测的目的是清除术前未清除的腺瘤，并检测异时性癌。在 3～20 年内，异时性大肠癌的发病率约为 2%～4%[75-77]。每 3～5 年定期采用结肠镜检查大肠可提供最准确的结果。另一种选择是使用纤维乙状结肠镜结合 DCBE，也可能在不久的将来使用 CT 结肠造影术。

在这种情况下，尚没有关于监测策略有效性的对照研究。现有资料表明，异时性癌的生物学行为与原发癌并无不同，只是发生的频率有所增加。

（二）其他原发恶性肿瘤

在患者获得长期生存之前，其他原发癌的检测并不重要。这个事实通常被忽视，未被意识到，或被遗忘。Enblad 等 [49] 在 1960—1981 年向瑞典癌症登记中心报道，他们分析了 38 166 例结肠癌和 23 603 例直肠癌患者的第二原发恶性疾病的发生情况。第二原发恶性疾病的总相对危险度（RR）在结肠癌（女性，RR =1.4；男性，RR =1.3）和直肠癌（女性，RR =1.4；男性，RR = 1.3）后显著增加。第二原发疾病的风险增加发生在胃、小肠、卵巢、子宫内膜、子宫颈、乳房、肾脏、膀胱和前列腺（表 20-3）。

七、结论

对于结直肠癌的最佳随访方案还没有形成普遍的共识。一些数据表明，监测可提高复发的早期发现和切除的概率，但这并不一定总能转化成生存率的提高。重要的是患者要了解术后随访的局限性，并积极参与随访计划的决策。来自主要协会的指南在讨论中会很有帮助（见表 20-4）[78, 79, 80]。

表 20-4　根治性手术后随访指南概要

流程或检测项目	ESMO[80]	ASCO[78]	ASCRS[79]
病史和体检	前 3 年每 3～6 个月一次；然后每 6～12 个月一次，直到第 5 年	前 3 年每 3～6 个月一次；此后每年一次	每 3～6 个月一次，为期 2 年。然后每 6 个月直到第 5 年
粪便潜血试验	不推荐	不常规检测	不推荐
肝功能检查	只限于有可疑症状的患者	不常规检测	不常规检测
CEA	前 3 年每 3～6 个月一次；然后每 6～12 个月一次，直到第 5 年	Ⅱ或Ⅲ期每 2～3 个月一次，持续 2 年或更长时间。仅在可以进行肝切除的患者中	每 3～6 个月一次，为期 2 年。然后每 6 个月直到第 5 年
胸部 X 线片	只限于有可疑症状的患者	不常规检测，当 CEA 升高或症状提示肺转移时检测	不常规检测
柔性乙状结肠镜和内镜超声	每 6 个月一次，持续 2 年	对于未接受骨盆照射的患者。定期对直肠进行检查。对于接受骨盆照射的患者，不建议	直肠癌的定期检查吻合口
结肠镜检查	在第 1 年和每 3～5 年一次	每 3～5 年一次	每年一次，持续 5 年
CT 胸部 / 腹部 / 骨盆	高危患者头 3 年每 6～12 个月一次	不常规	不常规
腹部超声检查	可以代替 CT 扫描	未提及	未提及

ASCO. 美国临床肿瘤学会；ASCRS. 美国结直肠外科医生学会；CEA. 癌胚抗原；CT. 计算机断层扫描；ESMO. 欧洲肿瘤学会

第21章 结肠癌的流行病学、病因学、病理和诊断
Colon Carcinoma: Epidemiology, Etiology, Pathology, and Diagnosis

Philip H. Gordon David E. Beck 著
申占龙 译
刘 正 校

摘要：结直肠癌是第三大最常见的恶性肿瘤，也是第二大导致癌症死亡的原因。近年来由于筛查的普及，结直肠癌发病率和死亡率有所下降。本章综述了结肠恶性肿瘤的发病率、患病率、流行病学、病因学、病理和诊断。

关键词：恶性肿瘤，结肠，发病率，流行病学，病理，临床表现，并发症，诊断，研究

一、分类

大肠恶性肿瘤因其在普通人群中的发病率而具有重要意义。大肠恶性肿瘤的类型及其估计发病率见表21-1[1, 2]。

表21-1 结肠恶性肿瘤

组织学	DiSario 等[1]（%）	Kang 等[2]（%）
腺癌	94.5	97
类癌	3.3	1.5
淋巴瘤	0.3	0.6
肉瘤	0.1	
鳞状细胞癌	0.1	0.3
浆细胞瘤		
黑色素瘤	0.03	

二、腺癌

（一）发病率，患病率和趋势

结直肠癌是世界第三大最常见的恶性肿瘤，也是第二大导致癌症死亡的原因[3]。据估计，2017年美国新增结肠癌病例95 520例，直肠癌病例39 910例，死亡人数50 260人[3]。近年来，由于筛查的普及，结直肠癌的发病率和死亡率呈下降趋势。男性和女性罹患结直肠癌的终生风险分别为4.7%和4.4%。

在美国，过去几十年来，每个分期的生存率都有所提高。目前，Ⅰ期结肠癌患者的5年相对生存率约为92%、ⅡA期为87%、ⅡB期为63%、ⅢA期为89%、ⅢB期为72%、ⅢC期为53%、Ⅳ期为11%[3]。

（二）流行病学

Correa和Haenszel整理了世界范围内有关结肠癌的资料，并进行了广泛而全面的综述[4]。以下许多信息均摘自他们的出色的综述。

1. 年龄

大肠癌在老年患者中较为常见，多见于70

岁以上患者。然而，值得注意的是大肠癌几乎可以发生在任何年龄段，20—30 多岁的年轻人均可患病[5]。据估计，只有 5% 的结直肠癌发生在 40 岁以下的患者中[6]。

2. 性别

男性结直肠癌的发病率略高于女性[3]。

3. 家族史

有许多研究表明，结直肠癌患者的一级亲属中的发病率增加。在一项对 32 085 名男性和 87 031 名女性的前瞻性研究中，Fuchs 等[7]发现，与没有结直肠癌家族史的男性和女性相比，有一级亲属患病的男性和女性结直肠癌的年龄校正相对风险（RR）为 1.72。有 2 个或 2 个以上一级亲属患病的研究参与者的 RR=2.75。对于 45 岁以下、有一个或多个一级亲属患病的研究参与者，RR=5.37。

为了比较不同年龄时诊断结直肠癌患者的亲属风险，Hall 等[8]研究了两组患者，其中 65 例在 45 岁以下确诊，212 例在所有年龄段确诊。一级亲属结直肠癌总 RR：第一组为 5.2，第二组为 2.3。年轻组亲属结直肠癌的累积发病率与老年组相比从 40 岁开始急剧上升，50 岁时达到 5%，70 岁时达到 10%，而老年组则在 70 岁时达到 5%，80 岁时达到 10%。

St John 等[9]对 523 个病例对照对中的 7493 名一级亲属和 1015 个配偶进行了病例对照研究，以确定罹患结直肠癌症的 RR 值。作者发现有 1 个罹患结直肠癌亲属时的比值比（OR）为 1.8，有 2 个时则为 5.7。父母和兄弟姐妹患病时的风险要大 2.1 倍，在 45 岁之前被诊断时为 3.7 倍，在 45 岁或 45 岁以上被诊断时为 1.8 倍。55 岁及以上，45—54 岁以及 45 岁以下的亲属的累积发病率分别为 11.1%、7.3% 和 4.4%。最近的研究显示，有一级亲属罹病时的发病风险将增加 2～4 倍（表 21–2）[10–13]。此外，据估计，与结直肠癌有一级亲属关系的人比散发性结直肠癌患者的平均发病时间早 10 年左右[9]。

表 21–2　患结直肠癌的相对和绝对风险的估计值

家族史	相对风险	79 岁以前的绝对风险（%）
无家族史	1	4[a]
1 个一级亲属罹患结直肠癌	2.3	9[b]
大于 1 个一级亲属罹患结直肠癌	4.3	16[b]
1 个一级亲属在 45 岁以前被诊断为结直肠癌	3.9	15[b]
1 个一级亲属罹患大肠腺瘤	2.0	8[b]

a. 数据引自 SEER 数据库[10]

b. 使用 CRC 的相对危险度和 79 岁之前的 CRC 绝对危险度来计算有亲属罹患结直肠癌的患者的绝对危险度

4. 位置

结直肠癌在大肠各段的分布一直是一些临床研究的主题。每一项研究都表明，在过去的 50 年里，结直肠癌的发病位置分布从直肠和左半结肠逐渐移动到右半结肠。

Mamazza 等[11]和 Obrand 等[12]的研究进一步证明，发病位置分布从左到右的移动仍在继续。这种向右移动的原因还不完全清楚。对不同国家结直肠癌发病模式的回顾表明，结肠癌的发病率有所增加，而直肠癌的发病率相应下降[4]。这些发现意味着，大肠癌的早期检测和筛查方法应针对整个大肠，而不是局限于大肠远端 25cm。Qing 等[13]比较美国和中国患者发现，36.3% 的白人患者和 26.0% 的亚洲患者有右半结肠病变，而 63.7% 的白人患者和 74% 的亚洲患者有直肠癌。近几十年来，在美国[14]和日本[15]的患者中，结直肠癌发病的位置分布继续向右半结肠移动。

5. 地理分布

不同国家结直肠癌的发病率有很大差异。一般来说，西方国家的结直肠癌发病率最高，包括苏格兰、卢森堡、捷克斯洛伐克、新西兰、丹麦和匈牙利。

发病率最低的国家包括印度、萨尔瓦多、科威特、马提尼克、波兰和墨西哥。美国和加拿大的发病率处于中间位置[3,4]。在纬度范围广的大国，可能存在与国际差异类似的相当大的地区差异[4]。

有人认为，低风险人群的右半结肠癌发病率相对增加，而相对高风险人群的左半结肠癌的发病率增加[4]。与农村人群相比，城市人群患结直肠癌的风险增加。日裔美国人结直肠癌的发病率高于居住在日本的日本人。这些移民的孩子的发病率接近于美国人。环境暴露和饮食习惯的影响可以用以色列的一个著名事件来说明。在欧洲或北美出生的以色列人患肠癌的风险大约是在北非或亚洲出生的人的 2.5 倍。在他们到达以色列后，肠癌的发生率变得相似[4]。

6. 种族和宗教

曾经比白人结直肠癌发病率低的非裔美国人现在也有了类似的发病率[4]，但非裔美国人的 5 年生存率明显低于白人[16]。美洲印第安人患大肠恶性肿瘤的风险不到美国白人的一半。在美国出生的墨西哥人患大肠癌的风险也较低。在宗教方面，美国犹太人结直肠癌的发病率较高，而摩门教徒和基督复临安息日会教徒的发病率低于美国普通民众[4]。阿什肯纳兹犹太人一生患结直肠癌的风险为 9%～15%，而非阿什肯纳兹犹太人的普通西方人群中大肠癌风险为 5%～6%[17]。摩门教徒发病率较低的原因是他们禁止吸烟和饮酒。自我评价或认识到宗教信仰被认为是结直肠癌发生的一个保护因素（RR=0.7）[18]。

7. 职业

Vobecky 等[19]观察到，在生产合成纤维的工厂工作的人中，结直肠癌的发病率增加了 3 倍。在作者对文献的综述中，他们发现罹患大肠癌风险更大的其他工作包括：处理氯化油的冶金工人、运输设备制造商、织布工、消防员、从事石棉或焦炭副产品的工人，和那些在铜冶炼厂工作的人。de Verdier 等[20]发现，在加油站工作的男性和（或）汽车维修工和接触石棉的男性的结肠癌的 RR 升高，分别为 2.3 和 1.8，而接触烟灰（2.2）和石棉（2.2）、切削液和（或）油（2.1）以及来自焦炭、煤炭和（或）木材燃烧气体（1.9）的男性的直肠癌的 RR 升高。

Homa 等[21]的 Meta 分析表明，暴露于闪石类石棉可能与结直肠癌有关，但暴露于蛇纹石石棉则与结直肠癌无关。另一项研究未能发现石棉暴露与结肠癌和直肠癌之间的关联[22]。持续暴露于有机溶剂、染料或磨蚀剂中也可能导致患结直肠癌的风险增加[23, 24]。从事聚丙烯生产的工人也显示出结直肠癌的发病率增加[25]，但最近并未见这种风险的报道[26]。长时间暴露于丙烯酸、甲基丙烯酸甲酯 3 年的工人，在 20 年后患结肠癌的风险增加[27]。

（三）病因与发病机制

与其他恶性肿瘤一样，结肠癌的病因和发病机制尚不清楚。许多因素被认为是导致癌症的重要因素，某些临床表现被认为是癌症的前兆，这里将进行详细介绍。

1. 息肉 – 癌症途径

已有大量证据表明，大多数（非全部）癌症均由息肉发展而成，这种情况称为息肉—癌症途径。相关内容在第 19 章中有详细描述。

2. 炎症性肠病

尽管结直肠癌合并溃疡性结肠炎和克罗恩病仅占所有大肠癌病例的 1%～2%，但它被认为是该病的严重并发症，约占炎症性肠病死亡总数的 15%

患有广泛性溃疡性结肠炎的患者，炎症负担更为严重，有发生不典型增生 – 癌变的风险，尤其是那些已经患病 10 年以上的患者，以及那些在儿童时期发病的患者，无疑会增加患结肠癌或直肠癌的风险。Lennard–Jones 等[28]报道，结直肠癌的发病率（随访 22 年以上的 401 例广泛性溃疡性结肠炎患者中的 22 例）在 15 年、20 年和 25 年分别为 3%、5% 和 13%。在随访的 334 例患者中，17 例发生结直肠癌，其中 12 例

Dukes 分期为 A 或 B。在随访过程中发生癌症的患者中，有一半的患者在结肠切除术后才发现与不典型增生相关的癌。其他人也证实了这种风险的增加[29]。在瑞典癌症登记处随访长达 60 年的 3117 例溃疡性结肠炎患者中，结直肠癌的 RR 为 5.7（对直肠炎无显著意义），左侧疾病为 2.8，全结肠炎为 14.8[30]。最近的数据表明，炎症性肠病患者在诊断后 8～10 年内，患结肠癌的风险每年增加 0.5%～1.0%[31]。考虑到该疾病的慢性性质，值得注意的是，在一些基于人群的研究中，大肠癌的发生率如此之低，因此必须研究其可能的解释。使用 5- 氨基水杨酸制剂（5-ASAs）治疗可能是一种癌症的保护因子[31]。

与大肠腺癌相比，小肠腺癌极为罕见。尽管在克罗恩氏病的累及部位仅报道了少量小肠癌，但与预期数目相比，该数目显著增加[31]。克罗恩病患者的结直肠癌发病率比一般人群高 4～20 倍[29]。在一项对 1656 例克罗恩病患者的研究中，Ekbom 等[32]指出结肠癌的 RR 为 3.2（克罗恩回肠结肠炎）到 5.6（仅克罗恩结肠炎）。任何克罗恩结肠炎患者在 30 岁之前发病，其相对危险度为 20.9，但在 30 岁之后确诊时只有 2.2。

3. 遗传学

在过去的 15 年里，人们对癌症分子生物学的认识有了爆炸性的增长。出版物数量众多，但往往难以理解。尽管如此，在过去的十年里，人们在理解结直肠癌发生的基本机制方面取得了前所未有的进展。在 Allen[33] 对结直肠癌的分子生物学的综述中，他试图让临床医生理解分子生物学，下面的论述大量地借鉴了这一综述。

(1) 分子生物学：在细胞核内可以找到控制蛋白质酶产生并构成生命本身所需的基本信息的编码，它们是由四个核苷酸组成的长链脱氧核糖核酸（DNA）分子：腺嘌呤（A）、鸟嘌呤（G）、胸腺嘧啶（T）和胞嘧啶（C）。在正常情况下，腺嘌呤只与胸腺嘧啶（A：T）配对，鸟嘌呤与胞嘧啶（G：C）配对。作为碱基配对的结果，细胞 DNA 形成了常见的阶梯状结构，这种结构被扭曲成一个双螺旋，并被超螺旋成在显微镜下可见的称为染色体的结构。

长的 DNA 序列被细分为称为基因的较小片段，每个片段都包含单个蛋白质所需的信息。基因由成百上千个核苷酸组成。在人类中，全部遗传编码被称为基因组，由大约 30 亿个核苷酸组成，大约包含 100000 个基因，这些基因包含在 23 对染色体中（46 个染色体）。每对染色体中有一个是从母亲遗传来的，另一个是从父亲遗传来的。因此，每一个基因在其互补染色体上都有另一个类似（但不完全相同）的基因，叫作等位基因。基因可以以显性或隐性方式起作用。对于显性基因，一个等位基因负责产生蛋白质，而另一个等位基因保持休眠。

细胞染色体中的核苷酸序列被正确的地复制，并在细胞分裂过程中代代相传。一个“正常”的突变率约为每复制 100 亿个碱基对中出现一个错误。为了纠正复制错误（RER），修复机制依赖于错配修复基因。癌变似乎是由于对细胞生长和分化至关重要的基因突变的累积导致的，突变率的增加或 DNA 修复过程受到破坏均可导致基因突变的累积。癌症是 4～12 种遗传变化的最终结果，这些遗传变化将生长优势传递给突变的细胞。在起始阶段，DNA 的突变率增加。一些基因的突变会被整合到个体的基因组中，并代代相传。这些“胚系突变”可能发生在与癌症相关的基因中，从而导致遗传性癌症。其他被称为“体细胞”的突变会导致散发性癌。Knudson[34] 提出，遗传性癌发生在具有隐性基因的一个等位基因突变的胚系突变个体中，之后只需要一个额外的体细胞突变就可以使该基因失活并引发癌变。散发性癌需要两种体细胞突变（或等位基因缺失）。

(2) 基因活化的机制：有 3 大类基因与癌症的发生有关：癌基因[1]、抑癌基因[2]和错配修复基因[3]（表 21-3）。当一个原癌基因（正常的人类正常生长相关基因）被异常激活时，它将驱动细胞通过细胞周期促进克隆增殖，被称为癌基因。癌基因以显性方式起作用，因为只有一个等位基因的改变才是产生细胞效应所必需的。然而，癌基因并不能说明全部情况，因为只有 20% 的人类癌症有癌基因改变。

即使癌基因发生改变，其他被称为抑癌基因的基因也可以终止细胞周期。抑癌基因以隐性方式起作用，仅在两个等位基因中的等位基因缺失或突变使其失活时才促进癌变。如果细胞无法修复 DNA 损伤，那么抑癌基因（例如 *p53*）会将细胞驱动为自杀模式，称为凋亡。在第 5 号染色体上发现了对结直肠癌至关重要的抑癌基因—腺瘤性息肉病（*APC*）基因。它含有导致蛋白质产物被截断的遗传突变。在大多数息肉和癌的肿瘤形成过程的早期发现了 *APC* 的体细胞突变。

表 21-3　与结直肠癌发生有关的已知基因 [10, 33]

类　型	名　称	染色体
癌基因	*K-ras*	12
抑癌基因	*APC*	5
	DCC	18
	p53	17
	MCC	5
	TGF-β-RII	3
错配修复基因	*hMLH1*	3
	hMSH2	2
	hPMS1	2
	hPMS2	7
	hMSH6	2
	hMSH3	5
其他（目前具有理论重要性）	脂肪乙酰化 P_{450} 基因等	多个

目前发现与致癌作用有关的最新基因称为错配修复基因，是细胞修复 DNA RER 和自发碱基对丢失所必需的基因。迄今为止，在人类中发现的六个 DNA 错配修复基因分别是 *hMSH2*（染色体 *2p16*），*hMLH1*（染色体 *3p21*），*hPMS1*（染色体 *2q31–33*），*hPMS2*（染色体 *7q11*），*hMSH6*（染色体 *2p16*）和 *hMSH3*（染色体 *5q11.2 —q13.2*）。当这些基因的两个拷贝都失活时，DNA 错配修复就存在缺陷，并且细胞在 DNA 复制中显示出错误的频率增加，从而加速了肿瘤的发生发展。 前四个基因分别占遗传性非息肉性结直肠癌（HNPCC）的 31%，33%，2% 和 4%[35]。

突变 *MSH2**1906G ＞ C 也被认为是造成阿什肯纳兹犹太人 HNPCC 的重要原因 [36]。在诊断年龄小于 60 岁的人群中，这种致病性突变占结直肠癌的 2%～3%，这些人具有高度的外显率，约占满足阿姆斯特丹标准的患 HNPCC 的阿什肯纳兹犹太家庭的 1/3。在 1342 名患有结直肠癌的阿什肯纳兹犹太人中，8% 发现了 *MSH2**1906G ＞ C 奠基性突变（0.6%）。随后的一项研究 [37] 试图描述患有早发性结肠癌（诊断年龄 40 岁或更年轻）的阿什肯纳兹犹太人后裔中可的可归因于 *MSH2**1906G ＞ C 的比例，在 41 个样本中，有 3 个样本（7.14%）检测到突变。这一发病率明显高于未经年龄选择的阿什肯纳兹犹太人结直肠癌的比例，为 8/1345（0.6%）。这些结果表明，在诊断患早发性结肠癌的阿什肯纳兹犹太人的评估中应考虑测试 *MSH2**1906G ＞ C 突变 [38]。

hMSH2 和 *hMLH1* 占符合国际诊断标准的家族的 63%[38]。Peltomäki[39] 最近的一篇综述提到，在多达 70%～80% 的这类家族中检测到与 HNPCC 相关的四个主要错配修复基因（*MLH1*、*MSH2*、*MSH6* 和 *PMS2*）中的一个基因的胚系突变。已知有 400 多种不同的致错配修复基因突变的易感因素，其中大约 50% 影响 *MLH1*，约 40% 影响 *MSH2*，约 10% 影响 *MSH6*[39]。影响 *PMS2* 的小于 5%。新发现的人类错配修复基因 *MLH3* 可能占 HNPCC 的一小部分。*PMS1* 的胚系突变最初是在类似 HNPCC 的家族中报道的，但目前没有证据表明 *PMS1* 是 HNPCC 易感基因。关于错配修复的两个其他组成部分，核酸外切酶 1（EXO1）和 DNA 聚合酶，现有的数据非常有限，无法对它们在 HNPCC 易感性中的作用进行任何可靠的评估 [39]。

(3) 结直肠癌的遗传途径：通常来说，肿瘤被认为是一个 3 步过程，包含启动，促进和进展。结直肠癌是一种遗传异质性疾病，在结直肠癌的发生发展过程中，发生了一系列的遗传事件。启动阶段（从开始到第一次突变）涉及环境因素和宿主易感性之间的复杂（且不清楚）相互作用（图 21-1）。已知特定的环境因素可以导致结直肠癌（图 21-2）。对于遗传性大肠癌患者，环境因素的影响比潜在基因突变的影响小。因此，在遗传条件下引发结直肠癌的风险明显较高（息肉病综合征患者为 100%，HNPCC 约为 85%）。

许多早期的报道试图将遗传重要性与结直肠癌的病因学联系起来。Burt 等[40]在大系谱中对多例结直肠癌病例中进行了结肠息肉和癌的遗传易感性的研究。作者的分析表明，所观察到的散

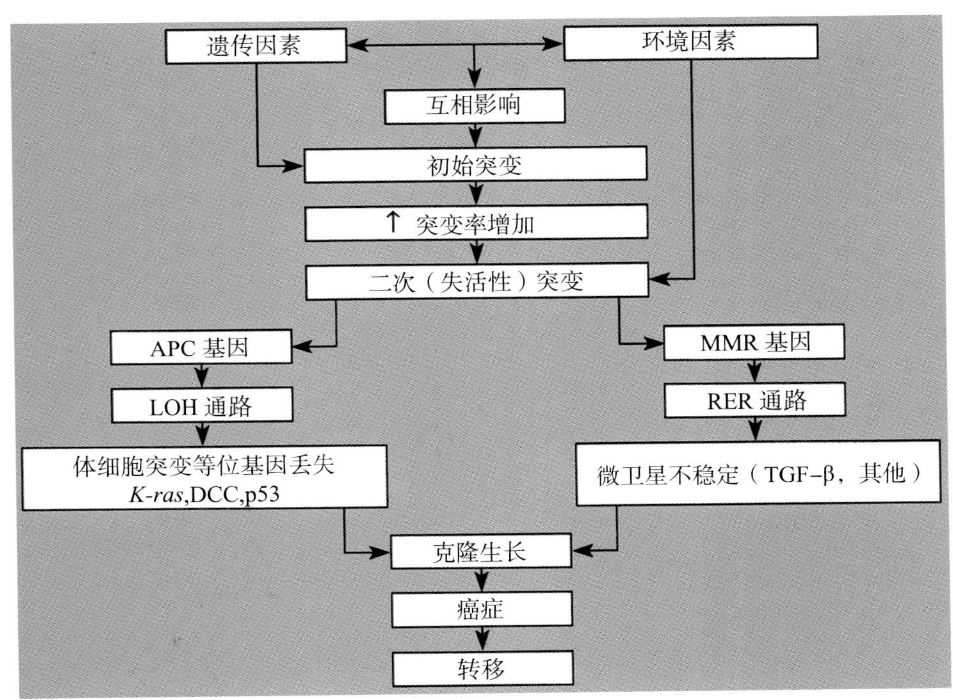

◀ **图 21-1　结直肠癌的分子途径**

与标有“遗传因素”的方框相关的两个箭说明了散发性结肠癌和遗传性结肠癌之间的差异。从标有“遗传因素”的方框指向“初始突变”的箭说明了能够启动肿瘤胚系突变的遗传。APC. 腺瘤性息肉病；LOH. 杂合子丢失；DCC. 结肠癌缺失基因；MMR. 错配修复；RER. 复制错误；TGF-β. 转化生长因子 -β[33]

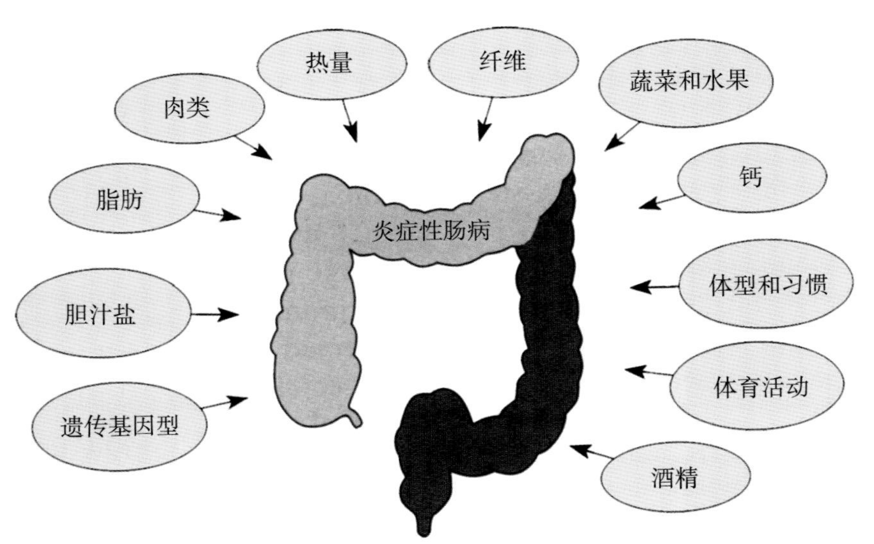

◀ **图 21-2　环境因素可能会导致结肠黏膜改变，在肿瘤形成前产生效应**

结肠细胞基于与各种饮食成分有关的代谢途径相关的 DNA 基因座，对每种环境因素作出反应。遗传多态性被认为在确定个体在细胞水平上对各种环境因素的反应中起作用[33]

发性腺瘤性息肉和结直肠癌是遗传的常染色体显性基因而非隐性基因的结果。Solomon 等[41] 检测了结直肠癌 5 号染色体上等位基因的缺失。作者使用一种特殊的探针，映射到 *5q* 染色体，证明了与匹配的正常组织相比，至少 20% 的癌失去一个等位基因。他们认为，该基因的隐性遗传可能是结直肠癌中相对高比例进展的关键步骤。其他染色体均未发现缺失，说明 5 号染色体的缺失是非随机的。Law 等[42] 报道，在结直肠癌中，17 号染色体和 18 号染色体的等位基因损失比 5 号染色体的等位基因损失更频繁 。

现在人们认为，在 2 个基因位点之一突变可引起结肠肿瘤的突变。*5q21* 位点含有 *APC* 基因，在 70% 以上的肿瘤病变中 *APC* 基因发生了改变。其他息肉和癌表现出微卫星不稳定性（MSI），MSI 是错配修复基因突变的标志。根据失活的基因类型，有两种导致结直肠癌的通路（图 21–1）。在第一条通路中，APC 基因失活导致杂合性丢失（LOH）。APC 基因失活后，约 70%～80% 的结直肠癌发生通过 LOH 通路发生。LOH 通路中涉及的基因除 *APC* 外，还包括 *K-ras*、结肠癌缺失基因（*DCC*），以及 *p53*（图 21–3）。胚系 *APC* 突变可引发家族性腺瘤性息肉病（FAP）的肿瘤形成过程，并使所有结肠隐窝干细胞具有很高的克隆增殖风险。

大量的证据支持多步骤过程的概念，这一过程通常经过几十年的发展，似乎至少需要 7 个遗传事件才能完成。但即使是单一的基因改变也会导致疾病（如 FAP、HNPCC）。1990 年，Fearon 和 Vogelstein[43] 发表了当今结直肠癌发生的经典遗传模型。作者提出了一系列遗传事件，与在组织病理学可识别阶段的从良性病变到恶性病变的顺序相对应。他们推测结直肠癌的发生是癌基因突变激活和抑癌基因突变失活的结果。

他们最初认为至少有 4 个或 5 个的基因突变，但现在人们认为至少有 7 个基因突变才能形成癌。尽管基因的改变通常是根据一个优选的顺序发生，但有序的顺序（图 21–2 和 图 21–3）

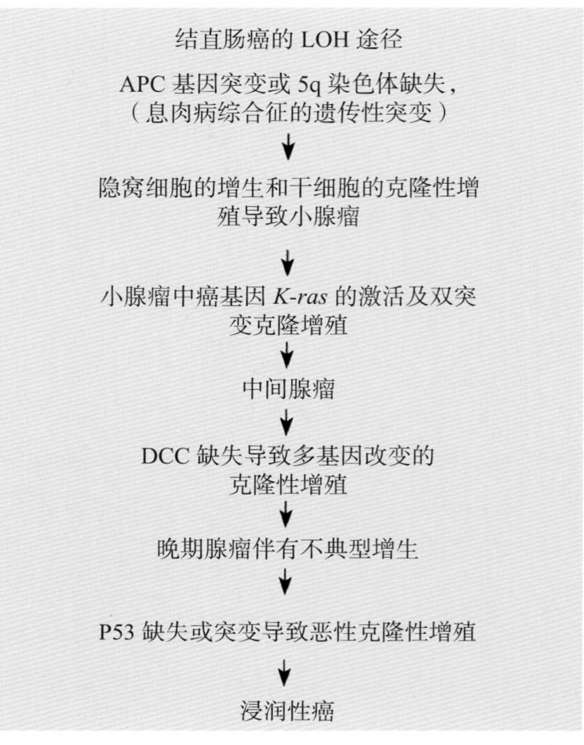

▲ **图 21–3　结直肠癌的杂合性丢失（LOH）途径**[33]

很少发生在单个癌中。决定癌症生物学特性的是基因改变的累积，而不是它们的顺序。Fearon 和 Vogelstein[43] 所描述的一连串事件始于 *5q* 染色体上 *FAP* 基因的一个缺失突变，它导致正常上皮变为过度增生上皮。这些过度增殖的细胞之一引起基因组低甲基化的小腺瘤。下一个事件是激活 *12p* 染色体上突变的 *K-ras* 癌基因，形成中间腺瘤。与癌基因不同，抑癌基因以隐性方式表达。因此，这两个等位基因拷贝必须通过点突变缺失或失活才能发生表型表达。通常情况下，*18q* 染色体上的 DCC 基因会失活或缺失，从而导致晚期腺瘤的发生。在结直肠癌中发现的最后一个基因改变是 *17p* 染色体上抑癌基因 *p53* 的缺失和（或）突变。50% 的人类癌症和 70% 的结直肠癌中 *p53* 基因发生改变。转移的发生还需要进一步的遗传学改变，随后被认为与 *Nm23* 基因的 LOH 有关[44]。虽然从正常黏膜到腺瘤到癌的途径中没有强制性的突变序列，但在特定的癌基因或抑癌基因中，明显存在着某些类型的突变与向早期和晚期转变有关。在散发性和遗传性结直肠癌中可以观察到这种多步骤途径。许多其他基因，如 *MCC*、*TGF*-β、*Rb* 和 *Myc*，都与结直肠癌的发生有关。对分子事件的进一步研究，无疑会更好地理解多步骤的致癌作用及其各自的相对重要性。

错配修复基因缺陷引发了一系列完全不同的事件，称为 RER 通路。这些通路导致生物学上不同的癌症。 在大约 20% 的癌中发现了第二种结直肠癌通路。HNPCC 患者和自发性发生 RER 通路的癌症患者的 RER 途径相似。HNPCC 患者继承了一个错配修复基因的单一缺陷等位基因，并需要额外的体细胞突变才能使第二个等位基因失活。自发性发生 RER 通路的癌症患者，在两次体细胞突变发生后，使相关基因失活。无论哪种情况，基因失活都会导致 RER 显著增加。当错误累积在微卫星中时，可能会发生包含或靠近受影响的微卫星的基因紊乱（图 21-4）。Aaltonen 等 [45] 发现，来自 HNPCC 患者的结直肠癌中 RER 阳性表型为 77%，而散发性结直肠癌患者中只有 13%。

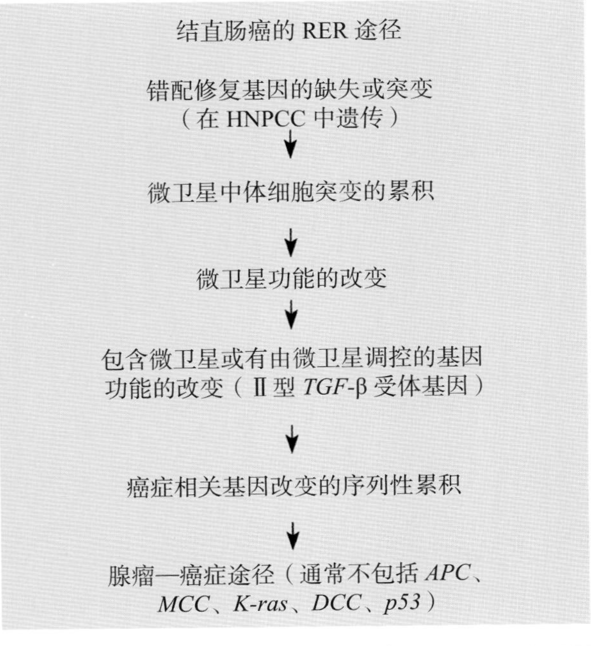

结直肠癌的 RER 途径

错配修复基因的缺失或突变
（在 HNPCC 中遗传）

↓

微卫星中体细胞突变的累积

↓

微卫星功能的改变

↓

包含微卫星或有由微卫星调控的基因功能的改变（Ⅱ型 *TGF*-β 受体基因）

↓

癌症相关基因改变的序列性累积

↓

腺瘤—癌症途径（通常不包括 *APC*、*MCC*、*K-ras*、*DCC*、*p53*）

▲ **图 21-4 基因的改变通常根据优选的顺序发生** [33]

DNA 错配修复缺陷如何导致癌症？错配修复基因缺陷增加了细胞恶变的风险，最终可能是错配修复基因的一种或几种抗癌功能被破坏所致。Peltomäki[39] 最近总结了这些问题：第一，错配修复系统的故障与基因组稳定性下降有关，这可能表现为整个基因组中微小突变（MSI）的高发生率；第二，尽管错配修复缺陷细胞通常具有二倍体或接近二倍体的 DNA 含量，但这些细胞中的杂合依赖性重组抑制缺失，可能会促进基因转换，使抑癌基因暴露于 LOH 中，或允许染色体易位发生。此外，与 DNA 双链断裂修复相关基因突变失活的增加可能导致错配修复缺陷细胞中染色体畸变程度的升高；第三，除了未知的微卫星序列外，关键基因也可能受到突变的影响，使细胞具有生长优势。典型的“靶”基因包括那些参与生长抑制、凋亡或信号转导的基因。第四，有证据表明，针对内源性或外源性 DNA 损伤的保护失败，以及随后的突变或突变前损伤的持续存在，可能导致肠道细胞的基因组不稳定 / MSI。

有一些非 FAP，非 HNPCC 遗传性结直肠癌的例子：一个不符合阿姆斯特丹标准的家庭，在先证者的恶性肿瘤中没有 DNA 错配修复缺陷，发现该家族的编码Ⅱ型 TGF-β 受体的 *TGFBR2* 基因的胚系突变；在癌组织中观察到剩余的正常等位基因缺失 [46]。因此，其他生物学机制可能是非 FAP、非 HNPCC 遗传性结直肠癌的基础。

从正常上皮到腺瘤再到癌症的转变与获得性分子事件有关。关于癌症遗传途径的最新进展已经公布 [13]。当正常上皮细胞发展为癌时，可能会发生至少 5～7 个主要的分子改变。这些分子事件至少有两条主要途径可导致结直肠癌。大约 85% 的结直肠癌是由导致染色体不稳定的事件引起的，剩下的 15% 是由导致 MSI 的事件引起的。在染色体不稳定引起的癌中，主要变化包括染色体数目的广泛改变（非整倍体）和 *5q*、*18q* 和 *17p* 染色体部分分子水平上的可检测丢失；以及癌基因 *KRAS* 突变。参与这些染色体丢失的重

要基因分别是 *APC*（*5q*）、*DCC/MADH2/MADH4*（*18q*）和 *TP53*（*17p*），染色体丢失与分子和染色体水平的不稳定性有关。APC 基因的缺失是结直肠癌进展途径中最早发生的事件之一，该基因似乎与它在使具有胚系突变的人易患结直肠肿瘤中的重要作用相一致。DNA 损伤修复基因的获得性或遗传性突变也可能导致结直肠上皮细胞发生突变。并不是所有的癌症都需要所有的突变，突变也不总是以特定的顺序发生。MSI 引起的癌症的关键特征是完整的染色体互补，但是获得了 DNA 修复缺陷，从而使得可能在与癌相关的重要基因中发生的突变得以持续。这些类型的癌可在分子水平上通过 DNA 重复单位的改变来检测，这种改变通常发生在整个基因组中，称为 DNA 微卫星。微卫星的有丝分裂不稳定性是 MSI 癌的重要特征。

MSI 是 HNPCC 的标志，15%～25%。根据国际标准，高度 MSI（MSI–H）定义为五个位点中的两个或多个位点具有不稳定性，或不稳定位点占所研究的所有微卫星位点≥ 30%～40%；而较少位点的不稳定性被称为 MSI–low（MSI–L）。MSI–H 的结直肠癌包括一组恶性肿瘤，多发于近端结肠，这些恶性肿瘤具有较高的二倍体 DNA 含量，女性多见，并且具有更好的生存率。这些特征将 MSI–H 结直肠癌与 MSI–L 结直肠癌区分开。大多数 MSI–H 结肠癌是由 *MLH1* 失活引起的。结肠癌的 MSI–L 与 MSI–H 一样普遍，但免疫组化和突变研究发现 MSI–L 亚组不涉及 MLH1，MSH2，MSH6 或 MSH3。临床病理特征似乎也不能将 MSI–L 与 MSS 结肠癌区分开。

(4) 基本遗传学知识的临床意义：Allen[33] 根据结直肠癌的分子发病机制和遗传模式对其亚型进行重新分类，结果如表 21–4 所示。与远端癌相比，近端结直肠癌具有正常的细胞遗传学及二倍体 DNA 含量，生长较慢，转移相对少、预后较好。此外，当结直肠癌为近端癌时，患者及其一级亲属发生结肠外癌的频率较高。

大多数远端结肠发生的癌沿 LOH 途径发展，而大多数近端癌为 RER 途径（图 21–5）。LOH 途径癌症的临床特点是左侧更多（80%），非整倍体，息肉与癌的比例为 20∶1，总的发展期为 7～10 年。与上述特征不同的是罕见的腺瘤性息肉病综合征变异，称为遗传性扁平腺瘤综合征（HFAS）或与 APC 突变相关的衰减型腺瘤性息肉病（AAPC）综合征。在该综合征中，遗传点突变位于外显子 1～4 内 FAP 突变的上游。FAP 和 AAPC 突变之间的微妙差异（有时在 10 个碱基对之内）导致显著不同的表型。AAPC 患者的息肉很少（通常少于 10 个），息肉小，扁平，位于近端结肠，与其他与 APC 突变相关的遗传性肿瘤相比，息肉发展为癌的比例很高，且息肉更为晚期。与 LOH 途径的癌相比，RER 途径的癌倾向于脾弯曲附近（＞ 70%），具有正常的（二倍体）DNA 含量，并且预后较好。对切除的癌组织的分子分析已使人们认识到，LOH 途径癌的分期预后比 RER 差。迄今为止，预后最重要的分子标记似乎是 18 号染色体上的 *DCC* 基因位点。

基于遗传模式和特定综合征的分类揭示了 3 种主要形式：散发性、家族性或遗传性。不同之处在于突变发生的方式不同。对于散发性癌，在一段时间内，环境因素会影响结肠黏膜，并最终改变结肠黏膜，从而可能发生克隆生长。家族性结直肠癌的定义是有多个家族成员患有结肠或直肠癌，但不符合公认的遗传模式。当癌症和息肉都包括在系谱中时，家族性结直肠癌可能占多达 30%。家族聚集的解释可以是有共享的环境或有共享的遗传，或者两者兼而有之。

Liu 等 [47] 将 MSI 引发的癌分为 3 类。第一类结直肠癌发生于无结直肠癌家族史的患者（散发病例）。这些占美国结直肠癌总数的 12%～15%。第二类患者可患有包括结肠癌、子宫内膜癌和卵巢癌在内的癌症，并有相关的癌症家族史（HNPCC），几乎这些患者身上发生的癌都存在 MSI。第三类为 RER 引发的癌，包括多

表 21-4　基于分子发病机制，遗传模式和临床特征的结直肠癌分类 [33]

遗传模式	总结直肠癌（%）	临床特征
LOH		
散发性	35	远端癌（70%），非整倍体 DNA，无息肉或结直肠癌家族史，诊断结直肠癌的年龄大于 60 岁
家族性	25	远端癌，非整倍体，有息肉或结直肠癌的家族史（有多个亲属），诊断结直肠癌的年龄 50—60 岁
遗传性（息肉综合征）	1~3	息肉超过 100 种，发病年龄早（息肉 10—25 岁；大肠癌 30—40 岁；HFAS/ AAPC 除外）
FAP		上消化道息肉和癌，视网膜异常
Gardner's 综合征		胶质瘤，骨骼异常
Turcot's 综合征		成神经管细胞瘤
HFAS/AAPC		结肠近端小扁平腺瘤，通常少于 10 个，发病年龄晚（50 岁或以上），胃底息肉
RER		
散发性	20	近端癌（70%），二倍体 DNA，预后优于 LOH 癌，诊断结直肠癌年龄大于 60 岁
家族性	6	近端癌，二倍体 DNA，结直肠癌或息肉家族史，诊断结直肠癌年龄为 50—60 岁
遗传性（HNPCC）	10	
Ⅰ型 Lynch 综合征		仅结直肠癌，近端癌（70%），二倍体，40% 患有同步或异时结直肠癌，诊断结直肠癌年龄为 40—45 岁
Ⅱ型 Lynch 综合征		Ⅰ型 Lynch 综合征，加上子宫内膜癌、卵巢癌、胰腺癌、胃癌、喉癌、泌尿系统癌、小肠癌、胆管癌（随家庭而异）
Muir-Torre		Lynch 综合征加皮肤病变
Turcot's 综合征		胶质母细胞瘤

DNA. 脱氧核糖核酸；FAP. 家族性腺瘤性息肉病；HFAS/ AAPC. 遗传性扁平腺瘤综合征 / 衰减型腺瘤性息肉病；HNPCC. 遗传性非息肉性大肠癌；LOH. 杂合性丢失；RER. 复制错误途径

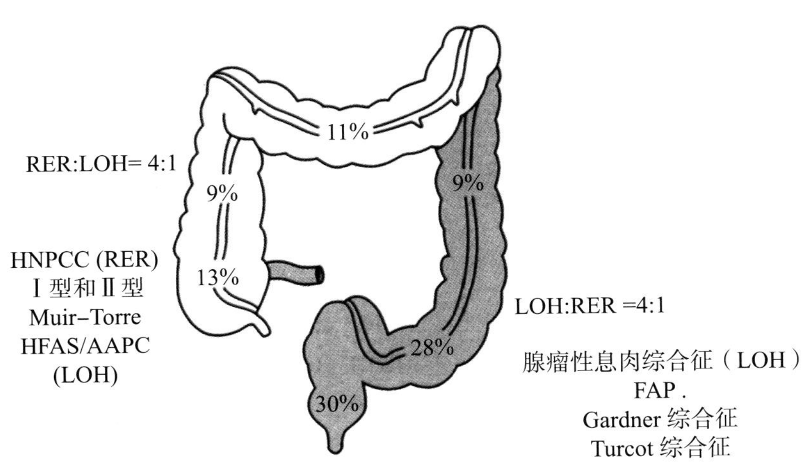

◀ 图 21-5　结肠内肿瘤病变的分布由图中的百分率描绘，除了近端和远端结肠中的大多数病灶的位置之外，还给出了杂合性丢失与复制错误途径发生癌的比率 [33]

种类型肿瘤，如肺、乳腺和胰腺肿瘤。这类微卫星改变的程度和患病率通常低于 RER 结直肠癌。Liu 等的研究结果得出了 3 个主要结论。首先，与 MMR 基因缺陷相关的癌变通常是相关基因的两个等位基因失活的结果。其次，散发性 RER 癌的很大一部分是由基因突变引起的（研究中的 4/7），而这 4 个基因突变不是大多数 HNPCC 发病的原因。最后，大多数散发性 RER 癌与已知匹配修复基因的胚系突变无关。

在他们的综述中，DeFrancisco 和 Grady[48] 列举了 HNPCC 中出现频率降低的致病基因，包括 *MLH1*、*MSH2*、*MSH6*、*MLH3*、*PMS1*、*PMS2*、*TGFBR2* 和 *EXO1*。Peltomäki 总结了与具有 HNPCC 倾向的胚系突变相关的表型特征 [39]。*MLH1* 主要与典型的 HNPCC 相关，大约 30% 的突变是错义突变，其表型可能有所不同。*MSH2* 也主要与典型的 HNPCC 有关，结肠外癌可能比 *MLH1* 突变携带者更常见。*MSH2* 是 Muir—Torre 综合征的主要基因。*MSH6* 与典型或非典型 HNPCC 相关，其特点是发病晚、子宫内膜癌多发、远端结直肠癌、MSI 低。*PMS2* 也与典型或非典型 HNPCC 相关，突变的外显率可能不同。*PMS2* 是 Turcot 综合征的主要基因。*MLH3* 主要见于非典型 HNPCC，其特征可能是远端结直肠癌多见及肿瘤中 MSI 程度不一。*EXO1* 多见于非典型 HNPCC。*EXO1* 可能与癌症中的 MSI 有关。

Lawes 等 [49] 对相关文献进行了综述，以确定 MSI 和散发性结直肠癌的临床重要性及预后意义。在临床研究中，证明 MSI 结直肠癌对化疗的反应更好，而在体外研究中，使用 MSI 阳性细胞系显示出对放射疗法和化疗的抵抗。 他们得出结论，MSI 可能是预后的有用遗传标记，并且可能是决定治疗方案的一个影响因素。

(5) 临床综合征：多年来，FAP 被认为是结肠癌唯一的遗传性疾病。现在，人们认识到 3 种类型的遗传性结直肠癌：腺瘤性息肉综合征（第 19 章）、HNPCC 和家族性结直肠癌。家族性结直肠癌指在家族中，表现为结直肠癌和（或）腺瘤的家族聚集，但没有可识别的遗传综合征。在所有结直肠癌中，大约有 1%～3% 是由于遗传性腺瘤性息肉综合征而引起的，包括 FAP，Gardner 综合征，Turcot 综合征和 HFAS/ AAPC，所有这些都始于 *APC* 基因的胚系突变。

(6) 遗传性非息肉病性结直肠癌：HNPCC 为常染色体显性遗传。据估计，0.5%～6.0% 的结直肠癌可归因于 HNPCC[35, 50–52]。

根据临床标准，Peltomäki 指出 [36]，HNPCC 的估计发病率在总的结直肠癌中占 0.5%～13%。利用严格的分子方法识别胚系突变携带者，在新诊断出的结直肠癌患者中，得出的估计值较低，占结直肠癌总数的 0.3%～3%。

HNPCC 有四个主要亚型：① Lynch Ⅰ型（特定部位非息肉性结直肠癌）；② Lynch Ⅱ型（以前称为癌症家族综合征），结肠和相关器官（子宫内膜、卵巢、胃、胰腺和泌尿道近端等）发生癌变；③ Muir–Torre 综合征，伴有多种良性和恶性皮肤肿瘤，皮脂腺腺瘤 / 癌和角化棘皮瘤 [53]；④ Turcot 综合征（脑肿瘤）的变体。HNPCC 相关的结肠癌始于错配修复基因的突变，并且为 RER 阳性。

在 1990 年于阿姆斯特丹举行的国际 HNPCC 合作小组会议上，建立了 HNPCC 的临床诊断标准 [51]。诊断的最低标准应包括：①家族中至少 3 人经病理学证实为结直肠癌，其中一人应是另外两人的一级亲属（除外 FAP）；②应至少累积连续 2 代人；③至少有 1 人结直肠癌确诊年龄小于 50 岁。

上述标准尚未被证明是全面的。因此，在 1999 年，国际合作小组修订了诊断标准，“阿姆斯特丹Ⅱ标准”。两个标准基本上是相同的，“阿姆斯特丹Ⅱ标准”增加了：家族中至少有 3 个亲属患有 HNPCC 相关癌（结直肠癌，子宫内膜癌，小肠癌，输尿管癌或肾盂癌）。但即使增加了临床特征，也无法识别出一些具有种系错配修复基因突变的家庭，因此，已经制定识别 MSI 结直肠癌的 Bethesda 指南。指南包括如下标准。

① 符合阿姆斯特丹标准的家系中的患癌个体。

② 患有两种 HNPCC 相关癌的个体，包括同时和异时性结直肠癌或相关的结肠外恶性肿瘤（子宫内膜癌，卵巢癌，胃癌，肝胆或小肠癌，或肾盂或输尿管的移行细胞癌）。

③ 患有结直肠癌的个体及患结直肠癌的一级亲属，和（或）患 HNPCC 相关结肠外恶性肿瘤和（或）结直肠腺瘤的个体；在 45 岁以下被诊断为结直肠癌或结直肠外恶性肿瘤，在 40 岁以下被诊断为腺瘤。

④ 诊断年龄小于 45 岁的结直肠癌或子宫内膜癌患者。

⑤ 组织病理学特征未确定（实体 / 网状）的右侧结直肠癌患者，诊断年龄小于 45 岁。（注：实体 / 网状的定义为分化不良或未分化的癌，由弥漫性不规则实性的大嗜酸性细胞组成，并具有小腺样间隙）

⑥ 为印戒细胞型（由 50% 的印戒细胞组成）的结直肠癌的患者，诊断年龄小于 45 岁。

⑦ 患有腺瘤的个体，诊断年龄小于 40 岁。

2002 年，NCI（国家癌症研究所）在 Bethesda 举办了另一个研讨会，修订的指南列在表 21–5 中[54]。据估计，在基于人群的结直肠癌病例中，20%～25% 符合贝塞斯达标准。指南建议对所有符合这些标准的患者进行 MSI 检测。为了建立在 HNPCC 患者中检测 MSH2/MLH1 基因携带者最有效的策略，Pinol 等[55]在西班牙普通社区的 20 家医院对 1222 名新诊断的结直肠癌患者进行了一项多中心的全国性研究（EPICOLON study）。所有患者，不论其年龄、性别或家族史以及肿瘤特征，均进行 MSI 检测和 MSH2/MLH1 免疫组化染色。肿瘤表现为 MSI 和（或）缺乏蛋白表达的患者接受 MSH2/MLH1 胚系检测。23.5% 的患者符合修订的 Bethesda 指南，7.4% 的患者存在错配修复缺陷，即肿瘤细胞表现为 MSI 或蛋白表达缺失。胚系

表 21–5　修订版微卫星不稳定性（MSI）结直肠癌检测的 Bethesda 指南

有下列情况时，应检测肿瘤的 MSI
1. 50 岁以下时，诊断结直肠癌的患者
2. 存在同时性，异时性结直肠癌或其他与 HNPCC 相关的恶性肿瘤[a]，无论其年龄
3. 60 岁以下[d]时，组织学[c]诊断为 MSI–H[b]的结直肠癌
4. 一个或多个一级亲属被诊断为结直肠癌，且这些亲属患有 HNPCC 相关肿瘤，其中一名亲属诊断年龄小于 50 岁
5. 两个或多个一级或二级亲属被诊断为结直肠癌，且这些亲属患有 HNPCC 相关肿瘤，无论其年龄如何

a. 与 HNPCC（遗传性非息肉病性结直肠癌）相关的恶性肿瘤包括结直肠癌、子宫内膜癌、胃癌、卵巢癌、胰腺癌、输尿管癌和肾盂癌、胆道和脑（通常是胶质母细胞瘤，在 Turcot 综合征中可见）肿瘤，Muir–Torre 综合征中的皮脂腺腺瘤和角化胶质瘤，以及小肠癌。

b. MSI–H（高度微卫星不稳定性）指的是五个 NCI（美国国家癌症研究所）推荐的微卫星标记物中的两个或多个阳性

c. 存在癌浸润淋巴细胞，克罗恩样淋巴细胞反应，黏液 / 印戒分化或髓样生长模式

d. 上述准则 3 中是否列入年龄标准没有达成共识；投票决定将年龄定为 60 岁以下

检测发现 MSH2 或 MLH1 基因中有 0.9% 的突变。基于 MSI 检测或根据修订的 Bethesda 指南对患者进行免疫组化染色的策略对识别 MSH2/MLH1 基因携带者是最有效的（敏感度为 81.8% 和 81.8%；特异度为 98.0% 和 98.2%；阳性预测值分别为 27.3% 和 29.0%）。他们得出结论，修订后的 Bethesda 指南是最具代表性的一套临床参数（OR=33.3）。

总之，对识别突变携带者来说，使用针对 MLH1、MSH2、PMS2 和 MSH6 的抗体进行免疫组化分析与 MSI 检测似乎同样有效。息肉是 HNPCC 的特征，文献综述显示，在结肠镜检查中，HNPCC 患者一级亲属的息肉发生率为 8%～17%[38]。

MMR 缺陷的携带者比对照组更常发生腺

瘤。在携带者中检测出的腺瘤更大，恶性高风险相关的组织学特征的比例更多，例如高度的不典型增生和存在广泛的绒毛结构[56]。相对较高比例的患者在肠镜检查后 3 年内发展为结直肠癌，这表明从腺瘤发展为癌的过程可能少于 3 年。

从遗传学上讲，HNPCC 综合征主要是遗传性的，有研究报道称其外显率接近 100%[50]，而其他研究报道[57]的只有 70%～80%（即，具有突变倾向的个体中有 20%～30% 可能从未患上癌症）。有症状的基因携带者可以将致病突变传递给他们的后代[57]。HNPCC 是异质的。HNPCC 患者的所有一级亲属携带一种致病基因的风险为 50%。携带 HNPCC 基因突变的患者的腺瘤显示 MSI，这表明错配修复缺陷是其结直肠癌发生过程中的重要早期事件。癌的形成需要使特定的错配修复基因的两个拷贝失活，一个拷贝通过胚系突变失活，而另一拷贝通过体细胞（获得性）突变失活[57]。

Lynch 综合征患者与散发性结直肠癌患者的治疗方式不同[35]。Lynch 综合征患者表现出常染色体显性遗传模式[1]，多为近端结肠癌（最初发病的癌肿中有 72% 位于右结肠，只有 25% 在乙状结肠和直肠发现）[2]，较多的多原发结肠癌（18%）[3]，发病年龄早（平均 44 岁）[4]。与美国外科医师协会报道的病例系列相比，家族中有远端结肠或直肠癌患者的生存率较有右侧结肠癌患者的生存率显著提高[5]，5 年生存率分别为 53% 和 35%。有 24% 的患者有异时性结肠癌，根据生命表法，10 年内出现异时性病灶的可能为 40%[6]。除上述特征外，Ⅱ型 Lynch 综合征的特征是结肠外腺癌的发生率高，偶尔出现皮脂腺瘤和癌、上皮瘤或角化棘皮瘤等皮肤表现。在 Mecklinand 和 Jarvinen[58]，对 40 个 HNPCC 家族 315 个成员的研究中，共发现 472 个恶性肿瘤，其中包括结直肠癌（63%）、子宫内膜癌（8%）、胃癌（6%）、胆胰癌（4%）和尿路上皮癌（2%）。这些癌症的 RR 是普通人群的 3～25 倍[10]。25—75 岁具有突变的患者患结直肠癌的风险每年增加 1.6%[53]。在对 40 个 HNPCC 家族的详细谱系分析中，Aarnio 等[59]发现 414 名患者患有癌症。结直肠癌治疗后发生异时癌的风险达到 90%，子宫内膜癌治疗后发生异时癌的风险达到 70%。第二种恶性肿瘤通常是新发的结直肠癌或子宫内膜癌[59]。其他部位的癌症包括乳腺癌、胰腺癌、也可能是淋巴瘤和白血病。DeFrancisco 和 Grady[48]的研究发现，四种最常见的结肠外癌包括（按降序排列）子宫内膜癌、卵巢癌、胃癌和泌尿上皮（膀胱、肾、输尿管）移行细胞癌。患有 HNPCC 的女性患子宫内膜癌的风险增加了 10 倍，子宫内膜癌的诊断年龄通常在 40—60 岁之间，比一般人群早 15 年。估计 70 岁时的累积风险为 40%～50%。在 *MSH2* 和 *MLH1* 突变的情况下，50 岁以前患结直肠癌或子宫内膜癌的风险为 20%～25%，而普通人群为 0.2%[53]。卵巢癌较少见，发病率约为 9%。胃癌发生在 5%～20% 的 HNPCC 家族中。与普通人群相比，*MSH2* 突变携带者胃癌的相对危险度为 19.3。1% 的 HNPCC 患者发生尿路上皮移行细胞癌。只有 *MSH2* 突变携带者的泌尿道癌风险显著增加（RR=75.3）。总的来说，*MSH2* 基因突变的胃癌、卵巢癌和泌尿道癌的 RR 比 *MLH1* 基因突变的患者高。*MSH6* 基因突变的女性更易患子宫内膜癌。其他与 HNPCC 相关的结肠外肿瘤包括小肠癌、胰腺癌、胆管癌、脑癌和皮肤癌。Muir—Torre 综合征于 1967 年首次报道，它指 HNPCC 患者伴有良性或恶性皮脂腺肿瘤（皮脂腺瘤、癌，鳞状或基底细胞）和多发性角化棘皮瘤。该综合征通常源于 *MSH2* 突变。HNPCC 患者同时伴有多形性胶质母细胞瘤，被称为 Turcot 综合征。Muir—Torre 综合征也指 FAP 患者中发生的中枢神经系统肿瘤，通常是髓母细胞瘤而不是胶质母细胞瘤。大约有 1/3 的 Turcot 综合征患者的错配修复基因之一发生了突变。HNPCC 与初次癌症诊断后的 15 年内发生第二次癌症的风险发生率为 50%[53]，而普通人群中为 5%。几项研究总结了关于发生 HNPCC 相关恶性肿瘤的累积风险的信息，见表 21–6[10, 48, 53, 59, 60]。

Plaschke 等[61]分析了疑似 HNPCC 家族中 *MSH6* 胚系突变的比例和表型表现。在 706 个家庭中，通过 MSI 检测，免疫组化和（或）排除 *MLH1* 或 *MSH2* 突变，对患者进行了预选，并对其进行了 *MSH6* 突变分析。将 *MSH6* 突变的家族的临床和分子数据与 *MLH1* 和 *MSH2* 突变的家族数据进行了比较，并确定了 27 个共具有 24 个不同致病 *MSH6* 胚系突变的家庭，占家庭总数的 3.8%，占所有具有 DNA 错配修复基因突变的家庭的 14.7%。*MSH6* 突变携带者的结直肠癌发病年龄为 54 岁，较 *MLH1* 和 *MSH2*（44 岁）晚 10 岁。相对其他恶性肿瘤来说，*MSH6* 突变家族的结直肠癌发病率低于 *MLH1* 和 *MSH2* 突变的家族。相反，非 HNPCC 相关肿瘤的发生率增加。疾病发病年龄较晚和结直肠癌的发生率较低，可能会导致在怀疑 HNPCC 家庭中，识别出的 *MSH6* 突变比例降低。然而，在大约一半的家庭中，至少有一位患者在 40 多岁时患结直肠癌或子宫内膜癌。因此，建议对 *MLH1* 或 *MSH2* 突变的家庭进行严格的监测。

满足 Amsterdam–1 标准的患 HNPCC 家族中大约 60% 的 DNA 错配修复基因有遗传异常。据报道，存在错配修复基因突变的满足 Amsterdam–1 标准的家庭中，癌症发生率很高，没有错配修复缺陷证据家族中个体的癌症发生率尚不清楚。Lindor 等[62]进行了一项研究，以确定在满足 Amsterdam–1 标准的家族中，没有 DNA 错配修复缺陷证据的家族的癌症风险是否与有 DNA 错配修复异常的家族的癌症风险不同。通过对 161 个来自北美和德国满足标准的家系的进行检测，将其分为有（A 组）或无（B 组）错配修复缺陷的家系，共有 3422 名亲属被纳入分析。A 组结果显示无论是来自人群还是临床的家系，HNPCC 相关癌症的发病率增加。B 组仅结直肠癌的发病率增加 [标准化发病率（SIR）为 2.3]，且低于 A 组（SIR 为 6.1）。符合 Amsterdam–1 标准但没有 DNA 错配修复缺陷证据的家系与具有错配修复缺陷的 HNPCC 家系的癌症发病率不同。与 HNPCC（Lynch 综合征）家系相比，这些家系的亲属结直肠癌的发病率较低，其他癌症的发病率可能不会增加。不应将这些家系描述为患有 HNPCC。为了便于区分这些家系，建议使用“X 型家族性结直肠癌”来描述这种类型的结直肠癌家族性聚集。

Jass[63]消除了任何关于这些病例中的形态发生途径中涉及扁平腺瘤或新生癌的想法。在对

表 21–6 遗传性非息肉病相关的恶性肿瘤

恶性肿瘤	发病中位年龄（岁）	一生中罹患比例（%）	普通人群发病率（%）[a]
结直肠	40～45	78～82	5
子宫内膜癌	45	39～61	1.5
卵巢癌	47	9～12	1
胃癌	54	13～19	＜1
尿路上皮癌（膀胱癌、肾癌、输尿管癌）	60	4～10	＜1
胆道、胰腺癌	54	2～18	＜1
脑癌	43	1～4	＜1
小肠癌	49	1～4	＜1

a. Boland 等 2001 年的数据[53]

131 例癌症的回顾中，没有一例是小而浅的。残留腺瘤（与癌相邻）存在于 3/3 个（100%）原位癌中；在仅涉及黏膜下层的 9 个癌中，有 8 个（89%）残留腺瘤；在限于肌层的 14 个癌中，有 4 个（29%）残留腺瘤；在超出了肌层等 105 个癌中，有 13 个（12%）残留腺瘤。Ⅱ型 Lynch 综合征的结肠癌中，黏液性癌、分化差的癌、病变周围有克罗恩样淋巴反应的比例显著增加，同时性癌和异时性癌的发生率也较高[35, 64]。

其他研究人员也对 HNPCC 进行了研究。Sankila 等[65]比较了 175 例 hMLH1 相关的 HNPCC 患者和 14000 例在 65 岁以下确诊的散发性结直肠癌患者的生存率。HNPCC 患者 5 年累积相对生存率为 65%，散发性结直肠癌患者为 44%。

在 1042 例接受了结直肠癌切除术的日本患者中，3.7% 的患者有 HNPCC[66]，其特征为发病年龄早、右侧占优势、生存率高。在 HNPCC 患者中，异时性结直肠癌的发生率更高（12.8% vs.1.8%），异时性结肠外恶性肿瘤的发生率也更高（10.2% vs.3.5%）。在患 HNPCC 的病例中，初次手术与第二次恶性肿瘤诊断的平均间隔为 61 个月（12～153 个月）。这些发现强调了长期随访的重要性。

Rodríguez-Bigas 等[67]报道了纽约 Buffalo 的 Roswell Park HNPCC 注册中心的经验，包括 40 个家庭的 301 人，在其中 284 人中，共有 363 例癌症。仅有结直肠癌的比例为 64%，合并结肠外恶性肿瘤的比例为 11%，仅有结肠外恶性肿瘤的比例为 25%。诊断为结直肠癌的中位年龄为 48 岁。右侧恶性肿瘤较多，为 55%。同时和异时病变占 33%，同时或异时腺瘤占 51%。这些人群中也发现了世代的累及。

Hampel 等[68]评估了新诊断的结直肠癌患者中的错配修复基因 *MLH1*、*MSH2*、*MSH6* 和 *PMS2*，以识别 Lynch 综合征患者。MSI 的基因分型是主要的筛查方法。在 MSI 筛查结果为阳性的患者中，他们通过免疫组化染色识别 *MLH1*、*MSH2*、*MSH6* 和 *PMS2* 基因的胚系突变，用于错配修复蛋白、基因组测序和缺失的研究。对突变携带者的家庭成员进行了咨询，对那些有风险的人进行了突变检测。在本研究的 1066 例患者中，19.5% 的患者为 MSI，其中 2.2% 的患者有导致 Lynch 综合征的突变。在 23 位患有 Lynch 综合征的先证者中，有 10 位年龄超过 50 岁，有 5 位不符合阿姆斯特丹标准或 Bethesda HNPCC 诊断指南。在 21 个先证者的家系中，测试了 117 例有风险的亲属，其中 52 例有 Lynch 综合征的突变。他们得出结论，对结直肠腺癌患者进行 Lynch 综合征的常规分子筛查，可确定患者及其家属的突变，否则这些突变将无法被发现。但在大多数中心，对所有结直肠癌患者进行筛查似乎不可行。依据 HNPCC 的特征，需要制定监测计划。现有筛查的建议各不相同，但 Lynch 等[69]对基因携带者的建议是行结肠镜检查，结肠镜检查开始于 20—25 岁，或比其家系内诊断结肠癌的年龄早至少 5 年，频率为每隔 1 年 1 次，直到患者 30 岁，然后每年 1 次。结肠镜检查频率是合理的，因为发现 HNPCC 腺瘤具有修复缺陷的细胞，这些细胞能够快速且无休止的积累突变，这些累积突变支持"侵略性腺瘤"的临床概念，并加速了腺瘤 – 癌症的途径。因此上述结肠镜检查频率是合理的。作者坚信，胚系突变携带者应做预防性大肠切除术。

Sankila 等[65]的研究强调了结肠镜筛查的重要性，他比较了每 3 年筛查和拒绝筛查（对照组）的两组 HNPCC 患者的结直肠癌死亡率。数据表明，每 2.8 枚息肉切除术可预防 1 例癌。这与针对普通人群的全国性息肉研究数据形成了鲜明对比，普通人群的数据显示每预防一例癌需切除 41～119 枚息肉。

另有一项研究[70]进一步强调了筛查的重要性，该研究通过对 252 名有 HNPCC 风险的亲属（其中 119 人拒绝筛查）在 15 年期间进行的评估，将筛查与未筛查的亲属进行了比较。在筛查组中，133 人中有 8 人（6%）患上大肠癌，而未筛查组为 19 人（16%）。Cappel 等[71]评估了荷兰家庭登记处的 114 个家庭中癌症分期与筛查间隔的关系，以计算结直肠癌风险。在这个项目中，共发现 35 例癌症。在筛查间隔为 2 年或更短时，Dukes 的 A 期有 4 例，B 期有 11 例，C 期有 1 例；间隔时间超过 2 年时，Dukes 的 A 期有 3 例，B 期有 10 例，C 期有 6 例。在已证实的突变携带者中，结直肠癌 10 年累积风险为 10.5%，部分结肠切除术后为 15.7%，次全结肠切除术后为 3.4%。在参加这个项目的过程中，发生结直肠癌的风险很大，然而，除了一名在 2 年或更短时间进行了筛查的受试者外，所有的癌症都处于局部阶段。因此，他们建议每隔两年或更短时间对 HNPCC 进行监测。

对于女性基因携带者来说，应该从 30 岁开始每年行子宫内膜刮宫术。建议这些患者选择经阴道卵巢超声、多普勒彩色血流显像和血清 CA-125 进行卵巢癌筛查。应鼓励他们尽早生育，以便他们可以考虑在 35—40 岁之间进行预防性全子宫切除术和双附件切除术。乳腺癌和胃癌的筛查如无其他因素应尽早开始，如果至少有一个家庭成员患病，建议从 30—35 岁开始，每 1～2 年进行一次胃镜检查[53]。此外，只有当至少有一个家庭成员患病时，才建议从 30—35 岁开始，每 1～2 年进行一次尿路超声检查和尿细胞学检查[56]。

Mecklin 和 Jarvinen[72]对 22 个芬兰的 HNPCC 家系进行了 7 年的随访分析，接受肠段切除术的患者中，有 41% 的患者有同时性肿瘤，接受了结肠次全切除术的患者中，有 24% 的患者有同时性肿瘤。结肠外癌的诊断率为 30%。最常见的恶性肿瘤是胆管、胰腺癌，为 5 例，所有患者中仅有这 5 例患者因癌症死亡。作者认为，在 HNPCC 患者中，结肠次全切除术优于半结肠切除术或肠段切除术，定期随访对残留的肠道和结肠外恶性肿瘤的监测是必要的。

Itoh 等[73]对 130 个 HNPCC 家族进行了研究，以确定一级亲属死于恶性肿瘤的风险。作者发现男性及女性患结肠癌的风险均增加了 7 倍。在女性亲属中，患乳腺癌的风险增加了 5 倍，终生患乳腺癌的风险为 1/3.7。根据这些结果，作者推荐了一个筛选方案。

由于家族性大肠息肉病（如多发性结肠息肉）患者缺乏临床先兆症状，临床医生必须依赖临床表现和典型的 HNPCC 家族史进行判断。在 HNPCC 的鉴别诊断中需考虑的疾病包括 FAP、衰减型 FAP、幼年大肠息肉病和 Peutz—Jeghers 综合征[35]。因为癌症是可以遗传的，因此，一旦确诊，医生就有责任告知患者其他家庭成员其患病危险。通过对患者皮肤的检查可以帮助识别有风险的个体，这可以为遗传性皮肤病相关的癌症提供线索。诊断Ⅱ型 Lynch 综合征的线索包括：任何早发性结肠癌（尤其是在没有多发息肉的情况下近端结肠癌），子宫内膜癌或卵巢癌（尤其年龄小于 40 岁）[1]；任何多原发癌的患者（病灶是Ⅱ型 Lynch 综合征的组成部分，包括结肠癌，子宫内膜癌或卵巢癌以及其他腺癌）[2]；以及 1 个或多个一级亲属发生早发性癌（与Ⅱ型 Lynch 综合征相关的癌）[3]。

因为 HNPCC 综合征的手术方式为结肠次全切除术，而非部分切除术，因此判断 HNPCC 综合征是否存在是很重要的[35, 69]。对于无生育要求的女性，因其子宫内膜癌和卵巢癌发生的风险极高，可进行预防性子宫切除和双附件切除术。

HNPCC 患者中，子宫内膜癌和卵巢癌的终生发病风险分别高达 60% 和 12%[74]。Watson 等[75]收集了 80 例卵巢癌患者的资料，这些患者均为 HNPCC 家族的成员，其中包括 31 名已知的突变携带者、35 名根据结直肠癌 / 子宫内膜癌的状态预测的携带者和 14 名高危家族成员。在上皮性病例中，大多数癌的分化程度为高分化或中分化。HNPCC 患者中的卵巢癌与一般人群中的卵巢癌有几个重要的不同的临床表现：发病年龄明显提前（42.7 岁）；更易发生上皮性病变（95.6%）；如果是浸润性上皮癌，则更可能是高分化或中分化 [85% 诊断是 FIGO（国际妇产科联合会）Ⅰ期或Ⅱ期]；卵巢癌合并 HNPCC 患者更易同时发生子宫内膜癌（21.5%）。

(7) 家族性结肠癌：10%～15% 的结肠癌或结肠腺瘤患者伴有其他家庭成员患病，但他们的家族史并不符合 FAP 或 HNPCC 的标准，而且似乎不遵循已知的遗传模式，如常染色体显性遗传。我们将这样的家庭归类为家族性结肠癌。在一个以上家庭成员中发生结直肠癌可能是由遗传因素、共同的环境危险因素、甚至偶然因素引起[10]。对于有结直肠癌家族史的人群，越年轻时较正常人群发病的风险越大，比如在 45 岁时的年发病风险是普通人群的 3 倍，而在 70 岁时二者发病风险无显著差异。这部分人群在 35—40 岁时的发病风险大约与普通人群在 50 岁时的发病风险相同。具有腺瘤性息肉的个人史，则随后发生息肉风险将提高 15%～20%。同胞兄弟姐妹或父母的腺瘤性息肉病病史也与结直肠癌发病风险增加相关。专家对这类人群的筛查建议类似于结直肠癌家族史阳性的人群。大多数专家建议在 35—40 岁开始筛查，此时他们的发病风险与普通人群 50 岁时相同。家族史阳性患者发病风险随家族中发患者数增加而增加，因此可根据家族史的细节选择更早时开始筛查。有一个公认的临床经验是，从比家族中最年轻的结直肠癌病例发病年龄小 10 岁时开始筛查，但暂时缺乏临床证据。

有证据证明，家族中有乳腺癌和结肠癌（遗传性乳腺和结肠癌）的患者可能患有一种 *CHEK2* 基因 1100delC 突变引起的家族性肿瘤综合征，在部分家族中可发现该突变[76]。*CHEK2* 基因突变不完全外显。

(8) 基因检测：基因检测为我们提供了可以在肿瘤相关症状出现之前就确定患者患病风险的可能性。基因检测的信息对患者及其家人的适当治疗非常重要。对于有遗传基因突变的人，简单的预防措施往往就可以降低发病率和病死率，并为未来提供更全面的治疗计划。基因检测带来的益处对于那些没有相关基因突变的家庭同样重要，这些人可以省去不必要的医疗行为和过度的焦虑。但基因检测也存在它本身的问题。

这些问题主要是心理上或技术上的问题。从社会角度来看，保险、就业、歧视和隐私等问题备受关注。与基因检测相关的技术挑战可能同样艰巨，但往往被忽视。甚至在已知突变基因的情况下，常规基因检测也可能无法识别突变。受这些不确定性影响，未能找到基因突变的基因检测结果可能是假阴性的。研究表明这些不确定的结果可能被患者和医生误解，并引起很大的焦虑。因为基因检测存在复杂的心理社会问题和技术问题，所以我们很明确的一点是，不应当向未经过合适遗传咨询的患者提供基因检测。

至关重要的是，在开始做任何基因检测之前，有患癌风险的人和接诊医生都要了解基因检测的目的是什么。因此，基因咨询对患者充分了解基因检测的局限性有非常重要的意义，并且这也有助于对易患结直肠癌患者的管理。对遗传性结直肠癌患病风险增加的人群的管理十分复杂。对遗传信息的了解有助于患者各个阶段的临床管理。获得并分析遗传信息耗时较长，但这可以避免额外的伤害并提高基因检测的效益。

遗传咨询和分析基因检测结果是很复杂的，在不了解这种方法的局限性以及携带易诱发癌症基因的患者在整个生命过程中患病可能性的情况下，对结果的错误解读可能会使患者有错误的期待。*Wong* 等[77]进行了文献综述，并结合他们的临床与研究经验，推荐各类医疗服务人员参与到预防、早期检测及监管结直肠癌的整个过程中，这样才能为患者提供更好的咨询服务。以下许多内容均摘自这篇综述。

对结直肠癌基因检测的结果分析并不像测量血糖一样，可简单直接地确认结果为升高、正常或偏低。基因咨询是咨询师与患者之间动态沟通的过程，咨询师在多学科诊疗团队内对患者进行宣教和支持。咨询对象是那些对患病风险估算感兴趣的人。那些发生恶性肿瘤风险很大的人可能会从当前筛查评估结果中获益，而那些患病风险较低的人也可以再次得到保证，他们的患病风险没有他们想象的那么高。

此外，仍存活的恶性肿瘤患者可能想知道他们复发的风险以及他们的家人，尤其是孩子的患病风险。恶性肿瘤是一种遗传性疾病，但不一定100%会遗传给下一代。事实上，所有的肿瘤，当然也包括恶性肿瘤，部分来自人一生中的体细胞基因突变。相反，仅少数肿瘤是由遗传基因引起的，遗传基因会引起患者在生长发育过程中的肿瘤易感性。对家族史提示有恶性肿瘤遗传易感性的人群进行遗传咨询是合适的。一般来讲，遗传咨询由以下几部分构成：风险评估、信息咨询、支持性咨询和随访。在这个过程开始之前，咨询师从患者的角度来看待这几个咨询过程非常重要。遗传咨询由签订协议开始。签订协议让患者了解了可以从遗传咨询中期望获得什么，并确保他们的需求会由咨询师引导并解决。

是否存在良性和恶性肿瘤的家族史有助于判断一个人患遗传性的恶性肿瘤的易感性是否增加。其他家族性特征可能是遗传综合征的特征征兆，并提示家族中可能存在增长的癌症风险。要进行多代人的谱系分析，包括先证者父母双方家庭的细节信息。需要确定谱系中每个人的目前的年龄或死亡年龄，因为过早死亡可能提示潜在的阳性家族史。个人发生结直肠癌的绝对风险大于10%（表21–7）时，建议进行遗传咨询。

提供风险评估仅是遗传咨询的整个宣教过程的一部分。解释什么是基因，他们是如何传递给后代的，以及肿瘤疾病的自然发生史是遗传咨询中必不可少的一部分。其他的宣教目标包括推荐或提供筛查方式，以便早期发现并采取预防措施。预防性手术或化疗等医学干预措施以及这些干预措施可能存在的局限性是遗传性癌症的家庭成员所面临的问题。打破恶性肿瘤的神秘感并提供有助于治疗决策的指南，可让个人及家庭获得战胜疾病的力量。这还能为基因检测的知情同意奠定基础。

(9) 基因检测指征： 当患者的家族史提示是常染色体显性遗传时，要考虑进行基因检测。合适的情况有*APC*、*hMLH1*、*hMLH2*、*hPMS1*、*hPMS2*或*hMSH6*基因突变的家庭，或符合临床FAP或ICG—HNPCC（遗传性非息肉病性结直肠癌国际协作小组）标准的家庭。接受基因检测是基于个人的知情同意。决定是否适宜行基因检测的第一步是遗传咨询。

在FAP家庭中，谁应该做基因检测呢？FAP的诊断是由对患者（先证者或标准病例）的检查中发现息肉得出的。在常染色体显性遗传中，平均50%的患者一级亲属（父母、同胞兄

表21–7　结直肠癌风险高于平均水平的个人及家族特征[76]

	与70岁时相比的绝对风险（%）
人群风险	3～6
息肉	
家族史	4～7
个人史	
直径＜1cm	3～6
直径＞1cm	9～18
结直肠癌家族史	
1 FDR	
年龄＜45岁	15～30
年龄45—55岁	6～25
年龄＞70岁	3～6
1 FDR + 1 SDR	10
2 FDR	15～30
ICG—HNPCC（突变状态未知）	35～45
HNPCC相关基因突变携带者	70～90
FAP（非临床筛查诊断且突变状态未知）	40～45
FAP，APC突变的携带者	80–90

APC. 腺瘤性息肉病；FAP，家族性腺瘤性息肉病；FDR. 一级亲属；ICG–HNPCC. 遗传性非息肉病性结直肠癌国际协作小组；SDR. 二级亲属

弟姐妹和子女）是有患病风险的。一旦得出了 FAP 的诊断，无论是术前还是术后，外科医生应该推荐所有的一级亲属做检查。

若在患者的胚系 DNA 中发现了 APC 突变，应当鼓励患者直系亲属及家族中其他分支的亲属来做遗传咨询，并在需要时了解他们的风险水平。若未检测到基因突变，则不需在家族中进行 APC 突变的基因检测，临床上建议一级亲属按指南推荐间隔行肠镜检查来监测。根据先证者的结直肠癌的基因表达及家庭中结直肠癌和其他恶性肿瘤的模式，有时可推荐行 HNPCC 基因检测。在每一例 FAP 病例中，在取得患者知情同意的情况下，行胚系 APC 突变的基因检测是合理的。在对患者家庭进行基因检测时，有一种常见的例外情况（发生于 30% 的先证者中），即 FAP 患者的父母的内镜检查结果为阴性，发现该患者的 FAP 基因中出现了一个"新的突变"。在这种情况下，患者同胞兄弟姐妹的发病风险降至与普通人群相同。但是，如果有需要的话，患者的子女应当行基因检测（在先证者已确认有基因突变的情况下），因为其子女有 50% 的患 FAP 风险。当 FAP 患者无任何存活的一级亲属时，则不推荐亲属行基因检测。

哪些怀疑 HNPCC 的患者应当行遗传咨询和基因检测呢？因为 HNPCC 术前及术中的临床表现并不典型，对于疑似 HNPCC 患者的临床处理很复杂。详尽的家族史、明确肿瘤发生部位，对于确定患者是否符合阿姆斯特丹诊断标准，以及是否符合 HNPCC 的其他相关特征至关重要。分析肿瘤标本有助于决定在遗传咨询后，先证者胚系 DNA（如血液样本）是否需要行 HPNCC 基因突变检测，以及是否应当推荐一级亲属行基因突变检测。家族史阳性时，无论 MSI 表型为何，进行基因检测时理想的选择。HNPCC 基因的临床算法与 FAP 基本相同，但可能需要做多基因分析，除非对致病基因样本检测缩小了检测范围。需要说明的是，在不到 50% 的 HNPCC 家族中发现了已确认的致病基因突变。在没有确定致病突变的情况下，行基因检测意义不大，这需要由遗传咨询专家向患者解释。一般可以推荐这类恶性肿瘤患者一级亲属行结直肠癌筛查。

(10) 基因检测技术：Rabelo 等 [78] 详细描述了用于检测遗传性结直肠癌胚系基因突变的分子技术，以下是这项技术的概要。

胚系 DNA 可由以下 3 种方法检测。

① 使用体外合成蛋白（IVSP）分析法（也称作蛋白质截短试验或体外截短试验），通过聚合酶链式反应（PCR）或反转录（RT）PCR 扩增特定基因片段，在体外转录翻译，并用凝胶电泳分析蛋白产物。如果扩增片段发生突变，导致产生截短蛋白，这样小分子量的蛋白在凝胶电泳中移动得更远。

② 单链构象分析（Single-stranded conformation analysis，SSCA）也是一种突变检测技术，通过 PCR 或 RT-PCR 扩增特定的基因片段，使其变性来分离 DNA 产物的支架，并进行凝胶电泳分析。突变的 DNA 通常在特定条件下以不同方式进行迁移，这使得我们有可能对基因片段中的突变位置进行定位。

③ DNA 测序是基因突变检测的标准技术，准确率高达 99%。这种方法可以精确地识别 DNA 序列中的突变，精确地确定碱基数量或种类的变化。

病理标本有以下两种检测方法。

① 确定由 HNPCC 引起的结直肠癌的一个依据是相关的重复节段 DNA 长度稳定性的改变。我们称之为 MSI，也称作 RER 阳性表型。MSI+ 增加了直接检测出 HNPCC 基因缺陷的可能性。MSI 分析有如下 3 种结果 [56]。

a. 如果有至少两个标志物检测出不稳定性，结果提示结直肠癌发生于 HNPCC 相关突变（MSI-H）的可能性大。

b. 如果没有标志物表现出不稳定性且缺少阳性家族史，这样的结果一般提示除外 HNPCC（MSS 稳定）。

c. 如果仅有一个标志物表现出不稳定性，这样的结果不能提示 HNPCC。MSI–L 肿瘤的临床表现与 MSS 相同，没有 MSI–H 肿瘤的基因突变表现。MSI–L 与 MSI–H 都比较常见。

② 免疫组化是一项可诊断缺乏特定 HNPCC 基因表达的肿瘤的技术。这种方法通过单克隆抗体免疫染色检测 hMLH1 或 hMSH2 蛋白在肿瘤中的表达。用福尔马林固定、石蜡包埋的腺癌组织样本与癌旁正常区域的黏膜组织的对照下进行检测。hMLH1 或 hMSH2 缺乏的免疫染色提示基因存在缺陷，并应当分析是否存在胚系基因突变。研究表明缺乏 hMLH1 或 hMSH2 的免疫染色与 MSI+ 有关。

(11) 家族性腺瘤性息肉病的基因检测：在 FAP 临床症状出现之前，可以通过对 AFP 基因突变的连锁分析或直接检测来对高危个体进行遗传诊断 [10]。如果使用连锁分析来识别基因携带者，就需要研究包括一个以上发病者的其他家庭成员。与连锁分析相比，直接检测需要的家庭成员的血样更少，但必须在至少一个发病者中通过 DNA 突变分析或测序来识别特定突变。因为约 96% 的 FAP 突变导致了蛋白截断，因此常规使用 IVSP 法进行突变检测。当识别到被截短的蛋白时，就有可能将基因突变定位到基因的特定片段，然后使用 DNA 测序来确定突变的核苷酸。在 FAP 中仅使用 IVSP 一种基因检测方法，大约会遗漏 20% 的 APC 突变。另一种筛选技术 SSCA，基于对野生型突变基因小片段的电泳迁移进行分析。常规连续进行两种分子诊断测试：一项为简单而便宜的筛选技术（灵敏度高且特异性中等），随后再进行一项高灵敏度的确定检验技术，一般是 DNA 测序。

APC 蛋白截断检测（来自淋巴细胞 RNA），极大地提高了检测出高危发病个体的可能性，而不是像连锁分析那样需要来自多个发病的家庭成员的 DNA。直接检测特别对于小型家庭或父母自发起病或“首发”突变（在家族中首次发现 FAP）很有效，这种情况可能占所有病例的 1/3[10]。但这种方法仅能检出约 80% 的 AFP 突变。因此，若有其他临床特征支持 FAP 的诊断，临床医师不能仅凭分子检测结果排除 FAP。当我们了解到在一个家庭中有一个或多个家庭成员发病时，需要进行基因检测（通常是 IVSP），因为该家族中已经建立了该基因突变的表达模式。在这样的检验中，我们认为阳性的结果就是“基因突变阳性”，患者可根据建议接受遗传咨询。当家庭中突变情况未知时，也可以行 IVSP 检测。大多数情况下，会发现 APC 基因突变，并可以通过 DNA 测序进一步鉴定。同样，“基因突变阳性”的患者需要接受合适的遗传咨询。其他检测方式可选择 DNA 测序和连锁分析。但即便结合使用两种及两种以上的检测技术，也无法达到 100% 的敏感度，因为突变可能没有发生在基因的编码区，或者一部分 FAP 患者发病与 *5q* 染色体无关。因此在这种情况下，出于对患者进行遗传咨询的慎重考虑，“未检测到突变”的结果不应当被解释成“阴性检测结果”。

对于通过基因检测最终确定突变阴性，但存在发病风险的个体，没有明确的专家共识指出患者是否有必要进行结肠镜筛查以及其筛查频率，但出于谨慎考虑，可以在年轻（18—25 岁）时至少做一次可弯曲乙状结肠镜或结肠镜检查 [10]。

(12) 遗传性非息肉病性结直肠癌的分子遗传诊断：HNPCC 的基因检测更复杂，因为至少 6 个基因参与了该综合征中的 DNA 错配修复。两个最常涉及的基因是 *hMSH2*（约占 45%）和 *hMLH1*（约占 49%）。*hMSH2* 突变引起的 HNPCC 病例中有 80% 出现蛋白截断，在 *hMHL1* 中则较少出现。目前，可以使用 IVSP 或 SSCA 或二者同时使用，随后再进行 DNA 测序来精准定位。在亲属已经发现突变的情况下，可使用相同的方法检测突变，而且“突变阳性”需要进行遗传咨询。如果之前家族中未发现存在突变，可以先通过 IVSP 或 SSCA 分析发病个体的 *hMLH1* 和 *hMLH2*，随后再进行 DNA 测序来确认。如果发现截短突变，就可以推断该突变的原因。“突变阳性”患者要进行遗传咨询，随后其家人也要进行检测。如果发现非截短突变，则可能需要进行连锁分析和功能分析等测试，以鉴别“无结果”和“突变阳性”的结果。据估计，如果使用 IVSP 作为唯一的基因检测手段，约有 30% 的突变会漏诊；如果仅使用 SSCA，则可能假阴性率与 IVSP 相似或更高。同样，即便结合两种或更多检测技术，也无法达到 100% 的灵敏度。HNPCC 发病可能存在其他相关的基因（基因座异质性）“未检测到突变”的结果也不能被解释为“检测结果阴性”。

(13) 总结：我们给出了一种 FAP 和 HNPCC 家族个体的基因检测算法。首选，使用 IVSP 定位突变位点，然后使用 DNA 测序来对第一个患病的家族成员进行精确识别。如果 IVSP 检测结果为阴性，则需要对 *APC* 基因进行测序。当在一个家族中已发现突变，其他有风险的家族成员可仅通过 IVSP 检测来进行。如果在第一个患病个体中通过 DNA 测序确认了基因突变，那么继续使用这种方法对高危个体进行基因检测是符合逻辑的。考虑到基因检测结果在心理、伦理和法律上的重大影响，推荐在所有情况下都要使用两种技术进行基因检测，一种用于检测是否存在突变，另一种用于识别和确认突变。DNA 测序是检测突变最敏感的方法之一。对于 HNPCC，IVSP 和 SCCA 两种方法均适用于这些基因突变的初始检测。推荐使用 IVSP 进行筛查，但这种筛查的优先级因实验室而异。如果在任何一种方法中发现了基因突变，则家族中第一个患病个体应该行 DNA 测序来精准识别突变。如果这些筛查技术的检测结果都是阴性的，可能需要对 *hMSH2* 和 *hMLH1* 进行测序。若结果依旧是阴性的，考虑到 HNPCC 中存在基因座异质性，同样的筛查方案可能有必要用于 *hPMS2*、*hPMS1* 和 *hMSH6* 的检测。再次强调，在所有病例中都推荐使用两种不同的基因检测方式，在家族中确认致病基因突变后，使用 DNA 测序，推荐其他有风险的家庭成员使用 IVSP 或 SSCA 的其中一种方式进行筛查。

当突变的基因用任何方法确认之后，必须确认该突变是病理性突变（真阳性结果），而不是基因多态性，即蛋白质中一种常见变异，与疾病表型无关（假阳性）。在未发现突变（“未检测到基因突变”）时，阴性的结果可能是“真阴性”（在任何相关基因中没有突变）或“假阴性”（在已知或未知的基因中存在未检测到的突变）。如果“未检测到突变”的个体患结直肠癌，那么可能家族性结直肠癌综合征中假阴性结果或者是散发病例。“未检测到突变”的结果是最有可能被错误解释的，从而带来不适宜的遗传咨询。使用两种基因检测方法降低了假阴性率。DNA 测序是灵敏度最高的检测方式，而且推荐家族史阳性的患病家庭成员在行 IVSP 或 SSCP 检测结果为阴性时使用。即便 *APC* 基因和其他五个 DNA 错配修复基因全部被测序，仍有可能因为突变发生在这些基因的非编码区、基因座异质性或突变发生在未知基因而带来假阴性结果。

如果一个 FAP 或 HNPCC 家族中发现了已确认的基因突变，那么有患病风险的家族成员检测结果为“阴性检验结果”时，就可以排除患病的情况。如果在一个有基因突变的家族中检测基因突变结果为阴性，“未检出突变”的结果可以被认为是信息不明或暂不确定的（就当作未进行过检验）。对于遗传性结直肠癌综合征基因突变分析阴性检测结果的正确解释是坚决避免不利结局，因为假阴性结果可能会让患者缺少适当的内镜监测。分子遗传学检测一定要有合适的遗传咨询与之相配。

(14) 对基因检测结果的解释

① 家族性腺瘤性息肉病 *APC* 基因检测结果解释如下述。*APC* 突变阳性时，*APC* 突变携带者在发现腺瘤性息肉后有必要行预防性结肠切除术。突变携带者需要进行胃镜检查，筛查上消化道的结肠外肿瘤。FAP 的其他变异的临床表现包括骨肿瘤、皮肤囊肿和先天性视网膜色素上皮肥大（congenital hypertrophy of retinal pigment epithelium，CHRPE）。当家族中发现了基因突变，

对其亲属进行直接基因检测可以区分突变携带者与非携带者。约30%的FAP病例是由*APC*基因的新突变引起。在这种情况时，父母不会携带这种基因突变而且也无FAP风险，但先证者的后代有50%的风险。相比于“未测出突变”的结果“检测阴性”的结果意味着什么呢？当一个家庭中存在基因突变而患者本人未检测到该突变时，我们才会给出“检测阴性”的结果。在这种情况下，其家庭成员相比于普通人群的结直肠癌患病风险并未增加，应当遵循普通人群的筛查指南来进行癌症监测。如果在完成*APC*基因编码测序分析后，FAP患者未发现突变，则可能意味着*APC*基因与这名患者的发病无关，即“未检出突变”，*APC*基因检测对于无症状的有发病风险的亲属没有预测价值。在这些家庭中，一级亲属应当继续在12—25岁时每年进行1次结直肠癌筛查，25—35岁时每2年1次，35—50岁时每3年1次。如果在50岁时内镜检查依然没有发现多个腺瘤性息肉的家庭成员，则可以认为无患FAP的风险。在患病的家族成员未进行检测的情况下，如果“未检出突变”结果出现在一个未患APC的家族成员身上，并不能让“未检出突变”的家族成员放松心态，因为可能存在其他机制令*APC*基因失活或有其他基因的参与FAP的发病过程。

② APC I1307K：在大约6%的阿什肯纳兹犹太人后裔和28%有结直肠癌家族史的阿什肯纳兹犹太人中发现了*APC*基因I1307K的突变，这似乎与患结直肠癌风险增加两倍有关[13]。I1307K突变为*APC*基因第1307号密码子中的一个碱基从胸腺嘧啶转变为腺嘌呤。由灵敏度和特异度都非常高的等位基因特异性寡核苷酸分析来完成突变分析，由此可以得到一个阳性或阴性结论。基因检测可以检出I1307K突变，但检验该突变的临床应用价值不明。I1307K携带者的结直肠癌平均发病年龄尚不清楚，其肿瘤自然发生过程也未被评估，也未与散发结直肠癌进行过比较。对I1307K携带者的筛查结果也未进行评估。因此，目前还没有指南指导I1307K携带者筛查的起始年龄、最佳筛查策略或筛查时间间隔[10]。

③ 遗传性非息肉病性结直肠癌：HNPCC基因检测结果的解释如下述。基因突变阳性提示被检测的个体携带HNPCC易感基因突变，应当对他们宣教关于结直肠癌、子宫内膜癌、胃癌、小肠癌、胆管癌、卵巢癌、胰腺癌、肾盂癌及输尿管癌的患病风险。在70岁时发生上述任意一种肿瘤的风险在男性中高达90%，女性中高达70%[79]。

对于患结直肠癌的基因突变携带者，由于其全部结肠黏膜都有癌变的风险，因此建议行全结肠切除术及回肠直肠吻合术。也可以考虑行结直肠切除术，因为远端直肠也是癌症的潜在发生位置。对于不愿意接受监测或内镜下息肉切除困难的突变携带者，可以选择预防性切除术。需要强调的一点是，切除能否有效地降低总死亡率目前尚待考证。错配修复基因携带者的一级亲属应当被告知，他们有50%的机会携带相同的突变基因。

阴性检测结果与未检出突变有什么含义？在一个已知的突变家庭中，检验结果阴性的患者，不存在患HNPCC的风险，因为这是一个最终阴性的检测结果。随后的肿瘤监测策略与正常人群相同。如果在一个具有强有力间接证据的患HNPCC家族中未发现突变，且HNPCC相关基因检测“未检出突变”，则其结果很复杂。有必要进行一次以上的筛选检测来进一步确认家族中是否存在错配修复基因。阴性检测结果与“未检出突变”结果及其后续影响之间的差异，取决于HNPCC家族中是否存在已确定的基因突变。如果在HNPCC患者中，使用IVSP法和单链构象多态性检测未发现*hMLH1*和*hMSH2*突变，则可进行其他检测来确定患者是否携带错配修复基因突变。例如，在对*hMLH1*和*hMSH2*测序之前，可以在肿瘤组织中检测MSI。如果通过测序没有发现*hMLH1*和*hMSH2*的异常，则需要对罕见的HNPCC致病基因进行分析。

在现有的胚系基因突变的检测策略中，进行遗传风险评估时需要谨慎。Xia 等 [80] 在对 HNPCC 家族的 *hMSH2* 基因突变进行筛选时发现，使用 RT-PCR 和蛋白截断试验发现，90% 以上的个体存在 *hMSH2* 外显子 13 的缺失突变。这可能会导致对 HNPCC 的误诊，并对其他家庭成员的遗传咨询和遗传风险评估产生的影响。

(15) 基因检测的影响：患者需要在接受基因检测之前应了解到基因检测的意义和基因检测结果可能会带来的影响。模棱两可的检测结果相比于阳性的检测结果更让人苦恼。此外，基因检测结果往往是概率性的。了解自己具有罹患癌症的高风险，所带来的心理负担可能会超过干预带来的收益。Keller 等 [81] 的研究结果表明，不能由患者对基因检测表现出的意愿和态度预测出患者对基因检测的实际接受程度。在 140 例符合 HNPCC 临床诊断标准的患者中，真正进行了 HNPCC 基因检测的只有 26%，约 60% 的受试者因潜在的疾病遗传风险感到明显的痛苦，而在未参加基因检测的人群中这一比例仅为 35%。28% 的受试者的痛苦在临床上达到了显著水平。往往可以发现其家庭沟通交流受限。无论在什么样的人群中，对待基因检测结果的积极态度都应当占主导地位。因此，必须在参加基因检测之前向受检者说明基因检测的收益和风险。早期发现结直肠癌或预防性手术都可以挽救生命。在识别了特定基因之后，我们可以对更容易发生肿瘤的特定部位进行监测和手术处理。例如，HNPCC 家族中的女性患子宫内膜癌的风险增加了 10 倍，她们比普通人群患癌年龄小 10～15 岁。患者希望进行结直肠癌易感基因检测的常见原因，一般是想要进行早期干预、早期筛查以及向亲属提供相关信息。

Gritz 等 [82] 研究了患癌人群和未患癌人群在收到 HNPCC 基因检测结果 1 年后的心理状态。共有 155 人参与，分别在 HNPCC 基因检测前、检测结果公布后 2 周、6 个月和 12 个月完成心理测评。在患癌人群中，无论突变状态如何，所有测评的平均分都保持稳定，且在正常范围内。在未患 HNPCC 的易感突变携带者中，抑郁、焦虑和对癌症担忧的平均分在检测后 2 周时较基线水平上升，在 2 周至 6 个月期间下降。在未患 HNPCC 的非突变携带者中，焦虑与抑郁得分未发生变化，但对癌症的担忧在研究期间持续下降。患癌和不患癌的易感基因携带者中，基因检测相关的抑郁平均分在检测后 2 周时较同组非携带者高；在检测后 2 周到 12 月期间，患癌的携带者及所有不患癌的受试者的抑郁分数均下降。根据受检者在抑郁、焦虑、生活质量和检测特异性压力方面分数的高低等基线心理测评的平均分数，而不是基因突变状态，将受试者分为高压力组和低压力组。尽管 HNPCC 基因检测不会带来长期的负面心理状态，但未患癌的易感基因携带者可能在收到检测结果后的短时间内感到更大的心理压力。此外，那些在基线时情绪障碍程度较高、生活质量较低、社会支持较低的人可能面临短期和长期心理压力增加的风险。

检测一个人的 DNA 除影响受检者本身外，还会产生更深远的影响。基因检测可以揭示受检者与哪位亲属共享同样的遗传信息。尽管检测恶性肿瘤的易感性有很多潜在的获益，但目前在降低死亡率或发病率方面仍存在不确定性及局限性，这增加了社会心理学及伦理上的复杂性。受检者的遗传信息必须保密。但在满足以下所有条件的情况下，允许违反保密原则：鼓励患者对自身的信息进行披露的合理建议失败了；如果信息继续保密可能会造成其他伤害；伤害是严重但可以避免的；疾病是可以治疗或预防的 [83]。因为遗传信息属于患者个体及其家族，所以保护患者隐私与向家人提出预警之间存在矛盾。在基因检测中可能会出现一些关键问题。第一，有时需要根据其他家庭成员的结果来解释结果；第二，家庭成员应当单独自主地接受遗传咨询；第三，每个家庭成员决定是否行基因检测不应受其他亲属强迫；第四，无论结果是否向其他家人公开，基因检测结果都具有家族性意义 [84]。

为了给考虑进行基因检测的人提供有用的宣教和咨询信息，Lerman 等[84]对 45 个结直肠癌患者的一级亲属进行了有组织的访谈活动。51% 的受访者表示，当有机会进行结直肠癌易感基因检测时，他们毫无疑问会选择进行检测。行基因检测的目的有：了解是否需要进行更多的筛查检查，知道自己的子女是否有患病风险，以及消除恐惧或疑虑。进行基因检测的障碍主要是对保险、测试准确性以及家人知道检测结果之后情绪反应的担忧。大多数参与者估计，如果他们的基因突变检测结果为阳性，他们会抑郁又焦虑；但也有很多人认为即便检测结果是阴性，他们还是会感到内疚和担忧。这些初步结果强调了基因检测的潜在风险、获益以及局限性的重要性，特别强调了产生不良心理和影响健康保险的可能。揭露或隐藏遗传信息的伦理问题在未来还要讨论很久，因为必须要考虑到潜在的巨大影响。Hadley 等[85]对 56 个携带 HNPCC 突变的家庭中有症状及患病风险的个体进行了评估，遵循内镜筛查指南，通过内镜筛查手段来评估遗传咨询和基因检测的影响。他们分析了 17 个突变阳性和 39 个突变真阴性的个体在遗传咨询与基因检测前、遗传咨询和基因检测后 6 个月、12 个月时行结肠镜和乙状结肠软镜的数据。在突变真阴性的人群中，经过遗传咨询和基因检测后进行结肠镜及乙状结肠软镜检查的次数较遗传咨询和基因检测前显著减少。在突变阳性的个体中，这两项检查无显著增加。年龄与行遗传咨询和基因检测后内镜筛查的使用相关。突变阴性的人较突变阳性的人严格遵守指南的比例更高（87% vs. 65%）。他们得出结论，HNPCC 的遗传咨询和基因检测显著影响了内镜检查的应用，以及人们对结肠癌筛查建议的依从性。

想要进行基因检测的患者需要被告知潜在的基因歧视风险。这对无症状的家庭成员很重要，因为第三方得知了他们的阳性突变后可能会限制保险、增加交保险费的比例或拒绝卖给他们健康保险。然而，选择保密又可能让患者的健康保险合同作废。

一项对美国生命健康保险公司医疗主管的研究指出，尽管还没有支持家族性结肠癌或乳腺癌保险费指南的实际数据，27 个主管中，1 个认为家族性结肠癌或乳腺癌可以作为拒绝提供保险的绝对理由，6 个认为需要求更高的保险费。

在美国，有几个州对可能的基因信息滥用有防范措施。基因信息滥用的可能性促使美国联邦政府采取相应措施，以规范基因信息的使用。在保险和就业的背景下，目前尚不清楚 1990 年美国残疾人法案能否对癌症易感基因携带者提供足够的保护，因为公平就业机会委员会并不认为具有某疾病遗传易感的人或基因携带者是残疾人。这意味着这些人不能受《美国残疾人法》的保护。目前已经出台了立法，将残疾的定义拓展到“遗传上或医学上确认的大幅限制了生活活动的潜在的或有倾向发生的身体或精神损伤”。目前,《美国残疾人法》被解释为只对出现症状的人提供保护。

《健康保险隐私及责任法案》（Kennedy—Kassebaum 法案）于 1997 年生效。该法案将基因信息定义为个人健康状况的一部分。该法案旨在禁止雇主和保险公司将群体中的某些个体排除在保险范围之外或根据健康状况收取更高的保险费。同样在 1997 年,《健康保险基因信息反歧视法案》（Slaughter—Snowe 法案）要求：在拒绝或设定健康保险费率时，禁止使用“基因信息”。在该法案中，基因信息被广义地定义为包括基因检测和遗传特征在内的信息。该法案要求限制未经个人书面同意就采集或公示基因信息的行为。

Offit[86]的综述提及，美国已经有 14 个州颁布了法律，为人们提供保障，并保护他们防止保险公司和雇主对基因信息的滥用。其他州也纷纷效仿，对一些州现行的法律进行了修订。

总之，接受基因检测的人需要了解接受和分享基因检测结果的利弊。只向少数选定的医务人员告知检测结果，以防止产生会妨碍保健工作开展的基因歧视行为。截至目前，保险公司还没有对基因信息进行实质性的使用，迄今为止的法律，在健康保险领域内限制基因信息的使用，以维持着社会公平。若将基因检测结果与现行的结直肠癌筛查方案相结合，并提供恰当的针对阴性结果的解释，基因检测可以改善对患者及家属的管理。

4. 肿瘤发生的其他途径

了解结直肠癌的发生和早期发展的机制，有助于开发可以有效预防和干预的新方法。Jass等[87]提出了一种肿瘤模型，其中*APC*突变并不是肿瘤发生的起始。其他一些涉及细胞凋亡和DNA修复调控的基因可能是结直肠癌发生的基础。这些基因的失活可能不是通过突变或丢失片段造成的，而是通过甲基化介导基因启动子区的沉默发生的。比如，*hml1*和*MGMT*是DNA修复基因，它们被甲基化沉默。在锯齿状息肉中，免疫组化证实了hMLH1和MGMT蛋白表达缺失。多项证据表明，肿瘤形成的“锯齿状”通路是由启动子甲基化抑制的细胞凋亡和随后的DNA修复基因失活所驱动的。该通路造成的最初的病变是异常隐窝病灶（ACF），ACF可能发展为增生性息肉，也可能在很微小时就转变为混合型息肉、锯齿状息肉或传统腺瘤。这些病变发展而来的癌症可能表现为MSI-H或MSI-L，或MSS。该通路的临床模型为增生性息肉。采用增生性息肉模型是适宜的，原因如下。

(1) 这类息肉可能表现为MSI并使包括*hMLH1*在内的DNA修复基因沉默。

(2) 从增生性息肉中提取的DNA证实，甲基化存在于患增生性息肉的受试者中。此时，在多发息肉中发现的甲基化是一致的，而在多发性腺瘤中则出现了甲基化的不一致。

(3) 甲基化途径中的必要可塑性在增生性息肉中很明显，即，可发生所有种类的上皮性息肉（增生性、混合性、锯齿状腺瘤及传统腺瘤），在癌症中可表现为MSI-H、MSL-L或MSS（甚至在同一受试者中同时出现）。

(4) 增生性息肉可能是家族性的。Jass等[87]相信，分子和形态学观察已经否认了长期以来认为增生性息肉不发生癌变的观点。然而，不变的事实是，绝大多数增生性息肉不会发展为癌症。主张切除每一个增生性病变是不切实际的。另外，应该对“高危”增生性息肉的患者给予更多关注。高危特征包括超过20个、直径大于10mm、近端、伴有不典型增生的息肉以及有结直肠癌家族史。我们需要新的诊断标准和标志物来区分单纯增生性息肉和有恶性潜能的锯齿状息肉。

（四）饮食因素

饮食因素是结直肠癌病因学中的一部分。最主要的因素是高脂饮食和缺乏纤维的饮食。到目前为止，还没有研究证明其中哪种饮食成分对发病影响最大。既往的实验、流行病学研究和临床证据指出，西式饮食在促进结直肠癌发病中有重要作用[88]。这种饮食中含有各种突变剂和致癌物，可分为3类：自然产生的化学物质，包括真菌毒素和植物生物碱[1]；食品添加剂和杀虫剂等化合物[2]；以及烹饪产生的化合物[3]，包括多环芳烃和杂环胺[89]。由于杂环胺是有基因毒性的化合物，所以很可能是诱导人类结肠癌发病过程中某一阶段的病因[90]。

1. 脂肪

饮食中不饱和脂肪和蛋白摄入较多的人群，特别是其中低纤维摄入的人群，结直肠癌的发病率较高。在加拿大的一项研究中，结肠癌患者的总脂肪、饱和脂肪和胆固醇摄入量高于对照组，其中饱和脂肪的RR值最高[91]。在一项关于饮食和结肠癌的前瞻性队列研究中，Willett等[92]收集了98 464名护士的信息，在其中150名患结直肠癌的护士中，总脂肪摄入（$P < 0.05$）和动物脂肪摄入（$P < 0.01$）的风险有显著性差异。来自乳制品的动物脂肪（如黄油或冰淇淋）与发病风险无关。Nigro等[89]的一项研究发现，摄入35%牛肉脂肪的动物比摄入5%牛肉脂肪的动物更容易患结肠癌。Reddy和Maruyana[93]发现，

含有 20% 玉米油或红花油的饮食比含有 5% 玉米油或红花油的饮食更容易增加动物患结肠癌的发病率。不仅仅摄入脂肪的量很重要，摄入脂肪的种类也很重要。摄入较多橄榄油、椰子油或鱼油的饮食结构不会增加结肠癌的发病率。目前认为，脂肪是结直肠癌发病的间接原因，脂肪通过高浓度的粪便胆汁酸和胆固醇刺激细胞增殖并作为致癌物引起肿瘤的发生。然而，这个看似简单的假设并没有被普遍认同。必须指出的是，膳食脂肪的作用与胆汁酸的排泄和厌氧菌与需氧菌的比例是密切相关的。

2. 肉类和鱼类

大部分流行病学研究表明，食用红肉及加工肉制品与结直肠癌有关。Chao 等 [94] 研究了短期和长期肉类摄入与结直肠癌发病风险之间的关系。有 148610 名年龄在 50—74 岁之间（中位数 63 岁）居住在 21 个州的成年人，他们在 1982 年和 1992/1993 年摄入肉类的信息被纳入了癌症预防研究Ⅱ－营养队列，随访中发现 1667 例结直肠癌。受试者提供用其暴露年限，直至死亡或者诊断结直肠癌。根据 1992/1993 的报道，在对年龄和能量摄入进行调整后，高红肉和加工肉类的摄入与患远端结肠癌风险较高相关，而在随后调整了 BMI、吸烟和其他共变量后则发现二者不相关。当考虑长期摄入时，相比在 1982 和 1992/1993 都位于低摄入量组的人，摄入量最高组的人有与摄入加工肉类（RR=1.50）和摄入红肉与禽类鱼类比例（RR=1.53）相关的更高的远端结肠癌风险。长期摄入禽类和鱼类与近端和远端结肠癌风险呈负相关。1992/1993 年高红肉摄入量组的直肠癌风险更高（RR=1.71），且 1982 和 1992/1993 均为高摄入组的直肠癌风险也更高（RR=1.43）。他们的研究结果进一步证明，长期大量食用红肉和加工肉制品可能会增加远端结肠癌的风险。

Larsson 等 [95] 前瞻性研究了摄入红肉与结肠癌风险的关系是否因结肠部位不同而有区别。他们分析了 61433 名 40—75 岁之间的女性的数据，这些女性在研究开始时没有被诊断出癌症。在研究开始时使用自我饮食频率问卷评估他们的饮食情况。在后续平均 13.9 年的随访中，他们发现了 234 例近端结肠癌、155 例远端结肠癌和 230 例直肠癌。研究人员发现，红肉的摄入与患远端结肠癌风险之间存在显著正相关，但与近端结肠癌或直肠癌风险无关。每日摄入 94g 以上红肉的女性比每日摄入 50g 以下红肉的女性相比，远端结肠 RR=2.22，近端结肠 RR=1.03，直肠 RR=1.28。鱼类的摄入量与任何部位的结肠癌风险没有相关性，而禽类的摄入量与结直肠癌总体风险呈弱的负相关。

Norat 等 [96] 对来自欧洲 10 个国家的 478040 名入组时未患癌症的男性和女性进行了前瞻性随访。在平均 4.8 年的随访中，发现了 1329 例结直肠癌。结直肠癌的风险与红肉和加工肉类摄入量呈正相关 [最多（＞ 160g/d），最少（＜ 20g/d），HR=1.35]，且与鱼类摄入量呈负相关（＞ 80 vs. ＜ 10g/d，HR=0.69），但与禽类摄入量无关。在这个研究群体中，50 岁的人在 10 年之内发展为结直肠癌的绝对风险，在红肉摄入量最高的人中是 1.71%，红肉摄入最低的是 1.28%，摄入鱼类最少的人是 1.86%，摄入鱼类最多的人是 1.28%。他们的数据证实，结直肠癌发病风险与大量摄入红肉和加工肉类呈正相关，与鱼类的摄入量呈负相关。

(1) 纤维：Burkitt[97] 观察到非洲本地人结直肠癌的发病率很低，于是他提出了这样一个观点：他们摄入的高纤维食物是导致这一结果的原因。于是他进一步推断，西式的低纤维饮食、高碳水化合物、高动物脂肪的摄入是引起结直肠癌高发的原因。Burkitt 还指出，当非洲人放弃他们的习惯饮食时，结直肠癌的发病率逐渐增加。粗粮含量高的饮食会产生相对频繁的软便。潜在的致癌物在不经常排便的患者中与结直肠黏膜接触的时间更长。

Fleiszer 等 [98] 的实验支持了这一观点，即高纤维饮食可以降低二甲肼（DMH）诱发大鼠结肠癌的发病率。然而纤维的潜在保护作用是有争议的。在 Nigro 等 [99] 的一项研究中，给一组大鼠 30% 的牛肉脂肪和 10% 的纤维膳食，结果表明麦麸和纤维素对大鼠没有保护作用。与不摄入纤维的对照组相比，摄入 5% 脂肪或 30% 纤维的实验动物患癌风险更低。这一研究表明，大量的脂肪摄入可以抵消纤维的保护作用。

从流行病学的角度来看，Greenwald 等 [100] 分析了 55 份原始研究报道，发现有证据表明高纤维饮食与结肠癌风险之间存在负相关关系。他们还对 12 个方法合理、描述完整的病例对照研究进行了 Meta 分析，OR 值为 0.57[95% 置信区间（CI）为 0.50～0.64][101]。从全部食物纤维中提取植物纤维的研究表明，植物纤维具有较强的保护作用。Freudenheim 等 [103] 对从谷物、水果和蔬菜中的纤维成分进行了病例对照研究，共 850 对，并对食用可溶性纤维和不可溶性纤维的结果进行了比较。水果和蔬菜纤维对男性和女性的直肠癌及男性的结肠癌有保护作用。谷物纤维只对结肠癌有保护作用。谷物纤维的不可溶性部分在结肠中起保护作用，水果和蔬菜的可溶性和不可溶性部分在直肠中起保护作用。在对 1904 名德国患者的 11 年随访中，那些坚持素食生活方式超过 20 年的结肠癌患者的死亡率降低 [102]。

有一项研究报道了相反的结果。Asano 和 Mcleod[104] 评估了膳食纤维对结直肠腺瘤的发病率或复发率、结直肠癌的发病率和不良事件发生的影响，并进行了系统综述和 Meta 分析。五项研究符合纳入标准，共 4349 名受试者，干预措施包括麦麸纤维、卵叶车前果壳、单独或联合使用高纤维的综合饮食。在合并数据后，发现干预组与对照组之间没有差异。作者的结论是，目前没有 RCT 证据表明，增加膳食纤维摄入会在 2～4 年内减少腺瘤性息肉的发病率或复发率。

Fuchs 等 [105] 对年龄在 34—59 岁的 88757 名女性进行了前瞻性研究，这些女性入组时没有结直肠癌、炎症性肠病或家族性息肉病的病史。在 16 年的随访期间，共发现了 787 例结直肠癌。此外，在随访期间行肠镜检查的 27530 名受试者中发现 1012 例远端结肠和直肠腺瘤。对年龄、已明确的危险因素和总能量摄入进行调整后，他们发现膳食纤维的摄入量与结直肠癌或结直肠腺瘤的风险之间没有相关关系。这些研究人员还发现，食用水果或蔬菜并没有起到保护作用 [106]。相反，Terry 等 [107] 发现水果和蔬菜的总摄入量与结肠癌的发病风险呈负相关，未发现谷物纤维摄入量与结直肠癌发病风险之间的相关关系。Michels 等 [106] 对水果和蔬菜的摄入量与结直肠癌发病率之间的相关关系进行了前瞻性研究，分两个队列进行：护士健康研究组，88 764 名女性；卫生专家随访研究组，47 325 名男性。在对共 1 743 645 人年、937 例结肠癌患者的随访中，他们发现结肠癌发病率与水果蔬菜摄入量几乎没有关系。虽然水果和蔬菜可能对某些慢性疾病有保护作用，但在本研究中，经常食用水果和蔬菜似乎对结肠癌和直肠癌没有保护作用。Peters 等 [108] 使包含用 137 种食物及频率的问卷来评估纤维摄入量与结直肠腺瘤发生频率的关系。这项研究是在前列腺癌、肺癌、结直肠癌、卵巢（PLCO）癌筛查试验中进行的，这是一项随机对照研究，旨在研究早期发现癌症的方法。在他们的研究中，他们比较了 33 971 名乙状结肠镜检查无息肉的受试者和 3591 例至少有一个组织学证实的远端结肠（降结肠、乙状结肠或直肠）腺瘤的患者的纤维摄入量。在调整了潜在的饮食和非饮食风险因素后，高膳食纤维摄入与低结直肠腺瘤风险相关。膳食纤维摄入量最高的 1/5 的患者患腺瘤的风险比最低的 1/5 低 27%。与患病风险呈负相关关系最强的是谷类与水果中的纤维。晚期和非晚期腺瘤的风险相似。直肠腺癌的发病风险与纤维摄入无显著相性。这两项研究得出了不同的结果的原因很难解释，但研究中使用纤维的类型或来源和数量的差异可能是其中一个原因。

在一项以人群为基础的病例对照研究中，Meyer 和 White[109] 发现，无论男女，膳食纤维摄入量越高，结肠癌的 RR 值就越低。Howe

等[110]综合分析了 13 项病例对照研究的数据中，纤维、维生素 C 和 β 胡萝卜素摄入对结直肠癌风险的影响。研究合并了 5287 例结直肠癌患者和 10470 例无病对照者的原始数据。研究发现，发病风险随着纤维摄入量的增加而降低；摄入量较高的 4/5 的 RR 值分别为 0.79、0.69、0.63 和 0.53。在 13 项研究中有 12 项发现了纤维摄入与疾病发生的负相关关系，在左右结肠和直肠癌、男性和女性，以及不同的年龄组中，纤维摄入引起的负相关程度是相似的。相比之下，在调整了纤维摄入量之后，维生素 C 和 β 胡萝卜素的摄入量对发病仅有微弱的负相关关系。这一研究提供了有力的证据，表明摄入富含纤维的食物与患结直肠癌风险呈负相关。假如存在因果关系，他们估计，平均每天增加 13g 膳食纤维摄入量，相当于平均增加 70%，美国人口患结直肠癌的风险可降低 31%（即每年 55000 人次）。Bingham 等得出了相同的结论。在迄今为止最大的一项研究中，Bingham 等[111]对 519 978 名来自 10 个欧洲国家的年龄在 25—70 岁之间的研究对象进行了膳食纤维与结直肠癌发病率之间关系的前瞻性研究。受试者在 1992—1998 年完成一份饮食问卷，并接受癌症发病率的随访。

随访量达到 1 939 011 人年，共纳入了 1065 例结直肠癌患者。食物中的膳食纤维与结直肠癌的发病呈负相关关系（摄入量最高 1/5 组与最低的 1/5 组的校正 RR 值为 0.75），对左半结肠的保护作用最大，对直肠的保护作用最小。在校正了更详细的膳食数据后，膳食纤维摄入量最高与最低的 1/5 的校正风险为 0.58。研究中并未发现某一种食物中的膳食纤维比其他的保护作用更强，也没有研究非食物来源的膳食纤维的作用。他们的结论是，在膳食纤维摄入量较低的人群中，膳食纤维摄入量每增加 1 倍，患结直肠癌的风险就可以降低 40%。

3. 钙缺乏

Slattery 等[112]发现饮食中钙的摄入降低了结肠癌的发病风险。钙可在细胞内与胆汁酸和脂肪酸结合，从而降低了细胞的有丝分裂作用[113]。钙盐在易患结直肠癌患者的结肠中可能具有抗增殖作用[114]。饮食中补充钙可以减少正常和增生黏膜的结肠隐窝细胞的产生。细胞外钙发挥化学预防作用的主要途径之一是激活钙离子敏感受体。这导致细胞内钙的水平增加，引起广泛的生物效应，其中就包括抑制细胞生长和促进结肠细胞分化[88]。钙可能通过与脂肪结合形成矿物质 – 脂肪复合物或皂类来减少脂质损伤[115]。越来越多的动物实验表明，钙具有抑制结肠癌的作用。在针对男性的研究中，与结肠癌风险增加相关的结肠细胞增生可以通过膳食钙的补充发生逆转。

在一个以人群为基础的病例对照研究中，Meyer 和 White[109]指出，钙只与女性结肠癌风险降低有关。Baron 等[116]对补充碳酸钙对结直肠腺瘤复发带来的影响进行了随机双盲试验。他们随机纳入了 930 名受试者（平均 61 岁，72% 为男性），他们近期都有结肠腺瘤病史，给他们服用碳酸钙，每日 3g（其中含 1200mg 元素钙），或安慰剂，并在基线病情评估后随访的第 1 年和第 4 年行肠镜检查。在 913 名至少接受过一次结肠镜检查的受试者中，与安慰剂组相比，服用钙组的任一腺瘤复发的校正 RR 值为 0.85。在第一次和第二次肠镜检查之间，服用钙组有 127 个受试者（31%）诊断了至少一个腺瘤，安慰剂组有 159 个（38%）。钙的作用与基线时膳食脂肪和钙的摄入量无关。他们的结论是，补钙可以显著降低腺瘤复发的风险，尽管这种降低只是中等程度的。Wu 等[117]在护士健康研究和卫生专家随访研究两个前瞻性队列中研究钙摄入量与结肠癌风险之间的关系。他们的研究包括前半程的 87998 名女性受试者和后半程的 47344 名男性受试者。在护士健康研究 15 年的随访期、卫生专家随访研究 10 年的随访期间，女性和男性分别诊断出 626 和 399 例结肠腺瘤。综合考虑女性和男性，研究人员发现高的总钙摄入量（＞ 1250mg/d vs. ＜ 500mg/d）和远端结肠癌之间存在负相关关系（女性 RR=0.73，男性 RR=0.58，合并 RR=0.65）。在近端结肠癌中未发现这种相关性（女性 RR=1.28，男性 RR=0.92，合并 RR=1.14）。每日额外钙摄入量超过约 700mg 时的效益增加很小。

Wallace 等 [118] 研究了钙对不同类型结直肠病变风险的影响。他们使用了来自钙息肉预防研究（Calcium Polyp Prevention Study）的患者，这是一项随机、双盲、安慰剂对照的化学预防试验，对象是近期患有结直肠腺瘤的患者，其中有 930 名患者被随机分配到碳酸钙组（1200mg/d）或安慰剂组。在基线检查完成后随访的第 1 年和第 4 年进行肠镜检查。与安慰剂组相比，碳酸钙组增生性息肉的风险为 0.82，管状腺瘤为 0.89，组织学晚期腺瘤为 0.65。管状腺瘤与其他类型息肉的 RR 值无统计学差异。补钙对腺瘤风险的影响在高钙、高纤维饮食摄入和低脂肪饮食摄入的人群中最为显著，但钙与纤维、脂肪的相互作用没有统计学差异。他们的研究结果表明，与其他类型的息肉相比，补钙可能对晚期结肠直肠病变有更明显的抗肿瘤作用。综上所述，现有的证据表明，在日常饮食中增加钙的摄入量可能是控制结直肠癌的一种手段。虽然它的保护作用还有待证实，但对于公众来说，食用含有足够钙的食物是明智的。

4. 镁

Larsson 等 [119] 认为，女性中的高镁摄入量可以降低结直肠癌的发病风险。在以人群为基础的前瞻性队列研究中，入组了 61433 位年龄在 40—75 岁之间的女性，她们在入组时均未被诊断为癌症，在 14.8 年（911 042 人年）的平均随访时间后，诊断出 805 例结直肠癌。与镁摄入量最低的 1/5 女性相比，镁摄入量最高的女性的多变量 RR 值为 0.59。镁摄入量与结肠癌（RR=0.66）和直肠癌（RR=0.45）发生都呈负相关关系。

5. 微量元素与化学抑制药

在微量元素硒缺乏的地区，结直肠癌发病率较高，而硒含量高的地区，结直肠癌发病率较低 [120]。与正常对照组相比，结直肠癌和各种腺瘤患者血液样本中的硒浓度显著降低 [121]。

与对照组相比，硒含量高的西蓝花可使化学诱发的结肠癌大鼠的异常隐窝发生率降低 50% 以上 [122]。在一项病例对照研究中，Nelson 等 [123] 发现高水平的硒对结肠息肉或结肠癌有保护作用。Jacobs 等 [124] 对 3 项随机临床试验的数据进行了联合分析，这 3 项试验分别是麦麸纤维试验（Wheat Bran Fiber Trial）、息肉预防试验（Polyp Prevention Trial）和息肉预防研究（Polyp Prevention Study），这 3 项随机试验的目的是检测对近期结肠镜检查中切除了腺瘤的患者进行结肠直肠腺瘤预防的各种营养干预的效果。从 1763 位受试者血液样本中检测硒浓度，在合并的数据中计算基线硒浓度的四分位数。对合并数据的分析表明，血硒值最高的四分位数（中位数 =150ng/ml）的个体与最低的四分位数的个体相比，发生新腺瘤的概率有统计学意义上的降低（OR=0.66）。他们得出结论，血硒浓度与腺瘤风险呈负相关，这支持了先前的研究结果，即高硒状态可能与降低结直肠癌风险有关 。

一些微量元素和化学物质已被证明对结直癌的发生有抑制作用，包括：酚类、吲哚类、植物甾醇、硒、钙、维生素 A、C、E 和类胡萝卜素 [125]。它们以微量的形式存在于水、全麦谷物、水果和蔬菜中。Wargovich[126] 总结了食品中抑制实验动物癌症发生的化学物质，包括植物酚（在葡萄、草莓和苹果中）、二硫代硫酮和黄酮（在卷心菜、花椰菜、球芽甘蓝和花椰菜中）、硫醚（在大蒜、洋葱和韭菜中）、萜烯（在柑橘类水果中）和类胡萝卜素（在胡萝卜、山药和西瓜中）。普通饮食中不存在的一些化学物质会影响动物的致癌过程，例如前列腺素抑制药和影响细胞增殖分化的化学物质 [127]。其中一些药剂可能是有毒的，所以 Nigro 等 [128] 通过实验研究了联合用药的可行性。通过添加少量无毒的硒、13- 顺式视黄酸和 β 谷甾醇，可以对肠道癌症有显著的抑制作用。也有其他的联合用药被发现有效 [125]。大蒜和洋葱中的抗坏血酸、二烯丙基硫化物和硫醚也有助于预防结直肠癌[126, 129]。

大多数维生素 D 多效的作用是通过与核受体结合介导的，该受体与特定基因启动子中的特定位点相互作用，导致基因表达下调或上调。维生素 D 的作用包括与生长因子 / 细胞因子的交互作用、对细胞周期的抑制作用和对凋亡的促进[88]。

叶酸位于参与 DNA 甲基化和生物合成的代谢途径的交叉点。降低叶酸水平（以及其他饮食中的单碳来源）可能增加癌症风险的 3 个主要机制是：正常 DNA 甲基化过程的改变；DNA 前体稳态失衡，导致异常的 DNA 合成和修复；以及染色体和染色质的变化[88]。

6. 饮酒

据报道，酒精摄入与结直肠癌的发生之间存在关系（OR=2.6）[109]，特别是与啤酒摄入相关的直肠癌的发生[4]。每天饮酒的人患结直肠癌的风险会增加两倍[130]。这种正相关主要是，每月啤酒摄入量为 15L 或更多的男性患癌风险增加[131, 132]。喝啤酒会增加 1.3～2.4 倍的患癌风险[132-158]。在一项对 6230 名瑞典酿酒厂工人的研究中，直肠癌的 RR 值为 1.7，而结肠癌的风险并没有显著增加，这支持了高啤酒摄入量与直肠癌风险增加相关的假设[136]。Newcomb 等[133]发现，女性大量饮酒（每周 11 次或更多）与大肠癌风险增加相关（RR=1.47）。

Maekawa[137] 的研究指出，与不饮酒者相比，累积大量酒精的摄入与结直肠癌风险显著增高相关（OR=6.8）。饮酒与结直肠癌风险的关系不受酒精饮料类型的影响。Sharpe 等[138]发现，每天饮酒与远端结肠癌（OR=2.3）和直肠癌（OR=1.6）风险增加有关，但与近端结肠癌风险增加无关（OR=1.0）。

7. 吸烟

吸烟（＞ 40 包年的 OR=3.31）与腺瘤及其潜在的癌症的关系已被报道[139]。吸烟 20 年与腺瘤关系密切，但在结直肠癌中，至少需要 35 年的诱导期[140, 141]。Chao[142] 在癌症预防研究Ⅱ（Cancer Prevention Study Ⅱ）中考察了吸烟与结直肠癌死亡率的关系，评估了吸烟时间和强度，并控制了潜在的混杂因素。美国癌症协会于 1982 年在全国范围内开始了这项针对 1 184 657 名年龄大于 30 成年人死亡率前瞻性研究。在排除部分不适宜入选者后，他们的分析队列包括 312 332 名男性和 469 019 名女性，其中有 4432 个结直肠癌患者在 1982 年时未患结直肠癌，但在 1982—1996 年期间因结直肠癌死亡。经多因素校正后，结直肠癌死亡率在吸烟者中最高，已经戒烟者居中，在终身不吸烟者中最低。与从不吸烟者相比，多因素校正后，男性 RR 值为 1.32，女性为 1.41。与从不吸烟的人相比，男性和女性在吸烟 20 年或更久后，患结直肠癌风险明显增加。吸烟者和戒烟者的患病风险随吸烟时间和平均每天吸烟数量的增加而增加；在戒烟后的几年里，戒烟者的患病风险显著降低。如果本研究中多因素校正后估计的 RR 值真实地反映了吸烟与结直肠癌的因果关系，那么 1997 年美国普通人群中大约 12% 的男性和女性结直肠癌死亡是由吸烟引起的。

8. 临床饮食研究

已经报道了许多这方面的病例对照研究。Jain 等[143]研究了结直肠恶性肿瘤患者，并与普通人群和医院的一般患者进行了比较。大量摄入饱和脂肪以及热量、总蛋白、总脂肪、油酸和胆固醇的人患病风险更高。其中饱和脂肪酸的影响最大。Potter 和 McMichael[144] 发现，膳食蛋白是结肠癌的最强预测因子，其 RR 值为 2～3 倍。在一篇综述中，Kritchevsky[145] 纳入针对特定蔬菜的研究，包括胡萝卜、花椰菜、卷心菜、生菜、土豆和豆类。在总共 105 项研究中，67% 的研究显示蔬菜摄入与结直肠癌发生没有相关关系。

前瞻性研究探讨了饮食与结直肠癌进展的关系。Phillips 和 Snowdon[146] 发现，鸡蛋、咖啡的摄入和体重超过理想体重的 125% 与结肠癌风险呈正相关，没有发现结直肠癌与肉类、奶酪、牛奶或蔬菜沙拉之间的相关关系。Garland等[113]未发现膳食脂肪、动物或植物蛋白、乙醇或能量摄入与结直肠癌进展之间的任何联系。作者确实注意到了维生素D和钙的摄入与结直肠癌进展之间存在负相关。Stemmerman等[147]对7074名日本男性进行了15年的随访，研究了膳食脂肪摄入量与结直肠癌之间的关系，发现总膳食脂肪和饱和脂肪酸摄入量与结肠癌之间呈负相关。负相关效果最明显的是在右半结肠，但相反在直肠中却表现出弱正相关。在一项对接受结肠镜检查的患者进行的研究中，Berry等[148]人分析了脂肪酸和血脂类似物，发现饮食脂肪的质量并不影响在其研究人群中癌症或肿瘤性息肉的发生。

事实上在大多数高危国家之间存在着脂肪或肉类摄入量和结直肠恶性肿瘤风险之间的正相关关系，但在低风险国家卒中风险并不一致，意味着可能存在着一个影响结直肠癌发展必需的脂肪或肉类摄入量的最低阈值。可能存在一个混杂因素，即饮食中的脂肪或蛋白质会增加低纤维饮食者的风险。在一项病例对照研究中[149]，入组患者都是经病理证实的直肠单一原发癌，其直肠癌的风险随着摄入热量、脂肪、碳水化合物和铁的增加而增加；随着蔬菜中类胡萝卜素、维生素C和膳食纤维摄入量的增加，患病风险降低；来自谷物的纤维、钙、视黄醛和维生素E与患病风险无关。除了维生素C以外，一般来讲男性比女性的患病风险受摄入食物影响的程度更强烈。在根据摄入的热量或脂肪分层后，类胡萝卜素、维生素C和植物纤维与患病风险的相关关系依然存在。

Giovannucci等[150]对来自护士健康研究（Nurses Health Study）的88 756名女性进行了前瞻性队列研究，评估了叶酸摄入量与结肠癌发病率之间的关系，共有新发结肠癌442例。在对年龄、结肠癌家族史、阿司匹林使用情况、吸烟、BMI、运动情况，以及对红肉、酒精、蛋氨酸和纤维的摄入进行校正后，叶酸摄入量高于400mg/d与低于或等于200mg/d相比，前者患结肠癌的风险较低（RR=0.69）。当维生素C、D、E和钙的摄入量也被校正时，结果是相似的。服用含有叶酸的复合维生素的妇女，在服用4年后，结肠癌风险无变化；服用15年后，风险显著降低（RR=0.25），每1万名55—69岁的女性中有15人患结肠癌，较之前的68人减少。仅从饮食中摄取叶酸与结肠癌风险的适度降低有关，在所有水平饮食摄入量的患者中，都可以看到长期服用多种维生素带来的获益。在一项旨在确定鱼类食用量与癌症风险关系的大型研究中，Fernandez等[151]注意到鱼类在某些恶性肿瘤患病风险中的保护作用是一致的：结肠OR值为0.6，直肠OR值为0.5。

（五）辐射

有为数不多的研究描述了，在盆腔恶性肿瘤放疗后患者发生了结直肠癌[152, 153, 154, 155, 156, 157]。从放疗到确诊为结直肠癌的间隔时间从14个月到33年不等，平均为15.2年[155]。放疗与结直肠癌的发生间存在着因果关系还是纯属巧合目前还存在争议。其特点不同于一般的大肠癌，黏液腺癌的发生率较高（53%）[156]。放射性损伤占64%[156]。

前列腺癌的放射治疗与盆腔恶性肿瘤，尤其是膀胱癌的发病率增加有关。Baxter等[158]使用SEER数据库据进行了回顾性队列研究。他们的研究对象是：前列腺癌患者，结直肠癌病史，接受过手术或放疗，且存活至少5年。他们评估了放疗对3个部位癌症发生的影响：明确的辐射部位（直肠），潜在的辐射部位（直肠乙状结肠、乙状结肠、盲肠），和非辐射部位（结肠的其余部分）。共有30 552名男性接受了放射治疗，55 263人只接受了手术。1437名患者发生了结直肠癌：267例发生在明确的辐射部位，686例发生在潜在辐射部位，484例发生在非辐射部位。随着时间的推移，辐射与明确辐射部位癌症的发生独立相关，但与结肠其余部位无关。放疗组与单纯手术组相比，直肠癌发生的校正风险比（HR）为1.7。辐射对结肠其余部分癌的发生没有影响，这表明这种影响只针对直接受辐射的组织。Hareyama 等[157]描述了放射相关直肠癌的一些特征，他们的 4 名患者都表现为慢性放射性结肠炎，与放射相关的直肠癌倾向于诊断时分期晚和预后不良。由于没有可靠的临床或实验室指标可以在慢性放射性直肠炎患者中提示结直肠癌，他们建议对以前接受过盆腔放疗的患者在放疗后每 10 年进行一次结肠镜检查。

（六）输尿管 – 结肠吻合

有几个研究证实，在输尿管乙状结肠吻合口处或其附近发生的肿瘤[159, 160, 161, 162, 163, 164]。据估计，行输尿管乙状结肠吻合术后，患者的乙状结肠癌风险比正常人群高 8.5～10.5 倍，是正常人群的 80～550 倍[163, 164]。在输尿管乙状结肠吻合口处的腺瘤性息肉可能是癌症的先兆。输尿管结肠吻合术与结肠癌发生的时间间隔为 5～41 年。Husmann 和 Spence[165]回顾了早至 1990 年的文献，发现 94 例因膀胱外翻行输尿管乙状结肠吻合术后发生结肠肿瘤的病例。患者手术后平均发病时间间隔为 33 年，平均潜伏期为 26 年。大便带血和输尿管梗阻的症状和体征是主要的警示信号。1/3 患者的治疗方法是局部切除病变，将一条或两条输尿管重新与乙状结肠吻合。首选的治疗方法是在组织活检后内镜下切除息肉，或切除病变后行襻式造口。如果息肉位于输尿管—结肠吻合口或紧邻吻合口，操作应小心谨慎，避免因过度电切而使吻合口受阻。49 例本类患者中有 30 例死于癌症。目前的趋势是减少此类型的尿道改流，但对于那些已经做过这种手术的人来说，应当定期进行内镜检查。

（七）胆囊切除术

大量流行病学证据表明胆汁酸在结直肠恶性肿瘤的发生发展中起重要作用，但它们在肿瘤发生发展过程中的确切作用仍有待确定[166]。

一种解释是，虽然胆囊切除术前胆汁酸池每餐循环 2～3 次，但胆囊切除术后即使禁食，胆汁酸也会循环。这种循环的增强导致胆汁酸更多地暴露在肠道细菌的降解作用下，这是已知的形成致癌物的一个步骤。Hill[167]指出，美国和英国人的胆汁酸浓度是乌干达和印度人的 7 倍。结直肠癌高发人群的粪便胆汁酸浓度高于低发人群。在这些人群中，大量的厌氧菌引起胆汁酸的分解，形成已知的致癌物。脱氧胆酸和石胆酸在动物模型中都被证明是结肠癌发生的促进因素。这些次级胆汁酸分别是胆酸和去氧胆酸的细菌脱羟基作用的产物。初级胆汁酸不是致癌的促进因素。Jorgensen 和 Rafaelsen[168]比较了 145 例连续的结直肠癌病例和 4159 例随机选择人群的胆囊结石患病率。结直肠癌患者的胆结石患病率明显高于随机人群（OR=1.59），而胆囊切除术在两组患者中发生的频率相同。有胆结石的患者比没有胆结石的患者更容易患右半结肠癌。

Schernhammer 等[169]对 85 184 名女性进行了一项前瞻性研究，其中 877 人患上了结直肠癌。他们发现胆囊切除术与结直肠癌风险之间存在显著的正相关（RR=1.21），其中，近端结肠癌（RR=1.34）和直肠癌（RR=1.58）的风险最高。Lagergren 等[170]评估了胆囊切除和肠癌的风险，结果略有不同。通过瑞典住院登记确认的胆囊切除患者被随访以观察其随后的癌变情况。共随访 278 460 例胆囊切除术患者，随访时间最长 33 年，共随访 3 519 682 人年。胆囊切除患者患近端肠道腺癌的风险增加，并随距离胆总管距离的增加而逐渐降低。结肠癌（SIR，1.77）、小肠类癌（SIR，1.71）和右半结肠癌（SIR，1.16）的风险显著增加，但是与远端结肠癌无相关性。

这些结果，连同现有的文献，为指示胆结石和结直肠癌之间的联系提供了实质性的证据，这种联系并非因为胆囊切除是结直肠癌的诱发因素。胆囊切除术与结直肠癌之间的微小联系可以用上述关系来解释。Wynder 和 Reddy[171]对膳食脂肪摄入量与结肠癌之间的相关性的研究指出，饮食中的脂肪含量增加了肠道中厌氧细菌的浓度和胆汁酸和胆固醇底物的含量，从而增加了胆汁酸和胆固醇代谢物的产生，而胆汁酸和胆固醇代谢物可能是潜在致癌物。

胆囊缺失后与结直肠癌之间的关系也有许多人关注。已经有许多研究发表了支持和反对这种联系的论据。Moorehead 和 McKelvey[172] 的综述中发现，结直肠癌的 RR 值在 1.59～2.27。据报道，女性右半结肠癌的 RR 值最高可达 3.5，乙状结肠癌的 RR 值最高达 4.5[173, 174, 175]。在冰岛的前瞻性研究中共有 3425 人接受了胆囊切除术，并随访了 8～33 年，Nielsen 等 [176] 发现男性中患癌的 RR 值为 2.73。McFarlane 和 Welch[177] 发现了整体 OR 值是 2.78，但是右半结肠癌 OR 值是 6.79。然而，这一概念并没有得到普遍支持。Abrams 等 [178] 发现胆囊切除术与近端结肠癌发生关无关。Kune 等 [179] 和 Kaibara 等 [180] 在之前的研究中发现胆囊切除术与结直肠癌风险在总体或者不同年龄段的人群间、不同性别间没有统计学差异。Ekbom 等 [181] 对 62 615 名接受胆囊切除术的患者进行了一项基于人群的研究，研究未发现结直肠癌的总体风险增加，但观察到在女性胆囊切除术后 15 年以上时，右半结肠癌发病风险增加。在 Neugent 等 [182] 进行的病例对照研究中，胆囊切除术与腺瘤性息肉或癌之间没有明显联系。即使大肠癌变和胆道疾病的联系已被证实，但是可能没有直接的因果关系。这种联系可能是易患一种疾病的饮食增加了罹患其他疾病的风险。通过明确易感人群的暴露因素以及更加详尽的随访，这些争议将会解决并且会具有非常大的临床意义。

（八）憩室疾病

大多数医生认为，由于结肠癌和憩室疾病存经常会并存，其必然存在因果关系。Boulos 等 [183] 的研究提示，憩室患者可能有更高的风险发生结肠癌。Morini 等 [184] 确定了在憩室患者中，腺瘤和癌症经常被发现，总的 OR 值达到 3.0，其中腺瘤的发生率更高，但是癌症的发生与无憩室的患者中没有区别。

（九）活动与锻炼

Persky 和 Andrianopoulos[185] 回顾了关于运动水平与癌症风险的关系的研究。研究发现，久坐的 RR 值增加到 1.3～2.0。这种联系只适用于结肠癌，不适用于直肠癌。Thune 和 Lund[186] 发现，每周至少运动 4h 的男性和女性会降低患结肠癌的风险，在近端结肠癌卒中险降低更明显。运动与直肠癌的关系并没有数据证实。在日本的一项针对患有结直肠癌男性患者的病例对照研究中，基于职业类别划分运动程度，运动程度低时，患肠癌的风险高达到 1.32～1.92 倍（分别是直肠和近端结肠）[133]。

在 Slattery 等 [187] 最近的的文章中发现了相似的结果，他们进行了一项人群研究，一共有 952 例直肠癌或直乙交界癌患者，以及在犹他州和北加州的凯撒医疗保健计划（Kaiser Permanente Medical Care Program）中的 1205 例年龄和性别匹配的对照组。高强度的体力活动与男性和女性患直肠癌的风险降低有关（OR 值：男性 0.60，女性 0.59）。在男性中，适度的体力活动也与降低直肠癌的风险（OR=0.70）有关。过去 20 年坚持高强度运动对男性和女性都有保护作用（OR 值：男性 0.55，女性 0.44）。在另一项针对男性的病例对照研究中，大量的体力活动（22 小时 / 周）可以降低患进展期腺瘤（OR=0.4）以及非进展期腺瘤的风险（OR=0.8）[188]。

Colbert 等 [189] 研究了吸烟男性中，职业和休闲活动与结直肠癌之间的关系。在研究维生素 E 和 β 胡萝卜素对于癌症预防的研究当中，29 133 名 50—69 岁的男性中，有 152 例结肠癌和 104 例直肠癌的 12 年的随访记录。对于结肠癌，与从事久坐工作的男性相比，从事轻度活动的男性的 RR 值为 0.60，而从事中或重度活动的男性的 RR 值 0.45。对于直肠癌来说，两者的 RR 值分别为 0.71 和 0.50。这些数据为体力活动减少结直肠癌发生的保护作用提供了证据。其他人的研究也支持上述观点 [190, 191]。

这种保护作用的各种机制已被广泛引用。Quadrilatero 和 Hoffman—Goetz[192] 回顾了已发表的关于体力活动的证据及假设的机制。这些机制包括胃肠运输时间的改变，改变免疫功能和前列腺素水平、胰岛素水平、胰岛素样生长因子、胆汁酸分泌、血清胆固醇及胃肠和胰腺的激素水平。目前很少有数据支持有关运动能够减少结肠癌发病的机制假说。在流行病学以及动物研究当中，很可能没有任何一种机制直接与降低患癌风险有关，因此，运动对结肠癌的益处可能是这些因素与其他因素的综合作用。

（十）其他因素

许多看似完全不相关的因素被认为在结直肠癌发生中起作用。患小肠腺癌后，结直肠癌危险因素是增加的 [193]。

肥胖这个因素已经被研究过，但没有明确的证据证明其与结直肠癌的关系。关于肠道功能，14 项病例对照研究的 Meta 分析显示，便秘和使用导泻药也是具有统计学意义的结直肠癌的危险因素（OR 值分别为 1.48 及 1.46）[194]。

一项 Meta 分析指出，在有乳腺癌、子宫内膜癌和卵巢癌病史的女性中，结直肠癌发生的 RR 值分别增加 1.1，1.4 和 1.6[195]。大肠恶性肿瘤与内分泌依赖肿瘤（例如：乳房、子宫内膜、卵巢或前列腺）及动脉硬化性心脏病也有关。了解激素替代治疗对大肠癌是否有保护作用也是十分重要的。据报道，分娩次数增加与结肠癌风险降低有关，有 5 个或 5 个以上子女的女性 OR 值为 0.44，未生育过的女性与结肠癌发生有关，但是分娩次数与直肠癌无关 [196]。 50 岁或以上的女性与结肠癌的发生有关。一项基于人群的绝经后妇女病例对照研究表明，相比从来没有使用激素替代疗法的女性，近期应用过激素替代疗法的女性患结肠癌的 RR 值为 0.54，直肠癌的 RR 值为 0.91[197, 198, 199, 200]。雌激素替代治疗的结肠癌风险明显降低（RR=0.71）[201]。应用激素替代治疗 1 年及以下的女性患结肠癌的 RR 值 0.81，但应用 11 年及以上的患者 RR 值为 0.54。其他研究者发现结肠癌与口服避孕药的使用、分娩次数、首次生育的年龄、子宫切除、卵巢切除、更年期的年龄没有明显的联系 [199, 200]。

Grodstein 等 [201] 对 18 项绝经后激素治疗与结直肠癌关系的流行病学研究进行了 Meta 分析，发现相比从不使用激素替代治疗的绝经后的女性，使用激素替代治疗的结肠癌的风险降低了 20%，直肠癌的风险降低了 19%。结直癌的明显减少很大的原因是当前激素使用（RR=0.66）。在女性中的病例对照研究显示，与无息肉对照组相比（OR=0.4），使用激素替代治疗与降低晚期腺瘤风险的关系更为密切（OR=0.7）[188]。Baris 等 [202] 针对瑞典和丹麦的 177 名肢端肥大症的患者的癌症风险模式进行了研究。结肠癌（SIR=2.6）和直肠癌（SIR=2.5）的风险增加。肢端肥大症的一些癌症的风险增加的原因可能是，由于循环水平中胰岛素样生长因子 –1 的增加导致了增殖和抗凋亡活性增加。

在临床和实验研究中，均表明胆汁酸在结肠癌变中可能起一定的作用。胃手术之后 15～20 年，结肠癌的死亡率增加两倍。胃癌术后结直肠癌死亡率升高，可能与胆汁酸代谢改变有关。为了确定在迷走神经切断术后，胆汁酸与结直肠癌风险增加之间的关系，Mullen 等 [203] 对 100 名无症状的接受了迷走神经切断术的患者进行了至少 10 年的前瞻性随访，并对患者行钡灌肠检查、结肠镜检查和胆囊超声检查，对照的数据来源为尸体解剖。结果发现，小于 1cm 的肿瘤在迷走神经切断组中发生率为 14%（11 例腺瘤以及 3 例腺癌），在对照组中只有 3%。研究发现，在迷走神经切除的患者十二指肠的胆汁中，鹅去氧胆酸和石胆酸的比例增加，胆酸的比例减少，研究作者相信这些胆汁酸代谢的异常可以解释迷走神经切除 10 年后结肠肿瘤发生风险的增加。当然也有不同的意见，在 Fisher 等 [204] 的队列研究中，研究了 15983 名男性，发现大肠癌的风险在胃良性疾病术后并没有增加。

Little 等[205]选取了大样本的无症状、进行过粪便潜血检查的受试者，检验胆汁酸、钙和 pH 与结直肠癌之间的关系。粪便标本取自 45 例癌，129 例腺瘤，167 例无肿瘤、粪便潜血阴性对照，155 例无肿瘤、粪便潜血阳性对照。结直肠癌与粪胆汁酸或 pH 之间无相关性。虽然结直肠腺瘤与粪胆汁酸或 pH 之间没有总体上的相关性，绒毛状腺瘤与初级胆汁酸浓度升高有关，与次级胆汁酸的浓度降低有关，并且与 pH 呈负相关。粪内钙的水平高与结直肠癌和腺瘤的发生呈负相关，但统计学意义不显著。他们的研究不支持结直肠癌和粪便胆汁酸之间的联系。然而，有证据表明，初级胆汁酸的增加与绒毛状腺瘤有关。

有多种证据表明，结肠内氧自由基产生可能与致癌有关[206]。粪便中铁的浓度相对较高，胆色素可作为铁螯合剂，铁可以很好地通过细菌代谢将超氧化物和过氧化氢转化为高效的羟基自由基。这些粪便中的自由基为我们研究结肠癌的病因学弥补了一个缺失的环节：粪便中的羟基自由基或次生过氧自由基，氧化前致癌物形成活性致癌物或肿瘤有丝分裂的启动子。结肠内自由基的形成，可能解释了结肠癌和直肠癌相较于胃肠道的其他区域癌症高发的原因，并且结肠癌的高发与红肉摄入密切相关，红肉摄入增加了粪便中铁的含量，并与饮食中脂肪过多，可能会增加粪便前致癌物和胆色素的含量。

流行病学研究和实验室研究表明，肠道菌群的代谢活动与大肠癌之间存在关联[207]。研究表明，前致癌物的激活可能由肠道细菌酶介导。饮食中的脂肪可增加致病性细菌酶的水平，而某些膳食纤维可抑制致病性细菌酶的水平。粪便中的有机提取物含有致突变物质，它们来自大肠内细菌的新陈代谢。这种物质或其他有机物是否是类似的致癌物仍然不明确，但有证据继续指出肠道细菌是结肠癌的代谢中介。

贮铁量水平增高可能产生更多的氧自由基，从而增加结直肠癌的风险。Knekt 等[208]研究了 41 276 人的血清铁、总铁结合能力和转铁蛋白饱和水平，研究对象的年龄为 20—74 岁。研究发现转铁蛋白水平超过 60% 的受试者，结直肠癌的 RR 值为 3.04。有研究表明，哮喘患者结肠癌的 RR 值升高（1.17），直肠癌的 RR 值也升高（1.28）[209]。Barrett 食管患者的结肠癌患病率为 7.6%，对照组为 1.6%[210]。患有食管癌的男性一生中比预期更有可能诊断出结肠癌，但女性正好相反[211]。滥用蒽酮类泻药与结肠癌的发病也有关系（RR=3.04）[212]。Younes 等[213]报道，25% 接受了阑尾切除手术的患者有黏膜增生，这与结肠腺癌相关。

结肠癌患者血浆 C 反应蛋白浓度增高，这一数据支持了炎症是结肠癌发生的危险因素这一假设[214]。Woolcott 等[215]发现结肠癌风险与咖啡呈负相关。相对于那些每天喝不到一杯咖啡的人，那些人喝两杯的 RR 值为 0.9，喝 3～4 杯的为 0.8，而喝 5 杯或更多的为 0.7。其中近端结肠癌比远端的风险更低，但是直肠癌的发病与咖啡和茶无关。在一项关于结肠癌和个人性格的研究发现，性格暴躁，具有敌意是结肠癌患者和对照组之间唯一有显著差异的变量[216]。

（十一）青少年与成人结肠癌

为了进一步解决问题，可能存在两种不同类型的癌症。关于结直肠癌的年龄范围，Avni 和 Feuchtwanger[24]写了一篇发人深省的评论，在这篇文章中他们认为“青少年”癌与“成人”癌大相径庭，并建议寻找二者病因学上的不同。为了支持两种不同类型结肠癌这一概念的存在，作者引用了如下数据。

1. 在非白人群体中，青少年结肠癌发生率多达白人的 16 倍，而成人是 10 倍。

2. 黏液癌只占全部结肠癌的 5%，而在青少年结肠癌患者中则占 76%。

3. 在成人结肠癌患者中，可以在 40%～50% 的患者中发现共存的息肉，而在青少年中息肉非常罕见。

4. 结肠癌发生的营养因素必须存在许多年，但在青少年中无法解释。此外，在非白种人群中，青少年结肠癌的饮食不同于白种人的情况更常见。

5. 在成人结肠癌患者中，有 20%～30% 的患者有家族史，此因素在青少年结肠癌中几乎不存在。

只有进一步研究才能解决这个问题。

（十二）预防前景

流行病学证据表明，饮食在结直肠癌的病因中是首要因素。摄入过多的脂肪含量似乎是主要因素。另外值得关注的是饮食中的脂肪和纤维的比例。例如，在 Galloway 等 [217] 进行的一项结直肠癌发病机制的研究中，饮食控制可显著改变结肠黏膜的表面结构。高脂肪、低纤维饮食与恶性肿瘤发生风险最高相关，低脂肪、高纤维饮食与发生风险最低相关。此外，脂肪的来源不同对发病的促进程度也各不相同 [125]。纤维被认为可以抑制癌症，但只有全谷物、水果和蔬菜的纤维有效，即含有大量的糖醛酸的纤维是有效的。脂肪和纤维来源的确切性质还有待描述。

有效的预防策略应基于对癌症发病机制的理解，但却没有明确的发病机制存在。从现有的证据来看，大量摄入动物脂肪和蛋白质可以促进结肠癌的形成，而某些十字花科蔬菜有保护作用。肿瘤发生包括以下两步：①起始阶段，关于起始阶段的研究很少；②进展，大概需要很长时间才能完成。我们很可能在进展阶段找到抑制的方式，Nigro 和 Bull[125] 通过实验实现了上述理念，他们的试验表明，一个合理的预防结肠癌的策略是：一是减少 10% 的脂肪摄入，脂肪的热量占比从 40% 降低到 30%，并且摄入更多类型的脂肪；二是每天增加 25～30g 的膳食纤维，特别是含有纤维素和糖醛酸的谷物和蔬菜的纤维，这样才可能是有效的；三是摄入饮食中的化学抑制药，如硒、类维生素 A 和植物类固醇。其他研究表明其他因素，如钙和存在于大蒜和洋葱中的硫化合物，可能有抑制结肠癌的价值 [126]。抗氧化剂，如 β 胡萝卜素、维生素 C、维生素 E 和叶酸已经被验证过 [218]。结肠癌遗传因子显著的个体可能需要补充上述物质以增强抑制作用。

Cassidy 等 [219] 报道了一种强保护性因素：淀粉可能对结直肠癌发挥重要的保护作用。这与结肠内发酵预防是结直肠癌的机制这一假说相一致。

动物实验和两项人体流行病学研究表明，阿司匹林和其他非甾体抗炎药（NSAIDs）可能对结肠癌有保护作用。Thun 等 [220] 对这一假设进行了前瞻性检验，1982 年他们对 662,424 名成年人的死亡率进行了研究，期间观察的是他们服用阿司匹林的频率和持续时间。在 1988 年进行了结肠癌死亡率的计算。他的研究对 598 例结肠癌患者和 3058 例对照组患者进行了多因素分析，探讨了结肠癌其他危险因素可能的影响。在男性和女性中，更频繁地使用阿司匹林可以降低结肠癌的死亡率，在每月服用阿司匹林 16 次或以上，持续至少 1 年的人群中，男性 RR 值为 0.60，女性为 0.58。研究排除了那些有恶性肿瘤、心脏病、卒中或其他可能影响他们使用阿司匹林或者影响他们死亡率的疾病，排除后风险评估不受影响。调整饮食因素、肥胖、体力活动和家族史并没有改变研究结果显著的显著性。对乙酰氨基酚的使用与结肠癌的风险之间的没有明显联系。研究的结论是，定期服用低剂量阿司匹林可能会降低结肠癌致死的风险。

Rosenberg 等 [221] 评估了非甾体抗炎药的使用与结肠癌风险的关系，这项研究是一项以医院为基础的病例对照研究，其中结直肠癌 1326 例，对照组 4891 例。常规使用非甾体抗炎药持续到入组前一年，多因素 RR 估计值是 0.5。无论是男性和女性，也无论年龄在 60 岁以下和 60 岁以上，结肠和直肠癌的发病率与服用阿司匹林呈明显的负相关。1 年前就停止规律服用以及未规律服用非甾体抗炎药与风险无关。普通的非甾体抗炎药使用的几乎都是含阿司匹林的药物。目前的数据表明非甾体抗炎药的持续使用降低了结肠癌的发病率。

Smalley 等[222]研究了非甾体类抗炎药的使用模式（持续时间、剂量、特定的药物）是怎样影响结直肠癌发生的。这项样本量为 104 217 人，样本年龄在 65 岁及以上的基于人口的病例对照研究进行了 5 年多的入组，结直肠癌组织学资料被记录。与未使用非甾体类抗炎药的患者比较，在过去的 5 年中至少使用非阿司匹林类非甾体类抗炎药 48 个月，患结肠癌的 RR 值为 0.49。在累积使用超过 12 个月的患者中，过去一年使用非甾体类抗炎药的人（最近使用）RR 值为 0.61，而近期未使用的 RR 值为 0.76。未发现特定的非甾体抗炎药的独特的保护作用，低剂量的非甾体抗炎药似乎至少与高剂量的非甾体抗炎药一样有效。对右半结肠保护最明显，最近一年服用非甾体类抗炎药者直肠癌的 RR 值为 0.81，左半结肠癌为 0.77，右半结肠癌为 0.48。在这一老年人群中，长期使用非阿司匹林非甾体类抗炎药时，结肠癌的风险几乎减半。这项研究与之前的研究一致，表明化学预防的重要因素是持续服用时间是，而不是每日服用剂量。他们的数据还表明，多数非甾体类抗炎药都具有保护作用，而不局限于少数某些药物。

Baron 等[223]进行了随机双盲试验，试验内容是阿司匹林作为化学预防剂对结直肠腺瘤的影响。他们随机选择了 1121 名近期有组织学记录的腺瘤患者接受安慰剂（372 例），或每日服用 81mg 阿司匹林（377 例），或每日服用 325mg 阿司匹林（372 例）的治疗。97% 的患者在随机化至少一年后进行结肠镜检查随访。一个或多个腺瘤的发病率在安慰剂组为 47%，每日服用 81mg 阿司匹林组为 38%，每日服用 325mg 的阿司匹林组为 45%。与安慰剂相比，任何腺瘤发生率未经调整的 RR 值在 81mg 组为 0.81，325mg 组为 0.96。对于进展期肿瘤（腺瘤直径至少 1cm，或具有绒毛管状或绒毛状特征，重度非典型增生，或侵袭性癌）来说，81mg 和 325mg 组相应的 RR 值分别为 0.59 和 0.83。他们的结论是，小剂量的阿司匹林有对大肠腺瘤有中度的化学预防作用。因为腺瘤的发生可提示恶性肿瘤的发生，所以从减少腺瘤的发生中能够推断，服用小剂量的阿司匹林可以减少癌症的发生。

与大多数观察性研究相比，随机的医师健康研究（Physician's Health Study）发现，服用阿司匹林与 5 年后是否发生结直肠癌之间没有联系[224]。一项 1982 年的随机的前瞻性队列研究，纳入 22 071 名健康的年龄在 40—84 岁的男性医生，每隔一天服用 325mg 阿司匹林。1988 年，阿司匹林组提前结束，参与者其余时间选择服用阿司匹林或安慰剂。在研究期间 341 例患者被诊断为结直肠癌。超过 12 年的随访过后，阿司匹林组的患结直肠癌的 RR 值为 1.03。1988 年后经常服用阿司匹林组结直肠癌的 RR 值的是 1.07。

在此研究中，随机和观察性分析均表明，使用阿司匹林与结直肠癌的发病率无关。Burke 等[225]的综述指出，在基于人群的观察性研究中发现，如果人们服用多种药物，包括非甾体类抗炎药、钙和叶酸，人们结直肠癌的发病率会降低。在对家族性腺瘤性息肉病（FAP）患者和散发性结肠腺瘤患者中进行的安慰剂对照试验中，非甾体抗炎药降低了腺瘤的发病率，其中也有生物学的原理可以解释上述现象。

由美国国家癌症研究所发起的大规模药物预防试验正在进行中[226]。正在评估的药物包括吡罗昔康、舒林达克、阿司匹林、阿卡波糖（α 葡萄糖苷酶抑制药）和碳酸钙。目标人群包括既往有腺瘤、FAP、多发性息肉病史及有结肠癌风险者。

三、病理

（一）大体表现

结肠腺癌在大体检查中分为溃疡型、息肉型、环周型及弥漫浸润型 4 种类型。其中，溃疡型最为常见，表现为一个凸起的大致圆形的肿块，有不规则、外翻的边缘和倾斜的底部。它局限于肠壁的一个侧面，但也可能占据更大的部分（图 21–6）。

息肉型，或称为菜花型，表现为巨大的菜花样肿物，突出到腔内，通常为低级别恶性肿瘤。

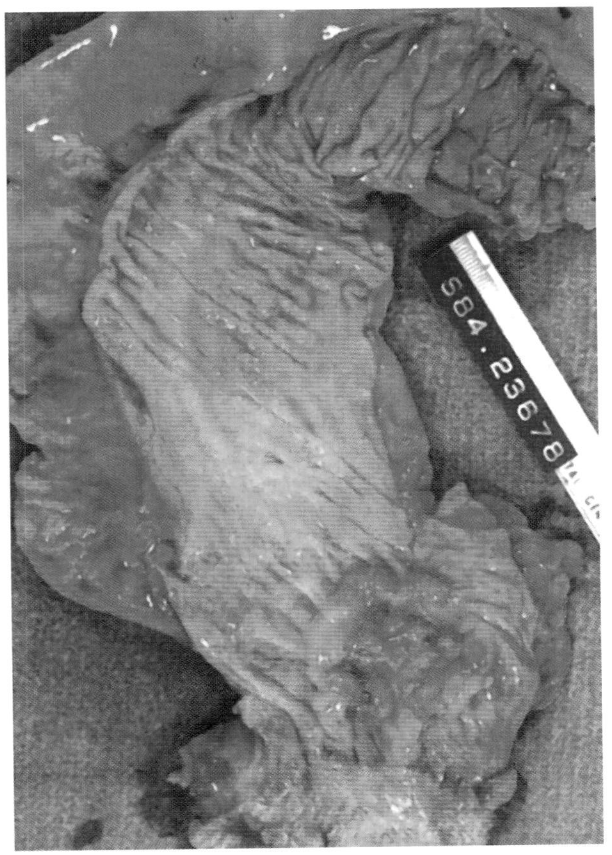

▲ 图 21–6　溃疡型腺癌的大体表现

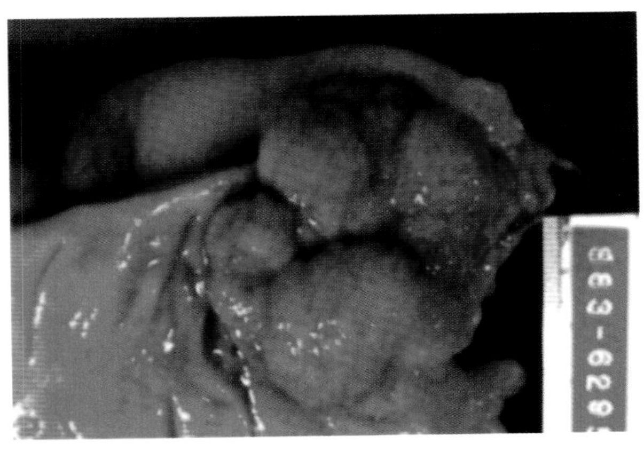

▲ 图 21–7　息肉型腺癌的大体表现

好发于升结肠（图 21–7）[227]。在大约 10% 的病例中，切面可能呈现胶冻状的外观，这是因为有大量的黏液分泌，这种类型的癌被称为胶样癌[227]。

环周型，或称为狭窄型，癌肿通常环肠周，长轴上的范围是不定的。肠腔通常是受损严重（图 21–8），并且近端肠管可能表现出不同程度的扩张。这种癌多发生于横结肠和降结肠[227]。

弥漫浸润型癌使肠壁弥漫性增厚，大部分被覆完整的黏膜。虽然保留了胃肠道壁的各层，但仍有广泛的浸润。它在结肠的任何部分都有可能发生，更通常发生在直乙交界部位。这种类型类似于胃癌的皮革胃。这种类型常与溃疡性结肠炎的发生相关（图 21–9）。Papp 等[228]的综述仅发现 85 例全层浸润的结直肠癌，其特征为发病年

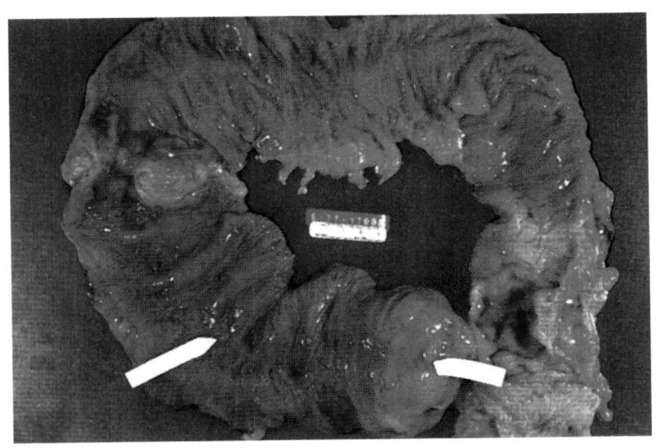

▲ 图 21–8　环周型癌的大体表现，箭示相关的腺瘤

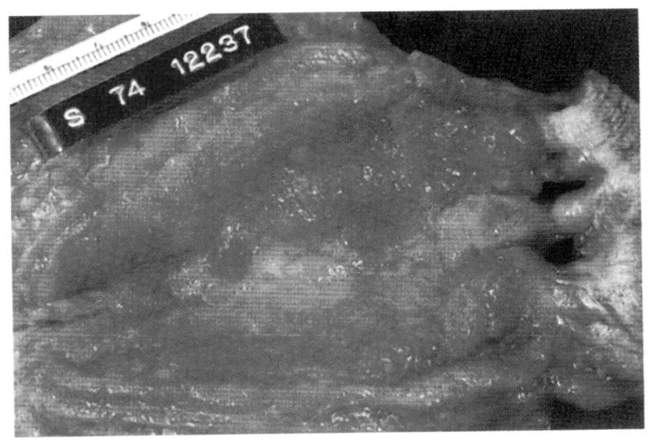

▲ 图 21–9　浸润型腺癌的大体表现

龄较早，与转移性疾病相关，死亡率较高，生长隐匿，往往使检测变得困难。

（二）镜下表现

癌的组织学表现可能有很大不同，与预后有关。分为高分化（20%；图 21-10）、中分化（60%；图 21-11）及低分化（20%；图 21-12）[228]。

淋巴结转移在低度、中度、高度恶性肿瘤中的发生率分别约为 25%、50%、80%。此外，组织学分级影响生存率，校正后的 5 年生存率在低度、中度、高度直肠恶性肿瘤中分别为 77%、61%、29%[227]。Broders[229] 提出，将腺癌分为四级：1 级，75%～100% 的细胞已分化；2 级，50%～75%；3 级，25%～50%；4 级，0%～25%。分化分级的原则是建立在生物规律之上的，分化程度越高，细胞分裂能力越差，分化程度越低，分裂能力越强。因此，可以分化良好的癌的增殖速度将慢于那些相对未分化的癌。应用组织学分级的困难是，肿瘤整体的分化程度缺乏一致性。一般来说，恶性细胞在侵袭的边缘分化较差而在表面较好。Dukes[230] 注意到这个问题，将他的分级同 Broders[229] 的仔细区分开来，组织学分级本质上是对生长速度的估计，而 Duke 分期的 A、B、C 期是肿瘤的范围。这两种方法都将病例分为结果良好的情况和不好的情况。Jass 等 [231] 提出了一个包括小管结构参数、边缘侵犯、淋巴细胞浸润的分级系统。

与预期及我们的普遍认知相反的是，Gibbs 报道 [232]，未分化的大肠癌很少有倾向于环周的扩散，且不易引起淋巴或血行转移。这种患者可能预后良好。

有些肿瘤可能出现胶质或黏液样物质，伴有不同程度的分化，这类患者预后较差（图 21-13）。胶样癌根据黏蛋白的主要的分布位置可以分为细胞外或细胞内型。大部分胶样癌是细胞

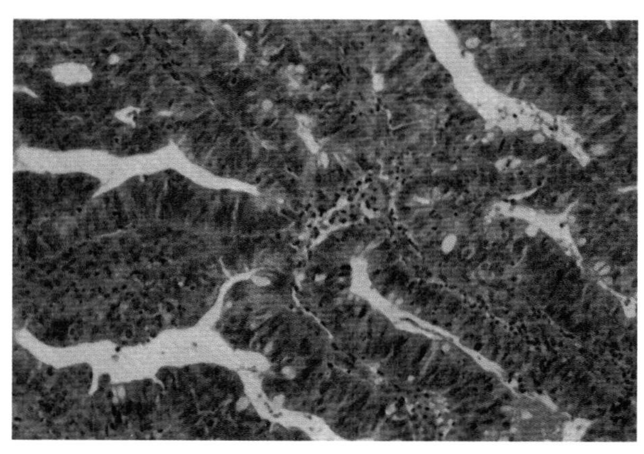

▲ **图 21-10　高分化腺癌的镜下表现，具有发达的腺体（图片由 L.R. Begin，MD. 提供）**

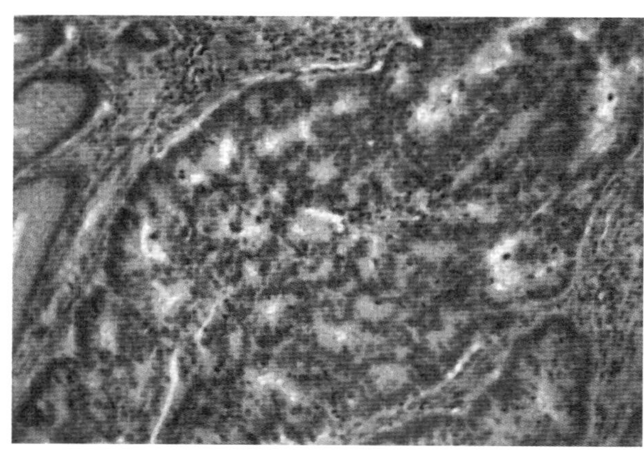

▲ **图 21-11　中分化腺癌镜下表现，腺体结构不清（图片由 L.R. Begin，MD. 提供）**

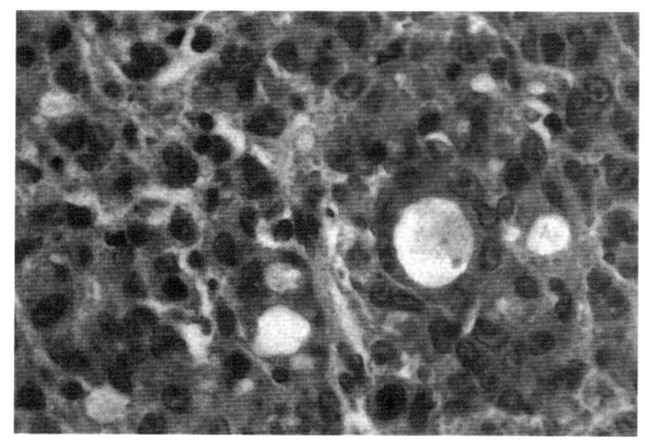

▲ **图 21-12　低分化腺癌的镜下表现，多形性细胞，可识别的腺体很少（图片由 L.R. Begin，MD. 提供）**

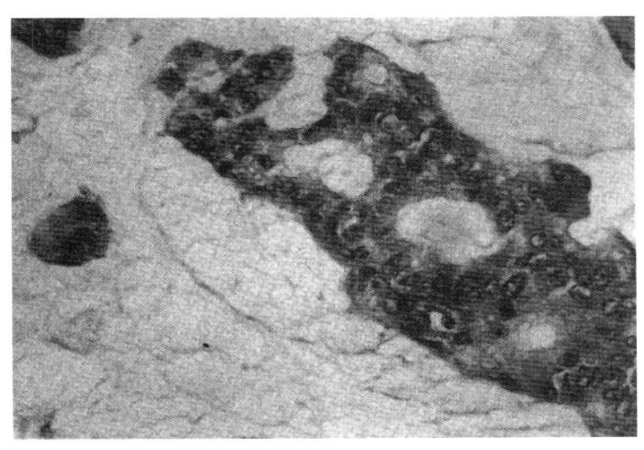

▲ **图 21-13　黏液腺癌的显微镜表现是胞外含有丰富的黏蛋白（图片由 L.R. Begin，MD. 提供）**

外型，大约只占所有结直肠癌的 2%，被认为是印戒细胞癌的变种。对于后者，患者自诊断后生存期往往低于 2 年 [227]。直肠是黏液癌的多发部位，而右半结肠的黏液癌相对更多 [233]。黏液癌的胞内型被归类为印戒细胞癌，因为黏液将细胞核推到细胞边缘，从而赋予细胞特有的外观。Bonello 等 [234] 回顾了 MSKCC 的 426 例直肠及直肠乙状结肠癌的临床资料，发现 4% 为印戒细胞癌，这占所有直肠癌的 0.4%。Umplebyet 等 [235] 比较了 54 例大肠黏液癌和 576 例非黏液的临床和病理特征。体积上至少含有 60% 黏蛋白的病变被归类为黏液癌。那些有中等黏蛋白含量（60%～80%）的黏液癌与非黏液癌的生物学行为无差别。相比之下，那些高黏蛋白含量（＞80%）的黏液癌与非黏液癌的生物学行有一定的差异。它们分布在更近端的结肠，在 50 岁以下的癌症中占比更大（24% vs. 7%），更有可能是 Dukes 分期 D 期（58% vs. 31%），局部固定型更常见（70% vs. 37%）。

因此，整体切除率从 90% 降至 73%，根治性切除率从 69% 降至 42%，5 年生存率从 37% 降至 18%。Umpleby 等 [235] 认为黏蛋白含量高的结直肠癌易于局部复发、预后差，需要广泛的切除。这篇报道与其他文献有显著的不同，原因可能是由于严格定义了黏液癌为黏液含量大于 80%。

在对 540 例结直肠癌的回顾中，Okuno 等 [236] 发现黏液癌占 6.4%。黏液癌在 39 岁或更年轻的患者以及女性患者中更为常见。最常见于直肠，其次为右半结肠；然而，右半结肠的相对发病率较高（40.5% vs. 12.5%）。黏液癌的特征是周围组织的浸润（24.3% vs. 7.8%）、淋巴结转移（75.7% vs. 48.6%）和腹膜种植（21.6% vs. 4.1%）。黏液癌切除后 5 年和 10 年的累积生存率分别为 45.5% 和 39.8%；根治性切除后 5 年和 10 年的累积生存率分别为 77.4% 和 63.5%。作者建议黏液癌需要扩大的淋巴结清扫及周围组织的广泛切除，应特别注意局部复发。与非黏液癌相比，黏液癌有更高的转移率，且有更高的概率合并息肉。因此，对黏液癌患者进行结肠镜检查是有必要的 [233]。

Anthony 等 [237] 报道了结直肠印戒细胞癌的最大宗病例。结果表明，印戒细胞癌在左、右半结肠分布相同。同时发生原发癌病例占 14%。72% 在诊断时即存在淋巴结或远处转移。5 年的精算的生存率为 22%。所有 22 名患者的死亡都是由癌症扩散引起。肝转移只有 2 例（9%）。据报道，25%～60% 的患者在确诊时即出现了卵巢转移，因此双侧输卵管卵巢切除术应当与原发灶切除同时进行。原发性的结直肠浸润硬化性癌比较罕见，并且预后不良。Papp 等 [228] 发现的文献报道有 85 例。Shirouza 等 [238] 根据组织学将其分为两类生长方式—较常见的硬化型癌和淋巴管炎型癌。硬化型癌主要由低分化或印戒细胞组成，并伴有严重的纤维增生反应。淋巴管炎型癌主要由中分化细胞组成，常伴有腺体形成。特征性的弥漫的管状增厚和走行僵硬是恶性细胞周围纤维化反应的结果，如纤维组织增生（图 21–9）。镜下表现为低分化多形性细胞（图 21–12）。

病理学家可以指导外科医生进行适当的临床治疗。外科医生经常不愿意为“微浸润癌”患者推荐手术。Hase 等 [239] 进行了一项研究，以确定只浸润到黏膜下层的癌在根治性切除后的长期预后。79 名患者接受了根治性切除并接受了至少 5 年随访。25 例患者接受了内镜下切除手术。79 例接受根治性切除的患者中有 11 例（13.9%）出现淋巴结转移，淋巴结转移与较差的肿瘤学结果相关；36.4% 的淋巴结阳性的患者复发，而淋巴结阴性患者只有 5.9% 的复发。淋巴结阳性的患者的累积生存率也比淋巴结阴性患者差：5 年生存率分别为 72.7%、91.1%，10 年生存率分别为 45.5%、65.3%。研究发现淋巴结转移的五种组织病理学危险因素，分别为：①病灶在侵出之前出现小簇的未分化癌细胞（“肿瘤出芽”）；②肿瘤侵袭界限不清；③肿瘤向外侵及的边缘有中分化或低分化的恶性细胞；④癌向黏膜下层的中间层或深层延伸；⑤淋巴管内存在恶性细胞。有 3 个或 3 个以下危险因素的患者无淋巴结扩散，而有 4 个或 4 个以上危险因素的患者淋巴结阳性率分别为 33.3% 和 66.7%。如果病变表现出 3 种以上的组织学危险因素，则应适时进行肠切除和淋巴结清扫。

据报道结肠恶性肿瘤中可以存在两种或两种以上的细胞类型。Novello 等[240]报道了含有明显的腺癌和鳞癌且有神经内分泌分化的形态学和免疫组化证据的病例。

（三）凹陷型癌

在西方，大体形态为表浅凹陷型的结肠癌少见，表浅凹陷型代表着重新生长，明显不同于息肉 – 癌症途径。这种类型的癌症，经常出现于来自日本人的研究中，有很强的向侵袭性和浸润性癌发展的趋势。Begin 等[241]报道了一例结肠扁平腺瘤恶变的病例，腺瘤深部为高分化腺癌，腺癌一直延伸到浆膜，这可能是一例如日本文献中描述的凹陷型癌。

Kudo 等[242]发表了一篇关于凹陷型癌大体表现与镜下表现的文章，并指出诊断细节。在 30311 次内镜检查诊断的侵袭性癌中，凹陷型占 15.5%。凹陷型癌的定义如图 21–14 所示。为了检测凹陷型癌，在内镜检查中需特别注意黏膜颜色的变化，如微微发红，在某些情况下也可表现为苍白（图 21–15）。大约每 1000 个内镜检查就可检出 1 个凹陷型癌。可疑区域喷洒靛胭脂染色可提示潜在凹陷型癌（图 21–16）。组织学证实的病变如图 21–17 所示。黏膜下侵袭的程度如图 21–18 所示。对于凹陷型癌患者的处理方法如图 21–19 所示。在 Sm1a 和 Sm1b 中，无血管侵犯时，内镜切除活检是合适的。对于有血管侵犯的 Sm1b，由于有淋巴结转移的风险，建议手术切除。对于 Sm2 和 Sm3（图 21–18），手术切除

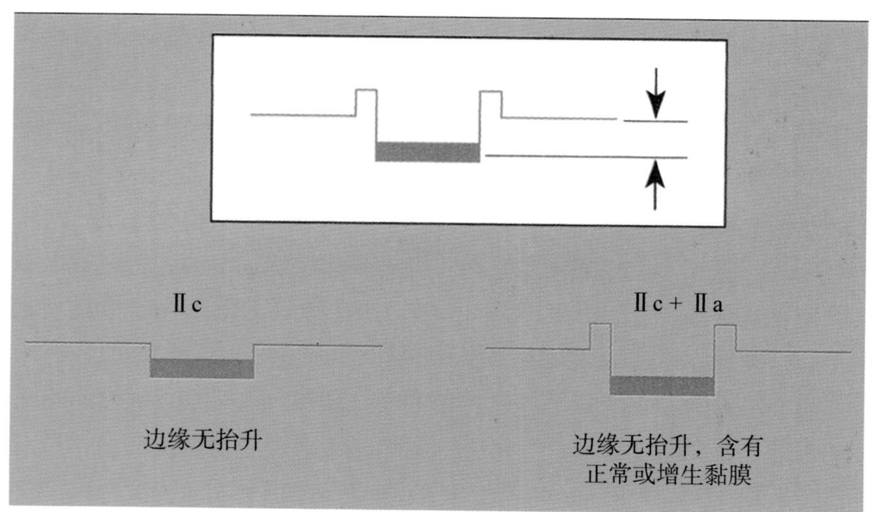

◀ **图 21–14　凹陷型结直肠癌**
定义为癌表面低于邻近正常黏膜。Ⅱc 型和Ⅱc + Ⅱa 型癌符合这一特点[242]

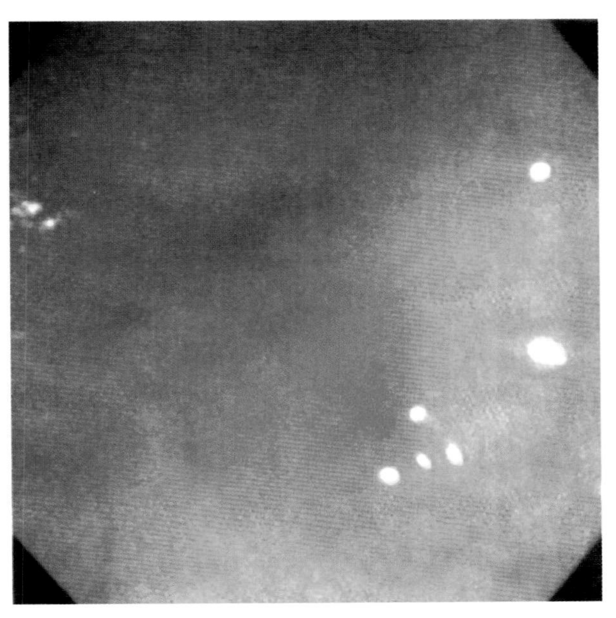

▲ 图 21-15 普通内镜图像 [242]

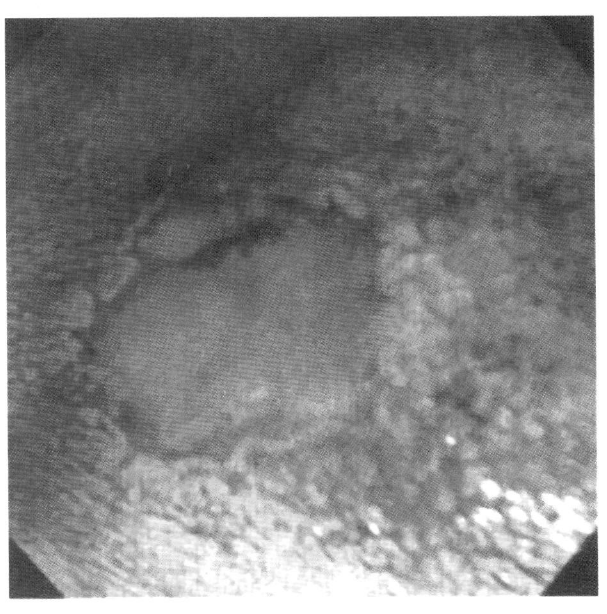

▲ 图 21-16 喷洒靛胭脂后的内镜图像 [242]

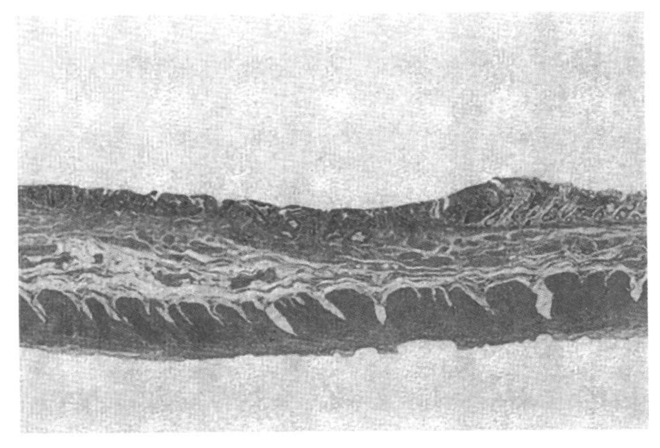

▲ 图 21-17 癌侵及黏膜下层（HE 染色，放大倍数 ×10）[242]

是首选治疗。Kubota 等 [243] 对了 300 个手术切除的标本进行镜下检查，发现 297 个腺瘤（240 息肉状，32 扁平，25 凹陷）和 3 个非息肉样癌。非息肉样腺瘤多见于横结肠和降结肠。96% 的凹陷型腺瘤体积小于 3mm，96.9% 扁平腺瘤小于 3.5mm。癌的大小为 2.4～2.9mm。Minamoto 等 [244] 认为浅表型腺癌生长迅速，侵袭性强，可能不经腺瘤 – 癌症途径进展，可由非常小的浅表型腺瘤进展而来。

Tada 等 [245] 对 62 例扁平型结直肠癌和 80 例息肉型结直肠癌的临床病理进行研究。作者发现扁平型结直肠癌直径更小，更常发生在近端结肠，高分化少见，腺瘤成分残余较少，深部浸润和淋巴血管浸润更常见。

Iishi 等 [246] 报道了 256 例早期结直肠癌（Dukes A 和 B 期），其中 8% 为高度小于 3mm 的浅表型早期癌。这些病变可发生在结肠任何部位，多为红色斑点，不仔细观察很容易被忽视。组织学上，90% 是高分化，24% 到达黏膜下层，86% 与腺瘤无关。

新的结肠镜检查技术可越来越多地发现扁平病变。Togashi 等 [247] 报道了 10,939 个连续的高分辨率结肠镜检查及靛胭脂喷洒检测扁平病灶的病例，所有病变均建议行息肉切除或手术切除。统计分析时排除了侵犯超过黏膜下层的癌。根据有无中央凹陷，扁平型病变的大体表现可分为扁平隆起型和扁平凹陷型。共有 5408 个肿瘤病灶纳入统计，其中包括 5035 个腺瘤和 373 例癌（黏膜下浸润 124 例）。扁平凹陷型和扁平隆起型

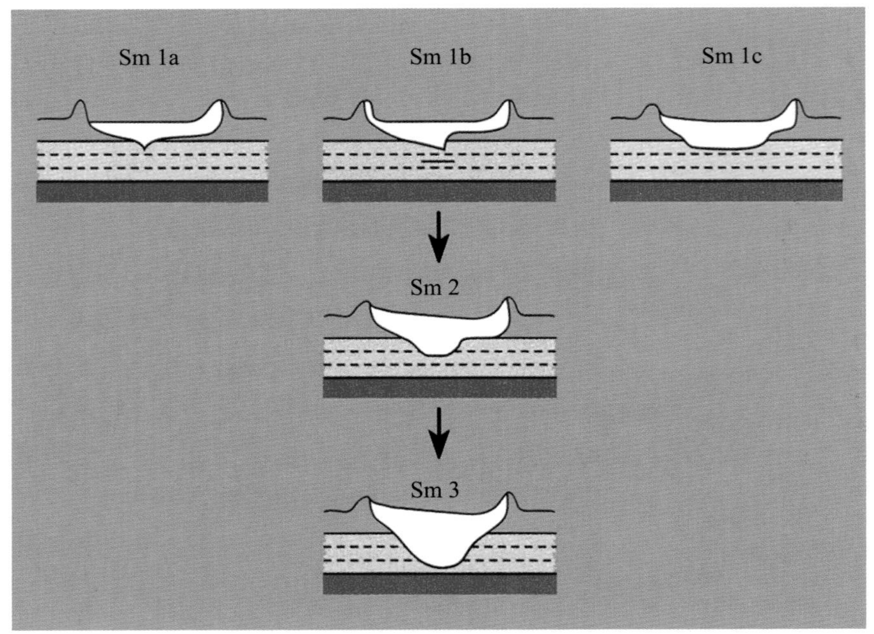

◀ **图 21-18 早期结直肠癌的黏膜下层浸润的分类：**

Sm1，局限于黏膜下层的上 1/3，Sm1a，黏膜下层的水平侵犯宽度局限于黏膜内癌组织总宽度的 1/4 以内；Sm1b，黏膜下层的水平侵犯宽度为黏膜内癌组织总宽度的 1/4 ～ 1/2；Sm1c，黏膜下层的水平侵犯宽度为黏膜内癌组织总宽度的 1/2；Sm2，局限于黏膜下层的中 1/3；Sm3，局限于黏膜下层的下 1/3[242]

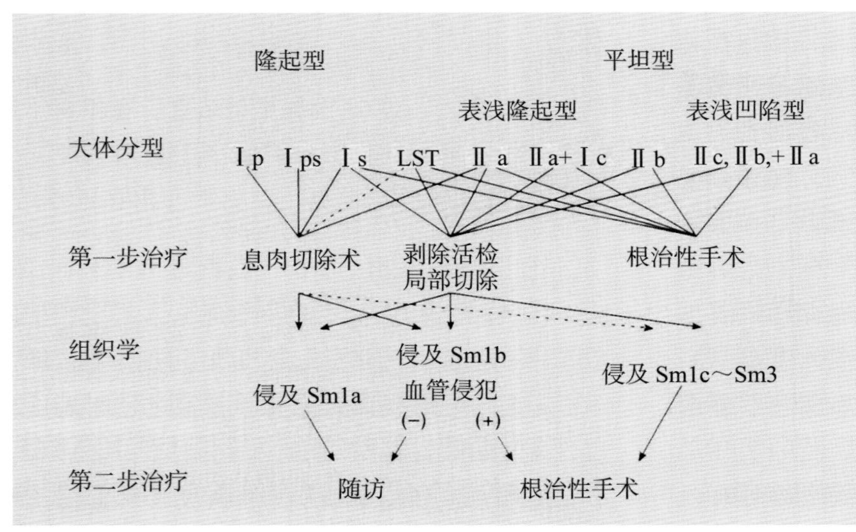

◀ **图 21-19 结直肠浅表病变的治疗方案**

p. 有蒂型；ps. 亚蒂型；s. 无蒂型；LST. 侧方浸润[242]

病变的患病率分别为 2.8% 和 18.1%。黏膜下浸润率在扁平凹陷型中占 17.1%，扁平隆起型中占 0.8%，无蒂病灶中占 1.6%，有蒂病灶中占 4.0%，平坦型病变中占 9%。扁平凹陷型病变的黏膜下浸润率明显高于除了平坦型病变任何其他病灶。在所有侵犯黏膜下层的癌中，扁平隆起型和扁平凹陷型的比例分别为 6.5% 和 21.0%。他们的结论为，1/4 的结直肠癌可能来源于扁平型病变。学习染色技术，可提高扁平型结肠癌检出率。

Nivatvongs[248] 回顾了关于早期结直肠癌的研究。大多数凹陷型癌可通过适当的局部切除来治疗，如结肠镜下息肉切除和经肛门切除。如果存在不良的危险因素，特别是低分化癌、淋巴血管浸润或不完全切除，在没有禁忌的情况下应当进行根治性切除。对于低位直肠癌，应考虑辅助放化疗。最近，出现了新的分类方式：Sm1 代表肿瘤侵犯黏膜下层的上 1/3，Sm2 代表侵犯黏膜下层中间的 1/3，而 Sm3 代表侵犯黏膜下层的下

1/3。Sm1 和 Sm2 病变的局部复发和淋巴结转移风险较低；局部切除是足够的。Sm3 病变及扁平型和凹陷型 Sm2 病变均有较高局部复发及淋巴结转移的风险，应当进行进一步治疗。

（四）前哨淋巴结定位

淋巴结转移长期以来就被认为是降低生存、影响预后的因素。通过连续切片，结合免疫组化技术，可提高淋巴结微转移的检出率。前哨淋巴结定位为精准分期提供了可能。肿瘤分期对患者的治疗是有意义的。目前面临的挑战是确定其生物学相关性和预后意义。Mulsow 等 [249] 回顾了在 1996—2003 年中，对结直肠癌前哨淋巴结定位的研究。淋巴结定位似乎很容易应用于结直肠癌，并且可能识别那些最容易转移的淋巴结。前哨淋巴结定位的假阴性率约为 10%，在发现微转移后，也有可能使阴性结果转为阳性。在常规应用前哨淋巴结定位进行分期之前，需要明确微转移在结直肠癌中的意义。

Bilchik 等 [250] 提出了 TNM 分期中微转移以及孤立恶性细胞的概念。他们研究了 120 例在原发性结直肠癌切除前进行淋巴结定位的患者。使用蓝色染料和（或）放射性示踪剂示踪前哨淋巴结，然后用 HE 染色、细胞角蛋白免疫组化，多层切片进行检测。研究中共 370 例未行淋巴结定位的原发结直肠癌患者作为对照组。96% 的患者淋巴结定位成功，此中有 96% 的患者正确预测了淋巴结状态。在试验组中，T_1、T_2、T_3、T_4 期肿瘤中分别有 14.3%、30%、74.6% 和 83.3% 的淋巴结受累，在对照组中分别为 6.8%、8.5%、49.3% 和 41.8% 的淋巴结受累。试验组有更高的淋巴结转移率（53% vs. 36%）。他们相信，使用淋巴结定位并重点分析前哨淋巴结可使结直肠癌获得更准确的分期。

Saha 等 [251] 采用 1% 异硫蓝与 ^{99m}Tc 硫胶体结合去验证其在结直肠癌淋巴定位中的可行性和准确性。在 57 例连续病例中，异硫蓝定位 100% 成功，硫胶体 89% 成功。异硫蓝定位的 93% 患者和硫胶体定位的 92% 患者的淋巴定位是准确的，综合准确率为 95%。共发现 709 个淋巴结（平均每例患者 12.4 个），其中，553 个是非前哨淋巴结，非前哨淋巴结中有 5.6% 度阳性淋巴结）；156 个是前哨淋巴结，前哨淋巴结中有 16.7% 是阳性淋巴结。异硫蓝检出前哨淋巴结 152 个，硫胶体检测到 100 个，两种方法都能检测到的有 96 个。仅异硫蓝能够检出的前哨淋巴结中，有 10.7% 的淋巴结转移，而两种方式均能检出的前哨淋巴结中，有 19.8% 的转移。在 41% 的浸润性癌患者中发现淋巴结转移。转移只在前哨淋巴结中发现的有 26%，只有 11% 的患者有微转移。联合使用两种方法识别前哨淋巴结的转移率明显高于仅使用异硫蓝识别。Bembenek 等 [252] 的研究中，在 48 例直肠癌患者中评估了淋巴结定位的可行性和实用性，其中 37 例已接受术前局部放化疗。在术前 15～17h，通过内镜下向肿瘤附近的黏膜下层注射硫胶体，术毕用手持伽马探头对富含核素的前哨淋巴结进行识别，选择前哨淋巴结进行连续切片和免疫组化检查。48 例患者中有 46 例发现一个或多个前哨淋巴结。前哨淋巴结的检出率为 96%。35% 的患者有淋巴结转移。灵敏度仅为 44%，假阴性率为 56%。进一步分析表明，该方法仅能在未经过放疗的早癌患者中准确预测淋巴结状态。他们得出的结论是，虽然淋巴结识别的检出率相对较高，但在放疗后的局部晚期直肠癌中灵敏度较低。

需要进一步的研究来确定这种方式的最终用途，这种淋巴结定位也可能并没有必要。CALGB（Cancer and Leukemia Group B）80001 是一项在 12 个机构进行的前瞻性研究，其研究结果表明，前哨淋巴结在 52% 的病例中不能预测淋巴结的状态 [253]。Read 等 [254] 认为前哨淋巴结的定位只能使 3% 的患者受益，而在 24% 的患者中不能准确地鉴别前哨淋巴结是否转移。他们的结论是，受益于前哨淋巴结定位患者的比例为 2%。这些研究可能使结直肠癌前哨淋巴结定位的问题得到解决。Stojadinovic 等 [255] 对这一问题的最新综述表明，仍存在下述基本问题有待解决：①前哨淋巴结的定位是否显著地提高了分期的准确性；② HE 染色提示淋巴结无转移，但实际有淋巴结微转移的患者是否比无微转移患者的预后更差；③对淋巴结微转移患者采取辅助化疗是否有生存获益。他们相信，在这些问题得到回答之前，结直肠癌前哨淋巴结定位可能仍然有待商榷。

Cimmino 等[256]的文章指出，在 267 例术中同时使用 1% 异硫蓝染料和硫胶体注射进行淋巴结定位的患者中，5 例出现异硫蓝相关的不良反应，包括 2 例过敏反应，3 例"蓝色皮疹"。2 例发生过敏反应的患者出现心血管衰竭、红斑、口周水肿、荨麻疹、悬雍垂水肿。3 例发生蓝色皮疹的患者，皮疹在手术过程中消退并转变为蓝色斑块。过敏反应的发生率是 2%。如果医生扩大前哨淋巴结定位的作用，他们应该考虑使用抗组胺药作为预防，并随时提供紧急治疗措施来治疗这些随时可以危及生命的过敏反应等并发症。

（五）转移模式

要产生转移，恶性细胞必须成功地侵入、栓塞、存活在循环中，停留在远处的毛细血管床，并且侵出血管在器官中增殖（图 21-20）[257]。这一过程的结果取决于转移细胞与多种宿主因子的相互作用。事实上，有效治疗结肠癌转移的主要障碍是肿瘤的生物学异质性。治疗的另一个挑战是，不同的器官环境可以改变转移性的恶性细胞对全身治疗的反应。结肠癌可通过下列方式之一转移：直接侵犯、经腹膜转移、淋巴转移、血行转移和种植转移。

1. 直接侵犯

结肠癌的壁内扩散在结肠横向上比纵向更加迅速，据估计，每 6 个月就能侵犯 1/4 的肠周。在肉眼可见的病灶之外发生 1cm 以上的镜下微小转移是不常见的。沿肠壁径向进展可能侵及邻

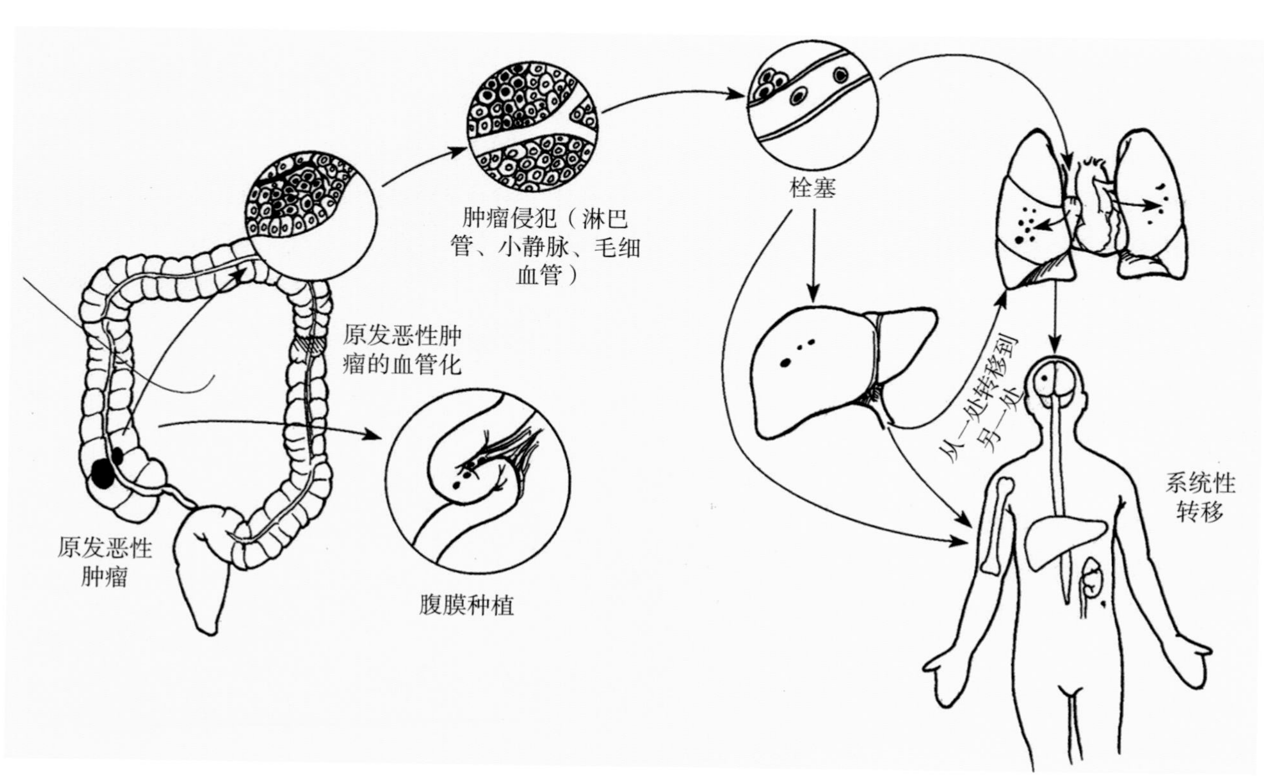

▲ 图 21-20　结直肠癌转移的发病机制，包括一处到另一处的转移

近腹部脏器，如小肠、胃、大肠、盆腔器官或腹壁。如果病变位于腹膜后，后腹壁、十二指肠、输尿管、肾周筋膜、髂腰肌可能受累。了解肿瘤侵犯程度对判断根治性切除的范围是有必要的。当癌细胞穿透肠壁时，10% 患者的邻近结构会受累[261]。这些邻近脏器约 1/3～2/3 参与了肿瘤的形成过程。局部侵犯的另一种形式是神经系统的侵犯，最多可侵犯达到距离原发病灶 10cm 处。侵袭宿主组织的机制包括：①快速增生的肿瘤产生的机械压力可使恶性细胞沿阻力最小的组织面移动；②细胞活力的增加可导致恶性细胞的侵袭；③恶性细胞可分泌酶破坏上皮细胞和间隙之间的屏障[257]。

2. 经腹膜转移

侵及全层的癌最终会播散到腹膜表面，紧接着肿瘤会在腹腔播散，然后可以种植在腹腔表面各处以及网膜上。大约有 10% 的患者有腹膜转移[227]。

3. 淋巴转移

在制定肿瘤的手术范围时，壁外淋巴扩散的情况最重要的。事实上，淋巴系统的转移程度是与患者的预后密切相关的。通常，转移首先发生在离癌最近的肠旁淋巴结，并逐步从一个淋巴结转移到另一个淋巴结。然而，这种有序的进展也会存在例外，可能在离肿瘤更近的淋巴结中未发现转移。当顺行阻塞时，可发生逆行性淋巴转移。

4. 血行转移

血源性转移导致疾病的全身扩散，肝脏是最常见的受累器官。肿瘤细胞的播散在 28% 患者的麻醉和诱导过程中发生，还有 50% 在开腹手术过程中发生[258]。令人惊讶的是，对术中血行播散患者的随访研究未发现对最终预后的不良影响。使用一个实验性的黑色素瘤模型，发现只有不到 1.0% 的细胞在循环中存活超过 24h，最终只有不到 0.1% 的细胞产生转移[257]。其他血行播散的部位包括肺和骨，后者不常见。

Weiss 等[260]利用来自 16 个中心的 1541 例尸检报道分析了结肠癌血行转移的情况。作者的发现转移是分步骤发生的，首先在肝脏，然后在肺，最后在其他器官。在 1194 个病例中，只有 216 例提示转移（不包括淋巴结）与淋巴或非血行途径有关。Taylor[261] 也支持“肝外转移是由肝转移引起”的这一概念。

5. 种植转移

有些研究已经关注到，脱落的恶性细胞能够在创面上种植这一现象，例如痔切除术伤口、肛裂、肛瘘或者缝线处[259, 262–266]。其他种植转移可能发生在腹部切口或肠造口的皮肤黏膜交界处（图 21–21）[257]。

（六）转移的位置

每 100 个肠癌患者，大约一半的患者经手术治愈，5 个死于淋巴转移，10 个死于局部复发，35 个死于血行转移。常见的受累器官为肝脏（77%），肺（15%）、骨骼（5%）和脑（5%）。脾脏、肾脏、胰腺、肾上腺[267]、乳腺、甲状腺和皮肤很少受累[227]。甚至气管、扁桃体、骨骼肌、尿道、口腔、阴茎、甲床都有可能受累[227, 268–272]。

（七）分期

认识疾病进展和播散的程度对于主治医生来

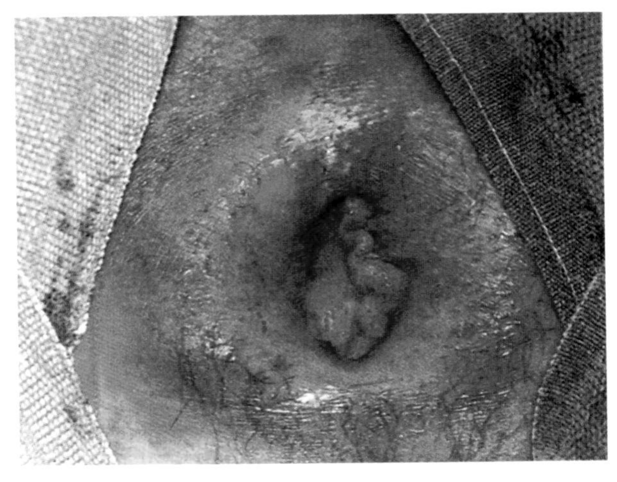

▲ 图 21–21 来自降结肠近端腺癌在肛门处种植转移的大体表现

说是非常有帮助的。从定义来看，肿瘤必须穿透黏膜肌层才能认为是进展期癌。在该层表面的癌为原位癌。最初由 Dukes[230] 根据直接扩散的程度以及是否存在区域淋巴转移，提出了一种分类方法。Dukes A 期病变是指病变局限在肠壁内；Dukes B 期是指病变侵犯达浆膜或肠周脂肪；Dukes C 期是指已经发生淋巴结转移。Dukes C 期进一步分为 C_1，即在肠壁附近有淋巴结累及；C_2，即系膜根部淋巴结受累及 [273]。组织学和 Dukes 分期是存在联系的。目前在 Dukes 分期中加上了 D 期，指转移已经超出了外科手术切除的范围，如远处转移或无法切除的局部病灶 [274]。

Wong 等 [275] 进行了一项研究，以确定在结直肠癌中需要检出的淋巴结数目，以准确反映的区域淋巴结的组织学情况。对 T_2、T_3 期接受根治性切除的结直肠癌患者的临床资料进行总结。收获的淋巴结数目从 0～78 个不等（平均 17 个）。淋巴结阴性患者收获的淋巴结数目平均为 14 个，少于淋巴结阳性患者（平均 20 个）。整体患者淋巴结阳性率为 38.8%。当至少检查 14 个淋巴结时，至少有一个阳性淋巴结的患者占 33.3%。他们总结道：T_2 或 T_3 期结直肠癌至少检出 14 枚淋巴结才能保证淋巴结准确分期。

国际抗癌联盟、美国癌症联合委员会、美国国家癌症研究所共识小组以及美国病理学会都推荐检出 12 枚淋巴结，以保证采集充足的样本 [276-278]。

对大多数人来说，大肠癌的分期仍然是一个令人困惑的话题，并且已经进行了详细的讨论 [279]。为了更好地定义或分类患者以达到更好的预后，人们对分期进行了许多的修改，但大多数修改只是使问题变得复杂。尽管医生的意图是好的，但是几乎没有取得重大进展。一些后来提出的分期系统都与 Duke 分期系统类似，而另一些则过于详细，以至于难以记忆与应用 [274, 279-289]。并且，Dukes 分期经常被错误引用，导致分期系统更加混乱 [287, 289]。

理想的分期系统应该是容易被记住并应用的。它应该包括不太复杂的预后判别。Davis 和 Newland[284] 列举了肿瘤分期的目的，具体如下。

- 协助医生制订治疗计划。
- 提示预后。
- 协助评估治疗结果。
- 简化治疗中心间的信息交换。

框 21-1　**结肠癌 TNM 分期**（肿瘤大小、淋巴受累、远处转移情况）

原发肿瘤（T）	
T_X	原发肿瘤无法评价
T_0	无原发肿瘤证据
Tis	原位癌：局限于上皮内或侵犯黏膜固有层 *
T_1	肿瘤侵犯黏膜下层
T_2	肿瘤侵犯固有肌层
T_3	肿瘤穿透固有肌层到达浆膜下层，或侵犯无腹膜覆盖的结直肠旁组织
T_4	肿瘤直接侵犯其他器官或结构，穿透或不穿透脏层腹膜 **, ***
*	原位癌指癌细胞局限于腺上皮基底膜以上（上皮内）或固有层（黏膜内）而没有穿透黏膜肌层延伸至黏膜下层
**	T_4 直接侵犯包括通过浆膜侵犯结直肠其他部分；例如，盲肠癌侵犯乙状结肠
***	肉眼侵犯其他器官和结构的肿瘤分期为 T_4，然而如果镜下未发现侵犯的话，则分期为 pT_3。V 和 L 是指有无血管和淋巴侵犯
区域淋巴结（N）	
N_X	区域淋巴结无法评价
N_0	无区域淋巴结转移
N_1	有 1～3 枚区域淋巴结转移
N_2	有 4 枚以上区域淋巴结转移
如果在肠周脂肪中发现原发性肿瘤的癌结节，且结节具有淋巴结类似的形态和光滑的轮廓，而组织学无淋巴结残留的证据，则按 pN 分类。如果结节有不规则的轮廓，应该是属于 T 类，表记为 V1（镜下血管侵犯）或者 V2（肉眼可见），因为它很有可能提示静脉侵犯	

（续框）

远处转移（M）	
M_X	远处转移无法评估
M_0	无远处转移
M_1	有远处转移

引自 https://cancerstaging.org/About/news/Pages/Implementation-of-AJCC-8th-Edition-Cancer-Staging-System.aspx. Accessed July 7, 2017

框 21-2 肿瘤分期及预后分组

分期	T	N	M	Dukes*	MAC*
0	Tis	N_0	M_0	–	–
I	T_1	N_0	M_0	A	A
	T_2	N_0	M_0	A	B_1
Ⅱ A	T_3	N_0	M_0	B	B_2
Ⅱ B	T_4	N_0	M_0	B	B_3
Ⅲ A	T_1–T_2	N_1	M_0	C	C_1
Ⅲ B	T_3–T_4	N_1	M_0	C	C_2/C_3
Ⅲ C	任何 T	N_2	M_0	C	$C_1/C_2/C_3$
Ⅳ	任何 T	任何 N	M_1	–	D

* Dukes B 期包括预后较好（T_3、N_0、M_0）和预后较差（T_4、N_0、M_0）两类患者，Dukes C 期也包括两类（任何 T、N_1、M_0 和任何 T、N_2、M_0）。MAC 是改良 Astler—Coller 分期

注意：前缀 y 用于接受新辅助（术前）治疗后的肿瘤分期（如 ypTNM）。前缀 r 用于复发的患者（rTNM）

框 21-3 肿瘤切除的完整程度

- R_0: 完全切除，切缘阴性，无切除后肿瘤残留
- R_1: 不完全切除，组织学切缘阳性，肉眼切缘阴性，镜下可见肿瘤残留
- R_2: 不完全切除，切缘阳性或原发灶切除后仍有残留

引自 Greene FL, Page DL, Floming ID, et al; American Joint Committee for Cancer. Cancer Staging Handbook. 6th ed. New York, NY: Springer-Verlag; 2002:127–138

- 为人类对癌症的持续研究做出贡献。
- 提供一种可以将一个群体的经验没有歧义地传达给其他群体的方法。

TNM 分类的最新定义见框 21-1 和框 21-2。完整性切除定义见表 21-3[280]。最常用的分类在图 21-22 中有所描述。

四、生物学增长特性

几乎可以肯定，个体肿瘤的生长速度是最重要的预后相关因素。结直肠癌是生长相对缓慢的肿瘤，发生转移相对较晚。Spratt[290] 总结了一系列研究的结果，在一个没有手术治疗的患者中，使用影像学测量，发现在 7.5 年的随访中，肿瘤倍增时间为 636.5d。对其他 19 名患者的类似分析显示，平均翻倍时间为 620d，95% 置信区间为 111～3430d。据 Spratt 报道，经放射学计算，结肠癌和直肠癌肺转移的倍增时间为 109d，95% 置信区间为 9～1300d。

认为转移性癌比原发癌倍增时间快 6 倍。未经治疗的肝转移癌倍增时间为 50～95d[291, 292, 293]。据推测，这种观察到的差异是由于转移部位无法剥离所致。Bolin 等 [294] 在两个不同的时间下利用放射法测量 27 例患者的病变，中位间隔为 11 个月（4～91 个月），并发现中位倍增时间为 130d（53～1570d）。作者认为在他们观察到的高增长率是由于初次检查时肿瘤的体积较大导致。Burnett 和 Greenbaum[295] 认为，尽管结肠癌生长缓慢这一点毋庸置疑，但可能存在快速生长的亚型。在一小群患者当中，作者观察到的倍增时间可以缩短至 53～150d。他们的研究提示，在特定时间的钡灌肠检查中发现的癌不一定会被 2 年前报道的阴性钡灌肠检查遗漏。

Matsui 等 [296] 为 31 名首诊为黏膜内癌的结直肠癌患者估算出了一条统计曲线。这些病变在第一次或第二次检查中被忽视，但之后被检查出来。初诊时的影像学特征如下：4 个有蒂的病灶，1 个半有蒂的病灶，6 个无蒂的病灶，9 个

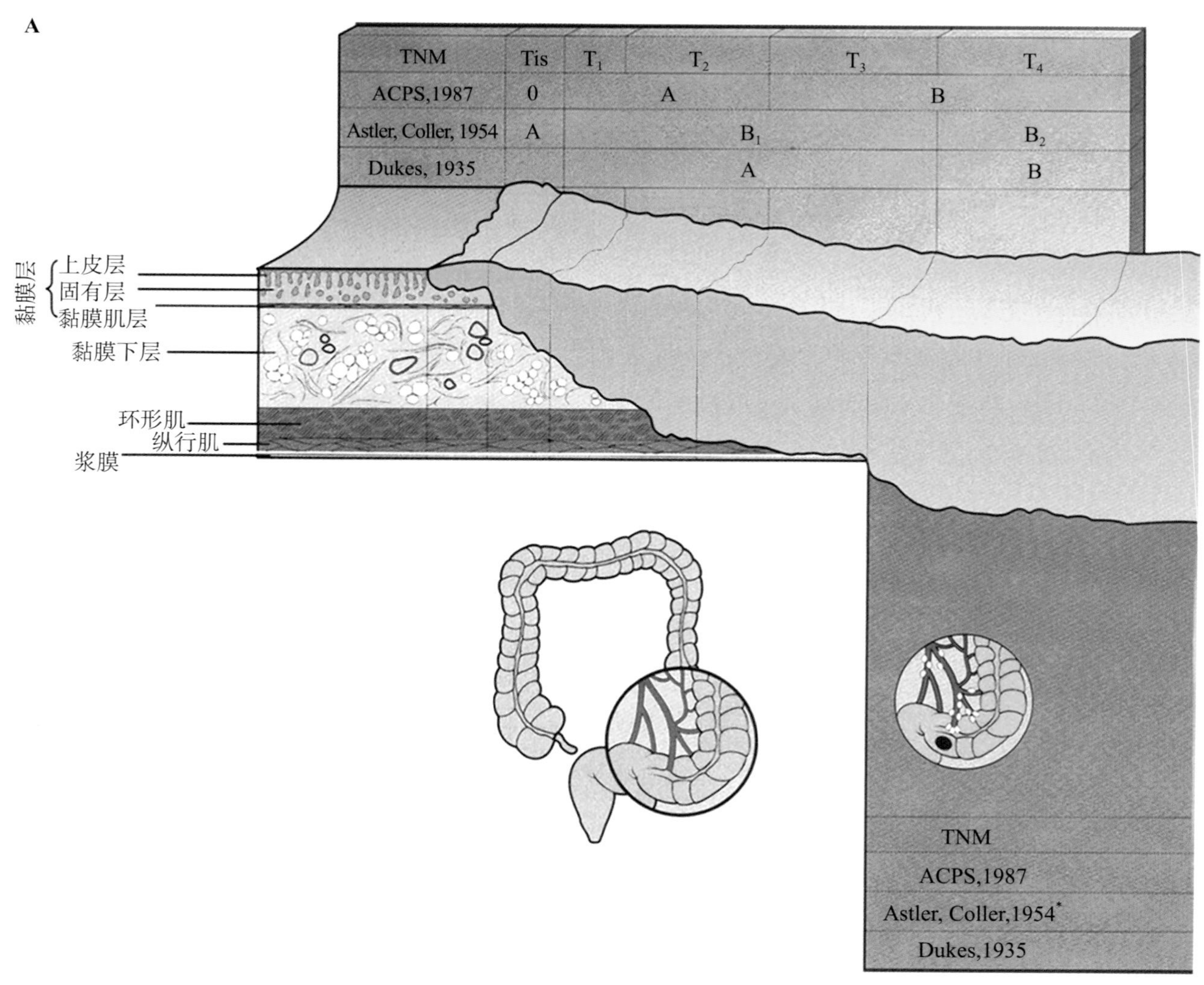

▲ 图 21-22 结肠癌 TNM 分期（肿瘤大小、淋巴受累、远处转移情况）

浅表隆起型病灶，11 例浅表凹陷型病灶。初始病灶直径为 12.1 ± 6.1 mm。最后的浸润深度为：6 例黏膜内癌，12 例黏膜下癌，6 例固有肌层癌，7 例侵及浆膜的癌。初诊至复诊的观察时间为 41.5 ± 25.8 个月。通过统计生长曲线可以估计早期结直肠癌生长速度。可以估算出早期结直肠癌体积倍增时间为 26 个月。

（一）临床表现和症状

结直肠癌患者有 3 种典型临床表现：慢性隐匿性症状、急性肠梗阻及腹膜炎穿孔。Aldridge 等[297]在文章中指出，结直肠患者约有 77%、16% 和 7% 的患者分别出现了上述 3 种症状。Mandava 等[298]报道，在 1551 例结直肠癌患者中有 51 例（3.3%）发生穿孔，其中包括 31 例（61%）局限性穿孔伴脓肿及 20 例（39%）穿孔伴弥漫性腹膜炎。Runkel 等[299]对 923 名患者的回顾发现，分别有 92.0%、6.0% 和 2.0% 的患者出现隐匿性发作、梗阻和穿孔的症状，0.5% 的患者同时出现了梗阻和穿孔症状。苏格兰的一份对 750 名患者的研究指出，可有高达 33% 的患者表现出急性梗阻症状[300]。

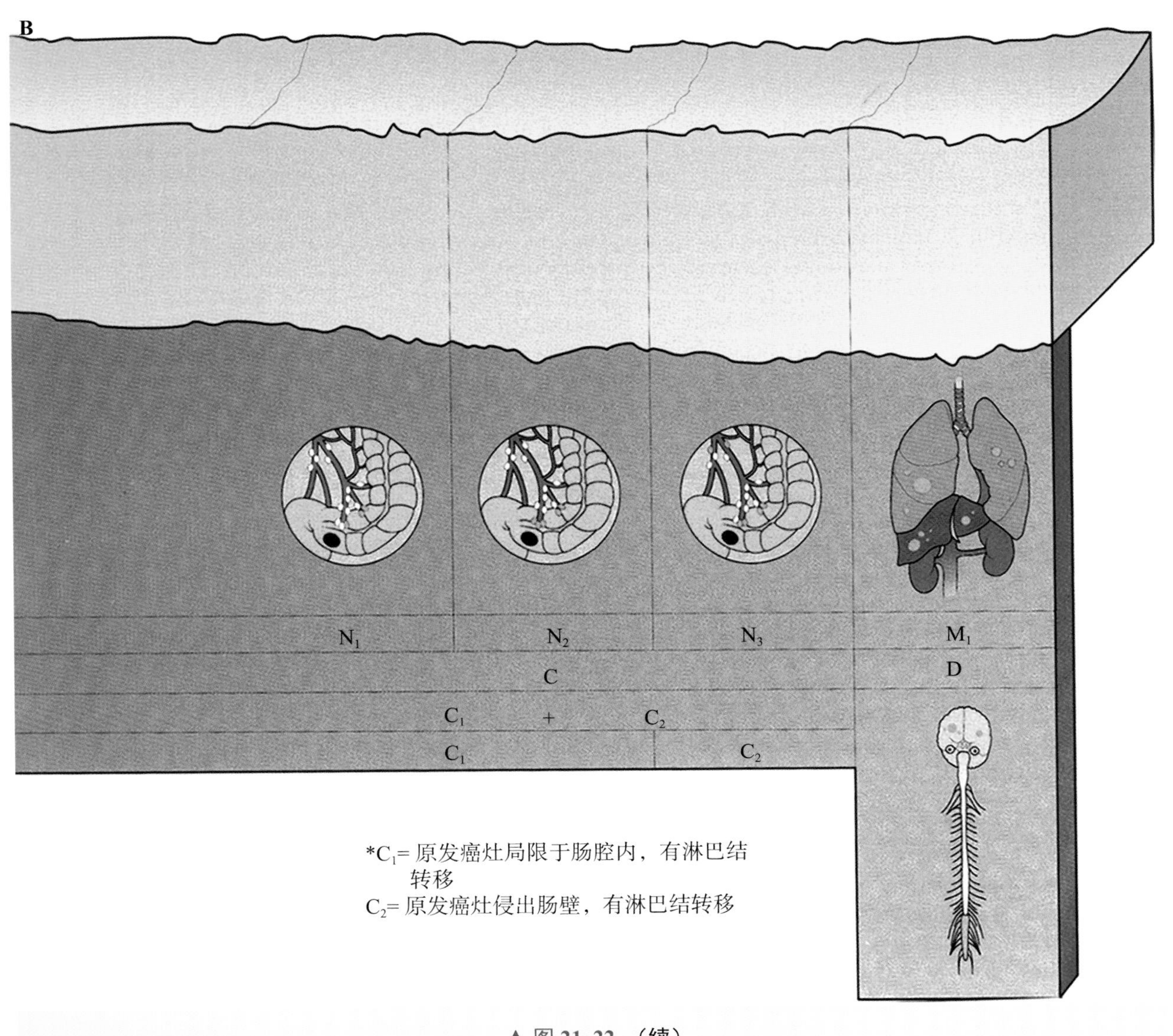

▲ 图 21-22 （续）

根据在肠道中的位置，症状以下述的一种或多种为主。出血，可能是大肠恶性肿瘤最常见的症状 [301]。然而，出血常会被患者和医生诊断为痔疮。尽管痔疮是直肠出血最常见的原因，但出现出血症状时，尤其是在中年或老年人中，不可排除结直肠癌可能。据估计，30 岁以上的成年人中有 10% 可能会有直肠出血情况发生 [302]。然而，Beart 等 [301] 发现，40 岁及以上有直肠出血史和已确诊痔疮的患者中，患有直肠癌或结肠癌的概率达 6%；患有结肠息肉的概率达 14%，这就强调了对出血病因诊断的必要性。出血症状主要取决于病损与肠道的位置，可是隐匿的（通常见于右半病变），也可以是明显的（表现为鲜红色、深紫色，甚至黑色粪便）。

第二个最常见的症状是排便习性的改变，可表现为便秘或是腹泻 [301]。排便的频率无明显意义，但排便次数明显增多或减少应考虑肠道肿瘤的存在。近端结肠的病变不易影响排便；远端结肠的病变由于粪便易成型、肠腔窄，故常表现出排便习性改变的症状。在肠腔受阻的情况下，粪便直径可能会随着肠腔的狭窄而逐渐变窄。

疼痛也较常见。结肠部分阻塞可致腹痛难准

确定位，通常是绞痛性质，可出现腹胀、恶心甚至呕吐等症状。直肠癌无骶神经根或坐骨神经受累时，则不常出现疼痛症状。特殊的是，背痛可能是直肠癌侵及腹膜后结构的晚期症状。

其他症还包括黏液分泌物，黏液可被覆在粪便上，也可与粪便混合。体重减轻作为唯一主诉时并不能特异性地诊断大肠恶性肿瘤。体重减轻与癌症相关时，通常提示疾病分期晚及预后不良。极少情况下，盲肠癌可以阻塞阑尾口，患者因此出现急性阑尾炎的症状和体征[303]。膀胱受累可能导致尿频、耻骨上部胀痛，甚至在乙状结肠瘘形成时导致气尿。根据癌症委员会的报道[304]，在 16527 例被诊断为结肠癌的患者中，症状出现频率依次为腹痛（40.5%）、排便习惯改变（33.2%）、直肠出血（28.5%）、隐性出血（34.3%）、乏力（16%）、肠梗阻（14.9%）、盆腔疼痛（3.4%）、急诊手术（6.6%）和黄疸（1%）。

缺铁性贫血是结直肠癌的常见并发症，常见于右半病变。未能及时排查老年患者贫血的原因，可能导致结直肠癌诊断延迟。Acher 等[305]对 280 000 人口中已确诊的结直肠癌患者进行了研究，贫血的诊断标准为血红蛋白低于 10.1g，共有 440 例结直肠癌患者，其中 38% 的患者在诊断时有缺铁性贫血，12% 的患者在确诊前有 6 个月以上的缺铁性贫血，6% 的患者在确诊前有 1 年以上的缺铁性贫血。缺铁性贫血在右半结肠（65%）中比在左半结肠和直肠（26%）更常见。对于老年患者来说，缺铁性贫血病因的检查至关重要。然而此检查性价比不高，为了检出 26 例结直肠癌患者，需要对大约 5000 名缺铁性贫血患者进行检查，检出率小于 1%。

Church 和 McGannon[306] 对其医院结直肠外科的 100 名住院患者的病历记录中结直肠癌家族史出现的频率和准确性进行了回顾性研究，并于 4 年后进行复查。在最初的回顾中，他们发现在 100 份中有 45 份有家族史记录，而其中 36 份中对结直肠癌的诊断是明确的。4 年后，家族史的记录率增加到了 61/96 例，而准确率没有改变。尽管记录情况在 4 年期间有所改善，但仍有进一步改进的余地。

（二）一般体格检查和腹部查体

一般体格检查可以作为患者营养状况的评价指标，任何明显的体重减轻都可能预示着晚期疾病；皮肤黏膜苍白可能是贫血的征兆，合理的查体有助于评估患者是否适合手术。

结直肠癌患者腹部查体一般不能检出明显异常。若触及肿块，则提示原发性恶性肿瘤或腹部转移性疾病可能性大。结直肠癌患者可能有肝脏肿大表现，若同时合并脐状征，则高度怀疑转移性疾病。腹水、肠鸣音亢进均为常见表现，腹胀则可能提示狭窄部位的部分梗阻。腹股沟和左锁骨上淋巴结转移少见。同时，由癌症穿孔引起的腹膜炎难以与穿孔性憩室炎鉴别。

（三）直肠指诊

尽管直肠指诊不能识别出结肠癌的存在，但可检出直肠病变。检查方法在第 3 章和第 22 章中有详细说明。乙状结肠癌下垂至直肠子宫陷窝时，直肠指诊可以扪及。

（四）肠外表现

Rosato 等[307]发现在一部分胃肠道恶性肿瘤中会出现皮肤表现，包括黑棘皮病、皮肌炎和类天疱疮（见第 11 章）。Halak 等[308]报道了结直肠癌同时合并肾癌的发病率，在 103 例接受结直肠癌手术的连续病例中，共发现 5 例结直肠癌同时合并肾癌（4.9%）。文献综述显示，结直肠癌同时合并肾癌的发病率为 0.04%～0.5%。

（五）同时性多发癌

近期研究表明，同时性多发结肠癌患者的发病率在 2%～8% 之间[309, 310, 313, 312]。因此，外科医生应全面评估患者全结肠情况，以确定是否存在其他结肠肿瘤性病变。对于择期手术患者，术前行结肠镜检查是检出多发病变的最佳方法。

在对 166 例患者的前瞻性研究中，Langevin 和 Nivatvongs[313] 发现 8 例多发肿瘤，其中 7 例需要切除比原定肿瘤切除范围更多的结肠。在一项对 320 例结直肠患者的研究中，Evers 等 [310] 发现 21 例患者中有 6 例（38%）在不同的肠段同时发生肿瘤。Pinol 等 [311] 的研究旨在明确与结直肠癌患者同时性结直肠肿瘤发生相关的个体和家族特征，研究指出：在一年的时间里，西班牙共有 1522 名大肠癌患者分别在 25 家医院就诊，其中共有 505 例（33.2%）为多发大肠肿瘤，包括腺瘤（411 例，27%）、癌（27 例，1.8%）或两者兼有（67 例，4.4%）。这些病变的进展与男性（OR=1.94）、结直肠腺瘤病史（OR=3.39）、原发癌位于近端结肠（OR=1.4）、TNM 分期Ⅱ期（OR，1.31）、黏液癌（OR=1.89）和胃癌家族史（OR=2.03）有关。基于个体和家族特征的同期多发结直肠肿瘤的研究分析，可确定易患多发肿瘤的结直肠癌患者的亚组，对制定预防策略具有潜在意义。

在经济及患者情况允许的情况下，应对所有即将接受手术的患者进行术前结肠镜检查；否则，应建议患者进行术后结肠镜检查。

（六）癌症合并息肉

结肠肿瘤性息肉常与结肠癌相关。在乙状结肠镜检查中，当发现患者有肿瘤性息肉时，应全面检查整个结肠，以排除其他息肉或相关恶性肿瘤的存在。约 7% 的息肉患者并发结肠或直肠癌相关的肿瘤 [314]。Slater 等 [315] 研究了 591 例结直肠癌的位置和腺瘤发生之间的关系。结直肠癌患者中腺癌总发病率为 29.7%，其中右半结肠腺癌切除标本中占 47%，左半结肠腺癌切除标本中占 22%；腺瘤患者发展为结直肠癌的风险增加，因此，建议对结直肠癌患者术前积极进行息肉的检查。此外，由于结肠癌合并腺瘤的患者发生异时性癌的风险增加，对右半结肠癌患者应该加大监测力度。

Chu 等 [316] 回顾了 1202 例结直肠癌与息肉的关系。36% 的患者同时出现癌肿与息肉，其中同时性肿瘤占 4.4%，异时性肿瘤占 3.5%。同时性癌和异时性癌的发病率随息肉的数目、大小和组织学特征而增加。随着腺瘤数量的增加。与没有同时合并息肉的患者相比，同时合并息肉患者的调整后 5 年生存率有所提高，两组患者的复发模式相同。此研究建议在高危患者中采用结肠次全切除术治疗结直肠癌和同时性息肉。

随着腺瘤数目的增加，多发癌的发生率呈上升趋势。在只有一个腺瘤存在的患者中，多发癌的发病率低于 2%；对于 5 个以上腺瘤存在的患者，多发癌的发病率可上升至 30%[231]。

（七）其他相关恶性肿瘤

Lee 等 [317] 在回顾 9329 例结直肠癌病例时发现，结肠外原发性恶性肿瘤的发病率为 3.8%～7.8%。Tanaka 等 [318] 发现，在患者平均随访时间为 3.6 年的 14235 例结直肠癌患者中，第二原发性恶性肿瘤的风险均提高：直肠（O/E，2.0%，男性；O/E，4.3%，女性），子宫体（O/E，8.2%），卵巢（O/E，4.3%），甲状腺（O/E，4.7%，女性），这些风险在右半结肠癌患者中（相比左半结肠癌患者）和 50 岁以下的患者中更为突出。Schoen 等 [319] 也发现，患有乳腺癌、子宫内膜癌或卵巢癌的妇女患结直肠癌的风险在统计学上显著增加（分别为 1.1%、1.4% 和 1.6%）。

五、并发症

许多结直肠癌并发症可改变其临床表现。

（一）梗阻

结直肠癌是大肠梗阻最常见的原因，约占老年患者的 60%[320]；恶性肿瘤的大体特征和发生部位不同，可致不同程度的肠内容物的通过受限。Ohman 等 [321] 总结了 26 个结直肠癌病例系列文献报道的结果：在总计 23 434 例病例中，15% 表现为梗阻，发病率从 7% 到 29% 不等。

在右半结肠，结直肠癌通常是息肉样，但由于肠内容物通常为液体状，除非肿瘤侵及回盲瓣，否则一般不会发生梗阻，此情况下的梗阻通常为继发性；而在左半结肠，肠内容物通常为固体样，恶性肿瘤的形态更倾向于环状，发生梗阻的可能性更大。癌变所引起的完全性结肠梗阻在发病初期通常是完全隐匿的。患者常因此出现进行性排便困难，而后出现腹部胀大、恶心和呕吐；或者出现突然的、严重的、持续的绞痛性腹痛，检查可示完全性肠梗阻，病变可会非常小（如图 21-23 所示）。检查时，患者通常一般情况良好，脱水和电解质紊乱往往于晚期出现。腹部查体可见腹胀，叩诊呈鼓音，但常无肌紧张，可有过度活跃的肠道蠕动，因存在腹部膨隆，一般不可扪及腹部肿块。直肠指诊可及球囊样的直肠，部分情况可探及癌变存在。若直肠子宫陷凹中发现团块，则须考虑下垂的乙状结肠肿物或直肠子宫陷窝的种植转移。诊断通常依赖于肠道症状、体征及病史，腹平片能显示梗阻及程度。小肠梗阻程度取决于回盲瓣的功能。乙状结肠镜可显示狭窄性病变的下缘。梗阻性肿瘤可通过急诊钡灌肠检查确诊。

非特异性型结肠炎可发展为结肠近端梗阻性肿瘤[322, 323]，发生率为 2.0%～7.5%[324, 325]。大多数情况下，肿瘤的近端有一段短的、正常的黏膜会出现结肠炎特征，虽然其大体病理和显微特征与亚急性及慢性缺血性结肠炎一致[324]，但黏膜性质改变的病因尚不明确。结肠炎的严重程度各不相同，多于手术过程中意外发现，肠段切除的范围也在一定程度上取决于炎性肠段的长度。Seow-Choen 等[325]在 24 个月内发现的 204 例结直肠癌中，有 4 例同时伴有近端缺血性结肠炎。如果发生严重的结肠急性血管功能不全，肿瘤相关的缺血性结肠炎可发展为坏疽或结肠穿孔。术中必须重视轻微的缺血损伤，否则缺血结肠可致术后吻合口瘘。NSABP（The National Surgical Adjuvant Breast and Bowel Project）试验表明，右半结肠的梗阻性肿瘤相较左半结肠具有更大的复发风险和与癌症相关死亡率[326]。此外，梗阻性恶性肿瘤患者生存率的降低与病灶的环周程度或淋巴结转移无明显相关性。

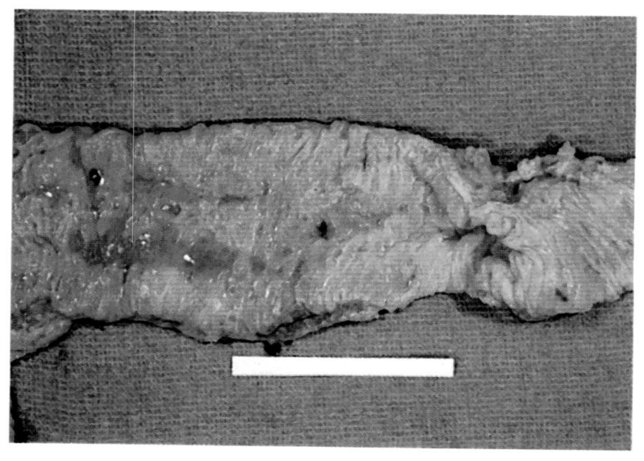

▲ 图 21-23 急性肠梗阻患者脾曲的小腺癌

（二）穿孔

结肠癌相关肠穿孔发生率约为 6%～12%[323]，其中约 1% 的结直肠癌患者穿孔与梗阻并发；梗阻患者中，并发穿孔者占 12%～19%[323, 327]。穿孔方式与肿瘤特征密切有关，可致腹膜炎、脓肿形成、粘连或毗邻脏器瘘管形成。如果急性梗阻发生在结肠中远端，盲肠可能穿孔。穿孔可突然发展为弥漫性腹膜炎，或逐渐发展为局限性腹膜炎；当穿孔发生在盲肠时，可出现类似阑尾炎的症状。梗阻和近端穿孔患者常表现为弥漫性腹膜炎、脱水和电解质紊乱等症状，需要立即行急诊剖腹探查。无梗阻但有穿孔的患者需要在一定程度纠正脱水及电解质紊乱后立即行剖腹探查。无梗阻但有穿孔的患者可出现局限性腹膜炎，在这种情况下，如累及乙状结肠，需与憩室炎鉴别；如累及右半结肠，需与阑尾炎或克罗恩病鉴别。

（三）出血

出血是大肠癌的常见症状，但大出血较为少见。

（四）结直肠癌相关的异常感染

部分特殊情况下，结直肠癌相关的异常感染是其唯一症状。感染与肿瘤向邻近组织或器官的侵袭，或坏死癌组织引起的短暂菌血症的远处播散有关。Panwalker 等 [328] 确定了一系列结直肠癌相关感染的临床表现，包括心内膜炎（牛链球菌菌血症）、脑膜炎（牛链球菌菌血症）、非创伤性气体性坏疽（大肠杆菌）、脓胸（大肠杆菌、脆弱拟杆菌）、肝脓肿（败血性梭菌）、腹膜后脓肿（大肠杆菌、脆弱拟杆菌）、梭菌性脓毒症、结肠膀胱瘘伴菌尿（大肠杆菌）；其他与结肠癌相关的感染包括非创伤性肢端蜂窝织炎、化脓性甲状腺炎、心包炎、阑尾炎、肺微脓肿、化脓性关节炎和不明原因发热。Lam 等 [329] 报道了一例罕见的、由脆弱双歧杆菌引起的化脓性心包炎和心包填塞为临床表现的结肠癌。

无论有无心内膜炎病史，牛链球菌引起的败血症都可与隐匿的结肠恶性肿瘤有关 [330, 331]。败血症的发生及成程度与消化道肿瘤病理有关。结肠腺瘤、炎症性肠病和食道癌患者可完全无症状，但所有由牛链球菌引起的心内膜炎患者都应评估是否伴有结肠癌发生。

Panwalker 等 [328] 在 467 例成人心内膜炎中发现，牛链球菌菌血症占 62%；13% 无牛链球菌菌血症；其余患者则情况不明；其他与心内膜炎相关的微生物包括唾液链球菌和肠球菌。据报道，有一例隐匿性结肠癌病例中可见唾液链球菌引起的脑膜炎 [332]，在 10 例成人患者中报道了牛链球菌脑膜炎 [328]。也曾有报道结肠癌临床表现为肝脓肿 [333, 334]，由此可见，厌氧菌致肝脓肿也可提示结直肠恶性肿瘤发生的可能性。

Panwalker 等 [328] 于 55 例结直肠癌并发气性坏疽的病例（其中 16 例为盲肠癌）中发现，10 例患者发生气性坏疽扩散，扩散部位包括颈部、胸壁、上肢、肩部和腋窝。Kudsk 等 [335] 报道了 5 例迅速扩散伴疼痛的产气性感染，包括下肢 3 例、上肢 1 例和骨盆 1 例；结直肠癌在糖尿病患者中可表现为播散性败血性梭菌感染，均为右半结肠隐匿性肿瘤。最近，Lorimer 和 Eldus 等 [336] 报道了 3 例与结直肠癌相关的侵袭性败血性梭菌感染，作者回顾了 162 例非外伤性败血症感染的病例，其中 81% 为恶性疾病，约一半为结直肠癌；肿瘤通常发生在右侧，多为溃疡型，可在 3 种情况下出现：隐匿性肿瘤（80%）、吻合口复发、不能切除的肿瘤或已行旁路改流的肿瘤。总而言之，结直肠癌相关的气性坏疽是一种灾难性的疾病，多为败血性梭菌感染，常出现于糖尿病患者中，50% 的病例是由于无症状的盲肠癌所致。

六、诊断

结肠癌患者的病史可无特异性，早期诊断依赖于识别高危人群、癌症筛查，以及对筛查结果呈阳性的患者进行全面检查 3 步完成。早期诊断技术在第 20 章有详细描述。隐血试验结合软纤维乙状结肠镜检查是目前最推荐的最基础的方法 [337]。结肠镜检查是理想的和可取的。结直肠恶性肿瘤可致原因不明的全身不适、贫血等症状，当出现不典型的消化不良和腹部非特异性症状时应做进一步相应的检查。

鉴别诊断较为复杂，取决于患者主要症状的复杂程度。需鉴别的疾病包括炎症性肠病、非特异性肠病如溃疡性结肠炎或克罗恩病、特殊类型疾病如阿米巴病、放线菌病或结核病。对于以肠狭窄为表现的患者，缺血性狭窄可纳入鉴别诊断。急腹症可与憩室炎或阑尾炎伴脓肿、克罗恩病、异物穿孔，甚至肠脂垂坏死等疾病鉴别。如果出血是患者主要症状，血管扩张、憩室病或急性缺血都是可能的原因。发生急性肠梗阻时，应考虑肠扭转、憩室炎和克罗恩病的可能性。少数情况下，转移癌压迫、子宫内膜异位症、甚至胰腺炎也可产生急性肠梗阻；极少见的情况，如深在性囊性结肠炎也应被考虑在内。

七、检查方式

（一）隐血检测

隐血检测在肿瘤筛查中具有很高价值。但对于具有明确结直肠癌症状及体征的患者，无须行隐血检测[337]；有直肠出血史的患者无须隐血检测明确出血。

（二）内镜

1. 肛门镜和乙状结肠镜

对于肛门有鲜血的患者，需使用肛门镜来诊断是否为内痔。

乙结肠镜检查是直肠癌诊断中不可缺少的诊断工具[338]。直肠癌的表现具有特异性，可表现为管腔内突出的肿块，有特征性、凸起的外翻边缘，中央有坏死的、脱落的基底。病变下缘至肛缘的距离是决定是否可以恢复肠道连续性的关键因素，应仔细测量。还应注意两点：病变位于哪一侧肠壁，和病变是否为环周。此外，通过将乙状结肠镜末端放在病变的下缘，并沿长轴施加轻微的压力，可以获得病变活动性的有关信息。应仔细记录病变的大小，并以活检确诊。

2. 可屈性纤维乙状结肠镜检查

可屈性纤维乙状结肠镜在结肠疾病的诊断中起着越来越重要的作用[339, 340]。相比硬式乙状结肠镜，可屈性纤维乙状结肠镜具有更长的长度和更高的灵活性，它可以弯曲，从而检测到更多的肿瘤病变。此外，造影所见的可疑病变，也可用可屈性纤维乙状结肠镜进一步检查。尽管部分外科医生已经用可屈性纤维乙状结肠镜代替了硬式乙状结肠镜检查，但包括作者在内的医生认为，硬式乙状结肠镜在评估癌症与肛缘距离中仍然至关重要，可屈性纤维乙状结肠镜并不能完成上述测量。

3. 结肠镜检查

结肠镜在结肠疾病评估中的作用也越来越重要（第 4 章），特别是在结直肠癌筛查中，尤其是在高危患者的筛查中（第 20 章）。结肠镜在评估患者结直肠恶性肿瘤时具有很高价值，被推荐为检测是否存在同时性息肉或癌的术前检查。结肠镜检查在术前或围手术期实施的必要性仍无定论，但越来越多的证据表明它在其中起着重要的作用[313, 343, 344]。2%～7% 的病例中通过结肠镜发现存在同时性癌[342]。有研究表明，术前结肠镜检查改变了 1/3 患者的手术方式。也有外科医生担心术前结肠镜检查会导致恶性细胞脱落种植的发生，故选择术中探查以发现同步癌，术后结肠镜检查清除结肠息肉[345]。

（三）影像学检查

1. 钡灌肠检查

过去，大多数结肠癌通过钡灌肠检查确诊；目前，结肠镜检查是首选的检查方法。钡灌肠检

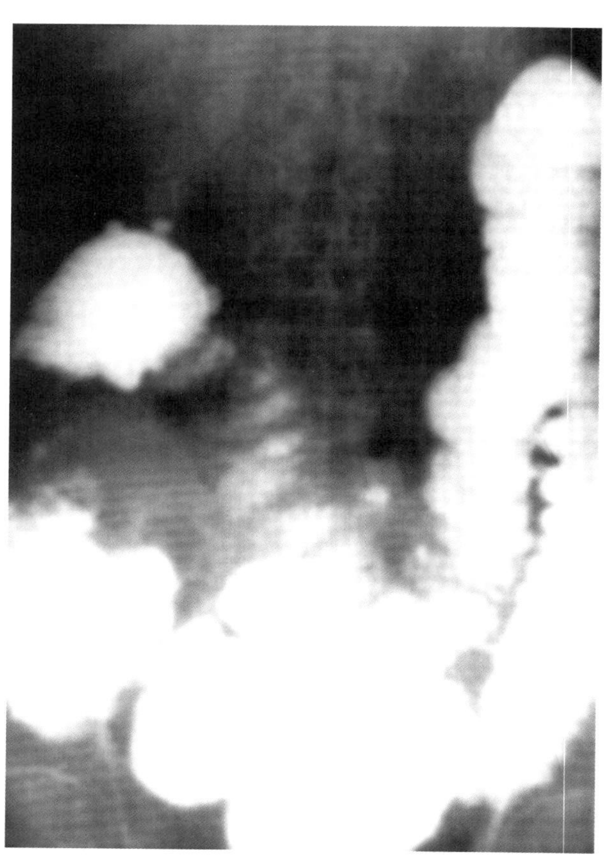

▲ 图 21-24　环形结肠腺癌的钡灌肠检查表现（图片由 M. Rosenbloom MD. 提供）

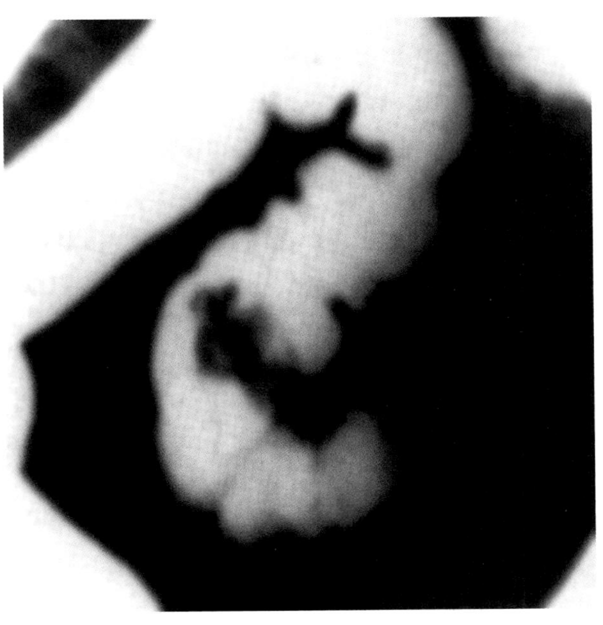

▲ 图 21-25 钡剂灌肠研究结肠息肉样腺瘤的外观（图片由 M. Rosenbloom MD. 提供）

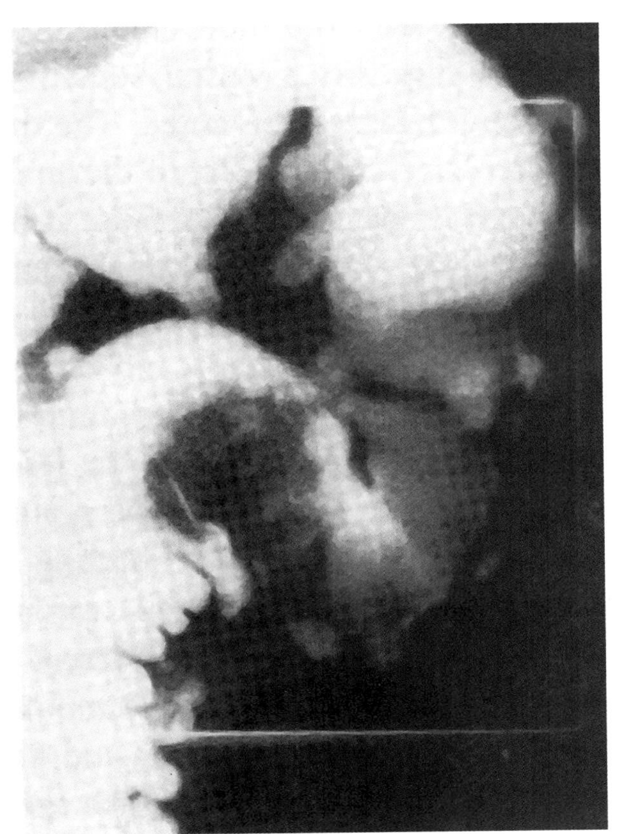

▲ 图 21-26 结肠无蒂腺癌的钡灌肠检查表现（图片由 M. Rosenbloom，MD. 提供）

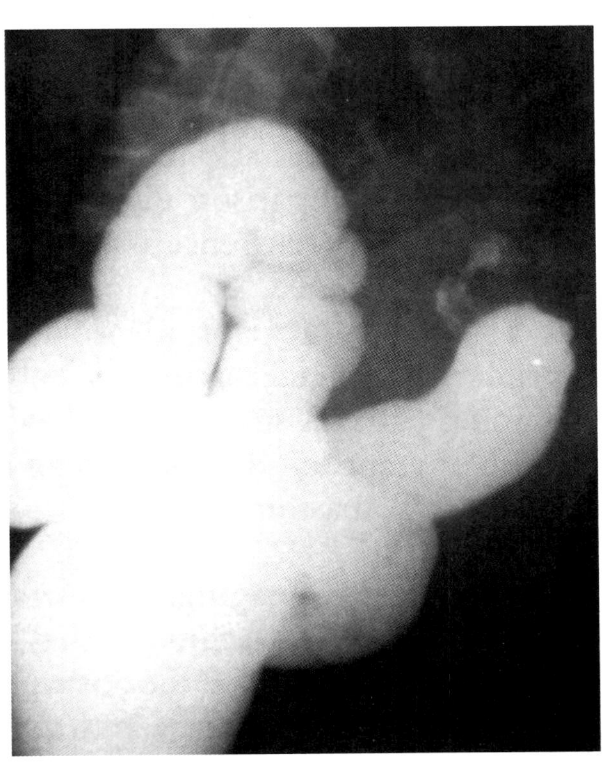

▲ 图 21-27 结肠腺癌引起的完全性肠梗阻的钡灌肠检查表现（图片由 M. Rosenbloom MD. 提供）

查可以显示各种各样的影像学特征，如在左结肠中常会看到环形或“餐巾环”状病变（图 21-24）。其区别于肠痉挛的特征是不规则、锯齿状轮廓和黏膜的破坏，以及具有典型的“苹果核”外观和突出的边缘。在右结肠中，更常见的是一个巨大的充盈缺损，表现为向管腔内突出的肿瘤（图 21-25）；也有仅占一侧肠壁的无蒂息肉样病变（图 21-26）。带蒂的息肉样病变可是完全恶性的，且易出现完全的梗阻（图 21-27），但是这种放射学表现不一定表示临床上顺行性阻塞。

在对 557 例已知癌症患者的钡灌肠的研究中发现，85% 的患者发现了恶性病变[346]。对于未能察觉的病变或未能分析的病变的病例回顾表明，其中 94% 的癌症可通过钡灌肠检查得到诊断。

气钡双重造影在对于小息肉的检查中被认为优于钡灌肠造影。相比气钡双重造影，钡灌肠造影更适用于大面积狭窄性病变的诊断。

如果钡灌肠检查报道呈阴性，但临床强烈怀疑癌症，有必要行结肠镜检查。如果临床没有强烈的癌症证据，且患者是因为便秘行钡灌肠造影检查，则没有必要行进一步检查。如果以直肠出血为显著特征，且患者有明显内痔，应行痔疮治疗，以鉴别结肠来源的出血。如果痔疮治疗后仍出现持续出血症状，应进一步行结肠镜检查。

2. 静脉肾盂造影

术前是否需要行静脉肾盂造影（IVP）至今仍存在争议。支持者认为，事先了解输尿管或膀胱是否受累、是否有两个肾脏、或是否可能有额外的输尿管，有助于在术后发生尿路问题时，鉴别手术并发症及先前存在的泌尿系统疾病[347, 348]，有研究表明，多达 26% 的患者发现了泌尿系异常[348]。反对者认为，静脉肾盂造影无成本效益，结果也不一定可靠[349, 350]。目前，腹部和盆腔扫描（通常为 CT 扫描）已成为一种标准的术前分期方法，并可以提供几乎所有的 IVP 所包含的信息。

3. 超声检查

结直肠癌的超声诊断可通过经皮或经体内途径进行。经皮超声可评估是否有肝转移，并识别腹水、淋巴结肿大和网膜饼。体内超声可在腔内、术中或腹腔镜下进行。

术前超声可全面评估肝脏情况，以便在选择结直肠癌患者的治疗方案时作为参考。Grace 等[351]在 195 例患者的术前超声检查中发现，该检查假阴性率为 7.2%。

探查时，可使用硬式或可屈性的超声内镜。由于缺乏对腹膜反折以上肿瘤患者治疗的研究，腔内超声在直肠癌分期中的作用仍非常重要。超声结肠镜虽已投入使用，但尚未得到广泛应用与评价。随着腹腔镜结肠切除术的出现，术前超声检查在未来可能有更大的作用。

目前，术中肝脏超声被认为是检测结直肠肝癌转移最准确的方法，可作为剖腹手术时视诊和触诊的补充。经验丰富的影像科医生或外科医生可以在 5～10min 完成检查。虽浅表病变易由触诊触及，但较深的病变则易漏诊，术中超声的发现可影响手术及术后治疗方案。

Rafaelsen 等[352]比较了 295 例结直肠癌患者术前肝酶、术前超声、触诊和术中超声对肝转移诊断的准确性。术后 3 个月通过超声进一步评估转移是否存在。术中超声（62/64）的敏感度明显优于触诊（54/64）和术前超声（45/64），肝酶测定的灵敏度最低。作者指出，术中超声检查可以有效减少肝转移癌患者接受多余的手术，并可增加肝脏术后患者的生存期。他们还引用了其他六项研究，发现术中超声比术前超声在检测肝转移瘤方面更敏感。Meijer 等[353]研究了 122 例择期手术的患者，其中 34 例在术前 CT 和超声上发现疑似肝脏的病变，88 例未发现疑似肝脏的病变。34 例可疑病变中，21 例由术中超声确诊，其余 13 例为良性病变。88 例术前影像正常的患者中，5 例发现病变。在 18 个月的随访中，手术无肝转移的患者中有 6.5% 发现肝转移。Machi 等[354]在对 189 例结直肠癌患者的研究中指出，术中超声检查的敏感度（93.3%）明显高于术前超声检查（41.3%）、常规 CT 检查（47.1%）和触诊（66.3%）；9.5% 的患者只通过术中超声检查发现肝转移灶。术后随访 18 个月以上，术中未发现肝转移者中有 6.9% 发现肝转移。根据术后随访评价的结果，术中超声检查的敏感度降至 82.3%，仍明显优于其他方法。Takeuchi 等[355]报道了 119 例结直肠癌患者的病例，这些患者接受了术前体外超声检查、剖腹探查和术中肝脏超声检查。肝转移有 19 例，其中体外超声诊断了 8 例，术中触诊额外诊断 37 例，术中超声额外诊断了最后 4 例。中位随访时间为 38 个月，术后平均 14.7 个月又发现 8 例肝转移。作者认为，虽然术中超声是一种敏感而有效的检测肝转移瘤的方法，但仍有一些隐匿的肝转移瘤不能被发现。腹腔镜超声已被应用于肝脏检查，并可能成为一种微创的方式来判断患者分期，为病理诊断提供证据。

4. 计算机断层扫描（CT）

腹部和盆腔 CT 可显示疾病范围，排除肝脏的转移性疾病，有助于术前确定手术范围。Kerner 等[356]利用腹部和盆腔 CT 对 158 例原发性结直肠癌患者进行了术前评估，其中 88 例患者 CT 诊断不明确。在全部病例中，35% 具有临床意义，包括肝转移 26 例[26]、萎缩肾 3 例、腹壁或邻近器官侵犯 11 例[11]，还发现 2 例实体器官癌，这允许了外科医生术前修改手术方案或补充手术技术手段。作者认为，CT 消除了术前 IVP 检查的必要性，改善了转移性疾病的术前分期，并为术后随访中复发或辅助治疗计划的制定提供理论支持。

CT 对原发性结直肠癌早期诊断的准确性较低，但对于怀疑有广泛转移或复发性肿瘤的患者有一定价值[356, 257]。Mauchley 等[358]在 130 例结肠癌患者中评估了术前常规行 CT 检查的临床应用价值，并进行了成本—效益分析。CT 为 33% 的患者提供了治疗相关的信息，并最终改变了 16% 患者的治疗方式。这一做法在 6 年内为该机构节省了 24018 美元，因此，术前常规 CT 扫描可以明确改变少数病例的治疗方法，而且具有成本效益。

5. 磁共振成像技术（MRI）

磁共振成像技术（MRI）是一种通过细胞核在稳定磁场中吸收或释放电磁能量来生成图像的技术[359]。它具有比 CT 更高的组织对比度及分辨率，具有多平面、不涉及电离辐射的优点。缺点则是成像时间较长，空间分辨率低于 CT，钙化和骨显示不明显，检查更为昂贵。佩戴心脏起搏器、植入式药物注入泵、铁磁性血管瘤夹和眼异物的患者无法安全成像。

磁共振成像在评估肠壁浸润深度方面有局限性，但这种局限性可以通过增大磁场和改变操作参数将准确率提高到 90%。MRI 检测淋巴结转移的敏感度为 13%～40%。MRI 可用于肝转移瘤的诊断。CT 对肺转移性病变有较好的诊断价值。对于涉及骨结构，特别是脊柱和中枢神经系统的转移性病变，MRI 应是首选的影像学检查方法。Zerhouni 等[360]对 478 例大肠癌患者的 CT 和 MRI 分期的准确性进行了评价，发现 CT 对直肠癌穿透固有肌的诊断较 MRI 更准确（74% vs. 58%）。CT 与 MRI 对结肠癌侵出肠壁的描述准确度相当。CT 和 MRI 诊断淋巴结转移的准确率分别为 62% 和 64%，敏感度分别为 48% 和 22%。MRI 和 CT 对肝转移瘤的诊断准确率相当（85%）。

6. 正电子发射计算机断层扫描（PET）

正电子发射计算机断层扫描（PET）是一种利用正电子发射同位素标记化合物进行成像的方法，这种化合物被吸收入人体器官和组织中，继而发生生化过程。虽然解剖学和形态学特征不如其他成像方式（如 CT 和 MRI），但 PET 图像提供了细胞功能和生理学信息，并已被用于评估包括结直肠癌在内的肿瘤。最广泛使用的同位素是 2– 脱氧 –2（18F）氟 –D– 葡萄糖或氟代脱氧葡萄糖（FDG），成像原理是恶性组织中葡萄糖的含量增加。PET 扫描可以比 CT 扫描更准确地鉴别恶性肿瘤，尤其在随访中鉴别复发癌和术后纤维化时。Tempero 等[359]回顾了 3 项比较 PET 与 CT、MRI 和放射免疫闪烁显像（RIGS）结果的研究。在所有病例中，PET 的敏感度和特异性都非常高，并且优于其他方法。明确 PET 在临床中的应用管理、确定受益人群是其所面对的主要问题。PET 可能在肝转移的诊断和对治疗的反应评价中都起作用。

PET/CT 扫描在临床决策中起着重要作用。然而，在没有明确了解诊断结果与临床结果相关性的情况下，目前仍在根据 PET 结果制定治疗决策。Johnson 等[361]对 41 例转移性结直肠癌进行了回顾性研究，所有患者在手术前均行 CT 和 PET 扫描。依据比较肝脏（100% vs. 69%）、肝外（90% vs. 52%）和整个腹部（87% vs. 61%）的实际手术结果，可以发现 PET 扫描比 CT 扫描更为敏感。盆腔对 PET 扫描和 CT 扫描的敏感度无显著性差异（87% vs. 61%）。可因此得出结论，

PET 扫描比 CT 扫描更敏感，在有转移存在时更易给出正确的结果。PET/CT 这一较新方法解决了上述很多问题。

（四）放射免疫显像

癌症的放射免疫显像通常是通过给患者静脉注射带有标记或结合有 γ 放射核素的抗体，并进行全身 γ 扫描来完成[359]。在结直肠癌中，多种抗原被靶向标记 [如，TAG-72 和癌胚抗原（CEA）]，使用的各种放射性核素进行靶向定位，包括碘 -131（^{131}I）、锝 -11（^{11}Tc）、铟 -111（^{111}In）和碘 -125（^{125}I）。综合结果表明，该检测方式在受试患者中的灵敏度和检测率都很高，其中灵敏度为 60%～90%[359]。放射免疫检测有诸多优势，虽然它可以定位转移灶，但目前尚不清楚是否会为患者带来长期获益。监测复发性结直肠癌的另一个目的是将结直肠癌与良性疾病（如术后或放疗后的骨盆变化）区分开来。抗体显像的假阳性率高达 13%，因此对于扫描阳性结果，有必要结合活检验证[359]。肝转移瘤可以依据放射免疫诊断，避免患者进行不必要的肝切除术。

Bertsch 等[362]报道了 32 例在注射 ^{125}I 标记的抗 TAG-72 鼠源性单克隆抗体 CC49 后行 RIGS 的原发性结直肠癌患者，其中 16 例患者切除了肉眼可及的病变及 RIGS 阳性组织（RIGS 阳性组织包括：5 例整块切除、11 例区域外组织切除、2 例肝切除；25 例淋巴结清扫，其中胃肝韧带处 10 例、腹腔处 5 例、腹膜后 6 例、髂内 4 例）。16 例因 RIGS 阳性组织过于弥漫只进行了传统切除术。中位随访时间 37 个月，前一组的生存率为 100%，16 例患者中有 14 例没有复发，后一组 16 例中 14 例死亡，2 例存活。同一作者报道，对于复发性疾病患者，增加 RIGS 可使手术中的检出率从无 RICS 的 116 处提高至使用 RIGS 的 184 处（增加 57%）[363]。

Dominguez 等[364]使用铟 -111（^{111}In-CYT-103，细胞因子）标记的小鼠抗体 B72.3 研究了 15 例复发性结直肠癌患者。它比 CT 扫描更准确，但如果换算成对于患者的潜在价值，其只对 13% 的患者有益。

Moffat 等[365]评估了 210 例抗癌胚抗原（anti-CEA）Fab′抗体片段标记的 ^{99m}Tc- 高锝酸盐对于晚期或转移性结直肠癌的临床价值。与传统诊断方法相比，^{99m}Tc-CEA 扫描在肝外腹部（55% vs.32%）和骨盆（69% vs.48%）更为优越。210 例患者中 89 例表现出了潜在的临床效益。Corman 等[366]评价了铟（^{111}In）标记的沙妥莫单抗喷地肽对于 103 例结直肠癌的临床获益。在 84 例有组织病理学资料的患者中，诊断恶性肿瘤及转移的敏感度为 73%，特异度为 100%，总准确率为 85%。研究人员认为，抗体成像模式共导致了 17 例患者的治疗方案改变，在 44% 的病例研究中是有益的，在 2% 的病例研究中是有害的。

免疫闪烁扫描的确切作用仍不明确。Galandiuk 等[367]提出了免疫闪烁扫描在治疗术后患者中的 3 个潜在作用：① 对于 CEA 水平升高、CT 检查阴性或可疑患者的复发性疾病的检测 1；② 在计划切除可能孤立的复发灶之前排除腹腔外转移[2]；③高危患者对于肿瘤复发的早期随访[3]。免疫闪烁扫描可在治疗性切除仍然可行的时候，发现肿瘤复发，从而提高生存率和（或）有效缓解肿瘤症状。

综合研究

Limberg 等[368]将水剂结肠超声检查（一种逆行结肠灌水术后经腹超声检查技术）结果与的常规经腹超声检查结果进行比较。在对 29 例癌症患者的研究中，水剂结肠超声检查诊断正确率为 97%，而常规经腹超声检查诊断正确率仅为 31%，但仍需进一步研究来确定这项技术的实用性。该技术可在肝转移患者中检测到肝血流紊乱[369]。Dian-Yuan 等[370]使用半乳糖氧化酶 -Schiff（Sham）试验检测直肠黏液中的糖单元，以确定其在大肠癌筛查中的作用。该试验在 6480 名 40 岁以上受试中进行，其对于结直肠癌和腺瘤的敏感度分别为 85.7% 和 47.1%，且相较于粪便潜血检测更有意义（结直肠癌 90.5%、腺瘤 41.2%）。Sakamoto 等 [371] 在一项对 330 名无症状个体的研究中发现 Sham 试验的总特异度为 92.2%。

（五）细胞学检查

细胞学在癌症诊断方面的价值大多仍处于研究阶段。迄今，临床应用仍十分有限。据报道，通过结肠镜进行的细胞学刷检在术前诊断的准确率为 86%，与活检的准确率相同 [372]。在肿瘤导致狭窄，结肠镜无法探及病变部位、无法进行活检的情况下，细胞学刷检可能存在其特殊价值。在 33 例患者的研究中，其中 15 例已确诊为结直肠癌，16 例为对照组，结果发现 93% 结肠癌患者的细胞学检查为阳性，而对照组的细胞学检查为阴性 [373]。目前，影像学引导下的细针穿刺在诊断肝脏病变和癌症复发方面有着重要的作用。

（六）血液标志物

1. 肝功能检查

全血细胞计数可用于贫血的诊断。异常的肝功能测试结果通常代表着转移癌的发生，但正常的肝功能指标并能不排除肝转移存在。

2. 癌胚抗原

Gold 和 Freedman 等 [374] 首次报道人类结肠癌中的肿瘤特异性抗原，标志着评估结直肠癌患者病情的新纪元。然而，CEA 并没有像先前预测那样作为一种简单的血液检测为早期诊断结肠癌提供依据。Gold 等 [375] 在综述中描述了其在 CEA 方面的毕生研究，以下是从中的摘抄："CEA 分子最初被发现于人类消化系统的腺癌，被认为是人类肿瘤发育的标志物。该分子的分子质量为 180kDa。CEA 基因家族由 29 个类基因序列组成，在 19 号染色体上有两个明确的基因簇。"

人类结肠癌是多个步骤的基因改变引起的黏膜组织改变。据推测，这些基因突变进程产生了一种效应，其特征是上皮细胞在形态学上表现正常，但在生物学上发生了改变。CEA 已被用作这一领域效应的表型标志物，用于检测其在结肠腺癌旁正常黏膜的免疫组化表达。CEA 在癌旁正常黏膜中的表达非常清晰，且表达有一定梯度，随着距癌距离的增加而下降。这些数据不仅与人类结直肠癌的生物学特性有关，与手术切除的最佳位置更是密切相关。Kyzer 等 [376] 使用他汀类药物作为标记物，同样证明了结肠癌附近黏膜的增殖率升高，并在距离癌变 5cm 处恢复正常，但其在形态学上与正常黏膜无法区分。

CEA 随着循环 CEA 放射性免疫测定的发展而被纳入临床应用。但有研究显示，在早期肠癌中会出现明显的假阴性结果，以及在非肠源性癌及其他非恶性肿瘤中出现假阳性结果。多年来，CEA 测定被用于包括检测、诊断、监测、分期和分类（预后）、病理学、定位和治疗等各个方面。

CEA 的正常值为 2.5～5.0ng/ml，但取决于所用的分析方法。一般来说，吸烟者的 CEA 浓度比不吸烟者高，男性比女性高，老年人比年轻人高。也有人提出过血清 CEA 升高的种族差异，但尚无定论。在晚期乳腺癌、胰腺癌、肺癌和其他非结肠腺癌中已监测到了 CEA 水平的升高，但并不能在早期阶段被检出。虽然 80% 以上的晚期结肠腺癌患者有外周血 CEA 的升高，但 CEA 检测不应作为怀疑患癌的唯一诊断指标。CEA 水平目前仍无法用于鉴别局部侵袭性息肉和良性病变。

40%～70% 的结直肠癌的患者术前血清 CEA 水平升高。术前血清 CEA 浓度与肿瘤分级呈负相关，与病理分期呈正相关。95% 的高分化病变患者 CEA 升高，而只有 30% 的低分化腺癌患者 CEA 升高。术前 CEA 水平越高，术后复发的可能性越大。术前血浆 CEA 水平升高与患者生存率呈显著负相关。尽管不同的研究在探讨术前 CEA 水平与预后之间的关系方面存在分歧，但大多数研究报道术前 CEA 水平高表明预后不良。这种联系往往与病理分期和分级有关。尚不确定术前 CEA 绝对值为多少才能准确地区分术后复发的高风险和低风险患者。

手术治疗成功后，患者的血 CEA 浓度升高，提示肿瘤复发。结直肠癌手术切除后，几乎所有术前血 CEA 浓度升高的患者均降至正常范围。CEA 下降通常发生在术后 1～4 个月内，如果水平没有下降到正常范围，很可能是切除不完全或已经发生转移。持续和渐进性上升是原发灶或远处复发的有力证据。连续 CEA 监测被认为是检测结直肠癌复发的最佳无创技术。

关于 CEA 值在结肠癌切除术后监测中的价值仍存在争论。一部分人认为通过癌胚抗原监测治愈癌症的例证太少，而给患者带来的成本和身心压力太高。另一部分人认为，包含 CEA 检测的密切随访可以在相对早期阶段确定仍可治疗的复发。还有人认为，当 CEA 的平均每月增长率超过 12.6% 时，应强烈怀疑复发可能。由于外科切除术后复发性疾病患者的总体预后很差，血清 CEA 测定可能为特定人群提供唯一治愈的机会。

免疫组化检测发现，癌胚抗原存在于直肠、乳腺、肺、子宫颈、胆囊、胃、胰腺、肝脏、前列腺、膀胱和子宫的癌症组织中，也存在于与喉、肺和甲状腺相关的神经内分泌肿瘤中[377, 378]。有充分的理由认为溃疡性结肠炎和某些结肠腺瘤是结直肠癌的癌前病变。CEA 的免疫过氧化物酶染色支持息肉—腺瘤—癌症途径的概念。慢性炎症性肠病和结直肠腺瘤的组织 CEA 浓度均高于正常结肠黏膜，提示这些情况在生化上可被视为癌前状态。癌胚抗原（CEA）检测阳性与肿瘤免疫组化合组织学分级、淋巴结转移、局部复发、无病间期及患者生存率的相关性仍存在争议。

随着即时且易用的抗 CEA 抗体放射标记试剂盒也已投入使用，其对肝转移瘤的检测灵敏度从 0%～94% 不等，差异主要来自于技术限制和误诊。迄今为止，最完整的临床报道是在意大利进行的。用 ^{131}I 或 ^{111}In 标记的抗 CEA 单克隆抗体的 F（ab）2 片段 –FO23C5，比完整的免疫球蛋白（IgG）或 Fab 片段更适合用于免疫荧光检查。各组报道的结果变化反映了其潜在变量的范围，包括所用的放射标记、共轭物的给药途径、病变的大小和位置、病变的血管数量、所研究的患者群体、所使用的成像技术、主观不可避免的误差（即便在盲法下），以及所使用的抗体制剂的类型。因此，根据上述信息可以得出结论，CEA 含量高的原发性病变具有最佳的抗 CEA 抗体摄取，并且最容易成像。与血管数量少的溃疡型癌相比，大的蕈伞样癌积累了高比例的注射标记抗体。肝转移瘤具有高 CEA 含量和高抗体摄取量，但由于正常肝脏对结合物的背景摄取量相对较高，可能不能很好地成像。

辅助化疗在那些癌已被切除但复发风险高的患者中的成功率各不相同。同样技术下，使用放射免疫定位法检测癌症提高了靶向治疗此病变的可能性。

3. 其他标志物

据报道，许多鲜为人知的标记物具有潜在的肿瘤筛查价值。例如，有报道称腺瘤患者的鸟氨酸脱羧酶活性显著低于对照组，甚至低于癌症患者[379]。Narisawa 等[380]则报道了相反的结果，他们发现癌症患者的鸟氨酸脱羧酶水平升高。相比正常黏膜组织，尿激酶在腺瘤和癌症组织中的活性显著升高，且在癌症组织中活性升高更为显著[381]；组织纤溶酶原激活物活性在腺瘤和癌组织中降低，且在后者中降低尤其显著。

第22章　结肠癌的治疗

Colon Carcinoma: Treatment

Philip H. Gordon　David E. Beck　著
刘　正　译
傅传刚　校

摘要：鉴于结肠癌引发脓毒血症的巨大风险，结肠癌的手术治疗经过了几个发展阶段。治疗措施从最初的转流性结肠造口术，发展为结肠双腔造口术，后来又出现了多种肠道内支架，用于重新恢复肠道的通畅，接下来就是切除吻合加近端转流术，最终发展为目前的一期切除同时行肠管吻合术。得益于机械性肠道准备、口服抗生素（肠道准备）、麻醉和手术技术的进步，一期手术切除并吻合的方式最终得到普遍接受。

关键词：恶性，结肠，癌，吻合，根治性切除，辅助治疗，放化疗，复杂癌，梗阻，Hartmann 手术

一、概述

鉴于结肠癌引发脓毒血症的巨大风险，结肠癌的手术治疗经过了几个发展阶段。治疗措施从最初的转流性结肠造口术，发展为结肠双腔造口术，后来又出现了多种肠道内支架，用于重新恢复肠道的通畅，接下来就是切除吻合加近端转流术，最终发展为目前的一期切除同时行肠管吻合术。得益于机械性肠道准备、口服抗生素（肠道准备）、麻醉和手术技术的进步，一期手术切除并吻合的方式最终得到普遍接受。

二、根治性切除

（一）术前评估

本书在第5章已经介绍了患者一般状况的评估。Fazio等[1]对5034名手术患者的数据进行了分析，构建了一种量化结直肠癌手术风险的专用预后指标。主要终点是30d的手术死亡率。患者的中位年龄为66岁。手术死亡率（2.3%）在不同外科医生之间或不同时期之间没有显著差异。多变量分析确定了以下独立危险因素：年龄（OR= 1.5，每增加10岁）、美国麻醉医师协会（ASA）分级（ASA Ⅱ、Ⅲ、Ⅳ～Ⅴ与Ⅰ相比OR值分别是2.6、4.3、6.8）、TNM分期（Ⅳ期和Ⅰ～Ⅲ期相比，OR=2.6）、手术方式（急诊与非急诊相比，OR=2.1）、非肿瘤切除手术和肿瘤切除手术相比（OR=4.5）以及红细胞压积水平。

该模型可以用于临床实践，因为它既可以作为医患双方在术前知情同意沟通过程中的辅助工具，也能够在不同时期监测手术质量的情况[2]。

（二）肠道准备

术前肠道准备一直是备受争议的话题，近年来，虽然术前适当应用机械性肠道准备和抗生素的观念受到了一些质疑。但正如第 5 章中所述，目前大多数外科医生仍主张应用机械性肠道准备和全身预防性应用抗生素，并且许多医生又重新开始应用口服抗生素。

（三）腹部探查

在手术前，应常规留置导尿管。绝大多数情况下，不需要经鼻放置胃管，但经口胃管可以用于胃内减压。所选择的切口应当能为拟行的手术提供最大限度的暴露，大多数外科医生首选正中切口。对于拟行右半结肠切除患者，可行右侧斜行切口，并根据需要适当延长。对于横结肠病变，脐上横切口可直达手术区域，如果在松解脾曲和（或）肝曲时遇到困难，可将切口向任意方向延长。对于脾曲病变，Rubin 等[3]主张采用左肋下横切口同时采用右侧卧位。对于左半结肠病变，可采用脐下横切口，优势在于即使需要行低位前切除术，也能获得足够的暴露。对于降结肠病变，采用斜切口即可获得很好的暴露。旁正中切口已较少采用，对于急诊手术，正中切口作为首选。

开腹后，应注意是否存在转移灶，尤其是肝脏和盆腔。术中超声是检测隐匿性肝转移的一种新方式[4]，能检测出 95% 的直径大于 1cm 的病变，对于直径在 0.5～1.0cm 的病变检出率达 66%。评估有无转移后，应重点关注原发病灶的可切除性。

（四）切除原则

在临床中，有很多关于结直肠癌手术技术方面的原则。肿瘤切除手术的一般原则包括切除原发病灶和清扫淋巴组织，并保留足够的切缘。对于是否有足够的切除范围，特别是关于直肠癌合理切除范围的问题仍存在争议。在接受手术治疗的患者中，约有一半已经转移到区域淋巴结。关于淋巴结清扫的范畴仍然存在争议。节段性肠管切除是否能达到根治？例如，对于乙状结肠癌，是否应该进行标准的左半结肠切除术？大多数文献提示左半结肠癌和直肠癌患者并不能从扩大淋巴结清扫中获益[5-8]，然而 Enker 等[9]的研究结果却与之相悖。毫无疑问，这种扩大手术确实会导致并发症发生率增加，患者往往伴随性功能障碍、排尿困难和潜在的缺血相关并发症的困扰。伴随的并发症远远超过了任何微弱的获益。必须遵循完整切除病灶及所有相关组织的整块切除原则，但是根治性淋巴结清扫、血管结扎、卵巢切除术和无接触（no-touch）技术仍存在争议。从不同外科医生之间的结果差异，我们能够明显地看到外科技术的重要性。合理的淋巴结清扫究竟能不能给患者带来获益，还是仅仅起到精准分期的作用，尚不得而知。

对于盲肠或升结肠的病变，建议行右半结肠切除术，包括回结肠、右结肠和结肠中血管右支所支配的肠管（图 22-1）。对于涉及肝曲的病变，建议扩大横结肠切除范围（图 22-2）。对于横结

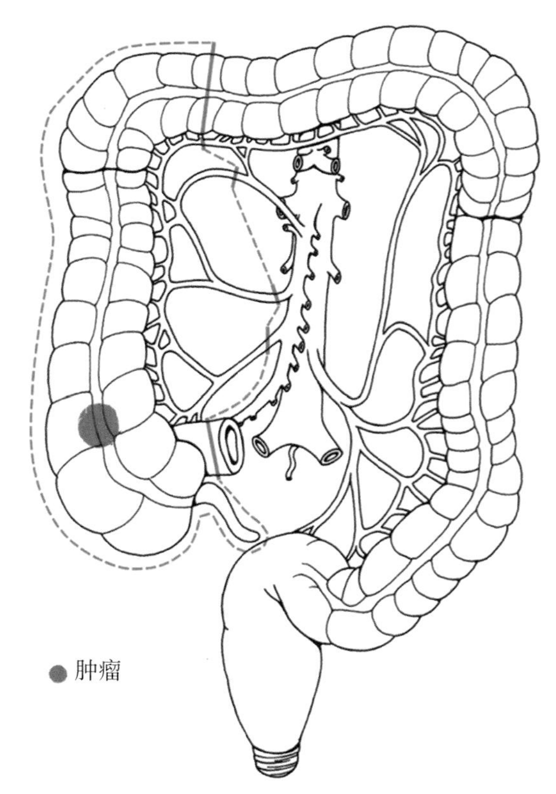

▲ 图 22-1　盲肠或升结肠癌切除范围

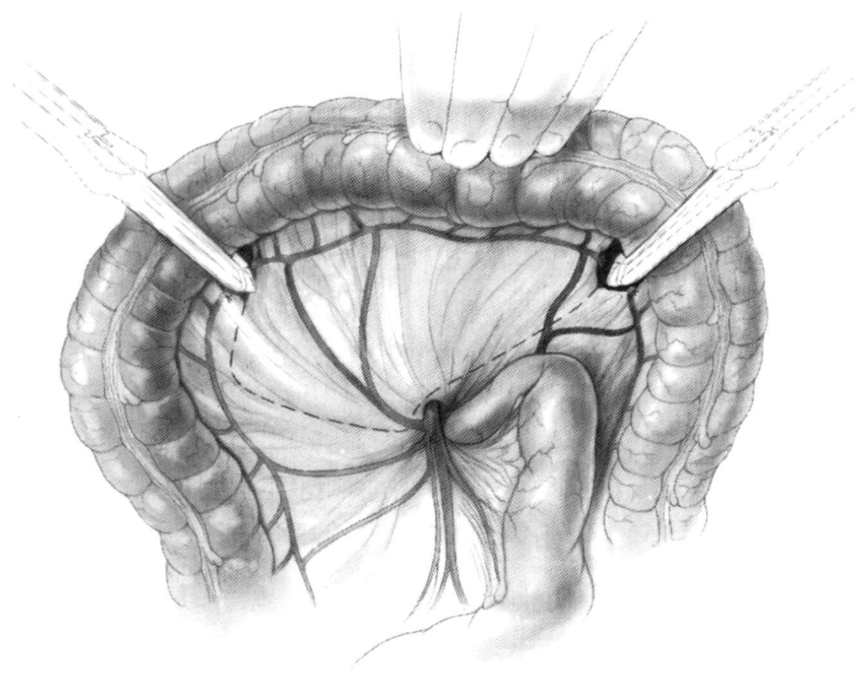

◀ 图 22-2　结肠肝曲癌切除范围

肠病变，根据病变部位，切除肠段如图 22-3 所示。脾曲病变需要切除远端横结肠和降结肠（图 22-4）。乙状结肠切除术则根据病灶的不同位置决定切除范围（图 22-5）。部分外科医生倾向于扩大的根治性切除，但没有足够的证据表明这样会延长生存期或减少局部复发（图 22-6）。相反，增加了手术死亡率和术后并发症。对于多原发结肠癌，可考虑行次全结肠切除术（图 22-7）。结肠次全切除术的其他适应证包括多发息肉（内镜无法切除）、急性或亚急性肠梗阻、伴发乙状结肠憩室病（有症状的）、既往因横结肠梗阻已行造口术、年轻患者年龄（＜50 岁）既往有家族史，乙状结肠与盲肠癌粘连 [10]。

下文所述的外科技术适用于低危患者。对于高危患者或姑息性切除患者，节段性切除更为合适。应在术中预防性采取措施，以消除或减少恶性细胞的转移。有观点认为对肿瘤的直接触碰会导致血行转移。与原发病灶毗邻的脱落肿瘤细胞也可能会在缝线处、腹腔或切口处种植。循环肿瘤细胞的存在证实了这一理论 [11, 12]，即在手术初始阶段触碰原发灶可能导致肿瘤血行转移或局部种植。在此基础上，Turnbull 等 [13] 倡导无

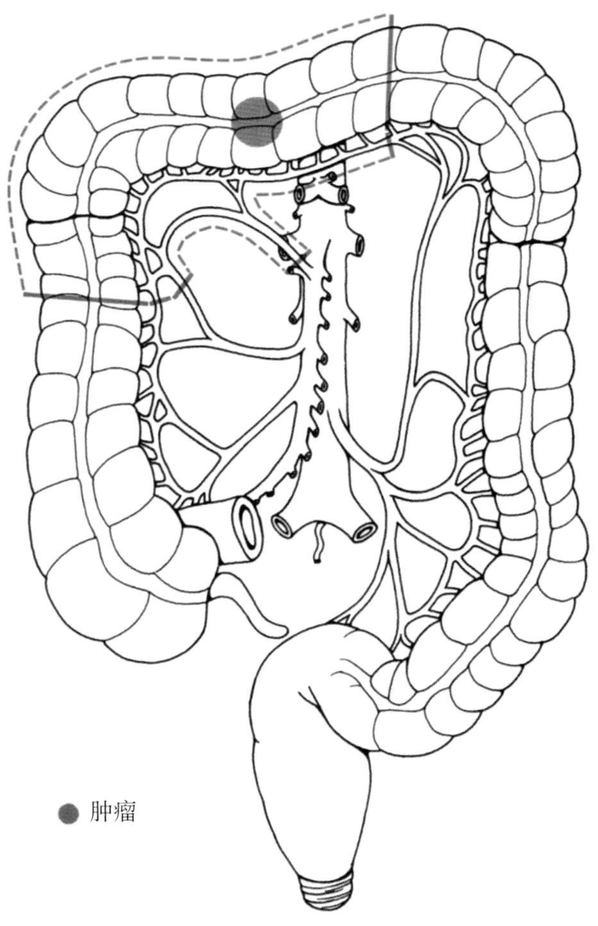

▲ 图 22-3　横结肠癌切除范围

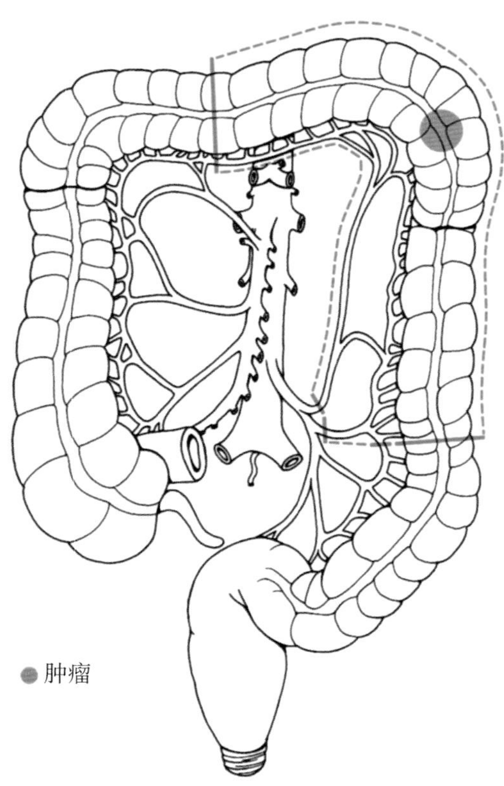

▲ 图 22-4 结肠脾曲癌切除范围

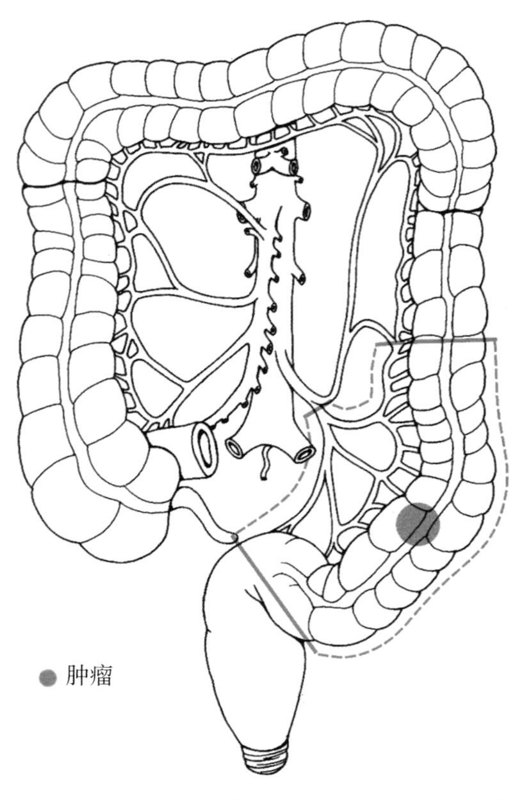

▲ 图 22-5 乙状结肠癌切除范围

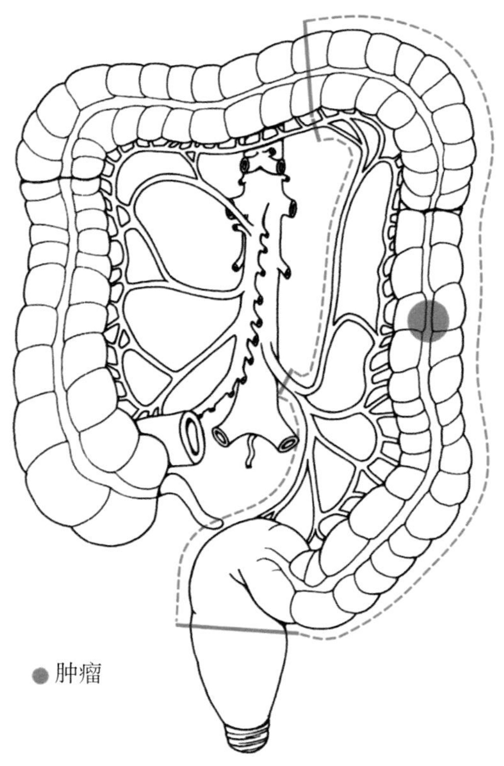

▲ 图 22-6 乙状结肠癌扩大切除范围

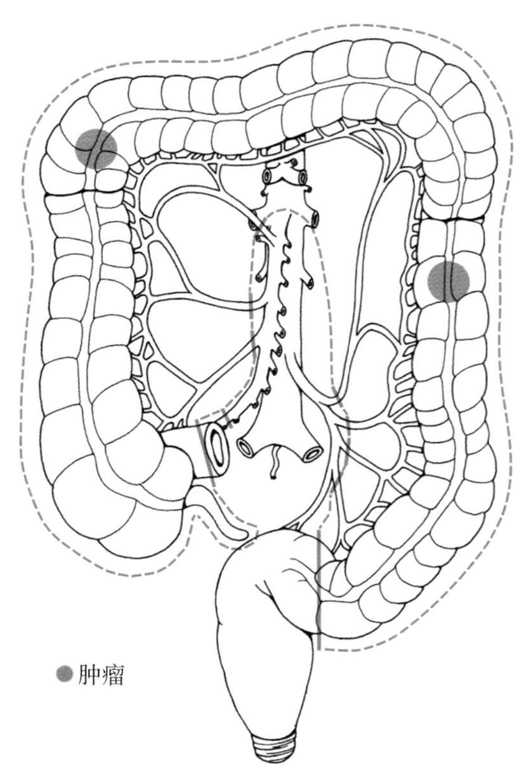

▲ 图 22-7 结肠不同部位的同时性癌切除范围

接触（no-touch）技术，即在处理原发病灶之前先结扎淋巴管血管。他们认为应用这种方法提高了 Dukes C 期患者的生存率。然而，上述的研究不是一项对照试验，且 Turnbull 等的结果也未能被重复，因此这项技术并没有被大多数外科医生作为标准的操作方法。为了避免原发灶脱落的肿瘤细胞种植转移，Cole 等 [12] 建议对原发癌近端和远端肠腔进行结扎，作为常规操作基础上的简单补充，简便易行。保护好切口边缘，以免肿瘤细胞造成切口种植。为了降低肿瘤细胞在远端肠管的种植风险，大量的细胞毒药物（如达金溶液或氯化汞）或者蒸馏水曾被用于冲洗远端肠管。但由于上述细胞毒药物都没有在临床试验获得验证，其应用价值存疑。碘肠线曾一度被认为可以减少缝线种植而广泛采用 [14]。还有一种方法是在腔内灌洗稀释的福尔马林，据报道，对比未灌注福尔马林的患者，治疗组的局部复发率从 14.3% 减少到 2.6%[15]。

迄今为止，上述任何一项技术，包括冲洗腹腔或使用碘肠线，都没有被证明有效。然而，肠管近端和远端结扎似乎是一种安全的方法。也有人尝试手术时将辅助化疗药物直接灌入肠腔，但也没有临床试验证实。

1. 手术技术

右半结肠切除术：将开腹拉钩放置在合适位置，并将小肠推移到左侧腹部。手术的第一步是从回肠末端下方，向肝曲方向切开壁腹膜（图 22-8）。这里可以用解剖剪刀或者电刀。分离过程中，病灶一旦被游离之后，应尽早用结扎带阻断病灶的远近端。将右半结肠从腹膜后游离，注意不要损伤输尿管、生殖血管或下腔静脉（图 22-9）。向肝曲方向游离时，应注意避免损伤十二指肠。继续在肝曲周围和横结肠上缘水平分离腹膜，并分离与胆囊间的粘连。切开胃结肠韧带后，便进入了小网膜囊，随后按照既定手术

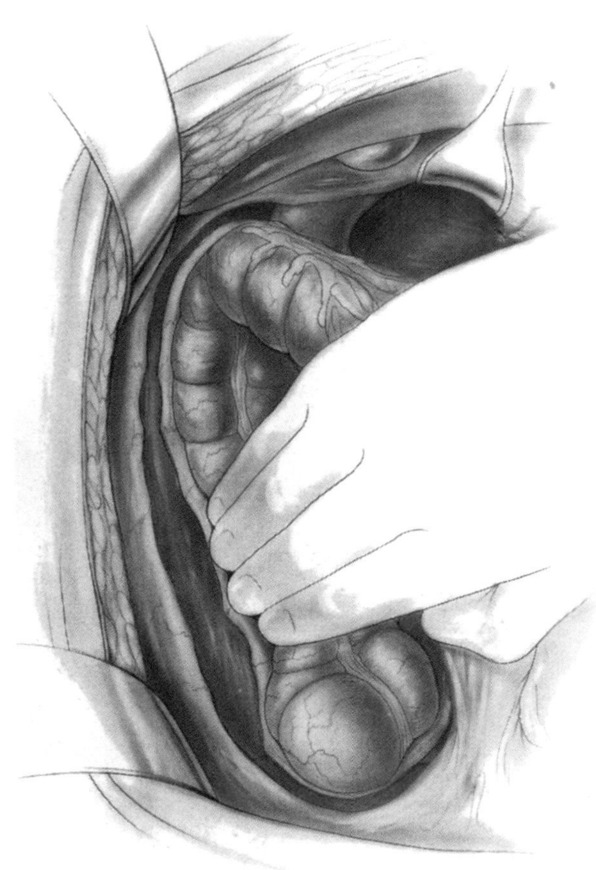

▲ 图 22-8 壁腹膜切口入路

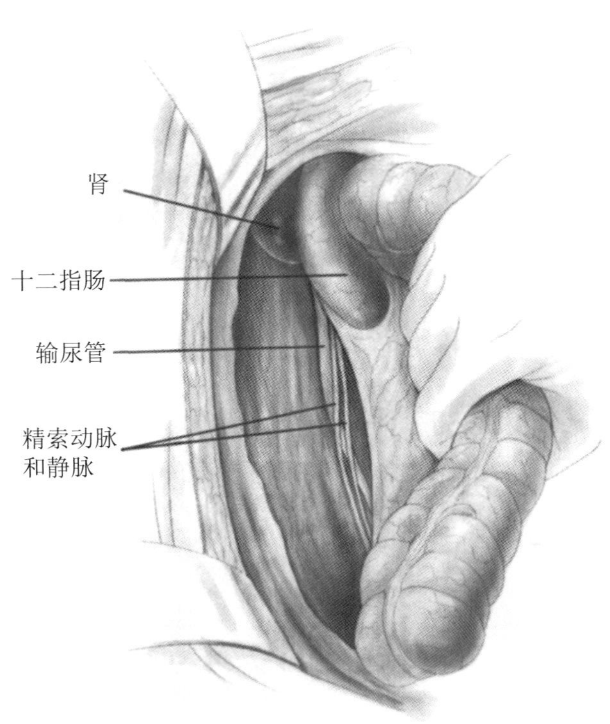

▲ 图 22-9 游离右半结肠，暴露十二指肠并注意保护腹膜后器官

计划继续游离。在此阶段，需要暴露十二指肠的降部和水平部，并注意不要造成其他损伤。接下来，纵向切断大网膜（图 22-10）。然后从内侧按预切除线开腹膜。解剖分离肠系膜组织，显露血管，钳夹、离断主干，结扎保留血管断端（图 22-11）。分别处理回结肠、右结肠和结肠中动脉的右支。夹闭小肠和横结肠预切断处的系膜内小血管，确切止血。准备离断病灶的远端和近端肠管（图 22-12）。至于采用吻合器还是手工吻合，则取决于外科医生自己的习惯。

主张无瘤原则的外科医生会首先结扎血管淋巴等脉管。打开肠系膜根部后，确定血管投影，在游离原发灶之前予以分离并结扎。这种方法的主要问题是，在没有充分暴露的情况下，有损伤输尿管、生殖血管和十二指肠的可能。但是这种手术方式是否可以改善生存尚未获得临床试验的证实。在一项多中心前瞻性随机对照试验中，Wiggers 等 [16] 将无瘤技术优先的手术与传统手术进行了比较。尽管前者有延缓肝转移出现并减少肝转移数量的趋势，但是两组在总体生存和校正后生存没有差异。

笔者建议使用吻合器进行消化道重建，采用以下方式进行功能性端端吻合 [17]。在确定肠管离断位置后，裸化预切断处的脂肪组织（少于手工吻合的范围）。为保证使用直线切割器闭合肠管时有足够的空间，且肠系膜脂肪或肠脂垂不被夹入，应当充分清除切断处边缘的脂肪。肥胖本身并不是闭合器使用的禁忌证，相反在这种情况下可以发挥闭合器的优势，减少不必要的肠管裸化。在系膜和对系膜平面应用直线切割器（75mm）离断（图 22-13A）。如果肠管管径过粗

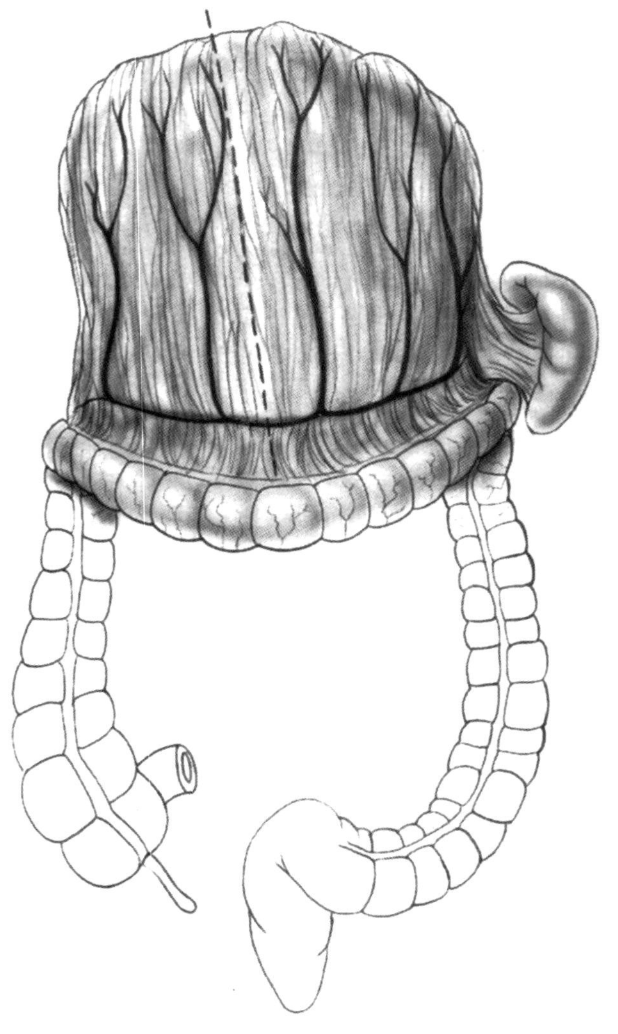

▲ 图 22-10　大网膜横断面

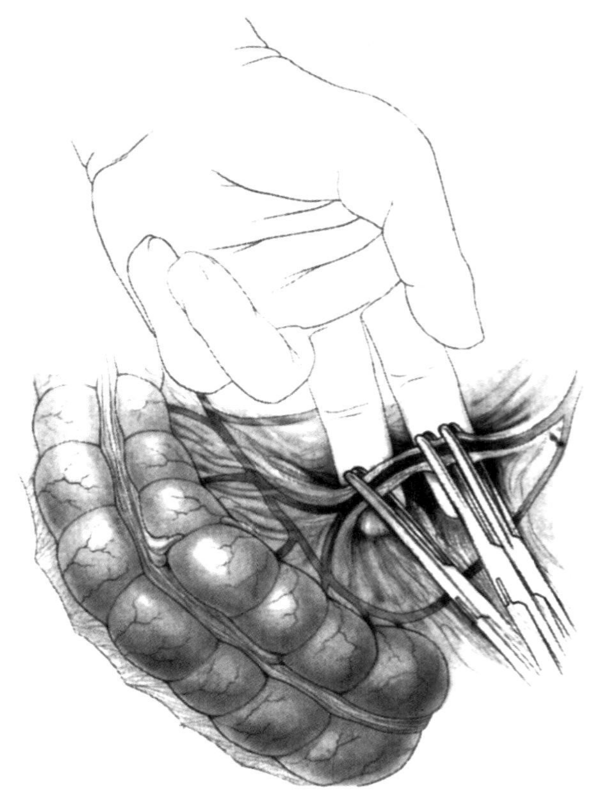

▲ 图 22-11　钳夹并离断血管

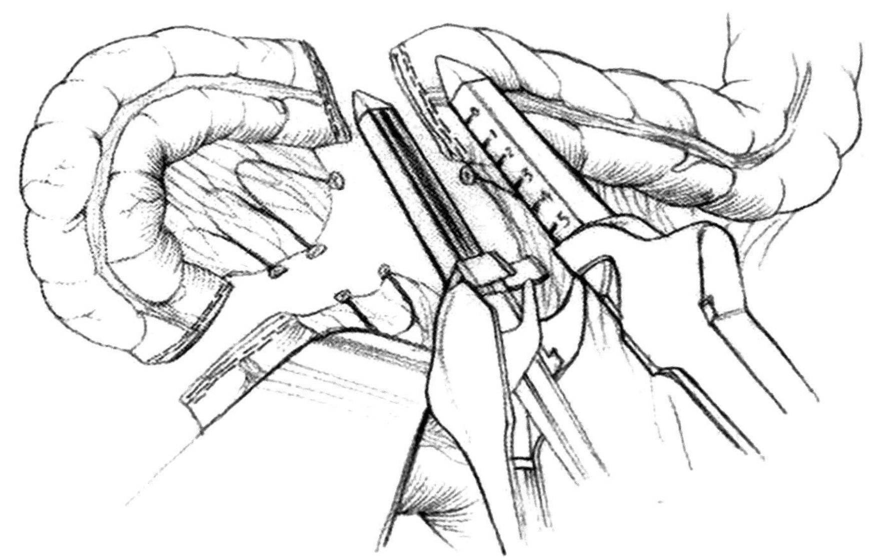

◀ 图 22-12 吻合器离断肠管

（例如横结肠），可以将直线切割器顶端置于对系膜缘。如果肠管未被完全切断闭合，会在肠管的对系膜侧出现漏口，利用这个漏口进行功能性端端吻合则避免了重新开口。吻合器切割的优点在于不用过多对肠管进行裸化。

手工吻合时，裸化过少可能使吻合不安全，裸化过多可能影响末端血运。对于患有憩室疾病的患者，必须格外小心。

通常在吻合前更容易关闭系膜裂孔，特别是对右半结肠切除术和超重患者。在吻合前完成关闭裂孔会降低回肠扭转的可能性（图 22-13B）。

将肠系膜对侧边缘对齐，去除多余的组织，以便可以置入吻合器（图 22-13C）。将直线切割器完全插入肠管内（图 22-13D）。将器械的两部分对合，并将肠管向上提拉，确保器械能够夹持住更多肠管（图 22-13E）。确定在肠系膜对侧边界进行吻合，避免脂肪、网膜、肠系膜、纱布或其他脏器被钉合在一起。轻轻分开切割器两部分，避免用力过大导致吻合口撕裂。有时可见缝合线处出血，可以通过纱布压迫、轻度电灼或缝扎来控制。电灼过多可导致吻合口变薄弱，易于形成吻合口瘘。严重出血时可以予以仔细缝扎。

将开口提起，准备使用闭合器闭合（图 22-13F）。Welter 等 [18] 的研究表明，功能性端端吻合时，如果将直线闭合器钉线保持 V 字形，则吻合面积可增加 1/3。如果缝合线保持平行，没有充分张开，则有可能造成吻合口狭窄。

使用切割闭合器闭合肠管的开口部分时，应将钉线稍微交错（图 22-13G）。这个方法由 Chassin 等提出 [19]，以避免交叉的钉线太多造成缺血，导致吻合口瘘。当器械切割组织时，用组织钳夹紧周围组织，以防止肠管回缩（图 22-13H）。击发切割器并在释放前切除残端多余的组织，避免损伤吻合口。血液渗出良好证明血运良好，但在较多出血时应予以轻微电灼或仔细的缝合来止血。也可以使用直线切割器闭合肠道开口。这样可以降低吻合成本。使用时应确保器械不会影响吻合口大小。检查吻合口是否完整无缺损（图 22-13I）。

另一种选择（DEB 首选）是用两条缝线（聚乳酸和聚酯）连续缝合开口。这种吻合方法所耗时间略微延长，但是比吻合器价格便宜，还可形成内翻吻合，且所获吻合口直径最大（因为没有切除肠组织）。

在对 205 例患者进行的 223 例吻合术中，Kyzer 和 Gordon 回顾了他们在结肠切除后使用吻合器进行吻合的经验 [20]。手术适应证包括恶性肿瘤、良性肿瘤、炎症性肠病及多种其他疾

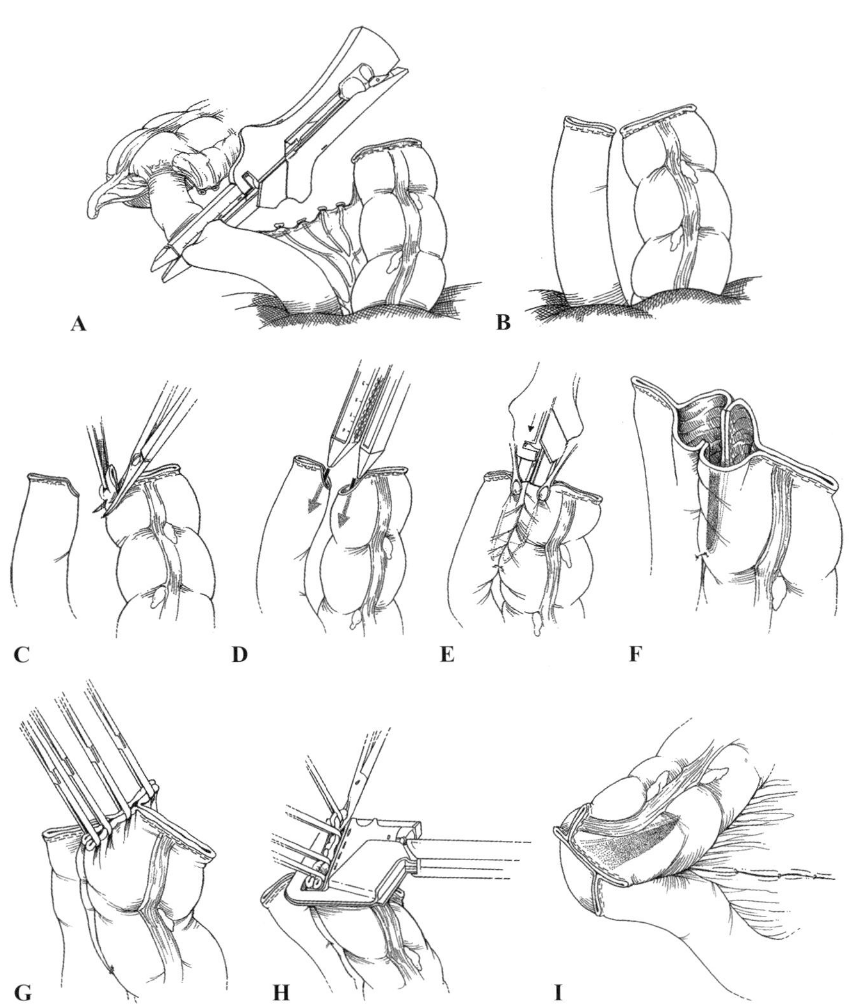

◀ **图 22-13** **A.** 肠管完全游离后，利用直线切割器离断肠管，靠近两侧肠管的系膜缘；**B.** 将离断的近端、远端肠管对齐，彻底关闭肠系膜；**C.** 修剪肠系膜对侧边缘多余组织，以便置入直线切割器；**D.** 将直线切割器分别放入近端、远端肠管内；**E.** 将肠管向上提拉以确保器械内闭合更多肠管，击发器械并完成吻合，在肠系膜对侧边缘进行缝合加固，范围恰好超过吻合肠管；**F.** 仔细检查钉线是否完整及有无出血；**G.** 靠近两侧肠管的系膜缘，使钉线交错，侧侧吻合呈 **V** 形开口，用 **Allis** 夹钳夹肠壁全层及边缘肠管；**H.** 用直线切割器切除多余组织，或用吻合器闭合开口；**I.** 仔细确认钉线完整确保吻合安全

病。采用标准的 GIA cartridge 和 TA55 器械进行功能性端端吻合术。手术死亡率为 1.5%，无一例死亡与吻合有关。术中出现的并发症包括出血、吻合口瘘（1 例）、组织断裂（1 例）、器械故障（4 例）、操作失误（3 例）。

与吻合相关或潜在相关的早期术后并发症包括出血（5 例）、盆腔脓肿（1 例）、瘘（1 例）、腹膜炎（2 例）、吻合口缺血（1 例）。晚期并发症包括 5 例小肠梗阻，其中 2 例需要手术治疗。5.9% 的患者出现吻合口复发。我们使用吻合器的经验表明，机械吻合是一种安全、快速进行结肠吻合的可靠方法。其他作者报道的功能性端端吻合术后并发症见表 22-1。

多种获批的吻合器均可用于器械吻合（图 22-14）。

选择手工吻合时，离断肠管时保持倾斜角度，以保证吻合时断端有足够的血液供应。如今，大多数外科医生更喜欢端端吻合。即使肠腔大小不同，如回肠与横结肠吻合时，也可以通过裁剪回肠的对系膜缘来解决。关于使用单层还是双层吻合术以及使用何种缝合材料，一直存有争议。双层缝合技术在过去经常被使用。首先，使用 4-0 丝线或 Vicryl 线及无损伤缝合针缝合后壁浆肌层。随后使用 4-0 可吸收线或 Vicryl 线，由一端开始全层连续缝合后壁内层，至前壁改为水平褥式内翻缝合（Connell 缝合），最后前壁浆肌层的缝合以 4-0 丝线、Vicryl 线或聚乳酸线完成（图 22-15）。

表 22-1 功能性端端吻合术后并发症

作 者	样本量	出血（%）	瘘或漏（%）	腹腔内脓肿（%）	梗阻或狭窄（%）	手术死亡率（%）
Chassin 等 [21]	181	0	1.1	1.7	1.1	0.7
Fortin 等 [22]	118	0	5.0	0	0.8	2.5
Brodman 和 Brodman[23]	88	0	0	2.3	a	0
Reuter[24]	69	0	9.0	a	a	2.9
Scher 等 [25]	35		2.9	a		8.6
Steichen 和 Ravitch[26]	264	0.4	3.4	a	0.8	
Tuchmann 等 [27]	51	2.0	6.0	a	a	0.4
Kyzer 和 Gordon[20]	223	2.2	0.9	0.4	0	1.5
Kracht 等 [28]	106	a	2.8	1.9	a	1.9

a 未描述

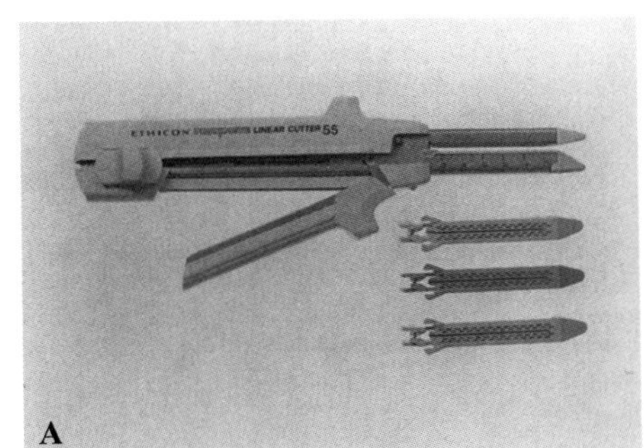

A

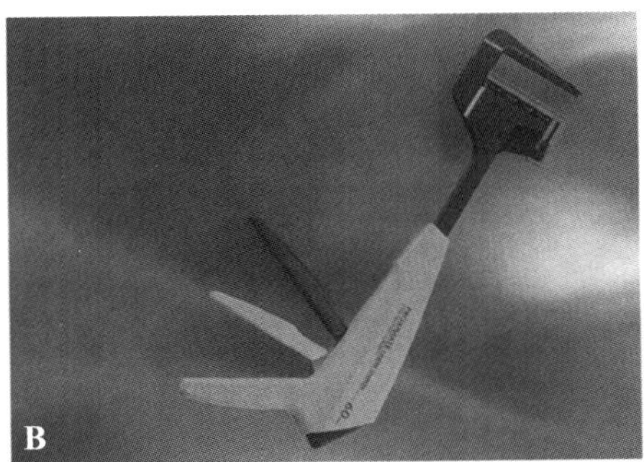

B

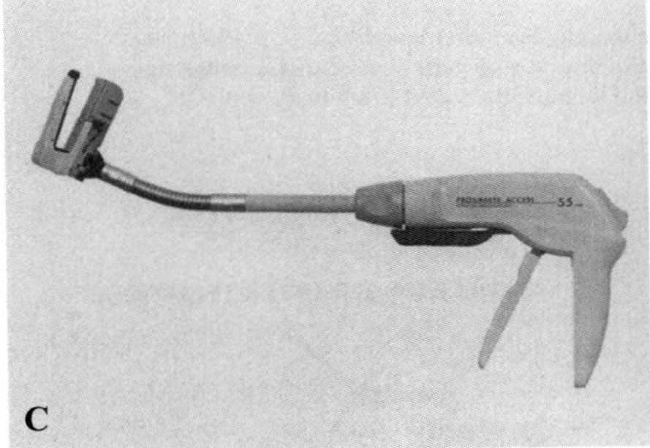

C

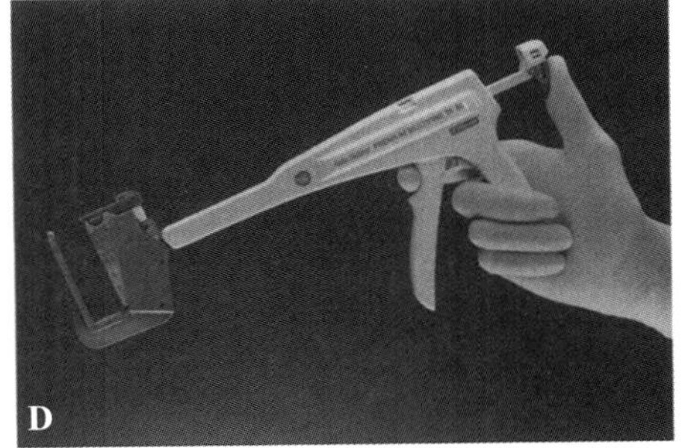

D

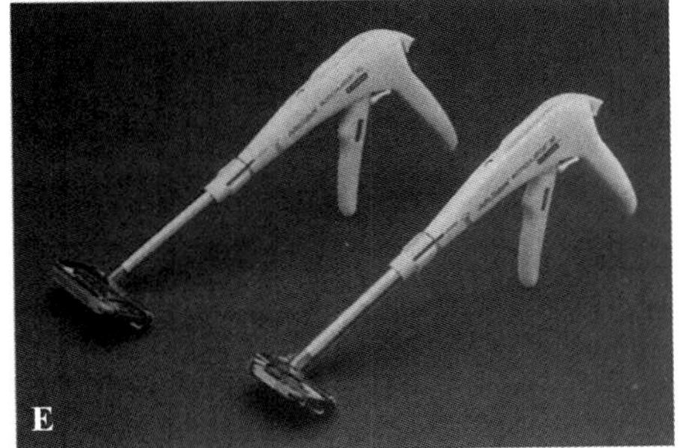

E

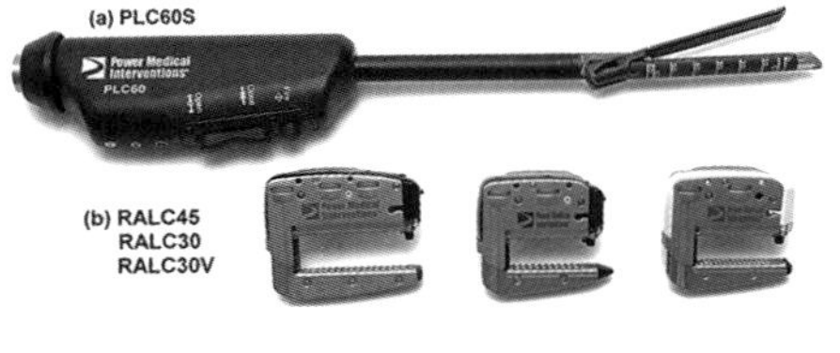

F

◀ 图 22-14 外科吻合器械

A. 可重复使用的 60mm 直线切割器（爱惜康内镜外科医疗公司）；B. 45mm、30mm 和 30mm 血管用直角线性吻合器（爱惜康内镜外科医疗公司）；C. 弧形吻合器（爱惜康内镜外科医疗公司）；D. TA 吻合器（美敦力公司）；E. 可旋转吻合器（柯惠医疗公司）；F. 电动直线吻合器（PMI 医疗公司）

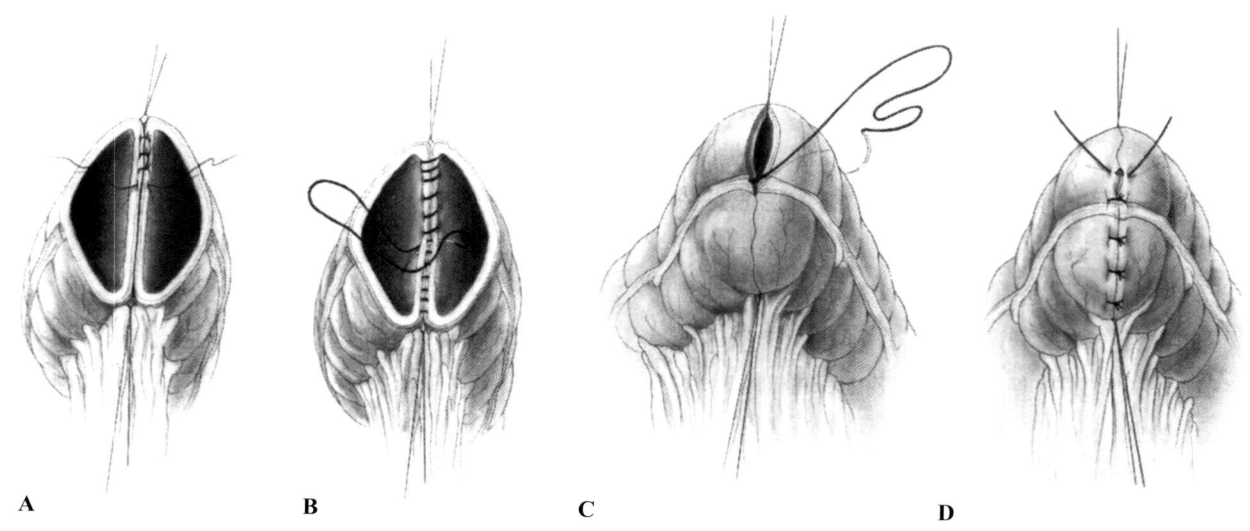

▲ 图 22-15 双层缝合术

A. 肠浆肌层后壁外层间断缝合；B. 肠内层用可吸收线连续缝合；C. 内层缝合由后向前逐渐延伸；D. 肠浆肌层前壁间断缝合完成全部吻合

越来越多的外科医生青睐单层间断内翻缝合技术。在后壁使用 3–0 或 4–0 可吸收缝线进行单层间断缝合，然后继续缝合前壁（图 22–16）。这种方法适用于任何类型的手工吻合，但注意不要翻转过多的组织，这样会导致管腔狭窄。部分外科医生更喜欢使用 Gambee 缝合法来进行单层吻合（图 22–17）。其他缝合材料，如聚丙烯也常被使用。

术后用生理盐水冲洗腹腔清除血液、细菌和残渣，引流并不是必需的。用连续可吸收缝合线关闭各层筋膜，用皮缝钉或皮下连续可吸收线缝合皮肤。

2. 横结肠切除术

由于区域淋巴引流的复杂性，横结肠癌手术方法一直存有争议。区域淋巴可能会沿着中结肠血管和（或）右结肠血管分支引流，也可能通过左结肠血管进行引流，因此，手术方式主要取决于肿瘤位于横结肠的位置。位于横结肠中部的病变，应行横结肠切除术。

首先从胃网膜动脉弓上方或下方分离胃大弯侧的大网膜，注意不要损伤胃壁（图 22–18）。如果横结肠过长，可在结肠近端和远端预切除线

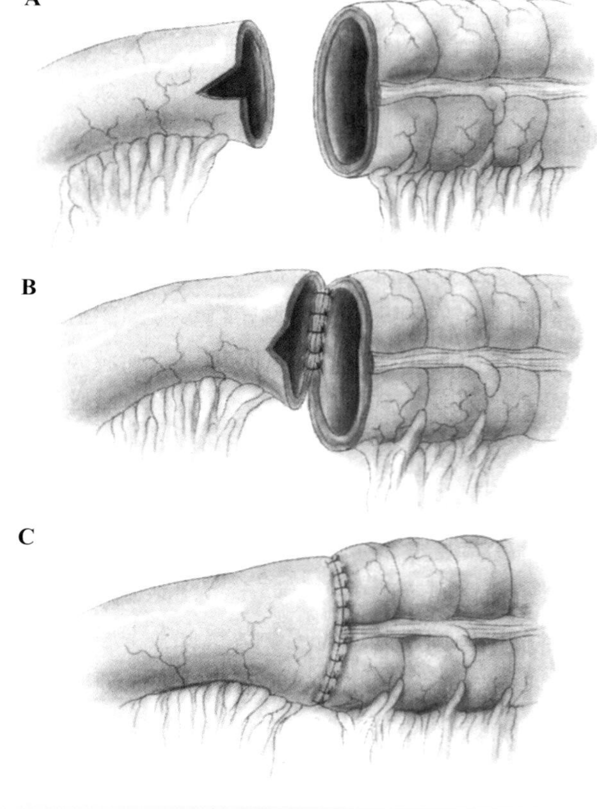

▲ 图 22–16 单层间断内翻缝合术

A. 当两段肠管管径不一致时，可将管径较小的肠管末端做一鱼嘴样楔形切口；B. 将两段肠管后壁进行单层间断缝合；C. 间断缝合逐渐向前壁延伸完成吻合

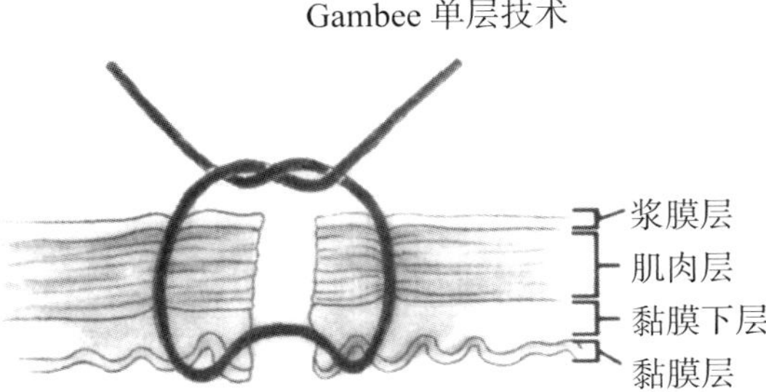

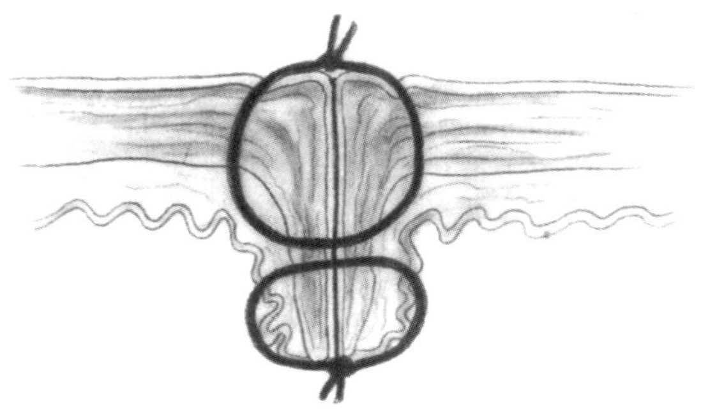

▲ **图 22-17　Gambee 单层缝合术**

Gambee 缝线穿过全层肠壁，并在同一侧黏膜层和黏膜下层穿出，继续缝合对侧黏膜下层和黏膜层，然后穿过对侧全层肠壁，完成倒置吻合

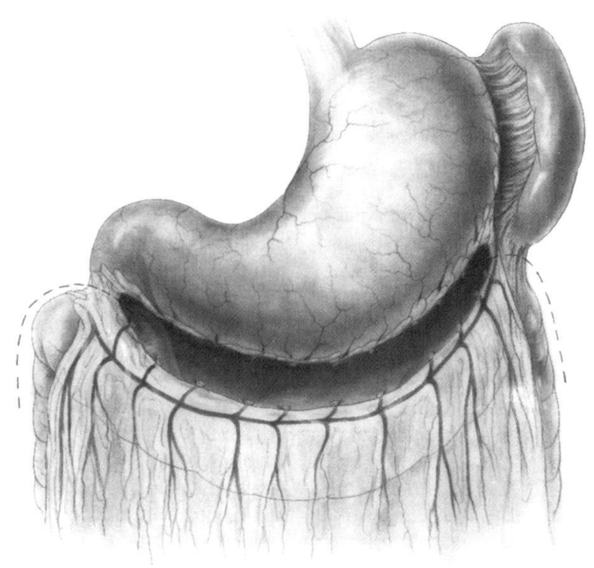

▲ **图 22-18　大网膜与胃大弯分界**

的两侧垂直分离大网膜。对于较短的横结肠，可以切除整个网膜。为了避免吻合口张力过大，可能需要游离肝曲或脾曲，甚至两侧都需要游离。在手术操作方面，切除右半结肠和横结肠比同时游离肝曲和脾曲更容易。在前文讨论右半结肠切除术时，介绍了肝曲游离技术。

沿着降结肠切开侧腹膜有助于脾曲游离（图 22-19）。在接近脾曲时，应注意避免损伤脾脏。手指沿着结肠壁从降结肠边缘移动至脾曲，可以触及脾结肠韧带。然后夹住并分离韧带，也可以使用电刀或其他能量器械进行分离。由于脾包膜上有许多生理粘连带，所以要特别注意保护避免撕裂脾脏。切开肠系膜上的腹膜，同时将脾曲向下向右游离，暴露后腹膜。如果大网膜和其他后方的粘连影响操作，可以优先予以分离，操作需

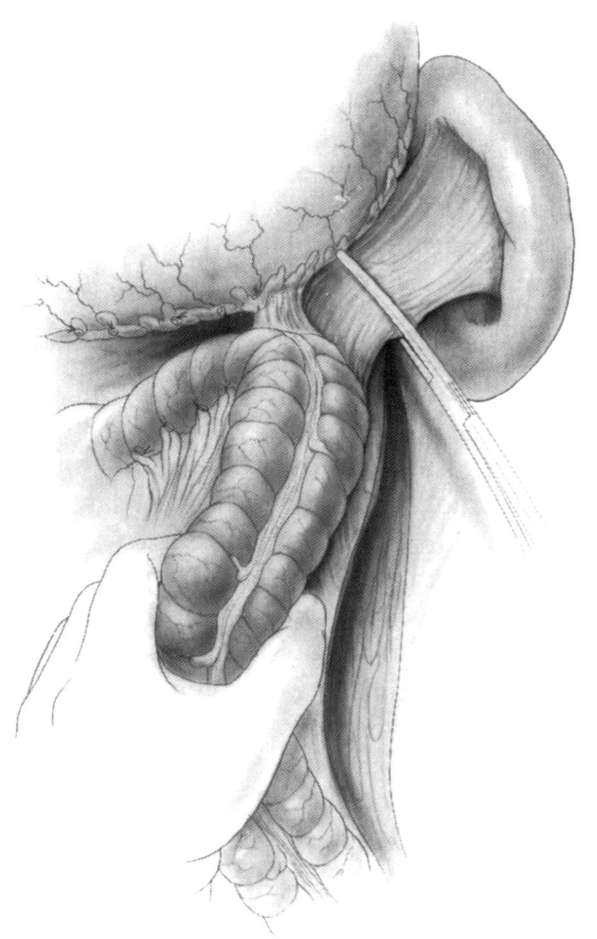

▲ **图 22-19　分离脾结肠韧带，松解脾曲**

要轻柔，避免出血。

中结肠血管主干及其分支相对固定（图 22-20）。中结肠血管的根部在肠系膜上血管的近端，必须非常小心地分离，防止损伤血管。肠管离断吻合如前所述。在重建回肠和降结肠之间的肠系膜缺损时，应避免造成十二指肠空肠交界处狭窄。

对于肝曲或升结肠附近的病变，应行右半结肠切除术。对于脾曲附近的病变，行左结肠部分切除术，并将横结肠与乙状结肠近端吻合（图 22-21）。这种类型的切除可能需要离断中结肠左支和左结肠血管。

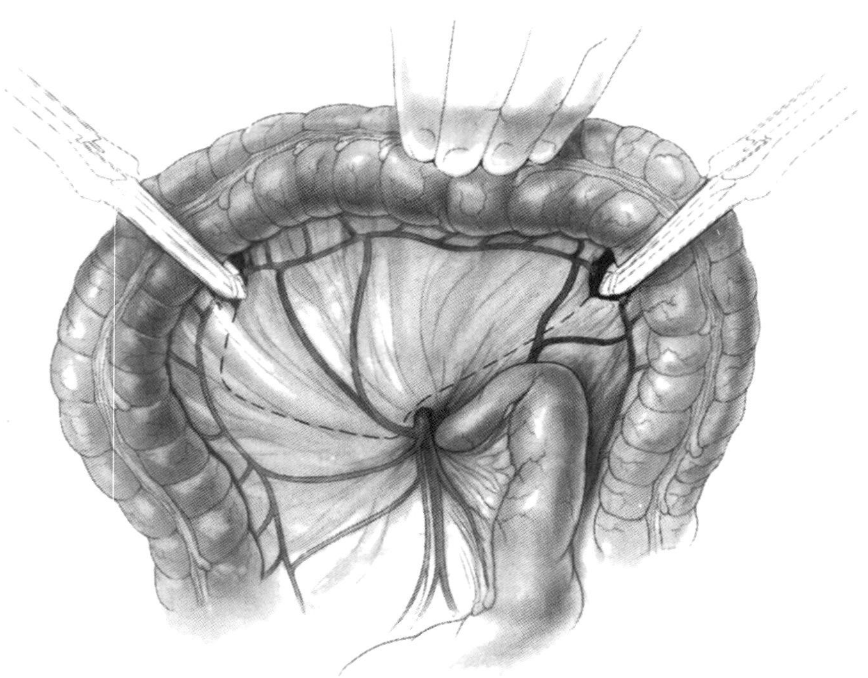

◀ 图 22-20 结扎并分离中结肠血管及邻近分支

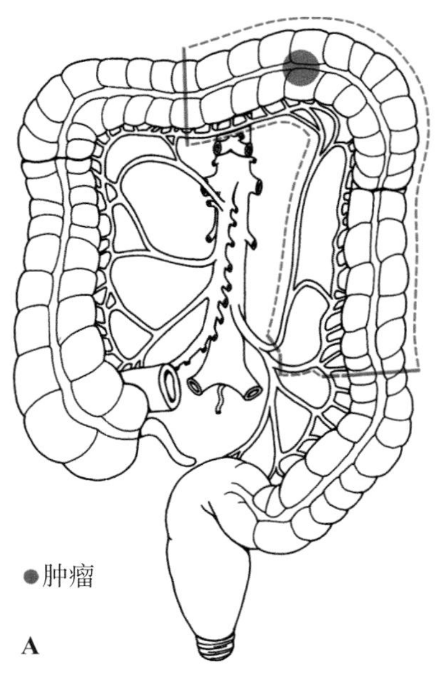

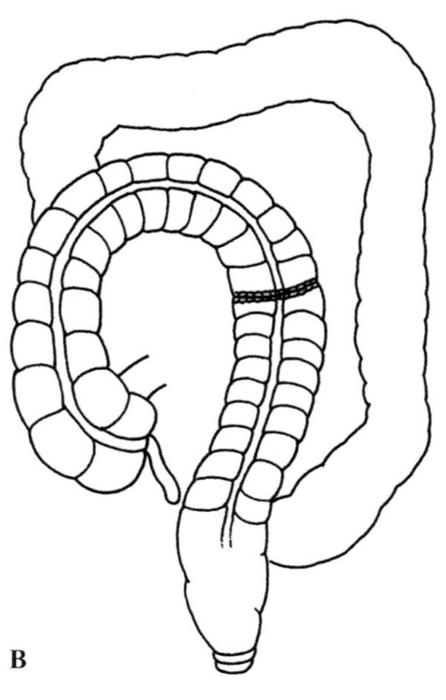

◀ 图 22-21 **A.** 结肠脾曲周围癌切除范围；**B.** 切除后展示

3. 降结肠切除术

降结肠病变需保留结肠中动脉左支，结扎左结肠动脉，并根据病变累及位置决定是否结扎乙状结肠血管的第一分支。将横结肠远端与乙状结肠近端之间进行吻合。部分外科医生更主张标准的左半结肠切除术。

4. 乙状结肠切除术

乙状结肠恶性肿瘤如何选择最佳切除方式一直存在争议。有一种观点认为有必要行根治性左半结肠切除并将横结肠与直肠吻合。然而，越来越多的外科医生意识到扩大切除并没有提高生存率。清扫肠系膜下动脉根部淋巴结并没有提高患者生存率[7]。因此，这种扩大范围的手术，增加了潜在的并发症危险和手术时间的延长，似乎并不可取。切除的范围取决于肿瘤在乙状结肠的位置。病变在近端乙状结肠，需要行降结肠和远端乙状结肠吻合；病变在远端乙状结肠，需要行近端乙状结肠和直肠上部吻合；而中间部分的乙状结肠，根据结肠长度，需要行乙状结肠 – 降结肠交界区和直肠 – 乙状结肠交界区吻合。脾曲有时不需要游离，但是根据病变位置和结肠长度，可能需要游离脾曲以避免吻合口存在张力。

患者可以取仰卧位，但对于远端病变，最好取改良的截石位，以便同时经腹部和会阴部操作。便于使用管型吻合器或用乙状结肠直肠镜检查吻合口。

沿着左侧结肠旁沟的 Toldt 白线切开腹膜，游离脾曲至骨盆段的远端降结肠和乙状结肠与侧腹壁的生理性粘连（图 22–22）。在乙状结肠系膜的中间是乙状结肠间窝，它是腹膜的一个小凹陷，可以作为下方输尿管的标识（图 22–23）。松解乙状结肠肠系膜，小心地将乙状结肠游离开，保护左侧输尿管，可见输尿管横跨髂血管（图 22–24）。同样注意保护生殖血管，有时该部位的出血会比较难以处理。在游离外侧粘连并确定近端切除线后，从中间将乙状结肠内侧腹膜游离至肠系膜下动脉的预结扎处，然后再向骨盆方向游离。分离出肠系膜下动脉及其左结肠和乙状结肠分支（图 22–25）。然后将肠系膜下动脉远端的左结肠动脉分离并结扎。注意保护血管弓，离断乙状结肠的近端和远端。与右半结肠切除术一样，有些外科医生主张先结扎和分离系膜血管，然后再进行其他操作，其一般原则是相同的。在这种情况下，根据切除的范围，从根部（或左结肠分支远端）结扎肠系膜下动脉，从十二指肠水平结扎肠系膜下静脉（或当切除范围较小时行低位结扎）[21-29]。Abcarian 和 Pearl 描述了[30]一种简单的高位结扎肠系膜下动脉和静脉的技术。完成腹部探查后，将小肠推向腹腔右侧，暴露十二指肠空肠曲。切开覆盖在十二指肠升部外侧缘的腹膜，显露肠系膜下静脉。游离静脉 2～3cm，用不可吸收缝线连续结扎并离断。此切口斜向内延伸 5～6cm，可暴露腹主动脉分叉近端的肾下腹主动脉。肠系膜下动脉很容易辨认，连续结扎，并在其根部离断。由远及近地彻底清扫肠系膜下动脉根部淋巴结，直至达到完全切除标准（图 22–26）。Heald 建议在肠系膜下动脉自主动

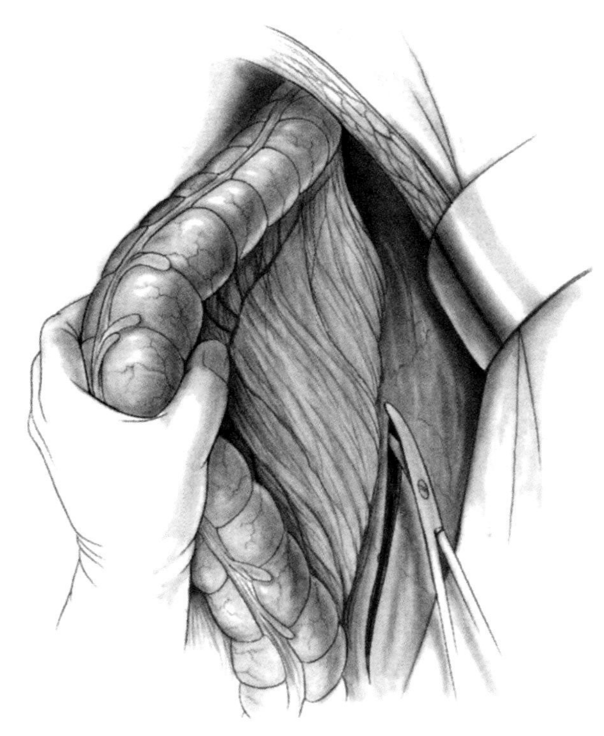

▲ **图 22–22 沿 Toldt 白线切开腹膜**

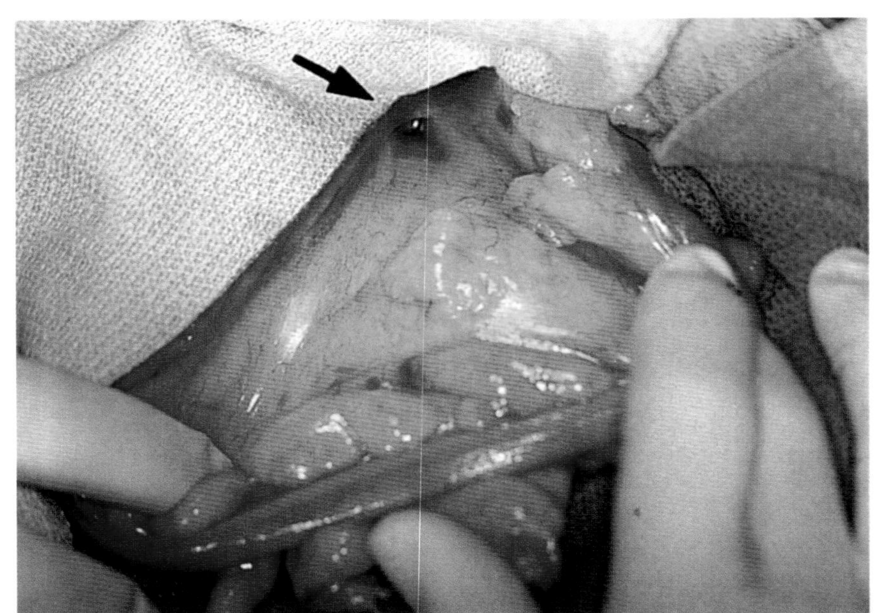

◀ 图 22-23 乙状结肠间窝

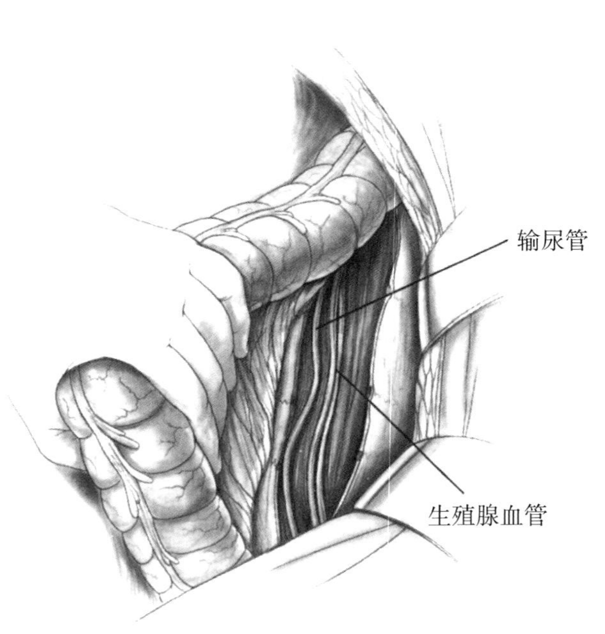

▲ 图 22-24 松解乙状结肠过程中要格外小心，避免损伤腹膜后组织

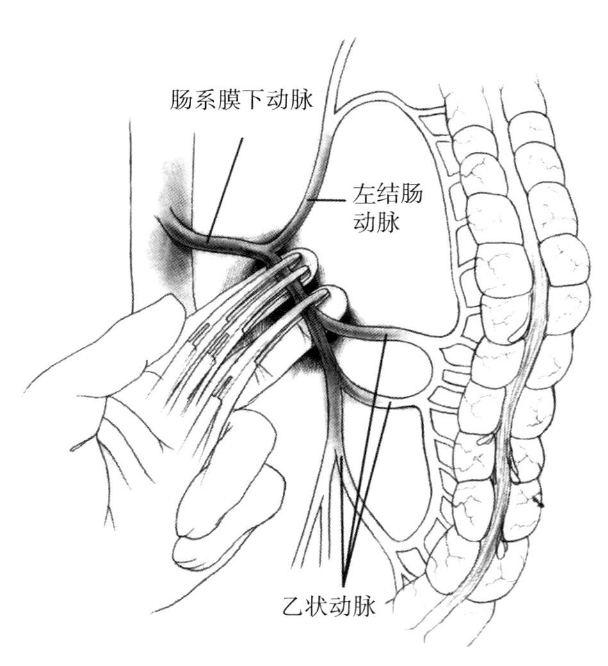

▲ 图 22-25 肠系膜下动脉及其左结肠和乙状结肠分支血管的鉴别

脉发出点约 2cm 处结扎，以保护在其起点周围走行的自主神经[31]。

然后根据外科医生自己擅长的方式进行吻合。如果吻合位置低，作者更倾向于使用本章详细描述的管型吻合器。对于那些认为有必要进行根治性左半结肠切除的外科医生，该手术以类似的方式进行，包括乙状结肠的松解、脾曲和远端横结肠的游离。值得注意的是血管的离断平面不同。为完成根治性左半结肠切除术，需切开腹膜后壁以显露肠系膜下血管。在主动脉水平结扎动

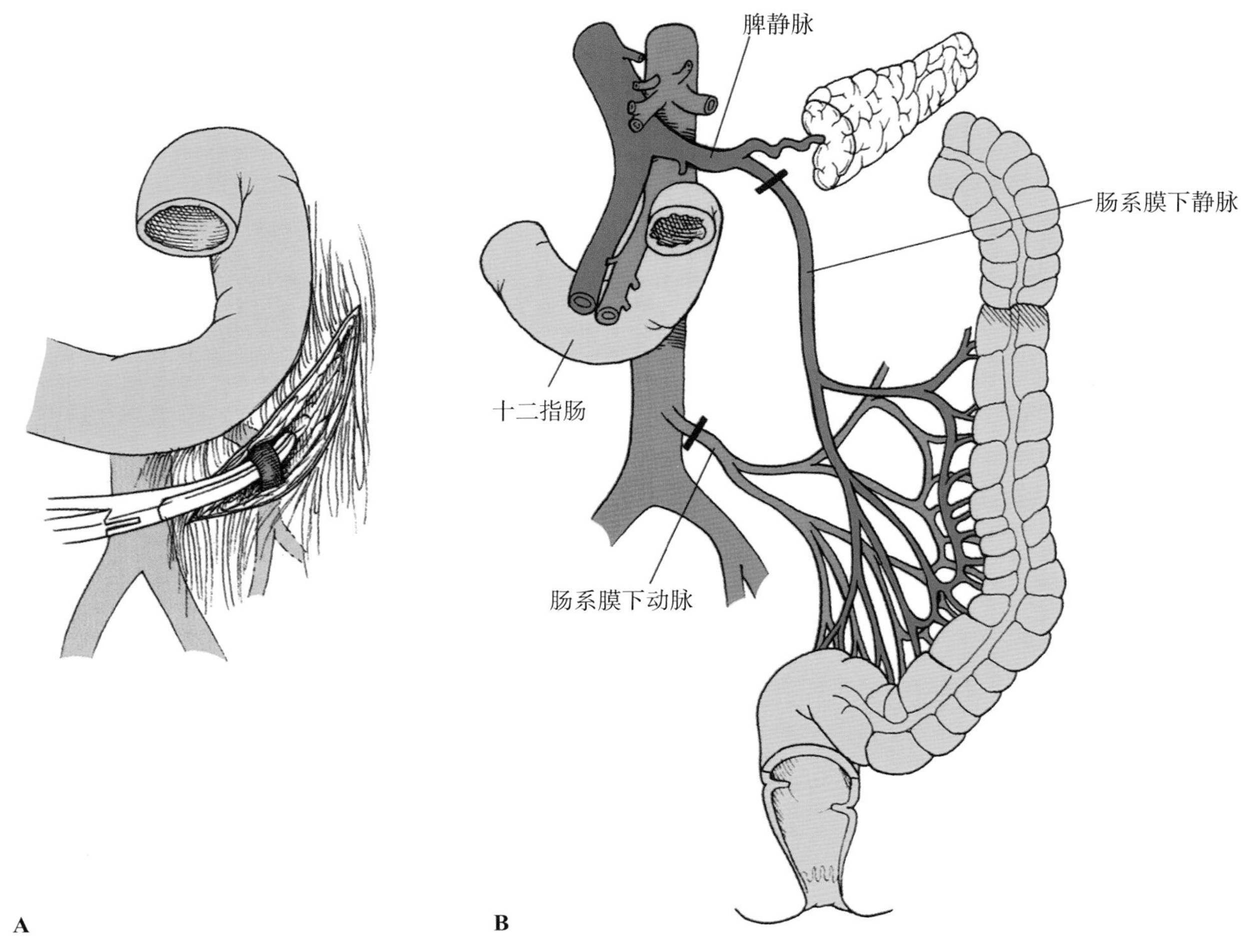

▲ 图 22-26 **A.** 通过十二指肠旁的腹膜切口，高位结扎十二指肠第四部分外侧的肠系膜下静脉；**B.** 通过十二指肠旁切口斜向内延伸暴露肾下主动脉，高位结扎肠系膜下动脉起始段

脉，在十二指肠水平结扎静脉（图 22-27）。

在过去的几年里，包括 Hohenberger、West 和 Quirke 在内的许多人都在倡导全结肠系膜切除在结直肠癌治疗中的优势[32-34]。虽然一些研究发现该技术具有肿瘤学获益，但很多研究并没有发现肿瘤学获益。可能是全结肠系膜切除和中央静脉结扎这两个术语的混淆。Bertelson 等[35]为代表的荷兰结直肠癌研究组，通过评估 1000 多名接受标准传统手术的患者与 364 名接受完结肠系膜切除（CME）的患者，获得了类似 Hohenberger，West 和 Quirke 的结果。作者发现检出淋巴结数量上存在显著差异（10 vs. 36），能够检出至少 12 个淋巴结的患者分别占 89% 与 99%。非常重要的是 4 年无病生存率分别为 75.9% 和 85.8%。两组患者间的其他类似差异均支持全结肠系膜切除。尽管进行全结肠系膜切除很有必要，但中央静脉结扎则更有争议，并可能导致额外的并发症。

5. 双侧卵巢切除术

Birnkrant 等[36]在回顾其经验和既往文献时发现，结直肠癌卵巢转移的发生率约为 6%（1.5%～13.6%）。在一项前瞻性对照研究中，Graffner 等在 10.3% 的结直肠手术患者中发现了卵巢转移[37]。由于双侧卵巢受累的发生率为 50%～70%，因此仍建议实施双侧卵巢切除术，尤其是对绝经后的妇女。

然而，关于预防性卵巢切除术在原发性结直肠癌切除术中的作用还存在争议。Sielezneff 等 [38] 前瞻性地评估了在绝经期女性中同期切除双侧卵巢对结直肠癌根治性切除手术预后的影响。在 2.4% 的手术标本中发现了卵巢转移。卵巢切除术对局部复发或肝转移率无影响。无论患者是否接受卵巢切除术，5 年精确生存率无显著差异（81.6% vs. 87.9%）。他们的研究结果表明，在绝经后的女性结直肠癌根治性切除时，显微镜下的卵巢同时性转移是罕见的，并且不影响预后。Young-Fadok 等 [39] 对 152 例 Dukes B 期和 Dukes C 期结直肠癌患者进行了一项前瞻性随机试验，评估卵巢切除术对复发和生存的影响。76 例随机进行卵巢切除术的患者中，未发现卵巢有肉眼或显微镜下转移。初步的生存曲线显示，卵巢切除术在术后 2～3 年具有生存获益，但这种获益在 5 年后并无差异（图 22-28）。在 Dukes B 期和 Dukes C 期肿瘤中，没有发现结直肠癌转移到卵巢的病例，这与其他非随机研究（包括所有分期）不同，后者的发病率为 4%～10%。作者认为需要进一步的研究来证实两者之前的关系。

同期切除卵巢是有争议的，由于较少有患者术后生存期超过 5 年，这一手术是否可以延长生存一直受到质疑。然而，同期切除卵巢不增加手术难度，而且可以预防卵巢癌的发生 [40]。为女性结直肠癌患者同期切除卵巢，可以避免大约 2% 的患者因需切除卵巢再次手术 [36]。对于直肠癌患者，常强烈建议行卵巢切除术，但结肠各部位肿瘤出现卵巢转移的比例相似。左半结肠癌在卵巢转移中占有的比例更高，可能是因为左半结肠本身就是结直肠癌的好发部位。

如果发现卵巢有任何严重异常，绝经前妇女应行卵巢切除术 [36]。事实上，结直肠癌卵巢转移更常见于绝经前妇女，发病率为 3.8%～28% [36, 41]。这些结果可能支持任何年龄的女性患者都应接受预防性卵巢切除术 [42]。对肿瘤侵犯的组织需要整块切除。卵巢受累的患者预后差 [43]。

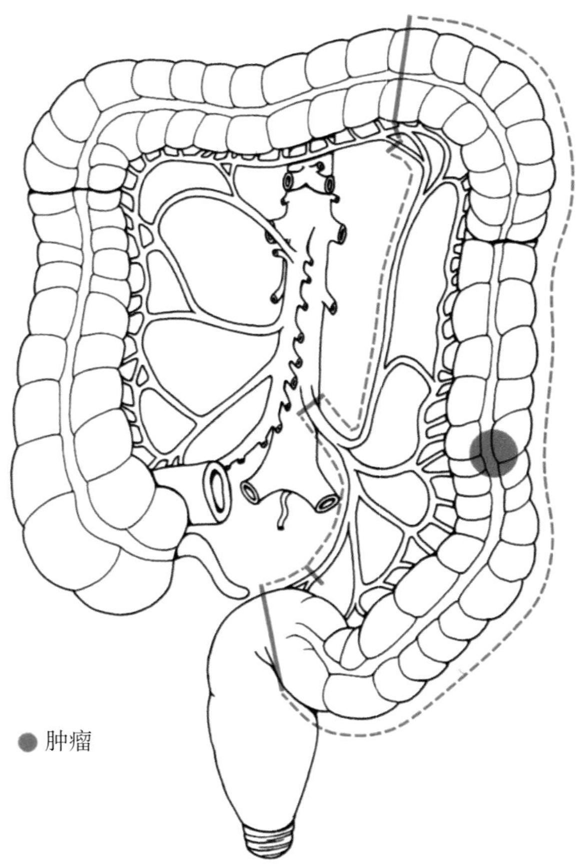

▲ 图 22-27　肠系膜下动静脉的高位结扎

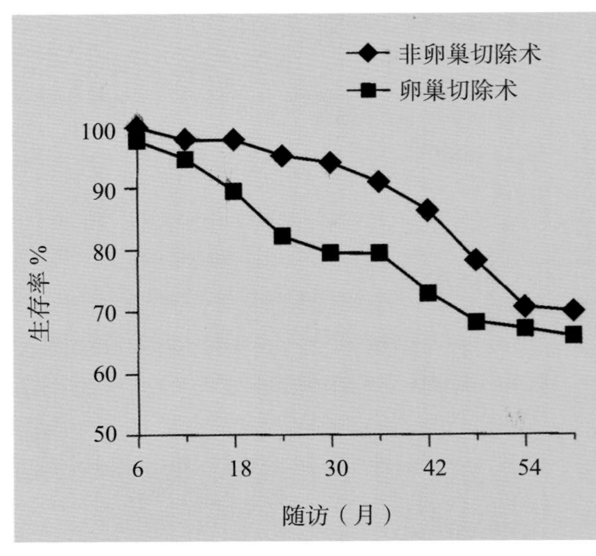

▲ 图 22-28　原发性结直肠癌切除术中预防性卵巢切除患者的生存曲 [39]（引自 Wolters Kluwer）

（五）术后护理

在第 5 章中已讨论过患者的术后护理。应该注意的是，没有必要常规使用鼻胃管。

三、辅助治疗

随着新药物的出现，辅助化疗提高了结肠癌患者的生存率。辅助治疗的五个基本原则如下[44]。

(1) 体内循环可能存在隐匿的、具有活性的恶性细胞（血管内、淋巴管内或腹腔内），和（或）局部、远处或两者同时存在恶性细胞的微病灶。

(2) 当恶性肿瘤的负担最小且细胞动力学最佳时，治疗最有效。

(3) 患者能够获得目前已被证实有效的药物。

(4) 细胞毒药物显示出剂量反应关系，必须以最大耐受剂量给予治疗，治疗时间必须足以根除所有肿瘤细胞。

(5) 治疗的风险效益比必须有利于那些接受根治术并且在预期寿命内无症状的患者。

（一）放疗

虽然放射治疗在直肠癌的治疗中应用广泛，但在结肠癌治疗中作用有限[45]。当然固定于腹膜后（盲肠、升结肠、降结肠）或骨盆（直乙交界或直肠）的肿瘤除外。适合术后放疗的适应证包括以下几点。

(1) 淋巴结受累。

(2) 已知切除范围不足。

(3) 紧贴腹膜后、骶骨或盆腔侧壁。

(4) 肉眼可见的肿瘤穿透肠壁。

(5) 镜下广泛穿透肠壁，可见阳性淋巴结[46]。

单一中心的回顾性研究表明，辅助放疗可改善结肠癌术后高复发风险患者的局部控制率[47-52]。但是，由于缺少前瞻性随机对照研究比较单独化疗与化疗联合放疗的效果，因此无法确定两者孰优孰劣[53]。现行的国家综合癌症网络（NCCN）指南建议，对于 T_4 肿瘤穿透到外周邻近组织的结肠癌患者，应考虑进行放疗[54]。放射范围应包括术前影像所确定的肿瘤床和手术中放置银夹标记的范围。建议剂量为 45～50Gy（25～28 次），并同步应用氟尿嘧啶（5-FU）。因此，在 T_4 结肠肿瘤切除术中，结直肠外科医生应随时准备在瘤床内及周围放置银夹标记，以便指导术后放疗。新辅助放化疗可考虑选择性应用于巨大肿瘤侵及其他组织的患者。

（二）化疗

辅助化疗的优势在于它能够给隐匿性肿瘤、肿瘤残留或转移性肿瘤患者带来获益。化疗在肿瘤负荷最小、生长期恶性细胞比例最高的情况下效果最好[55]。目前辅助化疗正发挥着越来越重要的作用[45]。对于Ⅲ期结肠癌患者，自 1990 年以来一直建议辅助化疗[56]。最近，国家质量论坛（The National Quality Forum）支持Ⅲ期结肠癌患者的化疗管理，以确保Ⅲ期结肠癌患者不仅选择化疗，而且应当及时给予化疗[57]。对于Ⅰ期结肠癌患者，单纯手术能获得很好疗效，因此目前不推荐辅助治疗。另外，选择性的Ⅱ期结肠癌患者可能受益于辅助治疗，这仍是临床试验的重点。当然，Ⅳ期结肠癌患者通常以化疗为主。

所有Ⅲ期结肠癌患者都建议进行辅助化疗，因为与单纯手术相比，辅助化疗可减少复发并提高生存率[58, 59]。Ⅲ期结肠癌患者仅接受手术的话，5 年总生存率为 40%～60%[60-66]。目前的化疗方案可将总生存率提高到 70%～80%[66]。因此，辅助化疗可使Ⅲ期结肠癌患者的 5 年总生存率提高 20%～25%。（表 22-2）总结了辅助化疗对非转移性结肠癌有效的关键临床试验结果[66-71]。如果所有Ⅲ期结肠癌患者接受辅助化疗，大约 1/3～1/2 的患者可以避免肿瘤复发。

考虑到辅助化疗的显著生存获益，结直肠外科医生需要确保Ⅲ期结肠癌患者在手术后进行化疗评估。国家质量论坛批准了两个关于结肠癌Ⅲ期患者治疗的指标[57]。第一个指标是评估接受化疗的Ⅲ期患者数目，而第二个指标是评估化

表 22-2 结肠癌辅助化疗疗效的关键临床试验

研 究	分 期	对 照	结 果	结 论
INT 0035（1990）	Ⅲ	单纯手术 vs. 5-FU/ 左旋咪唑	3 年生存：5-FU/ 左旋咪唑 71%；单纯手术 55%	术后辅助化疗可提高Ⅲ期结肠癌患者的生存率
MPACT 1995[67]	Ⅲ	单纯手术 vs. 5-FU/ 亚叶酸	3 年生存：5-FU/ 亚叶酸 71%；单纯手术 62%	术后辅助化疗可提高Ⅲ期结肠癌患者的生存率
QUASAR 2000[68]	Ⅲ	5-FU/ 左旋咪唑 vs. 5-FU/ 亚叶酸 vs. 5-FU/ 安慰剂	与安慰剂相比，左旋咪唑降低了存活率，增加了复发率	术后辅助化疗的联合药物中，左旋咪唑疗效差于安慰剂
IMPACT 1999[69]	Ⅱ	单纯手术 vs. 5-FU/ 亚叶酸	5 年生存无差异：5-FU/ 亚叶酸 82%；单纯手术 80%	术后辅助化疗并不能提高Ⅱ期结肠癌患者的生存率
NSABP（CO-1，CO-2，CO-3，CO-4）1999	Ⅱ	单纯手术 vs. 5-FU+ 亚叶酸 ± 左旋咪唑	辅助治疗提高了 5 年生存率；辅助治疗降低 30% 的死亡率	术后辅助化疗可提高Ⅱ期结肠癌的生存率
MOSAIC 2009[66]	Ⅱ和Ⅲ	FOLFOX vs. 5-FU/ 亚叶酸	仅纳入Ⅲ期患者的 6 年生存：FOLFOX 73%；5-FU/ 亚叶酸 68%	对于Ⅲ期结肠癌，FOLFOX 疗效优于 5-FU/ 亚叶酸
XELOXA 2011	Ⅲ	XELOX vs. 5-FU/ 亚叶酸	3 年无病生存：XELOX 71%；5-FU/ 亚叶酸 67%	卡培他滨联合奥沙利铂疗效优于 5-FU/ 亚叶酸

5-FU. 氟尿嘧啶

疗的及时性。具体来说，第一个指标（measure 0385）确定 18 岁以上的患者在过去 12 个月内被推荐进行辅助化疗、接受规定的辅助化疗或曾经接受过辅助化疗的百分比。另一个指标（measure 0223）是确定 80 岁以下的患者在诊断后 4 个月内考虑或实施辅助化疗的百分比。因此，对于结直肠外科医生来说，应当及时向所有Ⅲ期结肠癌患者推荐辅助化疗。

对于Ⅲ期结肠癌患者，NCCN 指南推荐使用叶酸、氟尿嘧啶和奥沙利铂（FOLFOX）或 CapeOx 辅助治疗 6 个月 [54]。FOLFOX 被发现优于 5-FU/ 亚叶酸（LV）[66, 72]，CapeOx 优于静脉滴注（bolus）5-FU/LV[72, 74]。虽然血管内皮生长因子 A（VEGF-A；贝伐珠单抗）和表皮生长因子受体（EGFR）单抗（帕尼单抗，西妥昔单抗）被广泛用于转移性结直肠癌，但并不推荐用于Ⅲ期患者的辅助治疗 [75-78]。目前的 FOLFOX、mFOLFOX6 和 CapeOx 方案见表 22-3。这些药物对结肠癌细胞有不同的作用。氟尿嘧啶是一种嘧啶类似物，它与脱氧核糖核酸（DNA）结合以阻止 DNA 合成。卡培他滨是一种口服 5-FU 前体，其作用与 5-FU 相同。亚叶酸（LV）是一种维生素 B 衍生物，可增加 5-FU 的细胞毒性。奥沙利铂通过形成 DNA 链间和链内的交联来抑制 DNA 的合成，从而阻止复制和转录。在 5-FU 基础上增加奥沙利铂的 FOLFOX 方案能够带来生存获益，但也增加了外周感觉神经病（PSN）的副作用。使用奥沙利铂的患者中有 40%～50% 会出现 PSN，10%～20% 的患者会达到 3 级 PSN[66]，即限制日常生活活动的严重症状 [79]。幸运的是，只有 1% 的患者在接受治疗后 12 个月仍存在 3 级 PSN。由于在 5-FU/LV 中添加奥沙利铂的益处尚未在 70 岁以上的患者中得到证实，因此在老年结肠癌Ⅲ期患者中应考虑单独使用卡培他滨或 5-FU/LV[54]。卡培他滨为基础的治疗方案可带来手掌脚掌红斑综合征（手足综合

表 22-3 目前推荐的Ⅲ期结肠癌辅助化疗方案

方案	药物和剂量	周期
mFOLFOX6	奥沙利铂 85mg/m^2 静脉注射超过 2h，第 1 天	每 2 周
	亚叶酸 400mg/m^2 静脉注射超过 2h，第 1 天	
	5-FU400mg/m^2 静脉注射第 1 天；然后 1200mg/m^2 第 2、3 天静脉连续输注	
CapeOx	奥沙利铂 130mg/m^2 静脉注射超过 2h，第 1 天	每 3 周
	卡培他滨 850～1000mg/m^2 口服，每日 2 次，共 14d	

5-FU. 氟尿嘧啶

征）这一并发症，但这种副作用可通过对症治疗加以控制，并在治疗结束后得以好转[80]。

Ⅱ期结肠癌患者仅接受手术治疗的 5 年总生存率为 65%～85%[81]。与Ⅲ期患者不同的是，辅助化疗在Ⅱ期疾病中的作用仍然存在争议，一些研究显示辅助化疗有益[70]，另一些研究显示辅助化疗无益处[82]。如果对Ⅱ期结肠癌患者进行辅助化疗有益处，那么这种益处对生存率的提高不会超过 5%，而接受辅助化疗的Ⅲ期患者的存活率提高了 25%～30%[54]。Ⅱ期结肠癌手术后，目前的 NCCN 指南（2015 年 2 月）建议观察（单纯手术）、参与临床试验或辅助化疗[54]。为了筛选合适的病例，建议与患者进行详细讨论，以强调化疗的潜在好处和风险。确定和讨论任何高危因素（表 22-4）。无论有无高危因素，患者都应考虑观察、临床试验或化疗（卡培他滨或 5-FU/LV）这 3 种选择。其中只有具有高危特征的患者才应该考虑使用 FOLFOX 或 CapeOx。重要的是，并没有证明联合奥沙利铂可以提高Ⅱ期结肠癌患者的生存率[66]。最后，对于Ⅱ期患者是否使用辅助化疗，可以通过肿瘤标本的基因检测来辅助判断。基因检测已被证明可以独立预测Ⅱ期患者的预后。高微卫星不稳定性（MSI-H）或错配修复缺陷（dMMR）状态已被证明与手术切除后较低的复发率（11% vs. 26%）有关[83]。此外，MSI-H 肿瘤不能从 5-FU 辅助治疗中获益[75]。因此，建议所有Ⅱ期患者进行 MSI/MMR 检

表 22-4 复发高危因素

组织学低分化（不包括 MSI-H）
淋巴、血管侵犯
神经侵犯
切缘较近、不确定或阳性
肠梗阻
局部穿孔
淋巴结检出少于 12 枚

MSI-H. 高微卫星不稳定

测，以避免对无获益的患者进行辅助化疗。除了 MSI/MMR 检测外，现在还有多种结肠癌基因检测方法，如 Oncotype Dx、ColoPrint 和 ColDx，可以预测预后和复发风险。这 3 种多基因检测方法预测肿瘤的复发独立于其他因素如 TNM 分期、MMR 状态、肿瘤分级和淋巴结[84-90]。虽然这些检测提供了关于预后和复发风险的额外信息，但它们不能预测化疗的潜在益处，因此，迄今为止，它们的临床价值有限。

贝伐珠单抗是一种重组的人源化抗 VEGF 单克隆抗体，可抑制肿瘤血管生成，并已证明与伊立替康 / 氟尿嘧啶 / 亚叶酸（IFL）联合治疗转移性结直肠癌患者可获得生存获益[91]。Kabbinavar 等联合分析了 3 项随机临床研究的数据，评估贝伐珠单抗联合 FU/LV 的疗效。5-FU/LV 贝伐珠

单抗组的中位生存期为 17.9 个月，而对照组的中位生存期为 14.6 个月，对应的死亡危险比为 0.74。FU/LV 贝伐珠单抗组的无进展生存期中位数为 8.8 个月，而对照组为 5.6 个月，对应疾病进展的危险比为 0.63。贝伐珠单抗的使用也提高了缓解率（34.1% vs. 24.5%）。

在Ⅲ期试验中，与单用伊立替康、氟尿嘧啶和叶酸（IFL）相比，联合使用贝伐珠单抗和伊立替康治疗转移性结直肠癌的一线患者，可提高生存率。Hurwitz 等 [92] 报道了贝伐珠单抗联合氟尿嘧啶方案的疗效和安全性，并将其与同期接受 IFL 治疗的患者进行了比较。使用氟尿嘧啶 LV 贝伐珠单抗（n=110）和 IFL/ 安慰剂（n=100）的总生存中位数分别为 18.3 个月和 15.1 个月。中位无进展生存期分别为 8.8 个月和 6.8 个月。总体缓解率为 40% 和 37%，中位反应时间分别为 8.5 个月和 7.2 个月。不良事件与氟尿嘧啶 LV 或 IFL 为基础的方案一致；在贝伐珠单抗组中，高血压和出血的风险略有升高，但这些通常是可控的。他们的研究结论是，FU/LV 贝伐珠单抗方案似乎与 IFL 一样有效，并且具有较好的安全性。他们进一步得出结论，FU/LV 贝伐珠单抗是治疗转移性结直肠癌患者的一种积极的替代治疗方案。

虽然在结直肠癌辅助化疗方面取得了重大进展，但关于最佳化疗期限、放疗在直肠癌中的作用、直肠癌非手术治疗的可能性以及免疫治疗的作用等问题，仍存在很多值得探讨的问题。

先前的研究表明，对Ⅲ期结肠癌患者延长辅助治疗 6 个月以上并无益处 [93]。然而，较短的化疗期限尚未得到充分的研究。CALGB 80702 目前正在研究Ⅲ期结肠癌（NCT01150045）患者术后行 FOLFOX 化疗 6 个周期（3 个月）对比 12 个周期（6 个月）的效果。这也是 6 个正在进行的临床试验之一，用以评估 3 个月与 6 个月的以奥沙利铂为基础的辅助化疗。这些研究的 Meta 分析 [辅助化疗的国际持续时间评估（IDEA）合作] 将研究 3 个月化疗与 6 个月化疗的非劣效性。除了研究结肠癌辅助治疗的持续时间外，也有研究在努力确定环氧合酶（COX）抑制药在预防复发中的作用。Nurses'Health Study（NHS） 和 Health Professional Follow-Up Study（HPFS）的分析显示，定期服用阿司匹林的结肠癌患者的复发率有所下降 [94]。这种益处似乎仅限于 COX-2 过表达的肿瘤患者 [95]。

这些分析由于其回顾性质而受到限制，需要前瞻性试验的进一步支持。CALGB 80702 将所有受试者随机分为塞来昔布组和安慰剂组，以研究 COX-2 抑制药在结肠癌辅助治疗中的作用。相似的是 ASCOLT 临床试验（NCT00565708）将Ⅱ期或Ⅲ期患者随机分为服用阿司匹林 3 年和服用安慰剂 3 年，以探讨阿司匹林在预防结直肠癌复发中的作用。目前，部分研究正在调查免疫治疗作为结肠癌的辅助治疗形式。一项正在进行的Ⅲ期临床试验正在评估细胞因子诱导的杀伤细胞免疫治疗在Ⅲ期结肠癌手术和辅助治疗完成后的作用（NCT02280278）。

（三）免疫治疗

免疫治疗被认为对结肠癌有一定的疗效，但没有确切的证据表明其对生存率有明显的改善 [96]。Lise 等 [97] 对前瞻性随机试验的综述（包括免疫治疗组）未能证明任何益处。随机对照试验的 5 年随访结果表明，接种卡介苗（BCG）和神经氨酸苷酶治疗的自体肿瘤细胞，既没有改变无病生存时间，也没有改变患者的生存时间 [98]。对照临床试验研究表明，干扰素 -α 作为结肠癌术后辅助治疗可显著增强非特异度免疫功能，但患者生存期无显著差异 [99]。有研究纳入 189 例行根治性切除的 Dukes C 型结直肠癌患者，术后随机分组给予观察或 17-1A 抗体治疗组治疗。在中位随访 5 年后，抗体治疗组总死亡率降低 30%[100]。在未来，可利用基因工程技术使免疫反应产生某种成分，这些成分可能通过改变恶性肿瘤的生物学反应而具有治疗价值 [101]。

四、复杂结直肠癌

既往研究报道，结直肠癌伴急诊患者预后不良。McArdle 和 Hole 进行了一项研究 [102]，旨在调整病例组成后，比较择期手术患者和急诊患者术后死亡率和生存率的差异程度。在 3200 例接受了结直肠癌手术的患者中，2214 例择期患者中有 72.4% 接受了根治性切除手术，而 986 例急诊患者中只有 64.1% 接受了根治性切除手术。根治性切除术后，择期患者术后死亡率为 2.8%，急诊患者术后死亡率为 8.2%。择期患者术后 5 年总生存率为 57.5%，急诊患者治疗术后 5 年总生存率为 39.1%；肿瘤特异度 5 年生存率分别为 70.9% 和 52.9%。急诊患者手术后总生存率与择期患者手术后总生存率的调整后危险比为 1.68，肿瘤特异生存率危险比为 1.90。

Jestin 等研究了 3259 例结肠癌急诊手术的危险因素 [103]；其中 806 例为急诊，2453 例为择期手术。接受急诊手术的患者比接受择期手术的患者分期更晚、生存率更低（5 年生存率 29.8% vs. 52.4%）。与择期手术相比，急诊手术后的 Ⅰ 期、Ⅱ 期、Ⅲ 期患者生存更差。急诊手术与择期手术相比，住院时间更长（平均 18d vs. 10d），费用更高（相对费用 1.5）。住院时间是影响费用的最主要因素。

（一）梗阻

当结肠癌导致肠道完全梗阻时，治疗方法取决于梗阻的位置以及外科医生的经验 [104, 105]。Sjodahl 等 [106] 回顾了 115 例癌性肠梗阻，发现其中 37% 为右侧（近脾曲），63% 为左侧。只有 4% 的人是 Dukes A 期，15% 的人已经有了远处转移。

有意思的是，Nozoe 等 [107] 的研究发现，导致梗阻的肿瘤平均大小为 3.7cm，明显小于非梗阻性肿瘤（5.4cm）。梗阻性肿瘤中淋巴结转移的比例为 66.9%，明显高于非梗阻性肿瘤（42.4%）。Dukes C 期和 Dukes D 期在梗阻性肿瘤中的比例为 84.6%，明显高于非梗阻性肿瘤（52.5%）。

如果患者病情稳定并且梗阻可能解除，那么肠道准备后择期切除是理想的治疗方案。癌性肠梗阻的临床病情差异较大，需要根据具体情况做出治疗决策。右侧结肠梗阻，一般选择一期切除右侧及近端横结肠同时行肠吻合 [108]。即使肠道准备不充分也不影响切除。

远端横结肠梗阻性肠癌的治疗一直存有争议。部分外科医生认为应该近端先做转流手术后再进行肿瘤切除手术。然而，越来越多的外科医生采用扩大右半结肠切除术，同期行回肠—降结肠吻合。

Lee 等 [109] 分析 243 例因原发性结直肠癌所致左半或右半结肠梗阻而接受急诊手术的患者。其中 107 例患者梗阻位于脾曲处或近端（右侧病变），136 例患者梗阻位于脾曲处远端（左侧病变）。原发病灶切除率为 91.8%。在 223 例一期切除的患者中，88% 的患者可以同期吻合。101 例左半结肠梗阻一期吻合患者中，75 例行肠段切除联合术中灌洗，26 例行次全结肠切除术。手术总死亡率为 9.4%，一期切除吻合术总死亡率为 8.1%。术后吻合口瘘发生率为 6.1%。左右两侧病变患者的死亡率和吻合口瘘发生率无差异（死亡率 7.3% vs. 8.9%，吻合口瘘 5.3% vs. 6.9%）。结肠—结肠吻合术与回肠—结肠吻合术在吻合口瘘发生率上无显著差异（6.1% vs. 6%）。

1. 三期手术

对于左半结肠梗阻的治疗策略，一直存在更大的争议。通常这些患者经历三期手术，第一期是横结肠造口或盲肠造口，第二期是切除和吻合，第三期是结肠造口闭合。

Deans 等 [110] 报道在首次住院期间，70%～80% 的患者接受横结肠造口术并切除肿瘤，住院时间为 30～55d。因为不适合或不愿意接受额外的手术，25% 的患者未行结肠造口还纳手术。总体死亡率为 2%～15%，大部分在 10% 左右；并发症发病率为 20%～37%，通常和造口有关，造口并发症发生率为 6%～14%。虽然有很多报道显示三期手术的总体死亡率与一期切除 + 二期吻合相似，但也有研究认为三期手术降低了长期生存率[110]。Sjodahl 等[106]发现同期切除的 5 年生存率为 38%，而分期切除的 5 年生存率为 29%。虽然近端减压是一种简单安全的方式，但三期手术在累积发病率和死亡率、生存劣势、长期住院和重复手术方面依然存在缺点。

2.Hartmann 手术

部分外科医生主张直接切除而不进行吻合（近端结肠造口这侧黏膜瘘或闭合直肠残端，也称 Hartmann's Procedure）。优势包括可以一期切除肿瘤，避免吻合不理想，康复更快以及住院时间更短。如果是永久性造口，与横结肠造口相比，左侧结肠造口具有优势。手术总死亡率为 6%～12%，大部分在 10% 左右，住院时间为 17～30d。结肠造口还纳率为 60% 或以上[111]。并发症发生率高可能与结肠造口还纳手术有关。Porter 等发现[111]，130 例结肠造口还纳后，其并发症发生率为 44%。尽管如此，Hartmann 的手术可同时切除原发病灶、缓解梗阻，并且发病率和死亡率可接受。特别适用于有左半结肠穿孔的患者和年老体衰的患者。

3. 结肠次全切除术

部分外科医生建议行结肠次全切除术，包括一期回肠 - 乙状结肠吻合术，甚至是回肠 - 直肠吻合术。该手术的优点包括：①无造口相关问题；②单次住院行一期手术；③费用减少，住院时间减少；④切除同时性的近端肿瘤，降低异时性转移的风险[111]。Wong 等报道了 35 例左侧癌性梗阻患者，12 例（32%）患者发生隐匿的同时性近端病变，其中 3 例为癌，8 例为腺瘤，1 例为癌和息肉。手术要求较高，需要小心谨慎。手术死亡率为 3%～11%，并发症发病率较低，吻合口瘘发生率为 4%，住院时间为 15～20d[111]。次全结肠切除术有腹泻和（或）大便失禁的风险，特别在老年患者中。总的并发症发生率（6% vs. 44%）和住院时间（17d vs. 34d）明显低于行联合手术的患者[113]。Perez 等[114]对 35 例行急诊次全结肠切除术的左半结肠癌患者进行了评估。术后死亡率为 6%，并发症发生率显著较高：切口感染，28%；肠麻痹，17%；脏器切除，8%；肠梗阻，8%；吻合口瘘，11%[115]。在 35 例患者中，Lau 等报道的并发症率为 31%，其中吻合口瘘发生率为 3%。他们对文献的回顾显示，结肠次全切除术的吻合口瘘发生率为 0%～4.5%，结肠灌洗的吻合口瘘发生率为 0%～14%。

Chrysos 等[116]报道了 4 例直肠乙状结肠交界处和高位直肠的梗阻性肿瘤患者，全结肠切除术后，行 10cm 的回肠 J 型贮袋与直肠残端吻合。术后 1 年，所有患者每天排便 1～3 次，无大小便失禁。他们认为全结肠切除加回肠 J 型贮袋与直肠吻合的高位直肠切除术，是治疗直肠乙状结肠交界处梗阻性肠癌的一种合理的手术选择。

4. 术中灌洗

部分专家建议应当切除原发肿瘤、术中灌洗、一期吻合。术中灌洗的主要缺点是耗费时间。手术操作包括根据肿瘤学原则，游离肠管，例如肝曲和脾曲，切除肿瘤区域的肠管，游离肿瘤远端的肠管，及吻合口近端 5～10cm 的肠段。切除阑尾并通过其残端将 22 或 24 号导尿管插入盲肠，如患者曾行阑尾切除术则通过末端回肠插入（图 22-29）。导管球囊充气，用荷包缝线固定。在末端回肠上放置无损伤钳，以防止灌洗液回流。将静脉输液器连接到导尿管。充分游离肠道使之处于游离状态，可将远端肠段放置于弯盘中，并可将坚硬的粪块挤到弯盘里。然后将一根直径 22mm 的无菌麻醉用螺纹管插入远端肠内，用牢固的条带固定。这根管子的出口端悬在患者的一侧，并固定在适当的收集系统中。然后用等渗盐水清洗结肠，直到螺纹管中的流出物变清。所需灌洗液的量取决于粪便残留量，通常为 3～6L。灌洗液的时间 20～45min。当流出物变清亮后可移除导尿管，关闭阑尾开口或回肠。切除小部分含有冲洗管的肠段，并根据外科医生的经验进行吻合。

根据报道[111]，手术死亡率约 10%。一期吻合术后吻合口瘘发生率低。Tan 和 Nambiar[117]对

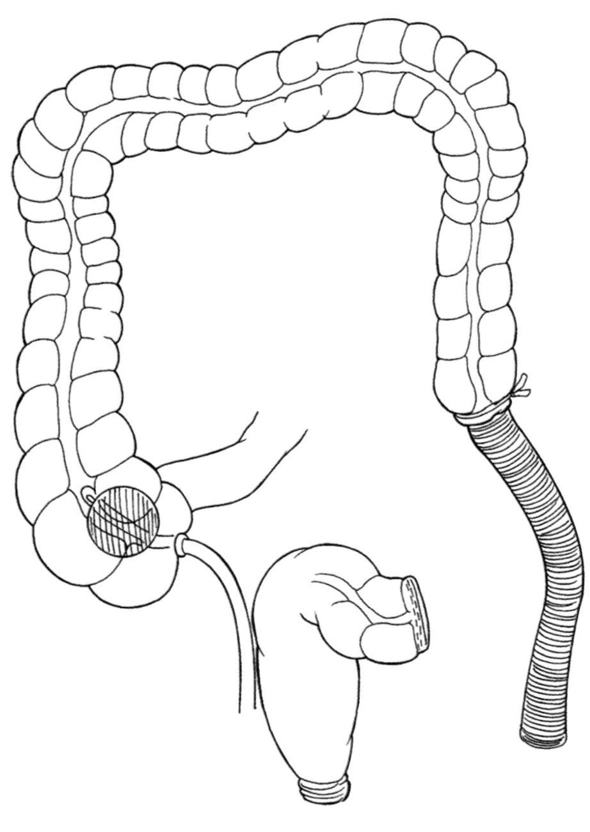

▲ 图 22-29　术中结肠灌洗

36 例左半结肠癌性梗阻进行术中结肠灌洗术以及一期切除吻合。2 例死亡（1 例因吻合口瘘）。其他并发症包括肺部感染（11%）和伤口感染（19.4%）其他人的研究也支持该结果[114, 118, 119]。吻合口瘘发生率约为 4%[111]。伤口感染率为 25%～60%，住院时间约为 20d[112]。

Scotia 研究[120]小组进行了第一个多中心前瞻性随机试验，比较结肠次全切除、节段切除联合术中灌洗并同时行一期吻合治疗恶性左半结肠梗阻的疗效。在 12 个中心招募的 91 名符合条件的患者中，47 人被随机分配到次全结肠切除术，44 人被随机分配到术中冲洗联合节段结肠切除组。住院期间死亡率和并发症发生率无显著性差异，但手术后 4 个月，结肠次全切除术组患者的排便频率（每日 3 次或 3 次以上）增加更明显（35 例中 14 例，35 例中 4 例）。与肠段切除组（37 例中的 15 例，35 例中的 3 例）相比，结肠次全切除组患者肠道功能问题更多。作者认为术中冲洗联合肠段切除是较好的选择，除非盲肠穿孔或结肠存在同时性的肿瘤更适合次全结肠切除。

Chiappa 等[121]报道 39 例患者接受了术中减压、术中灌洗、切除和一期吻合。74% 的患者是腹膜内吻合，26% 的患者是直肠腹膜反折以下吻合。手术死亡率为 3%，吻合口瘘发生率为 6%。并发症包括腹腔内脓肿（3%）和伤口感染（8%）。Ohman 还发现[122]，一期切除的手术死亡率（14%）高于分期切除（5%），尽管分期切除的早期存活率明显高于一期切除，但差异并没有持续到第 4 年和第 5 年。Umpleby 和 Williamson 报道了[123]切除吻合后的 5 年生存率（48%）优于分期手术（18%）。

5. 一期切除

部分外科医生得做法相对积极，在没有肠道准备的情况下行一期切除吻合[124]。在这种情况下，有研究建议采用结肠内旁路转流治疗[125]。仍有其他医生建议行一期切除吻合和近端转流。为了明确这个问题，Kronborg 进行了[126]一项随机试验，比较了传统分期手术（先行横结肠造口再二期行根治性切除及吻合，三期还纳造口）与一期根治性切除同时行单腔结肠造口，二期再行造口还纳和吻合术。他发现两种治疗方法在死亡率和癌症特异性生存率上没有差异。

面对如此多的治疗选择，很难去判定哪种方式是最佳的。最终，还得依靠外科医生自己的经验和偏好去选择。一期手术的并发症发生率和死亡率与分期手术总体并发症发生率和死亡率相似。Fielding 等[127]发现，一期切除的手术死亡率为 25%，分期切除的手术死亡率为 34%。这项前瞻性研究比较了结肠梗阻一期切除与分期切除的结局，未发现这两种方法的死亡率有任何差异。

作者倾向于将病变的一期切除范围扩大至乙状结肠。清洁梗阻远端肠管，然后末端回肠与乙状结肠间进行一期吻合，并发症发生率和死亡率低于分期手术，住院时间较短。对于预期复发风险高的患者，应尽量避免第二次、第三次手术和临时结肠造口等。此外，接受根治性切除手术的患者可能会提高长期生存率。如果病变位置较远，切除近端梗阻结肠后剩余肠管较短，应清洗远端肠管，进行一期切除、术中灌洗、同时吻合。对于一般状态欠佳的患者，应考虑行右侧横结肠造口术。

在原发灶无法切除的特殊情况下，条件允许时可以先行短路手术。对于右半结肠病变，可行回肠横结肠吻合，而在其他情况下，可行结肠－结肠吻合；尽量避免永久造口。

有研究报道了术前内镜激光在治疗梗阻性结直肠癌中的作用。Eckhauser 和 Mansour[128] 报道了使用 Nd：YAG 激光成功地达到了很好的减压效果，可以进行肠道准备和一期手术。基于 29 例患者的治疗经验表明，这种方法安全可靠。几项研究的再通成功率为 80%，与技术相关的并发症发生率和死亡率为 2%～50%[111]。

（二）支架置入术

肠道支架置入是一种越来越普遍的技术。1991 年，Dohmoto[129] 首次将其作为一种明确的姑息性治疗方法引入到梗阻性疾病患者的治疗中用于无法达到根治的局部晚期患者和转移性患者，或者手术风险极高的患者。1994 年，Tejero 等[130] 报道通过支架植入解除结肠梗阻，起到“桥梁”作用，从而使结肠梗阻患者有机会行择期手术治疗。该方法也适用于拒绝手术的患者。在姑息性治疗中，支架可以避免结肠造口，提高患者的生活质量。

结直肠支架的适应证包括，原发性左半结肠癌和结肠外恶性肿瘤，如前列腺、膀胱、卵巢或胰腺。距肛缘不足 5cm 处的肿瘤不宜使用。理论上，该技术不受病变实际长度的限制。它的禁忌是结肠穿孔伴腹膜炎，以及多处梗阻有可能无效。

最好在内镜及 X 线透视的引导帮助下放置支架。可以预防性使用抗生素。在镇静状态下进行手术，导管借助导丝穿过病变，将造影剂注入近端肠腔。支架展开后会扩张并挤压周围组织，从而固定支架。

Dauphine 等[131] 回顾了自膨胀金属支架早期应用于治疗 26 例急性恶性肠梗阻的经验。14 名患者放置支架仅为缓解症状，12 名患者放置支架为手术创造条件。85% 的患者在第一次放置支架时成功。在剩下的 4 名患者中，1 名在第二次操作中置入支架，3 名需要紧急手术。转化手术组的 12 名患者中有 9 名（75%）接受了择期结肠切除术，姑息性组有 29% 的支架发生再次阻塞，9% 发生支架移位，剩下的 62% 的患者在患者死亡或最后一次随访均保持通畅。结肠支架植入术可以在非手术的情况下实现减压，并具有良好的安全性和有效性。

从首篇支架相关研究报道以来，陆续有很多的研究发表。Khot 等[132] 对已发表的支架治疗结肠梗阻的研究进行了系统评价。纳入了 58 篇文献，其中 29 个病例符合分析条件，评估指标包括临床缓解情况，技术成功率，并发症发生率，再梗阻情况，姑息治疗和实现转化手术等方面。汇总结果显示 598 例患者接受了支架置入。92% 的患者放置成功，88% 的患者达到了临床效果成功。在 336 例中，90% 的患者获得缓解，而在 262 例中，85% 的患者获得了手术的成功（95% 的患者进行了一期手术，与手术平均间隔时间为 8.9d）。失败的技术原因包括无法放置导丝、定位错误或穿孔。临床失败包括穿孔、持续梗阻症状或结肠壁与支架的粘连。有 3 例死亡（1%）。穿孔 22 次（4%），其中 1% 因球囊膨胀，2% 因非球囊扩张。在 551 例成功放置的病例中，有 10% 出现了支架移位。治疗方法包括支架移除、支架再置入、手术以及无须立即处理继续按计划进行手术。525 例中 10% 发生再次梗阻，主要发生在姑息治疗组。梗阻的原因包括恶性肿瘤的生长、支架的移动和粪便的阻塞。出血发生率为 5%，多数不需要治疗，但有 3 名患者输血治疗。另外 5% 的患者因腹痛或肛门疼痛接受口服止痛药治疗。他们的结论是，肠梗阻支架缓解效果良好，是安全有效的过渡至手术的方法。使用支架植入可以避免造口，并且降低死亡率和并发症发生率。在放置支架时，针对恶性狭窄部位的扩张很危险，应该尽量避免。

Law 等[133] 评估了结直肠恶性梗阻患者中应用自膨胀金属支架进行姑息性治疗的效果。52 例患者接受自膨胀金属支架进行姑息治疗。50 例患者支架置入成功。患者的中位生存期为 88d（3～450d）。13 例发生并发症（25%），包括结肠穿孔（n=1）、支架移位（n=8）、严重里急后重（n=1）、结肠膀胱瘘（n=1）和肿瘤向内生长（n=2）。8 例患者需要植入第二个支架。9 例患者进行了后续手术，7 例患者需要造口。

Saida 等[134] 回顾性比较 40 例急诊手术和 44 例术前先置入自膨胀金属支架患者的远期疗效。金属支架组术后并发症发生率明显降低。急诊手术和支架组相比伤口感染发生率分别为 14% vs. 2%；吻合口瘘 11% vs. 3%；3 年总生存率为 50% vs. 48%；5 年生存率分别为 44% vs. 40%。结果认为，由于术前金属支架置入术在梗阻性结直肠癌中效果良好，且对远期预后无不良影响，推荐在梗阻性结直肠癌患者术前应用支架置入。

Martinez-Santos 等[135] 评估了自膨胀支架置入和急诊手术的一期吻合率和并发症发生率。研究对象为左半结肠梗阻患者。支架组 43 例患者，分别为置入支架后行择期手术，或仅行姑息性支架置入（急诊手术）。其中 95% 的患者肠梗阻在放置支架后可得到缓解。支架组中有 26 例患者最终接受择期手术治疗。这些患者与急诊手术组中的 29 例患者相比，具有更高的一期吻合率（84.6% vs. 41.4%），更低的结肠造口率（15.4% vs. 58.6%），吻合失败率相似，而再次干预率较低（0% vs. 17%）。总住院时间（14.2d vs. 18.5d）、重症监护病房住院时间（0.3d vs. 2.9d）、严重并发症患者比例（11.6% vs. 41.2%）均明显减少。

Johnson 等[136] 研究了 36 例姑息性治疗患者，其中 18 例患者因左半结肠癌梗阻而行支架置入术。同时与 18 例具有相似临床病理特征的对照组进行了比较，对照组采用姑息性造口治疗。两组患者的梗阻症状均得到缓解。生存率和住院死亡率没有差异。支架植入患者的平均姑息治疗期为 92d，姑息性造口的平均姑息治疗期为 121d。接受结肠造口的患者，重症监护病房时间更长，但住院时间相似。他们的结论是，作为姑息性治疗的一种选择，支架植入可以使患者获益，并减轻梗阻症状，对生存无不良影响。患者可避免姑息性造口及手术并发症相关问题。支架植入术为体质虚弱的患者提供了单纯姑息治疗之外的选择。

Meisner 等[137] 统计了 96 例患者接受 104 次支架植入的效果。放置金属支架的目的是将急诊手术转变为择期手术或为患者提供姑息治疗。技术成功率 92%，临床成功率 82%。手术相关并发症：3 例支架植入术中穿孔、1 例植入 6～7h 后穿孔，其他技术相关问题可以通过再次支架植入来解决。他们认为，自膨胀金属支架 + 手术切除组的并发症（死亡率 18%，吻合口瘘 18%）发生率与结直肠切除术的并发症相比没有区别。

Suzuki 等[138] 研究了 36 例恶性梗阻患者和 6 例良性梗阻患者，采用内镜和 X 线下放置可自膨胀支架。支架植入成功率 86%。并发症发生率为 44%：移位（7 例）、再梗阻（5 例）、穿孔（2 例）、窦道形成（1 例）和支架断裂（1 例）。良性狭窄的患者均成功放置了支架，但是移位的发生较为普遍（2/6）。

Tomiki 等[139] 对 18 例支架植入患者和 17 例单纯结肠造口患者的临床结果进行比较。放置支架组住院时间为 22.3d，而结肠造口术后住院时间为 47.4d。因植入支架再次入院时间为 129.2d，因结肠造口再次入院时间为 188.4d。初次植入支架后肠道通畅时间约 106d。支架植入的患者平均生存期为 134d，结肠造口患者平均生存期为 191d。支架植入可作为一种姑息治疗，有助于改善生活质量。

Sebastian 等[140] 系统回顾了自膨胀金属支

架在恶性结肠梗阻中的有效性和安全性。54 项研究共 1198 例患者使用了支架，技术成功率为 94%，临床成功率为 91%。转化为手术的成功率为 71.7%。与支架植入相关的并发症包括穿孔（3.8%）、支架移位（11.8%）和再梗阻（7.3%）。支架相关死亡率为 0.58%。

Carne 等 [141] 对可膨胀金属支架作为姑息治疗与传统手术进行比较。左半结肠癌（脾曲和远端）和不可切除的转移性结肠癌（Ⅳ期）患者采用自膨胀金属支架或开放切除或造口。25 例患者中有 22 例成功植入结肠支架，19 例患者接受了开腹手术。其中多为恶性肿瘤患者，共有 22 例支架置入术和 18 例开腹手术。开腹手术包括：单纯腹腔探查手术（2 例）、短路手术（1 例）、造口手术（7 例）、切除吻合术（4 例）、切除未吻合（5 例）。术后并发症：泌尿系疾病（2 例）、脑卒中（1 例）、心脏疾病（2 例）、呼吸系统疾病（2 例）、深静脉血栓（1 例）、吻合口瘘（1 例），支架组无相关并发症。支架组的平均住院时间明显缩短（4d vs. 10.4d）。两组患者的生存期无差异（中位生存期：支架组，7.5 个月；开腹手术，3.9 个月）。因此，与开腹手术组患者相比，接受金属支架治疗的患者住院时间更短且不影响生存率。

尽管费用较高，但金属支架植入可使急性肠梗阻和晚期肿瘤患者避免急诊手术，因此具有更好的效价比。

（三）穿孔

据报道，结直肠癌患者穿孔发生率为 3%～9%[142]。结肠癌穿孔患者表现为广泛性腹膜炎的体征和症状。肿瘤本身可以穿孔，左半结肠癌也可出现右侧结肠穿孔。每种情况都需要不同的处理方法。在临床工作中，癌性穿孔患者通常接受转流手术治疗，即近端结肠或盲肠造口，同时修补穿孔。治疗时应切除病变肠段，避免污染程度进一步加重，仅接受转流手术不能缓解脓毒血症。完成切除术后，肠管断端如何处理是关键。对于已有广泛性腹膜炎的患者，不适合一期吻合，应选择近端造口，远端结肠拉出形成黏膜瘘或封闭（Hartmann 贮袋）。对于右半结肠穿孔的患者也可做类似处理，或者切除穿孔处结肠并一期吻合，同时行近端结肠造口或襻式回肠造口。条件允许时，将两端肠管提出体外紧密相邻形成端端襻式造口（end loop stoma），便于未来造口还纳时，避免行全面的剖腹探查。

对左半结肠梗阻伴右半结肠穿孔的患者，可行次全结肠切除术，包括：恶性肿瘤与穿孔结肠一期手术切除。Saegesser 和 Sandblom[143] 发现，缺血性结肠仅给予简单的缝合是无法修补的，可以将缺血或发生炎症的肠管行暂时性造口。作者认为修补穿孔、结肠造口缓解梗阻或将穿孔的盲肠外置都是不可取的，也并不合理，外科医生应切除肿瘤和扩张缺血的结肠以及穿孔处结肠。即使左半结肠穿孔，也可以考虑次全结肠切除术，因为手术范围涵盖了原发病变和未进行肠道准备的肠管。对于远离原发灶的穿孔，也可以将穿孔部位提出直接行结肠或盲肠造口术。

右半结肠局限性腹膜炎患者，诊断时可能与阑尾炎相混淆。如果术中诊断明确应行右半结肠切除并一期吻合。左半结肠局限性腹膜炎需与憩室炎相鉴别，需要切除病变肠段，肠管断端的处理方法类似与未行肠道准备的梗阻肠管。

（四）出血

肿瘤破溃大量失血是一种罕见的并发症，但是会起到自行清洁肠道的作用，对于因大量失血需行急诊手术的患者，相当于已经自行完成肠道准备，病变肠管切除后可一期吻合。

（五）梗阻性结肠炎

梗阻性结肠炎是一种溃疡性炎症疾病，发生于梗阻或部分梗阻的近端扩张肠管，相关研究很少。Tsai 等 [144] 发现，结直肠癌中梗阻性结肠炎发生率仅为 0.3%～3.1%，好发生于 50 岁以上的患者。轻度梗阻性结肠炎可能被忽视，其患病率可能高达 7%。左半结肠，特别是乙状结肠，常好发梗阻性结肠炎。梗阻性结肠炎患者常出现直肠出血、腹痛、恶心、呕吐等症状，与结直肠癌症状难以区分。梗阻性结肠炎的诊断特征是无论严重程度和分布模式，肿瘤与结肠炎之间存在约 2～6cm 的完好黏膜节段。结肠炎病灶通常是单一的融合区，规则的形态边界，与周围的正常黏膜界限清楚。

显微镜下，梗阻性结肠炎病灶的黏膜被活跃的肉芽组织替代，急性和慢性炎性细胞数量适中，很少超过肉芽组织的位置。可能出现颗粒状组织的假性息肉或水肿性黏膜，溃疡边缘的黏膜可能出现隐窝脓肿。结肠炎与肿瘤之间黏膜以及梗阻远端黏膜常是正常的。它与溃疡性结肠炎不同，后者的组织学特征是黏膜和黏膜下层的严重炎症，并伴有多个隐窝脓肿。直肠经常受累，病变向近端不断延伸，但以连续性的方式扩展至近端结肠。

梗阻性结肠炎的发病机制可能是灌注不足引起的继发性缺血，其他因素：动脉粥样硬化病史、贫血病史、盆腔放疗病史，可能诱使梗阻性结肠炎发生。

梗阻性结肠炎可导致诊断和治疗问题。梗阻性结肠炎的症状和体征可能与原发性梗阻性病变有关，尤其是影像学和内镜的相关研究中最明显。结肠炎可能导致败血症、穿孔甚至腹膜炎。吻合口如果处于结肠炎区域可能会破裂，多达 25% 的梗阻性结肠炎病例与吻合口并发症有关。如果术中不能及时发现伴有结肠炎病变的肠段，吻合后极易引起相应并发症。结肠癌穿孔患者的预后普遍较差，5 年生存率极低，而梗阻性结肠炎的预后明显不同，因此应区分两种疾病。了解梗阻性结肠炎的特征和发生率有助于外科医生更好的诊断和治疗。

（六）邻近脏器的侵犯

肿瘤生长过程中可能会与腹壁或邻近脏器粘连，如小肠、膀胱、子宫、胃、脾、输尿管或十二指肠。发生率约 10%（3.1%～16.7%）[145]。对于这种情况，治疗的哲学可以借用希波克拉底的名言：极端疾病 – 极端疗法。为达到根治效果，有时需要切除全部或部分粘连的脏器（图 22–30）。粘连往往不是恶性浸润，而是炎症性的，因此预后往往好于预期（表 22–5）。在此基础上，外科医生应该争取切除邻近受侵组织[146–155]。

当十二指肠或膀胱底部广泛受侵时，治疗原则与上述推荐不同，建议切除原发灶同时用金属夹标记高危（复发）组织。因为在这种情况下，实施扩大的包括前盆腔脏器切除或胰十二指肠切除术导致的并发症和死亡风险，均要超过手术本身带来的潜在获益。然而，Curley 等[156]报道了 12 例十二指肠或胰头受侵的患者，采用整块切除的扩大右半结肠根治和胰十二指肠切除术，无患

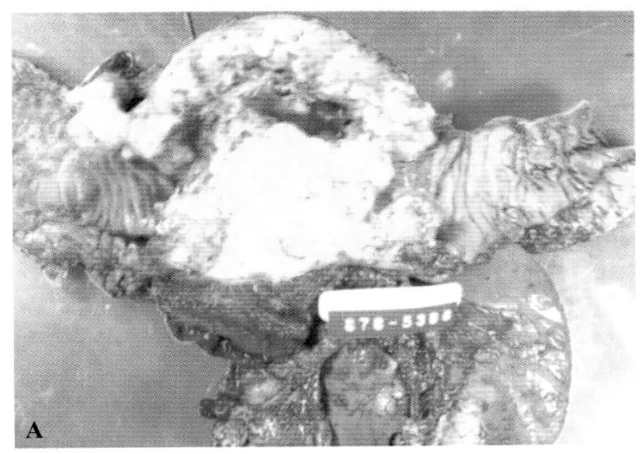

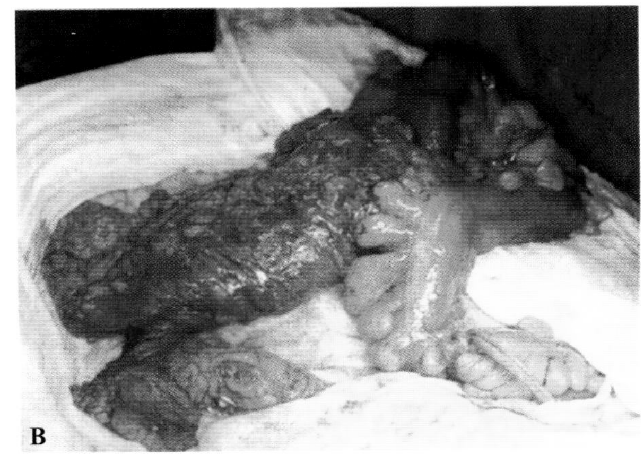

▲ 图 22–30 **A. 整块切除横结肠癌侵犯的脾脏和胃大网膜；B. 横结肠侵犯乙状结肠**

表 22-5　结肠与周围脏器粘连的性质

作　者	患者数	粘连（%）		5 年生存率（%）	手术死亡率（%）
		癌　性	炎　性		
Glass 等 [146]	69	49	51	70	–
Gall 等 [147]	121	55	45	52	12
Hunter 等 [148]	28	39	61	61	0
Orkin 等 [149]	65	57	43	52	0
Eisenberg 等 [150]	58	84	16	0～76[a]	2
Montesani 等 [151]	35	71	29	30	0
Curley 等 [152]	101	70	30	54	4
Izbicki 等 [153]	83	54	46	44 个月（平均）	1
Rowe 等 [145]	118	69	31	34～78[b]	4
Carne 等 [154]	53	38	62	51	–
Nakafusa 等 [155]	53	53	47	77	0

a. 淋巴结转移患者的存活率为 0%；没有淋巴结转移的患者为 76%

b. 炎性粘连伴阴性淋巴结者 5 年生存率为 78%；炎性粘连伴阳性淋巴结者 5 年生存率为 58%；浸润性粘连伴阳性淋巴结者 5 年生存率为 34%；浸润性粘连伴阴性淋巴结者 5 年生存率为 64%；淋巴结阴性者 5 年生存率为 71%；淋巴结阴性者 5 年生存率为 47%

者发生手术死亡，所有患者均证实是恶性侵犯。平均 42 个月的随访，12 名患者中有 8 人存活。

类似地，Koea 等 [157] 报道了凯特琳纪念癌症中心（Memorial Sloan Kettering Cancer Center）8 例原发癌侵犯十二指肠（4 例）或胰头（4 例）的经验。其中 6 例患者表现为贫血，1 例患者表现为腹痛，1 例患者表现为腹部肿块。所有患者均为 T4 期，5 例患者出现淋巴结转移。所有患者均行右半结肠及十二指肠全切除术（n=4）或胰十二指肠全切除术（n=4），病理切缘阴性，30d 内死亡率为 0%。平均随访 26 个月，其中 6 例患者存活，且 1 例长期存活，术后 84 个月无疾病生存。

Talamonti 等 [158] 回顾了 70 例行结直肠癌全膀胱切除（36 例）或部分膀胱切除（34 例）的患者。全膀胱切除组术后死亡 3 例，部分膀胱切除组术后无死亡。64 例病理切缘阴性的患者 5 年生存率为 52%。因此除了风险特别低的患者，都可考虑进行全盆腔脏器切除术。

Gall 等 [147] 在对 1918 例结直肠癌根治性切除患者的综述中报道，121 例患者有多脏器受累，多脏器扩大根治术后死亡率为 12%（未进行此类切除的患者死亡率为 6%），炎症性粘连患者的 5 年生存率为 54%，癌性浸润患者的 5 年生存率为 49%。其中，最常用的扩大切除术是全子宫切除（39%）、小肠切除（21%）、膀胱切除（16%）和腹壁切除（4%）。值得注意的是，当切除过程中肿瘤被撕裂或横断时，5 年生存率骤降为 17%。尽管手术时间延长会增加手术死亡率，但作者认为其利大于弊。Hunter 等 [148] 回顾了他们 3 个治疗组的结直肠癌治疗结果：标准结肠切除术、整块切除术和结肠与受侵器官分别切除。5 年生存率分别为 55%、61%、23%。整块切除术无手术死亡。标准结肠切除术的 5 年生存率、复发率和局部复发率分别为 55%、33% 和 11%；整块切除组为 61%、36% 和 18%；分别切除组为 23%、77% 和 69%。作者的结论是，与周围器官粘连的结直肠癌必须进行整块切除，因为分开切除导致局部复发率极高和 5 年生存率极低。另外，对于非粘连性癌，整块切除的结果与标准结肠切除的结果相当。

Nakafusa 等[155]评估了多脏器切除相对于标准手术的短期或长期效果。在 323 例患者中，16.4% 的患者因为与其他器官粘连而接受多脏器切除手术。总体而言，多脏器切除的并发症发生率为 49.1%，而标准手术为 17.8%，两组的术后死亡率均为 0%。多脏器切除（OR=2.7）是术后整体并发症的唯一独立危险因素。多脏器切除患者的生存率与标准手术相似（5 年生存率 76.6% vs. 79.5%）。淋巴结转移（OR=2.5）和输血（OR=2.4）与患者生存独立相关。

Kroneman 等[159]对 33 例根治性肿瘤切除术的结果进行了评估。切除的粘连器官包括：小肠、膀胱、腹壁、子宫、十二指肠、胰腺、胃和肾脏。术后并发症发生率为 6%，死亡率为 3%，4 年生存率为 33%。Poeze 等[160]报道了 1346 例结直肠癌患者，其中 144 例（11%）因邻近器官的侵犯而接受了多脏器切除手术。在切缘阴性患者中，长期生存率没有差别（例如：无论淋巴结是否阳性，侵犯邻近器官与生存无关），手术总死亡率为 5%。Izbicki 等[153]报道了 83 例整块切除患者，术后平均生存时间为 44 个月，术后死亡率、发病率和生存率与非扩大手术的患者相当。

Landercasper 等[161]报道了 1284 例（4%）患者中，有 54 例接受右半结肠切除手术时发现病变粘连于邻近器官、腹壁或腹膜后。24% 的患者出现术后并发症。死亡率为 1.9%，5 年生存率为 31%。粘连胰腺或十二指肠 9 例的患者中，仅有 1 例患者接受局限性手术后仍无疾病生存。作者推荐如果没有远处转移，应整块根治性切除，辅助放疗或化疗并不能提高生存率。

为了研究局部晚期直肠癌患者接受盆腔扩大切除术的围手术期死亡率和并发症率以及长期预后，Orkin 等对 65 例患者的治疗经验进行总结。所有患者手术时均有局部侵犯，无远处转移，所有受累器官均为整块切除以达到根治性的目的。患者平均年龄 61 岁；23% 是男性，77% 是女性。手术包括腹会阴切除 57%，低位前切除术 31%，Hartmann 手术 12%。此外，81% 的女性行全子宫切除术，77% 的女性行卵巢切除术，50% 的女性行部分阴道切除术。65 名患者中有 26 人接受了膀胱切除术，2 名患者接受了部分小肠切除。病理检查发现 45% 患者淋巴结阳性，组织学证实 57% 的患者侵犯周围器官。无围术期死亡，5 年总生存率为 52%，其中 65% 的死亡是由于新发肿瘤或肿瘤复发。5 年复发率为 39%。

65 例患者中有 26% 进行了膀胱切除术，其中 2 例患者同时切除了部分小肠及原发灶。病理检查发现淋巴结受累占 45%，组织学证实邻近器官受侵占 57%。没有患者发生围手术期死亡。总体 5 年生存率为 52%，其中 65% 的死亡归因于肿瘤复发或肿瘤再发。5 年的累积复发概率为 39%。

Carne 等[154]报道了一项针对结直肠癌侵犯膀胱行全膀胱切除术的多中心经验。研究纳入了 53 例患者，其中 45 例进行了包括部分膀胱的整块切除，4 例进行包括全膀胱的整块切除，4 例粘连处剥离，未行膀胱切除术。所有未行膀胱切除的患者均出现局部复发并死亡。平均随访时间是 62 个月。膀胱切除的范围与局部复发似乎并无关系。究竟是选择膀胱全切除还是部分切除，取决于原发肿瘤的解剖学位置。

Rowe 等[145]描述了多脏器切除术对局部晚期结直肠癌患者的治疗效果。该研究人群包括 118 例患者，行原发灶联合一个或多个相邻的继发受累器官或结构切除。在表 22–5 中，报道了它们的存活率，从临床相关性可以看到，当联合切除多个相邻的继发受累器官或结构时，5 年生存率在统计学上没有显著差异，因此，作者认为有必要采取更为积极的手术方式 [160, 161]。

Yamada 等 [162] 报道 64 例局部晚期原发性或复发性直肠癌患者，其中 9 例行腹会阴联合骶骨切除手术，8 例行前盆腔脏器切除，27 例行全盆腔脏器切除，20 例行全盆腔脏器切除联合骶骨切除。在 22 例原发肿瘤患者中，并发症发生率，再次手术率和死亡率分别为 50%、4.5% 和 0%，在 42 例复发性肿瘤患者中分别为 60%、2.4% 和 2.4%。严重的并发症，如脓毒血症、腹腔内脓肿和肠瘘等导致 1 名患者住院期间死亡以及 2 名患者再次手术。在 21 例接受原发肿瘤根治性切除术的患者中，Dukes B 期患者总体 5 年生存率是 77.1%，Dukes C 期患者总体 5 年生存率是 47.4%，无统计学意义。与 12 例接受姑息性切除术的患者（生存率为 0%）相比，30 例接受根治性切除术的复发患者其生存期显著提高，5 年生存率达 22.9%。

Lopez 和 Monafo[163] 进行了一项非常详尽的临床综述，收集了结直肠癌多脏器切除的资料，探讨扩大切除术在局部晚期结直肠癌初始治疗中的作用。在 11 篇文献中，609 例结直肠癌患者接受了扩大切除术，手术并发症发生率为 27%，手术死亡率为 6%，淋巴结转移为 39%。没有淋巴结转移患者和存在淋巴结转移患者的 5 年生存率分别为 68% 和 23%。如果与邻近脏器的粘连是炎性的，则 5 年生存率是 68%，但如果是直接侵犯则下降到 40%。局部晚期结直肠癌的生存更取决于于淋巴结的转移情况，而不是局部侵犯的程度 [150]。在 23 篇文献中，248 例直肠乙状结肠癌患者接受了全盆腔切除术，手术并发症的发病率为 60%，手术死亡率为 12%。无淋巴结转移患者的 5 年生存率是 64%，而存在淋巴结转移患者的 5 年生存率是 32%。

在特殊的情况下，例如直肠癌单纯侵犯前列腺，Campbell 等 [164] 报道了根治性耻骨后前列腺切除术联合保留控便功能的直肠乙状结肠切除术的整块切除技术。这项新技术为全盆腔脏器切除术提供了另一种选择，从而无须进行输尿管造口和肠造口。获得整块切除的患者 5 年生存率有望达到 30%～79%（表 22–5），这说明积极的手术是可行的。

（七）结直肠癌累及泌尿系统

McNamara 等 [165] 最近回顾了有关结直肠癌累及泌尿系统的文献，目的是分析在处理这一复杂问题时，医生应考虑的技术和肿瘤学问题。从相关文献中，他们将结直肠癌患者泌尿系统受累的情况分成三种临床类型：原发性结直肠癌累及泌尿系统，复发性肿瘤累及泌尿系统以及术中意外发现泌尿系统受累。下列信息和指南主要来自他们的文章。

1. 原发性结直肠癌累及泌尿系统

5% 的原发性结直肠癌患者会发生泌尿系统受累。泌尿系统的任何部位都可能受到直接侵犯或被相关的炎性包块所累及。最常见的三个部位是：膀胱顶部，输尿管下段和膀胱底部。膀胱顶部是最常见的粘连或浸润部位，且最多见于直肠乙状结肠交界部恶性肿瘤。局部晚期肿瘤伴有邻近器官的直接浸润可能会导致瘘管形成，但其中有一半的上述患者没有出现症状。累及膀胱三角区可能损害输尿管壁内部。直肠的下 1/3 病变可能累及前列腺和尿道前列腺部。通常，对乙状结肠或直肠癌患者进行 CT 检查是标准检查的一部分，但对于有泌尿系统症状的患者则必须进行 CT 检查。除分期外，计算机断层扫描（CT）可以判定输尿管的位置并确认双侧肾功能，但 CT 往往会使得医生高估泌尿系统器官切除的必要性。与磁共振成像（MRI）相比，CT 更有可能对骨盆底或梨状肌侵犯得出假阳性诊断，并且 CT 对骶骨侵犯往往存在判定不足。目前高分辨率 MRI（灵敏度 97% 和特异度 98%）对于局部晚期原发或复发性直肠癌而言，直肠癌的分期要优于 CT（灵敏度 70% 和特异度 85%），并且能够更好地发现深筋膜的侵犯和潜在的环周切缘受累。在直肠癌患者中 79%～87% 的泌尿生殖系统症状可以通过膀胱镜明确病因。在膀胱镜检查中只有 57% 的黏膜异常最终被病理证实存在肿瘤浸润，但是通过膀胱镜能够对恶性直肠膀胱瘘患者膀胱开口进行定位，从而有助于在盆腔脏器切除术中为患者确定适合的切除范围。

2. 累及膀胱

如果怀疑膀胱顶部受累，则应行肿瘤及膀胱粘连处完整切除，因为有充分证据表明从大体上区分粘连和侵袭是很困难的，并且切除过程中肿瘤一旦破裂，患者的生存期会大大缩短。行完整切除策略的风险是，在术后病理检查中毗邻器官可能没有肿瘤侵袭，在多脏器切除术，尤其是部分膀胱切除术后，并发症发生率并没有增加，因此这种策略是合理的。对于局限性的肿瘤侵犯，在行 R0 切除的基础上，部分膀胱切除术和全膀胱切除术在局部复发或生存上无差别。

累及膀胱三角区较复杂，要达到根治效果则需要行全盆腔切除。在没有远处转移的情况下，无论肿瘤为原发性还是局部复发，全盆腔切除都适用于膀胱三角区，膀胱输尿管交界处或输尿管壁内段的直接侵犯。盆腔全切除术可与骶骨切除术相结合，特别适用于局部复发累及到骶骨前间隙的患者。膀胱重建需要恢复泌尿系统的完整结构，其中回肠代膀胱最常用，也有使用盲肠或结肠代膀胱。有作者报道切除肛提肌以上脏器，采用结肠 J 型双贮袋和 Mainz 双贮袋，保留尿道括约肌与尿道进行吻合，长期的结局尚且不清楚，这种情况下一旦复发将导致严重的并发症。尿路改道术的近期并发症包括回肠输尿管吻合口瘘和早期肾积水，远期并发症包括输尿管狭窄和晚期肾积水，这些并发症如果经内镜和放射治疗失败，可能需要行肾切除术。已有报道显示，全盆腔切除术后的手术死亡率为 5%～33%。在术前放疗的患者中，术后并发症发生率有增加的趋势，文献回顾发现 3 年生存率为 30%～64.5%，5 年生存率为 9%～61%。一些外科医生在行全盆腔切除术时，通常会行髂内和闭孔淋巴结清扫，但尚未证实有明显的生存优势。然而据报道，全盆腔清扫术的死亡率是较小范围清扫术的 6 倍。

3. 输尿管侵犯

双侧输尿管受累可能是由于骨盆周围大量转移淋巴结的压迫或原发肿瘤侵犯三角区造成的，如果需要进行根治性切除，这两种情况通常都要行全盆腔清扫术。单侧输尿管受侵时可整段切除受侵的输尿管再根据情况进行重建。在置入双 J 支架基础上行同侧输尿管吻合是最简单的吻合方式，但即使联合膀胱腰大肌悬吊也仅适用于远端输尿管的短节段切除。如果较长段输尿管切除，可能需要用带有血管蒂的膀胱皮瓣即 Boari 皮瓣做成管道与近端输尿管吻合。如果侵犯单侧输尿管膀胱交界处，建议行膀胱输尿管切除术和输尿管跨越再植，不会显著增加术后并发症发生率和死亡率。利用回肠替代的方法具有满意的肿瘤学效果，能够切除较长的输尿管，但由于回肠代膀胱内来自膀胱的高压的传递可能导致肾损伤，因此术前应谨慎选择适应证。少数情况下，肾切除术是一个可以接受的选择。

4. 瘘管形成

由于女性生殖道的位置可提供保护作用，因此直肠尿道瘘在女性中较为罕见。瘘的典型三联征：气尿、粪尿症和反复尿路感染并不常见，更常见的症状是发热、盆腔肿物或膀胱炎。大多数患者有尿路感染，但只有 10% 的患者有气尿。由于肿瘤本身所致的瘘只占 21%，其余 79% 是因治疗（包括手术，放疗和化疗）引起的瘘。在瘘管中发现肿瘤细胞时，初次手术和再次手术的治愈率分别为 21% 和 88%，而“肿瘤引发的瘘”治愈率和“治疗引发的瘘”治愈率分别为 44% 和 100%。在选择新辅助放化疗前，需要权衡获益：患者的生存率提高、手术范围缩小，同时考虑到弊端：新辅助放化疗导致术前瘘的增加以及围手术期并发症发生率、死亡率的升高。

5. 肾积水

在原发性结直肠癌患者中，肾积水最常见的病因是乙状结肠癌或直肠癌引起的骨盆入口处区域淋巴结转移，其他原因有原发肿瘤的直接蔓延、局部炎症、孤立的输尿管转移。在首次就诊时结直肠癌伴恶性肾积水是一个不良预后因素，只有不到一半的患者肿瘤可切除。

6. 放射治疗

对于直肠癌侵犯尿路的患者，术前放疗的作用尚不明确。肿瘤降期可能缩小手术范围并获得足够的阴性切缘，使某些不能切除的肿瘤转化为可切除。

7. 术中发现的侵犯

一旦术中意外发现局部晚期病变时，则意味着手术难度增加。术中发现直肠乙状结肠癌侵犯膀胱，需要行复杂的切除术和重建术，显然不同于原本相对简单的整块切除再行一期缝合膀胱。术前患者充分知晓手术相关的风险尤为重要，特别是拟实施手术的术后并发症发生率和死亡率可能远高于术前预期时，或者对术后生活质量产生很大的影响，例如需要造口。在某些情况下，正确的做法是推迟切除手术而采用放疗，随后给予更积极的同时性治疗措施。幸运的是，得益于目前的术前分期手段，术中发现意外侵犯的情况并不常见。

8. 复发性结直肠癌

结直肠癌切除术后出现肾积水通常表明盆腔侧壁有难以切除的病灶。约 50% 的患者伴有重要部位的转移，即使局部彻底手术，也无法获得较好的预后。对怀疑侵犯尿路的复发患者应行积极的检查，用螺旋 CT 和 MRI 或正电子发射断层扫描（PET）排除无法切除的转移性疾病，以免对不必要的患者进行挽救性手术而增加术后并发症发生率和死亡率。对有症状且不能用侵入性较小的介入或泌尿内镜技术缓解的转移性疾病患者，少数情况下，尿液和（或）粪便转流可能是合理的解决办法。

9. 肾功能异常

术前肾功能异常的患者需要在术前改善其身体状况。术前尿素水平升高是术后 30 天死亡率增加的独立预测因素，而术后发生急性肾衰竭的患者 30d 死亡率超过 50%。患者术前需要尿路减压，早期尿路减压是预防或减少不可逆肾损害的首要措施。尿路减压可以直接逆行双 J 支架置入，或经皮肾造瘘术后腔内支架置入。

10. 姑息治疗

对累及尿路的不可切除肿瘤或局部病灶潜在可切除，但转移灶无法切除的肿瘤，应在不影响其生活质量的情况下最大限度地提高生存。大多数恶性输尿管狭窄可以通过并发症极少的泌尿内镜治疗，无须外转流可以正常排尿，且疗效持久。

（八）不可切除的肿瘤

在病变完全不可切除的特殊情况下，通常可以行转流术从而获得满意的治疗效果。

（九）姑息性切除

所有结直肠外科医师面临的最难以抉择的情况之一，无疑是向肿瘤已明确不可治愈的患者推荐一项可能引起并发症的大型腹部手术。此类患者身体状况不佳且预期寿命有限，因此通常难以做出手术的决定。然而，即使患者伴有转移的结直肠肿瘤，通过手术切除改善局部症状，包括避免梗阻、大量出血以及原发灶局部侵犯带来的症状等也是值得的。通常，切除肿瘤可以减轻患者的症状，如最常见的疼痛和出血 [167, 168]。有时甚至可以延长预期生存时间 [166]。

据估计，在原发灶可手术的结直肠癌患者中，有 10%～20% 已经发生肝转移 [166]。不幸的是，并非所有患者都能从原发灶的切除术中获益，有些患者会因此而增加并发症发生率。并发症发生率的增加再加上手术过程的死亡风险，可能会超过任何症状暂时缓解而带来的获益。因此，姑息性切除在恶性肿瘤治疗中的作用时常受到质疑。尤其是姑息性腹会阴联合切除，这一手术不仅手术步骤复杂，而且这类预期生存有限的患者需要行永久性结肠造口。

在肿瘤发生转移的情况下，生存将取决于转移的性质和范围。实际上，在姑息性切除中，除原发灶外还应切除一些转移灶。生存取决于转移性肿瘤的类型。例如，Joffe 和 Gordon[167] 指出单叶肝转移的生存时间为16.9个月，而双叶肝转移的生存时间仅为8.5个月，Cady等[166]得出的生存时间为13个月，Takaki等[169]报道的生存时间为12个月，Goslin等[170]也给出了相似的生存时间。医生推荐姑息性切除时应综合考虑各种因素，如广泛的肝占位、黄疸、明显的腹水、大量的腹膜种植，在这种情况下，预期寿命很短，姑息性切除不会带来任何益处。有广泛肝转移的患者、超过75岁的患者、有心血管疾病史的患者预后较差[167]。

Mäkelä等[171]回顾了96例行姑息手术的患者，这些患者术后死亡率为8%（手术切除组5%，非切除性手术组17%），术后并发症发生率为24%。中位生存期为10个月（手术切除组15个月，非切除性手术组7个月），患者5年生存率为5%。与肿瘤相关的症状中位缓解时间为4个月（手术切除组4个月，非切除性手术组1个月）。其中有25例患者接受了二次姑息手术。

Liu等[168]研究了68例不可治愈的结肠癌患者，尝试寻找客观标准以帮助外科医生确定哪些患者将从姑息手术中获益。该类患者术后死亡率为10%，并发症发生率为10%。姑息性切除术后的平均生存时间为10.6个月，短路手术后的平均生存时间为3.4个月，未行手术的患者平均生存时间为2.0个月。在研究的变量中，影响生存的因素是低分化肿瘤和大于50%的肝脏占位。作者认为，尽管切除术具有较高的术后死亡率，但只要肝转移灶占肝脏体积的50%以下是可以实施手术的。

由于梗阻的风险无时无刻都存在，因此必须考虑到原发病变的大体特征。然而，支架置入术是解决梗阻症状的一种有效选择。

（十）同时性多原发癌

同时性多原发结肠癌的治疗报道，需要考虑常规切除术后异时性腺瘤和癌形成的风险。据报道，同时性多原发癌的发生率为1.5%～7.6%[172]。在一组纳入2586例患者的报道中，发生率为1.8%[172]。Bussey等[173]报道了在伦敦圣马克医院行结直肠癌常规切除术后并处于生存状态的3381例患者，发现异时性癌的总发生率为1.5%。在随访20年以上的患者，其发生率上升至3%。初次手术标本中存在腺瘤性息肉的患者，发生率上升至5%。最近的一项研究显示，4.4%的患者有同时性多原发癌[174]。Passman等[175]报道多机构数据库18年4878名结肠癌患者，其中160例患者（3.3%）共有339个同时性多原发病灶，8%的患者诊断时有两个以上病变。按照最高的病变等级分期，这些患者中0期占1%，Ⅰ期占28%，Ⅱ期占33%，Ⅲ期占25%，Ⅳ期占11%。按最高分级，0或Ⅰ期疾病特异的5年生存率为87%，Ⅱ期为69%，Ⅲ期为50%，Ⅳ期为14%。同时性多原发癌患者的“最高分期”生存率与数据库中同期单发癌患者的生存期无显著差异。所以，如果同时性癌位于同一解剖区域内，则行常规切除术，当癌分布广泛时，则选择结肠次全切除术。

（十一）同时性多发息肉伴发癌

对结肠癌伴发结肠息肉患者的治疗建议与同时性多原发癌相同。然而，这也取决于这些息肉的数量，位置和大小。例如，如果息肉局限于原发癌区域，则对该部分肠管进行常规手术。结肠镜检查可完成相关息肉的评估和一部分治疗。如果其余肠管仅有少量息肉，可以肠镜下切除息肉后行常规的结肠癌切除术。如果切除的息肉中有一个是癌，或者息肉的大小超过了结肠镜下息肉切除的范围，则应行结肠次全切除术[176]。对于手术风险比较小的结肠癌伴同时性息肉患者也可以行结肠次全切除术。对结肠内有许多息肉生长的个体，尽管其数量不足以诊断为家族性腺瘤性息肉病，仍可以实施结肠次全切除术同时行回肠直肠吻合或回肠乙状结肠吻合术。

（十二）异时性多原发癌

Gervaz等[177]在一项基于50万人群的研究

中评估了异时性结直肠癌的发病率。在这一人群中，有 5006 人患有散发性结直肠癌，其中 34% 位于脾曲的近端。在该人群中观察到第二原发结直肠癌的发生率为 2.4%。原发肿瘤位于近端结肠的患者发生第二次原发性结直肠癌的风险较高（3.4% vs. 1.8%；OR=1.9），结直肠各段的风险如下：盲肠，3.4%；右半结肠，3%；横结肠，3.8%；左半结肠，2.8%；乙状结肠，1.7%；直肠，1.8%。然而，近端和远端肿瘤患者发生结肠外第二肿瘤的风险没有差异（分别为 13.7% 和 13.4%）。

Shitoh 等 [178] 报道，微卫星不稳定可以作为术后发生异时性结直肠癌的独立预测指标。在一项研究中，328 例结直肠癌患者定期行结肠镜检查，术后随访至少 3 年，随访期间共观察到 17 例发生异时性结直肠癌。微卫星不稳定的患者占 26.4%。微卫星不稳定和微卫星稳定患者的异时结直肠癌发生率分别为 15.3% 和 3%。微卫星不稳定的患者异时性结直肠癌的 5 年累积发病率明显高于微卫星稳定的患者（12.5% vs. 2.5%）。

（十三）转移性肿瘤的治疗

1. 肝脏转移

结直肠癌常发生肝转移，这也是结直肠癌治疗失败以及患者死亡的主要原因。研究表明，接受治愈性手术的患者中，多达 30% 已有肝转移，而医生在开腹手术时并未发现这种转移 [179, 180, 181]。此外，另有 50% 的肿瘤复发患者肝内出现转移 [182]。大约 90% 的结直肠癌患者死亡时伴有肝转移 [183]。Finlay 等 [184] 进行了转移灶倍增时间研究，明确了可见转移灶的平均倍增时间为 155 ± 34d[± 均数的标准误（SEM）]，隐匿转移灶的平均倍增时间为 86 ± 12d。基于 Gompertzian 动力学，通过观察生长曲线推断手术时转移瘤的平均存在时间，得出可见转移灶为 3.7 ± 0.9 年（ ± SEM），隐匿转移灶为 2.3 ± 0.4 年。

有人认为，门静脉血液层流可能会影响肝转移瘤的解剖学分布，具体取决于原发灶的部位。有研究报道了右半结肠癌发生的肝转移分布，在肝右叶是在肝左叶的 10 倍，而左半结肠和直肠癌的肝转移认为均匀分布。Wigmore 等 [185] 前瞻性地收集了 207 例伴有转移的结直肠癌患者数据，对肝转移的解剖部位进行研究，没有发现肝转移的类型与原发结直肠癌的部位相关性。

为了准确发现肝转移，van Ooijen 等 [186] 前瞻性地比较了 60 例原发或再发结直肠癌患者的肝脏连续 CT 血管造影与术前超声检查、常规 CT 的结果。金标准是肝脏触诊和术中超声检查。与超声（48%）和常规 CT（52%）相比，连续 CT 血管造影发现肝转移的灵敏度高达 94%，但由于正常肝实质灌注的影响，假阳性率较高。总体而言，相比于超声（57%）和 CT（57%），连续 CT 血管造影的准确性最高（74%），但特异度低是其临床应用的弊端。

Strasberg 等 [187] 回顾性分析了在常规 CT 分期后拟行肝切除的 43 例转移性结直肠癌患者，所有患者均行 PET 扫描，PET 在 10 例患者中发现了 CT 上未见的肿瘤。根据 PET 检查结果，其中 6 例患者有手术禁忌。37 例开腹手术患者除 2 例外，均行肝切除术。Kaplan–Meier 估计 3 年的总生存率为 77%，该结果优于先前发表的数据。他们认为，术前 PET 扫描可以发现传统影像学中不能发现的转移灶，帮助完全切除转移灶，降低结直肠癌肝转移患者的复发率，一些无法从手术中受益的患者也因此避免了开腹手术和范围较大的切除术。

由于存在局部播散的风险，肝脏外科医生通常不推荐对结直肠癌肝转移灶进行活检。Rodgers 等 [188] 对术前活检的结直肠癌肝转移患者进行了多中心回顾性分析。在 231 例结直肠癌肝转移患者中，18.6% 的患者接受了术前活检，其中 16% 有与活检相关的播散。在手术期间（中位 21 个月）有播散 7 例中的 3 例和无播散 35 例中的 11 例获无病生存。他们认为结直肠癌肝转移灶活检存在明显的局部播散风险。

术中肝超声检查的价值在前面讨论过。

Fuhrman 等 [189] 报道了术中使用超声评估肝门淋巴结和切缘的状态，以确定这种方式是否能更好地选择出哪些患者能够从手术中获益。在 151 例接受探查的患者中，有 30 例被认为是不可切除的，14 例被术中超声证实（9.2%）。作者得出的结论为术中超声确实有利于更好地选择患者。

如何治疗肝转移的患者一直存在争议。一些人认为对转移性疾病采取任何手术治疗的建议都是不可取的。未经治疗的肝转移自然病程平均生存时间为 6～12 个月，如果转移是同时发生的，则为 4.5 个月 [190, 191, 192]。如果不切除转移灶，3 年生存率为 3%～7%，5 年生存率只有 1%～2%[182]。六项研究对肝转移的自然病程进行了分析，共 1151 名患者，其 5 年生存率为 3%。一项对 484 位未治疗患者的研究显示，6 个独立的生存决定因素，依次为：①肿瘤占据肝脏体积的百分比；②原发病变的恶性程度；③存在肝外转移；④肠系膜淋巴结转移；⑤血清癌胚抗原（CEA）；⑥患者年龄 [193]。预后与肝脏占位的程度密切相关。

多种化疗方案包括全身静脉化疗、直接经门静脉或动脉内给药，即便确实有益，其获益也程度有限且时间短暂，但患者却需要承受相当大的化疗毒性和心理焦虑。全身化疗的有效率为 18%～28%[194]，中位生存期为 8～14 个月 [182]。还有一些治疗的尝试，包括肝动脉栓塞、肝动脉结扎甚至放疗，但这些均未见明显疗效。

由于缺乏其他有效的治疗，肝切除成为首选的治疗方案。在经选择的部分患者中，切除后的生存率相对可观（表 22-6）[195-214]。手术时机和切除范围有所不同。对可切除的同时性转移，术中应同时切除转移灶。如果病变需要行大范围肝切除，那么同期行结肠切除术的难度较大。而在结肠切除术后，如果包括 CT 在内的综合评估提示转移灶可切除且没有其他转移的证据，则可以进行肝切除手术。如果患者的转移性灶在以后才被发现，则必须进行检查评估以确保转移是局限性的；同时，排除先前的肿瘤切除区域存在肿瘤复发，伴有腹腔内肝外转移的患者不能从肝转移瘤切除术中获益 [215]。尽管进行术前分期，仍有多达 26% 的肝切除患者存在腹腔内肝外转移，最常见的是门静脉和腹腔淋巴结转移 [215]，因此，排除其他转移是必要的。很少有患者在检查中仅发现孤立的转移灶，只有约 10% 的患者的转移可手术切除。在对结直肠癌肝转移的自然病程研究中，Wagner 等 [216] 发现未切除的孤立和多发单叶转移的中位生存时间分别为 21 个月和 15 个月。更早的文献报道未经治疗的患者中位生存期为 6～12 个月。因此，肝切除自然成为一种越来越受欢迎的治疗方式。

对初诊Ⅳ期的原发性结直肠癌患者是否行手术切除仍存在争议。尽管目前认为手术切除治疗可以解决诸如出血、穿孔或阻塞等症状，但手术在无症状患者的治疗中的价值尚不明确。对无症状Ⅳ期结直肠癌患者手术治疗的决策，需考虑患者自身（体能状态，并发症）、远处转移的程度等因素。Luna-Perez 等 [218] 随访了 77 例结直肠癌肝转移患者，其中一组未予治疗，另一组接受全身化疗，以明确未治疗患者的自然病程及全身化疗的价值。未治疗组的 45 例患者中，41 例发生肝外转移性疾病，中位生存期为 13 个月。接受化疗的 32 例患者，29 例发生肝外转移，中位生存期为 15 个月。两组总生存率无差异，全身化疗并未改变疾病的自然病程。手术作为一种更好的治疗方法可以改善这种不良结局。Ruo 等 [219] 回顾了 127 例Ⅳ期原发性无临床症状结直肠癌患者，择期切除术后，仍有肉眼可见的残余转移灶；同期观察 103 例未手术切除的Ⅳ期患者。切除组与未切除组差异明显：在切除组中右半结肠癌的发生率较高，且转移灶局限于肝脏或原发肿瘤之外的单一部位。与未切除的患者相比，切除的患者中位生存期（16 个月 vs. 9 个月）和 2 年生存率（25% vs. 6%）更长。在切除组中，单因素分析明确了 3 个重要的预后变量（远处转移部位的数量、仅转移到肝脏、肝转移灶占据肝实质的体积）。多因素分析中，肝转移灶占据肝

表 22-6　肝转移瘤切除术后生存

作　者	患者（例）	生存率（%）		手术死亡率（%）	并发率症（%）
		3 年	5 年		
Hughes 等 [195], a	800		32		
Schlag 等 [196]	122	40	30	4	34
Petrelli 等 [197]	62		26	8	30
Doci 等 [198]	100		30	5	41
Rosen 等 [199]	280	47	25	4	
Nakamura 等 [200]	31	45	45	3	16
Van Ooijen 等 [201]	118		21	8	35
Gayowski 等 [202]	204	43	32	1	
Scheele 等 [203]	434	45	33	4	22
Fuhrman 等 [189], b	107		44	3	
Hananel 等 [204]	26		31	0	66
Rougier 等 [205]	123	35	21		
Wade 等 [206]	133		26	4	
wanebo 等 [207]	74		24	7	35
Ohlsson 等 [208]	111		25	4	
Fong 等 [209]	1001	57	37	3	31
Buell 等 [210]	110	54	40	2	21
Elias 等 [211]	111	38	20	4	28
Kato 等 [212], c	585		33		
Teh 和 Ooi 等 [213]	96	71		0	7
Weber 等 [214]	62	45	22	0	36

a. 24 个机构的肿瘤登记资料（5 年无病生存率为 24%）
b. 最终基于术中超声检查选择患者
c. 术后肝动脉化疗生存率为 33%，与未化疗者生存期无显著差异

实质的体积也是生存的重要预测指标。切除无症状原发性结直肠癌后，20% 的患者出现术后并发症，中位住院时间为 6d，两名患者（1.6%）术后 30d 内死亡。他们认为对无症状原发性结直肠癌的Ⅳ期患者实施选择性姑息切除，其术后生存明显好于未行切除术的患者。

Blumgart 和 Fong[182] 的综述显示，大多数文献报道的手术死亡率低于 5%，但许多文献的并发症发生率超过 20%。心脏相关并发症的发生率占 1%，需要开胸的胸腔积液占 5%～10%，肺

炎占 5%～22%，肺栓塞占 1%。与肝切除相关的特殊并发症包括肝功能衰竭（3%～8%）、胆漏和胆瘘（4%）、肝周脓肿（2%～10%）、严重出血（1%～3%）。肝和肺转移是导致治疗失败的主要原因，45%～75% 肝切除的患者复发部位在肝。鉴于此，全身辅助化疗似乎是一种不错的选择，但迄今为止其作用尚未得到证实。肝脏是最常见的复发部位，多达 40% 的患者唯一复发部位在肝脏，因此，从理论上讲，局部肝脏化疗是有必要的，但这一领域的研究未能证明该疗法的益处。然而一些研究结果也是具有希望的。

转移性肿瘤的预后很差。Kuo 等 [220] 收集了 74 例Ⅳ期结直肠患者的数据，目的是为转移性肿瘤患者选择适应证并评价手术的预后因素。总生存时间为 16.1 个月。根治性切除组的生存期明显长于非根治性切除组（31.9 个月 vs. 12.7 个月）。手术死亡率和并发症发生率分别为 5.6% 和 21%。最常见的两种并发症是吻合口漏和尿路感染。根据这些结果，他们认为 65 岁以上伴有多处转移、肠梗阻、术前 CEA 水平达到 2500ng/ml、乳酸脱氢酶达到 2350U/L、血红蛋白低于 10mg/dl 或肝实质被转移灶占据超过 25% 的患者，接受手术治疗的预后较差。同时指出，经过合理的术前选择，根治性切除包括转移灶切除越积极，患者生存获益就越多。

结直肠癌原发灶和肝转移灶同时切除

Weber 等 [214] 报道，即使需要行左半结肠和（或）大范围肝切除，如果患者选择得当，与分期切除术相比，同时切除原发灶和肝转移灶并不会增加死亡率或并发症发生率。de Santibañes 等 [221] 分析了 71 例结直肠切除联合肝切除术的结果，中位住院时间为 8d，并发症发生率为 21%，包括 9 例胸腔积液、7 例伤口脓肿、4 例肝衰竭、3 例全身感染、3 例腹腔内脓肿和 1 例结肠吻合口漏。手术死亡率为 0%，复发率为 57.7%，33.8% 的患者出现疾病进展。1 年、3 年和 5 年的总体生存率和无病生存率分别为 88%、45%、38%，及 67%、17%、9%。对结局有显著影响的预后因素是：TNM 分期中的 N 分期、肝转移灶数目、直径（小于或大于 5cm）、肝组织的切除重量（轻于或重于 90g）、肝切缘距离（小于或大于 1cm）。

Chua 等 [222] 回顾性对比分析了 96 例结直肠癌同时伴肝转移病例同期（64 例）或分期（32 例）切除的情况。两组结肠或肝切除类型、总手术时间、失血量、输血量、围手术期并发症（53%：41%）、从肝切除之日的无病生存期（中位 13 个月 vs. 13 个月）或者从肝切除之日的总生存期（中位数是 27 个月 vs. 34 个月）都无显著差异，未发生手术死亡。同期切除的总住院时间明显短于分期切除的总住院时间（平均 11d vs. 22d）。他们认为同时切除比分期切除更安全有效，因此在有能力、有经验开展同期切除的医疗中心，应该为适合的患者选择上述方案。

Tocchi 等 [223] 回顾了 78 例根治性结直肠癌和肝转移灶切除术的数据。长期生存的不良预测因素包括转移数目（＞3）、术前 CEA 值大于 100ng/ml、切缘小于 10mm 以及门静脉淋巴结的状态。

Tanaka 等 [224] 分析了 39 例结直肠癌肝转移的病例，他们接受了同期根治性的原发灶切除和部分肝切除。术后并发症的危险因素仅有切除肝脏的体积（有术后并发症的患者肝脏平均切除体积为 350g，而无并发症的患者为 150g）。年龄在 70 岁或 70 岁以上、原发灶是低分化黏液性腺癌预示着总生存期下降。他们认为对结直肠癌肝转移行同期手术是可取的，但下列患者除外：需要同时切除大于一个肝段的患者、年龄大于或等于 70 岁的患者、以低分化或黏液腺癌为主的患者。

目前，在选择手术适应证时需要考虑哪些因素，以及哪些因素会影响患者预后，尚无定论。例如，Attiyeh 和 Wichern[225] 发现，孤立转移灶与多发转移灶对生存没有影响，转移灶的大小对生存也没有影响。结直肠原发病灶为 Dukes B 期的患者较 Dukes C 期患者的生存率高。Adson[226] 列出了几个有利的预后因素：①局限性结直肠癌（Dukes A 期或 Dukes B 期）；②肝转移灶少于 4 个；③在原发灶切除后，经过很长时间才出现转移；④病灶与切缘距离较远；⑤无肝外转移灶。Bozzetti 等 [227] 结合自己的经验和文献的报道，发现肝切除术后复发的部位有 16% 位于肝脏，15% 位于肝外，两者均复发的占 14%。在我们的患者资料中，肝脏复发占 31%，肝和肝外都复发占 15%，肺部复发占 15%[204]。Nagorney[191] 报道，与生存期相关的唯一因素是原发灶的分期，Dukes B 期患者生存率高于 Dukes C 期患者，原发灶的所在部位和分化程度与生存率无关。

影响生存的转移灶特征包括肝转移灶的数量（1～3 个优于≥ 4 个）、原发肿瘤与肝转移诊断的间隔时间、手术切缘（切缘＞ 1cm 为佳），以及是否存在肝外转移。肝内病变的大小和分布与生存率无关。我们还对与生存相关的变量进行了研究，分析了 26 例行肝切除术的结直肠癌肝转移患者 [204] 。记录了患者的年龄、性别、原发灶部位、组织学分级、淋巴结转移情况、肝转移灶位置、大小和数量、肝切除的类型和术前 CEA 的水平。24 例患者达到了组织学切缘阴性的完全切除。切除的范围为 12 例肝叶切除、8 例肝段切除、4 例楔形切除。5 年生存率为 30.5%。异时性转移的患者生存率高于同时性转移患者（分别为 46.6% 和 13.6%）。其他因素对生存率无显著影响。在 30.9 个月的中位随访期间有 20 例患者复发（60% 在肝脏），没有发生围手术期死亡。患者并发症发生率上升至 66%，但多数的并发症较轻。Wanebo 等 [207] 报道了与生存显著相关的因素有转移灶数目（≤ 3 个或≥ 4 个）、双叶肝转移或者单叶肝转移、肝切除的范围（楔形和肝段切除、肝叶切除和三段切除）。他们认为手术应避免双叶切除或扩大切除，尤其是在体质较弱的患者中。Nakamura 等 [200] 对肝转移的患者采用了非常积极的治疗方法。在 31 例患者中 22 例行肝门淋巴结清扫术，而在大多数外科医生看来，这是目前肝切除的禁忌证。行淋巴结清扫术的 22 例患者中有 6 例患者淋巴结阳性。有 10 例患者在初次肝切除后，又进行了肝、肺、肾上腺和脑部复发病灶的切除。5 年总生存率为 45%，所以作者认为对部分结直肠癌肝转移患者行多次肝切除和肝门淋巴结清扫术可以改善预后。

在危险因素分析中，Gayowski 等 [202] 发现性别、Dukes 分期、原发灶的部位、组织学分化类型、转移灶的大小和术中输血并不能够作为预后因素。严重的不良预后因素有患者年龄≥ 60 岁、结直肠癌与肝转移灶切除时间间隔≤ 24 个月、转移灶≥ 4 个、双侧肝叶受累、切缘阳性、淋巴结受累以及邻近器官的直接浸润。

Hughes 等 [195] 整理了 24 个中心的登记数据。发现不良预后因素有：①转移灶大于 4 个；②从首次切除到出现转移之间的无病间隔时间短（＜ 1 年）；③肝标本病理切缘小于 1cm；④初次切除时有淋巴结转移。

Scheele 等 [203] 多元回归分析发现存活率取决于卫星转移灶的存在与否、原发肿瘤的级别、诊断转移的时间（同时与异时），最大转移灶的直径（＞ 5cm），解剖与非解剖学切除，切除的时间（年数）、肠系膜淋巴结受累情况。Rougier 等 [205] 分析了 544 例结直肠癌肝转移灶切除的患者情况以确定其预后因素。在评估的 20 个变量中，选出了 8 个指标作为预后因素。按照相对风险从高到低的顺序，它们包括体能状态（2～4 或 0～1），碱性磷酸酶水平（偏高或正常），受累的肝段数（1～3 或≥ 4）、化疗（否或是）、肝外转移（是或否），原发部位（右半或其他）、凝血酶原时间（＜ 75% 或＞ 75%）和原发肿瘤的切除（否或是）。筛选的具体标准还在不断完善。Adson[226] 提供了一个较完善的指导方案。对结直肠原发病灶局限，伴有可切除的 1～3 个明确单叶肝转移灶，预计能获得足够的切缘，且没有肝外转移证据的患者，应行手术切除。肝外转移、占据一半以上的大面积肝转移、侵犯肝主要静脉的转移灶、侵犯对侧肝门导管或静脉、病灶部位不能获得足够切缘的病例提示预后不良，不应行手术切除。然而，许多患者并不能完全归于其中一类，外科医生在做出明确的建议时必须经过谨慎的判断[227]。

无论患者的初始可切除性如何，越来越多的双叶多发（≥ 5 个）肝转移患者接受了新辅助化疗。Tanaka 等[228]比较了结直肠癌双叶多发肝转移患者行新辅助化疗（48 例）或者直接行手术切除（23 例）的结果。接受新辅助化疗的患者从确诊之日起的 3 年和 5 年生存率高于未接受化疗的患者（分别为 67.0% 和 38.9%，51.8% 和 20.7%），并且前者几乎不需要行扩大肝切除（4 个或更多肝段；39/48 vs. 23/23）。在双叶多发肝转移患者中，术前新辅助化疗可提高生存率，并且能够在缩小肝切除范围的情况下达到完全切除。

Allen 等[229]在结直肠癌同时性肝转移患者中，比较了原发灶切除后未接受新辅助化疗随后直接行肝切除术，与肝切除前先接受新辅助化疗的疗效和结局。新辅助化疗的 52 例患者中，29 例疾病未进展，17 例存在疾病进展。中位随访时间为 30 个月。接受和不接受新辅助治疗患者的五年生存率在统计学上相似（43%：35%）。在新辅助治疗组中病情未进展的患者其生存率高于未接受化疗的患者（85%：35%）。在结直肠同时性肝转移患者中，对新辅助化疗的反应可能是生存的预后指标，并可能有助判定患者是接受常规方案还是试验性的辅助治疗。

Fong 等[209]报道了 1001 例同时性结直肠癌肝转移并接受肝切除术的患者。237 例切除范围达到三段、394 例行肝叶切除、370 例的切除范围局限在肝叶。手术死亡率为 2.8%。5 年生存率为 37%，10 年生存率为 22%。结果显示切缘阳性、肝外病变、淋巴结阳性、原发灶切除到发现转移间隔少于 12 个月、大于 1cm 的肝转移灶数量、肝脏最大病灶大于 5cm、CEA 大于 200ng/ml 是 7 个重要且独立的不良预后因素。在术前评分系统使用最后五个标准，每个标准定为 1 分，总分可高度预测结局。0 分、1 分、2 分、3 分、4 分、5 分患者的保险统计 5 年生存率分别为 60%、44%、40%、20%、25%、14%。然而，事实上没有一个 5 分的患者能生存 5 年。符合两个以内标准的患者可能预示着良好的预后，符合 3 个、4 个或 5 个标准的患者应考虑进行试验性辅助治疗。

Iwatsuki 等[230]搜集了 305 例因结直肠癌肝转移行肝切除的患者信息，对各种临床和病理因素进行了风险分析。多因素分析显示，独立的严重不良预后指标是：①手术切缘阳性；②肝外肿瘤侵犯，包括淋巴结转移；③≥ 3 个转移灶；④肝脏双叶转移；⑤原发灶开始治疗到肝脏复发的时间≤ 30 个月。62 例切缘阳性或肝外转移患者的生存率普遍很低，作者对其余 243 例没有这些严重危险因素的患者，又进行多因素分析，显示独立的严重不良预后因素是：①≥ 3 个转移灶；②转移灶＞ 8cm；③肝脏复发时间≤ 30 个月；以及④肝脏双叶转移。复发风险评分（R）分为五级：1 级，无风险因素；2 级，1 个危险因素；3 级，2 个危险因素；4 级，3 个危险因素；5 级，4 个危险因素；6 级由剔除的 62 例切缘阳性或肝外转移的患者组成。1～6 级患者的预估 5 年生存率分别为 48.3%、36.6%、19.9%、11.9%、0%、0%。因此风险评分分级可用于预测生存差异。

Smith 等[231]发现，在进行根治性切除的结直肠癌肝转移患者中，基于 hTERT 和 Ki-67 等生物标志物表达升高的评分比基于临床特征的评分更能预测不良的长期生存。Kato 等[212]报道了来自 18 家中心的 585 例肝切除患者，患者的 5 年生存率（32.9%）显著高于未行肝切除术者（3.4%）。肝转移灶切除术后最常见的复发形式是残肝复发（41.4%），其次是肺转移（19.2%）和其他（7.2%）复发。原发肿瘤的不良预后因素包括分化不良的腺癌或黏液腺癌、浸润深度、结直肠癌的 N_3 和 N_4 期淋巴结转移（日本分期标准）、转移淋巴结数目≥ 4 个以及 Dukes 分期为 D 期。肝转移灶切除术后不良预后因素包括肿瘤残留、肝外转移、H3 肝转移（日本分期）、转移灶≥ 4

个、肝转移的病理类型为低分化癌、切缘小于10mm、术前 CEA 水平和术后 1 个月的 CEA 水平高于正常值。

对有≥ 4 个肝转移瘤的患者行肝切除术仍有争议。Imamura 等 [232] 回顾了 131 例共 198 次肝切除术患者的数据。根据转移灶的数量对患者进行分组，有 1～3、4～9、10 个及以上转移灶的患者 5 年生存率分别为 51%、46%、25%。他们认为对有 4～9 个转移灶的患者进行肝切除是必要的。另外，在手术死亡率极低的大型医疗中心，≥ 10 个转移灶并不是手术切除的绝对禁忌证。

在 Jaeck[233] 的综述中，结直肠癌肝转移切除术后的 5 年生存率为 20%～54%。然而，据报道结直肠肝转移的可切除率不到 20%，主要是因为残余肝不足和存在肝外转移。淋巴结转移通常被认为是预后极差的肝外转移因素和切除的禁忌证。研究发现 10%～20% 的患者存在肝蒂淋巴结转移，而肝门附近和肝蒂周围淋巴结转移不应视为手术的绝对禁忌证，应行扩大的淋巴结清扫术。但是，当存在腹腔干淋巴结转移时，肝转移切除术不能带来生存获益。

Elias 等 [234] 报道了 75 例接受结直肠癌肝转移灶切除，同时行肝外病变完全 R0 切除的患者，分析这些患者的长期结局和预后因素。肝外病变的定位包括腹膜转移（局限的）、肝门淋巴结、局部复发、腹膜后淋巴结、肺、卵巢和腹壁。手术死亡率为 2.7%，并发症发生率为 25%。中位随访时间 4.9 年、3 年和 5 年的总生存率分别为 45% 和 28%。他们认为如果能达到 R0 切除，结直肠癌肝转移患者的肝外病变不再是肝切除术的禁忌证，但是，有多个肝外转移或超过 5 个肝转移灶的患者除外。

对于可切除的同时性结直肠肝转移患者，如何选择最佳的手术策略尚不明确。Martin 等 [235] 总结了 240 例结直肠癌同时性肝转移患者的手术治疗经验。134 例患者手术同时切除结直肠原发灶和肝转移灶（组 1），106 例患者进行分期手术（组 2）。原发肿瘤在右半结肠、肝转移体积小且数量少，肝切除范围较小的患者倾向于同期切除。同期切除组的并发症较少，分期切除组 2 次住院的并发症发生率分别为 49%（142 个并发症）、67%（197 个并发症）。同期切除的患者住院时间更短（中位 10d vs. 18d）。围手术期死亡率相似（同期和分期各 3 例）。他们认为对于一些同时性结直肠癌肝转移患者，同期切除是一个安全的选择。

Nelson 和 Freels[236] 在一项 Meta 分析中评估了肝转移灶切除联合肝动脉化疗对总体生存的影响。在 Medline、EMBASE、Cochrane 对照试验登记、Cochrane 肝胆组试验登记中搜集了随机对照实验的数据，并联系了原作者进行确认。肝动脉组和对照组的 5 年总生存率分别为 45%、40%。在 Meta 分析中肝动脉和化疗对总体生存期无明显优势，而与肝动脉化疗有关的不良事件很常见，其中 5 例发生与治疗相关死亡。目前，他们不推荐应用肝动脉化疗来治疗结直肠癌肝转移患者。

Clancy 等 [237] 对前瞻性临床试验进行了 Meta 分析，以明确肝动脉灌注化疗是否可清除根治性肝切除术后残留的微小病灶，并带来生存获益。根治性肝切除术后肝动脉化疗与对照组进行了前瞻性临床试验。指标是术后 1 年和 2 年的生存差异。7 项研究符合纳入标准，除一项外其余均为随机试验。术后数月内尚有生存差异，但 2 年时上述差异已无统计学意义。基于这些结果，他们不建议对肝转移灶切除后行常规辅助肝动脉灌注化疗。

Bines 等 [238] 在一篇综述中报道了 131 例因结直肠癌肝转移行肝切除术的患者。有 31 例复发，其中 13 例进行再次手术切除，再手术的并发症发生率为 23%，死亡率为 8%，5 年生存率为 23%。作者认为只要适应证选择正确，重复切除的结局与初次切除的结局相似。Wanebo 等 [207] 报道，他们的病例中有 12% 的患者转移灶二次切除，第一次切除和第二次切除后患者 5 年总生存率为 43% 和 22%。Blumgart 和 Fong[182] 在对 10 份报道的综述中指出，15%～40% 的肝转移灶切除的患者肝脏为唯一复发部位，其中约 1/3 的患者可以考虑进一步切除。在严格选择的 146 例患者中，手术死亡率为 3%，并发症与初次手术后的并发症相似。从第二次肝切除时间计算的中位生存期大于 30 个月，从第一次肝切除时间计算的中位生存期大于 47 个月，但是达到 5 年生存的只有 4 人。尽管切除可行，但所有可以进一步切除的复发患者中只有约 5% 会接受二次切除[182]。Wanebo 等[239]报道，初次肝切除术后 65%～85% 的患者复发，其中有一半存在肝转移，单纯肝转移的病例占 20%～30%。由于肝脏弥漫性病变或肝外扩散，切除的机会往往有限，只有约 10%～25%。作者对 28 项研究的综述显示，第一次和第二次肝切除之间的平均间隔为 9～33 个月，在两个最大型的研究中，平均间隔约 17.5 个月，超过 10 例患者的中位生存期达到 19 个月（平均 24 个月），与单次切除的数据相当。一项来自法国的多中心研究纳入了 1626 例单次切除患者和 144 例二次切除患者，5 年生存率分别为 25% 和 16%。再次切除后的复发率很高（> 60%），一半的复发在肝脏。在支持再次切除的预后相关因素中，最主要的是无肝外转移和完全切除肝转移。作者认为合适的患者中，行再次肝切除是合理的。Pinson 等[240]从他们自己的经验和对文献的回顾来看，得出了相同的结论。作者收集了文献中的一系列数据绘制了生存曲线（图 22-31）。Fernández-Trigo 等[241]也支持对复发的肝转移灶行再次肝切除，因为它仍然是唯一的治愈方法。其他专家也同意这一治疗方案。[242]

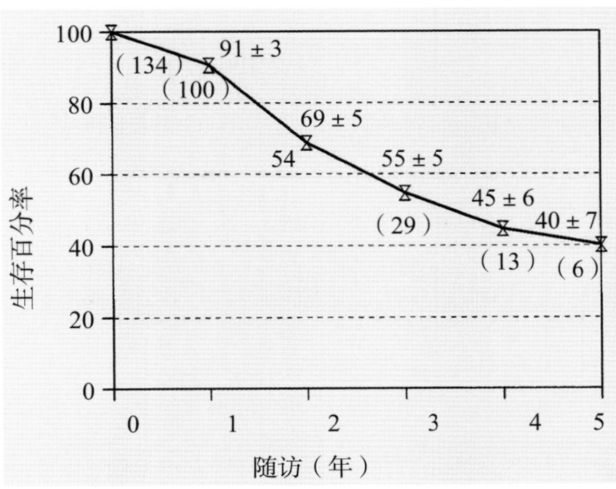

▲ 图 22-31 134 例经过二次肝切除术患者的生存曲线（收集 15 篇文献报道）[240]（引自 Wolters Kluwer）

Takahashi 等[243]回顾了结直肠癌肝转移患者再次行肝切除术的临床数据，与初次肝切除术的患者比较，以明确再次肝切除术的适应证。22 例行再次肝切除术的患者，死亡率为 0%，并发症发生率为 18%，术后 3 年生存率为 49%。再次肝切除术后唯一的不良预后因素是初次肝切除术前血清 CEA 水平大于 50ng/ml。Suzuki 等[244]评估了再次肝切除的风险和临床获益。接受再次肝切除术的 26 例患者无手术死亡。第二次肝切除术中出血明显增加，但手术时间、住院时间和术后身体状态与初次肝切除术相当。第二次肝切除术后的中位生存时间为 31 个月，3 年和 5 年生存率分别为 62%、32%。初次肝切除至诊断残肝复发之间的无病间隔时间较短（≤ 6 个月）与第二次肝切除术后的不良生存显著相关。Oshowo 等[245]开展了一项研究，旨在比较肝切除术（n=20）和射频消融治疗肝脏孤立转移灶的结局。两组中大多数患者还接受了全身化疗。肝切除后中位生存期为 41 个月，术后 3 年生存率为 55.4%，术后发生 1 例死亡，并发症发生率极低。射频消融后的中位生存期为 37 个月，3 年生存率为 52.6%。在这项研究中，对结直肠肝脏孤立转移灶患者而言，手术切除与射频消融后的生存率无统计学差别，后者的侵入性较小，且只需要在医院观察一晚或仅需在日间病房接受护理。

Berber 等[246]对 135 例不可切除的结直肠肝转移患者进行腹腔镜下射频热消融，分析了生存预测因素。所有患者的中位生存期为 28.9 个月。CEA 低于 200ng/ml 的患者比 CEA 高于 200ng/ml 的患者生存期有所改善（34 个月 vs. 16 个月）。主要病灶直径小于 3cm 的患者中位生存期为 38

个月，主要病灶为 3～5cm 的患者中位生存期为 34 个月，主要病灶大于 5cm 的患者中位生存期为 21 个月。1～3 个转移灶患者的生存时间优于 3 个以上转移灶的患者生存时间（29 个月 vs. 22 个月），但尚未达到统计学意义。肝外病变的存在不影响生存，最大的肝转移灶大于 5cm 是患者死亡的重要预测指标，与最大肝转移灶小于 3cm 相比，死亡风险增加了 2.5 倍。

Ueno 等 [247] 收集了 68 例结直肠癌肝转移切除术的患者数据，这些患者可能从预防性局部化疗中受益。肝切除术后 3 年的肝外复发率为 57.8%。肝外复发与以下三个危险因素独立相关：肝切除术后血清 CEA 水平升高（RR=5.4）、原发肿瘤静脉浸润（RR=4.0）、原发肿瘤高级别出芽（RR=3.1）。没有这些危险因素的患者 3 年肝外复发率为 7.1%，有一种危险因素的患者复发率为 61.6%，有两种或三种危险因素的患者复发率为 100%。该体系可用于个体化筛选患者术后进行局部或全身化疗。Cohen 和 Kemeny 综述了肝转移灶切除术后化疗的价值 [248]。两项研究比较了术后肝动脉灌注化疗和未行肝动脉灌注化疗的患者，发现没有总体生存差异。在一项研究中，2 年生存率从 72% 轻度提高到 86%，使用的药物有氟尿苷（FUDR）、5-FU/LV，鉴于有较新药物用于全身化疗，这种改善可能与肝动脉灌注化疗并无相关性。对无法切除的肝转移患者，Gray 等 [249] 报道了在开腹手术时，通过插入肝动脉的导管将含 ^{90}Y 的微球栓塞到肝脏。接受此疗法的 29 例患者中有 26 例 CEA 水平下降，在 22 例复查的患者中，有 48% 的患者 CT 显示病灶好转。一些患者还接受持续的药物输注以增强治疗效果。尽管初步结果很理想，但没有证据表明该方法能提高生存或生活质量。Stubbs 等 [250] 用选择性内照射治疗 50 例晚期不可切除的结直肠癌肝转移患者。转移灶体积不足 25% 的有 30 例，转移灶体积在 25%～50% 的有 13 例，转移灶体积大于 50% 有 7 例。^{90}Y 微球经皮下药泵注射入肝动脉，单次剂量为 2.0～3.0GBq，然后每隔 4 周用 5-FU 局部化疗。与治疗相关的并发症包括十二指肠溃疡（12%）。有肝外病变的患者中位生存期为 6.9 个月，没有肝外病变的患者，中位生存期为 17.5 个月。在 90% 以上的患者中，单一方式的治疗可实现对肝转移瘤的实质性毁损。Lang 和 Brown[251] 推荐对不可切除的肝转移瘤进行阿霉素和碘化油的选择性栓塞。Stuart[252] 在综述中指出，对许多无手术机会的转移性结直肠癌患者来说，栓塞化疗是一种不错的选择。据报道，在标准化疗失败的患者中，栓塞化疗缓解率约为 50%，预期生存期比全身化疗的更长。无肝外转移患者接受此方法能够很好地改善其生存率。

冷冻消融术在临床中也有一些应用，但尚未证实能改善结局 [182]。对不可切除的肝转移患者，Weaver 等 [253] 报道了 140 例肝冷冻消融术联合或不联合肝切除术的患者，其中 119 例原发于结直肠癌。治疗的病灶数量中位数为 3。手术死亡率为 4%，并发症包括凝血障碍、体温过低、肌红蛋白尿、胸腔积液、急性肾小管坏死和感染，中位生存期为 27 个月。Ruers 等 [254] 报道了在结直肠癌肝转移患者中将冷冻消融术作为肝切除的辅助手段。30 例患者符合以下纳入标准：转移灶局限于肝脏且被判定为不可切除，转移灶不超过 10 个，单独或联合肝切除的冷冻手术可以毁损病灶。总体而言，中位随访时间为 26 个月，1 年和 2 年生存率为 76% 和 71%，中位生存期为 32 个月，1 年和 2 年无病生存率为 35% 和 7%。有 6 例患者在冷冻手术部位复发；冷冻手术治疗的病灶总数为 69 个，局部复发率为 9%。

2. 肺转移

在所有结直肠腺癌患者中，约有 10% 发生肺转移，且大多数患者伴有其他部位的广泛转移，10% 的肺转移患者（占总数的 1%）属于孤立性肺转移。肺转移瘤的可切除标准与肝转移瘤的可切除标准相似，具体标准如下。

- 理想的情况是单发的肺转移。如果是多个病灶，则应局限于一侧肺；如果是双侧的，则每侧病变必须是孤立的。

- 结直肠癌原发肿瘤应得到良好的局部控制。
- 不应有其他转移。
- 患者的身体状况允许开胸和肺切除。

影响预后的因素很多，包括无病间隔时间、转移数目、原发肿瘤的病理分化程度、病理分期和部位、患者的年龄和性别、肺转移的部位以及肺切除的类型。在针对患者的个体化治疗中，没有任何一个因素是一成不变的，并且每个独立因素的重要性尚无共识。在 44 例结直肠癌肺转移根治性切除术的患者中，有学者研究了静脉回流途径对预后的预测价值[255]。原发灶位于结肠的 14 例和位于直肠上 1/3 的 11 例血液流向门静脉（Ⅰ组）。原发灶在直肠的中、下 1/3 分别有 10 例和 9 例，静脉流出的血流有部分回流至腔静脉（Ⅱ组）。两组在肿瘤复发的初始部位上相似。Ⅰ组复发的 15 例患者中有 4 例侵犯肝脏，Ⅱ组复发的 13 例患者中有 4 例来源于血行转移。Ⅰ组患者的中位和无病生存时间（分别为 58.4 个月和 50.2 个月）明显比Ⅱ组患者长（分别为 30.9 和 16.8 个月），结肠癌患者的中位和无病生存时间（75.4 个月和 60.2 个月）高于直肠癌患者（31.0 个月和 17.9 个月）。但是，用 log-rank 检验比较，两组不同回流途径（5 年生存率分别为 53% vs. 38%；5 年无病生存率分别为 43% vs. 37%）或结肠癌和直肠癌（5 年生存率，67% vs. 38%；5 年无病生存率，60% vs. 32%）生存曲线没有显著差异。因此，原发肿瘤部位并不是判定结直肠癌肺转移患者能否手术的主要标准。

Saclarides 等[256] 报道了 23 例共计接受了 35 次开胸手术的转移性结直肠癌患者。肺部病变确诊时间在结肠切除后 0～105 个月（平均 33.4 个月）。15 例患者接受了一次开胸手术（12 例孤立性转移，3 例多发转移），8 例患者接受了多次开胸手术。开胸术后的中位生存期为 28 个月，3 年生存率为 45%，5 年生存率为 16%。原发肿瘤的位置、分期、患者的年龄和性别对生存没有显著影响。结直肠癌手术与开胸手术之间的间隔时间大于 3 年，则预示着患者具有较好的生存。接受多次开胸手术的患者生存期明显长于未再行手术的患者。与单次开胸切除多发转移的患者相比，单次开胸切除孤立性单一转移的患者生存期明显延长。开胸手术后，最终有 14 例复发，仅 4 例的复发局限于肺部。在这 14 例患者中有 11 例是因肿瘤导致最终死亡。作者认为当原发肿瘤得到控制，肺是唯一转移部位并且术后有足够的肺容量时，可以考虑实施开胸手术治疗肺转移。

Brister 等[257] 对包括他们自己中心在内的 12 项研究进行了综述，总结了 335 例行肺切除术患者的结局，发现 2 年和 5 年总生存率分别为 70%、30%。在这项研究中，唯一决定生存率的重要因素是较长的无病间隔。合理的解释是较长的无病间隔时间（原发肿瘤切除至肺转移间时间）反映出恶性肿瘤的生长较慢。Wade 等[206] 在一项 76 例肺切除术的研究中，发现 5 年生存率为 36%，平均生存期为 38 个月，手术死亡率为 3%。

Kanemitsu 等[258] 对 313 例（研究人数最多）符合开胸手术条件的结直肠癌肺转移患者进行了研究，分析可能有助于预测生存的因素。肺切除术包括 137 例肺叶切除，132 例部分切除，38 例肺段切除和 6 例全肺切除。1 年、3 年、5 年总生存率分别为 90.4%、53%、38.3%。未经开胸手术的结直肠癌肺转移患者的 1 年、3 年、5 年生存率分别为 58.6%、8.5%、1.9%。他们确定了 5 个变量作为 3 年生存率的独立预测因素：开胸手术前 CEA 水平、肺部转移灶的数量、肺门或纵隔淋巴结转移情况、原发肿瘤的组织学类型以及是否存在胸外病变。这个模型有助于确定哪些结直肠癌肺转移患者，在接受开胸手术后会获得生存优势。

Watanabe 等[259] 还回顾了 49 例患者的资料，以确定总体生存的预后因素和结直肠癌肺转移灶切除后肺内复发的危险因素。肺转移切除后 3 年生存率为 78%，5 年生存率为 56%。孤立性肺转移与生存显著相关。结直肠癌原发灶的病理特征对生存无影响。组织学上，肺转移的不完全切除与肺部复发密切相关。

Negri 等 [260] 在 31 例结直肠癌肺转移切除术患者中，研究了术前化疗的疗效。患者中位年龄为 61 岁。20 例（65%）直接手术，其中术后化疗 5 例。11 例（35%）行术前化疗，其中 1 例接受单药 CPT-11，其他包括氟尿嘧啶与奥沙利铂或丝裂霉素 C 联合治疗；82% 的患者部分缓解，18% 的患者疾病稳定。所有患者共行 39 次胸部手术（双侧 6 例，未完成 1 例），没有发生术后死亡。直接手术的并发症发生率为 20%，而术前化疗组这一比例为 18%。首次开胸术后 3 年和 5 年总生存率分别为 65.2%、26.1%。无病间隔、肺转移数目、既往肝转移的切除、开胸术前 CEA 和术前化疗均不能作为显著的生存预后因素。研究结论认为，肺转移瘤切除术的并发症发生率低，死亡率也低，患者的长期生存率达 20%～30%。此外，术前化疗在获得高缓解率的同时，术前无患者发生疾病进展。

King 等 [261] 评估了影像学引导下经皮射频消融对结直肠癌肺转移局部控制的安全性和有效性。在 25 次治疗中，19 例患者的 44 个转移病灶得到了成功的治疗，其中 5 例因新的病变再次接受治疗。25 次治疗后有 13 例出现气胸、6 例需要引流；治疗 6 个月后，CT 显示有 3 处病灶进展、25 个病灶稳定或缩小、11 个病灶消失；12 个月时，有 5 个转移灶进展、11 个缩小或稳定、9 处病灶消失。

对于复发或新发转移灶的再治疗是可行的，本研究中的 5 例患者就是属于这种情况。其中一些患者还同时接受了化疗。治疗的目的不仅是改善长期生存，对咳嗽、咯血、疼痛等症状的缓解也是有益的。已经证实再次行肺转移灶切除术能够带来生存获益。

Ike 等 [262] 对结直肠癌肺转移灶切除后的患者进行了详细的随访，评估了该治疗策略的结局。肺转移患者的随访计划包括每 2 个月复查一次血清 CEA、每 6 个月查一次胸片。如果原发灶和肺外转移灶得到控制，肺转移灶≤ 4 个，并且肺功能储备充足，则进行肺转移灶的手术切除。肺转移灶切除的标准手术是肺叶切除术，如果转移灶的大小超过 3cm，则增加淋巴结清扫术。研究纳入的 42 例患者因转移性结直肠癌接受了 50 次肺切除术。切除结直肠癌肺转移灶后的 5 年总生存率为 63.7%。对于原发灶分化良好、孤立的转移性结节、初次手术后无病间隔至少 2 年的患者可能获得长期生存。

Ishikawa 等 [263] 回顾性分析 37 例结直肠癌原发灶及肺转移灶手术切除患者的临床病程。多因素分析显示原发病灶内癌结节（RR=4.55）、3 个及以上肺转移灶（RR=2.9）是预后不良的重要指标。他们将患者分为两组，A 组（n=12）没有这两个因素，B 组（n=25）包括所有的其他患者。A 组 3 年和 5 年生存率分别为 90.9%、90.9%，B 组分别为 16.1%、8.1%。开胸术后无病生存率如下：A 组 3 年和 5 年无病生存率分别为 52.9%、39.7%，B 组分别为 5.3%、5.3%。他们发现原发肿瘤部位的结节外恶性沉积是结直肠癌肺转移切除后新的重要预后因素。对于无结外沉积且肺转移灶少于 3 个的患者，肺转移灶的切除是非常有效的治疗手段。

Zink 等 [264] 回顾了 110 例结直肠癌肺转移手术患者的病历资料。从确诊原发肿瘤到开胸的平均间隔时间为 35 个月。肺转移灶切除术后，3 年和 5 年的生存率分别为 57%、32.6%。总生存期与无病间隔及肺内转移的数量显著相关。原发肿瘤的治疗、分期和分级、肝转移的发生和局部复发、转移灶的治疗方式以及术后残留肿瘤分期与总生存或开胸术后生存无显著相关性。

Irshad 等 [265] 回顾了 49 例结直肠癌肺转移手术切除治疗的患者。围手术期死亡率为 4%，总体 5 年和 10 年生存率分别为 55%、40%。初次结肠切除与肺转移瘤切除之间的平均间隔为 36 个月。预后不良的因素包括 1 个以上的肺部病变、无病间隔小于 2 年、中或低分化的结直肠癌。开胸术后接受化疗的 16 例患者的 5 年生存率为51%，而未接受化疗的33例患者的5年生存率为54%，这表明术后化疗无生存获益。

Vogelsang等[266]对临床相关的预后因素进行评估，筛选从肺转移切除术中获益最多的患者人群。75例结直肠癌肺转移患者共接受了104次R0肺切除术。符合手术条件的患者满足：无肺外复发、每侧不超过3个转移灶、切除范围不超过肺叶、心肺功能完善。总体中位生存期为33个月，术后3年和5年生存率分别为47%、27%。按预后分组，一组为转移灶直径不超过3.75cm，且无病间隔时间超过10个月的患者，中位生存期45个月，5年生存率为39%。另一组为转移灶直径较大且无病间隔较短的患者，中位生存期24个月，5年生存率不到11%。

结直肠癌患者一旦发现同时孤立性肺部病变，就会面临两个无法回避的问题：①明确肺部病变的性质；②优先处理原发病灶还是转移灶顺序。根据转移性结直肠癌的治疗原则，处理这种临床情况并不难。可以先处理结直肠癌的原发灶，再考虑肺部病灶的处理。如果原发灶根治性切除后2～3个月，局部病变获得了控制，并且没有其他转移性疾病，则可以再对肺部病变进行针对性的治疗。事实上，肺部病变也可能是原发性肺癌。

对结直肠癌肺转移手术治疗的效果评估表明，手术是一种能够带来生存获益的治疗措施。针对局限于肺的转移瘤采取积极的手术，能够提高部分患者的无病生存率，对姑息性治疗也能够获益。只要合理地选择适应证，可以有效治疗有多个转移灶的患者。肺切除术的风险很小（手术死亡率为0%～4%，主要的并发症发生率为0%～12%）；生存结局表明积极手术是合理的[256]。因此，患者的随访应包括定期胸部X线检查，以及时发现能够手术切除的肺部转移灶。

3. 肝和肺转移

虽然研究已证实肺转移灶切除或肝转移灶切除是有效的，但是很少有研究针对肝转移和肺转移的同时切除手术。Mineo等[267]报道了29例肝肺转移瘤切除手术的患者，其中同时性切除12例、先肝切除随后肺切除10例、先肺切除随后肝切除7例。总计56次不同的手术均成功实施，在35例肺部手术中，通过楔形切除术（*n*=36）或肺叶切除术（*n*=9）总计切除了45个肺转移灶，此外，通过楔形肝切除术（*n*=24），肝段切除术（*n*=13）或肝叶切除术（*n*=10）总计切除了47个肝转移灶。无围手术期死亡，并发症发生率为10.7%。所有患者随访至少3年。转移瘤切除术后中位生存期为41个月，5年生存率为51.3%。这3种不同手术组之间的危险因素分布无差异。尽管切除转移灶的数目、无病间隔、转移是同时或序贯切除与生存率均无统计学意义，但转移灶切除术前CEA和CA19–9水平的升高、纵隔或腹腔淋巴结转移情况与生存率显著相关。在多变量分析中，仅有CEA和CA19–9同时升高与生存率显著相关。他们认为通过同时或序贯切除肺或肝转移瘤均可以给患者带来获益。

Ike等[268]回顾性分析了48例因转移性结直肠癌而接受肺切除的患者，其中27例行单纯肺转移灶切除术，15例曾行肝部分切除术，6例先前切除了局部复发的病灶或淋巴结。切除肺转移灶后，先前无复发的患者5年生存率为73%、先前部分肝切除术的5年生存率为50%、先前局部复发的术后5年生存率为0%。肝和肺转移灶切除的患者与单纯肺转移灶切除的患者，在肺切除后的生存无显著差异。

Nagakura等[269]回顾性分析了136例接受结直肠癌肝或肺转移灶切除术的患者。84例患者单纯肝转移切除，25例单纯肺转移切除，27例肝肺转移联合切除。27例肝肺转移切除的患者分为两组：17例异时性发现肝和肺转移和10例同时性发现肝和肺转移。肝肺联合切除的患者生存率与单纯肝切除和单纯肺切除术后的患者相当。在27例肝肺联合切除的患者中，异时性转移的患者（5年累计生存率为44%）术后的结局明显好于同时性转移的患者（5年累计生存率为0%）。他们认为异时性肝肺转移是手术切除的适应证，同时性肝肺转移并不适合行根治性手术。

4. 卵巢转移

结直肠癌卵巢转移的机制尚不清楚。可能的转移方式包括腹膜内播散种植、血行扩散、淋巴扩散。对细胞角蛋白 7（CK7；在卵巢癌中呈阳性）和细胞角蛋白 20（在结直肠癌中呈阳性）进行免疫染色可有效鉴别卵巢肿瘤的原发器官[270]。我们在治疗部分讨论了卵巢转移的进展，结肠癌可能以类 Krukenberg 的形式向卵巢转移[271]。治疗方法有双侧输卵管卵巢切除术（图 22–32）。Herrera—Ornelas 等[272] 对一组看似是原发性卵巢肿瘤但实际上是结肠起源的卵巢转移癌的患者进行了研究，发现其存活率与初诊为结直肠癌随后出现卵巢转移的患者相似。确诊后平均预期寿命为 16.5 个月。Morrow 和 Enker[273] 回顾了异时性卵巢转移的 63 例患者，发现在 55% 的患者伴发弥漫性腹腔内转移。术后平均生存时间为 16.6 个月。是否能根治性切除是生存的主要决定因素，术后无肿瘤残留患者的平均生存期为 48 个月，而有不可切除肿瘤残留的患者平均生存期为 9.6 个月。Morrow 和 Enker 认为，双侧卵巢切除是女性转移性结直肠癌姑息治疗的一部分，以防止后期出现具有伴随症状的较大卵巢转移瘤。

Huang 等[274] 在综述中分析了择期卵巢切除术对结直肠癌自然病程的影响。研究纳入了 155 名患者，发生同时性卵巢转移的有 90 例患者（58.1%）；发生异时性卵巢转移有 65 例占 41.9%。同时性卵巢转移患者的估计 5 年生存率为 9%，而异时性卵巢转移患者为 20%。无论在同时性卵巢转移（15% vs. 0%）还是异时性卵巢转移中（24% vs. 0%），如果术后无病灶残存，转移灶的切除能提高术后 5 年生存率。其他临床特征包括年龄、绝经状态、原发肿瘤的分期和部位对生存率无显著影响。因此，结直肠癌的卵巢转移意味着预后差。尽管切除隐匿性微小转移灶没有生存优势，但如果患者通过手术达到无病状态，是有望获得长期生存的。

5. 骨转移

骨转移通常与肿瘤广泛转移有关。Besbeas 和 Stearns[275] 报道骨转移的发生率为 6.9%，5.1% 的骨转移是广泛转移的一部分，仅发生骨骼转移的占 1.8%。转移性病变的部位包括颅骨、肩胛骨、锁骨、肋骨、椎骨、骨盆骨、肱骨和股骨。在该报道中，从最初疾病诊断到表现出骨转移的时间间隔为 10 个月至 6 年 11 个月。Bonnheim 等[276] 报道骨转移的发生率为 4%。Scuderi 等[277] 报道了一例首诊为胸骨转移的直肠癌病例。他们

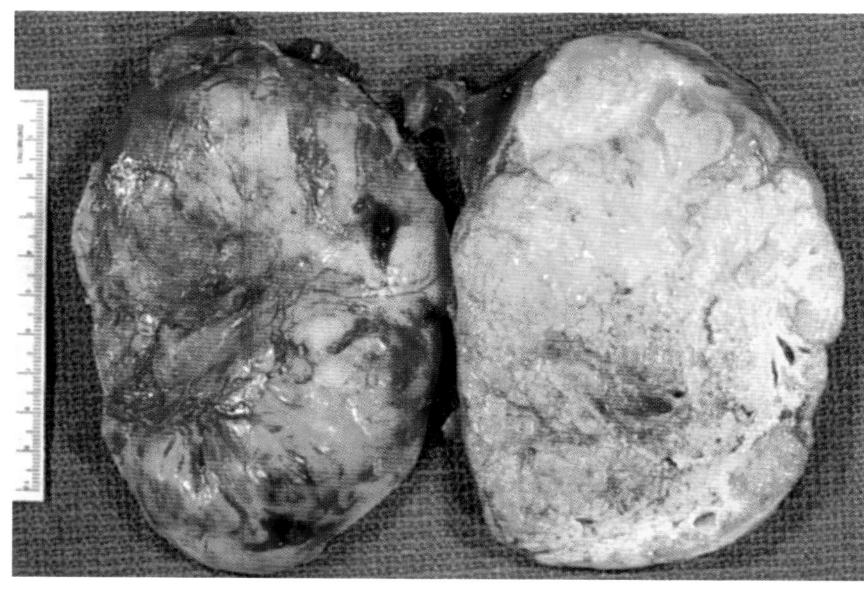

◀ **图 22–32 表现为急性结肠梗阻的双侧卵巢转移病例**

指出，直肠癌骨转移发生率为 3.8%～10.5%。孤立的骨转移非常罕见，通常是晚期广泛转移性病变的一部分。对一般状况良好的患者，手术治疗是孤立的胸骨转移灶的一种选择。通常，骨转移通过放疗来控制疼痛。出现骨转移到死亡的平均时间为 10～13.2 个月 [275, 276]。

6. 脑转移

Wong 和 Berkenblit[278] 综述了脑转移患者的治疗选择和预期效果，未经治疗患者的中位生存期为 1～2 个月，使用类固醇治疗的患者为 2～3 个月，全脑放疗的患者为 3～6 个月，行手术联合全脑放疗的患者为 10～16 个月，放射外科手术联合全脑放疗的生存期为 6～15 个月，化疗为 8～12 个月。由于大多数细胞毒性药物无法穿透血脑屏障，化疗在治疗脑转移中的作用仍存在争议。然而，一些新开发的细胞毒性药物可穿越血脑屏障，可能对脑转移患者的治疗有效。有研究表明拓扑替康对脑转移瘤具有抗肿瘤活性，在不同恶性实体瘤脑转移的患者中（多数为肺源性），客观缓解率为 33%～63%。这一结果可能是由于先前的细胞毒性药物没有应用于脑转移瘤的治疗，因此拓扑替康对脑转移患者有治疗作用。早些研究还表明，放疗是目前治疗脑转移瘤的标准治疗，拓扑替康是一种明显的放射增敏剂，与放疗联合可能增加疗效。Alden 等 [279] 回顾了他们在结直肠癌脑转移方面的经验。研究纳入了 19 例患者。58% 的患者在初诊时已存在转移。原发灶治疗到诊断脑转移的平均间隔时间为 32.1 个月。在 21% 的患者中，脑转移是唯一的转移部位。孤立性病变占 63%，其中单纯大脑转移占 53%，单纯小脑转移占 32%，两者都发生转移占 15%。患者主诉包括共济失调（63%）、头痛（21%）、头晕（26%）、无力（32%）、癫痫（16%）、语言障碍（21%）和精神状态改变（21%）。

脑转移可通过 CT 平扫（图 22-33）或 MRI 诊断。其治疗包括类固醇药物减轻颅内肿胀、特殊情况下行开颅手术或放疗。Alden 等 [279] 回顾的 19 例患者中，无一例达到 1 年生存，生存期很短。开颅手术后中位生存时间为 4.9 个月，放疗后中位生存 2.6 个月。生存不受转移灶的数量、位置、脑是否是唯一的转移部位等因素影响。由于存活率低，作者认为开颅手术很少适用，除了极少数神经功能受损、无病间隔长、孤立性转移、无颅外病变的患者。作者认为对大多数脑转移患者应选择放疗。

Hammoud 等 [280] 报道了 100 例结直肠癌的脑转移患者，其中 36 例接受手术治疗，57 例单纯放疗，其余 7 例类固醇治疗。原发肿瘤诊断到脑转移诊断的中位间隔时间为 26 个月。仅接受类固醇治疗患者中位生存时间为 1 个月，放疗患者为 3 个月，手术治疗患者为 9 个月。早期发生脑转移与不良预后有关。

Farnell 等 [281] 报道了，在所有恶性肿瘤患者中 25%～35% 的患者发生脑转移，其中结直肠癌来源的约占 8%。在 150 例脑转移患者中，82% 伴有脑外转移，尤其是肺转移。仅 16% 的

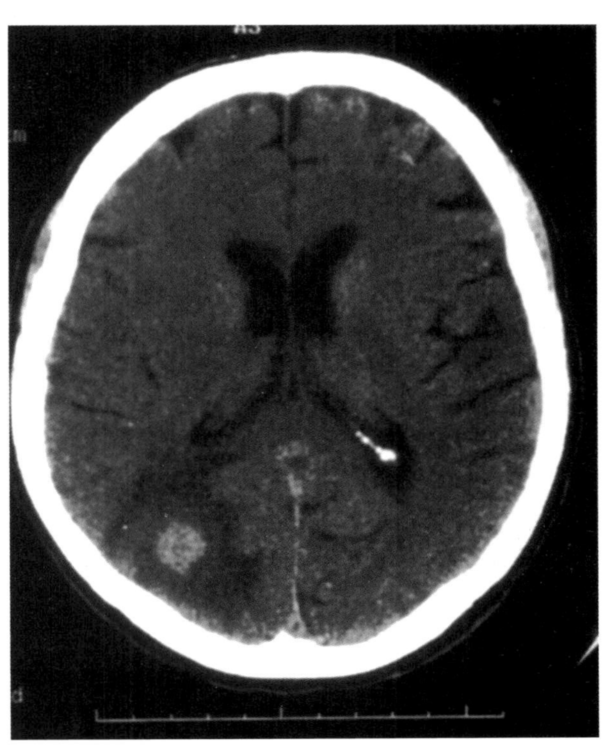

▲ 图 22-33 CT 显示的脑转移。高密度的厚壁病变周围有“晕状”血管源性（白质）水肿

患者存活超过 1 年。接受手术联合放疗 [43]、单纯手术 [11]、单纯放疗 [82]、支持治疗 [17] 患者的中位生存期分别为 42 周、45 周、16 周和 8 周。在接受放射治疗的患者中，30% 的患者病灶消退，3 例完全消退。鉴于手术联合放疗和单纯手术治疗的患者结局相似的，作者认为应考虑放弃放疗以避免其副作用。

7. 腹膜转移

腹膜转移占结直肠癌复发的 25%～35%[282]。研究表明，腹膜转移并不是一种无法治愈的晚期病变。积极的细胞减灭术联合腹腔内热灌注化疗可以提高部分患者的长期总生存，但这项手术时间长，并且死亡率高（5%）、并发症多（35%）[282]。热灌注化疗时最常用的药物是丝裂霉素 C 和铂类化合物，二者对肿瘤细胞具有协同毒性作用。三项针对结直肠癌的腹膜转移自然病程的研究一致显示，中位生存期为 6～8 个月。Glehen 等 [283] 开展了一项多中心回顾性研究，以评估细胞减灭术和围手术期腹腔内化疗的国际经验，并确定主要的预后指标。该研究纳入来自 28 个机构的 506 名患者，中位年龄 51 岁，中位随访时间为 53 个月。并发症发生率和死亡率分别为 22.9%、4%。中位总生存期为 19.2 个月。完全细胞减灭术患者的中位生存期为 32.4 个月，无法行完全细胞减灭术患者的中位生存期为 8.4 个月。多因素分析显示，较好的独立预后指标包括完全的细胞减灭、二次治疗、局限性腹膜转移、年龄小于 65 岁以及辅助化疗。不良独立预后指标包括新辅助化疗的使用、淋巴结转移、肝转移以及组织学分化差。

Culliford 等 [284] 报道，通过积极的细胞减灭术联合腹腔内灌注化疗治疗腹膜转移，可能给部分患者带来获益。64 例腹膜转移患者接受了手术切除和腹腔内 FUDR+LV 化疗。原发肿瘤位于结肠 47 例，阑尾 17 例。其中 48 例为同时性腹膜转移患者，16 例为异时性腹膜转移患者。患者接受腹腔 FUDR 化疗（每日 1000mg/m^2，共 3 日）和腹腔 LV 化疗（240mg/m^2），中位治疗 4 个周期，并发症的中位数为 1，未发生治疗相关的死亡，只有 9% 的患者因为并发症需要终止腹腔化疗。中位随访时间 17 个月，中位生存期 34 个月，5 年生存率为 28%。完全细胞减灭患者 5 年生存率为 54%，不完全细胞减灭生存率为 5%。

结肠原发病灶切除时，有时可发现腹膜上少量散在的结节，应将其一并切除。Verwaal 等 [285] 对结直肠癌腹膜转移患者进行了一项随机试验，分别是细胞减灭术联合腹腔内热灌注化疗与全身化疗联合姑息手术。在随机分配的 105 例患者中，平均随访时间为 21.6 个月，标准治疗组和实验治疗组的 5 年中位生存期分别为 12.6 个月、22.3 个月。积极治疗组中与治疗有关的死亡率为 8%。在他们对其他 11 篇类似治疗的文献综述中，报道的中位生存期为 6～39 个月，大多为 15 个月，最好的研究结果是 5 年生存率为 30%。Verwaal 等 [286] 报道了 117 例接受细胞减灭联合腹腔热化疗患者的最新数据。中位生存期为 21.8 个月。1 年、3 年、5 年生存率分别为 75%、28%、19%。59 例患者实现了完全的细胞减灭，41 例患者有极少的残留病灶，这 2 组患者的中位生存期分别为 42.9 个月和 17.4 个月。17 例患者残留肉眼可见病灶，其中位生存期为 5 个月。细胞减灭术前小肠受累与预后不良有关。

对于有腹膜广泛转移的患者，上述治疗方法似乎过于激进，但经过严格的适应证选择，腹膜转移患者的结局可以得到改善。Shen 等 [287] 回顾了 77 例应用细胞减灭术和腹腔丝裂霉素 C 热灌注化疗的经验。同时性和异时性腹膜转移患者分别占 27%、73%。75% 的患者在腹腔内热灌注化疗前曾接受过化疗。48% 的患者达到所有肉眼可见病灶的完全切除。1 年、3 年、5 年的总生存率分别为 56%、25%、17%。中位随访 15 个月，中位总生存期为 16 个月。围术期的并发症率和死亡率分别为 30%、12%。

上述治疗方案的血液系统毒性发生率为 19%。生存率下降的独立预测因素包括一般状况差、肠梗阻、恶性腹水和未全切除可见病灶。完全切除所有肉眼可见病灶的患者 5 年总生存率为 34%，中位总生存期为 28 个月。

Elias 等 [288] 开展了一项双中心前瞻性随机试验，在接受完全细胞减灭术后的结直肠癌腹膜转移患者中，比较腹腔化疗加全身化疗与单纯全身化疗的疗效。对 35 例患者的分析表明，彻底切除腹膜的患者 2 年生存率为 60%，远高于全身化疗和对症姑息手术治疗的传统生存率（10%）。在这个小型研究中，术后腹腔化疗并无任何生存优势。

8. 其他部位的转移

脾脏的转移通常是疾病广泛播散的一种表现形式，但也有孤立性脾转移的报道 [289]。直肠癌的皮肤转移非常罕见，在所有直肠癌患者中不到 4%[290, 291]，一旦出现提示广泛播散，预后差 [292]。转移性结肠癌可能发生于陈旧的手术瘢痕中，有报道，结直肠癌转移到龟头 [293]、胰腺 [294]、阴道（非直接侵犯性病灶）[295]。转移性结肠癌甚至可出现睾丸鞘膜积液 [296] 或转移到睾丸 [297]。

（十四）年轻人群的结直肠癌

据报道，40 岁以下年轻人的结肠癌预后较差。原因可能是诊断不及时确诊时已处于疾病的晚期。Radhakrishnan 和 Bruce[298] 报道 8 例儿童结直肠癌患者，表现的共同症状是右髂窝疼痛，所有儿童均有低分化、高侵袭性的病理特征。尽管进行了手术和辅助治疗，所有患者均在发病后 1 年内死亡。

五、术后并发症

结肠癌手术后可能发生的并发症将在第 33 章中详细讨论。这里一组极其详细的研究数据值得重视。Killingback 等 [299] 回顾了一位结直肠外科医师 1418 例择期的切除—吻合手术资料，术后死亡率为 1.6%，其中 45.5% 由于可预防的严重不良事件引起。术后并发症发生率为 41.6%，腹膜外吻合（4.7%）比腹膜内吻合（0.2%）更常发生吻合口漏，两例患者死于吻合口漏（0.14%），常规预防性抗凝并不能降低肺栓塞的发生率，静脉输液导管部位出现严重血栓性静脉炎的发生率为 3.8%，伤口感染发生率为 2.1%，上肢体位性周围神经损伤发生率为 0.8%，2.7% 的患者需要进行计划外的手术，腹膜外吻合术后出现的吻合口漏一个值得关注的问题，建议对吻合口漏进行分类，有助于对这一并发症进行研究比较。

六、结局

为了明确结肠癌术后的生存率，通常需要查阅大量文献，但是信息的混乱很快就会让人觉得无从下手。在试图比较各个机构的结果时，会发现研究者使用了许多不同的方法。例如，有的作者给出了所有结肠癌患者的总生存率。有的仅提供了接受手术的患者数据，而另一些作者只提供了可行根治性手术的患者数据。有的作者根据 Dukes 分期提供了亚组患者的生存数据，而另一些作者使用自行改良的 Dukes 分期，因此生存数据难以比较。一些研究使用保险统计的方法校正了患者年龄的数据，从而试图给出更准确的生存统计数据。一些作者通过生命表的方法使用校正后的 5 年生存率来排除非肿瘤引起的死亡（并发的疾病引起的死亡）。据推测，此方法可提高报道的准确性并不是为了使生存数据看起来更好，因为根据定义，校正后的生存率始终高于粗生存率。

文献中生存评估通常用于描述肿瘤患者的预后。尽管通常没有明确的定义，但诸如肿瘤特异性生存和无瘤生存之类的术语仍经常被引用。Platell 和 Semmens[300] 对同一组患者使用不同定义方法进行计算得出不同的生存率结果。该研究纳入 497 名患者，平均年龄 68 岁，男女比例为 1.3∶1，平均随访 2.2 年。5 年的各种生存率如下：①总生存率 55.6%；②肿瘤特异性生存率为 67%；③无瘤生存率 49.9%；④无复发生存率

43.5%；⑤相对生存率 73.4%。采用不同的计算方法 5 年生存率的结果差异高达 30%。因此，文献中计算和呈现生存曲线需要有一个清晰可靠的定义，以便进行有意义的说明和比较。

大型外科中心可能具有更好的诊疗水平，他们的数据意味着更好的存活率。但是，这些数据可能无法代表大多数地区的医院。来自癌症登记处的统计数据可能更具代表性。癌症登记处报道的 5 年粗生存率并不高，部分原因是因为一部分患者仅接受了姑息性切除，另外还因为手术后 5 年生存率统计数据是所有接受过手术的患者中所占的百分比，而不是手术后存活的患者所占的百分比。因此，手术引起的死亡被包含在 5 年非存活者的统计中，从而使 5 年生存的人数相应减少。

外科治疗的一个更有用的衡量标准是总体或绝对生存率，它表示 5 年后存活的患者数量占初次就诊的结肠癌患者总数的百分比，而不是术后存活者的百分比。绝对存活率自动考虑了可切除性和手术死亡率，以及手术根除肿瘤的成功率。尽管这些信息混乱，并且学者们也充分认识到这些研究的局限性，我们还是努力精选了一些合理的代表性研究并展示在表 22-6 和表 22-7 中[301-317]。Devesa 等[318]在对 22 篇文章的综述中，明确了结直肠癌手术治愈的校正 5 年生存率为 44%～68%。

来自国家癌症数据库的癌症数据委员会报

表 22-7 结肠癌手术治疗效果

作　者	患者（人）	切除率（%）	手术死亡率（%）	5 年生存率（%）	
				粗　算	修　正
Corman[433]	1008	95	4		
Pihl 等[301]	434		7		76
Stefanini 等[302]	436	81	3		
Zhou 等[303]	302	71	2	73	
Umpleby 等[304]	439		13	27	59
Isbister 和 Fraser[305]	1505			43	
Wied 等[306]	442			47	
Glass 等[146]	413		3		82
Davis 等[307]	405		3	38	52
Moreaux 和 Catala[308]	646		1	78	
Brown 等[309]	550	85	7		
Enblad 等[310]	38 166		3		46
Jatzko 等[311]	223	98	2	81	
Clemmesen 和 Sprechler[312]	212			47	
Singh 等[313]	304	99	3		59（10 年）
Carraro 等[314]	256	—	4	60	
Read 等[315]	316		2	84	

道了癌症患者的疾病分期、治疗方式、生存期的时间趋势，并提供了 1993 年的结肠癌患者数据[319]。通过 5 次数据查询，从美国各地医院癌症登记处获得了 1985—1993 年的 370 万例癌症病例，其中包括 1988 年的 36937 例和 1993 年的 44812 例结肠癌。我们看到了一些令人感兴趣的趋势：①老年患者（＞ 80 岁）比年轻患者呈现的病期更早；②美国国家癌症研究所发现，癌症中心的晚期疾病患者比其他类型的医院更多；③除了非裔美国人Ⅳ期疾病的发病率略高外，其他患者的发病分期相似；④原发肿瘤部位持续向近端迁移；1988 年右半结肠原发结直肠癌为 50.9%，1993 年上升至 54.7%；⑤肿瘤的分级与分期之间似乎存在交互作用，接受辅助化疗的Ⅲ期结肠癌患者的 5 年相对生存率提高了 5%（图 22-34）；⑥数据表明肿瘤的分级具有重要的生物学意义。他们还表示，非裔美国人和其他种族群体的结局与非西班牙裔白人相同，但获得医疗服务的机会仍然较少。最后还发现，对Ⅲ期结肠癌的辅助治疗可能才刚开始被人们所接受。结肠癌患者的相对 5 年生存率如图 22-35 所示。直肠癌患者可比的数据如图 22-36 所示。

伴有梗阻和穿孔的肿瘤患者的存活率要低得多。代表性的数据报道见表 22-8、表 22-9 和表 22-10[320-341]。结直肠癌并发肠梗阻患者治愈率和生存率低的主要原因是在诊断和治疗时疾病已处于晚期。Serpell 等[325]报道的根治性切除率从无梗阻患者的 71% 降到有梗阻患者的 50%。在 Smithers 等[108]对文献的综述中，右半结肠急诊切除术的手术死亡率为 9%～35%。事实上，所有类型的急诊手术都比择期手术的手术死亡率更高。Goodall 和 Park[124]报道了 40 例左半结肠梗阻行一期切除吻合术的患者，手术死亡率为 5%，并发症发生率为 40%。

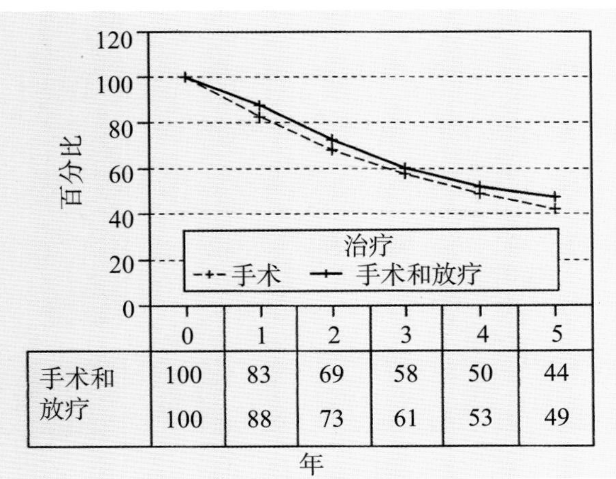

	0	1	2	3	4	5
手术和放疗	100	83	69	58	50	44
	100	88	73	61	53	49

▲ **图 22-34 按治疗方案划分的 1985—1988 年结肠癌患者 [美国癌症联合委员会（AJCC）Ⅲ期] 的相对生存率[318]（引自 Wolters Kluwer）**

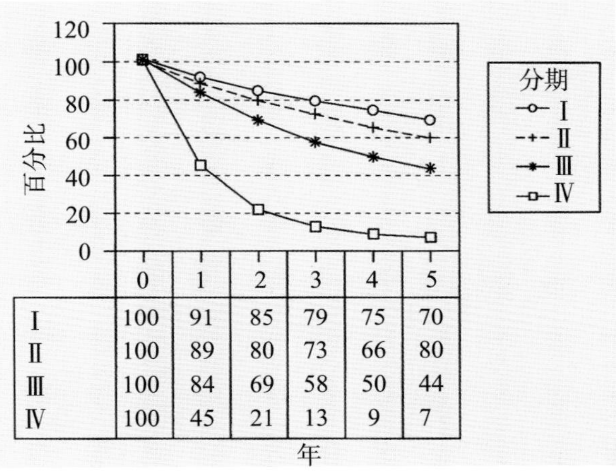

	0	1	2	3	4	5
Ⅰ	100	91	85	79	75	70
Ⅱ	100	89	80	73	66	80
Ⅲ	100	84	69	58	50	44
Ⅳ	100	45	21	13	9	7

▲ **图 22-35 结合 AJCC 不同分期 1985—1988 年结肠癌患者中的相对生存率[318]（引自 Wolters Kluwer）**

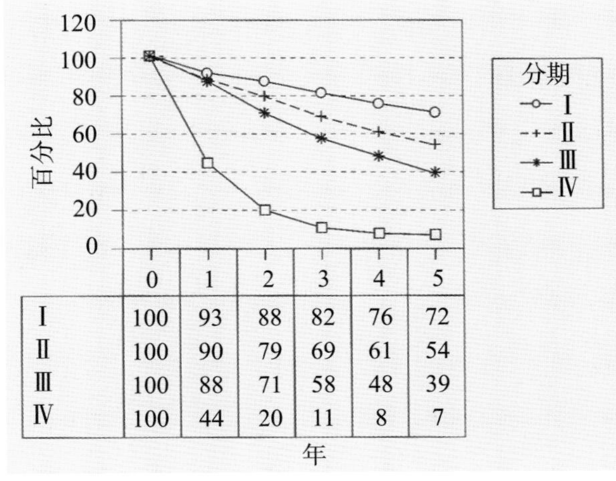

	0	1	2	3	4	5
Ⅰ	100	93	88	82	76	72
Ⅱ	100	90	79	69	61	54
Ⅲ	100	88	71	58	48	39
Ⅳ	100	44	20	11	8	7

▲ **图 22-36 AJCC 病理结合临床分期的直肠癌 5 年相对生存率，在图表下面的方框中显示的是生存率[308]（引自 John Wiley 和 Sons）**

表 22-8 根据 **Dukes** 分期的根治性切除术后 **5** 年生存率

作 者	患者（人）	Dukes A		患者（人）	Dukes B		患者（人）	Dukes C	
		生存率（%）			生存率（%）			生存率（%）	
		粗 算	修 正		粗 算	修 正		粗 算	修 正
Corman 等 [433]	225	81	95	332	62	90	204	35	55
Pihl 等 [301]	109		88	208		78	90		60
Eisenberg 等 [316]	101		75～87[a]	274		64～85[a]	501		39～43[a]
Isbister 和 Fraser[305]	172	64		427	58		354	32	
Davis 等 [307]	24	71	96	125	65	87	85	36	52
Read 等 [315]	73	99		151	87		92	72	
Staib 等 [317]	184	82		388	74		246	49	

a. 范围取决于结肠受累的部分

表 22-9 梗阻性结直肠癌患者的 **5** 年总生存率

作 者	患者（人）	手术死亡率（%）	生存率（%）	
			粗 算	修 正
Kelley 等 [320]	156	18	18	
Ohman[122]	148	9	16	
Brief 等 [321]	41	2	78	
Crooms 和 Kovalcik[322]	37	3	33	
Umpleby 和 Williamson[123]	124	20	18	
Phillips 等 [323]	713	23		25
Willett 等 [324]	77		31	
Serpell 等 [325]	148	9		
Ueyama 等 [326]	40	0	52	
Mulcahy 等 [327]	115	17		
Sjödahl 等 [106]	92	12	36	
Chen 等 [328]	120	5	33	
Carraro 等 [314]	177	10	46	

Mandava 等 [343] 报道，51 例结直肠癌穿孔的患者中，如果排除转移和手术死亡的患者，其余 32 例的 5 年生存率为 58%。Scott 等 [344] 报道了结直肠癌急诊患者的危险因素，在 905 例结直肠癌患者中，有 272 例（30%）因急症而入院。与择期入院患者相比，急诊患者的病变更晚期（急

表 22-10 梗阻型左半结肠癌行同期切除吻合术的效果

作 者	手术方式	患者（人）	手死亡率术（%）	并发症（%）
Amsterdam 和 Krispin[104]	节段切除术	25	12	60
Hughes 等 [329]	TAC 或 STC	52	12	
Morgan 等 [330]	TAC 或 STC	16	13	
White 和 Macfie[105]	LHU 或 乙状结肠切除术	35	9	29
Feng 等 [331]	STC 或 乙状结肠切除术	15	7	27
Halevy 等 [332]	STC	22	5	36
Slors 等 [333]	TAC 和 IRA	10	10	30
Stephenson 等 [113]	STC	31	3	6
Runkel 等 [142]	STC,LHC	21	14	46
Antal 等 [334]	STC	40	0	25
Brief 等 [321]	STC	23	4	29
Tan 等 [335]	节段切除术	23	9	43
Murray 等 [336]	节段切除术	21	0	60
Sjödahl 等 [106]	未声明	18	6	17
Stewart 等 [118]	节段切除术	60	7	
Arnaud 和 Bergamaschi[337]	STC	44	7	7
Lau 等 [115]	STC 或 节段切除术	35	6	31
Carraro 等 [314]	节段性 或 STC	107	10	—

IRA. 回肠直肠吻合术；LHC. 左半结肠切除术；STC. 结肠次全切除术；TAC. 经腹全结肠切除术

诊入院 Dukes B 或 Dukes C 期患者 vs. 择期住院 Dukes B 或 Dukes C 期患者，96% vs. 88%）、病程更短（中位病程为 3 周 vs. 11 周）、能自由行走比例更低（44% vs. 80%）、更多出现腹痛（74% vs. 51%）和呕吐（40% vs. 10%）。更多的急诊患者接受了造口手术（56% vs. 35%），并易发生住院死亡（19% vs. 8%）。在那些能够顺利出院的患者中，急诊住院的患者住院时间更长（中位住院时间为 16d vs. 13d），且 5 年总生存率低（29% vs. 39%）。急诊比择期手术患者年龄更大（中位年龄为 74 岁 vs. 72 岁），独居者更多（41% vs. 27%）。作者认为如果想减少结直肠癌急诊入院患者的个人以及医疗资源消耗，需要根据人口统计学特征制定有针对性的筛查策略。

Anderson 等 [345] 开展了一项为期 6 年的前瞻性研究，570 例结直肠癌患者其中包括 363 例择期入院，207 例急诊入院。在择期住院组中，切除病灶的比例较高（77% vs. 64%）、手术死亡率较低（9% vs. 19%）、5 年疾病相关生存率更高（37% vs. 19%）。这些差异可能与择期手术更高的切除率有关。Clemmesen 和 Sprechler[312] 报道了 803 例结直肠癌患者的结局，273 例急诊入院患者中 76 例行急诊手术，其中 37 例梗阻、15 例穿孔、24 例有其他急诊手术适应证，该组的手术死亡率为 25%。

其他要考虑的影响结局因素有晚期肿瘤和高危老年患者。Fitzgerald 等 [346] 回顾了老年和高危结直肠癌患者围手术期死亡率和长期生存率，并对局限性肿瘤与进展期肿瘤的高危老年患者进行了比较。5 年内，82 例高危患者（至少 1 个重要器官有系统疾病）或老年患者（年龄≥ 70 岁）进行了结直肠癌的手术其中 43 例（52%）是晚期病变（阻塞、穿孔、出血或转移性疾病），39 例（48%）是局限性肿瘤。术前并发症包括冠状动脉粥样硬化 59 例（72%）、陈旧性心肌梗死 17 例（21%）、既往心律失常 10 例（12%）、肺气肿 32 例（39%）、肾衰竭 6 例（7%）、肝硬化 3 例（4%）。术中发现 26 例患者（32%）有转移。围手术期死亡 6 例（7%）。局部和晚期病变患者术后主要并发症发生率无差异。晚期病变患者平均保险统计的 18 个月生存率较低。术后随访 17.7 ± 29 个月，68 例患者（83%）存活。高危老年患者中结直肠癌切除术后并发症发生率和死亡率是可接受的，即便对于进展期肿瘤的患者而言也是如此。在部分患者中，手术能达到最佳的缓解效果，并可以改善生活质量。

肝硬化伴结直肠癌患者与无肝病结直肠癌患者不同，Gervaz 等 [347] 对 72 例腹部探查时确诊为肝硬化的结直肠癌患者进行了回顾性分析。其中，Child A 级患者占 43%，Child B 级占 42%，Child C 级占 15%。中位年龄 70 岁，平均随访时间 46 个月。术后死亡率 13%，危险因素是胆红素升高和凝血酶原时间延长。肝转移发生率为 10%。整组患者 1 年、3 年、5 年生存率分别为 69%、49%、35%。Child A 级患者的生存率明显高于 Child B、C 级合并组患者。白蛋白降低和凝血酶原时间延长是长期生存的危险因素。Child 分级可预测术后死亡和长期生存风险，TNM 分期并不能够预测死亡和生存。Kotake 等 [348] 分析了 20 年间结直肠癌与年龄、性别、部位和生存率的相关趋势。日本结直肠癌学会的多机构登记处提供了 87695 例浸润性腺癌的手术病例。此期间总病例数增加了 2.5 倍，病变位于远端结肠和直肠的患者以男性为主。与第一个时间段相比，近五年的结肠癌在女性（OR=1.26）和男性（OR=1.16）都更倾向于发生在右侧。在 20 世纪 90 年代末，肿瘤发生在远端结肠（对于男性和女性），直肠（对于男性和女性）或近端结肠（对于女性）的年轻患者，其肿瘤倾向于Ⅲ～Ⅳ期。除Ⅳ期近端结肠癌外，生存率均有提高。多因素分析显示最近一个时间段与第一个时间段相比，近端结肠癌、远端结肠癌、直肠癌术后 5 年的死亡风险比分别为 0.77、0.59、0.66。在Ⅰ期和Ⅱ期的近端结肠癌中，女性患者的风险比降低最为明显。尽管手术结局有了很大改善，但年轻患者出现临床表现较晚或延迟诊断仍然是一个问题。

Wang 等 [349] 调查了 37 例多原发癌患者的临床特征、诊断、治疗和预后。多原发结直肠癌占原发性结直肠癌的 2.7%，其中 15 例为同时性癌，22 例为异时性癌。肿瘤多位于右半结肠和直肠。55% 的异时性癌在切除原发病变后 3 年内诊断，41% 的异时性癌在 8 年后诊断。除 1 例外，所有患者均进行根治性切除。同时性癌的 5 年生存率为 72.7%，异时性癌在第一次和第二次切除术后 5 年生存率分别为 71.4%、38.9%。结果表明术前全面检查，术中仔细探查和术后定期复查非常重要。

移植使用的免疫抑制药增加了各种肿瘤的发病率。Papaconstantinou 等 [350] 明确了新发结直肠癌的移植患者的特征和生存模式。总共纳入 150 例新发结直肠癌的移植患者：肾移植 93 例，心脏移植 29 例，肝移植 27 例和肺移植 1 例。移植的平均年龄为 53 岁。结直肠癌患者移植的年龄与性别、种族、疾病分期之间无显著差异。与美国国家癌症研究所 SEER 数据库相比，此研究结果中的移植者罹患结直肠癌平均年龄更小（58 岁 vs. 70 岁）且 5 年生存率更差（总体 44%

vs. 62%；Dukes A 和 Dukes B 期 74% vs. 90%；Dukes C 期 20% vs. 66%；Dukes D 期 0% vs. 9%）。他们的数据表明，慢性免疫抑制会导致肿瘤的生物学行为更具有侵袭性。因此移植后可能需要经常进行结直肠癌的筛查。

七、预后判别

关于可能影响生存率的因素有许多报道，不同作者对某些因素的结论不尽相同。在对2524例根治性切除术的患者进行的大规模前瞻性分析中，预后因素重要性依次为①淋巴结状态；②肿瘤的转移性；③阳性淋巴结数量；④是否伴有肠梗阻；⑤原发灶浸润的深度[351]。

Jass[352] 回顾文献结合自己的经验，建议病理医生应提供分期、切除的完整性（切除的边缘线）、肠壁扩散的程度、淋巴结或卫星结节受累情况，尤其是血管根部的淋巴结受累情况及受累淋巴结的数量，以及其他信息。为了记录的完整性，结直肠癌的类型分为腺癌、黏液腺癌、印戒细胞癌、未分化癌或其他。此外，还应注明分化程度，如高分化、中分化、低分化。然而，肿瘤的类型和分级很少或者几乎没有独立的预后价值。

许多变量分析显示，肿瘤分为膨胀浸润型或弥漫浸润型对预后有重要意义。大多数结直肠癌的边界较为清晰。大约25%的肿瘤的生长边缘不规则，肿瘤细胞突出到肠壁的正常结构之间，从而难以准确界定肿瘤的边界。"弥漫浸润型"的术语是结直肠中少见的播散类型，并不意味着大量的肠壁内播散。

记录肿瘤是否有静脉侵犯对判定肿瘤扩散的程度有一定影响，静脉侵犯与远处转移密切相关。当排除远处转移时，静脉侵犯的预后价值大大降低，甚至在一些多变量研究中不再纳入了。神经周围受侵和淋巴转移对预后有不良影响，但是 Jass[352] 分析了来自澳大利亚前瞻性研究中的500个标本，发现这些因素并不是独立的。但肿瘤生长边缘的炎性屏障中，包括浆膜小血管周围的结节簇中，明显的淋巴细胞浸润提示着良好的预后，该因素已被证实是独立的预后因素。

以下讨论虽然并不绝对全面，但详细阐述了公认的相关因素[353, 354]。

（一）临床特征

1. 年龄

通常认为，40岁以下的患者生存率低于总体生存率。该组患者的5年生存率为16%～43%[355-360]。年轻患者预后差的原因包括低分化病变所占比例较大、黏液性病变的数量较多、根治性切除的可能性较低[355, 356]。但并非所有作者都认为年轻患者的预后较差[361, 362]。Svendson 等[363] 报道，诊断时年龄在40—60岁的患者预后要比年轻和年老患者都差。

Cusack 等[359] 对186例40岁以下的患者进行了回顾性研究。66%的年轻患者首次检查时就发现局部淋巴结转移、远处转移或两者兼有。作者确定了影响侵袭性和潜在转移性的3个生物学指标：印戒细胞癌（11.1%）、肿瘤浸润边缘（69%）、侵袭性（低分化）等级（41%）。Ⅱ期患者的血管浸润也是重要的不良预后因素。这些更具侵袭性病变的组织学指标在一定程度上解释了40岁以下患者晚期的比例更高。

Liang 等[364] 对138例40岁以下的结直肠癌患者和339例60岁以上的结直肠癌患者进行了比较。年轻患者比老年患者更常出现分泌黏蛋白的癌（14.5% vs. 4.7%）及低分化癌（7.2% vs. 3.3%），更常发生同时性结直肠癌（5.8% vs. 1.2%）和异时性结直肠癌（4.0% vs. 0.6%），且其肿瘤分期更晚。年轻患者手术死亡率较低（0.7%:5.0%），肿瘤特异存活率相似（在Ⅰ、Ⅱ、Ⅲ期疾病中）或更好（在Ⅳ期中）。年轻患者p53正常表达的百分比更高（61.1% vs. 46.8%），微卫星不稳定性（29.4% vs. 6.3%）和类似的肿瘤家族史（17.5% vs. 14.2%）更常见。

O'Connell 等[366] 针对年轻结直肠癌患者进行了最全面的系统评价，目的在于：①描述该人群的疾病特征；②确定如何进一步改善该人群的结直肠癌检出和治疗。从 Medline 检索了 55 项研究，包括 6425 名 40 岁以下的患者，大约占所有研究人群的 7%。结果可以发现，年轻人群结直肠癌呈现更高的侵袭性、更晚的分期（40 岁以下人群中 66% 为 Dukes C 和 Dukes D 期，而 40 岁以上为 32%～49%）、更差的病理分型（黏液腺癌或低分化癌发生率较高，其中包括印戒细胞癌，这是老年患者与年轻患者主要区别之一）。在年轻患者中，黏液腺癌的平均占比为 21%，在所有人群中仅占 10%～15%。同样，年轻患者出现低分化癌的平均百分比为 27%，而 40 岁以上的患者 2%～29%。年轻患者的总体 5 年平均生存率为 33%，而总体人群 5 年为 61%，意味着（年轻患者）大多发病时已处于晚期，因此预后较差。然而，如果及早发现，Dukes A 或 Dukes B 期的年轻患者仍有较好的总体 5 年生存率。Dukes A、Dukes B 和 Dukes C 期的平均调整后 5 年生存率分别是 94%、77% 和 39%。因此，提示年轻人群一旦出现结直肠癌的常见症状时，必须密切关注。O'Connell 等 [367] 使用一项基于全美人群的癌症登记项目，对年轻和老年直肠癌患者的结局进行了比较。该研究将 1991—1999 年监测、流行病学和结果数据库（SEER）中所有直肠癌患者进行评估，分别比较年轻组（20—40 岁；n=466）和老年组（60—80 岁；n=11312）患者的一般情况、病变特点、治疗模式，以及 5 年整体和分期特异性生存。两组的平均年龄分别为 34.1 岁和 70 岁；与老年组相比，青年组的黑人和西班牙裔患者更多；青年组分期更晚（青年组 vs. 老年组：Ⅲ期，27% vs. 20%；Ⅳ期，17.4% vs. 13.6%），分级更差（低分化者分别为 24.3% 与 14%）。虽然两组的大多数患者均接受手术（均为 85%），但接受放射治疗的年轻患者明显更多。重要的是，两组的总体和分期特异度 5 年生存率相似。

Turkiewicz 等 [368] 比较了 2495 名结直肠恶性肿瘤患者中 61 名年轻患者（确诊时年龄小于 40 岁）与老年患者的临床资料，年轻人群中 34% 有家族史，也是最相关的危险因素。除此之外，61 名患者中仅 1 人是通过筛查项目确诊的。年轻患者总体 5 年生存率为 53%；依据澳大利亚临床病理学分期，Dukes A 期和 Dukes B 期年轻患者的 5 年总生存率均高于老年患者，且具有统计学意义。上述结果表明，青年结直肠癌患者有可能获得和老年患者同样的结果。

至于老年患者的预后，不同文献意见不一。普遍的观念是，老年患者罹患的肿瘤侵袭性通常较低。Newland 等 [369] 发现，75 岁以上的患者生存风险比为 1.98。Coburn 等 [370] 比较了 177 例 80 岁以上和 623 例 80 岁以下结直肠癌患者，两组在手术相关死亡率上没有差别；80 岁和 90 岁以上人群更常出现梗阻或穿孔、术前 CEA 水平升高、右半结肠病变和孤立肝转移灶。老年患者保险统计法 5 年生存率为 32%，年轻患者为 48%。也有其他研究表明，老年患者与年轻患者的预后没有差别 [371, 372, 373]。

2. 性别

部分研究表明，女性结肠癌的发病率略高于男性，但 5 年生存率则是女性偏高 [3]。但也有其他研究认为女性患者的生存率更低 [374]。男性的患病危险比约为 1.27[369]。

3. 病史

研究认为，无症状结直肠癌患者的存活率比有症状的患者要高 [375–377]。以便血为主要症状的患者较伴随其他症状的患者预后更好 [376]。同时，症状的数量也是评判预后的指标，有两种以上症状的患者往往预后较差 [374]。

症状的持续时间和生存之间似乎没有相关性。在一项对 152 名患者的研究中，Goodman 和 Irvin[375] 发现，与早期就诊的患者相比，延迟诊断超过 12 周的患者存活率并没有降低。他们还发现，贫血但不伴随腹部症状的患者比伴随腹部症状的患者存活率要高。无症状的患者往往其罹患肿瘤的侵袭性较弱。令人不解的是，较长的症状持续时间并没有降低患者的生存率，甚至有提高生存率的作用[376, 377, 378]。Wiggers 等[379]发现，症状持续很短（＜ 1 周）或很长（＞ 6 个月）的患者存活率低于持续时间居中的患者，但并无统计学意义。这种明显的悖论也许可以解释为，罹患侵袭性较强病变（环腔、缩窄或低分化）的患者往往因早期出现症状而被迫就医，而另一部分没有急性症状的患者，其疾病通常恶性度偏低，最终也可获得较好的预后。

4. 梗阻

据报道，肠梗阻的发生率在所有结直肠癌患者中约为 7%～29%。[380] 急性梗阻的发生降低了最终生存率，并直接威胁患者的生命[376, 380, 382, 383, 384]。Sugarbaker 等[46]对 12 篇报道进行了综述，中位总体生存率为 20%，根治性术后 5 年生存率为 40%。作者将这一不良预后结局归因于：在出现肠梗阻的患者中，只有大约一半有根治性手术机会，并且手术往往伴随着较高的并发症率和死亡率：医院死亡率中位数为 18%，1/3～1/2 患者会出现并发症。

Wang 等[314]进行了一项研究，以评估右半结肠癌合并梗阻患者的长期预后。256 名右半结肠癌根治性切除术后患者被分为两组：伴发梗阻（*n*=35）或不伴梗阻（*n*=221）。伴发梗阻患者的总体复发率（49% vs. 22%），远处复发率（40% vs. 18%）和局部复发率（14 % vs. 5%）均明显高于无梗阻的患者。伴发梗阻的患者其长期粗生存率（36% vs. 77%）和肿瘤特异性生存率（46% vs. 83%）也显著低于无梗阻患者。多变量分析表明，梗阻和分期都是影响预后的独立危险因素。

在 Carraro 等的报道中，共纳入 528 名结肠癌患者，其中 34% 伴梗阻，[314]107 例伴发梗阻，256 例无梗阻患者接受肿瘤切除并一期吻合。336 名潜在治愈患者（伴发梗阻组 94 人，无梗阻组 242 人）中位随访 55 个月，期间，37 名患者局部复发 [其中 12 例有梗阻（12.8%），25 例无梗阻（10.4%）]，27.6% 伴随梗阻患者和 17.8% 不伴梗阻的患者出现了远处转移。多变量生存分析表明，70 岁以上人群、Dukes 分期、组织学分级、复发均是决定预后的独立危险因素。伴随梗阻的结肠癌患者，经过一期急诊手术治疗后，其存活率明显低于不伴梗阻的患者。

Chen 等[328]回顾了 1950 名结直肠癌患者的病历。分为四组：组 1，完全性肠梗阻无穿孔（*n*=120）；组 2，完全肠梗阻并发肿瘤穿孔（*n*=35）；组 3，完全性肠梗阻合并肿瘤近侧部位穿孔（*n*=13）；组 4，无肠梗阻及穿孔（*n*=1682）。与第 4 组相比，第 1 组 Dukes 分期晚、相对年老、结肠癌发病率高于直肠癌以及无瘤生存率更低。第 2 组和第 3 组结肠发病率较直肠高，第 3 组则手术死亡率相对较高。组 1、2 和 3 之间并无显著差异。提高无瘤生存期的因素包括：女性、病理学高分化、非复杂病例、肿瘤位于结肠和较早的分期。结直肠癌若伴发肿瘤穿孔，围手术期死亡率为 9%，伴发梗阻时为 5%。若结直肠癌伴发肿瘤邻近部位穿孔时，则围手术死亡率要高得多，达 31%。另外，无论是伴发梗阻还是穿孔，结直肠癌患者的生存率均降低，围手术期死亡率均达 33%。

5. 穿孔

与梗阻相比，穿孔对患者的最终预后有着更多不良影响。在对 4 篇研究进行了综述后，Sugarbaker 等[46]发现，穿孔患者的平均 5 年存活率仅为 9%，根治性手术后的 5 年生存率为 33%。接受手术治疗的比例为 55%，其中院内死亡率达 30%。穿孔导致弥漫性腹膜炎的患者，5 年生存率仅为 7.3%，而局限性穿孔 5 年生存率可达 41.4%。另一项研究显示，穿孔患者术后死亡率更高，为 52%[123]。

Khan 等综述了 48 名结直肠癌相关的急性结肠穿孔患者[341]，其中 36 人为肿瘤穿孔，11 人为肿瘤近端穿孔，1 人为原发灶远端穿孔。原发灶近端穿孔患者年龄相对较大（74.5 岁 vs. 64.7 岁），住院时间更长（46.8d vs. 11.6d）。肿瘤分期 14 名患者为Ⅱ期、19 例Ⅲ期、15 例Ⅳ期。14% 患者 30d 内死亡，生存超过 30d 的患者中，60% 获得根治性切除（其中 21 人局部穿孔，9 人原发灶近端穿孔），33% 患者在探查时肿瘤已不可切除或并发转移。一年存活率为 55%，五年无病生存率为 14%。尽管不同组别之间的分期没有差别，但原发灶近端穿孔组中，没有获得长期存活的患者。

6. 邻近脏器侵犯

即使肿瘤直接侵犯邻近脏器，仍然存在根治性切除的可能性，因此如果技术上可行，必须尽力争取根治性切除的机会。Sugarbaker 等 [46] 对 25 篇文献中的患者资料进行了回顾，有 9% 的患者出现邻近脏器侵犯，手术死亡率为 8%，手术的挽救率达 30%～50%。邻近脏器侵犯还包括病灶与邻近脏器如膀胱之间形成瘘管。虽然邻近脏器侵犯意味着分期较晚，根治性切除仍是有可能的。当然，手术范围的扩大往往不可避免的伴随着并发症率和死亡率的随之升高。

7. 转移

显而易见，出现远处转移的患者预后更差，转移灶能够获得根治性切除者除外。

8. 系统表现

出现体重减轻、厌食、体力虚弱或贫血症状往往意味疾病处于晚期，并预示着不良预后。

9. 肥胖

为了确定体重指数与保肛率、总体生存率、复发率和治疗相关不良反应之间的关系，Meyerhardt 等进行了一项队列内病例对照研究，纳入了 1688 名术后接受氟尿嘧啶为基础的放化疗直肠癌患者（Ⅱ期和Ⅲ期）[381]。肥胖患者比正常体重患者接受腹会阴联合切除手术的比例更高（OR=1.77）。男性肥胖是腹会阴联合切除的一个较强预测因素，肥胖男性患者直肠癌局部复发率也比正常体重的男性更高（HR=1.61）。相比较而言，肥胖不是女性直肠癌复发的预测因素，体重指数也不影响男性或女性的总体死亡率。与正常体重患者相比，低体重患者的死亡风险增加（HR=1.43），但肿瘤复发率并未增加。在所有研究参与者中，肥胖患者与正常体重者相比，3～4 级白细胞减少、中性粒细胞减少、口腔炎以及 3 级或严重毒性反应的发生率更低。

10. 手术技术

学者们一直在尝试减少手术过程中的肿瘤细胞播散，但多数措施的实际效果并没有确切结论。Phillips 等报道，术者相关因素与局部复发明显相关 [382]。外科医生经验越丰富，其手术的局部复发率越低。导致局部复发的原因可能包括切除范围不足、肿瘤细胞的缝线种植，以及吻合口第二原发癌。作者指出，外科医生应该意识到，正是因为部分医生对细节的一丝不苟，其手术结局方能远优于他人。

Sugarbaker 和 Corlew[383] 通过分析文献中现有的数据后发现，采用根治性左半结肠切除术替代节段切除，使用无接触（no-touch）技术代替常规技术，或控制肿瘤细胞的腔内播散等一系列操作，并没有提高生存率。病灶及邻近组织的整块完整切除似乎更有意义。根治性手术过程中意外肠穿孔对生存和局部复发具有决定性的不良影响 [384]。合并肠穿孔患者的 5 年生存率为 23%，但若肿瘤自发破裂，则 5 年生存率降至 14%。若术中肠穿孔，肿瘤细胞播散，Dukes B 期患者局部复发率可上升到 67%，Dukes C 期患者则高达 87%[384]。也有其他文献指出，术中若发生癌细胞的播散将导致术后 5 年生存率从 70% 降至 44%[385]。

Akyol 等认为吻合口漏是复发的危险因素 [386]。在平均 25 个月的随访中，46.9% 的吻合口漏患者出现复发，而未出现吻合口漏患者的复发率为 18.5%。吻合口漏患者的 2 年内肿瘤特异性死亡率较高（36.9% vs. 12.6%）。Fujita 等 [387] 还发现，若合并吻合口漏，患者的局部复发率升高（21.2% vs. 2.4%），Dukes A 期和 Dukes B 期患者的 5 年无病生存率降低（55% vs. 80%），Dukes C 期则无明显变化。

在一项对 403 名患者的研究中，Bell 等发现，在调整相关因素后，淋巴结转移情况、远切缘的范围、非全直肠系膜切除及吻合口位置的高低，均是吻合口漏和局部复发的影响因素（HR=3.8）。该研究认为在潜在根治性直肠癌切除术后，吻合口漏是局部复发的独立预测因素[388]。

Rouffet 等的研究中，270 名患者随机接受左半结肠切除术或左半结肠部分切除术[389]。左半结肠切除术包括整个左半结肠，结扎切断肠系膜下动脉根部并清扫其周围淋巴组织。左半结肠部分切除术则切除了相对有限的左半结肠，低位结扎切断肠系膜下动脉。两组的术前危险因素相似，术后发生早期腹部和非腹部并发症的数量也相似。总体而言，左半结肠切除术比左半结肠部分切除术的术后早期死亡率高 4%，分别为 6% 和 2%，两组的术后中位生存期都大约为 10 年，基本相同。同时，两组的保险统计法生存曲线也相似。左半结肠切除术组的患者，术后第一年排便频率明显增加。这项研究的结果表明，左半结肠切除术与左半结肠部分切除术术后生存相当。结肠癌根治术中肠管意外穿孔对生存具有显著不良影响。Slanetz 的报道也指出，当发生术中肠穿孔时，5 年生存率从 29% 下降到 14%，75% 的患者由于癌细胞播散而出现局部复发[384]。

11. 直肠专科化和手术量

在 646 例行肠吻合的苏格兰队列中，吻合口漏的总体发生率为 4.8%（其中结肠癌术后为 3.2%，直肠癌术后为 8.9%）[390]。仔细分析外科医生之间的差异后发现，约 50% 的肠吻合术是由 28 人中的 5 人完成的，其中吻合口漏的发生率为 4.2%，另外 50% 则是由其他人完成，吻合口漏的发生率达 14.3%，因此作者认为专业化团队是必要的。

Reinbach 等的一项多中心研究也报道了不同外科医生手术技术的差异对手术结局的影响[391]。不同术者在各个方面都存在显著差异，包括术后死亡率（8%～30%）、吻合口漏的发生率（0%～25%）、切口感染率（6%～35%）、局部复发率（0%～29%）、10 年生存率（0%～63%）。现在有许多研究都强调了这个不争的事实，即外科医生之间手术技术的差异是客观存在的。

(1) 手术量：Meyerhardt 等队列分析了 1330 名Ⅱ期和Ⅲ期直肠癌患者[392]。在手术量不同的医院治疗，保肛率、整体存活率和肿瘤复发率方面的差异。结果表明，按照手术量将医院分为少、中、多三个等级，其行腹会阴联合切除手术的比例差异显著（分别为 46.3%、41.3%、31.8%），手术量较大的医院具有较高的保肛率，而且没有任何部位复发率的增加。医院手术量对总体无病生存率或者局部复发率无预测作用。未按计划完成辅助化疗，以及在手术量少的医院接受手术的患者，肿瘤复发（HR=1.94）比例显著增加，总体死亡率和局部复发率呈非显著上升趋势。相比之下，完成术后辅助治疗的患者结局与医院手术量没有相关性。

Schrag 等利用监测、流行病学和结果数据库（SEER）进行了一项回顾性队列研究，包含 2815 名 65 岁及以上的直肠癌患者[393]。结果表明，比起医院的总手术量，外科医生个人手术量对于预测患者长期生存更有意义，并且显著影响直肠癌患者的生存。从同一数据库中，Schrag 等筛选出 24166 名 65 岁及以上的结肠癌患者[394]，与他们在直肠癌中的发现相反，无论是否调整了外科医生的手术量，较高的医院手术量仍然是降低术后死亡率的强有力预测因素。尽管调整医院手术量后这种效果减弱了，但外科医生的个人手术量仍然是术后 30d 死亡率和术后 2 年死亡率的重要预测因素。医院和外科医生手术量还分别是造口率的重要预测因素，当然，即使在手术量大的医院或外科医生中，也有一些医院或医生的造口率异常地大。医院和外科医生手术量的差异都可以预测结肠癌术后结局，但医院手术量的影响更大。在分析了 600 例接受直肠癌切除术患者的资料后，Hermanek 和 Hohenberger 认为，手术量小的外科医生的患者局部复发的风险更高[395]。

Borowski 等[396]调查了属于大不列颠和爱尔兰结肠肿瘤学协会（ACPGBI）成员的外科医生手术量和专业后，认为这两个因素是结直肠癌患者术后并发症发生率和死亡率的独立预测因素。

英国一个区域中心共有 5948 名患者接受了手术，手术死亡率为 7.9%。无论是否为 ACPGBI 成员手术量每年 20 以上外科医生的患者，术后死亡风险明显降低，虽然成员身份体现专业方向，但不一定代表其经过专业培训。直肠切除术后，高手术量及专科医生比低手术量非专科医生的成功吻合率（成功重建肠道连续性）更高，但吻合口漏发生率没有显著差异（5.1%）。

Martling 等比较了较高手术量（每年＞12 次手术）和较低手术量（每年 12 次或更少）外科医生患者的预后[397]。共 46 名外科医生实施了 652 名患者的手术，其中 48% 患者的手术是由其中 5 名具有较高手术量的外科医生完成，他们实施手术的结局明显优于具有较低手术量外科医生（局部复发率为 4% vs. 10%；直肠癌死亡率为 11% vs. 18%）。

Wibe 在挪威全国范围内研究了医院工作量对标准化直肠癌术后长期结果的影响[398]。国家数据库记录了 3388 名接受根治性治疗的直肠癌患者资料。医院按年度工作量分为四组：30 例以上手术者为第 1 组、20～29 例为第 2 组、10～19 例为第 3 组、少于 10 例为第 4 组。四组的 5 年局部复发率分别为 9.2%、14.7%、12.5% 和 17.5%；5 年总生存率分别为 64.4%、64.0%、60.8% 和 57.8%。与每年 30 例或以上手术的医院相比，每年少于 10 例手术的医院局部复发的风险增加（HR=1.9），总体生存率降低（HR=1.2）。

(2) 结直肠专科化：Callahan 等研究了外科医生亚专科培训与住院死亡率的关系，同时调整了医院和外科医生手术量对研究的影响[399]。该研究利用一个大型的州与州间的计划和研究合作体系，选取了 48582 名接受结肠切除术的患者。将外科肿瘤学会（培训；n=68）或美国结直肠外科医生协会（培训；n=61）的成员，定义为具有外科亚专科培训经历和专业方向者。接受结肠切除术患者的总体死亡率为 4.6%；专科医生与非专科医生患者的死亡率分别为 2.4% 和 4.8%。即使考虑了医院和外科医生手术量和患者特征，由具有亚专科方向且训练有素的外科医生进行手术时，风险调整后的死亡率也要低得多。这些发现可能会促进外科培养计划以及将复杂外科手术集中在区域中心进行。

Rosen 等研究了不同专科外科医生行其他结直肠手术后，患者手术死亡率的差异[400]。通过使用具有可比性的结直肠手术编码以及一个表明患者病情严重程度的数据库，他们比较了 6 名经资格认证的结直肠专科医生和 33 名机构外科医生所行结直肠手术的患者死亡率。该研究利用 35 个 ICD-9-CM 编码选取了 2805 名接受结直肠手术的患者。医院质控部门使用国家立法的结果数据库 Atlas 对 1753 名患者的入院严重度（ASG）进行分级（0～4，ASG 越高，表明患者病情越不平稳）。结果显示，结直肠专科医生患者的 8 年平均住院死亡率为 1.4%，而其他机构外科医生为 7.3%。同时，与其他机构外科医生相比，结直肠专科医生 ASG2 级和 ASG3 级患者的死亡率要低得多，分别为 0.8% vs. 3.8% 和 5.7% vs. 16.4%。患者病情越严重，经资格认证的结直肠专科医师比其他机构的外科医师更能显著降低患者的住院死亡率。

Platell 等回顾了在普通外科与结直肠专科进行治疗的结直肠癌患者资料[401]，并将这些结果与既往在同一家医院普通外科治疗的对照组进行比较。研究共包含 974 名患者，3 组的人口统计学资料无显著差异。结直肠专科的患者更多罹患直肠癌，病理分期为Ⅰ期，而Ⅱ期病变相对较少。与普通外科组和既往对照组相比，在结直肠专科接受治疗患者的 5 年总生存率明显更高（分别为 56%、45% 和 40%）。生存回归分析结果表明，年龄、ASA 评分、疾病分期、辅助化疗和结直肠专科治疗（HR=0.67）都是生存的独立预测因素。因此可以推测，在结直肠专科治疗的结直肠癌患者更可能在生存上获益。

Read 等研究了外科医生的专业对直肠癌患者无病生存和局部病情控制的影响[402]。放射肿瘤科医师独立查阅了 384 名患者的就诊记录，其中结直肠专科外科医生治疗 251 例，非结直肠专科外科医生治疗 133 例。局部复发的定义为骨盆内复发，有或无远处转移。结直肠专科医生患者的精确 5 年无病生存率和局部控制率分别为 77% 和 99%，而非结直肠专科医生为 68% 和 84%。多变量分析显示，病理分期和外科医生的背景是无病生存的独立预测因素。而病理分期，外科医生的背景和肿瘤位于直肠近端（距肛缘大于 5cm）是局部控制率的独立预测因素。结直肠专科医生比非结直肠专科医生患者的保肛率更高，分别为 52% 和 30%。由此，他们得出结论，直肠癌患者的良好结局与结直肠手术的亚专科培训密切相关。

Dorrance 等调查了外科医生的专业方向对接受潜在根治性结直肠癌手术患者预后的影响，并分析组间差异的影响因素。在一家大型教学医院中，共 378 名结直肠癌患者接受了包括血管 / 移植外科、普通外科和结直肠外科在内的不同专业外科医生，实施的潜在根治性切除术。在中位时间 45 个月的随访中，与局部复发率显著降低有关的因素仅包括切除标本的长度（OR 0.56）和术者为结直肠专科医生。接受普通外科医生手术的患者，其局部复发率是接受结直肠外科医生手术患者的 3.42 倍。就总体复发率而言，多变量分析显示，仅有分期早、无血管侵犯和结直肠专科这几个因素与预后显著改善相关。以上结果均表明，与血管 / 移植外科或普通外科医生相比，结直肠外科医生患者的局部和总体复发率均更低。

Martling 等评估了实施 TME 手术教学培训对术后 5 年生存的影响 [404]。该研究人群包含了斯德哥尔摩因直肠癌接受腹部手术的全部 447 例患者。将结果与 Stockholm Ⅰ（790 例患者）和 Stockholm Ⅱ（542 例）放射治疗试验的结果进行比较。Stockholm Ⅰ 和 Ⅱ 试验的永久性造口率分别为 60.3% 和 55.3%，降至 TME 项目中的 26.5%。5 年局部复发率从分别 21.9% 和 19.1% 下降到 8.2%。5 年肿瘤特异性生存率从 66.0% 和 65.7% 提高到 77.3%（HR =0.62）。因此，他们认为，外科手术教学培训计划对直肠癌的预后有重大影响。

McArdLe 和 Hole 则研究了结直肠癌术后生存率的差异是否是由于工作量或专科化水平的差异所致 [405]。根据工作量和医生各自的专科化水平，他们对 3200 例行结直肠癌切除术后患者的结局进行了分析。不同医生行根治性手术后患者的 5 年肿瘤特异性生存率为 53.4%～84.6%；调整后的风险比为 0.48～1.55。由高、中、低工作量组的医生实施根治性手术后，患者的 5 年肿瘤特异性生存率分别为 70.2%，62.0% 和 65.9%，根据手术量调整后的危险比没有显示出与前者一致的差异。由专科医生行根治性手术的患者术后 5 年的肿瘤特异性生存率为 72.7%，非专科医生实施手术的患者则为 63.8%，术者为非专科医生的调整后风险比为 1.35。因此他们认为，不同外科医生间结直肠癌根治性切除术后患者结局的差异，反映的是专科化程度而非病例数，故专科化水平的提高很可能会使得生存状况进一步改善。

12. 围术期输血

临床和实验研究表明，输血具有免疫调节特性，故某些肿瘤的行为可能受到宿主免疫系统的影响。有人认为围术期输血会对肿瘤的复发产生不利影响，甚至会增加死亡率 [406, 407]。Leite 等指出，输血患者的 5 年生存率是 37%，而未输血患者是 60%[408]。此外，有证据表明，结肠癌患者围术期输血量与存活率明显呈负相关 [409]。据报道，与术前或术后输血者相比，需要术中输血的结直肠癌患者复发率更高；然而，决定手术过程中输血需求的因素对预后的影响却远大于输血量本身 [410]。与其他预后影响因素一样，不同作者对此意见并不统一 [411, 412]。为了解决围手术期输血对免疫调节反应及其对肿瘤切除手术影响的争议，Chung 等 [411] 使用 Mantel–Haenszel–Peto 统计方法对 1982—1990 年发表的所有研究结果进行了回顾，以对此种关联的方向和程度进行累积估计。大约 20 篇文章内共包含了 5236 例患者。疾病复发、癌症致死和任何原因致死的累积 OR（95%CI）分别为 1.80（1.30～2.51）、1.76（1.15～2.66）和 1.63（1.12～2.38）。以上结果均支持如下假设：围手术期输血与结直肠癌复发和肿瘤致死风险增加有关。

脾切除术被认为可能是影响结直肠癌患者术后生存的因素[412]。虽然产生不利影响的机制尚不确定，但它可能属于免疫调节反应的范畴[413]。

13. 阑尾切除手术史

Armstrong 等[414]研究了 519 例患者的资料，以评价既往阑尾切除手术史与盲肠癌之间的关系。先前有阑尾切除手术史更常出现局部粘连、腹壁侵犯、转移扩散和低分化病变。这些差异反映在，有阑尾切除手术史患者的肿瘤切除率和生存率均明显降低，局部复发率升高，且通常发生在先前阑尾切除的部位。研究结果还表明，阑尾切除术不会增加盲肠癌变的风险，但是随后出现盲肠癌患者的预后变差。

（二）病理学特征

为了更好地预测特定患者的预后，学者们对结直肠肿瘤的众多病理学特征进行了研究。Newland 等在一项前瞻性研究中收集了随访时间在 6 个月至 21.5 年的 579 例患者数据，并进行了细致而透彻的分析[369]。多变量分析显示显著降低生存率的独立危险因素共有 6 个，随预测效力递减依次为：肠系膜下动脉根部淋巴结受累、肿瘤累及浆膜表面、侵犯超过固有肌层、肿瘤位于直肠、静脉侵犯和恶性度高。患者的年龄和性别也是预后的独立预测因素，但累及的淋巴结数目无统计学意义。作者建议将所有 6 个独立变量均列入未来的治疗指南中，以便将预后各异的患者群体进行分层分析。下面将对这些危险因素分别进行具体描述。

1. 病灶位置

大多数研究表明直肠癌预后比结肠癌差[369, 373, 383]。但在 Polissar 等的研究中，结肠癌的预后则比直肠癌差得多[374]，并且 Newland 等计算出其危险比为 1.53[369]。相反，Martin 等认为，不同部位的肿瘤 5 年生存率并没有差异[415]。在结肠癌患者中，对于右半与左半结肠癌的预后是否存在差异意见不一，部分学者认为左半结肠癌预后更好[304]，部分认为右半结肠癌预后更好[383]，部分认为右半结肠癌的预后更差[416]。

2. 大小

与其他恶性肿瘤不同，有人认为结肠肿瘤大小与预后关系不大[417, 418]，也有人持相反意见[416, 419]。

3. 形态学特征

结肠癌的形态学特征与其生物学行为相关。息肉样病变往往不会侵入到肠壁深层，而溃疡性病变更常穿透肠壁且预后较差。环周病变则是一个判别预后的重要因素[373]。研究发现，环周病变患者的 5 年生存率为 29.7%，而当少于一半肠腔受累时，其 5 年生存上升为 53.9%[383]。

外生型（息肉样和无蒂）肿瘤患者的生存率和局部复发率显著优于非外生型（溃疡型和扁平隆起型）肿瘤患者[420]。同时，外生型病变更多处于 T_1 期，较少处于 T_2、T_3 期，并且静脉侵犯和淋巴转移的比例均明显更少。

4. 镜下特征

尽管组织学分级对评估预后很有价值，但尚无统一的分级系统。Broders 1 级预后相对较好，而 3 级和 4 级预后较差；约一半患者属于 2 级，导致这种分级系统的作用有限。此外，术前评估和术后评估结果之间经常存在差异。在 Sugarbaker 等的综述中，他们分析了大量研究结果后认为较高分级恶性肿瘤的治愈概率比低分级恶性肿瘤低[46]。其他与治愈率降低相关的镜下特征包括原发灶局部晚期，静脉侵犯，远处转移，神经周围侵犯以及淋巴转移。术前活检对判断预后的价值有限，仅限于淋巴结转移率高的低分化肿瘤。Newland 等[369]估算出肿瘤高分级对患者生存的风险比为 1.48。

分泌大量黏液的肿瘤与预后不佳具有相关性。Yamamoto 等比较了黏液腺癌（占患者的 6.6%）与非黏液腺癌患者的临床病理特征后发现，黏液腺癌常侵犯邻近脏器（29% vs. 10%），淋巴结受累范围常超出结肠旁区域（50% vs. 26%），根治性切除率更低（34% vs. 69%），复发率更高（27% vs. 19%），5 年生存率更低（33% vs. 53%）[421]。Green 等发现，黏液腺癌与非黏液腺癌相比，各个病期的总 5 年生存率均相同；但是在直肠，黏液癌的 5 年生存率却明显比非黏液癌低（11% vs. 57%）[422]。Secco 等对 352 名结直肠癌患者进行了至少 5 年的随访，其中黏液腺癌占病例的 11.1%，印戒细胞癌占 1.1%。黏液腺癌最常发生于直肠（61.5%）和乙状结肠（15.3%）中。Dukes C 期和 Dukes D 期患者分别占 41% 和 15%。与腺癌相比，黏液腺癌或印戒细胞癌的患者复发率更高（51.7%、100%）。腺癌、黏液腺癌和印戒细胞癌的 5 年生存率分别为 45%、28% 和 0%[423]。

印戒细胞癌（即胞质丰富充满黏液细胞）的预后特别差。Chen 等[424]将 61 例印戒细胞癌患者、144 例非印戒细胞直肠癌患者和 2414 例非黏液性直肠癌患者的临床资料和结局进行了比较。直肠癌患者中印戒细胞癌占 1.39%。印戒细胞癌的平均发病年龄（48.1 岁）显著低于非印戒细胞癌（57.4 岁）和非黏液腺癌（62.6 岁）。在印戒细胞癌中，晚期（TNM Ⅲ和Ⅳ期）癌的比例（90%）显著高于非印戒细胞癌（69%）和非黏液腺癌（48%）。在印戒细胞癌中，肿瘤位于直肠下段的比例较高（46%），而在非印戒细胞癌（34%）和非黏液腺癌中（29%）则相对较少。印戒细胞癌肿瘤（5.7cm）明显大于非印戒细胞癌（4.3cm）和非黏液腺癌（3.8cm）。印戒细胞癌患者（42.6%）接受腹会阴联合切除手术的比例更高。在 TNM Ⅳ期患者中，印戒细胞癌患者通过血行播散的比率（18.5%）显著低于非印戒细胞癌（43.5%）和非黏液腺癌（69%）。在印戒细胞癌中，腹膜种植的概率（22.2%）较非印戒细胞癌（43.5%）低，但高于非黏液腺癌（2.7%）。印戒细胞癌的淋巴转移率（44.4%）高于非印戒细胞癌（26.1%），并且显著高于非黏液腺癌（12.3%）。印戒细胞癌患者的 1 年，2 年和 5 年总生存率分别为 73.9%、36.3% 和 23.3%，显著低于非印戒细胞癌和非黏液腺癌。印戒细胞癌患者的 1 年，2 年和 5 年无病生存率分别为 84%、44.2% 和 30.3%，与世界范围内Ⅲ期直肠癌的数据相当。研究结论认为，印戒细胞的弥漫性浸润增强了直肠黏液性肿瘤局部侵犯和淋巴转移的能力，但并不影响腹膜种植的发生。

Nissan 等[425]将 46 例印戒细胞癌患者和 3371 例原发性非印戒细胞癌患者的资料进行了对比。结果是，印戒细胞癌患者更多出现淋巴转移和腹膜种植，且约 1/3 存在转移；印戒细胞癌组的平均生存期为 45.4 个月，对照组为 78.5 个月；印戒细胞癌患者的累积生存曲线与低分化直肠癌患者的累积生存曲线相似。

病理确诊为髓样癌的结直肠癌患者预后较差。肠壁浸润越深，其预后越差。更大范围的壁外扩散与淋巴结转移的发生率增加相关[418]。Hase 等[426]对 663 例行结直肠癌根治性切除术患者的标本进行观察后，在浸润性病变前方发现了未分化恶性细胞的小团簇，并将其标记为“肿瘤出芽”。这一特征导致 5 年生存率降低（22% vs. 71%）。Tanaka 等[427]通过其对 138 例患者的研究，发现 48% 的“肿瘤出芽”患者出现复发，而没有“肿瘤出芽”组织学特征的患者复发率为 4.5%，总体 5 年肿瘤特异性生存率分别为 74% 和 98%。同样，在对 196 例行结肠癌切除的Ⅱ期和Ⅲ期病例回顾性分析中，Okuyama 等[428]发现在有淋巴结转移（Ⅲ期）病变中“肿瘤出芽”的概率要比没有淋巴结转移的病变高。“肿瘤出芽”阳性患者比阴性患者的结局更差，阳性病变的复发率为 50.6%，而阴性病变为 8.1%。因此，“肿瘤出芽”阳性患者的预后比阴性患者差。此外，将Ⅱ期和Ⅲ期患者相比较，“肿瘤出芽”患者的生存曲线并没有显著差异。

另一个可能与预后相关的组织学特征是炎性浸润的存在与否。Pihl 等[301]发现，血管周围淋巴细胞浸润以及淋巴结皮质旁区域增生的患者 85% 获得 5 年无复发生存期，而缺乏这些特征的患者为 69%。

Gagliardi 等[429]研究了 138 例直肠癌患者的腺泡生长方式与生存率之间的关系。根据病变大小进行分类，其中 28 例为微腺泡、110 例为巨腺泡。与巨腺泡（大且不规则腺小管）病变的患者相比，微腺泡（小且规则腺小管）病变患者的 5 年生存率显著降低（43% vs. 68%）。

5. 残留病变

结直肠癌切除术后局部病变残留的患者的生存较差。Chan 等[430]在一项大型前瞻性研究中，统计了切除术后病变残留的发生率，并分析了没有远处转移的情况下可能影响生存的其他病理学因素。结直肠癌切除术后出现病变残留的总发生率为 5.9%，手术后出现病变残留但无远处转移的 120 例患者，在 12 种病理因素中，只有高级别病变和根部淋巴结转移与的生存独立相关。没有这两种不利因素患者的 2 年生存率是 46.4%，具有这两种不利因素患者的 2 年生存率仅为 7.7%。

6. Dukes 分期

Dukes 分期多次的同名修改使得不同研究之间无法进行任何有意义的比较。但是，在每一次修改中，更高级的分期都表明较差的预后。如果采用局部、区域和远处类别的分期方式，则可能实现对某一类别患者的生存进行比较并达成一致。

组织学活性为评估肿瘤的生物学行为提供了方法，这种关联已反映在 Dukes 分期中。波士顿的 Lahey 诊所对接受治疗的 344 位结直肠癌患者资料进行了研究，并报道了 Dukes 分期对生存率的影响。Dukes A，Dukes B 和 Dukes C 期患者未经校正的 5 年生存率分别为 85%、65% 和 46%，而相应的校正值为 100%、78% 和 54%[383]。

Newland 等[369]对浸润深度进行了多因素生存分析，超过固有肌层的病变风险比为 1.68；浸润至游离浆膜表面的病变，风险比为 1.71。他们的另一项研究结果表明，临床病理 A 期或 B 期患者的生存率与一般人群的预期生存率非常接近[417]。但属于 B 期的男性为例外，其生存率降低可归因于 4 个临床因素（心血管并发症、永久性造口、急诊手术或呼吸道并发症）和一个病理因素（游离浆膜表面的直接浸润）。

Greene 等[431]提出了一种针对淋巴结阳性结直肠癌的新 TNM 分期策略，因为当前结肠癌的Ⅲ期标准没有包含根据肠壁浸润深度（T_1～T_4）或淋巴结受累（N_1 vs. N_2）分层亚组的预后。他们分析了国家癌症数据库中 50 042 例Ⅲ期结肠癌患者的资料，确定了属于传统Ⅲ期结肠癌的三个不同亚型，分别为$Ⅲ_A$：T_1 / T_2，N1；$Ⅲ_B$：T_3 / T_4，N_1；和$Ⅲ_C$：任何 T，N_2。这三个亚型的 5 年生存率分别为$Ⅲ_A$，59.8%；$Ⅲ_B$，42.0%；$Ⅲ_C$，27.3%。对该大型数据库的分析结果支持这三个亚型的分类方法，并肯定了每个亚组中辅助化疗的益处。随后，他们还分析了国家癌症数据库中 5987 例Ⅲ期直肠癌患者的数据[432]。Ⅲ期患者中三个亚组的 5 年生存率分别为$Ⅲ_A$：55.3%；$Ⅲ_B$：35.3%；$Ⅲ_C$：24.5%。根据治疗结果分层，仅接受手术的$Ⅲ_A$期患者观察到的 5 年生存率（39%）比接受手术并辅助化疗或放疗的患者（60%）低，同样的结果出现在$Ⅲ_B$期（仅手术，21.7%；辅以放 / 化疗，40.9%）和$Ⅲ_C$期（仅手术，12.2%；辅以放 / 化疗，28.9%）患者中，意味着术后辅助治疗对所有亚组都是有益的。

7. 淋巴结转移

结肠癌最重要的预后因素是淋巴结转移的情况。根治性切除后有局部淋巴结转移的结直肠癌患者，其预后往往各不相同。在针对淋巴结受累程度和数目的研究中，一些报道认为受累淋巴结数目与生存率相关。Corman 等的研究显示[433]，3 个以上淋巴结阳性，总生存率为 18%，如果仅有 1～3 个淋巴结受累，则生存率为 45%～50%。

Wolmark 等[434]对美国乳腺与肠道外科辅助治疗研究组（NSABP）的临床试验数据进行分析后发现，阳性淋巴结数目为 1～4 和 5～9 两组患者，相对死亡风险分别为 1.9 和 3.4。Gardner 等[435]还发现，随着淋巴结受累数量的增加，预后相应变差，6 个及以上淋巴结受累的患者死亡率是只有 1 个淋巴结受累患者的 4.6 倍。Cohen 等[436]报道，1～3 个淋巴结转移时，其 5 年生存率是 66%，4 个或更多淋巴结呈阳性时，5 年生存率降低到 37%。同样，Tang 等[437]也发现转移淋巴结数目对生存率有影响，他们对 538 例患者资料的回顾性研究结果表明，具有 1～3 个阳性淋巴结患者的 5 年生存率是 69%，4～9 个阳性淋巴结患者的 5 年生存率是 44%，10 个或更多阳性淋巴结患者的 5 年生存率仅 29%。相反，Newland 等[369]认为，涉及的淋巴结数目并不是明确的独立预后因素。他们认为，影响预后最重要的是根部淋巴结转移情况，并在多变量生存分析中计算出风险比为 1.79。约 9% 的淋巴结阳性患者出现了根部淋巴结转移。Malassagne 等[438]则认为，淋巴结转移的数目和根部淋巴结转移都是预后相关因素。有根部淋巴结转移和无根部淋巴结转移患者的 5 年生存率分别为 17% 和 45%，转移淋巴结数目少于（包含）4 个与多于 4 个患者的 5 年生存率分别为 44% 和 6%。

Swanson 等[439]分析了美国国家癌症数据库的相关数据，以确定检出淋巴结数目对 T_3N_0 期结肠癌的预后是否有指导意义。该研究共分析了 35787 例经手术治疗且病理报道为 $T_3N_0M_0$ 的 T_3N_0 期结肠癌病例。这些患者的 5 年相对生存率，从检获淋巴结数目为 1～2 个的 64%，到超过 25 个的 86%。按检获淋巴结数目将患者分为 3 个亚组[1-12, 216]，其观察到的 5 年生存率也显著不同。表明 T_3N_0 期结肠癌的预后取决于检获淋巴结数目。因此作者认为，对于 T_3 期患者，检获淋巴结至少需 13 个才能判定为淋巴结阴性。

Fisher 等[440]检测了大量可能是阴性的淋巴结，以判断是否存在淋巴微转移，并确定其对生存参数的影响。微小转移是通过免疫组织化学方法，用抗细胞角蛋白 A1 / A3 对原始淋巴结切片进行染色，该检测的样本包含了 241 名 Dukes A 和 Dukes B 期直肠癌患者和 158 名结肠癌患者的原始淋巴结切片。在该队列中 18% 的患者检测到淋巴结微小转移，但其与总体无复发生存率并无任何显著关系。其他文献也报道，19%～39% 的病例出现淋巴微转移，出现比例的不同可能与纳入研究的切片数量有关。Sakuragi 等[441]通过寻找淋巴结转移相关标志物，以协助指导 278 例 T_1 期结直肠癌患者的治疗。他们认为，黏膜下浸润深度和淋巴管浸润是淋巴结转移的准确预测因素，可用于在内镜下切除术后的患者中选择合适的病例进行根治性手术。

Tepper 等[442]分析了在一项全国性化疗和放疗辅助治疗试验，统计了接受治疗的 1664 名 T_3、T_4 或淋巴结阳性直肠癌患者的资料，目的在于评估病理学标本中检获淋巴结数目与复发时间和生存结果之间的关系。在确定为淋巴结阳性的患者中，1/4 未发现显著差异。大约需检测 14 个淋巴结才能准确定义淋巴结转移状态，检测数量更多则会使分期更准确。

8. **静脉侵犯**

在一项对 1000 多个手术标本的研究中，Morson 和 Dawson[443]发现 35% 的病例存在区域静脉侵犯。黏膜下静脉侵犯发生率约 10%，25% 发生肠壁外静脉侵犯。前者对预后的影响很小或没有影响，但是肠壁外静脉侵犯使 5 年生存率从 55% 降低到大约 30%。在 Corman 等的研究中[433]，Dukes C 期伴静脉侵犯患者的 5 年生存率为 31%，不伴静脉侵犯患者则为 43%，差异无统计学意义。伴 / 不伴静脉侵犯的 Dukes B 期患者的 5 年生存率分别为 55% 和 70%，差异有统计学意义。Lahey 临床研究中心随后的研究认为有无静脉侵犯患者生存率有差异[383]。Minsky 等[444]回顾了 168 例接受了潜在根治性切除术患者的病历后发现，与壁内静脉侵犯或完全没有静脉侵犯相比，壁外静脉侵犯的患者 5 年生存率显著降低。当壁外和壁内静脉侵犯同时存在时，生存无差异。Krasna 等 [445] 的研究指出，3 年生存率从无静脉侵犯的 62.2% 降低到有静脉侵犯的 29.7%。在 128 个手术标本中，Horn 等 [446] 发现 22% 存在静脉侵犯，有静脉侵犯者的 5 年生存率是 32.9%，而不伴静脉侵犯者的 5 年生存率是 84.3%。Newland 等 [369] 人的研究中，28.8% 患者伴随静脉侵犯，其中 81% 累及壁外静脉，并通过多变量生存分析计算出危险比为 1.49。

Sternberg 等 [447] 详细研究了静脉侵犯作为结直肠癌预后预测指标的意义，结直肠癌标本中静脉侵犯的发生率从 10%～89.9%，这主要是由于病理医师之间的差异和标本处理的差异所致。他们的研究目标是评估和比较苏木精和苏丹红（HE）染色与经 HE 和弹性纤维共同染色所诊断出的静脉侵犯的发生率。通过 81 例同时远处转移患者切除的结直肠癌标本切片上，评估静脉侵犯的发生率。仅对Ⅳ期肿瘤患者进行研究的原因如下：①可以假定所有伴随远处血行转移的患者均发生了静脉侵犯，从而能够计算出假阴性率；②同时远处血行转移肿瘤患者中静脉侵犯的各种特征与临床相关性没有争议；③消除肿瘤分期差异对静脉侵犯发生率的影响。首先，使用 HE 染色的切片筛选出静脉侵犯阳性者，然后对静脉侵犯阴性或可疑的切片进行弹性纤维染色剂染色，如此二次筛查得出静脉侵犯的最终结果。HE 染色切片中有 51.9% 有静脉侵犯，增加弹性纤维染色可以诊断出剩余标本中 38.5% 的静脉侵犯率，使总发生率增至 70.4%。在 57 例阳性标本中，根据静脉侵犯程度，轻度为 47.4%、中度为 8.8%、重度为 43.9%。仅涉及壁内静脉者占 31.6%，仅涉及壁外静脉者占 45.6%，而同时涉及壁内和壁外静脉者占 22.8%。阳性标本中静脉侵犯的类型，71.9% 为充满型、49.1% 为漂浮型、10.5% 为浸润型。静脉侵犯发生率在结肠（70%）与直肠和直肠乙状结肠癌（71.4%）之间无显著差异，在肝转移（70%）与不伴肝转移（72.7%）之间也无显著差异。临床相关的血源性转移灶的播散仅需最小限度的静脉侵犯，这强调了病理医生需要仔细专门寻找静脉侵袭性病变。尽管在Ⅳ期结直肠癌中主要发生壁外静脉侵犯，但仍有 1/3 病变仅发现在壁内，这表明壁内静脉侵犯也可能与临床相关的血源性转移有关，因此也应被视为不良预后的影响因素。

9. 神经周围侵犯

神经周围侵犯往往对预后有不利影响，它的出现可能是由于肠壁全层被侵透，且有研究认为其与肿瘤播散相关 [448]。Krasna 等 [445] 发现，无神经侵犯患者的 3 年生存率为 57.7%，有神经侵犯则降低至 29.6%。Horn 等 [446] 通过检测 128 个手术标本，证实 32% 存在神经侵犯。有神经侵犯患者的 5 年生存率为 64.3%，而无神经侵犯者达 81.1%。

Ueno 等 [449] 为研究神经侵犯在直肠癌中所起的作用，选取了 364 例肿瘤侵透至肠壁肌层，且行直肠癌根治术的患者。基于“强度”（20 个视野中周围神经侵犯的数量）和“深度”（距固有肌层的距离）建立了周围神经侵犯（PNI）分级系统。PNI–0 级：无神经侵犯；PNI–1 级：强度小于 5 个病灶且深度小于 10 mm 的病变；PNI–2 级：强度大于（等于）5 个病灶或深度大于（等于）10 mm 的病变。结果表明，神经侵犯的发生率为 14%，且与经病理确诊的淋巴结转移密切相关。5 年生存率（PNI–0 为 74%、PNI–1 为 50%、PNI–2 为 22%）和局部复发率（PNI–2 为 43%，PNI–0 和 PNI–1 为 9%）均与 PNI 分期有关。因此 PNI 分级系统可能有助于对预后作出判断，并可作为术后强化辅助治疗病例的筛选指标。

（三）生化功能和特异性指标检测

1. 术前癌胚抗原水平

对 945 名纳入 NSABP 患者的数据进行分析显示，术前 CEA 水平与 Dukes 分期明显相关 [448]。Dukes 分期越晚，平均 CEA 水平越高，且每个分期的平均CEA值差异十分明显。Dukes A、Dukes B、Dukes C和Dukes D（局部侵犯或远处转移）期的平均值（±SE）分别为3.9±0.6、9.3±1.4、32.1±8.9和251±84。其对预后的判断作用独立于组织学阳性淋巴结的数目，与是否合并梗阻无关。术前CEA水平与肿瘤的管腔侵犯周径程度有关，病变超过半周与术前CEA水平明显降低有关。Dukes B和Dukes C期患者，其治疗失败的相对风险与术前CEA水平有关。对于Dukes B期患者，CEA为2.5～10的患者复发的可能性是小于2.5的患者的1.2倍，而CEA水平大于10的患者复发的可能性为其3.24倍。对于Dukes C期患者，则风险比分别为1.77和1.76。尽管有研究得出了相似的结论[437]，但也有研究认为这种相关性仅适用于Dukes C期患者[450]。需要关注的是，分化较差的肿瘤几乎不产生CEA，因此低分化肿瘤的患者，即使术前CEA正常，预后却并不好[451]。同时也有研究认为，CEA检测对预后的意义不大[452]。然而，术后CEA水平持续升高与早期复发明确相关[453]。

2. 肝功能检测

肝功能异常与预后不良相关[454]，但并未达成共识[379]。

3. 其他血液学检测

低血清蛋白水平与不良预后有关，血红蛋白水平、白细胞计数和红细胞沉降率则对预后没有影响[379]。

4. DNA分布

多项研究表明，异常DNA类型（即正常二倍体模式以外）的患者复发率更高[455, 456, 457, 458]。Giaretti等[459]发现在31%的腺瘤和74%的腺癌中存在DNA非整倍体。DNA倍性与非典型增生的大小和程度相关，但与组织学类型无关。同一研究中心的研究结果表明，新鲜冰冻的标本比石蜡包埋的标本具有更高的DNA非整倍体检出率（79% vs. 41%）[460]。Armitage等[456]发现，55%细胞中含有异常的非整倍体DNA患者只有19%存活5年；其他只有二倍体DNA表达的肿瘤患者5年生存率则达43%。相反，Jones等[460]则认为，当把外科医生的技术，病理学分类和患者年龄均纳入分析后，DNA的倍性状态并不是预后的独立预测因素。Halvorsen和Johannesen[461]指出，与非二倍体病变相比，二倍体病变患者具有明显的生存优势，但直肠癌和结肠癌之间无差异，故倍性并不是直肠癌比结肠癌患者预后差的原因。Venkatesh等[455]的DNA分析结果也表明，整倍体患者的生存概率是非整倍体且S期占比超过20%患者的3.7倍。

5. 基因变异

分子遗传学改变是评判预后的众多因素之中最新的一个[462]。部分等位基因丢失（fractional allelic loss，FAL）是对等位基因缺失的一种衡量标准，是预后的独立危险因素。远处转移与等位基因大量丢失及17p和18q位点缺失显著相关。进一步研究还表明，等位基因丢失与肿瘤家族史、左半结肠癌以及细胞外黏蛋白缺乏有关。

Jen等[463]报道指出，Ⅱ期结肠癌患者如没有18q染色体等位基因缺失，其5年生存率是93%，而当有等位基因缺失时，5年生存率仅54%。对于Ⅲ期患者，无等位基因缺失的5年生存率为52%，有等位基因缺失时仅为38%。18q染色体等位基因缺失患者的死亡总风险比为2.83。也有研究表明CD44 v6—阳性肿瘤患者的预后要比阴性患者差[464]。此外，ras p21的过表达会增加淋巴转移率、肿瘤浸润深度、肝转移发生率，降低手术治愈率和长期生存率[465]。

一些人认为，p53的表达水平是Dukes B和Dukes C期患者肿瘤复发的独立预测因素[466, 467]，也有学者结论不同[468]。Auvinen等[467]指出，p53过表达的患者校正的5年生存率仅37%，正常表达的患者为58%，相应的10年生存率分别为34%和54%。此外，TP53基因突变与生存率降低相关[469]。

Shibata等[470]发现，在Ⅱ期患者中，表达DCC者5年生存率为94.3%，而DCC阴性者仅为61.6%。Ⅲ期患者相应的5年生存率分别为

59.3% 和 33.2%。

Wang 等 [471] 使用 DNA 芯片技术系统地鉴别出一些新的指标，可用于预测 Dukes B 期患者是否复发。基因表达谱分析确定了 23 个基因位点用于预测 Dukes B 期患者的复发情况。其总体性能准确性为 78%，并准确预测了 18 例复发患者中的 13 例和 18 例无病患者中的 15 例，OR 值为 13。这些标志物的临床价值在于，可以将高复发风险（13 倍风险）Dukes B 期患者的治疗方案升级，让他们和 Dukes C 期患者一样，接受辅助治疗。

Lim 等 [472] 分析了 248 例散发结直肠癌病例的 MSI 状态和临床病理特征与预后之间的关系。MSI 阳性者占所有患者的 9.3%，其肿瘤主要发生在近端结肠，并且分化更差，术前血清 CEA 水平更低，全身转移更少。因此，低级别、低 T 分期、无淋巴结转移、无全身转移、辅助化疗和 MSI 阳性状态均是散发性结直肠癌患者生存的独立保护因素。

Kohonen–Corish 等 [473] 对 183 例未接受辅助治疗的临床病理 C 期结肠癌患者的 MSI–L 和甲基转移酶（MGMT）蛋白表达缺失情况进行了详细分析，以判断它们对预后的意义。 结果表明，MSI–L 患者比微卫星稳定（MSS）患者生存率低，并且 MSI–L 是Ⅲ期结肠癌预后的独立预测因素。MGMT 蛋白表达的缺失与 MSI–L 表型有关，但并不是影响结肠癌总体生存率的独立预测因素。在 MSI–L 中，p–16 甲基化发生率显著低于 MSI–H 和 MSS，但与生存无关。

为了更精确地评判 MSI 的预后意义，Popat 等 [474] 分析了 32 项研究结果的数据，共包含 7642 例患者的生存情况，其中 1277 例 MSI 阳性，并且没有证据表明存在发表偏倚。MSI 阳性对总体生存率的合并风险比大约为 0.65，相似的结果也在临床试验患者（HR=0.69）和局部晚期结直肠癌患者（HR=0.67）中得到证实。

6. 唾液黏蛋白染色

结肠上皮的癌变伴随着唾液黏蛋白分泌的增加，并伴随正常情况下主要分泌的磺胺糖蛋白减少。对于以唾液黏蛋白表达为主的患者，局部复发的概率增加，且预计 5 年生存率降低 [475]。

7. 细胞核形态

为了寻找可靠的预后指标，Mitmaker 等 [476] 评估了 100 例结直肠癌患者的细胞核形态，这些患者均接受了根治性手术且至少随访了 5 年。将每个病例进行 Dukes 分期和组织学分级。他们将细胞核形态因子定义为细胞核的圆度，正圆记录为 1.0，大于 0.84 则提示预后不良。结果表明，该变量是生存的重要预测因素，并且与性别、年龄、组织学等级和 Dukes 分期无关。

8. 纤溶酶原活性

组织纤溶酶原活性的相关研究表明，总生存曲线与尿激酶型纤溶酶原激活物和组织型纤溶酶原激活物的比例有关 [477]。若 Dukes B 和 Dukes C 期患者正常黏膜中，该比率大于 0.22 ，则 Cox 危险比为 2.8，意味着生存率降低。

9. Sialyl Lewisx 抗原表达

基于 114 例行根治性手术的患者资料，sialyl Lewisx 抗原阳性患者远处器官转移，特别是肝转移发生率高于 sialyl Lewisx 阴性患者。[478] sialyl Lewisx 阳性和阴性患者的 5 年无病生存率分别为 57.7% 和 89.1%。

10. 增殖细胞核抗原标记的发现

在有静脉侵犯、淋巴结和肝转移以及低分化病变的患者中，肿瘤切缘的增殖细胞核抗原（proliferating cell nuclear antigen，PCNA）表达明显更高 [479] 。

八、复发性肿瘤

（一）随访

对于接受手术的结肠癌患者，尚无最合适的随访方法。任何随访方案都应侧重于检出可切除的吻合口复发和局部残留，肝和肺转移以及异时性肿瘤的发生。在一项对 5476 例结直肠癌病例的回顾性分析中，Cali 等 [480] 计算出异时性肿瘤的年发生率为0.35%。目前随访的推荐在第20章中进行了阐述。但是，随访的意义也遭受了质疑，原因是当肿瘤复发时几乎没有有效的治疗方法。反对随访的专家认为，密切随访所耗费的精力和费用并不值得，因为当随访期出现症状时，多达62%患者已有新发病变[217, 453, 481, 482]。密切随访的支持者则指出，如果能在尚无症状时而非出现症状后，及时发现复发灶或异时性肿瘤，此时肿瘤将处于更早期阶段，通过再次手术获得治愈的可能性将会增加[483, 484]。Bühler等[483]报道了一系列吻合口复发而无症状的病例，再切除率为66%，生存期为12～72个月；而有症状的病例却无一通过手术而治愈，生存期仅为1～24个月，从而肯定了密切随访的意义。在一项对1293名患者密切随访的研究中，168名患者共出现299个复发灶（局部复发占40%；肝转移占29%；其他占31%）[484]。其中，51%局部复发患者和47%的肝转移患者无临床症状，50%的局部复发患者和26%的肝转移患者进行了根治性手术。局部复发患者的二次术后3年生存率为35%，肝转移患者为33%，5年生存率分别为23%和15%，这些结果均肯定了积极随访的益处。Yamamoto等[485]追踪了974例行根治性手术后患者的结局，局部复发、肝转移和肺转移发生率分别为7.2%、4.8%和3.6%。局部复发后接受二次手术和根治性手术的比例分别为77%和24%、肝转移为34%和38%、肺转移为17%和100%。局部复发且二次手术后3年和5年生存率分别为13%和9%，肝转移分别为14%和0%，肺转移分别为53%和53%。

Wade等[206]对22715例因结肠癌行手术的病例进行了综述，其中12150例合并转移灶。术后每位患者随访总费用平均为130万美元，或每年203000美元。尽管术后监测花费很高，但作者认为有必要继续监测，因为一旦停止，则每年都会有患者因结直肠癌复发而死亡，患者将因无法切除结直肠癌转移灶而平均失去20～28个月的额外生命，甚至失去本可治愈的机会。因此，有必要确定哪些检测手段可以足够早期发现转移灶，以便让受益者获得治愈。

（二）复发率

Devesa等[318]发现，由于分类和治疗中存在的多种偏倚，确诊复发的方法不同以及统计方法不同，所得复发率也并不一致。所有研究均应用了Dukes分期或对Dukes分期进行的某些修改来计算复发率（例如，Dukes A期，0%～13%；Dukes B期，11%～61%；Dukes C期，32%～88%）。虽然低位前切除术后吻合口复发并不少见，但右半结肠切除术或腹腔内吻合术后吻合口复发较少出现。

（三）影响因素

Sugarbaker等[46]提出了“根治性”手术失败的几种可能原因：①淋巴管或淋巴结转移导致肉眼无法识别的病变残留；②恶性肿瘤细胞在术前或术中从原发病灶脱落至静脉中；③环周切缘残留肿瘤细胞；④肿瘤细胞在手术时播散。肿瘤细胞种植更可能引起早期吻合口复发，而异时性肿瘤则是晚期复发的主要原因[486]。事实上，在复发过程中，这4种机制或多或少都发挥了作用。

（四）复发的模式

初次手术部位不同，复发的模式也会因是局部、吻合口、区域或远处转移复发以及复发的时间而变化[487, 488]。局部复发通常包括原发灶邻近区域复发和初次手术后吻合口复发，远处转移则指转移至切除部位以外的区域。由于受到解剖学上狭窄盆腔周围边界的限制，手术切除范围有限，盆腔局部复发在直肠癌中很常见，结肠癌往往出现腹腔，肝脏或远处复发灶，孤立的局部复发灶相对少见。这种复发模式说明了直肠癌辅助放疗和结肠癌辅助全身化疗的重要性。Devesa等[318]对一系列研究回顾后发现，30%～50%的结肠癌表现为局部复发，高达80%表现为远处转移。尸检结果表明，肝脏最常受累，约 50%～80%，其次是肺、骨骼和其他部位。Böhm 等 [489] 对 487 位患者进行平均 48 个月（随访期 15～132 个月）随访后，31% 患者复发。其中，51% 远处转移、31% 局部复发、18% 局部复发和远处转移均发生。Obrand 和 Gordon[490] 的综述则指出，根治性切除术后的复发率变异较大，为 3%～50%。

表 22–11 中列出了几项研究的复发模式。通常都将结肠癌与直肠癌一起研究，因此无法分别进行阐述。Rodriguez–Bigas 等 [491] 为探讨吻合口复发的预后，对 50 例结直肠癌患者复发资料进行了回顾性分析。肿瘤均位于距肛缘 10cm 以上的位置，切除乙状结肠或直肠近端病变后 40 例（80%）吻合口复发，总体无病生存期为 13 个月，其中 90% 发生在术后 24 个月内；45 例（90%）复发与同步或异时转移相关，复发后的总体中位生存期为 16 个月（如果吻合口是唯一复发部位，则为 37 个月）。5 例最终存活且未再度复发的患者，诊断复发时均无症状，并且复发部位仅限于吻合口。因而作者认为，结直肠癌术后吻合口复发常预示着肿瘤已经开始播散，但如果没有症状且只有局部复发，可以通过手术治愈。Willett 等 [324] 的研究结果也表明，并发梗阻的患者，其局部复发率为 42%，其中约 1/3 仅有局部复发；并发穿孔的患者，有 44% 局部复发；对照组局部复发和远处转移的发生率分别为 14% 和 21%。

关于时间窗，Ekman 等 [217] 发现，复发的结肠癌患者 70% 是术后 2 年内检出，90% 在 4 年内检出。Devesa 等 [318] 对文献的回顾性报道也指出，60%～84% 的复发出现在初次手术后 2 年内，90% 在 4 年内（中位 22 个月）[493, 494, 495]。就肿瘤部位而言，Malcolm 等 [492] 发现，右半结肠、横结肠、左半结肠、乙状结肠癌的复发率分别为 24%、10%、11.5% 和 34%。

在一项确定结直肠癌根治性切除术后复发率和复发模式的研究中，Obrand 和 Gordon[490] 对 524 例接受手术治疗的病例进行了回顾性分

表 22–11　结肠癌切除术后复发模式分析

作　者	病例数	随访时间（年）	复发率（%）			总计	复发时间（月）	5 年生存率（%）
			局　部	远　处	局部和远处			
Olson 等 [481]	214	5.0	7		16	23		49
Malcolm 等 [492]	191	5.0	1	22	5	28	1～102	21
Boey 等 [493]	146		10	15	10	35	4～40	
Russell 等 [487]	550	4.0	5	19	10	34	2～102	
Umpleby 等 [304]	329	5.0	18	22	7	47		27
Willett 等 [494]	533	5.0	6	12	13	31		63
Gunderson 等 [495]	91		19	20	39			
Galandiuk 等 [496], a	818	2.0～11.5	5	34	4	43	0.5～98（中位数 17）	
Obrand 和 Gordon[490], a		1～15（中位数 70）	13	13	2	28	2～100（中位数 17）	47[b]

a. 包括结肠癌和直肠癌；b.47% 的人平均存活了 80 个月

析，其中448例进行了根治性手术。总体复发率为27.9%，其中吻合口复发11.7%。直肠癌患者的局部复发率（包括吻合口复发）高于结肠癌（20.3% vs. 6.2%）。14.4%的患者远处转移（结肠癌为13.9%，直肠癌为15.5%）。平均复发时间为21.3个月（中位数为17个月；范围为2～100个月）。吻合口复发的平均时间为16.2个月，而远处转移的平均时间为22.9个月，局部区域复发的平均时间则为18.9个月。结肠癌复发的中位时间为16个月，直肠癌为17个月。Dukes A、Dukes B、Dukes C期的复发率分别为17.6%、23.4%、43.7%。确诊复发后未行任何治疗患者的平均存活期为28个月，接受姑息治疗患者平均存活期为39个月。接受二次手术的患者中24%获得治愈、30例二次手术中、20例行吻合口二次切除术。大部分复发（69.4%）在初次手术后的24个月内，95%复发在48个月内。接受术后辅助治疗的患者，复发的平均时间和中位时间分别为25.4个月和22.0个月；未行辅助治疗的患者，分别为19.8个月和16.0个月，这些均未在多变量分析中达到统计学意义。所有复发患者中有47%存活，平均寿命为8个月；而死于复发的患者平均生存期为53个月。复发的相关危险因素包括病变部位(直肠/结肠)、分期、邻近脏器侵犯、穿孔，不包括年龄、性别、分化程度、黏蛋白分泌和大体形态。

目前已知与复发率增加相关的危险因素，包括患者的性别、年龄、Dukes分期，原发肿瘤部位（结肠/直肠）、邻近脏器侵犯、穿孔、肿瘤的组织学类型和大小等。Galandiuk等[496]指出，不良预后影响因素包括：男性比女性差，直肠比结肠差，Dukes C期比Dukes B期差，3级和4级分化比1级和2级差，有粘连和（或）浸润比没有差，并发穿孔比无穿孔差以及非二倍体比二倍体差。

寻找能够预测复发的因素具有积极的临床意义，医生能够筛选出最可能适合接受积极辅助治疗和术后随访的患者，并且在有希望被治愈的阶段就发现复发灶。即使出现转移性疾病（如肝脏或肺转移），在某些情况下仍可通过手术治愈。

在人们意识到腹腔镜结直肠癌切除术会引起穿刺孔种植转移后，原发性结直肠癌的腹壁种植引起了关注。Koea等[497]回顾了Memorial Sloan Kettering癌症中心的31位术后7～183个月内出现腹壁复发的病例。其中，原发肿瘤位于右半结肠为17例、左半结肠2例、乙状结肠7例、直肠3例；19%的原发肿瘤并发穿孔、45%分化不良、92%浸透肠壁（T_3或T_4）、51%淋巴结转移。22例患者有明显腹壁肿块，而9例手术时偶然发现的腹壁复发灶。4例患者仅有孤立的腹壁复发灶，其余27例合并腹腔内转移灶。腹壁转移灶切除后腹腔内有残余肿瘤的6例患者中位生存期为4个月。25例患者在组织学上完全切除了复发灶，包括仅限于腹壁的病灶切除（n=4；中位生存时间18个月），腹壁和粘连脏器联合切除（n=15；中位生存时间12.5个月），以及切除腹壁和远处腹腔内复发脏器（n=6，中位生存时间为22个月，尽管只有一名患者仍存活）。保险统计2年和5年生存率分别为16%和3%。由此他们得出结论，腹壁转移通常是腹腔内复发的征兆，若复发仅限于腹壁和相粘连脏器，积极切除可以使局部病情得到有效控制。

（五）临床特征

当出现身体不适，体重减轻和食欲不振等一系列症状时，包括一般状况变差，应怀疑复发。患者可能会出现隐隐的不适感及间断性的肠道症状，一般的体格检查难以发现问题，随着疾病的进展，腹壁或腹腔内可能会出现肿块及腹水。

（六）相关检查

对于局部复发或腹膜种植，体格检查和放射学检查均不敏感。钡剂灌肠造影可能显示复发灶，但有时微小的变化也可能是由于手术吻合所致，因此难以尽早检出吻合口复发。结肠镜检查可以更直接地检测吻合口复发，但是有报道指出，仅不到 3% 局部区域复发会引起肠黏膜破坏[443]。

Barillari 等[498]评价了 481 例患者根治性切除术后常规行结肠镜检查的有效性。约 10% 腔内复发，其中一半以上发生在术后前 24 个月内。对于腹膜表面的小肿块，CT 并不是可靠的诊断方法。Jacquet 等[499]报道总体灵敏度为 79%，大于 0.5cm 的结节，灵敏度为 90%，小于 0.5cm 的结节，灵敏度仅为 28%。盆腔内转移的灵敏度最低，仅 60%。目前用于检测复发灶的最新技术是 ^{18}FDG-PET。Delbeke 等[500]比较 FDG-PET 与 CT 和 CT 门静脉血管造影在复发性大肠癌患者肝转移灶检测方面的准确性，及其与 CT 相比检测肝外转移灶的准确性，并评估了其对患者治疗决策的影响。先前接受过治疗的 52 例结直肠癌患者，怀疑复发 61 次，并接受全身 PET 检查，最终诊断通过病理学（n=44）或临床和放射学随访（n=17）获得。共发现 166 个可疑病变。在 127 个肝内病变中，104 个是恶性；在 39 个肝外病变中，34 个是恶性的。PET（92%）在检测肝转移方面准确率比 CT（78%）和 CT 门静脉造影（80%）更准确，在肝外转移方面比 CT 更准确（分别为 92% 和 71%）。PET 还在 17 例患者中检测到起初未怀疑的转移灶，并改变了 28% 患者的手术方案。综上所述，PET 是复发转移性结直肠癌患者进行分期的最准确的无创方法，并在治疗决策中起着至关重要的作用。

Libutti 等[342]评价了 PET 扫描和 CEA 扫描在确定复发性结直肠癌中的作用。在参与研究的 28 位患者中，94% 在手术中发现了转移灶；其中有 10 位患者病灶无法切除，PET 检测到了 90% 患者的不可切除病灶，CEA 扫描则无法预测任何患者的不可切除病灶。在 16 名发现可切除病灶或可以局部治疗病灶的患者中，PET 扫描检出率为 81%，CEA 扫描为 13%。

Desai 等[501]探讨了 PET 对转移性或复发性结直肠癌患者手术决策的影响。该研究对 114 例进展期结直肠癌患者进行 CT 和 PET 扫描。CT 提示病灶可切除的患者有 42 例，但其中 40% 因行 PET 扫描提示肝外病灶、胆总管、胸腔、骨、锁骨上受累、腹膜后淋巴结肿大而改变了治疗方案。在 25 例肝转移患者中，72% 通过 PET 发现了其他病灶，包括肝外、胸部病灶、腹膜后淋巴结和骨转移。两种检查对手术中发现的小的腹膜转移灶均不敏感。

Whiteford 等[502]评估了 105 例可疑转移性结直肠癌患者的资料，这些患者接受了 101 次 CT 扫描和 109 次 PET 扫描，并通过手术时的情况、组织学或临床病程证实了其临床相关性。PET 扫描对临床相关肿瘤检测的总体灵敏度和特异度（87% 和 68%）均高于 CT 和其他常规诊断手段（66% 和 59%）；PET 扫描检测黏液腺癌的灵敏度（58%）比非黏液腺癌的灵敏度（92%）低；PET 检测局部复发的灵敏度（90%）高于 CT 和结肠镜检查（71%）；PET 检测肝转移的灵敏度（89%）高于 CT（71%）。同时，相对于 CT 和其他常规诊断方法，PET 在检测肝外转移（局部区域除外）方面的灵敏度更高（94% vs. 67%）。此外，PET 改变了 26% 患者的临床治疗方案，并使他们获益。

Johnson 等[503]回顾性分析了 41 例转移性结直肠癌患者的资料，比较了 CT 和 PET 在临床决策中的作用。患者在术前均进行了 CT 和 PET 扫描，并且所有患者均进行了再评估。研究结果将腹腔分为肝脏、肝外和盆腔 3 个区域。与术中发现相比对，PET 在肝脏、肝外和全腹的灵敏度比 CT 更高，分别为：肝脏（100% vs. 69%）、肝外（90% vs. 52%）和全腹（87% vs. 61%），但是在盆腔二者没有显著差异（87% vs. 61%）。两种检查的特异度在任何部位均无显著差异，但是，由于 PET 比 CT 更灵敏，所以当转移灶确实存在时，PET 的结果往往更准确。

（七）癌胚抗原其他的作用

CEA 价值在于有可能早期发现肿瘤复发。但是情况并非总是如此，因为当 CEA 水平升高时，通常伴随复发。Devesa 等[318]文献综述发现，早期或局部复发的患者中，仅有不到 50% 的患者血液 CEA 水平升高；广泛转移且常伴肝转移的患者中，约有 75% 升高。肺或腹膜种植转移患者 CEA 水平升高的比例非常低。6%～25% 的病例可有假阳性结果，在没有明确证据证实复发的患者中，7%～36% 出现短暂的 CEA 升高。

Minton 等[504]对无症状患者进行了 CEA 指导下的二次手术探查，大约一半的复发患者可通过手术治愈。该组患者的 5 年生存率为 30%。在二次手术后复发的患者中，一小部分还可接受第三次甚至第四次手术，以获得治愈。作者认为，对于没有其他有效治疗方法的结直肠患者，采取这种积极的治疗方法是有必要的。

对于术前患者，必须进行仔细评估，以排除不可切除转移灶。外科医生必须意识到，即使是非恶性肿瘤患者，CEA 水平也可能会升高。虽然有人使用 CEA 指导再次手术并从中获益[493, 505, 506]，但大多数外科医生的研究结果并非都如此乐观。Wanebo 和 Stevens[450]在对包含 203 名患者的四项研究进行的综述中发现 80% 肿瘤复发患者中，46% 为局部复发，54% 为远处转移。CEA 水平从 6.5 ng/ml（俄亥俄州立大学）到 25 ng/ml（Memorial Sloan Kettering 癌症中心）；整组中有 36% 通过切除获得治愈，治愈率从 7%（罗斯威尔公园纪念学院）到 72%（俄亥俄州立大学）。

Hida 等[506]研究了术后 CEA 监测对再次手术的价值。共 756 例 Dukes B 期和 Dukes C 期患者接受了根治性手术，术后行 CEA 水平监测和影像学检查。对出现任何可切除的复发灶及 CEA 值持续升高患者，均积极进行二次手术。18.8% 的患者术后复发，其中 90.8% 在术后 3 年内被检出。结肠癌和直肠癌相比较，前者与肝转移和腹腔内复发显著相关，后者与局部复发和肺转移显著相关。共 72 名患者接受了二次手术，其中 54.2% 切除全部病灶，1.4% 术中未发现病灶。在 142 例复发患者中，50% 进行了二次手术，可切除组的生存率明显高于不可切除组（41.3% vs. 5.2%）。作者认为，根据术后 CEA 水平和影像学检查结果，通过第二次手术彻底清除结直肠癌患者的复发灶，可提高生存率。

（八）治疗

1. 手术治疗

由于结直肠癌术后复发患者二次手术的可能性较小，许多医生并不热衷于密切随访。Böhm 等[489]报道 24% 的患者可接受进一步的根治性手术，但其中只有 25%（占所有复发者的 6%）无病生存超过 2 年。但也有一些积极的报道，认为对其中一部分患者进行二次手术是非常值得[507]。术后随访很重要，原因如下：①早期阶段发现第二原发性结直肠癌；②结直肠癌患者患其他器官（例如，乳房或子宫内膜）原发性恶性肿瘤的风险更高；③早期发现局限性的复发灶，能够获得治愈机会。Gwin 等[508]回顾了 28 例腹腔内肝外复发的结肠癌病例，15 例患者的中位保险统计法生存期为 25.5 个月。若术后超过 16 个月复发，无病生存期将延长。接受姑息性手术的患者比行短路手术的患者预后好。Minton 等[504]通过使用 CEA 指导二次手术，使 60% 的患者得到治愈，其 5 年生存率为 30%。Herfarth 等[509]在对 20 世纪 80 年代发表的多项研究综述后发现，二次手术率从 18%～60%，平均为 31%。

对于不可治愈的结直肠癌患者，手术价值存在争议。Law 等[510]评估了 180 例接受手术的不可治愈结直肠癌患者的预后。术后 17 例死亡，手术死亡率显著增高。但手术患者的中位生存期显著长于非手术患者（30 周 vs. 17 周）。与低存活率显著相关的其他独立因素包括腹水、肝转移及未行放、化疗。这些因素存在的情况下，则应在手术治疗之前仔细考量手术获益与风险之间的平衡。

Bowne 等[511]报道了他们在局部复发结肠癌患者手术切除方面的经验。744 例结肠癌复发患者中 100 例（13.4%）有可能获得根治性切除的局部复发患者行探查术：其中 75 例为孤立的局部复发灶，25 例局部复发灶合并可切除的远处转移灶。存活患者的中位随访时间为 27 个月。局部复发分为 4 类：吻合口、肠系膜 / 淋巴结、腹膜后和腹膜。所有患者的中位生存期为 30 个月，56 例患者获得了 R0 切除（包括远处转移灶）。与肿瘤特异度存活时间延长相关的因素包括 R0 切除、年龄小于 60 岁、原发疾病处于早期阶段并且没有远处转移，不良的预后因素包括一个以上的复发灶和肠系膜 / 淋巴结受累。其中，R0 切除是预后的最强预测因素，中位生存期为 66 个月。

2. 术中放射治疗

由于仅靠手术或放射治疗不足以治愈复发的局部进展期病灶，有人提倡采用术中放射治疗（IORT）结合手术的多模式综合治疗手段 [512]。Willett 等 [512] 报道，接受该治疗方案的 30 名患者的 5 年的保险统计法局部控制率和无病生存率分别为 26% 和 19%。

Taylor 等 [513] 选取了 100 例结肠癌患者接受手术、化疗以及外照射放疗的综合治疗方案，5 年生存率为 24.7%；其中 38 例复发患者经完整切除病灶后，5 年生存率为 37.4%。

3. 内镜激光治疗

对于无法切除的复发病灶，可通过使用内镜激光疗法来解除梗阻或控制出血或（肠黏膜）分泌 [514]。这种治疗方法既无法缓解疼痛，也不能改善生存率。但是它的一个重要优势是，只需很少甚至没有麻醉药物即可进行治疗，从而避免了全身麻醉和大手术相关风险。另外，由于激光能量的累积剂量没有限制，因此大多数患者可以在门诊接受治疗，并且可以多次治疗。此外，该治疗方法的全身性副作用很少，因此患者的接受度良好 [515]。约 80%～90% 患者的梗阻或出血症状均可通过治疗得到控制，并发症发生率低于 10%，死亡率约为 1% [128, 516–523]。但是，并非所有文献报道都支持激光在姑息治疗中的优势。有研究表明，对于病变较大的患者，约 2/3 激光治疗未能改善症状，而仍需要手术 [524]。Courtney 等 [525] 使用掺钕钇铝石榴石（Nd：YAG）高能双极管激光姑息治疗了 57 例无法手术切除的结直肠癌患者。每位患者接受治疗次数的中位数为 3 次（1～16 次），两次治疗间隔期中位数为 9.5 周（1～25 周），症状终生缓解的患者占 89%。主要并发症为两例穿孔和一例出血，总并发症发生率为 5.3%。其中并发穿孔的一名患者死亡，手术总死亡率为 1.8%。激光治疗的中位生存期为 8.5 个月，2 年生存率为 15%。先前已经阐述了金属支架的作用，对于不适合激光治疗或支架置入式治疗失败伴有梗阻的复发病例，造口可能是最后一种选择。

4. 细胞减灭术和腹腔热灌注化疗

有人提出应在术中进行腹腔热灌注化学疗法来治疗结肠癌来源的腹膜转移，而腹膜转移通常被认为是危及生命的实体肿瘤。Pilati 等 [526] 回顾了 46 例结直肠癌来源的腹膜转移病例，其中对 34 例患者实施了完整的细胞减灭术，紧接着术中即用丝裂霉素 C 和顺铂进行腹腔热灌注化疗。没有患者因手术死亡，术后并发症率为 35%，且没有观察到严重的局部或全身毒性反应。2 年总生存率为 31%，中位生存期和局部病情进展的中位时间分别为 18 个月和 13 个月。高分化和中分化结肠癌患者的生存期和局部病情控制状况显著优于低分化病变的患者。考虑到腹膜转移的不良预后，术中腹腔热灌注化疗对其中一部分可切除的腹膜转移患者无疑是有效的。

Verwaal 等 [527] 评估了通过细胞减灭术和腹腔热灌注化疗治疗的结肠癌来源腹膜转移患者的结局。在 7.5 年的研究期内，复发率为 65%。对于最初细胞减灭术后仍有肉眼可见肿瘤组织残留的患者，复发后的中位生存期为 3.7 个月。如果一开始能够获得肿瘤细胞的全部减灭，则复发后的中位生存期延长至 11.1 个月。在有效的初始治疗后，因复发而进行二次手术患者的中位生存期为 10.3 个月，接受化疗者为 8.5 个月，接受放射治疗者则为 11.2 个月，没有接受进一步治疗仅 1.9 个月。因此，该研究认为，进行细胞减灭术和腹腔热灌注化疗后复发的部分患者仍然适合并且有机会得到再次治疗。

5. 恶性输尿管梗阻的治疗

对于发生恶性输尿管梗阻的患者，在治疗决策过程中遇到的问题往往较特殊且困难。Smith 和 Bruera[528] 列出了诊断恶性输尿管梗阻的一系列可靠指标，包括：患者上尿路梗阻时，出现腰腹痛、血尿、发热、败血症和脓尿。在高位梗阻时，可能会出现少尿、无尿或尿毒症。腹盆腔 CT 呈现腹膜后淋巴结肿大或腹部超声检查呈现肾积水则怀疑该诊断，诊断输尿管梗阻的首选影像学方法是排泄性尿路造影。

在这些患者的治疗过程中，决策往往很艰难，需重点考虑患者的一般状态。一些患者已经长期卧床，有严重的症状，可能并不需要对其梗阻进行治疗；另一些患者则可能仍然能够活动，表达明确的治疗意愿，即希望可以通过治疗多获得几个月的生存。对于那些适合进行积极治疗的患者，药物和泌尿外科干预均可使其获益。但有证据清晰地表明，手术治疗是禁忌[196]。

药物治疗包括使用具有抗肿瘤活性的药物或能够减轻水肿的药物。至于后者，对患有急性或慢性肾功能衰竭的患者需进行静脉补液，并使用大剂量皮质类固醇（静脉注射地塞米松，每 6 小时 10mg，持续 48h）。

对于晚期肿瘤出现的恶性尿路梗阻，泌尿外科干预所起的作用并没有得到明确。一些学者认为，隐匿的恶性肿瘤伴随的长期进展并不需要积极干预。Keidan 等[529] 回顾了 20 例晚期盆腔恶性肿瘤患者的资料后得出结论，在经皮肾造瘘术之前，医生需要考虑以下这些因素，包括医院内高死亡率（35% 从未离开过医院），有限的生存率（另外 35% 出院患者在家存活时间少于 6 周），高并发症率（55% 需要多次换管）和较低的生活质量。还有学者认为决策应以临床适应证和禁忌证为指导。目前已被证实的恶性尿路梗阻行转流手术的指征包括：双侧肾积水、单侧输尿管梗阻伴肾功能不全和单侧肾盂肾炎。禁忌证包括：基础疾病快速进展无后续抗肿瘤治疗计划、出现其他威胁生命的临床问题且无后续治疗计划，以及先前输尿管支架置入术失败但肾功能正常且无症状的单侧恶性输尿管梗阻。内镜逆行放置双 J（双猪尾）输尿管支架被认为是解除尿道梗阻的首选方法。如果不能放置支架，则可以经皮放置肾造瘘管，几乎都能够成功。不推荐开放性肾造口术，因为其死亡率和与长期住院相关的并发症发生率均较高。顺行和双向支架、皮下支架和输尿管皮肤造口术的作用均有限。综上所述，恶性尿路梗阻治疗方案的选择需要高度个体化，并应与患者和（或）其家人进行仔细商讨后决定。

6. 非手术治疗

由于放射线对腹腔内脏器的影响，因此大多数情况下并不将放射治疗应用于复发性结肠癌。但是，特定区域的局部复发可以通过放疗处理。

种类、剂量和给药途径各异的化学治疗已广泛应用于结肠癌。最常用的药物是 5-FU，其缓解率在 15% 左右。如前所述，添加其他药物可提高缓解率。

疼痛管理：对于无法进行有效治疗的患者，主治医师根据需要可通过逐步给予强效的镇痛药以确保减轻患者的疼痛。由于对疼痛机制的了解有限，慢性重度癌痛通常无法得到很好的控制。癌症患者慢性疼痛的常见原因包括以下几种[530]。

- 由于放疗、化疗（通常为铂类、紫杉醇和长春新碱）及恶性肿瘤侵犯引起的周围神经病变。
- 放射性纤维化。
- 慢性术后切口疼痛。
- 幻痛。
- 由于姿势或动作的变化引发的关节及肌肉骨骼疼痛。
- 肿瘤侵袭或堵塞引发的内脏痛。

大多数肿瘤患者的慢性疼痛是神经性疼痛。医师通常不需要限制镇痛药物的剂量，因为他们没有必要担心患者会因此上瘾。合理治疗的基础是定期且持续给予适当剂量的镇痛药，剂量上应足以减轻疼痛。稳定使用的药物包括传统的止痛药，如乙阿司匹林、对乙酰氨基酚和喷他佐辛；抗炎药，如乙阿司匹林、吲哚美辛和苯丁氮酮等对治疗骨转移引发的疼痛非常有效；精神类镇痛药，如三环类抗抑郁药（例如阿米替林）和其他吩噻嗪镇静剂；最后是麻醉药，例如美潘定、美沙酮、可待因和吗啡。药物的选择需遵循从“镇痛阶梯”原则，从轻度疼痛的非阿片类药物应用到重度癌痛的阿片类药物辅助或不辅助药物（图 22-37）[531]。药物联合应用较常见，这是由于许多镇痛药会导致便秘，因此应同时给予促排便药物（见第 31 章）。对于无法通过传统口服和胃肠外途径控制疼痛的患者，Waterman 等 [532] 使用了吗啡行硬膜外和鞘内注射；其中，70% 的患者获得了很好的疼痛缓解；并且在门诊就可以实施。对于镇痛药物治疗后疼痛仍无法缓解的患者，则应考虑局部治疗，例如腹腔神经丛阻滞或交感神经阻滞；否则，应实施神经消融手术，例如神经根切断术，原发传入神经或其神经节的神经松解术或脊髓前侧索切断术 [531, 532]。

对于晚期肿瘤患者，厌食症和由此诱发的体重减轻经常被忽视。Foltz 等 [533] 认为，营养支持可以显著增加热量的摄入。营养支持应包括目标卡路里摄入，其中总热量的 25% 来自蛋白质，也包括锌和镁等物质的补充。摄入量的增加与体重明显增加或蛋白质摄入百分比增加无关，但它们对尽量减少体重丧失或稳定体重有一定作用，即使在接受全身化疗的晚期患者中也是如此。

（九）再次手术结局

通过再次手术治疗局部复发的作用一直受到质疑，但不可否认的是，确实有一部分局部复发患者通过再次手术能够治愈。关于局部复发的手术治疗效果，不同报道结果差异很大，但已明确的是 5 年生存率在 30% 以内 [504]。许多研究表明，大多数复发灶在原发灶切除后的 2 年内出现 [481]，因此这一时期需密切随访。反对密切随访的人则认为，由于再手术获得治愈的比率很低，介于 7%～20%，因而并不值得花费如此大的成本和精力 [217, 443, 481, 482]。但是，Bühler 等 [483] 指出，在无症状复发患者中，有 66% 可以通过二次手术获得治愈，而有症状患者，病变通常无法切除。Vassilopoulos 等 [534] 在对包含 30 例吻合口复发患者的研究中发现，大多数患者在初次手术后 2 年内诊断为复发，但诊断往往基于明确的症状和体征。尽管如此，50% 的患者可接受手术，5 年生存率 49%，手术死亡率只有 3%。在 Pihl 等 [535] 的研究报道中，吻合口复发率为 2.7%，

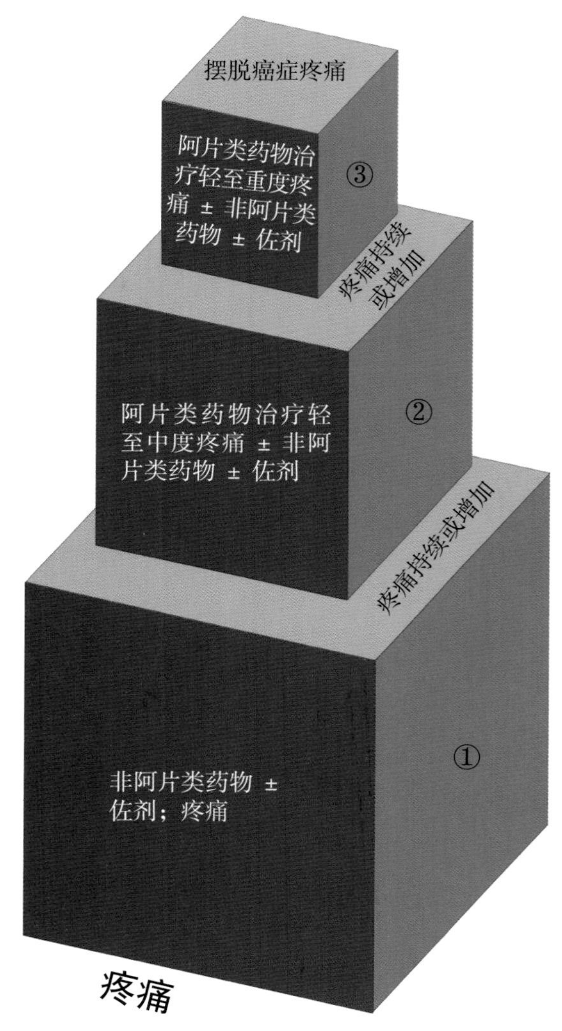

▲ 图 22-37　癌症疼痛三阶梯疗法

再次切除率为40%。其他一些作者也认为，再切除术可提供最佳的生存前景[536]。Barillari等[498]的一项研究，481名患者的肠腔内复发率为10%。29例接受第二次手术，17例为根治性手术，5年生存率70.6%。作者因此得出结论，无症状患者通过二次手术获得治愈的比例更高，因此具有更高的生存率[532]。

（十）肿瘤复发诱发的肠梗阻

即使最有经验的外科医生面对患者中，原发肿瘤切除后肿瘤复发或转移，如何做出治疗决策也很困难，不恰当的手术选择不能改善患者的预后。Stellato和Shenk[537]认为这类患者与其他原因出现肠梗阻患者的治疗方案应一致，理由是，26%～38%有恶性肿瘤病史的肠梗阻患者并非继发于肿瘤复发或转移，而且手术死亡率与没有恶性肿瘤史的梗阻患者相当（9%～15%）。虽然有10%～30%患者的梗阻症状可通过鼻胃管减压获得缓解（3d内2/3），但40%仍然需要手术，且超过35%因肿瘤复发而梗阻的患者可通过手术缓解症状。不良预后的预测因素包括休克、腹水或腹部肿块的存在，死亡率分别为100%，70%和54%。已知的转移癌患者的30d死亡率为40%。Van Ooijen等[538]回顾了59例肠梗阻患者的治疗过程，其中包括38例晚期卵巢转移患者和21例腹腔其他脏器腹腔广泛转移患者。结论是，只有不伴明显腹水或可触及肿块以及可进行有效化疗的卵巢转移患者中，才应考虑手术治疗以缓解肠梗阻。理由很简单，有肿块或腹水的患者术后中位生存期仅为36d。除此之外的其他患者则应选择经皮胃造口术。

尽管恶性肿瘤相关梗阻患者的总体预后较差，中位生存期仅6个月，但手术仍是最有希望减轻疼痛的方法[537]。Lau和Lorentz[539]认为对于这部分患者应采取更积极的治疗。在30例腹腔病变不可切除的患者中，63%通过手术治疗恢复了肠功能。在最初症状缓解的19例患者中，8例在约120d的平均无症状间隔期后复发，其中3例患者再次进行了手术。结果表明，受益于手术患者的平均生存期为192d，证实积极手术治疗是合理有效的；因此当保守治疗失败时，对于还不是终末期的患者，应考虑手术治疗。

Butler等[540]也支持对肠梗阻采取积极手术治疗。他们回顾了54例有恶性肿瘤史的小肠梗阻病例。其中40例最初进行了非手术治疗，通过平均7d的胃肠减压后，28%治愈；5例反复出现小肠梗阻。37例进行了剖腹探查，其中68%于术中明确梗阻的病因是肿瘤复发，平均生存期为5个月；49%出现了术后相关并发症，最常见的是梗阻解除失败。25例接受手术治疗患者的30d死亡率和住院死亡率分别为24%和28%。作者得出结论：①患者应先接受非手术治疗；②如果非手术治疗失败，没有明确复发或病程较长的小肠梗阻患者应积极接受早期手术治疗；③非手术治疗失败的明确腹腔内复发患者，手术治疗的效果不佳。

Miller等[541]人的研究评价了手术和非手术治疗在恶性小肠梗阻中的疗效和长期预后。74例入院患者中，有32例出现了小肠梗阻。结直肠癌是导致小肠梗阻的主要原发恶性肿瘤，恶性肿瘤确诊时间与发生小肠梗阻时间的中位间隔期为1.1年。在初次出现梗阻的患者中，80%接受了手术治疗，其中47%先尝试非手术治疗。接受手术的患者中有57%发生再梗阻，没有接受手术的患者有72%发生了再梗阻。接受手术患者中位再梗阻时间为17个月，未接受手术患者为2.5个月。此外，有71%的手术患者存活并且维持30d无症状，而非手术患者仅52%。术后再次梗阻的发病率为67%，死亡率为13%，并且最终有94%的患者死于原发病的并发症。综上所述，恶性小肠梗阻通常预示着不良预后；就无症状间隔期和再梗阻率而言，手术治疗比非手术治疗能获得更好的效果。但是，手术的缺点是术后再梗阻发病率高。因此，对于恶性小肠梗阻患者，建议在经过短暂的胃肠减压后，如果临床证据表明患者可以从中获益，则应进行手术治疗。

对于恶性结直肠梗阻患者，支架置入可成功缓解肠梗阻，对此先前已有阐述。缓解恶性结直肠梗阻的其他方法包括 Nd：YAG 激光或球囊扩张。Krouse 等在对恶性梗阻患者姑息治疗的综述中详细介绍了一系列可能有效的治疗药物[542]，包括用于镇痛的阿片类药物，缓解恶心和呕吐的甲氧氯普胺，以及其他止吐药（丙氯哌嗪、异丙嗪和氟哌啶醇）；针对脱水和营养消耗的治疗则存在争议。奥曲肽将有效缓解肠梗阻症状，皮质类固醇激素则被用于减轻恶性肿瘤周围组织的水肿。

August 等[543]评价了对无法手术的恶性肠梗阻患者使用家庭胃肠外营养治疗的效果。在对接受这项治疗的 17 位患者病历进行回顾后发现大多数患者和家庭（82%）认为治疗是有益的，中位生存期为 90d。大多数情况下，营养支持小组专家都认为，家庭肠胃外营养使特定患者获得了更多的家庭关怀。尽管这一研究结果令人欣慰，选择该治疗方案时仍应谨慎考虑。

有时，由于癌变已经扩散到肠道，因此可行内镜下经皮胃造瘘术，不仅可以避免开腹手术，而且能通过缓解顽固性呕吐和部分仍有功能的胃肠道提供营养支持来改善癌症患者的生活质量。

Parker 和 Baines[544]认为所有梗阻都进行手术的理念并不合理，因为手术死亡率可达 13%，中位生存期仅为 10 个月，在营养不良的患者中，死亡率可以攀升至 72%。急诊手术尽管生存期可能增加几个月，但死亡率增加了 3 倍，症状缓解期总体仅持续了 2 个月。良好的预后因素包括早期或低级别原发病变、梗阻距首次手术时间间隔较长、营养状况良好，以及约 1/3 有恶性肿瘤史患者梗阻的病因为良性病变。因此，必须根据尽可能多的信息来决定是否手术，钡剂检查、CT、MRI、超声检查或内镜检查等均有助于判断；当不考虑手术时，应给予足够的镇痛药、止吐药和抗分泌药。

九、妊娠期结直肠癌

妊娠期结直肠癌是一种罕见的疾病，据估计发生率为 0.001%～0.100%[545]。截至 1993 年，文献共报道了 205 例。在妊娠期出现的结直肠癌通常都处于进展期，这是因为患者往往很年轻，医生往往不会首先考虑恶性肿瘤的诊断，且出现任何症状看似都和妊娠相关[546]。最常见的主诉是腹痛，其次是恶心和呕吐、便秘、腹胀、便血、发热和腰痛。

为了更多地了解这类疾病，Bernstein 等[545]通过问卷的形式对美国结直肠外科医生协会的会员进行调查，获得了 41 例在怀孕期间或产后即被诊断的结直肠癌病例。确诊时的平均年龄为 31 岁（范围 16—41 岁），根据病变部位分类，分别是：升结肠 3 例、横结肠 2 例、降结肠 2 例、乙状结肠 8 例、直肠 26 例。根据发病时的分期，Dukes A 期 0 例；Dukes B 期 16 例；Dukes C 期 17 例；转移患者 6 例；另外 2 名患者未分期。平均随访期为 41 个月，分期相关生存率与普通人群结直肠癌患者相似。对于直肠癌患者，Dukes B 期和 Dukes C 期的 5 年生存率分别是 83% 和 27%，而结肠癌患者则分别是 75% 和 33%。值得注意的是病灶集中分布于远端肠管，这些患者中的 64% 及文献报道中的 86% 位于直肠，这与普通人群的变化分布相反，后者的分布往往更偏向于近端。另外，多数患者处于晚期（60% 为 Dukes C 期或已发生转移），这就解释了为什么妊娠合并结直肠癌的患者预后较差；而诊断延迟可能是病期较晚的原因之一。此外，雌激素和黄体酮水平的升高可能刺激肿瘤生长。不良预后也部分可能是患者的年龄的反映，因为很多人认为 40 岁以下的患者预后必然不良。

手术切除无疑是有效的，但在怀孕时，需充分考虑手术的可操作性、妊娠状态、宗教信仰以及患者对生育的渴望。在妊娠的前 6 个月，应建议适当的手术，同时保持妊娠期完整[546]。如果发现子宫受累，则建议进行全子宫切除术[547]。如果病变无法切除或梗阻，则进行结肠造口术或隐蔽的结肠造口术，以帮助胎儿有足够时间生长到可以存活的状态。在妊娠后 3 个月，有人建议推迟治疗，直到证实胎儿肺成熟为止，就会有望在不切除病灶的基础上诱导分娩或进行剖宫产。因为妊娠期盆腔的血供增加，所以通常不建议同时切除病灶。阴道分娩后，手术可能会延迟数周；但是如果病变无法手术，则可以继续妊娠直至确保胎儿成熟，待分娩后进行姑息治疗。

结直肠癌合并妊娠是一种预后不佳的组合（疾病）。这种明显的不良预后是否反映了诊断的延迟、年轻女性肿瘤的生物学侵袭性更强或结直肠癌在激素驱动下发生进展，尚待进一步明确[545]。

（一）卵巢癌侵犯结肠

晚期卵巢癌累及结肠并不罕见，在这种情况下，需要考虑是否联合结直肠切除术。Hertel 等[548]报道了 100 例国际妇产科联合会（FIGO）Ⅲ c 期卵巢癌病例，这些患者实施了全盆腔清扫并切除了乙状结肠，作为初次或二次减瘤术的一部分。组织病理学结果证实了直肠被恶性肿瘤侵犯，其中 28% 浆膜浸润、31% 肌层浸润、14% 黏膜层浸润。组织病理学结果还证实，85% 获得了 R0 切除。85 例盆腔清扫彻底的患者中，4.7% 盆腔内复发；而 15 例清扫欠佳的患者中，60% 复发。94% 可以避免行末端结肠造口术。病理学结果证实，与直肠乙状结肠一起整块切除术的治疗方案是合理的，因为保留直肠乙状结肠的卵巢癌切除术，盆底腹膜可能有 73% 的患者病灶残留。当然，卵巢癌患者出现这类情况时，只有在没有其他转移相关证据时，才应提出此建议。

（二）软斑病和结直肠癌

软斑病是一种在泌尿生殖道中常见的典型炎症性疾病。胃肠道软斑病与多种疾病有关，例如溃疡性结肠炎、憩室病、腺瘤性息肉和癌。Pillay 和 Chetty[549]报道了 4 例与软斑病相关的结直肠癌。其中 3 例男性，患者年龄为 55—64 岁；盲肠 / 升结肠和降结肠各 1 例，其余 2 例位于直肠，4 例均为 Dukes B 期。4 例都扩散到了肠周脂肪，其中两例已经穿孔。镜下检查表明，软化斑常位于癌灶浸润边缘，所有患者的淋巴结均不同程度受累。从他们的研究结果和文献综述来看，软斑病相关结直肠癌常发生在老年男性的直肠中；软化班通常位于肿瘤浸润前部，不与赘生物混合。以前仅有 1 例软斑病淋巴结受累报道，该项研究的 4 例病患均提示淋巴受累，但这个关联并没有任何预后意义。

第 23 章　结肠和直肠的其他恶性病变
Other Malignant Lesions of the Colon and Rectum

Philip H. Gordon　David E. Beck　著
连玉贵　**译**
袁维堂　**校**

摘要：本章讨论一些罕见的结肠和直肠恶性病变，包括其发病率、临床特征、影像学检查、化学活性及治疗。

关键词：恶性病变，类癌，淋巴瘤，肉瘤，鳞状细胞癌，腺鳞癌，浆细胞瘤，黑色素瘤，神经鞘瘤，血管肉瘤

一、类癌

类癌是具有共同生化功能的一组肿瘤。这些肿瘤都含有和存储大量的胺前体（5- 羟色胺），通过脱羧这种底物，从而产生数种生物活性胺；因此，又缩写为 APUD（胺前体摄取和脱羧）[1]。

（一）发病率

类癌来源于神经外胚层。胃肠道是其最常见的发生部位，类癌在阑尾、回肠、直肠、结肠和胃等部位的发生频率逐渐下降 [2]。大约 5% 的类癌位于结肠 [2, 3]。包含 54 例结肠类癌的康涅狄格州肿瘤登记研究表明，肿瘤 48% 位于盲肠，16% 位于升结肠，6% 位于横结肠，11% 位于降结肠，13% 位于乙状结肠，6% 位置不明 [4]。直肠类癌发生率占所有直肠非类癌性肿瘤的 1.3%；对于结肠，类癌发生率占所有非类癌性肿瘤的 0.3%[5]。康涅狄格州肿瘤登记研究表明，经年龄调整后类癌发病率约为 0.31/10 万 [4]。类癌累及结肠约占所有胃肠道类癌的 2.8%，及所有类癌的 2.5%[6]。直肠类癌约占所有类癌的 12%～15%，余结肠类癌占所有类癌的 7%。

（二）临床特征

类癌最常见发病年龄位于 70—80 岁，女性占优势，男女比率为 1 : 2[1, 6]。结肠类癌在放射学上与癌没有区别，可能表现为一个单纯的息肉或一个大的恶性肿瘤，并有一个“苹果核”样的外观。直肠类癌可在 0.014% 直肠检查中发现，通常表现为完全无症状，或其症状与癌的症状没有区别。结肠类癌通常有症状 [6]。据报道，同时性和异时性肿瘤的发病率高达 42%，一旦确诊，就应该寻找其他肿瘤 [6]。胃肠道类癌与第二原发恶性肿瘤的高发病率有关。Gerstle 等回顾了 69 例胃肠道类癌患者的治疗，发现 42% 的患者合并有同时性肿瘤，4% 的患者有异时性肿瘤 [8]。43% 的常见肿瘤位于胃肠道，其中约 50% 是结直肠癌。Tichansky 等搜索了 1973—1996 年期间的国家癌症研究院 SEER 数据库，发现有 2086 例结肠类癌患者 [9]，与控制人群相比，结直肠类癌

患者有更高的发生于结肠和直肠、小肠、食管/胃、肺/支气管、尿路和前列腺等部位的癌症发生率。发生于胃肠道的大多数是同时性肿瘤，发生于胃肠道以外的多表现为异时性肿瘤。在确诊胃肠道类癌后，需要对可能发生肿瘤的其他部位进行合适的筛查和监测。

大多数胃肠道类癌是在剖腹手术或尸检中偶然发现的。在对其他恶性肿瘤手术治疗中发现的无症状胃肠类癌通常只需要手术切除，其对个体预后影响很小。类癌可能与大多数来源于前肠的多种内分泌肿瘤有关（尤其是甲状旁腺）[10]。来源于中肠和后肠的类癌更为常见，并分泌除血清素以外的重要内分泌物质。临床可以通过检测升高的血 5- 羟色胺水平或尿 5- 羟基吲哚乙酸水平来确定诊断。Rosenberg 和 Welch[6] 一组研究显示，44% 的患者有局部扩散的迹象，38% 的患者有远处转移，35.5% 的患者肝脏受累，8% 的患者肺部受累。Berardi[11] 的一篇综述显示，57% 的结肠类癌患者已经有转移，其中 42% 的患者已有远处转移。Gerstle 等一组研究表明，转移性类癌的总发生率为 32%。其中最常见的转移部位是淋巴结（82%），其次是肝脏（68%）、有卫星病变的邻近小肠（32%）、腹膜（27%）、网膜（18%）等。有研究显示，18 个阑尾类癌患者中只有 1 人转移到局部淋巴结。9 个大肠类癌患者中有 4 人转移到淋巴结和肝脏。转移部位亦包括骨等其他部位 [12]。

（三）病理学

从大体标本上看，类癌的外观可表现为黏膜和黏膜下层的结节性增厚，无蒂或有蒂的息肉样病变，同时表面可呈现出淡黄色特征。较大的病变可能会出现溃疡，呈现为环状，并有可能导致消化道梗阻同时转移到局部淋巴结或肝脏（图 23–1）。这些病变的恶性特征与其大小、位置和组织浸润有关。阑尾和直肠类癌很少发生转移 [7]。小于 2cm 的病变很少发生转移，而直径大于 2cm 的病变 80% 会发生转移。与深部浸润性病变相比，浅部浸润性病变预后更好。

Berardi[11] 的综述表明，4.2% 的结肠类癌为多发，而回肠类癌多发比例为 30%。在结肠类癌患者中伴发结肠相关恶性肿瘤比例为 2.5%，而回肠类癌患者此比例升至 30%～53%。

镜下观，类癌细胞由均匀的、小的、圆形的或多角形的细胞组成，并具有突起的圆形细胞核和嗜酸性细胞质颗粒（图 23–2）。可具有 5 种组织学形态中的 1 种，如岛状、小梁状、腺体状、未分化型或混合型。按中位生存时间的年递减顺序，其生长模式依次为岛状腺体样混合型 4.4 年、岛状 2.9 年、小梁状 2.5 年、岛状小梁状混合型 2.3 年、混合生长型 1.4 年、腺体状 0.9 年、未分化型 0.513 年。

（四）影像学检查

放射学家可根据类癌所具有富血供且易于

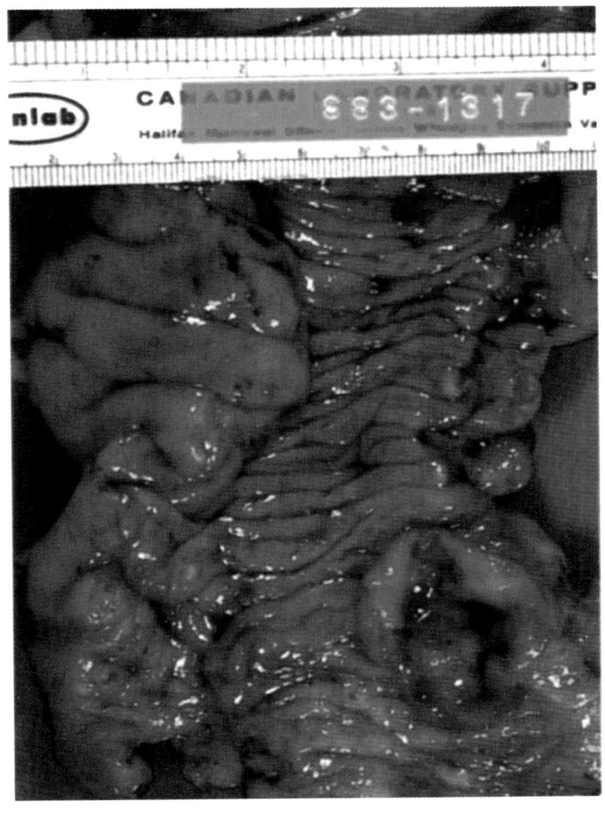

▲ 图 23–1　**1 例大肠类癌的大体特征。病变表现为淡黄色隆起型肿块**

转移的特点对疾病做出诊断并采取介入治疗措施[14]。双重增强扫描仍然是确定原发肿瘤的最佳方法。CT 能更好显示肠系膜结缔组织增生性肿块和淋巴结转移的“辐条轮”样形态，而 CT、CTA、超声、MRI 和奥曲肽闪烁扫描可显示肝转移。当扫描无法确诊时，可通过肠系膜上血管造影来明确小肠及盲肠部位的病变。放射引导下经皮细针穿刺活检可明确诊断。

▲ 图 23-2　**类癌镜下表现**

均匀小细胞形态并以相互吻合的小梁样排列。此病变不属细胞学上的恶性，但可见肿瘤细胞明显侵犯肌层（图片由 H.Srolovitz 医生提供）

奥曲肽闪烁显像可能对患者的治疗产生 4 个方面的影响[15]。可检测出常规影像技术无法识别的可切除的病灶；可避免对常规影像技术无法识别，但已发生转移的患者进行手术；可指导不能手术类癌患者的治疗；在未来，它可能被用来筛选适合进行核素治疗的患者。

（五）化学活性

类癌细胞可分泌一种具有明显药理作用的物质（5- 羟色胺），导致包括面部、颈部、前胸壁及手等部位的潮红；肠蠕动增加出现腹泻；支气管收缩出现哮喘；心脏瓣膜病变伴右心衰竭（肺动脉狭窄）等症状。该综合征的其他表现包括肺动脉高压、低血压、水肿、糙皮样皮损、消化性溃疡、关节痛和体重减轻[16]。上述症状称为类癌综合征，通常出现于伴有肝转移的患者。类癌的其他产物，如缓激肽、组胺、血管活性肠肽、促肾上腺皮质激素（ACTH）、5- 羟色胺和前列腺素，对导致类癌综合征也有一定促进作用。该综合征主要发生在小肠类癌，结肠或直肠类癌很少发生。

起源于前肠的类癌，表现为亲银阴性和嗜银阳性，产生 5- 羟色胺前体。起源于中肠的类癌通常表现为亲银阳性和嗜银阳性，常多中心起源，可能与类癌综合征有关。起源于后肠的类癌很少表现为亲银阳性或嗜银阳性，通常是单中心起源，一般与类癌综合征无关（图 23-3）。

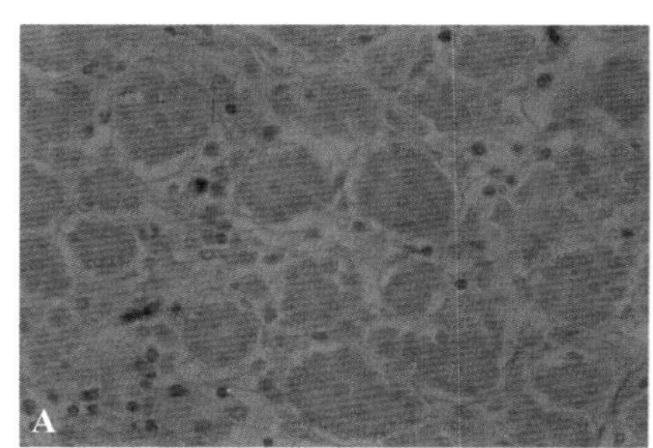

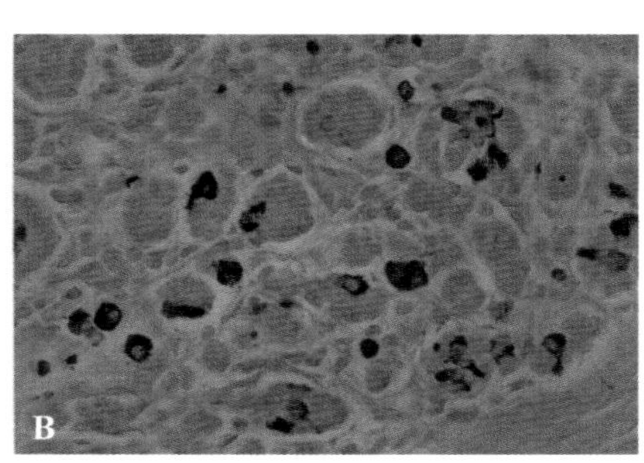

◀ 图 23-3　**A. 银浸染色显示嗜银颗粒的镜下观；B. 类癌嗜银组织镜下观（图片由 L.R. Begin，MD. 提供）**

类癌综合征是一种罕见的临床症候群，类癌患者中发生率为 1.6%，而且几乎只有在发生肝转移的情况下才会出现[17]。Berardi[11] 估计只有不到 5% 的结肠类癌会伴有类癌综合征。Rosenberg 和 Welch 的系列研究表明[6]，4.2% 患者有该综合征的症状或者 5- 羟基吲哚乙酸水平升高。

（六）治疗

肿瘤直径小于 1cm 的阑尾类癌通过阑尾切除术治疗已足够。如果肿瘤直径大于 2cm，其平均转移率为 30%，应行右半结肠切除术[2]。对于直径为 1～2cm 的病变，其转移风险为 0%～1%，临床决策较为困难。

对此，阑尾切除术可能是足够的，但也要考虑其他情况，如是否有阑尾系膜或黏膜下层淋巴管的侵犯[18]。对于年轻患者，建议采用更积极的手术方式[2]。Guuzi 等[19] 建议，除了大于 2cm 和基底部位置外，存在黏液分泌是右半结肠切除术的指征。

小肠类癌的推荐治疗方法是大范围肠段切除术。因为淋巴结受侵概率平均为 44%[2]，因此应对肿瘤相应淋巴引流区域淋巴结给予切除。鉴于 20%～40% 的小肠类癌是多中心的，同时有 8%～29% 的比例出现胃肠道其他部位的腺癌，因此术中应仔细探查[2]。对于结肠类癌，可施行标准的腺癌根治性手术。

远处转移在结肠类癌中更为常见。如有远处转移，鉴于可能有较长的生存期，仍建议切除原发灶以减轻症状[7]。对于肝转移瘤，如果技术上可行，应考虑行部分肝切除术[16, 20]。Beaton 等[21] 已经证实积极的减瘤术具有减弱和根除类癌综合征的价值。对于不能切除的类癌肝转移，肝动脉化疗栓塞在诱导肝转移瘤消退方面证实是有效的[14, 20, 22]。

化疗药物包括经肝动脉或门静脉导管给药的氟尿嘧啶（5-FU）、链脲霉素，或全身给药的氟尿苷（FUDR）和阿霉素[23-25]。有许多其他药理学和毒理学的药物被用于类癌综合征的治疗[26]。每种药物旨在中和类癌组织所释放出的具有药理活性的产物。Vinik 和 Moattari[23] 报道生长抑素类似物在类癌综合征治疗中的成功应用。腹泻、潮红和哮喘的症状可以显著缓解甚至消除。Ahlman 等[20] 在起源于中肠的类癌综合征和双侧肝转移瘤患者的治疗中奉行积极的治疗策略，在一期手术解除肠梗阻和缺血症状后，成功地进行了肝动脉栓塞，同时使用奥曲肽进行补救性治疗，64 例患者中，5 年生存率达 70%。

（七）预后

有报道结肠类癌 5 年生存率为 52%[15]。Rosenberg 和 Welch[6] 报道，2 年、5 年、10 年生存率分别为 51%、25% 和 10%。康涅狄格州肿瘤登记研究显示，其 2 年和 5 年生存率分别为 56% 和 33%。不同 Dukes 分期的 5 年生存率分别为 83%（Dukes A 期）、43%（Dukes B 期）、35%（Dukes C 期）和 21%（发生转移）。Spread 等[3] 在对 36 例结肠类癌基于 25 年的人群研究中发现，围术期死亡率为 22%。2 年和 5 年的真实生存率分别为 34% 和 26%。综述显示，未发现病变的大小和侵犯固有肌层（类癌的两个主要组织病理学预后因素）对生存率有显著影响，但分期、组织学类型、分化、核分级和有丝分裂率（＞ 20/10HP）是预后因素。阑尾类癌患者的 5 年生存率为 90%～100%[2]。小肠类癌患者的总体 5 年生存率是 50%～60%[2]。未发生转移的局限性类癌生存率为 75%，若存在区域淋巴结转移，生存率下降至 59%；若存在肝转移，5 年生存率仅为 20%～35%。

二、淋巴瘤

（一）发病率

大肠淋巴瘤可能是原发病变，也可能是淋巴系统肿瘤在胃肠道的表现。原发结肠淋巴瘤仅占结肠肿瘤性病变的 0.5%，但却是结肠第二大常见的恶性肿瘤。原发胃肠道淋巴瘤占所有淋巴瘤的 6%～20%[7, 24–27]，占非霍奇金淋巴瘤的 5%～10%[25]。大肠淋巴瘤最常见原发部位是盲肠，约占 70%，其次是直肠和升结肠[25, 27]。最近有研究报道原发性大肠淋巴瘤的病变分布情况，其中盲肠约 37.5%，降结肠约 25%，升结肠约 25%，直肠约 12.5%[26]。3—81 岁年龄段均可发病，平均发病年龄为 50 岁。男性的发病率是女性的 2 倍，但最近有研究报道了相反的数据[26]。

（二）病理学

淋巴瘤是一组具有很强异质性的恶性肿瘤。非霍奇金淋巴瘤目前至少有 6 种主要的分类方法，但它们之间尚未达成共识。可见到 3 种大体分型[28]，其中最常见的是环形或斑块状增厚，其次为隆起型，非常罕见的类型是肠壁增厚和动脉瘤样扩张。切面呈均一的鱼肉样外观（图 23–4）。

图 23–4 大肠淋巴瘤的灰白色鱼肉外观；注意黏膜是完整的。

50% 的淋巴瘤患者存在区域淋巴结侵犯，但这种侵犯与预后无关。出现多原发病变的情况很常见。恶性淋巴瘤可表现为整个结肠的多发息肉样突起，类似于腺瘤性息肉病的表现。X 线检查结果显示，86% 的结肠淋巴瘤为单发病变，8% 为多发性病灶，6% 为结肠弥漫性浸润[17]。Dawson 等[29]提出了原发性胃肠道淋巴瘤诊断标准：①无明显的外周淋巴结肿大；②除原发病灶外，其余消化道 X 线检查均正常；③白细胞计数和分类正常；④病变仅累及局部淋巴结；⑤未累及肝脏或脾脏。

Jinnai 等[25]在其大宗大肠淋巴瘤病例中，根据组织学分类并按发生频率排序为组织细胞型、淋巴细胞型、混合型和霍奇金淋巴瘤。每种组织类型的发生率因不同的病例来源而有所差异，但在合并分析中，其发生率分布为组织细胞型占 43%、淋巴细胞型占 29%、混合型为 14%、霍奇金淋巴瘤占 3.5%[24]（图 23–5）。

一组包含 15 例患者的研究表明，组织学上 40% 为高级别非霍奇金淋巴瘤、60% 为中级别非霍奇金淋巴瘤。肿瘤发现时通常表现为进展期，87% 的淋巴瘤在初诊时已扩散到邻近的肠系膜，区域淋巴结或两者均受侵犯[27]。

（三）临床特征

超过 90% 的结肠淋巴瘤患者会出现腹痛。除此之外，与其他肿瘤所导致的症状很难区别，如排便习惯改变（腹泻或便秘）、出血、体重减轻、乏力及发热等。初次体格检查时，80%

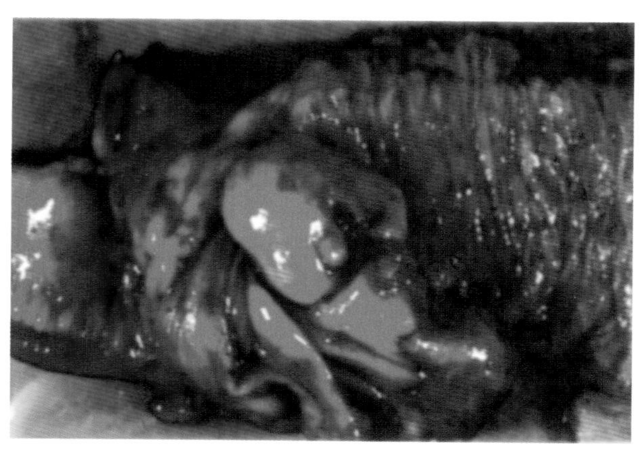

▲ 图 23–4 大肠淋巴瘤的灰白色鱼肉外观；注意黏膜是完整的

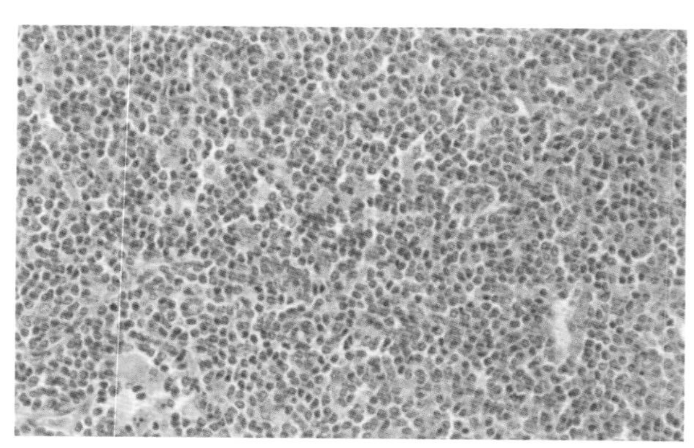

▲ 图 23–5 一例结肠低分化淋巴瘤的镜下特征
表现为结节状，并且有多型性和一定程度的细胞坏死（图片由 L.R. Begin，MD. 提供）

的患者可触及伴有压痛的腹部包块[24]。如果有溃疡，可能会出现明显的出血。20%～25% 的患者会出现肠梗阻，但穿孔少见[24]。8% 的患者会存在多灶性病变[30]。在针对非霍奇金淋巴瘤的钡灌肠研究中发现如下放射学特征，如多灶性的小结节性病变（45.7%）、弥漫或浸润型（25.4%）、充盈缺损（22.9%）、腔内和腔外病变（17.8%）、溃疡型（3.4%）和单纯的肠系膜病变（0.8%）[31-32]。有些情况下结肠淋巴瘤的影像学特征很难与结肠癌进行鉴别，甚至在剖腹手术中也很难区分。滤泡性淋巴瘤结肠镜表现如图所示（图 23-6）。

活检有助于明确诊断，但由于取材表浅有时诊断仍有困难。一旦诊断明确，应当通过详细询问病史、体格检查、钡灌肠、全血细胞计数、肝功能检查、胸部 X 线摄片、骨髓穿刺、腹部 CT 扫描和淋巴管造影等进行分期[7]。

（四）治疗

原发性结肠淋巴瘤的主要治疗手段是手术切除。开腹手术时，建议同时进行肝脏、淋巴结活检和脾切除术以进行准确的分期[7]。开腹手术治疗的患者中，只有 1/3 患者的淋巴瘤局限于肠壁[31]。对于无法切除的病变，放疗可使患者获益。化疗推荐用于有全身病变的患者。

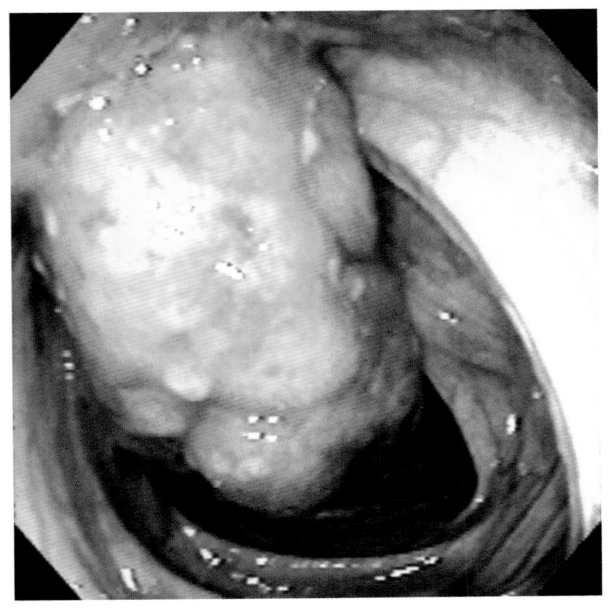

▲ 图 23-6　一例结肠淋巴瘤结肠镜下表现

（五）预后

总体 5 年生存率约为 40%（20%～55%）[24,28]。如果区域淋巴结受侵，5 年生存率将降至 12%。仅接受手术的患者与术后接受辅助放疗的患者之间生存率有显著性差异，分别为 83% 和 16%[31]。

Jinnai 等[25]报道 130 例原发性大肠淋巴瘤，肿瘤根治性切除率为 55%，大多数接受的是经腹会阴切除术，而其他手术方式包括低位前切除术或半侧结肠切除。5 年、10 年生存率分别为 39.8%、33.2%。根治性切除术的患者，5 年和 10 年生存率分别为 44.2% 和 40%。其中病灶直径小于 5cm，腔内生长和无淋巴结转移的患者预后较好。根据组织学类型对淋巴瘤患者的预后进行分析，根治性手术治疗的患者，组织细胞型 5 年和 10 年生存率均为 38.9%，淋巴细胞型均为 43%，混合型分别为 43.8% 和 21.9%，而霍奇金淋巴瘤为 100%。在总体人群中，这些不同组织学分型的患者，5 年生存率分别为 25.4%、33.2%、35.4% 和 40%。根据原发病灶的生长方式进行分型，腔内生长型约占 50%，腔外生长型约占 15%，肠壁内生长型约占 25% 及其他生长类型。不同生长类型相应的 5 年生存率分别为 47%、20% 和 12%，其中腔内生长和腔外生长这两种类型的 10 年生存率相同，但肠壁内生长类型中没有患者存活超过 7 年。对于存在淋巴结转移的患者，5 年和 10 年生存率均为 18.5%；无淋巴结转移的患者，5 年和 10 年生存率分别为 45.4% 和 37.1%。

Doolabh 等[33]报道了 7 例原发性结肠淋巴瘤的治疗经验，占研究期间所诊断出的所有非霍奇金淋巴瘤的 1.4%，胃肠道非霍奇金淋巴瘤的 14% 和所有结肠恶性肿瘤的 0.9%。最常见的临床表现是非特异性腹痛，由于缺乏典型的症状，诊断延迟 1～12 个月。所有患者均接受了开腹手术切除。病灶最常见于盲肠，占 71%。除一名患者外，其余患者均存在区域淋巴结受侵。所有患者均为 B 细胞淋巴瘤（5 例小非裂解细胞和 2 例大细胞）。其中 6 例患者接受了辅助化疗。随访 6 例患者中，仍有 4 例存活（分别为诊断后 12 个月、19 个月、23 个月和 25 个月），2 例患者因出现广泛复发转移死亡。

Fan 等 [34] 确诊了 37 例原发性大肠淋巴瘤患者，占他们所确诊的所有结肠恶性肿瘤的 0.48%。最常见的症状和体征分别是腹痛（62%）、腹部肿块（54%）和体重减轻（43%）。最常见的受累部位是盲肠（45%）。在组织学上，78% 的患者为高级别淋巴瘤，22% 为中低级别淋巴瘤。57% 的患者接受了辅助化疗。患者的 5 年生存率为 33%，39% 的患者接受了联合化疗。

三、肉瘤

一大类来源于间叶组织的非常罕见恶性肿瘤，被称为肉瘤，包括平滑肌肉瘤、脂肪肉瘤、血管肉瘤、纤维肉瘤、纤维组织细胞瘤、神经纤维肉瘤、淋巴管肉瘤和卡波西肉瘤等。

结肠平滑肌肉瘤非常罕见，Suzuki 等 [35] 进行文献回顾时发现仅 58 个病例。这种类型的肉瘤在直肠中的发病率是结肠的 2～6 倍，并且发病年龄多见于 50—60 岁 [36]。病变起源于肠壁的平滑肌细胞。大体上，它的范围可以从小结节到巨块型，早期有黏膜覆盖，但最终可能会出现溃疡（图 23–7）。病变可以位于肠壁内，肠腔内，肠腔外或呈哑铃形（肠内和肠外）。通常是一种低度恶性肿瘤，从组织学上看，很难与良性平滑肌瘤相鉴别（图 23–8）。

通过血行转移至肝脏及肺部 [37]。很少累及区域淋巴结。在出血或梗阻等并发症出现之前早期诊断比较困难 [37]。症状与腺癌类似，如排便习惯改变，直肠出血，黏液便，晚期体重减轻等。如果病变引起消化道梗阻，腹部可出现痉挛性疼痛，腹部包块也难以触及，钡灌肠显示为息肉样或缩窄性病变，通常与癌难以区分。术前肠镜和病理活检可帮助明确诊断；事实上，只有通过手术切除后，标本的病理检查才能明确诊断。文献报道有 45% 的患者可行根治性手术 [38]。但由于样本量有限，其 5 年生存率意义并不大，肺和肝转移可能发生在数年以后。患者预后很大程度上取决于 Broders 分级，分级为 1/2 级患者预后较 3/4 级好 [39–40]。Shiu 等 [36] 报道：肠内病变预后良好，肠外肿瘤多侵犯邻近脏器，甚至穿透至腹腔。此外，有 3 个预后不良临床病理因素：①病灶直径＞ 5cm；②肠外侵犯或穿孔；③高病

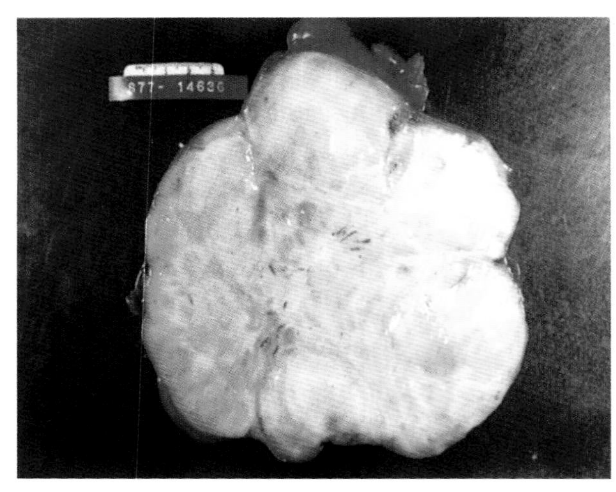

▲ 图 23–7 降结肠平滑肌肉瘤切面的大体观

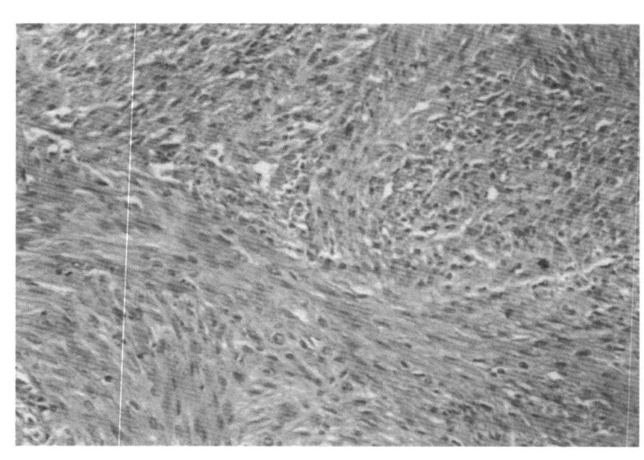

▲ 图 23–8 图 23–7 病例中平滑肌肉瘤的镜下观
相对分化良好的肉瘤细胞在镜下很难与良性平滑肌瘤相鉴别（图片由 L.R. Bégin，MD. 提供）

理学分级。此类患者 5 年生存率极低，大约 2/3 的患者在术后 1 年内死亡[39]。放疗、化疗或联合放化疗效果均不理想。大多数情况下，本组中其他肉瘤均较为罕见，它们的症状和治疗与平滑肌肉瘤相似，比如之前报道的一例原发性结肠的骨肉瘤[41]。这些情况下，只能根据术后病理才能做出明确诊断。

四、鳞状细胞癌

原发性大肠鳞状细胞癌也是临床上一种罕见肿瘤。据估计，大肠腺鳞癌和鳞癌占所有结直肠恶性肿瘤的 0.05%～0.10%[43]。至 1992 年，文献报道中也只有 72 例[43]。此后，DiSario 等又报道了 75 例[44]。Michelassi 等[45] 在文献回顾中发现，在所统计病例中 3.2% 的患者同时患有结肠鳞癌；10% 的患者在此前、同时或此后合并结肠腺癌，年龄为 32—91 岁。混合型腺鳞癌在不同性别中的发病率相当，但鳞癌男性比例是女性的两倍。在诊断原发性大肠鳞癌之前，必须满足以下若干标准[46]：①除外其他脏器鳞状细胞癌，直接侵犯或转移至大肠；②受累肠道不与含有鳞状细胞的瘘管相通（如结肠皮肤瘘）；③直肠鳞状细胞癌必须排除肛管起源（即病变与肛管上皮不连续）。

Vezeridis 等[47] 对大肠鳞癌的发病机制进行了综述，包括：①黏膜损伤后储备细胞或基底细胞的增殖；②慢性刺激导致的腺上皮鳞状化生；③胚胎发生后异位定植或未定植的外胚层细胞起源；④大肠腺癌的鳞状化生；⑤腺瘤中出现鳞状分化。前文已描述了包括溃疡性结肠炎、放射性肠炎、慢性结肠皮肤瘘、血吸虫病和结肠重复畸形等多种疾病的情况[45]。其症状、检查和评估均与结肠癌相似。病变可分布于整个大肠，其中 25%～50% 的病灶位于直肠[43]。已报道的并发疾病有血吸虫病、溃疡性结肠炎、结肠重复畸形、阿米巴病、先前采取放疗的卵巢癌、前列腺癌和卵巢畸胎瘤等。鳞状细胞癌的大体观与腺癌相似（图 23-9）。其镜下特征如图 23-10 所示，单纯性鳞状细胞癌和混合性腺鳞癌各占 50%。

治疗方法主要是切除病变累及的肠管。对于直肠病变，建议采用 Nigro 方案：多模式治疗作为一线治疗，只有当这种治疗方案失败时，才考虑广泛的手术切除[46]。反过来，Nigro 方案也可以用作辅助治疗手段。Dukes B 期患者的 5 年生存率为 50%，Dukes C 期患者的 5 年生存率为 33%；转移患者 5 年生存率为 0%[45, 47, 48]。

五、腺鳞癌

这种恶性肿瘤包含腺癌和鳞癌两种成分，虽

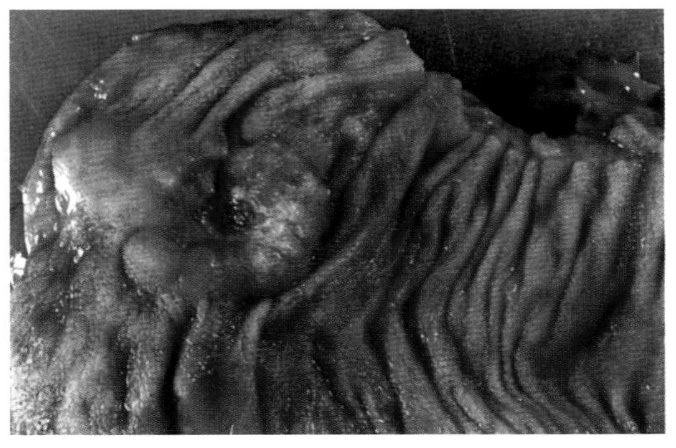

▲ **图 23-9　一例大肠鳞状细胞癌，其大体观与腺癌类似**

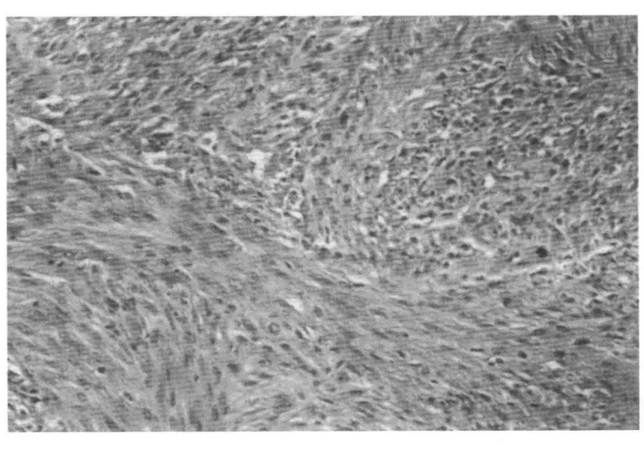

▲ **图 23-10　鳞状细胞癌的镜下特征：间质中出现成簇鳞状细胞**

然两种成分紧邻，但它们是彼此分开的，因此腺鳞癌有别于常见的腺癌鳞状细胞化生。腺鳞癌可发生于大肠任何部位，但多累及右半结肠和直肠。腺鳞癌表现为高侵袭性，比常见的结肠腺癌预后更差。尤其是鳞状成分，转移潜力可能更大，类似未分化癌[49]。Frizelle 等[50]搜索了梅奥诊所肿瘤登记处所有关于原发性结直肠鳞癌和腺鳞癌的临床数据，显示单纯鳞状细胞癌 11 例，混合性腺鳞癌 31 例，腺癌伴良性鳞状化生（腺棘皮瘤）2 例。病灶多常见于右半结肠（43%），49% 的患者出现远处转移，最常见的转移部位依次是肝脏、腹膜及肺脏。5 年总生存率为 34%，Ⅰ～Ⅲ期病变 5 年生存率为 65%，Ⅳ期平均生存期为 8.5 个月。淋巴结阳性和阴性的患者，5 年生存率分别为 23% 和 85%。

六、浆细胞瘤

原发性结肠浆细胞瘤极其罕见[30, 51]。通常表现为胃肠道非特异性症状，可能包括腹痛、直肠出血、体重减轻、恶心、呕吐和食欲不振等。病变可为单发或多发，由息肉样或结节状凸起组成。在肠道受累的情况下，应进行骨扫描和骨髓穿刺活检，以明确骨和骨髓有无受累。镜下可见浆细胞瘤由大量浆细胞组成。在大多数情况下，切除受累结肠是主要的治疗手段。浆细胞瘤的 10 年生存率约为 80%[7]。通过肠镜活检做出病理诊断后，治疗方案还包括化疗和放疗[52]。

七、黑色素瘤

原发性结肠黑色素瘤是一种非常罕见的肿瘤。事实上，黑色素细胞是黑色素瘤产生的必要前提，然而黑色素细胞存在于外胚层起源的组织中（而非大肠黏膜皮肤交界处），因此，原发性肠道黑色素瘤的发生仍值得怀疑。结肠黑色素瘤通常由转移而来。

Tessier 等[53]在综述中分析了 88 例转移性结肠黑色素瘤的临床资料，并在此基础上增加了 24 名患者。患者的平均年龄为 63.9 岁。原发瘤诊断和其发生转移的平均时间间隔为 7.5 年。主要症状包括出血（51%）、梗阻（29%）、疼痛（20%）、体重减轻（11%）和穿孔（7%）。这些症状的出现频率与既往文献报道相当。肠镜是最常用的诊断手段（58%），其次是剖腹探查（25%）、尸检（8%）和钡灌肠（8%）。61% 的患者接受了肠切除术，39% 的患者淋巴结阳性。1 年生存率为 60%，5 年生存率为 33%。

以下大部分信息来自 Tessier 等[53]的综述。胃肠道放射学研究显示广泛的消化道异常，其中小肠异常表现最为多样。钡餐检查中的“牛眼”或“靶心”征是小肠、胃和十二指肠病变的常见征象。在钡餐检查中发现结肠受累表现为包括多个黏膜下结节、肠套叠、较大的溃疡性病变以及压迫性的结肠外肿块等征象。从宏观上看，以黏膜或黏膜下层病变为特征，可为息肉状或浸润性，单发或多发，以及黑变或非黑变等。

在内镜检查中，这些病变可能无色素沉着或有足够的色素沉着，在肉眼或镜下很容易识别。内镜检查可发现结肠套叠、多发性结肠息肉，以及类似结肠癌的呈真菌样生长的团块等。结肠镜检查不仅是最可靠的检查方法，而且通过活检来获得诊断所需的组织。为明确诊断，有必要进行如核 S100 和细胞质 HMB-45 的特殊染色检查。

对于转移性胃肠道黑色素瘤患者，手术能否获益，一直存在争议。Tessier 等[53]研究中，有 75% 的患者进行了手术切除，其他研究有 61% 的患者进行了手术切除。术后平均存活时间为 27.5 个月，非手术患者在确诊后存活 7.8 个月。淋巴结阴性和阳性患者的平均生存时间分别为 34.7 个月、20.4 个月。研究表明，有 87.5% 的患者发病时伴有另一器官受累，提示了孤立的结肠转移瘤的罕见性。从文献回顾来看，孤立的结肠转移瘤患者的生存期为 58.7 个月。因此，切除累及结肠的孤立性转移瘤是有益的，并且淋巴结阴性状态提示预后良好。在接受胃肠道转移瘤手术切除的患者中，超过 90% 的患者报告其症状有所改善，这进一步支持了对有症状患者进行手术干预的重要性。Tessier 等 [53] 的研究显示，出现梗阻或穿孔的患者预后较差，没有患者存活超过 10 个月。

八、白血病浸润

虽然结肠白血病并不涉及实体肿瘤，但将这种疾病包括在本节中可能是适当的。下面的论述主要来自 Moir 等 [54] 的工作。结肠白血病的潜在病理机制是一种主要累及盲肠的嗜中性粒细胞减少性小肠结肠炎（盲肠炎）。胃肠道的其他部位也可见到水肿和出血性梗死等病理改变。中性粒细胞减少性小肠结肠炎在接受大剂量阿糖胞苷化疗的急性粒细胞白血病患者中特别多见，但在其他血液系统疾病患者中也可见到 [55]。

已提出四种病理生理机制：①淤滞或休克引起的肠血管缺血导致黏膜溃疡及随后病原体的侵袭；②肠壁内肿瘤浸润单独或与化疗联合引起的黏膜坏死导致病原体进入肠壁；③继发于血小板减少症的黏膜或黏膜下层出血引起黏膜破坏，随后被菌群侵袭；④局灶性溃疡为病原体的进入提供了途径 [56]。

临床三联症包括中性粒细胞减少症、败血症和腹痛 [57]。前驱热、水样或血性腹泻及腹胀是其发病先兆，常发生在严重中性粒细胞减少期。其症状可能局限于右下腹部，并伴随全身毒性加重。可通过多次体格检查，腹部 X 线片（显示部分小肠梗阻、黏膜皱褶增厚和不规则、肠壁内积气）、超声或放射性核素扫描（Ga 或 In 标记的白细胞）来确诊。CT 表现包括盲肠和（或）右结肠水肿、锯齿状改变、结肠周围脂肪炎症和积气—所有这些都被认为是中性粒细胞减少性盲肠炎的特异性表现。

主要治疗方式是给予肠道完全休息并全肠外营养、鼻胃吸引、广谱抗生素等以及避免泻药或止泻药。粒细胞支持可能会有帮助。有盲肠炎病史的患者在行进一步化疗前应进行预防性肠道休息和全肠外营养。持续严重全身性脓毒症且对化疗无效，以及存在明显穿孔、梗阻、大出血或脓肿形成的患者需要手术干预。手术必须切除所有坏死的组织，通常包括右半结肠切除、回肠造口术和黏膜皮肤瘘等。根据肠管受累的程度决定切除的范围。不建议吻合肠管。为防止复发，如果需要额外的化疗，建议选择性行右半结肠切除术 [57]。

九、结直肠神经内分泌病变

Vilor 等 [58] 在其综述中指出，神经内分泌增生可分为三种类型：良性（产生胰高血糖素、胰多肽或酪酪肽的类癌）、低级别肿瘤（产生 5- 羟色胺的类癌）和高级别肿瘤（神经内分泌癌）。神经内分泌癌进一步细分为燕麦细胞型和中间细胞型。神经内分泌癌的发生率不足该部位所有恶性肿瘤的 0.1%。Thomas 和 Sobin[59] 指出，在 108303 例结肠恶性肿瘤中，只有 38 例是小细胞癌，在 46618 例直肠恶性肿瘤中，只有 18 例是小细胞癌。盲肠和直肠是其好发部位。在显微镜下，神经内分泌肿瘤以其特有的细胞学外观和缺乏小管形成和黏膜下生长模式等特点而被识别。其具有嗜银性，对神经元特异性烯醇化酶和突触素具有广泛性免疫反应。大多数病例在诊断时发现肿瘤已转移至淋巴结或远处器官，只有大约 10% 的患者能存活 1 年。

Bernick 等 [61] 从一个包含 6495 例患者的数据库中发现 38 例（0.6%）神经内分泌癌患者。这些内分泌癌不包括类癌。患者平均年龄为 57 岁，男性占 44.7%，女性占 55.3%。癌的位置如下：17 例位于结肠，14 例位于直肠，6 例位于肛管和 1 例位于阑尾。通过病理回顾，进一步将其分为小细胞癌（*n*=22）或大细胞神经内分泌癌（*n*=16）。80% 神经内分泌标记物免疫组化染色呈阳性，包括嗜铬粒蛋白、突触素和（或）神经元特异性烯醇化酶。69.4% 的患者在诊断时已发生转移。神经内分泌癌预后较差，中位随访时间为 9.4 个月，平均生存时间为 10.4 个月。1 年、2 年和 3 年的生存期分别为 46%、26% 和 13%。各病理亚型间的生存率差异无统计学意义。

十、结肠髓样癌

Wick 等 [62] 分析了 68 例散发的具有髓样特征的结直肠癌，并与 35 例单纯“肠样”低分化结直肠癌和 15 例单纯Ⅱ～Ⅲ期神经内分泌癌进行了比较，所有患者均无结直肠癌家族史。在升结肠中，髓样癌的发病率明显高于肠样癌，但与神经内分泌癌无明显差异。相比于髓样癌或神经内分泌癌，单纯肠样癌多发生于直肠及乙状结肠。老年患者髓样癌发生率升高，并有明显的性别差异。尽管有浸润性生长方式，但髓样癌与肠样癌相比不太可能发展为Ⅲ或Ⅳ期疾病，但与神经内分泌癌相比没有分期相关的差异。虽然髓样癌的组织学特征表现出神经内分泌分化，但其嗜铬粒蛋白阳性和突触素反应性与肠样结直肠癌并无显著差异，但与神经内分泌癌的 100% 标记阳性有差异。p53 免疫标记在 3 组癌中表达相似。随访数据显示，髓样癌的 5 年死亡率为 40%，肠样癌为 59%，神经内分泌癌为 93%。髓样结直肠癌似乎是结直肠癌的一个独特的临床病理类型，它不具有神经内分泌功能，其生物学行为优于肠样癌或神经内分泌癌。

十一、癌肉瘤

有报道 1 例结肠癌肉瘤的独特病例 [63]。该肿瘤侵犯肠壁较深，广泛转移，对多种化疗方案耐药，患者在 4 年后死亡。其成分由腺鳞癌和肉瘤混合组成，表现为骨、软骨性和非特异性梭形细胞分化。

十二、神经鞘瘤

结肠和直肠的神经鞘瘤并不常见。Miettinen 等 [64] 从军事病理研究所的数据库中发现了 20 个结肠直肠神经鞘瘤。神经鞘瘤在不同年龄层（18—87 岁）的男性和女性中发病率相同。最常见的部位为盲肠，其次为乙状结肠、直乙交界、横结肠、降结肠及直肠。病变常表现为息肉样腔内突出物，常伴有黏膜溃疡。直肠出血、肠梗阻和腹痛是其最常见的症状。最常见的组织学类型（n=15）是梭形细胞神经鞘瘤，呈小梁状，可见模糊或无 Verocay 小体。这些肿瘤的直径从 0.5～5.5cm 不等。典型的病灶周围围绕有淋巴的生发中心，常可见局灶性核异型性，但有丝分裂活性从未超过 5/50HPF。所有病变的 S100 蛋白表达呈强阳性，CD117（KIT）、神经丝蛋白、平滑肌肌动蛋白和结蛋白呈阴性。基于 18 例患者的随访资料，结直肠神经鞘瘤表现为良性，无任何证据表明其能侵犯周围脏器。

十三、血管肉瘤

结直肠肉瘤很少见，占所有结直肠恶性肿瘤不足 0.001%。Brown 等 [65] 最近回顾了有关文献并得出以下信息：大多数（61%）患者为女性；肉瘤的位置包括乙状结肠（n=5）、盲肠（n=4）、直肠（n=2）、降结肠（n=1）和多个结肠病灶（n=1）。大多数患者可出现直肠出血（n=7）、腹痛（n=6）、腹部肿块（n=5）和（或）体重减轻（n=3）。尽管慢性淋巴水肿、辐射、二氧化钍（Thorotrast）接触和许多综合征被认为是血管肉瘤的危险因素，但在该文献中均未发现这些因素。仅在一名先前手术后腹部遗留有手术海绵的结肠血管肉瘤患者中发现异物的存在，而这可能是其他血管肉瘤病例中的诱发因素。

组织形态学显示为呈非典型血管通道，具有充盈和分层的内皮细胞，可见实性细胞和梭形细胞区，并具有典型的血管肉瘤浸润和破坏性生长方式。鉴别诊断包括肉瘤样癌、转移性黑色素瘤和其他肉瘤。大小是血管肉瘤的独立预后因素。上述研究表明，6 例肿瘤最大直径小于 5cm 的结肠血管肉瘤患者中有 5 例仍存活（术后 13～24 个月）。相反，6 名肿瘤直径 25cm 的结肠血管肉瘤患者中只有 1 例存活。

患者年龄从 16～77 岁不等。7 名年龄大于 60 岁的患者中有 6 人病情进展迅速，最终死亡，而 6 名年龄小于 60 岁的患者中 4 人术后 13～36 个月后仍然存活。

结直肠血管肉瘤文献回顾表明，手术切除是唯一能使患者取得长期生存的治疗方法。所有幸存者均进行了手术切除，原发病灶未行辅助放疗或化疗。存活时间最长的患者是一名 16 岁的女性，最初手术时发现有多个腹膜转移病灶。虽然病变没有完全切除，也没有进行辅助治疗，随访 36 个月患者仍存活。这些发现提示，患者诊断时的年龄可能是影响生存的预后因素。

由于结肠和直肠血管肉瘤病例很少，辅助治疗的作用尚不清楚。一般情况下，辅助化疗在肉瘤治疗中几乎没有或没有生存获益，而有限的血管肉瘤治疗经验也显示了同样令人失望的结果。然而，以阿霉素为基础的肉瘤化疗随机对照试验亚组分析显示 25% 的反应率，辅助放疗的作用尚不明确。

十四、绒毛膜癌

原发性结肠绒毛膜癌是一种非常罕见的肿瘤，文献仅报道了 7 例，除 2 例外，其余均与相邻的腺癌有关[66]，这提示结肠绒毛膜癌可能源于更典型的腺癌。疾病总体预后不良，可能与其诊断困难和高转移性的特点有关。

其他来源的转移

出现可疑的结肠肿瘤并有其他恶性肿瘤病史的患者应考虑转移性疾病的可能，尤其是出现黏膜外病变导致肠腔狭窄及病变处在脾曲。如果结肠病变是鳞状细胞癌，应考虑结肠外来源可能，因为原发结肠鳞状细胞癌极为罕见。文献报道，表现为原发性结肠肿瘤但来自肺癌[67]或乳腺癌[68,69]的转移瘤。在一篇文献综述中，Washington 和 McDonagh[70]发现结肠和直肠转移最常见的来源是黑色素瘤、肺部和乳腺。从他们自己的一系列手术尸检标本中发现，女性生殖器官、膀胱、前列腺和胰腺等部位肿瘤可转移至结直肠。胃肠道受累后的生存期一般较差，多数患者生存期不足 1 年。但有一小部分患者中可以实现长期缓解，尤其是转移至小肠的恶性黑色素瘤单发小病灶或对他莫昔芬有治疗反应的乳腺癌患者。

对于局部晚期卵巢癌伴有生殖器官、盆底腹膜、囊壁和乙状结肠侵犯，Bristow 等[71, 72]报道了 31 例连续行根治性卵巢切除术和直肠乙状结肠整块切除并一期吻合术的患者临床资料。所有患者均为进展期上皮性卵巢癌：根据国际妇产科联合会（FIGO）分期，其中Ⅲ B 期（6.5%）、Ⅲ C 期（64.5%）和Ⅳ期（29%）。其中有 1 例患者发生吻合口破裂，再次手术行结肠造口术。所有病例均获得肉眼观下盆腔病灶的完全清除。总体来看，有 87.1% 的患者残留病变≤ 1cm，61.3% 的患者无肉眼可见病灶。术后无死亡，但术后严重和轻微并发症的发生率分别为 12.9% 和 35.5%。他们得出的结论是，切除局部晚期卵巢癌病灶有助于最大限度的肿瘤细胞减灭。

第24章 直肠癌

Rectal Adenocarcinoma

John R. T. Monson　Lawrence Lee　Steven D. Wexner　**著**
韩俊毅　王　颢　**译**
傅传刚　**校**

摘要：现代直肠癌治疗已经进入多学科合作模式，它需要包括外科学、放射肿瘤学、影像学以及病理学在内多个学科的密切合作。准确的术前局部分期将直接关系到新辅助治疗方案的制订，而术前放化疗可将局部进展期直肠癌的局部复发率降低一半。直肠癌治愈性切除的关键依旧是遵循全直肠系膜切除原则的高质量手术，而且可以通过手术标本病理检查进行评估。同时，新涌现出来的器官功能保护术式也进一步丰富了治疗手段。辅助治疗虽然存在争议，但仍是标准治疗。术后在严格完成既定治疗方案的基础上，进一步加强随访有助于及时发现远处转移和局部复发。而患者的最佳治疗结果正有赖于我们对这些高质量循证治疗原则的不懈坚持。
关键词：直肠癌，全系膜切除，辅助治疗，监测，局部复发，远处转移，循证治疗，多学科治疗，局部分期

一、概述

发生于直肠（大肠最远端15cm肠管）与发生于结肠的肿瘤在遗传和病理特征上有很多相似之处，但由于所处骨性盆腔解剖限制及其毗邻的泌尿生殖系统、肛门括约肌和自主神经的影响，手术路径相对困难，这也是一直以来直肠癌手术预后不如结肠癌的原因。直肠癌手术从19世纪的会阴入路（Jacques Lisfranc）[1]及骶尾入路（Paul Kraske）[2]发展到1908年Ernest Miles[3]爵士开创的经腹会阴联合直肠癌切除术，再到1948年Dixon[4]的保肛直肠前切除术，然而，直到1982年R.J. Heald[5]提出以沿无血管"神圣平面"分离解剖并整块切除直肠及周围系膜的全直肠系膜切除（TME）理念后，肿瘤局部复发率和术后生存率才得到明显改善。随后的德国直肠癌研究[6]和瑞典直肠癌试验[7]证实新辅助（化）放疗的获益，使得直肠癌局部复发率进一步降低。微创技术和保留器官功能术式的出现和发展让直肠癌的治疗选择更加多样化。现代直肠癌治疗真正实现基于多学科讨论的优选治疗，而这有赖于内科医生、放射肿瘤医生、放射诊断医生、病理医生及外科医生的紧密合作。

二、流行病学及其表现

结直肠癌是常见病，全球每年有约140万新发病例及693 900死亡病例[8]。北美、欧洲、大洋洲以及日本是发病率最高的地区，但许多

传统发病率低的地区也在呈现上升趋势[9]，包括拉美，亚洲和东欧，有学者认为是因为这些地区人群的饮食结构和日常活动方式改变，以及吸烟人口增加所导致[10, 11, 12]。美国每年估计有 134 500 新发大肠癌病例，其中直肠癌病例约有 39 220 例[13]，虽然这一数据在全球依然位列前茅，但是欧美的发病率已呈下降趋势，这可能是得益于大肠癌筛查的开展及癌前病变的及时处理[14, 15]。然而，1992—2012 年，欧美 50 岁以下人群的发病率却在以每年 2.1% 的速度增长，这些人群并没有被推荐做大肠癌筛查。年轻结直肠癌患者病变多发生在左半结肠或直肠，而且分化差，有黏液癌或印戒细胞癌组织学特点，常到了进展期才被发现。这些患者中大多数有直肠出血（50%～60%）、腹痛（30%～60%）或排便习惯改变（20%～70%）的症状[16, 17, 18]，这也提醒我们需要重新评估此年龄段无症状一般风险人群的筛查策略。幸运的是，在相同分期情况下，年轻结直肠癌患者生存率与年迈者无明显差异[19]。结直肠癌的分子遗传学在本书其他章节有详细的介绍，本章将不再讨论。

结直肠癌的发现通常有 3 个途径：无症状者做常规筛查时发现肿瘤；对可疑症状诊断评估发现肿瘤；出现穿孔、梗阻或大出血等紧急情况时发现肿瘤。不过 80%～90% 的结直肠癌常因相关症状而被发现，其中最常见的是直肠出血、腹痛以及排便习惯改变[20, 21]，相比而言，出现急腹症（最常见为梗阻）就诊继而发现肿瘤的病例只占 5%～10%[22]。尽管结直肠癌的筛查程序日臻完善，但新增病例中依然有 20%～30% 之前从未做过肠镜检查[20, 21, 22]，约 20% 的病例被发现时已是Ⅳ期，最常见的为血行转移至肝脏、肺部或腹膜。由于大肠的静脉回流经门静脉汇入肝脏，这也使肝脏成为结直肠肿瘤最常见的初始转移部位，不过，由于直肠下静脉直接汇入下腔静脉而不是门静脉，所以直肠远端肿瘤更易出现肺转移。

三、术前评估

直肠癌患者开始治疗之前必须作全面评估（表 24–1）[23]，详细的病史询问和全面的体格检查可以评估相关的体征和症状。病史采集时需要了解任何可能影响围手术期治疗的现存并发症、既往手术史以及详细家族史。而针对肿瘤，需要询问是否有体重显著下降、直肠明显出血、里急后重、排便疼痛和肠梗阻等症状。对于任何以上症状，医生都应高度警惕有更严重的疾病存在，尤其是里急后重（即排便不尽或便意频繁）的患者，往往提示存在固定的巨大肿瘤。由于齿状线以上的直肠癌通常无排便痛感，除非肿瘤侵犯周围组织，故排便疼痛多提示可能累及括约肌的低位肿瘤。由于括约肌和排尿功能，以及男性患者的性功能都可能会受到新辅助治疗和（或）手术治疗的影响，因此对既往相关治疗病史亦需详细评估。围术期心脏风险评估应根据美国心脏病学会 / 美国心脏协会指南进行[24]，可以通过询问或

表 24–1　直肠腺癌患者的完整术前评估

基线检查
• 病史和体格检查，包括直肠指检 • 结肠镜检查以排除同时性病变 • 硬质直肠镜检查以评估肠腔内肿瘤高度和位置 • 癌胚抗原检测 　◆其他常规实验室检查非必需
影像学检查
• 胸部、腹部及盆腔 CT • 盆腔 MRI • 直肠腔内超声 　◆PET/CT 不是常规检查手段
术前治疗方案
• 在多学科肿瘤病例讨论会上对拟行新辅助治疗患者进行综合评估 　◆病理学评估 　◆影像学评估

让患者做一些活动，例如是否能爬上两层楼而不感到呼吸急促 [至少相当于 4 代谢当量（METs）的活动强度] 来判断其心功能状况。体格检查若发现任何腹部手术瘢痕，需判断是否会影响后续手术入路。对所有患者都必须进行直肠指检（DRE），以判断肿瘤是否侵犯括约肌，并了解肿瘤是质软、活动的，还是质硬、固定的。如果无法触及肿瘤，应行硬质直肠镜检查以确定肿瘤远端距离。由于直肠癌伴随同时性结肠癌的发生率为 3%～5%，对于从未做过结肠镜检查的直肠癌患者还需做全结肠镜检查[25, 26]。

直肠癌患者术前应检测癌胚抗原（CEA）水平，必须指出的是，CEA 检测目的并非用于直肠癌筛查和诊断。一项 Meta 分析显示 CEA 检测在结直肠癌诊断灵敏度仅 46%（95% CI 0.45～0.47），特异度为 89%（95% CI 0.88～0.92）[27, 28]。CEA 升高的其他原因包括胃炎、消化性溃疡、憩室炎、肝病、慢性阻塞性肺病、糖尿病和其他急性炎症，还常见于吸烟者[29]。多个外科和内科肿瘤学会不建议将包括 CEA 在内的肿瘤标志物检测用于早期筛查和诊断[30, 31]。实际上，CEA 对于预后评估、手术方案的制订以及治疗后监测都确有价值，因此，必须在开始任何治疗前检测 CEA 水平作为基线数据留存。术前血清 CEA ≥ 5ng/ml 的患者比起 CEA ＜ 5ng/ml 的患者预后和肿瘤分期都差[31–34]。此外，血清 CEA 升高的患者在接受新辅助治疗之后 CEA 水平正常，是肿瘤完全病理缓解一个强有力的预测指标[35–37]。根治性切除术后 CEA 水平未恢复正常，应怀疑肿瘤残留，并需作进一步检查。同样，根治性切除术后 CEA 水平持续升高的患者需做全面的影像检查以确认是否存在局部复发和远处转移。除了 CEA 检测，其他的常规实验室检查都非必需，转氨酶水平对肝转移既无灵敏度亦无特异度。

美国癌症联合委员会第 7 版直肠癌 TNM 分期系统见表 24–2 及表 24–3。直肠癌患者术前应做胸、腹、盆腔 CT 扫描以排除同时性远处转移，腹部和盆腔 CT 扫描可以发现肿瘤相关并发症，如穿孔、梗阻或周围器官的明显侵犯、远处转移或淋巴结受累。必须指出的是，CT 扫描对小体积病灶的灵敏度很低（特别是在 0.5～1.0cm 以下）。一项研究显示，只有 11% 的小于 0.5cm 的肿瘤结节 CT 可见，而 0.5～1cm 大小的病灶也只有 37%CT 可见[38, 39]。如 CEA 异常升高，而 CT 影像上却未发现明显的转移病灶，应高度警惕肿瘤腹膜转移的可能，这种情况下，可以考虑正电子发射计算机断层显像（PET）扫描[7, 28]。

表 24–2　结直肠癌分期（AJCC 第 7 版）

原发肿瘤（T）
T_X：原发肿瘤无法评估
T_0：无原发肿瘤证据
Tis：原位癌（黏膜内）
T_1：肿瘤侵犯黏膜下层
T_2：肿瘤侵犯固有肌层
T_3：肿瘤穿过固有肌层侵犯到环周直肠组织
T_{4a}：肿瘤穿透腹膜脏层
T_{4b}：肿瘤直接侵入或附着于其他器官或结构
区域淋巴结（N）
N_X：区域淋巴结无法评估
N_0：无区域淋巴结转移
N_1：有 1～3 枚区域淋巴结转移
N_{1a}：有 1 枚区域淋巴结转移
N_{1b}：有 2～3 枚区域淋巴结转移
N_{1c}：浆膜下、肠系膜或无腹膜化结肠 / 直肠周围组织中有癌结节，无区域淋巴结转移
N_2：有 4 枚以上区域淋巴结转移
N_{2a}：4～6 枚区域淋巴结转移
N_{2b}：7 枚或更多区域淋巴结转移
远处转移（M）
M_0：无远处转移
M_1：出现远处转移
M_{1a}：转移局限于单个器官或部位（如肺，肝，卵巢或非区域淋巴结）
M_{1b}：转移到 2 个或更多器官或部位，和（或）腹膜转移

引自 ©2010 美国癌症联合委员会

表 24-3　结直肠癌分期（AJCC 第 7 版）

分　期	T	N	M
0	Tis	N_0	M_0
I	T_1 T_2	N_0 N_0	M_0 M_0
Ⅱ a	T_3	N_0	M_0
Ⅱ b	T_{4a}	N_0	M_0
Ⅱ c	T_{4b}	N_0	M_0
Ⅲ a	T_1～T_2 T_1	N_1/N_{1c} N_{2a}	M_0 M_0
Ⅲ b	T_3～T_{4a} T_2～T_3 T_1～T_2	N_1/N_{1c} N_{2a} N_{2b}	M_0 M_0 M_0
Ⅲ c	T_{4a} T_3～T_{4a} T_{4b}	N_{2a} N_{2b} N_1～N_2	M_0 M_0 M_0
Ⅳ a	任何 T	任何 N	M_{1a}
Ⅳ b	任何 T	任何 N	M_{1b}

引自 © 2010 美国癌症联合委员会

即使 PET 检查正常，在拟行根治性手术的时候，也必须先对腹腔进行全面的视觉和（或）手触诊探查以排除同时性转移性病灶。由于直肠癌患者胸部 CT 经常会发现不确定性质的小结节，而这些病灶往往又都是良性的，所以是否将胸部 CT 作为常规检查还存在争议。不过很多学会组织，如美国国立综合癌症网络（NCCN）、美国外科医师学院癌症委员会（ACS CoC）和国家直肠癌诊疗资格认证项目（NAPRC）都推荐对直肠癌患者行肺部 CT 检查而非普通胸片。

理论上，低位直肠癌静脉回流可绕过肝脏，经直肠肛管静脉直接进入下腔静脉循环。一个对 12 项研究总共 5,873 例直肠癌病例进行的系统综述中指出，9% 的患者在术前胸部 CT 上发现未定性的肺部结节，但通过进一步检查这些患者中只有 11%（不足总病例的 1%）最后确认为结直肠癌肺转移[40]。鉴于这些未定性肺部结节为恶性肿瘤的可能性较低，可以在整个治疗观察期随访评估，无须做更多术前检查评估。如果在肝脏 CT 扫描中发现可疑病灶，应对患者做进一步检查，如肝磁共振成像（MRI），但如肝脏 CT 扫描没有异常发现，通常不建议再常规进行其他影像检查，因为并不实用且增加了患者不必要的治疗成本和负担。如果患者在通过 CT 作分期评估时没有发现存在转移性病变的证据，没必要把 PET 作为常规检查项目。但是对于可切除肝转移患者，PET 可用以发现肝外病变而决定可否行根治性切除；当 CEA 升高而 CT 无异常发现时，PET 也可考虑。

（一）局部分期

目前应用于直肠癌术前局部分期最有效的影像学检查是经直肠超声（TRUS）和 MRI，它们在评估肿瘤浸润深度、淋巴结分期和环周切缘（CRM）方面都比 CT 要更精确。盆腔 CT 仅能评估体积较大肿瘤对周围组织结构的侵犯程度，但较难准确评估较小肿瘤的浸润深度[41, 42, 43, 44]。CT 也不能准确诊断直肠周围淋巴结转移，检出敏感度只有 49%[45]。术前 CT 的主要用途是检测肿瘤相关的并发症，如穿孔、恶性瘘管或梗阻。

1. 经直肠超声（TRUS）

由于不同组织对超声波的吸收和反射存在差异，通过 TRUS 可以区分直肠壁各层和其他周围组织结构（特别是那些位于直肠前方的组织结构）（图 24-1）。术前分期时常使用探头频率 10MHz，分辨率 0.4mm，焦点范围 1.5～4cm 的超声探头作直肠腔内超声成像。括约肌复合体在 TRUS 影像上清晰可见，但位于肛管直肠交界处的最远端直肠很难通过 TRUS 评估。检查中要获得最佳超声图像需要将传感探头置于水球囊充分撑开的直肠中部。直肠肿瘤在超声像图上多表现为第一层低回声壁的增厚。超声 T 分期是以直肠超声解剖为基础，不同回声带缺失代表不同肠壁层次的破坏从而判断肿瘤浸润程度。由于肿瘤各部浸润深度不同，需要对肿瘤做全面超声评估。如果肿瘤

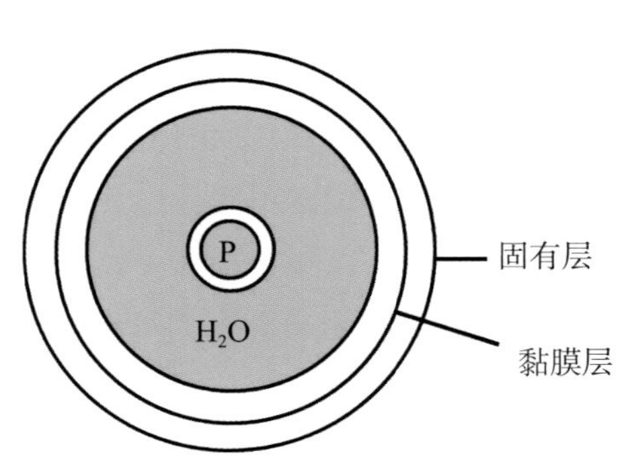

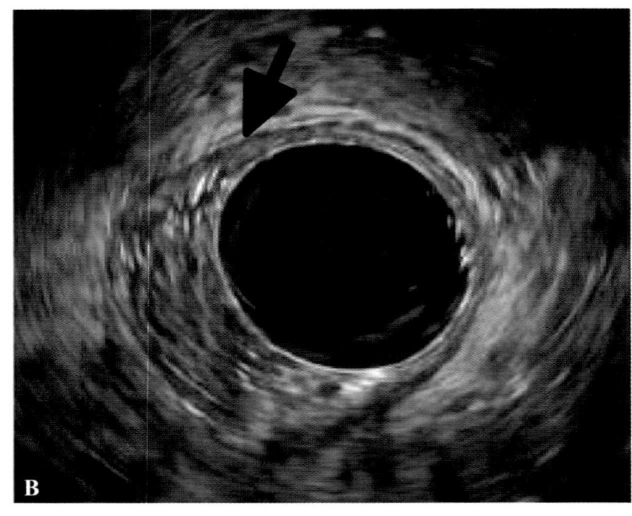

▲ 图 24-1 **A. 在超声图像中，直肠壁根据超声波穿过不同密度的组织形成的界面不同而分为 5 层由里到外的环状结构，最外层为固有肌层，肿瘤突破该层为 cT_3 及以上；B. cT_3 肿瘤的 EUS 图像，黑箭所示为被肿瘤突破的固有肌层，肿瘤位置不明显**

体积大、团块样或者接近梗阻，以上操作会给患者带来一定的痛苦。转移性淋巴结在 TRUS 上表现为低回声结节，常位于肿瘤水平或肿瘤周围，多为圆形（非椭圆），边界不清。不过也存在小癌结节在超声中不足以表现出转移病变回声征象而被漏诊的情况。因此，TRUS 在操作技术上要求很高，检查效果很大程度取决于超声医生的专业水平。

在 MRI 广泛使用前，TRUS 被认为是直肠癌局部分期的金标准。早期研究发现 TRUS 具有很高的诊断准确率。据一项对 1993 年前发表的相关研究进行的系统综述报道，直肠内超声（ERUS）对 T 分期的总体准确率为 84%，灵敏度为 97%，特异度为 87%[46]。尤其是在区分 T_1/T_2 肿瘤与 T_3 或更高分期肿瘤方面 ERUS 具有极高的准确性，这一点非常重要，因为 T_3 及以上肿瘤应先接受新辅助化疗，而 T_1/T_2 肿瘤可以直接切除（无淋巴结转移）。不过后来一些研究所报道的 TRUS 分期准确率要略低于这项综述的数据，在其中一项针对 TRUS 应用于直肠癌局部分期的大型研究中，7096 名直肠癌病例术前均接受 TRUS 检查，然后在未接受新辅助治疗的情况下行手术切除[47]，结果显示术前 TRUS 分期与术后病理分期的一致性仅有 64.7%（95%CI 63.6～65.8），分期过高占 17.3%，分期不足占 18%。其 T 分期准确性因肿瘤浸润深度而异，TRUS 诊断 T_1 期肿瘤一致性（与病理分期相比）最高（kappa=0.591），T_4 期一致性最低（kappa=0.321）。该研究同时指出那些每年进行 TRUS 超过 30 例的医院具有较高的诊断准确率（73.1%；95%CI 69.4～76.5），而每年低于 10 例 TRUS 的医院报道的诊断准确率仅为 63.2%（95%CI 61.5～64.9）。另一项纳入 545 名直肠癌患者的研究报道指出，TRUS 评估 T 分期的总体准确率为 69%，N 分期的准确率为 64%[48]，分期过高（18%）比分期不足（13%）更常见。近期还有一项研究指出，TRUS 在区分具有微小壁外侵犯的早期 T_3 肿瘤和更晚期 T_3 肿瘤，以及 T_2 和早期 T_3 肿瘤方面不太准确[48, 49]。这方面的不足很可能影响到相当一部分直肠癌患者关于是否需要接受新辅助治疗的评估。综上所述，如果具备足够的专业条件，TRUS 用于早期直肠肿瘤的诊断具备一定准确性。

TRUS 对淋巴结分期的诊断准确率（70%～

75%）与 CT（55%～65%）和 MRI（60%～65%）相似[50, 51]。一项纳入 35 项研究，包括 2,732 名病例的 Meta 分析，报道 TRUS 诊断淋巴结分期的灵敏度和特异度分别为 73.2%（95% CI 70.6～75.6）和 75.8%（95% CI 73.5～78.0）[52]。细针穿刺活检（FNA）能否提高 TRUS 评估淋巴结转移情况的准确性目前还不确定[53]。直肠周围淋巴结通常太小而很难通过 TRUS 显示，除非它们发生了淋巴结转移，而转移淋巴结在超声图像上仅凭肉眼就能检出，不需要 FNA 活检来确认。但 TRUS 对于探头可探查范围以外的淋巴结（如盆腔侧方淋巴结）评估存在严重不足。

对有着重要治疗和预后意义的直肠系膜筋膜，TRUS 在评估其癌性浸润程度方面的价值也很有限。在直肠前方，因为精囊、前列腺及阴道与直肠前壁位置较近，在 TRUS 上可以清晰显示从而以此评估 CRM 状况；而在直肠后方，由于缺乏相邻结构作比较，TRUS 无法评估 CRM，而 MRI 更具有优势。

2. 磁共振成像（MRI）

目前盆腔或直肠 MRI 已经取代 TRUS 成为直肠癌术前局部分期的主要影像学方法。MRI 能对盆腔组织和解剖结构提供高分辨率及多方位多参数的成像分析，是大多数学界专家和权威机构推荐的首选影像学检查方法（图 24-2）。相对于其他影像方法，MRI 具备能准确评估 CRM 状况和直肠癌壁外血管侵犯（EMVI）的特殊优势。

直肠 MRI 检查通常使用 1.5T 或 3.0T MRI 扫描仪。最早的方法是用直肠腔内线圈扫描成像，但对患者来说非常不适，并且随着高分辨率相控阵线圈的发展它们的使用越来越少。现临床上常使用多平面 T_2 加权成像（包括轴面、冠状面、矢状面、斜轴面和斜冠状面），或伴以多轴弥散加权成像的直肠高分辨 MRI 检查方式。检查时患者采仰卧位，应做清洁灌肠等肠道准备，以减少粪便残留导致的伪影。根据需要可注入不同的腔内对比剂来显示病灶与直肠壁。放射科操作医生应掌握患者肿瘤相关信息，如肿瘤的预计高度和大小，以及患者盆腔手术史。

MRI 很难区分黏膜层和黏膜下层，因为它们在 T_2 加权影像上表现为单一的内层高信号。固有肌层为中间层低信号，直肠系膜脂肪呈外层高信号。直肠系膜筋膜可以清楚地显示为包绕着直肠系膜脂肪的一层薄薄的线样低信号层。而直肠肿瘤在 T_2 加权像上表现为介于脂肪的高信号和肌层的低信号之间的中等强度信号病变，并在应用对比剂后显示增强。早期 T_1/T_2 肿瘤在 MRI 下常都表现为局限于肠壁的肿瘤，很难鉴别。在

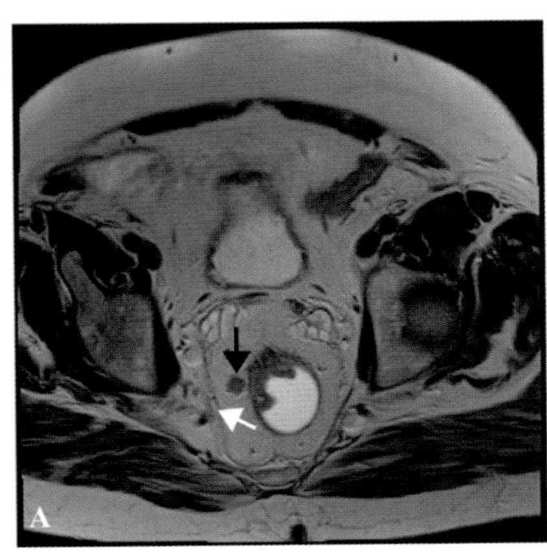

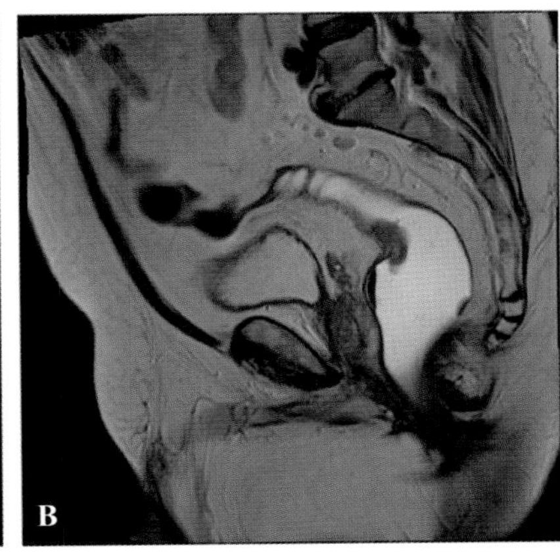

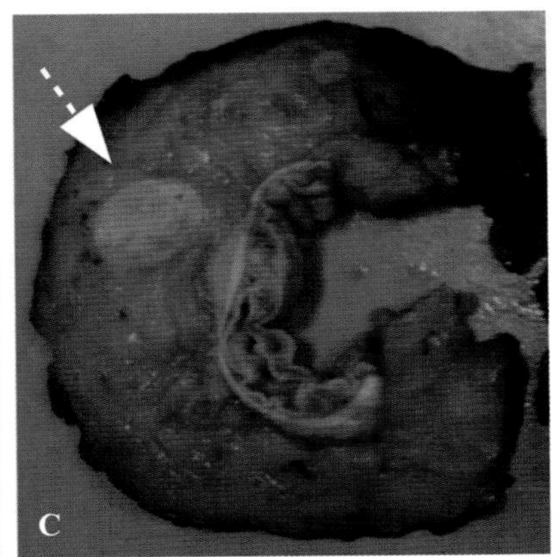

▲ 图 24-2 cT_3N_1 肿瘤的 MRI 扫描

A. 轴位图像，黑箭示直肠系膜上一肿大淋巴结，白箭示为未受肿瘤侵袭的直肠系膜筋膜；B. 位于直肠中段的 cT_3N_1 肿瘤的矢状位图像；C. 切除标本的大体病理，白虚箭示图 A 中 MRI 影像上看到的淋巴结

薄层 MRI 图像上能清楚显示直肠周围脂肪是否受到肿瘤侵犯，这是区分 T_2 和 T_3 肿瘤的关键。MRI 评估肿瘤肠壁外扩散程度与最终病理对照具有很高的准确性，可用于评估 T_3 肿瘤是否需要新辅助治疗 [54]。转移淋巴结常位于直肠系膜内，位于肿瘤水平或靠近肿瘤，表现为结节结构。它们也可以沿着髂内血管或直肠上动脉周围分布。通常情况下直径小于 3mm 的淋巴结在 MRI 上无法分辨，但仍有隐匿性转移的可能 [55]。如果 MRI 图像上显示淋巴结最短径大于 5mm，边缘有毛刺或不规则，或混杂信号，则可认为是转移淋巴结 [56, 57]。直肠癌患者肿大的直肠系膜内淋巴结通常可认为是恶性的，但是也不排除是反应性淋巴结增大，例如内镜检查期间的活检和染色都能引起这种反应。新型造影剂 [58, 59]、弥散加权成像 [60] 对 MRI 用于转移淋巴结的评估有一定辅助作用，但这些技术还处在实验性阶段，临床上尚未广泛使用。MRI 还可以用于诊断对患者预后有重要价值的直肠癌壁外血管侵犯（EMVI），即脱离原发部位的肿瘤细胞浸润到直肠壁外血管并随之播散 [61, 62]。

针对 MRI 用于直肠癌局部分期的准确性进行的一项 Meta 分析，纳入了 21 项研究，这些研究均以最终病理结果做参照 [63]。在该分析中，MRI 评估 T_3/T_4 的灵敏度和特异度超过 T_1/T_2，分别为 87%（95%CI 81～92）和 75%（95% CI 65～80），淋巴结转移灵敏度和特异度分别为 77%（95% CI 69～84）和 71%（95% CI 59～81），CRM 评估灵敏度和特异度分别为 77%（95% CI 57～90）和 94%（95% CI 88～97）。但作者也指出，纳入的这些研究在阳性淋巴结和 CRM 的定义方面存在明显概念异质性。

过去十年间，MRI 在直肠癌局部分期中的应用已经有了巨大的发展，其间直肠癌磁共振成像欧洲研究小组（MERCURY）为直肠癌分期影像方法的选择从 TRUS 转变为 MRI 贡献了大量重要数据。虽然这两种影像方法 T 分期和淋巴结分期的灵敏度和特异度大致相同，但与 TRUS 相比，尤其是在认为需要进行新辅助治疗时，MRI 可以准确评估 cT_3 肿瘤壁外侵犯深度和 CRM 是否阳性，而 MRI 提供的这两个影像结果将为新辅助治疗方案提供指导性意见。更高的分辨率和更精确的分期评估是未来 MRI 技术改进的方向。

一些研究表明，直肠癌壁外侵犯深度对预后有重要意义。侵犯深度大于 5mm 的患者与小于 5mm 的患者相比，肿瘤生存率要低很多（5 年生存率 54% vs. 85%；$P < 0.001$）[64, 65]。侵犯深度增加也与淋巴结转移风险增加呈正相关 [66]。这些结果表明准确评估 T_3 肿瘤侵犯直肠周围脂肪组织最大深度是否大于 5mm 比区分肿瘤是 T_1/T_2 还是 T_3 更为重要。MERCURY 研究组表明，薄层 MRI 评估 T_3 肿瘤患者的壁外侵犯深度结果可靠，与最终病理结果差异在 0.5mm 以内 [54]。通过 MRI 检查还可以判断患者是否属于 CRM 阳性的高风险患者，即在未接受新辅助治疗的情况下患者肿瘤组织（肿瘤直接浸润或转移淋巴结）距直肠系膜筋膜不到 1mm[67]，其准确率为 94%[68]。而通过 MRI 评估的 CRM 状况能预测局部复发率、无病生存率、总生存率这些预后指标 [69]。有一项研究证明了 MRI 在评估壁外侵犯深度、CRM 状况和壁外血管侵犯方面的应用价值，该研究将所有患者基于 MRI 检查结果分为“预后良好”和“预后不良”两组，“预后良好”组均为 MRI 检查 CRM 阴性（肿瘤距直肠系膜筋膜＞ 1mm），未显示壁外血管侵犯，壁外侵犯深度小于 5mm 的 T_1/T_2 或 T_3 直肠肿瘤患者。这些患者都接受了 TME 手术，且术前或术后均未给予放疗。5 年随访结果显示该组患者的局部复发率为 3%，无病生存率 85%，总生存率 68%。以上结果表明，通过 MRI 检查可以使一部分按固有治疗标准需接受新辅助放化疗的肿瘤患者，可直接手术切除而且预后良好。不过该方案目前还没有列入直肠癌治疗标准。

3. 新辅助治疗后的影像学检查

通过新辅助放化疗后的再分期，可能会使得某些患者从中获益。MRI 和 TRUS 都可用于评估直肠癌对新辅助治疗的反应，但准确性欠佳，因为两者都难以区分残留肿瘤和新辅助治疗引起的放射性水肿、炎症或纤维化。新辅助治疗后再分期将在本章后面讨论。纳入 30 项 2011 年之前论文的系统综述指出，MRI 和 TRUST 新辅助放化疗后再分期准确性都很差（TRUS：65%，95% CI 56～72；MRI: 52%，95% CI 44～59），而 N 分期两者都有 72% 的准确率[70]。不过 MRI 仍然能够准确评估新辅助治疗后的 CRM 状况。这些数据表明，MRI 和 TRUS 评估新辅助治疗后 T 分期的准确性都很差，这两种影像检查都不应作为评估肿瘤（完全）缓解的唯一方法。弥散加权成像或动态增强 MRI 等新的 MRI 技术，通过量化局部微循环相关渗透参数和细胞环境中水分子扩散水平，可能会在一定程度上提高 MRI 评估新辅助治疗效果的能力[71]，但这些技术的应用目前仍仅限于一些大型专业研究中心，尚未推广到临床实践中去广泛使用。PET 扫描也可以发现直肠肿瘤新辅助放化疗后病灶的病理变化，不过关于这方面的研究数据尚不一致[72, 73]。

（二）多学科肿瘤病例讨论会

每一例直肠癌患者的术前检查报告都应在多学科肿瘤病例讨论会（TB）上进行讨论[74]。会议应由涉及直肠癌治疗领域的外科医生、放射科医生、病理科医生、肿瘤内科医生和放射肿瘤科医生组成专家团队共同参加讨论，以多学科协作共同讨论决定的方式制订新辅助治疗、直接手术或其他诊疗方案。之前的研究已然证明，多学科协作方式极大改善了各类癌症患者的诊疗决策、临床治疗过程、治疗结果和患者体验[75-78]。尤其是直肠癌，TB 的有效开展可以降低永久性造口率和局部复发率，最为重要的是，为患者带来了更高的总生存率，这种诊疗模式也是循证治疗原则的实践产物[79, 80]。TB 在直肠癌患者治疗管理中非常重要，它是美国外科医师学院（ACS）癌症委员会（CoC）国家直肠癌诊疗资格认证项目（NAPRC）的核心组成部分[81, 82]。

NAPRC 的目标是为多学科团队协作提供标准，为直肠腺癌患者提供最佳的治疗方案和提高治疗质量[81]。在美国，直肠癌的治疗结果差异很大。虽然很难像统计局部复发率和生存率这些具体的指标去准确量化具有高度可变性的手术结果，但普遍认为可以将术后结肠造口率作为衡量直肠癌手术质量的指标[83]。在 2007 年，美国国内有 60% 的直肠癌切除患者接受了永久性结肠造口[84]。Ricciardi 等的两项研究[84, 85]指出在美国永久性结肠造口率过高，存在很大的改善空间。来自美国 21 个州的县级数据显示，40% 的外科医生为直肠癌患者仅采取经腹会阴切除术（APR）这一种手术方式[85]，同时，一项对来自 11 个州超过 7500 例直肠切除术的研究发现，有一半病例接受了永久性结肠造口[86]。最近一项对来自于国家住院样本数据库超过 47 000 名患者资料进行分析的研究发现，美国的直肠癌术后结肠造口率已从 1988 年的 65% 下降到 2006 年的 40%。但大型医疗中心和小型医疗中心之间存在显著差异（结肠造口率分别为 44% 和 57%），不过即便是造口率最低的医疗中心，该比例都远远超过那些已成功开展治疗质量改进计划的欧洲国家能接受的最高水平[83]。

大型医疗中心和小型医疗中心之间的这种治疗结果差异性也延伸到新辅助治疗的应用，以及其他手术质量的衡量指标。对国家癌症数据库（NCDB）的数据分析表明，与小型医疗中心相比，在大型医疗中心（每年超过 30 例直肠切除术）中遵循循证原则接受新辅助治疗的直肠癌患者比例更高[87]。反之也说明了在小型中心的患者更可能采取的是常规辅助放化疗。Hodgson 等还报道[88]，根据加州癌症登记处的数据，与大型医疗中心相比，小型医疗中心的永久性结肠造口率和 30d 死亡率更高，2 年生存率更低。在一项相关性 Meta 分析中纳入了包括以上研究在内的多项相关研究，该分析表明，医院规模大小与 5 年生存率改善显著相关[89]。

四、新辅助治疗

（一）指征

新辅助治疗的应用使可切除直肠癌患者局部复发率显著降低。传统上，对于进展期肿瘤、环周切缘阳性和（或）淋巴结阳性的患者先手术切除，然后进行辅助放化疗。自 20 世纪 90 年代末和 21 世纪初以来，治疗方式发生了巨大的变化，在那个时期开展的一些重大试验研究证明了术前治疗能显著改善直肠癌预后。目前，新辅助治疗方案包括长程放化疗，常为分 28 次给予总量为 50.4Gy 的放疗，同时给予以氟尿嘧啶为基础的放射增敏化疗，6～8 周后手术；或短程术前放疗，即在 1 周内分 5 次给予总量为 25Gy 的放疗，在治疗完成后一周内进行手术。表 24-4 中列出了目前临床普遍认可的新辅助放化疗适应证。

（二）新辅助治疗方案概述

新辅助治疗的最佳方案在国际上尚无统一标准。在美国，最常用方案是长程放化疗；而在欧洲，短程放疗一直都是首选。不过可以确定，无论长程放化疗还是短程放疗都能将术后局部复发的风险降低约 50%，尤其是在手术遵循 TME 原则的患者中，两种方案在无病生存率和总生存率方面没有显著差异。长疗程放化疗的一个潜在好处是有可能出现明显的肿瘤退缩，且病理完全缓解发生率为 10%～15%，这可能会给预后带来利好。下面将对当前新辅助治疗应用产生重大影响的几项大宗随机对照试验进行回顾综述。

1. 术前放化疗与术后放化疗比较

有几项随机对照试验对直肠癌术前和术后放化疗进行了比较，这些试验均证实术前放化疗能降低局部复发率 50% 左右（表 24-5）。长程

表 24-4　直肠癌患者的新辅助治疗适应证

新辅助放疗或伴同步化疗的适应证标准
• T_3～T_4，任何 N（T_{4b} 肿瘤不建议短期放疗） • 任何 T，N_1～N_2 • 肿瘤位于直肠中下 1/3，不退缩无法行保肛手术 • 肿瘤侵犯括约肌复合体（建议长疗程放化疗） • 肿瘤逼近（1～2mm 以内）或侵及直肠系膜筋膜

表 24-5　比较直肠癌手术前后放化疗的随机对照试验

	德国实验[6]		NSABP R-03[91]		韩国实验[92]	
	术　前	术　后	术　前	术　后	术　前	术　后
方案	CRT50.4Gy[a]	CRT55.8Gy[a]	CRT50.4Gy[a]	CRT50.4Gy[a]	CRT50Gy[b]	CRT50Gy[b]
病例数	421	402	130	137	107	113
TME	是		否		是	
保肛切除	69%	71%	48%	39%	68%	42%
术后并发症	36%	34%	25%	23%	—	—
病理完全缓解	8%	0%	15%	0%	17%	0%
5 年局部复发率	6%	13%	11%	11%	5%	6%
5 年 DFS	68%	65%	65%	53%	73%	74%
5 年 OS	76%	74%	75%	66%	83%	85%

CRT. 放化疗；DFS. 无病生存率；OS. 总体生存率；TME. 全直肠系膜切除术

a. 同步 5-FU 化疗；b. 同步卡培他滨化疗

放化疗的研究主要以德国直肠癌研究组开展的试验为代表，该试验将 823 名临床分期 T_3/T_4 期或淋巴结阳性肿瘤患者随机分为术前放化疗和术后放化疗组 [6]，术前组患者接受总量为 50.4Gy，分 28 次，连续 5 周的放疗，并在第 1 周和第 5 周分别持续静脉滴注氟尿嘧啶（5-FU）5d，放化疗全部完成 6 周后行 TME 手术，术后组患者于术后采取同一放化疗方案，在此基础上对瘤床补量 5.4Gy 放射。两组均另接受 4 个周期的 5-FU 辅助化疗（术前组在手术后 4 周，术后组在放化疗后 4 周）。这项试验的 5 年随访数据显示，术前组的 5 年局部复发率为 6%，术后组为 13%（P=0.006），但在 5 年无病生存率（68% vs. 65%）或总生存率（76% vs. 74%）方面两组之间没有差异。长期随访数据显示，术前放化疗组局部复发率改善有持续获益（7% vs. 10%；P=0.048），但无病生存率（70% vs. 70%）或总生存率（60% vs. 60%）依然没有差异 [90]。另外，该试验治疗前被认为需要行 APR 的亚组患者（n=194）中，术前放化疗组患者保肛率明显更高（39% vs. 20%；P=0.004）。术前放化疗组总的临床完全缓解率为 8%。两组术后并发症发生率无显著差异。

美国乳腺与肠道外科辅助治疗研究组（NSABP）R-03 试验纳入 267 例临床分期 T_3/T_4 或淋巴结阳性直肠癌患者，采用与德国直肠癌研究组相似的方案随机分配，但不强制要求采取 TME 手术方式 [91]。在这项研究中，尽管术前放化疗组患者病理完全缓解率高达 16.5%，但两组患者的 5 年局部复发率（两组均为 11%）和总生存率（75% vs. 66%；P=0.065）都没有显著差异；不过术前放化疗组无病生存率有所改善（65% vs. 53%；P=0.011）。NSABP R-03 和德国直肠癌研究组试验之间的结果差异可能是因为 NSABP R-03 试验中术前放化疗组患者未统一采取 TME 手术所致。

第三项试验在韩国进行，也是纳入相当数量的临床 T_3/T_4 或淋巴结阳性直肠癌患者随机分为术前术后放化疗组，使用卡培他滨作为增敏剂联合盆腔放疗，手术均遵循 TME 原则 [92]。结果显示两组之间的局部复发率、无病生存率和总生存率均相似，没有证明术前放化疗的优势。术前组放化疗后病理完全缓解率为 17%。该研究最显著的新辅助治疗获益是低位肿瘤患者的保肛率较高（68% vs. 42%）。

2. 术前放疗伴或不伴同步化疗

几项随机试验表明，与术前单纯放疗相比，联合同步化疗作为放射增敏可降低直肠癌术后局部复发率 50%。其中最大规模的研究是欧洲癌症研究和治疗组（EORTC）22921 试验，试验采用 2×2 因子设计，将临床分期 T_3/T_4 肿瘤患者随机分为四组：术前单纯放疗组，术前放化疗组 [放疗第 1 周和第 5 周给予 5-FU+ 亚叶酸（LV）]，术前放疗 + 术后化疗组，术前放化疗 + 术后化疗组，术前放疗方案均为 45Gy/25f/5w。这项试验中接受 TME 手术的病例仅占 37%。在所有加入了化疗的分组中，无论化疗给予时段，局部复发率均低于术前单纯放疗（术前单纯放疗组 17%，术前放化疗组 8.7%，术前放疗 + 术后化疗组 9.6%，术前放化疗 + 术后化疗组 7.6%；P=0.002）。不过四组患者 5 年生存率无显著差异。10 年随访结果亦相同。

法国消化道肿瘤协会（FFCD）9203 试验将 742 名临床分期 T_3/T_4 患者随机分配为两组，一组术前行 45Gy/25f 放疗，联合 5-FU/LV 化疗（第 1 周和第 5 周使用），另外一组单纯放疗 [94]。手术在放疗完成后 3 周和 10 周内进行。建议行 TME 手术，但不强制。两组患者都接受了辅助化疗。结果显示，放化疗组相比单纯放疗组 5 年局部复发率较低（8.1% vs. 16.5%；P=0.004）。

3. 术前短程放疗与单纯手术比较

有 3 项随机试验将术前短程放疗与单纯手术做了研究对比。（表 24-6）这 3 项试验关于术前放疗组比单纯手术组局部复发率低的结论是一致的，尤其是在接受 TME 手术的患者中该获益更为显著。瑞典直肠癌试验将 1168 名可切除直肠

表 24-6 术前短程放疗 + 手术 vs. 单纯手术的随机对照试验

	德国试验		荷兰试验		MRC CR—07	
	术前 5×5Gy	仅手术	术前 5×5Gy	仅手术	术前 5×5Gy	手术 + 术后选择性 RTX
病例数量	583	585	924	937	674	676
TME	否		是		是	
CRM 阳性	—	—	16%	16%	10%	12%
会阴切口并发症	20%	10%[a]	26%	18%	35%	22%
5 年局部复发率	11%	27%[a]	5.6%	10.9%[a]	4.7%	11.5%[a]
5 年 OS	58%	48%[a]	64.2%	63.5%	70.3%	67.9%

CRM. 环周切缘；OS. 总生存率；RTX. 放疗；TME. 全直肠系膜切除术
a. $P < 0.05$

癌患者随机分为两组，术前短程放疗组在 1 周内分 5 次进行 25Gy 总量的放疗，放疗结束后 1 周内进行手术，另外一组不采取任何术前放疗措施直接手术[7]。必须指出，在这项试验中手术并没有要求遵循 TME 原则，所纳入的患者中约有 1/3 仅为Ⅰ期肿瘤。试验结果显示，与单纯手术组患者相比，术前放疗组患者 5 年局部复发率要低得多（11% vs. 27%；$P < 0.001$），5 年生存率也较高（58% vs. 48%；P=0.002）。长期随访数据显示，经过中位随访 13 年，术前放疗组局部控制率和总生存率持续获益[95]。然而，必须谨慎解读这项试验的数据，因为该试验中手术未要求遵循 TME 原则，这也许可以解释单纯手术组高达 27% 的局部复发率。相比之下，要求手术遵循 TME 原则的荷兰结直肠癌组试验和 MRC-CR07 试验单纯手术组的局部复发率仅为瑞典试验的一半。在瑞典试验中，因为两组患者局部复发率存在 16% 的绝对值差异，术前放疗组的更高生存率也就有据可循，而这样的生存率差异在另外两项试验中均未体现。

荷兰结直肠癌研究组开展的试验和瑞典试验的模式相同，共纳入 1861 例患者随机分为两组，术前短程放疗组采取 5×5Gy 的方案，对照组为单纯手术组，探究术前短程放疗在直肠癌治疗中所起的作用，手术强调遵循 TME 原则，术中肿瘤细胞外溢或切缘阳性的患者均接受术后辅助治疗。5 年随访结果显示术前治疗组 5 年局部复发率较低（5.6% vs. 10.9%；$P < 0.001$），但总生存率无差异（64.2% vs. 63.5%；P=0.902），长期随访结果表明术前放疗组 10 年局部复发率持续获益（5% vs. 11%；$P < 0.001$），不过两组的总生存率依然相似（48% vs. 49%；P=0.20）。需重点指出，在这项实验中，CRM 阴性患者接受术前放疗亦可降低局部复发率（3% vs. 9%；$P < 0.001$）。

医学研究理事会（MRC）CR07/ 加拿大国立癌症研究所（NCIC）临床试验小组 C016 试验将 1350 名可手术切除直肠癌患者随机分为术前短程放疗组（5×5Gy 放疗后手术），和术后选择性放化疗组（切除标本 CRM 阳性的病例，方案 45Gy/25f，联合输注 5-FU）。患者如存在 CRM 阳性和（或）淋巴结阳性，均给予辅助化疗。试验结果显示，两组患者术后 CRM 阳性率无差异，术前放疗组 5 年局部复发率较低（4.7% vs. 11.5%；$P < 0.001$），无病生存率也有所提高（73.6% vs. 66.7%；P=0.013），但总生存率无显著改善（70.3% vs. 67.9%；P=0.91）。

4. 术前短程放疗与长程放化疗比较

有几项试验将术前短程放疗和长程放化疗进行了直接比较，但没能证明哪一种方案在改善局部复发率或保肛率方面更有优势。波兰结直肠癌研究组随机将 312 例临床可切除 T_3/T_4 肿瘤患者分为常规长程放化疗组（50.4Gy/28f 长程放疗联合 5–FU/LV 推注）和短程放疗组（5 × 5Gy 放疗后 1 周内手术）[96]。所有患者均采取 TME 手术。这项研究的预期是两组间的保肛手术率会出现 15% 的差异。结果显示，短程放疗组依从性较高，早期放射毒性较小。长程放化疗组病理完全缓解率为 16%，短程放疗组仅为 1%（$P < 0.001$）。短程放疗组的 CRM 阳性率也更高（12.9% vs. 4.4%；P=0.017），然而长程放化疗组保肛率并无明显提升（58% vs. 61%；P=0.57%），4 年局部复发率（9% vs. 14%；P=0.170）、无病生存率（55.6% vs. 58.4%；P=0.820）和总生存率（66.2% vs. 67.2%；P=0.960）也无显著差异。

Trans–Tasman 放射肿瘤学组 01.04 试验纳入了 326 名 cT_3N_0～T_2M_0 直肠腺癌患者，也是分为常规长程放化疗组（50.4 Gy 联合 5–FU 静脉化疗）和短程放疗组（5 × 5Gy）作比较 [97]。与波兰试验相似，长程组的病理完全缓解率更高（15% vs. 1%），但肿瘤距肛缘距离小于 5cm（短程组 79% vs. 长程组 77%）或切缘阳性（5% vs. 4%）需接受 APR 手术的患者比例两组间并没有差异。5 年的随访结果显示，两组局部复发率（5.7% vs. 7.5%；P=0.51）接近，无病生存率、总生存率，以及术后并发症亦无显著差异。

因为短程放疗在肿瘤退缩和降期方面效果不明显，一般不推荐用于临床 T_4 或巨大肿瘤患者。不过，已经有一些数据支持在短程放疗后使用巩固化疗的治疗方案。一项随机试验将 541 名临床 T_4 或 T_3 肿瘤固定患者分为两组进行对比，一组术前短程放疗后给予 6 个周期 FOLFOX4（亚叶酸 + 氟尿嘧啶 + 奥沙利铂）化疗，再予手术；另外一组行长程放化疗，但在推注 5–FU/LV 化疗方案中增加了奥沙利铂。在该研究中，短程放疗组的毒性反应较低，但 R0 切除率和病理完全缓解率相似。3 年随访结果显示，短程组的总生存率也较高。虽然这些结果看起来让人鼓舞，但值得注意的是这项研究的对照组在常规 5–FU/LV 化疗方案中加入奥沙利铂，已被证明不但增加了药物毒性，而且在疗效方面没有任何改善，在实际临床应用中并不适用。

5. 新辅助治疗后手术时机选择

新辅助治疗后最佳手术时机尚无定论。根据德国直肠癌研究组的方案，通常把手术时间安排在放化疗结束后 6 周 [6]。然而，肿瘤对放射治疗完全反应需要相当一段时间。一项研究报道称，大小为 $54cm^3$ 的肿瘤接受放疗后需要 20 周才有可能退缩到小于 $0.1cm^3$ [99]。对 13 项观察性研究（涵盖 3584 名患者）的汇总结果表明，如果将手术和新辅助治疗的间隔时间延长至 8 周以上，病理完全缓解率会增加 6%，且不会增加并发症的发生，但在 R0 切除率、无病生存率及总生存率方面没有差异 [100]。同样，美国国家癌症数据库的一项分析报道指出，新辅助治疗与手术时间间隔超过 8 周与手术间隔时间在 6～8 周间相比，病理完全缓解率（pCR）（OR=1.12；95%CI 1.01～1.25）和肿瘤降期（OR=1.11；95%CI 1.02～1.25）均有改善 [101]。有两项随机试验专门针对新辅助放疗后的手术时机做了研究。其中里昂 R90–R01 试验是将长程放疗后 2 周手术与 6～8 周手术的治疗结果作比较，结果显示手术间隔时间较长组有更高的病理完全缓解率（26% vs. 10%），但总生存率没有差异 [102]。不过，这项试验采用和常规放化疗方案不同的术前长程放疗方案（39Gy/13 次），而且未联合化疗，从而限制了该试验结果的普适性。

法国直肠癌研究组 –6（GRECCAR–6）试验随机将 265 名临床 T_3/T_4 期或淋巴结阳性中低位直肠肿瘤患者分成两组，均术前接受常规新辅助长程放化疗，分别于放化疗结束后 7 周和 11 周进行手术 [103]。该研究的主要终点病理完全缓解率在 11 周组没有因为间隔时间延长而有显著增加（17% vs. 15%；P=0.60），两组保肛率也相似（90% vs. 89%）。11 周组因为医源性并发症增加（32.8% vs. 19.2%；P=0.014），导致术后并发症明显升高（44.5% vs. 32%；P=0.040），不过两组吻合口漏发生率相似。而且，11 周组 APR 手术后切口并发症趋于增加，中转开腹患者比例更高。另外 11 周组全直肠系膜切除术的质量也较差（完整直肠系膜切除率 78.7% vs. 90%；P=0.016）。作者由此得出结论，在完成放化疗后等待 11 周进行手术切除，相比 7 周的手术间隔时间没有太多医疗结果上的获益，相反会增加术后并发症。目前临床上许多外科医生选择在完成新辅助放化疗后，等待 10～12 周后再手术。

6. 新辅助放疗时的化疗药物选择

目前，长程放化疗采用的标准方案是放疗期间静脉使用 5-FU，也可以口服卡培他滨替代。有 2 项试验对口服卡培他滨和静脉注射 5-FU 作为放疗增敏剂在新辅助治疗中的应用进行了比较[104, 105]。两项试验结果均显示，这两种化疗药物药物毒性特征虽不同，但使用两种药物的局部控制和总生存率并无差异。这表明在新辅助放疗期间口服卡培他滨和静脉注射 5-FU 具有等效性。

有多项随机试验对新辅助治疗期间在 5-FU 的基础上加入奥沙利铂联合化疗开展了临床研究，结果不一[105-109]。在所有试验中，都显示加入奥沙利铂毒性反应明显增加，只有两项试验证明其在改善病理完全缓解率[108, 109]及无病生存率方面有获益[108]。鉴于奥沙利铂的毒性更大，疗效不明，不建议放疗期间常规给予奥沙利铂作为新辅助化疗的联合用药。伊立替康在新辅助治疗中的应用也有相关研究，虽然有几项非随机试验报道了该药的一些益处[111-113]，但一项纳入了 106 名患者的小样本随机试验并未证实上述获益[110]。在标准 5-FU 的基础上加入贝伐珠单抗或表皮生长因子受体抑制剂目前尚缺乏相关 I 类证据的支持或反对。

7. 以新辅助化疗替代新辅助放化疗

前面提到的关于新辅助放疗期间不同药物化疗方案可行性研究还在不断探索中，与此同时，术前新辅助化疗的研究也在积极开展。正如 MERCURY 研究显示，有获益特征的直肠癌患者如果没有接受新辅助放（化）疗而直接手术的话，并不会增加局部复发的风险或导致生存率下降[114]。而且，现代化疗方案在术前应用可以有效遏制肿瘤，患者耐受性也比术后化疗更好，这些为选择性放疗提供了可行性从而减少放疗副反应。斯隆 – 凯特琳纪念癌症中心进行了一项初步研究，纳入 32 名Ⅱ期或Ⅲ期直肠癌患者，采取单纯术前化疗方案，给予 6 个周期 FOLFOX（联合 4 个周期的贝伐珠单抗）后再次分期。T_4 期肿瘤、术前 MRI 显示 CRM 受侵和（或）融合淋巴结转移的患者被排除在外。化疗后肿瘤稳定或对化疗有反应的患者随后进行手术切除，而肿瘤持续进展的患者则接受了常规的长疗程放化疗。该研究中所有患者均取得获得 R0 切除，其中 25% 的患者病理完全缓解。中位随访 54 个月后，无一例局部复发，4 年无病生存率和总生存率分别为 92%（95%CI 82.1～100）和 91.6%（95%CI 84.0～100）。这项研究为正在进行的一项名为 PROSPECT 的多中心试验奠定了基础，该试验将对Ⅱ或Ⅲ期具有获益特征直肠癌治疗重新定义。FOWARC 试验随机将 495 名临床Ⅱ期或Ⅲ期直肠癌患者分为常规术前放化疗组、术前长程放疗同步 FOLFOX 和单纯 FOLFOX 化疗组，初步结果表明，单纯化疗组的肿瘤退缩程度与常规放化疗组相当，但化疗毒性和术后并发症较少[109]。该试验的长期结果尚未发表。尽管 FOWARC 试验数据令人鼓舞，但目前 T_3N_0 或 T_1～T_3N_1 患者还是应当接受常规的新辅助放化疗，除非患者不能或不愿接受盆腔放疗或需要参与相关临床试验。

对于局部浸润性肿瘤（T_4）或巨大融合淋巴结转移的患者，应考虑在放化疗前行诱导化疗。按照目前的治疗标准，接受新辅助放化疗的患者术后应接受全身辅助化疗以求根治，但一项包括多家专业癌症中心的多中心研究显示，此类患者中相当一小部分患者并没有接受辅助化疗[115]。在新辅助治疗模式下进行全身治疗可能会带来更高的肿瘤切除率和病理完全缓解率。此外，新辅助化疗能更早、更有效地解决潜在的全身性转移。FOLFOX 方案用于新辅助治疗耐受性相对较好，通常能有更多的患者完成设定的治疗。尽管还没有相关随机试验，但有几个Ⅱ期试验报道了一些积极的结果。来自英国的一项前瞻性研究将符合 MRI 检查提示高危标准（肿瘤距直肠系膜筋膜 1mm 内，位于或低于肛提肌水平，浸润直肠周围脂肪深度≥ 5mm，T_4 或 T_1～T_2N_2）的患者纳入一项新辅助治疗方案，该方案先给予 12 周的卡培他滨 + 奥沙利铂诱导，然后行常规长疗程放化疗及 TME 手术[116]。在完成化疗后有 74% 的患者出现肿瘤缓解，化疗和放化疗全部完成后则有 89% 的患者出现肿瘤缓解，最后有 96% 的手术患者实现 R0 切除，3 年无病生存率和总生存率分别为 68% 和 83%。一项西班牙研究将 108 名 T_3/T_4 或淋巴结阳性肿瘤患者随机分为 2 组，诱导组在给予卡培他滨 + 奥沙利铂方案诱导化疗后行术前放化疗 +TME 手术，另外一组术前放化疗 +TME，术后辅以卡培他滨 + 奥沙利铂方案化疗[117]。诱导组患者对全身化疗有更好的耐受性，但短期结果没有发现两组间的差异。尽管目前还缺乏随机对照数据支持其有效性，不过根据 NCCN 指南，对于有新辅助（化疗）放疗指征的患者，诱导化疗被认为是一种可供选择的治疗方案，而该选择通常是提供给阳性切缘或存在巨大融合淋巴结转移的高危肿瘤患者。

（三）新辅助治疗的不良反应和并发症

无论是新辅助长程放化疗或是短程放疗都能有效地将术后局部复发率降低 50% 左右，病理完全缓解率可达 10%～15%，但这些获益不可避免的代价是放化射治疗带来的诸多不良反应。

EORTC 22921 研究表明，在新辅助治疗过程中，因为在长程大剂量放疗的同时加入化疗，3 级以上毒性反应的发生率增加了近 50%（单纯放疗 7.4% vs. 放化疗组 13.9%；$P < 0.001$）[118]。波兰结直肠研究组试验显示，与短程放疗组相比，长程放化疗组患者 3/4 级毒性反应的发生率要高得多（18.2% 比 3.2%；$P < 0.001$）[96]，不过与其相似的 Trans-Tasman 试验并没有报道类似的结果[97]。德国直肠癌研究组试验则指出，不论术前还是术后长程放化疗，其毒性并无差异，不过术后放化疗患者吻合口狭窄的发生率更高[6]。而由于短程放疗毒性相对较低，患者有更好的依从性。

不过，短程放疗可能会带来术后并发症发生率明显升高。在比较术前短程放疗和直接手术的三项临床试验中，术前短程放疗组会阴切口并发症明显增加[7, 119, 120]。斯德哥尔摩Ⅲ期试验将患者随机分为 3 组，分别是术前 5 × 5 短程放疗后 1 周内手术、短程放疗后 4～8 周后手术及术前长程放疗后长间隔期再手术[121]，比较三组患者术后并发症发生率。结果显示：短程放疗后 11～17d 内接受手术的患者术后并发症发生率最高（65%）。尽管长程放疗组未接受化疗，然而长程组患者与短程放疗后 4～8 周手术组相比并发症发生率并没有显著差异。波兰结肠直肠研究组证实，长程放化疗组和短程放疗组之间无论术后生活质量（通过 EORTC QLQ-C30 量表检测）还是性功能障碍发生率都没有明显差异[122]。术前放疗也与肛门直肠功能显著受损密切相关。来自瑞典直肠癌试验和荷兰试验的长期数据分析指出接受术前放疗的患者大小便失禁及小肠梗阻的发生率要高于直接手术的患者[123, 124, 125]。这些功能损伤可能是放疗本身的结果而与放疗模式无关（即短程和长程方案对患者的长期影响相同）[126]。另外术前放疗似乎不会增加继发恶性肿瘤的风险[127]。以上这些数据表明在直肠癌的治疗过程中需尽量避免过度治疗，这也再次凸显了术前准确分期的重要性。

新辅助治疗后肿瘤反应的评估

在完成新辅助治疗后，术前对肿瘤再分期的应用价值目前尚不确定。有几项研究报道，基于这个阶段再做的 CT、PET 或 MRI 等检查结果，有 15% 左右的患者会调整治疗方案，主要是因为转移性病变在治疗等待期间的变化 [128–132]。再分期能对明显的肿瘤退缩反应进行准确评估，这对预测生存预后有重要意义 [133]。MERCURY 研究报道称，肿瘤退缩分级与无病生存率和总生存率显著相关。相比肿瘤退缩反应差的患者，肿瘤退缩分级更好的患者 5 年总生存率更高（72% vs. 27%；P=0.001）[134]。德国 CAO/ARO/AIO-94 试验还指出，肿瘤完全退缩的患者 10 年无病生存率为 89.5%，而相比之下中度退缩患者为 73.6%，微 / 无退缩患者为 63%[135]。一项涵盖 725 名患者的回顾性综述报道了类似的结果 [136]。虽然在 GRECCAR–6 研究中手术间隔时间 11 周组和 6 周组病理完全缓解率没有发现差异，但其他研究表明，手术与放疗间隔时间越长，肿瘤退缩或病理完全缓解的发生率越高 [137, 138, 139, 140]。考虑到这些数据，在完成新辅助放化疗后 4～6 周内再进行 DRE、CEA、内镜和 MRI 检查以评估肿瘤对放化疗的反应是较为合理的。如果患者再分期有准确证据显示肿瘤明显退缩，且无临床症状，则应考虑较长的手术间隔时间以观察等待放化疗充分作用后可能出现的进一步的病理缓解，不过应同时权衡术后并发症可能因此增加的风险 [103, 137, 140]。对新辅助治疗肿瘤有很小或完全无反应的患者应依常规于放化疗结束后 6～8 周后接受手术。

（四）术前治疗方案制订过程总结

临床 I 期肿瘤患者（$cT_{1\sim2}N_0$）通过高质量的 TME 手术就能将局部复发率控制在非常低的水平，因此，此类患者通常不需要新辅助化疗。荷兰试验的亚组分析报道，I 期肿瘤患者 5 年局部复发率仅为 1.7%，术前短程放疗未降低局部复发率。而在最初的瑞典试验中，I 期肿瘤患者的 5 年局部复发率从单纯手术组 15% 到短程放疗组 5% 之间的巨大落差，正是反映了在这项研究中放射治疗弥补了手术方式的的不足（没有进行 TME）。不过，如果 I 期肿瘤患者术前 MRI 检查提示存在 CRM 受累，则应考虑行新辅助治疗，此类患者多为低位直肠肿瘤，因为直肠系膜在此部位极薄。挪威结直肠癌研究组指出，术后发现 CRM ≤ 2mm 的 T_2 肿瘤与 CRM ＞ 2mm 的相比，局部复发的风险要高得多（HR=2.76；95%CI 1.05～7.38）[141]。如果肿瘤侵及括约肌复合体，也应考虑行新辅助治疗，以求肿瘤退缩或降期为保肛创造条件，否则患者只能接受 APR 手术。

对于临床 II 期肿瘤患者（$cT_{3\sim4}N_0$）通常会建议新辅助治疗。对直肠癌辅助治疗相关试验（TME 时代之前）整合分析显示，接受辅助治疗的 T_3N_0 肿瘤患者 5 年生存率为 84%，根据术后不同方案的选择，局部复发率因不同的辅助治疗选择而异，为 5%～15%[142]，应用术前放疗可以显著降低此类患者的局部复发率，这在瑞典试验 [7, 95] 和 CR07 试验 [120] 的报道中均得到了证实，而荷兰的试验结果则有所不同 [119, 143]。瑞典试验的模式在 TME 时代不具普适性，暂且不论。而荷兰试验和 CR07 试验之间存在的局部复发率差异可能是由于 CR07 试验中纳入了辅助化疗所致。不过并不是所有的 cT_3 肿瘤患者都需要接受术前治疗，有新的证据表明，壁外侵犯小于 5mm 或 CRM 大于 2mm 的 T_3N_0 肿瘤患者，即使不进行新辅助治疗，局部复发率也在可接受范围内（5%～10%，取决于切除平面）[64, 144]。对此类患者的筛选存在的问题之一就是局部分期技术不够精确，但 MERCURY 研究小组已经表明，高分辨率 MRI 可以准确评估 CRM 及壁外侵犯，与最终病理学结果的差异在 0.5mm 范围内 [54, 68, 69]；而且，高分辨率 MRI 可以甄别预后良好的 cT_3 肿瘤，即肿瘤壁外扩散小于 5mm、CRM 距离大于 1mm 及无淋巴血管侵犯。这些患者不需要接受新辅助治疗直接进行直肠切除 TME 手术，术后局部复发率在 5% 以下 [114]。不过目前这种治疗策略在北美尚未成为治疗标准，该类病例应进行多学科讨论再做出最佳选择。

cT_4 肿瘤患者的局部复发和远处转移的风险分别高达 20% 和 60%[145]，这些患者应该接受长程放化疗以改善局部控制并将减少远处转移。

Ⅲ期疾病（cT 任何 N_1～N_2）的患者应考虑采用长程放化疗或短程放疗方案进行新辅助治疗。在北美，长程放化疗是Ⅲ期肿瘤患者的标准治疗方案，而在欧洲，瑞典短程放疗模式更为普及。无论如何，从现有的数据可以清楚地看到，在没有新辅助治疗的情况下，N+ 肿瘤患者存在明显更高的局部复发风险和可能更差的生存结果。瑞典试验中位随访 13 年的长期数据显示，术前短程放疗后接受手术治疗的 N+ 患者局部复发率为 23%，而单纯手术治疗局部复发率为 46%（$P < 0.001$）。两组之间肿瘤特异性生存率或总生存率没有发现差异。必须再次指出，瑞典试验中较高的局部复发率反映了非 TME 术式的不足。同样，荷兰直肠癌试验的 12 年随访数据显示，与Ⅲ期肿瘤患者仅手术组 19% 的局部复发率相比，术前短程放疗加手术组的局部复发率显著降低，仅有 9%（$P < 0.001$）。像瑞典试验一样，两组患者的总生存率没有发现差异。MRC CR07 试验也报道了接受术前放疗的Ⅲ期直肠癌患者 3 年局部复发率显著降低（HR=0.46；95%CI 0.28～0.76）。

最后，直肠癌患者出现同时性Ⅳ期远处转移（即Ⅳ期病变）应根据全身情况和原发肿瘤引起的症状进行相应治疗。对可切除肝转移患者强烈建议参考 EORTC Intergroup 40983 研究结果进行术前全身治疗，该试验将Ⅳ期肿瘤患者随机分为：围手术期 6 个疗程 FOLFOX4 化疗联合肝切除手术组和单纯手术组，其中 46% 入组病例为直肠癌患者[146]。结果显示，与单纯手术组患者 28.1% 的 3 年无进展生存率相比，围手术期化疗组升高至 36.2%（P=0.041）。如果影响肿瘤患者生存的关键不是原发肿瘤而是全身状况，可以考虑先切除肝脏转移瘤[147]。给予放疗的最佳时机和方案目前仍不确定，一种可能的方式是围肝脏手术期给予以奥沙利铂为基础的全身化疗，然后进行短程放疗，再行直肠切除。在这样治疗策略中，短程放疗可能比长程放化疗更容易耐受，并且可以缩短有症状患者等待直肠切除的时间。虽然术前放化疗并不影响总生存率，但考虑到盆腔复发的高发生率，降低可切除肿瘤患者局部复发的风险仍然是一个有意义的目标。对不可切除远处转移的患者，应先行全身治疗，于治疗间隔进行再分期以评估转化切除可能。原发肿瘤的处理还有一定争议。有梗阻症状的患者在开始系统治疗前可考虑先行造口。不过，即使接近梗阻的患者在接受姑息性放疗和化疗后也有可能避免手术。一项研究表明，在接受 5×5Gy 放疗和随后的奥沙利铂为基础化疗后，只有 23% 的接近完全梗阻的患者需要姑息性造口手术[148]。对于剩余寿命有限的患者，或那些不能忍受手术、全身化疗和（或）放疗的患者，应考虑肠道支架置入。

五、直肠癌手术原则

（一）局部切除

早期直肠癌患者可以采取局部切除而无须根治性手术。早期直肠癌也被定义为高度至中度分化的临床 T_1 肿瘤，没有血管淋巴管和周围神经侵犯。此类患者淋巴结转移和局部复发的风险最低，可以仅通过局部切除达到临床治愈。围绕早期直肠癌治疗方案的主要争议是如何权衡根治性手术和局部切除的利弊，T_1 肿瘤接受根治切除术具有良好的生存结果（5 年生存率接近 90%）[149-151]，但可出现严重的围手术期并发症和长期功能损伤，而接受局部切除围术期及长期并发症会少很多[152, 153]。NCCN 和美国结直肠外科医师协会（ASCRS）最新指南里对于早期直肠癌局部切除的适应证在表 24-7 中列出。局部切除的主要缺陷是引流淋巴结未得到切除，而无法对其进行病理评估，因此严格把握治疗适应证非常有必要。有个别研究指出采取局部切除的 T_1 肿瘤患者局部复发率可高达 20%[154]，不过普遍报道是在 10%～15% 的范围[150, 155-157]。此

表 24-7　早期直肠癌局部根治性切除适应证

NCCN 指南 [162]	ASCRS 实践参数 [23]
• 占据肠腔周径小于 30% • 直径小于 3cm • 活动良好 • 仅 T_1 • 无淋巴管血管（LVI）和周围神经侵犯（PNI） • 高、中度分化 • 术前分期无淋巴结转移证据	• 仅 T_1 无高危因素 • 高到中度分化 • 无 LVI 或 PNI • 直径小于 3cm

外，直肠的肿瘤生物学特征不同于结肠[158]，发生于直肠的 T1 期肿瘤淋巴结转移发生率可高达 18%，而结肠仅 3%～8%[149, 158, 159]。Kikuchi 等[160]指出，淋巴结转移与直肠肿瘤浸润黏膜下层的深度相关。肿瘤浸润局限于黏膜下层上 1/3（Sm1）的患者无一例发生淋巴结转移或局部复发，而如果浸润至中间 1/3（Sm2）和最深 1/3（Sm3），则分别有 8% 和 20% 的患者发生淋巴结转移或局部复发。对监测、流行病学和最终结果数据库中接受根治性切除的 T_1 肿瘤患者进行的数据分析表明，淋巴结转移的总发生率为 16.3%[159]，直径超过 1.5cm 且分化较差的肿瘤风险明显更高。一项 Meta 分析汇总了 23 项研究中 4510 名患者的数据，指出 T_1 肿瘤浸润黏膜下层超过 1mm（OR=3.87；95%CI 1.50～10.00）、淋巴血管浸润（OR=4.81；95%CI 3.14～7.37）、分化差（OR=5.60；95%CI 2.90～10.82）是淋巴结转移的独立危险因素[161]。同样，大不列颠及爱尔兰肛肠协会经肛内镜微创手术协作专业委员会开展的一项研究表明，较大肿瘤、浸润深度超过 Sm1 和淋巴血管侵犯是直肠癌局部切除后局部复发的独立预测因素[155]。具有以上这些危险因素患者，不宜采取局部切除作为直肠癌根治治疗手段，建议行根治性手术。在局部切除术后病理标本中发现以上病理特征的患者，也需再行根治性切除术。

直肠癌局部切除手术既可以按传统手术方式经肛门切除（TAE），也可以通过较先进的经肛门内镜手术（TES）操作系统进行，例如经肛门内镜显微手术（TEMS）、经肛门内镜手术（TEO）或经肛门微创手术（TAMIS）。传统的局部切除方式 TAE 仅适用于低位直肠肿瘤，因为该术式仅靠 Parks 拉钩扩张肛门建立手术通路，通过这种方式处理中高位直肠病变会非常困难。而不断发展的新型操作平台能提供更优的手术视野，易于到达肿瘤位置，从而提高了切除质量。TEMS 由 Gerard Buess 医生于 1984 年首先报道使用[163]，他设计并使用了一个带有立体视镜的刚性操作平台来获得腔内手术通路。而 TEO 是作为 TEMS 的替代选择引入的。TAMIS 则在 2010 年出现，Atallah 等描述其为 TES 的一种更经济的替代方式[164]。该手术系统是使用一个柔软的单切口通路装置配合常规腹腔镜设备建立腔内通路。临床上最早使用的是多器械通路装置 SILSPort（Covidien，New Haven，CT），从那以后，为 TAMIS 设计的专用通路装置不断开发出来，例如 Gelpoint path（Applied Medical，Rancho Santa Margarita，CA）。不同操作平台之间目前还没有临床应用比较数据，具体选择将取决于外科医生的偏好和实际可用设备[165]。而 TEMS 与使用 Parks 拉钩的传统 TAE 有不少研究对其做过比较，并已证明 TEMS 在切除质量上明显更高。一项 Meta 分析显示，TES 与 TAE 相比肿瘤破碎（OR=0.10；95%CI 0.04～0.21）、阳性切缘（OR=0.19；95%CI 0.11～0.31）和局部复发（OR=0.25；95%CI 0.15～0.40）的发生率都要低，但术后并发症无差异（OR=1.02；95%CI 0.66～1.58）[166]。必须指出的是，TAE 方式切除的肿瘤几乎全部位于直肠远端，与直肠上 2/3 的病变相比，预后通常会差一些，所以以上这些结果也有可能是由于样本选择偏倚造成的。不过，鉴于 TAE 相关的不良预后使我们更有理由选择使用更先进的操作平台（TES）来处理此类病变。

在术前诊断不能确定病变真实状况的情况

下，局部切除标本可作为“切除活检”，并根据其病理结果作进一步处理。考虑到目前局部分期的局限性，有相当一部分患者会存在分期不足，或者淋巴结转移或局部复发的危险因素在术前活检中没有明确显示，这些患者应在首次局部切除后 30d 内接受补救根治性切除。研究显示局部切除后补救 TME 和直接 TME 的围手术期各项指标似乎没有什么差异[167, 168]，不过其中有一项研究发现补救手术 APR 手术率较高，作者推测 TES 后的炎症过程会导致低位结直肠或结肠肛门吻合术（CAA）难以进行[168]。另外有几项研究表明，进行补救手术对生存预后并没有影响[169, 170]。如患者拒绝补救手术或身体状况极差，尽管目前还缺乏足够 I 类证据，也可以考虑进行辅助放化疗。来自安德森癌症中心和纪念斯隆—凯特琳癌症中心的系列数据表明，虽然患者在局部切除后接受辅助放疗仍有较高的复发率，而且与根治性切除相比，生存率也较低，但足以达到充分的局部控制效果[171, 172]。癌症和白血病研究 B 组（CALGB）8984 试验的长期随访结果表明，接受局部切除和术后放化疗治疗的 T_2 病变患者 10 年局部复发率为 18%，而仅接受局部切除手术的 T_1 病变患者 10 年局部复发率为 8%[173]。尽管采用了放化疗，T_2 期局部切除后无病生存率和总生存率也都较低。

当使用刚性平台时，TES 需要通过经肛操作组件（port）建立充气直肠。TEMS 操作系统的关键组成部分是一个专用的持续充气吸引装置，保持肠腔扩充同时保证视野清晰。也可以选择使用常规腹腔镜气腹机和普通设备搭建灵活的柔性平台，新充气技术如高流量 CO_2 装置（AirSeal，ConMed，Utica，NY）减少了管腔气压波动，使操作更加便利。无论使用哪种操作平台，对于恶性病变，都应该对直肠行全层切除至病变周围至少 1cm 的直肠系膜脂肪（图 24–3），这是因为仅作黏膜下层切除有很高的残留风险（OR=6.47；95%CI 3.00～13.97，与全层切除相比）[155]。距肛缘 15cm 病变可以选择通过 TEO

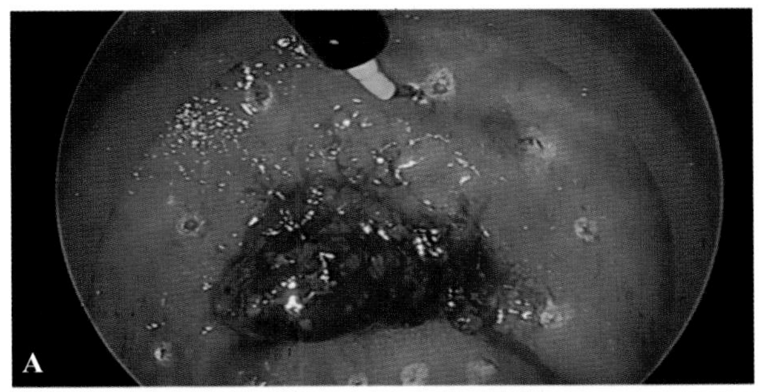

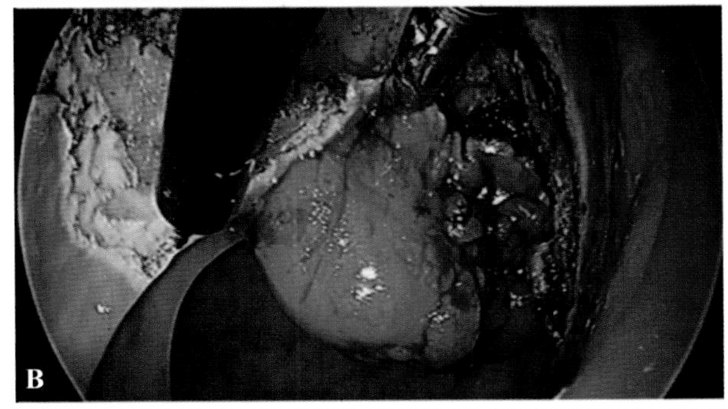

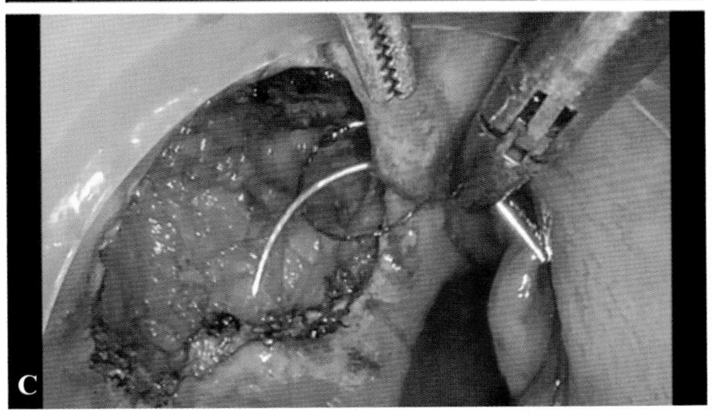

▲ 图 24–3 **使用经肛门微创手术平台局部切除早起直肠癌**

A. 在病变周围标记 1cm 的切缘；B. 全层切除直肠周围脂肪；C. 最终缺口闭合

平台切除，需留意的是距肛缘 7cm 以上的直肠前部病变术中腹腔内穿孔风险很高。全层切除产生的肠壁缺损可以闭合也可以保持敞开状态，如果缝合关闭缺损，并发症可能会较少[174]，但这一理论尚未完全证实[175]。如果术中发生腹腔内穿孔，毫无疑问必须缝合此处切口。缝合可以经肛入路进行，如果无法建立充气直肠，也可以经腹入路进行缝合修补。目前还没有数据表明，术中发生腹腔内穿孔会对肿瘤学转归产生影响。这类病例如非担心腹腔污染或出血通常于门诊手术治疗即可。最常见的术后即时并发症包括疼痛、尿潴留、出血，有时可能会发生肛门直肠功能障碍，但通常会在 6 个月内自行恢复[176-178]。

有几项研究指出对于 T_1 直肠癌患者，局部切除术相比根治性切除术术后并发症较少，而长期生存预后相当。Winde 等[179]随机将 52 例中、高分化的 T_1 肿瘤患者分为 TAE 组和前切除术组作比较，虽然该研究没有发现任何实质性差异，但发现 TAE 组早期并发症较少，两组生存预后相同。而相关的 Meta 分析指出，TES 局部切除与根治性手术相比围手术期并发症发生率（8.2% vs. 47.2%；P=0.01）和死亡率（0% vs. 3.7%；P=0.01）都明显要低[180]，不过局部复发率较高，而无病生存率或总生存率没有任何差异[180, 181]。分析还指出，如果仅比较"低风险" T_1 肿瘤（高度至中度分化，无淋巴血管侵犯），两者局部复发率相似（4% vs. 3%），而对于"高危" T_1 肿瘤（分化较差或存在淋巴血管侵犯），TES 组的局部复发率则要明显高得多（33% vs. 18%）。与根治性切除相比，接受局部切除的早期直肠癌患者术后生活质量明显较高。Lezoche 等[182]的研究发现，接受 TES 局部切除患者生活质量损失（根据 EORTC QLQ-C30 和 QLQ-CR38 测量）术后仅持续 1 个月就能恢复，而接受腹腔镜 TME 患者生活质量损失能持续到术后 6 个月。到术后一年，两组病例都能恢复到基线数据水平。长期数据显示，无论是接受 TES 或 TME 的患者，生活质量（EORTC QLQ-C30 和 EQ-5D）都差不多，但在接受根治性切除手术的患者中，排便障碍的发生率更高。

一套刚性 TES 平台的成本约为 80 000 美元，而 TAMIS 的主要设备成本与一次性经肛通道装置相关，其成本约为 600～800 美元[184]。不过，一项比较 TES 局部切除与早期直肠癌开放手术的成本分析报道指出，只需要 12 例 TES 手术即可收回设备成本[185]。此外，与传统 TAE 相比，TES 切除质量提高也可最大限度地减少复发和相关的高治疗费用，一定程度抵消增加的设备成本。

早期直肠癌局部切除术后的随访监测应遵循 NCCN 指南，包括病史、体格检查和 CEA，前 2 年每 3～6 个月一次，之后每 6 个月一次，共 5 年。考虑到局部复发的风险，内镜和放射影像学检查也应被列为密切随访方案的一部分。柔性乙状结肠镜检查（检测黏膜复发）和直肠 MRI（检测可能内镜下不明显的肠壁复发）在前 2 年每 3～6 个月检查一次较为合理。

如果检测出复发，应进行全面的分期评估，以判断复发仅是局部复发还是存在远处转移。早期研究曾报道，接受 TAE 的 T_1 和 T_2 肿瘤如发生局部复发，往往为进展期肿瘤，有相当一部分患者需要进行多脏器切除[186, 187, 188]。在接受补救手术的患者中有 79%～94% 达到 R0 切除，这些复发患者生存率很低，与直接接受根治切除的患者有相当差异。不过近期有研究报道称，TEMS 术后发生复发的患者有 61%～88% 具备条件采取补救根治手术，与接受根治切除的患者相比，可能不会对生存产生不良影响[189, 190]。不同时期的研究获取数据所采用的监测方法和应用技术是不尽相同的，更先进的影像学方法会提供更准确的临床分期，这会使得局部切除方式的患者选择更为合理。以上数据也强调了无论采取何种治疗方式，选择手术适应证人群有多么重要。

放化疗后局部切除

与 T_1 肿瘤不同，T_2 肿瘤采取单纯局部切除手术失败率要高得多，局部复发率至少是 T_1 肿瘤的 2 倍，约为 13%～30%[156, 162, 191, 192]。其中一部分原因是因为 30%～40% 的 T_2 病变存在隐匿性淋巴结转移[192]。尽管如此，还是有相当一部分 T_2 肿瘤患者采取单纯局部切除治疗方式[193]。这类病例行局部切除之前可进行新辅助放化疗，以减少局部复发率，同时也避免了根治性肿瘤手术的高并发症发生率。有一些研究数据支持这种治疗方法。Lezoche 等[182]将 100 例病变距肛缘 6cm 内，直径小于 3cm 的 $T_2N_0M_0$ 直肠癌患者随机分配到 TES 局部切除组和腹腔镜 TME 组作比较，两组患者术前均接受 50.4Gy 长程放疗同步 5-FU 化疗。有 51% 的肿瘤新辅助治疗后降期，其中 TEMS 组 28% 达到 ypT_0，根治性切除组 26%。根治性切除组最终病理没有发现有淋巴结阳性病例。9.6 年的中位随访结果显示，两组患者的局部复发率相似（TES 12% vs. 根治手术 10%；P=0.686），肿瘤相关生存率（89% vs. 94%；P=0.687）和总生存率（72% vs. 80%；P=0.609）也都相似。类似的试验还有 ACOSOG Z6041 Ⅱ期试验，该试验对入组的 T2N0 肿瘤患者在术前采取卡培他滨 + 奥沙利铂 +54-Gy 长程放疗的联合放化疗方案，然后行局部切除术[194]。在完成术前放化疗并成功接受局部切除手术的 77 名患者中，64% 的患者实现了肿瘤降期，44% 获得病理完全缓解[195]。3 年无病生存率和总生存率分别为 88.2% 和 94.8%。

尽管数据尚可，但这种治疗方法的成功似乎取决于肿瘤对新辅助治疗的反应。在一篇涵盖 20 项研究包括 1068 名患者的系统综述中，Hallam 等指出，如果新辅助治疗没有获得病理完全缓解，则局部复发率会高[196]。在中位随访 54 个月后，ypT_0 肿瘤患者的局部复发率为 4.0%（95%CI 1.9～6.9），ypT_1 患者的局部复发率为 12.1%（95%CI 6.3～19.4），ypT_2 为 23.6%（95%CI 13.0～36.1），ypT_3 为 59.6%（95%CI 32.6～83.8）。≥ ypT_1 肿瘤患者总局部复发率为 21.9%（95%CI：15.9～28.5）。同样，远处转移发生率 ypT_0 患者为 2.8%（95%CI 0.8～6.1），而 ≥ ypT_1 患者为 20.9%（95%CI 14.7～27.9）。≥ ypT_1 肿瘤患者较高治疗失败率可能正如德国 CAO/ARO/AIO-94 试验所报道的那样，是因为超过 20% 的 ypT_1/T_2 肿瘤在根治手术后有残余淋巴结转移[197]。Perez 等[198] 发现，$cT_{2\sim4}N_0M_0$ 肿瘤在放化疗后没有表现出完全临床缓解（cCR）的患者会有较多的不良组织学类型（其中至少 66% 为 ypT_2 或 T_3）。这些数据表明，在新辅助化疗后没有明显的完全临床或病理缓解的患者中，仅采取局部切除术将导致相当一部分此类患者的分期和治疗不足。

另一个需要考虑的问题是新辅助化疗后行局部切除术的患者围术期并发症较高。几项研究报道了有相当大比例的患者在局部切除术后会发生直肠切口并发症。Marks 等[199] 的研究表明，接受新辅助治疗后再行局部切除的患者中有 33% 出现并发症，而没有接受新辅助治疗的患者仅有 5% 出现并发症（$P < 0.05$），前者直肠切口并发症也较高（25% vs. 0%；P=0.015）。Perez 等[200] 也指出，新辅助治疗加局部切除患者直肠切口缝合处发生裂开的比例明显更高（70% vs. 23%；P=0.03），其中因疼痛需要再次入院的比例也高很多（43% vs. 7%；P=0.02）。在这些患者中，肛门直肠功能也有明显受损。Goricki 等[201] 的研究表明，新辅助化疗后无论是接受局部切除术还是根治性手术，术后肛门直肠功能和生活质量均相似，这表明因为新辅助治疗的加入使局部切除手术方式失去了原本在功能保留方面的优势。同样，Habr-Gama 等[202] 通过肛管直肠测压、大便失禁指数评估以及生活质量评估得出结论，与放化疗后采取观察方案的患者相比，接受局部切除患者肛门直肠功能明显较差。考虑到现有数据并不统一，除非患者不愿意或不能进行根治性切除手术，否则不应将新辅助治疗加局部切除作为 cT_2N_0 肿瘤患者的常规治疗方案。目前两项多中心随机试验正在开展下述研究：远端直肠癌放化疗后经肛内镜显微保肛手术（CARTS）和经肛内镜显微手术联合放疗治疗早期直肠癌（TREC）[203, 204]。在这些试验的研究结果发布之前，该治疗方法只能在临床试验中进行。

（二）观察和等待

对于有条件接受手术的直肠癌患者，不管对新辅助治疗的临床反应如何，TME 手术仍然是标准治疗方式。接受长程放化疗的患者病理完全缓解（pCR）发生率为 10%～44%，与没有获得 pCR 的患者相比，这些患者有明显更佳的肿瘤转归[205, 206, 207]。Maas 等进行了一项个体患者数据 Meta 分析，共纳入了 3105 名接受新辅助放化疗联合 TME 治疗方式的患者数据。[207] 其总体 pCR 率为 16%，与有病变残留患者相比，pCR 患者局部控制（HR=0.41；95%CI 0.21～0.81）、无病生存率（HR=0.54；95%CI 0.47～0.89）以及总生存率（HR=0.65；95%CI 0.47～0.89）都有所改善。鉴于 pCR 相关的生存预后改善以及与根治性手术可能带来的并发症发生率及死亡率，哪些患者可以在新辅助治疗后采取观察和等待策略引起人们极大的兴趣。

巴西学者 Habr–Gama 等[209] 首次报道了观察和等待策略的临床结果。在该研究里，患者在长程放化疗后 8 周通过内镜检查结合影像学（CT 联合 / 不联合 TRUS）检查，有 29% 被认为达到临床完全缓解（cCR）。对所有诊断 cCR 的患者采取密切的监测以便及时发现可能的复发，每月 1 次的检测内容包括直肠指检（DRE），直肠镜检查和血清 CEA 水平检测，每 6 个月进行一次 CT 扫描。将所有 79 例接受观察的 cCR 患者与 22 例接受手术且术后病理评估 pCR 的患者进行比较，中位随访 57 个月，观察组中有 2 例患者发生局部复发并成功进行了补救切除手术，而另有 3 例出现转移。观察组和手术组在肿瘤特异性生存率（92% vs. 83%）和总生存率（100% vs. 88%）方面没有显著差异。在 Habr–Gama 开展的另一项纳入 183 例患者的后续研究里，有 90 例患者（49%）获得 cCR（获得 cCR 比例增加是由于 cCR 定义发生了变化），观察组里有 28 例患者（31%）发生了局部复发[210]。在这 28 例患者中，17 例患者于 12 个月内出现复发，另外 11 例在 1 年以后出现复发。93% 的复发患者接受挽救手术，其中 89% 达到 R0 切除。5 年总生存率为 91%。

荷兰学者也开展了相关研究，21 例获得 cCR 而采取观察和等待方案的患者中，平均随访 25 个月后，仅有 1 例局部复发并实施局部切除[211]。该研究中接受观察的患者均无远处转移。与巴西研究相比，该研究采用的内镜、MRI 结合临床诊断标准评估 cCR 的诊断模式更为严格，监测方案也是如此。研究结果显示，与接受切除手术并获得 pCR 的患者相比，观察组患者的无病生存率或总生存率没有差异，肠道功能更好。同样，来自纪念斯隆 – 凯特琳癌症中心病例分析报道，在中位随访 28 个月后，32 名接受观察和等待方案的患者中有 6 例复发[212]，所有的局部复发都可补救治疗。观察组患者和接受手术切除获得 pCR 患者相比，2 年无病生存率（88% vs. 98%；*P*=0.27）和总生存率（96% vs. 100%；*P*=0.56）均没有差异。

直肠癌临床完全缓解病例肿瘤学转归（OnCore）研究[213] 将来自英国四个癌症中心术前放化疗后接受观察和等待策略的患者纳入观察和等待组，对照组为手术切除组，通过倾向评分匹配获得观察和等待组对照手术切除组 1:1 的队列进行分析，这项研究的主要终点是无肿瘤再生无病生存率。共 129 名获得 cCR 患者进入观察组，其中 34% 局部再发，这些患者中有 88% 可行补救治疗。在与手术组患者一对一匹配后比较，显示两组患者间的 3 年非肿瘤再生无病生存率（88% vs. 78%）或总生存率（96% vs. 87%）均没有统计学差异。以上这些综合数据表明 cCR 患者采取观察和等待方案可能不需要手术也能获得良好的肿瘤安全性，但还缺乏前瞻性随机试验的证据。目前对于有条件并愿意接受手术的患者，还是建议采取手术治疗。

观察和等待策略的一大难题是如何确定原发肿瘤 cCR 以及淋巴结状态评估。由于高达 10% 的 ypT_0 患者的淋巴结中可能含有残余肿瘤细胞，应联合使用体检、内镜检查和影像学检查来评估，因为这些检查方法单独使用的诊断准确率都较低[214, 215]。DRE 和直肠镜评估病理完全缓解的准确率只有 25%[216]。内镜下观察到的完全缓解特征包括黏膜白化、没有黏膜溃疡的毛细血管扩张、直肠壁的柔韧性轻微丧失（图 24–4）。如存在可触及结节，黏膜面有溃疡或不规则应高度怀

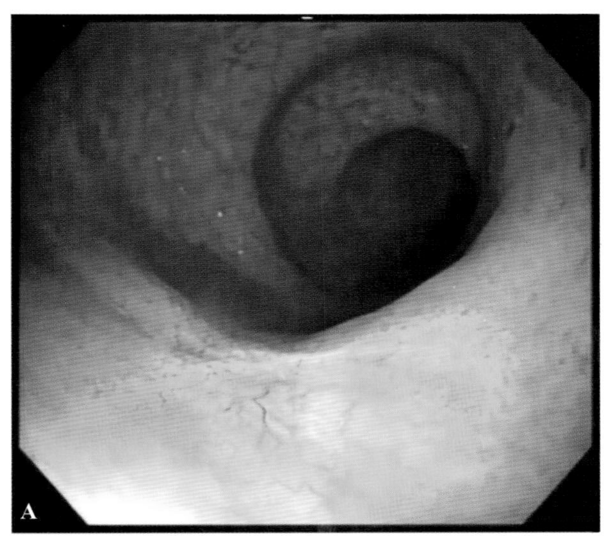

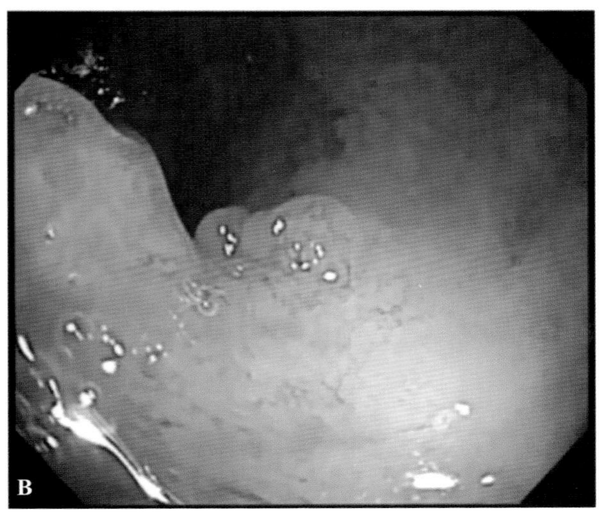

▲ 图 24-4 新辅助治疗后的内镜表现

A. 完全临床缓解显示黏膜白化和毛细血管扩张，没有黏膜异常；B. 不完全临床缓解，残留黏膜异常

疑残留病变。不过，高达 61%～74% 的 pCR 患者可能仍会有黏膜异常，提示有不完全临床缓解 [217, 218]。同样，通过内镜检查诊断为 cCR 的患者有 27% 存在残留病变 [217]。通过影像学检查评估临床完全缓解一样存在问题，MRI 很难区分残余肿瘤和放射引起的水肿或纤维化，在完全缓解的情况下，瘢痕取代肿瘤部位，在 T_2 加权成像上表现为低信号强度区域 [219]。新的 MRI 技术（如扩散加权成像）可提高评估肿瘤反应的诊断准确性 [71]。由于完全缓解意味着肿瘤代谢活动的消失，PET/CT 在评估 cCR 方面的应用值得期待。在一项包括 34 项研究总共 1526 名病例的系统综述中报道了 PET/CT 检测完全缓解的灵敏度为 71%[72]。Perez 等 [220] 开展的一项前瞻性研究报道称，仅临床评估检测残留病变的准确率为 91%，而加入 PET/CT 检查将这一总体准确率提高到 96%。新辅助治疗后 CEA 的正常化也反映了肿瘤对治疗的反应 [35, 221]。最后，对残留肿瘤瘢痕作局部切除可以进一步确认有无肿瘤残存，但这会给患者带来一定程度的疼痛和相关切口并发症 [199, 222]。

新辅助治疗后何时开始评估尚无定论，过往的研究报道范围为 4～10 周 [209, 211, 212]。Perez 等 [223] 在试验患者完成新辅助治疗后分别在第 6 周和第 12 周对其进行了 PET/CT 检查，并报道称，在此期间 SUVmax（代谢最大值）增加的患者不太可能发生 cCR 或显著的肿瘤退缩。不过并不是所有的患者都需要等待 12 周才能确定是采取手术切除还是观察和等待。GRECCAR-6 试验中随机分配到 7 周手术间隔组和 11 周间隔组的患者之间 pCR 发生率没有什么差异（15.0% vs. 17.4%；*P*=0.598），但是 11 周组术后并发症发生率较高（44.5% vs. 32.0%；*P*=0.040）[103]。在完成新辅助化疗至少 6 周后评估肿瘤反应较为合理。根据目前的指南，DRE/ 直肠镜表现出明显或完全黏膜反应的患者可考虑进一步评估是否临床完全缓解，而中度或较差反应的患者应在新辅助治疗完成后 6～8 周内接受切除手术。

获得 cCR 的患者必须能够也愿意配合严格的随访监测方案，尤其是在复发最可能发生的第一年。根据 Habr-Gama 等的方法 [209]，患者应在前 3 个月每月进行一次包括 DRE 或直肠镜检查的随访，然后在第一年的其余时间里每 2～3 个月随访一次，CEA 每 2 个月检查一次。在首次肿瘤评估时进行一次 CT 或 MRI 影像学检查，之后每 6 个月进行一次。患者门诊随访应在第一年后按每 3 个月一次的频率继续进行。临床评估或影像检查如有可疑发现应立即采取进一步评估分析或根治性手术。

六、手术切除

（一）全直肠系膜切除术

R.J.Heald 教授在 20 世纪 80 年代提出的全直肠系膜切除（TME）的概念给直肠癌手术方式带来了一场颠覆性的革命[5, 224, 225]。他指出在盆腔脏层筋膜和壁层筋膜之间存在一个无血管的"神圣平面"，沿着这个平面锐性分离可确保原发肿瘤及相关的直肠系膜、淋巴管、血管和神经周围肿瘤结节的整体切除，并保护自主神经和减少出血[5, 224]。表 24–8 列出了 TME 的手术步骤。

表 24–8　全直肠系膜切除术的手术步骤

1. 肠系膜下动脉根部结扎
2. 充分游离脾曲
3. 左半结肠近端横断
4. 循骶前筋膜（Waldeyer's 筋膜）前方和直肠深筋膜或直肠表面包绕着的脏层筋膜外部之间的无血平面锐性分离进入盆腔深处
5. 盆底水平在直肠系膜前外侧分离淋巴管和直肠中血管
6. 将到肛直肠环水平或距肿瘤下缘至少 2cm 的所有盆腔脂肪和淋巴组织一并切除

在 Heald 报道的 115 例直肠癌 TME 手术中，平均随访时间 4.2 年的局部复发率为 2.7%[225]，而在 TME 概念提出之前，传统直肠癌手术是将直肠自骶前钝性分离，这会残留大量直肠系膜，以致局部复发率高达 30%～40%（表 24–9）[226–228]。在引入 TME 的概念后又有一系列研究报道了其对直肠癌患者生存预后带来的显著改善[229–232]。Arbman 等[232]的研究显示，引入 TME 技术后，直肠癌局部复发率从 11% 下降到 3%[232]。Köckerling 等回顾分析了 1581 名接受直肠癌 R0 切除术的连续病例，在 TME 技术出现后，局部复发率从 39.4% 下降到 9.8%，5 年总生存率从 50% 提高到 71%[230]。荷兰 TME 试验里，接受传统钝性分离手术方式的直肠癌患者局部复发率为 16%，而接受 TME 的患者（未行新辅助治疗）局部复发率为 9%[231]，相比之下，瑞典直肠癌试验中接受非 TME 手术（未行新辅助治疗）的直肠癌患者局部复发率则高达 27%[7]。

环周切缘（CRM）阴性对直肠癌术后局部控制至关重要。Quirke 等是最先认识到环周切缘重要性的先驱者之一[66]。显微镜下阳性切缘或肿瘤距切缘≤ 1mm 往往预示较差的生存预后[66, 236–239]。Nagtegaal 和 Quirke 在一篇涵盖 17 500 多名患者的综述[239]里指出，环周切缘阴

表 24–9　TME 手术治疗直肠癌时代前传统直肠癌根治切除术的复发率

研　究	病例数	随访时间	局部复发率
Wilson 和 Beahrs[233]	345	至少 5 年	13%
Cass 等[234]	280	至少 1 年	28%
Rao 等[235]	204	至少 5 年	22%
Påhlman &Glimelius[226]	197	至少 5 年	38%
Pilipshen 等[227]	412	至少 5 年	25%
Arbman 等[232]	142	2 年	13%
Kapiteijn 等[231]	269	中位 78 个月	16%
Folkesson 等[95]	454（单纯手术）	中位 13 年	26%

性患者相比而言局部复发风险较低（HR=0.37；95%CI 0.23～0.58），远处转移较少（HR=0.36；95%CI 0.23～0.54），总生存率较高（HR=1.7；95%CI 1.3～2.3）。环周切缘阳性的肿瘤学影响在新辅助治疗后再手术的背景下更加明显。在荷兰 TME 试验中，与未行新辅助治疗的 CRM 阳性患者相比（HR=3.8；95%CI 3.3～5.6），新辅助治疗后仍出现 CRM 阳性的患者发生局部复发的可能性更高（HR=10.0；95%CI 6.7～25.0）[238, 240]。这种影响和肿瘤生物学有关，因为肿瘤对放疗无反应本身就是不良预后信号 [134, 135]。

T/N 分期越高，治疗前 CRM 受侵的可能性越大 [66, 239]。CRM 受侵可以来自原发肿瘤的直接或不连续扩散，也可以是因为淋巴或周围神经浸润，或转移淋巴结所致。但淋巴结转移是不是发生 CRM 阳性的重要因素尚不确定。Nagtegaal 等 [238] 报道，癌组织直接侵犯造成的 CRM 阳性局部复发率为 22.1%，而由于淋巴结转移所致 CRM 阳性局部复发率为 12.4%。同样，Birbeck 等报道，仅因为淋巴结转移造成的 CRM 阳性局部复发率（10.5%）与 CRM 阴性局部复发率（10.0%）没有显著差异 [241]。而由于其他原因所致的 CRM 阳性局部复发率都明显较高。

TME 手术中如果能做到解剖层面准确，也会减少 CRM 阳性率。直肠系膜手术平面的 CRM 阳性率 1.6%～14.6%，而固有肌层手术平面的 CRM 阳性率则高达 19%～29%[242]。通过肉眼观察评估肿瘤切除标本，可将直肠系膜切除质量分为完整（直肠系膜平面）、近完整（直肠系膜内平面）或不完整（固有肌层平面；表 24–10 和图 24–5 至图 24–7）3 个等级。通过对荷兰 TME 试验中单纯手术组的切除标本进行分析，Nagtegaal 等指出，与不完整 TME 患者相比，直肠系膜完整或近完整切除的患者复发率较低（21.5% vs. 35.6%；P=0.01），但总生存率没有差异 [243]。即使仅比较 CRM 阴性（＞ 1mm）患者，这一差异依然显著，完整或近完整 TME 的 CRM 阴性患者相比而言复发率更低（14.9% vs. 28.6%；P=0.01）而总生存率更高（90.5% vs. 76.9%; P ＜ 0.05），这提示 TME 的切除质量除了影响 CRM 阳性率，还有重要的预后价值。同样，Quirke 等对 CR07 试验中 1157 名患者的切除标本进行了分级，发现 CRM 阳性率在直肠系膜平面切除手术中为 9%，系膜内平面 12%，固有肌层平面 19%。不论切除质量如何，CRM 阳性都与较差的 3 年局部复发率和无病生存率相关。在 CRM 阴性患者中，达到系膜层面切除的局部复发率仅为 4%，而固有肌层平面切除局部复发率为 13%（对数秩 P=0.0039）。总体而言，接受术前放疗且取得完整直肠系膜切除的患者局部复发率仅为 1%。需注意的是有 11.1%～56.4% 的 CRM 阳性患者采用了直肠系膜层面切除，这表明 CRM 阳性除了有外科技术因素外，还可能是肿瘤生物学较差的标志 [239]。Hall 等 [245] 也证明，完整直肠系膜切除下的 CRM 阳性，与 5 年无病生存率和总生存率较差相关，但与局部复发率无关。综上所述，TME 的手术平面和直肠系膜切除质量分级对预后和治疗质量都具有重要意义。

表 24–10　全直肠系膜切除标本的肉眼分级

直肠系膜切除分级	
系膜平面（完整）	• 完整的直肠系膜，仅有轻微的不规则 • 无深度超过 5mm 的缺损 • 切除标本外观非朝向远端的圆锥形 • 横断面 CRM 光滑平整
系膜内平面（近完整）	• 直肠系膜大部分完整 • 一个或多个深度超过 5mm 的缺损 • 近圆锥形外观 • 未见肠壁肌层外露 • 横断面 CRM 不规则
固有肌层平面（不完整）	• 固有肌层外露 • 明显圆锥形外观 • 横断面 CRM 不规则

CRM. 环周切缘

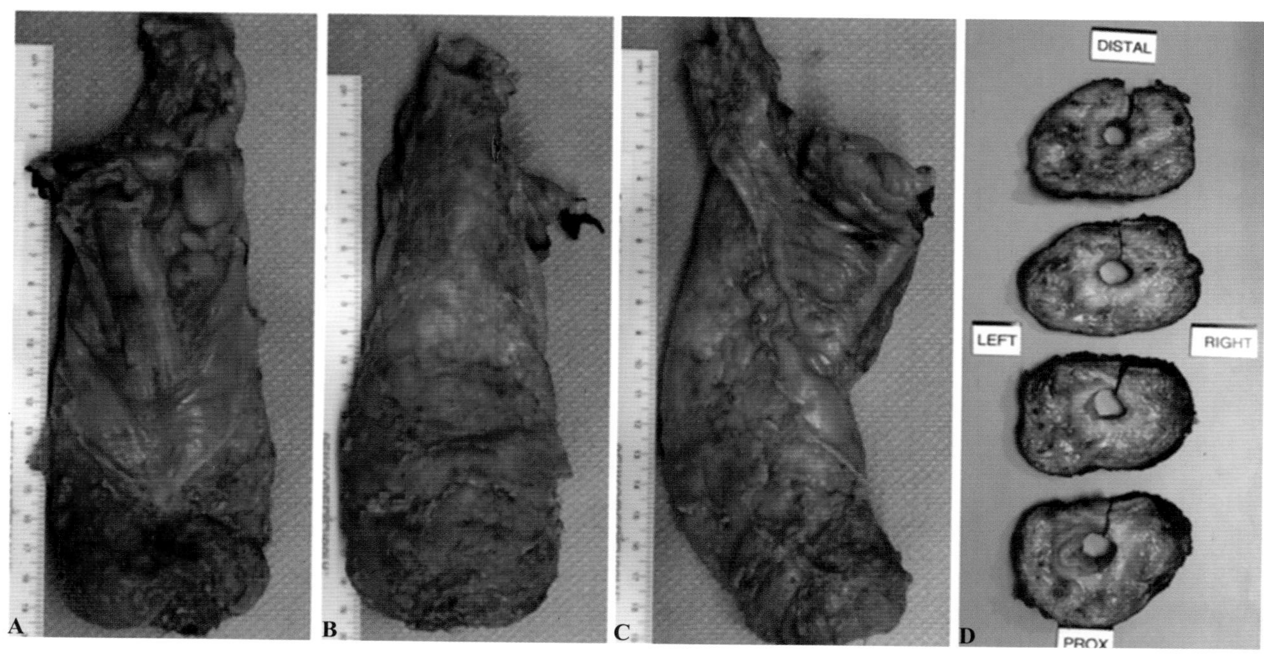

▲ 图 24-5　完整直肠系膜（直肠系膜平面）的肉眼图像

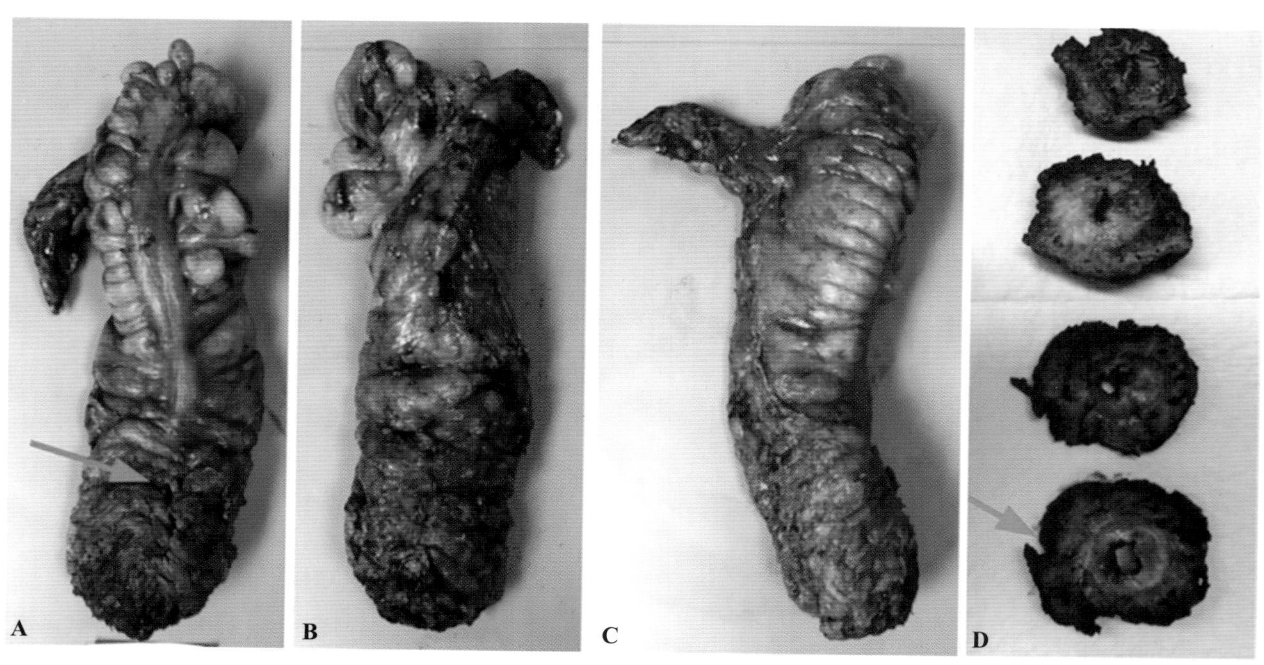

▲ 图 24-6　近完整的直肠系膜（直肠系膜内平面）肉眼图像，正面（A）和横截面图（D）红箭示直肠系膜有一个小的（< 5mm）缺损

1. 肠系膜下动脉结扎水平和脾曲游离

直肠癌淋巴血管转移会沿肠系膜下动静脉分布的淋巴管道扩散。目前关于肠系膜下动脉（IMA）的结扎部位尚未达成共识，临床上既可

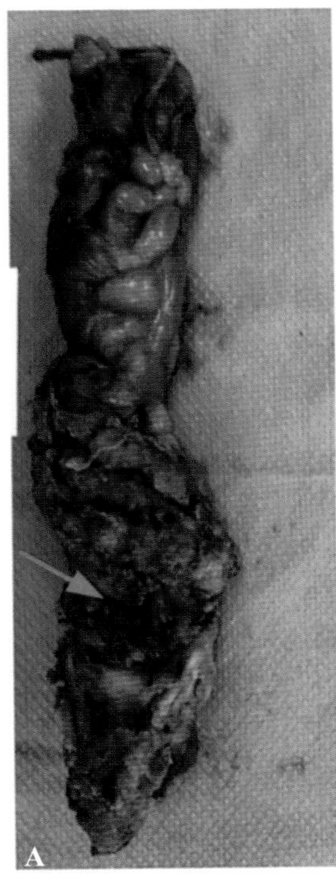
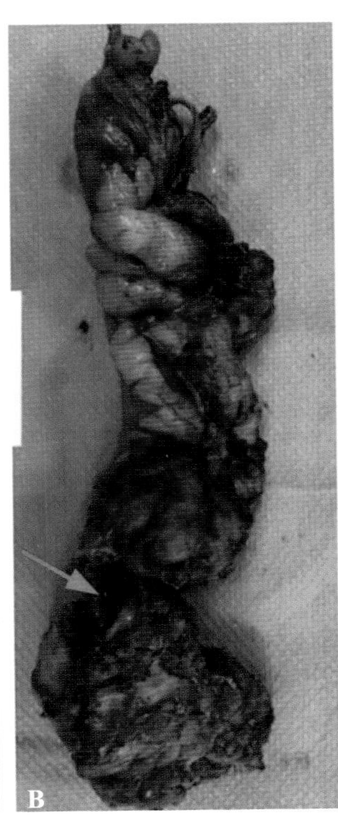
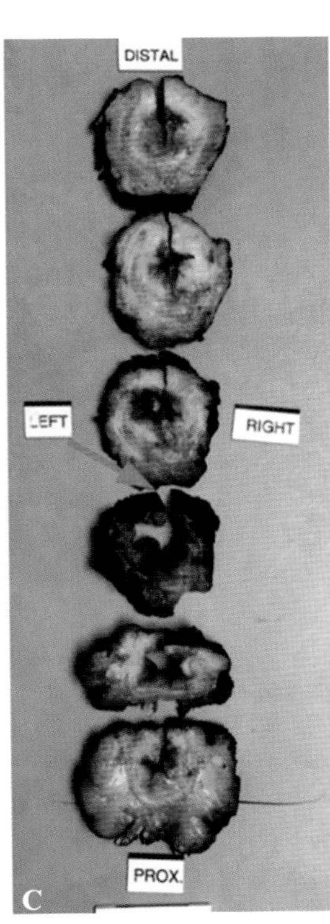

◀ 图 24-7 不完整直肠系膜的肉眼图像（固有肌层平面），红箭示正面（A）、背面（B）和横截面（C）直肠壁的全层缺损

以于直肠上动脉的起始处即在左结肠动脉起始处的远端结扎（低位结扎），也可以在腹主动脉发出后的 IMA 起始处结扎（高位结扎）。低位结扎可以保留左结肠动脉，改善降结肠和乙状结肠的血供，但游离远端结肠长度可能不足以保证在吻合口无张力的情况下行低位结直肠吻合，特别是在切除了乙状结肠的情况下。相反，高位结扎后远端结肠肠道的血供可来自于结肠中动脉和边缘动脉，只要边缘动脉不受损，高位结扎就不会导致血供障碍，并能保留更长长度的结肠以行低位吻合 [246]。

IMA 低位结扎与高位结扎相比没有肿瘤学优势。高位结扎能获取更多数量的淋巴结为准确分期提供依据，但现有的数据还无法证明其与低位结扎相比具有生存方面的优势 [247, 248]。高位结扎下清扫淋巴结范围自然包括 IMA 根部淋巴结，这可能具有预后价值 [249, 250]。Kim 等 [250] 报道，在Ⅲ / Ⅳ期结直肠癌中，IMA 根部有淋巴结转移的患者生存率显著低于该处无淋巴结转移的患者（38% vs. 58%，HR=2.58；95%CI 1.59～4.18）。不过如果没有明确数据，也不必常规行高位结扎。IMA 结扎水平取决于形成无张力吻合口所需的结肠游离长度，以及 IMA 根部是否有可疑淋巴结。

是否游离脾曲应该根据每个患者的解剖特征和肿瘤特征作个体化处理。需要行低位结直肠或结肠肛门吻合的患者，为了获得足够的结肠长度以进行无张力吻合，更有可能需要游离结肠脾曲 [251]。此类患者要获得最大长度的肠段，应彻底游离脾曲，将大网膜与横结肠分离，根部结扎 IMA 并于胰腺下缘根部结扎 IMV。即便在乙状结肠被切除的情况下，结肠脾曲松解后所提供的长度也足以使用降结肠进行吻合。Karanjia 等 [252] 报道使用乙状结肠吻合是吻合口漏的独立预测因素。不过只要遵循无张力吻合的原则，对于高位直肠癌和直肠乙状结肠癌，即使不游离脾曲，在吻合口并发症方面似乎也没有任何差异。

2. 盆腔游离

从直肠后方中部开始于盆筋膜脏壁层之间无血管的疏松结缔组织平面向下行锐性分离，直

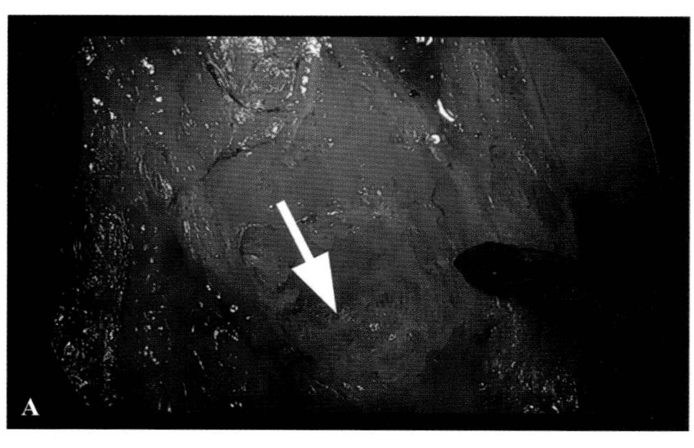

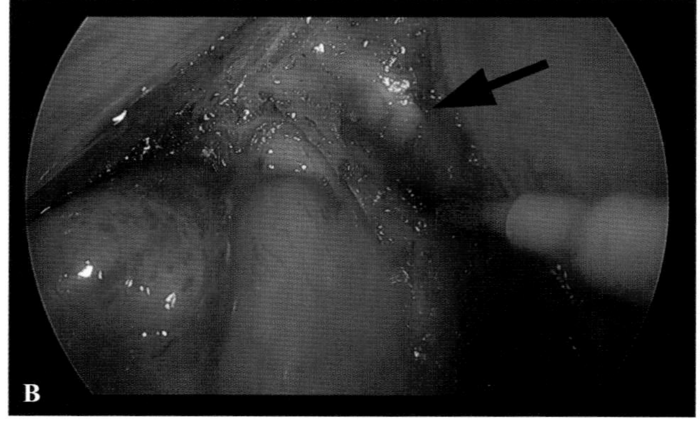

▲ 图 24-8 腹腔镜全直肠系膜切除术（TME）的图像

A. 后部游离，白箭表示无血管 TME 平面；B. 前部游离，黑箭表示右侧的精囊，本例肿瘤位于前部，因此游离范围包括了 Denonvillier 筋膜

到手术所需的远端切缘水平。一旦完成直肠后游离，继续沿着该平面向两侧游离，直至完全环型剥离直肠系膜（图 24–8）。如果分离层次正确，可以避免骶前神经丛的损伤及严重出血，同时也最大限度地减少了神经意外损伤所致的性功能障碍。腹下神经丛的自主神经位于盆筋膜浅层，在骨盆后外侧游离时损伤风险最高，所以在骨盆两侧游离时都应仔细辨认并将之与直肠系膜分离开来。大约 20% 的患者存在直肠中动脉，在骨盆深部解剖时可能会在侧方遇到这些血管。使用电凝或其他能量器械可以很容易地止血。直肠前壁游离应沿着 Denonvillier 筋膜向下直至盆底或手术所需的远端切缘水平。如肿瘤位于前壁，游离范围应该包括 Denonvillier 筋膜，不过这会带来 Walsh 神经血管束和精囊损伤的风险。肿瘤位于后壁则没必要将 Denonvillier 筋膜一并切除。一旦直肠系膜完全游离，在横断前应通过 DRE 或内镜确认远端切缘是否安全，然后行吻合器结直肠吻合或手工缝合的结肠肛管直接吻合（CAA）。

与传统的钝性分离相比，在正确的 TME 平面进行解剖可减少手术操作引起的性功能障碍和排尿功能障碍。Maurer 等比较了 TME 和非 TME 手术对盆腔自主神经功能的影响[253]。研究结果显示两组患者的泌尿功能相似，不过 TME 组保留性功能的患者比例明显更高，即使排除术前存在性功能障碍病例的情况下结果仍旧如此。此外，相较于 TME 组，非 TME 组有更多患者性功能与基线水平相比发生显著减退。不过，即便是接受 TME 的患者，术后性功能障碍和排尿功能障碍的发生率也很高，这些需在术前告知患者。手术所致的神经损伤和盆腔瘢痕可能会对上、下腹下神经丛造成损伤，分别表现为射精障碍和阳痿[254]，直肠癌术后性功能障碍发生率高得惊人，一项颇具代表性的针对直肠癌存活者的研究报道称，43% 术前性活跃男性以及 39% 的性活跃女性术后会发生性功能障碍[255]。不过这种影响随着时间的推移可能会有所改善，正如 Stamopoulos 等报道的，在直肠癌术后 3 个月 66% 的男性存在性功能障碍，而到 6 个月时，这一比例仅为 14%[256]。同样，泌尿功能障碍的发生率也非常高，在荷兰 TME 试验中，有 27% 治疗前排尿可自控患者在术后 5 年时依然存在尿失禁，另有 20% 患者存在排尿困难[257]。尿失禁是由于上腹下神经丛的交感神经损伤引起的，而尿潴留是由下腹下神经丛的副交感神经损伤引起的。泌尿功能障碍通常是暂时性的，手术后 3～6 个月内会消失，但如症状持续 1 年以上则多是永久性障碍[258]。腹腔镜或机器人手术可能会降低这些风险，不过现有数据存在分歧。比较腹腔镜 TME 和开腹 TME 的两个早期随机试验的数据显示，接受腹腔镜 TME 的患者术后性功能障碍的发生率更高，泌尿功能障碍发生率与开腹组相似[259, 260]。而结直肠癌腹腔镜或开腹切除术试验（COLOR Ⅱ）的患者报道显示，这两种方法对功能影响没有差异[261]；另有几项非随机研究表明，腹腔镜手术方式在保留盆腔自主神经功能方面有显著获益[262–264]。

3. 肿瘤特异性直肠系膜切除

直肠肿瘤如位于直肠乙状部及直肠上段，肿瘤学意义上不需要行 TME。按照定义，TME 需要切除完整直肠系膜直到肛提肌，然后进行低位盆腔吻合，而低位吻合会增加吻合口漏的风险[252]，以及较差的肠道功能[265]；另外，远端直肠系膜的肿瘤播散范围很少超过 5cm[5, 266, 267]。基于以上因素，肿瘤特异性直肠系膜切除术（TSME）可以作为更合适的治疗选择来处理直肠上部肿瘤。ASCRS 实践指南推荐直肠系膜切除范围距肿瘤下缘应不少于 5cm[23]。其强调直肠系膜切除应垂直于肠壁且距离肿瘤下缘至少 5cm，以避免切除标本“圆锥”化并留下可能有癌细胞残留的直肠系膜。对于直肠上段肿瘤患者，TSME 与 TME 相比生存预后相同，且围手术期并发症较少。来自克利夫兰医学中心的数据显示，高位直肠癌采取 TSME 方式治疗的长期疗效和乙状结肠癌相似[268]，其 5 年局部复发率（2.8% vs. 8.6%；P=0.003）和肿瘤特异性死亡率（12.7% vs. 25.6%；P ＜ 0.001）均低于采取 TME 治疗的中下段直肠癌，而且低位直肠癌的吻合口漏发生率更高。同样，来自梅奥医疗中心接受单纯手术治疗的 514 名直肠癌患者数据显示，接受前切除术和 TSME 的直肠上 1/3 肿瘤患者 5 年局部复发率和无病生存率分别为 7% 和 78%，而以结肛吻合加 TME 方式行低位前切除术的直肠中下 1/3 肿瘤患者 5 年局部复发率和无病生存率分别为 6% 和 83%[269]。

4. 远端切缘

直肠癌远端壁内扩散并不常见，据统计原发肿瘤壁内扩散超过 1cm 的病例还不到 10%[270]。在大多数情况下，2cm 的肠管远端切缘就足以切除肠壁内所有的微小癌灶，这也是最新的 ASCRS 直肠癌实践指南推荐[23]。旧的外科指南要求肠管远端切缘需达到 5cm，但是 Williams 等[270]及 Pollet 和 Nicholls[271]在前 TME 时代就已经证明，远端切缘不论是 2cm 还是 5cm 对局部复发率没有影响。后来 Vernava 等[272]进一步指出，如果直肠癌手术采取 TME 方式，1cm 的远端切缘就足够了。一项来自 NSABP R–01 试验的数据分析显示，在保肛手术中，远端切缘（DRM）无论是小于 2cm、2～2.9cm 或是 ≥ 3cm，治疗失败率和生存率都没有显著差异，而接受 TME 和新辅助治疗的患者，其手术对远端切缘长度要求更小[274, 275]。Guillem 等[274]在他们的研究里指出，109 例接受长程放化疗患者中只有 2 例发现有肠壁内残余肿瘤扩散到黏膜层以外，最远扩散距离为 0.95mm。另有研究报道，接受了术前放化疗的患者，≤ 1cm 的肠管远端切缘[275]和≤ 5mm 的远端切缘[276]同样具备肿瘤安全性。还有一涵盖 17 项研究的系统综述报道，DRM ≤ 5mm、小于 1cm 和大于 1cm 的直肠癌手术局部复发率没有差异[276]。对于 DRM 超过 2cm 就无法保肛的低位肿瘤患者，在不影响肿瘤转归的前提下 DRM 能控制在足够短的范围内会非常具有临床价值。不过，只要条件允许，大部分手术还是应保证远端切缘达到 2cm。

（二）腹腔镜 TME

一份基于美国住院患者样本数据库的分析报道称，2009—2011 年，采取微创方式的直肠癌手术仅有 16%[277]。大多数腹腔镜手术（总共 72%）是在大型医疗中心（每年 25 例以上）进行的，而且在整个研究期间，腹腔镜手术率仅在大型医疗中心有所增加。对国家癌症数据库的类似分析显示，2010—2012 年，只有 42% 的切除手术是在美国外科学院癌症委员会认可的医疗中心通过腹腔镜完成的[278]。数据表明，除了专业的大型医疗中心外，大多数直肠癌切除仍然是采取开腹方式进行的。ASCRS 临床实践指南推荐，只要具备足够的专业技术，腹腔镜 TME 和开放手术疗效相当[23]。

现有证据表明，在术后恢复和围术期并发症方面，腹腔镜 TME 优于开腹手术。2014 年一项涵盖了 14 项随机试验共 3,528 名患者的相关性综述报道，接受腹腔镜 TME 的患者相比开腹手术患者住院时间更短（加权平均差：−2.16d；95%CI：−3.22～−1.10），术后恢复（恢复正常饮食时间、首次排便时间、止痛措施及疼痛）更快，而总体并发症发生率相近（OR=0.94；95%CI 0.80～1.10）。腹腔镜组伤口感染（OR=0.68；95%CI 0.50～0.93）和出血（OR=0.30；95%CI 0.10～0.93）这些围术期并发症均较少，长期并发症如小肠梗阻的发生率也较低（OR=0.30；95%CI 0.12～0.75）。腹腔镜组的劣势有手术时间较长（加权平均差：37.5min；95%CI 27.8～47.2）和直接医疗费用较高，不过术中并发症发生率并没有因为手术时间不同存在明显差异（OR=0.86；95%CI 0.62～1.18）。

还有几项研究也报道了腹腔镜和开腹 TME 的疗效相同。相关性综述指出两种手术方式在淋巴结获取数量（加权平均差：−0.43 个淋巴结；95%CI：−1.13～0.26）或 CRM 阳性发生率（OR=0.99；95%CI 0.71～1.40）方面没有差异，5 年局部复发率（OR=0.94；95%CI 0.49～1.81）、无病生存率（OR=1.02；95%CI：0.76～1.38）和总生存率（OR=1.00；95%CI 0.70～1.42）也都相似。表 24-11 和表 24-12 对几项比较腹腔镜和开腹 TME 的大型试验（每组＞100 名患者）从研究类型、围术期各项指标以及肿瘤转归等方面进行了汇总。该相关性综述没有纳入 COLOR Ⅱ以及 COREAN（中低位直肠癌新辅助治疗后开腹手术 vs. 腹腔镜手术）试验的长期结果，不过这两项试验并没有给出两种手术方式之间存在差异的证据，对综述总体结果不会产生影响。近期的两项随机试验，美国外科学

表 24-11　比较腹腔镜 TME 与开放手术 TME 的大型随机试验—试验基本特征及近期疗效

试　验	病例数	RTX	肿瘤大小	保肛率	转换术式	30 天并发症发生率	住院天数
Lujan 等[280]	O：103 L：101	O：77% L：73%	O：6.2cm L：5.5cm	O：79% L：76%	8%	O：33% L：34%	O：9.9d（6.8） L：8.2d（7.3）
CLASICC[281, 282]	O：128 L：253	—	—	O：73% L：75%	34%	O：37% L：40%	O：13d（9—18） L：11d（9—15）
COLOR Ⅱ[283, 284]	O：345 L：699	O：58% L：59%	O：66%＜10cm L：68%＜10cm	—	17%	O：37% L：40%	O：9d（7—14） L：8d（6—13）
COREAN[285.286]	O：170 L：170	100%	O：5.6cm L：5.3cm	O：86% L：89%	1%	O：23.5% L：21.2%	O：9d（8—12） L：8d（7—12）
ACOSOG Z6051[279]	O：239 L：242	O：97% L：98%	O：6.3cm L：6.1cm	O：76% L：77%	11.3%	O：58.1% L：57.1%	O：7.0d（3.4） L：7.3d（5.4）
ALaCaRT[287]	O：235 L：238	O：50% L：50%	O：79%＜10cm L：78%＜10cm	O：93% L：92%	8.8%	无差异	O：8d（6—12） L：8d（6—12）

L. 腹腔镜手术；O. 开腹手术；RTX. 放疗

表 24-12 比较腹腔镜 TME 与开放手术 TME 的大型随机试验——病理结果及肿瘤相关的长期结果

试 验	+CRM	完全 TME	—DRM	LR	DFS	OS
Lujan 等[280]	O：3% L：4%	—	O：0% L：0%	（5 年） O：5.3% L：4.8%	（5 年） O：81% L：85%	（5 年） O：75% L：72%
CLASICC[281, 282]	O：14% L：16%	—	—	（5 年） O：7.6% L：9.4%	（5 年） O：52.1% L：53.2%	（5 年） O：52.9% L：60.3%
COLOR Ⅱ[283, 284]	O：10% L：10%	O：92% L：88%	O：3cm[1.8—5][a] L：3cm[2—4.8][a]	（3 年） O：5% L：5%	（3 年） O：70.8% L：74.8%	（3 年） O：83.6% L：86.7%
COREAN[285, 286]	O：4.1% L：2.9%	O：74.7% L：72.4%	O：2cm[1—3.5][a] L：2cm[1—3.5][a]	（3 年） O：4.9% L：2.6%	（3 年） O：72.5% L：79.2%	（3 年） O：90.4% L：91.7%
ACOSOG Z6051[279]	O：7.7% L：12.1%	O：81.5% L：72.9%	O：98.2% L：98.3%	—	—	—
ALaCaRT[287]	O：3% L：7%	O：92% L：87%	O：99% L：99%	—	—	—

a. 厘米的数量表示平均值，括号中的值表示范围

CRM. 环周切缘；DFS. 无病生存率；DRM. 远端切缘；L. 腹腔镜手术；LR. 局部复发率；O. 开腹手术；OS. 总生存率；TME. 全直肠系膜切除术

院肿瘤组（ACOSOG）Z6051 试验和澳大利亚腹腔镜治疗直肠癌试验（ALaCaRT）也没有纳入到该相关性综述中。这两项试验均设计为非劣效性试验，将包括直肠系膜切除质量、CRM 和 DRM 的综合评估作为试验主要终点。ACOSOG Z6051 试验将 462 名Ⅱ/Ⅲ期，肿瘤距肛缘不到 12cm 的直肠癌患者随机分配到腹腔镜组或开腹 TME 组[279]，在该研究中，几乎所有患者都接受了新辅助治疗。试验使用完整或近完整的直肠系膜、CRM 阴性以及 DRM 阴性的综合评估标准作为成功切除的最初评价，单侧非劣效性界值为 −6%。研究结果显示在任何一项单独指标上两组间都没有统计学上的显著差异，也没能证明腹腔镜组初期结果的非劣效性（切除率：81.7% vs. 86.9%；差异：5.3%；单侧 95%CI：−10.8～∞）。虽然还没有长期数据，但根据短期病理结果，该项研究得出结论并不支持腹腔镜 TME 的应用。

ALaCaRT 研究纳入了 475 例肿瘤距肛缘距离小于 15cm 的直肠癌患者，随机分为腹腔镜手术组和开放手术组[287]，排除标准包括 T_4 期肿瘤或 CRM 阳性患者。每组都各有 50% 的患者接受了新辅助放疗。这项试验的主要终点是完整切除率，完整切除的综合评估包括完整直肠系膜（近完整被认为失败）、阴性 CRM 以及安全 DRM，试验被设定为单侧非劣效势，界值为 −8%。该研究结果也不支持腹腔镜组非劣效性，两组间主要终点的率差值为 −7.0%（95%CI：−12.4～∞），腹腔镜成功切除率为 82% 而开放手术为 89%。亚组分析显示，开放入路对于 T3 病变和接受了新辅助放疗的患者有明显优势。目前还未公布这项试验的肿瘤学结果。

ACOSOG Z6051 和 ALaCaRT 试验的结果是出

乎意料的，与之前的医学证据相佐，不过这些实验的肿瘤学结果尚未公布。在出现强有力的相反证据之前，可以认为腹腔镜 TME 肿瘤学上与开腹 TME 等效，但前者在近期获益方面有显著优势。

（三）机器人 TME

机器人手术系统（da Vinci Surgical System；Intuitive Surgical，Inc.，Sunnyvale, CA）作为腹腔镜手术的替代方案，除了具备传统腹腔镜 TME 的微创优势，其自身最大的独特优势包括其更优的光学系统，以及灵活精准且活动范围更大的机器臂操作。机器人手术系统的支持者认为，其提供的 3D10 倍放大视野以及机器臂操作的稳定性、灵活性和精确性对手术操作效率的加持，可能会带来更好的解剖质量及更有利于保留自主神经 [280-290]。迄今为止关于机器人 TME 最大的一项研究来自韩国，共纳入了 370 名接受机器人辅助肿瘤特异性 TME 患者 [291]，该研究中报道的机器人 TME 手术的平均手术时间为 363 分钟，中转开腹率为 0.8%，CRM 阳性率 5.7%，平均随访时间 26.5 个月的局部复发率为 3.6%。Pigazzi 等 [292] 报道了一个多中心研究，包括 143 名患者，结果与韩国的研究相似，仅 CRM 阳性率较低（0.7%）。还有几项回顾性观察研究报道了机器人 TME 与开腹 TME 相比疗效相当，但手术时间较长 [293, 294]。机器人手术系统提供的高清手术视野还可以最大限度地减少盆腔自主神经损伤。Luca 等 [295] 将机器人 TME 和腹腔镜 TME 患者术后的性功能和泌尿功能作了比较。结果显示机器人组性功能障碍发生率在术后第一个月要低于腹腔镜组，不过 1 年后两组这一指标会趋于接近；在整个随访期内，两组患者泌尿功能没有太大差异。Kim 等 [264] 还报道，机器人 TME 患者术后勃起功能恢复更快。

机器人 TME 有两种手术方式：一为混合法，即在腹腔镜下游离左结肠和脾曲并行血管结扎，然后应用机器人系统行盆腔内切除；二是整个手术过程都通过机器人系统完成。一项包括 36 例患者（机器人组和腹腔镜组各 18 例）的先导随机试验显示，机器人组除了住院时间较短 [6.9d（SD=1.3）vs. 8.7d（SD=1.3）；$P < 0.001$]，在围术期各项其他指标和病理结果上相比腹腔镜组没有任何差异。[296] 另有一项系统综述纳入了 8 项相关研究，一共包括 554 例机器人手术和 675 例腹腔镜手术 [297]，汇总分析显示机器人 TME 与腹腔镜 TME 相比，中转开腹率（OR=0.23；95%CI 0.10～0.52），CRM 阳性率（OR=0.44；95%CI 0.20～0.96），勃起功能障碍（HR=0.09；95%CI 0.02～0.42）均较低，而手术时间、获取淋巴结数量、术后并发症发生率和胃肠道（GI）功能恢复等其他结果相似。Baik 等 [296] 还报道在他们的试验中取得完整直肠系膜切除的手术在机器人组占 92.8%，而腹腔镜组为 75.4%（P=0.033）。机器人 TME 的费用明显要高于腹腔镜手术。Kim&Kang 报道，在韩国接受机器人 TME 的患者平均总住院费用为 14080 美元，腹腔镜 TME 为 9120 美元，而开腹 TME 仅为 8386 美元 [298]。同样，Leong 等 [299] 报道称，由于机器人系统和一次性器械的投入成本，机器人 TME 的直接手术费用至少是腹腔镜 TME 的 3 倍。这些观察结果表明，机器人 TME 在临床上可行，可能具有与腹腔镜 TME 相当的疗效，但手术成本要高很多。目前几项比较机器人 TME 和腹腔镜 TME 的大型随机试验正在进行中，包括机器人 vs. 腹腔镜直肠癌切除术（ROLARR）试验 [300] 和来自韩国的其他几项试验 [301, 302]。这些试验的结果将有助于确定机器人系统应用于 TME 手术的临床价值。

ROLARR 试验 [303] 共入组 471 例患者并随机分配，腹腔镜组 234 例和机器人组 237 例，其主要终点是中转开腹率，该试验的初步结果已在 2015 年 ASCRS（马萨诸塞州波士顿）和 EAES（匈牙利布加勒斯特）会议展示并随后发表：总中转率为 10.1%，两种术式无明显差异（腹腔镜 12.2% vs. 机器人 8.1%；P=0.158）。在预先设定的亚组分析中，机器人组男性患者显示出较低的中转率（OR=0.46，95%CI 0.21～0.99），不过对其中的低位肿瘤或肥胖患者来说，差异没有达到统计学意义。显而易见，两组患者中发生中转开腹的主要原因都是为了完成直肠癌切除。这项试验几个重要的次要终点包括 CRM 阳性率（腹腔镜 6.3% vs. 机器人 5.1%）、术中并发症发生率（14.8% vs. 15.3%）和 30 天并发症发生率（31.7% vs. 33.1%）。这些结果表明，与腹腔镜相比，机器人 TME 在手术中转率、CRM 阳性和术后并发症发生率方面均没有明显获益。这项试验的最终结果将包括其他研究终点，如技术、功能结果和肿瘤学转归以及生活质量和成本。

（四）经肛 TME

尽管外科技术和新辅助治疗的应用取得了长足发展，但直肠癌手术要达到切除标本 CRM 阴性及直肠系膜完整仍有挑战，尤其是对于远端直肠肿瘤患者[304]，这也促使经肛门 TME（TA—TME）这样一项 TME 新技术在近年应运而生[305]。该手术方式是通过肛门置入先进的内镜平台，在肿瘤远端荷包缝合以关闭肠腔，环形切开直肠壁全层，然后从远端到近端（自下向上）行全直肠系膜切除（图 24-9）。而脾曲游离、IMA 结扎和直肠近端离断等操作均经腹部进行。TA—TME 的支持者认为，该技术提供了良好的直肠远端入路，可以确定安全的远端切缘，并且在处理困难盆腔解剖方面具有优势[306]。这一“自下而上”技术被建议用以于狭小盆腔和远端直肠癌保肛手术。

目前这项技术的临床研究报道仅限于几个专业中心的病例分析。一项国际注册系统报道了前 720 例来自 23 个国家 66 个外科中心登记患者（其

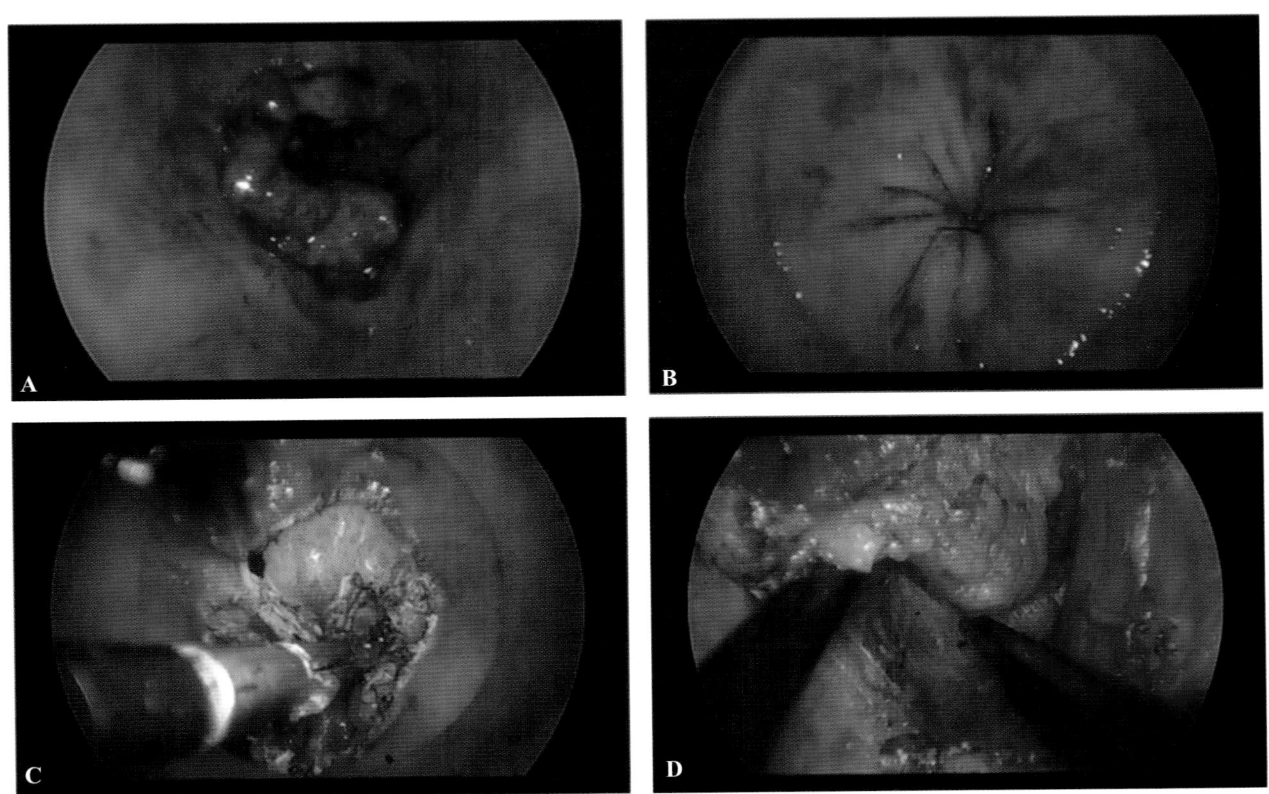

▲ 图 24-9 经肛门全直肠系膜切除术（TME）

A. 原位肿瘤；B. 肿瘤下方至少 1cm 荷包缝合关闭肠腔，以确保远端切缘阴性；C. 全层直肠切除，从前方进入 TME 平面；D. 后方游离，注意无血管间隙表示 TME 平面

中 634 例是直肠癌）的短期临床结果和病理结果[307]，大多数参与研究的中心登记病例少于 10 例（68%），而仅有 13 个中心（20%）完成 20 例以上。分析显示这些登记患者肿瘤平均直径为 6cm，有 56% 接受了新辅助（化疗）放疗，总体病理结果良好，96% 的直肠系膜标本完整或近完整，4% 的患者 CRM 阳性。而质量较差的切除，定义为直肠系膜不完整或 R1 切除，占 7.4%。30d 内的并发症发生率为 32.6%，这些数据与同时期关于腹腔镜 TME 的研究结果大致相当。不过这项研究与肿瘤相关的长期结果目前还未报道，该技术的学习曲线也不确定。一项比较 TA-TME 和腹腔镜 TME 的随机临床试验目前还处在招募患者阶段[308]。在这些研究数据公布之前，TA-TME 的应用仍仅处于探索阶段。

（五）经腹会阴联合切除术

直肠癌切除术引入 TME 概念以后，在括约肌保留、泌尿生殖功能和局部控制方面都有所改善[309]。不过在 TME 时代低位直肠癌患者接受腹会阴联合切除术（APE）的肿瘤学转归仍然不如低位前切除术（LAR）[310]。来自挪威直肠癌项目的数据显示，与 LAR 相比，APE 术后 5 年总生存率更差（HR=1.3；95%CI 1～1.6）[311]。五大欧洲直肠癌试验汇总分析显示，与 LAR 相比，APR 是 CRM 阳性率（OR= 2.52；95%CI 1.69～3.76）、局部复发率（HR=1.36；95%CI 1.07～1.72）、肿瘤特异生存率（1.17；95%CI 1.02～1.34）和总生存率（HR=1.31；95%CI 1.11～1.56）的独立危险因素[312]。这些生存预后差异可能既有肿瘤相关因素也有外科技术因素。APE 手术包括腹部和会阴部两个部分的操作，腹部操作有规可循，即遵循临床上反复强调的 TME 原则，但会阴部操作部分目前还缺乏统一的手术标准。腹部操作部分按 TME 要求于包绕直肠系膜筋膜的结缔组织间细致地锐性分离至肛门直肠环顶部，于此处将直肠系膜从肛提肌上分离。经会阴部分则沿着外括约肌游离，直到肛管上缘，在此将肛提肌贴近直肠壁离断。按此操作往往会在这一水平形成一个狭窄“腰”部，而这通常是低位肿瘤所处的位置，也是直肠系膜最薄处，在此处由括约肌代替直肠系膜形成一个位于肛提肌平面以下的 CRM 外界，因此该腰部效应增加了肿瘤穿孔和 CRM 阳性的风险。作为荷兰 TME 试验的一部分，Nagtegaal 等分析了 373 例 APE 切除标本，报道有 36% 的标本解剖平面位于肛提肌内 / 黏膜下层或出现了肿瘤穿孔，其余的标本都是括约肌层面切除。分析还指出绝大多数术中穿孔发生于 APE 手术期间（APE 标本 13.7% vs. 前切除术 2.5%；$P < 0.001$）[313]。APE 手术出现 CRM 阳性的患者局部复发率和总存活率显著较差[314]。一项基于挪威人群的队列研究显示，APE 手术期间直肠穿孔的风险明显较高（OR=5.6%；95%CI 3.5%～8.8%；$P < 0.001$），而发生穿孔的患者 5 年局部复发率（28.8% vs. 9.9%；$P < 0.001$）和总生存率（41.5% vs. 67.1%；$P < 0.001$）都较差[315]。接受 APE 的患者通常为高 T 分期，肿瘤位置偏低，这些均为预后不良因素。

虽然在低位直肠癌治疗中非常强调括约肌功能的保留，但 APE 手术还是有一定的适应证范围（表 24-13）。对于肿瘤侵及远端直肠系膜、肛提肌或括约肌复合体的患者可能需要接受 APE 才能获得安全的边界或远端切缘。不同的外科医生和医疗机构 APE 手术率存在很大的差异。Intergroup 0114 试验中一项嵌套队列研究报道，小型医疗中心（每年 0～8 例）的直肠癌手术 APE 比例为 46%，中型医疗中心（每年 8～16 例）为 41%，大型医疗中心（每年 17 例以上）为 32%[316]。同样，一项基于英国人群的分析报道称，不同医院的 APE 手术比例从 8.5%～52.6% 不等[317]。考虑到这些差异，加上与 APE 相关的 CRM 高阳性率和直肠穿孔风险，以及随之产生的不良预后，尝试提供标准化 APE 手术方法一直是临床研究努力的方向[318]。基于患者条件和肿瘤相关因素，可以将 APE 定义为 3 种类型：

表 24-13 直肠癌腹会阴联合切除术（APE）的适应证

括约肌间 APE：腹部操作沿直肠系膜筋膜行全直肠系膜切除术（TME）至肛管上缘，会阴部于内括约肌和外括约肌之间游离，在耻骨直肠肌水平与腹部游离终点会合
• 肿瘤未侵及肛提肌或括约肌复合体，但由于以下原因不宜恢复肠道连续性 ◆大便失禁病史 ◆无法忍受吻合口并发症的合并多病患者 ◆存在吻合口漏高危风险 ◆患者意愿
肛提肌外 APE（ELAPE）：腹部 TME 沿直肠系膜筋膜至肛提肌顶部（即肛提肌外侧附着处）。会阴部于外括约肌外侧，沿着肛提肌筋膜游离。于闭孔内肌上肛提肌外侧起始处会合
• 肿瘤侵及括约肌复合体 • 低位肿瘤（距肛缘 < 5cm）有 CRM 阳性风险
坐骨直肠窝切除 APE：腹部 TME 沿直肠系膜筋膜至肛提肌顶部（即肛提肌外侧附着处）。会阴部分，根据肿瘤侵袭的程度，选择从皮肤切口处一直朝向坐骨结节，沿闭孔内肌向上进行游离，整体切除坐骨直肠窝脂肪
• 局部晚期直肠癌，侵及肛提肌、坐骨直肠窝脂肪或肛周皮肤 • 肿瘤穿孔至坐骨肛管间隙

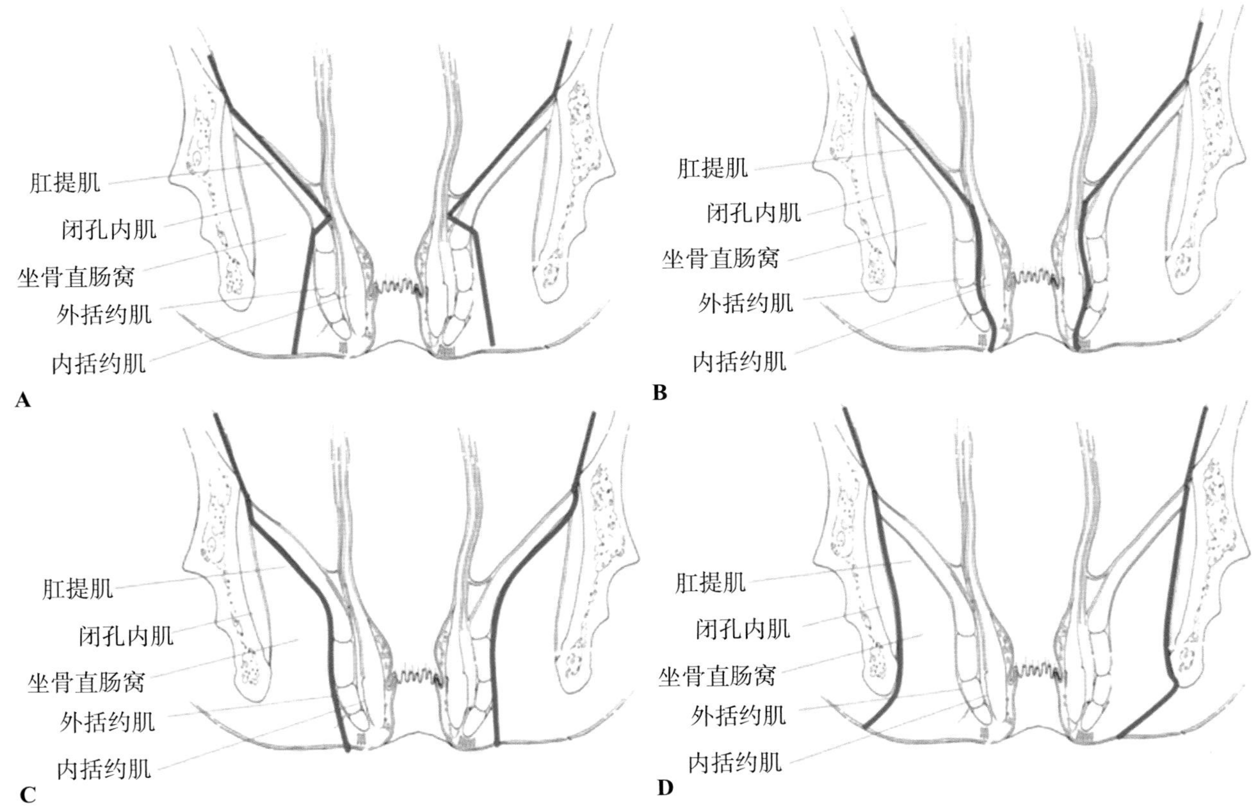

▲ 图 24-10 腹会阴联合切除术（APE），腹部切除平面以蓝色标注，经会阴切除平面以红色标注

A. 传统 APE，腹部操作游离到 AB 最远端和括约肌复合体交界处，在此形成“腰”，而低位肿瘤很可能位于此处；B. 括约肌间 APE，在外括约肌和内括约肌之间行会阴部分游离；C. ELAPE，经会阴部游离整个括约肌复合体和肛提肌至其在闭孔内肌上的侧方起点处；D. 坐骨直肠窝切除 APE，如肿瘤侵入坐骨肛管间隙，经会阴部分切除范围应包括该间隙内全部脂肪组织（皮肤切口取决于肿瘤侵袭范围）（改编自 Holm，2014[319]）

括约肌间 APE、肛提肌外 APE（ELAPE）、坐骨直肠窝切除 APE（表 24–13 和图 24–10）。3 种手术类型在腹部操作部分都是相同的。切除的括约肌复合体标本病理肉眼分级方式（仅用于 ELAPE 和坐骨直肠窝切除 APE）与直肠系膜标本分级相似，也分为 3 类：肛提肌外、括约肌间和肛提肌内 / 黏膜下层（表 24–14 和图 24–11）。

ELAPE 的概念最早由 Holm 等 [320] 于 2007 年提出，研究包括 28 例行 APE 患者，会阴切除部分采取俯卧位，整体切除肛提肌、括约肌复合体及低位直肠系膜，并行臀大肌皮瓣盆底重建，由此形成的手术标本没有传统 APE 肛直肠环水平的狭窄"腰"部，更像"圆柱形"。在这项初步研究中，28 例接受 ELAPE 患者发生术中穿孔 1 例（4%）和 CRM 阳性 2 例（7%）。之后一项由 West 等 [321] 开展的研究将 176 例 ELAPE 与 124 例标准 APE 标本进行了比较，结果显示 ELAPE 组切除了更多的平滑肌外组织，CRM 阳性率（20.3% vs. 49.6%；$P < 0.001$）和术中穿孔率（8.2% vs. 28.2%；$P < 0.001$）都较低，不过会阴切口并发症较高（38% vs. 20%；P=0.019）。同样，有一项纳入了 14 项研究的系统综述，对 1097 名接受 ELAPE 的患者和 4147 名接受标准 APE 的患者进行了汇总分析，报道 ELAPE 组有较低的 CRM 阳性率（9.6% vs. 15.4%；P=0.022）、术中肠道穿孔率（4.1% vs. 10.4%；P=0.004）、术后局部复发率（6.6% vs. 11.9%；$P < 0.001$）[322]。而在另外一项综述中报道这两种术式在 CRM 阳性率或术中穿孔发生率方面没有显著差异 [323]。值得注意的是，因为这些研究缺乏对"标准 APE"的统一定义，趋于是

表 24–14　括约肌复合体切除标本的病理肉眼分级

括约肌复合体分级	
经肛提肌外	• 无"腰"柱状标本 • 完整切除肛提肌
括约肌间平面	• 轻微的狭窄腰效果 • 无显著缺陷或穿孔
肛提肌内 / 黏膜下层平面	• 显著狭窄腰效果 • 有穿孔或固有肌层缺失

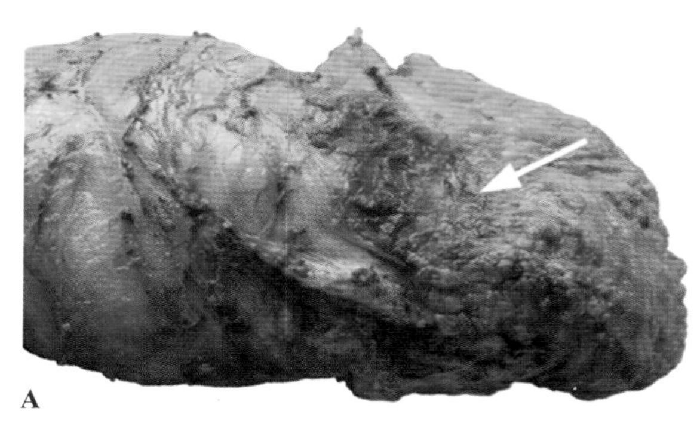
A

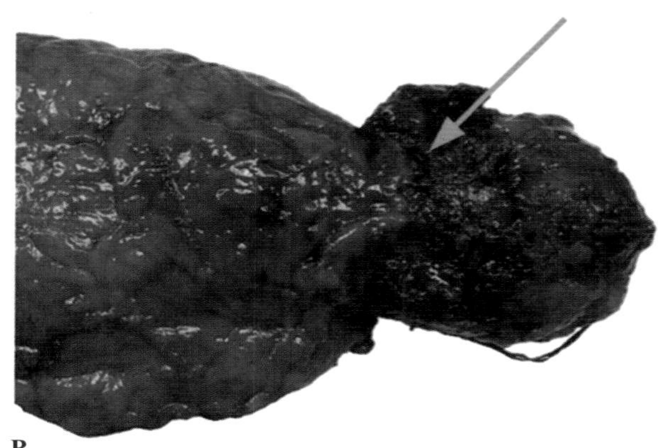
B

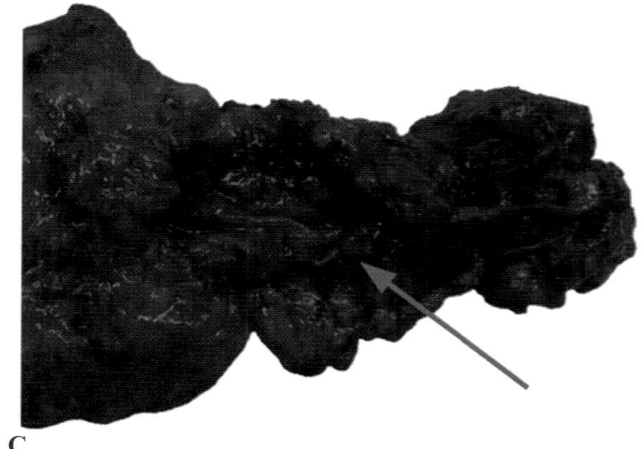
C

▲ 图 24–11　AEP 切除标本肉眼外观

A. 经肛提肌外解剖平面，白箭示包绕着圆柱形标本的肛提肌切缘，括约肌或肛提肌上没有缺陷；B. 括约肌间解剖平前，红箭示直肠系膜锥形缩窄至耻骨直肠肌水平呈狭窄"腰"效果；C. 括约肌内 / 黏膜下层解剖平面，灰箭示位置显示肿瘤侵及括约肌复合体和发生了直肠肠管穿孔

零效研究，这也是它们饱受诟病的一个方面[319]。

Holm 等[319]对 ELAPE 技术的最早描述是使患者取俯卧折刀体位，而不是传统的仰卧位行经会阴部手术[320]。作者认为俯卧位置能为相对困难的会阴部手术过程提供更好的术野。不过，术中患者体位的改变可能会增加手术时间，还可能面临翻转过程中气管导管意外脱出的风险。关于俯卧位能否改善会阴部切除质量，也存在意见不一的报道，de Campos-Lobato 等比较了 168 例接受 APE 的患者（81 例俯卧位，87 例截石位），报道显示两组之间 CRM 阳性、术中穿孔、围手术期发病率和生存率均相似[324]。Martinjnse 等[325]则认为取仰卧截石位行 ELAPE 与传统 APE 相比具有更佳疗效。目前还没有明确证据显示哪种体位更有优势，应该由外科医生自行决定选择。俯卧位可以更好地显示术野和方便教学，但在切除质量上没有差异。

APE 术后会阴伤口的闭合也存在问题。会阴部伤口相关并发症的发生率可能高达 50%，尤其是接受过术前放疗的患者该风险更高[326]。ELAPE 和坐骨直肠窝切除 APE 因为手术会造成较大的会阴部缺损也可能增加伤口并发症的风险[321]。会阴伤口有多种缝合选择，包括直接缝合、带蒂大网膜、肌皮瓣转位和生物补片修补。腹直肌、臀大肌和股薄肌都可用以肌皮瓣修补，但成功率不尽相同[327, 328]。使用生物补片重建盆底会是一个有前景的治疗选择，其效果与皮瓣修补相似，但并发症较少[329]。目前，会阴伤口闭合方式还没有统一标准，应根据实际解剖相关因素和现有的专业能力进行选择。对于括约肌间 APE 和条件允许的 ELAPE 进行一期缝合有足够的安全性，但伤口裂开的风险较高，而接受 ELAPE 或坐骨直肠窝切除 APE 手术的患者则还应该由整形外科医生在术前给予评估，以确定最优的重建方案。

1. 低位直肠癌：经括约肌间切除保肛手术 vs. 腹会阴联合切除

在多学科诊疗时代，直肠癌的诊治越来越向大型专业医疗中心集中，保肛手术率成为重要的治疗质量衡量指标。对未侵犯括约肌的低位直肠肿瘤患者，可以提供 APE 以外的手术选择来保留括约肌功能，如低位结直肠吻合术或结肠肛管吻合术（CAA）的保肛手术，这些手术方式可以通过经括约肌间切除术（ISR）完成，也可以采用其他方式。对于保肛手术适应证的选择非常重要，需要对低位直肠癌做到准确分类，对此 Rullier 等给出了最佳描述[330]（图 24–12），他们根据肿瘤与肛直肠环和括约肌的距离关系以及达到根治性切除所需的外科技术将其为四种类型：Ⅰ型病变（肛管直肠环上方＞ 1cm）可采用 TME+CAA 治疗；Ⅱ型病变（距肛直肠环顶部 1cm 以内）需行部分 ISR；Ⅲ型病变位于肛管内，但仅侵及肛门内括约肌，需行完全 ISR；最后为Ⅳ型病变，侵犯肛门外括约肌，需行 APE（切除范围取决于浸润程度）。Rullier 等报道，在他们的回顾性研究中按照此分类标准进行分类的 404 例患者，术后 5 年局部复发率没有显著差异（Ⅰ型、Ⅱ型、Ⅲ型和Ⅳ型分别为 6%、5%、9% 和 17%；P=0.186）。不过该研究报道的其他数据显示Ⅳ型病变（即侵及外括约肌并需行 APE）有较高的远处转移风险，总体生存率和无病生存率均较差，这一点也被其他研究证实。另外所有类型患者术后并发症发生率也相似，该研究未报道肛肠功能方面的结果。

低位直肠癌分类需要高分辨率 MRI 术前评估，MERCURY 研究小组研究表明，MRI 术前影像检查可准确评估括约肌间受侵情况而有助于确定 ISR 的可行性或判断是否需要采取腹会阴联合切除术（APE）[331]。新辅助放化疗也可以使肿瘤退缩，为保肛手术创造条件，不过对术前放化疗反应不佳的肿瘤患者还是需要采取 APE[332]。由于存在永久性造口以及会阴伤口相关并发症高发生率的风险，接受 APE 的患者术后生活质量会相对较差。尽管如此，对于括约肌功能不良的患者 APE 手术可能比低位吻合术更可取，因为低位结直肠吻合或 CAA 的术后肛

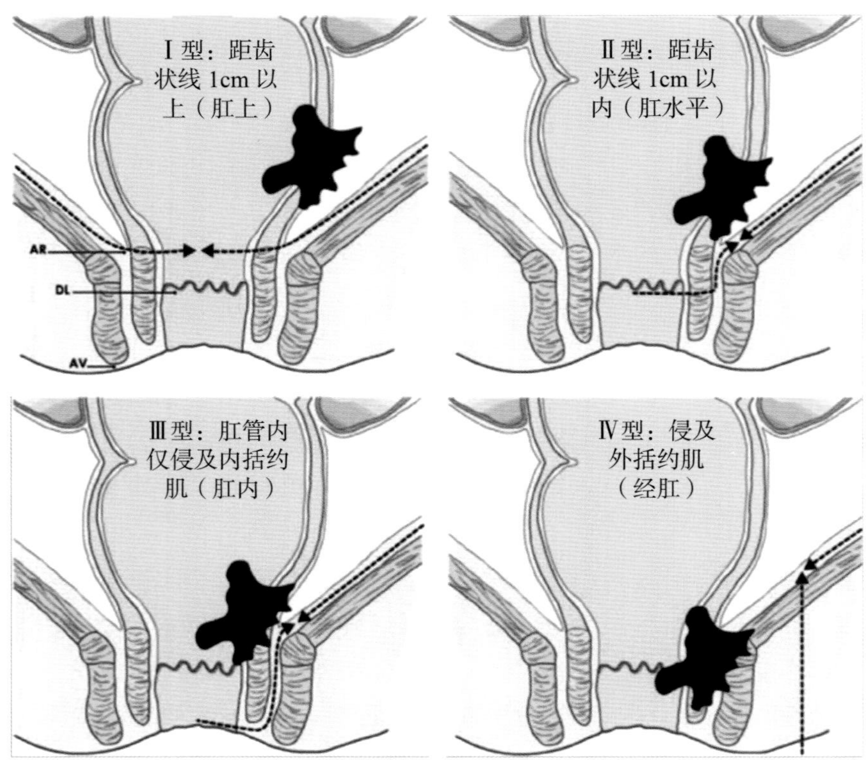

◀ **图 24-12 Rullier 对低位直肠肿瘤的分类（改编自 Rullier 等，2013[330]）**

门功能会比高位吻合差，此类患者在接受低位吻合术后，尤其是在接受 ISR 和术前放疗的情况下，括约肌功能会进一步恶化，因此对这部分患者不建议行保肛手术 [333]。多达 75%～85% 的患者会在保肛手术后出现不同程度的大便失禁 [334, 335]。Parc 等 [336] 的研究表明，接受术前放疗的超低位 LAR 或 CAA 患者与未接受放疗的患者相比，每日排便次数更多 [4.2（SD=3.5）vs. 3.5（SD=2.6）；P=0.032]，存在紧迫感的比例更高（85% vs. 67%；P=0.002）。据 Bretagnol 等报道，采取 ISR 手术方式行 CAA 的患者术后肛门直肠功能更差，他们的研究数据显示采取 ISR 手术方式行 CAA 的患者相比单纯行 CAA 患者术后大便失禁发生率更高（Wexner 评分：10.8vs. 6.9；$P < 0.001$），使用止泻药的患者比例也更高（60% vs. 35%；P=0.04）[337]。有研究指出患者失禁的严重程度与内括约肌的切除多少有关 [338]。低位吻合发生吻合口漏的风险很高，需常规行预防性近端肠管造瘘。

从相关患者报道结果来看 APE 可能并不像人们通常认为的那样对生活质量有那么大影响。NSABP R-04 研究中，进行了一项患者报道结果分析，分别对接受保肛手术患者和 APE 患者在术前和术后 1 年进行 FACT-C 和 EORTC CR38 生活质量问卷调查并加以比较。尽管 APE 组报道与基线数据相比，患者性快感减少、排尿症状加重和体貌外观变差，但在 1 年后，两组患者的总体生活质量没有差异，而保肛组患者的胃肠功能较差 [339]。多项其他研究也报道了接受 APE 患者和接受低位结直肠 / 结肠肛管吻合术患者之间总体生活质量相似，接受 APE 患者术后性功能较差，而低位保肛手术患者胃肠功能较差 [334, 335, 340, 341]。另外采取 APE 的患者相比之下可能认知和社会功能较好，疼痛和睡眠障碍症状也较少 [340]。在患者需要于低位保肛手术和 APE 之间做手术选择时，以上数据可做参考。

2. 侧方淋巴结清扫

10%～25% 的直肠癌患者会发生闭孔和髂血管周围的侧方淋巴结转移。[342] 侧方淋巴结转移与较高局部复发率和较低生存率相关 [342–344]。在目前的TNM分期系统中，侧方淋巴结受侵被认为是M_1期病变。日本外科医生更倾向常规行侧方淋巴结清扫，尤其是对低位局部进展期直肠癌或腹膜反折以下肿瘤，这种治疗方式的支持者多鉴于侧方清扫后的局部控制及生存预后的改善[345, 346]。事实上，侧方转移多出现于复发病变。一比较扩大侧方淋巴结清扫和常规手术的Meta分析显示：两组间的5年局部复发率、无病生存率或总生存率没有任何差异，但男性泌尿和性功能障碍发生率在扩大淋巴结清扫组中更高[349]。还有一项研究将接受TME联合辅助放化疗的患者与接受TME联合侧方淋巴结清扫的患者作比较，发现两组之间的生存率没有任何差异，而该研究中未接受放化疗的患者局部复发率明显更高[350]。另一项研究将荷兰TME试验的患者结果和在日本国立癌症中心医院接受TME联合侧方淋巴结清扫患者结果分成3组进行比较，数据显示由日本病例组成的扩大手术组局部复发率为6.9%，荷兰病例组成的术前短程放疗联合TME组以及单纯TME组局部复发率分别为5.8%和12.1%。而盆腔侧壁复发率在放疗联合TME组（0.8%）最低，扩大手术组和单纯TME组分别为2.2%和2.7%[348]。这些数据表明侧方淋巴结清扫能带来肿瘤学获益证据并不充分，不宜常规施行。不过，在处理复发病变的时候，如果存在侧方复发，则应彻底清扫侧方区域，这关系到生存预后的改善[351]。

（六）吻合技术

1. 手工缝合 vs. 吻合器吻合

直肠癌手术中除了低位结肠肛管吻合通常需行手工缝合外，其他均可采用手工缝合的方式或使用管形吻合器作结直肠吻合。管形吻合器发明于20世纪70年代，它使更多的患者能够接受保肛手术，尽管早期有担心使用此类吻合器会增加局部复发，但从未被证实[352, 353, 354]。吻合器吻合技术可以采用单吻合器双荷包技术或双吻合器吻合技术。很少有研究将这两种技术进行直接比较[355, 356]，不过两者都有较低的吻合口漏发生率。双荷包技术避免了吻合钉重叠和横行断端形成的“狗耳”，但在远端荷包缝合时需要特别精细的操作，这对于位于腹膜外的低位直肠残端来说并不容易。

目前没有证据支持吻合器吻合相比于手工缝合更有优势。然而，手工缝合的技术细节如使用的缝线类型、缝合间隙、连续缝合还是间断缝合等都因人而异，相互比较相当困难。一项相关性系统综述和Meta分析纳入了9项比较吻合器吻合和手工缝合的随机试验，总共包括1233名患者，不过所有纳入试验都是在1995年之前发表的[358]。分析结果显示无论吻合是在腹膜内或腹膜外，两种吻合方式吻合口漏的发生率均相似（OR=0.80；95%CI 0.51～1.24）。有数据显示，腹膜内吻合器吻合的吻合口出血率更高（OR=6.82；95%CI 1.15～40.41），不过该数据是基于一项单一试验。综述中还有四项研究指出，吻合器组吻合口狭窄的发生率较高（OR=3.99；95%CI 2.00～7.96），但需注意的是在这些研究中随访时间和吻合口狭窄的定义差异很大。在手术时间上吻合器吻合比手工缝合平均要快7.6min（95%CI 2.3～12.9）。其他次要终点，如再次手术、住院时间、伤口感染和死亡率两者均相同。这些数据表明，吻合方式的选择应该由外科医生根据最适合自己的操作方式和自身技术能力来决定，不过该决定往往还取决于吻合口的位置，因此有必要熟练掌握这两种技术。

2. 加压吻合

加压吻合是结直肠吻合的第三种选择。目前市场上有几种设备可用于加压吻合，其原理是将用以吻合的缺血肠管断端和加压环包裹在一起，缺血组织在加压环持续压力下逐渐坏死，最终连同加压环一起从肠道内松开脱落并随粪便排出，从而实现肠道无缝合吻合。这些装置大多带有一个镍钛记忆合金自塑加压夹（加压吻合夹；CAC，Niti Surgical Solutions，Netanya，Israel）或环（加压吻合环，ColonRing或CAR，Niti

Surgical Solutions，Netanya，Israel），临床实际选材取决于肠道厚度。在一项包括 1180 名接受端端吻合患者的回顾分析中，报道采取加压环吻合的患者吻合口漏发生率为 3.2%，只有 4 名患者因技术失败需要重新吻合[359]。另一项产品上市后评估报道报道了类似的结果，报道中 266 例使用CAR的患者，总体吻合口漏的发生率为 5.3%，而低位吻合患者吻合口漏发生率仅为 3.1%[360]。有研究将 CAR 与传统的吻合器吻合或手工缝合进行直接比较，结果显示吻合口漏发生率相似（CAR 为 2.2%，传统方式为 3%）[361]。还有一项比较加压吻合（不论使用何种装置）与传统吻合术的 Meta 分析，报道两者吻合口漏发生率相似，加压吻合患者肠道功能恢复较快，住院时间较短[362]，不过加压吻合患者术后肠梗阻的发生率较高。加压吻合装置可于商业途径获取。

3. 重建技术

LAR 后的重建技术有多个选择。直肠保留的越多，直肠肛门功能受到的影响可能也就越小。Lewis 等[363]报道，原有直肠比使用结肠储袋形成的新直肠功能更好，表现为较高的最大容量、肛门静息压，以及最大耐受容积。同样，Montesani 等[364]指出，于直肠下 1/3 吻合的患者会发生重要的功能性缺失和肛门直肠测压结果异常。因此，接受部分 TME 并且能够在腹膜内位置进行吻合的患者，最佳选择是直接将结直肠进行端端吻合，没必要附加其他重建技术。

然而，对于接受完全 TME 且需要于低位吻合的患者，必须选择适宜的恢复肠道连续性的方法，以避免排便急迫、便频和失禁等问题出现。当然因为新直肠的关系，肛门括约肌会出现不同程度的功能障碍生理反应。Williamson 等[365]报道，接受 LAR 的患者在术后 1 年依然没有恢复肛管静息压或最大耐受容积，与这些测压结果相对应的是排便紧迫感症状明显加剧和粪漏。Fürst 等[366]证实，新直肠重建后其储存容量并不是决定肛肠功能结果的主要因素。

图 24-13 上列出了可用于新直肠重建的不同选择，包括结肠肛管直接吻合术（CAA）、端侧 CAA、结肠成形术和结肠 J 型储袋。Z'graggen 等[367]最先描述了结肠成形术，在距结肠切缘近端 2cm 处纵向全层切开结肠 8cm，然后将该结肠切口作两层横向缝合，这样就形成了一个容积增加的直肠储袋。该研究显示，在术后 2 个月，患者 24h 内平均排便次数为 3.4 次，而到 8 个月时降至 2.1 次 /24 小时，无不完全排空报道。Parc 等[368]和 Lazorths 等[369]于 1986 年报道了结肠 J 形储袋的重建技术，具体方法是将封闭结肠断端折返再侧侧吻合形成一个 J 形储袋，侧壁间保持 6～8cm 长的侧侧吻合。有研究显示，结肠 J 型储袋术相较于直接 CAA，其功能结果获益在术后第一年内最大，到术后 2～3 年时虽还存在明显差异，但已不那么突出[370, 371]。Hüttner 等[372]对所有比较不同重建技术的随机试验进行了系统综述及 Meta 分析，指出在术后早期（＜ 8 个月）和中期（8～18 个月），结肠 J 袋术相比直接 CAA 可控性更好，排便次数更少，止泻药物的使用也更少，不过这种差异在后期没有那么明显；结肠成形术和端侧 CAA 与结肠 J 袋术相比有相似的功能结果；该研究还报道了一个重要发现，相较结肠 J 袋术，结肠成形术（OR=2.45；95%CI 1.00～5.22）和结肠肛管直接吻合术（OR=2.49；95%CI 1.03～5.17）均有更高的吻合口漏风险，而端侧 CAA 无明显差异（OR=1.03；95%CI 0.38～2.25）。这表明，只要有足够长度的活动结肠，骨盆足以容纳下储袋，结肠 J 袋或端侧 CAA 应作为 LAR 后新直肠重建的首选方法。

4. 预防性造口

保护性造口多年来一直是颇具争议的问题。近端肠管转流可以减少吻合口漏和盆腔脓毒症的影响，但需要二次手术，且并发症发生率较高。对既往数据的分析表明，在保肛手术患者中，应该有选择地应用预防性造口。对过去 4 项随机试验及 21 项非随机试验（包括 11429 名患者）进行的 Meta 分析显示，接受转流造口的患者吻合口

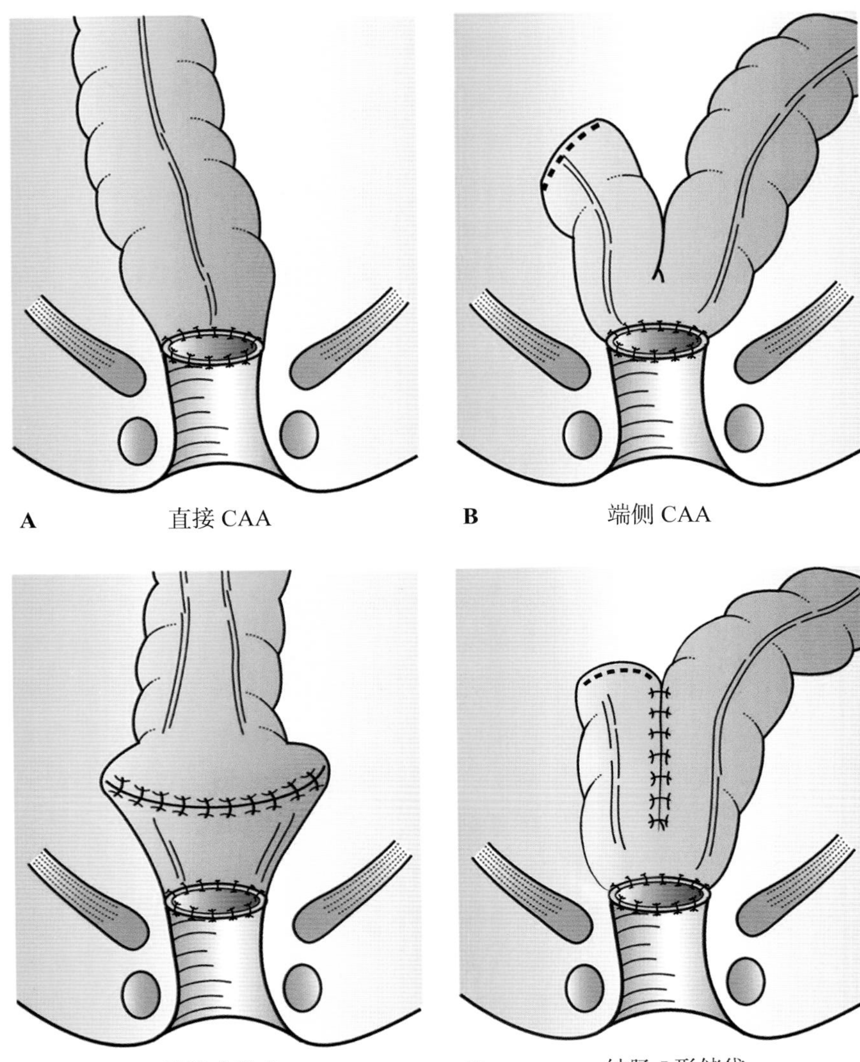

◀ **图 24-13　低位前切除术后的重建选择**

A. 结肠肛管直接吻合术；B. 结肠肛管端侧吻合术；C. 结肠成形术；D. 结肠 J 形储袋术（改编自 Hüttner 等 2015[372]）

漏发生率较低（RR=0.39；95%CI 0.23～0.66），再手术率也较低（RR=0.29；95%CI 0.16～0.53）[373]。这些疗效评估在非随机研究中是相似的。另一项纳入了近期研究的 Meta 分析报道了类似的结果。[374] 对于新辅助放疗后接受盆腔低位吻合术，在术中出现吻合口并发症以及存在伤口愈合不良危险因素的患者，建议一期吻合后常规行转流襻式回肠造口。对那些难以承受吻合口漏后果的患者，或推迟全身治疗会对患者带来的影响超过造口术相关并发症者，应优先考虑保护性造口。预防性造口中，襻式回肠造口要优于襻式结肠造口，因为前者造口脱垂较少且较易还纳[373]。不过，襻式回肠造口与脱水这一重要风险相关，常会因此再次入院。Messaris 等报道称，16.1% 的襻式回肠造口患者在 60d 内再次入院，其中 43% 的入院指征是脱水[375]。另一项研究报道，接受回肠造口的患者相比未接受回肠造口患者在院期间发生术后急性意外的风险明显更高（OR=2.28；95%CI 2.15～2.42），而这主要是因为感染、肾功能衰竭或脱水[376]。对患者开展造口自我管理教育特别重要，有效的指导可以使患者能够尽快熟练掌握造口自我管理正确方法，从而提高生活质量，并减少住院时间、再住院次数和医疗费用[377-379]。患者还应知晓存在造口无法还纳的风险，这种风险发生率在 10%～24%[380, 381]。“暂时”襻式回肠造口转为永久性造口的风险因素包括肿瘤转移进展、术后并发症及伴发疾病情况[380–382]。

所有可能需要行暂时或永久性造口的患者都应该在术前做好标记，以确保最佳的造口位置。造口相关并发症很常见，发生于约 1/3 的患者中，造口位置不当会导致皮肤刺激、造口袋粘贴困难和疼痛等严重问题[383, 384]。术前应由造口治疗师进行评估，选择最佳造口位置，并为患者提供宣教和咨询，以减少不良后果并提高患者对造口的满意度，改善造口相关的生活质量[385, 386]。此外，一项随机试验显示，加强术前造口培训可改善造口自我管理熟练化程度，减少并发症、住院时间、计划外造口干预措施以及医疗费用[387]。ASCRS 和伤口造口失禁护理协会对此联合发布了详细的指南[388]。

5. 盆腔引流

预防性封闭吸引式盆腔引流的应用一直备受争议。支持者认为，它可以在全身状态恶化之前及早发现吻合口并发症，并可以通过控制脓毒症来避免手术干预，而反对者则认为它们会导致额外的并发症和延迟出院。多个随机试验研究了引流利弊的问题，对这些试验进行的 Meta 分析均没有发现差异，不过这些研究通常是把位于腹膜内区的结直肠吻合和位于腹膜外这两种情况放在一起分析的[389]。当仅对腹膜外吻合的随机试验进行 Meta 分析时，吻合口漏的发生率没有发现差异，不过如果纳入观察性研究则显示引流有益处[390]。这其中最大的试验是由法国直肠癌外科研究组（GRECCAR）进行的，试验将 494 名直肠癌切除后行腹膜外吻合的患者随机分配到引流组和不引流组，[391] 两组之间接受保护性造口和新辅助放疗的患者比例相似。在这项研究中，试验主要终点盆腔脓肿的发生率两组间没有差异（引流 16.1% vs. 不引流 18.0%；P=0.58），且盆腔脓肿的诊断发现时间也无差异。次要终点包括再干预、术后发病率和死亡率以及术后住院时间，报道出来的结果也均相似。这些数据表明盆腔引流在临床上似乎既没有任何重要获益，但也不会造成不良后果。

6. 荧光血管造影术

荧光血管造影术是评估肠道血供的一种新型方法。无菌吲哚菁绿（ICG）是一种亲水分子，注射进入人体后主要与血浆蛋白结合，在血管内停留 2～5min，可用偏振红外光（波长在 800nm 范围内）激发。红外光系统可以是独立的专业荧光腹腔镜设备，如 Pinpoint 或 SPY Elite，或者将红外光系统结合在常规腹腔镜摄像系统（1588AIM，Stryker，La Jolla，CA）中，通过其选择性激发与血浆蛋白结合的 ICG 就可以示踪血流灌注情况，从而评估用于吻合的结肠切缘附近的微循环（图 24–14）。一些非随机对照研

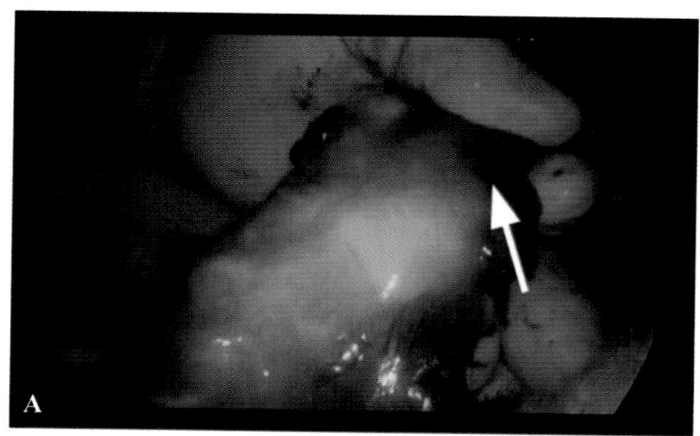

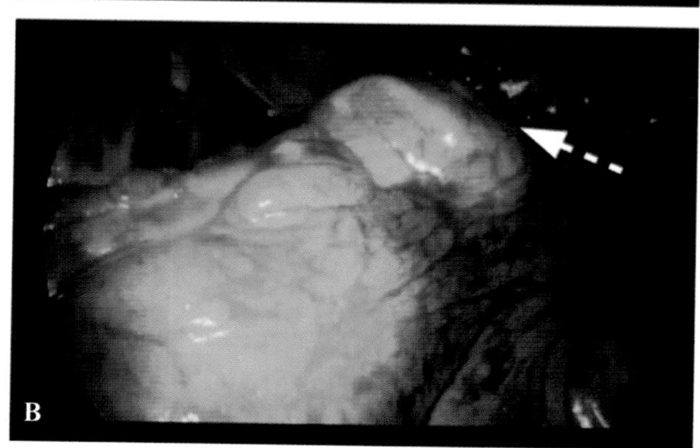

▲ **图 24–14　术中用吲哚菁绿荧光血管造影术评估结肠肠管微循环**

A. 白箭示边缘动脉已被离断的近端肠管灌注组织和无灌注组织的分界；B. 白虚箭示结肠切缘的血供状况

究报道 ICG 的应用可能会影响手术方式而降低吻合口漏的发生率。Watanabe 等报道，一旦离断 IMA 的乙状结肠动脉分支（即 IMA 动脉系统仅流经边缘动脉供应残端肠管），应用 ICG 会发现 20% 的患者在直乙交界处血液灌注很少或没有灌注；不过，不同灌注模式的患者吻合口漏的发生率并没有差异[392]。Gröne 等[393]报道应用 ICG 使得 28% 的低位直肠和 CAA 患者手术决策发生了变化。多中心研究腹腔镜左半结肠 / 前切除术灌注评估（PILLAR）Ⅱ报道，139 例患者中有 11 例因灌注评估改变了手术计划，其中 9 例患者近端横切缘改变，1 例患者因血液供应不良而重建吻合口。总体吻合口漏发生率为 1.4%（2/139），而在因灌注评估改变手术计划的 11 例患者中无一发生吻合口漏[394]。一项名为 PILLAR Ⅲ的随机试验目前正在进行中[395]。

在 PILLAR Ⅲ的结果出来之前，还缺少关于免疫荧光灌注评估应用价值的Ⅰ类证据。相关对照研究很少，即便已报道的结果也是模棱两可。Kim 等[396]将接受机器人 LAR 患者随机分为 123 例应用 ICG 评估对比 313 例未使用 ICG，结果显示 ICG 组中有 13 名患者因灌注评估而改变手术方案，另外 ICG 组不良结果（涵盖渗漏、脓肿和吻合口狭窄的综合指标）的发生率较低（0.8 vs. 5.3%；P=0.031）。Kudszus 等[397]指出，在接受 ICG 灌注评估的结直肠手术患者中，源于吻合口漏的二次手术有所减少（2.5% vs. 7.5%；P=0.079），不过该差异没有统计学意义，报道也未阐明研究中接受低位结直肠吻合患者比例。最后一项相关研究是 Kin 等[398]根据年龄、性别、吻合口位置、新辅助盆腔放疗和近端改道将 173 名接受左半结肠或直肠切除术的患者进行了匹配分析。在这项研究中，ICG 组有 4.6% 的患者基于免疫荧光灌注评估进行了再次结肠离断，但荧光血管造影对吻合口漏的发生率没有显著影响（OR=1.3；95%CI 0.5～3.2）。基于以上这些数据可以得出的结论是有限的，目前还无法明确免疫荧光血管造影的应用价值。

7. 肠道支架植入在梗阻性肿瘤中的应用

出现肿瘤相关急性症状的患者死亡率更高，预后更差[399, 400]。如果没有危及生命的出血或穿孔，梗阻性病变的患者可以考虑使用肠道支架，作为手术过渡或用以姑息治疗。理论上，肠道支架置入使得结肠减压，为后续一期切除和吻合创造手术条件。已发表的研究大多是将左半结肠梗阻和直肠梗阻这两种情况放在一起讨论。荷兰 Stent-in 2 试验随机分配 98 例梗阻性左侧结直肠癌患者，一组应用结肠支架作为手术过渡置入，另一组行急诊手术[401]，由于结肠支架组并发症发生率的不断上升，试验还没有达到 120 例患者的目标样本量就不得不提前终止。该研究支架置入的成功率（成功定义为支架置入成功和梗阻消除）为 70%，12.7% 的患者植入支架时穿孔或发生支架相关穿孔，其最终结果显示，两组患者的并发症发生率或死亡率没有差异，并且两组的造口率相似（支架植入组 57.4%，手术组 66.6%；P=0.35），在术后 6 个月时，两组患者的生活质量评分也没有差异。作者得出结论，与采取急诊手术相比，支架置入没有带来任何临床获益。对 Stent-in 2 试验中 58 例恶性梗阻患者（26 例支架，32 例手术）的进一步分析表明，支架置入组患者复发的风险更高，4 年无病生存率更差（30%：49%；P=0.007），不过肿瘤特异性生存率没有差异（66% vs. 87%；P=0.099），分析还特别指出因支架置入发生肿瘤穿孔的患者预后明显较差。虽然这项分析因样本量少有一定的局限性，但其数据一定程度反映了支架置入患者的生存预后[402]。对 5 项随机试验（包括 208 例患者）进行的一项相关性 Meta 分析显示，支架置入的总成功率高达 86.02%，但与支架置入相比，急诊手术组的临床梗阻缓解率更高（OR=0.06；95%CI 0.01～0.32）[403]。总体并发症发生率在两组之间没有差异（OR=0.79；95%CI 0.47～1.34）。

对梗阻性直肠癌患者选择管腔内支架置入还是急诊手术，取决于患者的身体状况、肿瘤位置、是否存在远处转移以及肿瘤是否可以行一期切除。低位直肠肿瘤患者可能不宜进行支架置入，因为支架压迫肛门括约肌复合体会引起明显的下坠感和疼痛。此外，肠道支架涉及的肠管长度经常需要切除，如果保留的远端肠段长度不够，可能会影响括约肌的保留。伴有恶性直肠梗阻的患者通常为局部晚期肿瘤，理想的治疗方式应该采取前述的多模式新辅助治疗，目前几乎没有什么数据支持对支架置入的患者采取新辅助治疗。对于这些病例，转流袢式造口术可能是更合适的治疗选择，再加上近年来转移病变患者生存率有所改善，以及置入支架易发生易位这些因素，都会对此类患者是否选择造口提供重要参考依据。

七、辅助治疗

（一）术后化疗

对于接受过新辅助化疗的患者，术后辅助化疗的应用存在争议。NCCN 指南建议所有Ⅱ期和Ⅲ期直肠癌患者，在新辅助治疗和手术后，不管最终病理结果如何，只要没有接受新辅助化疗，均应进行辅助治疗。对 21 项随机对照试验（将接受根治性直肠癌手术患者分为以氟尿嘧啶为基础的辅助化疗组 vs. 术后仅观察组）进行的相关性综述显示，辅助治疗组的无病生存率（HR=0.75；95%CI 0.68～0.83）和总生存率（HR=0.83；95%CI 0.76～0.91）均有显著改善[404]。不过，综述所纳入的试验均没有涉及现代化疗药物，而且纳入的试验中仅有一项包括常规术前放化疗。目前在美国绝大多数接受过新辅助放化疗的患者术后仍会接受辅助化疗[115]。不过这一治疗模式目前还缺乏足够的证据支持，在新辅助治疗时代有四项随机试验对该问题进行了研究[118, 405, 406, 407]，均无法直接证明辅助化疗能带来显著获益[408]。

EORTC 22921 试验（如前所述）显示，术前接受放疗和（或）同步化疗患者，术后接受额外 4 个周期的 5-Fu/LV 化疗与术后仅观察患者相比，在 5 年或 10 年无病生存率或总生存率方面均没有任何差异[93, 118]。对达到 R0 切除患者的亚组分析显示，新辅助治疗后肿瘤降期到 ypT_0～T_2 的患者与 ypT_3～T_4 患者相比 5 年无病生存率和总生存率都得到了改善[409]，不过 10 年随访结果显示这些增益已不再明显[93]。试验中分配到辅助治疗组的患者只有 43% 完成了整个疗程。另一项来自韩国 10 个机构的共同研究指出 $ypT_{0\sim2}N_0$ 肿瘤患者无复发生存率没有因接受辅助治疗而得到改善，不过会显著受到肿瘤退缩等级的影响[410]。从这些数据还无法确定新辅助治疗后的肿瘤反应是否能对辅助化疗疗效起到预测作用，或仅仅只是一个预后指标[411]。

意大利的 I-CNR-RT 试验将 655 例接受新辅助放化疗和手术治疗的局部进展期直肠癌（$T_{3\sim4}$N 任何）患者随机分配到 6 个周期的 5-FU/LV 化疗组和术后观察组[405]。结果显示两组患者的无病生存率和总生存率（69% vs. 70%）均没有差异，不过被分配到辅助化疗组的的患者有 28% 并没有接受化疗。对持续性淋巴结阳性患者的亚组分析显示总生存率方面也没有任何差异（52% vs. 51%）。

英国 Chronicle 试验将接受长程放化疗 + 根治性切除术患者随机分为术后给予 18 周的卡培他滨 / 奥沙利铂辅助治疗或术后观察进行比较[407]。由于最后每组的实际入组人数仅有 113 例，离每组 390 例预设样本量相去甚远，试验提前永久性中止。由于样本量有限，这项试验没能证明两组患者在无病生存率或总生存率方面有任何差异。在该试验中辅助治疗组患者依从性很差，入组患者最开始有 98% 接受了辅助化疗，39% 在治疗过程中被迫减少剂量，而最后只有 48% 的人完成了所有 6 个周期的治疗。

PROCTOR—SCRIPT 试验将 437 例接受了术前放疗或放化疗 +TME 的Ⅱ / Ⅲ期直肠癌患者随机分配到 5-FU/LV（PROCTOR）或卡培他滨（SCRIPT）辅助治疗组[406]。辅助治疗组患者 5 年总生存率（80% vs. 79%）没有显示出任何增益，而且不论患者术前接受的是短程放疗或是长程放化疗，辅助化疗疗效也都没有任何差异。由于获益不明显，这项试验也提前关闭。

对这四项试验中总共 1196 例接受 R0 切除的Ⅱ期或Ⅲ期直肠癌患者进行的个体患者数据 Meta 分析显示，术后接受辅助化疗的患者与仅观察患者相比，无病生存率（HR=0.91；95%CI 0.77～1.07）和总生存率（HR=0.97；95%CI 0.81～1.17）均没有显著差异[412]。但亚组分析显示，肿瘤距肛缘 10～15cm 患者在接受辅助治疗后由于远处转移较少（HR=0.61；95%CI 0.40～0.94），其无病生存率有所升高（HR=0.97；95%CI 0.81～1.17）。在其他亚组比较分析中，包括Ⅱ期对比Ⅲ期、LAR 对比 APR 或短程放疗对比长程（化）放疗均没有发现差异。另一项 Meta 分析，将非随机试验也纳入了研究，其分析结果显示接受辅助治疗的患者 5 年无病生存率（OR=0.71；95%CI 0.60～0.83）和总生存率（OR=0.64；95%CI 0.46～0.88）都有所改善[413]。在这项研究中，纳入的非随机对照试验对分析结果产生了巨大的影响。单从随机试验的数据分析显示总生存率没有差异（OR=0.93；95%CI 0.64～1.34），不过辅助治疗组无病生存率较高（OR=0.81；95%CI 0.66～0.99）。因此对于这项 Meta 分析的结果应该谨慎解读。最后，来自美国国家癌症数据库的一项分析表明，不论是淋巴结阳性或是淋巴结阴性直肠癌患者，新辅助治疗和根治性切除后进行的辅助化疗都与总生存率改善相关[414]。在辅助治疗方案中加入新的化疗药物可能比单用氟尿嘧啶有优势。ADORE 试验将 321 例接受了新辅助治疗 + 手术的患者随机分配到 FOLFOX 辅助化疗与 5-FU/LV 辅助化疗，其比较结果显示 FOLFOX 组的三年无病生存率较高（71.6% vs. 62.9%；P=0.047），两组之间的化疗毒性没有差异[415]。德国 CAO/ARO/AIO-04 试验也指出，在传统的以氟尿嘧啶为基础的术前放化疗和辅助化疗中，加入奥沙利铂能提高 3 年无病生存率（75.9%：71.2%；P=0.03），而且在化疗相关毒副反应方面也没有差异[416]。

尽管数据不一，当前的治疗标准依然是接受过新辅助（化）放疗的患者仍应行辅助化疗。目前的 NCCN 指南推荐 FOLFOX 或卡培他滨 / 奥沙利铂作为术后化疗一线用药，不过如果患者在新辅助治疗过程中对应用 5-FU/LV 或卡培他滨单药方案有良好反应，将其用于辅助化疗也是可行的。术前接受过长疗程放化疗的患者，FOLFOX 辅助化疗 4 个月疗程就够了。如果在新辅助治疗前给予了诱导化疗，则不用再行辅助治疗。直接接受手术的患者如果发现淋巴结转移或在最终病理结果上有高危指征，应考虑进行辅助放化疗或进行为期 6 个月的辅助化疗。辅助治疗应尽早进行，患者术后一旦恢复就应立即开始治疗以使获益最大。一项涵盖患者数量超过 15 000 例的大型系统综述和 Meta 分析报道称，辅助治疗每延迟 4 周，总生存率就会下降 14%[417]。

1. *术后放化疗*

在术前进行放射治疗有几个主要优势。如前所述，两项大宗随机试验已经证明，对于Ⅱ / Ⅲ期直肠癌患者，新辅助放化疗与辅助放化疗相比在局部控制和无病生存率方面更有优势[6, 91]。新辅助放疗还可以使肿瘤降期或退缩，这将利于括约肌功能的保留。而且未接受手术的组织血供和氧合情况更好，对放射治疗也更敏感。最后，因为小肠在术后常会坠入腹腔，术后放疗可能会令其受到放射损伤，而术前放疗可以降低这种风险，并避免了新直肠受到辐射而发生术后肠道功能损害。但也存在分期过高发生过度治疗的弊端，需加以权衡。虽然肿瘤局部分期的逐步改善降低了过度治疗的风险，但并未完全消除。

但是，术后的辅助放化疗也有一定的适应证范围。术前分期Ⅰ期肿瘤术后病理升期到Ⅱ期或Ⅲ期、低风险 T_3N_0 直接手术，术后病理 CRM 阳性、不完整 TME 手术或局部有残留病变，以上这些情况应考虑进行术后放化疗，以降低局部复发和远处转移的风险。有两项早期试验报道了在直肠癌根治性切除后辅助治疗相比单纯观察有生存获益。胃肠道肿瘤研究组（GTSG）7175 试验将 227 例 Dukes B_2 和 C 期直肠癌患者随机分为观察组、术后单纯放疗组、术后单纯化疗组或术后放化疗组进行比较[418, 419]。中位随访 46 个月，结果显示术后放化疗组无复发生存率和总生存率显著高于单纯手术组。虽然这项研究使用的化疗药物因为过时现在已经淘汰，但却因此确定了以氟尿嘧啶类药物为基础的放化疗方案的优势。NSABP R–01 试验将 555 例 Dukes B、Dukes C 期直肠癌患者随机分为单纯手术组、手术 + 化疗组、手术 + 放疗组[420]，比较结果显示术后化疗组无病生存率较高，但术后放疗组局部复发率最低。3 组患者总生存率相同。现代辅助治疗方案通常采用以氟尿嘧啶为基础的“三明治”疗法模式（先化疗，接着放化疗，最后再化疗）[421–423]。

某些具有良好预后特征的肿瘤，术后可能不需要接受辅助放化疗。有数据表明，未接受新辅助治疗的 T_3N_0 患者在术后采取单纯化疗的辅助治疗方式可能要优于放化疗。Gunderson 等[142]对来自 5 项随机试验（在没有新辅助治疗的情况下对不同辅助治疗方案进行比较）的 3791 例患者进行的汇总分析显示，T_3N_0 患者接受单纯辅助化疗相比接受放化疗 5 年总生存率较高（INT 0114 和 NCCTG/NSABP 试验数据分别为 84% vs. 74% 和 84% vs. 76%）；对于 T_1～T_2N_1 肿瘤患者，两种治疗方式对生存结果影响程度相似（84% vs. 82% 和 84% vs. 83%）；而对于中高危（$T_{1\sim2}N_2$，T_3N_1，T_4N_0）和高危（T_3N_2，T_4N_1，T_4N_2）患者，手术 + 化疗组的总生存率和无病生存率要低于手术 + 放化疗组。不过需注意的是这些试验大多使用的是现已淘汰的化疗药物，也没有遵循 TME 原则进行手术。荷兰 TME 试验报道仅接受 TME 手术的 $T_{3\sim4}N_0$ 肿瘤患者 12 年局部复发率为 8%，相比之下在前面汇总分析中非 TME 手术（包括接受辅助化疗或放化疗）T_3～T_4N_0 肿瘤患者的 12 年局部复发率为 9%～13%[142, 143]。MERCURY 研究组还表示，术前 MRI 诊断有良好预后指征的肿瘤在手术前后都可以不必给予放疗，在他们的研究中对 CRM ＞ 1mm、$T_{1\sim3b}$（T_3 肿瘤的壁外浸润深度＜ 5mm）、无壁外血管侵犯、任何 N 期肿瘤患者采取直接手术且不给予任何辅助治疗的治疗方式（对最终病理有淋巴结阳性的肿瘤进行选择性辅助化疗），结果显示此类患者局部复发率为 2.3%，5 年无病生存率为 76%～95%，总生存率为 65%～81%。该结果相比 Gunderson 等的整合分析[142]、荷兰 TME 试验[119, 143]及 CR07 试验[120]的数据都更为理想。以上这些数据表明，对于没有接受新辅助治疗的低危肿瘤患者，不做术后辅助放化疗也同样安全，但这种治疗方式只能在多学科肿瘤病例讨论会上经过讨论后方能进行，并对治疗过程密切监测，和（或）在临床试验的情况下开展实施。

辅助放化疗对于患者可能难以耐受，并可能导致严重的功能损害。与术后放化疗相比，术前放化疗不良反应更少，患者依从性也更好[424]。术后放疗对新直肠的照射还可能导致肛门直肠功能恶化。对接受辅助（化）放疗的患者 10 年中位随访结果进行的研究数据显示，39% 的患者肛肠功能结果较差，症状包括便急（36%）、便频（26%）和大便失禁（25% 需要佩戴护垫）[425]。Kollmorgen 等[426]将直肠癌前切除术后接受辅助放化疗的患者与仅手术患者做比较，随访时间至少 2 年，结果显示接受辅助放化疗组患者平均排便次数（中位数 7：2；$P < 0.001$）、排便不尽感、夜便、紧迫感和大便失禁（佩戴护垫率 41% vs. 10%；$P < 0.001$）的程度均明显增加。辅助治疗对肠道功能的影响相比新辅助治疗也要更大。Frykholm 等[427]在一项随机试验中将直肠癌切除患者术前短程放疗（n=255）和术后长程放疗（n=127）进行比较，并报道了至少 5 年随访结果，显示辅助放疗组的患者小肠梗阻的发生率（11% vs. 5%；P=0.017）和放疗引起的慢性并发症总体发生率（41% vs. 20%;P=0.017）明显更高。德国直肠癌研究组也在他们的试验中指出，术后放化疗有更多 3 级或 4 级长期不良反应（24% vs. 14%；P=0.003），其中就包括更高的吻合口狭窄

发生率（12% vs. 4%；P=0.003）[6]。使用结肠 J 形储袋可使放疗后的肠道功能有所改善[428]。辅助放疗还可使小肠面临很大的放射损伤风险，因为小肠在手术后往往会坠入盆腔而暴露在放疗照射范围内。一项研究表明，术后 5 年内发生放射性肠道损伤的可能性为 19%[429]。不过瑞典 & 荷兰试验的长期随访数据显示，新辅助放疗也存在慢性肠道损伤的显著风险[124, 125, 430]。术后放疗对性功能也会产生影响，最严重的时候出现在 8 个月左右，在此后有所缓解[431]。鉴于以上数据，尤其是考虑到近年来一些研究数据对术后放疗应用并不有利，患者有必要知晓与放疗相关的所有急性和慢性不良反应以作选择。

2. 围术期治疗模式的变化

自 20 世纪 90 年代以来，直肠癌治疗围术期放（化）疗模式发生了巨大转变。过去放化疗都是辅助治疗模式，在术后进行，其优势在于可以根据最终病理分期选择相应治疗方式，从而避免过度治疗，但代价是新直肠会受到放疗照射而影响肛门直肠功能。瑞典直肠癌试验首次明确指出了新辅助放疗的优势，不过在这项研究中接受 TME 手术的患者比例很低[7]。荷兰 TME 试验和 MRC CR07 试验随后证明了术前放疗应用于 TME 手术模式也同样具有优势[119, 120]。而德国直肠癌研究组和 NSABP R-03 试验则进一步指出同样的长程放化疗方案，术前模式要优于术后[6, 91]。尽管关于术前短程放疗与长程放化疗孰优孰劣的争论尚未停止，但根据这些大型重要研究给出的证据，放（化）疗的主流模式在临床实践中已经从术后移到了术前。新辅助疗法被一致证明将局部复发率降低了 50%，但这一增益的代价是化疗和放疗毒性导致的严重短期和长期不良反应，同时也会有一定比例的患者基于术前分期而接受过度治疗。但影像学技术的进步，特别是 MRI 技术的发展，能更准确地评估哪些患者可以从新辅助治疗中受益。来自 MERCURY 研究组的数据显示，MRI 的特性可以帮助部分患者避免不必要的放射治疗（无论术前或是术后）[54, 69, 331]。随着这些技术的不断完善以及更多研究数据的发表，放射治疗的适应证将变得更加具有选择性，从而能将接受不必要辐射伤害的患者数量减到最低，并尽量地使那些可从放疗中受益最多的患者获益最大化。可预测患者对新辅助放化疗反应的遗传标记应用，将进一步使临床医生为患者提供个体化的治疗方案，从而减少并发症的发生及改善治疗结果[432–434]。

（二）治疗质量评估

即使是在现在这样一个多学科综合诊疗的时代，精湛的外科技术仍然是取得最佳直肠癌治疗结果的首要因素。正如前面所讨论的，外科医生应该力求 TME 标本达到直肠系膜上无缺损（完整的直肠系膜等级）、阴性环周切缘和远切缘。切除标本的病理评估在治疗质量评估中起着关键作用。病理报道应该包括所有重要的预后要素：直肠系膜质量的肉眼评估，环周切缘状况，获得淋巴结数量，肿瘤退缩（在进行新辅助治疗的情况下），组织学分类，淋巴血管和神经周围侵犯，以及肿瘤分期。这份报道应该在多学科肿瘤病例讨论上进行分析和讨论，以确定最佳的辅助治疗方案及对手术质量做出评估。这些数据也可用于衡量术前分期方法的准确性。例如，将术前 MRI 对淋巴结转移的诊断结果与最终的病理结果进行比较以评估其准确性。基于这些病理数据，还可以开展针对中心或个人的培训计划或质量改进计划。标准规范的局部分期、手术和病理评估已被证明可以改善肿瘤预后。挪威直肠癌项目成立于 1993 年，是从 TME 手术原则和病理报道两个方面对外科医生和病理医生进行的国家培训计划，目的是改善直肠癌患者的生存预后[435]。该项目从一开始就体现了多学科的共同努力，反映手术质量的相关数据和病理报道不断反馈给临床医生和相关机构。这个项目产生的效果是挪威 TME 手术率得到了提高，而直肠癌手术局部复发率由 12% 降至 6%。瑞典、丹麦和英国也开展了类似的国家项目，取得的成果也都相似[408, 436, 437]。尽管在美国，各个医疗机构和个人之间的治疗方式和治疗结果差异很大，但此前还没有相应的类似项目[74, 87, 304]。ACS CoC NAPRC 项目的发起旨在填补这一空白，并进而改善全国的直肠癌治疗结果。

八、随访监测

治疗后随访监测的目的是力求在可治愈阶段发现局部或转移性复发病灶及异时性肿瘤。来自 NCCN 和美国临床肿瘤学会（ASCO）& 安大略癌症治疗中心（CCO）的直肠癌术后随访推荐指南见表 24–15。这两份指南均建议在术后头 5 年采取高强度的随访方案。对来自 18 项针对辅助治疗的随机试验总共 20 898 例患者分析表明，在随访期间，治疗失败的风险在第 1 至第 3 年最高[439]。对于Ⅲ期患者，这种风险一直持续到第 4 年，之后复发风险与Ⅱ期患者相似。5 年后所有患者的年复发率都不会超过 1.5%。在另一项涵盖 4023 例患者的研究中，显示只有 4.3% 的复发发生在 5 年后[440]。直肠癌患者中肝转移或肺转移均为常见转移。

密切随访方案是由包括病史和体格检查、血清 CEA 水平、内镜检查和影像学检查在内的多个检查项目组成。多项随机试验表明，高强度的监测方案可以及早发现更多的可治愈复发，但在总生存率或肿瘤特异性生存率方面没有提高。结直肠癌术后随访（FACS）试验将 1202 名患者随机分成四组：仅 CEA 组、仅 CT 组、CEA+CT 组或最少随访组[441]。3 个密切随访组与最少随访组相比，患者中检出复发病变并行根治性切除的发生率绝对差值为 4.3%～5.7%（总体 P=0.02），但任何原因死亡率（密切随访组与最少随访组之间的差值：2.3%；95%CI：–2.6～7.1）或结直肠癌特异度死亡率(差值 1.1%；95%CI：–2.7～5.0）均没有显著差异。来自荷兰的 CEAwatch 试验将 3223 名患者纳入密切随访计划并随机入组，一组为每 2 个月检查一次血清 CEA 水平，并对连续两次检查 CEA 都有升高的病例使用影像学检查；另一组为标准随访方案，包括前 3 年每 6 个月一次的病史和体格检查、肝脏超声、胸部 X 光和血清 CEA，之后每年进行

表 24–15　直肠癌根治性切除术后随访方案

国立综合癌症网络（NCCN）指南[a]	美国临床肿瘤学会（ASCO）& 安大略省癌症治疗协会共同指南[438]
• 病史和体检每 3～6 个月一次，为期 2 年，然后每 6 个月一次，共 5 年 • CEA 检测每 3～6 个月一次，为期 2 年，然后每 6 个月一次，共 5 年 • 直肠镜检查（联合 EUS 或 MRI），前 2 年每 3～6 个月一次，然后每 6 个月一次，共 5 年；仅用于接受经肛门切除术的患者 • 胸部和腹部 / 盆腔 CT 每 3～6 个月一次，为期 2 年，然后每 6～12 个月一次，共 5 年 • 结肠镜检查术后 1 年内完成，除因梗阻性病变术前未行结肠镜检查需在 3～6 月内 • 如发现进展期腺瘤，1 年内复查 • 如未发现进展期腺瘤，3 年内复查，然后 5 年一次 • PET 不作常规推荐	• 病史、体检和 CEA 检测，每 3～6 个月一次，为期 5 年 • 未接受盆腔放疗的患者直肠乙状结肠镜检查，每 6 个月一次，为期 2～5 年 • 胸部和腹部 / 盆腔 CT 每年一次，为期 3 年。对于高危患者，考虑在术后前 3 年每 6～12 个月一次 • 结肠镜检查在初次手术后 1 年内完成。如果在术前未完成结肠镜检查，应该在辅助治疗完成后进行。如无异常，5 年复查一次 • 任何提示复发的新发或持续症状 • PET 不作常规推荐

a. 引自 http://www.nccn.org

CEA. 癌胚抗原；CT. 计算机断层扫描；EUS. 直肠内超声；MRI. 磁共振成像；PET. 正电子发射断层扫描

一次[442]。与 FACS 研究类似，CEAwatch 试验中密切随访组的患者复发后接受根治性切除的比例更高（OR=2.84；95%CI 1.38～5.86），检出复发时间也更早（HR=1.45；95%CI 1.08～1.95），这项试验没有报道生存结果。以上这些结果同样反映在一项针对 15 项研究总共 5403 名患者的相关性 Meta 分析中，在该分析中采取密切随访方案患者复发后行根治性挽救手术的发生率更高（RR=1.98；95%CI 1.53～2.56），有症状复发更少（RR=0.59；95%CI 0.41～0.86），但总生存率（HR=0.90；95%CI 0.78～1.02）或无复发生存率（HR=1.03；95%CI 0.90～1.18）无差异[443]。另外，只有那些在出现局部复发或远处转移的情况下有望作进一步治疗的患者，才应考虑对其采取密切随访方案。对不愿意或医学上无法耐受密切监测检查的患者可以采取症状监测。

随访中应用结肠镜检查的目的是及早发现异时性病变，而不是检测局部复发。有结直肠癌病史的患者发生二次肿瘤的风险会增加，特别是在治疗后的头两年[444]。近端结肠是异时性结肠癌最好发位置[445]。常规直肠镜检查对鉴别吻合口复发的价值尚不清楚，通常通过肛门指检就可以发现盆腔复发，而真正的吻合口复发并不常见[446]，这也局限了在腔内通过直肠镜评估吻合口的应用价值[447]。2015 年更新的 NCCN 直肠癌指南取消了直肠镜检查作为常规随访项目，但接受过经肛局部切除的患者除外。不过其他协会指南还继续保留直肠镜检查推荐内容。

如果出现需要警惕的症状或血清 CEA 升高，应进行完整的病史、体格检查、影像学检查和内镜检查。既要考虑血清 CEA 值的变化趋势和绝对值，也要考虑术前水平。当手术后 CEA 下降到正常水平，在术后监测又有升高，这应该被认为是一个不良预警，有必要立即进行进一步的检查。但并不是所有的肿瘤都会产生 CEA，它也不应该是随访监测中使用的唯一手段。一项相关性 Meta 分析报道，当以 2.5μg/L 为阈值时 CEA 的汇总灵敏度为 82%（95%CI 78～86），特异度为 80%（95%CI 59～92）[448]；而阈值为 10μg/L 时其汇总灵敏度为 68%（95%CI 53～79），特异度为 97%（95%CI 90～99）。较低的 CEA 阈值将提高其检测灵敏度，但会导致大量的假阳性。不过 CEA 水平高于 15～35μ/L 时通常代表真阳性[449]。如果没有其他检查报道作为疾病证据，仅 CEA 升高的情况下不应立即开始治疗。在这种情况下进行 PET/CT 检查可能会有所帮助，有一项系统综述报道，在 CEA 升高情况下应用 PET/CT 其汇总灵敏度为 94.1%（95%CI 89.4～97.1），特异度为 77.2%（95%CI 66.4～85.9）[450]。在高质量 CT 影像结果显示阴性的情况下，PET/CT 检查所起作用尚不明确，PET/CT 也不能区分慢性盆腔脓肿中的炎症引起的高代谢活动和复发病变。因此，CEA 升高但其他体检结果阴性的患者才可考虑进行 PET/CT 检查。

九、盆腔复发

出现局部复发或转移患者应进行全面评估，并在多学科肿瘤病例讨论会上报道评估结果及讨论治疗选择。对首次出现或监测过程中发现转移的患者，行根治性手术前应考虑围手术期化疗，以及治疗后再分期以评估肿瘤反应。肝胆或胸外科医生应出席多学科肿瘤病例讨论会会议，协助评估肝肺转移病变的可切除性。对转移性疾病治疗策略的全面讨论超出了本章的范围，将于另一章中作详述。

在怀疑局部复发的情况下，需要对患者进行完整的病史和体格检查，盆腔 MRI 复查以及胸部、腹部和盆腔 CT 扫描，还应作全面的内镜检查以排除同时性结肠病变。明显的盆腔或坐骨神经疼痛和（或）神经病变等症状与肿瘤侵袭盆腔侧壁有关，这种情况下应尽可能进行组织活检，因为影像学检查可能难以区分真正的肿瘤复发和瘢痕组织。这些检查结果应该在多学科肿瘤病例讨论会上加以讨论，根据 MRI 检查结果判断复发病变是否能够切除，以及评估患者是否需要采取围手术期（化）放疗。盆腔复发有几类不同的分类系统，但一般来说，复发肿瘤应该根据周围结构的受侵程度进行分类。盆腔前切除范围包括新直肠和泌尿生殖结构，后切除范围应包括骶骨，侧方切除范围则应包括髂血管和腰骶丛的其他结构。肿瘤多点复发并固定降低了 R0 切除的可能性[451]。盆腔前方切除的患者实现 R0 切除的可能性最高，此类患者预后也相对最佳[451, 452]。而侧方浸润至两侧盆壁的复发肿瘤，不完全切除的风险显然更高[453]。不能切除的复发病变包括肿瘤侵犯主要血管结构、侵及 S_2 以上的骶骨以及大范围的侧方盆壁受侵。有些专业化医疗中心已经扩大手术指征并还在寻求更广泛的切除，目前已有数据显示肿瘤学结果有所改善[453–455]。关于盆腔复发病变可切除性的最终确定应该取决于实现 R0 切除的可能性和外科医生的专业技术。当然，考虑到治疗的复杂性，这些患者应该被转到大型医疗中心进行治疗。即便在这些大型机构，也只有 50%～60% 的患者能达到 R0 切除[456, 457]。对难以切除的残留病灶或显微镜下阳性切缘区域，可以在手术过程中采取放射治疗[457]。

局部复发直肠肿瘤最重要的预后因素是能否实现镜下切缘阴性的彻底切除。R0 切除的局部复发率报道通常在 15%～25% 的范围内，而 R1～R2 切除的局部复发率显著升高[456–459]。在已发表的文献报道中，局部复发直肠癌患者的中位生存期为 8～38 个月，并且也高度依赖于切除的根治性[460]。Harris 等[456]报道，切缘阴性的患者 5 年肿瘤特异性生存率为 44%，而 R1 和 R2 切除患者分别为 26% 和 10%。大多数复发患者并不仅仅是局部复发还伴有全身转移，常需在专业医疗中心进行盆腔扩大切除术，死亡率较低，手术并发症率亦在可接受范围。在一篇对 23 项研究进行的系统综述中，盆腔复发切除术并发症发生率为 37%～100%（中位数 57%），死亡率为 0%～25%（中位数 2.2%）[460]。此类手术通常需要其他外科，如泌尿外科、整形外科 / 神经外科和修复重建外科的参与合作，尤其是在多脏器切除的情况下。另外几乎所有接受该手术的患者都需要永久性结肠造口。会阴部伤口问题是常见并发症，现有数据表明，与一期缝合相比，使用股薄肌或腹直肌等肌皮瓣修补可以降低主要会阴伤口并发症的发生率[461]。

理念上，所有复发直肠肿瘤患者都应该接受术前（化）放疗，但在多模式治疗的时代，相当大一部分患者会在之前的原发肿瘤治疗阶段已经接受了盆腔放疗，再次放疗照射的临床价值尚不清楚。在初始治疗期间可能已经达到最大辐射耐受性的周围组织接受进一步照射带来的风险，与再次放疗提高 R0 切除的可能性之间，需要认真权衡。有研究显示 5%～20% 的患者在放疗过程中会发生急性毒性反应，多达 1/3 的患者会被迫中断或终止治疗[462]。还有多达 1/3 的患者可能会发生远期毒性反应。一项系统综述纳入了 9 项研究，包括 474 例前期接受过放疗的局部复发直肠肿瘤患者，分析指出采用外照射再次放疗（或伴有术中放疗）对 R0 切除率、局部控制率和总生存率有一定改善[463]。无论是否进行再次放疗，决定预后的最重要因素都是 R0 切除，而放疗毒性、围手术期并发症和死亡率均在可接受范围。Harris 等分析了来自 5 个大型医疗机构 533 例局部复发直肠癌患者的治疗结果，发现只有术前放化疗是唯一能使取得 R0 切除患者提高 5 年总生存率的因素[456]。围手术期单独化疗或单独放疗可以改善 R2 切除患者的生存。

十、结论

自从 1908 年 Miles 手术首次被报道以来，直肠癌的治疗方式不断改善，逐步发展到现今需要外科、内科、放疗科、放射科和病理科等多个学科专家密切合作的多学科综合诊疗模式，这一模式是为个体病例提供个性化医疗服务和定制化治疗方案的最鲜活范本。准确的局部分期将影响新辅助治疗方案的制订和实施，而合理的新辅助治疗可使局部进展期直肠癌的局部复发率降低50%。遵循TME原则的高质量手术仍然是实现根治性切除的必要条件，专业的病理评估报道则是衡量手术质量的关键要素。新型的器官保留术式进一步丰富了我们的治疗手段，传统的辅助治疗模式也并没有因为存在争议就退出历史舞台。能够及时发现局部复发和远处转移往往需要我们在既有的监测方案基础上进行更高密度的随访。直肠癌患者的最佳治疗结果恰有赖于我们对这些高质量循证治疗原则的不懈坚持。

第 25 章　溃疡性结肠炎
Ulcerative Colitis

Quinton Hatch　Scott R. Steele　Steven D. Wexner　**著**
陈　栋　**译**
申占龙　**校**

摘要：溃疡性结肠炎（ulcerative colitis，UC）是一种复杂且严重的疾病过程，诊治过程具有挑战性，并且使患者非常痛苦。尽管许多患者通过基本的治疗就能得到控制，但仍有相当多的患者会进展成为重症、身体虚弱、难以治愈，甚至最终不得不需要通过接受高风险手术来进行治疗。多学科讨论和联合治疗是 UC 治疗过程中的关键环节，尤其是针对难治性的病例。需要注意的是慢性 UC 患者对自身疾病进程的内在感知往往远比化验得到的临床数据更加准确。由于每种治疗本身都有风险，而治疗不当所引起的病痛却最终都是由患者承受。因此，应在个体化原则的基础上对 UC 患者的药物和手术治疗进行规范。在实践中，这一原则并不容易遵循，因为它需要彻底的、并且经常是冗长的问诊。如果手术有机会治愈饱受痛苦的 UC 患者，那一定是值得我们通过加倍努力去争取实现的目标。

关键词：溃疡性结肠炎，炎症性肠病，结肠切除术，储袋

一、概述

炎症性肠病（inflammatory bowel disease，IBD）从罗马时代开始就被以各种形式和术语来进行描述。直到 2000 年后的今天，这种疾病仍然困扰着患者和医生。索拉努斯于公元 117 年对它进行命名的时候，一定无法想象他所描述的这种非传染性腹泻在一个已经可以由干细胞分化发育为活体器官的时代仍然是一种神秘的存在 [1]。

直到 1859 年，塞缪尔·威尔克斯爵士才提出了目前我们在使用的“溃疡性结肠炎”（UC）一词 [2]。这个术语本身有些用词不当，因为炎症通常自直肠发病，且溃疡并不是这种疾病的“必要条件”。在接下来的一个世纪里，对 UC 的大体和组织学表现认知的进一步完善，人们越来越倾向于将 UC 定义为一种与克罗恩病（Crohn's Disease, CD）和缺血性结肠炎不同的疾病过程。迄今已提出了多种病因学理论，包括感染 [3]、结肠“黏液酶” [4]、过敏 [5]、心理因素 [6] 和自身免疫 [7, 8]。目前大多数医生都赞成自身免疫理论，这一理论已经构成了对 UC 的现代治疗框架。然而，由于免疫调节药物对疾病自然进程的影响表现为可变的和不一致的，所以争论仍在继续。此外，UC 临床上多表型变异的特点更支持了其发病机制多因素的可能。尽管历经了现代医学的不断进步，以及在 IBD 领域的广泛研究，迄今为止最准确的定义仍是由 F. T. De Dombal 于 1968 年提出的，他将 UC 描述如下 [9]。

“一种病因不明，临床上以反复发作的血性腹泻为特征，病理上以大肠壁弥漫性炎症为特征的炎症性疾病。炎性改变从直肠开始向近端结肠蔓延，并局限于（或最严重的病变位于）结肠和直肠的黏膜。”

这些特性有助于区分 UC 和 CD。CD 的一般特征是全层炎症，可以累及胃肠道的任何部分。由于 UC 的病变局限在结肠和直肠的黏膜，这使得手术成为 UC 的有效治疗手段，全大肠切除术为外科“治愈”提供了希望。实际上，这两种疾病的区别有时并不明确，许多患者最初被认为是 UC，最后则变成了 CD（反之亦然）。因此，医生和患者必须认识到在倾向于诊断为其中某一种疾病的同时，还存在着一定程度的不确定性。

IBD 会严重影响患者的心理和生活方式。这些患者中有许多会长期面临慢性疼痛、抑制性焦虑和因大便失禁引起的尴尬。因此必须尽早在基于多学科联合的背景下进行联合治疗。在制定联合治疗方案前，最重要的是了解详细的自然病史、诊断的局限性、药物和手术治疗的效果，并确立适合患者生活计划的现实治疗目标等。

二、流行病学

世界范围内 UC 的年发病率为 0.6/10 万～24.3/10 万 [10, 11]。尽管存在地区差异，但在过去 50 年中，UC 的诊断率在全球均有所上升 [10]。Molodecky 等对 1930—2008 年间的全世界的 IBD 流行病学数据进行了系统回顾。在持续时间 10 年以上的 UC 研究中，有 60% 的研究显示 UC 的发病率显著升高（2.4%～18.1%）[10]。而 1980 年之后进行的 UC 研究中却只有 23% 的研究显示发病率显著升高。这如果不是说明了 UC 的真实发生率发生下降，那就是由于前期对疾病关注度的增高所引起的一波新诊断后所带来的短暂的平缓。这项研究中以大数据证实了欧洲和北美的发病率最高，分别为 24.3/10 万和 19.2/10 万。亚洲和中东的发病率也同样呈上升趋势，但发病率明显低于欧美，约为 6.3/10 万。

20 世纪 80—90 年代，UC 的患病率为 6/10 万～246/10 万，最主要分布在北美（37.5/10 万～246/10 万）和欧洲（21.4/10 万～243/10 万）。健康保险的数据表明，仅美国就有大约 51.2 万名 UC 患者，每年的治疗费用约为 21 亿美元 [12]。

通过对全球趋势的深入分析表明，工业化比原有基因倾向对 UC 发病率的影响更大。支持这一论点的核心是 UC 的发病率与工业化水平之间的平行关系。发展中国家 UC 的发病率极低，但随着社会工业化的发展，UC 的发病率越来越高。在这种情况下，尽管趋势是一样的，但 CD 的发病率低于 UC。究竟 IBD 发病率的增高是由于医疗保健和诊断意识的提高，还是与“西方生活方式”所固有的胃肠道疾病有关仍有待确定 [11]。

UC 通常在 20—40 岁时被诊断，其平均诊断年龄比 CD 晚 5～10 年 [10, 13, 14, 15]。尽管传统上认为它具有双峰年龄分布，在 50—70 岁时出现第二个较小的高峰，但最近的流行病学研究并不支持这一观点 [11]。儿童 IBD 患者占所有 IBD 患者总数的 7%～10%；这当中 UC 所占的比例较小，其年发病率为 0.8/10 万，而儿童 CD 则为 5.2/10 万 [16–18]。

尽管数据并不统一，但较大区域样本的研究显示 UC 中男性患者稍多（60%）[15, 19, 20]。这无疑证实了近年来男性 UC 发病率增加，而女性则相应减少 [15]。但在儿童中似乎表现出相反的性别特征，女性占大多数。性别差异逆转的可能年龄为 14—17 岁 [16]。

IBD 的发病率和患病率似乎在不同的种族或民族间存在差异。犹太人后裔的 IBD 发病率较高，且无论其身处何处，发病率往往都高于其他种族。非洲裔美国人曾被认为与白人相比风险更低；然而，更多最近的数据显示，非洲裔美国人的患病率与白人相似 [21]。相反，亚裔、西班牙裔美国人和美洲原住民患 IBD 的可能性要小得多 [22, 23]。除了地理上的差异，目前尚不清楚文化和生活方式对这些不同的疾病模式会产生多大的影响。对流动人口的研究表明，疾病模式与环境的关系可能比我们之前认为的大。可以从一些南亚人群中得到证据，传统上他们患 IBD 的风险较低，但当他们移民到英国后，他们患 IBD 的风险变得比白人更高 [24, 25, 26]。移民时的年龄对发病率的影响也较大，15 岁以前移民的人发病率最高 [26]。

三、病因学

在“西方”工业化国家中 IBD 的发病率增高，加上从 IBD 先证者的一级亲属中发现其 IBD 的发病率增加了 8～10 倍，表明了 IBD 的病因是多因素的，既有环境因素，也有遗传因素 [27, 28]。特定的病因学理论包括免疫调节异常、黏膜屏障功能缺陷、微生物清除缺陷、持续特异性感染和微生态失调（有益和有害共生微生物的比例失调；图 25-1）等 [29]。

2003 年人类基因组计划的完成为近年来进行遗传相关的研究迎来了曙光。对 IBD 遗传学的透彻理解无疑将有助于理解 IBD 的各种病因理论，并有望为 IBD 的治疗干预提供新的靶点。然而相关基因、环境、肠道微生物群、感染和任何尚不清楚的因素对 IBD 表型的作用都还不明确。

人类单核苷酸多态性研究和候选基因研究，以及使用实验性结肠炎小鼠模型的研究，已经鉴定出与 IBD 相关的 200 个基因位点和大约 300 个候选基因 [30, 31, 32]。这些位点中尽管绝大多数与 CD 和 UC 都相关，但至少有 23 个仅与 UC 相关。这些基因中大多数都参与了免疫调节、黏膜屏障完整性、微生物清除和（或）内环境稳态的调节 [29]。

（一）异常免疫调节

IBD 相关的遗传异常与免疫改变的表型表达之间是否存在直接的联系尚未完全确定。然而，

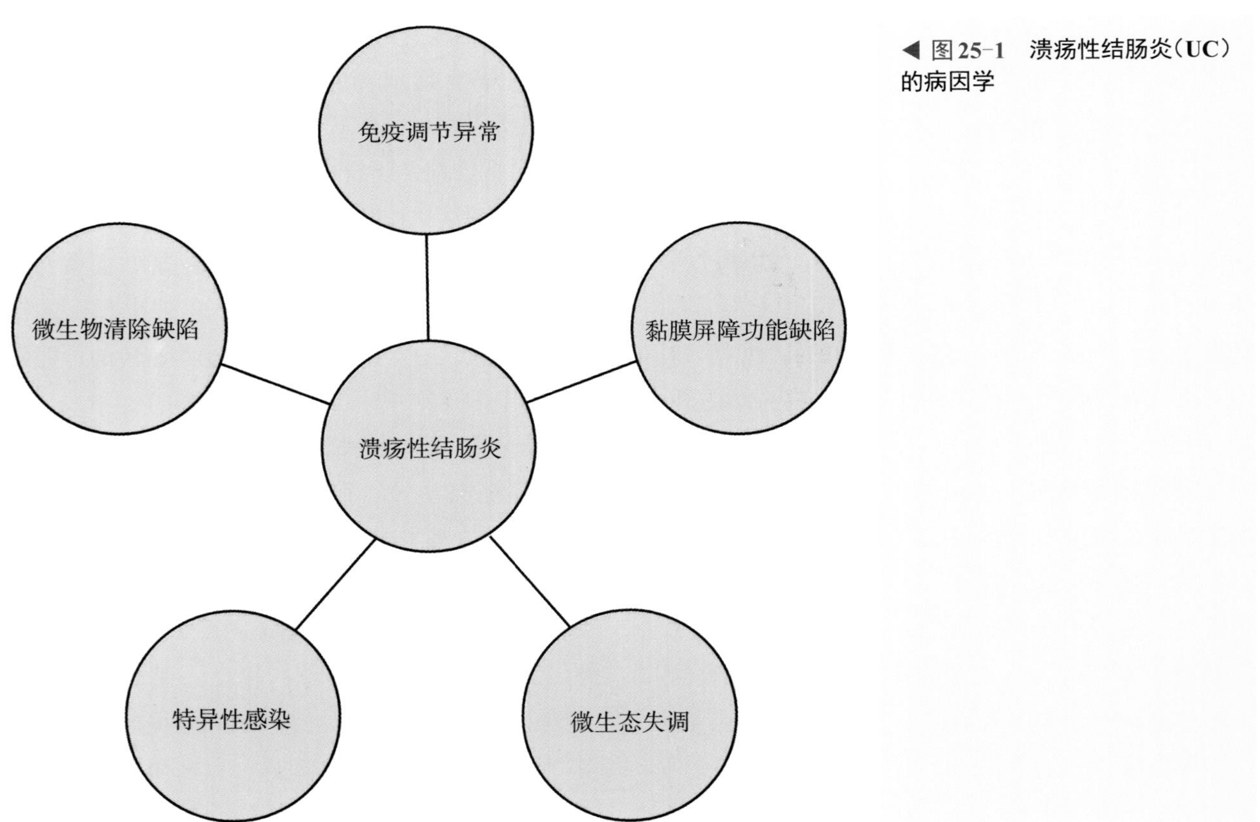

◀ **图 25-1　溃疡性结肠炎（UC）的病因学**

比较肯定的是IBD患者激活了先天和后天免疫系统，对寄生在肠道的细菌失去了耐受性[33, 34]。

在正常情况下，肠道巨噬细胞和上皮细胞会处在高细菌负荷范围而不致引起炎症。这是由于细菌识别受体[如Toll样受体（Toll-like receptor，TLR）和分化簇14（CD14）]在这些细胞中下调所致[35]。当细菌识别受体被激活时，先天免疫效应细胞表面的TLR分子与微生物佐剂结合并启动核因子激活的B细胞的κ-轻链增强（NF-κB）途径[36]。通过该途径的诱导最终导致促炎性细胞因子的增加，这与两种IBD形式的发病机制直接相关[29]。在活动期UC患者中，白细胞介素-1β（IL-1β）、肿瘤坏死因子-α（TNF-α）、IL-6、IL-18的表达均升高；而在CD中，除上述分子表达升高外，IL-12、IL-23和IL-27的表达也会升高[29]。在实验室环境下，抑制这些细胞因子可以减轻结肠炎，为抗TNF-α的治疗奠定基础。

先天免疫反应（包括活化的巨噬细胞和树突状细胞）增强的原因，以及由此导致的对共生肠道菌群耐受性的丧失，是一个颇受争议的话题。最近的研究表明抗炎基因IL-10R功能的缺失突变可能在过度免疫反应中发挥作用。有限的研究不仅已将这种突变与严重的早发性CD联系起来，还发现它与UC相关[37, 38]。当然，从直觉上看，抗炎因子的缺陷导致超常的免疫原性是有意义的。另外，作为当下的流行理论，TLR分子的异常表达是另一个可能的原因[39]。

IBD患者的适应性免疫也会发生改变，通常是通过T辅助细胞1型（Th1）和Th2途径失调引起的。在动物模型中，Th1反应的改变与CD有关，而Th2的反应异常则与UC有关。UC中的这种非典型Th2反应尚未被阐明；然而，它被认为是由自然杀伤T细胞所介导的，在抗原呈递细胞激活时分泌IL-13[29]。

（二）黏膜屏障功能缺陷

肠黏膜屏障的受损也被认为在IBD的发病机制中起作用。这一机制被认为是继发于IBD患者的内在缺陷，这可能导致原发性屏障功能不良，或导致如溃疡性药物治疗或者感染后引起的损伤后屏障修复缺陷。这一理论至少得到了遗传研究的间接支持，MD.R1（UC）和NOD2（CD）基因被证明可能在维持肠黏膜屏障方面发挥了作用。MD.R1可以介导从上皮细胞分泌外源性分子，也可能是细菌；而NOD2可能在潘氏细胞清除细菌和产生抗菌α-防御素方面发挥作用[29, 40, 41]。

（三）微生物清除缺陷

一些研究表明，CD患者的肠道组织和淋巴结中存在细菌，这是IBD微生物清除缺陷理论的基础[29]。其他研究表明，在活动期UC和CD中，黏膜黏附性肠道细菌的数量显著增加，为这一理论提供了额外的支持[42]。许多人相信黏膜黏附的细菌增多是继发于异常的先天免疫所导致的杀菌缺陷。

从前文提到的IBD患者对正常共生生物不耐受来看，IBD患者中黏附肠道细菌数量增加这一理论看似是反常的，然而，这些理论并不相互排斥。这可能是由于TLRs和NF-κB通路的改变导致对正常细菌的不耐受以及杀菌缺陷，从而导致了IBD患者的肠道功能失调和自发性非特异性炎症。我们不难看到有缺陷的黏膜屏障加上更具毒力的共生生物的存在会进一步加剧这一问题。这种复杂的相互作用可能导致了对CD和UC病因理解上的困难，治疗上则更加困难。

许多IBD相关基因在这些途径中具有功能性作用，并能部分解释表型变异的遗传基础。NOD2主要与CD密切相关，参与了NF-κB的活化以及细菌在自噬溶酶体中的自噬和定位[44]。IRGM（UC和CD）和ATG16L1（CD）也被认为与自噬有关，因此能够清除细菌[31]。另一个被认为与细菌清除有关的基因是IL23R，有趣的是它的突变基因IL-23R被发现对CD和UC都有保护作用[27, 28, 45]。虽然目前尚不清楚这些基因变异对 IBD 的发生和病程有什么影响，但它们之间的相关性是惊人的，似乎能证实目前主流的致病理论[29]。

（四）持续性特异性感染

胃肠道感染会破坏黏膜屏障，引发炎症，刺激先天免疫。但大多数人感染后都可以最终清除感染而不会有后遗症。然而仍有一些慢性感染过程与 CD 和 UC 具有相关性，其中与 CD 的相关性更大。

这些潜在的致病因素中首要的就是禽分枝杆菌副结核亚种（MAP），它会导致反刍动物胃肠道的肉芽肿性感染，类似于 CD 的肉芽肿性炎症[46]。MAP 可能会在受污染的饮用水中被检测到。由于在一系列研究中发现 MAP 在 CD 和 UC 患者血培养标本中的阳性率分别为 55% 和 22%，故认为 MAP 可能与 IBD 相关[47]。支持这一理论的另一个补充依据是在一系列研究中显示，52% 的 CD 手术标本中含有 MAP 的 DNA[48]。但是在该研究中，MAP 存在于约 2% 的 UC 和 5% 的对照标本中，这一发现显示了 MAP 和 UC 之间的反向相关关系。这些结果与其他研究结果相似，显示 MAP 和 CD 之间的关系比 MAP 和 UC 之间的关系要紧密得多。

与 IBD 相关的另一种细菌感染是黏附性大肠杆菌和侵袭性大肠杆菌。这些细菌在 CD 患者肠黏膜活检中培养的阳性率是 22%，而对照组是 6%[49]。在有 NOD2 多态性和感染该类大肠杆菌的 CD 患者中 TNF 和 IL-10 的表达减少，且与溃疡、瘘管和细胞内感染清除缺陷相关[40, 42, 50, 51]。没有研究表明大肠杆菌和 UC 之间存在相关性。

另一种历史上与 IBD（而非特指 UC）相关的感染是麻疹。这一推断是根据二战后瑞典的数据得出的，该研究显示在麻疹流行后 3 个月内出生的人中，IBD 的发病率较高[52, 53]。但是这一发现在后续的研究中没能重复。根据现有的文献，对麻疹病毒活疫苗引起 IBD 风险的担忧是没有根据的[11]。

（五）微生态失调

肠道微生物群间的平衡被打破可能会导致某种共生微生物的相对过度生长。大肠杆菌、类杆菌、肠球菌、克雷伯菌和梭状芽孢杆菌都可通过这种现象而与实验性结肠炎和 IBD 的炎症有关。这种现象通常被称为微生态失调。这一过程还可能会因为这些正常的寄生细菌获得毒性因子而进一步恶化[49, 54]。

饮食通常被认为在微生态失调中起重要作用，其相关性也有助于解释西方社会 IBD 风险增加的原因[11]。虽然这一理论的有效性仍有待商榷，但饮食肯定会改变肠道的宏观和微观环境，也可能会影响共生微生物的组成和毒力。事实上，研究显示饮食中的铁可以增强细胞内生物的生长和毒性，而饮食中的铝则会刺激炎症反应[55, 56, 57]。此外，由于相对缺乏乳酸杆菌或双歧杆菌所造成的结肠短链脂肪酸缺乏可能不利于维持有效的黏膜屏障[58]。

另一个可能导致微生态失调的因素是所谓的“卫生假说”，这一假说认为早期接触病原体和寄生虫会刺激产生保护性免疫[29]。不管是否知道这个理论，让孩子吃掉在地上食物的父母往往就是基于这种想法，他们认为这样会改善孩子的免疫系统。这种观点认为，早期针对低毒力微生物而产生的保护性免疫可以有效防止由后期更成熟和强大的免疫系统所产生的更具攻击性的免疫应答。一些人认为由于缺乏早期接触病原体而产生的微生态失调是导致发达国家 IBD 发病率增加的一个可能原因。通过将猪蛔虫引入活动期 UC 和 CD 患者的肠道，可以有效改善其临床症状，这一试验是上述理论的有力证据[59, 60]。

四、可改变的危险因素

考虑到 IBD 的漫长病程所带来的较高的治疗费用以及心理和生理上的负担，深入了解其可改变的危险因素对于缓解病情非常重要。吸烟、口服避孕药和饮食都被认为是影响 IBD 自然病程，甚至是疾病进展的首要因素。

（一）吸烟

在 CD 患者中，吸烟是导致复发和需要手术治疗的危险因素，与其不同的是，在 UC 患者中，吸烟可能会带来一些好处[61-64]。尽管存在争议，且吸烟对身体其他系统的不良影响已广为人知，但吸烟仍一直被认为能降低 UC 的风险。1989 年的一项 Meta 分析得出结论，与不吸烟者相比，吸烟者患活动性 UC 的概率低 40%[62]。也有报道称，与不吸烟组相比，吸烟组的 UC 患者需要住院治疗和接受结肠切除手术的可能性更小[61]。这种保护作用的机制尚不清楚，但理论上与尼古丁对直肠血流、结肠黏液、细胞因子和类花生酸的影响有关[65, 66]。不幸的是，吸烟对 UC 的正面影响并不持久，吸烟后戒烟的患者的后续炎症活动性会更强，需要住院治疗的更多，对皮质类固醇和免疫抑制药的依赖性也会增加[67]。此外，戒烟的人群比从不吸烟的人群患 UC 的概率高 70%[62]。

（二）口服避孕药

口服避孕药已被报道与 IBD 相关。尽管数据并不完全肯定，但大量的文献支持口服避孕药的妇女患 CD 或 UC 的风险增加这一观点[68-70]。口服避孕药是否会对已经发病的 IBD 患者产生影响尚不清楚。

（三）饮食

与 IBD 相关的饮食中被研究最多的是糖，然而，研究的结果并不统一，部分结果显示两者间相关，而另一些则显示不相关[71-74]。目前对于纤维和脂肪摄入与 IBD 相关性的研究较少，有限的研究结果也不统一[74-78]。由于研究的结果各异，目前大多数关于饮食改变对 IBD 影响的研究结果都不令人满意[79]。然而，最近在对西雅图儿童的研究中，“特定碳水化合物饮食”（specific carbohydrate diet，SCD）在用于治疗 CD 和 UC 患儿时获得了积极的结果[80]。尽管还需要进一步的研究，但他们的早期研究结果已经表明，饮食与 IBD 的相关性比曾经认为的要强，即使不能缓解疾病，也可以用来改善症状。

（四）阑尾切除术

UC 的其他危险因素很多，其中引起较多关注的是阑尾切除术。早期一项纳入近 3600 例 UC 患者和 4600 例健康对照者 Meta 分析表明，阑尾切除术和 UC 之间存在明显的负性相关关系，在已接受过阑尾切除术的患者中，UC 的风险降低了 69%[81]。随后的队列研究发现尽管阑尾炎阑尾切除术似乎确实对 UC 的进展具有保护作用，但这种保护作用并没有之前报道的那么明显。在 20 岁之前接受阑尾切除手术的患者中，“阑尾炎阑尾切除术对 UC 具有保护性作用”这一统计结果尤为可靠[82]。

五、病理

UC 最常见的表现是自直肠开始并向近端延伸的连续性环形黏膜炎症，病变最严重的部位多位于直肠。回肠末端炎症可能是盲肠炎症的延续，被称为“倒灌性回肠炎”。有“跳跃性病变”的斑片状炎症不是 UC 的常见表现，而应该倾向于考虑为 CD。当然 UC 患者也存在一定程度的异质性，特别是在治疗后达到黏膜愈合的患者。在积极接受治疗的 UC 患者中，“直肠豁免”的现象也很常见[83-86]。Kim 等通过序贯内镜对正在接受治疗的 UC 患者进行了全程观察后发现，59% 的患者在治疗期间的某个时间点会出现斑片状病变、直肠豁免或两者兼有的情况。上述异质性表现的具体模式与治疗的方法（包括类固醇的使用和经直肠的局部治疗）没有相关性。重要的是要认识到有这种愈合模式，以免我们将那些处于愈合中的 UC 患者误诊为 CD。正是由于这个原因，首次肠镜检查对 IBD 的评估通常是诊断 UC 和 CD 最准确的依据。

早期 UC 的结直肠黏膜可呈现明显的水肿，同时伴有融合性红斑和血管纹理的丢失。随着病情的发展，黏膜会因为微脓肿和出血而逐渐出现颗粒状改变。晚期 UC 的特征是假性息肉的形成、深部（甚至全层）溃疡、大脓肿、黏膜桥形成，以及不同程度的黏膜增厚（表 25–1）[87, 88]。

UC 无特异性的病理组织学特征，即使在切除结肠和直肠后，确诊也很困难。UC 的诊断通常依赖于大体形态学的观察，而缺乏如 CD 一样较为特异性的组织病理学表现，包括非干酪样肉芽肿、血管炎和神经元增生。甚至炎症的厚度也可能是误导性的，因为严重的 UC 病例可能有全层炎症。尽管有上述问题，但常规 UC 仍然有相对可预测的镜下表现。早期 UC 通常表现为黏膜炎症、隐窝变形、杯状细胞黏液减少和血管充血。中期 UC 的黏膜固有层内中性粒细胞浸润，这与隐窝脓肿和伴隐窝保留的黏膜结构破坏有关。隐窝破坏、假性息肉和更深部的炎症浸润是晚期 UC 的标志 [88]。在晚期 UC 中不典型增生更多，但只有在非炎症性肠黏膜中才可以被识别出来，因为许多不典型增生的特征与炎症相似（表 25–1）[89]。

表 25–1　溃疡性结肠炎的内镜和组织学表现

	内镜表现	组织学表现
早期	融合性红斑	血管充血
	血管纹理消失	隐窝变形，分支
	水肿	黏膜炎症
		杯状细胞黏液减少
中期	出血	黏膜固有层出现中性粒细胞浸润
	微脓肿	伴隐窝保留的黏膜结构破坏
	颗粒状	弥漫性隐窝脓肿
晚期 / 进展期	溃疡	深部黏膜下炎症
	脓肿	假性息肉
	假性息肉	黏膜桥
	黏膜桥	隐窝毁损
	黏膜厚度改变	不典型增生

引自 Koltun 2011[89]

需要注意的是，有一部分结肠炎患者并不符合 UC 或 CD 的常规表现。这些患者可能有“直肠豁免”并伴有连续性的结肠炎症，或直肠和降结肠合并的炎症，并在其他部位出现非特异性溃疡。换句话说，这些患者可能同时具有 CD 和 UC 的大体特征。在缺乏组织病理学支持的情况下，明确诊断仍然非常困难。这种未定型结肠炎的发病率为 10%～15%，但是实际的发病率可能更高，因为接受了回肠储袋－肛管吻合术（ileal pouch anal anastomosis，IPAA）的患者中有 4%～10% 会发生储袋 CD[89, 90]。因此，所有诊断为 UC 的患者，尤其是那些不典型的病例，当考虑行储袋重建手术时，必须被告知存在一定程度的风险。

六、临床表现

UC 的症状和体征取决于疾病的位置和严重程度。最常见的表现是粪便中出现血和黏液。以直肠受累为主的 UC 通常会导致里急后重感、排便急迫、排便疼痛和大便失禁。上述症状中最令人痛苦和焦虑的莫过于大便失禁，里急后重和排便急迫则是由于直肠容受性舒张的丧失和顺应性下降引起的。虽然腹泻很常见，但仍有 25% 的患者会有便秘伴排便不尽的主诉 [89]。当病变进展到乙状结肠和降结肠时，往往会出现左下腹疼痛，侧腹部及后背的疼痛也很常见。患者也可能会出现腹胀。

疼痛的程度通常能反映炎症的严重程度，随着结肠管腔的变窄和水肿，代偿性的过度蠕动会导致疼痛的强度增加。循环炎症介质所产生的下游效应或与发炎的结肠邻近而继发的胃部炎症，使得恶心也非常常见。慢性 UC 患者常出现体重减轻，这可能与黏膜炎症导致蛋白丢失、经口摄入的减少和慢性炎症消耗有关。

有些患者在出现如发热和心动过速等全身症状之前可能已经发展为晚期 UC。但有些患者则可能更早地表现出这些全身症状，这可能预示着更严重的疾病表型。不管怎样，出现全身症状预示着结肠炎的进展可能已经危及生命，需要进行密切关注和积极的药物治疗。需要密切关注任何会进一步进展为腹膜炎或严重结肠扩张的情况，这些情况通常都需要急诊行全结肠切除手术。

UC 的急性并发症包括进展为危及生命的结肠炎、严重的出血和穿孔。上述每一种急性并发症都是 UC 的严重表现，而非慢性 UC 的指标。中毒性巨结肠这一概念已基本上被“危及生命的结肠炎”所取代，这一概念的转变体现了结肠扩张非“中毒”患者的必需条件。这一概念最能反映出严重的 UC 表型，因为危及生命的结肠炎患者在起病的前 3 年中，有 60% 的患者会进展为中毒性结肠炎，其中有一半在第一年发生。在其病程中，高达 10% 的患者可能发生严重出血，约 3% 的患者会出现危及生命的出血而需要行结肠切除手术。急性穿孔是急性 UC 的另一个严重后果，死亡率高达 50%[91]。无论是否有暴发性结肠炎的表现，急性穿孔都可能发生。在非暴发性结肠炎的情况下，穿孔通常发生在病程的早期，因为这时的结肠还没能形成防止穿孔发生的瘢痕。

值得注意的是，免疫抑制可能会掩盖腹膜炎的表现。此外，IBD 患者有可能发展为二重感染性结肠炎，病原菌通常为艰难梭菌，这可能是疾病恶化的潜在病因[92, 93]。临床医生在评估和治疗患者新出现的严重症状和体征时，上述 2 点必须首先得到考虑。

七、肠外表现

UC 和 CD 都有多种肠外表现，其严重程度通常与结肠炎症的严重程度呈正相关。基于人群的研究显示肠外表现总体的发生率高达 40%，其中 10% 的患者在诊断 IBD 时有肠外表现（表 25–2）[94–96]。这个数据很可能是低估了 IBD 患者肠外表现的临床真实发生率，因为患者也许并不会把他们的肠外表现与 IBD 联系起来，因此也不会向医生报道。

（一）肌肉骨骼

关节病是 IBD 患者常见的表现，发病率约 30%。其中，外周关节病占了绝大多数。然而，大约 5% 的 IBD 患者会发展为轴性关节炎（强直性脊柱炎）。关节疼痛引起的虚弱，似乎可以

表 25–2　UC 的肠外表现

肠外表现	
肌肉骨骼	外周关节病
	轴关节病（强直性脊柱炎）
	骨质减少
	骨质疏松症
眼科	巩膜外层炎
	巩膜炎
	葡萄膜炎
皮肤	结节性红斑
	坏疽性脓皮病
	Sweet 综合征
	无菌性脓肿综合征
	肠相关皮肤病—关节炎综合征
	皮肤血管炎
	恶性黑色素瘤
肝胆	原发性硬化性胆管炎
血液系统	深静脉血栓形成
	肺栓塞
	肠系膜静脉血栓形成（术后）

反映结直肠炎症的严重性。这两者的关联非常重要，因为当一名存在排便急迫、便次频繁的患者，同时因为严重的关节疼痛导致行动困难时，大便失禁几乎毫无疑问会成为他的灾难。除了关节病，IBD 患者还经常出现骨质减少和骨质疏松症。目前还不清楚 IBD 与骨质丢失之间是否存在直接的联系，因为慢性皮质类固醇的使用和停用都是骨疾病的潜在危险因素。骨骼病变的发病率很高，这可能解释了 IBD 患者的骨折风险增加了 40% 的原因 [94]。

（二）眼科

巩膜外层炎、巩膜炎、葡萄膜炎会影响 2%～5% 的 UC 患者。巩膜外层炎表现为“红眼”，一般不会引起疼痛或视觉障碍。与眼科并发症不同，巩膜外层炎通常与结直肠炎呈正相关。而巩膜炎与巩膜外层炎则完全不同，巩膜炎可引起严重的疼痛和视力损害。葡萄膜炎在患有 IBD 的妇女中更为常见，与关节炎相关，并可引起疼痛和红肿。巩膜炎和葡萄膜炎都不能反映结直肠炎症的严重程度，甚至在没有胃肠道症状的情况下也可能存在 [97, 98]。

（三）皮肤

IBD 患者易患多种皮肤病。由于许多用于治疗 IBD 的药物本身可能也会产生皮肤并发症，所以仔细记录下来以防混淆治疗的效果就显得非常重要。结节性红斑是与 IBD 相关的最常见的炎症性皮肤病，它在 UC 患者中的发生率是 3%～10%。病变往往发生在四肢伸肌表面，尤其是胫骨前部，由直径 1～5mm 的隆起、柔软、红色或紫色的皮下结节组成 [99]。坏疽性脓皮病是 IBD 中第二常见的皮肤表现，但发生率不高，仅占 0.75%。这些病变通常发生在腿部，但也可能发生在其他任何地方，有发生在回肠造口和手术切口附近的报道 [99, 100]。它们以单个或多个红斑丘疹或脓疱的形式在皮肤外伤之前出现。皮肤坏死会导致深部溃疡，并伴有无菌性脓肿。高达 50% 的坏疽性脓皮病患者同时患有 IBD[101]。结节性红斑通常与肠道炎症的程度呈正相关，而坏疽性脓皮病则不存在这种相关性。嗜中性粒细胞性皮肤病，如 Sweet's 综合征、无菌性脓肿综合征、肠相关性皮肤病—关节炎综合征和皮肤血管炎等尽管非常罕见，但也可能在 IBD 患者中发生。IBD 也可能是恶性黑色素瘤的危险因素 [102]。

（四）肝胆

UC 和 CD 均与原发性硬化性胆管炎(primary sclerosing cholangitis，PSC)、脂肪肝和自身免疫性肝病相关 [89]。PSC 约发生在 3% 的 UC 患者中，而 UC 却可能发生在于高达 73% 的 PSC 病例中 [103]。目前认为在伴有 PSC 的 UC 患者中，患结直肠和肝胆恶性肿瘤的风险会增高 [104]。

（五）血液系统

IBD 患者发生深静脉血栓形成（deep venous thrombosis，DVT）和肺栓塞（pulmonary embolism，PE）的风险是普通人群的 2～3 倍 [105]。IBD 患者中 DVT 的发病率为 30.7/ 万，且在 UC 和 CD 中的发生率相似（UC 为 30.0/ 万，CD 为 31.4/ 万）。UC 患者发生 PE 的风险高于 CD，发病率分别为 19.8/ 万和 10.3/ 万 [106]。40 岁以下有活动性炎症和更广泛的结肠疾病的 IBD 患者中发生 PE 风险最高 [106, 107]。这一现象不能单纯用手术或炎症来解释，因为 IBD 发生 PE 的风险超过了非 IBD 手术（肿瘤除外）、类风湿关节炎或腹腔疾病（其他炎症性疾病）的风险 [108]。IBD 特有的内源性凝血障碍的完整病因学体系尚未确立，但已经可以确定的是，与 IBD 相关的炎症可以将血液稳态转化为血栓前状态。这提示在此过程中血浆中的血栓因子水平升高（其中一些是急性期的反应物）、天然抗凝药水平降低、纤溶活性降低、内皮损伤和功能障碍所导致抗凝血栓调节蛋白和内皮蛋白 C 受体的下调，最终影响蛋白 C 活化，从而形成内源性血栓 [109]。上述因素为肠系膜静脉血栓的形成增加了 3%～5% 的风险。肠系膜静脉血栓形成是 IBD 结肠切除术后一种严重的并发症。早年间，IBD 患者发生肠系膜静脉血栓形成的死亡率高达 50%。但近年来随着对这一并发症认知的提高、更密切的诊断监测以及更早的抗凝干预，使得总发生率和死亡率降低 [89, 110, 111]。

八、分类

Truelove 和 Witts 在 1954 年提出了 UC 最常用的临床评估工具（表 25–3）[112]。他们根据排便次数、便血、发热、心率、血红蛋白和血沉（ESR）等指标将疾病分为轻度或重度。这一评估体系最初用于监测可的松的治疗效果，因其应用简单以及与 UC 的高度相关性使它在几乎所有现代评分系统中都得到了应用。在该系统的现代改进版中，如 Montreal 和 Mayo 分类体系中，虽增加了“中度”的分类和结肠镜下的表现，但在其他方面仍然沿用同样的临床标准 [113, 114]。Montreal 工作组还认为，有必要依据 UC 的严重程度和范围建立一个分层且并行分类系统，并分别针对孤立性直肠炎、左半结肠炎和全结肠炎进行分类 [113]。

表 25–3 Truelove 和 Witts 的溃疡性结肠炎活动度指数

	轻 度	重 度
发热	无	＞37.5
心率	＜90	＞90
便血	+	+++
排便次数	＜4	＞6
红细胞沉降率	＜30	＞30
血红蛋白	高于正常值的 75%	低于正常值的 75%

引自 Koltun 2011[89]

九、自然史

尽管 UC 的症状和体征依据炎症的位置和严重程度而有所不同，但最常见的临床表现仍是黏液血便。如前所述，直肠的病变通常会导致便次增多、里急后重感、排便急迫、不同程度的排便不尽感和大便失禁等。大便失禁通常是进展期出现的症状，因直肠瘢痕加重和容量减少而加重。也可能会出现腹痛和背痛，这取决于是否存在腹腔内或腹膜后的结肠炎症及其严重程度。

为了解疾病进展的特点，我们必须了解其历史背景，以便在进行充分的治疗前能够预估患者的预后。随着糖皮质激素在 UC 中的广泛应用，UC 的“自然史”发生了巨大的改变，这一里程碑式的研究成果是由 Truelove 和 Witts 于 1954 年提出的 [112]。在此之前，由于治疗方法有限，患者往往仅对突发的状况进行处理。事实上，在 20 世纪 30 年代初，有限的研究显示，多达 75% 的 UC 患者在急性发作后的 1 年内死亡 [115]。随后，Edwards 和 Truelove 进行的更大范围的研究清楚地表明，UC 患者的预后在 1954 年之前和之后已完全不同。这项研究报道了 1938—1962 年 624 名 UC 急性加重患者的治疗预后，发现 1953 年以前的总体死亡率为 14%，而此后为 4%。其中，重度结肠炎患者的死亡率为 34%，19% 的患者在疾病初发时就是重度结肠炎，18% 的患者是在病程的某个时间点转变为重度 [116]。1954 年有一项关键的研究，研究中对比了重度 UC 患者服用可的松和安慰剂的死亡率，发现从安慰剂组的死亡率为 24%，可的松组显著降低到 7%[112]。在后续使用激素治疗的研究中，结果与最初的研究类似，但死亡率呈持续下降趋势，目前稳定死亡率在 1% 左右 [117]。预后的改善可能与更积极的抢救、支持治疗的改善以及认识到药物难治性 UC 患者中手术干预的重要性有关 [102]。

现代流行病学资料显示，首次发病表现为轻度 UC 的患者占 73%，表现为中度和重度 UC 的患者分别占 27% 和 1%[18, 118, 119]。UC 患者活动期的持续时间相差很大，可以从几周到几个月不等，有极少数会发展为难治性 UC。UC 持续的时间长短与治疗无关，因为患者对治疗方案的反应各不相同。

Langholz 等 [119] 于 1962—1987 年间进行了一项纳入了 1161 例 UC 患者的研究，从确诊后即开始随访，最长随访时间为 25 年。研究发现，约有 90% 的患者可能出现疾病进展和复发。活动期可以由前一年的活动期疾病来进行预测，这表明了重症患者得不到缓解的概率很高。在确诊后的第 3～7 年，有 25% 的患者病情缓解，18% 的患者会一直处于活动期，57% 的患者会有间歇性复发。24% 的患者在随访第一个 10 年内需要接受结肠切除手术。虽然这项研究已经过时了，其中部分患者也已接受了数代药物的治疗，但它仍可以反映仅接受激素治疗患者的基线自然病史 [18]。

最近，Solberg 等 [120] 进行了一项基于人群的研究，对 423 名 UC 患者进行了长达 10 年（1990—1994 年和 2000—2004 年）的随访。与 Langholz 的研究结果类似，Solberg 的研究也发现，尽管有大约一半的患者在研究的最后 5 年中没有复发，但仍有多达 83% 的 UC 患者会经历复发。本研究最值得关注的结果是在随访 10 年中的结肠切除率显著下降，20 世纪 90 年代的结肠切除率为 9.8%，比 1962—1987 年期间显著下降了 58%。这一变化可能反映了药物疗效的进步，尤其是氨基水杨酸和免疫抑制药的广泛使用。本研究在批准对 UC 患者使用英夫利昔单抗时停止了，因此生物治疗不会影响本研究的结果。

许多患者的特点和环境因素都与复发有关，包括诊断时年龄较小、女性及发病时更广泛的病变等。此外，频繁的复发本身也往往会导致更多的复发，再次强调了越是健康的人就越能保持健康，而越是生病的人越容易生病。压力也与复发有关，这可能是导致疾病恶化的恶性循环，即压力导致复发，复发又导致了更多的复发。如前所述，吸烟和阑尾切除术可以在一定程度上防止复发。有趣的是，发热和体重减轻等全身症状与较低的复发率相关，其原因可能是这些患者在早期就接受了结肠切除手术 [14, 67, 118, 120–125]。

UC 作为一种动态变化的疾病，我们不仅需要考虑疾病复发，还要考虑随着时间推移，疾病的进展程度。Gower-Rousseau 等观察了一系列儿童 UC 患者，发现在最初起病时，28% 的患者呈现孤立性直肠炎、35% 呈现左侧结肠炎，而 37% 呈现广泛性结肠炎。这个队列中有 49% 的患者表现出了炎症扩展的病程特点 [126]，与其他研究所得出的 20%～53% 的向近端扩展的比例类似，向近端扩展的比例取决于起病时所涉及的肠管部位 [119, 120, 127]。50% 的直肠炎患者的病变范围会向近端扩展，而病变近端已经到乙状结肠的患者有 9% 的概率会发展为全结肠炎。随着时间的推移，我们也能在随访中发现疾病的退缩。事实上，据报道，在随访 25 年后发现广泛性结肠炎和全结肠炎的退缩率分别高达 76.8% 和 75.7% [119, 120, 127]。

狭窄和肿瘤是慢性 UC 的后遗症。1966 年，De Dombal 等 [9] 回顾了他们 10 年间的 UC 数据后发现，11% 的 UC 患者在研究期间发生了狭窄。这些狭窄大多位于直肠，这个结果并不奇怪，因为大多数患者有直肠的病变。全大肠炎症患者的狭窄率在 17% 以上，而左半结肠炎和孤立性直肠炎患者狭窄的发生率分别为 7.5% 和 3.6%。狭窄率似乎与疾病的持续时间无关，因为许多患者在最初起病时就出现了狭窄 [9]。自 De Dombald 的研究以来，其他研究报道的狭窄率为 3%～11% [128, 129, 130]。然而，UC 患者最关键的问题是潜在的不典型增生或肿瘤 [129, 130]。虽然在内镜活检时发现恶性肿瘤细胞的概率不高，但是在约 40% 的结肠切除的手术标本中能检出癌细胞，还有 33% 会检出重度异型增生 [131]。

一项纳入了 2000 年以前 UC 数据的 Meta 分析指出，UC 患者中患结直肠癌的风险约为 3.7%，而全结肠炎患者中患结直肠癌的风险为

5.4%。此研究还发现在疾病持续 10 年、20 年和 30 年患结直肠癌的累积风险分别为 2%、8% 和 18%[132]。这些结果奠定了对全结肠炎患者在发病 8 年后推荐行内镜下监测的基础。然而，21 世纪研究结果所报道的累积发病风险更低，疾病持续 10 年、20 年和 20 年以上患结直肠癌的累积风险分别为 1%、2% 和 5%[133]。在近期的研究中，结直肠癌发病风险的降低可能反映了严格的内镜监测或全面改善疾病管理后带来的获益，而非疾病表型的改变 [134, 135]。

最新的治疗进展是否会影响 UC 的自然史尚不清楚。2004 年开始在 UC 治疗中应用的英夫利昔单抗是第一种在 UC 治疗中应用的生物制剂。此后，几个小样本的随机对照试验显示，用英夫利昔单抗治疗的 UC 患者早期结肠切除率有所下降 [136, 137]。尽管呈现出这种有利的趋势，但英夫利昔单抗对慢性、难治性 UC 的治疗获益仍然受到质疑 [138]。不幸的是，尚无长期流行病学的研究结果能够有效证实最现代的药物治疗所带来的影响。

十、诊断

（一）病史

在对任何主诉为腹痛和排便习惯改变的患者进行诊断之前，彻底了解鉴别诊断非常重要。需要从更多的角度进行思考，以防在制定药物医嘱和外科决策时的局限。

CD 对结肠的影响可能与 UC 相似。实际上这两种疾病进程有时很难被区分。不同类型的 IBD 患者虽然在药物治疗上没有显著差异，但在预后和手术计划的制定上有所不同。结肠炎型的 CD 约占 CD 患者总数的 30%，最常见的症状是腹泻和出血，与 UC 相似。斑块状“跳跃”病变和直肠豁免在 CD 中常见，可能有助于鉴别诊断。然而，由于黏膜愈合没有特定的模式，治疗后的 UC 也可能呈现出不典型的表现 [86]。尽管“倒灌性回肠炎”可能出现于全结肠炎型的 UC，但任何其他小肠病变、肠瘘、肛周病变或是 CD 的标志性组织病理学表现都指向 CD 的诊断。在缺乏上述表现的情况下，明确诊断是非常困难的，应该把这种诊断的不确定性告知患者。

在对活动性 UC 进行免疫抑制治疗之前，必须排除感染性结肠炎或直肠炎，这些感染在临床表现上与 UC 相似。另外，由于需要反复住院、使用免疫抑制药、使用抗菌药物、营养状况下降等原因，IBD 患者更易发生感染性结直肠炎。上述危险因素对于艰难梭菌感染尤为重要，在 IBD 病情恶化的患者中，有 5%～19% 存在艰难梭菌感染 [92, 93]。其他可能引起炎症性腹泻的细菌包括志贺菌、肠出血性或肠侵袭性大肠杆菌、空肠弯曲杆菌、沙门菌、小肠结肠炎耶尔森菌、结核分枝杆菌、副溶血性弧菌和沙眼衣原体。寄生虫感染的症状也可能与 UC 活动期的症状类似，包括溶组织内阿米巴、血吸虫、结肠小袋绦虫和旋毛虫。巨细胞病毒（CMV）是一种普遍存在的低毒力致病病毒。然而，在免疫抑制的情况下，它可能会产生“CMV 结肠炎”，导致病情迅速加重，甚至需要急诊行结肠切除手术。多种病原体可导致孤立性直肠炎，包括通过性传播的淋病奈瑟菌、单纯疱疹病毒和沙眼衣原体等。其他能引起直肠炎的病原体还有梅毒螺旋体和 CMV[139]。虽然对感染性腹泻的讲解不在本章范围内，但是在开始周期性的免疫抑制治疗之前排除感染是非常重要的。至少，所有患有炎症性或感染性结肠炎的患者都需要进行粪便的实验室检查，包括粪便培养和粪便白细胞、寄生虫和虫卵、艰难梭菌毒素等项目。对于免疫抑制患者，谨慎的做法是进行结肠黏膜活检以排除 CMV 结肠炎。

其他一些疾病也有类似 UC 的临床表现。这些疾病包括淋巴瘤、慢性肠系膜缺血、放射性结肠炎、旷置性结肠炎、孤立性直肠溃疡综合征、移植物抗宿主病、结肠憩室炎和药物相关性结肠炎。除了临床病史外，UC 的诊断需要通过结合内镜、影像学检查以及 IBD 或 UC 的特异性血清学标志物结果进行评估。

（二）内镜检查

内镜检查是 UC 诊断的金标准，能有效地观察疾病的整体进程。只有在临床病史支持考虑其他诊断（如 CD）的情况下，才需要使用影像学检查。结肠镜在评估肠壁外观和炎症具体表现的同时还可以进行组织学活检。IBD 的并发症，如狭窄、瘘管、出血或肿瘤可以很容易被识别。通常，仅通过结肠镜检查足以诊断 UC，尤其是当组织活检未提示有 CD 所特有的结节型巨细胞肉芽肿时。轻度 UC 的结肠镜检查结果包括水肿、融合性红斑和血管纹理丢失，通常累及直肠。中度 UC 以黏膜炎症、出血和微脓肿为特征，并且病变由直肠向近端延伸。重度 UC 可发现穿透肠壁的深溃疡、假性息肉形成、明显的脓肿、黏膜变薄和增厚、管腔狭窄和黏膜桥接等 [88, 89]。结肠镜下的深溃疡预示着更差的预后和更高的手术风险 [140]。重度 UC 与 CD 有很多相同的表现，可能会导致鉴别困难。另一个值得注意的“经典”发现是，来自直肠的融合性红斑可能不存在于病变已愈合中的 UC 患者中。如前所述，大量正在接受治疗的 UC 患者会出现直肠豁免和（或）斑块状病变 [83, 86]。

重度 UC 患者进行内镜检查需慎重。尽管研究报道它是安全的，但普遍认为对重度 UC 患者的内镜检查会增加穿孔的风险。然而，难治性及重度的 UC 患者需要通过组织活检和粪便样本的检查来排除合并感染的情况。在这种情况下，我们通常采用硬质或软质的直肠镜在腹膜反折水平以下的远端直肠壁进行组织活检 [89]。

（三）影像学表现

1. X 线片

当患者出现急性剧烈腹痛时，X 线片检查仍有价值。立位腹平片会提示腹腔游离气或“中毒性巨结肠”。由于患者可以仅有“中毒”而没有“巨结肠”的表现，故这一术语已不常使用。在发热、心动过速和腹痛的情况下，结肠扩张≥ 6cm 或盲肠直径＞ 9cm 时仍需要考虑紧急手术干预 [141, 142]。腹平片上可有更细微的发现，如黏膜呈结节状，提示有假性息肉、黏膜水肿（“拇指印”）；或者如“铅管”样结肠，提示慢性期 UC。

2. 双重对比造影

CD 的诊断并不需行气钡双重造影。但当 UC 患者有小肠受累时，气钡双重造影检查有助于排除 CD。相比于小肠造影，经直肠造影因能较少受到近端小肠的干扰，使得其能更清楚地显示末端回肠。

3. 小肠灌肠造影

小肠灌肠造影相比于口服钡餐造影更能详细地评估小肠病变。事实上，在发现小肠瘘和早期黏膜病变方面，小肠灌肠造影较计算机断层扫描（CT）更敏感 [143]。然而，这种检查技术并没有被广泛应用，因为它需要放置鼻肠管，患者的依从性不高。这种检查技术需要从鼻腔放置一根导管使其通过幽门，然后重复灌入小剂量的钡造影剂，使造影剂能覆盖小肠壁。同时，每次注入一定的空气使小肠胀大，并拍摄一张平片。但是这种检查技术的性价比不高，能够提供的额外信息不多。因此，如果想通过对比造影来评估小肠的病变，通常会选择常规的钡餐小肠造影或 CT 检查。

4. 计算机断层扫描（CT）

腹部和盆腔 CT 是 IBD 急性期评估最常用的影像学检查。与腹部平片一样，当 UC 的诊断明确时，CT 在 UC 中的作用可以忽略。CT 的好处有两个：第一，它可以同时评估所有腹腔器官；其次，它可以评估整体肠壁的厚度。这里必须强调的是，如果不使用腔内造影剂，CT 对肠壁评估的有效性将受到很大限制。因此，当 CT 扫描被用于做任何 IBD 相关的诊断性研究时，我们建议在进行口服全肠道造影剂后行直肠对比造影。在 UC 中，CT 可明确显示的征象包括直肠周围和骶前脂肪增加、结肠不均匀增厚、结肠的靶心征、双晕征及狭窄 [144]。

5. 磁共振

磁共振成像（MRI）在 IBD 中的作用仍在不断发展中。虽然在腹部检查中，MRI 较 CT 的有效性更差且成本更高 [143]，但它可以客观量化肠道和肠系膜炎症的严重程度，这可能有助于监测药物治疗的反应 [145, 146]。MRI 在 UC 中的应用很局限，仅在诊断困难的患者中有所应用。但它却可以在了解 CD 肛周瘘管的情况时发挥独特的作用。此外，没有辐射也是其优势之一。

6. 超声

超声检查可作为评估 IBD 患者对治疗反应的辅助手段。经腹壁超声（transabdominal wall ultrasound，TABS）可对肠壁狭窄或增厚进行评估，还可以获得一些功能性数据，如，可以观察肠蠕动 [147]。这项技术依赖于操作者，而且所获得的数据是非特异性的，这可能是 TABS 在美国不受重视的原因。

7. 核医学

核成像技术在鉴别 CD 和 UC 方面有一定的前景，可用于评估对治疗的反应。在这项检查中，通过对患者注射用放射性核素标记的自身白细胞，可以准确地显示炎症的分布范围。新近使用的 ^{99m}Tc- 羟胺丙胺肟（HMPAO）比原来使用的铟 -111 灵敏度更高。虽然其特异性还不足以区分感染性炎症、特发性炎症或自身免疫性炎症，但研究表明，其在鉴别 CD 和 UC 方面的准确率为 93%～98% [89, 148, 149]。这些结果是基于 CD 和 UC 之间不同的炎症类型，因此如果不能通过传统的检查手段获得患者的相关信息，核成像检查很难对疾病的诊断有所帮助。鉴于核医学对识别炎症的高度敏感性，未来它在评估治疗的反应性方面可能具有更多的作用。核医学检查是否比 MRI 平扫具有更大的价值尚不明确。

（四）胶囊内镜

无线胶囊内镜是用于 IBD 的一种额外的影像学检查。这项技术的主要好处在于，当我们怀疑患者诊断为 CD 时，可以通过它看到患者小肠的情况 [150]。这项技术在典型的 UC 患者中没有特殊应用价值，但它能为诊断尚不明确的患者提供额外的诊断信息。

（五）血清学检测

为评估炎症程度和辅助诊断，可对 IBD 患者进行多项血清检测。C 反应蛋白（CRP）和血沉（ESR）是评价全身炎症的两种常用的检测方法。这两种测量方法对 IBD 都不敏感，也不具有特异性。但如果排除了其他炎症的影响，它们也许可以反映 IBD 发作时炎症的程度。与患 CD 还是患 UC 无关，ESR 与结肠炎的相关性大于小肠疾病。ESR 和 CRP 的结果也可能会产生误导，因为不论是直肠旁脓肿还是肺炎等各种感染，均可引起 ESR 和 CRP 的升高。即便 ESR 和 CRP 水平正常，也不能排除诊断，因为炎症的程度与患者的症状可能无关。比如当患者已有狭窄的症状，但是却可能不会有明显的活动性炎症表现 [151]。

越来越多的 IBD 相关血清学标志物被发现。其中抗中性粒细胞胞浆抗体（pANCA）和抗酿酒酵母抗体（ASCA）是两个最初被广泛应用的标记物。有人认为，这些标记物的存在与否有助于 CD 和 UC 的临床鉴别。pANCA 阳性在 UC 患者中更常见（UC：50%～70%；CD：20%～30%），并且往往提示是更难治疗的 UC 亚型 [152]。ASCA 阳性则与 CD 相关性更大，但也可能出现在 10%～15% 的 UC 患者中。抗外膜孔蛋白 C（anti-OmpC）、anti-CBir1、anti-A4-Fla2 和 anti-Fla-X 等其他血清学标志物也与 IBD 相关，尽管它们在诊断中的作用尚未被完全证实，但已得到临床应用。除了有助于 IBD 的诊断外，pANCA 和 anti-Cbir1 也被发现可以预测 IPAA 术后发生储袋并发症的风险 [153]。

（六）基因研究

一些遗传标记物已被确定可能有助于区分 CD 和 UC。在 200 个已知与 IBD 相关的 DNA 位点中，至少有 23 个是与 UC 特异相关的 [30, 32]。

ATG16L1、ECM1、NKX2-3 和 STAT3 等目前都已经得到临床应用，其中与 UC 特异相关的只有 ECM1。医疗市场上已有将这四种遗传标记物与几种相关的血清学和炎症标记物结合起来进行检测的试剂盒。对此项技术可靠性的评估并不一致，目前也不清楚从此项测试中可获得什么额外的诊断价值。但是，它不仅有助于制定药物治疗方案，未来还可能有助于对药物治疗耐受的 UC 患者在行全大肠切除术后是行回肠储袋肛管吻合术还是回肠造口术给出建议。

十一、药物治疗

与 CD 一样，UC 是一种慢性消耗性疾病，没有可以确切治愈的非手术治疗选择。仅此一点就足以让患者饱受痛苦，也足以需要医生持谦虚态度。因此，最好在多学科参与下充分了解 UC 患者的病情，使得消化科医生和外科医生可以和患者进行良好的沟通，共同确立连贯的治疗目标。

UC 的药物治疗取决于病变的分布情况、严重程度和对治疗的临床反应（表 25-4）。对个体化治疗反应的不可预测性意味着治疗是一个动态过程，需要根据患者的病情不断进行调整。除此之外，对于严重 UC 的治疗，目前有前沿和大胆的策略主张从生物制剂开始应用，采取“降阶梯”的治疗策略；与此不同的还有“升阶梯”的治疗策略。尽管我们在进行药物治疗时都会遵循治疗原则，并心怀最大的善意，然而我们经常会面临“尝试—失败”的困境，很多患者最终会变成药物难治性 UC。由于每次治疗都需要 6～17 周后才知道是否失败，这会深刻影响患者的生活方式和对医生的信任。因此，医生有必要与患者尽早建立治疗关系，并向患者透彻解释药物治疗的潜在局限性。

（一）诱导缓解

1. 直肠炎

局限于直肠的轻中度 UC 尽管也可以使用口服药物辅助治疗，但通常仅需要通过局部治疗即可控制。美沙拉嗪（5-ASA）和类固醇（激素）是治疗的主要药物，这两种药物都有多种剂型可以选择。由于栓剂容易给药、无渗漏且已被证明可以比液体或泡沫灌肠更有效地作用于炎症部位，因而是治疗孤立性直肠炎的首选剂型 [154, 155]。随机对照试验表明，局部使用美沙拉嗪比局部使用激素、口服美沙拉嗪或安慰剂等单一药物治疗方法更能有效地诱导缓解，63%～94% 的患者在 4～6 周的治疗时间内有临床缓解 [102, 156–160]。尽管大于每日 1g 的给药没有增加剂量相关性反应，推荐的给药剂量仍为每日 1～2g。且分次给药的疗效并不比每日 1 次更好 [161, 162]。

局部应用激素诱导缓解的可能性是安慰剂的 4～5 倍 [163]。尽管随机对照临床试验的结果显示局部应用激素优于局部应用美沙拉嗪，但激素的局部应用目前仍作为二线治疗方案 [156–160]。局部应用激素可在那些不能耐受美沙拉嗪的患者或对美沙拉嗪单药局部治疗无效的患者中发挥作用。局部应用激素 4 周的临床缓解率为 35%～70%，这种缓解率的差异可能是不同的研究中使用的药物和剂量并不相同导致的 [156–158]。

如果患者对局部单药，如美沙拉嗪或布地奈德治疗无反应时，局部联合应用上述两种药物可能比单用其中任一种更有效。一项随机对照试验比较了局部使用美沙拉嗪（2g/d）、布地奈德（3g/d）及两药联合的临床疗效。治疗 4 周时评估联合治疗组、美沙拉嗪组和布地奈德组在临床、内镜和组织学的改善率分别为 100%，76% 和 71%。内镜下的缓解趋势也一样，三组在治疗 4 周时内镜下的痊愈率分别为 37%、30% 和 10%[156]。

尽管不如局部使用美沙拉嗪有效，口服美沙拉嗪可单用或与其他药物联合治疗远端 UC。当作为单一药物使用时，每日口服 4g 美沙拉嗪（pH 依赖性释放制剂）比口服安慰剂或口服更低剂量的美沙拉嗪更有效 [154, 164, 165, 166]。此外，对于控制

表 25–4　溃疡性结肠炎的药物治疗

疾病的类别	部　位	基于药物敏感性和副作用的治疗选择
诱导		
轻到中度	直肠	美沙拉嗪局部治疗
		激素局部治疗
		美沙拉嗪 + 激素局部治疗
		口服美沙拉嗪 + 激素、美沙拉嗪局部治疗
		口服美沙拉嗪及激素 + 激素及美沙拉嗪局部治疗
	左半结肠	口服美沙拉嗪 + 美沙拉嗪局部治疗
		口服美沙拉嗪 + 激素局部治疗
		口服美沙拉嗪 + 激素及美沙拉嗪局部治疗
		口服美沙拉嗪及激素 + 激素及美沙拉嗪局部治疗
	病变广泛	口服美沙拉嗪 + 美沙拉嗪局部治疗
		口服美沙拉嗪 + 激素局部治疗
		口服美沙拉嗪及激素 + 激素及美沙拉嗪局部治疗
重度	任何	静脉注射甲泼尼龙或氢化可的松
		静脉注射钙调神经磷酸酶抑制药
		肿瘤坏死因子 –α（TNF–α）抑制药
复发	任何	在基线治疗的基础上 + 巯嘌呤类药物
		生物制剂
激素依赖	任何	在基线治疗的基础上 + 巯嘌呤类药物
		生物制剂
激素难治性	任何	在基线治疗的基础上 + 巯嘌呤类药物
		生物制剂
维持治疗		
缓解期	任何	口服美沙拉嗪
		口服美沙拉嗪 + 美沙拉嗪局部治疗
		口服美沙拉嗪 + 激素及美沙拉嗪局部治疗
激素依赖	任何	在基线治疗的基础上 + 巯嘌呤类药物（或甲氨蝶呤）
		生物制剂
激素难治性	任何	在基线治疗的基础上 + 巯嘌呤类药物（或甲氨蝶呤）
		生物制剂

病变进展局限于距肛缘 50cm 范围内的 UC 时，口服美沙拉嗪（2.4g/d）与局部使用美沙拉嗪联合比分别单独使用两种药物更有效 [167, 168]。

总之，轻中度溃疡性直肠炎患者的初始治疗推荐从美沙拉嗪栓剂开始。难治性患者应考虑使用局部激素和（或）口服美沙拉嗪的联合治疗。如果炎症持续存在，应采用口服激素进行系统治疗来诱导病情缓解。如经上述方法治疗直肠炎仍无法得到控制，后续可能需要采用免疫抑制药、生物制剂或手术治疗。

2. *左侧结肠炎*

轻中度左侧 UC 的治疗与溃疡性直肠炎相似，但在细节上有所差别。一线治疗包括口服美沙拉嗪（2～4g/d）联合局部用药，经研究发现这种治疗方法可以改善左侧 UC 患者的疾病活动度指数（联合治疗为 –5.2，局部应用美沙拉嗪为 –4.4；口服美沙拉嗪为 –3.9）和治疗 8 周后的疾病临床改善情况（联合治疗：86%；单药治疗：68%）[102, 168, 169]。联合治疗还可以提高治疗 8 周后的缓解率（联合治疗：64%；口服美沙拉嗪：43%）[169]。这种认为联合治疗疗效优于单药的论点在获得更多左侧 UC 治疗数据的支持后得到了进一步的强化 [170]。

大量的文献提示，在左侧 UC 的治疗中，局部应用 5–ASA 的治疗效果尽管不如在孤立性直肠炎中那么明显，但依旧优于局部使用激素的治疗效果 [163, 171, 172]。局部激素治疗作为一种合理的二线药物治疗手段，尤其适合在患者对 5–ASA 药物过敏的情况下（开始治疗 3～5d 后出现便血和排便急迫；症状在停止使用 5–ASA 治疗 72h 内消失）应用。此外，对单用美沙拉嗪口服或局部治疗无效的病例，口服美沙拉嗪联合局部使用激素和美沙拉嗪治疗可能会使症状改善。虽然没有关于这种三联疗法疗效的对比研究，但有证据表明，使用两种药物的局部治疗比单用其中任何一种都更能改善缓解率 [156]。无论使用的是美沙拉嗪还是激素，药物的局部应用都应选择用泡沫或液体制剂灌肠，而不主张使用栓剂 [102]。没有证据显示泡沫灌肠和液体灌肠两者的疗效有明显的差别 [173]。小剂量或大剂量灌肠也显示出了同等的疗效，与此同时小剂量灌肠的耐受性会更好 [174]。

虽然进行单药治疗时口服美沙拉嗪比口服柳氮磺胺具有更好的耐受性，但前者在疗效上并不具备优势 [175]。如前所述，每日一次单药口服美沙拉嗪（pH 依赖性释放制剂）2～4g 用于治疗左侧 UC 比安慰剂更有效 [164, 166]。虽然文献的结果并不一致，但大多数人同意当剂量超过 2g/d 时，任何剂量依赖性效应都可以忽略不计 [154, 165, 166]。综合分析了单药口服美沙拉嗪的 PH 依赖性释放制剂后 8 周的缓解率约为 40%，比早期制剂的缓解率提高了 100%[166]。每日一次性口服美沙拉嗪 3g 与同等剂量分次给药相比，缓解率由 73% 提高到 86%。但每日一次性口服美沙拉嗪的剂量尚未作为综合疗法的一部分来进行比较评估。

虽然从治疗经验上看，大多数左侧 UC 患者用美沙拉嗪治疗 2 周内症状就会得到改善，但可能需要 16 周才能得到缓解 [177–182]。在这个时间范围内，患者会表现一定程度的持续症状，也可能完全没有反应。因此，讨论治疗升级的时间通常会在宣布一线治疗失败之前进行。口服激素作为下一步治疗方法，能使大多数患者得到缓解 [102, 183, 184]。但由于激素治疗有并发症，因而在使用前应该进行充分的讨论，并就预期的反应时间和可能引起的副作用对患者进行充分告知。但是在临床症状出现恶化、直肠持续出血超过 14d 或是经过规范使用 40d 美沙拉嗪和（或）局部激素治疗后仍无法缓解的情况下，还是需要行口服激素治疗 [102]。

3. *广泛性溃疡性结肠炎*

广泛性 UC，也称为全结肠炎，是指病变已累及结肠脾曲近端的 UC。这些 UC 患者需要口服治疗，因为经肛局部用药不能有效地达到近端的炎症。值得注意的是，推动左侧 UC 和广泛性 UC 治疗的研究数据多是在同一个研究中获得的，纳入的患者是具有异质性的，所以许多轻中度广泛性 UC 的治疗正在被重新评估。

一线治疗是每天单次口服美沙拉嗪 2～4g 加美沙拉嗪 1g 灌肠。这种治疗可以同时作用于近端和远端病变，治疗 8 周后的缓解率为 63%[102, 168, 169, 175, 180, 185]。激素灌肠是美沙拉嗪灌肠的一种可行的替代方案，尤其适合对 5-ASA 过敏的患者。

对一线治疗无反应或在维持治疗期间疾病复发的患者需要口服激素治疗。Truelove 和 Witts 于 1954 年最早报道了用可的松治疗 UC 的研究结果 [112]。该项随访研究采用了每日口服 20mg 泼尼松龙外加氢化可的松局部用药的方案。该项研究中，实验组患者的缓解率为 76%，较单独使用柳氮磺吡啶 52% 的缓解率有显著改善 [184]。口服激素的诱导缓解方案为每日 40～60mg 的泼尼松或泼尼松龙。这一剂量的确定主要基于 Baron 等 1962 年的一项研究，该研究显示，全结肠炎的患者无论每天服用 60mg 还是 40mg 的泼尼松，复发率均为 50%[186]。大多数人更喜欢 40mg 的剂量，因为更大的剂量除了副作用更大，并没能在疗效上获益 [186]。

考虑到有较大的副作用，激素不推荐用于维持治疗。因此，必须尽早认识到激素依赖的问题，采取合理的减量方案，同时确保减量方案不能以早期复发为代价。激素的疗程少于 3 周被认为与早期复发相关。因此，最近的欧洲共识推荐采用 8 周的疗程，从第 1 周每日 40mg 泼尼松龙开始，而后每周减少 5mg/d[102]。

布地奈德由于具有首剂效应，对全身的影响较小，是一种可供选择的口服激素药物。尽管布地奈德具有较小的副作用，但大量的研究仍不能确定布地奈德在疗效上优于美沙拉嗪。一种具有结肠靶向释放能力的新制剂 – 布地奈德多基质（布地奈德 MMX）治疗 UC 的缓解率高于安慰剂组，分别为 15% 和 7%，且其疗效在美沙拉嗪疗效明显的左半结肠炎患者中最显著。然而，最近 Cochrane 的一项研究发现，没有确切的数据能证明布地奈德 MMX 的疗效优于传统的布地奈德，且其疗效远不如美沙拉嗪 [187]。

4. 重度溃疡性结肠炎

重度 UC 被定义为每天至少有六次血便、腹部有压痛且伴有全身中毒症状，包括发热（＞ 37.5℃）、心动过速（＞ 90 BPM）、贫血（HGB ＜ 75% 正常值）和 ESR 升高（＞ 30mm/h）[188]。这些病例在以前死亡率很高，严重发作的患者中有 75% 于第一年内死亡。1954 年，Truelove 和 Witts 的研究结果里程碑式地开创了用皮质激素进行抢救治疗的时代，此后预后得到了显著的改善。然而，仍有相当多严重发作的患者会进展为暴发性结肠炎而危及生命。

伴有中毒症状的疑似为暴发性 UC 的患者在出现临床急症时必须被重视，否则治疗决策可能是灾难性的。在开始免疫抑制治疗之前，排除肠道感染、开展经验性治疗是极其重要的。种种原因导致 IBD 患者感染艰难梭菌和 CMV 的风险增加。这些因素即便不是主要病因，但如果没有作为潜在的干扰因素来认真对待，也可能会导致死亡 [92, 93, 189–194]。艰难梭菌感染通过化验大便很容易被确定，所以每个 UC 患者在入院时都应该完成这项检验。为了有效地排除 CMV 结肠炎，需要进行活检。因此，对不需要紧急外科干预的难治性 UC 患者，都应在不进行肠道准备的情况下行乙状结肠软镜检查并取活检。虽然在急性炎症时不宜轻易行内镜检查，但获得必需的信息至关重要。受感染的患者应使用合适的抗菌药物治疗，并在病情允许时考虑停用免疫抑制药[194, 195]。除了排除或治疗感染外，还应采取如下一些其他措施以确保患者药物治疗的疗效达到最佳 [102]。

- 由于低钾血症和低镁血症可促进“中毒”的结肠扩张，因此应进行液体复苏并纠正电解质紊乱。
- 由于 IBD 患者发生静脉血栓栓塞的风险高于正常人，故应使用相关药物对 DVT 进行预防。急性发作时的血栓形成风险增加，且为一项独立危险因素 [196, 197]。

- 应对患者（尤其是基线营养不良的患者）提供营养支持，且肠内营养治疗优于肠外营养治疗。因为通过肠外静脉营养来实现肠道休息较采用肠内营养并没有显示出任何益处，而并发症的发生显著增多，分别为 35% 和 9%[198, 199]。

- 应限制使用麻醉药品、抗胆碱药、止泻药和非甾体抗炎药，因为它们可能会增加进展为中毒性结肠扩张的风险[91, 200, 201]。

- 如果患者耐受，可局部使用美沙拉嗪或皮质激素；但是目前没有对比研究的结果支持这种治疗是否能获益[184, 202]。

- 如果怀疑有感染，应予以适当的经验性抗菌治疗。但如果不存在感染，应用抗生素并无明显获益[203–205]。

重症 UC 患者应给予静脉注射激素治疗，甲基泼尼松龙 60mg/24h 和氢化可的松 100mg/4h 均有效。采用更高剂量的持续输注，以及超过 7～10d 的延长疗程都不会带来额外的获益[102, 117, 206, 207]。静脉注射激素治疗对大约 67% 的患者有效，但是 29% 的患者最终仍会无效或恶化，导致需行结肠切除术[117]。

尽管研究较少，但环孢素仍被认为可能是静脉注射激素的替代方案。一项小规模的随机对照试验对 30 例重度急性 UC 患者进行研究后发现，环孢素 [4mg/（kg • d）] 治疗组取得了与甲基泼尼松龙（40mg/d）组等效的结果，临床缓解率分别为 67% 和 53%。需要强调的是，环孢素不是标准的治疗，只适用于那些应该避免使用激素的患者，如激素导致精神异常、骨质疏松症、糖尿病控制不良等患者。

基于患者病情的临床疗效评估应该持续进行，临床决策应由包括外科医生和消化科医生在内的多学科团队共同制订。应尽早明确激素难治性患者，以便开展抢救性药物治疗或手术，避免因为接受结肠切除手术不及时而导致的高并发症率[208, 209]。

5. 静脉注射激素治疗难治性溃疡性结肠炎

治疗的第 3 天是宣告静脉注射激素治疗成功或失败的关键。持续而无效地静脉注射大剂量激素可能会导致疾病进展、结肠切除术的延迟和并发症发生率的增加[208, 209]。任何关于尝试使用环孢素、英夫利昔单抗或他克莫司进行的抢救治疗都应进行标准化的讨论，以期得到合适的管理。理想的状况是，在患者出现病情恶化之前就能与外科手术团队和肠造口治疗师进行沟通，更为重要的是让团队间能够提前建立相互信任。如果抢救治疗到第 3 天还看不到显著的改善，那就必须要寻求外科会诊。如果在经过 4～7d 的抢救治疗后病情仍没有好转，应行结肠切除术[102]。

许多临床、生化、放射和内镜标记物被用来预测激素治疗失败的可能性，以及进展到需要急诊行结肠切除的可能性。尽管积极使用了激素类药物，发热、心动过速和炎症标志物（如血沉和 CRP）的水平都与结肠切除率的增高有关。入院时血沉 > 75mm/h 和体温高于 38℃可分别使结肠切除的风险增加 4.6 倍和 8.8 倍[210]。第 2～5 天是再次评估激素治疗有无反应的关键时间。患者在行激素治疗第 2 天的 24h 内排便超过 12 次，则有 55% 的概率需行结肠切除术[211]。24h 内排便多于 8 次，CRP > 45mg/L、24h 内排便 3～8 次或是激素治疗第 3 天的排便次数 ×0.14CRP ≥ 8，提示有 75%～85% 的概率会急性进展而需行结肠切除术[212, 213]。如果在第 5 天排便次数减少小于 40%，就能得出患者对激素治疗无反应的结论[210]。结肠扩张 > 5.5cm、出现黏膜岛和（或）放射线检查提示有小肠梗阻都预示着有 73%～75% 的概率需要切除结肠[211, 214]。内镜检查发现有严重溃疡，则预示着 93% 的患者会进展到需要行结肠切除术[215]。这些可怕的数据应该用来为做出继续抢救治疗还是直接手术治疗的决定奠定基础。

6. 难治性直肠炎和远端结肠炎

难治性直肠炎和远端结肠炎有必要进行单独的讨论。这些患者定义为，在局部使用美沙拉嗪和（或）激素治疗，以及口服美沙拉嗪和激素治疗时均失败。这些患者往往有最痛苦的症状（排便急迫、里急后重感和大便失禁），但可能并不会发展成暴发性 UC，也不会出现发热、腹痛和结肠扩张等危险表现[102]。因此，没有绝对手术指征，患者饱受疾病的痛苦和药物的副作用，同时纠结于是否决定接受“可选择的”手术。

在上述情况下，首先需要排除的是患者使用药物的依从性不足、诊断不准确还是近端肠管造成的便秘 / 动力障碍（这可能会降低药物作用于炎症肠管时的浓度）。如果这些原因并不成立，则可以考虑更改治疗方案。剩下的治疗方案包括口服或直肠局部使用钙调神经磷酸酶抑制药，以及应用生物制剂[216-219]。这些挽救疗法，特别是对孤立的远端疾病的总体疗效尚不确定。然而，它们不太可能比治疗更广泛的结肠炎更有效。因此，相当多患者的挽救治疗都以失败告终。

替代疗法尚未得到验证，不过有小规模的试验已证明，脂肪酸灌肠、利多卡因灌肠、阿司匹林栓剂、表皮生长因子（EGF）灌肠和经皮尼古丁贴片等治疗均有一定的益处[220-225]。队列研究还发现，高达 90% 的溃疡性直肠炎患者在行阑尾切除术后的疾病活动性可能有显著改善。这一发现即使不能提供潜在的干预治疗方法，也足以提示两者间存在病因学的联系[226]。

7. 挽救治疗

环孢素单药治疗在激素难治性急性重度症 UC 患者的挽救性治疗中已显示出其疗效，有 76%～85% 的患者可免行结肠切除手术。综合了相关研究后，疾病改善的中位时间约为 4d，这使得那些对药物没有反应的患者能得到及时的手术治疗[102, 227-231]。由于用不同剂量环孢素 [2mg/（kg・d）和 4mg/（kg・d）] 进行治疗的有效率无差异[102, 227-231]，同时考虑到环孢素的治疗指数狭窄、副作用显著及其 3%～4% 的死亡风险，2mg/（kg・d）已成为最常用的治疗剂量[102]。治疗有效的患者应过渡到 5mg/（kg・d）的剂量，分两次口服治疗。这种治疗剂量通常持续 3～4 个月，并与标准的维持疗法（如硫唑嘌呤治疗）联合用于治疗激素难治性患者（见维持疗法章节）[232]。

虽然环孢素在短期内相对有效地避免了结肠切除手术，但它的长期效果仍受到质疑。随访数据显示，用环孢素治疗的患者中有 58%～88% 在 7 年内接受了结肠切除术[230, 233]。使用巯嘌呤类药物维持治疗有一定程度缓解的患者，或基线时未使用巯嘌呤类药物的患者，更有可能在用环孢素挽救治疗后，长期内避免行结肠切除术[230, 234, 235]。

他克莫司与环孢素（钙调神经磷酸酶抑制药）有相似的作用机制，但两者所结合的受体不同。两者都有多种下游免疫效应，其中对 IL-2 的抑制作用可能最为显著。多项研究显示他克莫司在诱导缓解、改善症状和减少激素用量方面都有益处。Ogata 等进行了一项随机对照试验，以确定口服他克莫司在挽救治疗中的剂量效应。用药两周后比较高浓度组（10～15ng/ml）、低浓度组（5～10ng/ml）和安慰剂组的治疗结果。高浓度组有 68% 的患者症状得到改善，20% 的患者达到了临床缓解，79% 的患者显示有黏膜愈合的迹象。高浓度组症状的改善率与安慰剂组（10% 的改善）和低浓度组（18% 的改善）相比都有很大提高，但研究结果还不足以在高低浓度组间得出显著性差异。后续的开放性扩展研究显示，大多数在第 2 周得到改善的患者在后续更长的时间内仍可得到改善（55% 的患者第 10 周时的疾病活动指数呈现改善），泼尼松龙剂量从研究开始时的 19.7mg/d 减至第 10 周的 7.8mg/d[236]。最近的一项前瞻性观察研究显示，76% 接受他克莫司治疗的激素难治性患者在治疗 4 周后出现临床缓解[237]。后者的研究结果虽然令人鼓舞，但可能因纳入了中度 UC 患者而使结果混淆。其他病例研究的结果也不统一，临床改善率为 47%～90%[238-240]，长期无结肠切除术的生存率在治疗 44 个月时为 57%，但这当中同时包括了中度和重度 UC 的患者[238]。

英夫利昔单抗在激素难治性急性重度 UC

患者的挽救治疗中显示出其有效性。一系列研究报道，在用英夫利昔单抗治疗的激素难治性重度结肠炎患者中有 20%～75% 的结肠切除率[241-245]。Järnerot 等进行了一项随机对照试验，比较了难治性重度和中度 UC 患者接受英夫利昔单抗（5mg/kg）或安慰剂治疗的结肠切除率。接受英夫利昔单抗治疗的患者 3 个月和 3 年的结肠切除率显著低于安慰剂组，3 个月时的结肠切除率分别为 29% 和 67%（P=0.017），3 年时分别为 50% 和 76%（P=0.02）[246]。活动性 UC 试验 1（Active Ulcerative Colitis Trial 1，ACT-1）和 ACT-2 随机对照试验评价了英夫利昔单抗在门诊中重度活动性 UC 患者的诱导和维持治疗中的作用。英夫利昔单抗组的临床缓解率显著高于安慰剂组，分别为 30% 和 15%）。研究还发现，英夫利昔单抗组较安慰剂组患者在 54 周时的结肠切除率显著下降，分别为 10% 和 17%（P=0.02）[137]。应当注意的是，ACT 研究只针对性地观察了门诊患者，并没有评估真正进行挽救治疗的患者。这也许可以解释在与住院患者的研究结果相比，ACT 研究的患者整体的结肠切除率较低的原因。

选择用钙调神经磷酸酶抑制药还是英夫利昔单抗来治疗急性、激素难治性结肠炎并不容易。对现有的非随机化研究数据进行汇总后发现，英夫利昔单抗组的治疗反应率高于环孢素组（75% vs. 55%）；英夫利昔单抗组治疗 3 个月和 12 个月的结肠切除率也低于环孢素组（3 个月时分别为 24% 和 43%；12 个月时分别为 21% 和 37%），尽管 3 个月时的结肠切除率无显著统计学差异[247]。然而，最近的随机对照试验否定了英夫利昔单抗的优势。一项涵盖 3 个研究的 Meta 分析发现，英夫利昔单抗的临床应答率为 43.8%，环孢素为 41.7%，两者无统计学差异。两组在 3 个月和 12 个月的结肠切除率也相似（3 个月时分别为 26.5% 和 26.4%；12 个月时分别为 34% 和 43%）[247-250]。

在缺乏确切能证实一种挽救疗法优于另一种的数据的情况下，应遵循“以患者为中心”的原则来确定治疗方案。英夫利昔单抗在维持治疗中的长期应用使得炎症对英夫利昔单抗的治疗已经产生耐药，从而导致挽救治疗的决策变得简单，因为在这些患者中环孢素更为可取。相对于英夫利昔单抗，理论上环孢素还有另一个优势，那就是它的半衰期较短（环孢素为 8h，英夫利昔单抗为 8～10d），这可能是英夫利昔单抗增加术后感染风险的原因。然而，英夫利昔单抗对治疗有效的患者而言仍是非常理想的维持治疗药物。对于之前未使用过这两种药物且没有任何使用禁忌证的患者而言，有证据表明，当一种药物治疗失败后，序贯疗法是安全的[251]。目前的推荐意见中，不鼓励早期行结肠切除，因为先前的研究表明这一策略的风险收益比更低[102, 252, 253]。

预测对英夫利昔单抗的反应性是目前需要研究的内容。Jürgens 等研究了炎症标记物和 IBD 相关基因变异两者与中重度 UC 患者对英夫利昔单抗的反应性之间的关联[254]。高 CRP 水平、ANCA 血清阴性、与 IBD 相关的 IL23R 基因纯合子变异等因素都能提高临床的反应性。在未来，这种预测模型将有望指导我们在药物治疗升级、手术时间选择，甚至是选择储袋重建手术还是行回肠造口手术等方面的决策。

8. 不同类型的治疗管理

对初始治疗有反应的患者可能会发展为多种疾病过程。这些类型包括复发性、激素依赖、难治性和长期缓解的 UC。治疗管理的最终目标是长期、不依赖激素药物的缓解。实现这一目标需综合考虑到疾病表型、患者依从性和选择合适的治疗药物之间的关系。

(1) 复发性疾病：早期复发性疾病（相隔＜ 3 个月）应根据病变的严重程度和范围，像之前一样进行诱导治疗。此外，建议应用硫唑嘌呤或巯嘌呤，以尽可能减少持续复发或隐性发作的风险。除非需要改变治疗方案（如病变向近端肠管延伸导致需要加用美沙拉嗪口服制剂等），否则不必要重复进行内镜检查。相隔 3 个月以上的复发的治疗同初发，且不需要添加免疫抑制药 [102]。

(2) 激素依赖：激素依赖是指在开始使用激素治疗后的 3 个月内，在保证不复发的情况下，无法将糖皮质激素的剂量减少到 10mg/d 以下 [255]。激素类药物因为有较大的副作用，不应被无限期地持续使用。Ardizzone 等 [256] 比较了硫唑嘌呤和美沙拉嗪用于无激素的诱导缓解及维持治疗。研究中将原先应用 40mg/d 泼尼松龙治疗的患者随机分为两组，分别给予硫唑嘌呤 2mg/（kg•d）或口服美沙拉嗪 3.2g/d。6 个月后，硫唑嘌呤组有 53% 的患者得到无激素的缓解，而美沙拉嗪组仅有 21%（OR=4.78；95%CI，1.6～14.5）。一项对激素依赖患者进行的非对照研究的长期随访显示，使用硫唑嘌呤的患者在第 12 个月、24 个月和 36 个月时的无激素的缓解率分别为 55%、45% 和 42%，疗效与之前的研究类似。因此，硫唑嘌呤应作为所有无禁忌证的激素依赖门诊患者的主要替代治疗方法。

(3) 口服激素抵抗：那些口服激素治疗无效的门诊患者已成为一类具有挑战性的疾病表型。这一群体是药理学正在聚焦研究的对象，实际上也是使用“生物制剂”进行治疗的目标人群。虽然这些药物近年来已经引起了众多的关注，但巯嘌呤类药物和钙调神经磷酸酶抑制药也可能发挥作用。

9. *生物疗法*

当所使用的传统疗法不足以控制疾病时，就有足够的动力来推动对自身免疫性疾病进行生物治疗的研究。目前应用于 UC 治疗中的生物制剂有六种：英夫利昔单抗、阿达木单抗、戈利木单抗、维多利珠单抗、etrolizumab 和托法替尼。无论是用于诱导缓解还是维持治疗，它们的疗效均优于安慰剂组 [258]。尽管没有直接的对照研究结果可以佐证，但最近一项涵盖了所有可及的随机对照研究的 Meta 分析间接地比较了英夫利昔单抗与阿达木单抗，发现英夫利昔单抗更可能诱导临床缓解（OR=2.36；95% CI 1.22～4.63）和黏膜愈合（OR=2.02；95% CI 1.13～3.59）。

(1) 肿瘤坏死因子 -α 抑制药

① 英夫利昔单抗：2004 年被批准应用的英夫利昔单抗为 UC 的治疗开辟了新途径，为药物难治性 UC 患者带来了缓解的希望。ACT–1 和 ACT–2 随机对照试验评价了英夫利昔单抗（TNF–α 抑制药）对药物难治性 UC 患者诱导缓解的疗效。通过观察治疗 30 周后的诱导缓解率发现，英夫利昔单抗剂量分别为 5mg 和 10mg 的两组疗效相等，与对照组 / 安慰剂组相比，缓解率从 7% 显著提高至 21%。研究还发现，英夫利昔单抗组 54 周时的结肠切除率较对照组 / 安慰剂组显著降低，分别为 10% 和 17%（P=0.02）[137]。一项最新的安慰剂对照试验研究了没有使用过免疫抑制药的激素难治性 UC 患者，发现英夫利昔单抗和硫唑嘌呤的联合用药，即使达不到协同疗效，也能对诱导缓解起到疗效叠加的效果。应用硫唑嘌呤单药、英夫利昔单抗单药及两药联合治疗的患者，16 周的无激素缓解率分别达到 24%、22% 和 40%[259]。因此建议英夫利昔单抗与硫唑嘌呤联合使用。

② 阿达木单抗：是另一种在诱导缓解和维持治疗中都具有应用前景的 TNF–α 抑制药。阿达木单抗的初始推荐剂量为 160mg，两周后第二次给药 80mg，此后每隔一周维持给药 40mg。一项针对激素难治性 UC 的随机对照试验将阿达木单抗与安慰剂进行了比较，结果显示阿达木单抗组 8 周无激素缓解率有所提高，分别为 18.5% 和 9.2%。对阿达木单抗诱导治疗组的不同亚组（是否同时接受激素治疗）间治疗 8 周的缓解率无明显差别，分别为 16.9% 和 9%）[260]。另一项随机对照试验则发现，开始使用阿达木单抗时在用激素治疗的患者比起没有在用激素治疗的患者，其长期无激素缓解率有显著的提高，分别为 13.3% 和 5.7%）[261]。尽管使用阿达木单抗在两组中均有获益，但该研究仍提示了阿达木单抗在激素依赖性 UC 中的疗效可能比在激素难治性 UC 中的疗效更好。不仅如此，这项研究由于纳入了先前使用英夫利昔单抗的患者，因而还可能提示了

一种 TNF-α 抑制药治疗的失败并不意味着所有 TNF-α 抑制药都无效。

③ 戈利木单抗：戈利木单抗是新近研究的另一种用于治疗难治性中重度 UC 的 TNF-α 抑制药。虽然研究数据不像前两种 TNF-α 抑制药那么多，但从随机对照试验的结果来看，其对诱导缓解和维持治疗的效果与英夫利昔单抗或阿达木单抗相似。Sandborn 等研究发现两种不同剂量（初始剂量分别为 200mg 和 400mg，两周后剂量减半）的戈利木单抗在使用 6 周后的临床应答率分别为 51% 和 55%，安慰剂组的改善率为 30%。用戈利木单抗维持治疗 54 周后随访发现，每 4 周服用 50mg 和 100mg 戈利木单抗患者的持续临床应答率分别为 47% 和 50%。接受 100mg 维持剂量患者的缓解率和黏膜愈合率（分别为 27.8% 和 42.4%）高于接受 50mg 维持剂量（分别为 23.2% 和 41.7%）或安慰剂（分别为 15.6% 和 26.6%；$P < 0.004$）的患者[262]。该研究只在对诱导剂量戈利木单抗治疗有反应的患者中分析其在维持治疗中的作用。

(2) TNF-α 抑制药的序贯性治疗：最近的研究观察了序贯使用多种 TNF-α 抑制药对门诊难治性 UC 患者的影响[263]。出乎意料的是，研究数据似乎提示了即使连续两种 TNF-α 抑制药治疗失败也不意味着第三种 TNF-α 抑制药治疗无效。De Silva 等[263] 发现，在先前两种 TNF-α 抑制药治疗失败后，仍有超过 50% 的患者能够通过应用第三种药物使疗效维持 1 年以上。但随访 3 年的数据则不那么理想，此时仅有 25% 的患者仍在接受同样的治疗。当对第一种 TNF-α 抑制药原发性无应答，或是在开始使用第三种 TNF-α 抑制药后炎症活动状态仍持续超过 3 个月的患者，则预期的反应会更差。

(3) 其他生物疗法

① 维多利珠单抗：维多珠单抗通过不同于 TNF-α 抑制药的机理发挥作用。具体地说，它是一种重组人源化的抗 α-4-β-7 整合素单克隆抗体。通过整合素调节白细胞向肠道迁移，这种药物能更选择性地靶向 IBD 的炎症区域。此外，证据显示，由于维多利珠单抗的作用机制不同，从而为那些对 TNF-α 抑制药不耐受或难治的患者带来了希望。随机对照试验已证实了维多利珠单抗在对传统治疗无效的中重度 UC 患者的诱导和维持治疗中的有效性[264, 265, 266]。在其中一项随机对照试验中，300mg 的剂量使用 6 周的临床应答率为 47%，而安慰剂组为 22%。与安慰剂相比，临床缓解率和黏膜愈合率在 6 周时也有所改善（分别为 17% 和 5%、41% 和 25%）；每 8 周和每 4 周间隔给药的患者在用药 52 周后的缓解率分别为 42% 和 45%，显著高于安慰剂组的 29%。与戈利木单抗的研究相似，该研究仅在对诱导治疗有反应的患者中进行维持治疗作用的研究。

② Etrolizumab：Etrolizumab 是用于治疗 UC 的最新生物制剂。与维多利珠单抗一样，它通过肠道的选择机制发挥作用，通过结合 α4β77 和 8，以及 αEβ79 整合素异二聚体来阻断免疫细胞进入肠道。最近的一项随机对照试验表明，每 4 周服用 100mg etrolizumab 的患者在第 10 周时的临床缓解率为 21%，而安慰剂组的缓解率为 0%。随访结果表明，基线结肠镜活检标本中 ITGAE 基因的高表达与较高的临床缓解率相关[267]。Etrolizumab 在 UC 中的作用仍有待确定。

③ 托法替尼：酪氨酸激酶如 Janus 激酶 1（JAK1）和 JAK3 是细胞内分子，有助于调节白细胞介素的信号传递，可能在 UC 的发病机制中发挥作用。托法替尼（CP-690550）是一种口服的 JAK1、JAK2 和 JAK3 抑制药。抑制这些 Janus 激酶会最终阻滞一些可能与 IBD 有关的细胞因子的信号传导。这其中包括了 γ 链，含有诸如 IL-2、IL-4、IL-7、IL-9、IL-15 和 IL-21 等细胞因子。一项最近针对托法替尼治疗中重度 UC 的随机对照试验表明，每日两次，每次 15mg 的剂量是最有效的治疗方案，8 周的临床缓解率为 41%，而安慰剂组的缓解率为 10%[268]。

10. 巯嘌呤类药物

巯嘌呤类药物本身不是诱导治疗的药物，但研究却发现巯嘌呤类药物可以使许多患者达到诱导缓解，因而所有的激素依赖性 UC 和激素难治性 UC 患者都应该用巯嘌呤类药物进行治疗[102]。牛津大学 IBD 诊所的一项持续 30 年的队列研究发现，用硫唑嘌呤治疗的患者可以获得 58% 的缓解率，而当用药 6 个月则可以达到 87% 的缓解率[269]。可惜的是，上述数据缺乏对照组，而且这些用药 6 个月所达到的高缓解率忽视了硫唑嘌呤治疗失败而需要行结肠切除术或其他治疗的情况。硫唑嘌呤用于诱导缓解的有效性。如先前所讨论的，单独使用硫唑嘌呤和英夫利昔单抗对门诊的中重度激素难治性 UC 患者中的诱导有效性相似（24% vs. 22%）。而英夫利昔单抗和硫唑嘌呤联合应用所带来的叠加效应则产生了最佳的治疗效果，用药 16 周时的缓解率为 44%[259]。在静脉注射环孢素进行挽救治疗后，硫唑嘌呤还可作为过渡期用药或最终的替代治疗药物来进行诱导治疗。与单用环孢素达 20 周的患者相比，环孢素挽救治疗后转为硫唑嘌呤或巯嘌呤治疗患者的长期结肠切除率要低得多，分别为 45% 和 20%）[270]。

11. 钙调神经磷酸酶抑制药

钙调神经磷酸酶抑制药除了在激素难治性 UC 的抢救治疗中发挥作用外，还可被考虑用于中重度激素难治性疾病的诱导缓解。由于环孢素只能静脉注射且药物治疗窗较窄，故主要被用于挽救治疗。除此之外，他克莫司在门诊中重度 UC 患者的治疗中可能将占有一席之地，安慰剂对照试验已经在这些患者中开展。尽管有些患者在住院治疗，而且有 25% 的患者接受了至少 30mg 的泼尼松龙治疗，但这些患者并不符合进行挽救治疗的严重疾病标准。经过 2 周的治疗没有达到缓解的患者，在调整他克莫司的谷浓度至 10～15ng/ml 后，有 68% 能出现部分应答；而在安慰剂组和 5～10ng/ml 低水平组，部分缓解率分别为 10% 和 38%。到第 10 周时泼尼松龙的平均剂量也从 19.7mg/d 降至 7.8mg/d[236]。一项他克莫司对中重度激素难治性 UC 缓解率影响的回顾性研究显示，用药 12 周时的缓解率为 72%。同时服用巯嘌呤类药物可将缓解率从 61% 显著提高至 85%，这进一步证实了先前的观点，即所有激素依赖性和激素难治性患者均应服用巯嘌呤类药物[271]。最近的一项观察性研究发现，在仅使用他克莫司（未同时使用激素类药物）的中重度 UC 患者中，早期缓解率高达 90%，10 个月后仍有 73% 的患者处于缓解状态[272]。

12. 甲氨蝶呤

甲氨蝶呤在 UC 中应用的数据有限。少数的前瞻性研究都存在规模小、使用剂量不统一以及研究结果不一致的问题。唯一一项关于甲氨蝶呤使用（每周口服 12.5mg）的随机对照研究发现，甲氨蝶呤组和对照组的缓解率分别为 46.7% 和 48.6%[273]。一项随机对照试验在激素依赖性 CD 和 UC 混合的病例组中用巯嘌呤 [1.5mg/（kg•d）]、5-ASA（3g/d）或甲氨蝶呤（15mg/ 周）治疗后发现，UC 患者 30 周的缓解率分别为 79%、25% 和 58%[274]。一项最近的相关性研究指出，没有证据支持甲氨蝶呤在 UC 中的应用[275]。

（二）维持治疗

由于不同研究中对病情缓解的定义不同，对维持治疗数据进行甄别和分析具有挑战性。临床上可以将其定义为 6～12 个月内没有复发，这一定义有些主观，因为对复发的定义尚未统一确立。临床表现为大便次数增多和再次出现直肠出血，并通过内镜检查证实是复发的一种准确定义。但是，不能仅凭这些症状消失就说病情已经得到缓解，除非患者已经停用了糖皮质激素。此外，并非所有的研究在评估 UC 缓解时都使用内镜检查，即使在使用内镜进行评估的研究中，疾病活动指数量表本身也会因为操作者的原因在评估黏膜脆性方面具有主观性。

维持治疗的目的是维持无激素状态的缓解。由于半数以上的 UC 患者会在急性发作后一年内复发，因而推荐继续行维持治疗。许多复发相关的危险因素已经得到了确认。最一致的研究结果是关于先前复发的频率，研究认为之前发作的次数越多，则越容易再次复发。组织病理学的分析也明确指出，如果直肠黏膜中持续存在多形核白细胞可使复发风险增加两倍。其他危险因素包括肠外病变、低龄和低纤维饮食 [121, 122, 125, 276–280]。压力和单身也与复发相关，在多因素分析中显示，它们比非甾体抗炎药（NSAIDs）的应用、抗生素的应用和感染更能预测复发 [281]。然而，与疾病复发最密切相关的是能否坚持药物治疗。在实际用药量少于处方量 80% 的患者中，复发的风险增加 5 倍以上 [282]。

病情缓解后，如何选择合适的治疗来维持疾病的缓解状态至关重要。这个决策的制定取决于疾病的严重程度、疾病波及的范围、对先前治疗的反应（特别是快速缓解的方案）、先前治疗的失败、长期的安全性和癌症的预防等方面 [102]。

1. 氨基水杨酸

对激素治疗敏感的患者和使用氨基水杨酸诱导缓解的患者，口服美沙拉嗪是一线维持治疗方案。一项最近的相关性研究发现，与安慰剂相比，美沙拉嗪和其他 5–ASA 的治疗与缓解失败呈负相关（OR=0.47；95% CI，0.36～0.62）[172]。一系列研究显示美沙拉嗪的局部应用也可获益，其 12 个月的缓解失败率为 20%～48%，而安慰剂组为 47%～89%[167, 204, 283, 284, 285]。一项 Meta 分析将局部使用美沙拉嗪与安慰剂的缓解率进行了比较，发现局部使用美沙拉嗪组 12 个月的缓解维持率增加了 16 倍 [172]。美沙拉嗪的口服和局部联合使用比单独口服美沙拉疗效稍好，并且可以无限期使用 [102, 286]。然而，有相当一部分患者更希望选择单用口服治疗来维持缓解，而在复发时才临时加用局部治疗 [287]。

当用于维持治疗时，5–ASA 药物的剂量在 0.8g/d 以上时就不显示明显的剂量效应变化 [102]。然而仍有一些文献支持用较高的剂量维持治疗，目前还有高达 3g/d 的剂量在使用。虽然在第 12 个月时的复发率可能相似，但接受较高剂量（2.5～3g/d）的患者在复发前可能会有较长的缓解时间。这一发现在广泛性病变或是病变经常复发的患者中尤为突出 [288, 289]。与诱导治疗一样，每日一次给药与每日分次给药相比，疗效并不受影响，因而更为推荐每日一次给药 [180, 185, 290, 291]。与诱导治疗相比，5–ASA 的 pH 依赖性释放制剂与改善疗效无关。因此，任何口服 5–ASA 产品均可用于维持治疗 [164, 292]。

2. 巯嘌呤类药物

所有激素依赖型、激素难治性或是用钙调神经磷酸酶抑制药诱导缓解的 UC 患者都应该开始用如硫唑嘌呤或巯嘌呤等巯嘌呤类药物来诱导缓解。另外，优化了 5–ASA 治疗但仍有早期或频繁复发的轻中度 UC 患者也可从使用巯嘌呤类药物中获益 [102]。一些小型随机对照试验评估了巯嘌呤类药物对维持缓解的作用 [274, 293–297]。Cochrane 对这些研究的回顾发现，与安慰剂相比，硫唑嘌呤在维持缓解失败（OR=0.41；95%CI，0.24～0.70）方面获得了更好的疗效。一项大型的随机对照试验将硫唑嘌呤或美沙拉嗪用作激素依赖性 UC 的维持治疗。这项研究发现，与 3.2g/d 的美沙拉嗪相比，2mg/（kg·d）的硫唑嘌呤能改善临床和内镜下的无激素的缓解率（53% vs. 21%）[256]。一项长期观察研究的数据显示，用硫唑嘌呤维持治疗的 5 年缓解率高达 62%[269]。

对于通过钙调神经磷酸酶抑制药诱导缓解的患者，巯嘌呤类药物作为一线维持治疗具有独特的作用。与生物制剂不同，钙调神经磷酸酶抑制药在用于诱导缓解后，由于其副作用较大，有不可接受的高风险，因而不能无限期地用作维持治疗。鉴于这一情况，有必要进行替代性的维持治疗。用环孢素挽救治疗 12 个月后结肠切除率高达 36%～69%[214, 227, 230, 299]，这一研究结果奠定了从巯嘌呤类药物开始治疗的理论基础，即使是对未使用过氨基水杨酸制剂的患者也不例外。一系列长期研究的结果发现通过钙调神经磷酸酶抑制药诱导缓解成功后改用硫唑嘌呤或巯嘌呤维持的患者，其5年结肠切除率明显低于未改用此治疗的患者，分别为20% vs. 45%。另一项研究也证实了这一点，该研究通过观察环孢素挽救治疗后1年和7年的无结肠切除率，结果显示，接受巯嘌呤类药物维持治疗的患者（1年和7年的无结肠切除率分别为80%和60%）与未接受巯嘌呤类药物维持治疗的患者（分别为47%和15%）间有显著性差异[299]。

3. 甲氨蝶呤

甲氨蝶呤维持缓解的疗效尚未得到深入研究。一项安慰剂对照试验观察了每周12.5mg的甲氨蝶呤对难治性UC患者的缓解和维持作用。当患者随访9个月时，甲氨蝶呤和安慰剂的缓解率或维持率均无差异[273]。该研究结果不佳并不代表甲氨蝶呤真的无效，也可能是因为治疗的剂量不够。更具代表性的是一项使用巯嘌呤（1mg/kg）、甲氨蝶呤（15mg/周）和5-ASA（3g/d）治疗激素依赖性活动性UC患者的开放性比较研究。巯嘌呤在30周的缓解率最高（79%），但与甲氨蝶呤（58%）相比无统计学差异。在30周时达到临床缓解的患者继续随访72周，以确定维持治疗的疗效。甲氨蝶呤在维持治疗方面的疗效似乎不如巯嘌呤，巯嘌呤、甲氨蝶呤或安慰剂组的患者中实现长期缓解的比例分别为64%、14%和0%[274]。一项回顾性研究观察了静脉注射20～25mg氨甲蝶呤在激素依赖性活动性UC患者中缓解治疗效果，发现缓解率为30%～80%[300]，这可能表明了大剂量甲氨蝶呤可以在对巯嘌呤类药物不耐受或治疗无效患者的缓解或维持治疗中起作用。目前尚缺乏长期的前瞻性数据来评估大剂量甲氨蝶呤在UC中的疗效。

4. 生物制剂

TNF-α抑制药治疗对激素和（或）免疫抑制药不敏感的中重度UC有效。对这些者进行维持治疗的具体对比研究数据仍然较为缺乏。但是一般认为，假如患者对初次使用的TNF-α抑制药有效，那就应该继续用这个药物进行长期地维持治疗。在这种情况下，添加还是单独使用巯嘌呤类药物来维持治疗是争论的焦点。

(1) 英夫利昔单抗：ACT-1随机安慰剂对照试验发现，用英夫利昔单抗5mg/kg治疗药物难治性UC患者，第54周时的缓解率为35%，安慰剂组则是17%。54周无激素缓解率分别为24%和10%，整个54周的持续缓解率分别为20%和7%。尽管随访时间只有30周，但ACT-2研究的数据也具有同样的趋势。英夫利昔单抗5mg/kg使患者获得15%的持续缓解率，而安慰剂组则为2%[301]。上述两个临床试验所得出的临床缓解数据相对较低，加之实际缓解率通常还会明显低于研究中的临床缓解率，故所取得的实际缓解率并不乐观。

通过一项长期随访的观察研究发现，对英夫利昔单抗初始有应答的患者中，维持相同剂量的情况下，获得持续临床应答的比例为68%。最初对英夫利昔单抗治疗有应答的患者中有17%在中位时间为33个月的随访期内需要行结肠切除术。结肠切除术的独立预测因素包括缺乏对英夫利昔单抗的短期应答，基线CRP ≥ 5mg/L，以及之前有静脉注射激素或环孢素治疗史[241]。英夫利昔单抗的循环抗体如何影响长期维持治疗的机制目前尚不清楚。ACT-1和ACT-2试验中英夫利昔单抗组的患者分别有至少14%和12%产生了抗体。大多数试验都不能得出定论，因此无法确定抗体产生的比例。而循环抗体高的患者比没有产生循环抗体患者的长期应答率更高。这看起来违反常理，但理论上可以归因于那些没有产生抗体的人血清中药物浓度较低[301]。在治疗方案中添加免疫调节剂似乎可以提高缓解率，部分可能的原因是免疫调节剂的添加抑制了抗体的产生[253]。Panaccione等进行了一项安慰剂对照试验，研究对象为未经免疫抑制药治疗的激素难治性UC患者，发现联合应用英夫利昔单抗和硫唑嘌呤，即使无法达到协同效应，也对诱导缓解具有叠加疗效。硫唑嘌呤单药治疗、英夫利昔单抗单药治疗以及两药联合治疗16周后的无激素缓解率分别为 24%、22% 和 40%。在英夫利昔单抗单药治疗的患者中，有 17% 产生了英夫利昔单抗的抗体，而在联合治疗组中仅有 3%。但由于研究中仅 38% 的患者有可评估的样本，其中还有 60% 检测无结果，因而上述抗体的检出率并不准确 [259]。基于 Panaccione 的研究，英夫利昔单抗被推荐与硫唑嘌呤联合用药。因为英夫利昔单抗的抗体往往较早产生，通过对 CD 的联合用药发现，巯嘌呤类药物即便在使用 6 个月后停用也不会影响在超过 2 年的时间内对英夫利昔单抗的应答 [302]。

(2) 阿达木单抗：几项随机安慰剂对照试验报道了阿达木单抗对药物难治性中重度 UC 患者的诱导缓解和维持治疗的效果 [260, 261]。阿达木单抗用于 UC 的长期缓解与维持试验发现，使用 160/80mg 阿达木单抗的患者在用药 8 周时的临床缓解率为 16.5%，安慰剂组为 9.3%。第 52 周时的临床缓解率分别为 17.3% 和 8.5%。在先前没有使用过抗 TNF-α 药物的患者中，临床缓解率更高，在第 8 周和 52 周的临床缓解率分别为 21.3% 和 22%。以前使用过 TNF-α 抑制药患者的疗效则更差，第 8 周和 52 周时的缓解率分别为 9.2% 和 10.2%[260, 261]。目前已公布的第四年随访数据表明，在随机分配到阿达木单抗组的患者中，有 1/3 在第 208 周时仍在使用阿达木单抗。这些患者中有 59% 已停止使用激素类药物，28% 证实了已通过黏膜愈合得到了缓解 [303]。间接的比较数据表明，在没有使用过 TNF-α 抑制药的患者中，阿达木单抗的疗效不如英夫利昔单抗 [258]。因此，阿达木单抗适用于对英夫利昔单抗治疗失败或不耐受的患者的序贯治疗，而这些往往是反应性最差的患者群体。

(3) 戈利木单抗：中重度 UC 患者经戈利木单抗诱导和维持治疗后，随访 54 周发现，每 4 周分别接受 50mg 和 100mg 戈利木单抗治疗的患者持续临床应答率分别为 47% 和 50%。接受 100mg 作为维持剂量患者的缓解率（27.8%）和黏膜愈合率（42.4%）高于 50mg 维持剂量组（23.2% 和 41.7%）和安慰剂组（15.6% 和 26.6%；$P < 0.004$）[262]。需要注意的是，该研究仅在对诱导剂量有应答的患者中分析维持治疗的效果。

(4) 维多利珠单抗：随机对照试验表明，维多利珠单抗对常规治疗无效的中重度 UC 患者的诱导和维持缓解治疗有效 [264, 265, 266]。虽然没有进行直接的比较研究，但一项网络 Meta 分析表明，维多利珠单抗在诱导缓解和维持治疗方面与 TNF-α 抑制药一样有效，而且其副作用的发生率较低 [258]。随机对照试验的随访结果显示，不论是间隔 8 周还是 4 周给药，接受维多利珠单抗治疗的患者在第 52 周的缓解率（分别为 42% 和 45%）显著高于安慰剂组（29%）。与戈利木单抗的研究一样，该研究仅在对诱导剂量有应答的患者中分析维持治疗的效果 [266]。目前尚未有关 Etrolizumab 或托法替尼用于维持治疗的长期随访研究报道。

（三）对 TNF-α 抑制药原发性无应答

原发性无应答被定义为在接受诱导治疗后临床症状和体征没有出现好转 [304]。无应答的结论不应该在英夫利昔单抗治疗的 12 周内或是阿达木单抗治疗的 14 周内得出 [305, 306]。对 TNF-α 抑制药原发性无应答在患者中的发生率为 10%～30%，尤其容易发生在那些疾病持续时间超过 2 年、持续吸烟和 CRP 水平升高的患者中 [305, 307]。最近的研究也在探索与预测药物是否应答有显著和确切相关性的基因标志物。目前已报道，凋亡通路中的基因突变（FASL 和 caspase-9）与 TNF-α 抑制药的原发性无应答有关 [308]。原发性无应答的判定取决于几个客观标准，高血清药物水平和无抗 TNF-α 抗体的存在提示真正的原发性无应答 [309]。在有限的研究中已被证实，当第一种 TNF-α 抑制药治疗无效时，改用第二种 TNF-α 抑制药是安全的，其有效率在 50%～65% 之间 [310]。另一种策略则是更换所使用生物制剂的类别，从肠道选择性生物制剂如维多利珠单抗开始。维多利珠单抗已被证明能使 26% 的先前抗 TNF-α 治疗失败的患者得到诱导缓解[311]。低血清药物浓度和无抗 TNF-α 抗体并不表示对治疗无反应，更可能的原因是治疗剂量不足。在这种情况下，需要进行药代动力学分析、药物浓度监测和计算剂量递增[304]。ACT-1 和 ACT-2 试验的回顾分析结果表明，如果假定上述策略有效，那么在 8 周时英夫利昔单抗水平在约 41μ/ml 时，则对临床反应具有 80% 的阳性预测价值[301, 312]。在严重的 UC 中，对治疗药物的监测可能尤其重要，因为较重的炎症与英夫利昔单抗清除率增加和所产生的原发性无应答有关[313]。

继发性无应答或单纯性无应答发生在那些最初有临床应答的患者，他们在随后的维持治疗期间丧失了反应性[304]。目前尚缺乏针对 UC 患者中 TNF-α 抑制药应答丧失的具体数据。但 ACT-1 和 ACT-2 的研究表明，在 30 周时的缓解率明显高于 54 周时的缓解率。分别为 74% 和 66%[301]。通过对关于 CD 的文献进行系统回顾发现，每年有 20% 的患者会丧失应答，另外 24% 的患者则需要不断增加药物的剂量。如果证实了应答丧失，就应着手进行治疗性药物浓度监测。

应答的丧失和抗 TNF-α 抗体的形成有相关性，抗体通过与 TNF-α 结合或通过加强药物经网状内皮细胞系统时的清除率发挥作用[315]。在用英夫利昔单抗单药治疗的患者中，至少有 12%～17% 会产生抗 TNF-α 抗体[259, 301]。治疗剂量的递增并不适用于这些患者，因为这样做除了使输液反应的风险显著增加之外，并不能带来临床疗效的显著增加[316, 317]。改用另一种 TNF-α 抑制药对患者进行治疗时，耐受性一般较好，且完全或部分应答率高达 92%[316]。有小样本的研究甚至发现，当不能采用手术治疗或其他种类的药物治疗时，选用第三种 TNF-α 抑制药同样有效[263, 318]。也可以选择在进行初始的诱导治疗或是应答丧失的时候，开始用硫唑嘌呤、巯嘌呤、甲氨蝶呤等免疫制药物进行治疗。有充分的证据支持在治疗的前期使用免疫抑制药。两个小型的病例研究中通过使用免疫抑制药，降低了抗体的水平，提高了药物的谷浓度，从而提高了临床应答[319-323]。

可以通过提前应用免疫抑制药、使用治疗药物监测来维持英夫利昔单抗的谷浓度在 4～7μ/ml 之间、用激素进行预处理以及确保患者根据用药的疗程规范获取 TNF-α 抑制药等措施作为避免应答丧失的主要手段[305, 321, 324-331]。

（四）药物副作用和耐受性

1. 美沙拉嗪

美沙拉嗪的疗效仅通过局部的相互作用来实现。因此，尽管药物的吸收也可能会引起不良事件的发生，但其副作用并不能通过药代动力学的比较来进行分析。多达 15% 的患者对美沙拉嗪不耐受，其中有多达 3% 的患者会出现类似结肠炎发作的急性不耐受[102]。具体症状包括腹泻、头痛、恶心、皮疹和极其罕见的血小板减少症（＜ 1%）。但系统评价已确定美沙拉嗪是安全的，不良事件的发生率与安慰剂相似[332]。

2. 钙调神经磷酸酶抑制药

在使用环孢素和他克莫司的患者中，低镁血症、肾功能损害和胃肠道不适约在一半患者中出现，但高血压、感觉异常、震颤和头痛仍是最常见的副作用。在低镁血症和低胆固醇的情况下，环孢素相关的神经系统副作用会增加。所以这些情况下应避免使用该类药物。他克莫司可能诱发糖尿病[102, 236]。机会性感染也是这些患者需要重视的一个重要问题。对静脉注射环孢素治疗重症 UC 患者的长期预后进行研究发现，有 3.5% 的患者死于卡氏肺孢子虫肺炎或烟曲霉菌性肺炎[333]。

3. 巯嘌呤类药物

最近的一项研究评估了近 4000 名接受了中位时间为 44 个月的巯嘌呤类药物维持治疗的 IBD 患者的长期预后结果。不良事件的累积发生率为 26%，每名患者每年的不良事件发生风险为 7%。最常见的不良反应为恶心（8%）、肝毒性（4%）、骨髓毒性（4%）和胰腺炎（4%）。4 个患者患淋巴瘤。与 UC 相比，CD 患者恶心、肝毒性和胰腺炎的发生率更高。总的来说，17% 的患者由于不良事件而停止了巯嘌呤类药物的治疗。37% 的患者会再次使用巯嘌呤类药物，而其中 40% 的患者会再次出现不良反应[334]。

4. TNF-α 抑制药

在中重度 UC 的安慰剂对照试验中，英夫利昔单抗组的严重不良事件发生率在 5mg 剂量组为 10.7%～21.5%，10mg 剂量组为 9.2%～23.8%，低于安慰剂组（19.5%～25.6%）。感染并发症是最常见的不良事件，在服用 5mg 英夫利昔单抗的患者中发生率为 27%～43%，安慰剂组中的发生率为 24%～39%。两组中严重感染的发生率都较低，5mg 英夫利昔单抗组为 1.7%～2.5%，安慰剂组为 0.8%～4.1%。英夫利昔单抗治疗患者的输液反应发生率为 10%，但是在产生了英夫利昔单抗抗体患者中的发生率则增加到 35.7%。基底细胞癌、结直肠不典型增生、CMV 感染和脱髓鞘疾病等的发生率小于 0.1%[301]。安慰剂对照试验显示，使用阿达木单抗的严重感染率也较低，阿达木单抗为 2.2%，安慰剂为 6.5%。阿达木单抗组注射部位不良反应的发生率比安慰剂组高，分别为 46.9% 和 16.4%。接受阿达木单抗维持治疗的患者在长期随访中发现了一些少见的副作用，如淋巴瘤（0.1%）、脱髓鞘病（0.1%）、充血性心力衰竭（0.2%）、CMV 感染（0.2%）、肝损伤（0.5%）和死亡（0.1%）[303]。

5. 维多利珠单抗

根据随机对照试验和一项独立的 Meta 分析结果显示，维多利珠单抗的不良事件较少。维多利珠单抗与安慰剂的严重不良反应（分别为 12.4% 和 13.5%）、严重感染（分别为 1.9% 和 29%）和癌症（分别为 0.2% 和 1%）发生率相似，或甚至低于安慰剂[266]。

6. Etrolizumab

Etrolizumab 组的总体不良反应发生率为 48%～61%，严重不良反应发生率为 5%～12%，与安慰剂组相比无显著差异。使用 100mg Etrolizumab 的患者较安慰剂组更易患流感样疾病（分别为 7% 和 2%）、皮疹（分别为 7% 和 2%）和关节炎（分别为 15% 和 9%）[267]。

7. 托法替尼

托法替尼组和安慰剂组患者间的不良事件发生率相似。托法替尼组发生严重感染性并发症的比例为 1.3%，在高剂量（10mg）组中的发生率增高到 6%。用药 8 周后，高密度脂蛋白（HDL）和低密度脂蛋白（LDL）水平似乎也呈剂量依赖性增加。这些代谢紊乱在停药后可以自动恢复。在接受托法替尼治疗的患者中观察到的最严重的不良事件是中性粒细胞减少，中性粒细胞计数低于 1500/mm^3 的发生率约为 2%[268]。

（五）替代疗法

1. 寄生虫

“卫生假说”认为，早期接触病原体和寄生虫会刺激产生保护性免疫。实验证据表明，一些寄生虫会诱发中度免疫介导的结肠炎，这一结果催生了一项随机研究。研究用猪旋毛虫卵治疗轻中度 UC，治疗组每 2 周给予 2500 个卵细胞，连续 12 周。治疗组中有 43% 的患者在 12 周时出现临床改善，而安慰剂组的临床改善率为 17%[59, 60]。最近有关 IBD 寄生虫疗法的 Meta 分析指出，没有足够的证据可以证明其疗效和安全性[335]。

2. 白细胞去除术

白细胞去除术是一项通过一系列过滤器在体外去除白细胞的技术。这种技术可以去除 100% 的中性粒细胞和单核细胞，以及 20%～60% 的淋巴细胞。一些有限的研究认为，这种治疗可使患者获益。然而，目前唯一一个设计良好的随机对照试验却并没有得出使用这种技术会对临床疗效有任何改进的结论[336–342]。尽管这种治疗在日本已比较普遍，但在将这种方法进行推广之前，还需要得到更高质量的随机对照试验结果的支持。

几种替代疗法的目的是通过解决 IBD 的“失调”理论来治疗 UC。在 IBD 中，炎症自愈的部分原因是结肠细菌和营养稳态的改变。抗生素、益生菌、粪便移植和限制性饮食都是推荐的治疗方法。

3. 抗生素

抗生素可作为活动期 UC 采用激素诱导缓解的辅助药物，尽管相关的研究结果并不统一。一项纳入了 9 个使用不同抗生素方案治疗活动性 UC 的随机对照试验的 Meta 分析表明，抗生素的使用能提高临床反应率（OR=2.17；95% CI 1.54～3.05）[343]。在一项随机安慰剂对照试验中，使用 2 周的阿莫西林（1500mg/d）、四环素（1500mg/d）和甲硝唑（750mg/d）进行治疗后发现，用药 3 个月时抗生素组的缓解率显著高于安慰剂组，分别为 44.8% 和 22.8%[344]。有人推测，这种获益是肠道内细菌稳态改变的结果，而不是抗生素的直接作用。Bench 研究证实，这种抗生素的联合应用会引起肠道菌群的长期改变，从而证实了这一理论[345]。另有研究就长期应用抗生素对维持疾病缓解的作用进行了评估。虽然在标准治疗方案中加入环丙沙星和甲硝唑后显示出维持长期缓解的希望，但仅凭这些数据不足以作为正式推荐的理由[346, 347, 348]。

4. 益生菌

有关使用益生菌治疗 UC 的数据有限。只有一项试验表明，益生菌治疗能提高活动性轻中度 UC 患者的临床应答率[349]。Miele 等将新诊断的 UC 患者随机分为两组，一组接受美沙拉嗪、激素加安慰剂的标准治疗，另一组接受美沙拉嗪、激素和益生菌 VSL#3 的联合治疗。研究发现 VSL#3 治疗组的临床应答率为 93%，而对照组为 36%。经过 1 年以上的随访后发现，VSL#3 组的长期缓解率较高，只有 21% 的患者复发，而安慰剂组的复发率为 73%。大肠杆菌菌株 Nissle 1917 是另一种益生菌，研究已显示出它对维持治疗的益处。一项等效性研究采用标准 5-ASA 或大肠杆菌 Nissle 1917 进行为期 12 个月的长期维持治疗，研究发现益生菌组和 5-ASA 组的复发率分别为 45% 和 36%，没有统计学差异，因此得出结论：大肠杆菌 Nissle 1917 在维持治疗中非劣效于标准的 5-ASA 治疗[350]。

5. 限制性饮食

早期对限制性饮食治疗 IBD 效果的研究结果并不统一，且大多令人失望。然而，最近在 IBD 中实施的“特定碳水化合物饮食”（specific carbohydrate diet，SCD）则被证明了其疗效，尤其是在儿童人群中[80, 351-353]。虽然研究的病例数较少，但可以看出，疾病的活动指数随着限制饮食碳水化合物的诱导而降低。Obih 等评估了 SCD 对 26 例 CD 和 UC 患儿的影响，发现 SCD 实施 6 个月后 UC 的疾病指数评分从 28 分下降到 18 分[80]。另一项小型的研究将口服 SCD 作为儿童 IBD 的主要治疗手段，并观察到 3 个月内 100% 的患者症状得到了缓解[353]。一项在成人中添加口服 SCD 或完全用 SCD 替代普通饮食作为标准治疗的研究中，发现在 10 个月内症状缓解率为 66%，达到症状改善的平均时间为 29d。调查显示 SCD 在控制急性发作和维持病情缓解上的有效率超过 90%[351]。Kakodkar 等还认为，进食 SCD 使得进入结肠的营养物质发生了改变，导致了肠道微生物群的变化，从而可能影响炎症的进程[352]。虽然需要前瞻性对照研究，但这些小样本的病例研究结果可能是我们看待和管理 IBD 的一个转折点。

6. 粪便移植

随着粪便移植成为艰难梭菌感染引起的复发性结肠炎的明确的治疗方法[354]，该技术因其在治疗其他胃肠道疾病方面的潜在疗效而受到广泛关注。UC 的部分病因是肠道微生态平衡紊乱所引起的炎症性病变，粪便移植在 UC 治疗中的疗效令人震惊。最近已开展了第一项在 UC 患者中进行粪便移植的随机对照研究。与安慰剂相比，粪便移植组在治疗 7 个月后的临床应答率和缓解率得到显著改善（临床应答率分别为 39% 和

24%，临床缓解率分别为 24% 和 5%）。这项研究首次支持通过改变肠道微生态作为 UC 的主要治疗手段的可靠证据。

十二、外科治疗

UC 患者的治疗过程可能需要经历从最简单的药物治疗到最复杂的药物治疗，然而很多患者在最后仍将以外科手术及其潜在并发症作为治疗的终点。现实中的需要外科治疗的 UC 患者可能非常年轻，而且没有明确的胃肠道症状和病史。在这种情况下大多数药物治疗都无法得到应用。有些患者则多年来一直饱受难治性大便失禁、疼痛、药物治疗疗效不佳和副作用的折磨。后者在整个治疗中历经多次治疗失败，一直处于等待新药、疾病缓解、权威的疗法及治疗的结束中。择期手术的时机通常取决于生活方式被迫改变的程度、UC 的并发症和（或）药物治疗的并发症。而药物治疗的副作用有时可能比疾病的症状更糟糕。

所有 IBD 患者在手术前需区分 CD 和 UC，因为 UC 造成的胃肠道症状会随着结直肠的切除而消失，而 CD 的症状则可能会持续存在。因此，进行详细的病史采集非常重要，而这恰是我们经常做得不好的地方。手术前需要考虑到诊断的不确定性和潜在的并发症发生率，应对 IBD 患者充分宣教，使之建立现实的预期，并最终由患者决定是否接受手术。

自从采用外科手术治疗 UC 以来，UC 的手术在一个世纪的时间中得到了巨大的发展。1893 年，英格兰北部城市利兹的 Mayo Robson 完成了有文献记载的第一例 UC 手术，当时他为了给病变的结肠做灌肠治疗而做了一个结肠造口术 [356]。这一概念后来被完善并得到了认可，到了 1909 年盲肠造口和阑尾造瘘也成为原发性结肠炎症可选择的手术方式 [357, 368]。与回肠造口术相比，这两种方式造口流出的粪便量较少，而这在没有发明专用造口袋的时代会有很大的好处。而且，造口的目的并不是为了使粪便转流，而是为了提供可注入各种液体的通路。

粪便转流并不属于 20 世纪早期的主流理念。直到 1913 年，圣路易斯的 Brown 医生才通过粪便转流让发生炎症的结肠得到生理性的休息而获益 [359]。接下来的几年里，外科医生对行阑尾造口加结肠灌洗术还是行回肠造口粪便转流术产生了分歧。由于当时肠造口治疗的局限性决定了回肠造口术是一种死亡率很高的手术，所以通常只会在最严重的患者身上应用。

1944 年，第一个造口器械的出现开创了 UC 手术的新时代 [360]。这项新技术及 8 年后开创的 Brian Brooke（"Brooke"）回肠造口术 [361]，极大地提高了回肠造口患者的生活质量，并使其成为一种更容易被接受的手术。Brooke 首先提出，通过患者可以耐受的末端回肠造口使患者获得二期行根治性手术的机会，或是造口同期行结直肠切除术成为手术治疗的金标准 [361, 362]。尽管粪便转流的耐受性较好，但是患者仍不希望行回肠造口。因此，相比于追求疾病的控制，UC 手术今后更需要从重建胃肠道的完整性或是减轻回肠造口对生活的影响两方面着手进行改进。

（一）急诊治疗指征

1. 危及生命的重度结肠炎

危及生命的 UC，通常被称为暴发性结肠炎，表现为急性腹痛、腹胀、持续血性腹泻，以及发热和心动过速等毒性症状（表 25-5）。许多人会合并贫血和（或）严重的白细胞增多症 [363]。这些患者需要积极地接受液体复苏、纠正电解质失衡和大剂量静脉注射激素治疗。在开始使用激素之前，排除感染性病因非常重要。尽管在回盲瓣功能正常的情况下放置鼻胃管不太可能使结肠减压，但仍可放置鼻胃管。鉴于有 10% 的患者首次发病即表现为暴发性结肠炎 [364]，因而当病因不明确时，诊断应通过软质的乙状结肠镜检查来加以证实。如果患者病情稳定，但在起病后的 24～48h 内无明显改善，可以考虑使用钙调神

表 25-5 UC 的手术指征和推荐术式

手术指征		治 疗
急诊手术	威胁生命的结肠炎	全结肠切除 + 末端回肠造口 ± 黏液瘘
		turnbull-blowhole 结肠造口术
	大出血	全结肠切除术 + 末端回肠造口
		全大肠切除术 + 末端回肠造口（直肠出血）
	穿孔	全结肠切除术 + 末端回肠造口
		turnbull-blowhole 结肠造口术
	梗阻	全结肠切除术 + 末端回肠造口 ± 黏液瘘
		turnbull-blowhole 结肠造口术
非急诊手术	难治性疾病	重建性全大肠切除术
		全大肠切除术 + 末端回肠造口或可控性回肠造口
		全结肠切除术 + 末端回肠造口 ± 黏液瘘 [a]
	不典型增生或恶变	个体化治理，详见表 25-6
	肠外表现	重建性全大肠切除术
		全结肠切除术 + 末端回肠造口或可控性回肠造口

a. 急性起病、对药物无应答或每日泼尼松高于 20mg 剂量治疗 6 周的患者先行次全结肠切除 + 回肠造口术 [102]

经磷酸酶抑制药或抗 TNF-α 等药物进行挽救性治疗。在这些人群中，挽救治疗的短期效果相对较好，76%～85% 的患者可以在入院时避免行结肠切除手术。但对患者长期疗效的期望值不应该太高，随访发现，需要用环孢素治疗的患者中有 58%～88% 会在 7 年内行结肠切除手术 [230, 233]。

所谓的“中毒性巨结肠”是暴发性结肠炎的极端亚型，表现为所有或是一段横结肠或左结肠直径扩张到＞ 5.5cm。它在 UC 患者中的发生率最高达 2.5%，与暴发性结肠炎一样，它也可能是患者发病的最初表现 [91, 364]。治疗需要联合应用广谱抗生素和大剂量的激素，其总体治疗原则与暴发性结肠炎没有明显区别 [91]。手术的延误有可能导致穿孔和 30% 的死亡率，早期完善外科会诊非常必要 [364]。如果治疗在 24～48h 内没有应答，就必须进行手术干预或挽救治疗。挽救治疗即使在短期内疗效显著，也应被看作是为行“更具选择性的手术”创造条件，因为这些患者中至少有 35% 需要在 1 年内行全大肠切除术，在 7 年内需要手术的患者达到 88%[230]。

2. **大出血**

虽然因出血导致血流动力学不稳定的情况比较罕见（＜ 1%），但却是有约 10%UC 患者急诊行结肠切除术的原因 [365]。在治疗上，首先应该像其他消化道出血一样进行液体复苏、出血点定位和止血治疗。应排除上消化道来源的出血，并给予大剂量的激素静脉注射治疗。尽管多数患者最终需要手术，但在病情稳定的情况下可以观察 24～72h 以确定激素的疗效。出血通常是由弥漫性黏膜损伤引起的，因此不适合用结肠镜或血管栓塞等介入技术来止血。结肠和直肠的大出血可能是急诊行全大肠切除术的唯一指征。在其情况允许时，最好在急性期行粪便转流，原位保留直肠，二期行全大肠切除加回肠储袋吻合术。在行激素治疗和粪便转流的患者中，仍有大约 12% 患者的直肠残端会继续出血，所幸这种出血往往较轻，保守治疗可以有效控制。

3. 穿孔

结肠穿孔与病变范围和严重程度有关，20% 的 UC 患者表现为暴发性全结肠炎。患者通常表现为急性起病，死亡率约 50%[366]。通过观察发现，免疫抑制药对全层穿孔的患者没有作用。手术方式可以选择全结肠切除术 + 回肠造口术，外加 Hartmann 术或开放性 / 闭合性黏液瘘。

4. 梗阻

有 3%～17% 的 UC 患者存在狭窄，且大约 1/3 患者的狭窄部位位于直肠 [9, 128, 130]。狭窄性病变可能会最终导致大肠梗阻。由于穿孔和狭窄处存在恶性改变的风险，狭窄性病变需要手术切除 [128]。有研究指出，约 40% 狭窄病变的手术标本中存在癌细胞，33% 存在高级别不典型增生 [131]。

（二）非急诊治疗指征

1. 难治性疾病

难治性结直肠炎症是 UC 非急诊手术最常见的指征（表 25–5）[365]。这些患者往往是因为在激素治疗减量时症状复发、不能耐受药物治疗所引起的严重副作用，或是在应用各种药物后症状仍持续存在 [128]。手术治疗的金标准是全大肠切除术，加或不加储袋重建。无论手术时疾病的严重程度如何，通过完整切除结肠和直肠都能彻底清除原发病灶并消除肠外表现。药物治疗的终点取决于是否存在可用药物和开具处方医生的不确定性。目前新的生物制剂得到了应用，最近的研究报道了 3 种 TNF-α 抑制药序贯使用的成功经验，也有临床医生支持在 UC 中使用一些疗效未经证实的生物制剂。因此，我们不难想象那些症状不明显的患者会寄希望于药物“治愈”。由于目前无论对于患者还是外科医生而言，都缺乏手术指征的清晰界限，因而强调多学科的合作非常有必要。

2. 结肠或直肠异型性增生、恶性肿瘤及癌症的预防

无论疾病活动的严重程度如何，UC 患者在发病 10 年后每年增加 0.5%～1% 的结直肠癌症风险相关 [366]。这相当于 UC 在发病第 20 年时有 20% 罹患结直肠癌的风险，35 年时有 30% 以上的风险 [367]。有理由认为，诊断年龄越小的患者，其结直肠癌的发病风险就越高。癌症的风险也与疾病的范围相关，炎症发生的表面积增加会增加炎症相关癌症发生的概率 [368]。此外，哪怕仅仅在结肠某个点发现有低级别不典型增生，也意味着整个病变的结肠和直肠都同时有恶性肿瘤存在的风险 [369]。因此，结直肠恶性肿瘤、重度不典型增生、不典型增生相关性病变或肿块（dysplasia-associated lesion or mass，DALM）或轻度不典型增生都是结肠切除术或全大肠切除术的潜在指征（表 25–6）[369, 370]。恶性肿瘤并不是回肠储袋肛管吻合术（Ileal pouch anal anastomosis，IPAA）的禁忌证，是否行 IPAA 除了遵循治疗的原则外，还应该取决于肿瘤的位置和患者的意愿 [365]。在对进展期病变（T3）选择手术方案时应特别谨慎，因为病变会有较强的侵袭性，有发生转移的可能。对这些患者的治疗建议保守一些，可以先行全结肠切除术加末端回肠造口术，推荐观察至少 12 个月后再行二期 IPAA 手术 [371]。中低位直肠癌患者应避免采用 IPAA 手术，因为这些患者的往往由于切缘过近或是局部复发等原因可能在随后接受放射治疗，导致储袋功能很差。

在 UC 患者中，结直肠不典型增生的治疗是一个有争议的话题，目前推荐基于病变的大体表现和镜下表现进行治疗 [129, 130, 370–372]。不典型增生的镜下表现可以分为高级别和低级别，对这两种分化的判断应该由两位病理科医生共同给出，互相验证 [372–374]。大体表现包括“扁平”和“凸起”。扁平的病变在内镜下很难被发现，通常会在随机活检或在切除标本的病理评估中被发现 [129, 130, 370]。扁平病变包含高级别不典型

表 25–6 UC 伴结直肠不典型增生的外科治疗

病变表现	不典型增生分级	治 疗
扁平	低级别	个体化治疗
	高级别	结肠切除术 + 末端回肠造口，如没有复发可延期行全大肠切除 +IPAA 术
隆起型：腺瘤	低级别	如切缘无不典型增生和炎症，内镜下行息肉切除术即可
	高级别	结肠切除术 + 回肠末端造口，如没有复发可延期行全大肠切除 +IPAA 术
隆起型：非腺瘤	低级别	结肠切除术 + 回肠末端造口，如没有复发可延期行全大肠切除 +IPAA 术
	高级别	结肠切除术 + 回肠末端造口，如没有复发可延期行全大肠切除 +IPAA 术

增生，这与极高的隐匿性恶性肿瘤发病率（42%～67%）有关[375–377]。因此，结肠切除术推荐用于任何同时伴有扁平病变和高级别不典型增生的 UC 患者[378]。扁平病变伴低级别不典型增生患者的自然病史则与伴高级别不典型增生的患者显著不同，其进展为高级别不典型增生或癌症的阳性预测值仅为 14.6%[379]。长期的随访研究发现低级别不典型增生进展成为恶性肿瘤的比率非常低，与年龄相仿的普通人群中的恶性肿瘤发生率相当[380, 381]。因此，目前尚不清楚这些患者是否需要行预防性结肠切除[378]。在这种情况下，有必要由经验丰富的结直肠病理专家对所有活检进行复查。

隆起型病变可以分为腺瘤性或非腺瘤性。腺瘤性病变表现为息肉样，与 IBD 无关。它们与周围正常组织通常界限清晰，无坏死，可有蒂或无蒂。这些病变可像任何其他的腺瘤性息肉一样在内镜下切除。长期的随访数据表明，息肉切除术后腺癌的发生率极低[382, 383, 384]。非肿瘤性隆起型病变包括柔软的斑块、斑块、不规则结节、异常增厚、狭窄和广基肿块[129, 130, 385, 386, 387]。非腺瘤性 UC 相关性息肉与同时性和异时性胃肠道恶性肿瘤有很强的相关性（38%～83%）[370]。因此有必要行根治性切除术，在典型的 UC 病例中也可以行全大肠切除术。

3. 肠外表现

虽然在全大肠切除术后，UC 相关的关节、眼睛和皮肤等肠外表现经常能得到改善，但仅有肠外表现却很少有手术的指征。原因有两个：首先，对结直肠炎症的治疗通常能控制肠外表现，如果行全大肠切除术则更加能够控制肠外症状；其次，这些肠外表现很少会严重到需要切除整个大肠。此外，最令人关注的肠外表现，如强直性脊柱炎、PSC 和肝功能异常等与是否切除主要受累肠管的关系不大。然而，也有一些例子证明结肠切除或全大肠切除手术是有益的。UC 患儿的极端生长发育迟缓可以通过切除结肠来逆转，因而，这可能成为结肠切除术治疗肠外表现最常见的指征。另一种较少见的结肠切除术或全大肠切除术的指征是难治性坏疽性脓皮病，约有 50% 的患者在结肠切除术后能得到缓解。UC 的一种罕见肠外表现是严重溶血性贫血，如果免疫抑制治疗不起作用，可能需要急诊行结肠切除和脾切除术[365]。

（三）手术选择和预后

UC 外科治疗的最终目标是消除整个肠道疾病负担。因此，全大肠切除术是一种可选择的手术方法，为外科“治愈”提供了机会。然而，仍有一些替代的手术方式可能会在特定情况下发挥作用。根据不同的临床情况，UC 患者共有 6 种手术方式可选择，包括，结肠次全切除术 + 末端回肠造口术、横结肠双腔造口术、全大肠切除术 + 末端回肠造口术、全大肠切除术 + 可控性回肠造口术、全结肠切除术 + 回肠直肠吻合术以及全大肠切除术 + IPAA 术。

在 UC 患者从药物治疗转换到手术治疗的过程中，有一系列因素会导致制定手术决策的复杂化。随着 UC 治疗药物种类的不断增多，在因“药物治疗失败”需要手术会诊之前的治疗时间也在不断增加。因此，外科医生首次接触 UC 患者时就经常已经是暴发性结肠炎、长期依赖激素的 UC 和激素难治性 UC 等情况。而这几种情况都不适合继续优化药物治疗，这些药物的使用都会增加发生诸如吻合口漏等术后并发症的风险。这会让那些因为担心发生术后并发症而拖延了手术时间的患者的担忧变为现实。针对这些患者，我们采用在患者的一般情况恢复后延期行全大肠切除手术。指南一致推荐，急性起病且对药物治疗无反应的患者，或每天服用至少 20mg 泼尼松达 6 周的患者，应首先行结肠次全切除 + 回肠造口术 [102]。此时应注意，服用除类固醇以外的，诸如生物制剂或免疫抑制药物的患者都不需要采取分期手术。

（四）结肠次全切除术 + 末端回肠造口术

1951 年，Crile 和 Thomas 提出采用全结肠切除术 + 回肠造口术来治疗重症结肠炎。应用这种治疗策略后，中毒性巨结肠的死亡率从仅做回肠造口术时的 63% 降到仅有 14%。更多最近的研究中报道了手术的死亡率低于 10%，盆腔脓毒症的发生率约为 10%，总并发症率大于 30%[389, 390]。这个手术是一个暂时性的措施，并不能最终解决问题，目的是减轻大部分的疾病负担，确保结肠减压，同时让患者能有时间撤除激素、改善营养，为应对高风险的 IPAA 手术创造条件。这一策略的潜在好处是，它可以更好地避免病理误诊，最大限度地降低储袋内 CD“复发”的风险。结肠次全切除术 + 回肠造口术后，只要能对直肠残端是否有恶变进行按时合理的监测，就没有必要在紧急的情况下行根治性手术。

手术过程

无论是行开腹手术还是腹腔镜手术，进腹时都要评估腹腔内是否有 CD 病变或恶性肿瘤。该术式从右半结肠开始分离，可以采用侧方入路或者中间入路。侧方入路的流程为：将盲肠向内侧牵拉，沿 Toldt 筋膜的白线处切开腹膜，在腹膜后的无血管平面内钝性分离右结肠。连续切开右结肠旁沟的侧腹膜反折，向头侧分离至肝曲和十二指肠。确保在正确的平面内进行解剖将保证手术过程中不出血，避免损伤腹膜后间隙内的 Gerota 筋膜、右侧输尿管和十二指肠。

接下来需要游离肝曲。具体的做法是，向前牵拉大网膜，从靠近横结肠肠壁的无血管区切开胃结肠韧带，进入小网膜囊。沿着横结肠的下缘扩展平面，进一步显露胃结肠韧带的无血管区。接着向肝曲方向进行分离。大网膜和小网膜囊后壁之间的解剖平面在肝结肠韧带处融合。将网膜从横结肠系膜上分离时需要特别注意对两者进行仔细的识别。然后将肝曲结肠向下牵拉，切开腹膜后的部分。此操作应显露十二指肠的第二段，并连接两个解剖平面。

接着我们调转手术器械的方向，朝着脾曲的方向分离大网膜和横结肠，直到脾区已无法进一步分离。接着开始分离降结肠，在脾曲结肠得到完整的游离之前，必须先从腹膜后开始分离。将乙状结肠向内侧牵拉，沿 Toldt 筋膜的白线切开腹膜后的无血管平面。与右半结肠的游离类似，沿着这个无血管平面将乙状结肠和降结肠向内侧进一步游离。切开腹膜时需要紧靠结肠壁，以免伤及后方的 Gerota 筋膜。继续朝着头侧解剖至结肠脾曲处，将脾曲结肠向内侧牵拉，以便于分离剩余的脾曲或腹膜后的附着组织。

在腹腔镜、手助腹腔镜或者机器人辅助腹腔镜手术中，对升结肠和降结肠的游离常用中间入路。中间入路切除右半结肠首先向前牵拉盲肠，显露回结肠动脉。在动脉旁切开腹膜，从盆腔的边缘直到十二指肠平面沿着腹膜后的无血管区进行游离。之后肝曲的游离方法和之前外侧入路的方法一致。切开 Toldt 筋膜的白线，完成整个游离。中间入路行左半结肠切除的方法也类似。抓住乙状结肠并向前牵拉，显露直肠上血管。切开临近动脉的腹膜，辨认出无血管区后在间隙内游离，过程中注意保留左侧的输尿管及腹膜后的结构。内侧的游离范围为从盆腔的边缘到肠系膜上静脉。分离完内侧的部分后，接着切开 Toldt 筋膜的白线并完成脾曲的游离。

游离整个结肠后，应结扎右结肠（如果存在）和中结肠血管。回结肠血管和肠系膜下血管应予以保留，肠系膜的切除应紧靠肠壁进行。离断末端回肠并确定远端切缘。整个直肠应被原位保留，以便于日后行全直肠切除术。许多患者也会留下一小段乙状结肠，这使得在后续行直肠切除术时更容易确立解剖平面。最后从切口中取出标本。

直肠残端的处理：直肠残端的预后是一个需要重点关注的问题，多达 12% 的患者会发生直肠残端破裂 [391-393]。这种并发症较为严重，而选择合适的残端处理方式就是为了减轻这种风险。可选择作黏液瘘或在残端原位放置临时减压管。第三种选择是将直肠（可包括部分乙状结肠）残端的近端缝合线埋入皮下脂肪并将其固定。如果这样处理，直肠残端漏实质上会变成前腹壁的黏液瘘 [391, 394]。最后完成回肠造口及关腹。

（五）Turnbull-blowhole 造口术

尽管结肠切除 + 回肠末端造口术改善了重度 UC 患者的预后，但在中毒性巨结肠患者的治疗中，Turnbull 建议，除了行回肠袢式造口外，还可采用皮肤水平的袢式造口术。推荐行这种手术方式的原因有两点：首先，它避免了在处理易碎的病变结肠时的医源性损伤可能；其次，它避免了困难直肠残端处理所带来的相关问题 [395]。这项手术在很大程度上具有历史意义，但在现代医学时代，大多数人并不认为它比经腹结肠切除术更有益。然而，它仍然可在病情极不稳定的患者和孕妇中发挥作用，因为在妊娠子宫旁分离结肠是不可取的。Turnbull 手术对孕妇的另一个好处是，它不需要将直肠或乙状结肠的残端取出腹腔做黏液瘘，而这在怀孕子宫存在的情况下是不可行的 [396]。

手术过程

经上腹正中切口进腹并探查腹腔。明确末端回肠后，经右下腹的腹直肌间拉出进行造口。用一根造口支撑杆从紧靠肠壁处穿过系膜，并固定在皮肤上。接着确定横结肠的中点，通过探查切口或是上腹部另一个约 5cm 长的切口拉出腹腔。如果使用探查切口，则需要从下而上关闭筋膜和皮肤，并止于横结肠造口的肠壁边缘；如果使用新的切口进行横结肠造口，则需从 5cm 的新切口中找到横结肠，然后完全关闭进腹时的上腹正中切口。最后完成回肠造口术的剩余操作。

Turnbull-blowhole 横结肠造口的步骤如下。用 3-0 可吸收线连续或间断地将大网膜和横结肠的浆肌层缝合固定于腹膜和筋膜上。用第二层缝线将结肠的浆肌层固定在皮下脂肪上。这时横向切开结肠壁，通过减压使结肠上升到切口内的皮肤水平。最后用 3-0 可吸收缝线将结肠肠壁边缘间断缝合固定到皮肤上。

（六）全大肠切除术 + 末端回肠造口术

在 1978 年提出改良储袋重建术之前，全大肠切除 +Brooke 回肠造口术是 UC 患者手术治疗的金标准 [397]。该手术能很好地控制疾病，并消除了以后出现结直肠癌的可能。此术式对手术技术的要求比重建手术低，可在非急诊的情况下可以实现同期完成。与在恢复后二期行全大肠切除术相比，患者不愿意接受这种手术的原因是需要做永久性的造口。虽然一些关于个人生活质量的研究的结果显示，回肠造口人群的生活质量与经过年龄匹配的一般人群相似，但有 25% 的患者社交和娱乐活动受到限制，15% 的患者会考虑做储袋重建手术 [398]。此外，由于不受控制的排便而导致需要一直使用造口袋也是多数患者不能接受此术式的原因。

1. 手术过程

该手术可采取开腹、腹腔镜、手辅助腹腔镜、机器人辅助腹腔镜及其组合的方式进行。结肠切除部分的手术方式如前所述（结肠次全切除术 + 末端回肠造口术）。在完成了整个结肠的游离后，结扎右结肠血管（如果存在）、中结肠血管和肠系膜下血管，回结肠血管应暂予保留。在没有不典型增生或癌症的情况下，无须行根部血管结扎（"高位结扎"）。结扎和分离肠系膜下血管时必须小心，因为控制男性射精和女性膀胱排空的交感神经复合体位于肠系膜下动脉的根部。结扎和分离肠系膜下血管时注意识别和保护输尿管，这是可能发生输尿管损伤的部位。然后离断末端回肠，将标本从切口中取出。

然后将小肠和大网膜推到上腹部，患者采取 Trendelenburg 体位（头低脚高位），以暴露骨盆。随后进行盆腔内的操作。抓住上段直肠的前方，向前提拉使系膜产生张力。在骶岬部辨认出骶前的无血管平面，在此处切开腹膜。沿着直肠的右侧一直向下切开腹膜，拓展骶前平面，此过程避免损伤腹下神经和输尿管。将直肠向对侧牵拉，先后游离直肠的左右侧壁，如存在直肠中动脉，则应将其结扎后离断。

直肠前方的解剖在男性和女性患者中有所区别。在男性患者中，将膀胱向前牵拉，同时将直肠向后牵拉，可以暴露腹膜反折，分别沿着左右在 Denonvillier 筋膜的后方进行操作有助于避免损伤前列腺神经丛，此神经丛控制勃起功能。在女性患者中，向前牵拉子宫，辨认出直肠周围的宫骶韧带。提起直肠子宫间的腹膜反折并切开，然后沿着两者间的平面分离阴道和直肠，直至肛肠环。

接着进行会阴部分的手术。在没有直肠恶性肿瘤的情况下，IBD 患者的首选解剖平面是在肛门括约肌间进行分离和切除，保留肛门外括约肌可以使关闭会阴组织的血供较好；如有直肠恶性肿瘤则需要完整切除整个肛门括约肌复合体。在没有直肠恶性肿瘤时，首先，在肛管的边缘外做一个环形切口，进入括约肌间平面，向上环形拓展至肛肠环的水平，切开后方的固有肌层与之前经腹操作的解剖平面会师。在肛肠环的水平环形切开固有肌层。然后通过会阴切口取出整个标本。

如果有直肠恶性肿瘤存在时，从肛门括约肌间分离是不合适的。在这种情况下，应该在肛缘外侧 2cm 处环形切开会阴部的皮肤。然后沿切口切开坐骨直肠间隙的脂肪至肛提肌水平。从后中线处切开固有肌层进入盆腔。用手指触诊尾骨和肛尾韧带是确保切口位置合适的关键。切开固有肌层后，插入示指进行引导，电凝分离肌层。而后通过会阴切口取出标本。在没有直肠癌的情况下，首选经肛门括约肌间进行分离，因为这样可以最大限度地减少会阴伤口并发症的风险 [399]。可以将带血管蒂的大网膜向下拉至盆腔以作为填充，这项技术可以防止会阴切口的并发症 [400]。

然后应彻底冲洗盆腔。尽管许多外科医生会选择留置盆腔引流管，但是不需要放置密闭的负压引流管。接下来开始做末端回肠造口术。理想的状况是患者术前应由造口治疗师评估并标记造口位置，术中在标记的部位切除一块直径约 2cm 的圆形皮肤和皮下组织，直至腹直肌前筋膜的层面。切开筋膜，钝性分离腹直肌后切开后筋膜。分离的孔径应足够容纳两个手指的大小。从该开口处插入一把无创抓钳夹住末端回肠的闭合断端，将回肠末端拉出腹壁。必要时裁剪系膜，保证回肠得到足够的游离，能回肠突出腹部皮肤 5～6cm。之后切除钉合线并完成造口。黏膜向上突出并外翻的回肠造口是最理想的，使用三层缝合法可以较好地保证外翻。这种技术需要缝合肠管切缘的全层、肠壁切缘下 2 指宽处的肠壁的浆肌层和造口边缘皮肤的真皮层。必须注意缝合的组织中不要包括表皮，以免黏膜细胞植入表皮而导致与造口袋无法与表皮紧密贴合。在造口的 4 个对称方向上完成了"三层"缝合后，就可以实现黏膜的外翻，以便造口袋贴合皮肤以及保护浆膜免受感染。

2. 预后

全大肠切除术 + 末端回肠造口术除了会产生心理社交障碍外，回肠造口本身也存在一些风险。造口的并发症发生率较高，行回肠造口手术的 UC 患者在 20 年后的肠造口并发症高达 76%。造口并发症中最常见的是皮肤问题，发生率为 34%。随着造口时间的延长，28% 的 UC 患者需对造口进行修复，常见的原因是造口回缩（发生率为 17%）和造口旁疝（发生率为 16%）[401]。这些并发症的高发是患者除了心理社会原因以外希望做 IPAA 手术的主要原因。对于这些患者，我们需要充分考虑他们的生活方式，以此来权衡造口并发症风险与 IPAA 并发症风险的大小。最终有超过 90% 的回肠造口患者对他们的生活方式感到满意，并认识到造口是将他们从慢性病痛中解救出来的必要步骤。

此术式的其他并发症并不是全大肠切除术 + 末端回肠造口术所独有的，与大部分的腹盆腔手术以及会阴部切口闭合的并发症是一致的。在非急诊状况下，总的并发症发生率是 20%，主要的风险是出血、感染、败血症、小肠梗阻和神经损伤。膀胱和性功能障碍更常见于女性，这与副交感神经损伤和会阴瘢痕有关。据报道，术后男性勃起功能障碍的发生率高达 5%，近 30% 的女性在行全大肠切除术后会出现性交困难 [365, 402]。

会阴切口并发症的发生率最高可达 25%[403, 404]，这也是急性或长期服用激素的患者需要分期行全大肠切除术的主要原因之一。采用经括约肌间入路行会阴手术以及闭合死腔的操作会降低会阴切口并发症的发生率，因此经括约肌间入路是没有直肠癌的情况下首选的手术方式 [399]。将带血管蒂的大网膜向下拉到盆腔中作为会阴修复的支撑结构可以促进伤口的愈合 [400]。伤口裂开通常是通过局部伤口护理治疗的，大多数严重的会阴切口并发症可能需要皮瓣重建，常用的材料是股薄肌 [405, 406]。

（七）Kock 自控性回肠造口术

Kock 自控性回肠造口术的应用减轻了回肠末端造瘘术所带来的一些不利因素，如因为胃肠道内容物的持续流出而时刻需要携带造口袋。由于该手术操作的复杂性和相对较高的并发症发生率，近年已很少进行该手术。尽管如此，该手术在更换造口袋有困难的患者中有一定作用。该手术适合在末端回肠造口失败、因为有会阴部疾病而无法行 IPAA 手术、低位直肠癌或肛门括约肌功能不良的患者中使用。CD 是可控性回肠造口术的绝对禁忌证，因为一旦储袋内疾病复发会导致需要至少切除 45cm 的末段回肠。相对禁忌证包括肥胖和年龄超过 40 岁，这些因素可能会增加储袋功能不良的风险 [407, 408]。因此，在决定采用 Kock 储袋之前，必须对患者进行彻底的检查并与患者进行充分的沟通。

1. 手术过程

可控性回肠造口术可以作为全大肠切除术的一部分，也可以由之前的末端回肠造口改造而来。无论是哪种情况，在行手术之前，必须检查整个小肠以排除 CD 的可能。在 Kock 的描述中，两段 15cm 长的肠管被缝合固定在一起，形成了一个由蠕动方向相反的两段肠管构成的储袋，与储袋邻近的长 15cm 的末端回肠则被保留作为输出段。切开相邻肠管对系膜侧的肠壁，储袋后壁的边缘用可吸收缝线连续缝合固定。然后在距离回肠末端 15cm 处朝向输出端制作一个瓣膜。将输出段的近端部分切开，与相应肠系膜分离达 5cm。然后将输出端套入储袋中，用非切割的闭合钉或可吸收缝线将其固定在储袋上。用一个非切割的闭合钉或可吸收缝线进一步将套叠的肠管固定于储袋的侧壁然后裁剪套叠肠管和输出段的长度，使整个储袋可位于筋膜后方，同时保证输出段长度合适，可既无张力也无冗余地固定于皮肤。然后，在术前所定位的造口处将输出段穿出腹壁并与皮肤缝合固定。接着用可吸收缝线将储袋牢固地缝合固定于腹直肌后鞘上。接着从回肠造口中插入一根大开口的宽大塑料管以促进引流。导管需在术后留置 10d，同时每天关闭导管的时间都适当地延长，当关闭 8h 患者无不适时，就可以拔除导管。患者可根据自己的需要每日自行导出肠内容物 3 次。让储袋扩张并变得有功能通常需要 6 周的时间。

2. 预后

自控性回肠造口术的术后并发症并不少见，这在很大程度上解释了为什么该手术没有作为常规的术式。一项长期调查研究的结果显示，随访平均 15 年的储袋切除率为 36%。切除的原因是乳头瓣膜滑脱（42%）、瘘管（26%）、难治性储袋炎（23%）和 CD（6%）[409]。瓣膜滑脱的原因可能是套叠肠管的伸缩运动，可通过用大网膜包裹而改善。但大网膜包裹会导致瘘管的形成率更高，但目前仍没有可靠的替代方案。Lepistö 等发现其长期疗效略有改善（术后 29 年时为 71%），但 Kaplan-Meier 法分析表明，其成功率仍远低于 IPAA 手术 [410]。此外，研究中有 59% 的患者需要重建手术，98% 的患者在术后 29 年内需要对储袋进行外科干预。尽管如此，在拥有足够经验的医疗中心，该手术对有适应证的患者仍是一个治疗的选择。

（八）全结肠切除术 + 回肠直肠吻合术

自 1943 年开始，切除病变的结肠后行回肠直肠吻合术就已被广泛应用 [411]。该术式的优点包括保留了胃肠道的连续性，避免了对盆腔的操作，从而降低了勃起功能、膀胱功能障碍和不孕的风险。另外，即使一期手术失败，患者也有机会选择其他手术。虽该术式目前仍存在争议，但对于直肠顺应性及容积正常且没有肛周疾病的 UC 患者，该术式仍然是一个选择。目前，该手术主要应用于不明原因的结肠炎患者或不适合行 IPAA 的高危患者。对于那些不愿做回肠造口术，希望尽快重返校园的青少年或希望保持生育能力的年轻女性来说，该手术也是值得考虑的 [412]。所有患者在进行手术前，需要充分进行讨论，结合多方意见，以了解保留直肠的风险和好处。术后直肠功能的好坏取决于吻合口的位置、直肠的状态和每个患者 UC 表型的自然病史（无法被准确预测）。回肠直肠吻合术的禁忌证包括病变严重、直肠壁扩张障碍、不典型增生、直肠癌、肛周疾病和肛门括约肌复合体功能不佳 [408]。

1. 手术过程

前面我们介绍了全结肠切除术的操作步骤，特别注意需要保留回结肠血管和肠系膜下血管。行回肠直肠吻合术时必须牢记这一原则，并特别强调患者术中应取截石位。

标本取出后，可以通过端端吻合或端侧吻合来恢复胃肠道的连续性。不论是哪一种吻合，吻合口近端的回肠和远端的直肠必须有良好的血供，并且保证吻合口无张力以及对合良好。应由外科医生自行决定术中是使用手工吻合还是吻合器吻合，但大多数人更喜欢使用圆形双吻合器进行吻合。

锐性切除末端回肠的闭合线。末端回肠和直肠之间肠管直径具有显著差异，可用 28、29、31 或 33mm 等不同大小的吻合器来解决此问题。将吻合器的头端插入末端回肠的开口，并用丝线荷包缝合（作者使用 2-0 Prolene 缝线）。清除吻合器头部表面肠管的脂肪和血管，以获得一条平整的圆形吻合线。接着助手将吻合器从肛门插入，在手术医生持续的引导下，直视状态下暴露吻合器钉，吻合钉从靠近直肠残端闭合线中点的位置穿出直肠壁。检查并确保小肠系膜没有扭转后，将吻合器钉插入吻合器头中，确保没有肠管发生内疝，并保证阴道壁没有被带入吻合器。然后击发，完成吻合。检查吻合的完整性，并行漏气试验。如果发现有漏，应直接修补或重新做吻合。此手术中，血供良好的远端乙状结肠和直肠被保留在原位。潜在的问题是，吻合器可能会损伤肠管而无法闭合直肠或乙状结肠。如果出现这个情况，则需要将远端肠管游离到更低的位置重新进行吻合。若情况再次出现，则最终可能需要缝合残端，并放置盆腔和经直肠的引流。如果存在患者愈合能力差或是吻合口欠佳等情况，可以考虑行近端造口分流。

2. 预后

全结肠切除术 + 回肠直肠吻合术在严格把握适应证的 UC 患者中往往效果良好，其并发症发生率为 8%～28%，吻合口口发生率为 2%～9%，死亡率为 0%～4%。性功能和膀胱功能得以保留，吻合口漏少见，发生率为 2%～9%[409]。术后大多数患者每天排便 4～5 次，夜间排便 1 次，但不同的研究间结果差异较大。大便失禁很少见。2010 年，da Luz Moreira 等报道了 UC 患者回肠直肠吻合术远期（20 年）疗效的研究数据[413]。这项研究报道术后平均每天大便 6 次，有 5% 的患者有夜间漏便，便急占 68%。这些数据与 Leijonmarck 之前所报道的一项为期 20 年的随访研究有一定的冲突，该研究结果显示术后平均每天有 4 次大便，晚上没有排便，且没有出现大便失禁[414]。Pastore 等研究指出术后每天的中位排便次数是 6 次，夜间排便 1 次，53% 的患者需要常规应用止泻药物，而 31% 的患者需要全身或局部激素治疗[415]。

这个手术的主要问题是病变直肠仍然保留在原位。8%～45% 的患者在手术时仅有轻微直肠炎症，在术后变为显著进展，直肠也许会成为难治性或复发性炎症的来源[416]。通常表现为严重的腹泻、出血、便急、里急后重和大便失禁等。1/4 的患者后续需要行直肠切除术，可同时做末端回肠造口或 IPAA 术；而随访延长到 20 年时则发现直肠切除率可能高达 53%[413, 416]。da Luz Moreira 发现在术后 5 年、10 年、15 年和 20 年时回肠直肠吻合术的累积功能维持率分别为 81%、74%、56% 和 46%。除了术前没有直肠炎症外，研究没有发现其他与回肠直肠吻合术失败相关的危险因素。尽管 Turnbull 认为，吻合口在腹膜反折上方 6cm 以下时，会在术后的第一个月加重炎症，但最终却会降低回肠直肠吻合术失败的概率[417]。无论如何，我们都应该向每一个考虑行回肠直肠吻合术的患者解释后续发生难治性炎症的风险，以及将来可能需要行直肠切除术的可能性。

另一个问题是残留直肠的癌症风险。da Luz Moreira 在 2010 年进行了一项长达 20 年的随访研究发现，在术后 5 年、10 年、15 年和 20 年时，残留直肠发生不典型增生的比率分别为 7%、9%、20% 和 25%[413]。随着时间的推移，在回肠直肠吻合术后伴有不典型增生的患者中，有 42% 在 9 年内进展为腺癌[418]。UC 患者行回肠直肠吻合术后直肠癌的总发生率从 0%～18% 不等，其中大多数癌症发生在术后 15～20 年[416]。da Luz Moreira 研究发现直肠癌的发病率在术后 5 年、10 年、15 年和 20 年分别为 0%、2%、5% 和 14%[416]。

需要特别关注的是，UC 患者在行回肠直肠吻合术后发生中晚期直肠癌 [肿瘤大小、淋巴结侵犯、转移（TNM）Ⅲ—Ⅳ期] 的相对发生率。Baker 等发现，在这些人中，直肠癌确诊后的 3 年死亡率为 62%[419]。Johnson 等随后的一项研究发现，在 10 个行回肠直肠吻合术后发生直肠癌的 UC 患者中，有 8 个会发生淋巴结或远处转移[418]。尚不清楚这是否与其肿瘤生物学更具侵袭性或内镜监测不足有关。无论如何，我们都急需将回肠直肠吻合术后的患者纳入标准的 UC 监测计划中（每年 1～2 次的直肠软镜检查及多点组织活检）。这一必要性应在术前与患者进行讨论，特别是需要长期监测的年轻患者。如在保留的直肠中发生不典型增生或局部恶性肿瘤，就应该与其他直肠癌患者一样接受肿瘤根治手术。如果肿瘤分化程度高、瘤体小、淋巴结阴性，且不需要做辅助化疗，则可以考虑行回肠储袋重建手术。

（九）全大肠切除术 + 回肠储袋肛管吻合术

最早的回肠肛管吻合术是在 1912 年由 Vignolo 报道的，当时他将远端回肠置入乙状结肠和肛门之间，以避免在直肠切除术后的结肠造口术[420]。这个操作，连同他之前所描述的直肠黏膜剥除术，为 Ravitch 和 Sabiston 于 1947 年所改进肛门回肠造口术奠定了基础[421]。随后，Champeau 和 Goligher 分别于 1950 年和 1951 年开创性地报道了回肠 J 形储袋加临时性回肠造口的潜在获益[422, 423]。这些探索为 Parks 在 1978 所描绘的现代重建性全大肠切除术奠定了基础，而该手术已经成为 UC 患者外科术式的金标准[397]。

IPAA 手术避免了永久性的腹部造口，同时又不影响生活质量。但是，我们不能轻易做出在全大肠切除后是行末端回肠造口还是行 IPAA 手术的决定，因为 IPAA 手术的相关并发症可能相当严重。行 IPAA 的意味着患者会面临更长的恢复时间和更大的不确定性。因此，IPAA 不应该成为所有患者的必然选择，有些患者在经过充分的沟通后会选择行永久性回肠造口术。

重建性全大肠切除术的适应证包括：所有肛门括约肌功能良好、无小肠或会阴 CD 证据以及无须行盆腔放疗的 UC 患者。相对禁忌证包括高龄、有妊娠需求、肛周化脓性疾病史、肥胖和孤立 CD 病变。每一项临床发现都应该得到关注，并应在进行储袋重建手术之前被慎重考虑。

1. 手术过程

重建性全大肠切除术中的全大肠切除部分的操作在前文已经介绍过。与计划行末端回肠造口术不同，计划行 IPAA 手术的患者术中应取截石位以便行会阴的操作。除此之外，右结肠的系膜在分离时需要紧靠肠壁以保留回结肠血管，为储袋供血。另外，从直肠向下分离直到盆底的操作可根据不同外科医生的经验和习惯采用经腹或经腹会阴联合分离。双吻合技术已经可以分离至肛管的上方并完全切除直肠。如果要行直肠黏膜切除术 + 回肠肛管手工吻合术，应牵拉远端直肠壁并锐性分离至齿线上方大约 4cm 处，从而在高危的储袋吻合口周围形成一个有肌肉环形包裹的保护层。

经腹完成直肠的分离后，患者置于臀高截石位，开始剥离直肠黏膜。将 Lone-Star 拉钩（美国得克萨斯州，斯塔福德，Lone-Star 医疗器械公司）置于肛门处以清楚地显露齿状线。从齿状线水平直到肛提肌周围，沿着黏膜下平面注射稀释的肾上腺素溶液（1：200000）。然后在齿状线水平做 360° 黏膜切口，锐性解剖黏膜和内括约肌之间的平面，拓展至齿状线上方约 4cm 的水平。移除已剥离的黏膜和残留的近端直肠，留下远端直肠的肌套。

从正中切口或横切口（取决于全大肠切除术的操作是采用开放手术还是腹腔镜辅助手术）取出末端回肠，制作储袋。我们在这里将介绍最常用的储袋结构，也就是 J 袋的制作。将末端回肠摆放成 J 形，每边肠管的长度约 15～25cm，肠系膜向后摆放。此时需要将储袋向下牵拉以评估张力。储袋的顶端建议达到耻骨联合上缘以下 4～5cm，以保证能与肛管行无张力吻合。如果储袋无法下拉达到需要的长度，则需要额外的操作来延长储袋下拉的长度。首先，应将肠系膜完全游离到十二指肠水平。将储袋最主要供血血管表面的前腹膜每隔 1～2cm 切开一个口子。完成这一步骤可将储袋下拉的距离延长 1～2cm。也可以有限地应用“Kocher 手法”。如果长度仍然不够，可以将主要限制系膜延展的血管间的小血管切断以形成系膜窗。最后，如果仍然存在张力，则有必要切断主要限制系膜延展的血管。为了避免储袋缺血，在离断主要供血血管前，放置一个动脉夹将拟切断的血管夹闭，此时可以观察用于储袋的回肠是否有缺血迹象。如果有，则不能切断该血管。这些步骤可以在每一根限制储袋延展的血管上重复。一旦达到足够的长度，就用缝线将储袋的输入段回肠和输出段回肠固定成 J 形，同时保证肠系膜向后摆放。在储袋 J 形顶端的对系膜侧切开肠管，先后用两把 100mm 长的直线切割闭合器切割闭合 J 形肠管的输入和输出段。将储袋通过远端直肠的肌套拉入盆腔，并将储袋顶端和齿状线之间进行吻合。将储袋摆放到正确的角度，先从上下左右四个锚点将储袋的全层缝合固定于肌套的内括约肌上。然后在每两个锚定缝合点间追加缝合，直到完成整个吻合口的吻合。

如果是用“双吻合”技术来制作吻合口，则是用一把线性闭合器在齿状线上方约 2cm 处夹闭切断直肠。储袋的制作方法如前所述，切开储袋的顶部系膜对侧的肠壁，置入中号圆形吻合器的砧座并固定。经直肠残端行漏气试验。如果发现有漏气，则用“8 字”缝合。接着将吻合器从肛门插入，尖头从吻合线的中点穿过。检查并保证储袋回肠系膜没有扭曲后，将储袋拉入盆腔，将吻合器的尖头插入砧座中。然后收紧吻合器并击发，完成吻合。外科医生自行决定是否需要做近端肠管的造口，如果决定要做，首选近端张力最小的回肠来制作标准的回肠造口。

Falk 和 Schmitt 分别于 1993 年和 1994 年最先报道了腹腔镜储袋手术 [424, 425]。此后腹腔镜储袋手术成为了首选的术式，大多数储袋手术患者都已成功地接受了腹腔镜储袋手术 [426, 427]。目前已报道了各种腹腔镜手术入路，包括标准的腹腔镜手术、单孔腹腔镜手术、手助腹腔镜手术和机器人储袋手术。储袋的重建可通过脐部、肛门，甚至是横切口来完成。腹腔镜储袋手术与经肛手术的结合，构成了一套双通道的微创平台。

2. 技术要点

(1) 吻合类型：回肠肛管吻合的类型是影响并发症发生率和储袋功能的一个技术因素。Kirat 等直接比较了 3100 多名采用手工缝合或吻合器吻合的 IPAA 患者。两组在人口学资料和营养评估上相似。研究发现，与手工缝合组相比，吻合器吻合组可显著降低脓毒症（17% vs. 21%）、吻合口狭窄（16% vs. 22%）和储袋失败（4% vs. 11%）等并发症的发生率。通过吻合器进行吻合的储袋功能也同样得到了改善，具体表现为吻合器吻合组在大便失禁（2% vs. 6%）、日间漏便（20% vs. 35%）、夜间便漏（35% vs. 61%）、饮食障碍（27% vs. 34%）、社交障碍（14% vs. 20%）、生活质量评分（8.2 vs. 8.0）和健康质量评分（8.1 vs. 7.9）等方面都比手工缝合组更有优势（$P < 0.02$）[428]。尽管用吻合器吻合的优势明显，但是当术中出现用第二把吻合器都无法完成补救吻合时，手工吻合就成为回肠肛管的吻合手术的关键技术。

(2) 储袋结构：自从 Parks 最早报道了三袢 S 形储袋（简称“S 袋”）以来 [397]，已有多种储袋结构被提出。这些储袋包括双袢 J 袋、四袢 W 袋和横向顺蠕动的 H 袋 [429, 430, 431]。就像大多数手术都有多种术式一样，每一种储袋都不是完美的。存在的问题一般包括排空问题、储袋扩张所导致的大便淤滞和储袋炎及排便障碍。S 形储袋最初被长出口管道（5cm）的排空问题所困扰，通常需要储袋的置管引流 [397]。因此，S 袋导致瘀滞和储袋炎的发生率很高。H 袋由于有较长的输出段而会面临同样的困难 [432]。W 袋因其有最大的容积和较短的输出段，所以储袋的功能较好 [430]。两项随机对照研究都分别比较了 W 袋和 J 袋的 1 年随访结果，却得出了相反的结果。Johnston 等发现两组患者在排便次数、夜间排便比例、漏便和大便失禁率等方面无显著差异 [433]。而 Selvaggi 等发现，W 袋患者的排便次数（24h 内排便 3 次）和夜间排便比例（17%）均显著低于 J 袋患者（24h 内排便 5 次，夜间排便比例为 50%）。随着 S 袋出口管道缩短到 2cm 后，S 形储袋功能就得到了显著改善 [408]。此外，由于 S 袋能额外提供 2～4cm 的长度，因而应用于储袋长度不够的患者是合理的。最近一项研究在比较了手工缝合的 J 袋和 S 袋（S 袋的结构只能手工缝合）后发现，S 袋患者储袋瘘、盆腔败血症和储袋相关住院的发生率较低。随访 12 个月后发现，S 袋患者的排便次数少（$P < 0.001$），护垫使用的频率低（$P=0.001$），大便失禁严重程度指数评分低（$P=0.015$）[435]。

(3) 改道分流：出于对盆腔脓肿以及所导致的储袋功能不良的担忧，储袋手术后是否行近端肠管的改道分流仍然存在争论。粪便的改道分流对 IPAA 结果的总体影响目前并不统一。2008 年，Westin–Petrides 的 Meta 分析发现不做改道分流与发生吻合口漏之间存在显著的相关性（OR=2.37；P=0.002）。这些数据提示近端分流对吻合口具有保护作用，从而得出在大多数情况下需要做保护性回肠造口的一致推荐[102]。然而，大样本的研究和最近的 Meta 分析发现是否做保护性回肠造口对吻合口漏的发生率并无明显影响，建议部分患者在有症状时再行分流手术也是安全的[436, 437]。一项最大样本的研究提示，在没有营养不良、中毒症状、贫血或是长期使用激素的情况下，如果所接受的 IPAA 手术技术完善、吻合口无张力且用吻合器进行吻合，不做回肠造口并不会增加并发症的发生率[437]。但是满足这种情况的患者很少，因为大多数手术治疗的 UC 患者都是经过长期药物治疗后失败或是伴有系统性疾病的患者。

3. 预后

IPAA 是一种相对安全的手术，其死亡率为 0.1%，但是其早期和晚期并发症的发生率却相当高（分别为 34% 和 29%）[438]。一项涵盖了 2000 年以后所有的相关病例研究的 Meta 分析发现，尽管吻合口狭窄、盆腔脓毒症、储袋瘘、性功能障碍的累积发生率分别达到了 16.5%、7.5%、4.5% 和 3.0%，但是储袋的完全失败率仅为 4.7%，提示储袋手术不论是短期疗效还是长期疗效，都是一种值得考虑的术式[416]。此外，超过 25% 的患者会发生储袋的非特异性炎症（储袋炎），其中严重的难治性患者可能需要恢复激素灌肠、美沙拉嗪或是储袋切除等治疗[438–443]。

在最近几十年中，储袋功能并没有得到实质性的改善[416]，预后几乎完全取决于病例的选择、娴熟的操作技术、对盆腔储袋的适当治疗，以及储袋和吻合的类型等。术后的排便频率平均为 6 次 / 日，包括夜间排便 1～2 次 / 日。轻度和重度大便失禁的比例分别为 14% 和 6%[436]。但是，大多数患者在术后一年对储袋的功能都非常满意。从文献中可以看出，储袋患者的生活质量和社交活动与健康的同龄人群无显著差别[444, 445]。这些乐观的长期疗效的取得取决于对患者的适当选择、手术的合理性，以及外科医生在术前帮助患者确立现实的预期等。

4. 特异性并发症

(1) 盆腔脓毒症：盆腔脓肿是 IPAA 术后最令人担心的并发症之一，迄今为止最大的一项研究发现，盆腔脓肿与储袋失败之间存在显著的相关性（HR=3.3；95%CI 2.2～4.8；P ＜ 0.001）[438]。败血症通常是由于吻合口裂开或盆腔血肿继发感染而引起。大多数患者为早期储袋瘘，发生率约为 5%，迟发性漏的发生率为 2%[438]。IPAA 术后盆腔脓毒症的发生率在 2000 年以后有所改善，一项 Meta 分析显示，21 世纪的发生率降低了 21%（从 9.5% 下降到 6.3%）[416, 438]。随着对该手术的熟悉程度和经验积累的不断增加，以及越来越多地使用吻合器来进行吻合，这些因素无疑都有助于降低盆腔败血症的发生率，然而发生率降低的原因仍不清楚。盆腔脓毒症的急性表现包括发热、里急后重、便频，或是储袋出血、化脓。亚急性或隐匿性脓肿则可能引起会阴瘘。无论症状出现的时间长短，都应进行 CT 或 MRI 检查。应该予以静脉注射广谱抗生素以及引流积液治疗。首选的引流方法是经皮引流，但是经肛引流也是一个好的选择，尤其是在经皮穿刺途径下不能充分清除脓毒源的时候。如果采用经肛引流，保证引流通畅、深达储袋和搔刮脓腔壁非常重要。开腹引流术虽然可以考虑，但这应该被作为是在多次尝试进行局部控制失败后所采用的最后手段。如果在将回肠造口回纳之前，能通过内镜或影像学检查发现亚临床漏，应行局部手术直接修复漏口，并对积液行经肛引流。回肠造口则应保留在原位，直到确保吻合口已完全愈合。

(2) 吻合口狭窄：狭窄是 IPAA 术后常见的并发症。根据随访、手术技术和样本大小的不同，文献报道其发生率介于 5%～38%[438, 440–443]。数据的差异可以通过狭窄的定义不同来解释。有些定义为需行扩张治疗的吻合口变窄，有些则定义为吻合口变窄导致机械性出口阻塞。Fazio 等研究了超过 3700 例的储袋患者发现，根据前者的定义发现，早期狭窄的概率为 5%，在长期随访后上升到 11%[438]。狭窄形成的潜在病因被认为是吻合口存在张力致使倾向于发生吻合口漏和感染。血供差可能是另一个因素，特别是那些在制作储袋时需要切断肠系膜血管以获得足够系膜长度的患者中。最常见的狭窄是网状的，用手指轻微扩张就能被扩张开。而纤维化狭窄一旦发生就往往需要在手术室通过多次扩张来解决。这些患者中有 50% 能够保留足够的储袋功能，但是也有些患者可能需要行经肛吻合口切除加储袋下移术 [440, 443, 446, 447]。

(3)瘘管：瘘管在储袋中的发生率为1%～16%，往往是由于盆腔脓肿和吻合口漏引起的[438, 447–451]。尽管Fazio等发现，在接受IPAA的UC和CD患者中，瘘管的形成率低（1.3%），但是发现瘘管提示可能存在潜在的CD病变。储袋阴道瘘是一个非常棘手的问题，会使患者非常痛苦，也很难处理，并且与储袋失败相关（HR=4.5；95% CI，3.1～6.6；$P<0.001$）[438]。在女性患者中，IPAA术后储袋阴道瘘的发生率为3%～16%，并与其他储袋瘘一样，与盆腔脓毒症相关[448–451]。发生储袋阴道瘘的另一个相关因素是，在低位直肠切除和（或）回肠肛管吻合术中造成的医源性阴道损伤，但是目前尚不清楚这种情况发生的概率。会阴瘘或阴道瘘的治疗方式取决于瘘管分型和症状的严重程度。除非能明确瘘的病因是CD，否则不需要用药物治疗。英夫利昔单抗在CD引起的瘘中也许可以获益[452]。在对积液充分引流的同时，必须控制疾病的源头。对于症状轻微的瘘，予以观察或引流也许就够了[450]。粪便的改道分流也是合理的选择，特别是对于那些伴有大便失禁的患者。尽管对这些患者进行粪便的改道分流能有助于彻底修复瘘管，但是仅此一项并不会促进瘘管的愈合。对吻合口瘘的修复根据吻合口高度的不同可采用经腹或经会阴的入路。吻合口位于肛肠环上方的高位储袋阴道瘘通常应经腹修复，切除原来的储袋及修复阴道壁后重新吻合[408]。如有可能，应将大网膜作为分隔物固定在储袋和阴道中间的凹陷中，这种方法可以使瘘管的愈合率达到约80%[446, 453, 454, 455]。低位的吻合口可以通过会阴入路进行修补。肛管处发生的储袋阴道瘘可通过肛内回肠推进皮瓣[448, 451, 456, 457]、经阴道修补或股薄肌移植皮瓣等手段进行治疗[458]。由于和直肠阴道瘘相比，肛门阴道瘘两侧的压力都不高，这可能导致上述几种手术方式在小样本研究中得出了等效的结果。而事实上，许多人更推荐经阴道入路，因为它对括约肌损伤的风险最小[408]。股薄肌移植皮瓣也被用于高风险患者的修复[451]。

(4) 储袋炎：储袋炎是 IPAA 术后最常见的并发症，可分为急性（病程＜ 4 周）和慢性（病程＞ 4 周）两种疾病状态。行 IPAA 的 UC 患者中有 39% 在术后 25 年内至少会发作 1 次，有 17% 会演变为慢性储袋炎 [438]。发作过 1 次储袋炎的患者中有 50% 最终会复发 [459, 460, 461]。患者主要表现为腹部痉挛、发热、盆腔疼痛和大便次数增多 [408, 461, 462]。储袋炎还会继发出现肠外表现 [378]。这些症状是非特异性的，储袋 CD、封套炎或是储袋易激也可能有上述表现 [463–466]。储袋炎的不良后遗症包括脓肿、瘘管、储袋肛管狭窄和储袋衰竭等 [438, 460]。

鉴于临床表现的较大差异，储袋炎的诊断必须通过肠镜来确诊。符合储袋炎的内镜检查结果包括弥漫性、斑片状的红斑，水肿，肠黏膜的颗粒状改变和脆性增加。钉合线糜烂并不一定能提示是储袋炎。有趣的是，储袋炎的发病时间与储袋所经历的结肠化生有关，这可能是为什么储袋炎患者的发作时间都在术后的前 3 年。组织学对储袋炎的诊断价值不大，因为镜下一般只能看到非特异性黏膜炎症改变。

尽管有许多人相信炎症是由于细菌过度生长所致，但病因还不完全清楚。与其他炎症性肠道疾病一样，它可能是多种不同病因作用的结果。这可以解释急性和慢性储袋炎对治疗反应的不一致性，急性储袋炎通常对抗生素的治疗敏感，而慢性储袋炎则需要长期使用抗生素和消炎药，难治性患者还需要最终切除储袋。吸烟是急性储袋炎的危险因素，而对慢性储袋炎却有保护作用。其他危险因素包括结直肠不典型增生、缺乏及时使用抗焦虑药物和术前应用激素等。结肠切除术前如检出 pANCA 和 CBir1 等血清标志物，可以预测急性和慢性储袋炎。

储袋炎的鉴别诊断包括 CD、封套炎和储袋易激，这些都可能被误认为是储袋炎。IPAA 患者中发生储袋 CD 的比例约为 4%，也许能因为吸烟而被发现。封套炎是吻合器吻合变窄处黏膜的单纯性炎症。这些患者还经常表现为出血和关节炎。储袋易激综合征是一种排除性的诊断，目前对它的认识很可能还不足。它发生在结构正常的储袋中，是一种表现为储袋炎的功能紊乱。它被认为是类似肠易激综合征的内脏超敏反应，并且可能与使用抗焦虑药有关。

目前已有储袋炎的多种评分模型。Sandborn 等提出的储袋炎症活动指数（pouchitis disease activity index，PDAI）是对疾病严重程度的全面评估，包括症状学、内镜下表现和组织学检查结果 [462]。由于该评分必须有内镜检查和活检结果，因此主要应用于研究中，而不是在临床实践中。然而，剔除了组织学检查结果的改良版本已显示出相关性，并可能更容易在临床实践中得到应用 [467]。其他评分系统，如 Moskowitz 指数和 Heidelberg 指数也可以使用，但这些评分间不能直接进行比较。

目前还没有关于储袋炎症治疗的大型随机对照试验，但安慰剂对照试验和小型的随机对照试验已经报道了甲硝唑和环丙沙星对急性储袋炎进行一线治疗的疗效。对照研究和 Cochrane 综述发现环丙沙星在 PDAI、症状评分和内镜评分等方面优于甲硝唑。布地奈德灌肠显示出和甲硝唑一样有效 [459, 468–471]。益生菌可能有助于储袋炎急性发作缓解后的维持治疗，这为细菌过度生长的发病理论提供了依据 [471, 472]。对于难治性病例，应排除艰难梭菌、CMV 等感染性病因。此外，还应考虑 CD、封套炎、瘘管和储袋易激等鉴别诊断。当确诊为治疗无应答的储袋炎时，可考虑用环丙沙星、甲硝唑、激素灌肠剂和美沙拉嗪进行联合治疗。尽管说服力有限，但这些二线疗法中的每一种都显示有临床获益 [473–475]。免疫调节剂和生物疗法可作为三线治疗药物。尽管所有关于这些药物的研究在方法学上都有缺乏，但都证实了环孢素灌肠剂、英夫利昔单抗和阿达木单抗在治疗难治性储袋炎时的疗效 [241, 476–479]。

(5) 不孕：直肠切除加储袋重建后的女性患者受孕能力会降低 30%～70%[480–483]。尽管尚未被证实，但病因可能是盆腔粘连。考虑到可能有较大风险会导致不孕，许多处于生育期的女性 UC 患者会优先选择行回肠直肠吻合术甚至末端回肠造口术，而非全大肠切除术 + 末端回肠造口术。

十三、其他争论

（一）肥胖

几位作者描述了肥胖对储袋重建的不利影响（表 25–7）[484, 485, 486]。最近梅奥诊所的研究小组计算出了与 BMI 增加有关的特定风险 [486]。肥胖带来的问题包括难以获得足够的肠管长度来完成储袋和肛门的吻合，以及难以制作令人满意的末端回肠造口。随着 BMI 的增加，盆腔脓毒症及其他术后并发症的发生率也会增加，对腹腔镜手术也会带来影响。

如果储袋的长度不够与肛门进行吻合，可以采取各种延长储袋长度的操作，包括切开系膜表面的腹膜，将血管之间的腹膜和肠系膜组织全层切开，或切断中间的血管来增加长度等。在切断中间血管前，临时用血管夹阻断拟切断的血管来观察储袋的血供，确保血供良好后再行血管的离断是最安全的做法。吲哚菁绿荧光显像是一种有用的辅助手段，可以更客观地评估血管夹钳应用后储袋的血供情况。如果阻断足够的时间后，通过吲哚菁绿荧光显像证实储袋仍然血供理想，则可以放心地离断血管。如果储袋仍然不够与肛管吻合，这时应该放弃重建手术，而应选择行末端

表 25–7 肥胖患者行回肠储袋肛管吻合术的研究结果

作者和年份	研究设计	例 数	平均 BMI（kg/m^2）	结 果
Efron 等，2001[484]	病例对照研究	肥胖患者：31 例； 非肥胖患者：31 例	33.7	• 肥胖患者手术时间更长（229min vs. 196 min；*P*=0.02） • 肥胖患者围手术期并发症发生率更高（32% vs. 9.6%；*P*=0.058） • 肥胖患者造口并发症发生率更高（10% vs. 0%） • 肥胖患者切口疝发生率更高（13% vs. 3%；*P*=NS） • 肥胖患者盆腔脓毒症的发生率显著增高（16% vs. 0%；$P < 0.05$） • 相近的住院时间（9.7d vs. 7.7d；*P*=0.13） • 可比较的功能性结果
Canedo 等，2010[485]	病例对照研究	肥胖患者：65 例； 非肥胖患者：65 例	34	• 肥胖患者合并心肺疾病的比例更高（*P*=0.044） • 肥胖患者手术时间更长（*P*=0.001） • 肥胖患者住院时间更长（*P*=0.009） • 肥胖患者切口疝发生率更高（*P*=0.01）
Klos 等，2014[486]	病例对照研究	肥胖患者：75 例； 非肥胖患者：103 例	35	• 肥胖患者总体并发症发生率更高（80% vs. 64%；*P*=0.03） • 肥胖患者储袋相关的并发症发生率更高（61% vs. 26%；$P < 0.01$） • 肥胖患者吻合口 / 储袋狭窄发生率更高（27% vs. 6%；$P < 0.01$） • 肥胖患者炎症性储袋并发症发生率更高（17% vs. 4%；$P < 0.01$） • 肥胖患者储袋瘘发生率更高（12% vs. 3%；*P*=0.03）

回肠造口术。理想情况下，这些操作应该在切除直肠之前进行。

如果计划二期行储袋手术，更为推荐的手术方案是在做末端回肠造口的同时选择如同 Hartmann 手术一样保留直肠或直肠和乙状结肠远端部分的手术，而非仅仅保留肛门，以便于后续可以更安全地进行盆腔的解剖和储袋的重建，避免神经损伤。这些情况往往多见于肥胖患者，肥胖患者在实现体重的显著下降后，能为储袋重建和储袋肛管吻合创造机会。这是避免在已完成全大肠切除和储袋的制作后却发现储袋无法与肛门吻合情况的有效方法。因此术中在切除直肠前，将小肠系膜完全游离至肠系膜上动静脉和胰头的水平，确认小肠及系膜的长度足够与肛门吻合后再行远端直肠的离断。只有在确认了长度足够做吻合后，再行储袋制作。由于储袋并非一定可以成功制作，术前的知情同意书应包括可能行结肠次全切除术和永久性回肠造口术的告知。

（二）年龄

当储袋问世时，外科医生被警告不要对 50 岁以上的患者行储袋手术。现在储袋手术的适应证已经被放宽，许多研究也明确指出了储袋手术在 60—80 岁患者中也获得了满意的结果，偶尔还会有更高龄的患者报道。不明原因结肠炎患者行 IPAA 手术的成功率介于 CD 和 UC 患者的手术成功率之间。对术式选择影响最大的因素是现患或曾患有肛周脓毒症。肛周脓毒症患者失败率较高的原因很可能是由于实际上存在 CD。因此，对不明原因结肠炎患者行 IPAA 手术的决定很大程度上取决于对不明原因的结肠炎进行明确诊断。在对急性中毒性结肠炎行结肠次全切除术的患者中，如果存在肠壁全层的病变则多半是 UC，但如发现有肉芽肿或病变呈跳跃性改变则会将诊断向 CD 倾斜。因此，每个患者都必须得到个体化的建议。此外，重要的是要记住不明原因结肠炎的诊断只有在结肠切除后才能得出。它不能仅通过内镜检查或内镜活检组织病理学检查作出诊断（表 25-8）[487-493]。

（三）二次储袋手术

随着 IPAA 术后的时间越长，以及接受 IPAA 手术的患者越多，需要再次手术的患者也就越多。再次手术的原因通常是败血症或功能不佳。前一类的原因中包括储袋会阴瘘、储袋肛门漏以及各种从任何钉合线引起的泄漏。当怀疑有 CD 的可能时，可以考虑切除储袋或修复储袋。如果考虑行储袋修复，所有的患者术前都必须被告知，原来的储袋可能因在术中发现无法修复而需要切除。如果切除原有储袋后能保证有足够长度的肠管，可以考虑制作新的储袋，但部分患者最终仍需要做永久性回肠造口。一些更大的临床研究表明，再次行储袋手术的患者中大约有 2/3 可以始终保持储袋的功能良好。然而，除非二次储袋手术是原位挂线手术那样的经肛小手术，否则通常都需要行黏膜切除术，大多数还需要行保护性回肠造口术。最终的手术入路通常是经腹会阴联合手术。也有一些例外情况，比如当患者的输出肠管有时漏到了先前回肠造口的位置，这段肠管通常可以用吻合器成功地钉合及缩短。再次

表 25-8　高龄患者 IPAA 手术效果

作者和年份	病例数	大便次数	控便能力	测　压	并发症发生率和死亡率
Reissman 等，1996[487]	14（> 60 岁）126（< 60 岁）	> 60 岁组更高（夜间）	无差别	无差别	无差别
Dayton 等，1996[488]	32（> 55 岁）423（< 55 岁）	> 55 岁组更高	> 55 岁组更高	—	> 55 岁组脱水更多
Tan 等，1997[489]	28（> 50 岁）43（< 50 岁）	无差别	无差别	—	无差别
Takao 等，1998[490]	17（> 60 岁）105（< 60 岁）	无差别	无差别	无差别	—
Delaney 等，2003[491]	154（56—65 岁）42（> 65 岁）	> 65 岁组更高（夜间）	随时间递减	—	—
Pinto 等，2011[492]	33（> 65 岁）126（< 65 岁）	无差别	无差别	无差别	> 65 岁组脱水更多
Ramage 等，2016[493]	系统回顾： • 老年患者中是安全的 • 脱水的风险增加 • 术后的功能更差，但是看起来随时间延长会逐渐好转 • 对总的生活质量和患者的满意度没有显著影响				

储袋手术的第二个原因包括储袋功能不佳，这可能表现为失禁或严重的慢性储袋炎。无论在上述哪一种情况下，二次手术建议行储袋切除术 + 永久性回肠造口术，而非重建一个新的 J 袋。二次手术中在腹腔镜下进行储袋的修复、重建或切除也是可行的。无论这种手术是通过腹腔镜还是通过剖腹进行，术前放置双侧的输尿管导管都可能有助于识别输尿管，也有助于识别术中发生输尿管损伤。

十四、术后注意事项

（一）不典型增生和恶性肿瘤

怀疑有环周切缘侵犯的中、低位直肠癌患者在手术前应接受新辅助治疗，因为术后放疗会使储袋功能低下、缺血，还可能出现严重的不良后遗症，如储袋坏死 [494]。

IPAA 减轻了患直肠癌的风险；当发现有结肠或直肠的不典型增生时，就必须考虑该手术 [416]。然而风险并没有完全消除，这可能是由于在肛管移行区不可避免地会有黏膜残留。这已经成为争论点，特别是当涉及经会阴直肠切除术后采用手工行回肠肛管吻合术还是用双吻合器进行吻合。用吻合器吻合改善了储袋的功能，但是在用这一技术时，肛管移行带的边缘仍然会被保留在原位。反对使用吻合器吻合的人认为，这和回肠直肠吻合一样存在癌变的风险，然而这尚未在文献中得到证实。用吻合器行储袋吻合术的患者在随访至少 10 年后发现肛管移行区不典型增生的发生率极低（0%～4%）。这些研究中都没有癌症的报道，而不典型增生也都是在手术后的前 2～3 年中发生的 [495–497]。

对此最大的一项研究不仅证实了不典型增生在这些患者中非常罕见，还发现不同类型的吻合口似乎并无区别。这项研究观察了 1984—2009 年间 3200 多名在克利夫兰诊所行 IPAA 手术患者的随访数据。有 23 例（0.72%）患者发生了不典型增生，11 例（0.36%）患者发生了储袋或肛管移行区的腺癌。患者在随访 5 年、10 年、15 年、20 年和 25 年时的肿瘤总发生率分别为 0.9%、1.3%、1.9%、4.2% 和 5.1%。多因素分析指出了术后发生肿瘤的独立危险因素有术前癌症和异型增生。黏膜切除和用吻合器吻合都与肿瘤的发生无关。实际上，与接受吻合器吻合术的患者相比，行黏膜切除术的患者患储袋癌的比率更高（分别为 1.3% 和 0.3%）[498]。

IPAA 患者中另一组可能有不典型增生风险的是那些患有慢性储袋炎的患者。Banasie—wicz 等回顾了 276 例行 IPAA 手术的 UC 患者，发现 24% 患有慢性储袋炎，1.8% 患有轻度不典型增生，1.1% 患有重度不典型增生。Logistic 回归分析表明，储袋炎是不典型增生的预测因子（OR=13.48；$P < 0.02$）。考虑到慢性储袋炎和术前不典型增生会增加术后发生不典型增生的风险，有人要求在这些高危人群中行内镜监测 [499–501]。

（二）妊娠

如果行储袋手术的患者妊娠，我们需要考虑其分娩方式。标准的阴道分娩可通过牵拉引起阴部神经末梢运动潜伏期，但是一般不会引起大便失禁的不良后遗症。然而储袋患者常通过一种对括约肌功能过度依赖的机制来控便。这在很大程度上是由于缺乏固体大便、直肠感觉异常和肛门直肠抑制所致。外科医生担心阴部神经牵拉或严重的会阴创伤会导致长期的大便失禁，但根据目前有限的文献报道，这种担心并没有依据。Remzi 等研究了重建性全大肠切除术后，婴儿出生对肛门括约肌功能和完整性的影响 [502]。研究发现阴道分娩后阴部神经末梢运动潜伏期正常。经超声发现，储袋患者在经阴道分娩后有 50% 存在括约肌损伤；而正常人经阴道分娩后括约肌的损伤率为 30%，剖腹产后的损伤率则为 13%。这些损伤虽然让患者感到痛苦，但对储袋功能没有影响。Gearhart 等开展的另一项规模较小的研究也证实了储袋患者括约肌损伤未影响储袋功能。尽管 IPAA 患者行阴道分娩显示出了显著的安全性，但许多外科医生仍建议这些孕妇行剖腹产，剖腹产率为 38%～76%[504]。

十五、结论

溃疡性结肠炎是一种复杂且严重的疾病过程，诊治过程具有挑战性，并且使患者非常痛苦。尽管许多患者通过基本的治疗就能得到控制，但仍有相当多的患者会进展成为重症、身体虚弱、难以治愈，甚至最终不得不需要通过接受高风险手术来进行治疗。多学科讨论和联合治疗是 UC 治疗过程中的关键环节，尤其是针对难治性的病例。需要注意的是慢性 UC 患者对自身疾病进程的内在感知往往远比化验得到的临床数据更加准确。由于每种治疗本身都有风险，而治疗不当所引起的病痛则最终都是患者所承受。因此，应在个体化原则的基础上对 UC 患者的药物和手术治疗进行规范。在实践中，这一原则并不容易遵循，因为它需要彻底的、并且经常是冗长的问诊。如果手术有机会能治愈饱受痛苦的 UC 患者，那一定是值得我们通过加倍努力去争取实现的目标。

第 26 章　克罗恩病

Crohn's Disease

Scott R. Steele　Steven D. Wexner　著
张宗进　吴现瑞　译
傅传刚　校

摘要：克罗恩病（Crohn's disease, CD）是一种复杂的炎症性疾病，临床表现多样。尽管药物治疗不断进步，治疗策略不断改进，但外科医生在该病的治疗中仍然发挥着重要作用。由于 CD 的复发特性，外科医生应遵循的原则是预防和处理疾病并发症，而非以治愈为目标。专注于功能保留的最大化，通过多模式的治疗方案优化治疗效果，最大程度的降低并发症的发生。治疗 CD 的过程中，医护人员都必须认识到其临床表现的多样性和治疗的困难性。尽管大多数患者在疾病的某个阶段会因为并发症需要手术治疗，但内科治疗仍然是主要的治疗手段。全面认识疾病的复发特性，坚持手术原则将有助于患者获得最佳的治疗效果。

关键词：克罗恩病，瘘管，肛裂，结肠炎，肛门直肠，炎症性肠病

一、概述

虽然 CD 是一种比较常见的肠道炎性疾病，但临床表现各异、发病机制尚不明确，治疗策略也在不断革新。19 世纪后期报道的 CD 样炎症的主要表现为梗阻，当时被认为是溃疡性结肠炎（ulcerative colitis，UC）或固有狭窄。有趣的是当时绝大多数的病理检查发现病变位于结肠 [1]。1932 年，Crohn、Ginzburg 及 Oppenheimer 三人在 *JAMA* 上发表 *Regional ileitis*：*a pathological and clinical entity* 一文，此病才被系统性描述，随后此病便以文章首位作者名字命名 [2]。在文章中，作者细致地描述了导致肠管狭窄和多发瘘管的炎症情况，但错误地认为病变仅局限于回肠末端。如果更多地从外科医生对该疾病的研究贡献考量，这个疾病可能应当被命名为伯格疾病（Berg's disease），因为外科医生 A. A. Berg 博士通过评估由他施行手术的 52 位患者的原始标本提出该病的特征 [3]。此外，多数人可能不清楚，对这种疾病特征的最初描述可以追溯到 1769 年，由意大利内科医生 Giovanni Battista Morgagnii 首先提出，其曾为肛柱、主动脉窦和某些类型的先天性膈疝命名 [4]。随着时间的推移，我们对 CD 研究历程、流行病学和发病机制的认识不断提高。从 1960 年 [5, 6]Lockhart–Mummery 和 Morson 对大肠 CD 的准确描述到 2001 年对 CD 易感相关基因 NOD2（核苷酸结合寡聚化结构域蛋白）异常的鉴定 [7]，我们对这个特发性、溃疡性、炎症性胃肠道（GI）疾病的许多方面的认识在不断进步。

迄今为止，CD 仍是一种以内科治疗为主的疾病，多种新的内科治疗方案可用于治疗原发

性和复发性疾病。然而，仍有 3/4 或更多的患者一生中至少需要一次手术治疗[6]。此外，症状的加重或减轻、复发倾向和发作间隔的变化导致缺乏“一刀切”的治疗方法。因此，对于所有的医生，不论专业，都必须认识到治疗方案对患者的影响。在采取治疗方案时，不仅要解决眼前的问题，而且必须仔细权衡治疗方案对患者未来功能的影响。外科医生需要非常了解 CD 的手术适应证、手术方案及预期结果，并充分认识内科和外科治疗原则，以最大限度地提高治疗效果。虽然需要手术干预来处理疾病的并发症或内科治疗失败的患者，但因为手术可能会极大地影响患者未来的疾病进程，所以需要避免进行激进的手术。

二、流行病学

CD 的真实发病率和患病率尚不明确，与数据缺失和疾病临床表现各异及存在误诊现象相关。随着诊断方法的改进和对疾病更深程度的认识和关注，CD 的发病率在过去 50 年中有所增加[8]。既往认为，CD 的发病率与年龄呈双峰分布，第一个高峰在 15—30 岁，随后在 60—90 岁出现一个峰值较小的高峰。最近的系统评价发现每年 CD 的发病率从北美的 20.2 例 /10 万人 • 年和欧洲的每 12.7 例 /10 万人 • 年到亚洲和中东的 5.0 例 /10 万人 • 年不等[9]。发病平均年龄已经慢慢地从 10 至 20 多岁，延至 30 岁左右。这一发现可能更多的是一种提示：即更多的患者活得更久，并且在以后的生活中被诊断出来，从而将发病年龄平均值向后推[10]。即使在地区间，发病率也存在差异，西欧的发病率几乎是东欧的 2 倍，而世界上炎症性肠病（inflammatory bowel disease，IBD）发病率最高的地区是法罗群岛。在英国，印度教徒和锡克教徒的患病风险比普通人群要低。虽然发展中国家的数据相对较少，但在美国和周边国家地区，包括亚洲，CD 的发病率和患病率都在增加。发病率也与纬度有关，高纬度地区（包括加拿大、斯堪的纳维亚和澳大利亚）的发病率高于赤道附近地区。性别在其中的作用尚未明确，一些报告指出女性患 CD 的风险较男性高 20%～30%，而另一些报告则表明男性和女性的发病风险是相同的。种族是一个相对确定的发病危险因素，在白种人和某些族裔群体，如阿什肯纳兹犹太人后裔，总体发病率较高[11]。一般而言，美洲印第安人和黑种人受到的影响要低得多。

虽然 CD 不遵循传统的孟德尔遗传定律，但它具有家族易感性，可导致家庭内的发病率升高。2%～14% 的患者有 CD 家族史[12]，这一统计数据意味着具有家族史的家庭成员患病风险比普通人增加了 15～35 倍。有研究发现 CD 患者一级亲属患 IBD 的年龄调整后终生风险约为 5%（犹太血统者高达 8%）[13]。单卵双胞胎的一致性比率在 20%～50%[14]，这表明遗传确实起某种作用，疾病的发生并不完全取决于环境和（或）后天因素。此外，在亲属中，疾病的纤维化（纤维狭窄）、瘘管性（穿透性）、蜂窝织炎（炎症性）或累及范围的显性表现与遗传上缺乏一致性。而这种风险似乎不影响二级亲属，没有发现他们之间风险增加的关联性。

三、病因和发病机制

尽管对 CD 的整体认识取得巨大的进步，对各种表型表现的理解也有了提高，但 CD 的确切病因仍不明确。大多数假说是个体遗传与环境、微生物、免疫学和流行病学因素相互作用的结果。研究表明，CD 的病因包括以下一种或多种：①抗原或者感染性因素；②弱化的宿主防御能力，可以使该物质更多地暴露于该因素；③异常的宿主应答反应（表 26-1）[15]。这些领域中的每一个方面都在继续研究，试图确定哪些是因果因素，哪些只是关联因素。

目前的理论围绕宿主与微生物的相互作用，以及沿几种途径发生的应答反应，这些应答可能最终导致 CD 的慢性炎症状态[16]。在这个模

表 26-1　可能与 CD 相关的致病因素

来　源	关联因素
Ⅰ. 遗传学	阳性家族史、IBD 基因、种族
Ⅱ. 免疫学	黏膜异常 / 屏障，适应性免疫（B 和 T 细胞反应），病原体识别，微生物组
Ⅲ. 感染性	细菌病原体（副结核分枝杆菌）病毒（副黏病毒麻疹）
Ⅳ. 环境因素	吸烟、非甾体抗炎药、地理位置

IBD. 炎症性肠病

型中，肠道微生物引发了一种不适当调节的宿主免疫应答反应，引起肠腔通透性的改变，导致宿主器官遭受自身免疫"攻击"[17]。受损的黏膜屏障导致肠腔内抗原暴露，并创造了一个持续刺激的微环境，继而细胞上调炎症级联过程，导致过度和不适当的炎症反应。已知 CD 患者的粪便和肠黏膜细菌组成发生改变；然而，尚不清楚它是炎症过程的结果，还是疾病发展的促进因素[18]。此外，黏膜通透性的改变已被证明存在于 10%～15% 的没有任何疾病特征的 CD 家族成员中，但仍未确定通透性改变是一个主要的致病因素，还是疾病的最终结果。通过蛋白组学和宏基因组学对 CD 患者共生和改变的胃肠道菌群评估，似乎更清楚地发现，以菌群作为疾病发病机制的驱动因素时，其与宿主存在不恰当的模式识别[19]。

从 1996 年开始，对人类基因组的连锁研究已经帮助发现了几个可能增加 CD 易感性的 IBD 基因[20]。大部分的注意力都集中在 16 号染色体上的 NOD2（以前称为 CARD15）基因上，该基因区域被认为参与了宿主与细菌脂多糖的相互作用[21]。NOD2 编码的模式识别蛋白的遗传差异可能导致免疫系统对细菌的感知和处理能力受损，破坏正常耐受与启动错误免疫应答反应之间脆弱的平衡。全基因组的关联研究揭示了 ATG16L1（抗胸腺细胞球蛋白）和 IRGM（免疫相关鸟苷三磷酸酶）等基因的多态性在 CD 患者的自噬中起着重要作用。这个过程包括细胞的发育、分化、衰老的调节，最终导致人体正常和异常的炎症系统反应[22]。此外，其他基因如 TLR4（Toll 样膜受体）、HLA（人类白细胞抗原）和 IRF5（干扰素调节因子）也参与了 CD 患者的先天性和适应性免疫系统反应。其他致病的免疫因子包括肿瘤坏死因子（tumor necrosis factor，TNF）的过度表达和失调，促炎细胞因子和抗炎细胞因子之间的失衡，以及肠道黏膜易感性受损[23]。综上所述，所有这些引起机体免疫反应改变的因素都在 CD 发病机制中发挥作用。

感染性理论也是一直在探讨的方向[24]，最常见的病原体包括副结核分枝杆菌（即约翰病）、弯曲杆菌、黏附侵袭性大肠杆菌和非幽门螺杆菌种。虽然抗生素在治疗 CD 中的有益作用为细菌病因学提供了间接证据，但到目前为止还没有明确的细菌和 CD 的发病直接相关。同样地，有几种病毒被认为与 CD 有关，最常见的是 EB 病毒（EBV）、巨细胞病毒（CMV）和麻疹[25]。然而，系统回顾发现仅有较少的证据支持这一观点。此外，环境因素也起一定的作用，比如吸烟增加疾病易感性，并和临床过程的恶化密切相关。研究表明，吸烟者患病的概率是不吸烟者的 3 倍以上，而且会有更多的症状，临床和内镜表现更严重，复发率更高，手术需求率更大[8, 26, 27]。食物似乎也起着作用，虽然 CD 患者经常伴有食物不耐受，但饮食习惯的作用仍然存在争议[28]。以前，精制糖、淀粉、膳食脂肪和低纤维等饮食因素被认为与 CD 的发生有关。然而，饮食理论还没有得到证实。研究人员认为，饮食摄入显著影响人体胃肠道内的微生物菌群，从而导致了局部环境改变促进 CD 的易感性，而不是一种致病效应。最后，有研究表明口服避孕药的群体患病风险为未使用者的 1.4～5 倍，长期使用者更甚[27, 29]，停药后风险可能降低，这种关联的机制尚不清楚。

四、病理学

（一）显微镜检查

传统上，病理检查中出现非干酪性肉芽肿是 CD 的病理特征。但是，实际上它们仅在 25%～42% 的患者中出现 [30]，并且可能是提示疾病更严重的标志物。慢性黏膜溃疡性结肠炎（chronic mucosal ulcerative colitis，MUC）患者中也可出现偶发性肉芽肿 [31]。此外，一些肉芽肿病变在常规深度内镜活检的标本上通常不显示，只在切除的全层标本上可见。CD 的其他组织学证据包括隐窝大小、形状和对称性扭曲、溃疡、假性息肉和跳跃性病变，而其中一些特征也可在 UC 中发现。

（二）肉眼检查

透壁炎症引起的肠壁全层受累特性是 CD 的重要特征。内镜检查时，炎症表现在黏膜和黏膜下层。从外观上看，肠系膜脂肪延伸至肠壁浆膜表面的“脂肪爬行征”，导致在正常情况下截然不同的肠系膜/肠壁界面上出现特征性的脂肪“爬行”。CD 标本的大体病理检查特点有急性炎症、水肿、肠充血、肠壁增厚、纤维化或“木质化”。系膜肥厚是 CD 的经典特征，常伴组织水肿、脆性增加和血管新生。在活动性甚至慢性疾病中常出现肠系膜的短缩。狭窄的肠管近端扩张或狭窄段之间穿插正常的肠段也是 CD 常见的肉眼特征。最后，与 UC 不同的是，CD 可累及从口腔到肛门的胃肠道任何部位。

五、诊断

CD 的诊断基于临床、影像学、内镜和实验室检查的综合结果。众所周知，CD 缺乏“治愈性”手术，伴随终生，以疾病活动和缓解为特征。但 CD 的确诊却不容易，CD、UC 及未定型肠炎同属于 IBD。对于 CD 和 UC，目前还没有可明确诊断的特异性检查；而是将病史、体格检查、实验室检查、放射学检查和内镜检查的结果结合起来综合诊断。不幸的是，5%～15% 的 UC 患者最终会被诊断为 CD。如果他们接受了全结直肠切除术，将会对其后续的病程和治疗产生深远的影响。此外，由于某些患者表现为这两种疾病的症状，他们被诊断为未定型结肠炎 [32, 33]。

（一）实验室检查

没有一个单一的实验室检查能为 CD 提供明确的诊断，但是，某些实验室检查可以帮助区分 CD 和其他疾病。核周抗中性粒细胞胞质抗体（perinuclear antineutrophil cytoplasmic antibodies，p-ANCA）和抗酿酒酵母抗体（anti-Saccharomyces cerevisiae antibodies，ASCA）等血清标志物可用来帮助区分 CD 和 UC。前者是与 UC 相关的标志物，而 ASCA 水平升高与 CD 有关。但只有 30%～50% 的 CD 患者 ASCA 阳性，但约 10% 的健康人也会升高 [34]。

C 反应蛋白（C-reactive protein，CRP）是一种非特异性的炎症标志物，在监测疾病活动和治疗反应方面起到很大的作用。近期，粪便钙卫蛋白 [35]、乳铁蛋白和新蝶呤 [36] 等粪便标志物被用于监测肠道炎症，内镜检查表明其与疾病活动和黏膜愈合相关 [37]。文献中报道敏感性和特异性为 80%～85%[38]，有助于区分炎症性肠病和功能性肠病。粪便生物标志物的非特异性、持续升高也被证明与手术切除后的复发有关 [39]。

血清学和遗传学标记

尽管科学家坚持不懈的研究，但 IBD（CD、UC、未定型肠炎）的潜在病因仍不清楚。这些情况下，使用 Prometheus 公司（San Diego, CA）抗原检测组合进行血清检测是一种有用的辅助诊断手段。该方法使用两个 2ml（血清和全血）标本检测各种血清遗传标记，如 ASCA、OmpC、CBir1、p-ANCA 和单核苷酸多态性（single nucleotide polymorphism，SNP）8、SNP12 和 SNP13。将血清学标记与遗传突变结合起来预测 CD 预后，有助于确定发生疾病并发症的风险并确定最佳治疗方案。虽然疾病进展是预测CD预后的主要关注点，但其他Prometheus公司的检测手段在排除IBD诊断方面最有帮助，在区分慢性MUC和未定型结肠炎与CD方面也有价值[6, 40]。目前，这些生物标记物可能存在于80%的IBD的患者中（而不仅仅是CD），但IBD患者中有15%～20%的人不存在这些生物标记物。然而，迄今为止仍缺乏能可靠地确定最终诊断的手段。希望随着更多的抗原和标记物被组合检测，这些检测将变得更有临床价值。

（二）影像学检查

放射学检查是对CD评估的重要组成部分。除了提供诊断的信息外，还用于确定疾病的累及范围和严重程度、发现任何相关的瘘管或脓肿，并能够在治疗期间用于疾病随访。

1. 腹部平片

腹部平片是常规检查手段，尽管它的价值存在争议。一个简单的腹部卧位和立位平片可以帮助医生发现常见的临床情况，如肠梗阻、中毒性巨结肠或肠穿孔。虽然这些检查可以快速简便地获得并提供重要的信息，但缺乏特异性。

2. 消化道造影

既往研究表明，钡剂灌肠等检查有助于诊断CD，其能鉴别出纵向和横向的线状溃疡，这些溃疡会造成鹅卵石样和结节样的病变、跳跃病变、瘘管和狭窄。小肠钡餐造影也一直被用来评估狭窄、活动性疾病（突出表现为溃疡、黏膜颗粒和绒毛形态的缺失）和瘘管[41]。然而，随着计算机断层扫描（computed tomography，CT）和磁共振（magnetic resonance，MR）肠造影等最新检查方式的发展，传统的钡剂检查已经较少应用。这些检查只需要使用单对比技术进行，或使用不透射线的对比剂、射线阴性对比剂或空气的双对比技术，不利因素包括完成检查所需的人力和时间，以及对患者的辐射暴露。

3. CT

在许多中心，CT现在已经很大程度上取代了钡灌肠和小肠钡餐造影，并具有识别疾病范围和周围结构的能力，表现为肠节段增厚、肠系膜脂肪爬行和腹腔积液[42]。此外，CT还可用于识别继发性受累的器官或提供可能与术前计划有关的信息，如膀胱瘘、阴道瘘、腰肌大脓肿或可能需要进行支架植入的输尿管梗阻。CT和MR肠内造影术提供了更好的黏膜表面细节，特别适用于描绘瘘管和狭窄，同时还能降低辐射暴露水平。考虑到一般患者群体较年轻、身体特点和需要反复检查，后者的好处尤为明显。

4. MR

MR肠造影技术在术前评估狭窄、脓肿和瘘管准确性超过85%，并且多达10%的CD患者经过MR肠造影检查评估后可能改变手术策略[43]。此外，其发现术后复发性疾病的灵敏性为85 %～90%、特异性达100%，阴性预测值为77%，使MR肠造影成为术后复发监测的理想手段[44, 45]。

MR在评估复杂CD肛周瘘管方面也有重要作用，它可以识别继发性隐匿性瘘管和隐匿性脓肿，如果这些病变不加处理，可导致治疗失败率增高[46]。最近，加权成像和磁化转移成像序列的出现将有助于识别疾病，评估疾病活动和针对性干预[47]。

5. 正电子发射断层扫描

目前，学术界和研究中心已经使用另一种与IBD没有联系的氟脱氧葡萄糖（fluorine-18 fluorodeoxyglucose，^{18}F-FDG）正电子发射断层扫描（positron emission tomography，PET）来评估CD[48]。虽然成本高得有些令人望而却步，但这一检查方法的好处有：①以非侵入性的方式确定疾病活动；②提供有关亚临床疾病的信息；③提供治疗反应的定性度量；④提供传统方法无法获得的疾病活动信息。

6. 胶囊内镜

胶囊内镜检查应用无线技术对上消化道黏膜

进行连续成像。由于多达 30% 的患者的疾病局限于小肠，因此胶囊内镜在确定疾病的存在和活动方面起着独特的作用，超出了普通内镜的范围和传统小肠成像的局限性。虽然诊断率可能不那么高，但已被证明与回肠结肠镜检查相似，并在检测小肠炎症方面优于小肠造影[49]。此外，阴性预测值范围为 96%～100%，结果正常时基本上排除 CD 的诊断[50]。但必须在使用前排除中度至重度的狭窄，因为胶囊可能会在狭窄点滞留、导致肠梗阻。

（三）内镜检查

虽然，通过直接观察肛周区域和肛门镜检查可以发现皮赘、瘘口和肛裂等肛周疾病，但需要内镜检查明确疾病的累及范围和严重程度，并进行活检以帮助诊断[51]。临床上，可屈性或硬式乙状结肠镜可作为体格检查的辅助手段，以评估直肠中上段及乙状结肠。对于疑似 CD 的患者，需要通过全结肠镜检查和适当活检来对整个结肠进行评估。早期黏膜改变包括阿弗他溃疡、糜烂和锯齿状溃疡，呈跳跃性分布。随着全层炎症周期的延长，这些溃疡区域逐渐扩大、合并形成鹅卵石样的溃疡。直肠无改变和末端回肠疾病的存在可能有助于将 CD 与 UC 区分开来，主要注意后者可能因药物治疗和倒灌性回肠炎而表现出相似的特征。最后，狭窄或相关肿块的存在表明可能需要手术或其他干预措施。

食管胃十二指肠镜检查（esophagogastroduodenoscopy，EGD）用于评估疑似或已知的消化道近端疾病，并且发现引起各种上消化道症状的溃疡、瘘管和狭窄。此外，EGD 还可用于治疗，如对胃出口梗阻患者进行扩张[53]。总体而言，内镜检查相对安全，并发症发生率不到 5%[54]，常见的并发症有出血、穿孔等。另外，内镜检查可以通过内镜评分来跟踪和量化疾病活动程度，如 CD 内镜严重程度指数（CD endoscopic index of severity，CDEIS）或简单的 CD 内镜评分（simple endoscopic score for CD，SEC-CD）[55]。

长期以来，CD 活性指数（Crohn's disease activity index，CDAI）一直是临床试验中用于评价新药对 CD 治疗效果的主要指标。CDAI 源于将 18 个临床项目按疾病活动等级进行评分后回归分析[17]，最终确定了 8 个独立的预测因素，包括水样 / 软便频率、腹痛的严重程度、总体健康状况、肠外症状、止泻药物的需要、腹部肿块的存在、血细胞比容和体重。并且确定了 8 个预测因子中每个预测因子的回归系数，从而得出 CDAI 评分体系，总体得分在 0～600 分。疾病活动的基准确立如下：

- 临床缓解 CDAI ＜ 150。
- 轻度疾病CDAI 150～219。
- 中度疾病CDAI 220～450。
- 重度疾病 CDAI ＞ 450。

临床反应定义为从基线评分减少 70～100 分。CDAI 评分的大部分基于 1 周内症状记录项目，包括排便频率、疼痛和总体健康状况。进一步的研究证明 CDAI 可以简化这些病例报告的变量，而不会显著降低评分的准确性[18, 19]。

六、鉴别诊断

CD 的鉴别诊断范围广泛，包括良性和恶性病变（表 26-2）。虽然某些特征更能说明 CD 的存在，如不相邻的多发性硬皮病、瘘管和脂肪爬行，但多种腹部病变可能与 CD 相似。回结肠 CD 的临床表现最初可能类似于急性阑尾炎、右半结肠憩室炎、感染或恶性肿瘤穿孔，但最终诊断为回结肠型 CD 的病例并不少见。部分患者影像学检查可能显示出类似 CD 的肠道炎症模式，实验室检查显示 CRP 和（或）白细胞计数升高，患者的基线人口学资料也相似。当这种难题发生在手术中时，必须根据情况，决定切除肠管还是直接关腹后内科治疗。如果切除，那么切除范围的问题也就随之而来，如是回盲部切除还是单纯的阑尾切除，以及是否需要切除多大的范围。

手术室遇到疑似 CD 时，传统建议是如果盲肠正常，就做阑尾切除，或者暂不切除，只进行内科治疗。然而，研究数据还是支持手术时回结肠切除。有报道称，几乎 50% 的 CD 在回结肠切除术后不再需要进一步手术，相比之下，约 92% 只接受阑尾切除的 CD 的患者需要再次手术（未来 3 年内为 65%）[56]。因此，早期回结肠切除可能给患者带来最佳长期获益，避免疾病复发反复手术。

当 CD 局限于结肠时，尽管需与其他感染性和炎症性结肠炎鉴别，但 UC 仍是鉴别的重点。如前所述，因两种疾病有许多相同的临床和组织病理学特征，以及未定型结肠炎的影响，初步诊断困难。最后，CD 的诊断评估包括实验室、病理学、内镜、影像学和临床信息，这些信息有助于提高 CD 诊断。

七、分类

CD 通常有几种不同的分类方式，最常见的是通过疾病部位和疾病表型分型，疾病表型包括：纤维化型、瘘管型或炎症型。

表 26-2　**CD 的鉴别诊断**

UC/ 不确定性结肠炎
艰难梭菌感染
急性阑尾炎
梅克尔憩室炎
憩室炎或憩室相关性结肠炎
其他传染性大肠杆菌： • 巨细胞病毒（cytomegalovirus，CMV） • 耶尔森鼠疫杆菌 • 大肠杆菌 • 沙门菌属 • 肺结核
缺血性结肠炎
放射性肠炎
白塞综合征
恶性肿瘤
口炎性腹泻

（一）部位

从位置上看，回肠部位（约 60%）的发病率最高。约 45% 的患者发生回盲部局部炎症，25%～33% 的患者出现结肠受累，近端小肠疾病占 25%，不到 10% 的患者有上消化道或肛周疾病（图 26-1）。一般来说，伴有肛周疾病的患者临床病程往往更严重[57]，肛周疾病表现早于腹部表现的概率高达 45%[58]。

1. *疾病表型及临床表现*

按疾病类型或表型，可分为纤维化（狭窄）、瘘管（穿透）或炎症（蜂窝织炎）三种类型。由于疾病的异质性，这些表现可能单独或同时出现，甚至可能在疾病的发展过程中发生变化。纤维狭窄型可发生于任何部位，但最常见于回肠末端，表现为梗阻症状，如恶心、呕吐和食欲减退。由于反复发作的慢性疾病会导致肠壁逐渐增厚，通常无法继续内科治疗，需要手术干预。炎症性疾病可出现多种症状，如腹痛、发烧、腹部肿块和（或）体重减轻。肠蠕动增加可由腹泻引起，也可能是由管腔狭窄或来自脓肿的外在压迫而导致的肠腔阻塞引起。最后，穿透性或瘘管性疾病的临床表现也各不相同，一些患者可完全无

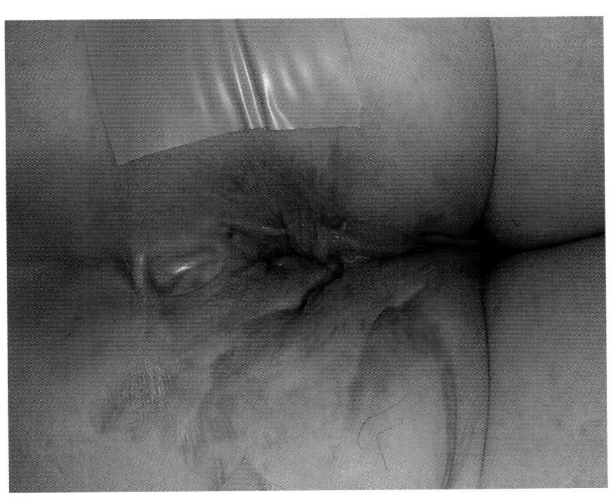

▲ 图 26-1　**CD 肛周病变**

症状，如肠间瘘。一些表现为肛门直肠脓肿和（或）瘘管，或更常见的症状是反复性尿路感染或气尿，阴道分泌物，腹泻，皮肤脓性引流，和（或）继发于病变累及腰大肌引起的臀部或背部疼痛。虽然内科治疗仍然是后两种病变类型的主要治疗方式，但往往需要手术来缓解症状。

2. 蒙特利尔分类

经修订的蒙特利尔分类法摘要见表 26–3。

表 26–3　蒙特利尔分类

诊断年龄（A）		
A_1	≤ 16 岁	
A_2	17—40 岁	
A_3	＞ 40 岁	
病变部位（L）		上消化道（L4）
L_1	L_1 回肠末端	L_1+L_4
L_2	L_2 结肠	L_2+L_4
L_3	L_3 回结肠	L_3+L_4
L_4	L_4 上消化道	—
疾病行为	无狭窄	肛周疾病（P）
B_1	无穿透	B_1P
B_2	狭窄	B_2P
B_3	穿透	B_3P

（二）临床评估

1. 小肠

疾病的分布在很大程度上决定临床表现。除了孤立的近端小肠疾病，回肠末端，包括盲肠，是最常见的受累部位。患者会出现典型的腹痛、发热、乏力、恶心和呕吐。因为口服摄入减少和与 CD 相关的吸收不良，体重减轻也是常见的临床表现。当疾病在回肠末端和回盲部区域时，患者也可能出现餐后右下腹缓慢发作的疼痛、腹部肿块和（涉及腰大肌时）髋关节伸展痛。纤维狭窄或急性炎症患者也可出现梗阻性症状。腹泻往往是非血性的，虽然便血阳性也可发生，但肉眼血便比较少见。

2. 结肠

约 25% 的患者会有结肠受累，常常伴有肛周（左半结肠）或末端回肠（盲肠和升结肠）疾病[59]。在结肠内病变，分布也有差异，约 1/3 的患者全结肠受累，40% 显示节段性疾病，只有 30% 的患者左侧结肠受累[60]。不论累及哪个部位，结肠受累的患者都可能伴有腹痛，某些情况下还会出现营养不良。腹泻的量通常较小，可能是由于盐或水和胆汁酸吸收不良、感染（CMV）或小肠结肠瘘引起[61, 62]。与 UC 不同，直肠出血不常见，大便通常不带血，除非是中度至重度 CD 结肠炎。此外，与小肠疾病类似，患者也会因瘘管、痉挛和梗阻而出现髋关节疼痛。慢性疾病患者也可能在内镜检查中表现为假性息肉。

3. 直肠肛门

Bissell 第一个描述 CD 直肠肛管病变[63]。尽管在研究 CD 的许多特征方面取得了进展，肛周病变一直被认为是最具挑战性的方向之一。5%～15%CD 患者的主要症状是孤立性肛周疾病。但是，在其整个生命周期中，这一比例达 25%～80%。CD 的肛周区域被认为是进入腹部的“窗口”，肛周受累在伴有直肠或结肠疾病的患者中更常见[64, 65]。此外，会阴部的活动性疾病被认为是患者病程更严重的征兆[66]。非 CD 患者所见的传统肛门直肠疾患与该疾病相似，包括“标准”的痔疮、肛裂、脓肿和肛瘘。然而，CD 患者也可能出现水肿的皮赘、肛门变色、脓肿和瘘管，CD 肛瘘通常具有复发性、多发性并且远离肛缘的特点。尽管可以识别出由张力增高引起的肛裂，但更多的 CD 肛裂表现为深层的、凹陷性裂隙，更像溃疡病变，而且是多发性的，位于中线外，在肌肉中延伸并伴有大的皮赘。最后，长期反复发作的慢性炎症可继发出现肛门狭窄（图 26–2）。

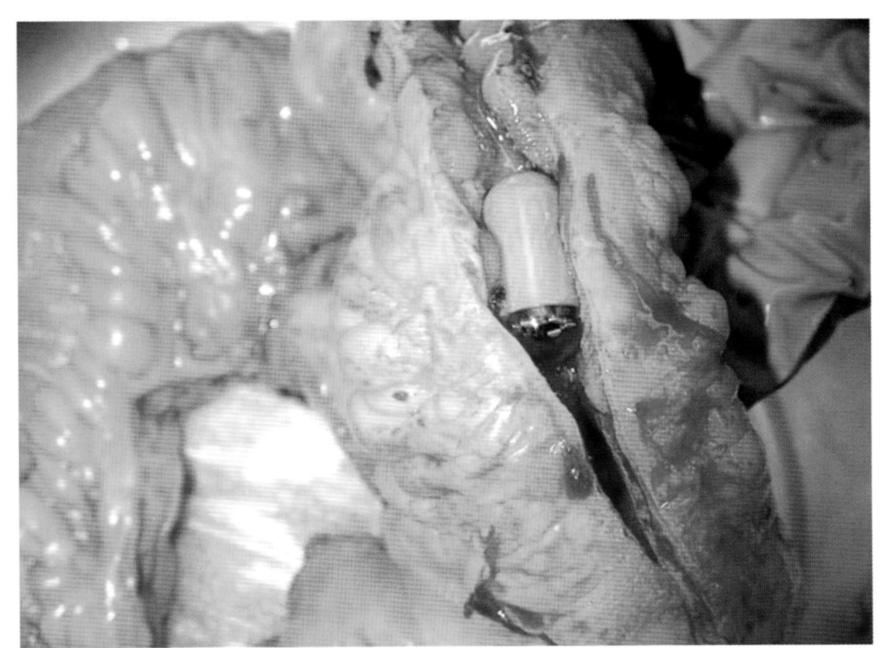

◀ 图 26-2 **CD 相关肛管狭窄**

尽管肛周病变很少活检，但多种典型特征的肛周病变往往被认为是诊断 CD 的标志。由于局部感染、肛周压痛，一个或多个裂隙或狭窄可引起明显的疼痛，患者可能需要在麻醉下进行检查才能完全确定疾病的病变程度。如前所述，肛周表现怀疑是由 CD 引起者应进行全面的消化道检查，包括内镜和放射学检查。此外，应进行详尽的体格检查以确定有无肠道外表现。感染性肛周 CD 指数与临床相关性良好，易于使用，推荐用于肛周病变的评估[67]。

4. 上消化道疾病

上消化道 CD 包括从口腔到空肠的疾病。上消化道受累的发生率差异很大，大多数报告的总发生率低于 5%。在回结肠疾病患者中，伴有上消化道表现的占 0.5%～13%，但在放射学和内镜检查中，多达 40% 的患者会表现出早期 CD 的亚临床证据[68]。重要的是，当患者有上消化道 CD 时，几乎均伴有下消化道疾病，应进行检查以确定受累程度。上消化道疾病的特点是同时伴有梗阻症状和瘘管[69]。通常表现为腹痛、痉挛、恶心、呕吐或食欲减退从而导致体重下降。虽然瘘管几乎可发生于任何部位，但累及近端的绝大多数是胃 – 结肠瘘或回肠 – 胃瘘。患者可能无症状或因结肠受累而出现高流量腹泻。食管 CD 极为罕见，占不到 0.5%。尽管也有狭窄和瘘管的报道，但大多数患者表现为炎症或溃疡。与其他上消化道 CD 一样，几乎均伴有食管外疾病[70]。

八、治疗

（一）药物治疗

尽管疾病表现的范围很广，但除肛周 CD 外，CD 的典型表现特征仍然是炎症，并伴有腹痛和腹泻。因此，止泻和抑制肠蠕动的对症支持治疗及饮食清淡，是首要的控制症状的治疗方案（表 26–4）。应用止泻药物时注意排除“二重感染”，如 CMV 或艰难梭菌感染，抑制肠蠕动的药物可能导致中毒性巨结肠（图 26–3）及迅速恶化，这也需要引起重视。通常，某些非处方药物（如洛派丁胺、地芬诺酯和铋剂）和处方药（如可待因和阿片酊）能缓解腹痛和腹泻。尽管越来越多的肥胖患者患有 CD，但传统上，CD 也被称为“消瘦症”。尽管看似矛盾，但营养支持治

表 26-4　CD 的药物治疗

药物类别	举　例	治疗作用
类固醇	泼尼松 泼尼松龙 甲泼尼龙 布地奈德[a]	诱导缓解
免疫调节类	巯嘌呤 氨甲蝶呤 硫唑嘌呤 他克莫司 环孢素[b]	维持缓解 在某些病例中作为诱导剂
氨基水杨酸盐（5-ASA）	柳氮磺胺吡啶 美沙拉嗪 氨基水杨酸 奥沙拉嗪	在某些轻症病例中维持缓解
生物类	英夫利昔 阿达木单抗 赛妥珠单抗 维多珠单抗 那他珠单抗	诱导并维持缓解
抗生素	甲硝唑 环丙沙星	诱导缓解 治疗感染

a. 布地奈德为肠内服用，仅有局部作用，无全身作用；b. 环孢素可用于难治性病例的补救治疗 / 诱导，但在 CD 的治疗中尚无证据支持

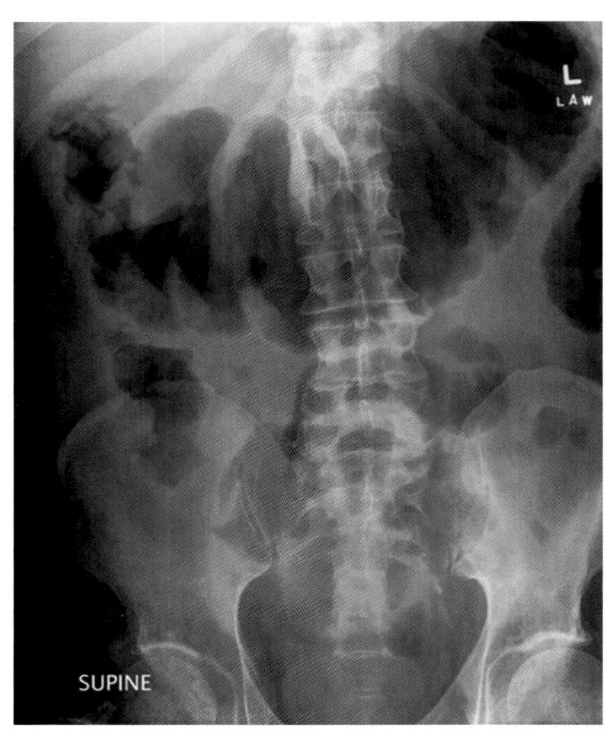

▲ 图 26-3　中毒性结肠炎

疗仍然至关重要。理想情况下，所有形式的经口营养对胃肠黏膜绒毛和微绒毛提供的吸收和保护机制至关重要。当经口营养无法实现时，肠外营养在营养储备、帮助正氮平衡、防止体重减轻和改善围术期疗效等方面非常重要[71]。当然必须与静脉给药的潜在并发症相权衡，包括感染性并发症和血栓栓塞事件。

考虑到疾病活动性（急性与慢性）、病变类型（炎性、穿透性、纤维化）及部位，通常会采用分层的药物治疗策略。抗生素和氨基水杨酸盐通常分别用于诱导及维持缓解，尤其是对于轻症至中症疾病的患者。抗生素还用于治疗腹部及肛周部位的急性感染，其中甲硝唑和氟喹诺酮是最常用。在某些情况下，可对肛周疾病（包括瘘管）患者给予抗生素，以维持缓解并减轻疼痛。尽管关于抗生素在 CD 中的确切作用机制还存在争议，但通过降低细菌载量及改变胃肠道的细菌环境，可降低疾病活动性。表 26-5 列出了药物类别及其治疗作用。

传统上将氨基水杨酸盐（aminosalicylates，5-ASA）用作一线维持治疗，通常耐受良好。根据主要疾病部位，可调整药物剂量，以使药物最大限度有效于对应部位。5-ASA 化合物，并非阿司匹林或非类固醇衍生物，可减少促炎介质并在黏膜层发挥作用，并降低全身炎症介质吸收。与抗生素相似，其在 IBD 中的作用机制仍不清楚，尽管已知核因子 -κB（nuclear factor-κB，NF-κB）、TNF 及白介素 -1 的水平均降低，并抑制 B 细胞和 T 细胞功能[72]。此外，其可在围术期使用，而不会增加术后并发症风险。总体而言，尽管研究结果与临床受益可能并不一致，但已证明此类药物可预防疾病发作，并使轻症 CD

表 26-5 CD 的治疗药物类别

药物类别	举 例	治疗作用
生物类	英夫利昔 阿达木单抗 赛妥珠单抗 那他珠单抗	诱导并维持缓解
免疫调节类	巯嘌呤 氨甲蝶呤 硫唑嘌呤 他克莫司 环孢素[a]	维持缓解 在某些病例中作为诱导剂
类固醇	泼尼松 泼尼松龙 甲泼尼龙 布地奈德[b]	诱导缓解
氨基水杨酸盐	柳氮磺胺吡啶 美沙拉嗪 氨水杨酸 奥沙拉嗪	在某些轻症病例中维持缓解
抗生素	甲硝唑 环丙沙星	诱导缓解 治疗感染

a. 环孢素可用于难治性病例的补救治疗 / 诱导，但在 CD 的治疗中尚无证据支持；b. 布地奈德为肠内服用，仅有局部作用，无全身作用

活性指数降至最低[73]。而且不良反应较少，有数据表明其能使肠切除术后疾病复发率降低。

1. 糖皮质激素

糖皮质激素仍然是诱导缓解的主要药物，该类药物对急性活动性疾病尤其有效。在激素诱导缓解成功后，可用一些耐受性较好的药物维持。激素的优点包括成本低，可通过静脉、口服和直肠途径给药，以及其可快速和高效诱导缓解。然而，14%～45% 的患者会出现激素依赖，需要更换药物或行外科手术。此外，激素有多种潜在并发症，如肾上腺抑制、胰岛素抵抗、眼疾、骨量减少、精神病、痤疮和体重增加等，从而限制了其长期应用。布地奈德是一种合成的皮质类固醇，其可口服或经肛局部应用。由于布地奈德在肝脏中有重要的首过代谢，所以它主要是局部作用。荟萃分析显示，与全身性激素相比，布地奈德疗效稍差，但其对轻症患者的缓解率高于安慰剂，与泼尼松龙相当[74]。

2. 免疫调节剂

免疫调节剂类药物包括巯嘌呤、硫唑嘌呤、氨甲蝶呤、他克莫司及环孢素，通过不同的作用机制发挥作用，但有一个共同的效果，即在一定程度上改变免疫系统，减弱患者对所谓“外来物质”的内在反应，并减少炎症。前两个药物（巯嘌呤类药物）通过抑制嘌呤合成发挥作用，因为代谢物可导致骨髓抑制和肝中毒，所以必须进行定期监测。这些药物可用于诱导及维持缓解，尤其有助于减少或者停用激素[75]。此类药物起效时间较长，可能需要几个月。甲氨蝶呤抑制二氢叶酸还原酶，也抑制嘌呤和嘧啶的合成，并最终抑制细胞因子的产生。口服诱导及缓解率均明显较差，与口服相比，肌肉或皮下注射更能显示其效果[76]。常见副作用包括血液系统异常、继发性恶性肿瘤、肺炎和肝纤维化等。

3. 生物制剂

生物制剂类药物相对较新，如英夫利昔、阿达木单抗和赛妥珠单抗，是针对 TNF-α 单克隆抗体。可通过皮下或静脉注射给药，给药间隔取决于患者反应。阿达木单抗是一种全人源单克隆抗体，优点是与英夫利昔相比更不易产生抗体[77]。此类药物在诱导缓解方面效果明显，越来越多的生物制剂被用于治疗中重度疾病（特别是穿透性病变）的一线药物，以及维持难治性疾病的缓解。一些大规模的多中心随机试验，包括 CLASSIC Ⅰ 及 Ⅱ、CHARM、PRECiSE-1 及 WELCOME，不仅证明了其疗效，而且证明其能够诱导并维持先前对其他药物失去反应患者的病情缓解[78]。此类药物无明显副作用，常见的副作用包括过敏性反应、继发性恶性肿瘤和机会性感染。给药前，应检查患者是否患有隐匿性结核，以避免结核复发。此外，关于其对围术期并发症和吻合口漏的影响，文献上仍有争论。大

型多中心研究报告的结果相互矛盾，汇总分析显示总并发症增加的趋势并不显著（OR=1.72；95%CI 0.93～3.19）[79]。尽管存在争议，但对于高危吻合患者，需要慎重考虑是否需要粪便转流。

4. 整合素抗体

维多珠单抗是另外一种单克隆抗体，其通过阻断整合素 α4β7（lymphocyte Payer's patch adhesion molecule 1，LPAM-1）发挥作用。2014 年美国食品药品管理局（Food and Drug Administration，FDA）批准后，作为常规治疗失败后的二线或三线药物用于治疗 UC 和 CD 患者。已证实其可使 41%～47% 的患者诱导成功。与其他单克隆抗体一样，最佳给药时间及对术后并发症的影响尚存争议。

那他珠单抗是用于治疗 CD 患者的另一种生物制剂。与维多珠单抗一样，其主要作为诱导缓解的二线或三线药物。该制剂的独特之处是，其与约翰・坎宁安（John Cunningham, JC）病毒复活 / 感染和进行性多灶性白质脑病的发病有关。因此，在给予那他珠单抗之前要对 JC 病毒进行血清学检验。

九、手术治疗

手术适应证

药物治疗失败后再采取手术是 CD 治疗的基本原则之一，主要包括难治性疾病、激素依赖和（或）疾病并发症。药物治疗失败是 CD 手术最常见原因，尤其是结肠型 CD。可能需要手术干预的并发症包括瘘管形成、脓肿、梗阻（狭窄）、发育迟缓、穿孔、肠外疾病（extraintestinal disease，EID）、出血和恶性肿瘤（表 26-6）。需要说明的是，CD 合并出血较为罕见，其经常发生于 UC 或憩室病中。在以下各节中将概述所有这些临床表现。尽管药物治疗有所改善，但超过 70% 的 CD 患者最终需要手术，其中近一半的患者需要再次手术治疗。因此，对于 IBD 外科医生来说，需要全面掌握手术原则和技术细节。

1. 一般原则

尽管 CD 可以影响从口腔到肛门的整个胃肠道，但诊治基本原则可帮助指导和规划手术。首先，CD 终生都有复发可能。因此，在手术规划阶段应尽可能保留肠道，不影响其功能 [80]。其次，切除范围取决于多个因素，包括疾病部位和病程、有无恶性肿瘤以及先前进行的可能导致短肠综合征的手术史等。此外，由于大便容易变稀，在规划手术时必须考虑直肠顺应性和括约肌功能，以避免"结肠造口术"，保留消化道的连续性。此外，与 UC 不同，小肠和大肠的节段性切除术在回肠 – 结肠、结肠 – 结肠或直肠吻合中很常见，目的是在避免永久性造口的同时使肠功能最大化保留 [81]。保留直肠的克罗恩全结肠炎患者可行全腹结肠切除术并回肠直肠吻合术，而直肠受累可能要求行全结直肠切除术并末端回肠造口术 [82]。通常不鼓励行全结直肠切除术并回肠储袋肛管吻合术，除非最初被误诊为 UC 或未定性结肠炎。

规划 CD 切除术时也需注意技术细节。例如，行直肠切除术时，重要的是考虑会阴部伤口

表 26-6　CD 患者肠切除术之围术期并发症 [a]

并发症	发生率（%）
出血	1～5
吻合口漏	1.3～17[b]
吻合口狭窄	6～13
吻合口复发	15～39
肠梗阻	5～23
脓肿 / 腹内败血症（不包括吻合口瘘）	2.1～15
伤口感染	10～33
血栓栓塞	1.4～3.3

a. 风险因素，包括营养不良、肥胖、急诊手术、免疫抑制药使用、吸烟、高龄、开放式手术、造口手术；b. 取决于吻合口部位和定义（临床吻合口瘘或影像学吻合口瘘）

延迟甚或不愈合的可能性。直肠括约肌间切除术使健康的肌肉或组织的剩余量最大化，从而有助于伤口闭合，避免此类并发症。一些患者需要利用邻近组织包括股薄肌或球海绵体肌进行皮瓣移植[83]。此外，与小肠一样，切缘长度并不影响肠段切除术后复发的风险，只需要肠段切缘大致正常即可[84]。最后，若手术时肠道存在活动性病变或者术前应用了可致手术并发症增加的药物，这部分患者可能需要进行粪便转流。

2. 腹部瘘管

腹腔内瘘管可发生于小肠或大肠，并影响几乎所有邻近结构。与任何瘘管相似，重要的是确定瘘管的起源部位，因为通常需要切除这段肠管以减轻症状。若受累及的肠管只是继发病变，首选治疗方法是切除瘘管并进行修补，前提是确保修补处无明显活动性炎症，否则活动性炎症可引起吻合口漏。当存在活动性炎症时，首选方案是行肠管节段性切除术[85]。透壁性肠道炎症可与皮肤、膀胱或阴道相沟通，形成瘘管。若肠道病变是原发的，应予以手术切除并同时切除瘘管行一期缝合。阴道缺损通常可缝合，膀胱内缺损可通过膀胱造瘘管引流，直到膀胱造影检查证明治愈为止。同样，皮肤瘘口也通过这种方案治疗。在某些情况下，炎症非常严重，或伴随恶性肿瘤，那么应整体切除。当出现脓肿时，在进行腹部探查之前，最好先经皮引流脓肿并提供足够的药物治疗（通常包括生物制剂）[86]。最后，无症状的小肠肠间瘘或小肠结肠瘘管通常优先使用药物治疗，特别是在抗 TNF 药物有效的情况下[87]。

3. 梗阻和狭窄

CD 狭窄最常见于回肠末端，但也可出现在其他部位。肠腔狭窄是常见的临床表现，尤其是反复发作的患者。潜在病理生理机制可能来自于蜂窝织炎 / 慢性炎症过程，或继发于疾病的纤维狭窄。在前一种情况下，药物治疗可能有效，通过减少炎症水肿缓解肠壁的内在或外在“压迫”。相反，纤维狭窄的患者通常对药物治疗（包括 TNF-α 单克隆抗体）没有反应，且在大多数情况下需要手术治疗[88, 89]。最新研究表明，在必须进行手术治疗不可逆性纤维化之前，早期积极应用生物制剂可有助于预防纤维化发生，这对年龄小于 40 岁的患者尤其有效[90]。

狭窄发生也会因部位不同而有所不同，结肠狭窄的发生率高达 7%～17%[91]。一般来说，药物及内镜扩张对中到重度狭窄治疗有一定的效果[92]。CD 患者比普通人群更容易患结直肠癌，约 7% 的结肠狭窄会出现恶性肿瘤。严格来说临床上很难区分恶性狭窄和良性狭窄。因此，所有结肠狭窄都应接受内镜检查和活检。若发现恶性肿瘤（或病变部位有恶化可能，但检查时不确定），通常应行标准的肿瘤根治术。如药物治疗对良性狭窄无作用，内镜扩张可缓解症状，成功率为 70%～90%，超过 80% 患者的症状得到缓解[93]。不幸的是，大多数结肠狭窄需要反复扩张。内镜扩张术一般来说是安全的，出血和穿孔发生率不到 5%，并发症多见于球囊直径超过 25mm 的情况。尽管在诸多病例中，已有直接注射激素或扩张后立即注射全身性激素治疗狭窄成功的病例，但真正的注射疗效仍不确定。

据报道，20%～40% 的 CD 患者会出现小肠狭窄[94]。通常选择内科治疗，根据病情严重程度，许多患者需要进行内镜干预。虽然内镜治疗可能造成穿孔，但小肠狭窄通常可通过双气囊小肠镜扩张，特别是在 10～20mm 范围内[95, 96]。第一次扩张后，75%～90% 的概率会缓解症状，但 3 年内 30%～40% 的患者需要再次治疗。3 年后扩张成功的累积无扩张率为 40%～50%[97]。总体并发症包括疼痛、瘘管、发热、出血和穿孔，10%～15% 的患者会有并发症；不到 5% 的患者会出现严重并发症[98]。尽管扩张过程成功，但当症状无法缓解、反复发作营养不良、免疫抑制或狭窄与炎症过程无法缓解相关及瘘管相关时，许多患者需要手术干预。狭窄成形术和狭窄肠段切除术是可供选择的手术方式。

狭窄成形术避免了肠管切除从而保留肠管长度。Heineke–Mikulicz 狭窄成形术（图 26–4）包括沿对系膜缘纵切开，进行横向缝合，这对较短肠段比较有用。其他手术包括 Finney 术狭窄成形术（图 26-5），通常用于长度为 7～15cm 的较长狭窄，病变部分纵向剖开、肠道折叠，形成全层吻合。另一种方法是行同向蠕动的 Michelassi 狭窄成形术，使狭窄的病变部分以一种侧对侧的方式（图 26-6）与相邻环路的扩张部分吻合（图 26-6）。并发症发生率为 4%～15%，包括梗阻、出血、败血症、穿孔和死亡[99, 100]。据称，在空回肠和回肠结肠的狭窄成形术中，5 年内复发率为 25%～30%，包括约 3% 的局部特异性复发。与内镜扩张相似，营养不良、局部有蜂窝织炎、穿孔、瘘管、小段肠内多处狭窄与疑似恶性肿瘤都是狭窄成形术的禁忌证[101]。

吻合口狭窄可能由疾病复发或继发于技术问题引起，容易导致近端扩张[102]，由于但其纤维化性质以及内科治疗反应差的特点，往往需要手术切除。与手工吻合相比，回肠结肠切除术后侧侧吻合具有术后并发症（OR=0.54）、吻合口漏（OR=0.45）、复发（OR=0.2）和再手术（OR=0.18）

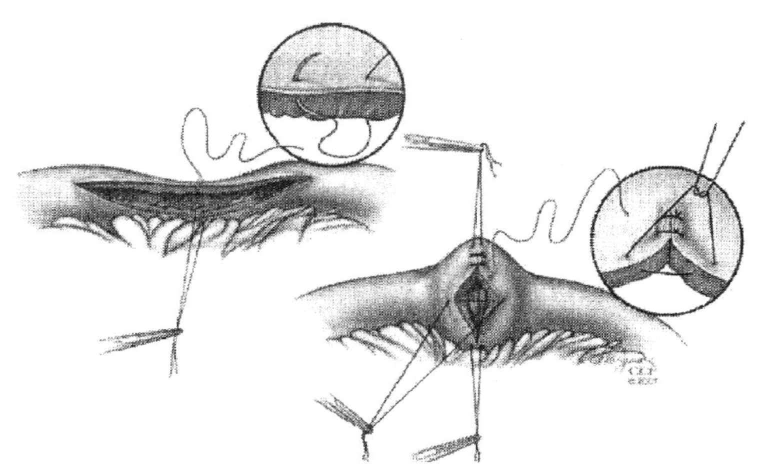

◀ **图 26-4 Heineke-Mikulicz 狭窄成形术**

（经许可转载，Cleveland Clinic Center for Medical Art & Photography©2007-2017，版权所有）

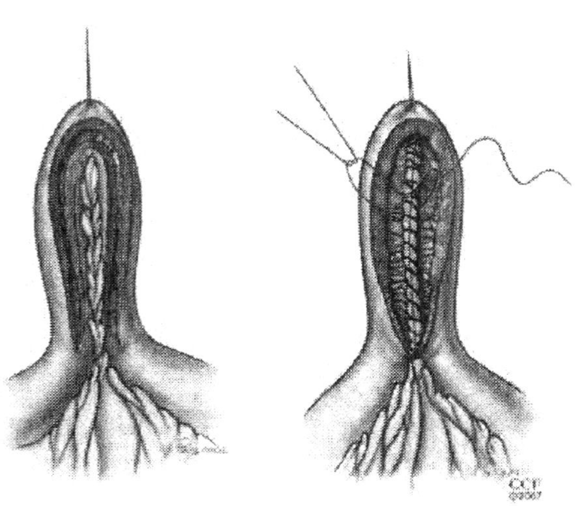

▲ **图 26-5 Finney 狭窄成形术**

（经许可转载，Cleveland Clinic Center for Medical Art & Photography©2007-2017，版权所有）

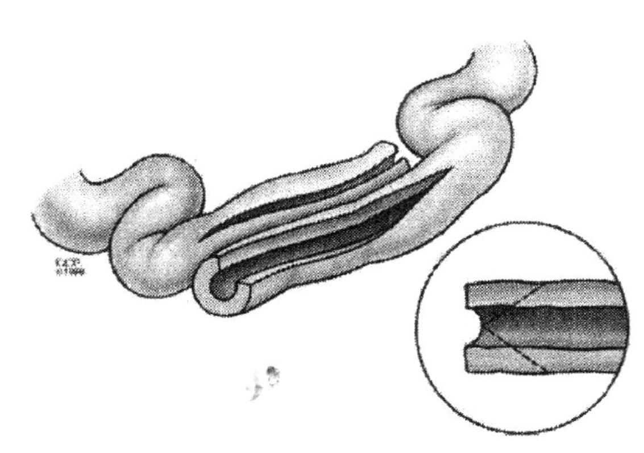

▲ **图 26-6 侧侧狭窄成形术**

（经许可转载，Cleveland Clinic Center for Medical Art & Photography©2007-2017，版权所有）

发生率较低的优点[103, 104]。

4. 出血

虽然 CD 患者可能会有血便，但 CD 出血相当罕见。出血可能由深度溃疡，中毒性结肠炎，潜在肿物，或伴随憩室出血引起。上消化道严重出血也很少见，很可能是继发性出血，而不是 CD，包括溃疡、静脉曲张、食管撕裂和恶性肿瘤。与其他有严重胃肠道出血的患者相似，患者需要进行抢救、纠正凝血障碍并及时输血。非一线药物治疗可考虑应用血管内加压素和英夫利昔单抗[105, 106]。无论是上消化道出血还是下消化道出血，内镜检查是最有用的诊断和治疗手段之一。当内镜或药物治疗失败或出血复发时，不管病变是在大肠还是小肠，均建议行肠管节段性切除术。若为非局部性疾病，应做全面检查确定出血源，包括胃镜、结肠镜、核素扫描、血管造影和小肠评估（推进式内镜检查、胶囊内镜检查或小肠跟踪检查）等。对情况不稳定、无法定位的下消化道出血患者，可能需要次全结肠切除术并回肠末端造口术[107]。若为上消化道出血，可参考非 CD 患者常见病因，确定出血部位后考虑通过内镜止血，或进行病变部位切除或结扎术。

十、定位、干预及结果

（一）胃十二指肠病变

如前所述，0.5%～4% 的 CD 患者患有胃十二指肠疾病。部分患者可能需要手术干预，最常见的指征包括狭窄或梗阻、瘘管、出血。孤立性胃 CD 较为罕见[108]。在其他胃肠道部位无 CD 证据时，需要排除幽门螺杆菌感染、胃炎（NSAIDs）、溃疡和恶性肿瘤。药物治疗对大多数患者有效，特别是采用抗肿瘤坏死因子治疗[109]。幽门和十二指肠球部的胃出口梗阻通常适合行内镜下球囊扩张术，约 50% 的患者无须手术[110]。

十二指肠 CD 患者狭窄较为常见，研究报道内镜扩张可缓解梗阻症状[111]。对药物治疗无反应的有症状的十二指肠狭窄可采用狭窄成形术、肠管切除术或旁路术（胃空肠吻合术）。如前所述，狭窄成形术的类型将取决于肠管位置，肠管活动性和狭窄长度[112]。CD 瘘管通常由位于小肠远端的疾病引起，因此需要切除原发部位并闭合胃或十二指肠。有时，上消化道是瘘管的原始部位，需要切除或行旁路术。当腹腔镜手术合适时，腹腔镜手术可减少并发症和加速康复。若行旁路术，无须切断迷走神经；但是，应尽一切可能避免旁路术，这会加重腹泻和营养异常[113]。对于需要切除或闭合十二指肠的情况，应使用空肠浆膜加固或 Roux-en-Y 十二指肠空肠吻合术，可帮助最大限度地减少吻合口裂开和瘘管复发[114]。

（二）小肠病变

大多数小肠疾病可行外科切除和一期吻合（图 26-7）。如前所述，对患有短肠、多部位非连续性病变、早期复发，特别是非炎症性疾病的患者，狭窄成形术可作为备选。行切除术后，应考虑患者的营养状况、服药情况及整体生理状态，高危患者需要造口以尽量减少吻合口漏的发生及其影响。与其他情况类似，微创治疗方法可改善 CD 患者的短期术后疗效，包括降低并发症发生率、缩短住院时间、降低原发性和复发性疾病的费用[115]。此外，尽管有数据相悖，腹腔镜手术和开放式手术后长期的疾病复发率相似。

小肠 CD 很少行旁路术，少数情况下当患者伴有败血症、梗阻以及回肠末端 / 升结肠蜂窝织炎，累及腹膜后腔，不能安全游离和确认输尿管及血管解剖时，可考虑行旁路术。但炎性病变仍然存在，没有得到充分处理。因此，肠管切除术和狭窄成形术仍是治疗小肠疾病的主要方式。

结肠 CD 的外科治疗在很大程度上取决于病变的位置。对于回结肠和（或）右侧病变，通常首选回结肠切除吻合术。同样，孤立性乙状结肠疾病继发于小肠 CD 肠间瘘，可通过切除肠外瘘和部分乙状结肠来处理。另一种比较普遍的情况

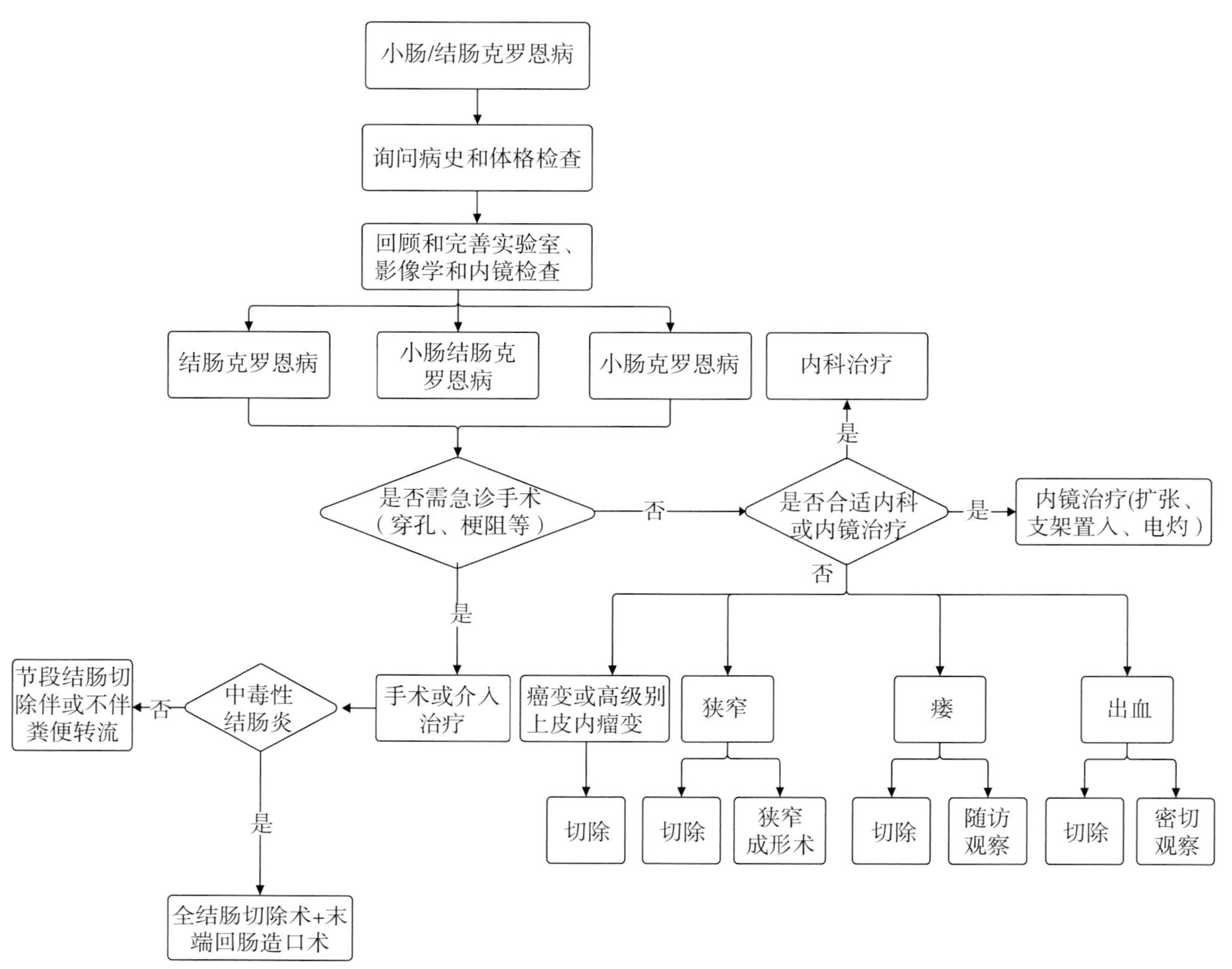

▲ 图 26-7　CD 合并小肠 / 结肠疾病的治疗方案

是全结肠 CD，若直肠受累，可行全结直肠切除术；若无直肠受累，可行次全结肠切除术并回肠直肠吻合术。若患有原发乙状结肠 CD 和（或）其他节段性 CD，情况会更糟糕。尽管存在较高的吻合口漏和疾病复发风险，仍可行节段性结肠切除。若 CD 累及左结肠和（或）横结肠的一个或多个部分，最好行次全结肠切除术并直肠吻合。既往直肠没有受累，严重的肛周瘘管 CD 也可能需行全结直肠切除。在做出决定之前，必须与患者详细讨论这些问题。为便于讨论，需要做大量的术前检查，包括影像学检查、内镜检查以及组织病理学活检评估。

活动性 CD 的肠系膜对外科医生而言是一项特殊挑战。由于其本身肥厚水肿，再加上新生血管形成，出血风险高，需要及时充分止血。开放性手术会采用钳夹大量组织及血管进行缝合结扎。腹腔镜手术通常依靠先进的血管闭合装置止血，尽管这对 CD 的肠系膜而言可能不够安全。外科医生也可采用其他手段，如用 ENDOLOOP（Ethicon，Cincinnati，OH）套扎闭合较大血管或体内缝合。无论使用哪种方案，都要避免肠系膜血肿形成，其可影响剩余肠道的血液供应。

小肠 CD 行小肠切除吻合术时，最重要的原则是肉眼切缘无病变。关于切缘阴性的重要性存在一些争论，但有证据显示，吻合口漏及复发的预测因素似乎倾向于肉眼切缘而非显微镜切缘。

（三）结直肠病变

1. 中毒性结肠炎

与 UC 类似，CD 患者也可出现中毒性结肠炎（图 26–7）[117]。早期积极复苏和静脉使用激素或免疫抑制药后，对顽固性病变、穿孔或临床状态恶化的患者需进行紧急手术（图 26–8）。建议结肠次全切除术加末端回肠造口术。对于如何处理直肠残端仍存在争议，可选择的方式有乙状结肠残余末端皮肤造口或对残端进行原位封闭加固。应避免全结直肠切除术，因为手术时间延长可增加并发症的发生率和死亡率。

开腹结肠次全切除并回肠造口是传统的手术方式，但越来越多的证据支持腹腔镜手术。腹腔镜手术的实施在很大程度上取决于外科医生的技能，以及急诊时是否有团队来支持。假设有一支训练有素的外科团队，这种方法可以给患者带来益处，但同时也存在中转开腹的可能。此外，腹腔镜检查和（或）处理组织过程中不能正确地观察腹内结构时，即便轻柔操作都会导致潜在的出血和（或）粪便溢出，这种情况下最好通过较大的切口进行处理。如果腹腔镜可以安全地进行（大多数情况下可以），可以将乙状结肠末端缝合并留在原位，然后通过脐部或耻骨上切口或通过造口部位将切除标本取出。外科医生必须小心不要盲目扩大造口部位，以确保在标本取出后形成最佳的造口。

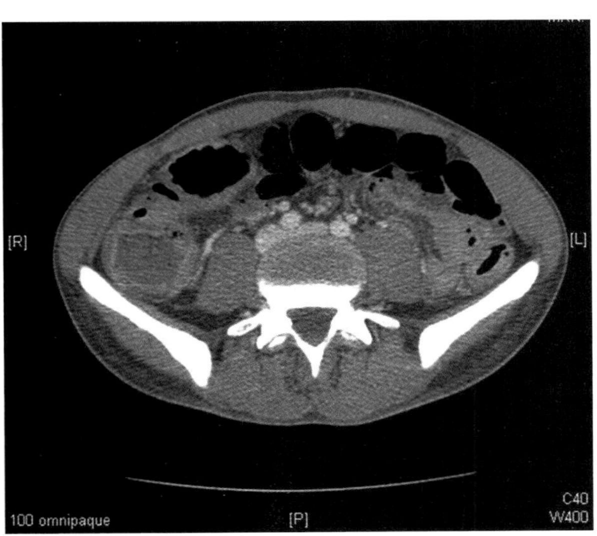

▲ **图 26–8**　结肠积气

如果肠道极度扩张和（或）易破裂，造口部位扩大和粪便污染的风险较高，外科医生应另做切口取出标本。无论如何选择提取标本部位，都应使用切口保护器保护切口。

2. 回肠肛管储袋

CD 行回肠储袋肛管吻合术最常见于最初诊断为 UC 或未定型结肠炎的患者。更常见的情况是，在进行回肠储袋肛管吻合术后，患者随后会出现 CD 表现。虽然某些顶尖专家可能提倡对精选的 CD 进行全结肠直肠切除和回肠储袋肛管吻合术，通常这种做法不应提倡。据回顾性研究报道，35%～93% 的患者会出现 CD 相关并发症，如储袋炎、脓肿和储袋肛瘘，另有 10% 的患者需要切除储袋或进行永久性造口。此外，约 50% 的患者会有尿急或尿失禁的问题，50% 的患者需要药物来控制疾病活动[91, 119, 120]。

（四）CD 肛周病变的治疗

CD 肛周病变手术治疗首先考虑其是否有症状（图 26–9）。不建议对无症状患者进行积极的外科干预。

1. 具体临床疾病过程

(1) 肛门皮赘和痔：CD 患者肛周常常伴有水肿的皮赘（图 26–10），也可有外痔并伴随出血、脱垂，导致刺激症状（图 26–11）。需要重视的是 CD 患者愈合能力较差，尤其是伴有腹泻者。需向患者详细告知伤口不愈合、肛门失禁及肛周分泌物多的风险[121]。出现肛门皮赘和痔后，初期可尝试用温水坐浴进行保守治疗并控制腹泻。同时，CD 的药物治疗也应优化，合并活性炎症 / 直肠炎会增加并发症的发生率。如果保守治疗失败，在无活动性直肠炎的情况下，可考虑标准的痔切除术。局部使用甲硝唑可改善痔切除术后的疼痛并促进愈合，副作用少[122]。内痔往往症状较轻，保守治疗通常有效。

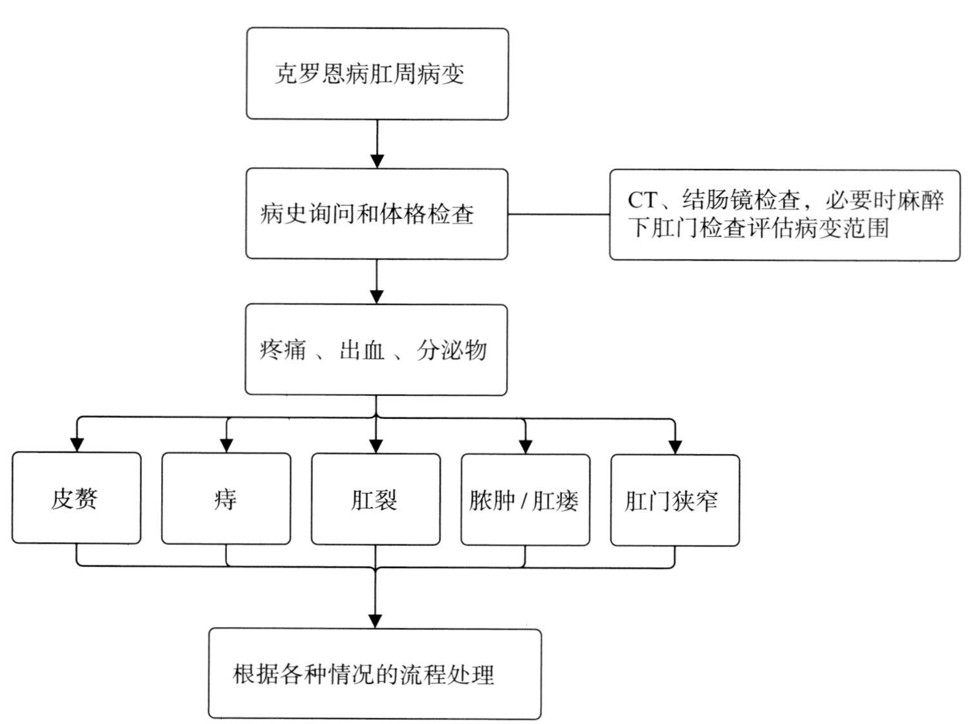

▲ 图 26-9 **CD 肛周病变诊疗程序**

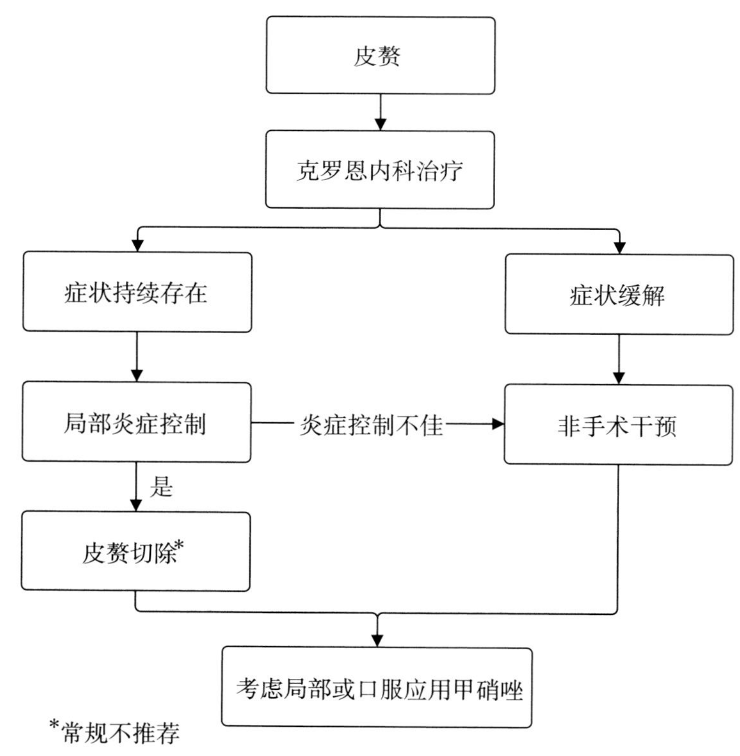

▲ 图 26-10 **肛周皮赘的治疗**

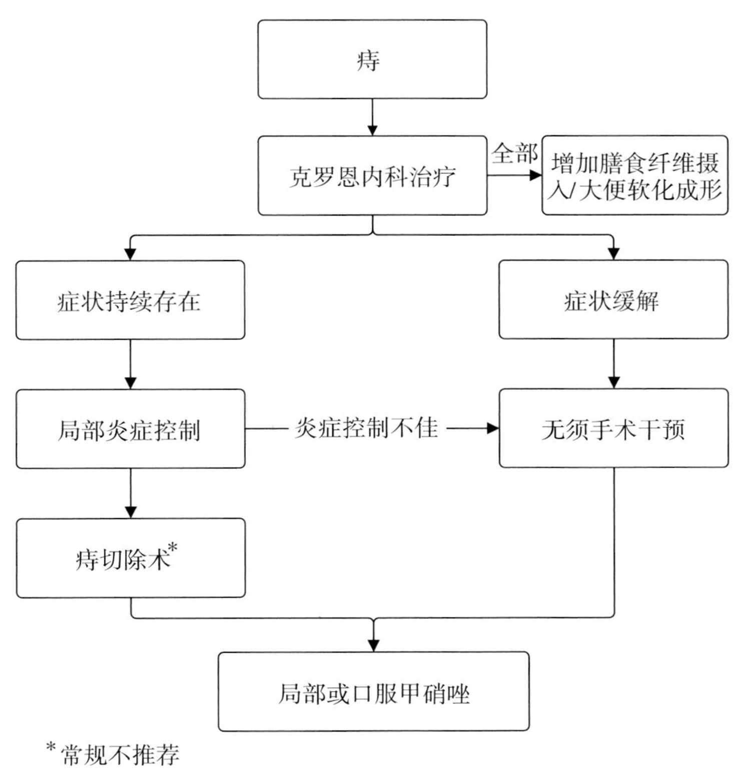

▲ 图 26-11　痔的治疗

(2) 肛周脓肿 / 肛瘘：40%～80% 的 CD 患者可出现肛周脓肿 / 肛瘘，治疗困难（图 26-12）。与普通肛瘘不同，CD 肛周病变的内科治疗进展较快，局部用 10% 甲硝唑（英国利维斯登制药公司）是一种简单经济且可在手术前后有效控制 CD 肛周病变疼痛并减少分泌物的方法，甚或替代手术治疗。TNF-α 单克隆抗体已被证明可减少 CD 肛瘘的分泌物，尽管超声检查仍可看见明显的瘘管存在。（图 26-13）。

CD 肛周病变手术应谨慎，因为术后炎症反应常可导致组织充血红肿，伤口愈合困难。CD 肛瘘特点是其"忽略"隐窝腺体管道的解剖特点，常被称为"非解剖性"。CD 肛瘘通常多发、复杂并累及括约肌。但也可是低位单纯性肛瘘，此时瘘管切开术安全有效。考虑到疾病的慢性特点和高复发特性，最大限度地保留括约肌功能至关重要。如果患者选择合适，瘘管切开术的治愈率超过 50%，失禁的发生率低于 10%。

对于复杂 CD 肛瘘患者，长期松弛挂线（图 26-14）联合 TNF-α 单克隆抗体疗法结合可有效控制症状，同时避免括约肌损伤。

对于严重、难治性 CD 肛瘘，如直肠阴道瘘，手术过程要注意保留括约肌。AFPs 和 RVPs 在长、窄瘘管中有效，对于没有活动性直肠炎的患者，可考虑进行推移皮瓣术。小部分患者病变广泛，疾病进展快，大剂量的 TNF-α 单克隆抗体和引流挂线都可能无效，这种情况下可能需要进行全结肠直肠切除，末端回肠造口。

CD 肛周脓肿的治疗本质上与腺源性脓肿的类似。CD 患者病变范围广泛，影像学检查有助于疾病的诊断，尤其是在体格检查不符合患者症状的情况下。从技术角度看，考虑到瘘管发展的可能性 [123]，将切口位置尽可能靠近肛门边缘，同时保持充分的引流非常重要。另一种方法是在脓腔内放置一根蘑菇头型引流管排出脓液，使脓腔在导管周围闭合，同时持续引流。

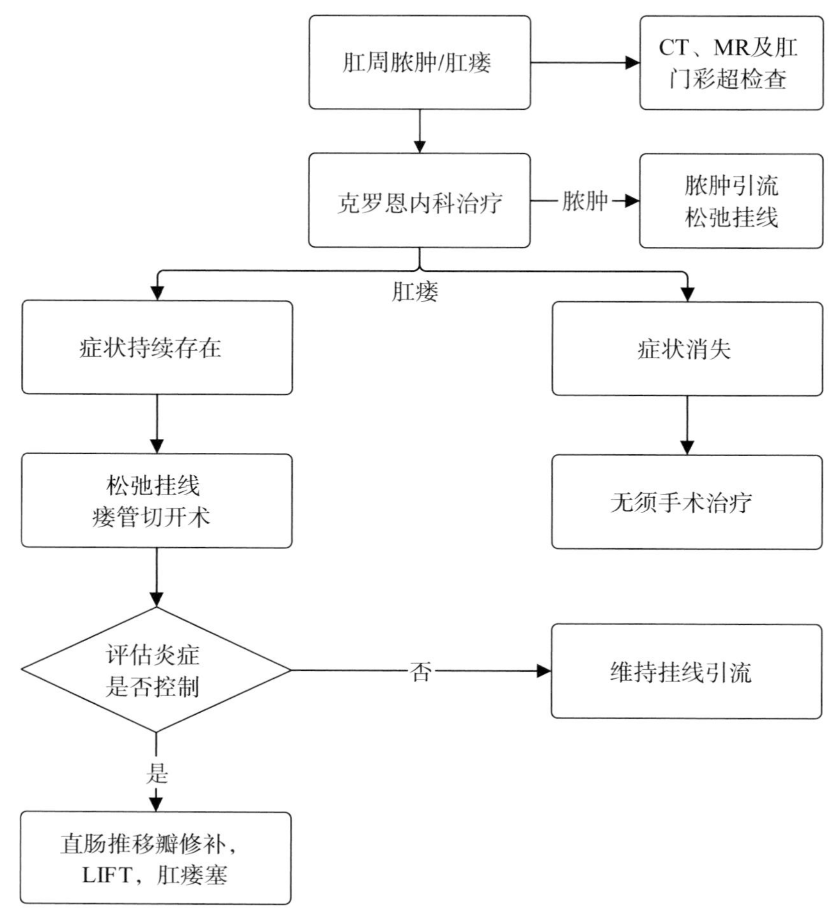

▲ 图 26-12　**CD 肛瘘、肛周脓肿的治疗**

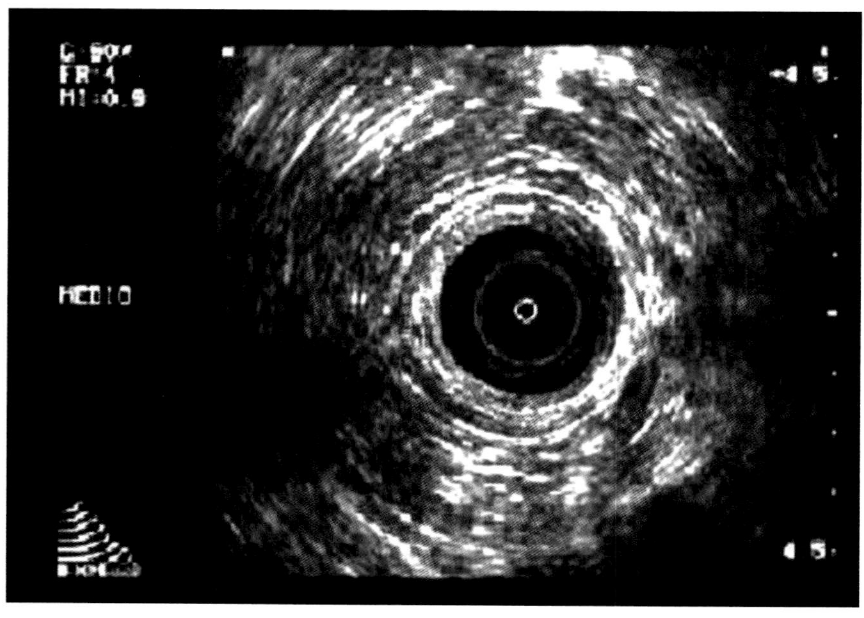

◀ 图 26-13　**CD 肛瘘的超声表现**

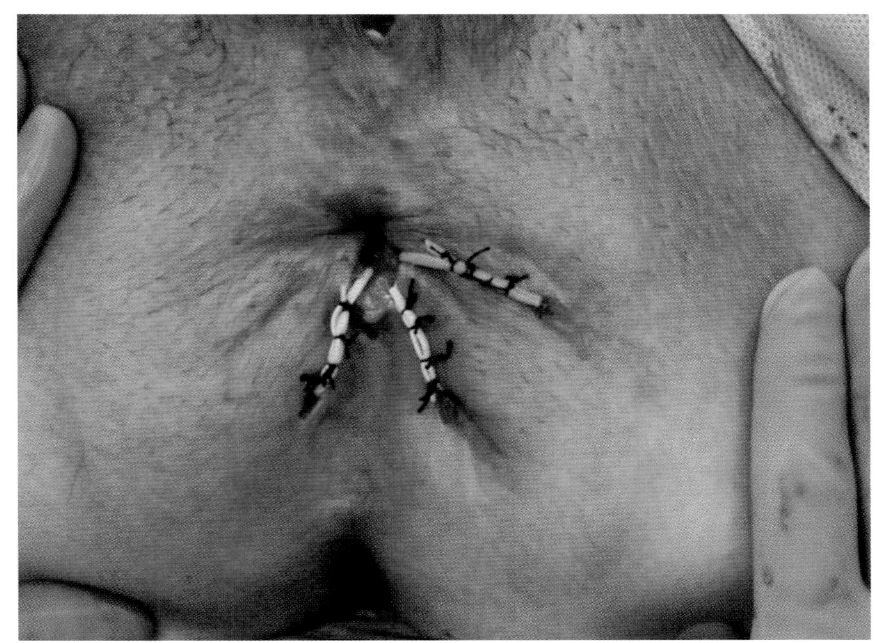

◀ 图 26-14 **CD 肛瘘的挂线治疗**

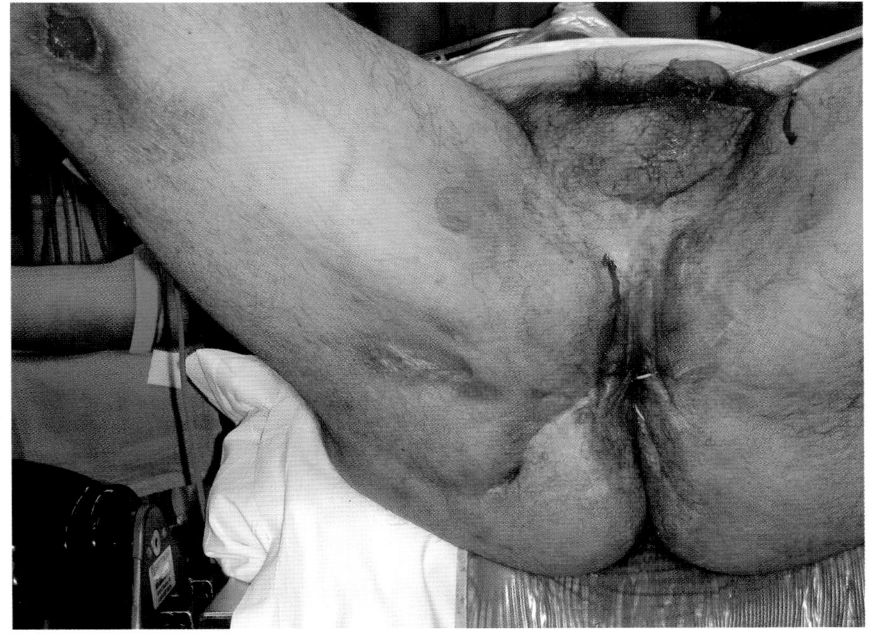

▲ 图 26-15 **CD 直肠炎**

肛周瘘管通常较深，穿透整个括约肌，并在周围形成大面积瘢痕。此外，CD 患者可出现高位盲瘘，起源位置远高于齿状线，并且常常伴活动性直肠炎（图 26-15）。手术治疗前必须确定瘘管解剖，也应注意是否合并直肠炎、有无括约肌受累、有无肛周手术史及有无慢性腹泻等情况。应避免激进地施行瘘管切开术，但在无明显直肠炎情况下施行瘘管切开术是安全的。当瘘管位置较高或较复杂时，可以采用肛管内推移皮瓣、肛瘘塞或括约肌间瘘管结扎（intersphincteric fistula tract，LIFT）手术，不同手术方式的成功率各异。许多肛瘘患者需要长期使用引流线。患

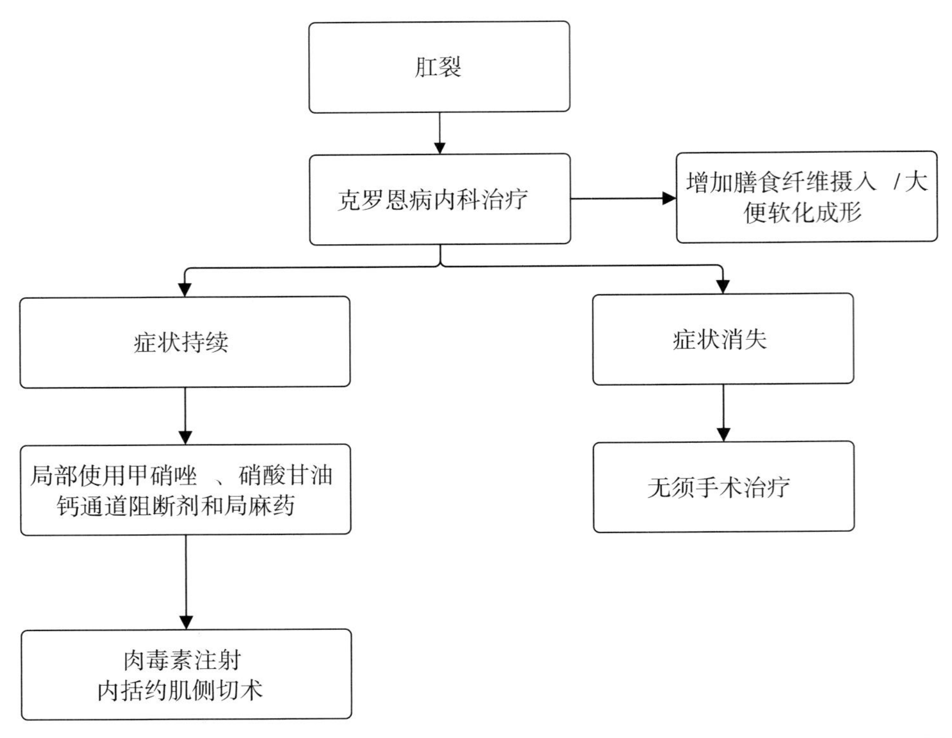

▲ 图 26-16　CD 肛裂的治疗

者需定期复查，以确保引流充分，并注意有无恶变情况。肛瘘手术治疗的结局各不相同，治愈率 15%～97%，手术并发症发生率为 3%～78%，很难准确比较结果。复发性或复杂性瘘管，可以考虑粪便转流。小部分患者可能需要永久性造口或直肠切除 [125]。

(3) 直肠阴道瘘 / 肛管阴道瘘：CD 患者合并直肠阴道瘘的处理困难重重，因为瘘管往往较长，常伴随着深溃疡、重度炎症及隐性脓肿。此外，直肠阴道瘘可能起源于小肠，因此限制了一些诊断方法的应用，如亚甲蓝灌肠。许多患者在进行彻底性手术修复前需要进行粪便转流，以帮助控制直肠炎症，并优化成功治愈所需的条件。一线的手术方式包括使用肛瘘塞、直肠内推移皮瓣和括约肌间瘘管结扎术。由于创面复杂，常需进行健康组织皮瓣移植，包括股薄肌或球海绵体肌。如果黏膜存在活动性炎症，不建议行皮瓣移植。一般来说，近端粪便转流，比如回肠造口，应在尝试皮瓣闭合和使用肌皮瓣之前进行。

无论选择何种治疗方法，推移皮瓣、肛瘘塞还是皮瓣移植，在 CD 患者中的失败率普遍高于非 CD 患者。

(4) 肛裂：CD 伴有肛裂使治疗更加困难（图 26-16），不同程度的控便功能下降使临床情况进一步恶化，可成功手术治疗的人数进一步减少。肛裂的外观以病变深、凹陷、偏离中线为特征，有时可表现为多发病变，有些肛裂无症状且无须干预。过度的疼痛应怀疑存在潜在脓肿，需在麻醉下进行检查。保守治疗初步方案包括局部使用甲硝唑，平滑肌松弛药和局部麻醉剂，可减轻症状，帮助愈合。对于症状明显的肛裂，也可使用肉毒杆菌毒素。部分作者主张对 CD 患者采用更积极手术治疗，一份研究显示接受手术治疗的患者中 67% 最终治愈。然而，考虑到手术相关肛门失禁风险，CD 肛裂患者，药物治疗仍是首选的初始治疗。对于所有合理保守治疗均失败及肛门直肠炎症较轻的患者，应考虑手术干预，并将括约肌分离控制在最低限度。

(5) 肛门狭窄及溃疡：尽管继发于CD病变的肛管直肠溃疡、狭窄不常见，但严重影响患者的生存质量。(图 26-17 和图 26-18）研究表明，生物制剂治疗肛门狭窄的成功率为 18%～60%[129, 130]。多达 1/3 的患者伴有脓肿或肛瘘，需适当引流。由于慢性炎症与恶性肿瘤的发展密切相关，任何可疑病变应进行活检。对于程度较轻的狭窄，肛门扩张治疗有效，且可反复进行。其他可供选择的治疗方式包括类固醇或生物制剂注射、球囊扩张、狭窄成形术、皮瓣转移，甚至直肠切除，这取决于狭窄严重程度以及治疗的反应[131]。

(6) 直肠肛管恶性肿瘤：直肠肛管癌可发生于任何情况，包括 CD。CD 患者癌变危险因素包括慢性炎症、长期开放性创面和免疫抑制药的使用。鳞状细胞癌和腺癌都可能发生[132]。特别是长期使用引流线的患者，应定期检查，以排除恶性肿瘤的存在。所有可疑的病变均应进行活检，恶性肿瘤应进行规范的分期和治疗。

十一、特殊注意事项

(一) 肠外表现

肠外病变

类似于 UC，CD 患者也会出现胃肠道外的临床症状（表 26-7）。据报道，6%～47% 的 IBD 患者可伴有肠外疾病，这与 6 号染色体上主要组织相容性复合体（major histocompatibility complex，MHC）遗传成分相关。肠外疾病继发于与潜在疾病相关的全身炎症，并影响多个器官

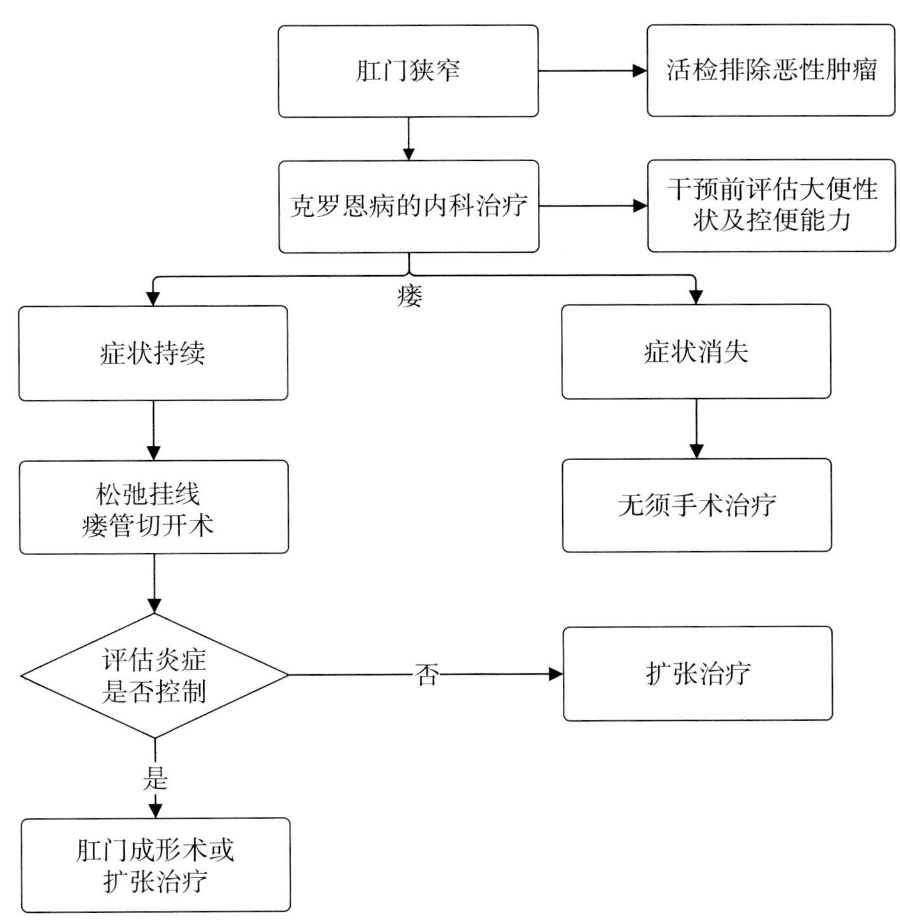

▲ 图 26-17 **CD 肛门狭窄的治疗**

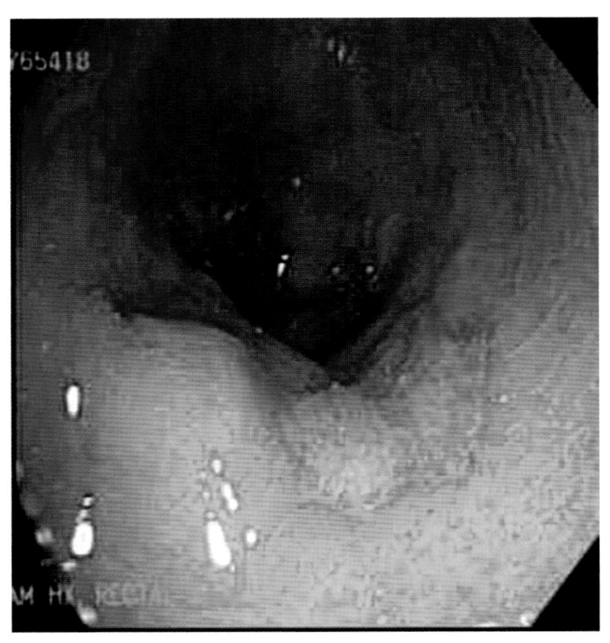

▲ 图 26-18　CD 相关直肠癌

表 26-7　CD 的肠外临床表现

器官系统	肠外临床表现
神经系统	脱髓鞘疾病、神经炎
眼	葡萄膜炎、虹膜炎、巩膜炎、结膜炎
肾	肾小球肾炎、淀粉样变性
皮肤或黏膜与皮肤	结节性红斑、坏疽性脓皮病、口疮性溃疡
血液	血栓栓塞性疾病，溶血性贫血
肺	支气管炎、胸膜炎、气管狭窄
肝胆管	肝炎、原发性硬化性胆管炎、胰腺炎、肝硬化
心脏	心包炎、心肌炎
肌肉骨骼	关节痛、外周关节炎、强直性脊柱炎、骶髂关节炎

（表 26-7）。虽然消化道可能是主要的来源，但免疫调节功能障碍会引起病理反应，这种反应可能发生在身体的任何部位，并且可在胃肠道临床症状之前、之后或同时发生。风湿病 / 关节问题包括周围或骶髂关节炎和关节囊肿是最常见的肠外表现，发生率约为 35%。其他常见的累及部位包括皮肤、眼睛和肝胆系统，而肾、肺、神经和凝血系统通常较少累及。鉴别平行肠道疾病活动的表现（如上皮炎、周围关节炎和结节性红斑）和不平行肠道疾病活动的表现（括强直性脊柱炎、坏疽性脓皮病）比较重要。

顽固性肠外疾病有时需要对肠道进行外科干预，在肠道手术后可能适当缓解。

（二）肝胆临床症状

恶性肿瘤

既往研究表明，CD 患者罹患恶性肿瘤风险略高于普通人群，远低于 UC 患者风险 [137]。最近，以人群为基础的数据表明，CD 罹患癌症风险是对照人群的 4～20 倍，相当于 UC 患者的风险。已知恶性肿瘤风险因素包括全结肠炎和 8 年以上病史。迄今为止，内镜监测筛查恶性肿瘤的结果参差不齐 [141]。一项大型 Meta 分析的数据发现，尽管病变通常发现较早，但监测结肠镜检查并未影响患者生存率。对 CD 患者最佳监测策略尚未确定。因此，大多数建议都倾向于对 CD 结肠炎患者参照 UC 进行监测。在该方案中，全结肠炎患者在发病 8 年后进行结肠镜监测，左半结肠病变患者在发病 15 年后进行结肠镜监测，每 1～2 年 1 次。需要注意的是，美国胃肠镜学会、美国胃肠病学院和美国胃肠病学协会并未得出关于进行随机活检的益处或必要性结论 [144, 145, 146]。伴有 CD 的恶性肿瘤的治疗与普通人群相似，应遵循标准肿瘤学原则。由于多达 10% 的 CD 癌变患者可出现同时性和异时性病变，因此在无直肠病变的情况下，应考虑行结肠次全切除并直肠回肠吻合。

虽然大多数证据来自于 UC，但结肠炎中的非腺瘤性异型增生病变或息肉（non-adenoma dysplasia-associated lesion or mass,DALM）传统上被认为具有显著的恶变风险，是手术切除的强烈适应证。虽然这些非腺瘤样息肉通常应进行结肠切除，但最近研究表明，在完整的内镜下切除腺瘤样息肉 例如：有或无活动结肠炎患者中的散发性腺瘤后，可考虑安全地进行监测[151]。尽管仍未证实需要进行后续切除，非腺瘤样息肉及黏膜扁平区域的低度不典型增生仍需密切随访。

（三）CD 和怀孕

CD 发病年龄呈双峰分布[2]，其中包括育龄妇女。静止期 CD 的女性患者与一般人群相比妊娠成功率类似[4, 6, 7]，尽管许多女性选择不妊娠[3, 152–165]，仍有约 25% 的 CD 妇女会选择怀孕[9]。因此，产科医生、胃肠病学家和外科医生常常需要照顾有 CD 负担的孕妇。

可惜的是，目前几乎没有可以帮助指导怀孕时 CD 患者的临床决策和咨询。普遍共识是孕妇在妊娠期间 CD 复发的可能性与未妊娠时的比率相似[11]，为 26% ～34%[11, 12, 13]。实践中，患者经常被告知约 1/3 缓解期 CD 会在妊娠期复发，而 2/3 活动期的 CD 会在妊娠期期间加重或恶化[9, 16]。许多临床医生认为，妊娠实际上可能提高疾病活动性，原因是妊娠时存在相对免疫抑制的状态[14]。而对妊娠期 CD 临床过程缺乏共识，主要是因为各中心管理这些患者的经验尚少，多数是基于小样本量的Ⅲ级和Ⅳ级证据。

关于妊娠对 CD 病程和严重程度影响的“了解”，大部分是基于 1956—1984 年的几个小型调查研究结果。1986 年，米勒整理了这些研究的结果，共包括 186 位妊娠女性[161]。静止期 CD 的复发率为 27%，者与非妊娠期 CD 的复发率相似。34% 的活动性 CD 妊娠患者病情好转，32% 的活动性 CD 患者病情不变，而剩余 33% 的活动性 CD 患者病情恶化。需要注意的是，这项研究是一个基于调查问卷的研究，相关数据主要是根据患者的主观症状得出。由于研究的本质，我们无法就受孕时疾病状况及疾病随时间进展发表评论，但本研究提供了以 CD 相关的手术治疗为 CD 严重程度的替代指标的客观数据。

Nwokolo 等发表了一项回顾性研究，评估了对 88 例有远端回肠或结肠受累的患者进行肠切除必要性的研究。在平均 15 年的随访中，患有远端回肠疾病的分娩患者平均接受了 1.17 次手术，而患有结肠疾病的患者平均进行了 0.68 次手术。这些数据分别与之前发表的未生育患者的 1.57 和 1.05 次手术进行了比较，得出，怀孕可能预示着更好的预后的结论。

相反，最近 Riis[152] 进行的一项基于人群研究反驳了怀孕降低 CD 肠切除率的观点。该研究纳入了 38 名在受孕前已被诊断 CD 的患者，其中 53% 的患者在 10 年的随访期内接受了肠道切除手术。同期，未生育的 CD 患者的肠道切除率为 43%，但这一差异并未达到统计学意义。最后，数据表明，在孕妇和非孕妇之间，CD 表现存在差异。一个更大的基于人群的研究发现，即使在考虑了年龄、营养、吸烟和激素应用等因素后，妊娠仍预示着更差的临床结局。这个结论与其他研究提出的由于免疫功能改变，妊娠可能改善 CD 病程是不同的（表 26–8）。

十二、复发

不幸的是，CD 复发是常见的而非例外（图 26–19）。

表 26–8 多因素逻辑回归分析确定 CD 女性患者整体外科疾病独立预测因素

	OR	CI	*P*
怀孕	2.9	2.3～3.7	＜0.001
营养不良	1.5	1.4～1.6	＜0.001
年龄	1.01	1.01～1.02	＜0.001
吸烟者	1.0	0.9～1.0	0.9
长期使用类固醇	1.0	0.9 ～1.1	0.8

CI. 置信区间；OR. 优势比

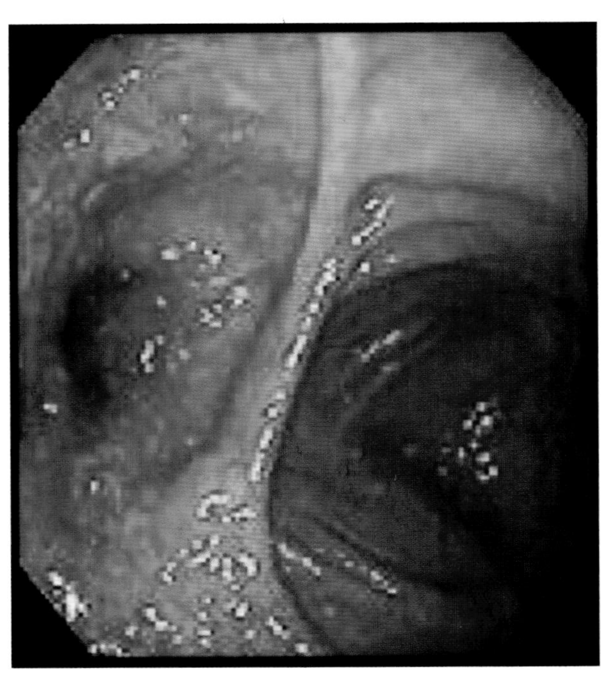

▲ 图 26-19　**CD 的内镜复发**

十三、结论

CD 的疾病过程复杂，临床症状各异。尽管药物研发不断进步并显著改变了患者的治疗策略，但外科医生仍在该病的内科和外科治疗中发挥着重要作用。由于 CD 有永远都可能复发的疾病特点，外科医生必须坚持遵循预防和处理疾病并发症的原则，而不应以治愈 CD 为目标。关注功能最大化，外科医生可以通过多种途径优化治疗效果，并降低手术并发症率。所有治疗 CD 的医护人员都必须认识到 CD 临床症状的多样性和治疗 CD 的内在困难。药物仍然是 CD 治疗的主要方法，尽管大多数患者由于疾病相关并发症需在某个阶段进行手术。坚持手术原则，深刻了解疾病复发的特性将有助于患者得到最好的治疗效果。

第 27 章　结肠憩室病
Diverticular Disease of the Colon

Janice F. Rafferty　著
何子锐　译
傅传刚　校

摘要：“憩室”（diverticulum）一词意指在空腔脏器（如小肠等）有开口地向肠外异常储袋样或囊样膨出，结肠对比造影显示其发生率在不断提升。假性憩室（pseudodiverticula）通常发生于乙状结肠肌层的结构异常，憩室常可伴发炎症、穿孔、粘连、内瘘及狭窄，其中伴有炎症称为憩室炎（diverticulitis）。随着麻醉和外科技术的进步，临床医生开始推荐憩室病患者行择期手术，以避免相关并发症的产生。由于大部分患者并没有伴发炎症，故目前用较为笼统的“憩室病”一词概括憩室病及其临床转归。本章节将针对结肠憩室病的历史、解剖、发病率、流行病学、诊断以及手术/非手术治疗加以讨论。
关键词：憩室炎，结肠，憩室病，治疗，急诊手术，诊断，抗生素，饮食控制，无并发症的憩室炎，有并发症的憩室炎

一、概要

“憩室”（diverticulum）一词意指在空腔脏器（如小肠等）有开口地向肠外异常储袋样或囊样膨出，该词来源于拉丁语“divertere”，意指转向旁边。憩室病的第一次描述来自 Cruveilhier[1]，他在 1849 年记载了一系列透过乙状结肠肌层的较小的梨形疝样膨出。从历史角度而言，憩室最早被认为是一种比较少见的病理状态，定义为结肠黏膜透过肌层的膨出。对比造影显示其发生率在不断升高，这些膨出或“假性憩室”通常源于乙状结肠肌层的结构异常。随着时间，憩室常可伴发炎症、穿孔、粘连、内瘘以及狭窄，其中炎症即“憩室炎”。最初，憩室病只有出现并发症才会得到治疗，随着麻醉和外科技术的进步，临床医生开始推荐憩室病患者行择期手术，以避免相关并发症的产生。由于大部分患者并没有伴发炎症，故目前用较为笼统的“憩室病”一词概括憩室病及其临床转归。

二、历史和解剖

在一项针对憩室病解剖及病理的详细研究中，Slack[2] 对比了 141 例尸体的连续结肠尸检及 36 例因憩室炎行手术治疗的连续标本资料发现，憩室从 4 个主要位置突出环形肌层（图 27–1）。近 40% 的膨出发生在对系膜侧的结肠带附近，可见明显的血管行径在肠周被覆肌肉的两侧，并穿入对系膜侧结肠带的系膜侧。在一些病例中，血管分出深浅两支，其中深支穿透环形肌

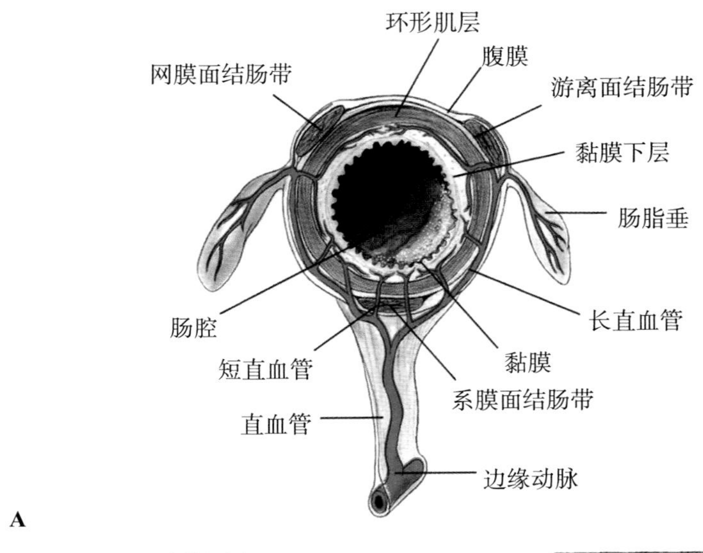

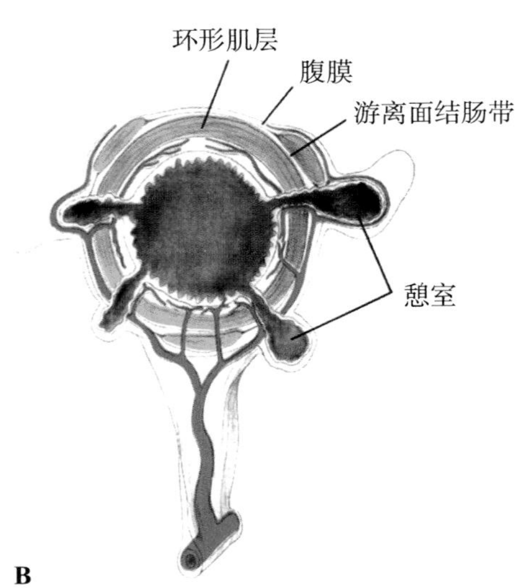

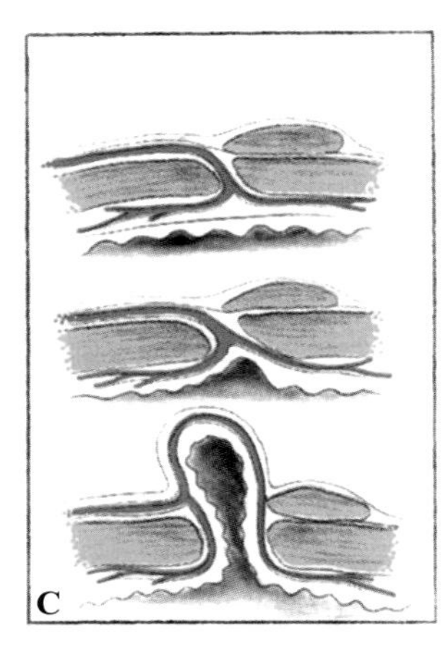

◀ **图 27-1 A. 带血管的结肠肠壁解剖分层横截面；B. 结肠横截面，Slack 描述的憩室位置；C. 憩室与血管位置的关系**

层，浅支直接穿过结肠带。从环周血管发出的小血管穿透环形肌层以及系膜侧结肠带，在憩室病例中，这些小血管会越过憩室颈部穿向肠腔。

三、发病率

自从第一次被描述以来，憩室病的发生率在美国显著上升，并随着年龄增长而增加。约 20% 的憩室病患者在一生中会发生憩室炎[3]，这一比例在 60 岁以上的患者中上升至 30%，80 岁以上则上升至 60%[4]。Connell[5] 认为年长患者发生憩室病的风险为 50%。事实上，我们难以准确估计憩室病在总人群中的发生率。所有结肠憩室病发生率的报道，都是来自住院及门诊患者的影像、手术和尸检报告的综合数据。在所有研究统计中，尸检报告的数据由于容易忽视憩室的存在，往往低估了憩室病的真实发生率。而由于患者因为有症状后前去检查结肠镜及其他影像学检查，提供的数据会高估憩室病的发生率。但确有证据显示过去 100 年中，憩室病发生率明显提高。在 1930 年，Rankin 和 Brown[6] 报道了梅奥诊所的 24 620 例钡剂灌肠检查中有 5.7% 的病例存在憩室病，1925 例尸检中有 5.2% 存在憩室病。Heller 和 Hackler[7] 报道了 1909—1975 年，尸检发现憩室病的发生率从 5% 上升到了 50%。男性患者憩室病的发生率显著增高[8, 9]。地理因素也十分重要，憩室病有明显的西方人群易感性。憩室病的发生率与经济发展程度、西方化饮食直接相关。憩室在欧洲、北美洲及澳大利亚人群中最为常见，南美洲人群较为少见，而在非洲及东方人群中最为罕见 [10, 11, 12]。右半结肠憩室病几乎都发生在东方人群中，在日本、夏威夷（日裔及华裔人群）、中国、韩国、泰国及新加坡等国，右半结肠憩室病的发生率明显高于左半结肠 [6]。即使如此，右半结肠憩室相关并发症的发生率仍然低于左半结肠。

在美国，每年约有 30 万患者因憩室病住院治疗，总计住院时间约 150 万天 [13]。每年因憩室病进行门诊就诊数量达到 150 万人次 [14]。近年来，已经将憩室炎自然生物学特性研究与这一具有挑战性疾病的诊治结合起来。虽然憩室炎可累及结肠的任何一段，但本章节将会聚焦左半结肠憩室疾病。

四、病因学

目前普遍认为结肠憩室是后天形成的，在肠腔内压力升高的影响下，黏膜层疝形成，从结肠肠壁血管通过的薄弱点突出肠壁，形成憩室。对于结肠节段性压力增高形成机制，及其导致的结肠内高压力状态的了解有助于理解憩室病的病因，但其流行病学仍存在许多疑问。Painter[15] 认为憩室是由于精细化碳水饮食、纤维素摄取不足导致的，在过去半个世纪，西方人群的膳食纤维摄入量显著下降。Painter[15] 认为这一饮食上的改变是 20 世纪西方人群憩室病发生的最主要因素。肠腔较宽的结肠肠段较难有效形成节段，高纤维素饮食人群的结肠通常直径较大；相反，工业社会的过度精细饮食由于缺乏纤维素，使得粪便较硬较小，窄径肠道内更容易形成分割。为了传输这些较硬的粪便，肠腔压力升高，又由于到达远端结肠的粪便较为黏滞，导致乙状结肠内粪便过度分割。所以，粪便分割被认为是导致憩室形成的病因学机制，而膳食纤维缺乏是其主因。Burkitt 等 [16] 研究了非洲及英国人群的纤维素摄入对比，发现非洲人群的粪便质量大，通便快，他们的纤维素摄入量更大，憩室病的发生率更低。Bingham[17] 总结了人群中的膳食纤维摄入量：非洲人 60～150g/d；欧洲人 15～25g/d；日本人 20g/d；美国人 13～20g/d。在一项针对素食主义者与非素食主义者的钡剂灌肠研究中，Gear 等 [18] 发现素食主义者罹患憩室的可能性为 12%，而非素食主义者中的发生率为 33%。Manousos 等 [19] 发现憩室患者的全麦面包摄入量比对照组明显较少，而肉类摄入量明显较多。

Nakaji 等对照了日本人群中右半结肠憩室和西方人群中左半结肠憩室的流行病学特征发现，日本人中憩室主要发生在右半结肠（＞ 70%），这一现象与西方人群相反，并且不因为日本人移居国外而改变。城市人口的憩室发生率比农村人口高，这与膳食纤维摄入量呈负相关。同时，研究发现日本憩室患者的右半结肠腔内压力与西方憩室患者的左半结肠腔内压力相当，而他们的病理特征也基本相同。日本人（可能以及其他蒙古人种）右半结肠憩室的病因学与西方人左半结肠憩室十分相近，发生部位上的区别可能与两个人种结肠形态学的差异更为相关，而不是环境因素。

一些生活习惯也会影响憩室病的发生。在一项入组了 47 678 名美洲男性患者的前瞻性研究中，Aldoori 等 [21] 发现体力活动与憩室症状的发生呈负相关，保持一定强度运动（如跑步）的憩室患者，其症状相关风险为 0.60。同一组人群吸烟、咖啡因及酒精的摄入不增加有症状疾病发生风险 [22]。进一步前瞻性队列研究 43 881 名 40—75 岁的男性医务工作者的膳食纤维摄入量 [23]，发现非水溶性膳食纤维摄入量与憩室病发生率的下降显著相关（RR=0.63），其中纤维素的负相关性最强（RR=0.52）。

年龄的增加会影响结肠壁的机械性强度，这与胶原结构的改变有关。Wess 等 [24] 通过尸体解剖对比了正常结肠和憩室病结肠的胶原含量，发现各年龄组总胶原含量相当，但胶原蛋白的酸性可溶性在 40 岁以后开始升高，60 岁以后，结肠憩室病的胶原蛋白酸性溶解比例比正常结肠明显升高（15：3 vs. 9：2）。Stumpf 等 [25] 发现憩室炎患者的成熟 I 型胶原蛋白含量降低，Ⅲ型胶原蛋白上升，Ⅰ / Ⅲ型胶原蛋白比例下降；憩室炎患者的基质金属蛋白酶 – Ⅰ表达显著降低，而两组间基质金属蛋白酶 –13 的表达量没有区别。这一结果进一步验证了憩室病发生的主要致病因素是由结肠壁的结构变化导致的。Bode 等 [26] 报道了憩室病与正常组织中的 I 型、Ⅲ型胶原蛋白交联肽及总胶原蛋白含量相近，憩室病的Ⅲ型胶原蛋白合成增加，而恶性疾病Ⅲ型胶原蛋白合成并不增加。

传统观念认为憩室病的发生源于结肠节段性分割形成导致的肠腔内压力升高，节段性分割使结肠不再呈管状，而更像一连串小囊袋，每个囊袋的出口都比较狭小（图 27–2）[27]。这些节段内的压力增高，迫使结肠黏膜突出肌层。节段性分割是结肠正常生理的一部分，使乙状结肠内的内容物前进或后退，帮助粪便中水分的吸收。Painter 和 Burkitt[27] 认为憩室是低膳食纤维饮食导致的结肠内部动力障碍的外在可视化表现。Painter[28] 总结节段形成在憩室及相关症状发生中起的作用如下：结肠节段性分割使结肠内容物通过蠕动向前推进或滞留不动。结肠内置管测压结合同期荧光镜记录结肠活动显示，节段性分割这一机制会增加结肠肠腔内压力，压力可大于 90mmHg。放射影像检查也证实不论节段性分割诱因为何，肠腔内局部压力增高是由结肠节段性分割导致的。

憩室形成的另一个病因学理论是结肠憩室发生与结缔组织异常相关，而非肌层异常。结缔组织的异常使结肠肠壁内血管缺乏支撑，增加了血管畸形及出血的风险。临床证据显示急慢性疼痛由炎症和肌肉痉挛会引起，这一理论认为穿孔多源于异常的腔内压力，而非憩室炎 [29]。

同时，肌肉异常在乙状结肠憩室病发病中扮演重要角色 [9]。将结肠肠壁切开，我们会发现除非粪质留在憩室开口内，其他大部分憩室并不起眼。憩室被覆较厚肌层，黏膜层堆积形成突向腔内的环形皱襞使肠腔直径变小。增厚的纵行肌层和环形肌层使得乙状结肠缩短，黏膜面皱缩。肠

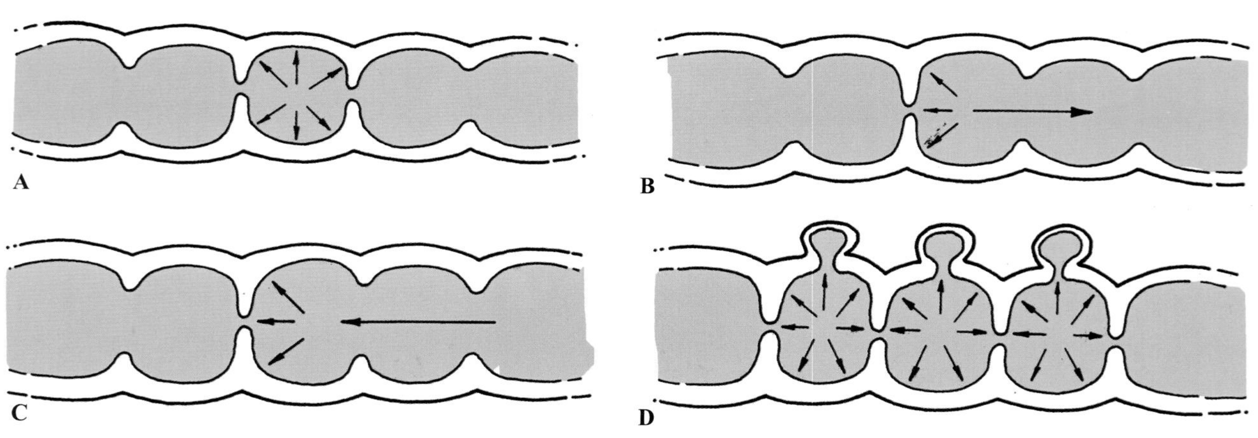

▲ 图 27–2　肠管粪便分割：有助于乙状结肠内运输和储存粪便

A. 结肠粪便分割，并通过肠管收缩增加了肠腔内压力；B. 节段一端收缩环放松，有助于粪便进入下一段压力更低的肠腔；C. 收缩环成为防止粪便前进的挡板，并产生了肠腔内压力的改变；D. 结肠粪便分割使肠管成为一连串的小囊袋，节段两端出口受阻，节段内局部压力升高，致使憩室形成。粪便分割是憩室的病因学机制，任何导致粪便分割及加重的因素都会增加憩室病得发生率 [12]

腔狭窄会加重皱襞的形成，最终演变为环结肠的纤维化形成[9]。

显微镜下，憩室样突出由结肠肠壁四层结构中的两层构成：内部的黏膜层和外部的浆膜层。憩室颈部可见一根动脉、一根静脉以及薄弱的肌肉纤维（图 27-3）。在憩室病的肠壁中，黏膜肌层和固有肌层的厚度显著增加，这种肌层增厚的原因是增殖还是增生一直受到争议，Whiteway 和 Morson[30] 的相关研究也没能加以证实，但他们将增厚归结为弹力组织的出现，尤其是结肠带部位[31]。不断的弹力纤维化使得结肠的长轴缩短，加强了环形肌层缩短带来的半弧形皱缩。弹力纤维化的原因并不肯定，但它加快了憩室病的进展，并且是憩室病的特征性改变，它并不出现在其他结肠的节段性或弥漫性炎症中。肌层异常通常出现在乙状结肠的原因暂时不明，可能的原因之一是与其他结肠肠段相比，乙状结肠处的肌肉纤维较厚，肌肉痉挛更强。

五、自然病史

虽然在西方成人中结肠憩室病的发生率很高（15%～37%）[4]，但大部分患者没有症状。10%～25% 的憩室患者会伴发憩室炎[32]。结肠

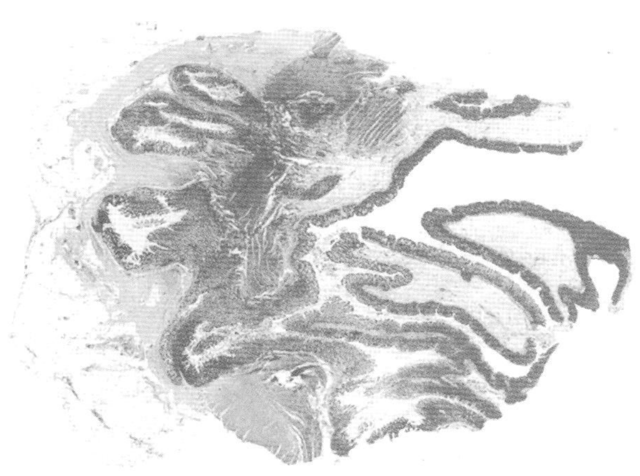

▲ 图 27-3　憩室穿透结肠肠壁的显微图像（图片由 Esther Lamoureux, MD. 提供）

憩室炎患者中，10%～33% 最终需要接受外科治疗[33]。Park[4] 通过个人研究及系统性回顾，总结了憩室病的以下特征：随着年龄上升，憩室病的发生率会一起上升，尤其是老年患者的出血概率较高；在年轻患者中，疾病的进展可能更快；女性患者的发病率在不断提高；疾病进展程度与憩室的数量和大小没有明显相关性；在大部分累及远端结肠的憩室病患者中，疾病并不会持续进展并累及其他肠段；即使进展，也通常仅累及最初病变肠段；一般情况下，累及大范围结肠肠段的患者年龄要小于病变局限的患者。Parks[4] 还发现累及远端结肠患者和累及全结肠患者的严重并发症发生率相当，切除远端结肠后，近端结肠很少发生炎症相关并发症。但出血更多发生于近端结肠，不一定是憩室引起，也可能与血管扩张好发于右半结肠有关。

六、诊断

通常无并发症的憩室病没有任何症状，患者常因为其他不适检查时意外发现憩室的存在。有些患者会感到左下腹不适，伴有食欲缺乏、腹胀、恶心和排便习惯改变。在无并发症的憩室病中，便血并不常见[34]，如果有便血，要高度怀疑其他伴发疾病的可能性[35]。憩室病患者的体检通常没有明显异常体征，直肠指检和硬式乙状结肠镜检常不通过直乙交界处，所以难以发现病变。

由于缺乏特异性症状和体征，憩室病通常是在结肠镜检查时意外发现并诊断的，钡剂灌肠有助于确定憩室病范围及严重程度。憩室可累及全结肠，但最常见于左半结肠，尤其是乙状结肠。对比剂显影常见的征象为不同程度的结肠痉挛，部分可见锯齿状外观。在慢性期，乙状结肠肠腔会变得狭窄僵硬。结肠镜是区别憩室病还是结肠癌导致的肠腔狭窄的主要检查手段。Hunt[35] 报道 125 名伴有并发症的憩室病患者，其中 17% 结肠镜发现伴有结肠腺癌，32% 有其他结肠疾病，61% 的患者肠镜能够做到回盲部。在另一组

钡剂灌肠仅提示憩室病的伴有持续性便血的 135 名患者中，有 11% 的患者伴发结肠癌，37% 的患者有其他结肠疾病。

急性憩室炎常可通过问诊及体检诊断；左下腹压痛结合腹膜炎体征、发热、白细胞增高等症状可协助诊断乙结肠憩室炎。粪尿、气尿、脓尿高度提示膀胱瘘，尿检及腹部平片可排除其他其他疾病：泌尿道感染、肾结石和肠梗阻等。肠易激综合征、阑尾炎、炎症性肠病、缺血性肠病、肿瘤以及妇科疾病等容易与急性憩室炎混淆。其他需要考虑的鉴别诊断还包括：溃疡性结肠炎、盆腔炎性疾病、输尿管绞痛及子宫内膜异位等。从年龄角度而言，年长者的鉴别诊断还需考虑恶性肿瘤、肠扭转及结肠梗阻。

显然最需要排除的诊断是恶性肿瘤，一些影像学特征可协助鉴别诊断，如：憩室病患者的累及肠段通常长于恶性肿瘤；憩室病中正常肠段到病变肠段的移行区为渐进性的，恶性肿瘤通常有明显的良恶性边界；憩室病肠段的黏膜层完整，但恶性肿瘤的黏膜层明显异常；结肠狭窄段中憩室的存在更倾向于做出憩室病的诊断，但不能完全排除伴发恶性肿瘤的可能性。基于病史、体格检查及血检的临床评分系统可帮助降低憩室炎患者的误诊率 [36]。

CT 影像现在成为诊断疑似憩室炎并进行严重程度分期的常用检查方式，也是评估疑似憩室炎最为适用的初步影像学检查 [37]。如果设置妥当，静脉及腔内注射造影剂的多层 CT 影像的敏感度及特异性可高达 98%～99%[38, 39]，但对于早中期憩室炎来说，CT 就不那么精确了。CT 下的憩室炎表现通常包括伴有憩室形成的结肠肠壁增厚、脂肪间隙模糊、蜂窝织炎、腔外气体、脓肿、狭窄和瘘，同时，横截面影像可以精确诊断与憩室炎相近的其他疾病状态。免疫抑制患者的炎症反应弱，故影像学表现并不明显，有的患者可能只有腔外气体 [40]。CT 下的严重程度评级与非手术治疗失败的短期风险和长期并发症发生风险密切相关，如复发、症状持续、结肠狭窄及瘘等 [41, 42, 43]。

七、保守治疗

非手术治疗主要包括口服及静脉抗生素及饮食调节 [37]。以往认为憩室炎是由小穿孔及细菌感染导致的，这一理念正受到挑战；目前多认为憩室炎是一种原发性的炎症反应 [44]。一项来自瑞典的多中心研究随机入组了 623 名由 CT 确诊无并发症的左半结肠憩室炎患者，共分为两组：接受静脉输液和静脉输液加抗生素 [45]。研究发现加用抗生素组并没有降低并发症，加快患者恢复，或预防疾病复发 [45]。其他研究也证实了抗生素使用与否对于无并发症的憩室炎来说没有明显差异 [46, 47]。在这些研究之前，抗生素一直被认为是治疗憩室炎的重要一环。

临床上疾病稳定，依从性好，能耐受口服抗生素的无并发症憩室炎患者可以门诊随访治疗 [48]，超过 50% 的无并发症患者可以避免因急性憩室炎而收入急诊 [49]。有并发症（穿孔、脓肿、发热、白细胞升高）的老年患者，一般情况较差，或在家中无法得到妥善治疗的憩室炎患者，可以从住院行抗生素静脉输注及禁食中获益。抗生素需覆盖革兰阴性菌及厌氧菌。急性憩室炎住院患者的多学科非手术治疗通常能取得不错的疗效，使患者有了接受择期手术的可能性。

虽然流行病学证据证实高膳食纤维饮食有助预防憩室的形成，但没有证据显示可以预防憩室病患者相关并发症的产生。也有不同观点，Hyland 和 Taylor[50] 认为已经拥有憩室的患者，高纤维饮食也能降低憩室炎的并发症与复发。虽然有人推荐避免进食带籽食物，但仍然存疑。

口服抗生素及黏膜抗炎药物可防止憩室炎的症状产生。Papi 等 [51] 进行了一项双盲安慰剂对照研究，以证实无并发症憩室病患者间断服用吸收效率较差的抗生素对于缓解症状上的意义，168 名患者被平均分为两组，一组服用膳食纤维补充剂（葡聚甘糖 2g/d）加利福昔明（每月服用

7d，每日2次，400mg/次），另一组等量葡聚甘糖加安慰剂（每月服用7d，每日2次，2粒/次）。12个月后，口服抗生素组有70%的患者无症状或轻度症状，而安慰剂组只有40%。抗生素治疗对于胀气、腹痛和腹部不适感最为有效，但没有预防憩室炎发生的作用。

服用黏膜抗炎药物是否能预防憩室炎，其理论基础在于认为无并发症憩室病的黏膜炎症可能导致憩室炎的发生，服用氨基水杨酸药物（如美沙拉嗪）可预防该病理改变。相关的小型研究很多，但随机研究数据显示了相反的结果[52-55]。Brandimarte和Tursi[53]的研究入组了90例有症状无并发症的憩室病患者，评估联合应用利福昔明/美沙拉嗪续接美沙拉嗪单药在缓解症状治疗方面的可耐受性和有效性。该研究使用评分量表评估症状，包括：便秘、腹泻、腹痛和黏液血便。所有患者接受10d的利福昔明800mg/d加美沙拉嗪2.4g/d，续接8周的美沙拉嗪1.6g/d。治疗8周后，有81%仅服用美沙拉嗪的患者完全无症状，18.6%有轻微症状。有2例（2.22%）在接受了4～6周美沙拉嗪单药治疗后出现了憩室炎复发，2例（2.22%）在使用美沙拉嗪后产生腹泻而出组，另有1例出现短暂性瘙痒，1例出现中上腹痛。该研究显示联合应用利福昔明/美沙拉嗪续接美沙拉嗪单药治疗能有效缓解有症状无并发症的憩室病患者的症状。肠道不可吸收的抗生素加用局部应用抗炎症介质在预防憩室炎上的作用仍需要得到验证。

有症状憩室炎的保守治疗

目前一期切除有症状的憩室病已愈来愈多被采用，其目的在于尽可能减少行肠造口，以及再次手术重建肠道连续性。

脓肿形成是急性憩室炎较常见的并发症，发生率15%～20%[56]。直径大于5cm的憩室脓肿或盆腔脓肿，可在影像学引导下经皮穿刺引流治疗[37]，并且已经得到广泛认可，可使75%的患者避免急诊手术和肠造口，有机会行择期一期结肠切除手术[57-60]。穿刺指证有时比较难把握，对于直径2～4cm的小脓肿，或系膜间隙脓肿，可以使用保守治疗；如果治疗失败，需要考虑穿刺或者手术。

八、憩室炎的择期手术

（一）无并发症憩室炎缓解后的择期手术

憩室病患者选择合理的择期手术策略时，需要综合考虑并发症发生率、手术死亡率、费用、生活质量和患者期望等相关因素。目前推荐无并发症憩室炎缓解后择期行乙状结肠切除术的理论基础在于发现其复发率相对较低（近1/3）[61]，再次需要急诊手术率低（低于6%）[62]。之前的研究对象主要是无并发症憩室病二次发作行择期手术，但最近的研究并未发现二次发作、三次发作甚至四次发作的发病率和死亡率有所增高[63]。事实上，有并发症的患者大多描述本次发作是第一次发作[64]。因为无并发症发作恢复后再行急诊肠切除肠造口比例较低，已不推荐通过手术来预防普通患者并发症的发生。症状持续不缓解，影响生活质量，发作频率及严重程度上升的患者，即使没有并发症的迹象，也应该推荐他们行择期手术。择期手术的风险及疗效评估需考虑患者的年龄、伴发疾病、体重指数（BMI）及吸烟史[65]。同时，临床研究显示急性憩室炎保守治疗成功后择期行手术治疗，能使患者的功能恢复及社会效益获益[66]。

长期使用免疫抑制剂及器官移植患者，由于长期服用类固醇激素、肾功能不全或易得胶原血管疾病，保守治疗疗效通常较差，并常因相关并发症需急症手术[67]。对于这些患者，择期手术适应证需适当放宽[68]。

（二）憩室炎并发症缓解后的择期手术

盆腔脓肿或大脓肿穿刺引流后的复发率可高达40%[69]。急性期缓解后行手术治疗受到大部分研究推荐，但一些研究挑选了部分患者行保守治疗也获得了满意疗效[70]，但缺乏大宗随机对照研究。伴有瘘管形成或肠腔狭窄的患者通常需要手术干预以解除症状。

以年龄为导向的择期手术：50 岁以下定义为年轻人，以往作为手术指征，但现在不再以年龄决定是否需要手术。过去认为年轻患者的疾病更为严重，但最近一些研究显示年轻患者和年老患者憩室炎的发作频率及严重程度相似，首次住院需要手术切除比例和之后发作需行造口的比例也很相近[71]。年轻患者由于发作后随访时间长，所以看起来复发次数多于年老患者，但年轻患者的总体复发率低，仅 27% 的患者在初次发作后再次发作。在急性憩室炎初次发作后的恢复期中，只有 7.5% 的年轻患者需要进一步行急诊手术[61]。另一项回顾性研究显示 CT 确诊初发憩室炎的年轻患者中，只有 2.1% 在之后发作时需行急诊手术，与老年患者相仿[72]。

1. 手术方式选择

比较理想的手术方式是切除所有因炎症反应增厚挛缩的肠段，一直切到正常肠段为止。超过 1/3 的乙状结肠憩室患者伴发全结肠憩室，而近端结肠憩室的炎症复发率低。对于接受过切除手术的患者随访发现乙状结肠近端憩室复发憩室炎的概率很低。所以，有共识认为近端结肠的憩室不需要全部手术切除。吻合口应避开憩室病导致的肠壁增厚肠段。

憩室病一般不累及直肠，所以切除的远切端一般在直乙结肠交接或直肠近端。如果吻合口远端在乙状结肠，患者术后憩室炎的复发概率较高[73, 74]。

憩室病择期行腹腔镜下切除的术中出血量、伤口感染率及切口疝发生率都较低，同时作为微创手术，患者的疼痛减轻，麻醉药物用量下降，术后恢复正常活动时间短[75, 76, 77]。腔镜结肠手术的要求较高，如果没有相关手术人员，为了患者安全及手术疗效应及时选择开腹手术。

（三）憩室炎穿孔的急诊手术

大部分憩室炎就诊患者伴有局限性腹膜炎，通过禁食、输注抗生素或脓肿穿刺引流等保守治疗控制病情。近 25% 的患者病情较重，伴有弥漫性腹膜炎和血流动力学不稳定，这些患者需行急诊手术控制感染来源。

Hartmann 手术最早报道于 1923 年，当时主要应用于直肠癌手术[78]。该术包括了穿孔处乙状结肠切除直肠残端关闭及乙状结肠造口（图 27–4）。大多数情况下，Hartmann 手术也是憩室炎伴游离腹腔穿孔及弥漫性腹膜炎患者的手术方式，全麻前要仔细评估造口位置，这一术式的优势是能通过手术移除感染灶，可以避免相关的继发感染。

憩室炎的急性炎症状态常常可以在不损伤邻近组织的情况下进行钝性分离，包括小肠和左侧

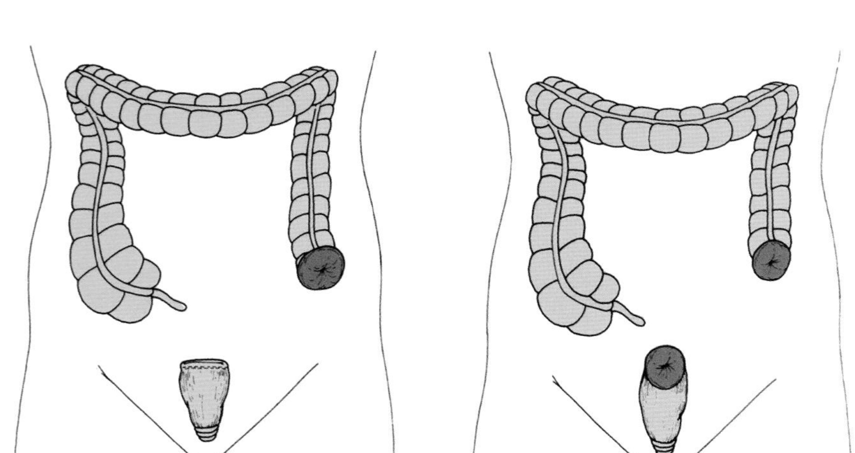

◀ **图 27–4 直肠癌手术**

A. 传统 Hartmann 手术；B. 乙状结肠切除，近远端造口

输尿管。最好先分离炎症包块及穿孔近远端正常组织，腹膜附着处的分离可以确保进入正确的解剖间隙（如结肠肠壁后方、左侧输尿管及生殖血管前方）。逐步分离与腹壁附着的脏器，如膀胱、输尿管和盆腔的其他结构等，直到将穿孔部分结肠完全游离。对于困难的患者，可以从结肠近端切割线处开始游离肠管，把结肠向前方提起，创造更多操作空间。切割线近端的降结肠经腹壁提出腹腔行肠造口。从近端向远端将结肠从后腹膜组织（输尿管、生殖血管及髂血管）游离下来，并依次分离和结扎系膜血管。粘连严重的患者可以从周围向中间分离，直至完全游离。远端结肠切割线应该在邻近骶骨岬的位置，以保留尽可能多的直肠储存功能，切割部位的肠管必须柔软，顺应性好。如果直肠残端关闭不满意，可以考虑术中从肛门置入宽径肛管，充分冲洗直肠残端，并留置肛管以降低残端压力。要尽量避免直肠后间隙及脾曲的分离，防止感染，以及给以后的造口还纳带来困难。

早期的憩室炎“三期手术”并不切除穿孔结肠，而仅做横结肠袢式造口，结肠内粪便会持续感染腹腔，这一手术已不再被采用。脓毒血症的即时反应和延迟反应是导致憩室炎穿孔致死的重要原因，心血管和肺部基础疾病相关的死亡较难控制。

急诊手术时，由于肠道的急性炎症、粪便感染以及游离腹腔脓肿的存在，需避免直接行肠管吻合。Hartmann 手术的缺点在于需要二期手术，而且手术相对比较困难。二期手术的时机也很重要，一二期手术之间需间隔一定时间（一般是严重感染手术后 6～12 个月），可以使腹腔内炎症消退，避免二期手术中损伤邻近脏器。初始感染越严重，需要间隔的缓解时间越长。少数病例 3 个月的间隔时间也可以行还纳手术，但延长时间对于患者的各方面来说都能获得益处：代谢、营养、生理以及感染控制等。二期手术关闭造口前需仔细检查残余结肠内的憩室情况，远端直肠内的憩室都需要切除以保证吻合口安全，并降低术后憩室炎的复发。除非憩室非常广泛影响吻合，吻合口近端的憩室肠段不需要切除。

对于不愿意接受结肠造口的患者，可以请有经验的造口师协助，或行腔镜下结肠造口关闭。Hartmann 手术术后死亡的主要诱因包括：持续感染状态、粪质性腹膜炎、术前休克和症状持续时间过长 [79]。Haas 和 Fox[80] 回顾了 Hartmann 术后 1 年内未行造口关闭的 45 例患者，发现其中 25 例没有症状。其他患者有疼痛、直肠黏液排出、便血或其他肠道内容物排出。24 名憩室炎手术患者中，12 例出现直肠炎，2 例直肠息肉，直肠炎患者需再次行肠吻合。

Hartmann 手术目前是弥漫性腹膜炎患者的治疗选项之一，而不再是腹腔内脓肿的首选治疗。这些患者首选经皮穿刺治疗，但如果介入治疗失败，Hartmann 手术也是备选方案，如果感染情况较轻，也可以考虑行一期吻合。有一些对比憩室炎穿孔后行腹腔镜下冲洗与乙状结肠切除的大宗病例报道。总体而言，腔镜冲洗组的造口比例及切口感染比例低，住院时间短，但并发症发生率及死亡率与乙结肠切除相仿 [1]。由于冲洗组的术后腹腔内脓肿形成比例过高，有一些随机对照研究提前结束 [2]。虽然对于 Hinchey Ⅲ期腹膜炎患者腔镜冲洗非劣于乙状结肠切除 [3]，但它并不能有效控制腹腔内感染。在选择性应用腔镜冲洗前需仔细评估患者全身状态和耐受并发症的能力 [81-83]。

第 28 章　结肠扭转
Volvulus of the Colon

David E. Beck　Santhat Nivatvongs　著
郁　雷　译
傅传刚　校

摘要：本章讨论了结肠扭转，特别是乙状结肠扭转、回肠－乙状结肠打结、盲肠扭转、横结肠扭转和结肠脾曲扭转的发病率、病因、临床表现、诊断和治疗。

关键词：乙状结肠扭转，回肠－乙状结肠打结，盲肠扭转，横结肠扭转，结肠脾曲扭转，病因，临床表现，诊断，手术治疗

一、概述

脏器扭转是指一个器官沿着血管蒂的扭转或扭曲，可累及胃、脾、胆、小肠、升结肠、横结肠、结肠脾曲或乙状结肠[1]。结肠的扭转常常是结肠系膜扭转造成的，进而造成扭转的肠腔狭窄、血运障碍或两者共同作用而产生一系列症候群。

基于地域和流行病学因素，结肠扭转的发病率存在较大差异。在美国，乙状结肠扭转占结肠扭转病例的 43%～71%，其余病例多涉及盲肠和右半结肠；横结肠或结肠脾曲发生扭转的情况相对较少，分别只占 2%～5% 和 0%～2%[2]。1960—1980 年，明尼苏达州奥尔姆斯特德县乙状结肠扭转和盲肠扭转的年发病率分别为 1.67/10 万和 1.20/10 万（根据年龄矫正）[3]。在海拔 13 000ft 的玻利维亚和秘鲁安第斯高原地区的一份报告显示，乙状结肠扭转占所有肠梗阻的 79%。虽然原因尚不清楚，但可能与高海拔导致肠内气体量增加有关[4]。

二、乙状结肠扭转

（一）发病率和流行病学

在美国，乙状结肠扭转是肠梗阻的少见原因，发生频率远低于肠癌和结肠憩室炎所造成的结肠梗阻。Ballantyne 报道美国 4766 例肠梗阻病例中只有 3.4% 是由乙状结肠扭转引起，而 1206 例结肠梗阻病例中只有 9.6% 是由乙状结肠扭转引起。一项研究显示全球乙状结肠扭转发病率最高的是伊朗北部[6]，Scott 发现乙状结肠扭转占结肠梗阻原因的 85%。Johnson[7] 报道了来自埃塞俄比亚的 24 例肠梗阻中的 13 例乙状结肠扭转病例[7]。在巴基斯坦、印度、巴西和东欧，乙状结肠扭转的发病率也有所增加[5]。在苏联，乙状结肠扭转的发病率也是逐年增加的[5]，尽管报告的数据来自 20 世纪 20 年代[8]，超过 50% 的大肠梗阻是由乙状结肠扭转造成的，但因为流行病学和饮食因素的变化，这些数据放到今天肯定会有变化。

Ballantyne[5] 通过来自美国的乙状结肠扭转

病例收集并总结了以下流行病学因素：①性别。乙状结肠扭转在男性中更常见，571 例患者中男性占 63.7%。Bruusgaard 此前将这一现象归结于女性拥有更宽的骨盆和更放松的腹部肌肉，这些生理因素为早期扭转结肠的自发复位提供了更好的机会[9]。②年龄。对 43 项研究数据的分析表明：在英语国家发生乙状结肠扭转患者的平均年龄为 60—65 岁，而世界其他地区患者的平均发病时间往往要早 15—20 年。也有数据显示乙状结肠扭转在英语国家的发病年龄有提前的趋势[10]。③种族。许多美国人都注意到了种族差异。10 项乙状结肠扭转的回顾性研究显示：221 名患者中，2/3（146 人）是黑种人，1/3（74 人）是白种人，1 人是西班牙裔。④住处。美国 9 项研究显示：244 名患者中 45.1% 是从医疗机构（精神病院或养老院）转院来的。在所有患者中，54.9% 来自私宅，32.4% 来自精神病院，12.7% 来自养老院。通常情况下，在美国乙状结肠扭转的危险因素包括男性、黑种人、老年人正在接受医疗服务。在世界其他地方，乙状结肠扭转的危险因素包括男性，但年纪较小，家中犯病并在农村地区的可能性大。

（二）病因学

造成乙状结肠扭转的原因，首先是乙状结肠有长而游离的系膜，并且有狭长的肠系膜根部。这些条件可以是先天性的，也可以是后天人为造成的，特别是既往有过腹部手术史，在乙状结肠肠系膜根部形成瘢痕。

结肠扭转病因学是基于肠管膨胀时肠管被拉长。通过测量，肠管膨胀时系膜对侧缘肠壁长度增加约 30%，而肠系膜侧肠管长度只增加 10%[11]。另外肠腔膨胀时，肠管会发生旋转，以适应这种不成比例的长度增加。Perry[11] 创建了一个模型，使用薄的乳胶橡胶管模拟肠管，并将“肠管”固定在较硬的胶带条（模拟肠系膜），以限制胶管的延伸（图 28–1）。肠管膨胀后会发生 180° 扭转（图 28–2）。

同样的结果也可以在一段离体的回肠观察到，肠系膜被折叠缝合从而造成系膜内陷成轴，当肠腔充气膨胀时肠管可以发生旋转（图 28–3）。我们还可以观察到一个例子。例如，在阿富汗的斋月期间，由于肠管膨胀发生扭转的发病率急剧上升[12]。在动物中也有相似的证据，其中羊由于食用过多的苜蓿（紫花苜蓿科）而产生的“红色肠管病”，被认为是肠内气体膨胀从而造成肠扭转的结果[13]。

肠管扭转，必须满足一定的条件，其中最重要的就是肠管膨胀与浮动。充满大便的结肠不能轻易浮动并造成扭曲，但结肠可以通过自身的重量发生扭曲，这时不是真正的扭转。事实上，乙

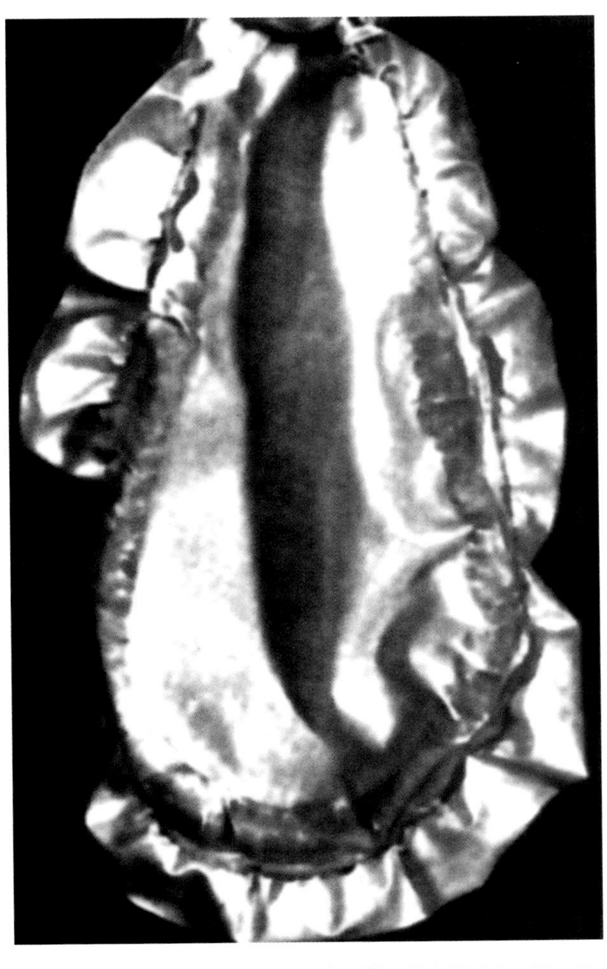

▲ **图 28–1**　在松弛状态下的乳胶管模型被悬挂在硬的胶带上[11]（经 **John Wiley** 和 **Sons** 许可转载）

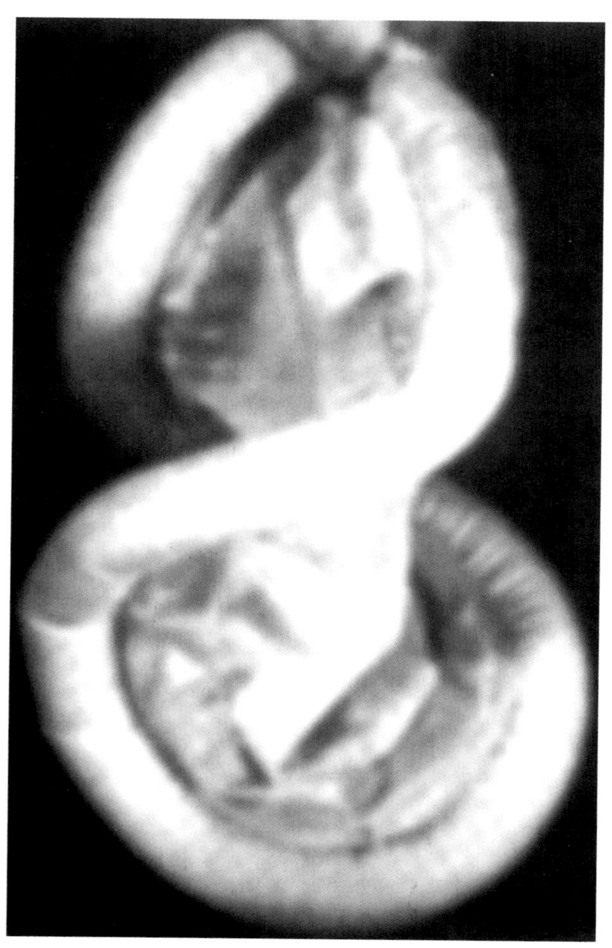

▲ **图 28-2 "肠管"内充气至 50mmHg 空气后肠管出现旋转，注意它可以顺时针或逆时针方向。**[11]（经 John Wiley 和 Sons 许可转载）

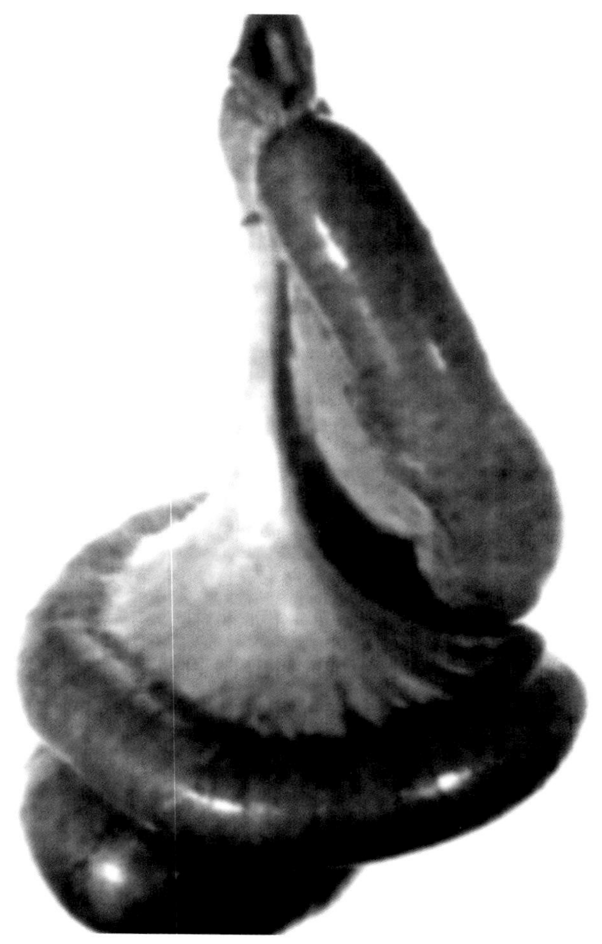

▲ **图 28-3 使用离体回肠的模型**

当肠管膨胀时发生顺时针旋转或逆时针旋转[11]（经 John Wiley 和 Sons 允许转载）

状结肠扭转复位时大量排出的粪便，是肠梗阻产生的渗出物，不是便秘凝集的粪便。

除此之外，乙状结肠扭转的发生还与以下相关因素有关，包括铅中毒[14]、维生素 B 缺乏[14]、粘连[15]、痛风[15-17]、先天性巨结肠、糖尿病、帕金森病和其他神经系统疾病[17]、查加斯病[18]、中风[19]、口炎性腹泻[20]、缺血性结肠炎[21]、消化性溃疡[22]、结核性疾病[22]、心血管疾病[23]、低钾血症[24]、怀孕[25]以及过度的灌肠[26]。

（三）发病机制

乙状结肠扭转可以是顺时针或逆时针方向，其中逆时针旋转更为常见（图 28-4），引起肠梗阻的扭转至少超过 180°。扭转小于 180° 通常无症状，也可以认为是生理性的。

肠扭转造成的肠梗阻是机械性闭襻性肠梗阻，可以是单纯性肠梗阻，也可以是绞窄性的。梗阻早期，蠕动迫使气体和液体进入闭其他襻肠管，肠管的扭转作为止回阀阻止肠内容物排出。一些被困的空气和气体偶尔也可以从肠襻中逸出，出现腹泻。单纯性梗阻时，肠壁通常会维持几天膨胀状态才会出现血运障碍，主要是因为乙状结肠比部位的肠管更能承受肠腔内的压力。发生绞窄时，首先是静脉回流障碍，然后是动脉阻塞，最后造成肠系膜血栓形成和梗死。坏死通常首先发生在扭转部位，也可能包括整个扭转的肠

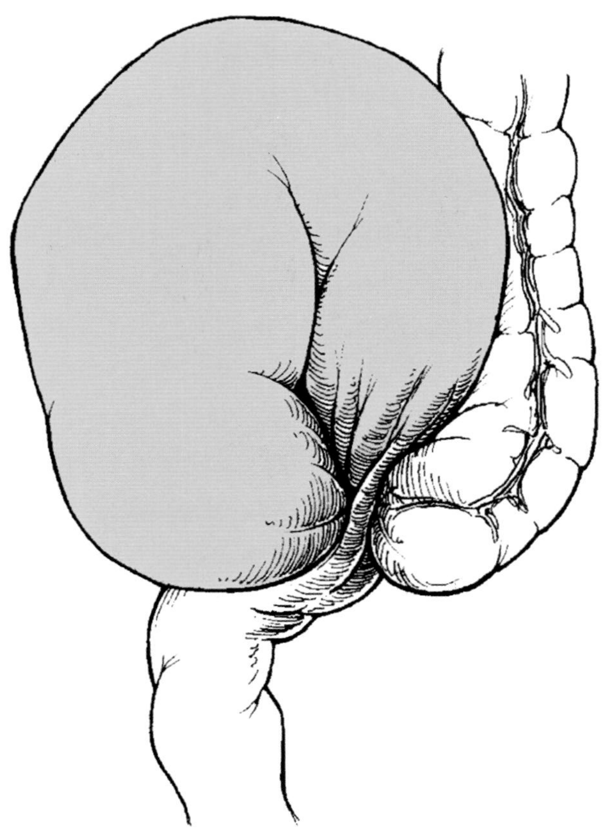

▲ 图 28-4 乙状结肠逆时针旋转

当发生绞窄时，首先是静脉回流障碍，然后是动脉阻塞，最后造成肠系膜血栓形成和梗死。坏死通常首先发生在扭转部位，但可能包括整个扭转的肠管

管。在急性暴发性类型中，肠腔的快速扩张使肠系膜血管突然、紧密地受压，很快发生坏疽。

（四）临床表现

尽管少数乙状结肠扭转病例表现为慢性无痛的病程[27]，但大多数情况下，乙状结肠扭转表现为急性疾病。Hinshaw 和 Carter[28] 将急性乙状结肠扭转依据肠系膜扭转发生的速率分为两种，这两种不同的类型取决于肠系膜扭转发生的速率。

“急性暴发型”乙状结肠扭转患者一般较年轻，症状发作突然，病程进展迅速。一般来说，患者很少有乙状结肠扭转的既往史，症状包括早期呕吐、弥漫性腹痛、压痛和明显虚脱等肠坏疽的症状，并且出现较早。而这种临床表现缺乏特异性，往往容易和急腹症相混淆，乙状结肠急性扭转的诊断往往是在急诊剖腹手术中做出。

第二种类型，即“亚急性渐进型”，是更常见的表现形式。患者一般年龄较大，起病渐进，早期病程较良性，常有既往发作和慢性便秘的病史。呕吐发生晚，疼痛较轻，通常没有腹膜炎迹象。这种情况下，腹胀常常是最常见的临床表现，X 线检查通常是诊断性亚急性乙状结肠扭转的关键。

（五）诊断

急性暴发型乙状结肠扭转患者，急性腹膜炎临床表现明显，强烈推荐立即剖腹探查，无须其他辅助检查明确诊断。对于更常见的亚急性进行性型患者，病史和体格检查可以帮助明确诊断，尤其患者曾有下腹部逐渐加重的绞痛和进行性腹胀，最常见的主诉是便秘和停止排气数日，偶尔也有腹泻的情况出现，呕吐不是常见的早期症状。体格检查最明显的特点是肌紧张和叩诊为鼓音。肠鸣音可能亢进或减弱，但一般不会消失。

诊断通常需要通过 X 线检查来证实。典型的腹部平片显示腹部右侧或左侧有一个巨大的孤立肠襻，肠襻的两端位于盆腔，弓背部靠近膈肌（“弯曲内管征”，图 28-5）。右上腹可以观察到乙状结肠肠襻中的液平面，液平面随体位变化不大。近端结肠和小肠在右侧腹部的扩张程度差异较大。一项葛根素灌肠研究揭示了一个特征性现象，葛根素在扭转的位置戛然而止（“鸟嘴”或“黑桃 A”征，图 28-6）。Burrell 等[29] 评估乙状结肠扭转患者的腹部放射线检查的三个标志：左膈肌下方的环状肠管影，环状影的两端汇合于左下腹，左腹重叠影，符合以上三点的影像学诊断的特异性可以达到 100%。另一个腹部放射线的特异性较低的标志是乙状结肠扩张，空气液体比大于 2：1。

30%～40% 的乙状结肠扭转的患者，腹部影像学的表现并不典型。同时扩张的横结肠或小肠如果叠加在乙状结肠肠襻表面，会给诊断增加难度[30, 31]。肠襻的两支重叠，偏向侧面或前后

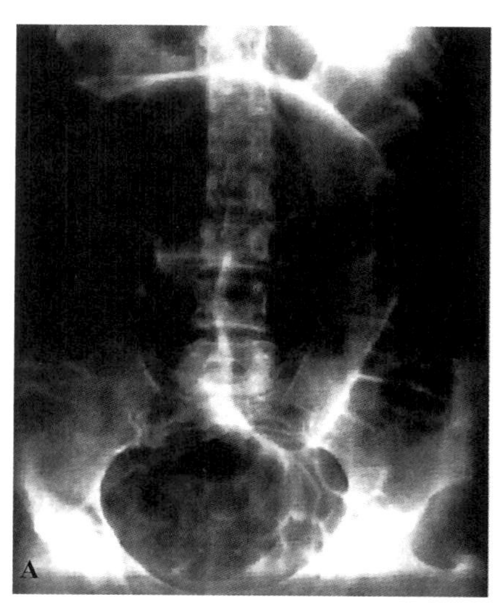

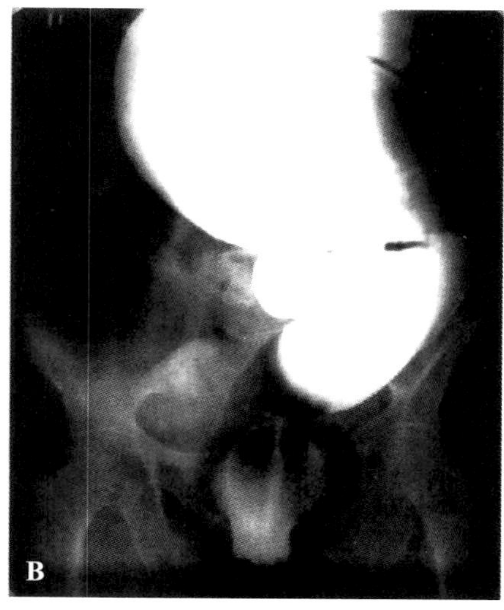

◀ 图 28-5　普通胶片（A）与对比研究（B）显示大面积扩张的乙状结肠环

分布，乙状结肠内充满液体，扩张的横结肠或闭襻梗阻的小肠也可以表现出乙状结肠扭转的征象。在这些情况下，CT 是首选的辅助检查手段[32]。CT 检查无创、准确且易于掌握，并具有识别其他易被漏诊病变的优点。乙状结肠扭转的典型 CT 表现为乙状结肠的输入和输出襻在一个低衰减脂肪区（扭曲的结肠系膜）周围呈放射状分布，中间有一个软组织中心（扭转点）。膨胀和伸展的血管向中心汇聚，这一特征被称为“风暴征”（图 28-7）。CT 还可以鉴别绞窄的征象，在 Swenson 的研究中，34 例乙状结肠扭转的 CT 诊断准确率为 89%。

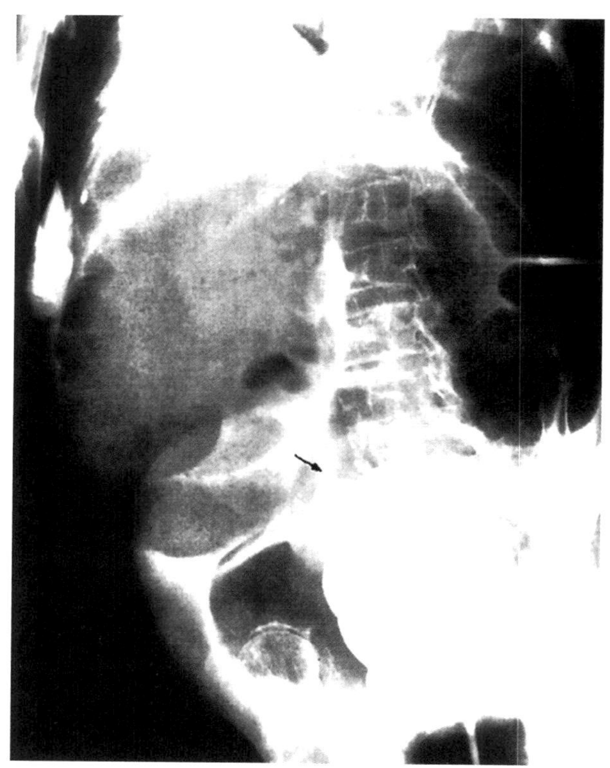

▲ 图 28-6　扭转部位的“鸟嘴”征（黑箭）

（六）治疗

1. 非绞窄性乙状结肠扭转的处理

针对非绞窄性乙状结肠扭转的治疗目的是缓

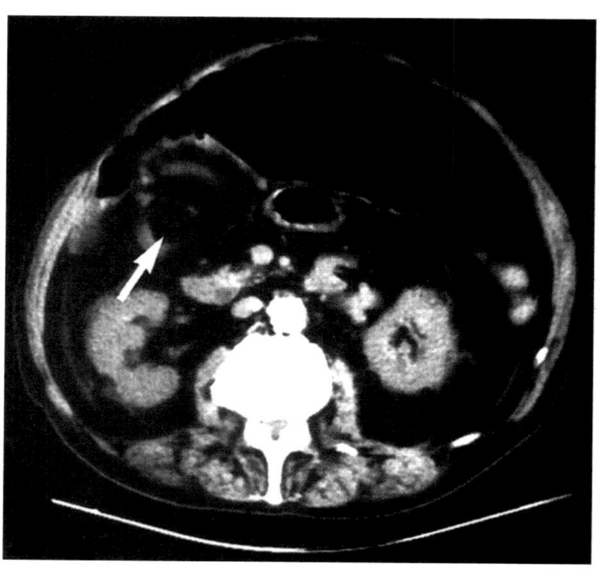

▲ 图 28-7　盲肠扭转（箭）的典型“旋转征”（图片由 Richard Devine，MD. 提供）

解急性扭转，预防复发。理想情况下，进行扭转复位，结肠减压。几天后，经过一个充分的肠道准备再行乙状结肠切除。然而，还有其他损伤较小的手术来防止乙状结肠扭转复发，如乙状结肠置管造口术[35]，乙状结肠系膜成形术[36]和乙状结肠固定术[37]。

2. 硬质乙状结肠镜减压术

1947年，Bruusgaard[9]报道使用硬质乙状结肠镜，经直肠放置导管至扭转的肠腔，行肠腔减压的非手术治疗经验。136例患者中，123例成功解除扭转，成功率90%；其中4例死亡，死亡率2.9%。20世纪50至60年代，非手术方法在乙状结肠扭转的治疗上积累了很多经验。几个大宗临床报道同样取得了令人欣喜的结果。Drapanas和Stewart[38]报道应用经直肠减压管成功治疗98例乙状结肠扭转中的82例，成功率为84%，死亡率为1.2%；Wueper等[19]报道54例乙状结肠扭转患者，44例采用硬质乙状结肠镜减压术获得缓解，死亡率为5.5%；Shepherd[39]报道的89例中，78例成功通过硬质肠镜解除扭转，死亡率为3.4%。此外，1973年Anold和Nance[23]报道114例，成功率为77%。

与非手术方法解除乙状结肠扭转相比，手术解除扭转的死亡率显著增高。Hinshaw和Carter[28]报道18例手术解除扭转的死亡率为22%。Shepherd[39]报道49例，手术死亡率16%，Sutcliffe[40]报道19例接受手术，2例死亡（死亡率为11%）。虽然Gama[18]、Sharpton和Cheek[41]等报道乙状结肠扭转的手术死亡率可以低至5%和8%，但Gulati等[42]报道34例结肠扭转患者的手术死亡率高达35%。

因此，非手术减压术已成为非绞窄型的乙状结肠扭转治疗的首选初始方法。然而，这种方法不推荐在以下三种情况使用：①有临床迹象表明肠管已经坏死；②患者已经接受硬质乙状结肠镜复位，但症状未缓解；③扭转反复出现。在这三种情况下，立即行剖腹探查手术相对安全。硬质乙状结肠镜减压技术的步骤如下：内镜减压术前患者做好手术准备，以便非手术治疗失败后及时手术。患者最好采用折刀位，这个位置可以最大限度地让结肠下垂，缓解肠道内压力。如果患者不能耐受折刀位，侧卧位也可以。仔细插入硬质乙状结肠镜，直到看见扭转部位，仔细检查黏膜是否有缺血或坏死的迹象。如果黏膜完整，将一个柔软、润滑良好的40～60cm长的直肠导管轻轻插入并通过扭转部位，直到有气体和粪便排出。导管可经乙状结肠镜或沿乙状结肠镜一侧进入。然后将管子固定在肛周皮肤放置不少于48h（图28-8）。

乙状结肠镜减压术成功率存在较大的波动，

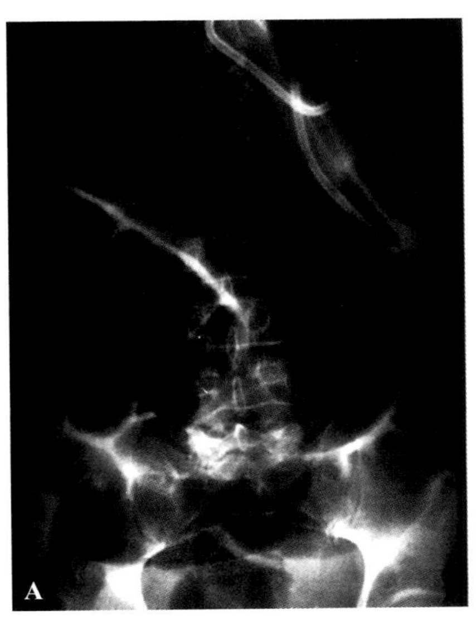

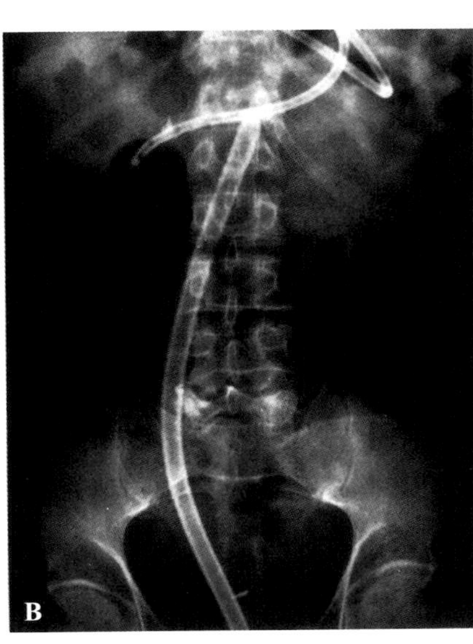

◀ **图28-8 A.** 乙状结肠扭转患者立位腹部X线片；**B.** 乙状结肠镜减压术后同一患者的立位腹部X线片

在 38%～100%[2, 37, 43, 44–46]。减压不成功时，有必要怀疑结肠扭转已经绞窄或扭转部位超出乙状结肠镜能够所及的范围。软性乙状结肠镜和结肠镜现在得到了广泛的应用，并在很大程度上取代了硬质乙状结肠镜。

3. 结肠镜和软性乙状结肠镜减压术

尽管乙状结肠镜减压术失败有时与肠扭转部位的坏疽相关，但更多的失败的原因是由于硬质乙状结肠镜的长度不足，探查距离只有 25cm，不能到达阻塞部位所致。

1976 年，Ghazi 等 [47] 报道了第一例结肠镜减压治疗乙状结肠扭转，从肛门到梗阻部位的距离为 105cm。利用结肠镜 [48–50] 和软性乙状结肠镜 [51] 解除乙状结肠扭转的病例以后相继有报道。一项利用结肠镜治疗乙状结肠扭转 25 例患者的回顾性研究中 24 例得到治疗成功，一例治疗失败是由于肠镜检查发现距离肛门 80cm 的结肠黏膜缺血发绀 [49]。

Renzulli 等 [52] 报道 12 名乙状结肠扭转患者组成的小样本的回顾性分析成功率为 58%。在退伍军人事务医院对 189 例乙状结肠扭转的回顾中，使用内镜（硬质乙状结肠镜、软性乙状结肠镜或结肠镜），成功率为 81%[53]。结肠镜和软性乙状结肠镜减压术不同于硬质乙状结肠镜减压术，结肠镜本身不仅可以通过扭转部位，并且在结肠镜治疗的过程中可以通过抽吸装置，将未作肠道准备的结肠中液体、粪便和食物残渣从肠道中清除 [54]。有些报道称通过肠镜可以放置类似于空肠造口导管，作为减压支架的作用，导管最远可送达盲肠的近端 [55]。也可以在结肠镜扭转复位后引导式经结肠镜在撤镜后通过肛门在扭转肠腔内放置直肠减压管。

4. 乙状结肠镜检查的注意事项

与使用硬质乙状结肠镜注意点相同，使用结肠镜和软性乙状结肠镜解除扭转时，如果不能迅速解除扭转，应该停止尝试，继而中转手术治疗。肠镜治疗的过程中如果发现血性渗液或黏膜缺血发绀，也应放弃肠镜解除扭转。

软性结肠镜是诊断急性乙状结肠扭转和间歇性乙状结肠扭转的敏感手段。肠镜下结肠扭转可以表现为黏膜的扭转曲成螺旋状。即使扭转已经自行恢复，肠镜下扭转部位的黏膜也显示出离散的和局部炎症表现。此外，肠镜下黏膜还表现血管模糊，黏膜褶皱增厚，呈颗粒状并且质脆。这些表现常常发生在直肠乙状结肠交界处和下段乙状结肠 4～5cm 的肠段 [3]。

5. 外科治疗

尽管乙状结肠扭转肠镜复位的死亡率相对较低（5%～8%），大多数死亡的患者是由于乙状结肠扭转时其伴发病而不是手术本身直接造成或与手术相关的并发症相关 [56]。单纯乙状结肠镜扭转复位的复发率较高，一般为 40%～70%[2, 39, 44]. 因此大多需要进一步治疗。乙状结肠扭转手术的死亡率取决于结肠是否已经发生坏死，以及并发疾病的严重程度。择期结肠切除是治疗乙状结肠扭转最为有效的方法，复发的概率很小，尽管术后扭转复发的情况也曾被报道 [39, 46]。

尽管大多数作者强调，所有复发性乙状结肠扭转的患者均应行择期手术，但作者认为择期手术限于复发高风险患者。Shepherd[39] 报道 74 例保守治疗成功 5～8d 择期手术治疗患者，手术死亡率 2.8%。即使高风险患者，择期手术的死亡率也低于扭转复发所导致并发症的死亡风险。Yassaie 等 [57] 最近报道 31 例乙状结肠扭转患者成功内镜复位，出院前没有进一步手术干预。其中 19（61%）例复发，中位复发时间为 31 天。19 例复发患者中，7 例接受结肠切除，12 例重复接受内镜治疗，其中 5 例（48%）中位间隔 5 个月第三次肠扭转，其中 3 例（25%）需要急诊乙状结肠切除术。Swenson 等 [34] 报道 21 例乙状结肠扭转患者中 10 例（48%）扭转复发，中位复发时间 106d（8～374d）。Tan 等 [58] 报道 46 例乙状结肠扭转结肠镜复位患者，28（61%）例复发。

(1) 乙状结肠切除术：对于解除扭转的乙状结肠，肠道准备数天后，切除术可以作为首选。如果需要急诊接受剖腹探查手术，左结肠和直肠可以通过从肛门注入聚维酮碘溶液给予肠道准备。据报道，乙状结肠切除同期行吻合的死亡率为 0%～12.5%[39, 43, 5, 9, 60, 61]。乙状结肠伴有坏疽时，结肠切除术后行结肠造口术和 Hartmann 最安全。有些医生在急诊状态下同样进行吻合手术，手术死亡率为 0%～38%[39, 43, 59–62]。即使没有结肠坏疽，急诊状态下行乙状结肠切除术肠管吻合仍有很高的吻合口漏发生率 [63]。

由于乙状结肠有自身的解剖学特点，乙状结肠扭转择期手术的相关死亡率可以通过利用这些特征来降低。乙状结肠长且活动性较大，乙状结肠系膜也较长，且较集中固定于侧腹膜，因此乙状结肠可以通过较小的切口（图 28–9）从腹腔中提出。通过左下象限的一个短横向切口，分离左侧腹直肌后切开腹膜进入腹腔。将所切除肠管从切口处提出腹腔，处理结肠系膜至结肠的远切端和近切端肠管，切端肠管并在腹部表面进行肠管吻合。然后将吻合后肠的肠管送回腹腔并关闭切口。对于一般状态比较差的患者，以上的手术操作也可以考虑在局麻下操作。

手术中重要的是检查整个腹部，以确保其他肠管是否伴有扭转。虽然乙状结肠扭转伴盲肠扭转十分罕见，但也曾经有过报道 [64]。（图 28–10）Grossmann 等报道 [53]，228 例患者中，178 例（78%）接受结肠造口术，44% 的患者接受急诊手术。在接受造口手术的 178 例患者中 86 例

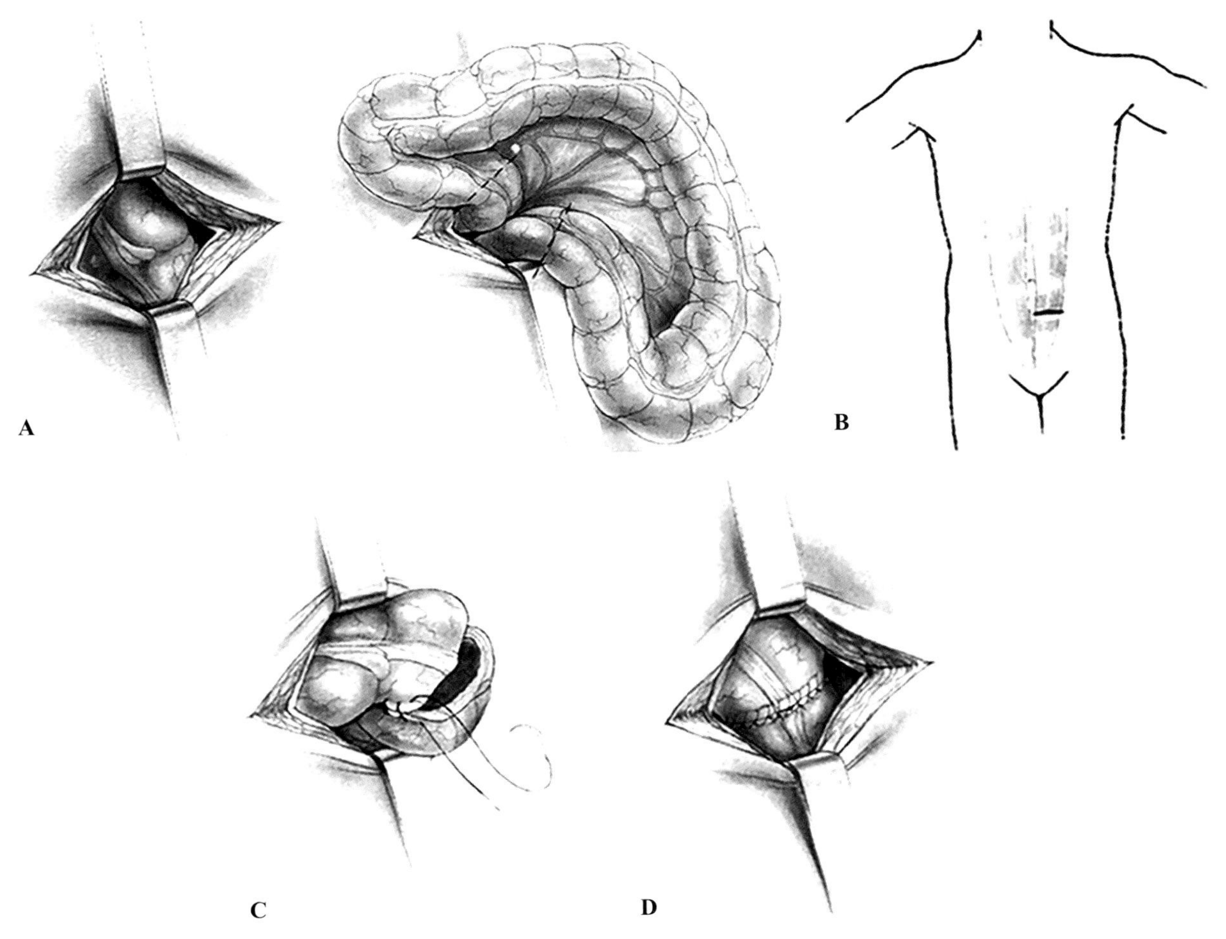

▲ 图 28–9　非手术减压后择期乙状结肠切除

A. 左下象限小的横切口；B. 将冗长的乙状结肠提出腹腔；C. 切除多余乙状结肠后进行肠管吻合；D. 吻合后将肠管送回到腹腔

（48%）肠管有缺血迹象，其中 59 例（33%）结肠病理诊断伴有坏死。178 例患者中 173 例(97%）行乙状结肠切除，其中 107 例（62%）行结肠造口术；66 例（38%）行一期吻合；2 例（1%）行单纯结肠造口；3 例（2%）行乙状结肠切除。没有手术死亡；但 25 人（14%）在手术后 30 天内死亡。

(2) 腹腔镜检查：急诊腹腔镜乙状结肠扭转手术的数据有限。最近对开腹和腹腔镜病例的比较发现，腹腔镜组的吻合口漏增加了 2 倍，术后的总复发率相似 [64]。值得注意的是，结肠扭转病例的广泛肠扩张使腹腔镜手术具有挑战性。如前所述，手术通常可以通过一个小切口完成且术后切口疼痛较轻，因此结肠扭转的腹腔镜治疗的许多潜在优势很难证明。

(3) 非手术治疗方法：虽然择期乙状结肠切除术的并发症率和死亡率不高，但基础状态较差的患者应尽量避免结肠切除手术，除非肠道有缺血坏疽。外科医生应该掌握其他有效的非结肠切除治疗方法，不仅有效且防止复发。

(4) 乙状结肠减压固定术：这是一个独特的治疗方法，治疗 20 例乙状结肠扭转的患者，没有复发和患者死亡。唯一的并发症是一例切口感染 [35]。作者首先用一根 18 号的针头穿入扭转的结肠中放气。随着乙状结肠的塌陷，再应用乙状结肠镜插入直肠减压管且成功率为 100%，而且没有从针头上漏大便的情况发生。4～5d 后，对患者进行探查，并进行了乙状结肠固定术。

乙状结肠固定术一般放置在左侧髂窝的侧腹壁或前腹壁上。首先要根据肠管的直径裁剪出数条 Gore–Tex 条带，并缝合到腹壁，而不阻塞肠腔。通常将 6 到 8 条 Gore–Tex 条带应用 2–0 的 Prolene 缝合线将肠管固定于腹壁。应用一支血管钳穿入结肠系膜的无血管区。然后，将 Gore–Tex 条带拉出并缠绕肠管半周，并应用 2–0 的 Prolene 固定于侧腹壁（图 28–11）。Prolene 缝线和维克力网格将是一个更实用的选择。

作者认为，扭转减压应首先尝试使用刚性或

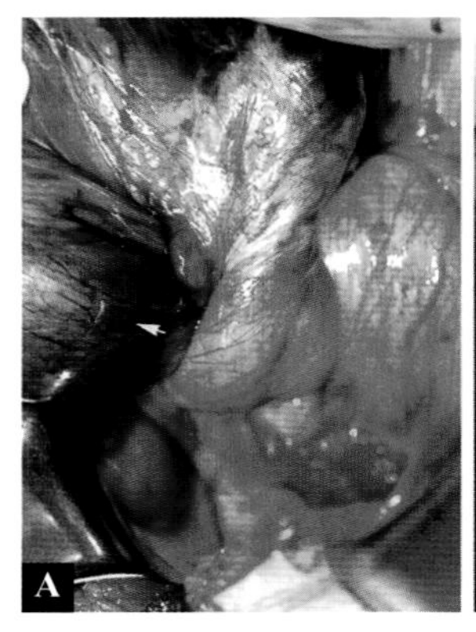

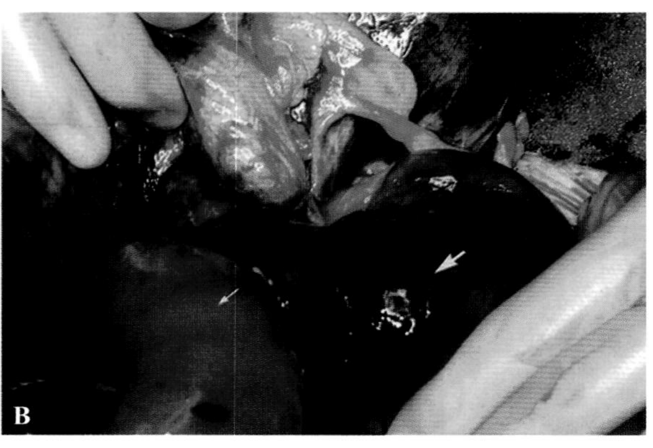

◀ **图 28–10 乙状结肠扭转伴盲肠扭转**

A. 伴有坏疽的乙状结肠扭转（白箭）；B. 伴有坏疽的盲肠扭转（大箭）；末端回肠的炎性改变（小箭）

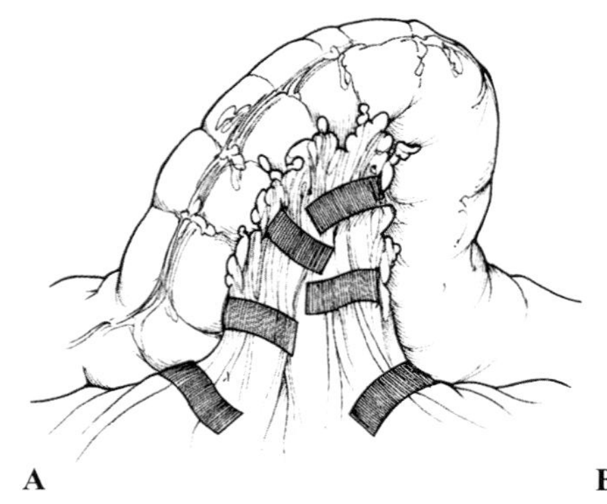

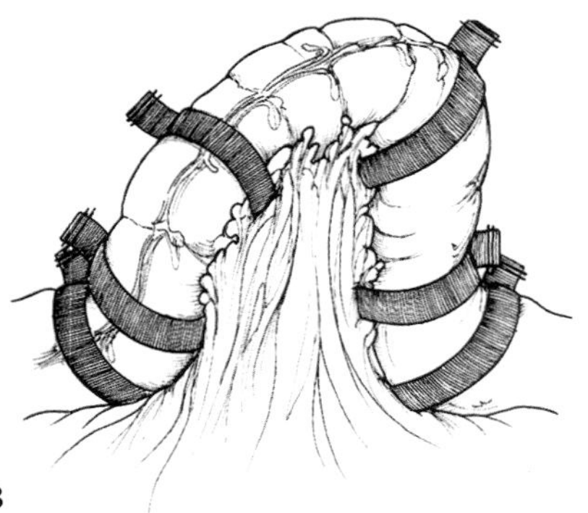

◀ **图 28–11 A. Gore–Tex 条带穿过乙状结肠系膜，条带的两端被缝合到内测腹壁上；B. 在乙状结肠周围缝合 Gore–Tex 带**

软性的乙状结肠镜来解除扭转。如果肠镜复位失败，可以选择经皮穿刺减压术，然后放置经肛门放置直肠减压管。

(5) 乙状结肠系膜成形术：这一技术的核心是减中乙状结肠系膜的长度，并拓宽其附着面。可用于择期手术或急诊手术，但前提是肠管没有坏疽。首先必须对乙状结肠进行减压，在距离腹膜反折以上 2.5cm 乙状结肠系膜的脏腹膜垂直切开，将两侧腹膜的皮瓣（图 28-12）上提，然后用合成的可吸收缝线将腹膜瓣横向连续缝合。同样的操作程在乙状结肠系膜的另一侧重复。

Subrahmanyam[36] 对 126 例患者（48 例择期手术，78 例急诊手术）进行了此技术治疗。一例术后 2 个月死于呼吸性肺炎，两例术后 6 个月复发。平均随访 8.2 年。这项技术可能不适合结肠系膜肥厚的肥胖患者 [65]。

Bach 等 [66] 通过纵向切开乙状结肠系膜的全层来改进这一技术。这种改进技术的关键是保存肠系膜根部的乙状结肠血管的第一个分支，以及靠近结肠壁的最后一个血管弓。遵循乙状结肠系膜成形术的原则，将乙状结肠系膜的纵行切开水平缝合，在乙状结肠系膜（内侧和外侧）的每个面使用可吸收缝线缝合腹膜层。12 名患者成功接受手术并在 4～8 个月后对 8 名患者进行短期随访没有发现复发、腹部不适或排便习惯改变的问题。

(6) 球囊导管乙状结肠造口术：该技术是将多余的乙状结肠固定在前腹壁。球囊导管通过腹壁插入结肠。球囊充水，并在导管上牵引结肠至腹壁，球囊导管 2 周后拔除。Tanga[35] 报道 10 例，手术预后良好，手术包括一期结肠伸展和膀胱导管乙状结肠造口术，这种方法类似于盲肠扭转的球囊导管治疗术。

(7) T 型紧固件乙状结肠成形术：这一创新技术由 Brown 等发明用于胃造口 [67]。内镜下将胃壁固定到前腹壁以防止渗漏，经皮穿刺胃造口。Gallagher 等 [68, 69] 应用该技术，借助结肠镜将乙状结肠固定到前腹壁，用于乙状结肠扭转的治疗。该手术仅用于不适合接受全身麻醉的乙状结肠扭转患者。

器具包括一个带有棉质物的 T 型紧固件、一个用于将棉质物固定在皮肤上的垫圈、一个带有插槽用以放置 T 型紧固件套针和一个用于穿刺固件的探针。

这项技术需要先通过肠镜解除结肠扭转并减压。接下来以结肠镜为导向，将 T 型紧固件通过针头穿过乙状结肠并固定在腹壁上，用棉质物固定在皮肤上，3～4 个 T 型紧固件放置在 4～5cm，呈三角形排列（图 28-13）[69, 70]。28 天后去除这些 T 型紧固件 [70]，肠腔内的固定件随大便排出。此时，乙状结肠黏着到前腹壁，操作可以在较浅的麻醉镇静下完成。

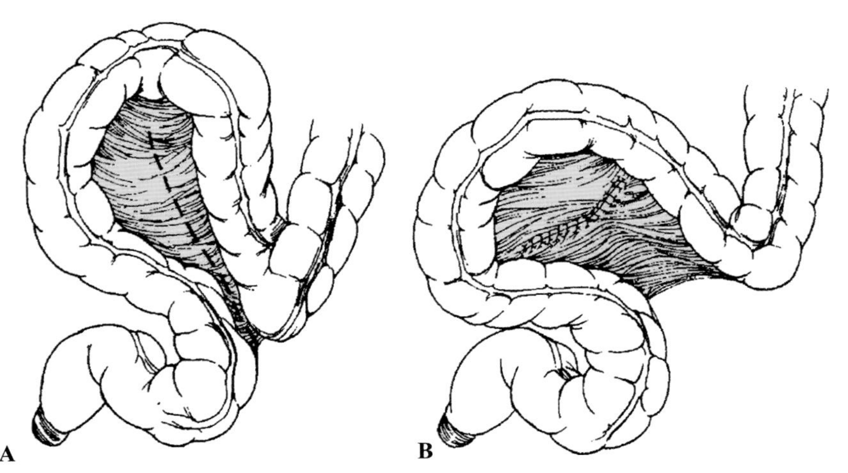

◀ **图 28-12 乙状结肠系膜成形术**

A. 乙状结肠，显示较长的乙状结肠系膜，并且系膜存在狭窄的附着，乙状结肠系膜纵向切口；B. 腹膜的长径切口横向闭合，从而减少乙状结肠系膜的长度并拓宽系膜的附着面

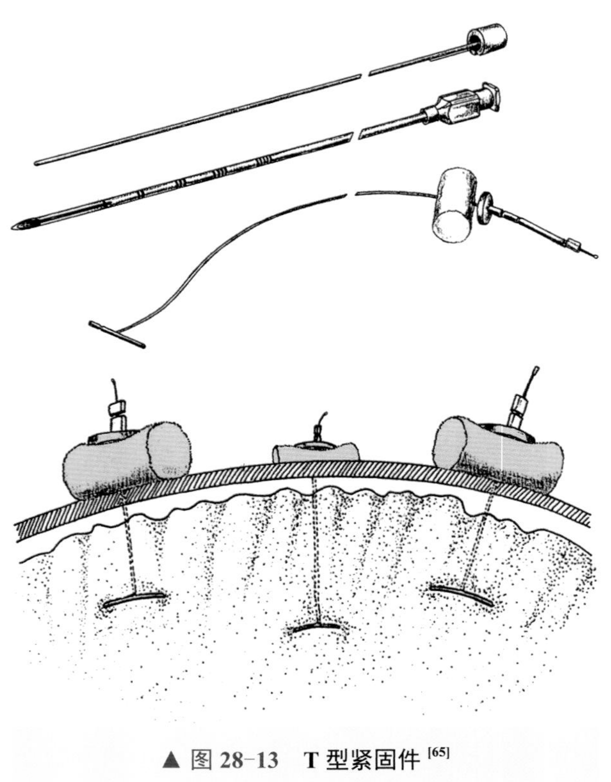

▲ 图 28-13 T 型紧固件[65]

Pinedo 等[70]成功在 2 名患者中实施了这个手术。随访 7～18 个月。Gallager 等[69]报道了 6 名患者：1 名患者死于腹膜炎，1 名患者出现小肠梗阻接受保守治疗一名患者 8 个月时后乙状结肠扭转复发再一次成功手术。从降低复发率的角度考虑，非手术方法不如乙状结肠切除术；然而，对一般状态较差的患者它们可能是首选。

三、回肠 – 乙状结肠成结

回肠 – 乙状结肠成结是一个特殊的问题，回肠和乙状结肠环绕在一起，曾被称为“双重扭转”，但这个术语已经被弃用。在西方这种疾病罕见，但在非洲、亚洲和中东并不罕见[66]。在 Alver 等来自土耳其的报道中，回肠 – 乙状结肠成结占 773 例乙状结肠扭转病例的 8.8%，占 4005 例所有机械梗阻病例的 1.7%[71]。其他一些报道有更高的发病率，占所有肠扭转病例的 18%～27%。

1932 年的一篇 161 例回顾性报道中，除 7 例外，其他所有病例都来自俄罗斯或斯堪的纳维亚[39]。当时，没有来自美洲或非洲的病例报告。来自南半球的首例报告来自 1940 年的斯里兰卡和 1953 年的印度。第一篇非洲的报道，来自 1952 年的乌干达[39]。

（一）形成机制

越来越多实践表明，回肠 – 乙状结肠成结不是由结肠引起的，而是由一段过度活跃的回肠缠绕乙状结肠引起，肠内容物是刺激小肠活动的重要因素，在大多数扭转成结的区域，常常聚集着一天中所吃的大部分食物，几磅的食物混合着大量的消化液冲击至此，最常见的发病时间在清晨[39]。Alver 等[71]总结了不同的肠道打结方式（图 28-14）。

（二）临床特点

肠道成结的临床表现与成结的类型不同而迥异。一项在来自乌干达的报道，男性乙状结肠扭转发病率是肠道成结的 5 倍，而女性患者中肠道成结的发病率是乙状结肠扭转的 2 倍[39]。回肠乙状结肠成结患者的平均年龄也比结肠扭转患者的小（42 岁 vs. 53 岁）。肠道成结大多没有既往发作病史，相反乙状结肠扭转，超过 30% 的患者有反复发作病史。疼痛是肠道成结患者的主要症状，发病急，常常在清晨，从睡眠疼醒。最初一般是肚脐周围的绞痛继而发展成全腹部持续性疼痛。一篇来自乌干达的报道 75% 的肠道成结患者发病当天即就医，而乙状结肠扭转只有 25% 的患者在 24h 内就医[39]。

肠道成结患者呕吐通常发生在疼痛之前。而乙状结肠扭转患者，呕吐晚期才出现，甚至不呕吐。回肠乙状结肠成结的另一个显著特征是缺少腹胀，与乙状结肠扭转截然不同，扭转患者腹胀一般比较明显。肠道成结患者医院就诊时通常伴有休克，表现皮肤苍白、畏寒和皮肤湿冷。一些

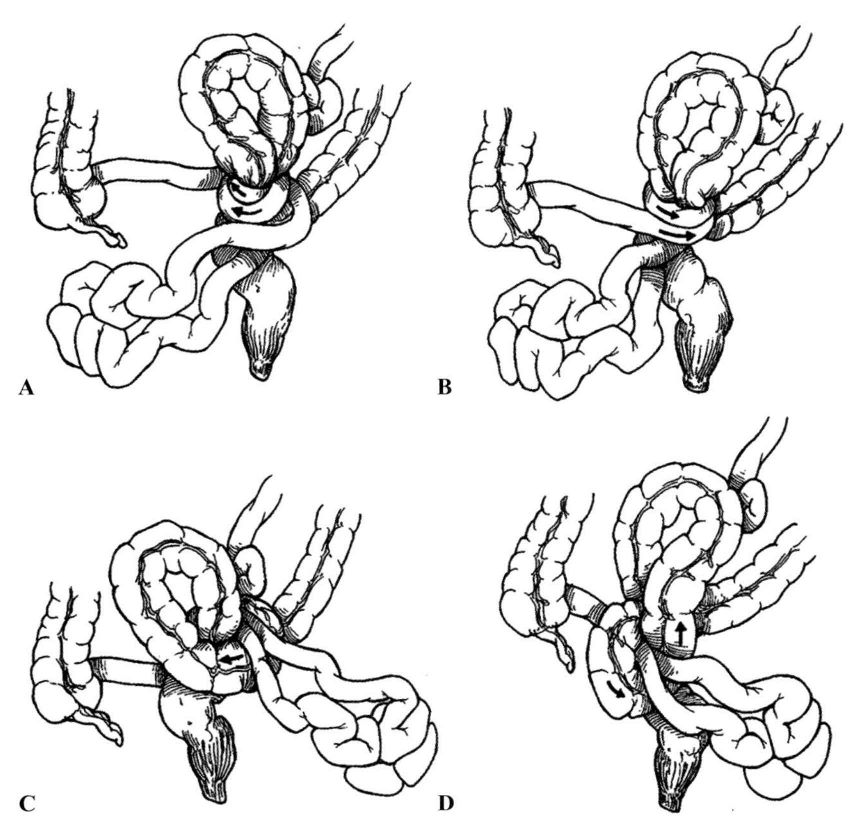

◀ **图 28-14 显示回肠乙状结肠打结类型的示意图**

回肠（主动成分）以顺时针方向（A）和逆时针方向（B）将自己包裹在乙状结肠（被动成分）周围。乙状结肠（主动成分）以顺时针方向绕一圈回肠（被动成分）（C）和逆时针方向（D）。

病例常常伴有肠坏死，如果伴发弥漫性腹膜炎，往往预示预后不好。在某些区域这种情况并不少见，但可以从典型的临床表现中做出诊断。

（三）外科治疗

回肠乙状结肠成结需要紧急手术，因为它不能通过内镜来缓解，并且这种疾病的死亡率较高（67%）[71]。在腹部手术中肠道成结的急诊手术死亡率是最高的。打开腹腔往往可以发现大量（数升）的血色液体，肠壁和肠腔内充满了血液。这类患者的死亡原因大多数是由于失血性休克[39]。如果肠管复位可行，成结安全解开。肠减压后，患者的一般情况和肠管的情况来选择行肠管切除术和肠管吻合术。Alver 等[71]报道非肠道坏死情况下手术死亡率为 28%。

试图将坏疽性肠管解除成结困难、耗时，即使能够解除坏死肠管的成结，肠管减压后也可能有肠管破裂的风险。并且肠管坏死有可能使细菌毒素和分解产物进入循环，导致不可逆转的脓毒性休克[39]。一旦发现肠管坏死应将坏死肠管和所属系膜完整切除。

此时应尽量避免进行肠管吻合术。如果存在肠管坏死，手术死亡率可达 40%～50%[39, 71, 72, 73]。Alver 等报道 12 例内疝并发回肠乙状结肠成结或乙状结肠扭转，只包含先天性缺陷（主要是肠系膜）的内疝患者，患者的年龄从 25—72 岁，值得注意的是，手术时，所有患者都发现了小肠或乙状结肠坏疽，需要进行整块切除。术后的并发症发生率和死亡率均为 33.3%。

（四）伴有妊娠的乙状结肠扭转

妊娠伴有乙状结肠扭转是一种罕见的疾病；Alshawi 报道，73 例伴有妊娠的乙状结肠扭转[74]，病情严重，应当急诊手术。及时的处理对于减少母亲和胎儿的并发症发生和死亡率非常重要[74]。Alshawi[74]建议扭转发生在妊娠

3 个月，可采用非手术治疗，比如结肠镜复位和直肠肛管减压，妊娠 3～6 个月仍然推荐非手术治疗，如果非手术治疗复发可考虑手术治疗。在妊娠最后的 3 个月，在胎儿成熟和分娩之前治疗仍以非手术治疗为原则的，直到胎儿可以分娩时，方可行乙状结肠切除术。

四、盲肠扭转

（一）发病率和流行病学

盲肠扭转发生率低于乙状结肠扭转，约占所有肠梗阻病例的 1%[75]。比起乙状结肠扭转，盲肠扭转患者的年龄较轻，年龄从 30—70 岁 [7-78]。虽然盲肠扭转也可以发生在老年患者 [79, 80]，但大多数有复发性或间歇性盲肠扭转的患者年龄较小，92% 的患者年龄小于 36 岁 [81]，女性发病率高于男性 [79]。

（二）病因学和发病机制

与乙状结肠扭转的获得性解剖学特征不同，盲肠扭转患者存在明显的先天性解剖变异，包括右结肠不完全腹膜固定，并导致升结肠异常。尸检研究报道 10%～22% 或更多的人口存在这种变异 [82, 83]。

考虑到移动盲肠的解剖学因素，一些相关因素可能与盲肠扭转的相关，包括先天性条索 [82]、既往手术粘连 [50, 84] 及近期腹部手术造成的创伤 [85]。高纤维饮食可能是导致东欧人盲肠扭转发病率较高的原因之一，但在其他地域高纤维饮食没有被定为盲肠扭转的高危因素。与过量饮食一样，腹泻或泻药引起的肠蠕动增加被认为是诱发因素 [86, 87]。与梗阻相关的其他因素也可能造成扭转 [88]，比如怀孕或盆腔占位性病变 [89]。罕见先天性因素包括中肠旋转不良 [90] 和围绕卵黄管残余部的扭转 [91]。临床上，最重要的诱因还是远端结肠梗阻的存在。据报道，这种情况可能在多达 1/3[88]～1/2[92] 的盲肠扭转的病例中存在。

盲肠扭转倾向于顺时针方向，与乙状结肠扭转的逆时针方向扭转相反。然而，盲肠扭转所造成的肠梗阻也属的闭襻型和完整型肠梗阻。移动的盲肠向前、向上折叠于固定的升结肠之上（图 28-15）。理论上有可能发展为张力性坏疽，但因为很少发生血运障碍，一些医生认为这种盲肠扭转不是真正意义上的肠扭转 [79]。

（三）临床表现

盲肠扭转的临床表现可分为 3 种主要类型，即急性暴发型、急性梗阻型和间歇型（或复发型）[77, 81]。在急性暴发型中，血运障碍发生早，临床表现为急腹症，需要立即进行外科干预。相比急性暴发型，急性阻塞型临床表现更为隐匿和缓慢进展，这些特点与闭襻性盲肠梗阻和远端小肠梗阻相关。这种亚型的患者，临床表现通常为不明原因的绞痛，腹痛伴恶心但不常伴有呕吐，缓慢进展性腹胀。通常需要腹部 X 线片和泛影葡胺灌肠造影来证实诊断。间歇型盲肠扭转的患者，症状可能从轻微的消化不良到严重的绞痛，

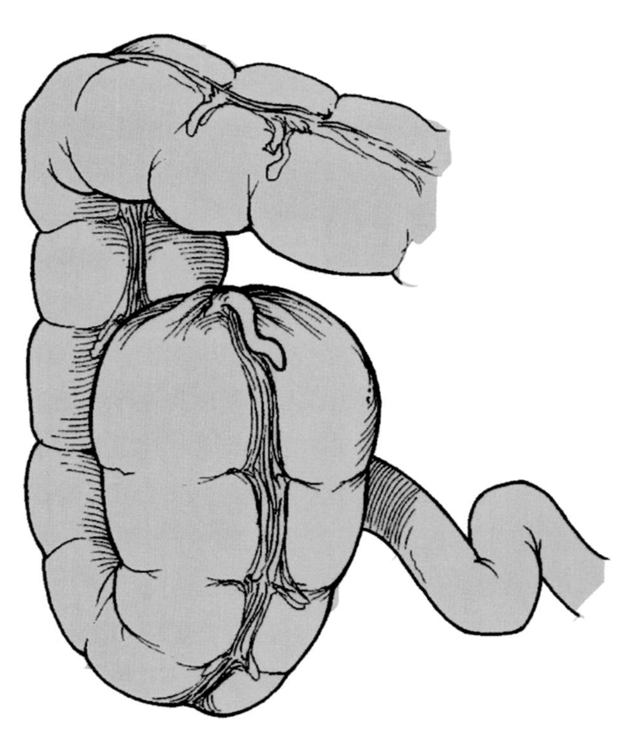

▲ 图 28-15　盲肠翻折

但症状只持续很短的时间，并自发缓解，因此诊断较困难。

（四）诊断

盲肠扭转的诊断应结合患者的病史，通常结合 X 线等辅助检查确诊。缺少侧方的立位腹部 X 线片可能会影响移动盲肠诊断。充满流体的闭环可能使 X 线片上的图像模糊。无论位置如何，最重要的影像学特征是盲肠扩张。闭环常常表现为位于中腹部或左上腹的卵圆形，凸面指向左下腹（由于顺时针旋转）。同时常常存在扩张的小肠肠襻（图 28-16A）。与乙状结肠扭转相对比 X 线表现也很典型，在扭转部位（图 28-16B）显示特征性的“黑桃 A”或“鸟喙”征。腹部 CT 显示右腹部典型的“旋转征”，并伴有明显的结肠扩张（图 28-17）。

腹部 CT 能帮助显示是否有扭转和扭转的位置，并可以早期识别缺血和穿孔。三维 CT（3D）重建可以进一步提高诊断能力，允许在一个图像中观察整个小肠 [93]。

（五）治疗

非手术治疗方法：通过影像学方法来解除右半结肠扭转通常是徒劳并有存在潜在危险 [94]。虽然有零星报道通过内镜成功解除盲肠扭转 [49, 75]，但成功的机会很小，只会在结肠中引入更多的气体并延误手术。使用 22 号千叶针 [96] 或 12 号耻骨上膀胱造口导管的套管 [97]，CT 引导下经皮减压术治疗急性盲肠扩张具有一定的作用，但只应作为最后一种选择。

（六）手术治疗

大多数盲肠扭转患者需要急诊手术治疗。Geer 等报道中，20 例盲肠扭转患者中 17 例 [98] 需要急诊手术干预。

对于是否需要对坏疽性盲肠扭转进行切除，或者是否应该右半结肠切除，几乎没有任何争论。在大多数情况下，应该避免进行肠吻合。回肠拉出腹腔作造口，结肠断端关闭或拉出作黏液瘘造口。坏疽性盲肠扭转行回肠切除术的死亡率为 22%～40%。

肠管具有活力时的手术方式有多种可以选择，回盲部切除不仅能够治愈疾病，而且可以避免复发。然而也有比较高的死亡率（0%～22%）[84, 99, 101]。高死亡率阻碍了一些外科医生进行切除手术。如果肠道明显水肿或颜色暗红，不建议进行肠吻合，推荐近端回肠造口，远端关闭术。在大多数情况下（如果肠道没有明显水肿或缺血），推荐同期回肠结肠切除一期吻合。

盲肠造口术简单安全并且将盲肠固定在腹壁也可以防止复发。已经成为一些外科医生的首选 [95, 98]，但因为术后感染率较高，并且复发率

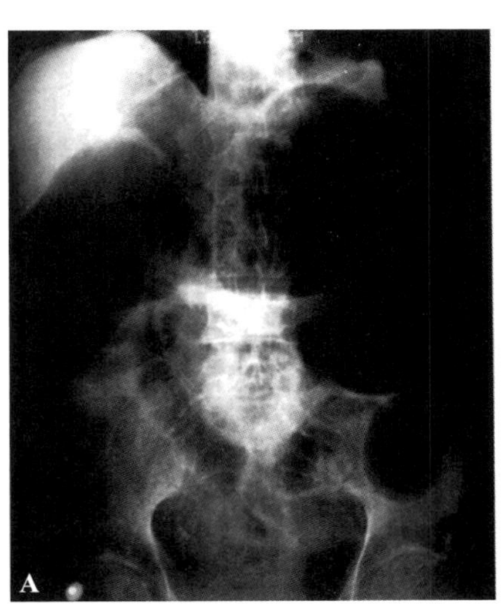

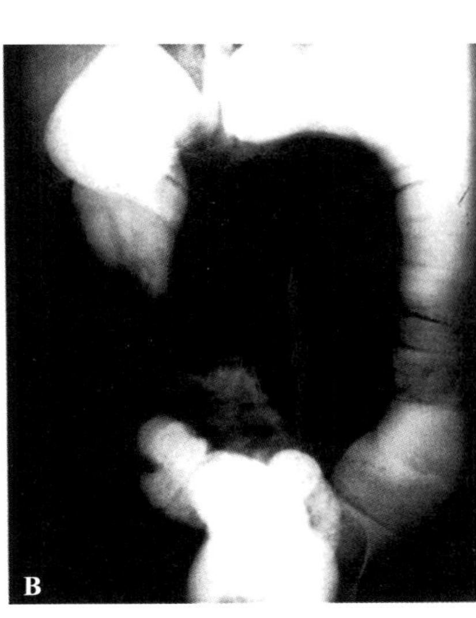

◀ **图 28-16 盲肠扭转**

A. 盲肠扭转患者腹部片显示盲肠扩张，位置异常，远端小肠环扩张；B. 同一患者显示扭转部位的对比研究

高（13%），加上术后护理比较烦琐，因此也受到限制。由于单纯的盲肠造口术后仍有较高的复发率（13%～28.5%）[79, 99, 102, 103] 促使一些外科医生同时进行盲肠固定术和盲肠造口术 [81]。简单说就是将盲肠和升结肠固定于侧腹膜，使用 3–0 或 4–0 不可吸收缝线间断缝合。如果使用补片，建议从回盲瓣水平覆盖升结肠，但不建议覆盖肝曲。补片建议覆盖升结肠一半肠周，并用不可吸收缝线间断缝合固定（图 28–17）。

盲肠扭转。单独的复位手术并不推荐，为了降低复发率建议增加固定术。怀孕伴盲肠旋转罕见 [104, 105]。不同于乙状结肠扭转的可应用非手术方法（内镜）解除扭转，大多数盲肠扭转需要外科手术。对于处在怀孕中期和后期的孕妇，盲肠扭转可以在全麻状态下行剖腹手术，行回肠结肠切除术或非切除手术。而处在怀孕的早期，盲肠扭转的手术必须在脊髓麻醉下进行。除非伴有肠道坏疽，建议尽量降低手术损伤，此时盲肠造口术加结肠固定术是明智的选择。

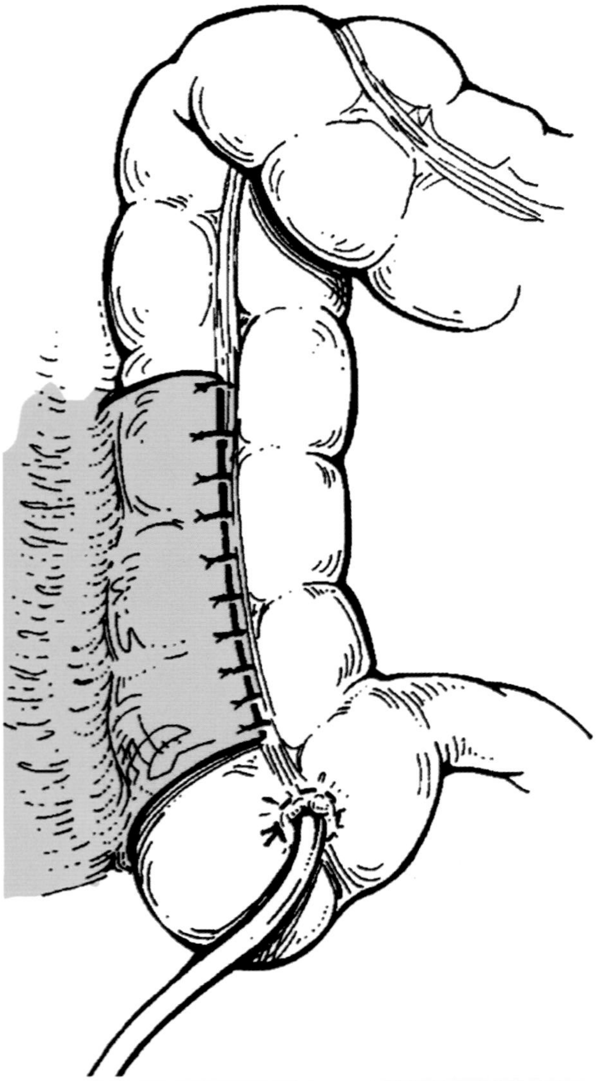

五、横结肠扭转

（一）发病率和流行病学

横结肠扭转罕见，1983 年前只有 69 例报道 [106]。20 世纪 60 年代一篇 306 例结肠扭转病

▲ 图 28–17　应用补片的盲肠造口和结肠固定术

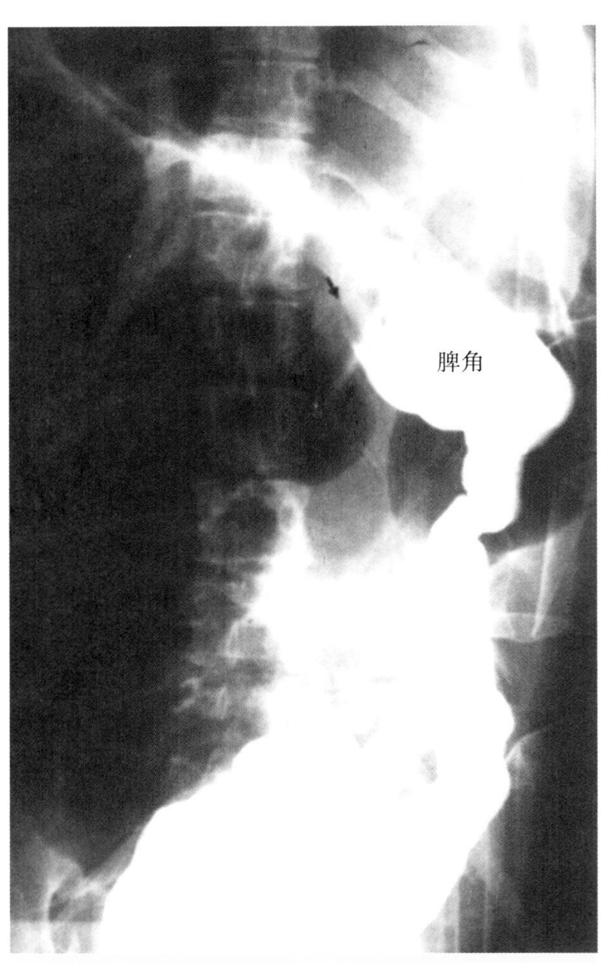

▲ 图 28–18　横结肠扭转鸟喙畸形（图片由 Alain Ouimet MD. 提供）

例回顾性分析表明，只有 4% 的病例涉及横结肠 [107]，年轻女性更容易发生，这结果与盲肠扭转相似，而与乙状结肠扭转不同 [108, 109]。

（二）病因病机

横结肠的某些先天因素可以避免横结肠的扭转，如横结肠系膜短，横结肠被广泛地固定于肝曲和脾曲。如果发生横结肠扭转，某些先天性、生理性或机械性因素必须改变。先天性因素包括右结肠自由活动、横结肠系膜冗长、结肠肝曲和脾曲过近 [108, 109]，或其他内脏异常，包括 Chilaiditi 综合征 [110, 111]（间位结肠综合征）。生理因素包括各种原因引起的慢性便秘、高纤维饮食 [109]、巨结肠、先天性巨结肠 [112] 和硬皮病 [113]。机械因素通常包括粘连、肿瘤、狭窄和乙状结肠扭转 [1, 109, 110, 114] 等因素造成的远端结肠梗阻。

（三）临床表现与诊断

Eisenstat 等描述了急性暴发型和亚急性渐进型的横向结肠扭转的临床表现，与之前描述的盲肠扭转和乙状结肠扭转的颇为相似。急性型患者常常表现为严重的突发性腹痛，腹胀不明显，一般状态迅速恶化。亚急性型患者的病程与远端小肠梗阻相似，常常从腹痛开始，渐渐出现呕吐和腹胀。

诊断往往是在临床表现的基础上，辅以横结肠梗阻的影像学表现来确定，近端结肠扩张，远端肠管空虚，立位和侧卧位可见两个液气平面 [115]，分别位于扭转横结肠的最近侧和远侧襻内，这些影像学表现与乙状结肠扭转相似，但有别于仅有一个液气平的盲肠扭转。结肠对比剂造影显示扭转部位的特征性鸟喙征。

（四）治疗

结肠镜减压可以作为初步治疗用于不伴有肠坏死的高危横结肠扭转患者 [116, 117]。Anderson 等发现横结肠扭转手术后有复发的趋势 [118]，四个复位伴固定或未做固定患者中的三个复发，因此有作者建议横结肠部分切除术或者扩大的右半结肠切除术 [108, 109, 116, 117] 作为横结肠扭转的治疗方法。

许多结肠固定手术也被尝试应用到横结肠扭转的治疗，包括将大网膜或横结肠系膜固定到前腹壁，补片将右结肠固定加盲肠造口 [106]。Mortenson 和 Hoffman[119] 描述了平行结肠固定术，将多余的 U 形横结肠分别固定于升结肠和降结肠，缝合方式是应用可吸收缝线连续浆肌层缝合（图 28-19）。在某些情况下，这一手术方式可能是切除术的有效的替代方法。然而，更多的经验证明，部分横结肠切除或扩大右半结肠切除仍然是横结肠扭转的首选治疗方法。

涉及坏疽或穿孔的病例应采用结肠切除和远端肠管闭合术或造口术。扩大右半结肠切除和回肠结肠吻合也可以考虑。Kerry 和 Ransom 报道横结肠扭转手术的死亡率很高 [107]，早期诊断和积极治疗可能会降低死亡率。

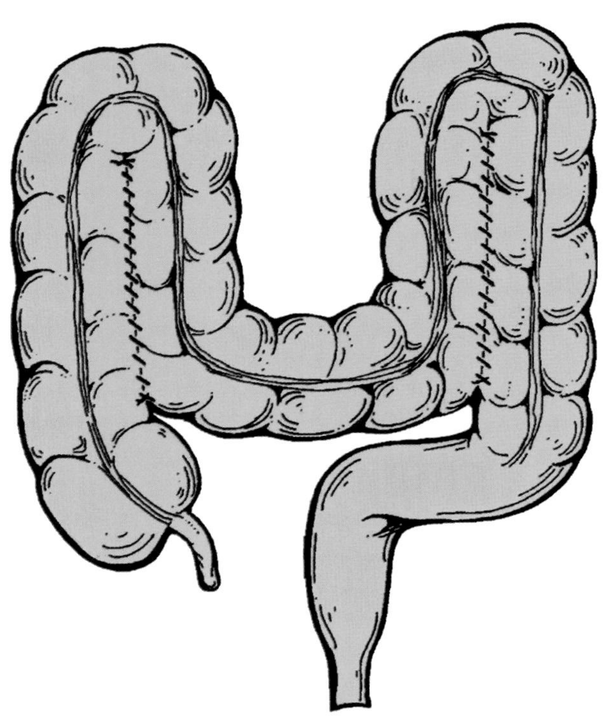

▲ 图 28-19　平行结肠固定术，多余的横结肠连续缝合到相邻的升结肠

六、结肠脾曲扭转

（一）发病率和流行病学

文献报道，结肠脾曲扭转病例不多于 25 例。其中还包括一例"联合扭转"，同时累及乙状结肠和结肠脾曲 [120]。在 22 例报道中，平均年龄为 50.5 岁，男女比例约为 1∶2[121, 122]。

（二）病因、发病机制及临床表现

通常由于结肠脾曲周围韧带的存在，结肠脾曲相对固定，很少发生扭转，这些韧带为膈结肠韧带、胃结肠韧带和脾结肠韧带，并且结肠脾曲和降结肠处在相对回旋的位置。因此发生脾曲扭转，首先要改变正常的解剖学特点，其中最重要的因素是先天性因素和手术治疗史，使结肠脾曲更具移动性。Naraynsingh 和 Raju 报道 [123]，22 名结肠脾曲扭转，其中 16 例接受过腹部手术。当然先天性条带或粘连也可能参与病因 [122, 123]，其他相关因素包括便秘和神经精神障碍等 [124]。结肠脾曲扭转的临床表现与横结肠或盲肠扭转的临床表现相似（图 28–20）。

当影像学见到以下情况时，倾向结肠脾曲扭转：①明显扩张的充满空气的结肠，在结肠脾曲处突然终止；②两个广泛分离的液气水平，一个在横结肠，另一个在盲肠；③空虚的降结肠和乙状结肠；④对比灌肠造影检查显示在结肠脾曲特征性鸟嘴征 [125]。

（三）治疗

治疗原则以外科手术为主，手术方式包括切除术或松解粘连和（或）脾曲固定术。有报道一例患者接受单纯结肠固定术后复发 [121]。唯一的死亡病例发生在一个未经治疗的患者，低死亡率可能与结肠脾曲的绞窄不常发生有关 [120]。虽然单纯固定术不是乙状结肠扭转和横结肠扭转的治疗首选方式，但对脾曲扭转，无论是切除还是粘连松解加固定术都可以接受 [120, 122, 123]。

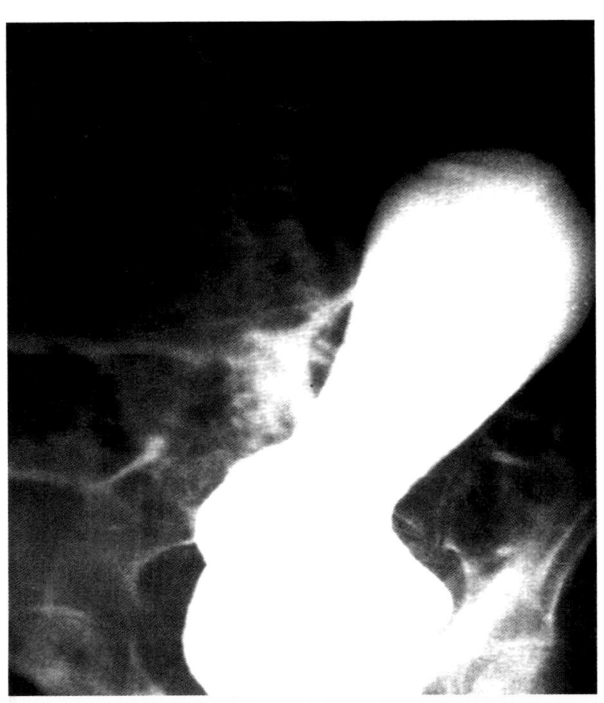

▲ **图 28–20　钡灌肠显示结肠脾曲扭转梗阻（图片由 John Keyserlingk, MD. 提供）**

第 29 章　大肠梗阻

Large Bowel Obstruction

Sharmini Su Sivarajah　David G. Jayne　著
丁健华　译
傅传刚　校

摘要：急性大肠梗阻是常见的外科急症之一，有较高的并发症发生率和死亡率。其症状包括腹胀、便秘等。要取得最好的生存结果需要明确大肠梗阻的病因、病理生理及各种治疗方法的利弊。

关键词：大肠梗阻，病因，病理生理，左半结肠梗阻，右半结肠梗阻，乙状结肠梗阻，治疗，假性梗阻，肠扭转，憩室病

一、概述

急性大肠梗阻是常见的外科急症之一，除非治疗及时得当，否则有较高的并发症发生率和死亡率。大肠梗阻的定义是结肠和（或）直肠内容物通过受阻，导致腹胀、便秘等症状。患者常为老年人或身体虚弱人群。明确大肠梗阻的病因、病理生理及各种治疗方法的利弊，能最大程度的提高患者的生存概率。

成人大肠梗阻最常见（78%）的病因是结直肠腺癌[1]。其次是良性疾病，包括憩室炎、结肠扭转、转移瘤及炎症性肠病[1]。需要注意的是，在世界范围内大肠梗阻的病因不一，好发人群也不同。在非洲和印度，大肠梗阻的首要病因是年轻健康人群的肠扭转（60%）[2]。

二、机械性肠梗阻

（一）病因和病理生理

大肠梗阻病因可以分为机械性和非机械性（假性梗阻）。本节我们讨论机械性梗阻的原因及病理生理，假性梗阻在后面章节论述。

机械性大肠梗阻导致肠动力、肠腔内环境及肠血运的改变。梗阻近端肠腔扩张，由于再吸收障碍，肠腔内液体积聚，24h 肠腔内积聚的液体可达 10L，导致体液的大量丢失，摄入减少和呕吐使病情进一步恶化。有效血容量的减少和电解质紊乱可导致低血容量性休克。

梗阻早期，肠蠕动增强试图克服梗阻，患者出现腹部绞痛。随后肠道平滑肌逐渐疲劳，蠕动停止。梗阻远端肠管在肠管塌陷前先出现排空表现（患者可以首先表现为腹泻）。当无动力性的梗阻出现时，肠蠕动较少或消失，腹胀之后出现腹部不适。

全身炎性反应综合征随着肠腔内压力的升高而加重，导致微血管改变，黏膜完整性被破坏，细菌侵入血液循环。

随着肠壁的不断扩张，静脉回流出现障碍导致进行性充血，大量液体进入肠腔和第三间隙（由于血浆渗出至腹腔导致腹水）。随着静脉充血不断加重，危及毛细血管床动脉灌注，引发肠缺血，最终导致肠壁坏死、穿孔。

在闭襻性肠梗阻，肠道的两端均受累并阻塞，可发生于肠襻被粘连束带卡压或内疝。这种情况下，肠腔的扩张及压力升高可导致血流灌注突然中断。

最常见的机械性大肠梗阻原因是原发性结肠癌。Buechter 等 [1] 报道 127 例大肠梗阻患者，90% 由结肠癌引起。表 29–1 机械性大肠梗阻的病因，包括少见的病因如憩室病、疝、炎症性肠病、异物、结肠套叠及深部穿透性子宫内膜异位。

1. 癌

癌导致大肠梗阻总体上并不常见。Serpell 等 [3] 报道了 908 例结肠癌患者，16% 的患者表现为完全性梗阻，31% 为不完全性梗阻。英国大肠癌计划数据库 4583 例患者中，16% 的患者有肠梗阻。该组病例中，49% 的梗阻发生于结肠脾曲，其次是左结肠（23%）、右结肠（23%）、直肠和直乙交界（6%）。在 Buechter 等 [1] 报道的病例中，乙状结肠是最常见的梗阻部位，占 38%，其他依次是降结肠、脾曲、横结肠、直肠、盲肠、升结肠和结肠肝曲。Kyllönen 等 [5] 也报道最常见部位是乙状结肠。由于乙状结肠和降结肠肠腔较窄且粪便更硬，左侧结肠梗阻表现得比右侧结肠梗阻更早。

表 29–1　机械性大肠梗阻的病因

机械性大肠梗阻的病因
原发性结肠癌（60%～80%）
肠扭转（11%～15%）
憩室炎
疝
炎症性肠病
肠腔内异物
肠腔外肿物（良性或恶性）或脓肿压迫
结肠套叠
结肠隔膜病
深部穿透性子宫内膜异位
医源性
术后肠粘连
放射性狭窄
吻合口狭窄

2. 肠扭转

10%～15% 的大肠梗阻由急性结肠扭转引起 [6]。扭转是一段肠管围绕系膜轴向旋转。如果扭转超过 360°，不进行干预，扭转一般不可能自行解除。扭转的狭窄处导致梗阻的症状和体征，系膜的旋转导致血管受挤压，引起缺血、坏死及穿孔。

乙状结肠扭转的发生率是盲肠扭转的 3～4 倍（60%～75% vs. 25%～33%）。横结肠或结肠脾曲的扭转很少见（＜ 1%）[7, 8]。冗长活动的结肠及存在相对固定点是导致结肠扭转的主要因素。乙状结肠扭转常发生于老年人群，他们常活动较少、有便秘病史及存在慢性扩张冗长的乙状结肠。肠扭转也与一些疾病相关，如帕金森病、老年痴呆症及多发性硬化等。还需要排除电解质紊乱，尤其是低钾血症。研究显示，高纤维素摄入与乙状结肠扭转有关，这可能解释为何在非洲和印度，肠扭转是肠梗阻最常见的原因 [9]。一些促进右结肠扩张的因素可增加盲肠扭转的风险，如怀孕和结肠镜检查（见第 28 章）[10]。

3. 憩室病

急性憩室炎患者中约 2/3 的患者有不同程度的结肠梗阻，这种部分性梗阻由炎症合并肠痉挛、水肿及无动力性梗阻引起，约 10% 的患者出现完全性梗阻，在急性肠梗阻病因中憩室病占第二位。完全性梗阻常提示脓肿形成侵蚀压迫肠腔，或者反复的憩室炎导致肠壁纤维化和狭窄。

憩室炎引起的大肠梗阻可以出现在任何部位，最常见的是乙状结肠（图 29–1）。但是在亚洲国家，右半结肠的梗阻并不少见 [11]。在憩室炎第一次发作时，推荐进行结肠镜等检查观察结肠，以排除合并结肠癌，这种情况随后可能表现为肠梗阻（见第 25 章）[12]。

4. 疝

疝常与小肠梗阻有关，较少导致大肠梗阻。但是，大肠梗阻可以继发于腹股沟疝、股疝、脐疝、侧腹壁疝、切口疝、腰疝及膈疝 [8]。引起大肠梗阻最常见的内疝是 Winslow 孔疝，这种情况下，小肠（1/3 病例为右结肠）疝入腹腔和小网膜囊之间的正常通道，该通道位于小网膜囊边缘和肝十二指肠韧带间 [13]。

5. 克罗恩病

克罗恩病患者中累及结肠的占 20%～50%[14, 15]。克罗恩病伴结肠梗阻常由于结肠透壁炎症反复发作引起纤维化和瘢痕导致肠腔狭窄。随着肠腔逐渐狭窄，肠梗阻症状进行性加重。克罗恩病患者发生结肠癌的风险较同龄标准人群高 2～3 倍 [16]。因此，在这类患者中排除结肠恶性病变非常重要。

6. 肠内容物

直肠（70%）和乙状结肠（20%）是粪石等肠内容物引起肠梗阻的最常见部位（图 29–2）[7, 8]。最常见的原因包括胆石、肠结石、异物、药物及违禁毒品。粪便嵌塞最常见于老年人、慢性糖尿病及口服阿片类等致便秘药物的患者 [6, 17]。

7. 肠外压迫

肠外压迫常来源于邻近的包块，导致大肠梗阻。可能的原因很多，包括子宫内膜异位、淋巴结病变、胰腺炎、腹腔内脓肿、腹膜转移癌以及妇科及前列腺恶性病变的直接浸润 [6]。

8. 肠套叠

肠套叠是近端肠段（套入部）内陷进邻近的远侧肠段（鞘部）[18]。当套入部进入鞘部，系膜也随之进入并嵌顿于套叠的肠壁间，除非及时进行干预，否则会导致血管受压并最终引起肠壁缺血坏死。肠套叠 CT 的典型表现（图 29–3）包括如下。

(1) 靶征（肠腔内软组织肿块影伴异常的脂肪密度）。

(2) 肾形（双密度影，外周高密度衰减，中心低衰减）。

(3) 腊肠征（低密度与高密度衰减随肠壁、系膜脂肪和液体、肠腔内液体、造影剂或气体而交替出现）[19]。

成人肠套叠少见。波士顿麻省总医院 30 年

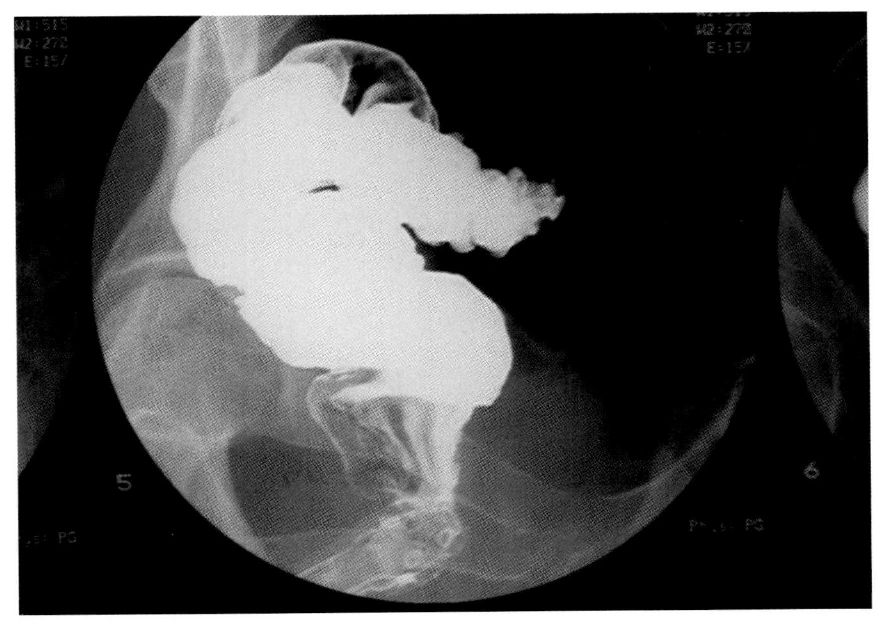

◀ 图 29–1　直肠灌肠对比造影提示憩室病导致的乙状结肠狭窄

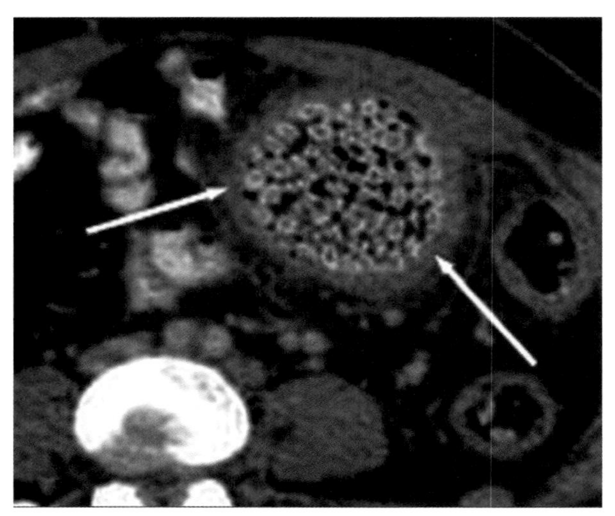

▲ 图 29-2　结石（白箭）导致的结肠腔内梗阻

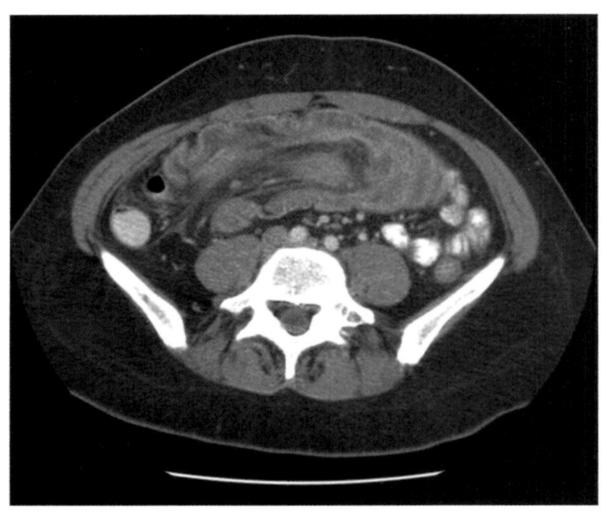

▲ 图 29-3　CT 提示回盲部套叠表现为末端回肠套叠进入结肠的腊肠征

里共 58 例患者术中证实是成人肠套叠[20]。因成人肠套叠导致的肠梗阻占所有肠梗阻的 1%～5%。在所有的肠套叠中，成人肠套叠占 5%，其他 95% 的肠套叠发生于儿童[20, 21]。成人肠套叠 90% 继发于某种疾病，而儿童肠套叠相反[20, 21]。成人肠套叠中，原发结肠癌是最常见的原因[22]，其次是一些良性疾病，包括淋巴瘤和腺瘤性息肉[23]。还有各种其他疾病被报道导致了结肠套叠，包括胃肠道间质瘤和一些阑尾疾病，如阑尾根部的翻转、累及阑尾的子宫内膜异位和阑尾黏液囊肿[24, 25]。还有报道嗜酸粒细胞性肠炎、伪膜性肠炎及肠脂垂炎导致的结肠套叠[22, 26, 27, 28]。

成人肠套叠可出现在各个年龄，平均年龄为 47—54 岁[20, 21]。Azar 和 Berger[20] 报道了 58 例肠套叠，其中 44 例为小肠、14 例为结肠套叠。48% 的小肠套叠为恶性病变，而结肠套叠为 43%。肠套叠可以表现为急性或慢性发作。

9. 结肠隔膜病

Debenham 首先描述了非甾体抗炎药（NSAID）引起的肠道病变[29]。Lang 等报道了长期应用非甾体抗炎药后小肠溃疡及狭窄形成[30]，随后被命名为隔膜病。这种情况被认为是由于非甾体抗炎药导致的肠黏膜内前列腺素抑制引起的[31]。新型的非甾体抗炎药如缓释型制剂对 NSAID 的上消化道副作用有保护作用，然而，诱发的结肠病的发生率随之上升，虽然仍比较少见。

结肠隔膜病在女性更为常见，多为 70 多岁。患者常缓慢发病，症状与溃疡引起的血液和蛋白丢失有关，狭窄有时会导致大肠梗阻。

隔膜组织学分析的典型表现为溃疡及肉芽增生，支持“纤维愈合”理论[32-34]。一些研究显示，结肠病理性溃疡可以进展至隔膜病[35]。在隔膜边缘出现环周轮状溃疡，提示包含非甾体抗炎药的肠内容物接触到了隔膜孔[36]。鉴别隔膜与粗大的黏膜皱襞，很重要的是找到黏膜下层纤维化而固有肌层完整的组织学特征，胶原纤维通常显著增多并向狭窄的顶端聚集。

主要的治疗方法是尽快停止使用非甾体抗炎药，消除炎症[37, 38, 39]。其他报道的治疗方法旨在减少炎症，如使用激素[40, 41]和 5- 氨基水杨酸[36]。然而，导致隔膜形成的纤维化过程较显著，并不是总能逆转。最终，可能需要内镜下对隔膜进行扩张[42]，失败的还需要外科手术切除。

10. 深部穿透性子宫内膜异位

女性子宫内膜异位中累及肠道的占 12%～37%。

大多数病例无症状或者亚临床表现 [43, 44]。最常见的部位是直肠乙状结肠（70%）。其他位于小肠（7%）、盲肠（3.6%）和阑尾（3%）[43, 45]。

肠外子宫内膜异位也可以累及其他器官，如膀胱、肾和腹膜 [43]。子宫内膜异位通常见于生育期的女性，平均年龄 34—40 岁，也可以出现在绝经后的女性 [45]。有三种理论解释子宫内膜异位。第一种理论认为是月经逆流导致子宫内膜组织种植于腹膜。第二种理论认为异位子宫内膜是腹膜组织的化生。最后一种理论认为，内膜组织可以通过血行或者淋巴途径移植，这可以解释一些远处异位的病例 [45]。

肠道子宫内膜异位的症状可能不典型，包括腹痛、恶心、呕吐、里急后重及排便习惯改变 [43–47]。这些症状通常随月经周期出现，在月经期最严重。肠道异位的内膜组织常累及浆膜或者浆膜下，很少累及黏膜。如果累及黏膜，患者可出现直肠出血。

只有 0.1%～0.7% 的子宫内膜异位患者会出现肠梗阻 [44–46]。有理论认为，种植在肠道的内膜组织对卵巢激素敏感。激素的周期变化引起反复的炎症、纤维化和肠道平滑肌的增厚 [45]。这些改变引起肠腔狭窄导致梗阻。

鉴别大肠的子宫内膜异位和其他病变比较困难，因为症状常为非特异性。大部分患者被误诊为肠易激综合征、炎症性肠病、缺血性肠炎甚至恶性病变。影像学和内镜检查对诊断结肠子宫内膜异位的价值有限。结肠镜可能发现某个部位的肠腔狭窄，然而黏膜活检常未见异常，因为狭窄是由于肌层和浆膜层受累后压迫所致（图 29–4）。钡灌肠或者 CT 检查只能发现肠腔外压迫。确诊常只能在手术中明确，并被术后病理证实 [48]。

子宫内膜异位的治疗通常采用药物保守治疗，如非甾体抗炎药、口服避孕药、促性腺激素释放激素激动药。但是，如果患者有肠梗阻症状，需要进行手术干预。

11. 粘连

粘连导致大肠梗阻非常少见。有报道束带粘连导致右侧结肠、横结肠及乙状结肠梗阻 [8, 49, 50]。

12. 结节病

Hilzenrat 等 [51] 报道了一例因结节病导致的结肠梗阻。直肠及结肠脾曲两个部位狭窄，结肠镜无法通过，病理活检证实为结节病。虽然腹部及近端肠腔扩张明显，口服泼尼松 3 天后症状缓解。1 月后随访结肠镜正常，患者避免了手术。

（二）临床表现

大肠梗阻通常表现为腹痛、腹胀及便秘。除非出现相应的小肠梗阻，呕吐为大肠梗阻较晚表现的症状。腹膜刺激相关的腹部压痛症状，是由于结肠和小肠的扩张，也可以因系膜水肿引起。剧烈的腹痛、显著的腹膜刺激征、血白细胞计数超过 20000/ml 提示肠缺血或坏死。

结肠扩张导致的疼痛，常为下腹部绞痛，疼痛可以伴随恶心，当炎症如憩室炎蔓延至腹膜，刺激传入神经纤维，出现躯体性的疼痛 [52]。

大肠梗阻的临床表现应考虑回盲瓣功能是否完全，75% 的患者回盲瓣功能完整，这种情况

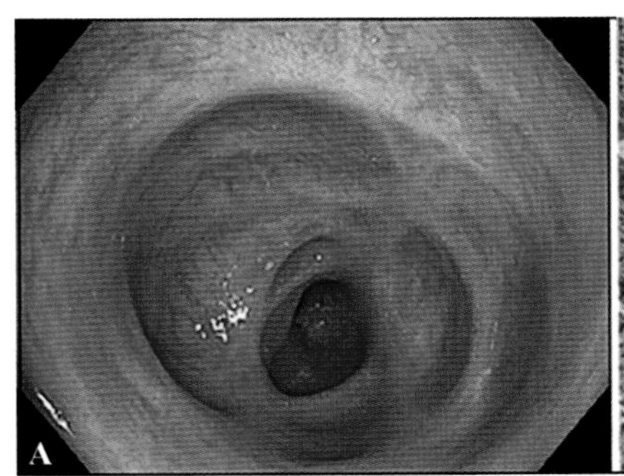

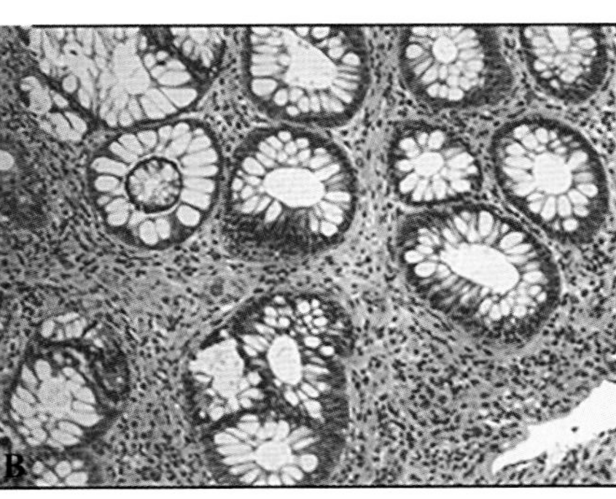

◀ **图 29–4　A. 结肠镜；B. 病理**

下会出现闭襻性大肠梗阻，梗阻不能通过反流至小肠来减压[7]。盲肠扩张增加了肠壁的张力，如不干预将进展至缺血、坏死。盲肠直径 9～12cm 时有发生穿孔风险[8]。

结肠扩张、穿孔的一种重要原因是中毒性巨结肠，应与其他原因导致的肠梗阻鉴别。中毒性巨结肠通常因炎症性肠病（溃疡性结肠炎）或者急性感染性疾病治疗失败导致，炎症导致肠壁薄弱，如果出现穿孔，死亡率为 19%～41%[53]。通过一系列的临床指标，包括发热、心动过速、白细胞计数升高及贫血等明确中毒性巨结肠的诊断[54]。

（三）诊断及临床检查

外科评估应考虑患者最近的所有病情变化，包括肠功能、排便习惯改变、最近数月的体重下降、精神差、患者及家属结直肠肿瘤和其他肿瘤史以及最近所有的检查结果。初诊时，患者可能表现为脱水症状，包括舌苔干裂、眼眶凹陷、特别的臭味、组织干燥。这些症状都支持细胞外体液丢失。在后期，患者可出现低血容量性休克，表现为心动过速、低血压及四肢湿冷。体检时，应该重点观察腹膜炎体征及是否存在疝，腹部皮肤瘢痕则提示既往有腹部手术史。直肠指诊应该常规检查，大肠梗阻时直肠腔常为空虚的，盆底腹膜反折处的肿瘤直肠指诊常可以触及[55]。

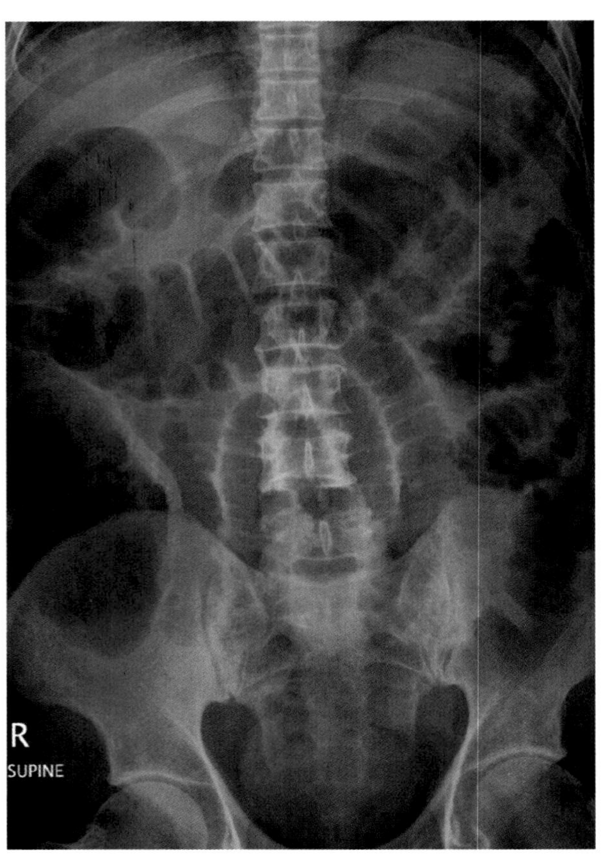

▲ 图 29–5 腹部 X 线提示回盲瓣功能不全的结肠梗阻扩张的大肠、小肠

应进行血、尿化验以发现贫血、电解质紊乱、凝血功能异常、脱水、缺血及穿孔等情况。血气分析可提示乳酸升高或碱剩余过多。这些表现提示脱水和（或）缺血。在治疗前应首先建立快速静脉通道，补充液体和电解质。通过输血纠正贫血，如果考虑外科手术，应进行胸片及心电图检查[55]。

腹部平片是诊断大肠梗阻最简单的方法，虽然不能提供可靠的信息来确定梗阻的确切部位（图 29–5）[56]。开始表现为大肠扩张，如果发现存在扩张和塌陷肠管的交界处，可以诊断大肠梗阻，虽然病因尚不能确定。对回盲瓣功能不全的患者，气体会充满小肠，出现小肠梗阻的表现。

右半结肠、横结肠扩张，左半结肠少量积气提示急性假性肠梗阻。水溶性造影剂灌肠可鉴别机械性或假性肠梗阻，有助于确定机械性梗阻的部位及病因（图 29–6）。以前，造影剂灌肠是诊断大肠梗阻的首选推荐[57]，敏感性 80%，特异性 100%[57–59]。最近，CT 成为首选推荐（图 29–7）。螺旋 CT 快速、耐受性好，一次屏住呼吸就可完成，不需要直肠注入造影剂和气体。CT 可以发现大肠梗阻的原因来源于腔内、肠壁还是腔外[60]。据研究，CT 的敏感性和特异性分别为 96% 和 93%[59, 61]。

软乙状结肠镜可以直接观察远端结肠及造成梗阻的病变，排除其他梗阻的病因。缺点是该检查不是 24h 急诊随时可做，但优点是可以直接观察造成梗阻的病变并进行活检。在一些情况下，

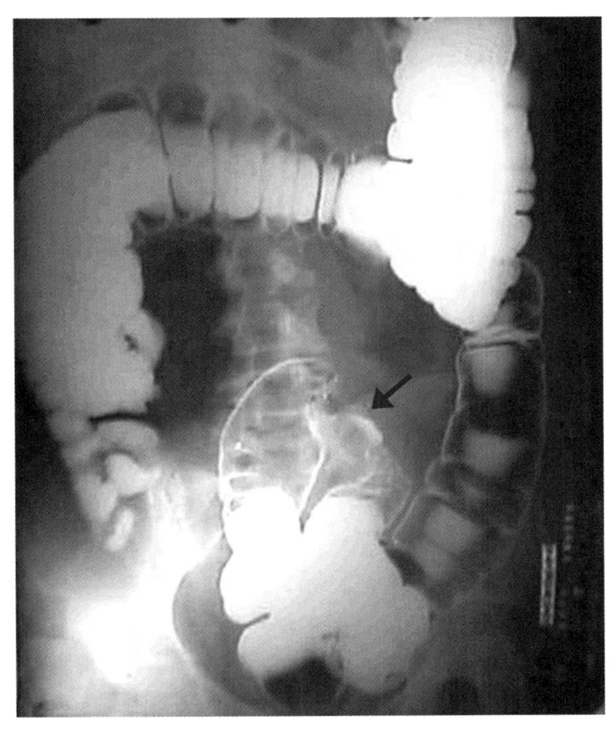

▲ 图 29-6 钡灌肠提示乙状结肠癌“苹果核样”病变（黑箭）

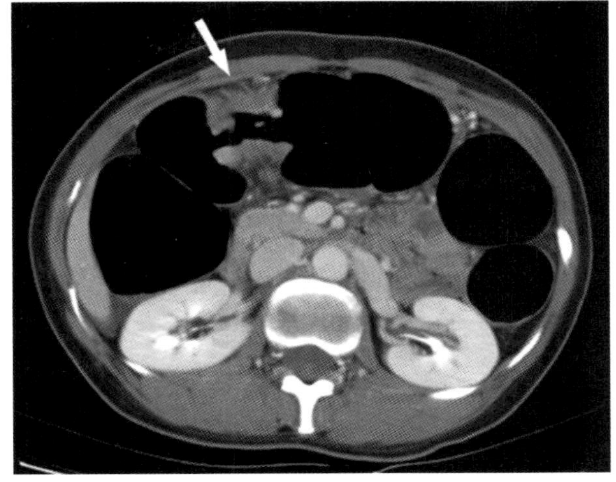

▲ 图 29-7 CT 提示横结肠狭窄性病变（白箭）

可以进行内镜下减压，比如对结肠癌引起的梗阻置入支架或者对肠扭转复位。

（四）治疗

不管什么原因引起的大肠梗阻，“补液和减压”是保守治疗的基本原则。体液和电解质的丢失应该及时补充，密切观察尿量，并给予患者充分镇痛（通常静脉应用阿片类药物）和止吐。

1. 手术目的

手术的主要目的是避免心血管衰竭或肠腔扩张所致的肠穿孔等致命性后果。如果梗阻是由恶性病变所引起，遵循肿瘤治疗原则也是非常重要的。对于高风险患者或者肿瘤已扩散的患者，采取临时性的措施解除梗阻，以获得充分的时间改善身体条件并进行新辅助治疗，随后再进行择期手术是明智的。

2. 术前准备

患者接受充分的液体和电解质补充非常重要。血液化验尿素、电解质及动脉血气分析可指导液体补充。患者应该留置导尿以监测每小时尿量（＞ 0.5ml/kg）。此外，应早期咨询重症监护，尤其对合并心脏或肾脏疾病的患者，因这类患者可从更密切的监护中获益。患者应禁食，但可以抿几口清水以缓解不适。建议插鼻胃管缓解恶心呕吐，减少误吸的风险，尤其存在小肠扩张时。胃管可以直接引流或者接负压吸引，评估胃液丢失量有助于指导补液。

3. 手术治疗

有很好的证据证明择期手术的结果优于急诊手术，因此可能的情况下应该优先选择择期手术。结直肠癌导致梗阻的急诊手术和择期手术的死亡率分别为 50% 和 5%，急诊手术并发症率是择期手术的两倍 [63–65]。大肠梗阻术后死亡的预测因素包括年龄超过 70 岁、ASA 评分 3～4 分、出现近端结肠损伤、术前存在肾功能不全 [66]。过去 20 年间结肠腔内治疗取得一定进展，因其存在一些优势，在包括暂时缓解梗阻，作为择期手术的过渡等方面具有一定优势。

(1) 右侧结肠或横结肠梗阻：累及盲肠至结肠脾曲的梗阻可采用（扩大）右半结肠切除、一期回结吻合。对于结肠肿瘤引起的梗阻，只要可以达到肿瘤学根治，就应该行标准根治术，可以一期恢复肠道的连续性[58]。对急诊手术行一期回结吻合患者，文献报道的吻合口漏发生率为 2.8%～4.6%[58]。但是，如果患者手术时存在血流动力学不稳定和（或）粪性腹膜炎，应行右半结肠切除、末端回肠造口，以防这些状态不佳的患者出现吻合口漏。

(2) 左侧结肠梗阻：远侧结肠梗阻的外科治疗在过去 60 年来从三期手术（近端结肠造口、二期切除、三期造口还纳）演变为一期手术。研究表明分期切除手术不能改善生存，反而与较高的并发症发生率和死亡率有关[57, 58, 67–69]。近年来由于技术的进步，包括腔内支架的出现，导致左侧结肠梗阻的治疗策略发生了很多改变[57, 58, 64, 68–70]。这导致远侧结肠肿瘤梗阻的治疗多样化，包括以下这些方式。

(3) 一期或分期手术：传统上，急性梗阻推荐三期手术（近端造口、肿瘤切除、造口还纳）以降低死亡率。然而 2004 年 Cochrane[71] 数据库回顾研究及 Kronborg[72] 的一项随机研究并没有发现先造口的手术较直接切除有优势。

Kronborg[72] 报道了 121 例患者接受三期或二期手术，大部分是肿瘤导致的梗阻。两组死亡率相似（13% vs. 12%）。但是，三期手术的患者仅有 6% 最后是永久性造口，而最初接受 Hartmann 手术的患者永久性造口率为 28%，没有患者接受一期手术。其他研究报道一期切除吻合的病例死亡率类似，吻合口漏发生率低[73, 74]，而分期手术患者永久性造口率高[77, 78]。需注意的是，分期手术患者在第二或第三次手术时也存在并发症率和死亡率。此外，总体上住院时间也长于直接吻合患者。

虽然关于一期和分期手术比较的数据显示一期手术具有优势，但目前的数据都存在潜在的偏倚。外科医生倾向于对年轻、较健康的患者行一期切除吻合，因此相应的分期手术的患者其临床结果显得较差。2004 年 Cochrane 数据库回顾比较大肠梗阻一期和分期切除手术的研究，未发现任何值得纳入分析的研究。结果并不确定，没有证据推荐一期还是分期手术。结论认为，不大可能开展大样本的研究来明确这个问题[75]。

在左半结肠病变导致梗阻或穿孔行急诊手术时，Hartmann 手术是最常用的术式[57, 66, 72, 79]。急诊手术时，Hartmann 手术相对简单，因为其避免了吻合口相关的并发症，需要较少的结直肠外科专科经验，也推荐用于高风险的患者[70, 75]。

目前，分期手术（先近端造口、后期进行切除）倾向用于中低位直肠癌导致的梗阻，因此如果需要肿瘤降期，可有时间进行新辅助治疗，随后进行择期切除。近端转流性造口也用于肿瘤无法切除，或者身体条件不适合大手术、无结肠穿孔的患者。对无其他并发症的左侧梗阻性大肠癌，一期切除吻合是首选治疗，并发症发生率和死亡率较低、较为安全[57]。但是，如果存在粪性腹膜炎、休克、严重脓毒症、ASA 评分 4 分及肿瘤腹膜扩散，Hartmann 术是首选，它避免了一期吻合相关的并发症。

(4) 术中灌洗和机械性减压：术中结肠灌洗需要暴露狭窄近端的结肠，常需要游离结肠肝曲、脾曲。切除病灶后，通过近侧结肠残端接密封塑料套，后者开口接桶，排空近端结肠。采用一根膀胱导管，经阑尾作荷包缝合后插入，对阑尾已切除的患者可以在肠壁作个小切口置管，末端回肠以肠钳夹闭防治液体反流至小肠。以 6～8L 的温盐水经导管进行灌洗，直至排出液清亮[58]，这个过程需要 20～60min。灌洗完成后，根据医生的决定可以选择肠吻合，也可以近端保护性造口。结肠灌洗确实延长了手术时间，也增加了粪便污染腹腔的风险。

人工减压也需要上述类似的步骤。不采用灌洗的方式，通过手工挤压肠腔内的粪便促进结肠排空。这样反复操作，直至肠腔内固体、液体、气体等所有内容物排空[58]。

过去相信，肠道准备对吻合的安全性至关重要，这也加强了三期手术的合理性[80, 81]。术中结肠灌洗是为良好吻合创造条件的第一步。该技术于 1968 年由 Muir 首次报道[82]，Dudley 等也作出了贡献[83]。现在情况有所改变，由于认识到肠道准备可能反而有害[84]，因此急症手术中是否需要肠道灌洗存在疑问。两项研究比较了人工减压和术中灌洗，一项前瞻性随机研究报道两组结果无显著差异[85]。在另一项研究中，唯一有意义的区别是灌洗组手术时间增加[86]，较人工减压组多 25min。

Trompetas 等[70]于 2004 年进行了一项系统性回顾，结果表明没有证据支持结直肠手术前肠道准备能降低吻合口漏的发生率。Ortiz 等[87]报道没有术中灌洗的情况下，可以安全地进行一期切除吻合。总的来说，对左侧结肠梗阻的患者，人工减压和术中灌洗同样有效，这两种技术的选用取决于外科医生，但并不重要[57]。

目前没有研究显示一期切除吻合需要常规作转流性造口，也没有指南提示哪种情况下值得转流。

(5) 结肠次全切除或节段性切除： 如果选择的话，结肠次全切除和节段性切除同样有效、安全[57]。SCOTIA 研究[88]随机比较了结肠次全切除与术中灌洗后节段性切除一期肠吻合，两组总共 91 例患者，死亡率、吻合口漏发生率均无明显差异，住院时间也相似。唯一有差异的是肠功能，次全切除组较节段性切除组排便次数更多，应用止泻药更多。虽然随时间推移肠功能会改善，但两组在术后 4 个月比较仍存在显著差异。

结肠次全切除的优点是切除了没有术前准备的扩张结肠，这部分结肠可能包含了透壁缺血肠段或术中没有发现的同时性多原发肿瘤。然而，节段性切除具有更好的肠功能和生活质量，并发症发生率和死亡率也可接受，分别为 7% 和 2%[70, 88, 89]。但是，如果存在盲肠穿孔、缺血或者结肠同时性多原发癌，应该选择结肠次全切除术。

(6) 肠腔内支架置入作为手术过渡： 最近的争议围绕一期手术切除和结肠支架应用。结肠支架置入可作为左半结肠梗阻患者手术的过渡，将急诊开腹、结肠造口手术转变为择期、可能腹腔镜下手术，一期切除吻合（或转流性造口）（图 29-8）[62]。对经验丰富的医生，支架置入的成功率较高（83%～100%）[91, 92, 93]。但是，支架有发生并发症的风险，包括出血（5%）和穿孔（4%）[93]。支架也可发生移位，使其失去疗效，发生率为 5%～10%[92, 93]。支架置入的死亡率为 0%～1%，主要继发于肠穿孔。总体上，支架置入可使 85% 的病例过渡为择期手术[92–95]。

Pirlet 等[96]设计了一项研究来验证以下假说，即结肠切除手术前先置入支架较急诊切除手术，可以降低造口率、减少并发症发生率和死亡率。结果显示，结肠支架后仅 40% 梗阻缓解，并发症发生率较高（50%）。支架组和直接手术组的造口率分别为 43% 和 57%。该项研究中，有相当高比例的患者在支架置入后未实现梗阻缓解，导致本研究提前终止。

另外一项结肠支架的研究中，van Hooft 等[97]采用总体健康状况作为主要评价指标。两组并发症发生率、死亡率及总体健康状况均无差异。急诊手术组造口率显著高，但是支架组吻合口漏的发生率是急诊手术组的 5 倍。由于支架组相当高的并发症发生率，该研究被终止。

Ho 等[98]进行了一项研究，结果支架组较急诊手术组的并发症发生率降低了 40%。支架置入的成功率略高于 50%，造口率较急诊手术组低。

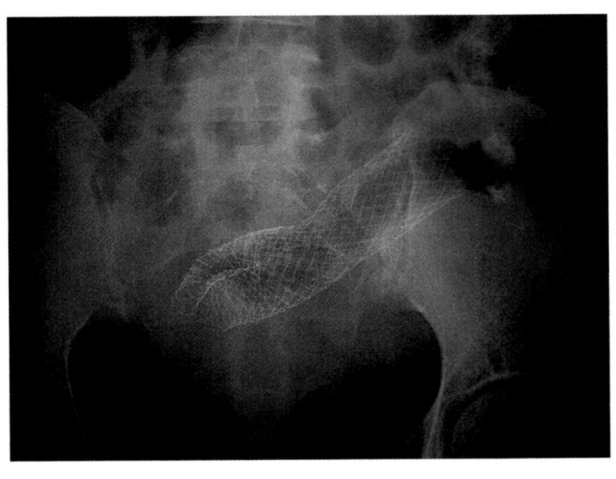

▲ **图 29-8** 结肠腔内支架跨越乙状结肠癌狭窄处

支架组总体并发症发生率较急诊手术组低，主要区别在于尿路感染和腹壁感染。两组需要手术干预的重大并发症发生率无差异，支架组 10%、急诊手术组 11%。

Iversen 等报道两组的总体生存率、肿瘤学结果无差异[99]，但支架组淋巴浸润的发生率较高[100]。

Tan[101] 等进行了一项荟萃分析，结论两组无显著差异，但支架组造口率低。术后死亡率、并发症率、吻合口漏发生率均相似。

一项仅入组多中心随机对照研究的系统性回顾荟萃分析中[102]，支架置入组梗阻的缓解率为 52.5%，急诊手术组为 99%。支架组术后 30d 并发症发生率为 48.4%，急诊手术组为 51%。30d 死亡率两组类似，支架组 8.2%，急诊手术组 9.0%。支架组一期切除吻合的成功率 64.9%，而急诊手术组为 55.0%。支架组吻合漏发生率 9.0%，急诊手术组为 3.7%。

最近，最大规模的多中心随机对照结肠支架研究（CReST）的初步结果显示，支架缓解梗阻的成功率为 82%，显著降低了造口率（急诊手术组 69%、支架组 45%）。2009—2014 年，从 39 家单位共 246 例患者进行了随机分组，98% 的患者按计划入组。92% 的患者接受根治性手术。支架组和急诊手术组术后 30d 死亡率分别为 5.3%、4.4%[103]。

比利时一项研究纳入了 97 例结肠肿瘤支架置入后再外科切除手术患者，随访了 10 年[104]。由两位有经验的胃肠医生放支架，置入成功率 95%，支架移位率 9%，穿孔率 14%。1 年、3 年、5 年、10 年的生存率分别 96%、66%、55%、41%。上述结果数值上略高于比利时癌症数据库中结直肠癌的总体生存率，但统计学无差异。结论认为，对可切除性结直肠癌引起的肠梗阻，先置入结肠支架过渡再手术可能影响肿瘤学结果，尤其因存在穿孔等支架的并发症风险。

(7) 开腹或腹腔镜切除：肠梗阻患者腹腔镜手术技术上较难，常不采用。然而，随着经验的积累及新器械的研发，腹腔镜手术可以应用于一部分结肠梗阻的患者[105]。

(8) 姑息性治疗

① 支架置入：支架置入可用于治疗不可切除性结直肠癌导致的肠腔狭窄。金属支架置入的成功率为 80%～100%，症状缓解率超过 75%[106, 107]。虽然大多数患者症状缓解，但再次狭窄也比较常见，多由于肿瘤生长进入支架。如果再次狭窄，可以通过置入另一个支架或内镜下扩张治疗。支架内肿瘤生长也可以采用激光治疗[106, 107, 108]。

Xinopoulos 等[109] 报道了 30 例无法手术的肿瘤梗阻患者，随机分配至结肠支架组和近端转流性造口组。两组的花费没有差异，支架置入的成功率为 93%，住院时间短、生活质量好。

有一些研究比较了这些姑息性治疗患者采用支架置入和姑息性手术的生存情况[110]。对转移性不可切除肿瘤患者，多项研究显示支架组住院时间短、造口率低、可早期开始化疗[111, 112]。但是，Lee 等[111] 和其他研究显示原发肿瘤切除组较支架置入组预后更好。平均生存率切除组为 15.9～23.7 个月，高于支架组的 4.4～7.6 个月。

这些关于转移性不可切除性大肠癌的研究设计均不太理想，因为缺少一致可比较的患者入组和治疗方案。然而，支架置入对很多患者是一种易行的治疗选择，疗效和缓解症状方面结果不错。

② 局部治疗：对姑息性治疗患者，结直肠肿瘤激光治疗可作为一种手术的替代疗法。该方法可以治疗出血、缓解梗阻症状，也可用于支架置入后肿瘤再生长的辅助治疗。Gevers 等[114] 开展了一项大型回顾性研究，9 年间共 219 例患者，198（90.4%）例患者的症状缓解。对梗阻性和环周型病变需要多次治疗。5 例患者因激光治疗死亡。

冷冻治疗对姑息性治疗的直肠癌患者也有帮助[115]。直肠出血、黏液便等局部症状的控制率为 62%。16% 的患者得到中度的症状缓解，22% 的患者无改善。该治疗主要用于低位直肠癌，尤其是急性梗阻症状缓解后的患者。

③ 手术：对存在严重并发症不能耐受切除手术的，以及存在广泛转移的患者，回结肠吻合或者结肠 – 结肠短路手术可以缓解症状。另一种替代选择是行转流性回肠或结肠双腔造口。进行手术干预应考虑到较高的并发症发生率和死亡率，采用腹腔镜技术行肠造口可以降低相关风险。

(9) 特殊情况

结肠扭转：腹部 X 线片可见扩张的结肠襻如咖啡豆，或像弯曲的轮胎伸向上腹部，有时位于横结肠之上，被称为“北方暴露征”（图 29–9）[116, 117]。钡灌肠及 CT 有助于诊断结肠扭转（图 29–10）。在结肠扭转点，水溶性造影剂在梗阻位置可见光滑逐渐变窄，称为“鸟嘴征”[116, 117]。

乙状结肠扭转常可通过插管排气或软乙状结肠镜（结肠镜）解除扭转。复位成功后，肛管应该保留 1～3d，使结肠持续减压[118]。如果复位失败需要剖腹手术，因为存在结肠缺血和穿孔风险（图 29–11）。对盲肠扭转，通过结肠镜复位并不可靠，而且存在较高的并发症风险。因此，盲肠扭转的内镜复位通常不推荐[119]。一旦诊断明确，应考虑剖腹探查术（见第 28 章）。

乙状结肠扭转经减压技术复位后复发率为 90%，所有患者如身体条件允许后应考虑确定性的手术治疗，因为穿孔的风险达 25%～35%[120]。手术选择乙状结肠切除一期吻合，可防止冗长结肠扭转复发[118]，术中肠道灌洗不是必需的。其他手术方式包括 Hartmann 术、双腔造口的 Paul–Mikulicz 术，或者结肠次全切除、回肠乙状结肠

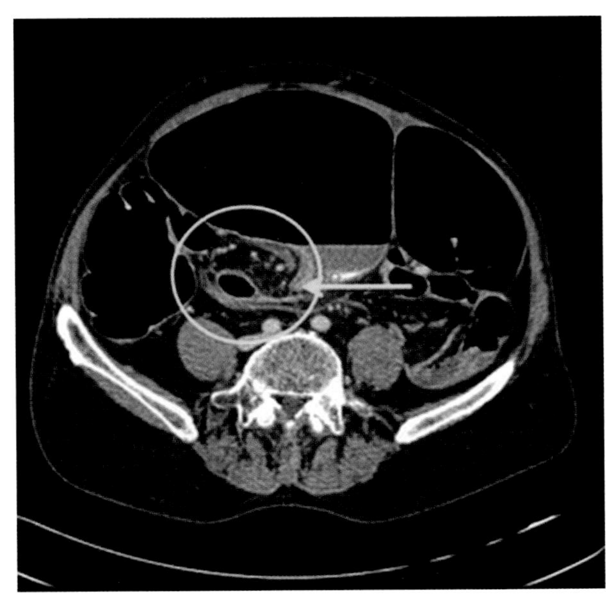

▲ 图 29–10　CT 提示乙状结肠扭转典型的旋转征（黄色圈和黄箭）

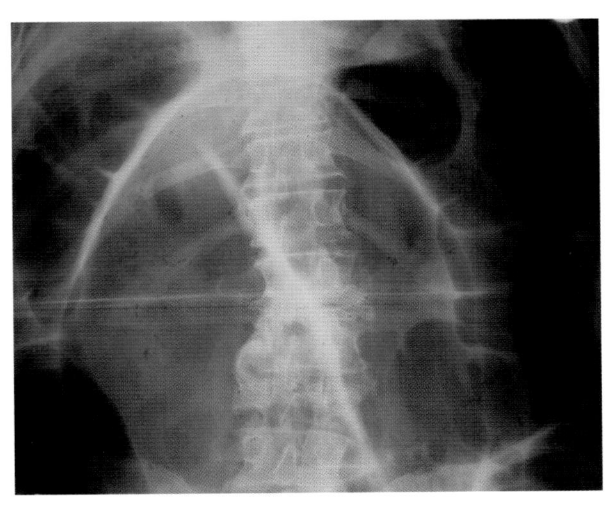

▲ 图 29–9　腹部 X 线提示乙状结肠扭转，扩张的乙状结肠肠襻突向上腹部

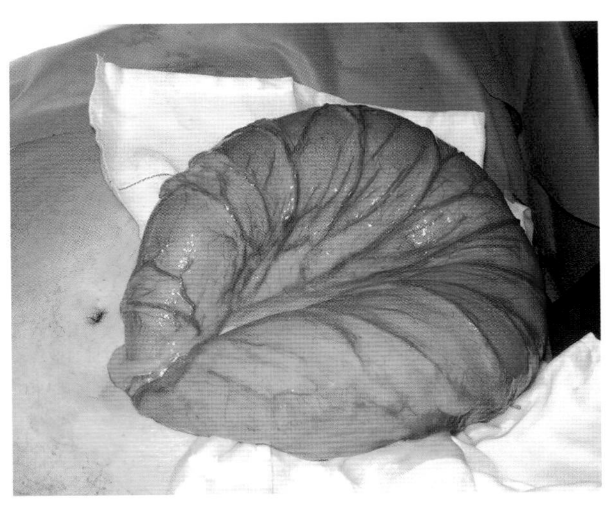

▲ 图 29–11　乙状结肠扭转术中图片

吻合。手术方式的选择应该个体化，取决于患者的身体条件和残余结肠情况。不切除肠管的手术包括单纯复位、乙状结肠固定、乙状结肠系膜固定术等，在防止扭转复发方面均劣于乙状结肠切除。但对盲肠扭转，扭转复位、盲肠固定、盲肠造口，以及节段性结肠切除都可能是合适的选择 [119]。

如果患者不适合行切除性手术或者全麻，经皮内镜下乙状结肠固定术可作为微创的治疗选择。但是，在开始之前，乙状结肠襻必须减压并复位。冗长的肠管采用 2～3 根内镜下经皮胃造瘘管或者其他腹壁固定器械三角固定 [121]。

三、非机械性肠梗阻（假性肠梗阻）

非机械性肠梗阻或者假性肠梗阻以肠蠕动障碍为临床特征，和肠梗阻表现类似，但没有明显的机械性梗阻病因。临床表现为急性、亚急性或慢性，大肠和小肠都可累及，其确切的病理生理机制尚不明确。广义上包括了较为广泛的情况，从简单的便秘到慢性假性肠梗阻等更为严重、复杂的情形。

（一）急性假性肠梗阻（Ogilvie 综合征）

1994 年，Ogilvie[123] 首先描述了结肠急性假性梗阻，结肠广泛扩张但没有机械性梗阻病因。这种情况常见于重症患者或者外科术后患者，也有其他的命名如肠梗阻（ileus）[124]、结肠梗阻（colonic ileus）[125]、急性结肠假性梗阻等。不幸的是，这些命名常交相应用导致混淆。Ileus 是指动力不足，而肠假性梗阻是指不协调的收缩和蠕动抑制。肠假性梗阻的机制尚不清楚，许多人认为与骶副交感神经功能障碍有关 [126, 127, 128]。推测 S_2～S_4 神经的正常传导受阻，导致功能性梗阻。事实上，结肠急性假性梗阻是肠动力不足的一种形式，常开始于横结肠远段，远段横结肠塌陷，肠腔内有少量气体，而近端结肠功能正常。这和全消化道的动力不足不同，这种情况下小肠、结肠和直肠均扩张并积气。急性假性肠梗阻的病理生理可能包括以下几点。

(1) 有害刺激影响了内脏神经传入，抑制了蠕动反射。

(2) 交感神经和副交感神经传入均受到过度刺激，导致肠缺少收缩和舒张。

(3) 抑制性神经元释放一氧化氮，减少了肠舒张。

(4) 内源性和外源性阿片类物质使外周阿片类受体受到过度刺激，导致情况恶化 [122]。

Ogilvie 提出，肠道交感神经支配阻断、副交感神经无拮抗导致“肠痉挛”和结肠扩张 [123]。将近 20 年后，Catchpole 认为，支配肠道的交感输入增加是导致术后肠梗阻的主要机制 [124]。他先用交感阻滞药物胍乙啶、然后用乙酰胆碱酯酶抑制药新斯的明来验证他的假说。实验证明，肠梗阻的主要原因是肠交感神经支配占主导。随后，其他研究也有相似结果支持该理论 [129]。

有很多情况可以导致结肠急性假性梗阻（表 29–2）。通常见于 60 岁以上的老年男性。他们中

表 29–2　大肠急性假性梗阻的病因

急性结肠假性梗阻的原因
1. 手术
a. 腹腔内感染
b. 腹腔、盆腔手术
c. 器官移植
d. 胸部及心血管手术
e. 外伤、骨折
f. 烧伤
g. 开颅手术
h. 剖腹产和子宫切除术；怀孕并发症和正常怀孕
2. 疾病
a. 恶性肿瘤
b. 心肺疾病如肺炎、心梗、心力衰竭、阻塞梗阻性肺病
c. 代谢异常
d. 帕金森病、多发性硬化及老年痴呆
e. 器官衰竭
f. 酒精中毒
g. 药物如镇痛药、抗胆碱酯能药、抗帕金森病药、滥用泻药

的大多数患有需要住院的严重疾病。3%～15% 的患者可出现急性假性结肠梗阻导致的盲肠自发穿孔，死亡率 50%[130]。通过内脏神经局部刺激抑制性神经反射可以导致肠梗阻。内脏神经提供了传入和传出两条通路[131]。手术中触摸处理肠管可导致炎性介质释放增加，如细胞黏附因子 1（ICAM–1）、单核细胞趋化蛋白 1（MCP–1）、诱导型一氧化氮合酶（iNOS）、环氧化酶 2（COX–2）mRNA，也有大量单核细胞肠壁浸润[132]。术后肠梗阻的严重程度与肠道的炎性反应程度有关[133, 134]。几项研究[134, 135]显示，增加阿片类药物使用的频率治疗术后疼痛，会提高手术的炎性反应，加重术后肠梗阻，从而可能导致急性假性肠梗阻。

（二）慢性假性肠梗阻

慢性假性肠梗阻（CIPO）是一种少见的疾病，可能有三种发生机制：①潜在的神经病变（累及肠神经系统和肠外神经系统）；②肌肉病变（累及平滑肌）；③肠 Cajal 细胞（ICC）病变。慢性假性肠梗阻的发病机制与胃瘫有类似。该病可发生于年轻和儿童患者，约 20% 的成人慢性肠衰竭由其导致[136]。

许多慢性假性肠梗阻病例是先天性的[137]。通常表现为散发性发病，但也有家族性发病的，呈常染色体显性遗传、常染色体隐性遗传或 X 连锁隐性遗传[138]。其他可继发于各种疾病（见表 29–3）。大多数成人慢性假性肠梗阻为散发、继发性的，而大多数儿童病例为原发、散发性的。

在某些疾病，肠神经肌肉系统多个因素受累。例如，硬皮病在累及平滑肌导致肌肉病变前，存在内源性神经病变期。与此相似，线粒体细胞病和淀粉样变性病首先出现神经病变，随后出现肌肉病变。而糖尿病患者外周神经和肠 Cajal 细胞均受累。

先天性儿童慢性假性肠梗阻患者的预后非常差，1 岁患者的死亡率达 10%～25%[139]。病史 10 年的成人患者死亡率为 20%～30%[140]。许多患者最终需要长期的家庭肠外营养，因为 80% 的儿童患者和 1/3 的成人患者会出现营养不良[139]。

胃肠道的任何部分都可以被累及，但如果累及小肠症状会恶化[141]。慢性假性肠梗阻的症状和急性假性肠梗阻类似。一项 20 例患者的研究显示，出现症状的中位年龄是 17 岁，范围从出生后 2 周至 59 岁[142]。这提示慢性假性肠梗阻的发病人群不一，而急性假性梗阻大多数发生于衰弱患者。

圣马克医院的一项研究显示，腹痛症状的发生率为 80%、呕吐 75%、便秘 40%、腹泻 20%。

表 29–3　继发性慢性假性肠梗阻的原因

自身免疫性疾病	硬皮病、皮肌炎、狼疮、混合结缔组织疾病、类风湿性关节炎
内分泌疾病	糖尿病、甲状腺功能低下、甲状旁腺功能低下、嗜铬细胞瘤
神经源性疾病	脑卒中、脑炎、基底核钙化、继发于中枢神经系统肿瘤的副肿瘤综合征、支气管类癌及平滑肌肉瘤、帕金森病、多系统萎缩、先天性巨结肠病、神经纤维瘤病
肌源性疾病	肌强直性营养不良、系统性硬化、结蛋白肌病、进行性假肥大性肌营养不良
感染	克氏锥虫病、EB 病毒、巨细胞病毒
药物	可乐定、吩噻嗪类、抗抑郁药、抗帕金森药、抗肿瘤药、支气管扩张药、蒽醌类
其他	先天性结缔组织发育不全综合征、空肠憩室病、淀粉样变性、小肠吸收不良症、线粒体神经胃肠脑病、放射性肠炎

在发病间隔期，患者可能没有任何症状，但这种时期很少。通常，患者发病持续时间较长，包括持续恶心、呕吐、体重下降、弥漫性腹痛腹胀及便秘。细菌的过度增殖可导致腹泻或者脂肪泻。上消化道的症状如吞咽困难也偶有报道。所有这些症状都提示近端及远端肠道传输延长[136, 143]。随着疾病的进展，最终营养不良和吸收不良的症状体征越来越明显。由于进食会加重消化道的症状，患者倾向于避免进食，导致营养情况继续恶化。

接诊可能是本病的患者时，正确的诊断依赖全面的检查、尝试促动力药、甚至手术干预。怀疑本病时，需要进行各种实验室检查排除继发性疾病。包括全血细胞计数、血电解质、血糖、血钙、血镁、血磷、血白蛋白、甲状腺功能测定、凝血功能及炎性标志物（如血沉和 C 反应蛋白）。此外，一些特殊检查有助于明确慢性假性肠梗阻的原因，如空腹皮质醇、抗核抗体、抗双链 DNA 抗体和 SCL-70 测定等，以明确硬皮病或系统性硬化病。如诊断副肿瘤综合征，应检测抗 Hu 抗体[144]。

小肠测压也有助于诊断本病，因为机械性梗阻和功能性梗阻的压力结果不同。也有助于鉴别肌源性还是神经源性动力障碍。但是该检查并不常见，结果的特异性低。因此，只能作为辅助诊断，尤其对诊断不清的患者[141]。累及结肠的患者通常表现为结肠慢传输。肛肠测压常提示感觉缺失、肛管直肠抑制反射消失、静息压和收缩压下降。

肠壁全层活检已经很少采用，因为其并不有助于诊断，而且是有创的。对肌源性病变，活检提示平滑肌萎缩，而对神经源性病变可见到神经变性的表现。此外，活检也可发现淀粉样变、淋巴瘤的证据，以及主要见于原发性系统性硬化病的纤维化表现[145]。最近，由于组织病理及分子病理的进展，以及腹腔镜技术的广泛应用，提高了本病诊断的准确性。对存在不明原因严重消化道动力障碍，且对药物治疗无反应的患者，推荐进行有创的检查[138, 142]。

（三）治疗

1. 急性假性梗阻

结肠急性假性梗阻如果潜在病因去除，具有自限性。但等待病情自行缓解并不推荐，因为结肠扩张可持续存在。扩张结肠内的气体是吞咽的气体，因此，治疗的第一步是留置胃管。所有可能加重病情的药物应该停用，尤其是阿片类药物，纠正液体和电解质失衡。治疗的主要目的是防止盲肠穿孔。通常认为，发生盲肠穿孔危险的直径是 12cm[128]。

肠镜下减压治疗的有效率为 85%～88%，并发症少[127, 128, 146]，但应该由有经验的内镜医师进行。急性假性梗阻行结肠检查的穿孔率为 1%～3%[147]。术前不需要进行肠道准备，尽量减少注气。结肠镜的目的是插镜至右侧结肠、放置减压管，退镜时尽量吸走肠腔内的气体。由于病情复发，可能需要反复进行以上操作[128, 146]。Tsirline 等[148]回顾性报道了 10 年内 100 例患者，结论认为结肠镜减压疗效优于新斯的明，无论是进行一次治疗后（75.0% vs. 35.5%；P=0.0002）还是两次治疗后（84.6% vs. 55.6%；P=0.0031）。目前，随着内镜技术、经验的进一步提高，对于保守治疗无效的患者，内镜减压治疗的疗效与新斯的明输注或皮下注射相当。

肠动力药如红霉素[149]、甲氧氯普胺[150]及西沙比利都显示疗效不确定性及不可预测性。西沙比利由于可导致心律异常而于 2000 年被市场撤回[151]。最近，由于急性假性梗阻和阿片类药物的关系，μ 阿片受体阻断药如甲基纳曲酮[152]、爱维莫潘[153]受到关注。一项个案报道显示，甲基纳曲酮有效缓解了一位阿片类药物使用患者的急性假性梗阻[152]。一项 133 例患者的双盲研究显示，甲基纳曲酮对阿片类药物引起的便秘有效[154]。还有研究显示爱维莫潘对治疗术后肠梗阻有效[153]，但尚没有研究证明其是否对急性假性梗阻有效。因此，需要进一步的研究来明确这些药物的有效性和安全性[155–158]。

新斯的明具有显著的疗效，被推荐作为一线治疗。它是拟副交感神经药物，剂量为 2.0～2.5mg，3min 内静脉使用 [130, 159]。通常数分钟内会有反应，大量排气后可有严重的腹部痉挛。因为可出现心律失常及低血压，治疗应该在密切监护下进行。同时，阿托品应该准备好以防出现心动过速。对正在使用 β 受体阻滞药、酸中毒、最近有心梗史的患者不应使用新斯的明，对存在肾功能不全、支气管痉挛的患者也是禁忌。对病程较长及复发性急性假性结肠梗阻，可能提示腹腔内存在并发症，如脓肿、腹膜炎，应该进行进一步评估。

Ponec 等 [155] 开展了一项小型前瞻性随机研究评估新斯的明对急性假性结肠梗阻的疗效。研究纳入 21 例患者，所有患者都存在腹胀及影像学证实的结肠扩张，盲肠直径至少 10cm 以上、保守治疗 24h 以上无效。患者被随机分配至 2.0mg 新斯的明静脉输注组（n=11）或者生理盐水对照组（n=10）。新斯的明组中 10 例得到了结肠减压，而对照组无一例缓解（$P < 0.001$）。平均反应时间为 4min（3～30min）。副作用包括腹痛、流涎及呕吐。2 例患者出现心动过速需要阿托品治疗。

在使用新斯的明前一定要排除机械性梗阻。如果存在可疑，应进行灌肠消化道造影或 CT 检查。灌肠造影可能会有治疗作用 [156]。如新斯的明和（或）结肠镜减压后复发，一项包括 25 例患者前瞻性、随机对照研究显示，口服聚乙二醇可以防止复发，口服聚乙二醇的研究组无复发，而对照组 33% 复发 [157]。最近一项研究中，对 7 例复发性假性梗阻患者，另一种药物吡斯的明（长效胆碱酯酶抑制药）缓解了症状 [158]。

如果盲肠直径超过 12cm、非手术治疗无效，可考虑盲肠插管造口。传统使用的膀胱造瘘管由于管腔细不适合使用，气管内导管更为合适 [156]。很少有必要进行横结肠造口。结肠切除仅在结肠缺血、穿孔时采用，这种情况下手术方式的选择取决于结肠受累的节段、长度。腹腔镜下盲肠插管造口也是一种选择 [159]。

2. 慢性假性梗阻

慢性假性梗阻的保守治疗和急性梗阻类似。如果慢性假性梗阻的诊断明确（常在数年后），治疗包括营养支持、药物治疗和外科干预。治疗目的包括最大程度改善营养、恢复消化道动力、减少细菌淤滞引起的并发症。对继发性慢性假性梗阻，应该明确其病因病进行治疗。

慢性假性梗阻患者应由专业人员进行全面正规的营养评估。只要能耐受，尽可能采用口服补充营养。任何营养素的缺乏均应该纠正，采用少量多餐的方法（每天 5～6 次）。高脂肪、高纤维素食物应该避免，增加流质热量和蛋白质摄入。营养补充剂可以作为辅助治疗，尤其对营养不良的患者。是否能保持口服营养摄入是慢性假性梗阻生存独立预测因子 [140]。

如果口服饮食不能保证足够的营养需求，应该考虑肠内营养。Scolapio 等 [160] 进行了一项回顾性研究，证实慢性假性梗阻可以通过鼻饲标准的非要素配方膳食维持营养状态。鼻胃管或者鼻空肠管可以作为长期的肠内营养通道，无明显不适。如果存在胃排空障碍，可以通过置管小肠来绕过胃。持续鼻饲或者周期性鼻饲（夜间 12h 持续喂食）较短期大量鼻饲更容易耐受。除非肠内营养不够，肠外营养只作为最后的补救办法，因为肠外营养有许多并发症，包括蜂窝织炎、脓毒症、血栓形成、非酒精性脂肪肝及胰腺炎 [140]。但是，由于疾病的逐渐进展，大多数慢性假性梗阻的患者最终需要肠外营养。即使对这样的患者，仍然建议尽最大可能口服营养 [140]。

胃肠减压、肛管及内镜有时用于扩张肠管的减压，对有些患者能缓解症状。有时，肠造瘘管也用于扩张肠管的减压，一些病例采用 J 型营养管 [161]。外科置入胃造瘘管可以将患者每年的住院次数从 1.2 次减少到 0.2 次 [162]。但目前没有相关研究或指南建议何时该进行这些治疗。

不管潜在病因是肌源性还是神经源性，所有慢性假性梗阻的患者均存在某种形式的胃肠道动力紊乱。有许多促动力药用于改善消化道动力。然而，目前少有研究能证明这些药物对慢性假性梗阻具有充分的疗效。患者发病时有阵发性恶心、呕吐，几乎每天发生，没有哪个药能持续控制这些症状。

肠蠕动的停止可导致细菌过度繁殖和腹泻，如果没有得到充分治疗可导致吸收障碍、体重下降以及多种维生素缺乏。为治疗腹泻及细菌过度繁殖相关症状，轮换使用抗生素是改善营养状态的一种途径。目前没有研究明确哪种抗生素疗效最佳，可以给患者每月使用 1 周左右不同的抗生素，共 5～6 个月 [163]。

腹痛是慢性假性肠梗阻最常见的症状 [136, 142]。多数患者最终需要阿片类药物缓解疼痛。在安慰剂对照研究中，普卢卡比利 [164] 和生长抑素 [165] 都具有相当的镇痛作用。三环类抗抑郁药和五羟色胺－肾上腺素再摄取抑制药也被应用，但可以导致便秘和困倦等副作用。因此建议从低剂量开始逐渐增加剂量使用。另外一种常用药物是 μ 阿片受体激动药曲马朵，该药较其他阿片类药物较少引起便秘。如果患者使用了阿片类药物，应该注意其便秘的副作用，以及长期使用后的耐药。一项关于儿童先天性慢性假性肠梗阻的研究评估了经皮丁丙诺啡（一种 μ 阿片受体部分激动药及 κ 和 δ 阿片受体拮抗药）的疗效。75% 的儿童得到了持续缓解，无患儿需要使用高剂量治疗 [166]。

对严重慢性假性肠梗阻、伴有肠外营养并发症危及生命的患者，小肠移植被认为是一种治疗选择 [167]。约 9% 全小肠移植的患者是因慢性假性肠梗阻，包括成人和儿童。根据目前联合器官共享网的数据，因功能性疾病接受小肠移植的儿童，1 年、5 年生存率分别为 75%、57%[168]。

第 30 章　肠系膜血管疾病

Mesenteric Vascular Diseases

David E. Beck　Philip H. Gordon　著

佟伟华　张振宇　译

傅传刚　校

摘要：肠系膜血管疾病可导致小肠或大肠损伤，在 65 岁以上和接受主动脉－股动脉分流术的患者中发病率分别为 18% 和 70%，解剖学及临床症候群表现多样。常见的急性肠系膜缺血的病因包括动脉闭塞（50%）、非闭塞性肠系膜缺血（20% ～ 30%）、静脉闭塞（5% ～ 15%），以及嵌顿疝、肠扭转、肠套叠和肠粘连等多种非血管源性疾病。因此，认识和了解这些不同病因的共同解剖学和生理学原理是十分重要的。

关键词：肠系膜血管疾病，肠缺血，肠系膜上动脉栓塞，肠系膜上动脉血栓形成，非闭塞性肠系膜缺血和梗死，肠系膜静脉血栓形成，主动脉、髂动脉损伤，体外循环，恶性肠梗阻，缺血性直肠炎

一、概述

肠系膜血管疾病是指由各种原因引起血流量减少、缺血缺氧和营养运送障碍所致的小肠或大肠损伤。其在 65 岁以上患者和接受主动脉－股动脉分流术的患者中发病率分别为 18% 和 70%[1]。这类疾病呈多样化表现，既可如肠系膜上动脉（SMA）栓塞解剖学明确和临床症状典型，亦可如缺血性结肠炎无特征性和规律性表现可循。常见的急性肠系膜缺血的病因包括动脉闭塞（50%）、非闭塞性肠系膜缺血（20%～30%）、静脉闭塞（5%～15%），以及嵌顿疝、肠扭转、肠套叠和肠粘连等多种非血管源性疾病[2]。从临床的角度来审视这些疾病非常重要，因为不同患者往往需要采取个体化的临床诊治路径，认识和了解这些不同病因的共同解剖学和生理学原理同样重要。

二、血管解剖

肠道具有广泛而交叉的供血系统，平均血流量为 1500～1800ml/min，在进餐和运动过程中，还可以发生宽泛的适应性变化。肠道循环由三条主干血管供血包括腹腔干、肠系膜上动脉（SMA）和肠系膜下动脉（IMA）。髂内动脉由于在乙状结肠水平发出侧支循环提供重要血流来源，故也被认为是肠道供血系统的组成部分。

腹腔干发出脾动脉、肝总动脉和胃左动脉三条主干。腹腔干和肠系膜上动脉系统的侧支循环大部分通过胰十二指肠动脉弓实现，少部分通过胰背动脉完成。胰十二指肠动脉起始自肝总动脉的分支胃十二指肠动脉，进一步发出胰十二指肠上前动脉和上后动脉两大分支。胰十二指肠动脉弓沿十二指肠行走于十二指肠胰腺则与胰腺之间，并最终与发自肠系膜上动脉的胰十二指肠下

动脉汇合，该动脉弓可在缺血性疾病中发生显著扩张。另一条交通血管胰背动脉一般发自脾动脉和肝总动脉，横跨胰腺并在下方通过结肠中动脉汇入肠系膜上动脉系统。

肠系膜上动脉发出其第一分支胰十二指肠下动脉后，通过独立的肠系膜动脉为整个空回肠提供实质上的血供。而在远端回肠水平，粗大的回结肠动脉负责滋养末端回肠和盲肠。升结肠和横结肠主要由肠系膜上动脉近端分支供血，右结肠动脉起始自肠系膜上动脉中段滋养升结肠。由于结肠中动脉主干发自肠系膜上动脉的最近端然后分为左右支，因此在肠系膜上动脉栓塞中受累的情况往往不多见。

结肠中动脉左支沿左侧横结肠、结肠脾曲和降结肠，横向走行于结肠系膜并最终在降结肠中段水平与肠系膜下动脉汇合。肠系膜下动脉沟通左结肠动脉和肠系膜上动脉的交通支被称之为边缘动脉弓、Riolan 动脉弓、中央吻合动脉弓或完全的肠系膜动脉弓。这些动脉弓一般包括 2～3 支吻合动脉[3]，其解剖和命名已在第1章中讨论。肠系膜下动脉也发出乙状结肠血管和直肠上血管，其中后者还可通过直肠中、下血管沟通髂内血管系统（见第 1 章）。

一般来说，腹腔干、肠系膜上、下动脉中的任何血管急性栓塞，都可以导致不同程度的急性肠道梗死；三支中的一支或多支血管慢性闭塞则不一定引起损伤，这较大程度上取决于侧支循环的代偿程度。

小肠壁内的动脉弓和交叉循环终止于小肠绒毛水平，此处的小动脉最终移行为终末血管。一根名为中央小动脉的血管穿行于绒毛的中央区域，该血管在绒毛的顶端形成簇状小血管网汇入小静脉丛，这些小静脉丛又最终在绒毛的基底部汇聚形成集合小静脉[4]。有证据显示在小肠绒毛中，绒毛血管网血流存在类似于肾单元的逆流交换机制，主要涉及中央小动脉及与之邻近的位于绒毛底部的小静脉。在低血流状态，氧气以弥散方式从小动脉分流至小静脉，这使得绒毛顶端易于受到缺血损伤。高代谢状态和氧分流使得小肠绒毛成为最早发生缺血性损伤的部位（图 30–1）。

三、肠道缺血的病理生理学

肠道接受 20% 的静息和 35% 的餐后心排出量，其中 70% 供给肠黏膜[1]。Kaleya 和 Boley[7] 曾总结了肠壁内的微循环和侧支血流。起始于系膜侧的直小动脉和直小动脉短支在肠壁内形成了广泛的血管网。这些血管向内依次形成肌外血管丛，后穿透肌包膜并形成丰富的黏膜下血管丛。

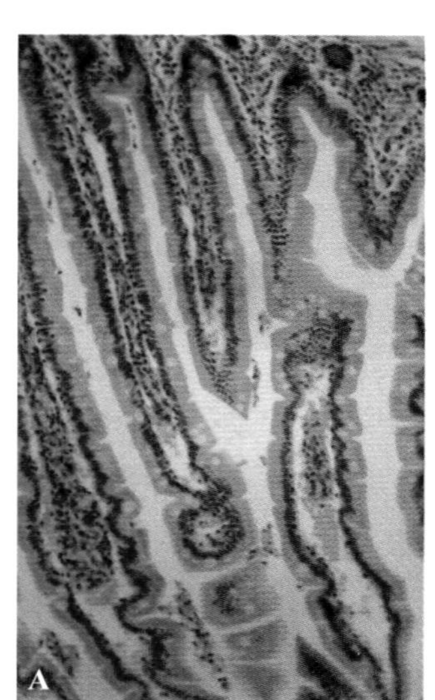

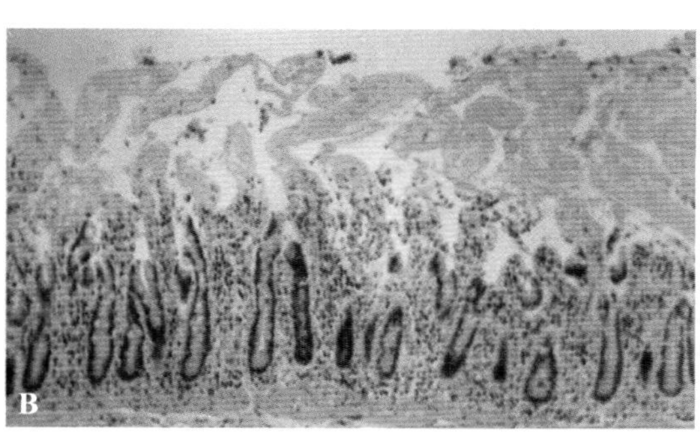

◀ 图 30–1 **A. 显微镜下正常小肠的绒毛切面图；B. 小肠持续缺血损伤切片，小肠绒毛脱落、顶部缺失，基底部保留部分绒毛细胞成分**

小肠黏膜下丛比结肠更加广泛，因此对缺血耐受能力更强。中央小动脉起源于黏膜下丛，退去肌内包膜，并在每个绒毛内形成极其丰富的上皮下毛细血管网。通过这个冗余血管网的血流受到由阻力血管和毛细血管所组成网络的调控，反过来许多功能首先是神经机制，交感神经系统、体液、局部和神经因素也可以影响这一调控网络。神经性和体液性机制是目前调控内脏血管阻力的两种主要机制。对维持静息状态内脏小动脉压力十分重要，交感调控的首要机制是神经调控。其次是体液调节机制，包含多种循环激素，如儿茶酚胺、血管活性肽以及组胺、花生四烯酸代谢产物等炎症介质。重要的血管收缩肽包括血管紧张素Ⅱ和血管加压素。局部因素主要在血流调控中发挥作用。前列腺素、白三烯和一些血栓烷类似物可以导致内脏血管收缩。伴随缺血的局部因素对肠血管具有较强的扩张效应。高钾血症、高渗状态、低氧张力、腺苷和高二氧化碳浓度，可导致局部酸中毒，扩张阻力血管并导致局部充血。使用外源性扩血管药物（如罂粟碱）可以预防和逆转由肠系膜上动脉血流骤降引起的持续性血管收缩。

局部血管闭塞和低血流状态是导致肠道血流灌注不足的主要原因。在完全缺血状态下，15min 内小肠绒毛就表现出结构性损伤，3h 内可发生黏膜脱落，6h 即可发生完全透壁性坏死。这些过程的性质和进展速度也受到侧支循环和内脏性自身调节功能两个因素的影响。尽管缺血可由多种因素诱发，但其组织病理学变化过程与结构仍基本一致，且可预估。肠道缺血损伤可诱发从隐匿的毛细血管通透性改变到透壁性坏死等一系列损伤，最终结局取决于局部和全身性因素[7]。组织缺氧和缺血再灌注损伤是导致肠缺血性损伤的两大基本原因。组织缺氧损伤发生于缺血期，再灌注损伤发生于组织血流再通时。急性肠缺血早期存在最终导致容量丢失和酸中毒的机制缺血性损伤在早期是可逆的，但随着病情发展，细菌侵入导致内毒素释放、脓毒症和休克更为明显，提示全层不可逆损伤。

肠缺血发生后，首先出现的病理生理改变是大量液体和蛋白通过损伤绒毛渗出，导致循环容量减少。引起这种早期液体渗出的主要原因在于缺血的肠绒毛头即吸收功能丧失，而肠隐窝细胞相对受损较少仍具有分泌功能[8]。循环血容量的丢失及腔内渗出引起的进一步加重组织灌注不足。随着肠壁黏膜下层的缺血，肠壁逐渐水肿并伴随大量液体外渗腹腔，进一步加剧低血容量症。巨大容量丢失本身可导致显著的低血容量引起组织缺氧和乳酸酸中毒代谢后遗症。

肠供血不足可导致代谢和组织形态方面的病理生理变化。缺血后 10min 即可发生肠组织超微结构的变化，30min 时包括细胞与基底膜间积液等更广泛的改变已经出现。进一步的，绒毛尖端开始脱落，坏死上皮细胞、纤维蛋白、炎症细胞和细菌开始聚集。随后，肠壁水肿伴随黏膜下层出血，细胞死亡从肠腔内逐渐向外发展，直至肠壁发生透壁性坏死。

因肠缺血释放的多种血管活性物质进一步加重组织灌注不足。心肌抑制因子可通过降低心排出量减少组织灌注，其他介质包括细胞因子、血小板激活因子和肿瘤坏死因子等被释放出来[1]。缺血再灌注损伤中所释放的组胺在休克状态的进展中起到重要作用。二胺氧化酶能够分解组胺，被证明在肠缺血损伤中具有保护作用[9]。肠梗死后的循环容量锐减也与血管活性肠肽（VIP）有关，它是一种强效的扩血管物质，可造成大量液体的肠腔内丢失[10, 11]。

细菌侵入一般发生在肠缺血后 24h 或更晚一些。Bennion 等[12, 13]利用孤立性结肠缺血模型进行的一项研究表明，直到 72h，厌氧菌总数才逐渐增加而需氧菌的数目减少；其中所有厌氧菌种均增加，尤其是拟杆菌属以及包括艰难梭菌在内的多种梭状芽孢杆菌属。在相同动物模型中，门静脉血及肝脏培养发现在 24h 后发生混合厌氧菌感染。全身性菌血症一般发生在门静脉细菌培养阳性后 48h，此时主动脉和腹水培养已表现为混合厌氧菌感染。提示黏膜缺血损伤首先导致门静脉菌血症，而随着肝脏网状内皮系统的崩溃，全身性菌血症开始发生。这些变化早于肠穿孔，而穿孔会因大量肠内容物溢入腹腔内导致弥漫性的细菌播散。

最近的研究也关注到氧自由基在缺血再灌注损伤发病机制中的作用。分子氧的部分还原导致氧自由基的产生。这些超氧化物自由基标志着形成高毒性的羟基自由基的代谢级联反应的开始。超氧化物歧化酶和过氧化氢酶一类的酶，可将氧化自由基转变为过氧化物和水，从而减少其对组织的损伤。这些氧来源自由基的细胞毒性作用，是由于细胞膜脂质成分的过氧化作用以及基底膜和细胞外基质中透明质酸和胶原成分的降解[14, 15]。由此导致的血管通透性增加和黏膜损伤，增加经毛细血管的渗出和间质水肿。Granger 等的研究显示[16]，氧自由基清除药可以有效地阻断应缺血引起的血管通透性增加，而抗组胺药、吲哚美辛和甲泼尼龙则不能。

Parks 等[17]随后发现，实验产生的氧自由基所导致的非缺血性肠管血管通透性增加，与肠管缺血类似。缺血肠道中超氧化物来源于黄嘌呤氧化酶，在小肠黏膜中含量很高，且绒毛尖端最为集中。该反应的底物包括次黄嘌呤和再灌注所产生的分子氧，其中次黄嘌呤是三磷酸腺苷的分解代谢产物，它们引起的组织损伤发生在再灌注过程而不是缺血期间[1]。

Andrei 等[18]报道了 6 例腹腔镜胆囊切除术后致命性小肠缺血病例，推测气腹相关的腹腔内高压对小肠生理的有害影响，损害了肠系膜循环，从而导致小肠缺血发生。

四、临床诊断

早期诊断能够有效提高多数类型肠系膜血管疾病的治疗效果。肠系膜缺血的实验室诊断是基于对异常生理情况的测量。具体的影像学检查和其他诊断方法将在各疾病相关部分的讨论中涉及。

白细胞计数是缺血性损伤的可靠指标，通常用于监测疾病的进展或恶化。但是，一些研究表明，高达 25% 的患者在出现严重的缺血性损伤时白细胞计数并无明显增高[7]，需要进一步结合其他主观和客观结果进行评估。血细胞比容是评价缺血性疾病可能有用指标，因其可反映重度小肠损伤所致的严重血容量不足。在某些患者中血细胞比容可高达 60%，血液浓缩会促进血液淤滞和微血管血栓形成，进一步加重缺血损伤。

动脉血气分析可提示与肠梗死相关的代谢性酸中毒。酸中毒可引起休克发作，故具有诊断意义[19]。一些研究表明，在肠缺血的情况下，血清磷酸盐水平异常升高，提示血清磷酸盐可能是肠缺血的标志物。尽管血清磷酸盐升高对肠缺血不特异，但由于磷酸盐易于测定且其升高可能发生在不可逆性缺血损伤之前，因此对肠缺血的诊断具有一定价值[20]。

在一些已经被研究的酶中，许多是非特异性的，而另一些则不易被检测到。淀粉酶、乳酸脱氢酶和血清谷氨酸草酰乙酸转氨酶水平经常升高，但大多为非特异性，往往并不可靠。动物研究表明，血清肠道碱性磷酸酶（SIAP）水平在肠系膜缺血性疾病存在时明显升高，但在炎性疾病或穿孔的情况下无明显升高[21]。提示 SIAP 的潜在特异性生物标志物价值，尽管目前无法用于临床检测。肌酸磷酸激酶（CPK）同工酶水平在缺血性肠病中也明显升高[22, 23]，且这些酶很容易进行测定。动物研究表明，将 CPK 分为 BB 和 MB 条带在肠缺血最初的 24h 内十分有用[23]。CPK-BB 同工酶在第一个 12h 内趋于升高，而 CPK-MB 谱带在接下来的 12h 内逐渐升高，因此是早期肠缺血诊断的潜在有价值标志物。

二胺氧化酶（一种组胺分解酶）已被证实在肠道局部缺血初期升高，可能是由缺血过程中组胺的强烈释放所致[24]。检测该酶可能有助于在将来与其他炎症疾病相鉴别。VIP 的水平也有升高趋势，尤其是在缺血性疾病的早期[10]，但大多数医院尚未能提供 VIP 的检测。

Acosta 等[25] 评估了纤溶标记物 D- 二聚体的似然比诊断肠系膜上动脉闭塞的价值。101 名患者中有 9 名发生急性肠系膜上动脉闭塞，D- 二聚体浓度的中位数为 1.6mg/L，显著高于 25 例炎症性疾病患者如或 14 例肠梗阻患者的 D- 二聚体浓度。结合 D- 二聚体浓度大于 1.5mg/L，房颤和女性计算得到导致急性肠系膜上动脉闭塞的似然比为 17.5，但 D- 二聚体≤ 0.3mg/L 的患者中没有急性肠系膜上动脉闭塞事件。

Scholz[26] 描述了在急性肠缺血可能出现的影像学表现，包括腹部矢气、肠蠕动加快、肠蠕动减慢、肠麻痹、肠梗阻、无变化小肠襻、血疱形成、拇指印征、粗大皱褶、“硬币堆积征”、肠壁增厚以及计算机断层扫描（CT）显示肠壁持续强化，如果缺血逆转则这些表现也可迅速逆转。以下征象表明存在肠梗死或既往发生过肠梗死，已纤维化愈合，如局灶性溃疡、毛茸状黏膜、“领扣” 溃疡、肠系膜或门静脉积气、壁内瘘、腔内黏膜铸型、腹膜内空气、狭窄和假憩室。在 Wiesner 等[27] 发表的关于急性肠缺血 CT 表现的广泛性综述中，这些表现可能包括各种形态改变，包括均质或异质性低衰减或超衰减壁增厚、扩张、壁异常增强或缺失，肠系膜聚集、血管侵蚀、腹水、腹腔积气和门静脉积气。急性肠缺血可能累及大、小肠，病变可能是弥漫或局限性，节段性或局灶性，浅表性或透壁性。因此，肠缺血可具有各种肠道疾病的表现。急性肠缺血经常累及如左侧结肠这样典型的区域，如果存在如腹腔积气或门静脉积气等特异性 CT 表现，放射科医生通常会在恰当的临床环境中做出肠缺血诊断。急性肠缺血的 CT 表现取决于病因、严重程度、位置、范围和分布、有无黏膜下或壁内出血的存在及程度，以及肠壁重叠感染和（或）肠壁穿孔等情况。因此，急性肠缺血的 CT 表现可能与患者的临床及实验室检查结果一样，具有异质性且非特异性。Klein 等[28] 的一项包含 54 例肠系膜梗死患者的回顾性研究中评价了不同影像学诊断方法的价值。作者发现 CT（82%）和血管造影（87.5%）具有高敏感性，但因 CT 也可以用来排除其他急腹症，故更为合适。Chou 等[29] 评价了 68 例经手术或血管造影证实为小肠缺血病例的肠缺血坏死 CT 特征，并将其与临床结局及患者预后进行了相关分析。肠缺血的 CT 特征可分为三组：①肠壁变薄，强化不良，黏膜内气体或门静脉积气；②小肠壁增厚，无肠系膜上静脉血栓形成；③小肠壁增厚，肠系膜上静脉血栓形成或肠套叠。评估因素包括小肠壁或黏膜强化模式，小肠扩张，肠系膜水肿以及肠系膜上动脉或静脉狭窄、闭塞等 CT 表现。患者未使用口服造影剂。组 1 的壁内气体和小肠扩张与较高的肠坏死率相关（分别为 8/8 和 17/21）。与正常黏膜强化水平相比，增厚肠壁黏膜强化不良表明组 2（6/7）和组 3（12/12）的肠坏死率更高，仅壁内气体伴有更高的死亡率（6/8）[29]。

Sreenarasimhaiah[2] 总结了各种影像检查的诊断价值。 CT 已逐渐成为诊断肠系膜缺血非常有用的检查，是诊断急性肠系膜缺血的首选方法。CT 征象包括局灶性或节段性肠壁增厚，黏膜下水肿或出血，腹腔积气和门静脉积气等。增强 CT 诊断急性肠系膜缺血的敏感性超过 90%。CT 能够识别非血管性内脏异常，还可提供 CT 血管成像。磁共振（MRI）血管成像是与传统血管造影术相媲美的另一种非侵入性检查。在肠系膜静脉疾病中，除了可以评估门静脉通畅性，血流方向，内脏血栓形成和提示门静脉高压的改变外，还可以对血管解剖结构进行良好的可视化。 此外，还可以通过一次屏气和三维数字减影血管造影来进行三维钆 – 增强血管解剖重建。磁共振血管成像具有与 CT 血管造影相似的高灵敏度和特异性，优点是使用了更安全的钆剂，并且没有电离辐射。尽管磁共振血管成像是评估慢性肠系膜缺血的极好工具，但因其可能无法有效地分辨非闭塞性血流状态或远端栓子，故并不是诊断急性肠系膜缺血的首选技术。Burkart 等[30] 研究了肠系膜静脉血流的 MR 测量，发现该成像技术有望作为慢性肠系膜缺血的一种无创筛查方法。双重扫描在鉴别主要血管闭塞方面可能具有重要价值[7]。腹腔镜检查同样可用于诊断肠缺血，但由于其无法评估黏膜坏死而应用受到限制。

五、临床综合征

（一）肠系膜上动脉栓塞

肠系膜上动脉栓塞是肠上动脉系膜血管病中最严重的一种，占急性肠系膜血管病的 33%～50%[1,7,31]。最常见于房颤或急性心肌梗死的患者，如果诊断和治疗及时，有可能完全逆转和治愈[32]。

该病以突发的剧烈腹痛为特征，症状通常与体征不符。约 50% 的患者伴有剧烈呕吐，1/3 患者伴有腹泻；白细胞计数通常会升高，既往有心脏病和（或）栓塞病史。X 线片可能表现为扩张增厚的肠襻，由于腹水征、拇指印征、肠壁、门静脉或腹膜的毒性扩张或气体形成的毛玻样改变。尽管所有这些特征均提示肠梗死可能，但仍有约 25% 患者的腹部平片表现正常[1]。肠系膜血管超声检查具有高敏感性和特异性，但该检查技术上容易受到腹胀和肠腔积气的影响。选择性导管肠系膜血管造影仍是诊断肠系膜缺血的金标准，但 CT 血管造影以其更好的图像质量、实用性和图像易获得性而逐步取代血管造影。常规 CT 还可显示腹水、肠壁增厚、黏膜拇指印征、腹腔积气和门静脉积气征，但在经证实的肠系膜缺血患者中，有 30% 病例 CT 结果可表现为正常[1]。联合动脉造影有助于进一步确诊。典型的造影征象为：从肠系膜上动脉起始几厘米栓子部位突然出现截断或半月征；供应近端空肠和右侧横结肠的近侧分支通常不受影响，这一点与肠系膜上动脉血栓形成不同，后者动脉的闭塞经于肠系膜上动脉的起始部（图 30–2）。

尽管溶栓治疗也可得到一些早期的有益结果[33–36]，大多数肠系膜上动脉栓塞患者最终仍需要手术治疗，尤其是在怀疑缺血性损伤发生进展时。手术探查所见典型表现有空肠近端正常并伴有动脉搏动，提示栓塞位于肠系膜上动脉起始部的远侧。缺血改变见于空肠中部至横结肠，此范围的大、小肠的任何供应血管均无明显搏动。与之不同的是，肠系膜上动脉血栓形成引起的缺血累及整个空肠，回肠和右半结肠。

肠系膜上动脉栓塞治疗包括栓塞切除术和动脉重建术。切除应仅限于肠段明显梗死的病例（图 30–3）[1,31]。早期单纯的栓塞切除术已经足够恢复灌注（图 30–4），术中必须仔细吸净所

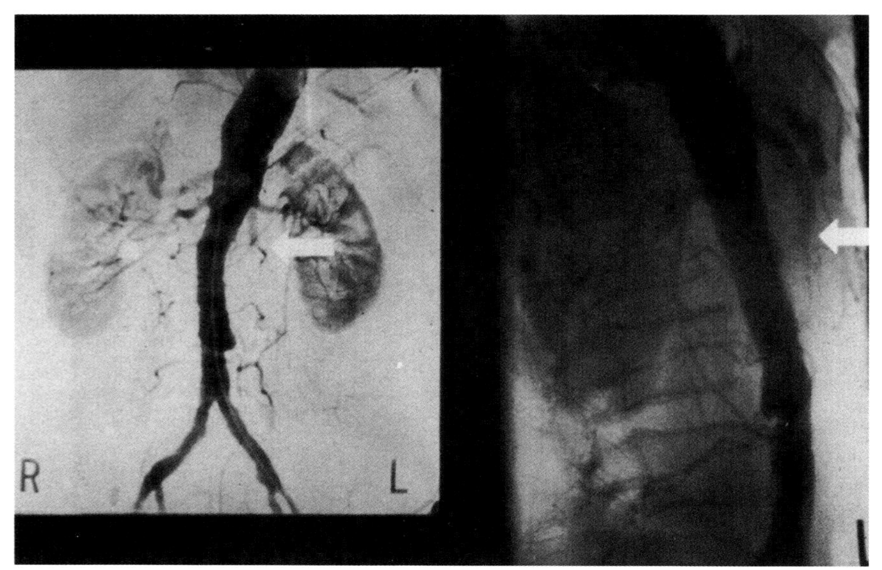

◀ 图 30–2 动脉造影显示白箭所指处肠系膜上动脉血栓形成，局部形成半月征

有远端的血栓，并在关闭动脉切口时避免狭窄。此外，在恢复血流 15～30min 后重新评估肠襻活力，避免不必要的小肠切除。

使用传统方法评价缺血再灌注后肠道活力的做法是不准确的。依靠肠管颜色恢复正常、肠系膜搏动的存在和蠕动的恢复来判断肠管活性，可导致多达 50% 的病例不必要的肠切除 [37]。通过荧光素染料血管注射或多普勒超声检查来确定肠管活力则更加准确；这两种技术都相对简单，能够精确地发现无灌注和无活性的肠管 [31, 37, 38]。此外，表面血氧测定法可以评估肠道组织氧合是否充足，是一种十分有希望的新技术。Sheridan 等 [39] 使用改良的 Clark 氧电极来测量组织氧张力（PtO_2），确定了全胃肠道（GI）术中 PtO_2 的参考范围。罂粟碱输注可以持续 12～24h，重复血管造影可以用于确认血管收缩已经消除 [31]。因胃肠道出血风险，肝素应用存在争议。对于急性和亚急性肠系膜上动脉栓塞或血栓形成病例，用链激酶，尿激酶或重组组织纤溶酶原激活药进行溶栓治疗均有报道 [1]。

对于肠管活力情况无法明确的病例，二次剖腹探查可最大限度地保留肠管。应当根据首次手术探查情况确定是否行二次探查。一般建议即使全身状况趋于稳定或改善。在 12～48h 后进行二次探查。Slutzki 等 [40] 使用腹腔镜检查来评估吻合的完整性和剩余肠管的生存能力，避免肠梗死行大范围肠切除后的二次正规探查。作者在 5 名患者首次手术时，将两个 10mm 或 12mm Trocar 留置在下腹部，48～72h 后，行腹腔镜检查腹腔内容，发现该技术在所有患者中均是安全可靠的。考虑到腹压可减少肠系膜血流，探查过程中气腹限制在 15mmHg 以下 [40]。

Anadol 等 [41] 比较了肠系膜缺血患者二次探查应用开放手术和腹腔镜探查的情况。开腹组（41 例），关腹后 23 例进行了二次剖腹手术。腹腔镜组（36 例），在关腹部前留置了 10mm Trocar，23 例进行了腹腔镜二次探查。开放组中 16 例二次探查（70%）没有异常发现，显示无必要。腹腔镜组中 2 例患者（8%）需要再次切除，20 例（87%）避免了不必要的剖腹探查。

一些作者认为术中多普勒超声评估肠管活性的方法已经足够确保安全，因此不再推荐二次探查 [42]。Bergan[43] 文献综述提示二次探查仅使特定患者获益。在肠系膜上动脉栓塞切除术后存活的 49 名患者中，42 例未进行二次探查；而在二次探查的 7 例患者中，仅 2 例需要切除肠管，显示二次探查术需个体化决策以增加患者获益。但当保留肠管活力存疑时，应进行二次

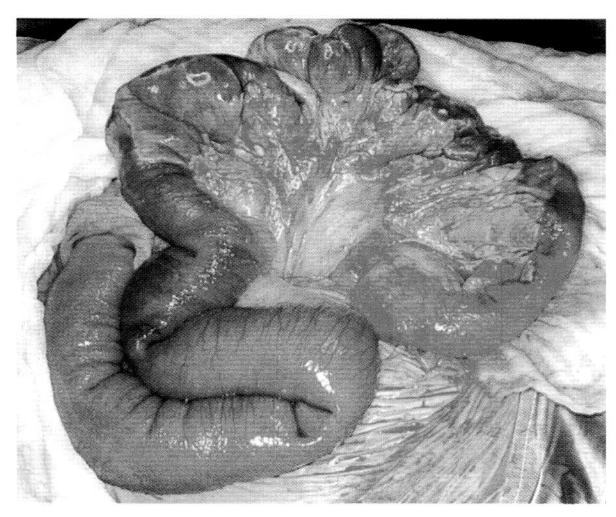

▲ 图 30-3　界限分明的坏死小肠

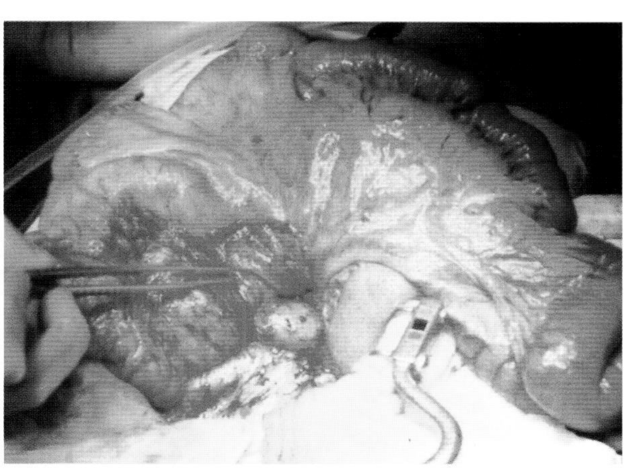

▲ 图 30-4　肠系膜上动脉栓塞切除术在血流恢复后的术中照片。视野中有明显的局部缺血，提示该范围小肠需切除

探查手术[31]。Sales 等[44]报道了一组 29 例主要因肠系膜动脉闭塞性疾病而行小肠切除的病例，所有病例均行造口，作者认为这样的原则降低了该组病例的死亡率（34%）；术后所有存活的患者均行造口还纳。

Bingol 等[45]报道 24 例行肠系膜上动脉栓塞切除患者，根据症状发作时间和手术时间将患者分为 3 组：Ⅰ组（n=12）症状发作后 6h 内接受手术；Ⅱ组（n=9）症状发作后 6～12h 内进行手术；Ⅲ组（n=3）症状发作 12h 后接受了栓塞切除术。所有患者行栓塞切除同时肠系膜上动脉接受局部低剂量（5～10mg）组织型纤溶酶原激活药（t-PA）处理。在局部 t-PA 给药 30min 后，15 位患者（Ⅰ组 12 位，Ⅱ组 3 位）肠管大体观察正常，Ⅱ组中 4 名患者须行局段肠切除，Ⅱ组中的 2 例和Ⅲ组中的 3 例接受扩大切除，但这 5 例患者均在术后早期死亡。他们建议对既往有瓣膜性心脏病或房颤的患者，若突然出现腹痛，恶心，呕吐，轻度白细胞增多和代谢性酸中毒的症状，应进行剖腹探查。此外，选择性应用低剂量的 t-PA（5～10mg）可以减少要切除的肠段的长度。

Savassi-Rocha 和 Veloso[46]报道了一例通过选择性动脉内输注链激酶来重建血流的肠系膜上动脉栓塞个案。作者通过文献回顾发现了 18 个类似的案例。在早期确诊、无肠坏死证据、部分闭塞和（或）肠系膜上动脉次级分支闭塞的患者中该方法可以作为血栓切除的备选方法。这种方法需要多次动脉造影和加强患者监护，以便及时判断治疗失败和进行血栓切除。

（二）肠系膜上动脉血栓形成

肠系膜上动脉血栓形成与栓塞显著不同，前者发病隐匿，初期表现为低血容量，随后出现心血管衰竭，占急性肠系膜缺血性疾病的 5%～50%[1, 7, 31]。肠系膜上动脉血栓形成通常表现为进行性加重的腹痛、腹胀和脱水，患者经常会出现厌食、恶心呕吐，腹泻伴大便隐血或肉眼血块，白细胞增高；患者通常伴有慢性肠功能不全相关的病史[1, 47]。尽管肠系膜上动脉血栓形成可以通过动脉造影进行诊断，但大多数患者在就诊时已病情危重直接手术探查，往往在术中才得以明确诊断。动脉造影检查通常显示肠系膜上动脉根部血流被截断；当疾病进展时，腹部 X 线平片提示门静脉和肝内积气（图 30-5）。

与肠系膜上动脉栓塞一样，动脉血栓形成的初始手术治疗必须重建缺血肠管的广泛血液供应。血栓内膜切除在治疗急性肠系膜动脉血栓时失败率较高。即使对肠管不能完全恢复活力并需要切除的情况，主动脉肠系膜上动脉旁路手术仍可能获益[31]。这种移植可以挽救近端空肠，从而最终确保患者经口进食。此外，肠管受缺血影响尽管仍有活力但愈合能力变差，但这种移植仍可减少吻合口漏发生的风险。有学者认为，紧急旁路手术因肠道已经发生梗死而注定会失败，早期移植物几乎普遍存在血栓形成，患者很可能难

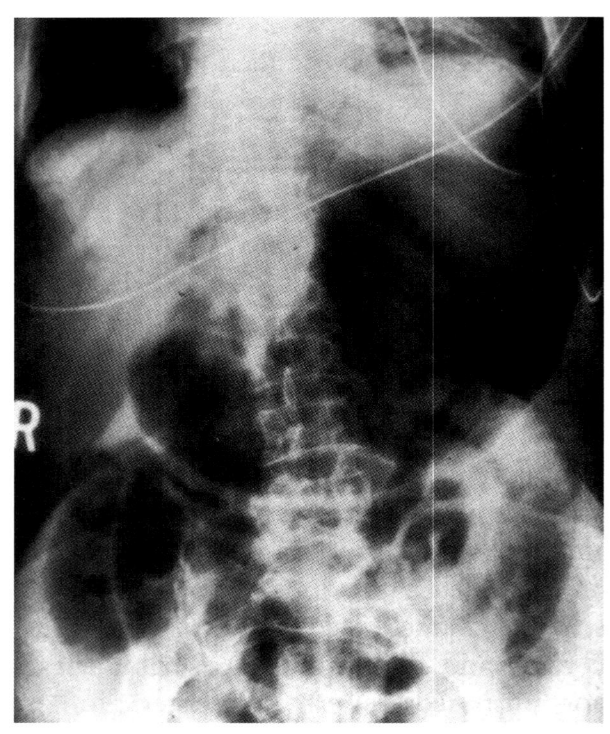

▲ 图 30-5 大面积小肠梗死患者的腹部平片提示胃扩张和门静脉积气

以承受缺血再灌注的系统性打击[1]。基于这些原因，广泛肠切除比耗时的血运重建更值得推荐。Johnston 等[48]报道了因急性肠系膜血栓形成而接受搭桥术的 9 例患者，手术死亡率为 22%，1 年生存率为 65%，5 年生存率为 52%。

（三）非闭塞性肠系膜缺血和梗死

非闭塞性肠系膜血管梗死在无关联性原发病的 ICU 重症患者中发生率越来越高，占肠系膜缺血病因的 20%～30%[1, 7, 31]。非闭塞性肠系膜缺血或梗死与血栓性梗死具有相似的症状和体征，只是非闭塞性疾病好发于特定的易患人群。对于任何具有心血管疾病史、表现为腹痛的患者，均应怀疑该病。尽管诊断困难，与其他局部缺血原因相鉴别仍至关重要，因为该类疾病以非手术治疗为主。该类患者的动脉造影通常没有显示血管闭塞，但可见继发于严重肠系膜血管痉挛的血流量减少。最近的研究表明，肾素－血管紧张素系统而非儿茶酚胺，可能是内脏血管收缩的主要介质，这种内脏血管收缩由相关严重生理应激引起[49, 50]。

非闭塞性缺血的常见诱因包括：①服用洋地黄和利尿药的充血性心力衰竭；②瓣膜性心脏病和低输出综合征；③洋地黄中毒和心律不齐；④休克或血容量不足；⑤术后低血压。这些诱发因素的共同特点是可导致低流量状态的发生。

非闭塞性肠系膜血管疾病的初始治疗，应着重解决造成这一临床问题的潜在因素。纠正血容量不足、心律不齐以及改善充血性心力衰竭是至关重要的初始治疗措施。局部缺血可能导致抵抗细菌的黏膜屏障丧失，抗生素可能会有一定治疗作用。在多种临床已应用的扩血管药物中，通过血管造影导管输注的罂粟碱（30～60mg/h）是最常用药物，一般需持续用药至临床和影像学缓解，最多持续 5d[51, 52]。硬膜外阻滞和术中内脏阻滞也已用于缓解诱发血管痉挛的神经反射。在多数情况下无法将非血栓性缺血与梗死区分开来的情况下，剖腹探查是必要的。开腹手术时，应切除所有坏死的肠管，并追加内脏阻滞或硬膜外阻滞。由于引发缺血事件的潜在疾病一般较为严重，因此非阻塞性肠系膜缺血患者的预后往往较差。

Ward 等[53]采用积极策略和方法治疗这类患者，在包含 34 例非阻塞性肠系膜缺血患者的回顾性研究中，7 例接受了肠系膜动脉造影，其中 2 例手术并且均死亡；29 例手术探查，其中 21 例病变为节段性，8 例为弥漫性。在 21 例节段性病变患者中，12 例（57%）采取一期切除吻合，5 例死亡（42%）；9 例（43%）行二期吻合，2 例死亡（22%），弥漫性病变者均未行一期吻合。29 例患者中 22 例（76%）接受二次剖腹探查手术，其中 11 例（50%）二次肠切除术，总存活率为 55%。

Schuler 和 Hudlin[54]报道 5 例非闭塞性缺血性盲肠坏死的临床表现和治疗过程。其中 4 例出现右侧腹痛、压痛和白细胞增多。所有患者术前均被误诊，其中 2 例怀疑为阑尾炎，2 例为肿瘤，另 1 例为内脏穿孔。所有患者均接受了右半结肠切除术，其中 4 例术后存活。这些患者均有肠缺血性坏死，但没有栓塞、血管炎或低血压的表现。盲肠缺血性坏死是缺血性结肠炎的一种少见形式，表现为右下腹痛的老年患者应注意鉴别。

Neri 等[55]回顾性分析了既往诊治的 371 名主动脉夹层患者的临床资料，发现 19% 的患者存在肠系膜缺血；9% 的患者，肠缺血与假腔形成或夹层的延长无关。非阻塞性肠系膜缺血患者的死亡率为 86%，死因均为败血症和多器官功能衰竭。手术治疗仅在疾病的早期对患者有益，而对于接受手术的患者，显著的危险因素包括严重的凝血功能障碍，术后脑缺血，最大氧提取率超过 0.40，主动脉钙化，慢性阻塞性肺疾病，假管腔血栓形成，需要强心剂支持慢性肾功能不全等。

（四）肠系膜静脉血栓形成

肠系膜静脉血栓形成占所有肠道缺血病例的

5%～30%[7, 31]。Bradbury 等 [1] 对肠系膜静脉血栓形成的原因进行了分类（表 30–1）。Flaherty 等 [56] 在此基础上，增加了一个以前未被发现的以肠系膜静脉及其内支血管炎为特征的缺血原因，提出了“肠系膜炎性静脉闭塞性疾病”这一术语来描述该病。

肠系膜静脉血栓形成的特征是隐匿性腹部不适，在亚急性期症状可持续 1～4 周，疾病进展时可出现严重的痉挛不适、腹痛、腹胀或呕吐症状。腹部绞痛呈弥漫性而非局限性，与体格检查结果严重不相称。肠系膜静脉阻塞通常可通过大多数患者伴发的几种常见疾病，而与先前描述的动脉阻塞综合征相鉴别（表 30–1）。15%～44% 原发性静脉血栓形成患者既往有血栓栓塞性疾病史 [1]。体格检查无特异性发现常常掩盖了病情的严重程度，随疾病阶段性进展，患者临床症状和体征不断加重，可能出现腹部压痛，腹胀，肠鸣音减弱，肌紧张和反跳痛，体温高于 38℃，25% 的患者可出现休克征象。

一般而言，除诊断性腹腔穿刺发现血性液体具有较高价值外，实验室诊断的意义比较有限 [57, 58]，如白细胞升高至 10 000～30 000/mm^3，

表 30–1　肠系膜静脉血栓病因分类 [1]

原发（30%）	继发（60%）
脾切除脾切除术 真性红细胞增多症 镰状细胞病 抗凝血酶Ⅲ缺乏症 蛋白质 C 缺乏症 蛋白质 S 缺乏症 纤维蛋白原血症 血小板疾病 骨髓增生性疾病 肝素辅因子Ⅱ缺乏症 妊娠 产褥期 应用避孕药物 癌变	门静脉高压（肝前、肝性和肝后） 食管静脉曲张的注射硬化治疗 介入门体分流术 腹内脓毒症（阑尾炎、憩室炎、盆腔脓肿、内脏穿孔、胆管炎、急性和慢性胰腺炎） 腹内瘤变 肠胃炎（细菌、病毒和寄生虫） 炎症性肠病 腹部创伤 恶性肿瘤 特发性（10%）

核左移是比较常见的表现。若诊断肠系膜血栓形成，应评估患者血液是否存在高凝状态。X 线片，无论是平片还是对比片，诊断价值不大。CT 可直接发现血栓，使得 90% 的病例获得确诊 [1]。全小肠钡餐造影（SBFT）可以发现：因充血、水肿引起的肠壁和瓣膜结膜显著增厚，由肠系膜增厚引起的肠襻分离，位于受累和正常肠襻之间较长的过渡区域，以及管腔狭窄、壁增厚和指纹征等征象。血管造影常见征象包括：肠系膜上静脉血栓伴有部分或完全闭塞，肠系膜上或门静脉显示不清，肠系膜静脉无充盈或充盈缓慢，动脉痉挛，动脉弓排空障碍、病变肠段充盈时间延长 [7]。患者往往在手术中才得到明确诊断。

肠系膜静脉血栓形成的治疗包括液体复苏，抗生素和迅速肝素化 [1]。进展期急腹症一般需手术干预。术中可发现肠管充血、发绀、蓝黑色、水肿，肠系膜内可触及动脉搏动。含有血栓的静脉可能清晰可见，并且切开肠系膜的断面血栓从肠系膜静脉中挤出时伴有活动性的动脉出血。有时，静脉血栓切除会对治疗有益；如果病变累及肠段较长且肠系膜上静脉完全血栓形成并延伸至门静脉，则静脉血栓切除更为合适。二次手术探查一般均有必要，有助于更好地评估无活力肠管的范围。肝素抗凝是推荐的积极治疗措施 [7]。对于受累肠段较短的，不建议行血栓切除术。广泛肠切除后建议一期行端端吻合。术中如果对恢复肠道连续性的活力存有疑问，可以考虑肠外置，或二次探查时候再检查。肝素抗凝治疗推荐在术中或术后立即开始 [1, 59, 60]，除非有其他相关疾病的明确禁忌，抗凝治疗在术后应持续数月。肠切除后，若不使用抗凝药，约 50% 患者会疾病复发；而在复发的患者中，约 50% 的患者同时合并深静脉血栓或肺栓塞 [61]。在前述研究中，抗凝药治疗可显著降低死亡率；而未经手术和未经抗凝治疗，肠系膜静脉血栓形成的自然病程可导致 95% 的死亡率，手术但未抗凝治疗患者的死亡率为 65%；手术后立即进行抗凝治疗的死亡

率为 35%[61]。

Rhee 等[62] 评估了 72 例肠系膜静脉血栓形成患者的结果资料，其中 53 例为急性、19 例慢性肠系膜血栓形成。34 例患者开腹手术，其中 31 例接受肠切除术，1 例肠系膜静脉血栓切除失败。研究还发现 36% 的患者肠系膜静脉血栓形成复发，30 天死亡率为 27%；此外，急性肠系膜静脉血栓形成患者的长期生存率劣于慢性血栓形成患者（3 年生存率分别为 36% 和 83%）。

Divino 等[63] 分析了 9 例因肠系膜静脉血栓接受手术治疗的患者资料，其中 3 例出现最常见腹痛和血性腹泻症状，2 例术前疑诊为肠系膜静脉血栓。影像学检查包括普通 X 线，CT 和超声检查。入院到手术的间隔时间 3h 至 7d 不等。所有患者均行梗死肠段切除一期吻合，术后立即抗凝，均未进行二次探查。患者术后并发症发生率和死亡率分别为 55% 和 11%。Bradbury 等报道了一种肠系膜缺血患者的管理流程（图 30–6）[1]。

（五）慢性肠系膜血管病

关于慢性肠系膜血管病或“肠绞痛”的详细介绍，已经超出了本文的范围，读者可参考血管外科相关教材。但为了整体了解急性肠系膜血管病，需在此对慢性肠系膜血管病的要点进行简单概述。

目前对肠系膜绞痛仍知之甚少的部分原因

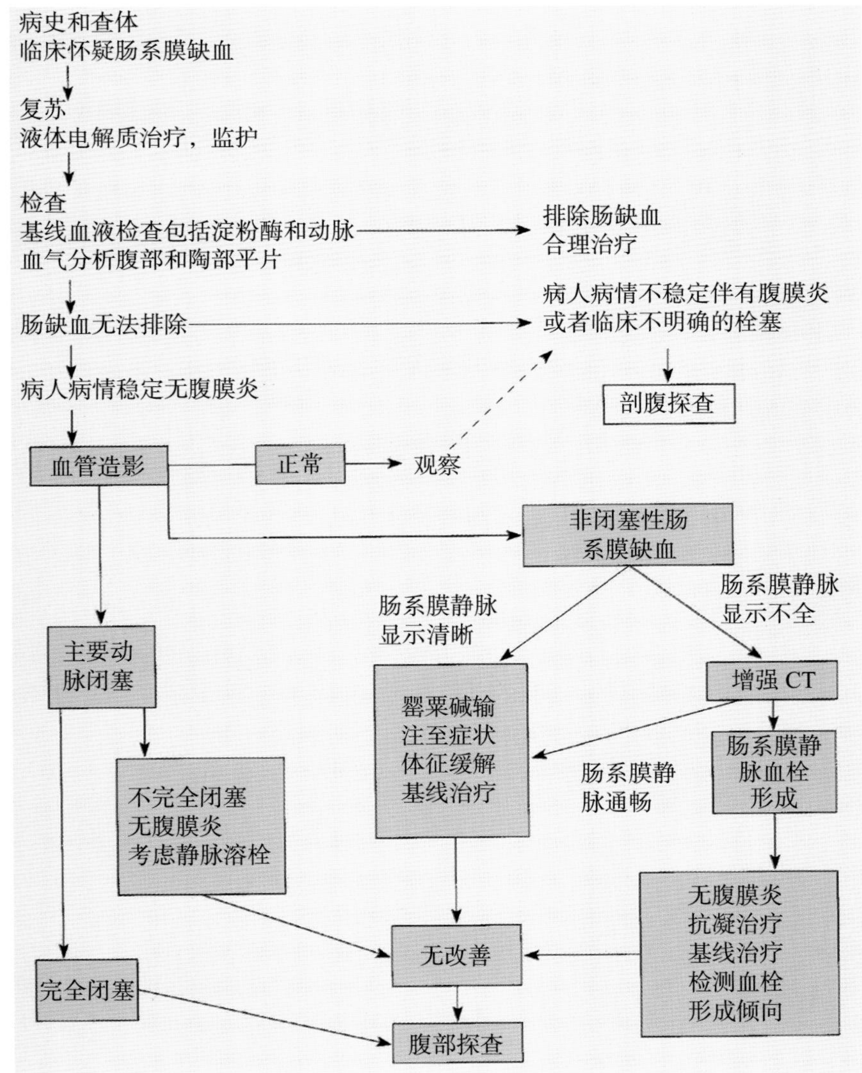

◀ 图 30–6　肠系膜缺血可能治疗措施的管理流程[1]（经 John Wiley 和 Sons 允许转载）

是，疾病诊断和将其定义为临床综合征所带来的问题。由于肠系膜丰富的侧支循环，难以通过实验建立令人满意的动物模型。此外，动脉造影结果与临床症状之间缺乏相关性使得疾病的诊断进一步复杂化。并且，相对于其他器官系统具备丰富血管疾病研究材料，关于该病的临床研究非常有限。

Croft 等 [64] 回顾性分析了 203 例患者的尸检资料，以探索动脉造影结果、临床症状与尸检结果的相关性。研究发现仅 4 名患者的 3 条主要血管中的 2 条出现了严重狭窄，并且与症状无关。其他研究报道显示，在相当多的病例中，肠绞痛的主诉先于急性肠梗死。Kwaan 和 Connolly[47] 研究发现，所有 25 例因急性肠梗死手术的患者，在术前数月已存在明显具有警示意义的症状。

慢性肠系膜血管病的典型三联征是餐后疼痛，惧怕进食和非自主减重。最常见的症状综合征为与体重下降、吸收不良相关的餐后疼痛。餐后疼痛通常与“恐食症”相关，患者表现为因担心随后的疼痛而拒绝进食。这种疼痛与进食直接相关，患者在进食后不久即出现疼痛，并可持续数小时。由于慢性肠系膜血管疾病患者经常出现恶病质，因此有时会怀疑他们存在广泛转移的恶性肿瘤而非血管性疾病。彩色血流多普勒扫描逐渐成为用于诊断肠系膜缺血的一线检查方法。动脉造影，若发现 3 支肠系膜血管高度狭窄或完全闭塞，提示可能存在严重的缺血性疾病。肠道吸收功能的丧失与血管造影所见血流减少程度之间没有相关性 [65]。由于无症状性动脉狭窄的患病率很高，诊断困难，手术适应证尚不明确。当患者的临床表现与肠缺血符合，动脉造影提示 3 支血管中有 2 支血管严重狭窄，并且腹痛没有其他合理原因解释时，应考虑手术。

对于肠绞痛和体重减轻的患者，在排除了其他病因，且血管造影明确 3 个主要内脏动脉中至少 2 个有闭塞性疾病后，应考虑进行血管重建，但很少有患者符合该标准。可选的重建手术包括旁路移植，动脉内膜剥脱术和再植术。旁路移植是首选的手术方式 [48, 66]，多数作者建议使用人工移植物，而非自体静脉移植物。使用人工血管在主动脉和活动的肠系膜上动脉之间进行吻合，发生扭曲成角的可能较小，这类材料也比静脉更容易获得。受累血管全部重建优于单支血管血运重建，可能会降低晚期复发率 [48, 67, 68]。如果相邻主动脉存在严重的动脉粥样硬化，不建议行再植。

Illuminati 等 [69] 报道 11 例因慢性肠系膜闭塞性疾病症状接受 1 支消化道动脉血运重建的患者。重建血管包括 11 支肠系膜上动脉和 1 支腹腔干，重建技术包括逆行旁路移植术 7 例，顺行旁路移植术 2 例，经皮动脉血管成形术 1 例和动脉再植 1 例。结果显示，无手术相关死亡，36 个月累计生存率为 88.9%；36 个月时主要血管通畅率为 90%，36 个月时无症状率为 90%。他们发现直接再植以及顺行和逆行旁路移植都可以取得良好的中期效果：最佳手术方式应基于患者解剖和一般情况而确定；此外，单独的血管成形术的治疗效果并不理想，应仅限于高手术风险患者。

Leke 等 [70] 报道他们为 16 例慢性肠系膜缺血患者定制个体化手术方法的经验。患者年龄介于 32—80 岁，75% 为女性。术前最常见的主诉是餐后腹痛和体重减轻。手术根据动脉解剖结构进行血运重建，方法包括单独肠系膜上动脉旁路 8 例，腹腔干和肠系膜上动脉架桥 6 例，肠系膜上动脉主动脉再植 1 例，肠系膜上动脉或肠系膜下动脉再植 1 例和经主动脉行腹腔动脉 / 肠系膜上动脉的动脉内膜切除 1 例。围术期死亡 1 例（死亡率 5.6%），平均 34 个月随访期内，双相血流多普勒扫描未发现患者移植物血栓形成。

在慢性肠系膜血管疾病的血管成形术方面，已有一些早期成功的研究报道 [71, 72, 73]，手术成功率 70%～100%，4～28 个月内疾病复发率 10%～50%[1]。如果患者经过成功的血管成形术后症状复发，后期仍可能通过手术重建获得良好的结果。

Kasirajan 等 [74] 评估了经皮血管成形术和支架置入术与传统的开放式外科血运重建术治疗慢性肠系膜缺血的疗效差异。尽管就并发症、死亡率和复发性狭窄而言，经皮血管成形术和支架置入术与开腹手术结果相似，但经皮血管成形术和支架置入术的症状复发率相对较高；因此，他们建议适合开放性血运重建的患者应优先考虑开放手术。

治疗结果

肠系膜梗死患者预后极差，死亡率在外科文献报道中最高。表 30-2 总结了肠系膜梗死患者的不良预后，死亡率范围 24%～90%。极差的预后反映了大多数肠系膜梗死患者症状出现晚、诊断迟的现状 [75-78]。

Inderbitzi 等 [79] 的报道认为，系膜缺血的结局因病理原因而异。栓塞性动脉闭塞患者的死亡率为 50%，血栓性动脉闭塞患者的死亡率为 95%，非阻塞性肠系膜缺血患者的死亡率为 67%，而肠系膜血栓形成的患者为 30%。尽管如此，一些患者仍可能进行抢救性治疗，尤其年轻且更有存活希望的患者，对于这些患者而言，仅需最小量残余小肠或家庭静脉营养就可以生存下来 [80, 81]。

Klempnauer 等 [82] 通过血管重建，肠切除或

表 30-2　肠系膜梗死的死亡率

作　者	缺血类型	病例数	死亡率（%）
Guttormson 和 Bubrick[75]	IC	20	65
Levy 等 [76]	全部	45	
Brewster 等 [77], a	全部	24	24
Parish 等 [78]	IC	16	25
Inderbitzi 等 [79]	全部	100	62
	SMA e	60	68
	SMA t	15	50
	NOMI	6	90
	MVT	19	67
Longo 等 [80]	NOMI,IC	31	30
Sales 等 [44]	全部	29	29
Rhee 等 [62]	MVT	31	34
Kaleya 和 Boley[7]	全部	65	27
	SMA e	23	45
	SMA t	6	39
	NOMI	26	33
	MVT	6	46
Ward 等 [53]	NOMI	29	33
Longo 等 [81]	IC	19	31

（续表）

作　者	缺血类型	病例数	死亡率（%）
Klempnauer 等 [82]	全部	90	89
	SMA e	21	66
	SMA t	27	76
	NOMI	12	81
	MVT	30	83
Divino 等 [63]	MVT	9	27
Neri 等 [55]	NOMI	73	11
Edwards 等 [83]	SMA e+t, IC	76	86
Scharff 等 [84]	IC	129	29
Kasirajan 等 [85]	SMA e	20	60
	SMA t	55	56
	NOMI	6	38
	MVT	6	33
	肠扭转	3	33
	疝	8	13
Schoots 等 [86], b	SMA e	705	79
	SMA t	980	83
	MVT	394	45
	NOMI	556	78

IC. 缺血性结肠炎；MVT. 肠系膜静脉血栓形成；NOMI. 非闭塞性肠系膜灌注不良；SMA e. 肠系膜上动脉栓子；SMA t. 肠系膜上动脉血栓形成

a. 所有患者行主动脉重建

b. 文献综述

二者联合治疗 90 例急性肠系膜缺血病例，手术总死亡率为 66%，2 年和 5 年生存率分别为 70% 和 90%，患者死亡与心血管并发症及恶性肿瘤有关，术后 20% 的患者罹患短肠综合征。

Levy 等 [76] 回顾性分析 92 例急性肠系膜缺血患者的临床资料，17 例早期患者仅接受了肠切除术，死亡率 82%。后期，在肠切除基础上联合血运重建，二期手术和延迟吻合术等治疗，患者的治疗效果得到明显改善（总死亡率为 24%）。Gentile 等 [66] 对 26 例患者进行 29 次肠系膜上动脉旁路手术，围术期死亡 3 例（10%），旁路血管 4 年的通畅率和存活率分别为 89% 和 82%，术后所有随访患者的症状均得到改善。

Edwards 等 [83] 研究了 76 例急性肠系膜缺血患者的诊治情况和相关结局。64% 患者发病时表现为腹膜炎，30% 表现为低血压；63% 的病例从症状发作到治疗的时间超过 24h。引起急性肠系膜缺血的原因，58% 为肠系膜血栓形成，42%

为血管栓塞。35 例（46%）存在既往疾病，包括慢性肠系膜缺血（$n = 26$）和抗凝不充分的慢性房颤（$n = 9$），使其发生急性肠系膜缺血的风险明显升高。外科治疗包括：16 例单纯探查术，18 例仅行肠切除术，43 例行血运重建术（其中 28 例同期肠切除）。肠坏死的总体发生率 81%，围术期死亡率 62%，幸存者中有 31% 需要长期胃肠外营养。腹膜炎（OR= 9.4）和肠坏死（OR= 10.4）是依赖于全肠外营养（TPN）的患者死亡独立危险因素[84]。

Kasirajan 等[85]对 107 例急性肠坏疽患者的院内死亡和住院时间相关预测因素进行了研究。结果显示、年龄、症状持续时间、术前和术后的 pH 和乳酸、高血压病史和肾衰竭是与死亡显著相关的单变量基线因素（51%）。其中，症状持续时间和高血压病史是患者死亡的独立危险因素；症状持续时间、全身性酸中毒、血管病因、肠切除量以及是否需要二次探查与较长的住院时间相关。这些预示了与高死亡率的多种危险因素的出现，有助于医师、患者和家庭成员做出更加实际的决策。

不同病因导致的急性肠系膜缺血预后差异很大。Schoots 等[86]分析了过去 40 年中已发表的急性肠系膜缺血存活率数据，这些数据与病因及治疗方式相关。他们对发表于 1966—2002 年间的可用文献进行了系统性回顾，并对包含 3692 例急性肠系膜缺血患者的 45 项观察性研究的数据进行了定量分析。结果发现，急性肠系膜静脉血栓形成的预后要好于急性肠系膜动脉性缺血，肠系膜动脉栓塞的预后要好于动脉血栓形成或非闭塞性缺血，动脉栓塞和静脉血栓形成的手术死亡率（分别为 54.1% 和 32.1%）比动脉血栓形成和非闭塞性缺血的手术死亡率（分别为 77.4% 和 72.7%）低；虽然急性肠系膜缺血的总生存率在过去的 40 年中有所改善，但总体仍仅为 28.4%。动脉栓塞的外科手术治疗改善了患者结局，但动脉血栓形成和非闭塞性缺血的术后死亡率仍然很高。

Johnston 等[48]回顾了 21 例行动脉旁路移植术治疗慢性缺血患者的结果。患者无术中死亡，1 年生存率 100%，3 年生存率 86%，5 年生存率 79%。随访期间，3 例患者发生了旁路血管血栓形成。在仅单独行肠系膜上动脉或腹腔干旁路手术的 5 例患者中，2 例死于肠梗死；在行腹腔干和肠系膜上动脉旁路手术的 16 例患者中，只有 1 例因旁路血管闭塞而被迫接受二次手术。作者对包括其他 8 份报道的文献进行的回顾显示手术死亡率为 0%～12%。在一项包含 58 例病例的研究中，McAfee 等[68]报道了 3 支血管修复患者的 5 年生存率分别为 73%，2 支血管修复患者为 57%，单支血管修复则为 0%。

（六）缺血性结肠炎

结肠缺血是肠道缺血性损伤的最常见表现。通常为局灶性、非闭塞性的，一般包含“分水岭”区域，典型的为结肠脾曲，仅在低于 20% 的患者中能够找到诱发结肠缺血的原因。而缺血性结肠炎综合征直到近些年才被确定下来。1963 年，Boley 等[87]描述了结肠缺血的可逆表现，3 年后 Marston 等[88]报道了缺血性结肠炎的 3 个阶段，并描述了该疾病的自然病程。在一般人群中，缺血性结肠炎的发病率为 4.5/10 万人～44/10 万人[89]。肠易激综合征（IBS）或慢性阻塞性肺疾病可使得患病风险增加 2～4 倍。该病的好发年龄为 60—90 岁，男性比女性患者比例更高[90]。但其他研究并未发现明显的性别差异，另一些研究者则发现女性和 65 岁及以上人群的患病风险增加[7, 89]。

1. 病因学

缺血性结肠炎一般与大血管闭塞无关，结肠有大量重叠的血液供应，其中以肠系膜上动脉，肠系膜下动脉和髂内动脉的贡献最大。

易受缺血性疾病损伤的两个区域，在解剖学上称之为“Griffith 点”及“Sudeck 点”，分别对应结肠脾曲的肠系膜上动脉（结肠中动脉左支）与肠系膜下动脉（左结肠动脉的升支）的交界处及肠系膜下动脉（乙状结肠最下分支）与髂内动脉系统的交汇处。低血流动力学状况可造成这些重叠循环之间灌注不足，分水岭现象可以用来解释这些解剖区域对缺血损伤的敏感性。由于结肠在乙状结肠和结肠脾曲的缺血脆弱性，一直被认为是临床缺血性结肠炎最常见的好发部位，但乙状折返可能不是重要临床因素。

血管阻塞和低流量状态均与结肠缺血性损伤有关。缺血性结肠炎的严重程度受多个因素的影响，如血流减少的持续时间，闭塞血管的直径，缺血发作速度，受损肠管的代谢需求，还包括相关结肠扩张程度、侧支循环的完整性、结肠细菌的浓度和毒力等情况[91]。一旦结肠黏膜屏障受损，结肠细菌就成为决定疾病严重程度的重要因素。因此，接受术前清洁灌肠和抗生素肠道清洗的患者，术后即便发生结肠缺血病情可能也较轻。此外，受累结肠段扩张程度亦非常重要，因为结肠扩张将阻碍供应肠段的透壁血流[92]。

目前已明确许多与缺血性结肠炎发展相关的诱发因素（表 30–1）[93]。在美国最大的关于缺血性结肠炎患者凝血功能障碍的系列研究中，凝血障碍的患病率为 28%，高于一般人群

结肠缺血：病因[93]

- 特发性（自发性）
- 主血管闭塞
  - 创伤
  - 肠系膜动脉栓形成、栓塞
  - 动脉栓子
  - 胆固醇栓子
  - 主动脉造影术
  - 结扎肠系膜下动脉结肠切除术
  - 中肠缺血
  - 后腹膜主动脉瓣重建
  - 肠系膜静脉血栓形成
    - 高凝状态
    - 门静脉高压
    - 胰腺炎
- 小血管疾病
  - 糖尿病
  - 类风湿性关节炎
  - 淀粉样变性
  - 放射损伤
  - 系统性血管炎疾病
    - 系统性红斑狼疮
    - 结节性多动脉炎
    - 变应性肉芽肿病
    - 硬皮病
    - 贝赫切特综合征
    - 大动脉炎
    - 血栓闭塞性脉管炎
    - Buerger's 病
- 休克
  - 心力衰竭
  - 低血容量
  - 脓毒症
  - 神经性受损
  - 变态反应
- 药物
  - 洋地黄制剂
  - 利尿药
  - 儿茶酚胺
  - 雌激素
  - 炔羟雄烯唑
  - 金
  - NSAID
  - 神经阻滞药
- 结肠梗阻
  - 结肠癌
  - 粘连
  - 狭窄
  - 憩室病
  - 直肠脱垂
  - 粪便嵌塞
  - 肠扭转
  - 绞窄性疝
  - 假性肠梗阻
- 血液疾病
  - 镰状细胞病
  - 蛋白 C 缺乏
  - 蛋白 S 缺乏
  - 抗凝血酶Ⅲ缺乏
- 可卡因滥用
- 长跑

（8.4%）[94]。Koutroubakis 等 [95] 研究了获得性和遗传性血栓形成危险因素在结肠缺血的患者中发病的作用，发现结肠缺血患者抗磷脂抗体的发生率明显比炎症和健康对照组更高（19.4% vs 0% 和 1.9%）。在遗传因素中，只有莱登第五因子与结肠缺血显著相关（22.2% vs 0% 和 3.8%）。同时，25% 的病例伴有血栓形成性疾病，在结肠缺血患者中进行全面的血栓形成性筛查发现 72% 的患者有先天性或获得性血栓形成因素。这些证据支持获得性和遗传性血栓形成危险因素在缺血性结肠炎的发病机制中起到一定作用 [95]。在一些缺血性结肠炎病例中，血浆蛋白 Z 缺乏可能在疾病发展中起作用。在部分患有缺血性结肠炎的患者中发现 Z 蛋白缺乏症（18.2%），而憩室炎（7.7%）和对照者（3.0%）则相对少见 [96]。

据报道，许多药物可导致缺血性结肠炎。阿莫西林过敏可诱发急性缺血性结肠炎 [97]，过敏发作期间低血压可引起肠道损伤。既往曾有一例缺血性结肠炎与使用减肥药芬特明有关的报道 [98]，也有文献报道缺血性结肠炎与紫杉醇和卡铂化疗有关 [99, 100]。

美国食品药品管理局（FDA）的 MedWatch 系统曾报道 20 例与替加色罗（Zelnorm）使用有关的缺血性结肠炎。替加色罗是一种用于短期治疗女性便秘为主的 IBS 药物 [101]。该药物生产商声明，在超过 11 600 名使用替加色罗的患者中，3456 例长期使用，无缺血性结肠炎的病例报道。他们进一步提到：IBS 患者被诊断为缺血性结肠炎的可能性为未患有 IBS 患者的 3～4 倍；此外，在售后调查中，全球范围共报道了 21 例缺血性结肠炎病例。基于全世界使用替加色罗的情况，可以估算出药品上市后每年 100 000 例患者中 7 例缺血性结肠炎。这与普通人群中缺血性结肠炎的年发生率（7～47 例 /10 万患者）相当，且显著低于 IBS 患者（43 例 /10 万患者～179 例 /10 万患者）。替加色罗治疗应在 IBS 和便秘女性等特殊患者应在出现超过中等或者严重症状时才应用 [102]。其治疗时间不应超过 12 周，如果无效，则应在 4 周后停止治疗。还应提醒患者，用药期间可能出现严重腹泻或少见的肠缺血情况。此外，若患者在治疗期间出现严重的腹泻，头晕或体位性症状，应尽快就医。如果出现直肠出血或出现新发或逐渐加剧的腹痛症状，应立即停药。

Frossard 等 [103] 报道了 2 例年轻女性缺血性结肠炎，其中一例为妊娠所致的循环高雌激素水平引起，另一例与口服避孕药有关。有报道称阿洛斯琼作为治疗以腹泻为主的 IBS，是一种有效的选择性 5- 羟色胺拮抗药，与缺血性结肠炎相关 [104]。另据报道，用于治疗骨关节炎的美洛昔康也是缺血性结肠炎的诱因之一 [105]。

应用可卡因会导致内脏梗死、肠缺血和胃肠道穿孔。Linder 等 [106] 报道的 28 例患者中 3 例为可卡因相关的结肠缺血，可卡因是缺血性结肠炎潜在的致命原因。

Dowd 等 [107] 报道 4 例与口服含伪麻黄碱的鼻充血减轻药相关的缺血性结肠炎病例，4 名患者结肠镜下均表现有结肠炎，病变主要位于解剖分水岭区域的脾曲，结肠镜活检病理结果符合结肠缺血性损伤。所有病例均对伪麻黄碱和药物支持疗法有戒断反应，停用伪麻黄碱后（8～12 个月），无疾病复发情况。其原因在于伪麻黄碱的血管收缩作用，可能使易感患者发生脾脏分水岭处的缺血性结肠炎。Knudsen 等 [108] 曾报道过 8 名使用舒马曲坦治疗偏头痛的严重缺血性结肠炎病例。

除已明确的一系列原因外，心脏搭桥术、妇科手术、结肠镜检查和钡灌肠操作等也可能诱发结肠缺血 [2]。结肠镜检查后缺血性结肠炎 [109]、飞行后短暂性缺血性结肠炎 [110]、严格节食患者缺血性结肠炎 [111] 及草药产品摄入相关缺血性结肠炎 [112] 均有报道。

Dee 等 [113] 发现，3.1% 的肾脏移植患者术后 20d 内出现小肠或大肠缺血，或两者均缺血，其中 54.5% 的患者死亡，受累主要部位是回肠末端和升结肠。右半结肠受累情况与缺血性结肠炎的严重程度有关，好发于需要进行血液透析的慢性肾功能衰竭患者[114]。

此外，目前有 1 例嗜铬细胞瘤与缺血性结肠炎相关的报道[115]。炎性肠系膜静脉闭塞性疾病通过手术标本的组织学检查确诊，是肠系膜缺血的罕见原因，手术切除后病程完全缓解证实该病病程相对良性[116]。

长跑可导致缺血性结肠炎的发生，罕见但后果严重[117]。其诱发原因可能是，内脏血管收缩引起的生理性分流，慢性脱水引起的血管内容量减少以及继发性红细胞增多症引起的某些高凝状态。已有报道显示，使用肌肉电刺激运动设备可导致缺血性结肠炎[118]；另外，结缔组织疾病[119, 120]，溶血性尿毒症综合征[121]患者在纤维内镜检查后可出现缺血性结肠炎。

Walker 等[122]在一项包含 700 名 20 岁以上怀疑为结肠缺血患者和 6440 名对照人群的队列中，研究了结肠缺血的预测因子。结果显示，结肠缺血患者罹患 IBS 的概率是对照组的近 3 倍。在结肠缺血病例中，非特异性结肠炎、下消化道出血、全身风湿性疾病、6 个月内的缺血性心脏病以及 1 个月内的腹部手术史患者结肠缺血患病率比对照组更高。其次，使用药物治疗腹泻也会增加患病风险，使用具有便秘副作用的药物是导致结肠缺血最常见的危险因素，研究中约 1/3 的患者和 9 个对照存在该类药物服用史。此外，病例组在 6 个月内胃肠专科就诊率也多于对照组。该研究因此得出结论，有腹部症状的患者容易出现临床上明显的结肠缺血，其中许多患有 IBS；抑制肠蠕动药物可能构成广泛且潜在可避免的结肠缺血危险因素。结肠缺血常常多次就医但未得到明确诊断，可能具有较长的亚急性症状期。

2. 分类

Marston 等[88]将缺血性结肠炎按严重程度分为三级，包括暂时型缺血、部分增厚损伤的后遗症性缺血性狭窄型和坏疽型。15%～20% 的病例可见坏疽性损伤，在 80%～85% 的非坏疽病例中，大多数损伤是短暂和可逆的。持续性节段性结肠炎形式的慢性损伤发生在 20%～25% 的病例中，狭窄发生在 10%～15% 的病例中[93]。

短暂型以可逆性为特点，与黏膜水肿，充血，浅表溃疡和瘀斑有关（图 30–7）。从组织学的角度来看，损伤主要局限于黏膜和黏膜下层，包括强烈的炎症反应，黏膜浅层脱落，黏膜下层出血和水肿（图 30–8）。此外还可能会出现多个浅表溃疡。随着血液被逐渐吸收，1～2 周内水肿逐渐消退，组织结构和功能完全恢复。短暂病

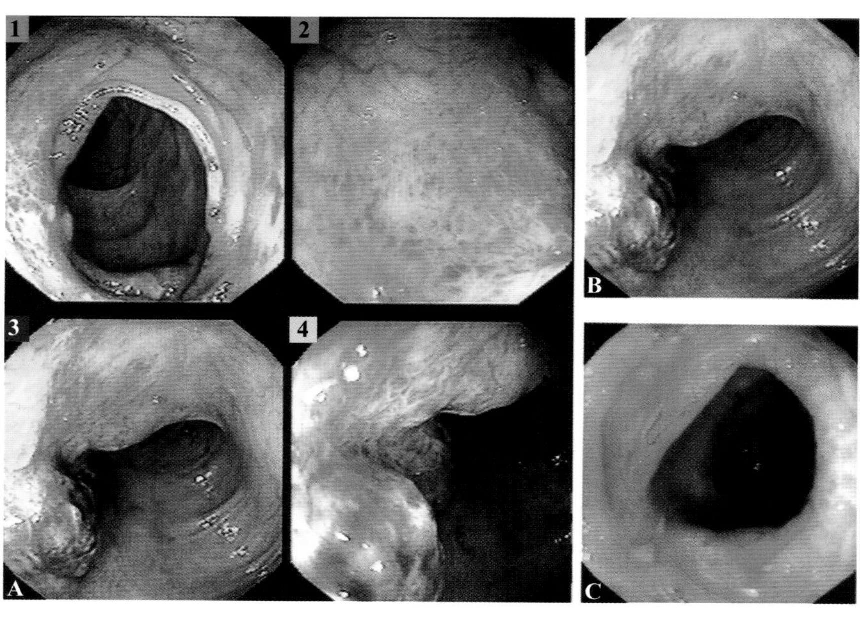

◀图 30–7 **A. 以充血、水肿和瘀斑为特征的急性轻度阶段。1. 横结肠中段肿块；2. 横结肠中段肿块；3. 升结肠中段肿块；4. 升结肠中段肿块。B. 急性期水肿和黏膜下出血。C. 亚急性期，包括水肿、渗出和溃疡**

（图片由 David Morowitz, MD. 提供）

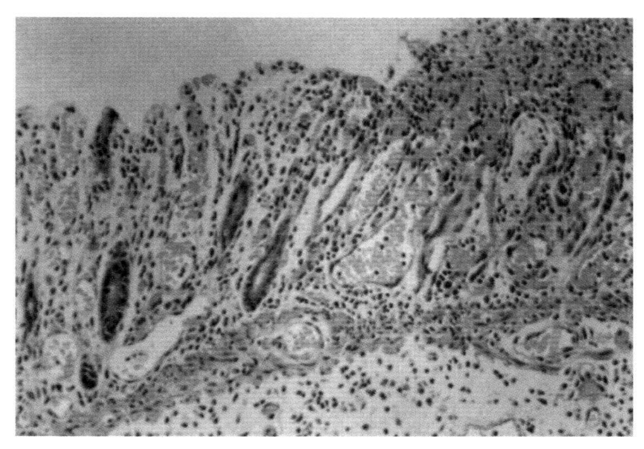

▲ **图 30-8 短暂型缺血性结肠炎的显微切片可见黏膜脱落和浸润**

变的特征性影像学表现是由黏膜下出血引起的指纹征或反映肠腔变形的假肿瘤征（图 30–9）。如果在此阶段循环恢复灌注，可使这些改变恢复正常。对许多无症状患者进行结肠镜检查，有时可能会发现急性缺血性结肠炎的斑片区域（图 30–10）。缺血狭窄型表现为部分增厚损伤，累及黏膜和肌层，并在数周至数月内导致纤维化和管腔狭窄。内镜检查狭窄的特征是管腔固定变窄，黏膜被肉芽组织替代（图 30–11）。组织学上，在肌层内可见明显的纤维化，黏膜被肉芽组织所替代，并且多见富含铁血黄素的巨噬细胞（图 30–12）。钡灌肠时，狭窄表现为管腔不可逆变窄的区

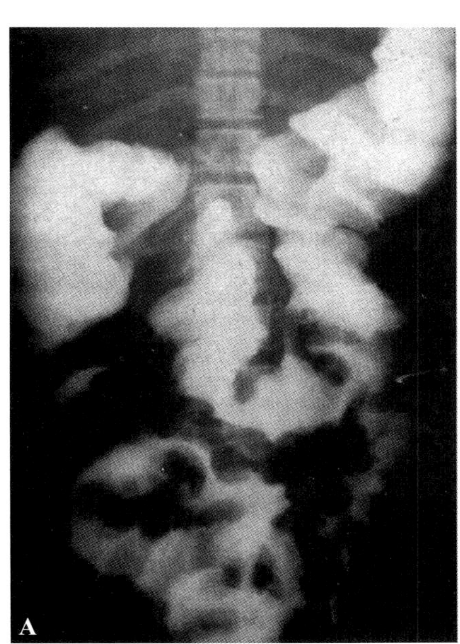

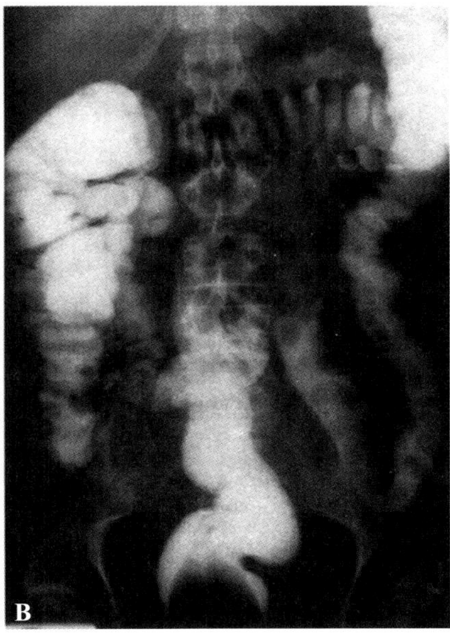

◀ **图 30-9 A. 乙状结肠中发现有指纹征的缺血性结肠炎患者的 X 线片；B. 缺血性结肠炎段患者的 X 线片显示降结肠和乙状结肠假肿瘤形成**

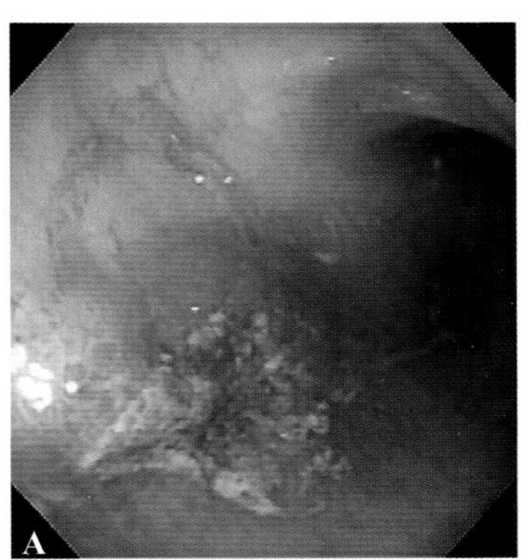

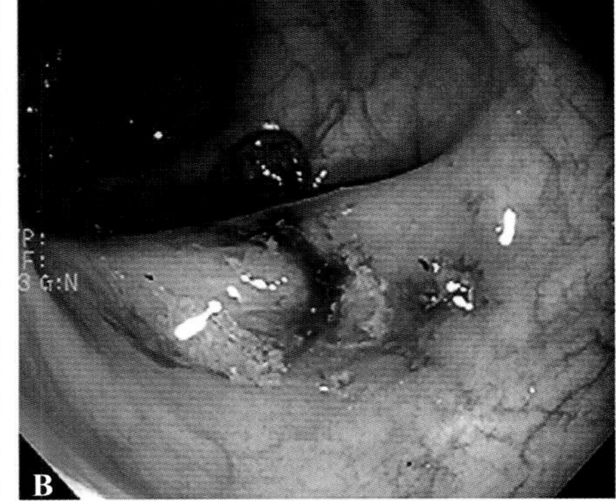

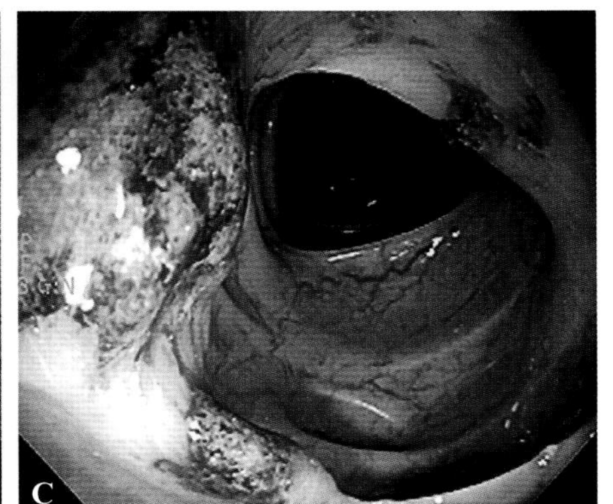

▲ **图 30-10 A. 轻度缺血性结肠病；B. 孤立的缺血性斑块；C. 更严重的斑块状急性缺血性结肠炎**

域。狭窄近端扩张提示狭窄严重，而简单的无症状狭窄可能不具有临床价值（图 30–13）。

坏疽型缺血性结肠炎的特征为全层坏死和梗死。病理大体检查显示该肠段扩张，并出现斑片状或混杂的灰绿色或黑色（图 30–14）；组织学表现为严重炎症并伴有透壁坏死（图 30–15）。临床上在怀疑有坏疽型改变的情况时，应避免进行造影检查。除非及时进行外科手术，否则会进一步发生肠穿孔、败血症直至死亡。

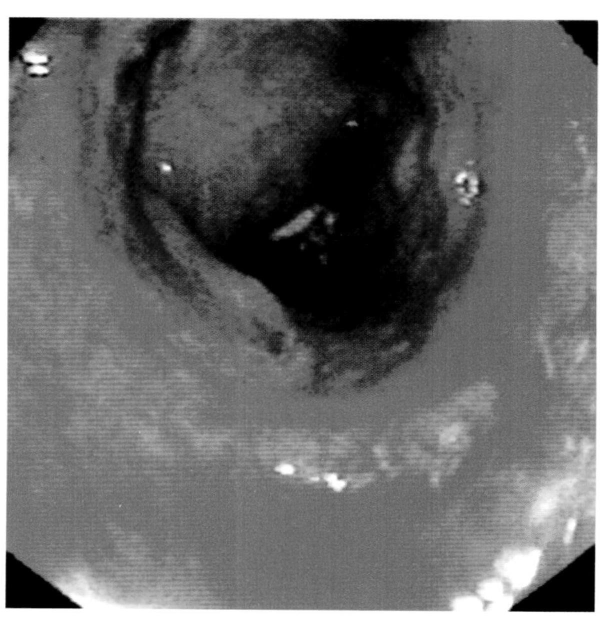

▲ 图 30–11　慢性期，黏膜颗粒样、结肠袋消失和狭窄

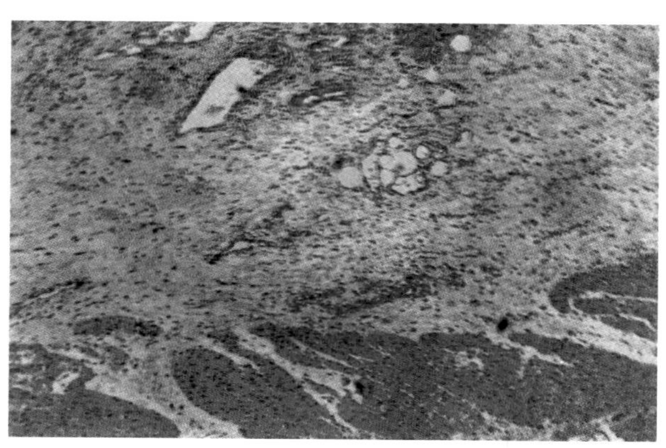

▲ 图 30–12　缺血性狭窄的组织学切片显示严重纤维化

大多数结肠缺血发作的初始表现相似，除非最初查体已提示腹腔内病变严重，否则无法在开始时预测任何一个事件的结局。Brandt 和 Boley[123] 报道了结肠缺血的疾病谱以及每种类型的相对发生率（图 30–16）。

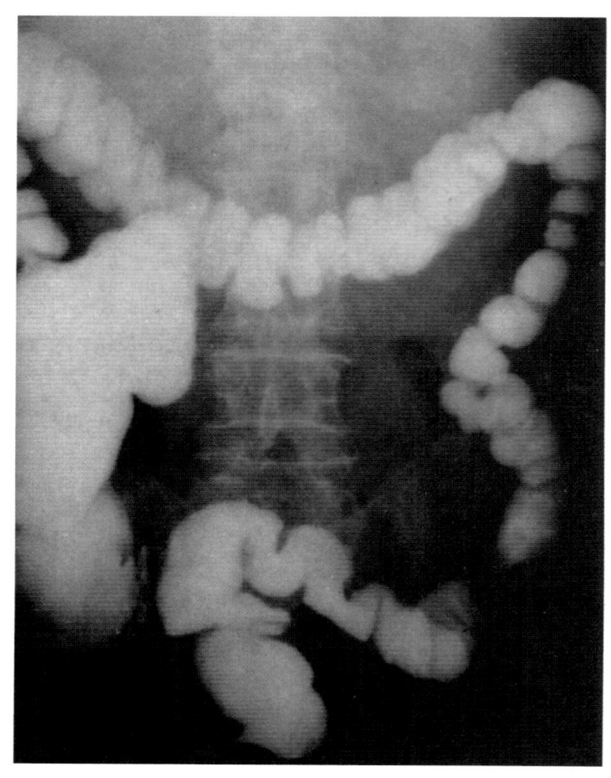

▲ 图 30–13　X 线片显示降结肠与乙状结肠连接处的缺血性狭窄（译者注：原著图片有误，已修改）

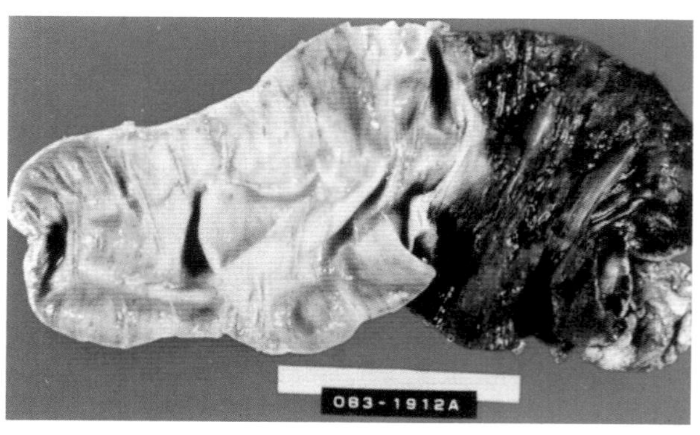

▲ 图 30–14　梗死结肠段的大体标本

3. 病变部位

缺血性结肠炎累及的解剖部位在文献报道中不尽相同。既往认为，结肠脾曲附近是缺血性结肠炎中受累最严重的区域，脾曲是由肠系膜上动脉与肠系膜下动脉之间的分水岭区域供血。大量报道支持这种受累模式 [124, 125, 126]。Reeders 等 [90] 对包括 1024 例患者文献总结，发病率如下：右半结肠 8%、横结肠 15%、脾曲 23%、降结肠 27%、乙状结肠 23%。在上述综述中，有 4% 的病例存在直肠缺血，但很少进展为坏疽 [127]。Guttormson 和 Bubrick[75] 报道了另一种不同的模式，文章发现尽管右半结肠血液供应丰富，但缺血性疾病发生率与其他部位相等或更高。而 Longo 等 [80] 在他们的系列文章中描述的缺血解剖学分布也与通常报道的缺血性结肠炎部位不同：右半结肠 46%、脾曲 4%、降结肠 7%、乙状结肠 40%、全结肠 8%。亦有其他研究者发现右半结肠发病率较高 [128]。

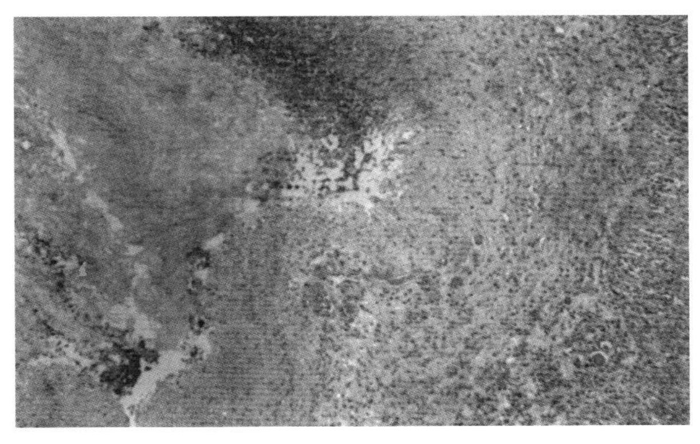

▲ 图 30-15 结肠梗死段的组织学切片见明显的全层炎症改变和坏死

4. 临床表现

缺血性结肠炎的临床表现变异较大，好发于老年人和体弱的患者，常伴发严重并发症。Longo 等 [80] 发现常见合并疾病为：心血管疾病 55%；糖尿病 23%；肺病 21%; 肾衰竭 6%；血液学疾病 6%。疾病诱因不明确，患者结局除受到治疗措施影响外，还取决于缺血性损伤的严重程度、范围，以及缺血损伤的速度等多种因素 [93]。

缺血性结肠炎的症状包括，突发腹部绞痛，如果累及左半结肠，通常为左侧腹痛。可能有血性腹泻，通常伴有发热和腹胀，失血量通常很少。疼痛可伴有便意，肠麻痹引起厌食，恶心和呕吐。Newman 和 Cooper[129] 比较了缺血性结肠炎引起的下消化道出血与其他原因引起的下消化道出血的发生率和临床特征。在 124 例下消化道出血患者中，24 例缺血性结肠炎，62 例憩室病，11 例炎症性肠病，27 例其他病因。各组患者的平均年龄分别为 65.5 岁、76.5 岁、40.5 岁和 77.5 岁。缺血性结肠炎患者比憩室和其他出血患者年轻，具有统计学差异。其中 3 例缺血性结肠炎患者接受了输血治疗，而 23 例憩室病、15 例其他患者输血，所有 IBD 组未接受输血。最终，3 例缺血性结肠炎患者和 1 例其他病因组患者死亡。

女性 [75] 患者总体和各亚组中下消化道出血比率高于男性 [49]。服用雌激素女性下消化道出

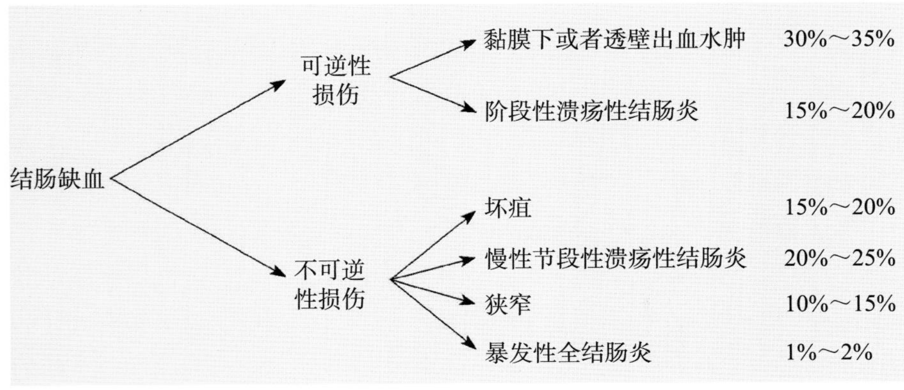

◀ 图 30-16 结肠缺血的临床分布。根据 Brandt 和 Boley[123] 报道各类型的相对频率

血患者中缺血性结肠炎（44.4%）的比例高，而憩室病（3.0%）、IBD（0%）或其他（5.6%）则较低。在他们研究病例中，缺血性结肠炎是下消化道出血的第二大常见原因。

Ardigo 等[130]报道了 2 例患者急性缺血性损伤后肛门排出大肠脱出物，文献发现另外 6 例相似的病例。8 例患者中，7 例固有肌层梗死，5 例进行了转流手术，7 例患者最后存活。

腹部查体一般有轻度腹部膨胀和不同程度的压痛，体征对应于缺血性结肠部位。直肠检查大便隐血阳性。肠坏疽患者可能会出现严重腹部体征伴有败血症和休克。对于因其他重症住院的患者，不缓解的肠梗阻应怀疑缺血性结肠炎。

Ullery 等[131]回顾 100 例肠系膜和肠壁缺血患者资料。与肠系膜缺血患者相比，结肠缺血患者年龄更大（61 岁 vs. 77 岁），胃肠道出血可能性更高（11% vs. 90%），更少以腹痛为主诉（89% vs. 10%）、急诊诊断正确率更低（75% vs. 9%）。Preventza 等[132]研究了 39 名年轻人（＜ 50 岁）缺血性结肠炎患者的人口统计学、病因、临床和预后特征。疾病诊断时的平均年龄为 38 岁，男女比例为 8 : 1。确诊时，52% 的女性患者曾使用口服避孕药。其他确定的相关因素还包括血管血栓栓塞症（4/39），血管活性药物（4/39），低血容量（4/39）和血管炎（4/39）；19 例（49%）没有发现确切诱因。本研究中，患者主要临床症状是腹痛（77%），血性腹泻（54%）和便血（51%）。大多数患者通过结肠镜检查确诊，多数为左侧。其中 29 例患者接受静脉输液、广谱抗生素和禁食等保守治疗；10 例患者手术治疗，手术组中有 1 例死于本病。

5. 诊断

缺血性结肠炎目前仍缺乏特异性诊断方法。患者常表现为白细胞增高，腹部放射检查提示肠壁增厚、指纹征或结肠扩张；在极少数情况下，可见中毒性巨结肠[133]。如果 X 线片显示穿孔后腹腔游离气体，肠壁内或门静脉积气，提示结肠梗死需急诊剖腹手术。CT 仅提示非特异性表现，如肠壁增厚[134]。目前认为超声检查有助于辅助诊断，但并未被广泛使用[135]。

缺血性结肠炎没有可靠的反映肠道活力血清标志物。Lange 和 Jackel[136]报道血清乳酸浓度升高是肠系膜缺血的最佳标志。在一项包括 85 例急腹症患者的研究中，作者发现血浆乳酸浓度升高往往提示病情危重，需要急诊手术。作为肠系膜缺血的标志物，其敏感性为 100%，特异性为 42%。

既往缺血性结肠炎通过钡剂灌肠或剖腹探查来确诊。但近年来，结肠镜检查提高了疾病诊断的准确性[75, 137]。结肠镜检查中发现的出血性结节代表黏膜下层出血。后续结肠镜检查可以确定结肠缺血的诊断，并有助于确定缺血性损伤的结局。检查应尽早进行，原因在于当黏膜下层发生溃疡和脱落时，黏膜下出血可被吸收或排入结肠腔，故指纹征可在数天内消失。如果无缺血性结肠炎，结肠镜检查也可帮助识别其他形式的炎性肠病或排除恶性肿瘤。透壁梗死患者可见灰绿色或黑色黏膜和黏膜下层区域。组织活检可能有助于与炎性疾病（如肉芽肿性结肠炎或非典型溃疡性结肠炎）的鉴别。而黏膜梗死或血影细胞的组织学证据是局部缺血的病理学特征，但很少见[93]。活检通常提示为非特异性的炎症改变。其他变化包括血管充血，黏膜表浅部分的损伤，粘蛋白和表面上皮细胞的丢失以及正常隐窝结构的退化等。在狭窄阶段，活检还可见大量组织纤维化。

缺血性结肠炎的诊断取决于对其临床特征的认知[2]。对于怀疑有结肠缺血但无腹膜炎征象的患者，应进行乙状结肠镜检查以辨别黏膜病变。CT 检查通常无特异性发现，可能仅提示肠壁增厚。肠系膜血管造影通常在结肠缺血的诊断中无价值，因肠系膜血管和血管弓通常是通畅的。

Gandhi 等[93]对缺血性结肠炎的鉴别诊断进行了详细的阐述。根据其研究，急性肠系膜动脉供血不足的特征是明显的腹痛，患者常有既往的远端栓塞，心律失常或动脉粥样硬化性心脏病的病史，诊断通过动脉造影确定。肠系膜静脉阻塞的特征是隐匿性腹部不适，疾病进展伴随着加重的痉挛、腹痛不适，腹胀或呕吐症状。其中大约 20% 的病例是特发性的，其余病例与肝病，炎性肠病，血液病或高凝状态，尤其是恶性肿瘤相关。超声和 CT 检查可能显示肠系膜静脉通畅不良，动脉造影提示静脉无法充盈。在较年轻的人群中，也应考虑炎性肠病的可能性。急性憩室炎患者通常表现为与排便相关的左下腹痛，多达 25% 的患者曾有既往发作史，查体提示左下腹局限性腹膜炎，造影剂灌肠和 CT 扫描可提示诊断。感染性结肠炎也可能被误诊为缺血性病变。伪膜性结肠炎的特征是水样腹泻、发烧、白细胞增高和近期抗生素使用史。结肠镜检查可见弥漫性水肿、多处溃疡和伪膜形成。阿米巴性结肠炎的新鲜粪便标本中可见滋养体。其他还须排除的急性腹痛病因有肠梗阻、消化性溃疡、肠扭转和胰腺炎。

6. 治疗

早期诊断的缺血性结肠炎可尝试保守治疗。有时，轻症患者可以在门诊治疗，给予流质饮食、密切观察以及必要的抗生素治疗。相对严重的患者需要住院治疗，采取更积极的治疗方法，包括禁食、胃肠减压和静脉补液。当预计病程延长或存在营养缺乏可能时，肠外高营养会对患者有所帮助。此外，应该选用对有氧细菌和厌氧细菌均有效的抗生素进行治疗。其他治疗还包括改善心脏功能和吸氧，并尽可能停用可能导致结肠缺血的药物。罂粟碱和右旋糖酐等药物已被用于改善循环，但效果尚未得到证实。而保守治疗无效的患者应进行手术治疗。

慢性节段性结肠炎患者应给予对症处理，局部类固醇激素灌肠可能对患者有益 [93]。目前已有 1 例成功的个案报道，通过每天持续服用 1500mg 美沙拉嗪来治疗持续发热和腹泻的慢性节段性缺血性结肠炎 [138]。结肠镜一般提示多发溃疡，包括纵长的溃疡、乙状结肠和直肠质脆水肿的黏膜侵蚀，结肠镜随访可见黏膜愈合。对于节段性结肠炎未愈合的无症状患者，若出现反复发作的败血症，考虑手术切除。

具体的手术适应证包括：腹膜炎，穿孔，反复发烧或败血症，药物治疗效果差且症状持续超过 2～3 周的患者临床病情恶化，以及内镜发现肠坏疽。其他适应证还包括暴发性结肠炎，大出血，慢性蛋白丢失性结肠病和有症状的缺血性狭窄 [2]。应扩大切除无活力的肠管，但术中评估结肠生存力可能有难度，若触及肠系膜上动脉搏动可直接排除中肠缺血。对于浆膜正常患者，可通过结肠镜检查确定肠管活力，也可采用便携式多普勒检测对系膜缘浆膜血运，测量肠壁内 pH，检测肠壁血氧饱和度或者应用静脉荧光剂显影等方法 [93]。剖开切除标本观察评估黏膜损伤情况会有帮助，在考虑进行肠吻合时这样的检查可能至关重要。外科医生不应被结肠黑变病导致黏膜的深色外观所误导，因为在这种情况下，血液供应正常，不必因为“黑色”黏膜而行扩大切除范围。

由于术后缺血可能进展累及吻合口，一期吻合往往不安全，可拉出近端肠管造口，远侧作黏膜瘘或 Hartmann 手术缝闭。若怀疑存在持续性缺血，可在 24～48h 后进行计划性的二次手术探查。

具有狭窄影像学证据但无相关临床症状的患者一般不建议手术，但伴有梗阻或长时间出血的狭窄应手术切除。

如果不能排除恶性肿瘤性的狭窄，也建议手术。此外，缺血性结肠炎的慢性亚型可能会导致持续性节段性结肠炎或结肠狭窄，有时也需要手术治疗 [93]。

7. 结局

缺血性结肠炎的预后差异很大。Abel 和 Russell[139] 报道了 18 例缺血性结肠炎的治疗情况，9 例行保守治疗，死亡率 45%，9 例手术治疗，死亡率 55%。Reeders 等 [90] 报道 199 例缺血性结肠炎患者的治疗结果，35 例因腹膜炎立即手术，但全部死亡；其余 164 例起初接受非手术治疗，98 例在整个住院期间继续保守治疗，死亡率 57%；66 例最初接受非手术治疗，后因疾病进展进行手术，51% 死亡。

Longo 等 [80] 报道 47 例确诊为大肠非闭塞性缺血患者的临床资料。16 例中有 15 例成功接受了包括肠道休息和抗生素在内的非手术治疗，其中 1 例死亡；在需要手术切除的 31 例患者中，14 例进行了消化道重建，8 例接受二次开腹探查的患者中 2 例存在进一步的缺血性改变，死亡率为 29%。在平均 5.3 年的随访中，均未再出现缺血。研究发现，尽管病程可能具有自限性，但老年、糖尿病、主动脉手术或低血压后发生局部缺血的患者预后仍较差。

Parish 等 [78] 报道 38 例确诊缺血性结肠炎的患者。自发性疾病患者死亡率为 24%，术后患者死亡率为 54%。在需手术干预的 16 名患者中，死亡率 62%；而在接受二次手术的患者中，手术死亡率 88%，此外非手术治疗患者的死亡率为 14%。Guttormson 和 Bu-brick[75] 对 39 例缺血性结肠炎患者进行回顾性研究，发现患者总死亡率为 53%（非手术治疗组为 42%，手术治疗组为 65%）。数据分析显示缺血性结肠炎与许多严重的系统性疾病密切相关，如肾衰竭，冠心病，血管疾病，血液病，血管性和结缔组织疾病等。

Longo 等 [140] 研究并报道了 43 例缺血性结肠炎患者的预后。72% 的患者通过结肠镜检查确诊，其余在术中确诊。40% 的缺血性结肠炎患者因其他疾病住院确诊。43 例患者中，72% 为节段性结肠炎，其中 35% 的患者通过非手术治疗成功。需手术治疗的节段性结肠炎患者 30 天死亡率为 22%。接受肠切除和造口的 17 例局部缺血患者，75% 最终行造口还纳。

Guivarc'h 等 [141] 报道 88 例缺血性结肠炎的治疗经验。 在 76 例坏疽患者中有 17 例穿孔、6 例狭窄和 6 例消退。59 例病变累及左半结肠，其中延伸至横结肠 20 例，延至右结肠 10 例，全结肠受累 18 例。腹痛，腹泻和腹胀的发生率分别为 81%，62% 和 78%。61 例接受结肠镜检查，27 例接受钡剂灌肠。77 例行结肠切除术：50 例行左结肠切除术，其中 16 例扩大切除横结肠，全结肠切除术 17 例，右结肠切除术 10 例。患者坏疽穿孔的发病率为 53%，28% 无穿孔发生。无狭窄和退化形式并发症发生。62 例存活者有 51 例保留或重建了肠道的连续性。

Scharff 等 [84] 研究了 129 例结肠缺血患者的预后。平均年龄 66 岁，其中 47% 为男性。结肠缺血的危险因素包括，慢性肾功能衰竭（33%），接受血管活性药物（57%）和动脉粥样硬化（56%）。在有黑便的 43% 患者中，88% 的患者存活。在 33% 有急腹症的患者中，51% 死亡。初始治疗中，54% 的患者为非手术治疗，其中 24% 后续需要手术治疗。在 76 例接受手术治疗的患者中，41% 死亡。11 例术中发现结肠缺血，但无结肠梗死或穿孔，其中 45% 死亡。尽管接受了治疗，但总体死亡率仍很高，达到 29%。

Medina 等 [142] 回顾了 53 例缺血性结肠炎患者的临床特征并分析了预后不良的预测因素。高血压（51%）是缺血性结肠炎的主要危险因素。腹膜炎仅存在于危重患者组。结肠镜和组织病理学检查是最常用的诊断方法。周围血管病变和右结肠受累是患者不良预后的危险因素。此外，入院时有 5 名患者死亡，其中 4 名病变累及右结肠。

（七）结肠“铸型”排出

全层结肠“铸型”经直肠自行排出在急性结肠缺血中罕见。Foley 等 [143] 报道了一名接受 Hartmann 手术治疗的憩室穿孔腹腔脓肿的患者，该患者在 6 个月后行还纳手术。还纳术后第一晚，患者曾出现短暂的低血压，3 周后排出一条长度为 21cm 全层梗死的结肠。该患者没有发展为腹膜炎，并且仅出现为期 11 个月的轻微症状。结肠镜随访显示，连接剩余活性肠段的管腔肉芽增生并逐渐向近端形成狭窄且难以扩张。在连续 3 次大肠梗阻急性发作后，手术切除狭窄并恢复肠道连续性。这是文献报道个案中的第 8 例，也是第 1 个得以长期保守治疗的案例。

（八）特发性肠系膜静脉硬化

Iwashita 等[144]曾描述了一种新的临床病理疾病，并定义为“特发性肠系膜静脉硬化症”。实际上，该疾病最初由 Koyama 等[145]描述，后来 Yoshinaga 等又[146]回顾分析了 18 个案例。Iwashita 等确诊了 7 例在小肠系膜静脉及其壁内分支有钙化的患者。特发性肠系膜静脉硬化的主要表现为慢性进展的腹痛和腹泻，常伴有粪便隐血阳性和轻度贫血。通过腹部平片和钡剂灌肠检查，可见患者右半结肠呈线性钙化和狭窄。内镜检查常见包括肠道水肿、深色黏膜和溃疡。4 名患者因持续性腹痛或肠梗阻行结肠次全切除术，术后病理大体检查可见结肠表面呈深紫色或深褐色，结肠半月襞肿胀和消失，结肠壁明显增厚；镜下病理特征显示为静脉壁纤维明显增厚、钙化，黏膜下纤维化明显，黏膜中胶原蛋白沉积以及血管壁内泡沫状巨噬细胞。

（九）缺血性结肠炎和主动脉髂动脉手术

缺血性结肠炎是主动脉手术后的一种罕见但致命的并发症。它的独特性可能是因为肠系膜下动脉结扎导致血流解剖变化的直接结果（见第 1 章）。Ernst 等[147]和 Hagihara 等[148]对腹主动脉瘤切除术后患者进行内镜评估，发现临床性缺血发生率为 1%～2%，而内镜下发生率为 6.8%。60% 的接受急诊腹主动脉瘤重建手术患者，术后内镜发现缺血性结肠炎证据，这部分反映了血容量不足、休克以及在急诊手术前未进行机械或抗生素肠道准备的后果。在一项对 2137 例接受主动脉重建手术患者的回顾性研究中，Brewster 等[77]发现肠道缺血的发生率为 1.1%。Björck 等[149]研究了 2930 例接受主动脉髂动脉 / 股动脉手术患者术后肠道缺血的发生率和临床表现，肠缺血预估发生率为 2.8%。在因动脉瘤破裂休克而手术的患者中，肠缺血的估计发生率为 7.3%；在 63 例肠缺血患者中，只有 15 例出现早期血便，60 例（95%）病变累及乙状结肠镜可检查到的半左结肠。Champagne 等[150]回顾 88 例因腹主动脉瘤破裂而进行主动脉重建的患者，手术死亡率为 42%，在存活超过 24h 的 72 例患者中，62 例进行了结肠镜检查，36% 有肠缺血；其中，62% 的患者在初次和重复内镜检查时均可见到Ⅰ级或Ⅱ级缺血。因Ⅲ级缺血而行剖腹探查的患者中，35% 接受了肠切除手术。由于在重复结肠镜检查中发现局部缺血恶化的情况，因此采取了二次手术。结肠镜检查发现肠缺血患者的死亡率为 50%；而接受肠切除的Ⅲ级坏死患者的死亡率为 55%。乳酸水平升高、未成熟白细胞和隔绝液体增加均与结肠缺血发生相关。当患者缺乏典型临床表现时，外科医生应警惕一般状态的恶化迹象（如少尿、循环不稳、败血病和凝血病），从而协助疾病的诊断。

Longo 等[81]回顾了 4957 例因腹主动脉瘤接受腹主动脉手术患者，其中 58 例（1.2%）后续发生缺血性结肠炎，确诊平均时间为主动脉手术后 5.5d（1～21d）。在最初接受非手术治疗的 17 例患者中，仅 1 例需要进行乙状结肠切除术。其中 1 例 14 个月后行狭窄肠段切除。49 例患者中 32 例（65%）需要行肠切除及转流造口，其中 13 例无梗死缺血，19 例发生梗死。所有患者总死亡率为 54%，但需要行肠梗死切除术患者（19 例）的死亡率为 89%。在行转流造口并存活的 12 例患者中，只有 2 例（16%）最终接受了造口还纳。在因缺血性结肠炎而接受二次剖腹手术的 7 例患者中，6 例需要追加肠切除。在初次住院期间，无主动脉移植物感染发生。当患者被诊断为缺血性结肠炎后，总体平均住院时间为 38d（1～164d），患者的总体高死亡率与既往报道相当[151]。鉴于缺血性结肠炎的高死亡率，对高危患者[具有多种危险因素和（或）动脉瘤破裂的患者]建议常规结肠镜检查，有助于及时对怀疑为全层坏死的患者进行手术干预。在对缺血性结肠炎患者进行结肠镜检查时应谨慎操作，空气扩张肠腔可能会减少结肠的血流并进一步加重结肠缺血[152]。

Brandt 等 [153] 认为乙状结肠镜检查可以可靠地预测主动脉瘤破裂修复后结肠全层缺血。他们认为，仅限于黏膜的非融合性缺血患者可以安全地接受连续的内镜随访。与之相反的是，Houe 等 [154] 回顾了腹主动脉手术后常规结肠镜检查的 7 项前瞻性非随机报道，结果提示内镜检查可能会显示出缺血性结肠炎，但不能将透壁性缺血与临床上不太重要的黏膜缺血鉴别开，且任何前瞻性研究中内镜检查对患者死亡率均无影响。

有报道显示，主动脉手术后发生临床缺血性结肠炎的患者，择期动脉瘤切除后的死亡率较高，而急诊手术后的死亡率更高，甚至高达 60%～100%[155]。Brewster 等 [77] 报道患者的总死亡率为 25%，如果需要再次进行肠切除术，则上升至 50%。Maupin 等 [156] 回顾分析了 103 例因腹主动脉瘤破裂而接受手术的患者临床资料。在 71 名术后存活患者中，缺血性结肠炎的发生率为 27%，对于需行肠切除的患者，死亡率为 58%。作者建议在术后早期使用柔性纤维乙状结肠镜检查，以在临床败血症发作之前及早发现缺血性结肠炎。Bast 等 [157] 对 100 例腹部主动脉瘤手术后结直肠缺血性疾病的发生率和危险因素进行了前瞻性研究，在 4.5% 的择期手术患者和 17.6% 的因动脉瘤破裂而手术的患者中，术后常规结肠镜检查可发现结肠溃疡或坏死，提示为缺血性结肠疾病；肠系膜下动脉结扎和主动脉的夹闭延长（＞ 1h）均与缺血性疾病的发生无关。Zelenock 等 [155] 对 100 例接受主动脉重建手术的患者进行了一项前瞻性研究，所有患者在术后 24～48h 内接受结肠镜检查，仅 3 例出现内镜下缺血的证据，均不需要肠切除。作者认为，辅助手术增强了 12 例患者的结肠血流灌注（肠系膜下动脉再植、髂内动脉旁路术以及股动脉旁路官腔与相邻髂总动脉吻合）与良好的结果密切相关。

Piotrowski 等 [158] 回顾性分析了 101 例因腹主动脉瘤接受治疗的患者，其中 71 例（70%）术后生存时间超过 24h。结肠缺血主要发生在左侧，为 24 例患者（35%）的围术期并发症之一，其中 11 例（44%）需要结肠切除。结肠切除的死亡率为 44%，而无结肠缺血患者的死亡率为 20%。结肠缺血在术前休克和术中大失血患者更常见，但与患者年龄、合并疾病、实验室检查、手术时间或肠系膜下动脉处置无关。大多数术后结肠缺血的患者，包括需要结肠切除术的 11 例患者中的 8 例，均发现患有慢性肠系膜下动脉闭塞。但肠系膜下动脉的血运重建对预后几乎没有影响。17 例患者接受肠系膜下动脉开放处理，在接受再植术的 9 例患者中，5 例（55%）出现肠缺血，其中 2 例需要行结肠切除术；与此同时，在行血管结扎的 8 例患者中，3 例进展为肠缺血（39%），其中 1 例行结肠切除术。作者得出结论，术前休克是预测腹主动脉瘤破裂后结肠缺血最重要因素。

Lane 和 Bentley[159] 描述了 2 例主动脉瘤修复术后直肠狭窄病例。肠系膜下动脉结扎后低血压，髂内血管循环不良和侧支供应不足导致的急性缺血性直肠炎，在临床上很少见。长期缺血引发溃疡和坏死，可能最终导致了纤维狭窄形成。一例患者经狭窄扩张和直肠后肌切开后症状缓解；另一例保守治疗无效，最终因顽固性症状而接受结肠造口术。

Järvinen 等 [160] 研究了芬兰国家血管登记中心接受腹主动脉重建患者的肠梗死发生率和相关死亡率。1752 例手术中，有 27 例肠缺血，肠梗死发生率为 1.2%。接受动脉瘤破裂手术患者的肠梗死率为 3.1%，未破裂动脉瘤手术的患者为 1%，接受主动脉髂动脉闭塞疾病手术的患者为 0.6%。14 名肠缺血患者（67%）病变累及左结肠。所有患者 30d 总死亡率为 13%，但患有肠梗死的患者达到 67%。

主动脉瘤破裂修复和主动脉闭塞性疾病旁路术后再行主动脉髂动脉手术，术后缺血性结肠炎的发生率为 7%～0.6%[161]。为了分析缺血性结肠炎的诱因和结果，Van Damme 等 [161] 回顾了其 28 例临床明确诊断的结肠缺血病例（16 例主动脉破裂、7 例择期主动脉瘤和 5 例主动脉髂动脉闭塞性疾病）。其中 21 例有透壁坏死，15 例行 Hartmann 手术，死亡率为 66%；而所有非手术的Ⅲ级缺血患者均死亡。28 例患者中 16 例在院期间死亡（死亡率为 57%）。结肠血运重建没能避免 4 例患者发生结肠坏死。所有主动脉重建中仅 4.8% 患者进行了肠系膜下动脉或髂内动脉的再植，并未影响缺血性结肠炎的发展。作者认为，术后积极的乙状结肠镜检查可以在早期发现结肠缺血并降低随后的死亡率。

即使双侧髂内动脉正常，结肠坏死也使血管腔内腹主动脉瘤修复更加复杂化[162]。对患者有利的是，开腹手术并不会掩盖腔内移植物患者出现的重度结肠缺血的临床征象。

尽管主动脉手术后结肠缺血的最可能原因似乎来自肠系膜下动脉血流突然丢失，但许多其他相关因素也已经被报道。这些因素包括髂内血流无法恢复，侧支循环缺乏或受损，结肠手术创伤，胆固醇栓子或主动脉髂动脉盗血综合征，在这种综合征中血液从结肠经新近重新血管化的髂血管或者股血管分流至四肢[163, 164]。Klok 等[165]指出，所有接受主动脉重建手术患者的乙状结肠黏膜内 pH 均显著下降，放松钳夹后 6～12h 内 pH 恢复正常基线预示术后无缺血性结肠炎的病程。Björck 和 Hedberg[166]还发现乙状结肠黏膜内 pH 可用于主动脉手术患者的监测。在一项包含 34 例患者的研究中，8 例出现严重并发症，其中 4 例患有缺血性结肠炎，5 例死亡。乙状结肠酸中毒（pH ＜ 7.1）可作为早期预警标志。如果酸中毒在 24h 内逆转，不会出现重大并发症；如果病程延长，则可用以预测主要并发症。

肠缺血发生的危险因素包括：钳夹阻断时间延长、主动脉瘤破裂、低血压、低氧血症、心律不齐、腹膜后血肿伴内脏及其血液供应受压，结肠侧支循环不足，术中损伤或 Drummond 动脉或肠系膜边缘动脉弓损伤，结肠手术创伤，肠腔扩胀，术前肠道准备不足[93]，以及结扎肠系膜下动脉。肠系膜下动脉结扎在一系列病例报道中被认为是最重要的危险因素（74%）[77]。对是否行肠系膜下动脉再植应基于多普勒超声检查，荧光素注射或肠系膜下动脉残端压力检测[37, 167]。肠系膜下动脉再植可以预防缺血性结肠炎。Brewster 等[77]推荐的肠系膜下动脉再植标准包括：严重的肠系膜上动脉疾病，肠系膜下动脉增生或肠系膜动脉曲折，髂内循环不畅，乙状结肠血流多普勒信号消失，肠系膜下动脉逆灌注不良（残端压力＜ 40mmHg），以及既往的结肠切除史。择期主动脉重建的术前准备中还应考虑机械性和抗生素肠道准备，另外可在术中采取能够减少结肠缺血的方法，包括保留肠系膜动脉弓，避免动脉粥样硬化碎屑远端栓塞，结肠轻柔损伤和术中抗凝[93]。

肠系膜下动脉再植并不能确保主动脉手术中结肠的活力。Mitchell 和 Valentine[168]报道了 10 例主动脉手术患者，其中 5 例因乙状结肠对系膜缘的多普勒信号不足而接受了成功的肠系膜下动脉再植；其他 5 例发现血液灌注充足未进行肠系膜下动脉再植。10 例患者中 6 例发生透壁结肠坏死，其中 4 例肠系膜下动脉再植。在主动脉血运重建后不到 24h 内出现的 4 例结肠缺血患者中有 3 例幸存下来，2 例晚期结肠缺血患者死于多系统器官衰竭。尽管透壁坏死是主动脉手术后的高致死并发症，但及时进行结肠切除术可能会使些患者存活。

对于刚接受主动脉重建手术的患者，可能难以发现明显的症状和体征。主动脉手术后第一或第二天的血性腹泻可提示缺血性结肠炎的诊断。疾病进展可导致代谢性酸中毒，白细胞增多，少尿，心动过速和低血压。对于轻症患者，应遵循上述建议采取非手术治疗；对于严重的不可逆性透壁疾病，应行手术切除。在后一种情况下，因存在吻合口漏的可能和主动脉假体污染风险，一期肠吻合属于禁忌。

由于可引起缺血性结肠炎，腔内动脉瘤修复存在争议。腔内修复主动脉髂动脉瘤过程中，髂内动脉的阻塞可导致很高的臀部跛行发生率，也是术后结肠缺血发生的原因；其他原因还包括全身性低血压，动脉粥样硬化栓塞和肠系膜下动脉血流中断。为分析围术期髂内动脉阻塞与术后缺血性结肠炎之间的关系，Geraghty 等 [169] 回顾其对 233 例分叉血管内移植物的使用情况。在血管内主动脉瘤修复过程中，围术期单侧髂内动脉阻塞发生率为 18.9%，双侧髂内动脉阻塞发生率为 0.4%。1.7% 的患者在术后出现缺血性结肠炎的体征和症状，平均时间为术后 2 ± 1.4d。所有患者均经乙状结肠镜检查确诊，初始治疗包括肠道休息，输液和静脉注射抗生素。有 3 例双侧髂内动脉闭合的患者在初次确诊后需要进行结肠切除，平均时间为 14.7 ± 9.7d，而这 3 例患者中有 2 例在术后发生死亡。术后病理结果证实了动脉粥样硬化存在于 3 例接受结肠切除术患者的结肠脉管系统。第 4 位患者在主动脉瘤修复过程中尝试对左髂内动脉进行多次操作但未能成功保持该血管的通畅，该患者通过非手术治疗完全康复。围术期内单侧髂内动脉闭塞与术后缺血性结肠炎的发生率显著升高无关。作者丰富的经验表明，腔内动脉瘤修复后临床上严重缺血性结肠炎的主要原因是在血管内操作过程中，将动脉粥样硬化碎片栓塞髂内动脉组织床，而不是髂内动脉近端栓塞。

1. 体外循环后的缺血性结肠炎

体外循环后结肠缺血在临床发病罕见（0.06%～0.2%），但死亡率很高（76%）[93]。其临床表现隐匿，与系统性血容量不足，低血压和体温过低等因素导致的肠道微循环血流量减少有关。其他因素可能包括，体外循环时间较长、可能引起内脏血管收缩的正性肌力药的使用和主动脉内置泵。这些因素的混杂可能导致败血症和多器官衰竭的发生。及时的手术干预有助于挽救患者的生命。

2. 癌性梗阻所致的近端缺血性结肠炎

缺血性急性结肠炎可能发生在梗阻性结肠癌的近端，临床表现通常与肿瘤有关。鉴别该病的重要性在于，用缺血的结肠进行吻合可能导致严重后果。临床怀疑有这种情况时，组织活检可能有助于诊断。其他梗阻性疾病，如憩室炎、肠扭转、粪便阻塞或先前的缺血性损伤、手术或放射疗法引起的狭窄等，也可由于持续增加的腔内压导致结肠血流减少 [93]。

（十）全结肠缺血

全结肠缺血表现为全结肠炎的突然发作，伴有血性腹泻、腹痛和压痛，常伴有腹膜炎表现，这种结肠炎的发作形式涉及大部分或全部结肠和直肠 [124, 170]。病因包括大血管和小血管病变、灌注压力降低、侧支循环不足和血液黏滞 [124]。患者常患有全身疾病，需要进行全结肠切除和回肠造口。缺血性全结肠炎十分少见，仅有少数病例报道 [140, 141, 170]。Longo 等 [140] 报道的 12 例患者均需手术，其中 75% 死亡，而 Al-Saleh 等 [170] 报道的两例患者均存活。Guivarc'h 等 [141] 报道 88 例缺血性结肠炎外科手术病例中，18 例病变广泛的患者中 17 例需全结肠切除。尽管全结肠缺血的手术适应证与局段性结肠缺血差异不大，但 Al-Saleh 等 [170] 建议剖腹探查联合术前或术中结肠镜对整个结肠进行全面检查，以便识别病变的范围并采取恰当的治疗措施。

（十一）缺血性直肠炎

缺血性直肠炎是一种罕见疾病，好发于老年动脉硬化患者，最常见于主动脉手术后，继发于低血压引起的低血量。文献报道外伤所致持续性低血容量性休克也可诱发缺血性直肠炎 [171]，还有文献报道与外膜纤维性肌增生相关 [172]。缺血性坏死可伴发系统性红斑狼疮 [173]。至 1992 年，已有 37 例缺血性直肠炎被报道 [174]。在一项对 328 例缺血性结肠炎患者的回顾性研究中，Bharucha 等 [175] 报道 10 例孤立性乙状结肠直肠炎患者，病变范围定义为延伸至不超过齿状线以上 30cm 的位置。6 例急性直肠缺血患者（症状＜4 周）中，4 例存在严重疾病或血流动力学障碍等可明确识别的诱因；但在 4 例慢性缺血性乙状结肠炎（症状 24 周）中只有 1 例被确认病因。血性腹泻是缺血性直肠炎最常见的症状。通过乙状结肠的黏膜观察诊断缺血，粪便培养与感染性直肠炎进行鉴别。X 线片一般很难识别缺血性直肠炎，直至直肠发生坏死且直肠壁附近发现壁外空气时才可见明显的征象[176]。CT 显示直肠壁增厚和（或）直肠周围积液[175]。而血管造影提示主动脉粥样硬化性疾病。组织活检和病理学检查有助于鉴别该病与特发性炎症性肠病，尤其是存在浅表上皮坏死的标志性特征的情况。轻度缺血性直肠炎可使用抗生素和静脉输液治疗，但全层缺血需要进行 Hartmann 手术切除低位直肠。Cataldo 和 Zarka[177] 报道了局部滴注 4% 福尔马林用于治疗难治性缺血性直肠炎出血。全直肠切除术或行腹会阴切除术可能不必要。Kishikawa 等[178] 报道一例自发性慢性缺血性直肠炎，症状包括腹泻，大便失禁，腹痛，直肠痛和血性腹泻。慢性缺血性直肠炎的内镜检查包括黏膜萎缩，散在的白色瘢痕，提示缺血和愈合的反复发作。当内镜下对萎缩性黏膜和直肠乙状结肠多发性白色瘢痕的活检，可见黏膜隐窝萎缩或纤维化，不论内镜下是否观察到溃疡形成或糜烂，均应怀疑慢性缺血性直肠炎。当 CT 检查显示仅限于直肠和乙状结肠的肠壁增厚与直肠周围脂肪肿胀有关时，应考虑缺血性直肠炎，尤其已知具有心血管危险因素的老年患者。缺血性直肠炎患者可分为两类：患有动脉粥样硬化性疾病且因其他疾病(心肌梗死，肺炎和心力衰竭) 住院的患者[1] 和肠系膜静脉阻塞患者[2]。可卡因是引起局灶性直肠缺血的唯一药物，这种药物的作用证明了血管收缩在缺血性直肠炎发病机理中的重要作用。缺血性直肠炎还与肠系膜静脉阻塞有关。急性或慢性缺血性直肠炎的治疗取决于缺血程度，浅表黏膜缺血应保守治疗，密切监测败血症或穿孔征象，若发生肠壁坏死则需手术。Nelson 等研究显示[174]6 例急性缺血性直肠炎患者中 4 例进行了手术切除。

第31章　小肠和大肠的放射性损伤

Radiation Injuries to the Small and Large Intestines

David E. Beck　Santhat Nivatvongs　著
秦启元　译
傅传刚　校

摘要：放射治疗是宫颈癌、子宫癌、卵巢癌、前列腺癌、睾丸癌、膀胱癌和直肠癌的重要治疗措施。已有许多研究描述了单个器官或系统放射性损伤的病理学和临床症状学特征。最严重的放射性损伤通常发生在胃肠道，范围涵盖小肠、结肠和直肠。尽管放疗技术在不断进步，人们对正常组织放射后的反应也愈加了解，但放射性损伤始终是一个棘手的问题。许多癌症幸存者仍然承受着放疗导致的并发症甚至死亡风险。

关键词：放射、小肠，大肠，病理，危险因素，发病率，临床表现，药物治疗，外科治疗，放射性直肠炎

一、概述

放射治疗是宫颈癌、子宫癌、卵巢癌、前列腺癌、睾丸癌、膀胱癌和直肠癌的重要治疗措施[1-4]。在伦琴发现X线仅两年后，就有人注意到了X线对正常肠道的损害作用。Walsh[5]报道了一位同事在暴露于X线时出现肠功能紊乱的情况。该同事脱离X线暴露后，症状也随之消失。已有许多研究描述了单个器官或系统放射性损伤的病理学和临床症状学特征。最严重的放射性损伤通常发生在胃肠道，范围涵盖小肠、结肠和直肠。尽管放疗技术在不断进步，人们对正常组织放射后的反应也愈加了解，但放射性损伤始终是一个棘手的问题。许多癌症幸存者仍然承受着放疗导致的并发症甚至死亡风险。

二、发病率和临床表现

放射性损伤的真实发生率难以准确评估。根据多数大样本研究估计，慢性放射性损伤的发生率在5%～11%之间，其中约20%的患者需要手术治疗[6]。Krook等[7]报道，直肠癌术后放化疗患者发生肠道并发症的概率为6.7%。

尽管辐射诱导的急性反应起始于放疗后数小时，但大多数患者直到接受3000～4000cGy剂量的照射才会出现急性放射性损伤的症状。50%～70%接受盆腔放疗的患者会出现急性大肠炎症状，包括腹痛、腹泻、里急后重和直肠出血。在这种情况下，对所有患者进行积极诊断的价值有限。减少每日照射剂量通常可以有效缓解症状，因此很少出现因急性损伤而终止放疗的情况[6]。

放疗相关的晚期并发症会导致多种临床问

题。患者可能出现肠梗阻、狭窄、瘘管形成、穿孔、出血和吸收不良。由于放疗对肛门括约肌的直接损伤或盆腔神经的迟发损伤，患者还可出现大便失禁症状 [8]。此外值得注意的是，初次罹患恶性肿瘤且存活 5 年或以上的患者，有存在放疗区域内继发恶性肿瘤的风险 [6]。

约 85% 的患者在放疗结束后 6～24 个月出现放射性损伤症状 [9, 10, 11]。其余 15% 则可能在放疗后数年甚至数十年才发生相关并发症 [12]。一般情况下，直肠溃疡和直肠炎症状要比肠管狭窄和瘘管形成更早出现 [13, 14]。

放射性小肠损伤通常病情严重，占需要手术干预的放射性损伤的 30%～50%[15, 16]。而在晚期胃肠道并发症患者中，有 28% 的患者同时合并尿路损伤，包括输尿管纤维梗阻、膀胱炎和膀胱纤维化改变（膀胱功能障碍和膀胱瘘）[17, 18]。

放射性肠道损伤的晚期并发症在临床上表现为厌食、营养不良、腹部绞痛、肠功能紊乱（腹泻、便秘、便急、便频和失禁）、肛门疼痛、直肠出血、排尿困难、血尿、慢性尿路感染、败血症和休克。由于恶性肿瘤复发的患者也会出现上症状，因此有时很难将慢性放射性损伤与肿瘤复发相鉴别。

2015 年，一篇纳入 21 项随机对照试验的系统综述评价了放疗毒性反应的报道质量情况 [19]。研究发现各临床试验缺乏统一的报告标准，对比采用临床医师评估为指标的研究，以患者报告结局为衡量指标的研究识别出更多的放疗毒性反应。

三、放射性损伤的机制

电离辐射通过对生物大分子的能量转移而损伤细胞，相关结构包括 DNA、蛋白质和细胞膜脂质体。特定分子结构对能量的吸收可导致直接损伤。而低分子量复合物在吸收电离辐射能量后会产生具有高度活性的介质——弥散氧自由基，从而产生间接损伤。水是细胞中含量最高的物质，也是产生大量氧自由基并引起相关损伤的主要来源。特定大分子受到照射或与高能量的活性物质相互作用，可导致自身电离而转化为自由基。尽管电离辐射引起细胞损伤的机制主要有上述两种，但最终的结局是一致的 [20]。

电离辐射对脂质体膜的损伤，部分源于脂质的超氧化过程。该过程改变了膜的流动性并增加了膜的通透性，导致活性生理介质外漏而加重细胞损伤。

四、病理特征

胃肠道对电离辐射的敏感性仅次于肾脏，胃肠道的放射性损伤也是影响盆腹部放疗耐受性的主要限制因素 [21, 22]。尽管小肠比大肠对辐射更敏感，但由于其在腹腔内更加游离，因此较少受到损伤。盆腔放疗后损伤最严重的部位是乙状结肠远端和上段直肠，可能是由于这些部位更靠近照射区域。小肠的严重损伤少见，通常发生在距回盲瓣 6～10cm 范围。血管结构紊乱和微血管减少在这些损伤组织中表现最为突出 [23]。

在细胞水平上，放射性损伤的机制仍不十分清楚。电离辐射激发细胞内的水产生自由基，后者与 DNA 相互作用并阻碍转录和复制过程。因此快速增殖的细胞，例如肠黏膜细胞，对放射性损伤更加敏感 [24, 25]。血管结缔组织中还存在迟发效应，这与晚期并发症相关 [24]。

总体而言，放射性损伤早期引起黏膜水肿、增厚和充血，浅表溃疡和坏死也较常见（图 31–1）[26]。小肠绒毛萎缩，黏膜隐窝变浅并形成隐窝微脓肿。在显微镜下可见肠上皮微绒毛缩短，细胞核深大，线粒体和内质网扩张 [15]。黏膜下层组织可表现出部分细胞异型性，其中畸形、增大的成纤维细胞常被误认为是肿瘤细胞（图 31–2）。黏膜下层失去正常的胶原纤维样结构，可见大量透明质酸沉积 [27]，后者会促进动脉壁增厚 [22, 28]。小动脉常见痉挛和血栓形成（图 31–3），甚至部分发展为血管扩张 [22, 28]。此外，

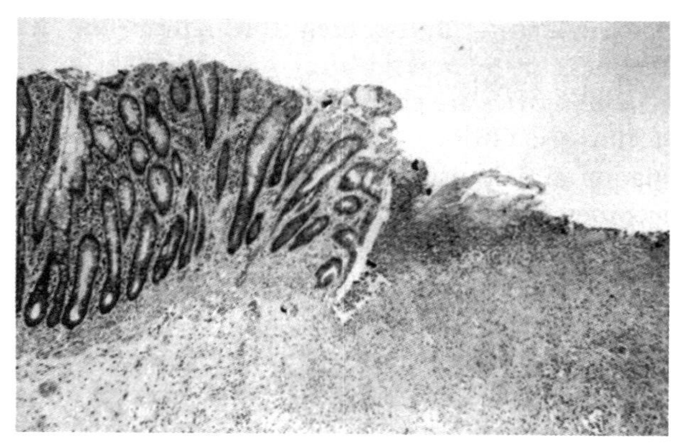

▲ 图 31-1 急性放射性损伤导致的表浅溃疡，可见黏膜残缺和炎症反应

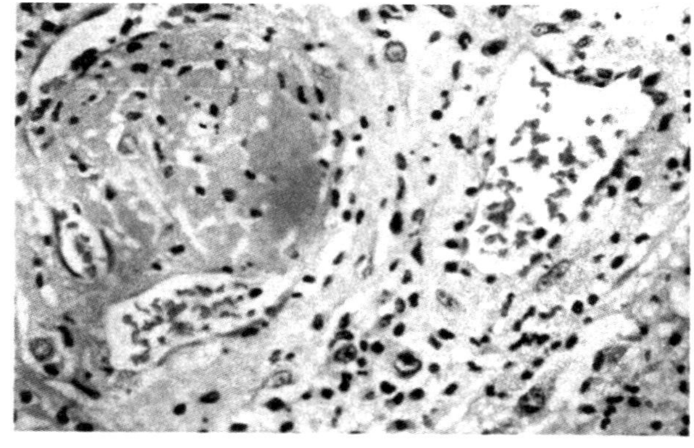

▲ 图 31-3 放射性损伤组织中的小动脉血栓和再通

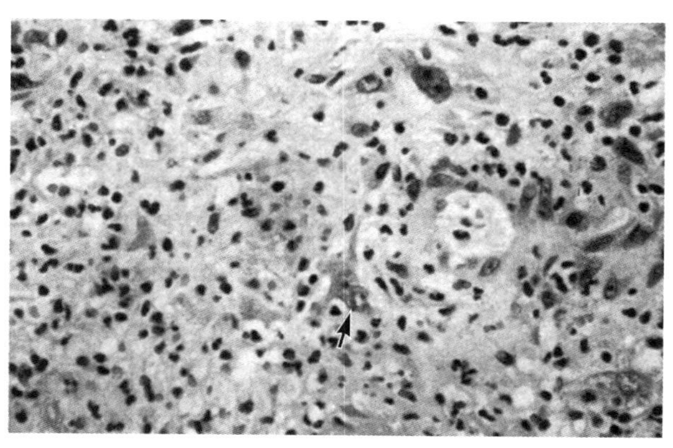

▲ 图 31-2 急性放射性损伤的组织中可见增大的异形成纤维细胞（黑箭）

在肠壁组织全层均可发现炎症细胞浸润。

慢性放射性损伤以严重的组织纤维化为典型特征。从外观上看，肠管苍白、浑浊和皱缩，肠系膜增厚、挛缩[15]。放射性损伤的大体表现和克罗恩病类似，但肠管表面通常没有类似克罗恩病的脂肪包裹(图 31-4)[29]。小肠肠管纤维粘连、融合，正常组织间隙消失，形成类似恶性肿瘤复发所导致的"冰冻骨盆"[15, 29]。此外，肠管会出现节段性细长狭窄，溃疡可逐渐加深并进展为内瘘或穿孔[29, 30]。

在组织学层面，可见小肠绒毛变厚变平，合并区域性萎缩及变性。黏膜下层严重纤维化及透明化[14]。毛细血管扩张常见于黏膜下层，但也可位于肠壁全层(图 31-5)。小动脉表现出动

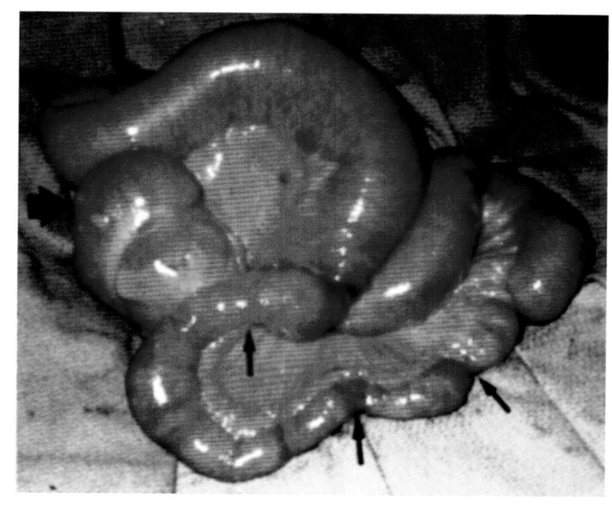

▲ 图 31-4 放射性小肠炎行回结肠切除的大体标本

细箭指示回肠狭窄，可见外周无脂肪包绕，粗箭指示盲肠，近端无狭窄的小肠没有扩张表现

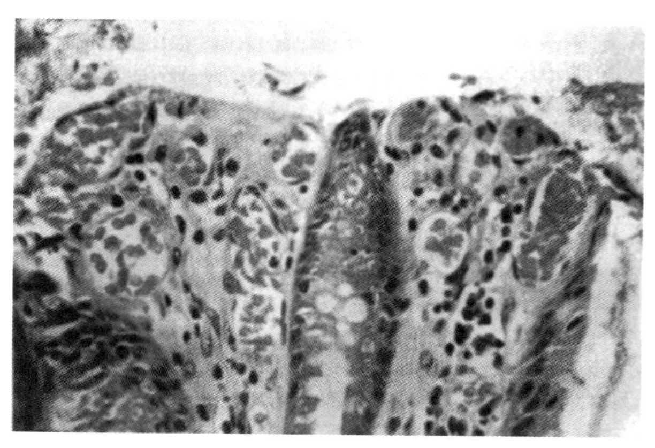

▲ 图 31-5 慢性放射性损伤的黏膜毛细血管扩张

脉中膜透明化和内膜增生[27]。静脉和淋巴管的硬化也十分突出，黏膜下层可见静脉和淋巴管扩张[14]。在小肠和大肠均可见肥大增生的平滑肌组织，而直肠中的神经节细胞也会肥大退化，后者会影响直肠肛门功能[8, 16]。肠壁浆膜层和直肠周围的结缔组织可显著纤维化，伴有动脉透明化和内膜纤维化[29]。

Carr 等[23]利用硫酸钡输注进行显微放射学研究发现，在手术切除的放射性损伤肠管中，所有组织切片均存在微血管结构改变，且这些表现随病变类型而异。在严重狭窄部位可见累及肠壁全层的血管减少现象。从组织学上看，病变肠管的黏膜下层和固有肌层均表现出明显的纤维化，并伴有严重的血管病变，包括毛细血管的血栓性闭塞和壁内小动脉的闭塞性内膜纤维化。在穿孔部位旁的组织切片中可以观察到明显的无血管区，同时黏膜血管存在形态异常，其变化程度与剩余层面的血管减少情况一致。在穿孔旁的组织黏膜中也可见毛细血管微血栓，伴或不伴有黏膜坏死。

五、发病机制

吸收不良和顽固性腹泻是肠道放射性损伤最严重的临床表现之一。这类症状与肠蠕动增多等多个因素相关[31]。前列腺素可促进小肠平滑肌收缩，前列腺素释放的增加是肠蠕动增多的主要原因[31, 32]。小肠绒毛萎缩后，刷缘和消化酶的缺失会阻碍碳水化合物的吸收，进而导致渗透性腹泻[28]。肠道细菌过度增殖也会引起吸收不良和继发性腹泻[33]。末端回肠的放射性损伤会引起胆汁盐吸收障碍，进而产生双重作用：一方面，结肠内胆汁盐负荷增加导致肠腔内水钠潴留；另一方面，机体胆汁盐缺乏导致脂肪吸收障碍，从而引起脂肪泻[33]。

小肠损伤可导致吸收不良和腹泻，而直肠损伤是造成大便失禁、便频和便急的主要原因，后者常合并直肠或乙状结肠的严重狭窄[27]。对放射性直肠炎患者进行肛门测压显示，直肠容积和顺应性降低，内括约肌生理长度缩短，但收缩压和外括约肌功能正常。部分患者出现直肠括约肌反射异常[8, 16]。与之对应，在组织学上可见平滑肌肥大和肌间神经丛异常，包括神经纤维肥大和 Auerbach 神经丛内神经节细胞数量的减少[34]。上述机制与 Hirschsprung 病十分相似。

放疗带来的另一个问题是照射野内的组织恶变。Slaughter 和 Southwick 在 1957 年首次指出这一风险[35]。1965 年，Black 和 Ackerman 提出了辐射诱发癌症的诊断标准[36]，包括距离放疗至少 10 年的潜伏期和照射野邻近组织的显著放射性损伤表现。Sandler 等[37]发现，有放疗史的患者在原照射野内发生癌症的风险是正常人群的 2～3.6 倍。因此患者在完成盆腔放疗 10 年后，应当接受全面的监测和检查。放疗诱发的肿瘤多数位于直肠，因此采用刚性或柔性乙状结肠镜即可完成检查。

尽管有学者认为接受大剂量的照射是诱发结直肠癌的必要条件，但也有相反的证据。Palmer 和 Spratt 的研究[38]发现，因宫颈癌行高剂量放疗的患者存在 1.42% 的继发直肠癌风险，而因妇科良性疾病接受低剂量放疗的患者继发直肠癌风险可高达 3.32%。在辐射诱发的结直肠癌中，黏液腺癌的比例（25%～60%）显著高于非放疗的普通肠癌（10%）[6]。动物实验的证据进一步支持病理类型的差异：在小鼠实验中，辐射诱发的结肠癌均为黏液腺癌类型[39]。

深部囊性结肠炎是一种可能与结肠腺癌混淆的病变，前者亦存在于受照射的组织中。这种病变相对罕见，其特征是黏膜深处的上皮黏液囊肿[40, 41]。因此，虽然放疗后组织黏膜下层和固有肌层腺体的表现类似腺癌，但恶性肿瘤的诊断必须基于细胞学证据。

六、危险因素

传递到组织的放射总剂量是决定后续放射性

损伤的重要因素。Strockbine 等 [42] 对 831 例患者进行回顾分析发现，当放射总剂量低于 3000rad 时不存在肠道放射性损伤，但在接受放射剂量达 7000rad 的患者中，放射性损伤的发生率高达 36%。针对胃肠道的放射剂量耐受性研究表明，小肠是对辐射最敏感的区域。

尽管辐射总剂量是导致放射性损伤的重要致病因素，但低剂量辐射同样会引起正常组织的放射性损伤 [11, 27]，这是因为细胞损伤也取决于放射频率。在放疗间期，恶性肿瘤细胞的自我修复水平不如正常细胞，其增殖速率也慢于正常细胞。因此，在小剂量、高频次的辐射条件下，正常细胞群体更能耐受放射性损伤 [24, 43]。与之对应，外照射放疗的剂量一般不超过 200rad/d。而在腔内放疗中，剂量率更加重要。Lee 等 [44] 研究发现，超过 60rad/h 的放疗剂量率显著增加放射性膀胱损伤和直肠损伤的概率。

众所周知，人群中部分个体对放疗的耐受性显著较强。其中一个重要的危险因素是基础血管损伤，包括高血压、糖尿病、胶原血管病和动脉硬化症 [1, 10, 19, 28, 45, 49]。另一个危险因素是盆腹腔手术史，这会导致小肠粘连固定，继而使部分肠管反复暴露于多次放疗 [20, 50]。此外，消瘦也被认为和慢性放射性损伤高发相关 [48]。

多种化疗制剂与放射性损伤密切相关。阿霉素、放线菌素、博来霉素以及 5- 氟尿嘧啶会加剧胃肠道的细胞损伤，因此联合使用时应减少放疗剂量 [51, 52]。奥沙拉嗪可增加放射性直肠炎的发生风险，在盆腔放疗时应避免使用 [53]。动物实验提示，部分肠内容物包括胰腺分泌物等，也会增加患者发生放射性损伤的风险 [54]。

七、放射性小肠损伤

（一）诊断

小肠的损伤较为隐匿，因为这是胃肠道放射检查中最难识别的部分，同时也是内镜检查难以触及的区域。小肠检查通常不够精准，肠管广泛的狭窄也可以没有任何影像学异常。常见的阳性发现包括反映缺血的“拇指印”征，结节状充盈缺损，以及由组织水肿和（或）纤维化引起的肠襻分离（图 31–6）[55]。狭窄和瘘管在常规检查中也能见到，但是通常需要进一步的瘘管造影才可以精准定位肠瘘。CT 小肠造影发展迅速，有可能取代其他放射检查方法成为针对小肠最有价值的检查手段 [56, 57]。在传统腹部 X 线检查中，放射性损伤和肿瘤侵犯可能难以区分。放疗诱发的病损多见于回肠末端，而恶性肿瘤所致病变中有 58% 发生在十二指肠或空肠 [58]。血管造影也有助于区分这两种病变。放射性损伤的造影特征包括动脉狭窄、血管减少、管腔迂曲，以及静脉狭窄和肠壁毛细血管减少。相比之下，为恶性肿瘤供血的动脉往往可见扩张，在毛细血管期可以发现肿瘤内部大量微小的滋养血管 [59]。先进的集成式 PET–CT 检查对区分治疗后改变和肿瘤复发具有重要价值 [60]。

根据起病时间，小肠放射性损伤可分为两种

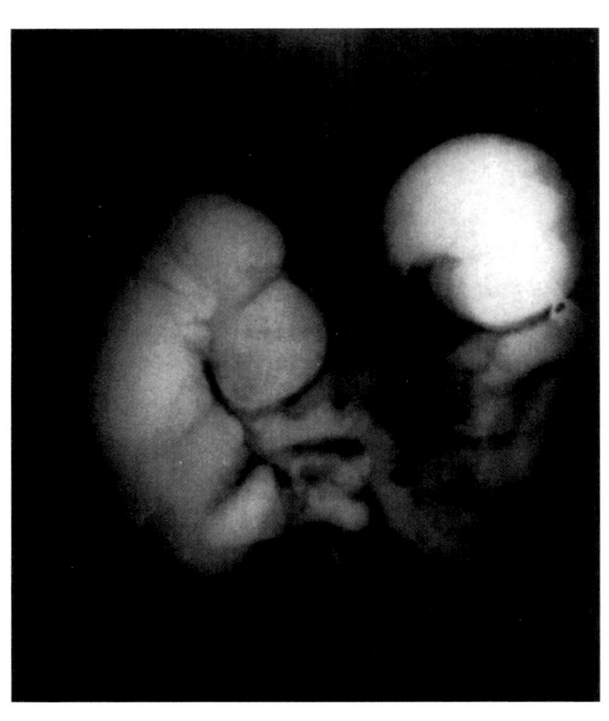

▲ 图 31–6　放射性肠炎的小肠造影表现
可见“拇指印”征、黏膜下层水肿以及肠襻间积液

临床类型。急性放射性小肠损伤发生在放疗期间或紧随放疗之后，常见症状为恶心、呕吐、腹部痉挛痛和反复腹泻。这些症状可能来自于肠黏膜裂解而导致的水和营养吸收不良。黏膜层的结构缺失也暴露了下层间质，促进液体渗出。肠上皮细胞的损伤导致肠动力障碍和水盐吸收紊乱[24, 61]。

放疗的晚期并发症以进行性血管炎和间质纤维化为特点，通常在出现临床症状前慢性发展多年。盆腹腔放疗后的晚期并发症包括不全或完全性肠梗阻、消化道出血、营养吸收不良和肠瘘等[24, 61]。

（二）药物治疗

目前尚无有效的药物治疗方法，但保守治疗可以帮助控制放射性肠道损伤的许多症状。解痉药、抗胆碱能药、阿片类药物、低渣饮食以及低脂低乳糖饮食均可以改善腹痛和腹泻症状[62, 63]。在放射性小肠炎患者中，20% 存在乳糖缺乏症，其机制是小肠绒毛萎缩引起的急性乳糖不耐受[64, 65]。对上述药物治疗无效的患者，应考虑进行吸收不良的系统检查。如果检查发现患者存在胆汁盐吸收异常，应用胆汁盐结合树脂（消胆胺）常可以有效缓解腹泻症状[63, 66, 67]。消胆胺耐受性好，但由于会和口服药物相结合，不应与其他药物同时服用[66]。对由于肠道淤积导致小肠细菌过度繁殖的患者，可予以口服抗生素治疗。5 氨基水杨酸（5–ASA）和类固醇也具有一定效果[68, 69]。

对于部分患者，要素饮食可以在保证营养的同时减轻腹泻[70]。其他患者则可能需要接受短期或长期的全肠外营养（TPN）。家庭 TPN 对部分药物和手术治疗均失败的患者具有一定效果[71, 72]。TPN 通常是肠瘘的基础治疗措施，尤其针对营养不良患者，但通过营养支持使得瘘管自愈闭合的情况较为罕见[73]。另外，TPN 也是营养不良患者术前准备的关键步骤。

（三）外科治疗

选择合适的手术方式需要综合患者的全身状况和局部条件。文献数据显示，在接受手术治疗的放射性小肠炎患者中，超过 40% 生存期不足 2 年；超过 60% 的放射性小肠炎患者死于原发恶性肿瘤[74]。外科治疗的适应证包括肠梗阻、穿孔、TPN 无效的肠瘘、脓肿、顽固性出血和腹泻。尽管需要手术干预的患者数量不多，但文献报道的并发症发生率高达 65%[73]，相关死亡率高达 45%[75]。因此手术的时机和方式至关重要。

放射性损伤和恶性肿瘤复发的鉴别诊断会影响外科治疗决策。Walsh 和 Schofield 报道了一项纳入 53 例小肠梗阻患者的研究[76]，其中 17 例是恶性肿瘤复发，剩余患者的梗阻则来自各种其他原因。作者发现多数合并肿瘤复发的患者均可从手术中获益，症状得到明显缓解。因此，作者认为单纯肿瘤复发并不是放射性小肠炎手术的禁忌。

放射性小肠损伤外科治疗最具争议性的问题是手术方式选择，究竟旁路手术还是肠切除手术更有优势。反对肠切除术的论点集中在分离系膜血管可能进一步损伤原已病变的肠管，同时粘连松解会增加术后肠瘘风险[73]。另外，针对放射性损伤的旁路手术会旷置一段病变肠管，这为肠瘘和闭袢综合征埋下隐患[77, 78]。

一项发表于 1976 年的回顾性多中心研究及文献综述[72]，在很长一段时间内影响了放射性小肠损伤的外科治疗决策[74]。该研究在不考虑受累肠段的前提下对比了肠切除术和旁路手术的结局，结果显示旁路手术在手术并发症和死亡率方面优于肠切除术。

总的来说，根据患者病情个性化选择旁路手术或肠切除术可能是最安全的策略。对于那些小肠广泛受累且盆腔粘连严重的病例，应当避免组织分离而选择旁路旷置术。相反，当仅有局部小肠病变，并可切除行回肠结肠吻合时，肠切除术应当优先。在选择肠切除的病例中，术中对肉眼大体正常的结肠进行冰冻病理活检，是识别放射性损伤纤维化、血管闭塞及其他病理特征的有效办法[28, 62, 79]。

狭窄成形术不是放射性肠管狭窄的首选治疗

方案。但如果健康肠管剩余较少且狭窄位于较长病变肠管之间，采用肠切除或旁路手术可能导致严重的营养不良或代谢紊乱，狭窄成形术是保留一定长度肠管安全有效的方式[80]。

虽然存在较高的死亡率和并发症风险，但如果没有恶性肿瘤复发，慢性放射性小肠炎患者的生活预期仍然尚好。与旁路手术相比，肠切除术可能具有更低的再手术率，并能提供更高的 5 年生存率和更好的生活质量[81, 82]。

不论采用何种手术方式，术中肠粘连松解都要极为小心，有研究报道肠粘连松解术后肠瘘和穿孔发生率较高。这多由手术操作引起的缺血或微小破口所致[1, 10]。肠粘连松解术应谨慎开展，并且术者需做好必要时切除受损肠段的准备。

放射性小肠瘘的处理可能十分困难。肿瘤复发或放射性损伤均有可能导致肠瘘形成。建议将小肠瘘的治疗分为三个阶段：①稳定病情；②瘘管定位；③确定性治疗[83]。稳定病情的治疗措施包括液体复苏、补充电解质、控制瘘口流量以及针对慢性消耗性患者的营养支持。小肠瘘通常十分复杂，可采用对比剂检查如全消化道造影和瘘管造影，尽量明确瘘管的范围。即便采用长期 TPN，放射性小肠瘘也难以经保守治疗而愈合。但 TPN 是治疗早期的重要措施，可给予肠道充分休息。尝试切除或部分旷置瘘管通常效果不佳，采用受累肠段外置的方式可能有较好的效果[73, 83, 84]。Smith 等[83]报道，将外置肠段的一端作为黏膜瘘的策略取得 92% 的成功率（图 31–7），而肠切除术和部分旷置术的成功率仅为 67% 和 69%。

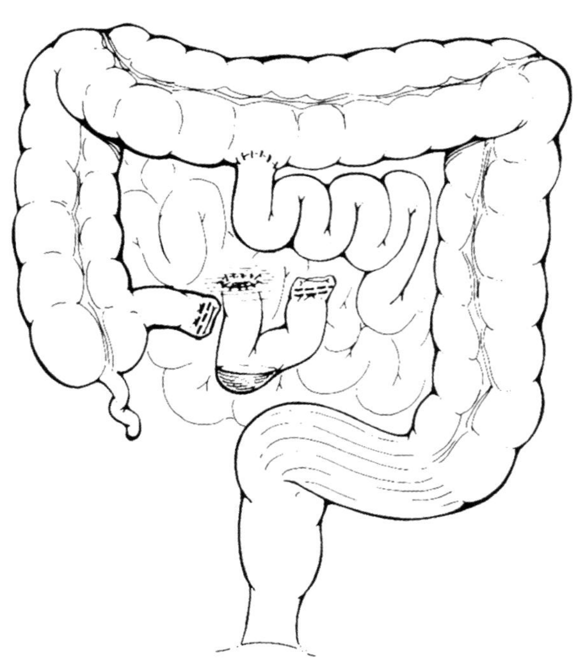

▲ 图 31–7 受累肠管旷置术治疗放射性小肠瘘，取肠管的一端作为黏膜瘘口

八、放射性大肠损伤

（一）诊断

放射性大肠损伤比小肠损伤更容易诊断。单纯直肠指捡即可明确直肠肛门的狭窄范围，双合诊可发现“冰冻骨盆”。这些检查可能会引起不适甚至剧烈疼痛，应在全麻或局麻状态下进行。

直肠镜或结肠镜检查对明确诊断不可或缺，但因为肠管僵硬固定易于穿孔，操作必须十分谨慎。直肠黏膜的病变多样，可呈现不同程度的水肿、脆性增加、瘀斑出血和弥漫性渗出[27, 32, 85]。直肠溃疡常见于前壁，基底灰暗，边缘平坦[18]。有时需进行活检以排查恶性肿瘤，但必须小心操作，避免导致医源性的直肠瘘。

Dean 和 Taylor 将放射性直肠炎的病程分为三个阶段[86]。Ⅰ期表现为血管扩张和黏膜脆性增加。损伤严重的区域常位于子宫颈水平的直肠前壁，表现为局部增厚伴黏液渗出（图 31–8）。与病变对应的临床症状包括直肠出血、腹泻、里急后重、肛门括约肌激惹和黏液便。Ⅱ期是黏膜微血管血栓形成而导致的溃疡期。该期同样呈现为黏膜增厚伴渗出，但局部缺血更为显著。临床表现为更加剧烈的直肠疼痛、更严重的出血和腹泻症状。Ⅲ期以缺血性动脉内膜炎、组织坏死或瘘管形成为特征，直肠狭窄也发生在该阶段（图 31–9）。临床上可见黏膜糜烂引起的大量出血，

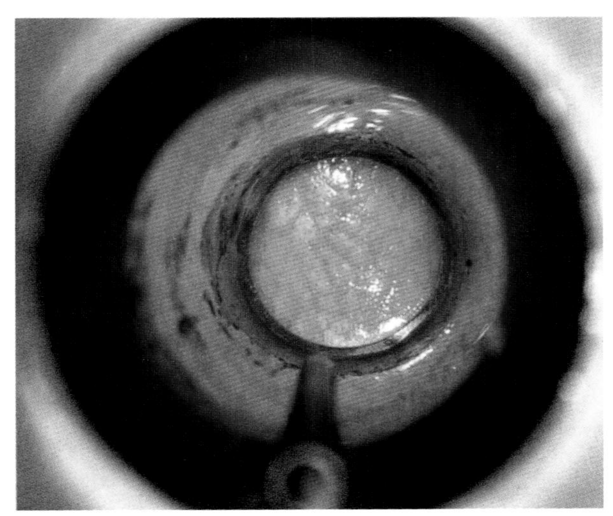

▲ 图 31-8　Ⅰ期放射性直肠炎的直肠镜下表现，可见血管怒张、黏膜水肿和脆性增加

狭窄诱发的腹泻、便急和排空不尽，以及直肠瘘导致的粪性或脓性破溃。Dean 和 Taylor[86] 认为Ⅰ和Ⅱ期放射性直肠炎或可采用药物治疗，但Ⅲ期通常需要手术干预。

DeCosse 等 [10] 根据临床症状将放射性直肠损伤分为两类。第一类包括直肠炎、直肠溃疡或狭窄。此类患者的出血、里急后重和直肠疼痛与放射性损伤程度无关。当合并直肠狭窄时，病变常位于溃疡近端，距肛缘 8～12cm。此类病变过程一般是可逆的。第二类特指直肠阴道瘘。这类损伤不可逆转且需要外科治疗。

直肠乙状结肠交界以上的放射性结肠损伤可通过软性结肠镜和钡灌肠造影进行诊断。结肠镜检查可发现损伤部位的黏膜苍白、干燥和浑浊，周围组织接近正常，但在黏膜下层存在显著的毛细血管扩张。若合并急性活动性炎症，病变黏膜可呈现红斑样、颗粒状和质脆的特点 [73, 87]。钡灌肠造影显示直乙交界肠管的缩短和变窄，以及正常曲度的消失 [9, 15]。骶前间隙随着直肠壁和直肠周围组织的增厚而扩大，该特征性变化在放射检查的侧位和斜位上最为明显 [11, 55]。钡灌肠检查还可以显示直肠僵硬和延展性缺失，以及黏膜萎缩产生的铅管样改变 [9]。当疾病处于活动期时，黏膜可呈现出不规则的颗粒状，与炎症性肠病中的假性息肉状突起相似 [9]。肠管的多段狭窄则与肿瘤复发难以鉴别（图 31–10）[34]。

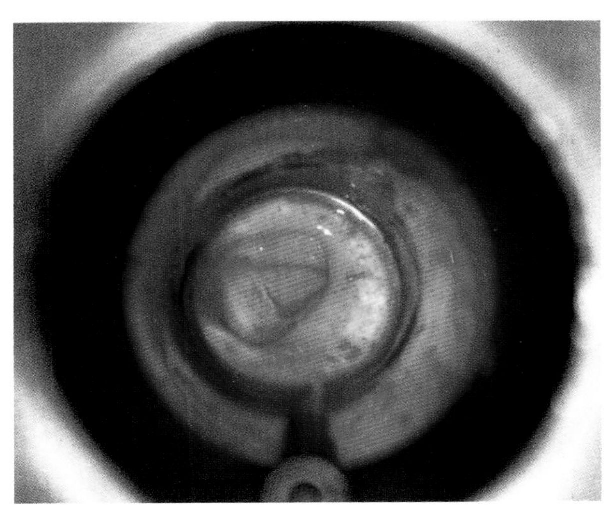

▲ 图 31-9　Ⅲ期放射性直肠炎的直肠镜下表现，可见严重纤维化和狭窄

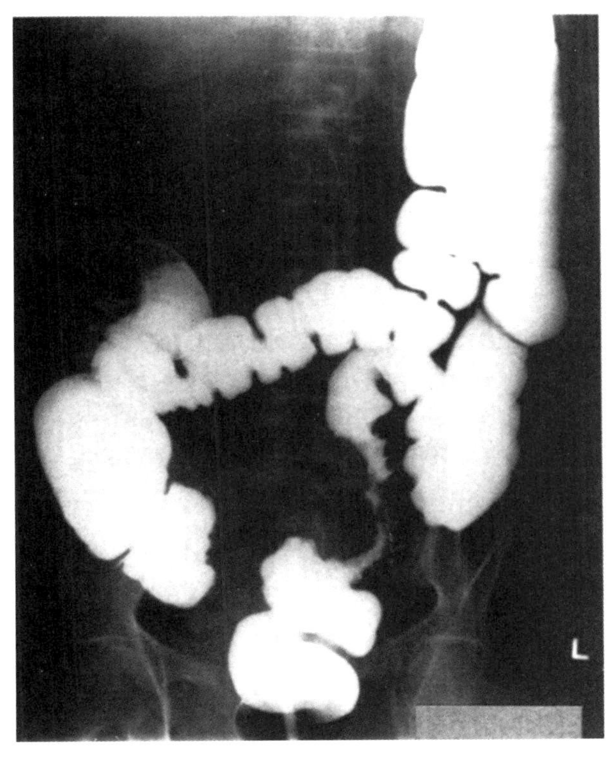

▲ 图 31-10　钡灌肠造影显示放射性大肠炎，可见直乙交界处的成段狭窄

（二）药物治疗

解痉药、抗胆碱能药和阿片类药物均可用于治疗放射性大肠损伤。由于直肠黏膜脆性增加，质硬的粪便即可引起损伤，因此低渣饮食和粪便软化剂或有助益。

硫糖铝每日两次灌肠的方案已被证明有效[88]，但尚无证据显示采用 ASA 衍生物口服或灌肠会有任何帮助[89]。

维生素 A 可以促进各类伤口的修复和愈合。Levitsky 等[90]报道了一例 HIV 感染患者，该患者因肛门鳞状细胞癌接受放疗后出现了肛门溃疡及相关症状。在接受每日 2 次口服维生素 A 8000IU 的治疗后，患者的症状和肛门溃疡在 7 周内得以完全缓解。

一项前瞻性、随机、双盲、安慰剂对照试验报道了维生素 A 治疗合并腹泻、直肠疼痛、便急、直肠出血和大便失禁症状的慢性放射性直肠损伤情况。该研究共纳入 19 例患者：10 例随机至维生素 A 组，接受 90d 的口服维生素 A 10 000U 治疗；9 例随机至安慰剂组。研究结果显示，维生素 A 治疗组的症状明显缓解。该研究的样本量小，但为未来大型多中心临床试验奠定了基础[91]。

胃肠道放射性损伤的机制之一是弥散氧自由基对细胞的间接损伤[20]。抗氧化剂具有清除活性氧代谢产物能力[92]。有研究发现，抗氧化剂可以防止放射性损伤和缺血再灌注损伤导致的组织损害[93]。

Kennedy 等[93]开展了一项利用维生素 E 联合维生素 C 治疗放射性直肠损伤的前瞻性研究。研究纳入了 20 例放疗后的患者（10 例前列腺癌，10 例妇科恶性肿瘤）。这些患者均存在 6 个月以上的直肠疼痛、出血、腹泻伴或不伴便急症状，起病距离放疗 1～36 年（平均 4 年）不等。所有患者均已接受过对症治疗且疗效不佳。在研究过程中，患者接受每日 3 次口服维生素 E 400IU 和维生素 C 500mg 治疗，并停用其他药物。研究结果显示，患者的出血、腹泻和便急症状在治疗 4～6 周后有明显改善，但直肠疼痛症状没有明显缓解。10 例接受了再次随访的患者报告其症状改善持续到治疗后 1 年。该研究利用维生素 E 联合维生素 C 治疗的阳性结果需要通过双盲安慰剂对照试验来进一步证实。

2016 年的一项 Cochrane 系统综述纳入了 16 项研究共 993 例患者，评估非手术干预治疗盆腔放疗后的出血、疼痛、便急和失禁症状的有效性和安全性[94]。其中 9 项研究评估了直肠出血症状，发现氩离子凝固术的效果优于口服硫糖铝和局部甲醛灼烧。评估其他症状的研究则倾向推荐高压氧治疗[95]。

（三）外科治疗

放射性大肠损伤多数无须外科治疗，而且对既往接受照射的结肠进行手术操作有较高的并发症和死亡风险。但是对于合并梗阻、穿孔、瘘管、持续性出血、顽固性疼痛或严重大便失禁的患者，手术是必要的干预措施。

当放射性大肠炎表现为严重便血或保守治疗无效的顽固性疼痛时，转流性结肠造口是合理的治疗选择。造口可改善组织水肿和感染状态，并迅速缓解症状。基于初步的经验来看，在内镜下利用激光凝结异常血管来进行止血的效果尚可，可以单独应用或配合结肠造口治疗。Jao 等[96]回顾 62 例因放射性大肠损伤接受外科治疗的患者资料发现：27 例接受了结肠造口作为初始治疗；在 24 例存活的随访患者中，5 例未接受其他手术，15 例在平均 9.6 个月后回纳造口，有 9 例最终接受肠切除手术。

结肠造口本身也会带来诸多并发症，包括造口周围瘘、造口回缩和坏死等。造口操作时充分游离近侧健康肠管并将结肠提出腹壁外一定高度，可以减少相关并发症的风险[73, 75]。回肠造口简单易行且不改变结肠血供，可为二期行结肠切除和结肠肛管吻合留有余地。

还纳结肠或回肠造口应至少等待 6 个月，而且须确保直肠损伤已愈合。术前应对远端肠管进行放射检查和内镜检查，排除肠管狭窄或瘘口。关闭造口后仍然要警惕病情进展和症状反复。

尽管永久性结肠造口对于病情极端顽固的患者可能是合适的方案，但单纯造口往往不能满意地控制症状，而且许多患者难以接受。这类患者应当考虑行肠切除吻合手术。有临床研究显示，即便存在中等程度的急慢性放射性损伤，结直肠吻合仍然可以实施。但在活动的结直肠炎症条件下进行吻合，风险显然极高。在放射性损伤的病例中，常规的前切除术及低位吻合可导致高达 71% 的并发症发生率 [96]。由于放疗技术和个体反应差异，为放疗后的结直肠吻合划定绝对安全的范围不太现实，但以下几条基本的原则仍然应当遵守：①如果大肠接受的辐射剂量低于 4000～4500rad，吻合口相对安全；②如果大肠接受的辐射剂量在 4000～5500rad，行肠吻合后应加做保护性回肠造口；③如果大肠接受的辐射剂量在 5500～6000rad 甚至更高，即便加做保护性回肠造口，吻合口也难以保证安全。

1978 年，Parks 等 [97] 报道了 5 例患者接受极低位前切除术和结肠肛管袖套吻合术，其中 4 例术前存在放射性直肠阴道瘘，1 例为放射性溃疡引起的顽固性疼痛，最终 5 例患者均取得良好的手术效果。该手术通常取截石位，但直肠黏膜分离的步骤也可以在折刀位下实施。在腹部操作中，结肠需游离至脾曲，直肠部分贴近肠管游离，在越过直肠坏死、狭窄、溃疡或瘘管后离断。近端的乙状结肠要完全游离，并选择未接受照射的结肠进行离断。在会阴组操作中，在远端直肠的黏膜下层注入肾上腺素溶液，用剪刀环周剥离黏膜向上至直肠的离断水平。预留固定针线后，将近端结肠通过裸化的直肠隧道拖出体外，在齿状线水平用 3–0 可吸收线间断缝合，完成结肠肛管吻合（图 31–11）。加做临时性回肠襻式造口用于保护吻合口。

在 Parks 等介绍上述手术方式之后，其他作者也纷纷报道利用这一技术取得了相似的结果 [98–102]。Cooke 和 DeMoor 术后随访了 28 例患者 [100]，其中 21 例都具有良好的控便能力。他们指出，对于因低位瘘管而在齿状线进行吻合的患者，79% 会出现不同程度的大便失禁，而在较高位置吻合则不存在这类问题。Cooke 和 DeMoor 也注意到左结肠动脉缺失有引起远端结肠潜在缺血的风险。他们通过保留中结肠动脉的左支实现了良好的肠管血供。此外，许多研究者指出在“冰冻骨盆”患者中，直肠肛管于腹膜反折下方会形成一段狭窄质硬的隧道，沿前正中方向对纤

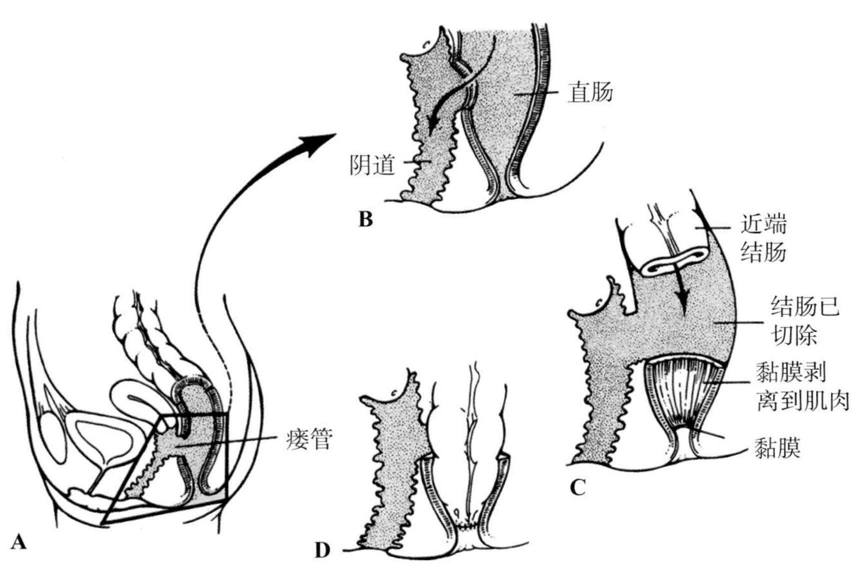

◀ **图 31–11　Parks 结肠肛管袖套吻合术**（目前结肠肛管吻合更倾向于采用 J 形储袋，或可更好地改善术后便急和便频症状）

维组织进行锐性分离可以扩宽这类隧道[100, 102]。Nowacki 等[102]还指出，有时难以按照 Parks 等描述的方法进行直肠黏膜剥除，这时改用刮匙可更有效地去除黏膜组织。

外科治疗是促进放射性直肠阴道瘘愈合的唯一有效措施，但单纯局部修补必然失败。Boronow[103]提出了 5 个治疗放射性直肠阴道瘘的原则：①应排除肿瘤复发；②必须行粪便转流；③避免急性放射性损伤时期干预；④瘘口修补区域要建立新的血供；⑤瘘口应当闭合。基于这些原则，各类建立新血供的技术得到不断尝试。血供的来源包括股薄肌、内收肌、腹直肌、大网膜和阴唇脂肪垫等。瘘口修补术一般采取切开外阴后经阴道修补，闭合阴道黏膜瘘口，再从反面修补直肠瘘口，并为原瘘口所在的直肠阴道隔建立新的血供。尽管这些修补术式取得一些成功的先例，但 Parks 结肠肛管袖套吻合术也特别适合解决这类问题，应当作为手术的备选方案。

对于药物治疗无效的低位直肠狭窄，转流性结肠造口是合适的确定性治疗方案。如果患者希望保留肠道连续性，采用肠切除联合 Parks 结肠肛管袖套吻合术通常是最佳选择。Bricker 折叠吻合术[104]及 Duhamel 术式[105]现已淘汰。

（四）放射性直肠炎

盆腔放疗对直肠的损伤在所难免。急性放射性直肠炎在放疗期间或放疗完成后不久出现，组织学特征包括上皮巨核细胞增多、缺乏有丝分裂活动以及黏膜固有层的斑状成纤维细胞增生，但黏膜血管一般无异常。

慢性放射性直肠炎的组织学特征包括内膜纤维化引起的小动脉狭窄，毛细血管和小静脉的扩张，内皮细胞变性，血小板血栓形成，以及黏膜固有层的显著纤维化和隐窝扭曲变形。这些病理改变导致了组织的进行性缺血和相关临床症状[106]。

1. 临床表现

放疗剂量是决定放射性直肠炎发生率的重要因素。Smit 等[107]报道，如直肠前壁受照射总剂量低于 7500cGy，放射性直肠炎的发生率为 20%；如照射总剂量大于 7500cGy，发生率高达 60%。

放射性直肠炎的起病时间差异较大，最早可见于放疗的第一周，最晚可见于治疗后的 30 年。在放疗期间或治疗后不久出现的急性症状包括腹泻（伴或不伴便血）、恶心、腹部绞痛、里急后重、括约肌激惹、黏液便和便秘（少见）。如同时合并尿路放射性损伤，则可能出现血尿和排尿困难。通常来说，患者的一般状况在短期内稳定，采用药物治疗可在 2～6 个月内有效缓解各项症状。约 20% 的患者或因急性放射性直肠炎而被迫暂停放疗，但多数患者的症状可在 1～2 周内消退并恢复治疗。急性放射性直肠炎的症状多为一过性，症状缓解后很少复发[106]。

接受放疗的患者中 1%～20% 会发展为慢性放射性直肠炎。慢性放射性直肠炎的临床症状取决于放射损伤的位置和严重程度，包括直肠出血、冰冻骨盆、阴道 / 肠道 / 皮肤瘘，以及直肠部分或完全性梗阻。与之对应的病理改变包括黏膜毛细血管扩张、盆腔纤维化、大面积组织破坏和严重直肠狭窄。患者的症状复杂多样，可剧烈疼痛或完全无痛，可便秘或腹泻，伴或不伴大便失禁等。如果仅是内镜下发现的直肠损伤但患者没有任何症状，可不予治疗[106]。

2. 外科治疗

转流性肠造口术是治疗重度顽固型放射性直肠炎最稳妥的方案。在多数情况下，粪便转流有助于改善直肠黏膜水肿和感染状态，直肠出血和疼痛症状也相应缓解。放射性直肠炎的手术指征包括梗阻、狭窄、直肠阴道瘘、大便失禁、顽固性疼痛和持续性出血。病变严重者均应行直肠切除术。如果患者年轻且控便功能良好，可考虑采用 Parks 结肠肛管吻合术或 J 形储袋吻合术。

前列腺癌放疗引起的低位直肠并发症一般较难处理。Larson 等[108]回顾分析梅奥诊所 1990—2003 年因前列腺癌接受放疗的 5719 例患者资料发现，14 例出现直肠并发症，10 例（71%）并发直肠尿道瘘，4 例（29%）表现为输血依赖性的持续直肠出血或大便失禁。治疗措施包括单纯粪便转流（20%），尿液及粪便同时性转流（50%），以及瘘口修补（少数采用组织瓣修补）联合粪便转流术（29%）。其中 12 例（85%）患者的症状得到缓解，但是仅 2 例（15%）最终保留肠道连续性。

3. 出血型放射性直肠炎的治疗

针对便秘或腹泻的对症治疗通常可以改善放射性直肠炎引起的轻度出血。没有证据显示 5-ASA 药物灌肠可以缓解症状。硫糖铝（2g 混悬于 20ml 水中）每日 2 次灌肠方案可促进病变的缓慢愈合[109]。

放射性直肠炎导致的重度持续性出血并不常见，但其处理非常具有挑战性。这种情况下应当先尝试保守治疗，如果无效则考虑结肠造口术或直肠切除术。

氩离子凝固治疗在控制出血型放射性直肠炎方面或有奇效[110-113]。Villavicencio 等[110]利用纤维内镜对门诊患者进行此类治疗。氩气流率调整在 1.2～2L/min，电流功率设置为 45～50W，刀头直径为 2.7～3.2mm。在操作时应逐个凝固扩张的毛细血管，避免大面积喷涂以致溃疡形成。脉冲时间一般设置小于 1s，但如果毛细血管扩张并多处融合，则脉冲时间可相应延长。每次治疗应尽可能处理所有的病变，治疗范围的下界是齿状线，肛管皮肤的毛细血管扩张无须处理。Villavicencio 等治疗了 21 例存在不同程度贫血的患者，其中 4 例需要输血治疗。平均疗程为 1.7 次，10 例患者仅单次治疗即达到满意疗效。19 例患者的直肠出血症状在末次治疗后 1 个月内（通常为当天）缓解。短期不良反应包括直肠疼痛、里急后重和腹胀，见于 3 例（14%）患者；长期并发症为直肠疼痛、里急后重和腹泻，见于 4 例（19%）患者。

采用 4% 甲醛溶液进行局部灼烧也是治疗放射性直肠炎出血的有效措施[114]。据 Saclarides 等报道，75% 的患者在单次治疗后即可控制活动性出血，其余患者的症状有所缓解但仍有出血。4% 甲醛溶液是采用 200ml 10% 甲醛缓冲液和 300ml 水配制而成。患者在治疗前需要清洁灌肠。操作应安排在手术室，并在局部麻醉、椎管麻醉或全身麻醉状态下实施。利用硬质乙状结肠镜进行分次甲醛灌注治疗，每次剂量 30～50ml，总量 400～500ml。每次保持甲醛溶液接触直肠黏膜 30s。在每次甲醛灌注之间用生理盐水灌洗直肠，如有甲醛溶液溢出肛门外还应用生理盐水清洗会阴区域。上述灌注操作仅用于症状严重的病例。在轻症患者中，作者采用的是浸泡过甲醛溶液的小棉垫来进行局部灼烧。Seow-Choen 等[115]也推荐后者的操作方式。他们采用截石位和椎管麻醉，在硬质乙状结肠镜下将浸透 4% 甲醛溶液的小棉垫递送至出血部位进行直接接触，待 2～3min 后出血停止再取出。对不同的出血部位重复以上操作，覆盖所有的出血点。研究者对 8 例患者实施了上述治疗，其中 7 例在单次治疗后即停止出血，并在随后 1～6 个月不等的随访期间未见复发。剩余 1 例患者因复发轻度出血，于 2 周后再次接受治疗。这种疗法的有效性也得到了其他研究的证实[116-119]。

Chautems 等[118]对甲醛治疗后的直肠黏膜进行了活检病理检查。研究者为内镜活检设置了 3 个时间点：4% 甲醛接触前活检（4 例）；治疗后立刻活检（4 例）；治疗结束后 1 个月和 1 年分别活检（3 例）。研究结果显示，治疗前的基线活检病理显示出非特异性的放射性损伤：直肠黏膜红斑质脆，可见水肿的肉芽组织、轻度急性炎症、微小新生血管、异形的成纤维细胞和轻度纤维化。治疗后的活检病理发现，表浅黏膜的新生血管区域可见多发新鲜血栓。治疗后 1 个月或 1 年的活检病理未发现急性炎症或脉管血栓，但可见放疗相关的慢性病变特征，包括黏膜固有肌层的轻度纤维化、血管壁硬化和黏膜肌变性。

九、前列腺放疗诱发的直肠癌风险

前列腺癌放疗与多种盆腔恶性肿瘤的发生有关，最常见的是膀胱癌。而放疗与直肠癌的相关性研究存在互相矛盾的结果[120]。Brenner 等[121]的研究发现，接受盆腔放疗的前列腺癌患者相比单纯手术者，在 10 年随访期间发生直肠癌的风险增加了 105%，同期结肠癌的发病风险增加 24%。然而在 Neugut 等[122]的研究中，接受盆腔放疗的前列腺癌患者相比无放疗者，直肠癌的发病风险并未增加。这两项研究的缺陷可能是结果差异的原因，其中最为重要的是，上述两项研究的随访时间都十分有限。Brenner 等[121]的研究纳入了 1973—1993 年诊断前列腺癌的患者，但患者的平均生存时间只有 4 年。而 Neugut 等[122]的研究甚至没有报道平均随访时间，仅说明纳入了 1973—1990 年诊断的患者。后者的发表时间早于 Brenner 研究 4 年，因此有理由推测其随访时间更加短暂。鉴于肿瘤的发病机制，辐射暴露与继发恶性肿瘤之间的潜伏期至少为 5 年，所以上述两项研究均缺乏足够的随访时间来展示放疗的真实效应。此外，两项研究报道了确诊前列腺癌后 2 个月[121]和 6 个月[122]即发现的直肠癌，如此早发的直肠癌不会由放疗所致，更可能是先前漏诊的病例。而且这两项研究均未排除既往结直肠癌病史的患者[120]。

Baxter 等[120]调取美国群体监测、流行病学和结局（SEER）注册数据库 1973—1994 年的数据进行了回顾分析。该研究纳入了既往没有结直肠癌病史的男性前列腺癌患者，这些患者接受放疗或单纯手术治疗并存活 5 年以上。研究者在 3 个部位评估了放疗对继发肿瘤的影响：直接照射部位（直肠）、潜在照射部位（直肠乙状结肠交界区、乙状结肠和盲肠）及非照射部位（其余结肠）。利用比例风险模型，研究者计算了放疗后结直肠癌随时间变化的发病风险。

研究共纳入 30 552 例放疗患者和 55 263 例单纯手术患者。结直肠癌发生于 1437 例患者，其中 267 例发生在照射部位，686 例发生于潜在照射部位，484 例发生在非照射部位。放疗是照射部位继发恶性肿瘤的独立危险因素，但与其余部位的肠癌发生无关。对比单纯手术患者，放疗患者继发直肠癌的修正风险比为 1.7。研究的结论是针对前列腺癌的放疗会显著增加直肠癌的发病风险。放疗与非直接照射部位结肠癌的无关性也说明，辐射的致癌作用局限于受照射的组织范围内。

相比于早先分析放疗致癌作用的研究，该研究有着显著的进步，具有里程碑式的意义。首先，研究基于病理确诊的前列腺癌大宗病例数据，且具备治疗措施和长期随访结果。其中放疗患者的平均随访时间为 9 年，而单纯手术患者为 9.5 年。其次，研究者仅纳入了存活 5 年以上的患者，因此从生物学角度看，所有纳入的放疗患者均有发生辐射诱导的直肠癌风险。而且研究排除了既往存在结直肠癌病史的患者，以及随访 5 年内并发结直肠癌的患者。采用这样严格的随访间隔时间基于两个目的：①可排除由前列腺癌治疗相关的密切检查发现的散发性结直肠癌；②符合生物学假设，即辐射致癌效应存在至少 5 年的潜伏期。最后，研究发现潜在照射部位及非照射部位的结肠癌与放疗无关，这使得结肠成为良好的自身对照，减少了观察直肠区域致癌效应的混杂因素，并且证明放疗的致癌作用仅局限于受照射区域。

十、预防

（一）放疗技术

由于放射性损伤的晚期并发症具有很高的致病率和致死率，相关的预防措施愈发得到重视。分割放疗和其他放疗技术进步都有助于减少放射性损伤。但如果能识别出高风险的患者，就可以采取进一步的预防措施。Green 等[123, 124]通过开发一种控制程序来降低患者的放射性小肠损伤风险。他们首先通过小肠对比剂造影检查识别高危患者。当检查发现盆腔粘连的小肠时，研究者会调整放疗总剂量和放射野范围，并利用各种体位改变，如俯卧位和充盈膀胱，来减少小肠的辐射暴露 [123]。

超分割放疗技术被推荐用于高危患者，具体措施为下调每日放射剂量使其低于常规的 180～200rad，而且在每个治疗日内分次照射 [1]。在近距离放疗前，围绕放射性镭源将钡悬液浸透的纱块置入阴道内部，可以隔绝镭源前方的膀胱和后方的直肠 [86]。在置入放射源之前嘱患者排空直肠亦有助于减少放射性直肠损伤 [73]。

此外，各种减少放射性损伤的方法仍在研究当中。例如缺氧可以增加组织对放射性损伤的抵抗性，但会同时降低恶性肿瘤对放疗的敏感性，因此不能用于预防放射性损伤 [15]。要素饮食、TPN 和补充蛋白酶可以减少胰腺分泌或调整胰腺功能，或许有助于预防放射性损伤 [1]。

（二）放射保护剂

有研究报道可通过药理方法操纵动物肠道的理化环境。维持肠道碱性环境可减少肠黏膜的放射性损伤，但渗透压的变化没有意义。放疗期间去除肠道胆汁盐或蛋白水解酶都可以显著减少放射性损伤。多数尝试应用 5-ASA 类药物预防放射性损伤的研究皆以失败告终 [53, 125, 126]。

巴柳氮是新一代的 5-ASA 药物，可在远端结肠维持高浓度的活性成分。Jahraus 等 [127] 开展了一项随机、双盲、安慰剂对照试验，共纳入 27 例前列腺癌患者。试验组患者在放疗前口服 2250mg 巴柳氮每日 2 次，连续 5 天，并在放疗结束后继续服用 2 周。研究结果显示，除 3 例巴柳氮组患者及 2 例安慰剂组患者出现恶心或呕吐的不良反应外，巴柳氮组患者的其他毒性反应均明显较少。研究采用的直肠炎评分显示，巴柳氮组（35 例）患者的评分显著低于安慰剂组（74 例）。该研究结果非常鼓舞人心，但仍需要进一步开展多中心临床试验以验证其有效性。

谷氨酰胺和要素饮食已被证明可以保护肠道，减少放射性损伤 [128, 129]。口服甲泼尼龙等皮质类固醇药物或可减轻放射性肠道损伤 [20]。

上述研究结果显示，有希望通过生理或药理学机制改变放疗期间的肠道环境，以减少放射性损伤。然而在临床实际过程中，通过口服给药改变小肠环境十分困难。口服药物需以特定浓度覆盖整个小肠黏膜，但小肠的吸收、分泌、蠕动功能及内在酶活性是这一过程的最大障碍。

（三）外科技术

外科手段通过遮挡小肠不坠入盆腔以避免或减少放射性损伤。临床实用的手术方式包括网膜包裹 [130–132]、可吸收补片悬吊 [133] 及盆腔组织牵张术 [134, 135]。

1. 网膜包裹

网膜包裹技术仅适用于大网膜具有一定体积的情况，大网膜需足以覆盖腹腔的上部和中部。术中将大网膜充分游离，仅保留与胃大弯相连的血管蒂。把盲肠和末端回肠提出盆腔，用大网膜完整包裹全部小肠。沿结肠肝曲到盲肠，采用 3-0 编制或单股合成可吸收线，将网膜的右侧游离缘缝合固定在升结肠的前内侧（图 31-12）。网膜侧取全层缝合，结肠侧缝合浆肌层。

与之对应，沿结肠脾曲到降结肠乙状结肠交界，将网膜的左侧游离缘缝合固定在降结肠的前内侧。网膜的下端从两侧分别开始固定，沿骨盆上缘水平横向缝合至后方的壁腹膜，并在中线的骶骨岬部位汇合（图 31-12）。

如果需要进一步向下牵扯网膜，则可游离结肠脾曲和肝曲，并将大网膜从胃大弯上分离下来。手术结束前应仔细检查，确认固定网膜的缝线之间没有缺损，以避免小肠疝入 [131]。Choi 和 Lee 报道了采用上述操作的系列病例结果 [132]，包括 32 例应用网膜包裹术的患者与 25 例未接受手术预防的患者，随访发现前者的急性和慢性放射性小肠损伤均明显较少。网膜悬吊手术未见明显的并发症报道。

2. 盆腔补片悬吊

取 7in × 9in 大小聚乙醇酸（Vicryl）补片一张，用 2-0 单股合成可吸收线缝合固定于骶骨岬骨膜（图 31-13A）。采用头低位并游离提起盲肠和末端回肠，以更好地暴露空间。把补片固定在骶骨岬后，继续横向缝合至后方壁腹膜，再向头侧沿右腰大肌和腰方肌间沟上行缝合在肌肉筋膜上（图 31-13B），之后把补片缝合固定在腹直肌后鞘。左侧的缝合方法类似。脐上切口预先闭合，使补片可以跨过两侧的前腹壁。操作完成后可见小肠被完全悬吊在腹腔（图 31-13C）。

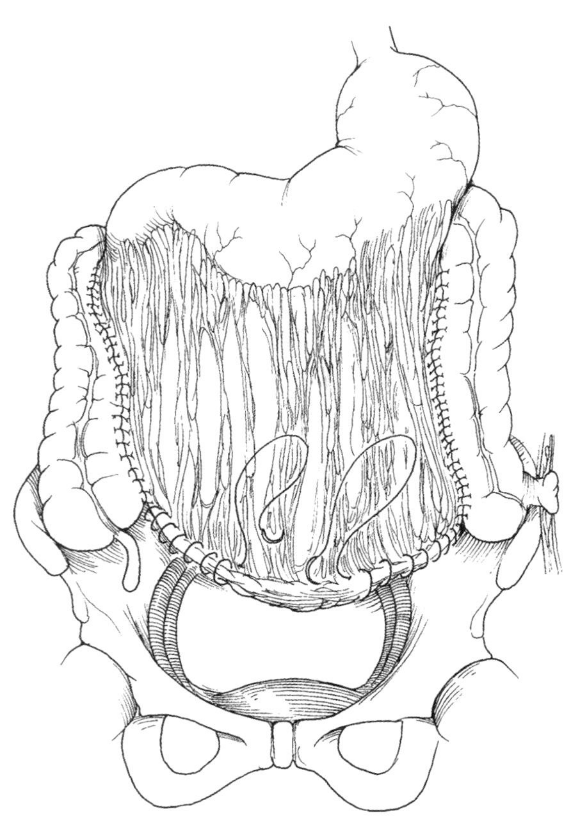

▲ 图 31-12　网膜包裹术

大网膜均被依次缝合固定在结肠、骨盆上缘和骶骨岬

Devereux 等[136]报道了 60 例采用该技术的患者结果，这些患者因直肠癌或妇科恶性肿瘤接受了平均剂量 5500cGy 的分割放疗。平均随访 28 个月，无一例患者出现放射性小肠炎。Rodier 等[137]的研究也取得类似结果。该研究纳入 60 例因妇科恶性肿瘤接受放疗的患者，其放疗计划为总剂量 4250～5800cGy，180～200cGy/d，一周 5 天。平均随访 17.8（1～57 个月）个月，仅 7% 的患者并发放射性小肠炎。

3. 盆腔组织牵张术

所谓盆腔组织牵张术是指在盆腔内部添加填充物，使小肠被推挤出放射野之外。曾经使用过的填充物包括用于隆胸手术的盐水假体等。目前已有可定制的盆腔组织牵张器和束带[133]。Sezeur 等[135]采用了一种硅胶材质的可塑性球体，

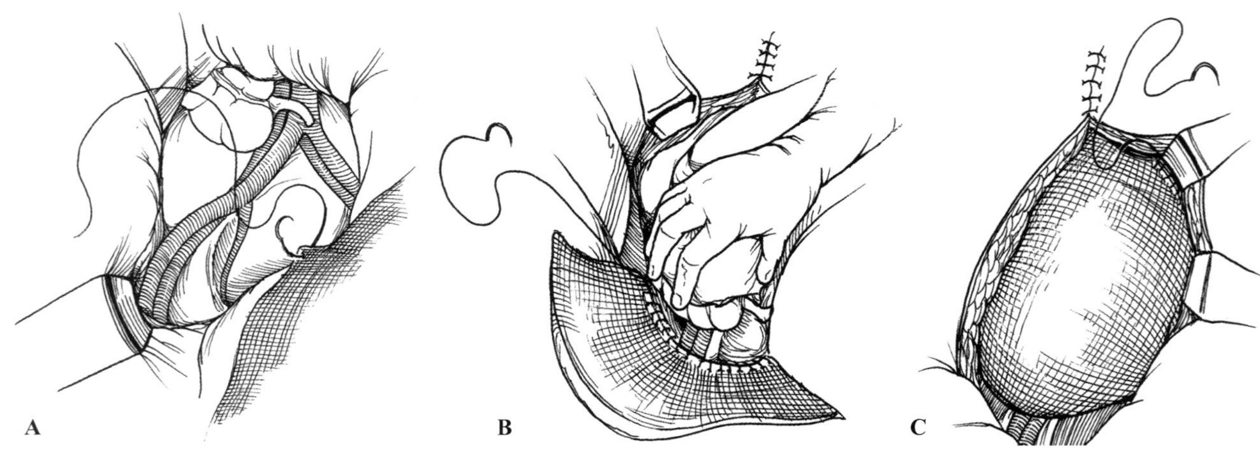

▲ 图 31-13　盆腔补片悬吊

A. 补片缝合固定于骶骨岬骨膜并展平；B. 把盲肠和末端回肠向上推起后，向头侧沿右腰大肌 / 腰方肌间沟缝合，在腹直肌后鞘与左侧缝线汇合；C. 操作完成后可见小肠被完全悬吊。缝线最后固定于预先闭合的腹部正中切口，通常位于肚脐下方

内部可注入最多达 600ml 的盐水。在使用时，还需在小肠和球体之间置入一层可吸收补片，并把补片固定在盆壁上以防小肠疝入。置入球体后再注入生理盐水至合适大小，以此将小肠和卵巢推离放射野。研究者对 22 例患者实施了该项技术，其中 1 例因为术中损伤小肠而需要移除球体，其余患者在平均随访 24.5（10～73 个月）个月后均未出现放射性小肠炎症状。采用此类组织牵张器的缺点，是在放疗完成时需再次手术移除置入物。

第 32 章 肠造口
Intestinal Stomas

David E. Beck 著
徐洪莲 林富林 译
傅传刚 校

摘要：腹部造口在良恶性疾病的治疗中发挥着至关重要的作用。目前，美国每年有 13 万患者接受造口手术，许多患者有严重的手术并发症和造口问题。合理评估造口需求，仔细的手术技巧，熟练的伤口造口失禁护理或肠造口护理是获得满意结果的关键。
关键词：肠造口，回肠造口术，结肠造口术，回肠襻式造口术，肠梗阻，造口缺血，造口狭窄，造口回缩，造口旁疝，瘘管

一、概述

尽管恢复性结肠直肠切除术和吻合器低位直肠前切除吻合术的出现减少了永久性回肠造口和末端结肠造口的需求，但腹部造口在良恶性疾病的治疗中仍发挥重要作用。目前，美国每年约有 13 万患者接受造口手术 [1]，其中许多患者有严重的手术并发症，而且由于造口缘故，他们都面临一些问题。这些问题本质上是医学、心理、社会问题，包括手术并发症，造口周围皮肤并发症，以及气味、噪声、焦虑、忧郁、性功能障碍和社交孤立等 [2-4]。合理评估造口需求，仔细的手术技巧和熟练的伤口造口失禁护理或肠造口护理是获得满意治疗结果的关键。

二、回肠造口术

（一）发展史

1879 年，Baum 为一位梗阻性升结肠癌患者进行了第一例永久性回肠造口术。患者在回肠造口手术中存活下来，但死于第二次包括切除原发癌和进行回肠结肠吻合手术的并发症。Kraussold、Billroth、Bergman 和 Maydl 是 19 世纪开展回肠造口手术的其他外科医师。其中，Maydl 的患者是第一位从结肠癌切除联合回肠造口术中存活并完全康复的患者 [5]。

1913 年 Brown[6] 报道了 10 例回肠造口术，将末端回肠远端关闭，近端从切口下部拉出做末端回肠造口，并在肠腔内插入导管，当周围组织脱落时，导管分离，肠道表面变粗糙、收缩，最终与腹壁皮肤形成皮肤黏膜连接。所有患者都取得良好的效果。

后续一些作者报道的回肠造口手术结果则令人失望。这些手术应用了多种造口技术，包括右下腹单独切口行末端回肠造口以及各种回肠襻式造口等。不过，这一时期最重要的成就发生在 20 世纪 20 年代后期，芝加哥的 Alfred Strauss 医师为一名患溃疡性结肠炎的年轻化学家 Koenig

施行了回肠造口术及随后的结肠切除术。Koenig 后来设计了回肠造口袋，被称为 Koenig–Rutzen 造口袋，该造口袋直到 20 世纪 50 年代引入卡拉亚之前一直被广泛使用。

随后几年发现了与回肠造口术相关的液体和电解质管理问题，同时认识到严重溃疡性结肠炎患者需早期进行手术。回肠造口高排量问题一直阻碍许多患者完全康复，直到 20 世纪 50 年代，Warren 和 McKittrick[7] 将回肠造口功能障碍问题归咎于发生在腹壁水平的造口部分梗阻。几年后，Crile 和 Turnbull[8] 证实了术后早期回肠造口液体丢失过多是由于暴露的回肠浆膜面形成浆膜炎所致。作者随后又证实，在暴露的浆膜面覆盖一层外翻的黏膜可以预防或减轻回肠造口功能障碍。Brooke[9] 报道的简化全层外翻技术已被普遍接受。之后的技术发展包括 1958 年 Golighers 描述的腹膜外回肠造口术 [10] 和 20 世纪 70 年代早期 Kock 等描述的自制性回肠造口术 [11]。

对回肠造口手术成功和患者康复至关重要的两件事，是 1951 年在纽约奈西山医院成立第一家回肠造口俱乐部，以及 1961 年克利夫兰诊所 Rupert Turnbull 发起的造口治疗师 [后来称为造口治疗 (ET) 护士及伤口造口失禁护士 (WOCN)] 培养计划。目前，美国造口联合会由 300 多个附属支持团体组成 [1]。随着这些经过专业培训的护士有机会获得委员会认证，伤口造口失禁护理专业也日趋成熟和发展。30 多年来共有 7600 多名专科护士获得认证。(http：//www.wocncb.org/; accessed December 6, 2016)

（二）造口生理

左侧结肠造口排便生理与正常排便非常相似，几乎没有明显的生理异常。因此，本章将重点讨论回肠造口排便的生理学。

随着患者术后的恢复，回肠造口排便会发生明显变化，呈现三个不同的适应阶段。第一阶段为术后前 3d，排泄物为胆汁和液体，排出量每天增加，至第 3 天或第 4 天达到最大量。第二阶段为术后第 4～6 天，排泄物变稠，排出量稳定，或略有下降。第三阶段为适应期，为术后第 1～8 周，排出量逐渐减少，排泄物进一步变稠 [12, 13]。完全适应后，无明显回肠切除的末端回肠造口排出量稳定在 200～700ml/d。

Tang 等 [12] 研究了 60 例直肠切除术联合预防性回肠造口的排出量。术后第 4 天，65% 的患者回肠造口功能可恢复正常，排出量达到峰值，每 24h 平均排出 700ml (10～3250ml)。第 5 天后排出量下降，到术后第 10 天，即便正常饮食，每 24h 平均排出 300ml (100～750ml)。作者认为急性脱水的关键期为术后第 3～8d，此时应补充液体和电解质，因此建议患者在回肠造口术后 9～10d 不要出院。美国的现代外科实践中有许多患者在术后 2～6d 出院，这就凸显了患者教育和家庭保健的重要性。回肠造口术后小肠的适应导致水和电解质的再吸收增加。正常人每天有 1500～2000ml 液体从末端回肠进入结肠。回肠造口适应后，70%～80% 的液体会被重新吸收。

历史上，回肠造口是无外翻的，造口在术后 1～2 周内自然成形，但常出现造口功能障碍问题。20 世纪 50 年代，Warren 和 McKittrick 认为回肠造口功能障碍与造口水肿导致部分梗阻有关 [7]。Crile 和 Turnbull[8] 进一步阐明了造口水肿现象，发现回肠造口的排泄物损伤了回肠浆膜导致浆膜炎，进而出现造口水肿和梗阻。而 Brooke 报道的一期“成形”回肠造口术基本上消除了回肠造口功能障碍问题 [9]。

大多数患者在造口手术恢复后能耐受不受限制的饮食。饮食变化对回肠造口排出量影响较小，但禁食可使回肠造口排出量降至 50～100ml/d。研究表明要素饮食会降低消化酶和胆汁酸的体积和浓度 [14]。高脂肪饮食可能由于脂肪吸收不良和胆盐循环的改变，使造口排出量增加 20%[14, 15]。此外，增加口服纤维摄入量至 16g/d 以上也会增加排出量、排便频率和排气 [16]。

1. 营养

末端回肠切除少于 100cm 的回肠造口患者，能维持基本正常的营养。脂肪吸收不良虽然罕见，但由于胆盐吸收受限或胆盐池减少，会导致渗透性腹泻。胆盐排出增加可能是因为吸收抑制或肠黏膜受直接的分泌刺激所致[14, 17]。回肠造口患者常见乳糖酶缺乏和（或）肠激酶缺乏。若没有明显的末端回肠切除，回肠造口的营养影响很小，患者能够保持正常的体重和身体成分。末端回肠切除大于 100cm 或细菌过度生长会导致 B_{12} 吸收不良，需要补充维生素 B 以预防巨幼细胞性贫血。

2. 代谢变化

正常人每天粪便流失钠 2～10mEq，回肠造口患者每天流失钠约 60mEq。Soybel 研究显示，稳定状态下正常排便与回肠造口排便每日流失分别为：水 100～150ml vs. 650ml；钠 1～5mmol vs. 81mmol；钾 5～15mmol vs. 6mmol；氯化物 1～2mmol vs. 34mmol。由于肾脏代偿，回肠造口患者症状性盐缺乏较罕见。有研究表明，回肠造口患者的盐皮质激素水平长期升高，增加了水和钠的重吸收，从而弥补了粪便中增加的损失。肾脏代偿结合正常饮食，使适应良好的回肠造口患者很少出现慢性脱水和盐缺乏。此外，除非切除广泛的末端回肠，否则钙和镁的水平不会受到影响。

尽管回肠造口排出液中钠浓度随全身钠水平的波动而波动，但通常钠的浓度约为 115mEq/L。另有报道传统回肠造口术患者的肠道钠流失量为 62mmol/24h。[对于单价分子（如 Na^+、K^+）1mEq/L=1mmol/L；对于二价分子（如 Ca^{2+}，Mg^{2+}）2mEq/L=1mmol/L] 脱水患者钠浓度下降，钾水平上升；钠 / 钾的变化反映了末端回肠在盐损耗过程中参与钠的保存。通常，回肠造口液钠 / 钾约为 12，很少高于 15[9]。pH 一般偏酸性，略低于 7。

回肠造口排出液内的细菌组成与正常的小肠液或大肠液不同。Gorbach 等[18] 的研究表明，回肠造口液中细菌总数大约是正常回肠液的 80 倍。与正常回肠液相比，回肠造口液中需氧菌数量增加 100 倍，大肠菌增加 2500 倍，总厌氧菌数量也增加。

造口近端未损伤的肠管长度是影响回肠造口排出量的最重要因素[13]。体重增加与排出量增加有关。水的摄入量几乎不起作用。要素饮食会引起排出量减少，而高脂肪饮食则导致排出量增加。当膳食麸皮补充量超过 16g/d 时，纤维含量的增加可使回肠造口排出量增加 20%～25%。高纤维或高脂肪的饮食也会增加碳水化合物和蛋白质等营养物质的丢失。胃酸的过量分泌会导致回肠造口排出量的增加。当患者接受奥美拉唑等抗分泌药物治疗时，回肠造口的排出量减少，但这些益处只有在回肠造口排出量大（22.61L/d）或切除大量小肠的患者身上才能体现。

末端回肠造口患者肠道传输减慢。Soper 等利用放射性同位素研究证实这些患者胃排空正常；然而，与正常对照组相比，口腔至造口间传输时间显著增加（348min vs 243min）[19]。一项针对大肠切除及回肠造口术后患者传输时间的研究也证实了类似的结果[20]。同样，Bruewer 等通过乳糖呼吸试验证实，结直肠切除及回肠储袋肛管吻合术的患者，其口腔至储袋传输时间延长[21]。患者术后适应期超过 1 年，其机制尚不清楚；可能的机理为上皮增生引起吸收面积增加等[22]。此外，已证实营养和电解质吸收与肠道传输时间成反比关系[23]。

回肠造口的菌群接近结肠的菌群。Gorbach 等发现末端回肠的微生物总数增加了 80 倍[18]，特别是大肠杆菌是正常回肠液的 2500 倍。然而，回肠造口的细菌含量仍远低于正常的粪便。脆弱拟杆菌是一种正常的结肠粪便菌，在回肠造口排泄物中很少发现。

炎性肠病患者，尤其是伴有回肠切除和（或）回肠造口的患者，患尿路结石的风险增加。这类患者尿路结石的发病率为 3%～13%，而正常人群为 4%[24]。尿酸结石在正常人群中很少见，但在回肠造口患者中占 60%[25]。低尿量和低 pH，以及钙和草酸盐浓度的增加被认为是造成这一现象的原因[26]。此外，尿量减少和尿 pH 降低易导致结石沉淀[26]。预防和治疗包括增加每日液体摄入量，以提高尿量和尿 pH。

回肠造口与胆结石形成之间的关系尚未明确。适应良好的回肠造口患者，其胆汁酸分泌与结肠完整的患者相似[27, 28]。然而，广泛的末端回肠切除或末端回肠疾病确实影响肝肠循环。这类患者会发生胆汁吸收和（或）损耗，导致胆汁饱和度增加，胆汁盐沉淀，进而形成结石。尽管如此，Ritchie 发现回肠造口术患者的胆囊切除率与正常人群相比并没有增加[29]。然而，因患炎症性肠病而施行大肠切除或小肠切除术的女性患者，无症状性胆结石的发生率增加了 3 倍，Kurchin 等推荐对这类患者行预防性胆囊切除术[30]。

3. 回肠造口功能障碍

回肠造口患者可因多种原因发生严重腹泻；与有正常结肠的患者相比，它发展更快，后果更严重。回肠切除过多、部分小肠梗阻、细菌过度生长、复发或持续的局部肠炎或感染可导致腹泻。多数情况下，治疗方法与结肠完整的患者相似。然而，必须特别注意液体和电解质的补充，因为这类患者有脱水和代谢异常的重大风险。

Kusuhara 等[31]发现，使用生长抑素类似物 SMS 201–995（每次 100mg，每天 3 次，持续 5 天），可使近端回肠造口的每日排出量从 997g 降至 736g，同时降低每日钠和氯的排出量。作者认为该制剂可在近端回肠造口的治疗中发挥作用。

当小肠出现淤滞时，会发生细菌过度生长，导致胆盐分解，随后出现渗透性腹泻以及 B_{12} 吸收不良。非结合性胆盐会削弱小肠对糖、水、钠和钾的重吸收[32]。此外，厌氧菌与 B_{12} 内源性因子复合物结合，会抑制重吸收。这类患者治疗的目的是消除引起小肠淤滞的原因，如果合适的话，可使用抗生素来减少细菌负荷。

（三）回肠造口类型

1. 端式回肠造口

端式回肠造口适用于因炎症性肠病或家族性息肉病行全大肠切除，以及某些情况下因其他结肠疾病行部分肠切除的患者，未行肠切除的患者很少行端式回肠造口，部分或全结肠切除术行端式回肠造口（回肠与结肠或直肠一期吻合具有不可接受的高风险时），如有缺血性梗死、腹膜炎或严重营养缺乏的患者，回肠造口可能是可回钠的。

因良性炎症肠病行回肠造口时，需保留尽可能多的回肠；可在离回盲瓣 1～2cm 处断开回肠。若因良性疾病行肠切除手术仍应尽可能保留回结肠动脉，尽管肠系膜血管近端的侧支血流也足以滋养整个远端回肠。

分离切断相应回肠系膜和血供，然后切断回肠，一端缝闭，另一端用肠钳夹住。修剪近端小肠系膜血管和脂肪 5～6cm，保留末端肠管上 1cm 长的肠系膜，防止缺血。在右下腹术前造口定位处的皮肤上作 2.5～3cm 的圆切口（图 32–1A）。注意不要切除过多的皮下脂肪，其存在有利于支撑回肠造口袋[33]。暴露筋膜，在筋膜层作十字切口（图 32–1B）。用止血钳或剪刀撑开腹直肌，电刀或剪刀小心分离切口至腹直肌后鞘和腹膜（图 32–1C）。扩大切口至 3～4cm 大小的缺损，相当于普通手掌外科医师食指和中指指尖的宽度。

从右下腹圆形切口拉出回肠，肠系膜朝向头侧及横膈膜（图 32–1D）。回肠外置 5～6cm（图 32–1E）。从造口处至圆韧带方向，将肠系膜切缘缝至正中切口旁开 2cm 腹前壁处，以关闭系膜缺损（图 32–1F）。可在此时或关腹后行回肠造口一期 Brooke 成形。关腹后行造口成形的好处是可以防止回肠造口排出物溢至腹腔内和切口上；而立即造口成形的好处是，如果检查回肠造口显示其活力较差，外科医师可以根据需要立即对造口进行调整。造口黏膜表面应保持粉红色，切缘可见活动性出血。一期成形用可吸收线在回肠末端、筋膜水平的回肠浆肌层和皮肤真皮深层间进行间断三点支撑缝合来完成（图 32–1G），辅以肠壁全层直接与真皮间断缝合，以确保回肠造口的安全（图 32–1H）。回肠造口应至少凸出腹壁 2cm（图 32–1I）。术后立即在手术室内贴上造口袋。

Brooke 回肠造口术是目前应用最广泛的端式回肠造口技术。在多数患者中，其操作相对简单，且造口回缩、浆膜炎或梗阻问题少见。然而，在某些患者中，末端回肠可能严重水肿，无法使用 Brooke 技术进行全层外翻。此时，可采用 Turnbull 技术 [8]，包括切除远端浆膜和肌层，并将黏膜翻转至近端回肠。

Guy 缝合技术是另一种可以在增厚的回肠末端进行外翻的手术方法，而无须进行浆肌层切除。先用 3–0 可吸收缝线在回肠远端和全层皮肤间进行三点永久缝合，然后在回肠腔内间隔 1.5～2cm 缝合三点临时的牵引缝线；向上牵拉

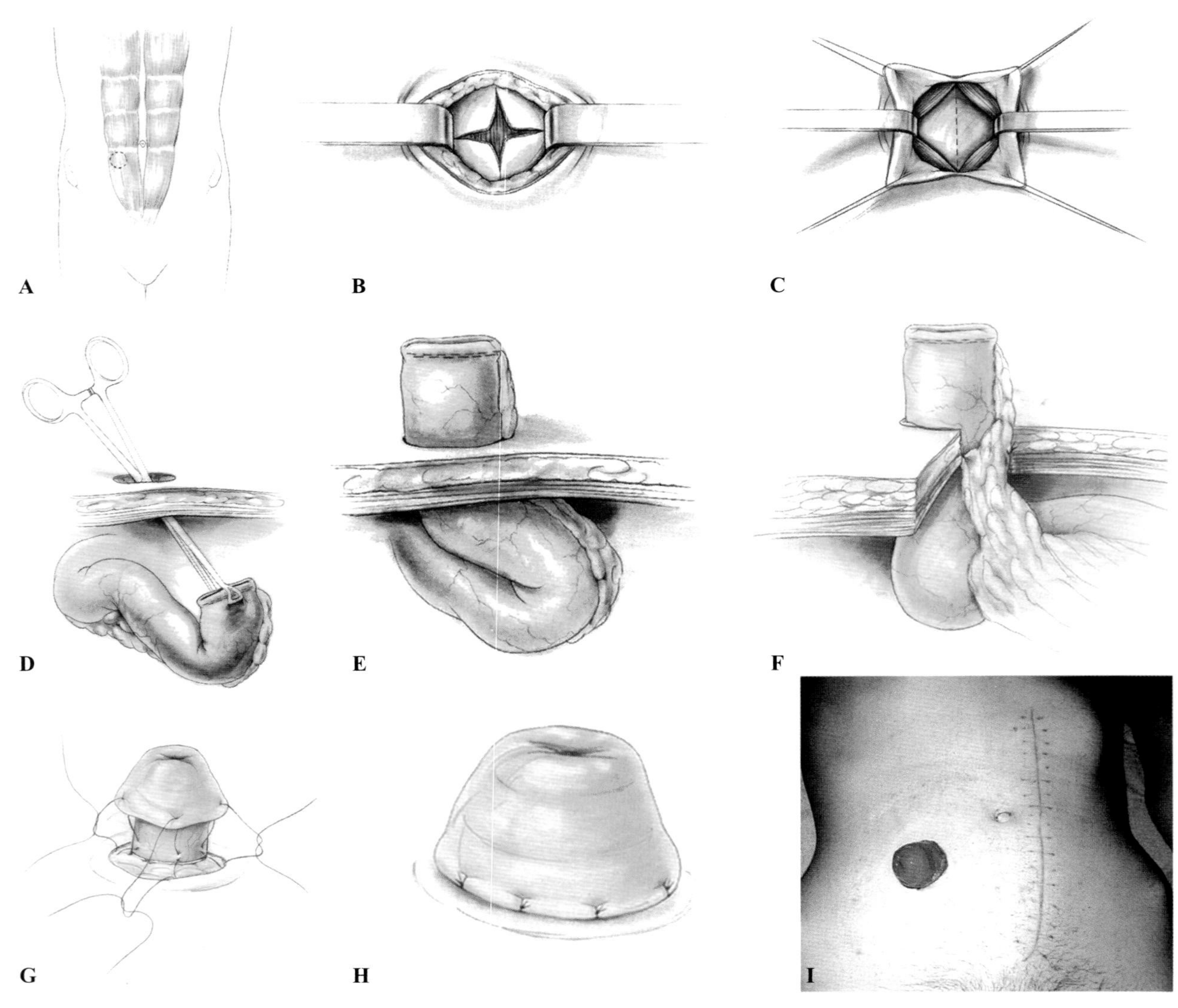

▲ 图 32–1 **Brooke 端式回肠造口术（腹腔内法）**

A. 在预定的右下腹腹直肌上方切除皮肤和皮下脂肪；B. 十字切口切开筋膜；C. 牵拉腹直肌并进入腹腔；D 和 E. 通过回肠造口位置拉出回肠；F. 从回肠造口至圆韧带处，固定回肠系膜至腹膜上；G 和 H. 完成 Brooke 造口；I. 良好的回肠造口，皮肤上方可见满意的凸起

内侧临时缝线，同时向外牵拉永久性外缝线，有助于外翻增厚的肠段，而不损伤或撕裂黏膜[34]。Carlsen 和 Bergan[35] 回顾了 358 例端式回肠造口术的并发症，其中 224 例为一期造口术，96 例剖腹重建，38 例局部重建；仅有两例回肠造口初始位置位于左侧；造口平均高度 5cm；一期回肠造口术后再手术率为 11.6%，剖腹重建和局部重建术后再手术率分别为 7.3% 和 7.9%；急诊手术和择期手术后再手术率分别为 12.9% 和 8.7%；关闭回肠外侧沟或将回肠固定至腹直肌筋膜对再手术率无显著影响；术后回肠造口黏膜变色与回肠造口功能障碍没有关联；一期回肠造口术后，分别有 23 例（10.3%）、21 例（9.4%）、18 例（8%）患者出现回肠造口狭窄、造口旁瘘、造口周围皮炎。与溃疡性结肠炎患者相比，克罗恩病患者出现更多的上述问题。只有少数患者出现回肠造口回缩（2.7%）、造口脱垂（1.8%）或造口旁疝（1.8%）。女性患者造口旁疝明显多于男性；除此之外，两性之间没有差异。

2. 回肠襻式造口

回肠襻式造口用于保护回肠肛管吻合或高危结肠吻合。虽然传统上横结肠襻式造口也用于保护低位结肠直肠吻合，但 Williams 等[36] 推荐如果需要将粪便从远端结直肠转流，应进行回肠襻式造口。作者将回肠襻式造口与结肠襻式造口进行了比较，发现与结肠襻式造口相比，回肠襻式造口的气味明显减少，所需更换的造口产品较少，其他问题也更少。另有人主张，为保护结肠或直肠吻合而进行的肠道转流，应优先考虑回肠襻式造口；且发现回肠造口还纳术后的败血症并发症比结肠造口还纳术更少。然而，回肠襻式造口术会发生术后肠梗阻及其他严重的并发症，如需要止泻药物和住院治疗的严重脱水、皮肤破损甚至胆石症等，但较少见[37]。

Winslet 等[38] 使用放射性同位素和染色技术评估回肠襻式造口对远端肠管的排便保护效率。无直肠排便患者（n=18）的中位排便保护效率为 99%，且不受体位或造口构造的影响。4 例有直肠排便但无造口回缩的患者，中位排便保护效率为 99%，其持续的直肠排便可能是造口远端肠管活动性疾病产生的黏液脓性分泌物。另 4 例有直肠排便且造口回缩的患者，由于造口排泄物进入远端肠管，其排便保护效率明显降低（中位数为 85%）。Chen 和 Stuart[39] 回顾了大肠癌切除重建术选择何种保护性造口的资料，发现造口及造口还纳并发症发生率相似，由于回肠襻式造口更容易管理，因此更受欢迎。

回肠襻式造口术最常在剖腹探查和肠切除术时进行；一般通过正中切口显露。选择回盲瓣近侧几厘米处的回肠（可提至预定造口部位而无张力；图 32-2A），用 Penrose 引流管或脐胶带缠绕，或用 Babcock 钳抓住，远端肠管用缝线标记或做记号以确保正确的方向。切除圆形皮肤，创建与端式回肠造口术相似或略大的腹壁缺损。通过腹壁拉出肠襻避免发生扭转，标记远端肠管的缝线应清晰可见。在回肠远端近皮肤水平处，从肠系膜缘一侧至另一侧切开肠管，形成襻式造口（图 32-2B），使得功能端肠管大于非功能端。功能端或近端肠管取头侧位，非功能性肠管取尾侧位。襻式造口远端用 3-0 可吸收缝线缝至皮肤真皮层，然后采取端式回肠造口的方法，通过在回肠造口顶端、回肠筋膜层和皮肤真皮层三点锚定缝合，将头侧近端外翻（图 32-2C）。造口近端的剩余部分间断缝至皮肤，完成造口成形（图 32-2D）。多数情况下不需要造口支撑棒。

有作者[36, 40, 41] 倾向于将襻式造口旋转 180°，使输入端处于尾侧位，非功能性的输出端位于头侧位，以便在患者直立时最大限度地转流粪便。但增加肠梗阻风险，却没有改善转流率[42]。

Prasad 等[43] 报道了一种无支撑棒的末端回肠造口术，术中分离一小段回肠系膜后，用闭合器切断回肠，拉出近端肠管，形成 Brooke 回肠造口。从造口下方拉出远端肠管对系膜角，并在皮肤水平形成一个小的远端回肠造口开口（图 32-3）。Sitzmann[44] 报道了一个类似的技术，远端残端不开放，固定在输入端肠管筋膜上。

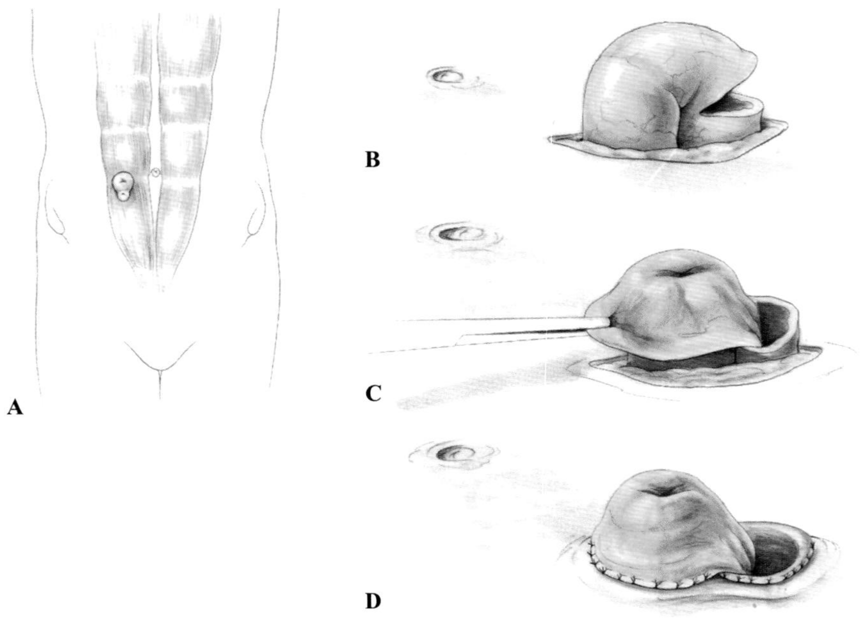

◀ **图 32-2　回肠襻式造口成形**

A. 腹直肌表面完成襻式造口的定位；B. 肠管切口作在远端肠管靠近皮肤处；C. 近端肠管外翻；D. 两端肠管边缘缝合到皮肤上

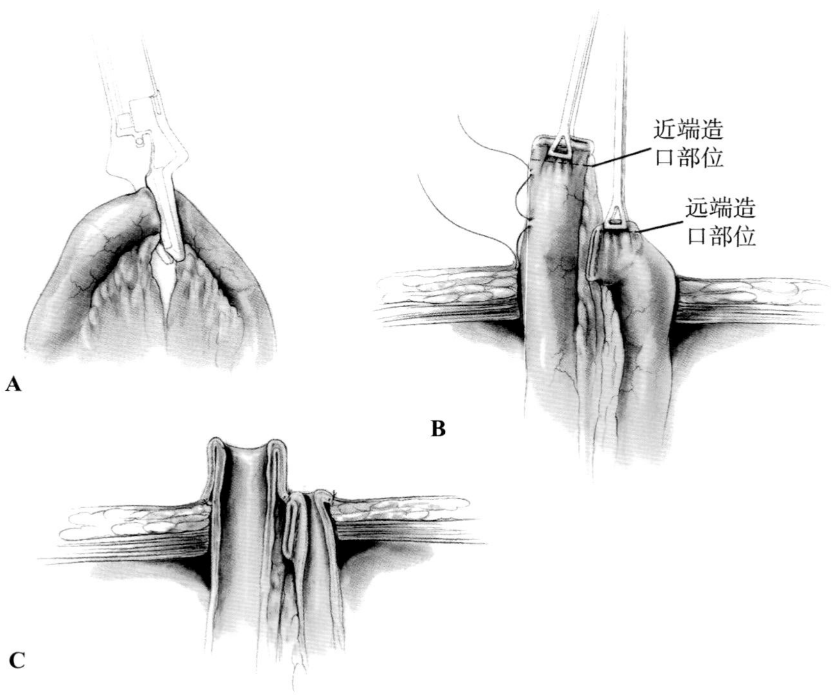

◀ **图 32-3　改良回肠襻式造口术（末端襻式）**

A. 闭合器切断回肠造口肠襻；B. 近端拉出皮肤外并外翻；C. 两端均与皮肤缝合

任何适用回肠襻式造口的情况都可以进行回肠末端襻式造口术。对于腹壁肥厚或回肠系膜较短的患者尤其适用。此外，如果“临时性”回肠造口很有可能成为永久性造口，则采用末端襻式造口可以更容易进行长期管理。回肠末端襻式造口术是在回肠足够冗长且易于拉出腹壁外的位置，用闭合器切断，并将回肠拉出腹壁外来完成。其造口成形方式与传统的非连续性回肠襻式造口术相同（图 32-4）[35]。

（四）回肠襻式造口还纳术

因回肠储袋肛管吻合行回肠造口的患者术后可能会出现远端肠管狭窄，回肠造口还纳之前，确保造口远端肠管通畅很重要。回肠襻式造口还纳常采用造口旁切口，不需要开腹手术。有些患者，特别是肥胖或有异常致密粘连的患者，可能需要切开以前的腹部切口并游离更多的小肠，以利手术安全进行。

在皮肤黏膜交界处做切口，向下锐性分离至筋膜和腹膜，小心操作避免损伤肠管。游离造口近端和远端肠管至腹膜水平，通过钝性或锐性分离剩余的腹膜与腹壁附着处。从切口拉出回肠段，若切缘与腹膜无粘连，表明回肠段已充分游离（图 32-5A 和 B）。造口还纳手术方式有三种：回肠前壁闭合、切除造口后端端吻合和吻合器功能性端端吻合。

采取回肠前壁闭合术的优点是可以在游离造口后立即进行吻合。通常只需简单修剪造口边缘，然后通过一层或两层缝合或用吻合器横向关闭肠腔（图 32-5C 和 D）。

如果造口肠管有硬结或管腔变形，应切除造口两侧端组织，用两端回肠的健康组织行端端吻合更安全（图 32-5 E 至 I）。

由于端端吻合操作时间长，吻合后会出现吻合口水肿、狭窄及部分梗阻等情况，Kestenberg 和 Becker[45] 提出吻合器功能性端端吻合术。其方法较简单，游离回肠吻合口的近端和远端肠管，在双侧肠腔内插入线性切割吻合器后击发吻合器。残留的开口可以用缝线或吻合器缝合（图 32-6）。

van de Pavoordt 等 [46] 回顾了他们行回肠襻式造口还纳术的经验。93% 的造口还纳通过简单的横向切口完成；总的并发症发生率为 17%。术后早期并发症（13%）中，主要是小肠梗阻，通常发生在为保护盆腔回肠储袋造口的患者中。1% 的患者发生腹腔脓毒性并发症。一期缝合与二期缝合皮肤创面的感染率均为 3%。仅有 1 例患者在术后晚期发生切口疝；3 例患者在剖腹手术中偶然发现造口部位有腹直肌后鞘缺损，但临床上并无切口疝症状。

回肠造口还纳的另一个辅助手段是回肠造口手术时应用透明质酸钠 / 羧甲基纤维素（SH/CMC）片（Seprafilm Genzyme，Cambridge，MA）。Bertoni 等 [47] 回顾性分析了一系列回肠造口还纳术，并对 146 例造口时使用 SH/CMC 的患者与 147 例未使用 SH/CMC 的患者进行了比较，结果提示使用 SH/CMC 的患者，还纳手术时间更短。其他研究表明，使用 SH/CMC 可降低围术期并发症，促进早期造口还纳 [48, 49]。

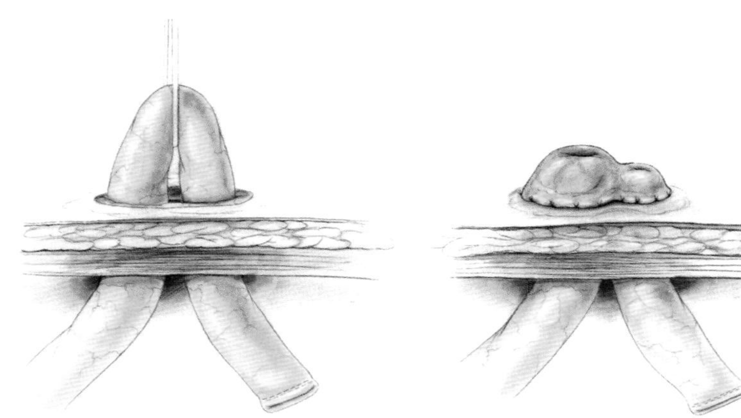

◀ **图 32-4　一种回肠末端襻式造口**

A. 在闭合缘近端拉出回肠襻；B. 完成襻式造口成形

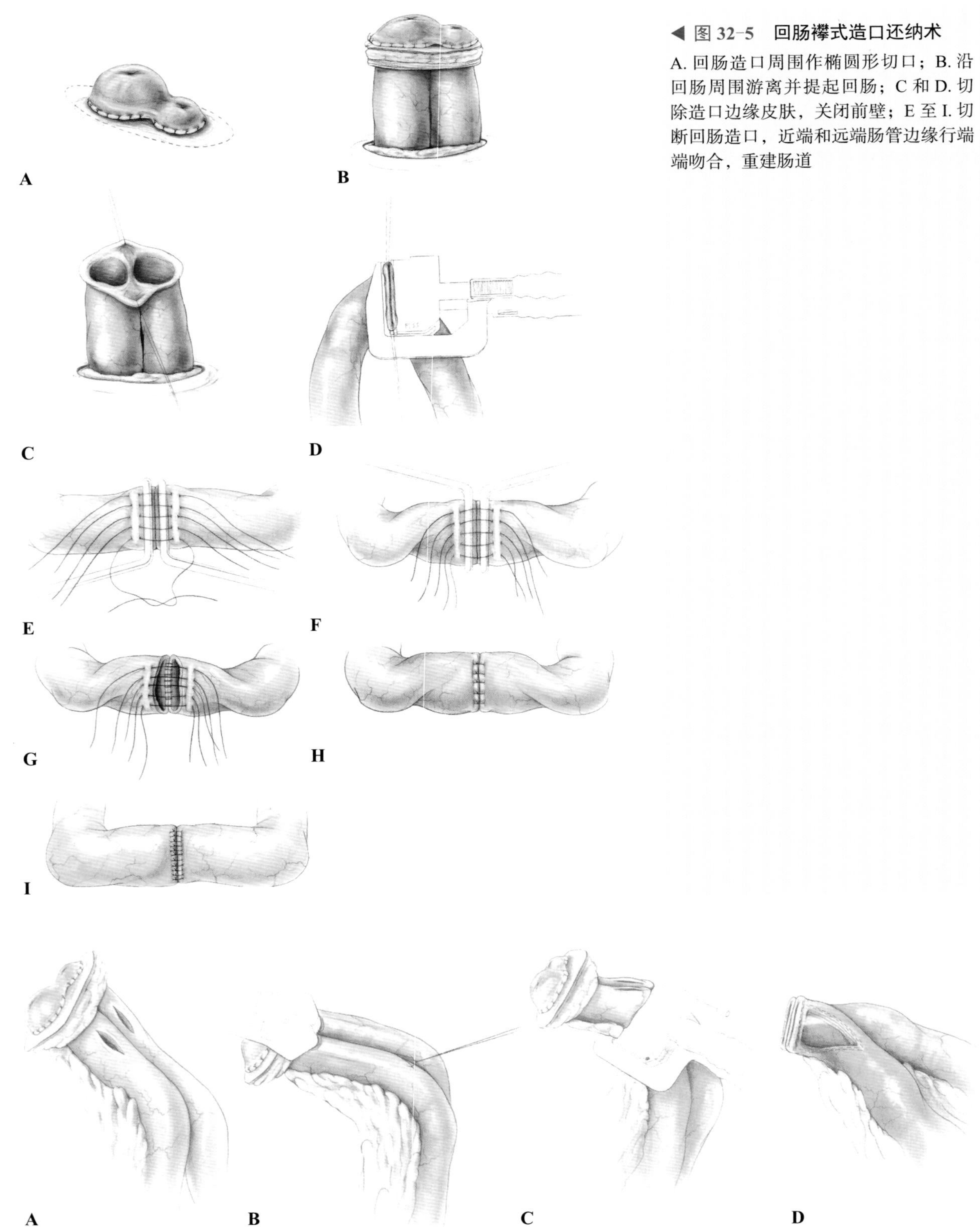

◀ 图 32-5　回肠襻式造口还纳术

A. 回肠造口周围作椭圆形切口；B. 沿回肠周围游离并提起回肠；C 和 D. 切除造口边缘皮肤，关闭前壁；E 至 I. 切断回肠造口，近端和远端肠管边缘行端端吻合，重建肠道

▲ 图 32-6　吻合器回肠造口还纳术

A. 游离回肠造口，在对系膜缘肠管表面作切口；B. 在切口内置入吻合器并击发；C. 用线性吻合器切除包括置入切口在内的回肠造口；D. 完成功能性端端吻合

三、结肠造口术

（一）发展史

1776年，法国外科医师Pillore为一位患有梗阻性直肠癌的葡萄酒商人进行了皮肤盲肠造口术。虽然患者2周后死于由强制导泻引起的小肠穿孔，但其是记载的首例成功的结肠造口手术[50]，尸检结果显示，患者盲肠造口完好。随后出现了一些关于结肠造口的零星报道，这些报道主要涉及为成人肠梗阻或婴儿肛门闭锁患者行结肠襻式造口。1793年，来自Brent的海军外科医师Duret为一例出生3天的先天性肛门闭锁婴儿成功施行了首例左结肠造口，术后患者存活至45岁。1839年，巴黎外科医师Ammusat报道了29例结肠造口术，所有造口均位于腰部。其中21例为肛门闭锁婴儿，术后存活4例。

1884年，Maydl报道了带支撑棒的结肠襻式造口技术，用鹅毛在腹壁上支撑肠襻。1881年，Schitininger报道了末端乙状结肠造口并将远端肠管缝合。该手术应是1923年Hartmann手术的先驱，包括乙状结肠切除、乙状结肠近端造口、直肠残端关闭[50]。为治疗梗阻的结肠造口术在20世纪开始广泛应用。

Miles[51]在1908年报道了端式乙状结肠造口和腹会阴联合切除术。事实上，C.H.Mayo在1904年曾报道过该技术。该术式连同之前的结肠襻式造口术，开创了一个新的外科手术时代。21世纪已有数以千计的外科医师为成千上万的患者施行了Miles, Maydl及其他外科医师曾报道的端式乙状结肠造口和转流性结肠襻式造口，技术改进相对较少。在过去的二十年中，随着外科吻合技术的发展，低位前切除吻合术变得更加可行，端式乙状结肠造口术的需求已逐渐减少[52]。

（二）粪便转流

虽然传统上认为横结肠襻式造口是左半结肠转流粪便的标准方法，但适应证以及选择结肠襻式造口作为转流的最佳方法已引起争议。过去最常见的转流适应证是左半结肠梗阻或炎症、结肠外伤、直肠前切除和会阴部败血症。随着Hartmann手术联合末端结肠造口治疗憩室炎或梗阻性肠癌越来越受欢迎，其中一些病例更积极地采用一期切除吻合，以及许多结肠损伤越来越依赖一期缝合术，无疑降低了结肠襻式造口术在急诊手术的普及程度。

Fielding等[53]对2000多例选择性结直肠吻合患者进行前瞻性研究，15.8%的患者同步行预防性造口以保护吻合口。虽然不同的外科医师在手术操作上有显著差异，但预防性造口和没有预防性造口患者之间，死亡率无明显差异。作者认为，对于能够将吻合口漏发生率控制在可接受低水平的外科医师来说，预防性造口并无必要。

虽然许多结肠和直肠损伤患者，尤其是腹部多发伤患者需要粪便转流，但外科医师日渐认识到，单纯、无并发症的结肠损伤，及时治疗可以成功行一期缝合[54]。

不涉及肠切除的转流方法包括“内科结肠造口”、回肠造口、盲肠造口和转流性结肠造口。Gordon推荐的“内科结肠造口”概念是将化学定义的饮食用于肛门直肠手术，如括约肌成形术、后肛管修补术、肿瘤或化脓性汗腺炎切除后植皮术和直肠阴道瘘修补术等[55]，使胃肠道休息，以利修复区域免受排便的影响。目前，大多数肛门括约肌和直肠阴道瘘修补都不需要这种方法，但对治疗括约肌外瘘可能是有益的。Robertson[56]对16例患有炎性肠病、行肛门直肠括约肌手术或伤口需要免受粪便污染的患者进行要素饮食治疗，取得类似效果。接受要素饮食治疗的患者术后3d内均无排便，多数患者排便发生在5～6d后。营养支持，无论是完全肠外营养或要素饮食，对需要短暂胃肠道休息，但不需要完全、长时间粪便转流的特定患者，是一个有益的选择。

前述已对回肠襻式造口的价值进行了讨论，在大多数患者中，其被认为是结肠襻式造口术的替代方法。然而，回肠襻式造口和结肠襻式造口都会给患者带来管理问题，两者都不是长期使用的理想造口。Williams 等[36]的对比研究显示回肠襻式造口和横结肠襻式造口均成功使远端肠管去功能化。与结肠造口相比，尽管回肠造口有因腹泻或高排量导致脱水的潜在问题，尤其是老年患者，但其造口旁问题和造口管理问题较少。

Corman[57]认为从外科手术中废除盲肠造口对治疗结果几乎没有影响。其他医师[58, 59]则更支持盲肠造口，认为是对特定患者的肠腔减压方法，可以让患者免受结肠襻式造口并发症的影响。目前关注的焦点是盲肠造口的微创制作方法，包括计算机断层扫描（CT）引导下的经皮穿刺术法[60]和经皮内镜下的非阻塞性结肠扩张术[61]。

Winkler 和 Volpe[62]回顾了一家社区医院 29 例横结肠襻式造口患者的资料，其中 5 例死亡，8 例出现并发症，仅 18 例行结肠造口还纳术。作者认为，这些患者的第一阶段治疗应该是行病变肠段切除，端式结肠造口，位置尽可能靠近病变部位。Hopkins[63]报道了 45 例因恶性肿瘤行横结肠襻式造口的患者，19 例（42%）未能行结肠造口还纳，从而支持了许多患者的临时性结肠襻式造口可能不是“临时性”的这一观点。Abrams 等[64]同样发现，在 248 例横结肠或左结肠造口的患者中，有 156 例（63%）未能行结肠造口还纳。与端式乙状结肠造口相比，横结肠襻式造口的管理难度更大，以至于外科医师必须始终考虑到，结肠襻式造口可能会使患者终生受不太理想的造口的影响。虽然关于粪便转流的适应证和方法的争议大多涉及部分作者的个人偏好，但一些一般性原则适用于大多数患者。应尽可能切除原发疾病并行端式造口，优于结肠襻式造口或其他近端转流术。对于其他需要粪便转流的患者，可以进行结肠襻式造口或回肠襻式造口。在决定是否为直肠前切除或创伤患者进行粪便转流时，外科医师需要权衡一期吻合或结肠缝合后发生漏的风险和后果与结肠造口还纳并发症发生和死亡率之间的利弊关系。这些风险在不同的患者和医师之间存在差异。对于那些只需短期转流以保护会阴创面或会阴切口的患者来说，内科结肠造口是避免外科造口的一种有效方法。盲肠插管造口的价值有限，仅用于减压，而不用于粪便转流。

1. 盲肠造口

自 21 世纪初以来，盲肠插管造口主要作为急性结肠梗阻的减压手段和结肠切除的安全保障，也用于治疗穿孔或即将穿孔的盲肠、盲肠扭转、结肠动力性肠梗阻和炎性肠病导致中毒性巨结肠等情况。手术方式最好采用盲肠插管造口，而非一期肠造口。需要行一期肠造口时，最好采用回肠襻式造口或横结肠襻式造口，因为这两种造口方式转流粪便更多，且更容易处理。

正如其支持者所认为的，盲肠插管造口的优点是操作简单，可以在局部麻醉下进行，盲肠是结肠最容易穿孔的部位，不会影响后续左侧结肠的切除，且最终可能会自行关闭。当患者腹壁极度肥胖，且膨胀的肠管“用完”横结肠系膜时，将无法行横结肠造口。这种情况下，盲肠造口是缓解梗阻的唯一方法。

盲肠造口经常受到批评，并失去了许多外科医师的青睐。批评者指出，它提供的减压效果不如横结肠造口，而且无法完全转流。

盲肠插管造口可以通过右下腹（麦氏点）切口或右外侧横切口进行。切开腹膜后，扩张的盲肠很容易进入切口内。用可吸收缝线将肠管浆膜面间断固定在腹膜表面，然后在盲肠顶点周围用两根不可吸收缝线，如 3–0 丝线作荷包缝合，在荷包内插入 30 号膀胱导管或 36～40 号蕈头导管，收紧两根荷包缝线并打结，固定导管。最好在切口的头侧或尾侧皮肤另做戳孔引出导管，以便一期缝合切口。7～10d 后拔除导管，盲肠瘘管可自行闭合。

Rosenberg 和 Gordon[65]对 59 例盲肠插管造口患者进行了回顾性分析，评估其手术适应证、结果和相关发病率。其中 81.4% 的患者采用盲肠插管造口作为辅助手段，其余 18.6% 作为唯一的手术干预或两阶段手术的首次手术。其术后并发症包括：32% 患者发生局部感染，25% 发生导管旁渗漏，24% 发生皮肤剥落，12% 出现疼痛。导管平均在位时间为 14d，但只有 40% 的患者导管功能正常。拔除导管后，盲肠引流持续 24h～90d。

若要关闭持续性盲肠瘘，还需两次额外的手术。此外，其他并发症还包括切口裂开、盲肠造口关闭后瘘管复发、皮下气肿、网膜脱垂、缝线肉芽肿形成、内脏脱出、造口回缩和盲肠造口疝形成等。对扩张的盲肠进行无菌性减压非常困难，盲肠造口术后腹膜炎及导管功能不佳导致大量患者死亡。多达 50% 的盲肠插管造口患者术后无法达到充分的肠道减压。作者认为此手术相关的高并发症发生率妨碍了它的应用。Benacci 和 Wolff[59] 则对盲肠造口较有信心，在一项对 67 例行盲肠插管造口术患者的回顾性分析中，手术适应证包括结肠假性梗阻（39%）、远端结肠梗阻（16%）、盲肠穿孔（15%）、盲肠扭转（13%）、吻合前减压（12%）及其他（5%）。其中 64% 为急诊手术，36% 为择期手术。70% 患者盲肠插管造口为主要手术，36% 患者为辅助手术。45% 患者出现轻微并发症，包括导管周围渗漏（15%）、皮肤伤口感染（12%）、导管闭塞（7%）、皮肤剥脱（4%）、导管过早脱落（4%）、肠瘘（3%）和腹壁疝（12%）。没有患者因导管相关并发症手术治疗。作者认为盲肠插管造口术在特定的情况下具有治疗价值。

对于左半结肠手术，因为可以安全地进行，目前很少需要进行保护性的转流性盲肠造口或横结肠造口。最近的文献回顾建议，盲肠插管造口的合理适应证为肠扭转、假性肠梗阻（如果结肠镜减压失败）、盲肠穿孔合并左半结肠梗阻性病变，以及为技术上无法行横结肠造口的病态肥胖患者解除梗阻等。

2. 横结肠襻式造口

过去，无论是肠道梗阻、炎症、创伤、低位结直肠吻合或会阴外伤，普遍采用横结肠襻式造口来实现临时或短期的粪便转流。Fontes 等 [66] 对 62 例急诊结肠襻式造口患者进行了研究，评估其粪便完全转流的能力。结果发现在前 3 个月，所有患者的粪便转流几乎是完全的，但在随后的几个月，约 15% 患者可能因为造口回缩使得粪便转流不完全。Schofield 等 [67] 发现，将右侧横结肠造口逆时针旋转 90°，使近端肠管处于远端肠管尾侧下方的位置，可以达到粪便的完全转流。Morris 和 Rayburn[68] 对 23 例口服钡剂的结肠襻式造口患者进行检查，发现远端肠管没有钡剂，表明粪便完全转流。文献曾报道了至少 17 种技术，用以使结肠襻式造口实现粪便完全转流 [66]。大多数操作似乎是不必要的，因为传统的结肠襻式造口，至少在术后几个月内可以完全转流粪便；即使有必要，也很少需要长时间的完全粪便转流。

3. 结肠襻式造口方法

虽然有关结肠襻式造口技术的报道有很多种，但最常用的是三种通用方法。第一种方法是在不使用支撑棒或人造梁材料的情况下，在筋膜桥上行结肠襻式造口；第二种方法是使用支撑棒或支撑梁材料；第三种方法是结肠末端、襻式或离断式造口术。而为了解决造口肠襻和支撑在术后管理方面带来的问题，又促进了造口技术的进一步发展。

除了上述三种类型的结肠襻式造口，Turnbull 等 [69] 报道了第四种转流性临时结肠造口，作为治疗溃疡性结肠炎合并中毒性巨结肠手术的一部分。该手术包括行皮肤水平的结肠侧壁造口和回肠襻式造口术，作为中毒性巨结肠危重患者的初期手术治疗。这种手术在今天已很少见，且很少有报道关于皮肤水平的临时结肠造口及其伴随的管理问题。然而，在某些特定的癌症患者中，结肠侧壁造口仍然有用，可能是粪便转流的唯一选择。

4. 跨筋膜桥结肠襻式造口

在右上腹造口标记处做横行切口，向下分离达腹直肌前鞘，分离腹直肌纤维。如果患者没有伴随的下腹部横切口，可以钳夹、切断并结扎腹直肌，以便扩大切口。如果患者同时有脐下经腹直肌横切口，最好不要切断右上腹直肌的供应血管，这有可能导致两个横切口之间肌肉缺血。锐性或用止血钳切开腹膜，进入腹腔。

用 Babcock 钳钳夹右侧横结肠，拉出切口，仔细识别结肠带并确认结肠。如果肠管拉出腹壁时张力过大，需要扩大切口。有时也可能需要扩大切口并游离右侧结肠肝曲，以便右侧横结肠拉出切口时有足够的活动度，但通常不需要该操作。

从腹腔拉出横结肠后，分离结肠表面附着的大网膜，血管钳钳夹分离一小段肠系膜（＜ 5cm），用缝线结扎。用 Allis 或 Kocher 钳将筋膜和腹膜经系膜间隙钳夹在一起作为筋膜桥。将切口上缘的两层筋膜和腹膜缘用不可吸收材料如尼龙编织或缓慢可吸收缝线缝合 2～3 针，缝线穿过结肠和肠系膜之间的窗口，缝至对侧切口下缘的筋膜和腹膜缘。缝合完毕后，同侧打结。仔细探查筋膜，确保其没有压迫肠襻两侧的肠腔或血供。如果筋膜或腹膜开口较紧，应在中间或侧方切开，但不能沿筋膜桥切开。如果腹壁切口两端过大，可用不可吸收或缓慢吸收缝线行部分间断缝合。

在结肠的顶端作一个切口，用 3-0 可吸收线如薇乔线或铬肠线行造口一期成形。切口外侧或内侧延伸部分用可吸收缝线行皮下连续缝合（图 32-7）。

5. 支撑棒支撑横结肠襻式造口

手术过程与跨筋膜桥技术相同，只是结肠造口是由一根塑料棒、梁或其他类型的支撑材料通过结肠系膜孔支撑（图 32-8）。无论应用何种材料，手术后 3～10d 可移除支撑棒，此时结肠造口已与切口紧密粘连，不致回缩。Schofield 等 [67] 报道了近端下悬式结肠襻式造口术。该造口避免了脱垂及造口旁疝等并发症，且易于还纳。对 10 名口服放射性示踪剂 ^{51}Cr 患者的研究证实，示踪剂不会溢至远端肠襻，表明该手术可使远端结肠去功能化。

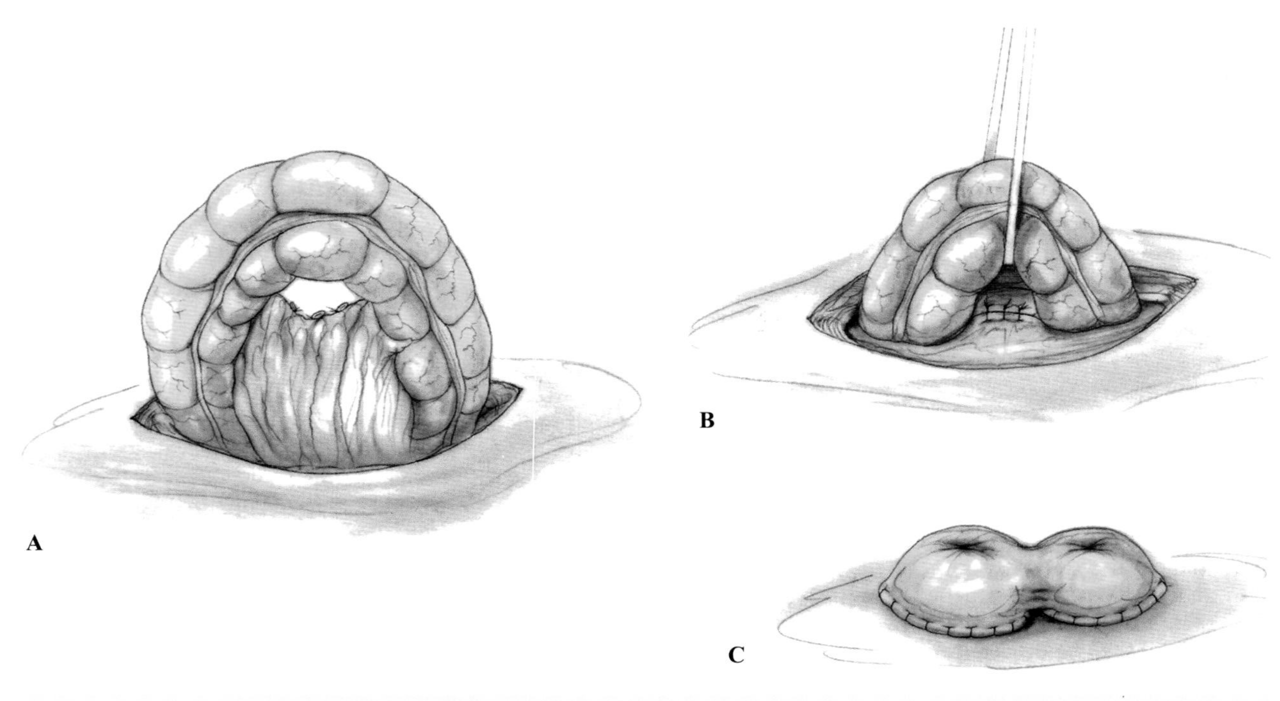

▲ **图 32-7　跨筋膜桥行结肠襻式造口术**

A. 打开结肠系膜窗，拉出结肠；B. 通过系膜窗行间断缝合创建筋膜桥；C. 打开肠管并缝至皮肤

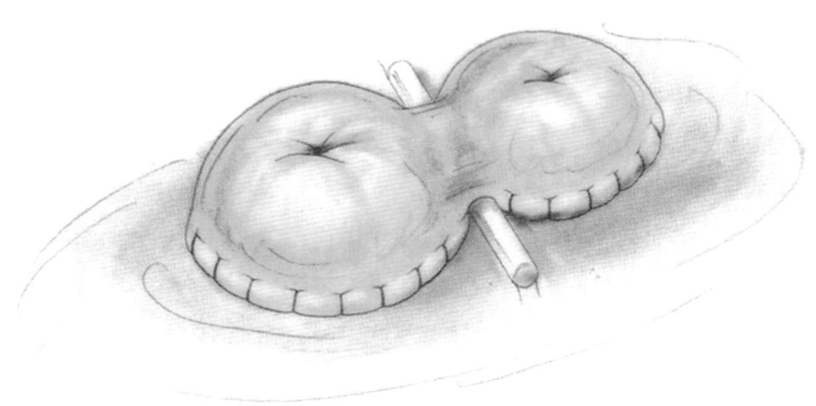

◀ 图 32-8 跨玻璃支撑棒结肠襻式造口

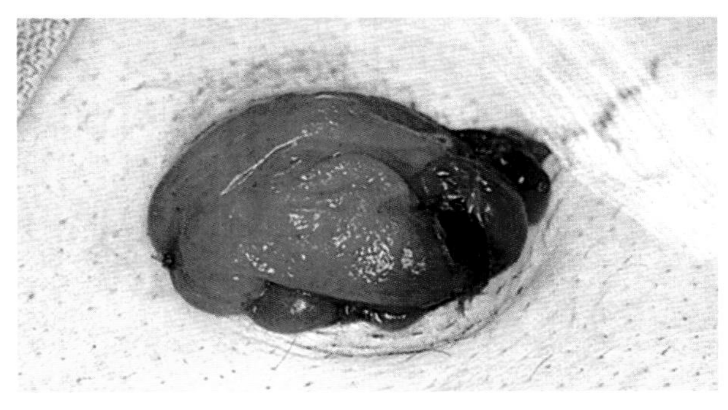

▲ 图 32-9 端式结肠襻式造口，远端结肠的一角并入造口；整体外观像端式结肠造口

6. 离断式结肠襻式造口

离断式结肠襻式造口类似于 Prasad 等 [70] 报道的离断式回肠襻式造口术。用外科切割闭合器将横结肠离断，近端肠管末端拉出切口行端式造口，在近端造口旁拉出远端肠管的顶端，打开其一个角并行一个小的远端造口（图 32-9）。端式结肠襻式造口术降低了远端肠管脱垂的风险，术后更容易护理。

Unti 等 [71] 对 7 年间 229 例端式结肠襻式造口 [72]、回肠结肠造口 [70] 和回肠造口 [23] 经验进行了回顾性分析。27 例造口患者中出现 30 个造口相关并发症，总体并发症发生率为 13.1%。最常见的并发症是渗漏引起的皮肤剥落（3.5%）、内陷（3.5%）、局部坏死（2.6%）和造口旁感染（1.8%）。只有不到 1% 的患者出现皮肤黏膜分离、脱垂和狭窄。无造口旁疝、梗阻或出血情况发生。死亡 12 例，但均与造口并发症无关。

7. 隐性结肠造口

对于患有不可切除的结直肠癌，并伴有广泛转移或癌病的患者，如果原发病灶未引起完全或部分梗阻，外科医师必须决定是什么都不做，等到未来完全梗阻时再手术，还是明知患者可能永远不需要造口，却仍先做结肠造口。这种情况下，可采用隐性结肠造口。

这种结肠造口通常是在直肠癌近端的筋膜桥上行襻式造口。术中不将结肠提出皮肤外，而是埋在皮下脂肪层中，后期容易识别。如果发生梗阻，可以在床边利用局部麻醉开放结肠造口。形成的造口在解剖学上并不理想，但是患者在手术时通常已处于疾病末期或接近末期，总的来说，它对患者有帮助。

8. 结肠襻式造口还纳

决定行临时性结肠襻式造口时，必须考虑到造口的并发症发生率、死亡率以及造口还纳的费用。Parks 和 Hastings[73] 认为如果将结肠造口还纳推迟 90d 或更长时间，造口还纳的相关并发症将会减少。Williams 等 [74] 分析了因创伤或非创伤性疾病造口患者行造口还纳并发症发生率、死亡率和还纳费用，发现二者间的并发症发生率没有显著差异，但作者指出，如果是为非创伤性疾病进行结肠造口，那么其还纳的可能性较小。

Thal 和 Yeary[75] 报道 137 例因创伤行转流性结肠造口术后还纳患者，没有死亡发生，且并发症发生率相对较低，仅为 10.2%。作者强调了细致的手术技巧和在手术过程中注重细节的重要性。

Altomare 等 [37] 回顾 87 例保护性结肠造口还纳的资料，确定低白蛋白血症和还纳间隔时间为手术危险因素。手术死亡率 4.6%，13% 患者出现严重并发症（肠瘘、败血症、肠梗阻和心肌功能不全），29% 患者有轻微并发症。30d 内行结肠造口还纳术的患者死亡率为 12.5%，严重并发症的发生率为 25%，轻微并发症发生率为 50%；31～90d 行结肠造口还纳的患者，上述发生率分别为 5.2%、10.5% 和 36.8%；90d 后行结肠造口还纳的患者，分别为 0%、9.3% 和 9.3%。作者回顾了 26 篇文献，发现死亡率为 0%～4.6%，肠瘘发生率为 2%～43%，总体并发症发生率为 5%～61%。作者强调，这些数据凸显了与结肠造口还纳术相关的严重并发症发生率和死亡率，因此，还纳手术需要采用与任何主要结肠手术相同的技巧和细致的方法。

Velmahos 等 [76] 对创伤患者行随机对照试验后提出了不一样的建议，他们比较了结肠造口早期（初次手术后 15d 内）和晚期（初次手术后 90d 后）还纳的结果。发现两组之间并发症发生率无显著差异，总体为 26.3%。就技术而言，早期结肠造口还纳远比晚期还纳容易，手术时间明显缩短，术中出血量减少。无论是早期还纳还是晚期还纳，端式结肠造口还纳术耗时更长，且出血更多。早期还纳总住院时间略短，但晚期端式结肠造口还纳导致住院时间延长。作者建议在可能的情况下尽早行结肠造口还纳，并尽量采用结肠襻式造口，这两种措施对创伤后结肠损伤患者都安全且有益。结肠造口早期还纳的禁忌证包括远端肠道疾病未愈合、持续切口感染和术后身体状况持续不稳定。

结肠襻式造口可以采用以下三种方法中的一种进行还纳：游离结肠造口并直接关闭结肠前壁；游离结肠造口后用外科吻合器行功能性端端吻合术；切除结肠造口后一期端端吻合术。这三种术式类似于回肠襻式造口还纳。如果结肠造口的近端和远端肠管都能得到满意的游离，结肠边缘能得到满意的清理，缝合线或吻合钉可通过健康、非发炎组织进行吻合；结肠两端血供满意；缝线没有张力，上述三种方法都能取得较好的效果。

（三）端式乙状结肠造口

端式乙状结肠造口可以是临时性的，也可以是永久性的。可以用作直肠恶性肿瘤行腹会阴联合切除术后的永久性造口；对于不适合其他手术的大便失禁患者，也作为最后的手术选择；也可以作为直乙交界处良性或恶性疾病切除术后的临时性造口，或作为其他疾病（如放射性直肠炎）的临时性转流手术。端式结肠造口能充分利用近端结肠的吸收能力，使其成为患者最容易处理的肠造口类型。

端式乙状结肠造口的一个关键技术是决定经腹膜外途径还是腹膜内途径进行造口。Goligher[10] 发现回肠和结肠造口患者似乎特别容易出现术后肠梗阻，首次采用腹膜外途径造口。腹膜外结肠造口的目的是防止频繁发生梗阻。随后，Whittaker 和 Goligher[77] 回顾了他们手术的 251 例患者，发现采用腹膜外髂部结肠造口并没有降低机械性梗阻的发生率，但与腹膜内结肠造口相比，确实显著降低造口旁疝、脱垂和回缩的发生。

对于需要永久性髂部结肠造口的患者，腹膜外结肠造口是一个很好的选择，对患有腹水的患者也是如此，可以减少或消除腹水的渗漏。只需行临时性造口的患者，腹膜内结肠造口是更好的选择，因为近端结肠处于腹腔内，结肠造口还纳及随后的再吻合更简单。

腹膜外结肠造口

无论是作为腹会阴联合切除术的一部分还是作为良性疾病永久性端式结肠造口，腹膜外乙状结肠造口的技术相同。术中取下腹正中切口或横切口均可，造口定位不能太靠近切口，造口的边缘应至少离开腹部切口3cm，最好是5～8cm。

切开腹腔后，沿Toldt白线切开外侧腹膜反折，游离乙状结肠，仔细辨认跨过左髂总动脉的左侧输尿管。然后切除腹腔内直肠乙状结肠，如果保留直肠残端，则用吻合器闭合。否则，如第22章所述的直肠癌切除方法行全直肠切除。然后作一圆形皮肤切口，分离皮下脂肪直至筋膜层，建立结肠造口。重要的是需在腹部切口和造口位置之间保留一层脂肪，避免两个切口在皮下直接相通。Goligher[10]最初建议将腹膜外结肠造口置于腹直肌稍外侧的位置。随后的经验表明，腹膜外隧道可以很容易地延伸到腹直肌鞘，使造口可以穿过腹直肌中间进行定位。尽管两种方法都可行，但由于腹直肌可以为造口增加额外的支撑，所以更可取的是将造口置于腹直肌中间的位置。Sjödahl等[78]报道经腹直肌进行永久性造口后，造口旁疝的发生明显减少；其回顾130例患者，经腹直肌造口患者造口旁疝发生率为2.8%，经腹直肌外侧造口时造口旁疝发生率为21.6%。而Ortiz等[79]则认为腹壁造口位置与造口旁疝的发生并无相关性。

用钳子夹住左侧腹膜边缘，结合锐利和钝性分离创建腹膜外隧道，直至与腹壁结肠造口切口相通。用手指剥离扩大隧道，通过隧道将结肠舒适地拉出皮肤外3～5cm。用3-0聚乙醇酸缝合线将结肠间断或连续缝合固定在筋膜上，盆底腹膜可固定于结肠上方，如果造口是腹会阴切除术的一部分，此时可完成盆腔再腹膜化。

采用常规造口制作方法，用3-0可吸收缝线间断缝合，使造口在腹壁上方突出1～2cm，完成结肠造口的一期成形。在造口顶端结肠全层、皮肤下方的结肠壁及造口皮肤真皮层四针锚定缝合完成造口外翻，然后在四个象限内进行简单间断缝合以完成造口最终成形（图32-10）。

腹膜内结肠造口的不同之处在于通过腹直肌拉出结肠，左侧腹膜沟的缺损可用缓慢可吸收线间断缝合。但目前多数外科医师都不关闭此空隙。

有报道使用线性皮肤吻合器[80]或管状吻合器[81]制作端式结肠造口。但这两种方法都不允许外科医师根据患者的腹壁情况来优化造口外形和突起。此外，使用吻合器明显增加手术费用。

Porter等[82]报道126例接受130个端式结肠造口患者资料，44例为良性疾病，86例为恶性疾病，平均随访时间35个月。99例采用左侧结肠或乙状结肠造口，31例采用横结肠造口；择期造口98例，急诊造口32例；通过切口造口76例，切口外部位造口54例。55例（44%）患者共发生69个并发症，包括狭窄11例、切口感染9例、旁疝14例、小肠梗阻9例、脱垂4例、脓肿2例、造口旁瘘1例、皮肤溃烂17例和造口位置不佳2例。其中15例需要再次手术，包括5例造口重建。并发症总数与造口部位、疾病过程、手术紧急程度或使用的结肠段无关。然而，急诊造口增加了切口感染的发生。经切口或在切口外部位造口，疝的发生率相当。41例（30%）患者在造口后平均3.5个月完成了43个造口还纳，其中13例发生14个并发症（5例切口感染、6例疝、2例小肠梗阻和1例直肠阴道瘘），1例死亡，4例需要再次手术，无吻合口漏发生。Hartmann术后造口还纳与横结肠造口还纳的并发症相当。因肿瘤行造口与憩室病造口的并发症相似。

（四）自制性结肠造口

曾有多种装置被用来帮助端式乙状结肠造口患者更好地控制排便和排气。Feustel和Henni[83]在20世纪70年代初报道了一种磁环系统引起人们对磁性装置的关注。该系统含有植入皮下的磁环，结肠造口通过该磁环中间，在造口上安放一个外部磁帽，机械性地防止粪便排出，磁帽底部的一次性炭过滤盘允许排气。

Khubchandani等[84]在14例患者使用该系统取得良好的结果。Husemann和Hager[85]报道240例植入Erlangen磁性装置的患者，其中45

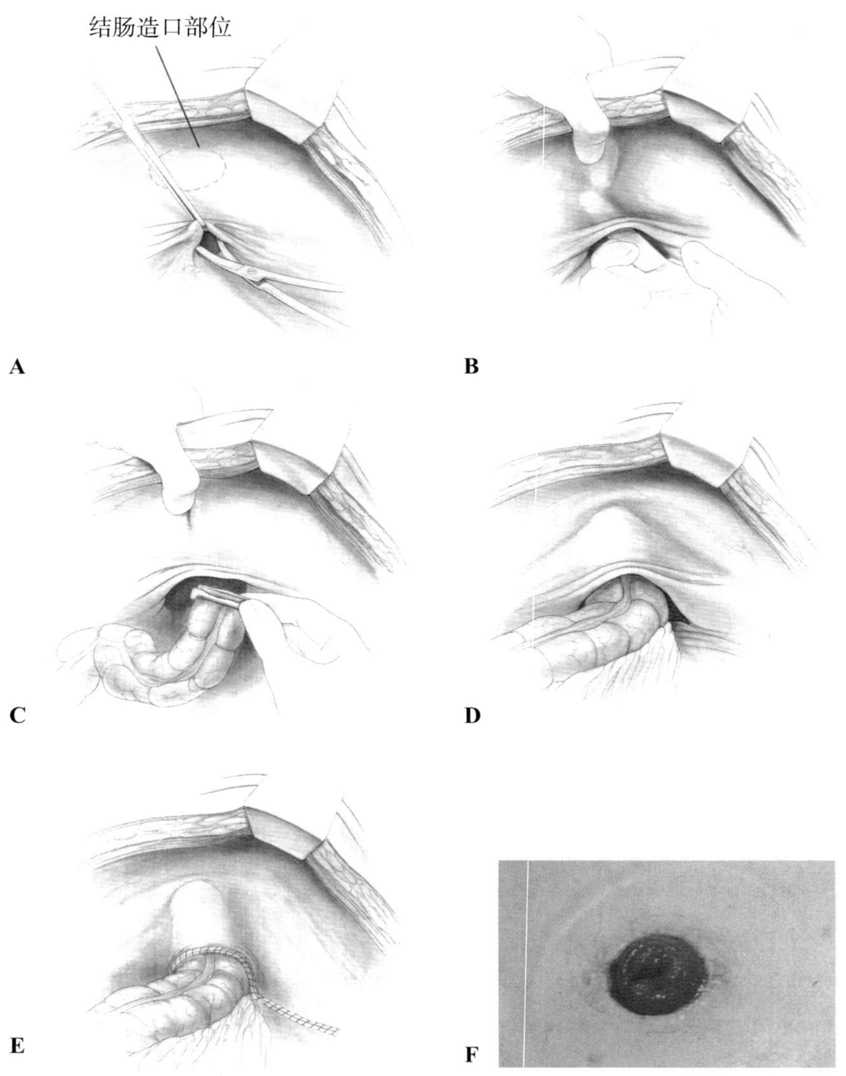

◀ 图 32-10 **腹膜外结肠造口术式**

A. 切开腹膜侧面反折，定好结肠造口位置；B. 钝性分离腹膜外隧道；C 和 D. 通过隧道拉出结肠；E. 腹膜固定于结肠壁，完成盆底重建；F. 造口高于皮肤足够的长度，创建合适的结肠造口

例因感染、压力性坏死、造口旁疝、内陷、脱垂和狭窄等原因拆除装置。尽管使用装置的患者有 68% 可获得自制，但只有 43% 的存活患者坚持使用该系统，不使用的原因包括疼痛和重量。虽然磁环装置已经在一些患者的使用中取得成功，但它有两个主要的缺点：需要把一个磁性材料永久地植入腹壁，且安装必须近乎完美才能获得满意的功能。由于上述原因，该装置未能广泛普及。

Prager 在初步实验中[86]使用一种由两部分硅胶组成的装置，5 例患者中有 3 例可以通过在造口中插入专门设计的充气塞来获得自制。

Conseal 结肠造口系统（Coloplast，Inc.，Tampa，FL）由带有防水罩的开孔聚氨酯泡沫塑料组成，罩子上有一个炭过滤器，可以使肠道气体排出而无异味，同时防止粪便排出。当 Conseal 塞子插入造口后，会膨胀形成钟形塞子（图 32-11）。Clague 和 Heald[87] 在一项有 100 例患者的多中心研究中对 Conseal 系统进行了评估，发现该系统在大约 1/3 的患者中取得成功。采取结肠造口灌洗的患者比采取自然排便方法的患者保留造口塞时间更长。Codina Cazador 等[88]进行了另一项有 43 例患者参加的多中心研究，无并发症发生，71% 患者获得完全的排便自制。该自制装置没有

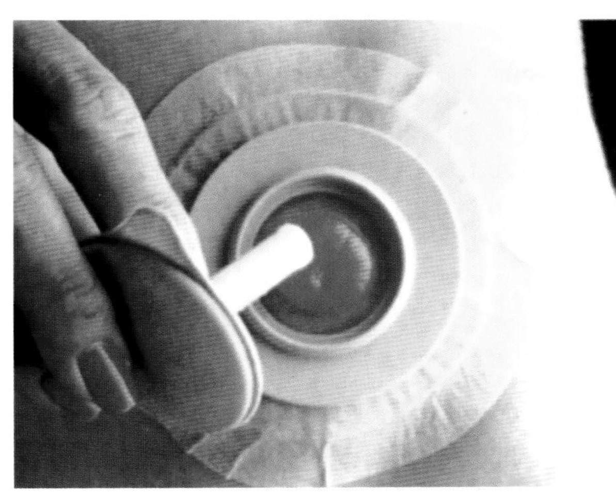

▲ 图 32-11 Conseal 系统造口底盘（皮肤屏障）贴于造口周围，塞子即将插入造口，并扣紧固定于底盘的凸缘上

达到其最初的预期。

已有多种可以在不使用外部装置情况下获得排便自制的方法，其中最有希望的是肠道平滑肌移植术。Schmidt[89] 报道 500 例接受此手术患者中 80% 获得成功。手术包括自由移植一段 10～15cm 长的结肠平滑肌，将其缝合成为一半长度的肌肉块，包裹在造口肠管周围并缝合，以形成自制。

（五）端式结肠造口还纳

端式结肠造口还纳包括游离近端和远端结肠，利用吻合器或手工缝合进行端端吻合。无论原腹部切口是纵切口还是横切口，均需重新切开，且常需分离广泛的粘连。切开造口皮肤黏膜交界处，游离结肠造口，向下至筋膜和腹膜，直至结肠游离。同时游离黏膜瘘管或远端乙状结肠直肠，完成吻合。

在管状吻合器出现之前，将端式乙状结肠造口肠管与低位直肠残端行腹膜外吻合往往是一项非常困难和危险的手术。有了新型的管状吻合器后，手术得到极大简化。乙状结肠近端游离后，远端残端只需分离出其顶端，并游离妨碍吻合器顺利置入的结肠粘连即可。经肛门插入吻合器，旋开装置，使吻合器穿刺针穿透直肠残端的顶端，带动吻合器杆穿出该孔。近端乙状结肠作荷包缝合，扎紧在砧杆周围。连接砧杆与吻合器杆，旋紧并使抵钉座靠近吻合器，击发并移除吻合器。术中只要仔细辨认直肠残端顶端并获得完整的吻合圈，手术的并发症发生率应该很低。这个手术很适合腹腔镜操作。如果远侧乙状结肠残留过多，圆形吻合器可能无法到达乙状结肠残端顶端；同样情况也见于直肠在骶骨的凹陷处形成弯曲时。无论哪种情况，均需切除一部分乙状结肠直肠。

所谓的结肠襻式造口还纳比较容易和较安全，常被当作避免行端式结肠造口的理由，无论还纳时切除或不切除肠管。比较结肠襻式造口还纳与端式结肠造口还纳吻合术后并发症情况的资料较少。Mileski 等 [90] 分析了连续 93 例结肠造口还纳的病例资料，其中 62 例为结肠襻式造口，31 例为端式结肠造口。两组患者在年龄、潜在疾病、危险因素如冠状动脉疾病、糖尿病、高血压、类固醇依赖、低蛋白血症及吸烟等方面相似。与结肠襻式造口还纳相比，端式结肠造口还纳手术时间更长，出血更多。然而，结肠襻式造口还纳的死亡率（4.8%）和端式结肠造口还纳（3.2%）相比无显著差异。两组总体并发症发生率相同（16%）。虽然其他危险因素与死亡率或并发症发生率的增加无关，但类固醇依赖和术前低蛋白血症的危害影响较明显。4 例死亡和 60% 的并发症发生在类固醇依赖或低蛋白血症患者，或两者兼有的患者。两组间造口一期或二期还纳后切口感染发生率无显著性差异。作者认为，结肠襻式造口还纳的并发症并不比端式结肠造口还纳少，尽管后者的手术时间更长、难度更大，一期造口还纳是安全的，且可以缩短住院时间。

Mosdell 和 Doberneck[91] 回顾了 59 例 Hartmann 手术和 43 例行离断式结肠造口、结肠襻式造口或离断式回肠 - 结肠造口术后造口还纳术的病例资料。46 例患者 Hartmann 手术后完成了造口还纳，这 46 例患者（组Ⅰ）与 43 例行离断式结肠造口、结肠襻式造口或离断式回肠 – 结肠造口术后造口还纳的患者（组Ⅱ）进行对比。两组均未发生死亡。组Ⅰ并发症发生率为 30%，组Ⅱ为 19%。主要涉及切口、肺、小肠和结肠吻合口等。组Ⅰ吻合口狭窄发生率为 9%，组Ⅱ为 5%。两组的小肠及吻合口并发症仅发生于造口术后 6 个月内行造口还纳的患者中。吻合口狭窄仅发生结肠 – 结肠端端吻合及结肠 – 直肠吻合术后，而不发生在回肠造口吻合及回肠 – 直肠吻合术后，所有狭窄经再次手术均治疗成功。两组均未发生吻合口瘘和盆腔脓肿。作者认为，与结肠襻式造口、离断式结肠造口或离断式回肠 – 结肠造口术后造口还纳相比，Hartmann 术后造口还纳手术更困难、手术时间更长，但并不增加术后发病率。作者建议造口和还纳手术之间间隔 6 个月，并认为所有一般情况允许再次手术的患者都可以安全地进行造口还纳。Pearce 等 [92] 回顾了 145 例行 Hartmann 手术的病例资料，初次手术的死亡率为 8%。其中 80 例患者接受再次吻合手术。初次手术和二次手术之间的时间间隔被认为是最重要的危险因素；12 例间隔少于 3 个月的患者中 6 例发生有临床证据的吻合口漏；相比之下，时间间隔为 3～6 个月的 28 例患者中 7 例发生吻合口漏；时间间隔超过 6 个月的 40 例患者无吻合口漏发生。所有死亡病例（3 例）和临床感染病例（4 例）均发生在两组“早期还纳”患者中。所有结肠阴道瘘（3 例）和吻合口狭窄（3 例）均与吻合器吻合有关。再次吻合后的并发症发生率与初次手术的病理结果或二次手术时外科医师的经验无明显相关。

Keck 等 [93] 回顾了 111 例主要因进展期肠癌和复杂憩室病接受 Hartmann 手术的患者资料。96 例存活患者中，50 例（52%）接受还纳手术；48 例憩室病患者中，40 例（83%）接受还纳手术。Hartmann 还纳术的死亡率为 2%，吻合口漏发生率为 4%，总并发症发生率为 26%。13 例早期还纳，37 例晚期还纳。两组在死亡率、并发症发病率和吻合口漏等方面无明显差异。但早期还纳组住院时间更长，手术难度更高。特别是粘连程度严重和意外肠切开的患者在早期还纳组内更常见。

Livingston 等 [94] 质疑结肠造口还纳的风险被夸大了。作者回顾了 121 例外伤后结肠造口还纳的病例资料，无死亡发生，主要并发症发生率为 4.9%。尽管并发症发生与结肠造口和还纳之间的时间间隔没有明显的关系，但六种主要并发症中有三种发生在初次复杂性外伤结肠造口术后不久即还纳的患者中。作者建议，如果初次手术伴有腹腔内感染或严重切口问题等并发症，还纳需 6 个月后进行。长期随访（平均 39 个月）显示结肠造口还纳术后晚期并发症发生率低。尽管越来越支持在选择性结肠损伤患者行一期修补，但作者的研究表明结肠造口还纳的风险被夸大了，不能作为结肠外伤后决定是否造口的一个因素。

Khoury 等 [95] 对 46 例结肠造口还纳患者的临床资料进行回顾性分析。患者年龄 24—87 岁，女性占 54%，87% 患者急诊造口，大多数手术（54%）是因为急性憩室炎并发症。在 46 例造口术中，40 例（87%）为端式结肠造口，6 例为结肠襻式造口。造口与还纳的时间间隔为 11～1357d（平均 207d；中位时间 116d）。15% 患者出现院内并发症，包括充血性心力衰竭（2%），脑血管意外（4%）、肺炎（2%）、肠瘘（2%）和肺栓塞死亡（2%）。最常见的长期并发症是中线切口疝，在存活的患者中发生率为 10%。总并发症发生率为 24%。作者认为结肠造口还纳是一个重要的手术。

四、并发症

结肠造口与回肠造口并发症相似。最常见并发症包括缺血、回缩、脱垂和造口旁疝。AllenMersh 和 Thomson[96] 分析了 3 年内 23 例为治疗晚期结肠造口并发症患者 156 次手术的资料，并发症包括 65 例狭窄、42 例造口旁疝和 16

例脱垂。

Leenen 和 Kuypers[97] 研究了 266 例患者共 345 个小肠和大肠造口的资料，以明确造口并发症的可能病因。总体造口并发症发生率为 36%。急诊手术和择期手术间的总并发症发生率无差异；但是，急诊手术组造口高排量和造口坏死更常见。术前污染更容易导致造口回缩，但感染发生的频率低于未受污染的手术。中度肥胖对手术结果无明显影响，但肥胖患者造口坏死率更高，有统计学意义。造口手术的结果很大程度上取决于肠道质量。50% 有造口并发症的患者，患有克罗恩病和肠缺血。在缺血性疾病中，坏死更常见。克罗恩病患者常出现造口回缩。慢性溃疡性结肠炎患者没有更高的并发症发生率。

虽然回肠造口并发症很常见，但通过精心的手术技巧和良好的造口护理可以减少并发症。Carlstedt 等 [98] 回顾了 203 例因溃疡性结肠炎和克罗恩病行大肠切除、回肠造口患者造口并发症情况。需要重建的回肠造口并发症发生率为 34%，克罗恩病患者的发生率明显高于溃疡性结肠炎患者。术后 8 年的累计再次手术率，前者为 75%，后者为 44%。回肠造口狭窄和脱垂是造口重建的两个最常见原因。 83% 的再次手术是局部手术，不需要正式的剖腹。作者分析了手术技巧、回肠切除长度、术后体重增加等因素对重建率的影响，未发现明显的相关性。

Khoo 等 [99] 对连续 203 例回肠储袋肛管吻合患者回肠襻式造口还纳手术并发症行前瞻性研究。1 例死于肝功能衰竭，1 例发生顽固性储袋阴道瘘行储袋切除术，其余 201 例患者首次手术后平均 10 周内行回肠造口还纳。只有 7% 的患者需再次手术治疗回肠造口相关并发症。回肠造口还纳后，只有 2% 的患者出现并发症。Stothert 等 [100] 回顾了 49 例高危患者急诊行 51 个造口的结果，并发症发病率超过 50%。Feinberg 等 [101] 发现，117 例因盆腔储袋或回肠肛管吻合行回肠襻式造口患者中，69 例发生临时性回肠襻式造口或造口还纳并发症。Grobler 等 [102] 的一项结直肠切除重建采用回肠襻式造口的随机试验中，52% 患者出现了回肠造口相关并发症。Wexner 等 [103] 在一项研究中发现，回肠襻式造口是粪便转流的安全选择；该研究共有 83 例患者需要临时粪便转流，其中回肠肛门吻合或低位结直肠吻合 72 例，肛周克罗恩病 5 例，其他原因 6 例。所有回肠襻式造口均采用支撑棒，粪便转流平均维持 10 周。67 例患者进行了造口还纳，其中 64 例采用造口旁切口进行手术，3 例采用开腹手术；49 例采用吻合器侧侧吻合，其余 18 例采用手工缝合吻合，所有的皮肤切口都是敞开的。9 例（10.8%）患者出现 10 个并发症，其中 4 例因造口高排量继发脱水和电解质异常，2 例发生吻合口漏经保守治疗后自行愈合，1 例发生浅表切口感染，自行引流后愈合，1 例出现部分小肠梗阻，住院 4d 后未行手术即缓解，1 例在拆除支撑棒后出现造口回缩，导致造口过早关闭。没有发现造口缺血、出血、脱垂或死亡的情况。

Leong 等 [104] 对 10 年间 150 例永久性端式回肠造口并发症进行了精算分析。术后 20 年，溃疡性结肠炎患者的造口并发症发生率接近 76%，而克罗恩病患者为 59%。溃疡性结肠炎患者造口再次手术率高于克罗恩病患者（28% vs. 16%）。并发症包括皮肤问题（累积概率 34%）、肠梗阻（23%）、造口回缩（17%）、造口旁疝（16%）、瘘管或化脓（12%）、脱垂（11%）、狭窄（5%）和坏死（1%）。关闭结肠侧间隙不降低肠梗阻的发生率（关闭组 20 年内为 18%，未关闭组为 3%）；固定肠系膜不降低回肠造口脱垂的发生率（固定组为 11%，未固定组为 0%）；经腹直肌造口并未降低造口旁疝的发生率（经腹直肌组为 21%，经腹外斜肌组为 7%）。本研究结果并不支持一些与回肠造口术相关的外科定论。

Senapati 等 [105] 的一篇综述显示，310 例接受直肠切除重建手术的患者中，296 例进行预防性回肠造口，14 例未造口。88.9% 患者进行造口还纳，与首次手术的平均间隔时间为 12 周。还纳前造口相关并发症发生率为 5.7%，2.4% 患者因回肠造口导致的梗阻行剖腹探查术，1.0% 患者因造口回缩再次手术，0.3% 患者发生造口处脓肿，其他造口用品问题占 2.4%。回肠造口还纳后，22.4% 患者发生造口相关并发症；其中小肠梗阻 30 例，19 例（7.2%）行保守治疗，11 例（4.2%）行剖腹探查术；1.1% 患者发生需剖腹探查治疗的腹膜炎；0.8% 患者发生肠外瘘；5.3% 患者发生切口感染；6.1% 为其他方面问题。与其他报道相比，本研究中与临时性回肠造口相关的严重并发症发生率较低，梗阻是最常见的并发症，而瘘很少见。

Kaidar-Person 等 [106] 对临时性回肠襻式造口并发症的回顾研究发现，高体重指数、炎症性肠病、使用类固醇和免疫抑制疗法、糖尿病、老年、急诊手术、手术技巧和外科医师的经验等是造口并发症的易发因素，术前评估、术前正确定位造口可减少不良预后。作者回顾了 14 篇文献，并发症发生率 3%～100%（大部分在 35%～45%）。主要包括造口狭窄、小肠梗阻、回缩、坏死、脱垂、肠狭窄、瘘和造口旁疝。小肠梗阻发生率为 0%～17%（大多在 3%～8% 范围内），高排量 1%～72%（大多在 3%～5% 范围内），造口袋渗漏 7%～68%（大多在 17%～38% 范围内），刺激性皮炎 2%～41%（大多在 4%～7% 范围内），再手术率 1%～9%。轻微并发症包括皮炎、电解质失衡和造口高排量脱水，后者往往需要提前行造口还纳术。暂时性回肠造口未还纳虽然不是并发症，发生比例为 0%～19%。

（一）肠梗阻

小肠梗阻在回肠造口患者中相对常见。通常由粘连或内疝导致的肠腔外压迫、食物嵌顿引起的腔内压迫或反复发作的克罗恩病引起。

食物团块梗阻通常是自限性的，但临床上与完全外源性小肠梗阻很难区分。梗阻倾向于完全性，常表现为筋膜水平拐角或狭窄部位的阻塞。由于这种阻塞可能发生在摄入特殊或高纤维的食物后，如椰子，患者常主诉疼痛开始的时间与食用这些食物的时间有关联。往往有类似发作病史。

患者常突然出现疼痛和梗阻症状，接着回肠造口停止排便。高位不全梗阻患者表现为造口排出大量水样便，常与肠胃炎相混淆。无论是完全梗阻还是部分梗阻，患者会因恶心和呕吐，以及分泌的液体进入到梗阻近端扩张的小肠而导致严重的脱水。通常不会发生中毒，穿孔和腹膜炎也少见。

食物团块梗阻的处理包括纠正液体和电解质失衡、胃肠减压和密切观察病情。用 120ml 生理盐水或液体甘油通过柔软、润滑的橡胶导管轻轻灌洗回肠造口，常能排除阻塞因素，缓解梗阻；或者通过灌肠袋、锥形灌洗器和灌洗套管用 500ml 生理盐水灌洗回肠造口。一般不需要手术治疗。

机械性腔外梗阻较少见，但可能比腔内梗阻更严重。有炎症性肠病手术史的患者比因其他疾病行腹部手术和肠切除的患者更容易发生梗阻。Hughes 等 [107] 发现，463 例接受炎性肠病切除手术的患者中，需要手术治疗的小肠梗阻发生率为 9.1%，相比之下，2474 例接受结肠和直肠肿瘤切除治疗的患者中，其发生率为 2.3%。该研究中 2/3 的梗阻与粘连有关，另外 1/3 与造口有关。Fasth 和 Hulten[41] 发现回肠襻式造口患者的梗阻发生率更低，约为 3%。

肠梗阻是炎性肠病大肠切除重建术后特别常见的并发症，与临时性回肠造口或粘连有关，曾有报道多达 43.5% 的患者在进行该手术后出现过梗阻 [108]。Francois 等 [109] 回顾了梅奥诊所回肠储袋肛管吻合术合并小肠梗阻的经验，发现 17% 的患者出现小肠梗阻；其中 7.5% 的患者需手术。在该研究中，临时性 Brooke 回肠造口患者（12.5%）比回肠襻式造口患者（4.6%）更容易发生梗阻。尽管回肠襻式造口因肠系膜侧面缺损特别容易引起梗阻，但很明显，

Brooke 端式回肠造口或回肠襻式造口的患者都有梗阻风险。

Anderson 等[110]报道了一种用来降低回肠襻式造口术后肠扭转风险的简单技术，用可吸收缝线将造口处回肠对系膜缘的浆肌层与腹壁宽宽地缝合，形成较宽的附着点。采用该技术后，30 例患者随访至少 4 年无并发症发生。

机械性小肠梗阻与食物团块梗阻往往难以区别。早期的治疗相同，包括纠正液体和电解质失衡、胃肠减压以及对造口进行简单的灌洗。如果经胃肠减压和造口灌洗后仍持续腹痛，早期手术是最安全的方法。如果患者留置鼻胃管无不适，腹部柔软且没有腹膜炎体征，可继续观察 24～48h。若患者出现腹痛、腹胀加重、白细胞增多或发热，必须考虑立即手术。对于所有梗阻不确定、病程不佳的患者，早期手术往往是最安全的方法。尽管 Francois 等[109]强调在他们的研究中，回肠襻式造口或 Brooke 回肠造口并发小肠梗阻引起坏死很少见，但对于已行回肠造口的患者，因梗死导致小肠额外缺失的后果将很严重，因此应避免行肠切除术。

（二）造口缺血

造口缺血通常表现为健康的造口在术后 24h 内变成暗紫色或黑色。缺血可局限于皮肤水平以上的造口部分，也可能延伸到筋膜水平、腹膜水平或腹腔内回肠近端。当造口颜色变暗时，首先要评估近端肠管缺血的范围。如果缺血延伸至筋膜和腹膜以下，应立即再次手术以防穿孔和腹膜炎。可向肠腔内插入一根试管并用笔形电筒照射或插入内镜来评估近端肠黏膜的活力。如果缺血局限于筋膜层或以上水平，可先保守治疗，严密监测，后期若出现狭窄或其他并发症，再对造口进行手术。此时使用两件式的造口袋比一件式造口袋更有利，不用移动盖在造口周围皮肤上的底盘就能方便地进入造口。另一种评估造口缺血的简便方法是针刺试验，如果坏死局限于黏膜，也观察到肌肉中的动脉出血。黏膜缺血常可自愈。

结肠造口特别是端式乙状结肠造口术后缺血的情况比回肠造口更常见。其原因部分由于左半结肠不如回肠游离，部分由于结肠常在一定张力的情况下穿过肥厚的腹壁。因肿瘤行端式乙状结肠造口时，肠系膜下动脉在高位结扎，此时左结肠动脉常被切断。在这种情况下，通过边缘动脉的血液供应可能不足以滋养造口末端。

一个健康的造口应时刻保持粉红色。如果造口在术后 24h 内呈暗色或黑色，必须评估缺血的范围（图 32–12A）。本文介绍的用笔型电筒通过试管来评估回肠造口的方法也适用于结肠造口。如果仍不确定，可以静脉注射 5ml 荧光素染料，10min 后[111]在造口内插入试管，用长波紫外线灯检查造口。如果观察到黏膜呈强荧光，可以确定造口具有活力；反之，则造口无活力。值得注意的是，术后造口出现暗色甚至黑色，尤其是湿润的造口，可能并不是造口坏死或肠管梗死，也可能是大肠黑变病[112]。这应当引起重视，因为它无须治疗，认识到这一点可避免不必要的手术。如果造口术后早期筋膜水平以上肠管出现发绀、缺血或坏死，最好仅对局部创面进行处理，让黏膜与皮肤附着愈合待以后进一步治疗（图 32–12B）。狭窄或回缩往往是缺血的后期结果，这些问题可后期择期再手术修复。如果坏死延伸到筋膜和腹膜以下，则应立即进行剖腹和结肠造口再次手术，避免穿孔和腹膜炎。

（三）皮肤黏膜分离

造口皮肤黏膜分离可能由于局部张力（如过大的皮肤切口不适合于外置肠管）或皮肤表面感染造成（图 32–13）。良好的造口护理对处理该问题特别重要，后期可能会出现皮肤水平的造口狭窄。可用糊状材料（如 Stomahesive 造口护肤膏）或吸附粉末填充造口与皮肤之间的皮下组织，保持清洁，直至形成新的连接处为止。

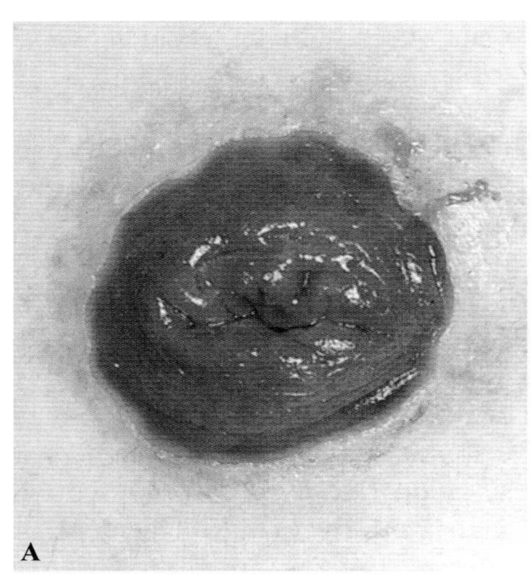
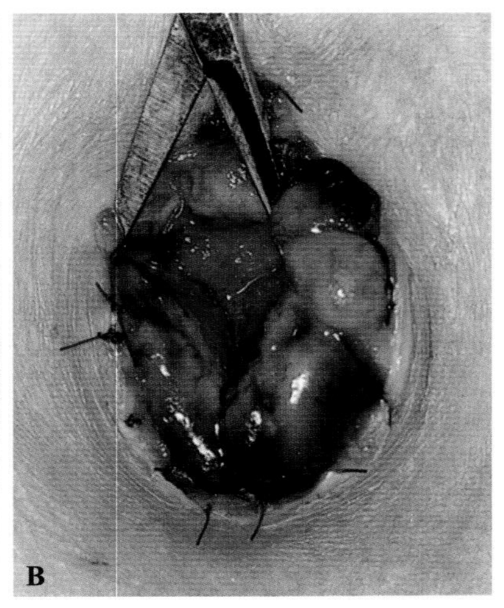

◀ 图 32-12 A. 结肠造口缺血；B. 坏死局限在横结肠造口远侧

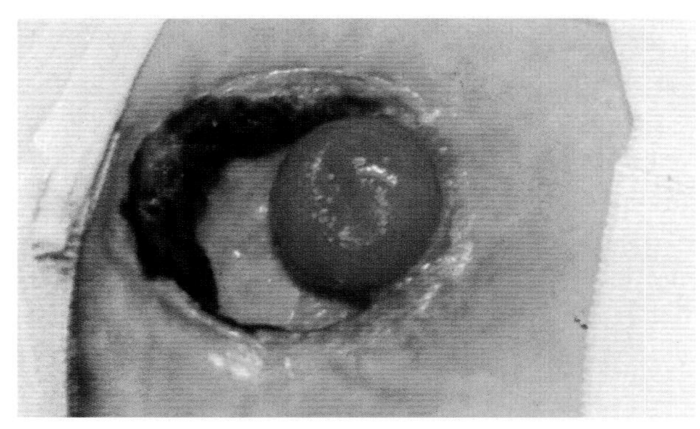

▲ 图 32-13 回肠造口伴皮肤黏膜分离

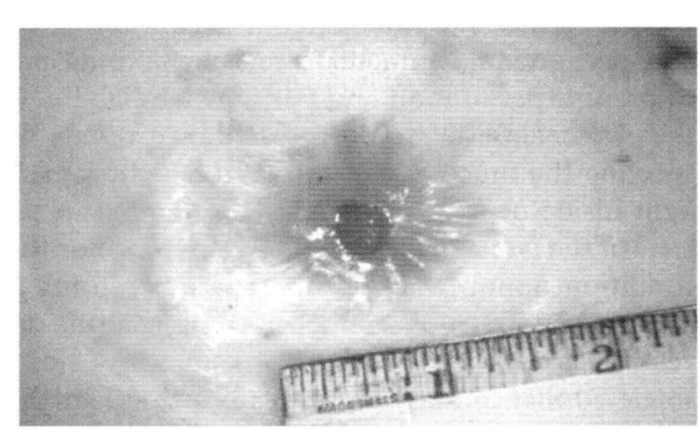

▲ 图 32-14 回肠造口狭窄伴有明显的皮肤瘢痕

（四）造口狭窄

造口狭窄由缺血或感染引起，有时也可因造口手术时皮肤或筋膜开口过小所致（图 32-14）。狭窄的初始治疗可通过简单、轻柔的造口扩张联合低纤维饮食来进行。然而，如果患者有反复的梗阻发作或疼痛，则应行造口再次手术。皮肤水平狭窄的处理方法是将皮肤与黏膜分离，并切除少量皮肤以增加造口开口的大小；必要时可将切口向下延伸至筋膜层，并扩大筋膜开口，将筋膜及皮肤一期重新缝合，形成新的 Brooke 造口。Malt 等 [113] 报道一种通过类似于治疗小腿或前臂筋膜间隙综合征的筋膜切开术来缓解筋膜水平狭窄的技术。该技术在回肠造口上、下方远离造口周围的皮肤上作切口，随后用剪刀顺纹理滑开腹直肌前鞘直达回肠壁，缓解狭窄（图 32-15）。

（五）造口回缩

10%～15% 的回肠或结肠造口患者出现造口回缩 [114]。造口回缩可以是间歇性，也可以是固定的。间歇性回缩，或称可伸缩性回缩，是由于腹壁间隙过大，或由于造口与腹壁间固定和粘连不充分所致。当患者直立姿势时，造口长度和突出高度通常令人满意；但当患者仰卧且腹肌放松时，造口回缩至皮肤水平或皮肤以下。当造口无法凸出皮肤表面时，很难使造口袋保持满意密封，常导致污染和渗漏。固定的造口回缩通常意味着造口时肠管预留过短，或术后一段时间体重增加使腹壁变厚导致造口过短（图 32-16）。一

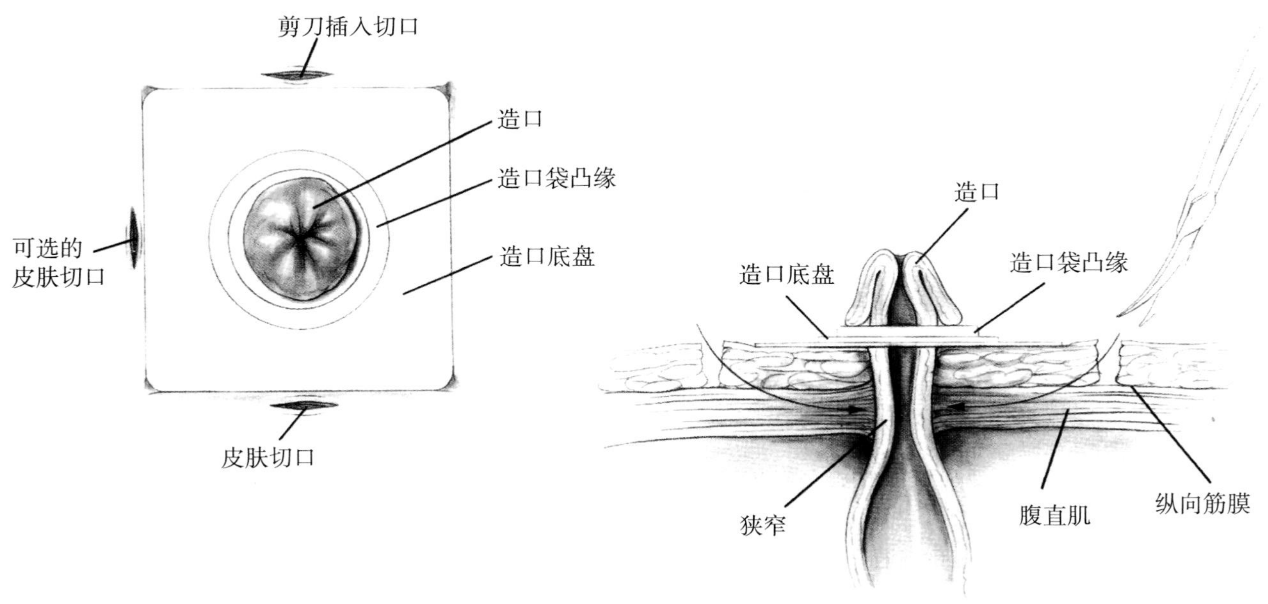

▲ 图 32-15 筋膜狭窄的修复手术

在造口底盘外作切口，用剪刀劈开筋膜以缓解狭窄[113]

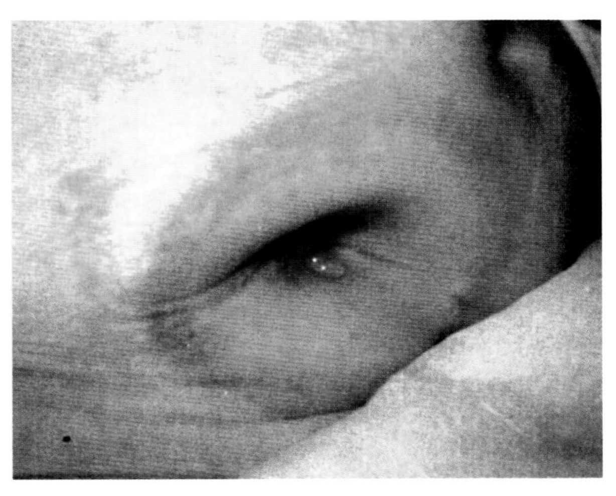

▲ 图 32-16 固定的回肠造口回缩

部分固定的或间歇性回肠造口回缩可以通过熟练的造口护理来处理，用一个凸面底盘紧压皮肤，有时可使患者造口保持满意的密封，而不需手术重建。如果患者出现持续渗漏和污染，则应行造口修复手术。

最简单的修复方法是在造口局部进行操作，在造口周围皮肤黏膜交界处作环形切口，向下分离至筋膜和腹膜水平，游离整个远端肠管，然后将肠管重新固定于腹膜及筋膜，形成一个新的 Brooke 造口（图 32-17）。

（六）造口脱垂

1. 概述

任何类型的腹部造口均可发生造口脱垂，发病率随造口类型而不同，但显著低于造口旁疝。Fleshman 和 Lewis 在对联合造口协会登记表的回顾中，发现不同造口的脱垂发病率如下：回肠造口 3%，结肠造口 2%，尿路造口低于 1%[115]。同样，Cook 县医院登记的 1616 例造口患者中，脱垂的总发病率为 2%。年龄和术前未行造口定位是发病的危险因素[116]。然而，登记表中通常主要包括永久性造口患者，因此分析结果低估了临时性造口的并发症风险。

横结肠襻式造口最易发生脱垂，常发生在远端去功能化肠管。其原因尚不明确，但已证实与造口孔径过大（尤其是在急诊情况下行造口手术）和固定不良、冗长的远端横结肠有关。其他造口发病率各异，有报道结肠襻式造口脱垂发生率高达 47%[117]。

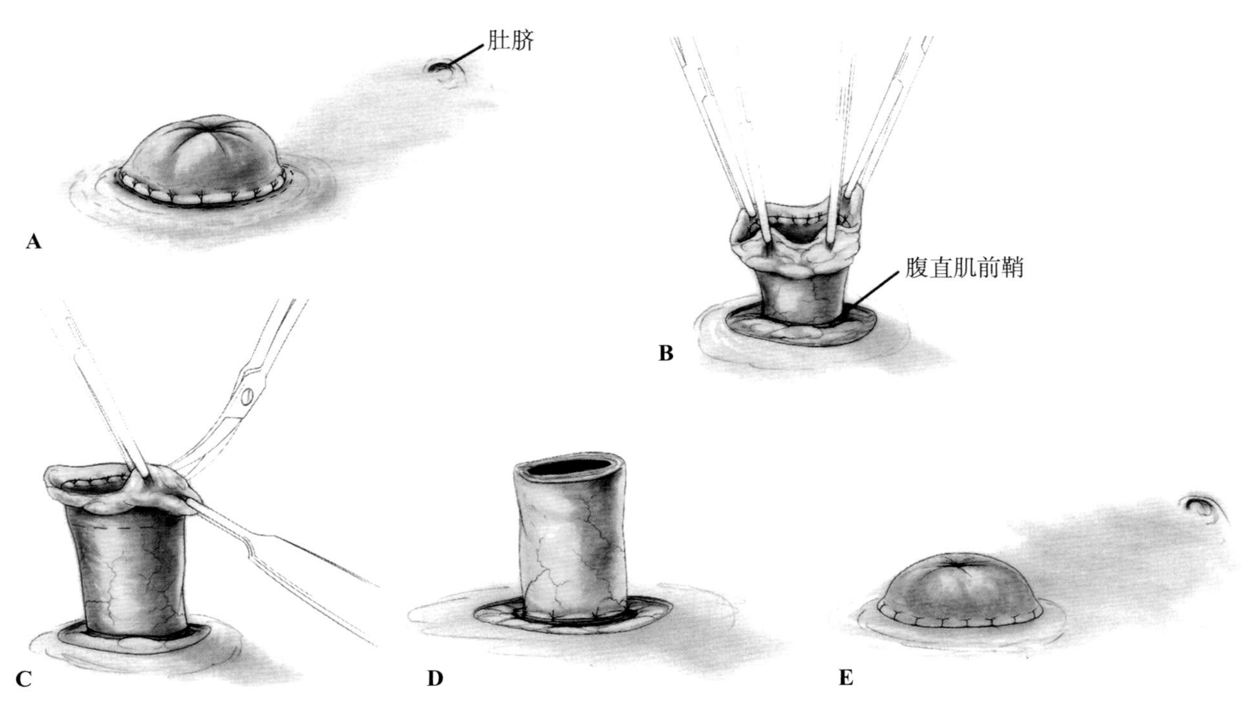

▲ 图 32-17 回肠造口重建

A. 在造口周围作圆形切口；B 和 C. 分离造口至筋膜和腹膜水平，切除造口顶端组织；D. 将回肠固定于筋膜层；E. 完成新的 Brooke 造口

有些作者把脱垂分为固定性脱垂和滑动性脱垂两种类型。固定性脱垂是指永久性外翻的造口肠段大于预期的长度，系造口手术时外翻过多的肠管所致，这种情况相对少见，很少需要处理。所以本节将主要讨论滑动性脱垂。滑动性脱垂发生时，可见大段回肠或结肠间歇性凸出于造口外，行 Valsalva 动作或腹内压增高时更明显，常观察到造口外有多于 40～50cm 的肠段（图 32-18 和图 32-19）。

结肠造口脱垂也可伴有造口旁疝。必须在治疗前明确任何伴发的疝，因为造口旁疝将决定所采取的修补方法。Allen-Mersh 和 Thomson 发现结肠造口脱垂患者中疝的发生率为 50%，最常见于端式结肠造口[96]。

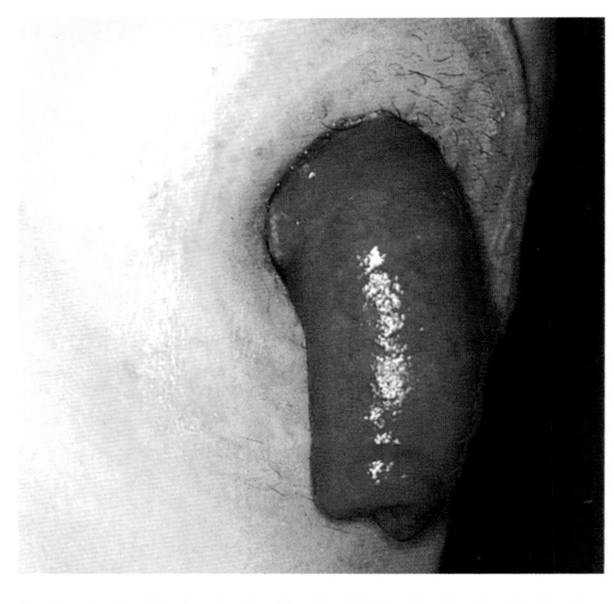

▲ 图 32-18 回肠造口脱垂

2. 症状

造口脱垂常表现为造口出现包块，其他症状包括造口袋脱落、肠梗阻及由缩窄、脱垂肠段静脉充血引起的疼痛等。根据病史和体格检查可明确诊断。了解症状出现的频率和后果很重要，如果脱垂症状轻微、发作不频繁不必手术。

腹部体检时将脱垂肠管推回腹腔，手指插进

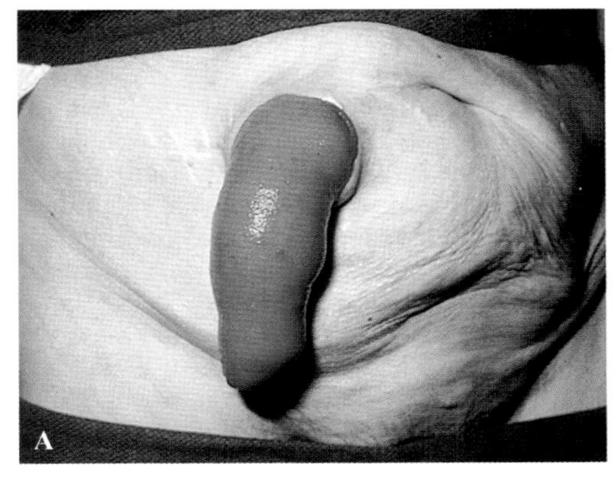
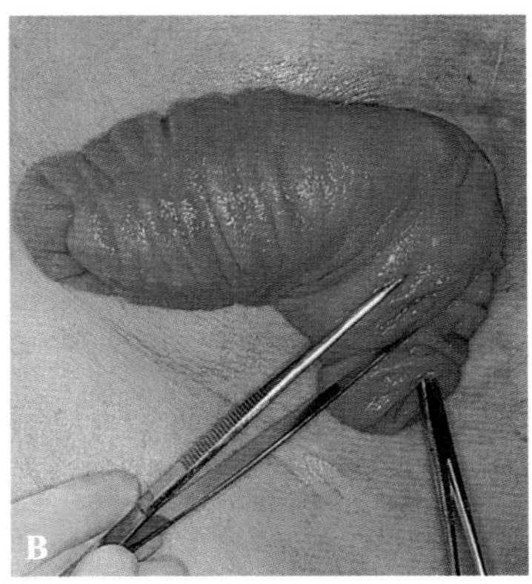

◀ 图 32-19
A. 明显的端式结肠造口脱垂；B. 升结肠及盲肠脱垂于端式横结肠造口外，镊子所示为回盲瓣，止血钳所示为阑尾窝

造口腔内，仔细检查和触诊造口周围皮肤以明确是否存在造口旁疝。如存在旁疝，应根据其临床表现和症状来决定修复方式，同时必须在手术过程中修复脱垂。

3. 治疗

伴发嵌顿和（或）绞窄的造口脱垂不超过10%，但需紧急处理。对仍具活力的嵌顿造口，可在其黏膜上撒（大量）蔗糖以利脱水并减轻水肿，这样可以减轻脱垂并择期手术。如果造口还原不成功或肠管活力有问题，则需进行手术；若肠管出现坏死，首选腹腔外切除和皮肤造口重建术。除此之外，下文中提到的任何选择都可能适用。

当出现脱垂或其他造口并发症时，外科医师首先应确定是否可以还纳造口及重建肠道连续性。如果可以安全做到这一点，还纳手术应该是首选的外科选择，即使时间上早于原定计划。如果不适合还纳，则应进行造口重建。

无论手术方案如何，术前都应完成以下步骤。必须进行全面的病史调查和体格检查，不仅要确定患者耐受手术的能力，还要确定术前与造口相关的问题以便解决（如气味、泄漏、造口用品使用不当和造口外观不良等）。此外，应关注任何限制造口护理的残疾或功能障碍，如关节炎或视力不佳等。如果重建造口，所有患者应在术前由训练有素的造口治疗师和（或）外科医师进行访视。最后，即使术前计划经造口旁途径手术，所有患者在手术时仍需准备剖腹探查和经腹修复方案。修复方式有三种：切除、修补或重建。切除方式最常用于端式造口，仅需切开皮肤黏膜连接分离瘢痕（注意应防止造成过大的皮肤缺损）、外翻脱垂肠管、切除多余肠管并重建造口。

结肠造口单纯脱垂可轻易通过造口旁切口进行修复。游离结肠的方式与结肠造口局部修复术相同，切口向下分离至腹腔，彻底游离结肠，将结肠及其冗长部分拉出腹壁。切除多余的乙状结肠，在腹壁外留 5cm 长，用 3-0 不可吸收缝线将乙状结肠固定在筋膜上，再用 3-0 铬肠线缝合行造口一期成形（图 32-20）。

修补术最适合于横结肠襻式造口远端肠管脱垂的患者。此时通过造口周围皮肤切口解剖并游离远端肠管，并将其与近端肠管断开。将远端肠管闭合，放回腹腔。修整造口处筋膜和皮肤缺损至合适的大小，创建端式结肠造口。应注意确保近端和远端肠管的正确方向，若误将横结肠功能性近端放回腹腔显然会产生严重的后果。

横结肠襻式造口比端式结肠造口更常发生脱垂，但由于横结肠造口通常是临时性的，故脱垂多可保守治疗（图 32-21）。若有手术适应证，手术方法有多种。Zinkin 和 Rosin[118] 将古老的“纽扣式结肠固定术”手术方式进行了改良，用于那些不适合行大范围修复的患者。该手术可以在门诊进行。把手指插入肠腔内，将近端和远端肠襻

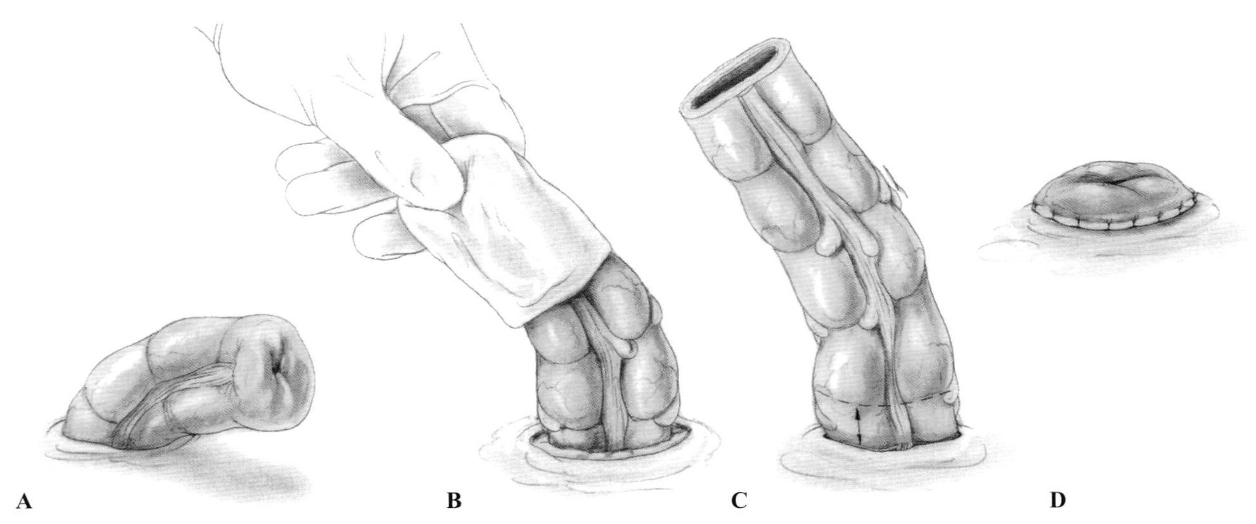

▲ 图 32–20 端式乙状结肠造口脱垂的修复

A 和 B. 切开结肠造口的黏膜皮肤交界处，提出结肠；C. 切除冗长结肠；D. 完成新造口成形

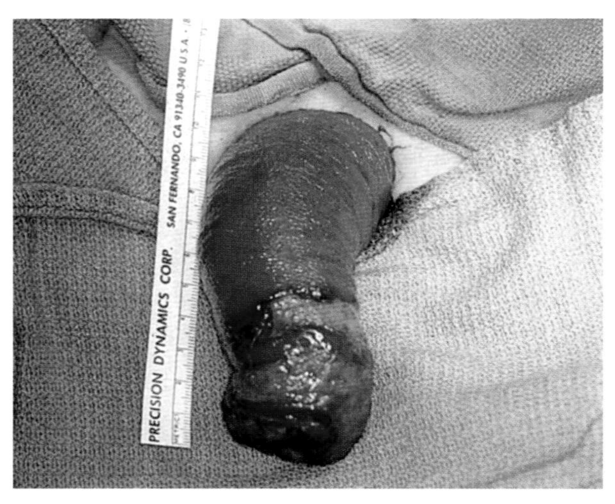

▲ 图 32–21 横结肠造口远端肠管脱垂伴部分溃疡

压在前腹壁上，然后用系在纽扣上的不可吸收粗线将每个肠襻固定在腹壁上。高危横结肠造口脱垂患者的另一种手术方式是将结肠襻式造口两端肠管断开。游离脱垂的近端或远端肠管，切除多余的末端肠管，再造新的端式结肠造口，同时形成长的 Hartmann 储袋或小的黏膜瘘口。

最后，对伴有其他相关问题的脱垂造口，重建是最好的选择。如前所述，造口脱垂伴造口旁疝可选择造口重建。其他一些情况下行造口重建可能也是有益的，例如造口原始位置不佳导致严重的问题，可考虑进行重建。此外，横结肠襻式造口伴有其他严重问题，如气味、渗漏或需要使用过大难看的造口袋等；这种情形下，如果无法重建肠道连续性，可进行右结肠切除术，回肠造口。

（七）造口旁疝

造口旁疝可发生在回肠造口和结肠造口周围（图 32–22）。腹内压增高、慢性咳嗽、肥胖、营养不良、使用免疫抑制药物和类固醇等会导致造口旁疝发生的风险增加。通过腹直肌造口可降低该并发症发生的风险。不同的造口其旁疝发生率有所不同，与结肠造口（0%～58%）相比，回肠造口的发生率较低（0%～28%）[119]。相对于回肠造口，结肠造口具有的高龄、粪便干结、孔径较大等特点都被认为是旁疝发病率较高的诱因 [119]。

结肠造口最常见的并发症是造口旁疝（图 32–22），可能由于手术技术差、感染、造口位置不正确、孔径太大等因素（早期疝气），或由于肥胖、便秘、前列腺炎或慢性咳嗽引起的腹内高压等因素（晚期疝气）引起 [120]。

Carne 等[121] 回顾了与造口手术有关的技术因素，这些因素可能影响旁疝的发生率及不同修补方式的成功率。结果发现造口旁疝影响了 1.8%～28.3% 的端式回肠造口和 0%～6.2% 的回肠襻式造口；也影响了 4.0%～48.1% 的端式结肠造口和 0%～30.8% 的结肠襻式造口。造口部位（经腹直肌或腹直肌外侧）、开口大小、筋膜是否固定和侧腹膜是否关闭并没有影响疝的发生率。腹膜外造口的影响尚不明确。补片修补的复发率（0%～33%）低于直接组织修补（46%～100%）或造口移位（0%～76.2%）的复发率。

造口旁疝通常表现为造口周围皮肤的肿块，或在体检时偶然发现；其他症状包括造口袋渗漏、疼痛、小肠梗阻、造口排出梗阻、表皮脱落和造口灌洗困难等。

通过手指在造口内仔细体检是诊断和鉴别造口旁疝的必要手段。造口旁疝分为四种类型[119]。Ⅰ型为“真性”造口旁疝，小肠通过筋膜缺损突入疝囊内（图 32-23）；Ⅱ型为腹腔内容物突入因造口脱垂形成的外翻肠管的两层肠壁之间（图 32-24）；Ⅲ型造口肠管突入皮下，位于筋膜和造口周围皮肤之间，没有真正的筋膜缺损（图 32-25）；Ⅳ型为“假性疝”，是由于腹壁肌肉无

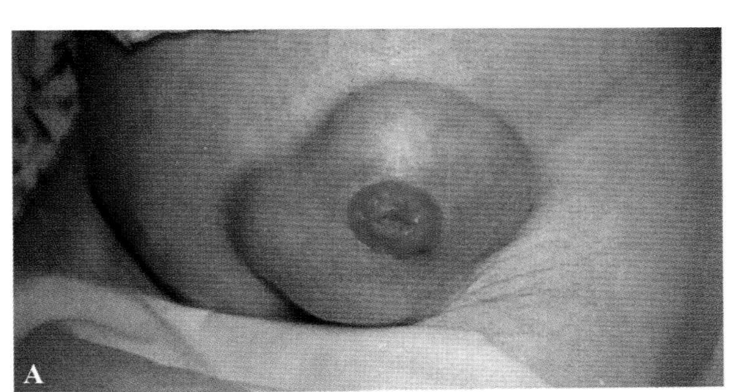

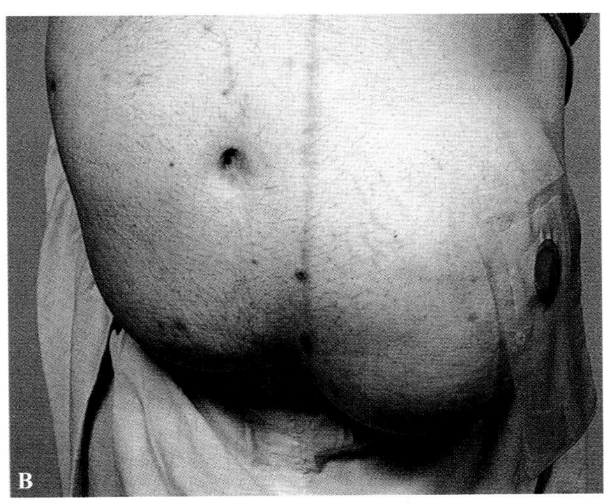

▲ 图 32-22 A. 巨大的端式乙状结肠造口旁疝；B. 巨大的结肠造口旁疝伴造口侧向移位

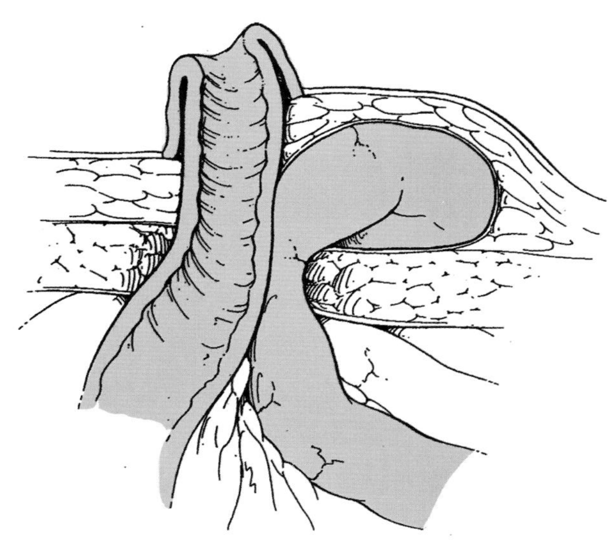

▲ 图 32-23 真性造口旁疝[128]

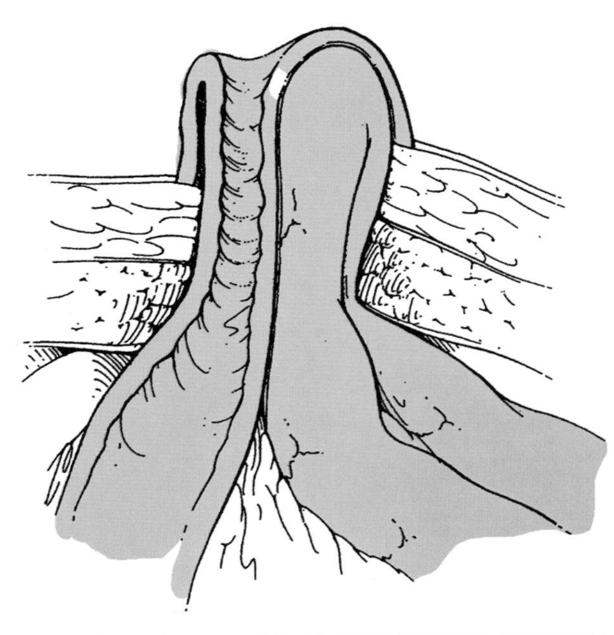

▲ 图 32-24 造口内疝（可能与脱垂有关）

力造成的弥漫性隆起，无须治疗（图 32–26）。

如前所述，仔细的体格检查可以鉴别四种旁疝类型，鉴别有困难时，腹部 CT 扫描可帮助诊断。术前对旁疝进行分类很重要，因为治疗方法差别较大。术前务必注意旁疝修补可能产生严重并发症，且成功率依情况而定。因此，并非所有造口旁疝都需要修补，无症状患者可无须治疗；在造口治疗师的帮助下，轻微症状患者可以通过使用特殊的腹带进行治疗（图 32–27）[79, 120–128]。

如果保守治疗失败，或出现肠梗阻及明显的皮肤剥落，建议手术治疗。在几组病例中，长期随访显示 15%～32% 的造口旁疝需要手术修补[129, 130]。

有三种手术方法可用于治疗回肠或结肠造口旁疝：局部修补、经腹腔修补或造口重建（图 32–28）；三种方法均可使用补片。无论选择何种手术入路，所有患者都应做好开腹和造口重建的准备。术前每位患者都应由造口治疗师或外科医师标记一个或两个备用造口位置。如果选择造口位置困难或腹壁有多处瘢痕和（或）皮褶，患者应于术前一天在预定的新造口部位佩戴造口袋以评估满意度。

局部修补方法有多种，但都遵循相同的原则。在造口底盘外皮肤上作切口，将疝囊与周围组织、皮下组织分离，缩小疝囊，最后修补缺损。目前，几乎所有的修补都使用补片，如果不用修复材料，复发几乎是不可避免的。

虽然有些造口旁疝可以通过切除疝囊和局部缝合筋膜来修补，但如果该方法用于较大的或筋膜薄弱的疝，特别容易复发，修补这类疝需要使用补片或行造口移位。Allen–Mersh 和 Thomson[96] 发现，将造口移至先前造口的上方和内侧，成功率往往不如移至腹部右侧或脐部。从技术上讲，将造口移位至脐部比较容易；但从患者的角度看，如果造口在腹部右侧，管理更简单。对于一些较大的疝，可以使用合成或生物补片来修补疝缺损，结肠可以穿过（锁眼）或置

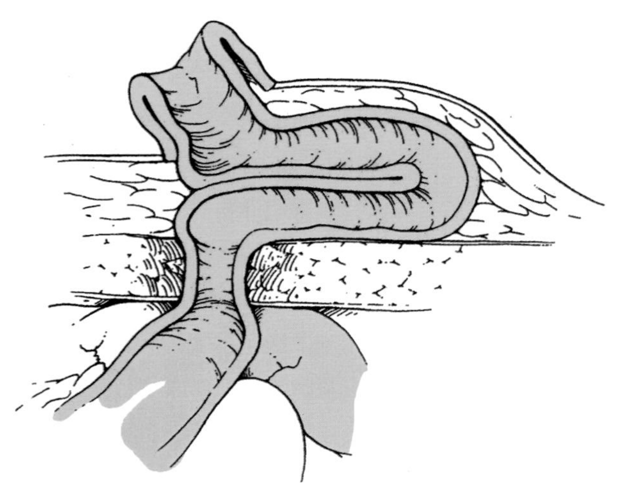

▲ 图 32–25　皮下脱垂（假疝），筋膜完整[128]

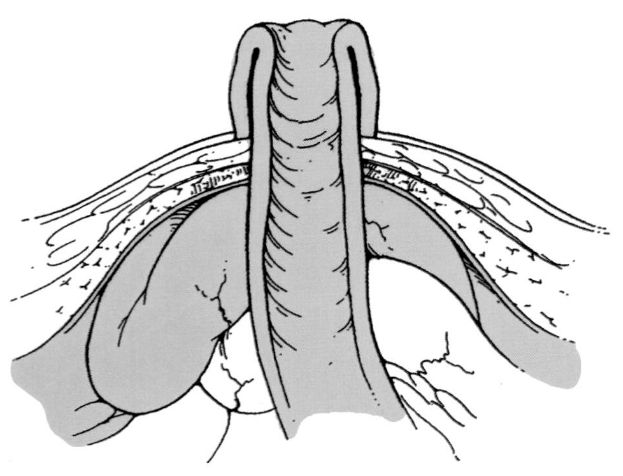

▲ 图 32–26　腹壁无力引起的假疝，无筋膜缺损[128]

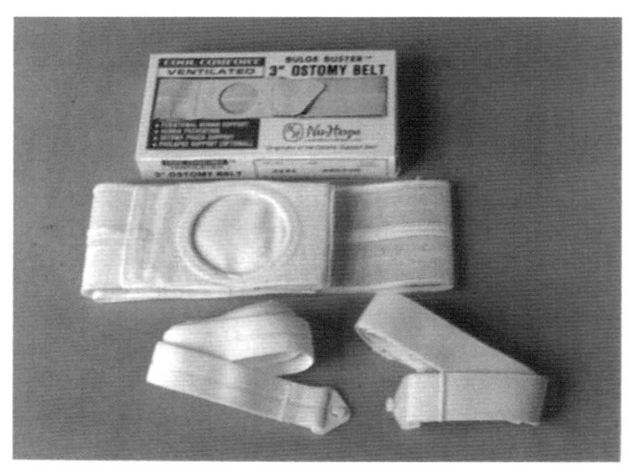

▲ 图 32–27　造口腰带 上面的腰带设计用于支撑造口旁疝；下面的腰带连接造口袋

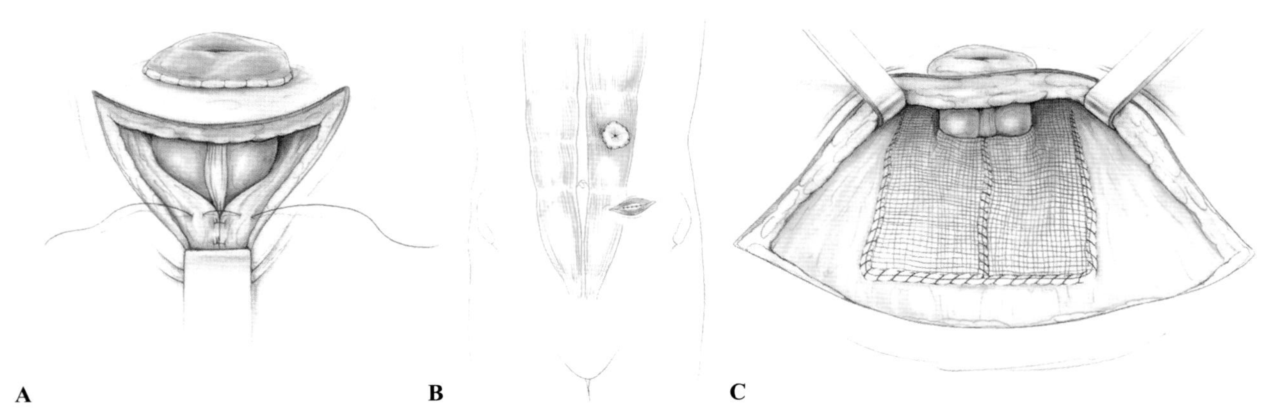

▲ 图 32–28 结肠造口旁疝

修补方法包括：A. 切除疝囊后直接修补筋膜；B. 造口移位后行疝修补；C. 使用合成补片进行修补

于补片的下面并从补片的内侧或外侧边缘离开（Sugarbaker 技术；图 32–28）[131, 132]。

Sugarbaker 报道的修补方法为缩小疝囊，将腹腔内肠管置于侧面，并用一块大的补片在腹腔内对疝进行修补（图 32–29）[132]。该技术已用于开放和腹腔镜手术。

Stephenson 和 Phillips[133] 报道了一种避免开腹和保留现有造口位置的造口旁疝修补方法。在局麻条件下，通过皮肤黏膜交界处作切口将造口游离，然后通过腹壁新的邻近区域拉出造口，用无张力补片修补原造口处缺损。在远处引出引流管，以免妨碍造口袋的使用。最后将造口重新固定在原来的位置。该方法治疗 8 位患者，平均随访 15 个月，没有复发。

经腹腔修补入路与经中线开腹手术相同。补片可以放置在腹腔内，也可以放置在腹膜上、腹直肌后鞘下方。Geisler 等 [134] 报道 11 例补片修补造口旁疝的患者，63% 复发，13% 修补部位发生切口感染。伤口感染率与疝的类型、补片的种类或手术入路无关。

Steele 等 [135] 回顾了 58 例用聚丙烯补片修补造口旁疝患者并发症发生率和治疗效果。术中关闭筋膜后，造口肠管从补片的中心穿过，补片可放置于筋膜上方或下方。其中端式结肠造口 31 例，端式回肠造口 24 例，横结肠襻式造口 3 例。平均随访 51 个月。与聚丙烯补片相关的总体并发症发生率为 36%（复发 26%、手术后肠梗阻 9%、脱垂 3%、切口感染 3%、瘘管 3%、补片侵蚀 2%）。所有患者均未移除补片。年龄越小（60 岁 vs. 67 岁），并发症发生率越高。肿瘤患者造口修补并发症较少。炎症性肠病、造口类型、补片位置、急诊手术、使用类固醇和手术入路等因

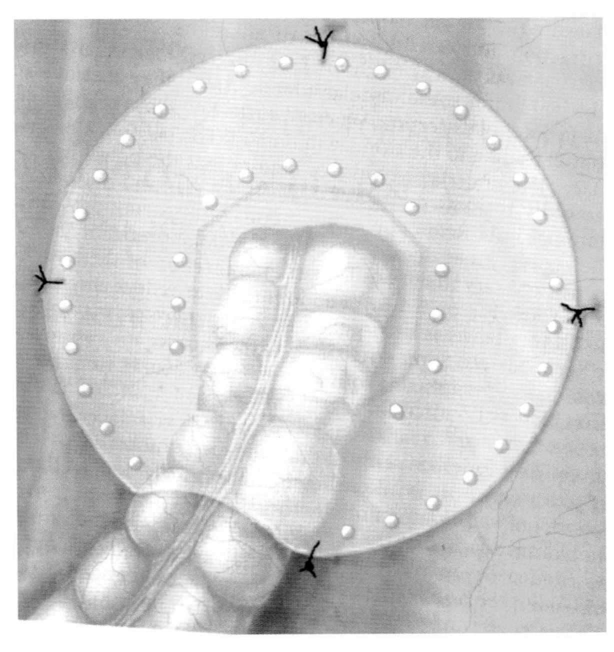

▲ 图 32–29 用补片修补造口旁疝；Sugarbaker 技术

素与并发症增加没有明显相关性。15 例复发患者中，7 例成功进行了修补手术，总体成功率为 86%。

有许多小样本腹腔镜手术的短期随访和系统回顾的报道。对 15 项研究共 469 例患者的荟萃分析发现，修补手术总体复发率为 17.4%，改良腹腔镜 Sugarbaker 修复方法的复发率为 10.2%，而锁眼修补方法的复发率为 27.9%[136]。手术部位感染率为 3.8%，补片感染率为 1.7%。腹腔镜技术并非适合所有患者，一项对 55 例患者的研究显示 15% 的患者不得不中转为开放手术 [137]。

在 2011 年的一篇系统性综述中 [138]，4 项回顾性研究中的 1 项有 57 例患者使用生物补片修补造口旁疝。该研究在开腹和腹腔镜途径下采用了多种补片放置技术，术后复发率为 15.7%，切口相关并发症发生率为 26.2%。未出现死亡或移植物感染。作者认为研究结果与已发表的合成补片相似。

Jänes 等 [139] 在初次造口手术时即使用补片，观察补片使用对造口并发症的影响。他们随机分配 27 例传统造口和 27 例使用补片造口。结果显示术后无感染、瘘管形成或疼痛发生（随访时间 2～28 个月）。术后随访 12 个月，18 例未使用补片患者有 8 例发生造口旁疝，16 例使用补片患者均未发生造口旁疝。

造口重建是一种直接、简单的方法，包括拆除造口、必要的粘连松解以及在预定的新位置重建造口。术中适当关闭疝囊及原造口缺损，如果无法得到满意的修补，可以使用补片。修补成功率各不相同，但单纯局部修补失败率高达 64%[96]；利用补片进行修补，无论是局部修补或经腹修补，成功率都超过 80%[140, 141]。造口重建有 30% 的复发率 [130]。造口旁疝修补术后的复发率相当高，筋膜修补的复发率（76%）高于造口移位的复发率（33%）[142]；而造口移位后并发症的发生率（88%）则高于筋膜修补术（50%），包括 52% 的患者出现切口疝。Botet 等 [120] 报道在不开腹的情况下进行造口移位经验，方法是将原造口关闭并从腹壁上游离，在离原造口部位 6cm 处切除环形皮肤，创建筋膜开口；从新造口部位拉出结肠，缝合原造口切口，完成结肠造口成形。11 例接受该手术的患者，随访 2～36 个月后未见复发。

造口旁疝的发病率和修补难度激发了人们对在首次造口手术中放置预防性补片的兴趣。最近的两项系统回顾和荟萃分析对已发表的数据进行了综述 [140, 141]。Cross 等回顾了 10 个随机试验，共 649 例患者 [143]。使用补片使因造口旁疝再手术的概率降低了 65%(P=0.02)，在感染、造口狭窄、坏死等方面与未使用补片组相比无明显差异。补片类型或放置位置、学习质量对上述关系没有独立的影响。Chapman 等回顾了 7 个随机对照试验（432 例患者）[144]。补片的使用降低了临床诊断造口旁疝的发生率（10.8% vs. 32.4%，P=0.001）和放射诊断造口旁疝的发生率（34.6% vs. 55.3%，P=0.01），同时并没有增加造口相关并发症的发生。

（八）旁瘘

缝线脓肿、创伤或其他小问题可引起造口周围浅表瘘管，造口周围瘘管可带来严重的问题。因克罗恩病行回肠造口术后发生瘘管时尤其棘手，因为几乎无一例外地预示了疾病的复发。许多浅表瘘管可以自愈，但皮下大瘘管通常需要造口重建，造口往往需要移位 [114]。

Greatorex[145] 报道了一种简单的封闭瘘管的方法，用浸泡在 6% 苯酚水溶液中的瘘管清洗器清除瘘管。该手术是基于许多简单的瘘管经过仔细清除和添加硬化剂后会闭合的原理进行。可用纤维蛋白胶代替苯酚。

（九）造口静脉曲张

静脉曲张是门静脉与体静脉血管的异常连接，在门静脉压力升高时发生。硬化性胆管炎、酒精性肝硬化和广泛的肝脏转移性疾病是造口静脉曲张最常见的原因。其他导致造口静脉曲张的危险因素包括脾肿大、食管静脉曲张、肝活检示晚期组织学阶段、血清白蛋白低、血小板减少和凝血酶原时间延长等[146]。对于回肠造口或结肠造口，由于手术部位接近门静脉（小肠）血管和体循环（皮肤）血管，导致伴有肝病的患者可能出现静脉曲张。为伴有硬化性胆管炎的溃疡性结肠炎患者选择手术方案时，应牢记这一点；这类患者选择回肠储袋肛管吻合术，避免永久性回肠造口可以规避造口静脉曲张的风险。造口周围静脉曲张的真实发生率尚不清楚，但在肝功能障碍患者中可高达27%[147]。

回肠造口静脉曲张出血的处理是一个难题，局部治疗后出现复发出血几乎是一个规律（43%～100%）[148]，而采用门静脉减压的有效控制方法则给多数患者带来明显的并发症发生率和死亡率[149]。Grundfest-Broniatowski 和 Fazio[150] 强调门腔静脉分流术治疗造口静脉曲张出血的危害性，特别是分流术似乎并不能改善这类患者的总体生存率。作者建议采用保守治疗，包括因创伤导致出血时改装造口袋、局部压迫、肾上腺素外敷和必要时输血等。对于持续出血的患者，无论是否行造口重建，结扎曲张静脉一般即可止血。黏膜皮肤断流可阻断高压的门体侧支循环，只有极少数情况下才需要进行分流术。用3%十四烷基硫酸钠、乙醇和生理盐水以1∶1∶1的比例混合[151]，或用0.5%～1%的脊髓灰质醇（乙氧硬化醇），或含5%苯酚的杏仁油[152]进行造口部位硬化治疗，也取得一些成功。Roberts 等[148] 建议局部治疗失败后可采取分流治疗。如果进行减压分流治疗，最好在远离右上象限的位置行脾肾分流，因为这些患者中有许多最终会成为肝移植的候选患者。对于个别采取保守治疗后仍继续出血且不适合行门腔静脉分流的患者，有报道采用经皮肝穿刺栓塞曲张静脉取得成功，可以视为一种治疗选择[153]。

Roberts[148] 对其治疗过的12例造口静脉曲张出血患者进行了回顾。造口静脉曲张出血发生在造口术后1～11年（中位时间5.5年）。诊断时，造口周围可见典型的海蛇头表现（图32-30）。最初的止血措施包括直接压迫；有1例复发出血患者在进行有效的治疗措施前死亡。其余11例患者共接受了18次手术，以控制造口静脉曲张出血，包括局部手术9例（造口缝扎4例，皮肤黏膜阻断3例，造口烧灼1例，造口移位1例），门体静脉分流8例及肝移植1例。7例患者治疗后死于肝衰竭，中位存活时间4年（范围1～9年）。3例局部手术及1例门体静脉分流术患者复发出血。局部手术虽然对初期控制出血有效，但常发生再出血。由于患者有严重的肝脏潜在疾病，死亡率较高。

最近，经颈静脉、肝内、门体分流术（transjugular，intrahepatic，portosystemic shunting，TIPS）的应用明显增加。已成功用于治疗许多伴有门静脉高压的静脉曲张出血，包括造口静脉曲张出血的患者[154, 155]。TIPS 可以在无须开腹的情况下对静脉曲张出血的主要原因（门静脉高压）进行治疗。它的另一个优点是不会改变未来行肝移植患者的肝周解剖结构。

总之，无论是回肠造口、尿造口还是结肠造口，对于造口静脉曲张出血的治疗选择应基于患者的潜在疾病和一般医疗状况而定。简单来说，局部治疗通常是控制出血的第一步，但出血最终

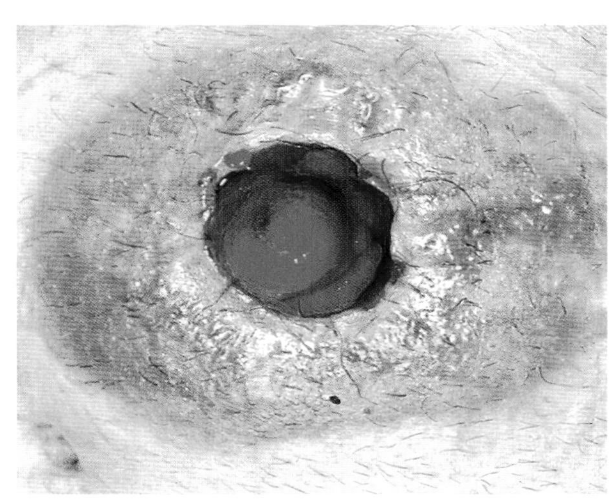

▲ **图32-30 回肠造口伴有典型环状海蛇头表现（图片由 Patricia Roberts，MD. 提供）**

会复发，这对于那些非移植候选人的终末期肝病患者来说是必然的结果。消除潜在的发病原因对于长期预防出血至关重要，无论是对肝移植候选患者行 TIPS，还是对非移植候选患者行正式外科分流，门体分流终将是必要的。

（十）溃疡

溃疡可能是由于局部创伤、感染、复发性克罗恩病或坏疽性脓皮病等所致。造口周围溃疡意味着复发性克罗恩病或坏疽性脓皮病，而造口本身的溃疡可能是其他原因所致。溃疡应根据症状进行治疗，并给予良好的肠造口护理。除非溃疡蔓延至回肠造口深部或造口周围腹壁溃疡难以控制，否则不建议行造口切除。

坏疽性脓皮病是一种罕见的溃疡性皮肤疾病，病因不明。它是顽固性造口周围溃疡的一种罕见病因，与活动性炎症性肠病和免疫抑制有关。通过造口还纳、造口移位和（或）切除活动性病变可获得较好的治疗效果[156, 157]。如果无法行造口还纳，使用类固醇和免疫抑制剂局部和全身治疗也有效。关于此罕见疾病的更多信息将在后面介绍。

（十一）转流性结肠炎

转流性结肠炎是一种医源性的营养并发症，伴随着转流性结肠造口而产生。无论结肠造口是结肠襻式造口，还是联合去功能化的 Hartmann 储袋或黏膜瘘的端式结肠造口，都可发生转流性结肠炎。它是一种特殊的炎症过程，出现在粪便分流术后数周内，而一旦恢复肠道连续性后就会迅速消失。组织学表现往往是非特异性的，与溃疡性结肠炎难以区分。转流性结肠炎的发生是由于结肠和直肠需要腔内粪便来满足结肠细胞的营养需求。正丁酸是一种短链脂肪酸，是结肠黏膜细胞的主要燃料来源，只有通过肠腔从粪便中吸收才能获得。

Korelitz 等[158]提出由厌氧细菌产生的短链脂肪酸是远端结肠和直肠黏膜的营养因子。Harig 等[159]向 4 例转流性结肠炎患者的转流肠段注入短链脂肪酸后，所有患者的炎症均痊愈。转流性结肠炎的最佳治疗方法是重建结肠连续性，如果无法做到这一点，那么短链脂肪酸灌肠是有益的。然而，大多数患者不需要治疗。转流性结肠炎常在去功能化肠管的术前内镜检查中附带发现。患者偶尔会有轻度里急后重感带来的轻微不适和少量黏液性血便。一般只需安慰治疗。

关于转流性结肠炎或直肠炎，最重要的是意识到它的存在，患者并没有发展为溃疡性直肠炎影响造口还纳。事实恰恰相反，造口还纳及重建肠道连续性将为结肠重新提供正丁酸，结肠炎即可痊愈。

五、造口和还纳的结果

临时性回肠造口还纳的总体并发症发生率为 2%～33%[106]。尤其是小肠梗阻发生率为 0%～13%（大多数在 6%～10%），伤口感染率为 0%～18%（大多数在 3%～7%），再次剖腹手术率为 0%～13%（大多数在 4%～7%）；造口部位切口疝的发生率为 1%～12%。

Pokorny 等[160]分析了 533 例造口还纳患者的资料，造口还纳相关死亡率为 3%，与造口还纳手术相关的并发症发生率为 20%。切口感染（9%）和吻合口漏（5%）是最常见的手术并发症。年龄是生存的唯一重要危险因素；软硅胶引流管腹腔内引流是并发症发生的唯一危险因素。原发疾病为肿瘤的患者并发症明显减少。造口还纳常被认为是一种小手术，但这篇文章明确而恰当地指出，它有明显的并发症发生率和死亡率。这并非意外，因为这些患者是接受肠道手术，应该与其他接受肠道手术的患者得到同样的关注和重视。Moug 等[161]报道了连续 100 例接受择期回肠襻式造口还纳的患者，术后总体并发症发生率 32%，死亡率 3%。轻微并发症包括切口感染、恶心呕吐及心律失常，严重并发症包括梗阻、缺血性肠炎、败血症和吻合口漏。术后发生并发症的可能性随着贫困级别评分的增加而显著增加，评分低（1、2 分）、中（3、4、5 分）、高分（6、7 分）患者并发症发生率分别为 0%、26% 和 46%。因此，社会经济贫困级别评分高明显增加了择期回肠襻式造口还纳术后并发症发生的风险。

Bosshardt[162] 回顾了他在三级管理医疗中心 383 例肠造口手术的经验，以确定高龄对手术结果的影响，70 岁以上患者 103 例，70 岁以下患者 280 例；择期手术 220 例，急诊手术 163 例。因恶性肿瘤行造口手术的情况老年患者（75%）比年轻患者（45%）更为常见。两组患者接受急诊手术的比例相近（分别为 44% 与 42%），但更多的老年患者留下永久性造口（59% vs. 41%）。老年患者术前并存病较多、美国麻醉医师协会的评分较高、住院时间更长及术后并发症更多。老年组的 30 天死亡率为 6.8%，而年轻组为 0.4%。老年患者中适合造口还纳的比例更低（41% vs 59%），而在符合造口还纳条件的患者中，老年患者实际还纳的比例也更低（78% vs. 95%）。两组中与造口还纳相关的并发症发生率无明显差异。他们的结论是，70 岁及以上的患者比年轻患者承受更多的永久性肠造口；此外，老年患者可耐受造口还纳手术，且术后并发症发生率较低，如果符合条件，不应仅根据年龄而拒绝考虑其还纳手术。

Park 等 [116] 分析了 1616 例肠造口患者，发现 34% 患者出现并发症。在总体并发症中，28% 发生在早期（术后 1 个月内），6% 发生在晚期（术后 1 个月后）。最常见的早期并发症是皮肤过敏（12%）、造口位置不良引起的疼痛（7%）和部分黏膜坏死（5%）；最常见的晚期并发症是皮肤过敏（6%）、脱垂（2%）和狭窄（2%）。并发症最多的肠造口是回肠襻式造口（75%）；并发症最少的肠造口是端式横结肠造口（6%）。普通外科发生并发症最多（47%），其次是妇科（44%）、肿瘤外科（37%）、结直肠外科（32%）、小儿外科（29%）和创伤科（25%）。年龄、手术技巧、肠造口类型和外形、术前肠造口治疗师的定位是影响造口并发症的因素。他们的结论是，术前行肠造口定位尤其是老年患者的定位，以及避免回肠造口特别是回肠襻式造口，可以减少术后并发症的发生。

关于造口相关并发症及造口类型选择方面，Edwards 等 [163] 提出了相反的观点。针对直肠前切除和直肠全系膜切除术后保护性造口的患者，他们进行了一项接受回肠襻式造口或横结肠襻式造口的随机研究。造口还纳术后平均随访时间 36 个月。研究随机选取 70 例患者（横结肠襻式造口 36 例，回肠襻式造口 34 例），其中 63 例进行了造口还纳（横结肠襻式造口 31 例，回肠襻式造口 32 例）。两组间在造口创建难度、还纳难度及术后恢复方面无明显差异。然而，在横结肠襻式造口组中，与造口直接相关的并发症有 10 例：肠瘘 1 例，脱垂 2 例，造口旁疝 2 例，随访期内发生切口疝 5 例。回肠襻式造口组中未发生上述并发症。他们的结论是低位吻合时的保护性造口应该选择回肠襻式造口。

Kairaluoma 等 [164] 分析了 342 例患者接受 349 例肠造口的临床结果。其中 141 例患者的造口是临时性的。30d 死亡率为 7%，总体并发症发生率为 50%。12% 的患者出现单纯造口相关并发症。临时性造口的最终还纳率为 67%，如果临时性造口是双腔造口，则还纳率明显增高。良性与恶性疾病患者间的造口还纳率无明显差异，但 70 岁以上年龄组的还纳率明显下降。他们的结论是，40% 肠造口是临时性的，但只有 2/3 的临时性造口随后进行了还纳术。

Duchesne 等 [165] 对 164 例造口患者进行了分析，以记录造口并发症发生的频率、类型及其相关的危险因素。25% 患者出现造口并发症，其中 39% 的并发症发生在术后 1 个月内，包括脱垂（22%）、坏死（22%）、狭窄（17%）、皮炎（17%）、感染（15%）、出血（5%）、回缩（5%）。性别、肿瘤、外伤、憩室炎、急诊手术、回肠造口、造口位置 / 类型与造口并发症无相关性。炎症性肠病（OR < 4.49）和肥胖（OR < 2.66）是造口失败的重要预测因素。造口治疗师的护理可以预防造口并发症的发生（OR=0.15）。

六、造口护理及康复

Cataldo 记载了肠造口治疗的历史 [166]。他指出，最早的造口并非来自外科先驱们的技艺，而是自然行为（即绞窄性疝或穿透性创伤）的结果。患者需自行决定如何应对生活中这种新的干扰。当然，现在已经不是这样了，造口护理是这些患者整体管理中不可或缺的一部分。

无论是永久性还是临时性造口，腹部造口患者都需要多方面的调整。造口引起的生理变化需要立即及长期的关注，且这些变化会对患者在造口期间的生理、心理、社会状态产生影响。

腹部造口患者的康复治疗始于术前多学科医疗团队 [167, 168]。内科医师、外科医师、伤口造口失禁（肠造口治疗）护理专家、最重要的是患者及其家人共同为良好的康复做出独特的贡献。此外，个性化的患者需求可以推荐给社会工作者、营养师、家庭护理护士、咨询师或康复良好的造口访问者。团队中特别重要的是外科医师与造口治疗护理专家之间的合作。

针对这一患者群体独特的术前和术后康复问题的研究强调了家庭支持的必要性以及基于他们学习需求的相关信息 [169]。以下内容是针对造口患者在术前、术后和长期康复阶段的需求和干预措施的讨论。

（一）术前注意事项

术前阶段预期的结果包括：①充分知情的患者及家属；②经恰当选择和标记的造口位置；③可控的焦虑程度。急性疾病在此阶段可能不总是能达到预期的结果。然而，术前护理的计划通常是根据这些预期结果而制定的 [161, 163, 164]。

1. 评估和计划

术前评估和计划对于造口患者的成功康复至关重要。理想情况下，当患者能够很好地吸收肠造口护士提供的信息时，宣教应在入院前的门诊中开始。如果无法做到这一点，则术前一天或手术当天在床边进行的宣教必须考虑到患者和其他重要的人所承受的高度紧张的情绪。应鼓励家庭成员参与术前宣教环节，因为他们不仅能提供必要的情感支持，而且还能验证和强化患者可能没有吸收的信息。家庭成员参与患者宣教的所有阶段，也使造口治疗护士能够解决其他重要人员的需求和关注，而这些可能并不总是反映造口患者的需求和关注。另外，Persson 等 [170–172] 进行的一项研究显示，当直肠癌造口患者的配偶被排除在术前宣教之外时，他们会感到孤立并体验到很大的恐惧。这种情况会形成恶性循环，患者和其他重要人员会停止沟通，以努力保护彼此免受进一步的压力和担忧。急诊情况下，伤口造口失禁护士或造口治疗师可能无法定位造口或提供宣教和咨询。此时，外科医师必须选择恰当的造口部位。

术前对患者的评估包括情绪和身体因素，这些因素将影响患者掌握常规造口护理的能力，以及调整和恢复以前生活方式的能力。必须记录任何患者身体上的局限，如手的灵巧度或视力下降等，以便为将来的宣教作准备。当在繁忙的医院病房或诊所环境中与听力有困难的患者沟通时，必须谨慎处理其敏感信息，同时注意保密。应与患者讨论其以前接触造口患者的情况，以消除由此产生的任何恐惧或误解。

术前评估患者的学习方式和教育背景，有助于伤口造口失禁护士更好地准备为教授患者掌握造口护理所需的所有三个领域：认知、情感和精神运动 [173]。一些患者会尽可能多地阅读信息或观看视频，而另一些患者则完全依赖伤口造口失禁护士提供的示范。文盲患者可能不愿意透露其文盲事实，因此伤口造口失禁护士必须对患者行为敏感，这些行为会提示任何的学习障碍。患者的职业或爱好有助于其掌握造口护理的一些技术性内容；例如，一位裁缝将很容易测量和裁剪造口袋的开口。为了准确判断患者学习的需求，在互动时，必须观察其语言和非语言线索。在某些情况下，患者可能希望限制某些信息，特别是当他们感到不知所措的时候。最重要的是需要个性化的教学。如果造口的存在限制了某方面的宗教活动，患者的宗教背景可能会成为一个问题。术前评估也包括患者的情绪状态、应对机制、社会支持、经济状况和人际关系问题等。

了解造口患者短期和长期关注的常见问题，可以为医生和伤口造口失禁护士提供一些指导。既往已发表了多项关于造口患者社会心理问题的研究。Jeter[174] 强调了术前宣教和咨询的重要性，以利于因大肠癌手术而造口的患者完全康复并享有满意的生活质量。应消除对造口的常见误解，努力减轻患者对结直肠癌手术和造口手术的恐惧。Jeter[174] 提到的恐惧内容包括原发疾病、术后长期预后、手术恐惧、术后疼痛、无法使用造口用品、家庭排斥、无法就业、性行为以及对社会适应的担忧。Jeter 列举了一些患者及其家属在出院前必须学习的概念和事情，包括如何更换造口袋、何处购买造口用品、术后早期并发症的迹象和症状、应向谁报告并发症或造口问题以及必要时的经济资助来源。其他最好能了解但不是必需的信息包括美国造口联合会或当地造口支持组织的会议日期、产气和有气味的食物、旅行信息、手术细节、造口配件和潜在的长期并发症等。

一项研究调查了患者出院前后所关注的问题，发现共包含 8 方面，按重要程度依次为造口粪便渗漏、异味、参加运动的能力、进一步治疗的必要性、造口袋佩戴、造口袋更换、体形改变、参与性爱游戏和性交等 [175]。与这些主题相关的信息将贯穿本章。

2. 干预

已有多项针对患者如何适应造口生活方面的研究。Piwonka 和 Merino[169] 发现，无论术后时间长短，对心理适应影响最大的因素包括造口的自我管理、身体形象和感知社会支持。因此，技术技能的教学与社会心理问题的探索同等重要。术前提供的信息对患者理解手术、减轻焦虑和知情同意至关重要，包括解剖和生理、专业术语、疾病过程、手术对功能的改变、并发症和预期的结果等。当然，术前讨论在手术中该切除什么和不该切除什么同样重要；还应讨论造口功能、饮食、造口袋和造口常规管理等问题 [167, 176]。

当临床医师询问患者对即将进行的手术的看法，以及手术将如何影响患者的生活方式和生活质量时，情感上的问题就将得到解决；讨论工作、娱乐、性和其他患者关心的问题也很重要。图表、书面小册子和录像带是有用的，可以免费从制造商处获得；可以从美国癌症协会、美国外科医师学院和美国造口联合会等组织获得教育材料。然而，没有什么可以取代患者与外科医生和伤口造口失禁护士的私人接触。在这个最脆弱的时刻，治疗关系尤为重要。经验丰富的临床医师知道，几句精心挑选的、真诚的希望之言可以缓解很多焦虑，尤其是在术前阶段。

造口位置的选择和手术直接关系到造口患者的生活质量。造口位置不佳将导致造口渗漏、气味产生、造口袋更换困难、配件成本增加及造口修复等 [177, 178]。因造口袋密封不良而反复出现漏液的患者可能会担心发生尴尬事件而变得孤僻，并限制社会交往 [179]。因此，此阶段的主要技术干预是造口定位。Turnbull 和 Weakley[180] 首先强调术前造口位置选择和标记的重要性。过去的建议成为今日的标准操作，因为专家们一致认为造口位置应在术前做好标记，通常由造口治疗护理专家执行，外科医师也常共同参与 [177, 181]。

理想的造口位置应位于腹直肌内且周边有 6～7cm 的平整皮肤，这将提供一个解剖学稳定的区域。当患者平卧、将头从枕头上抬起时即可触及腹直肌。腹膜内造口应通过腹直肌，以减少将来的脱垂或造口旁疝；腹膜外造口可置于腹直肌外侧缘，以便于形成腹膜外隧道，尽管向内侧通过腹直肌定位更为可取。患者分别取仰卧、坐位、立位和前屈位进行腹部造口定位（图 32–31）。如果患者佩戴支具或坐轮椅，则应在使用这些设备时行造口定位。在可能的情况下，应穿着裤子或裙子来确定腰带的位置，因为这不仅影响造口袋底盘的凸缘位置，而且还会影响造口袋藏于衣服内的方式。

术前也应针对腹部形状进行评估。造口周围平面区域最好没有切口、缝线、引流管、支撑棒、骨性突起、脐痕、腰线和皮肤皱褶，它们在腹部轮廓上形成的凹陷会导致造口袋渗漏（图 32–32 和图 32–33）。脐下区域的自然隆起使患者能够很好地看到造口，对自我护理至关重要[182]。因此，造口通常定位在脐下隆起的顶点。但肥胖患者、年幼的儿童或有桶状腹部的患者不适用该方法；此时重要的是在腹部上象限作造口标记，这样患者就能够看到造口且进行自我护理[177]。

其他选择造口部位的困难情况包括患者有多个手术瘢痕。患克罗恩病和多次腹部手术的青少年患者往往没有好的造口位置可用（图 32–34）。当计划行两个造口时，彼此之间应有足够的距离，以便必要时为每个造口粘贴造口袋。这也适用于当其中一个造口是黏液瘘时，因为黏液分泌物和气味需要排入造口袋（图 32–35）。对于盆腔清扫手术的患者，如果使用造口腰带，结肠造口应置于尿路造口下方，以便清洗。

造口标记的方法有多种，但最常见和最简单的方法是使用不褪色的墨水或硝酸银。如在术前做好标记，可以使用防水的透明薄膜敷料进行保护。

（二）术后护理

术后阶段患者和家属的预期目标包括：①掌握基本的造口护理知识和技能；②具有表达问题的能力和解决问题的适合方法；③了解家庭护理

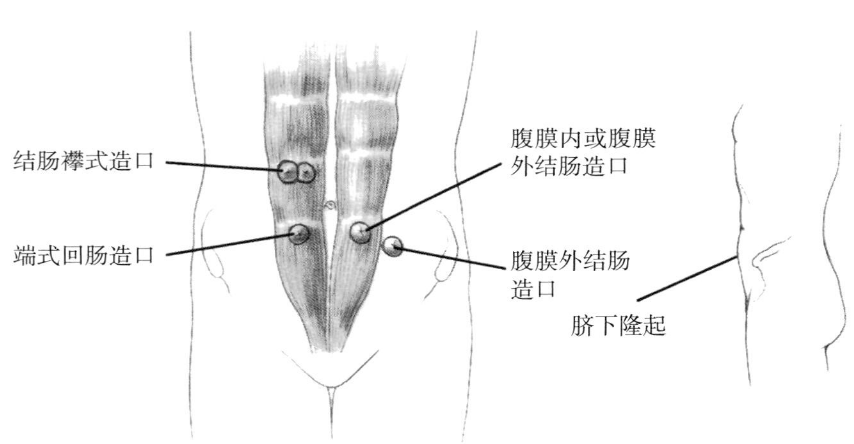

▲ 图 32–31　回肠造口和结肠造口常见造口位置图

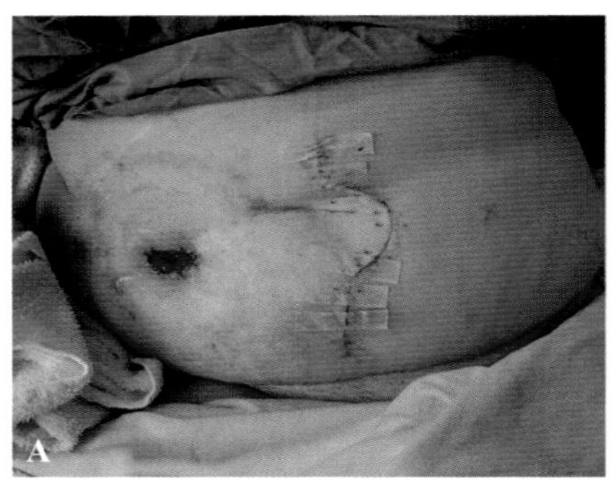

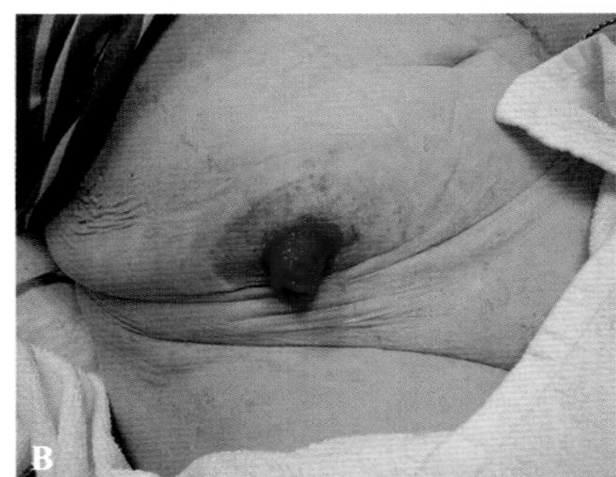

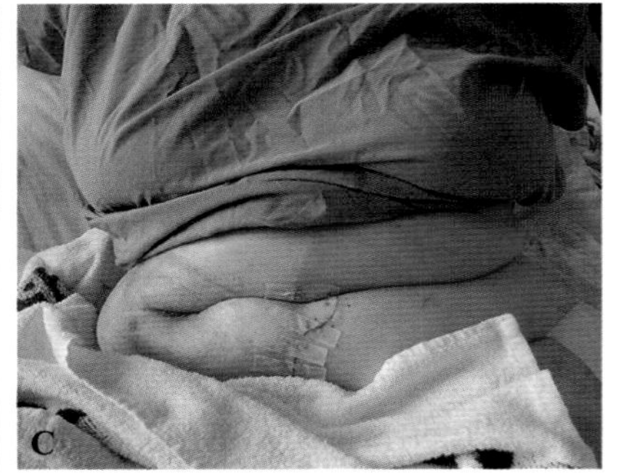

▲ 图 32–32　**A.** 肥胖患者造口位置不佳（仰卧位）；**B.** 患者取半卧位（45°）仍难以看到造口；**C.** 患者坐直（90°）时无法看到造口

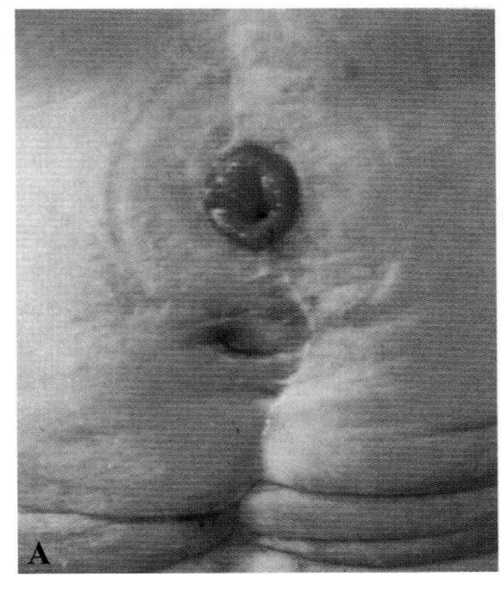

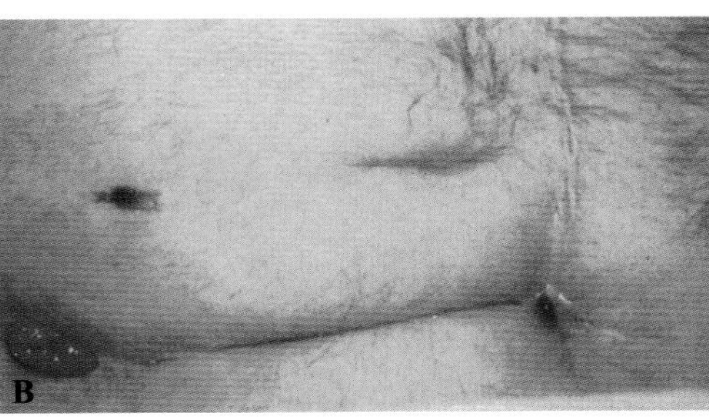

◀ 图 32-33 不正确造口位置

A. 错误地将造口置于脐上正中切口处，使造口袋无法安全粘贴；B. 造口位置过低、过于侧面且跨过横切口，导致造口位置不当。图示为右侧或左侧正确的造口位置皮肤标识

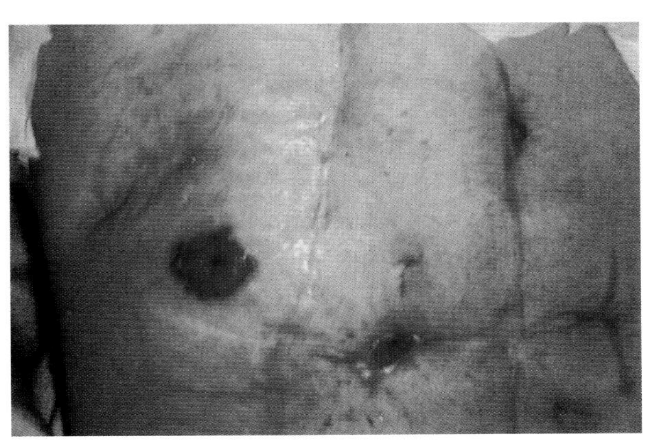

▲ 图 32-34 对于患克罗恩病、皮肤多处瘢痕和有活动性瘘管的患者，造口位置应个体化处理

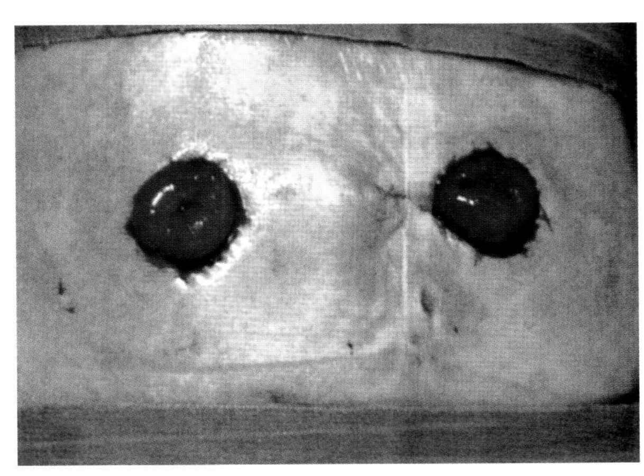

▲ 图 32-35 含结肠造口和黏膜瘘患者的双重造口

和社区环境中有效的造口管理所需的资源[177, 183]。

1. 术后早期护理

患者术后技术上的管理从手术室内正确粘贴和使用造口用品开始。造口袋可以收集排泄物，保护造口周围皮肤和切口，避免弄脏该区域的监护导线和衣物。如果使用得当，大多数造口袋可保持密封至少 3～4d。术后早期使用的造口袋可以清楚地观察黏膜血管。也可以用排出式的造口袋，这样一旦造口开始排气和排便，就可以避免频繁地清除黏合剂。在手术室不建议使用预设大小的造口系统，因为术后黏膜水肿可能导致造口黏膜撕裂和出血。同样，凸面造口产品一般不用于对新缝合的黏膜皮肤缝线施加压力，因为可能导致皮肤黏膜分离[183]。相反，应选择一个稍大的造口袋，并裁剪至造口大小。该方法还有更多的好处，诸如减少手术室的库存，标准化的操作减少了应用错误等。

选择造口袋后，应测量造口大小。使用测量标尺，选择标尺上一个可以使造口袋覆盖造口周围皮肤至黏膜皮肤连接处的开孔大小来确定造口大小（图 32-36）。用自来水或商业溶液清洁造口周围皮肤，待完全干燥后粘贴造口袋。有关造口袋粘贴操作，请参阅相关章节。

造口术中使用的支持棒和支撑梁是阻碍造口袋有效粘贴和推迟患者常规教学的障碍，也可能在粘贴造口袋时对造口形成张力。当支撑棒置于头侧至尾侧位置或与脐同一平面时，患者可能会有不适感及活动受限。如果使用支撑棒，有两种

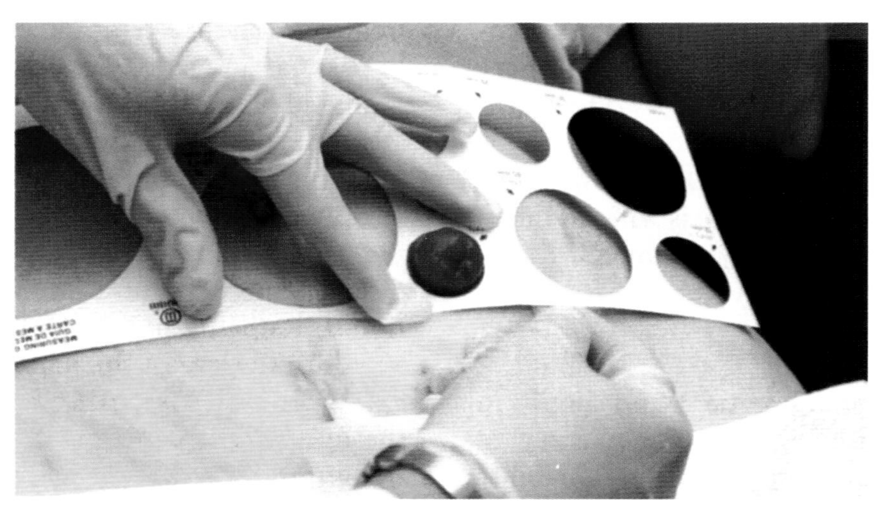

◀ 图 32-36 造口测量方法（造口测量标尺）

粘贴造口袋的方法，可将支撑棒放入造口袋中，或将造口底盘粘贴在支撑棒上。将支撑棒或支撑梁放入造口袋中，渗漏的可能性较小。粘贴造口袋时，先将支撑棒置入造口底盘的中心孔，然后将造口袋固定在造口周围，调整支撑棒至其初始位置。在造口袋的正面贴上标签或记号，以提示后续的护理人员袋子里有支撑装置。取棒的日期和操作者的姓名必须作为患者造口护理计划的一部分确定下来，以避免不必要的教学延迟，提高患者的舒适度。

2. 信息和情感支持

目前，行腹会阴联合切除乙状结肠造口、全大肠切除回肠造口或回肠储袋肛管吻合的患者术后平均住院时间为 3～6d。在此期间，患者会经历多种教育和适应问题，这些问题将持续到院后阶段。但是，自我护理的基本技能包括排空造口袋、更换造口袋、皮肤护理、切口护理等。术后开始教学的一个技巧是进行腹部“巡视”。造口治疗护士和患者通过检查造口和造口周围皮肤开始此“巡视”。首先讨论正常情况；随后观察并记录造口颜色和皮肤质量，评估并记录黏膜皮肤交界处和腹部切口的完整性。随着患者的康复，术后健康教育和情感支持应包含特定的领域。这里讨论了一些问题，而表 32-1 列出了包含主题的全面内容。因为住院时间很短，优先考虑患者的需求很重要。诸如学习造口袋的排空和更换等基本技能应在出院前完成。

重要的是需在护理计划中包含促进患者适应的情绪护理。造口治疗护士的一个角色是支持性咨询。鼓励患者在与造口治疗护士的讨论中探讨造口管理经验，允许患者找出问题并着手解决问题。讨论重点也包括家人的关注和担忧方面。通过探索患者的这些感受和目标，问题会变得更容易处理，患者也会逐渐适应[168]。

3. 特有的护理方面

回肠造口可以是临时性或永久性的。临时性回肠造口更多是作为回肠储袋肛管吻合手术的一部分。回肠造口患者特有的问题包括维持造口周围皮肤完整性、水电解质平衡、预防小肠梗阻和年轻人固有的心理社会问题（如生育、抚养孩子、职业和工作状态等）。常见回肠造口的预期功能是每 24h 排出 800～1000ml，或在 24h 内排空 6～8 次。应使用可排出式的造口袋，每 4～7d 更换一次（表 32-2）。

横结肠造口通常是临时性或姑息性的，其功能与回肠造口相似，但排出的液体较少，大便可能有异味。每 24h 清空造口袋 4～6 次，4～7d 更换一次造口袋。

大多数横结肠造口是在急诊情况下进行的，因为造口常位于腰围位置或邻近胸廓位置，佩戴造口袋有一定困难。腹部轮廓改变或与坚硬的胸廓接触会导致造口袋产生张力，从而限制黏性并

表 32–1 造口患者术后康复护理计划的组成部分

技术技能	信 息	情 感
造口袋排空	正常解剖	个性化护理
造口袋更换	造口的功能和外观	家庭包容
造口周围皮肤清洁	饮食	讨论所关注问题的时间
造口测量	气味和气体控制	角色扮演支持(即护理人员及造口小组成员)
持续的造口和周围皮肤评估	液体和电解质需求	讨论性和回归以前的生活方式
	识别异常的情况	
	社区资源(如造口团体和支持组织)	

表 32–2 造口管理:快速参考指南

造口类型	排泄物特性	管理方法
回肠造口	稀便至糊状便	带皮肤屏障的可排出造口袋
	活性消化酶	每 4～7d 更换造口袋 除臭剂:口服或袋用(粉、液体和片状)
横结肠造口	稀便至半成形便	带皮肤屏障的可排出造口袋
	低活性消化酶	每 4～7d 更换造口袋 除臭剂:口服或袋用(粉和液体) 不常规行结肠灌洗
降结肠或乙状结肠造口	半成形便 少量活性消化酶	自然控制法 带皮肤屏障的可排出造口袋 每 4～7d 更换造口袋 除臭剂:口服或袋用(液体) 结肠灌洗法 每 1～2d 灌洗 1 次 闭口或可排出造口袋 可选皮肤屏障 可选造口塞 促进便秘的饮食

引起渗漏和皮肤刺激。手术时应考虑这些因素,并尽可能在下腹部作造口。

降结肠造口和乙状结肠造口通常是永久性的,最常用于老年人,其伴随的健康问题如关节炎、糖尿病或视力受损等,会给康复过程带来额外的挑战。降结肠造口和乙状结肠造口在术后 3～7d 开始发挥功能。由于患者清空造口袋的经验很少,因此医院内的教学时间缩短了。大便对造口周围皮肤没有腐蚀性,但建议采取保护措施,以保持皮肤清洁和干燥。大便可能有异味,需要使用除臭剂。随着肠道功能恢复正常,每天可能会有 1～3 次排便。术前常简要讨论是否选择结肠造口灌洗方法或自然排便作为排便管理手段,目前的做法是将这一决定推迟至术后门诊。

当患者从手术中恢复并能进行自我护理，就可讨论关于结肠造口灌洗的问题。

4. 造口周围皮肤护理

造口周围皮肤护理的黄金标准是去繁留简，目标是防止发生皮炎和丧失皮肤完整性，从而避免疼痛、感染和进一步的造口袋并发症。建议护理时使用自来水、柔软的材料和温和的皮肤清洁方法。可加用温和的肥皂，但不应含有香水、油和染料。需提醒患者的是，造口周围皮肤护理不是无菌操作，因此可以采用淋浴来清洁皮肤。建议小心去除造口袋下方的皮肤毛发，以防止发生毛囊炎，并改善更换造口袋时的舒适度。修剪粗糙的体毛，在清洁干燥的皮肤上使用肥皂或隔离粉，用安全剃须刀剃除造口周围皮肤毛发。小心去除造口袋上所有的粘胶成分以避免机械性损伤。患者应学会用一只手轻轻拉开造口袋底盘，同时另一只手固定对应的皮肤。减少与化学品的接触将减少皮肤局部反应和可能的过敏。

5. 饮食、气体和噪音

饮食是一系列术后问题的关键。气味、气体、噪音、腹泻、肠梗阻和社会活动等都可能受液体和食物选择的影响。术后随着肠蠕动的恢复，排气及肠鸣音会增加。而院后阶段若出现过多气体则需要进行评估，其往往是饮食习惯和食物选择的结果（框 32–1）。有文献推荐饮食限制，但很少有研究证实这些限制的效果。由于存在术后肠道水肿，建议回肠造口患者术后 6～8 周内限制纤维摄入量 [184]。

所有造口患者都应定时进食，细嚼慢咽，每天喝 8 杯 250ml（共 2L）的液体，并逐渐恢复正常饮食。联合造口协会成员进行的一项旨在确定回肠造口（13%）、结肠造口（83%）和尿路造口（4%）患者饮食限制的调查，支持了大多数造口患者可以恢复正常饮食这一事实。该调查结果显示，88% 的受访者可在造口术后恢复正常饮食 [184]。

6. 小肠梗阻

小肠梗阻是一种腹部手术并发症。在造口患者中，食物团块和粘连是引起小肠梗阻的常见原因。需告知患者及早识别梗阻的症状（即疼痛、造口排出量减少、造口肿胀、恶心和呕吐等）。如果发生梗阻，建议采用流质饮食和放松技巧（如洗热水浴）。必要时应取下造口袋，扩大造口底盘以免肠黏膜裂伤。当患者出现长时间梗阻、呕吐，或腹痛加重时，应及时就医；有时需行回肠造口灌洗。多数情况下梗阻可通过保守治疗缓解。有趣的是，患者通常知道哪些食物会引起梗阻；应告知患者不管进食或不进食这些问题食物，均需充分咀嚼食物并增加液体摄入 [185]。

7. 水、电解质

水、电解质平衡对回肠造口或高排量横结肠造口患者尤为重要。宣教内容包括脱水以及水、电解质平衡。如前所述，鼓励患者每 24h 喝 8 杯 250ml 的液体。如果出现低钠，可饮用汤、牛肉汤和佳得乐；钾的来源包括橙汁、香蕉、浓茶和佳得乐等。

8. 气味

大多数造口袋都是防臭的。因此，患者只有在排空造口袋时才会闻到异味。如果气味难闻，可以使用造口袋除臭剂、口服气味控制片或室内除臭剂。在每次排空造口袋后，可在造口袋底部喷入液体或粉末除臭剂。口服除臭剂也可能有效，但应该为指定用途而专门生产。室内喷雾剂并不总是方便或有效，但常使用。除此之外，若发现异味，通常是由于造口袋渗漏或没有正确清洗袋嘴所致。当发生渗漏时，应更换造口袋，而不是尝试重新粘贴。在排空时，可以通过反折袋嘴来保持袋口的清洁；也可以在每次排空后用纸巾和水清洗袋嘴。有些患者试图通过冲洗造口袋来减少气味，然而，用水冲洗很不方便，且会缩短造口袋使用寿命。

9. 活动

腹部手术后，限制搬运活动有助于痊愈及避免腹壁疝。一般情况下，术后 4～6 周应避免搬运重物（> 7kg），需向患者举例说明应该避免的搬运活动（比如湿洗衣服、铲雪、抬车库门、

框 32-1　影响肠道功能的食物

- 增加臭味的食物
  - 芦笋
  - 西蓝花
  - 球芽甘蓝
  - 卷心菜
  - 花菜
  - 干豌豆、黄豆和扁豆
  - 鸡蛋
  - 鱼
  - 蒜、洋葱
  - 部分香料
  - 大头菜
  - 部分强烈奶酪（如羊乳干酪）
  - 部分药物
  - 部分维生素制剂
- 增加气体的食物
  - 豆类
  - 啤酒 / 碳酸饮料
  - 酒精
  - 西蓝花
  - 球芽甘蓝
  - 卷心菜
  - 花菜
  - 玉米
  - 黄瓜
  - 泡菜，酸菜
  - 菌菇
  - 干豌豆，扁豆
  - 萝卜
  - 菠菜
  - 乳制品
  - 洋葱
  - 大头菜
  - 鸡蛋
  - 瓜类
  - 胡椒
  - 洋葱，韭菜
  - 口香糖
- 有助于控制气体的食物
  - 新鲜欧芹
  - 奶酪
  - 白脱牛奶
- 使粪便增厚（减少排便量）的食物
  - 苹果醋
  - 香蕉
  - 奶酪
  - 煮沸的牛奶
  - 棉花糖
  - 意大利面
  - 奶油花生酱黄油
  - 椒盐脆饼干
  - 米饭
  - 面包
  - 木薯淀粉
  - 吐司
  - 酸奶
  - 百吉饼
  - 苏打饼干
  - 土豆
  - 大麦
  - 燕麦片或燕麦麸
- 软化大便的食物（增加排便量）
  - 青豆
  - 啤酒，酒精
  - 西蓝花
  - 新鲜水果
  - 葡萄汁
  - 生菜
  - 西梅 / 果汁
  - 辛辣食品
  - 油炸食品
  - 巧克力
  - 菠菜
  - 绿叶蔬菜
  - 人工甜味剂 / 甜味剂
  - 甘草
  - 咖啡
  - 高糖食品
  - 含咖啡因的饮料
- 粗纤维食物可能会引起堵塞
  - 干果
  - 葡萄柚，苹果
  - 坚果
  - 玉米
  - 葡萄干
  - 芹菜
  - 爆米花
  - 椰子
  - 瓜子
  - 凉拌卷心菜
  - 亚洲蔬菜
  - 香肠
  - 橙子
  - 菌菇

搬杂货等）。但是，过了此阶段，患者可逐渐恢复至以前的体力活动，包括举或推拉重物等。此时通常允许运动、锻炼和其他剧烈活动。

除了在患者康复前避免性交之外，手术后对性行为没有任何限制。腹痛、切口不适和会阴疼痛可能会在出院后的几周或更长时间内限制患者的性交次数。

10. 出院后指导

多数患者在没有护士帮助的情况下第一次护理造口时会感到一定程度的焦虑。建议将患者介绍给家居护理机构接受短期帮助，以便从医院环境过渡到社区环境。若计划需要临时的或长期的护理设施或回应有关保险问题时，应将患者介绍给社会服务机构。制定和医师及伤口造口失禁护士的随访预约。通常在出院后 2 周内，伤口造口失禁护士会预约在门诊见患者。根据医疗机构的情况，可以提供造口用品，或患者购买短期所需数量的用品，因为护士很可能会在门诊预约时对患者造口袋做出调整。造口患者回家时应携带书面说明、近期造口模式、当地供应商清单、产品代码和与手术相关的阅读材料等。运动和社会交往对身体和心理康复都很重要，条件允许时应鼓励患者散步、会见朋友、走出家门。

（三）出院后管理

长期的预期结果包括：①预防并发症；②恢复以前或期望的生活方式；③带造口生活的心理适应。

一般来说，没有造口、造口周围皮肤或造口袋并发症的患者能够更快地管理造口，并更容易恢复以前的生活方式和心理适应。因此，术前和术后的预防和规划是影响出院后结果的关键。造口手术和造口位置不良或缺乏有效的肠造口护理会导致并发症发生、患者适应延迟及额外费用（即造口用品、门诊就诊或造口修复等）[177, 183]。

1. 技术和教育方面

正在康复的患者可以独立护理造口，也可能需要配偶或朋友的帮助；在长期护理机构中，护理人员可能是其照顾者。无论在何种情况下，随着造口的收缩、腹部轮廓的改变以及有关造口周围皮肤护理或治疗问题的出现，都需要不断地对造口用品进行调整。此时也是教育患者特别重要的时间，因为正是患者和家属表达他们的疑问和担忧的时候。

应仔细回顾患者的基本资料。然而，此阶段的主要目标是预防并发症和练习独立护理。最初，住院患者需学会排空和更换造口袋。随着患者的康复和学习能力的提高，成功管理造口的标准也相应提高。当发生问题时，患者应很快就能发现并参与解决技术问题。如果出现造口袋渗漏，患者应评估底盘的背面，以确定浸渍发生的位置。这有助于确定需要对造口袋进行何种调整，以改善其密封性。如果造口袋粘贴不佳或不符合造口周围皮肤的形状，就会发生渗漏。患者还应知道体重增加会影响造口周围皮肤平面和腹部轮廓，也需要调整造口用品[183]。应在每次更换造口袋时例行检查造口周围皮肤状况。如果出现少量红斑或剥脱，可以用护肤粉独立处理。在潮湿的条件下，如果出现伴随卫星病变的发痒、红斑皮疹，则应考虑念珠菌感染，可使用抗真菌药物[186]。

2. 结肠造口灌洗

可以与降结肠或乙状结肠造口患者讨论的知识包括：自然排便法或结肠造口灌洗法。当患者开始恢复以前的生活方式时，日程安排、活动、运动或其他偏好可能影响排便的管理方式。过去，大多数患者会被教授选择灌洗法作为可接受的排便方式；而现在的做法是与患者讨论灌洗法的利与弊，让患者来做最后的决定。

自然排便法允许结肠造口使用造口袋来正常发挥功能。结肠造口患者可选择的造口袋种类繁多，如一件式或两件式造口袋，以及开口式或闭口式造口袋（带或不带碳过滤器）。每 24h 排空造口袋 1～3 次，5～7d 更换一次造口袋。需提供专门的饮食指导，以避免便秘。由于管理简单、耗时少，许多患者愿意持续使用这种方法。通过结肠造口灌洗来“控制”肠道功能的文章很多，这种方法可以让许多患者在不想排便的时候没有大便，但在可选择的情况下，大多数患者仍选择自然排便法，他们可以利用各种造口用品成功管理结肠造口。

另一种方法是选择结肠造口灌洗法。结肠造口常规灌洗的目的是调节肠道，避免在两次灌洗之间排便，操作旨在方便患者。应用该方法较成功的是那些之前有可预测的肠功能、预后良好、没有严重的身体或精神限制、有良好饮食习惯且没有应用药物或其他治疗而导致稀便的患者。常规灌洗的禁忌证包括无论何病因引起的腹泻、放射性肠炎、造口旁疝或由于肾功能衰竭需限制液体等。如患者有憩室炎、心绞痛、心肌梗死或肠痉挛病史，应采取预防措施 [187]。选择常规灌洗的患者需接受关于操作方法、时间要求和预期结果等方面的教育。

由于两次灌洗之间可能会有粪便渗漏，因此患者仍需使用造口袋。应与这类患者讨论排便管理需要考虑到长期的一些问题，如随年龄增长而出现的影响其独立灌洗能力的变化等。另外患者必须在住院或进入长期护理机构时明确告知医护人员，需要继续进行造口灌洗 [188]。

Jao 等 [189] 回顾性分析 223 例在梅奥诊所行腹会阴联合切除患者选择结肠造口灌洗作为管理方法的资料。134 例（60%）患者选择造口灌洗方法，获得良好的控便能力，两次灌洗间仅有轻微的粪便渗漏。在接受灌洗的患者中，48 例（22%）在两次灌洗之间有经常性的粪便渗漏，41 例（18%）由于多种原因停止灌洗。Dini 等 [190] 对 509 例因直肠癌行结肠造口患者作为造口灌洗潜在候选人进行了评估。其中 52 例患者被认为不合适，40 例患者拒绝学习该技术，其余 417 例（82%）患者采用灌洗法，其中 97% 患者达到 24～48h 的完全自制，没有患者发生结肠穿孔，31.6% 患者灌洗 1～5 年，10.3% 患者灌洗超过 5 年。患者每 24h 使用的造口袋数量减少 50% 以上。作者认为灌洗是一种简单、安全且具成本效益的结肠造口管理方法，在仔细选择患者后，应建议将造口灌洗作为康复的常规部分。Sanada 等 [191] 对 214 例造口患者进行了研究，评估采用自然排便法与结肠造口灌洗法的患者之间的日常活动和社会心理差异。作者发现，结肠造口灌洗能减少患者的痛苦、减少皮肤问题、减轻患者的经济负担。在日常活动方面，与自然排便患者相比，造口灌洗患者在洗澡和睡眠方面困难更少，户外运动的频率与术前相比保持不变，患者能够适应术后的日常活动。从社会心理学的角度看，造口灌洗患者比自然排便自尊程度更高，焦虑和担忧更少。所以必须对自然排便患者进行排便控制、气味管理的指导和大量的社会心理支持（图 32-37）[191]。

3. 随访

长期以来的研究支持了门诊随访的必要性。Follick 等 [192] 报道 131 例造口患者，84% 出现了至少一个方面的造口管理问题，53% 出现造口周围皮炎，38% 出现有渗漏，37% 发生造口袋问题，37% 有异味，34% 抱怨有噪音。克利夫兰诊所进行的一项针对回肠造口患者曾遇到问题的调查显示，49% 患者出现造口周围皮炎，42% 患者陈述有噪音和气味，29% 患者面临造口袋管理困难 [193]。基于这样的技术性发病率水平，需要在门诊对患者进行适当的干预治疗，并通过常规预防教育和随访尽量预防并发症的发生。

伤口造口失禁或肠造口治疗护理专家通常有常规的随访计划表。随访间隔时间是出院后 2 周内、1 个月、6 周、3 个月、6 个月及每年。内容包括评估造口和造口周围皮肤的状况以及自我护理技术、活动能力和性行为状况等。

还应提供关于脱水和补充电解质的随访教育和帮助，这在温暖的天气或剧烈的体力活动中尤其重要。

造口用品较昂贵。在美国，目前医疗保险报销 80% 的医疗必需造口用品。但是，“医疗必需”并不包括所有可用的用品。目前医疗保险报销的项目包括清洁剂、辅助用品、造口袋盖和附加的封闭夹子等。此外，还提供合理应用造口用品的指南。美国联合造口协会和伤口造口失禁护理协会等组织已在游说，以改变医疗保险带来的一些资金障碍[187]。在某些情况下，已经增加了物资分配的最大数量；例如，最初限制为每月 10 个的可排出式造口袋的使用量已增加到 20 个。如果患者需要的物品量超过了医疗保险允许的数量，医生可以提供一封信，说明这些额外物品的医疗必要性[194]。在加拿大，资助造口用品是省级授权任务；各省之间存在差异，从分配 75% 的保险覆盖率到无省级保险覆盖的项目均有[195]。确定私人保险是否提供保险覆盖所需的详细信息，最常见于保单中的假肢装置或耐用医疗用品部分[196]。

（四）造口局部及周围皮肤问题

1. 造口撕裂

造口撕裂可能是由于造口袋底盘贴得过于靠近并滑向造口所致，或佩戴不合适腰带引起（图 32–38）。视力障碍患者会因造口用品使用不当而导致造口外伤。最常见的撕裂部位在造口下缘。纠正造口底盘开口大小并尽量停用腰带可缓解这一问题。当视力有问题时，需要家庭健康助理帮

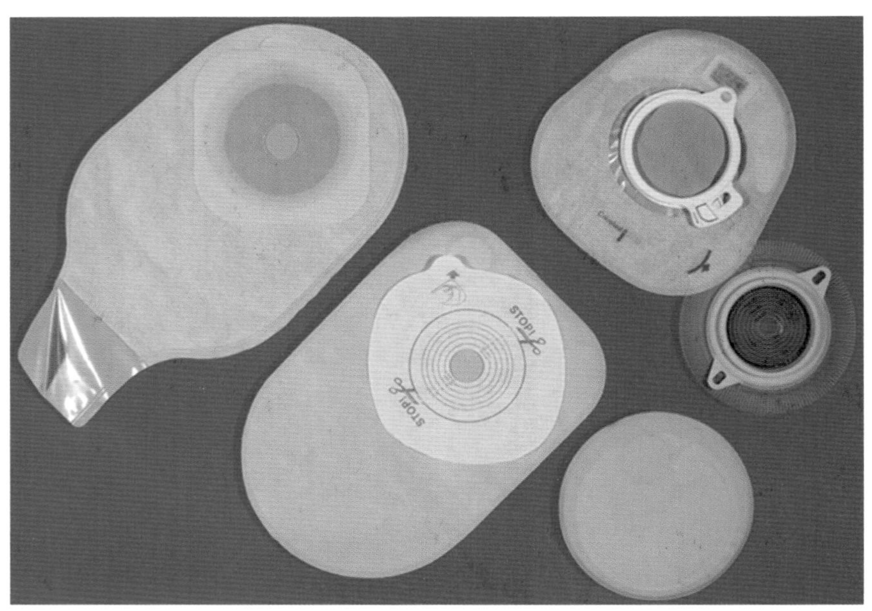

◀ 图 32–37 供采用灌洗方法的患者选择的结肠造口袋

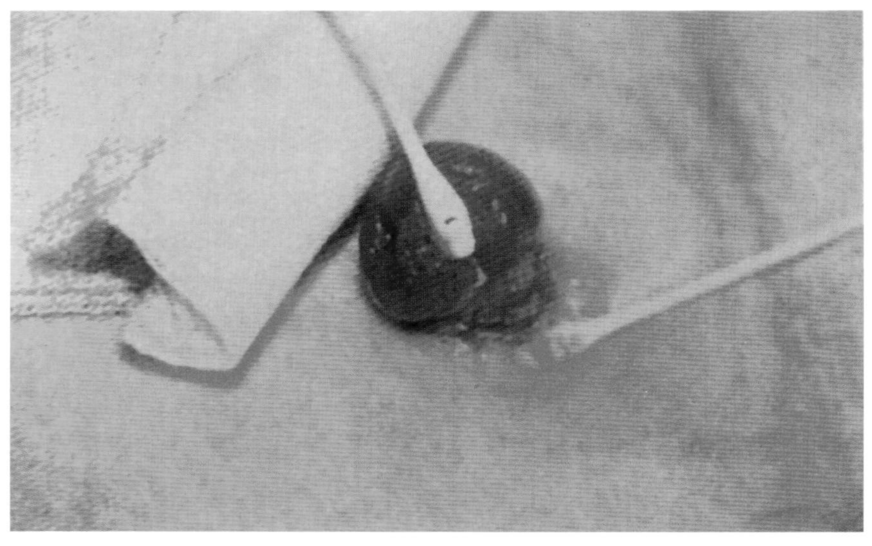

◀ 图 32–38 造口袋引起的造口撕裂

助患者更换造口用品，以防止进一步的创伤。在伤口上使用水胶体粉末（护肤粉）有助于其愈合。

2. 接触性皮炎

造口患者出现接触性皮炎，是皮肤对外部药物的反应。其病因分为刺激物引起或过敏反应引起[197]。刺激性接触性皮炎是最常见的类型，由于去除造口袋时对皮肤造成机械损伤、皮肤与造口排泄物接触，或因清洁剂、黏胶或其他产品单独或联合刺激而引起（图32-39）。刺激性接触性皮炎的治疗包括去除刺激性化学物质、调整造口袋以及经常对患者进行宣教等。通常不用对造口周围皮肤药物治疗。当潜在病因去除后，该问题就可解决。如果皮肤出现红斑和潮湿，用Stanley操作将有助于吸收水分，并提供一个完整的皮肤表面来粘贴造口袋；该操作包括在任何脱落的造口周围皮肤上使用三层皮肤隔离粉和（或）涂抹无酒精的皮肤制剂，每一层都需完全干燥后再进行后续操作。

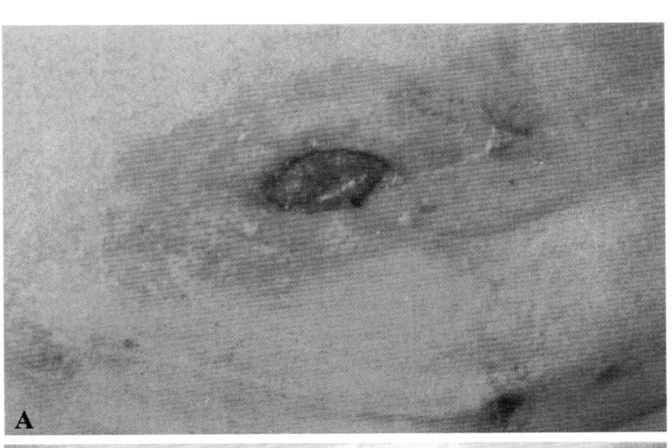

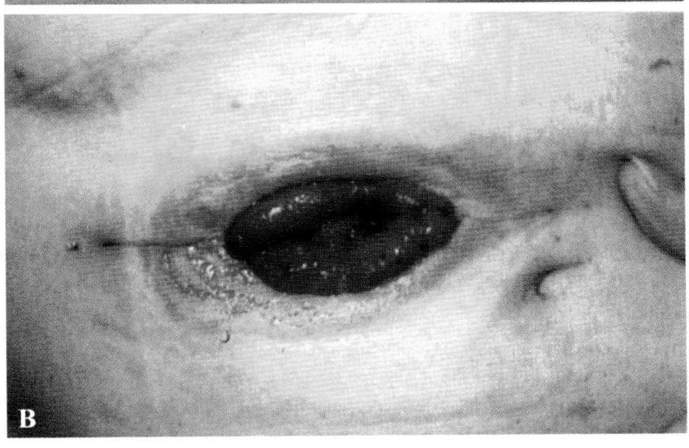

▲ 图32-39　接触性皮炎

A. 造口用品使用不当引起的机械性接触性皮炎；B. 粪便刺激引起的化学性接触性皮炎

过敏性接触性皮炎是指对特定造口产品的过敏反应（图32-40）。由于过敏性接触性皮炎比较少见，因此首先应寻找是否有刺激物原因很重要。假如考虑为过敏原因，则应进行斑贴试验，以确定病原体并确认过敏反应。重要的是不要将简单的刺激性接触性皮炎归因于过敏反应，因为这将限制患者使用与过敏反应有关的粘贴材料，即使该材料可能对患者有用。

3. 酵母菌感染

念珠菌感染常频繁发生于各种类型的造口周围皮肤（图32-41）。虽然念珠菌感染往往发生在体弱的宿主，但多数造口周围念珠菌感染是由于局部条件如造口袋底盘渗漏合并念珠菌在底盘黏合剂下扩散所致。念珠菌感染以鲜红色原发灶伴发卫星样丘疹性病变为特征。患者常见症状为皮肤发痒和灼热感。治疗方法是在更换造口袋时使用制霉菌素粉，直至感染消失。

4. 假性上皮瘤增生

假性上皮瘤增生（PEH）表现为反复暴露于高度液化或腐蚀性粪便中的上皮疣状增厚（图32-42）。根据严重程度不同，受影响的区域表现为疼痛及容易出血等。确切的处理方法是选择一款能保护造口周围皮肤免受排泄物接触的产品。硝酸银棒或电灼可用来止血[191]。开始时需要更

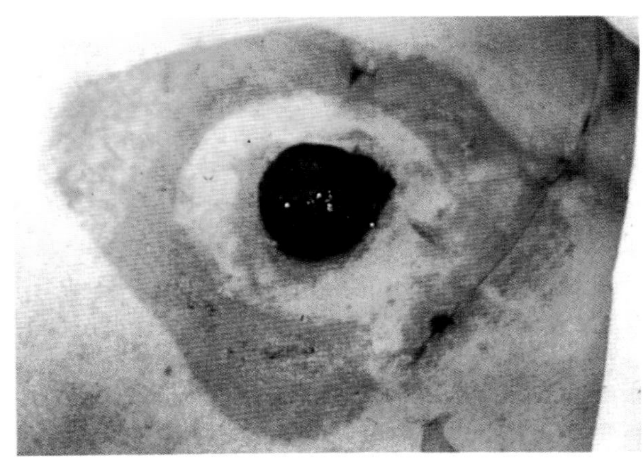

▲ 图32-40　对造口袋黏胶产生反应而引起的过敏性接触性皮炎

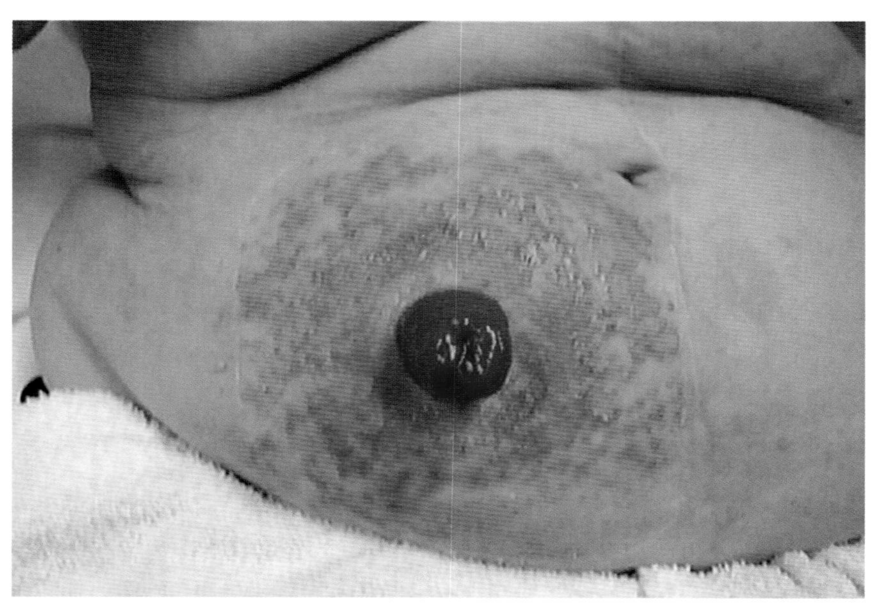

◀ 图 32-41 回肠造口周围念珠菌病

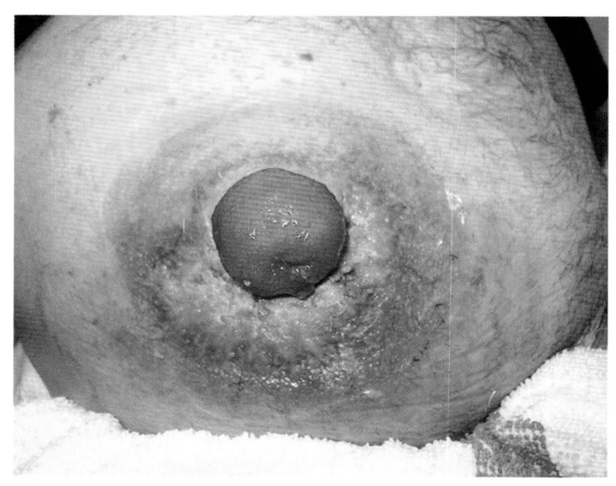

▲ 图 32-42 皮肤长期暴露于排泄物导致增生

频繁地更换造口袋，以保护受影响的区域并保持舒适度[191]。在可疑的情况下，活检排除癌症。

5. 坏疽性脓皮病

坏疽性脓皮病可能与克罗恩病、慢性溃疡性结肠炎或恶性肿瘤有关（图 32-43）。1930 年 Brunsting 首次报道了该病，发生在大约 2% 因克罗恩病或溃疡性结肠炎造口的患者[195-199]。临床表现为不规则的溃疡坏疽区，边缘呈不规则紫色。最初皮肤可能会出现瘀斑，患者主诉疼痛；随后病变出现隧道，导致坏死溃疡灶增大，周围出现紫色区域。临床上采用多种方法进行治疗，包括皮质类固醇（局部、全身和病变内部用药）、抗生素和生物制剂（如肿瘤坏死因子拮抗药）等。局部处理包括使用造口产品时应有足够的密封以及控制伤口疼痛和感染，同时采用伤口湿性愈合的原则。在某些情况下，色甘酸钠喷雾剂与倍他米松双丙酸软膏联合使用有效，且不影响造口袋密封性。根据伤口护理原则，适当清洁并使用抗菌吸收银敷料（如爱康肤银或爱银康）可减轻细菌负荷及促进愈合[200]。进一步的渗液控制可以在粘贴造口袋之前通过在敷料上覆盖一层水胶体，如多爱肤（Convatec）或康菲尔（Comfeel）来实现。局部注射类固醇（如曲安奈德溶液，每隔 2 周注射 10mg /ml，共 2～3 次）可能最理想，因为它是在更换造口袋时间歇性注射，且不会影响底盘粘贴。对 9 项干预性研究的系统回顾发现，使用肿瘤坏死因子拮抗药可使 21%～25% 患者达到完全缓解，在 13 项非干预性研究中，92%～100% 患者达到完全缓解[201]。外用他克莫司同样有效[202]。

Kiran 等[203]报道了造口周围坏疽性脓皮病的治疗效果。临床诊断主要依据典型的疼痛性、潜行性造口周围溃疡等表现。潜在疾病为克罗恩病 11 例，溃疡性结肠炎 3 例，不确定性结肠炎

1 例及后尿道瓣膜 1 例。在发生造口周围坏疽性脓皮病时，69% 患者潜在疾病是活动性的。造口护理、溃疡清创及潜行性边缘去顶术、皮质类固醇病变内注射可达到 40% 完全缓解率和 40% 部分缓解率。接受英夫利昔单抗治疗的 5 例患者中，4 例有效。采取所有方法治疗的患者，包括 7 例造口移位的患者，完全缓解率为 87%。作者的结论是，对于造口周围坏疽性脓皮病患者，局部伤口处理和伤口造口失禁护理是非常重要的。对于其他治疗无效的持续性溃疡，才考虑行造口移位，因为新的造口周围也会发生坏疽性脓皮病。

6. 银屑病

银屑病可见于造口周围皮肤，表现为边界清楚的、红斑样、渗出性、丘疹样病变或鳞屑斑块（图 32-44）。治疗包括使用固体形式的皮肤屏障，如 Hollister 银屑病敷料。有时可能需要用糖皮质激素辅助治疗。

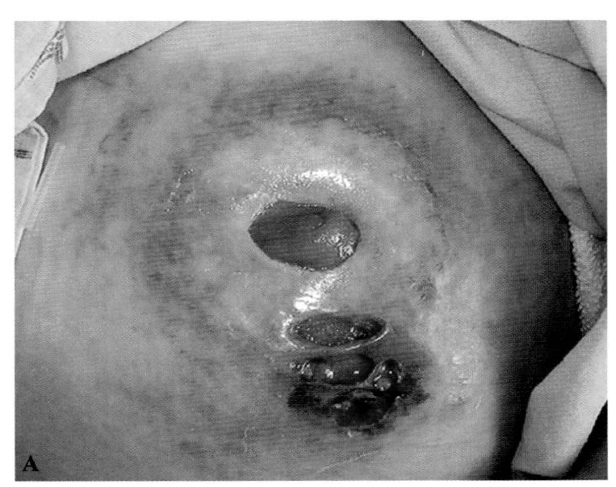

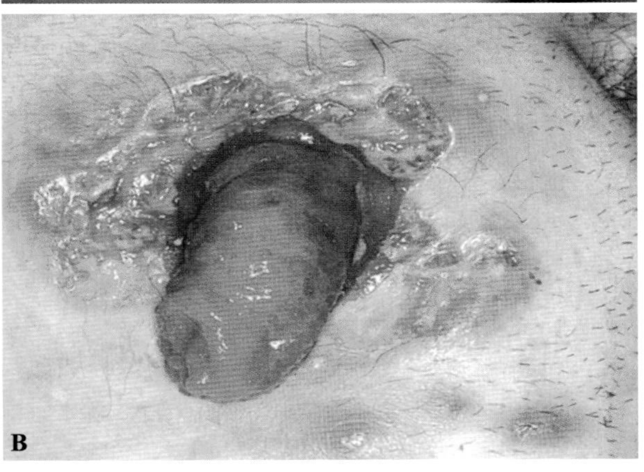

▲ 图 32-43 **A.** 克罗恩病患者的乙状结肠造口周围有坏疽性脓皮病；**B.** 克罗恩病患者回肠造口周围坏疽性脓皮病

7. 复发性造口周围癌

在造口周围皮肤或造口本身出现癌复发会生成严重的管理问题，因为难以控制造口袋漏气和局部不适感（图 32-45A），需要经常调整造口袋。恶性肿瘤复发最好是通过切除及重建造口来治疗，但这并不总是可行的，因为造口癌复发往往是晚期恶性肿瘤广泛转移的标志 [138]。

腺癌发生在回肠造口与皮肤交界处极为少见；回肠癌和慢性溃疡性结肠炎共存的情况非常罕见，且患者因慢性溃疡性结肠炎切除术后再发回肠癌也非常罕见。截至 1993 年的文献回顾显示只有 12 例这类病例 [204]。报道有 4 例因家族性腺瘤性息肉病行全大肠切除术和回肠造口的患者，其 Brooke 回肠造口发生原发腺癌 [204]。最近的一次回顾报道了另一例病例，并提出还有 35 例此类病例 [205]。最常见的体征和症状包括出血、溃疡和回肠造口处出现脆性肿块（图 32-45B）；此外，还会出现疼痛、间歇性回肠造口梗阻、狭窄和回缩等症状。这些临床表现可能发生在慢性溃疡性结肠炎初次手术后的数十年 [206]。

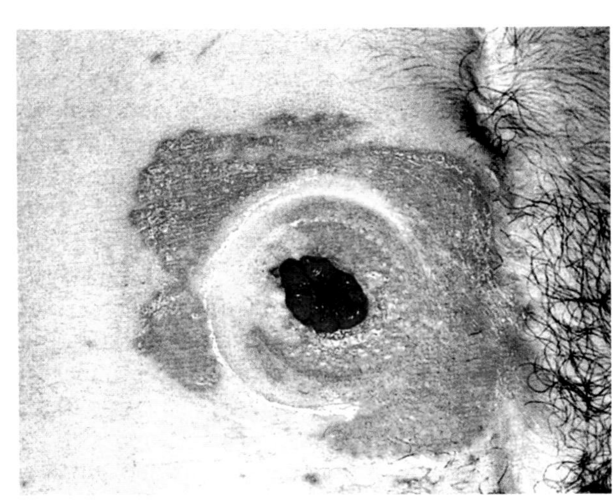

▲ 图 32-44 脐周及造口周围皮肤银屑病

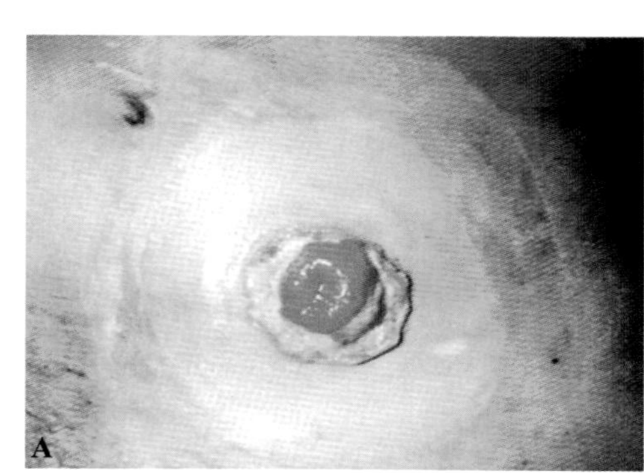
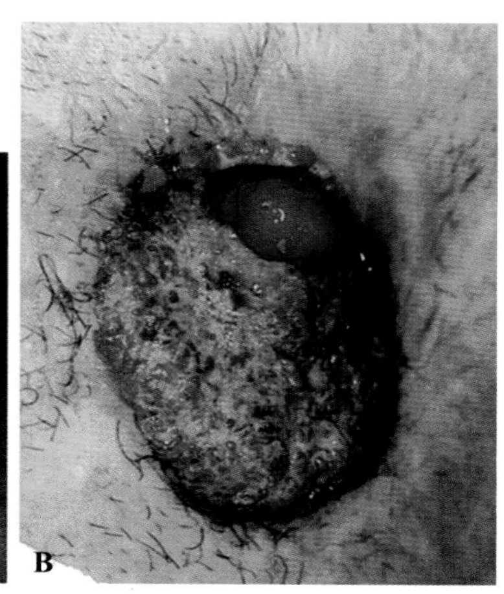

◀ 图 32-45 **A.** 乙状结肠造口周围复发腺癌；**B.** 邻近回肠造口出现部分环绕的外生性息肉样脆性肿块 [195]

回顾 2003 年之前的文献，有一篇提到结肠造口部位发生异时性腺癌。作者发现，1983—1997 年，日本外科协会仅收到另外 7 例病例报告 [207]。不能仅依靠对可疑病变的活检来明确诊断，因为在报道的患者中有 50% 活检结果仅为炎症，而随后为这些患者进行的回肠造口修复切除术显示在切除的标本中发现腺癌。因此，建议在活检标本中出现非典型增生时需要进一步的活检。治疗包括回肠造口周围腹壁扩大切除、邻近回肠切除和回肠造口重建。Carey 等 [208] 报道的 16 例回肠造口腺癌患者中，只有 2 例有淋巴结转移，2 例出现局部复发，4 例死亡，其中 1 例为不可切除的局部复发，另外 3 例为广泛转移。

（五）生活质量

随着时间的推移，人们的需求会发生改变，当面对癌症或失能性慢性疾病，并具有治愈的希望时，造口似乎是一个小的代价。然而，长期来看，有些患者生活得很好，有些患者则生活困难。生活质量是通过判断患者身体健康、功能状态和心理健康来衡量的。心理适应反映在患者回归到以前的活动和社会关系上，这通常很有可能。手术前长期患病的患者，康复后社会活动和运动参与水平增加。然而，多个报道显示造口患者适应期内有明显的并发症发生率。因此，造口患者的心理适应不能任其发展，认识到此隐患并采取支持性干预措施有助于其长期适应。

性是一个经常讨论的问题。需关注男性患者对阳痿和不育的担忧。直肠癌术中对神经的损伤可能影响勃起和射精。而在良性疾病中，直肠切除术后性功能障碍的发生率明显减少。基于疾病和性功能障碍的风险，患者可能希望储存精子或避免行直肠切除 Hartmann 手术。在女性，性交困难可能是由于直肠癌切除术后阴道润滑减少或阴道缩小所致。术前患者的性欲状态和对性感兴趣的伴侣可能也是术后重建亲密关系的重要因素。无论是异性恋还是同性恋者，如曾接受直肠切除术，并曾进行过肛交，必须告知其造口不能代替肛门 [209]。

身体形象的改变会对造口患者康复过程产生巨大的影响。Helman[210] 将身体形象称为个体对概念或“地图”组合的感知，这些概念和地图帮助我们理解身体的结构和功能。当患者接受造口手术时，身体的地图就发生改变。此外，接受造口手术的患者发生渗漏时会暴露隐私，且持续需要外部粪便收集装置在体外完成体内排便功能。造口患者会因为偏离年轻和美丽的标准而受到歧视。他们经历了外表看起来正常，但由于身体隐藏的变化而感觉不正常的二分法 [210]。由于恐惧和尴尬，这种身体形象的改变会对人际关系产生一定影响。

Carlsson[211] 研究了 21 例年龄在 36—65 岁的

回肠造口患者，发现他们最担忧的问题包括亲密行为、获得优质医疗、精力水平、性欲丧失、产生异味、成为他人的负担、性表现能力、吸引力以及对自己身体的感受等。

社会心理支持是长期的工作。重要的是要为患者和家属提供表达疑问和解决问题的机会，影响社会交往的技术问题通常可以得到解决。造口支持小组成员可以用积极的态度来鼓励患者，有时可以推荐患者接受心理咨询。无论什么情况，高质量的转诊和持续随访可以帮助患者更好地渡过心理适应。

Karadağ 等[212]研究了结肠造口灌洗（*n*=16）、非结肠造口灌洗（*n*=15）和回肠造口（*n*=15）患者所面临的问题。采用消化道疾病生活质量问卷 15（DDQ–15）分析造口治疗前及治疗后 3 个月的生活质量。同时在造口治疗前和治疗后 3 个月采用第二份包括 11 个问题、答案为是或否的问卷，以更具体地确定每位患者的造口相关问题，以及在给定时间内每组患者出现每个问题的频率。总的来说，造口治疗后的平均生活质量评分明显高于造口治疗前。在造口治疗前，结肠造口灌洗组患者的生活质量评分最高，回肠造口组最低。所有患者在造口治疗后 3 个月的生活质量评分均显著高于术前；同样地，治疗后结肠造口灌洗患者的评分明显高于非结肠造口灌洗患者和回肠造口患者。经造口治疗后，穿衣、洗澡和参加体育运动等各项指标均有明显改善。这些发现证实了结肠造口或回肠造口对患者生活质量有深刻的负面影响，但由专业团队对其提供专业咨询可显著提高患者生活质量。

最近，Karadağ 等[213]记录了结肠造口灌洗对患者生活质量影响的结果。当灌洗成功时，它可提供规律的、可预测的排便模式，两次灌洗之间仅需要一个小遮盖物来保证安全。采用 DDQ–15 和简表 –36 对 25 例永久性端式结肠造口患者造口治疗前和治疗后 12 个月的生活质量进行分析。同时，对 10 例类似的左侧结肠造口患者进行对照分析，这些患者也接受了咨询，但不同意结肠造口灌洗。结果发现在选定的端式结肠造口患者中，结肠造口灌洗能有效地实现排便自制，且无并发症或显著不良反应。造口治疗后两组患者的 DDQ–15 评分均有显著提高，灌洗组 DDQ–15 评分明显高于非灌洗组。虽然造口治疗后两组间没有任何简表 –36 的项目量表发生显著差异，但结肠造口灌洗治疗明显改善了因身体问题、社会功能、情绪问题、一般心理健康、活力及身体疼痛等导致的角色限制；相反，非灌洗组患者仅在社会功能和一般心理健康方面有明显改善。

（六）专科操作

1. 更换造口袋用品

每 4～7d 更换 1 次造口袋，或在出现渗漏时更换。尽量在造口排出量最少的时候更换，通常是在清晨或饭前。最好在浴室更换造口袋，视野良好且有柜台空间。坐轮椅的患者应在椅子上进行操作。（当患者在医疗机构中且有护士提供护理时，最好取仰卧位。然后采用常规预防措施）。

(1) 物品准备：造口袋、造口测量尺、造口袋夹子、柔软卫生纸、备用剪刀、造口袋模具（可选）、防漏膏（可选）、护肤粉（可选）、辅助用品（可选）、塑料垃圾袋。

(2) 组装造口袋：①用夹子关闭造口袋排放口；②如果造口袋底盘的开口需要剪裁，可使用造口袋模具将尺寸大小描绘在底盘上，裁剪开口；③撕下底盘黏胶背纸；④如需要使用防漏膏，可在造口底盘中心孔周围涂抹一小圈防漏膏。

(3) 去除污染造口袋：①湿润黏胶剂，开始轻轻移除造口袋，拉开黏胶剂的同时固定住对应皮肤；②将污染造口袋丢弃在塑料袋中，保存好夹子和其他可重复使用的配件。

(4) 佩戴清洁造口袋：①使用干纸巾清除造口及皮肤上任何黏液、粪便或糊状物；②用水冲洗并用柔软纸巾清洁造口周围皮肤，避免擦洗皮肤和使用油腻的肥皂；③手中准备好柔软纸巾，以便造口排便时收集粪便；④确保造口周围皮肤完全干燥；⑤在任何发红或发炎的皮肤上涂抹护肤粉，用纸巾清除多余部分；⑥粘贴造口袋，贴平造口袋边缘以避免粘胶起皱；⑦用手轻轻按压造口袋，确保底盘与皮肤密封接触；⑧在更换造口袋的过程中，经常出现回肠造口排便，从而污染操作区域。一个可以用来控制回肠造口排泄物的技巧是在清洁皮肤和涂抹底盘防漏膏时在造口内置入一个止血棉球。然后，在粘贴造口袋之前，将棉球取出，从而保持操作区域清洁。使用水溶性润滑剂有助于将棉球置入造口内。

2. 结肠造口灌洗术

常规结肠造口灌洗的目的是调节肠道功能。每天应在同一时间进行，大约需要 1h。结肠造口灌洗的患者教学手册如下。

(1) 准备一套带锥形灌洗头的灌洗套件。

(2) 将大约 1000ml 的温水倒入灌洗袋中，把袋子挂在浴室的挂钩上，以便清晰可见。

(3) 坐在马桶前的椅子上。

(4) 去除结肠造口袋。

(5) 套上灌洗套管，将造口置于环中央。

(6) 把套管的末端放进马桶；可以用腰带或粘胶剂连接套筒，或将套筒连接至底盘凸缘上。

(7) 流动水排尽灌洗管道中的空气进入套管。

(8) 用水溶性润滑剂润滑锥形灌洗头。

(9) 将灌洗头轻轻插入造口内。

(10) 将灌洗头固定于造口内，以防操作过程中水流出。

(11) 将水缓慢注入结肠，通常需时 5min；如果出现肠痉挛，则暂停灌洗，直至感觉舒适为止；如果感到头晕，停止灌洗，安静坐着休息，或者喝一杯水；头晕通常是因水流过快或使用冷水导致。

(12) 水全部进入结肠后，取出灌洗头，夹住套管顶部。

(13) 重要的是当粪便开始返回套管并进入马桶时，需坐在马桶上约 15min；操作过程中可以冲洗厕所。

(14) 当结肠排净粪便后，将套管冲洗干净，夹紧底部；放好套管后可以离开浴室。

(15) 通常大约需佩戴套管 45min 以收集可能排出的粪便；灌洗结束后，佩戴清洁的造口袋；用温和的肥皂将套管洗净。

3. 回肠造口灌洗术

回肠造口灌洗可用于清除食物团块梗阻，最常在急诊室进行。

(1) 准备物品：500ml 盐水、一次性灌洗套管、60ml 注射器、锥形灌洗头或导管、盆及水溶性润滑剂。

(2) 去除回肠造口袋。

(3) 冲洗并擦干造口周围皮肤。

(4) 连接一次性灌洗套管。

(5) 润滑灌洗头或导管。

(6) 注射器抽取生理盐水并连至导管。

(7) 将灌洗头或导管插入造口，缓慢注入液体。

(8) 重复注入生理盐水，让液体排出。

该操作不是保留灌肠，如果液体滞留肠内，患者可能会很不舒服，所以允许在两次注水间排出生理盐水。

（七）造口管理产品

1. 黏合剂

黏合剂用于将造口袋粘贴于造口周围皮肤，包括用于固定造口袋的纸带。大多数造口袋都有粘贴背面。黏合剂也是固体皮肤屏障的组成部分。然而，当不使用固体皮肤屏障或需要附加黏性时，可能需要黏合剂。造口底盘需要使用黏合剂，黏合剂有圆盘型、胶带型、喷雾型和膏型。

2. 除臭剂

除臭剂有内服和外用两种形式。内服除臭剂为非处方制剂（如次没食子酸铋和叶绿素），每天可多次口服。外用除臭剂有液体、粉末、片剂和喷雾等剂型。液体、粉末和片剂是用于造口袋内，喷雾剂则用作房间除臭剂。

3. 灌洗器

结肠造口灌洗器或肠道准备器材为成套包装，且可更换部件。

4. 造口袋

造口袋是容纳排泄物的外部收集装置，可以是一次性或可重复使用，有黏性或无黏性，可排出式或底部封闭，透明或不透明等类型。封闭式造口袋适用于结肠造口、造口灌洗或黏膜瘘患者。大多数封闭式和可排出式造口袋提供带或不带碳过滤器的窗口，以排出无异味气体。目前也有"无夹"可排出式造口袋，其开口无须使用硬质塑料夹即可封闭。造口袋包括一件式或两件式（图 32–46），大多数的造口患者更喜欢两件式造口袋。

5. 皮肤屏障

皮肤屏障保护造口周围皮肤免受排泄物和黏合剂的伤害。皮肤屏障有膏状、粉状、密封剂，以及环状和圆片状等。

6. 防漏膏

膏状皮肤屏障用于填塞或填充造口周围区域内不平整的皮肤表面，通常位于造口的底部。如造口粘贴防漏膏和 Hollister 高级屏障防漏膏。

7. 护肤粉

粉末屏障通常由果胶或卡拉亚制成，是用于治疗造口周围皮肤的可吸收物质。由类似于圆片状皮肤屏障的材料构成。

8. 密封剂

该产品包含一种共聚物液体薄膜，用于需要粘贴的造口周围皮肤或任何皮肤表面。密封剂可减少机械损伤，保护皮肤不受潮，并将粉末和药物固定于皮肤上。皮肤屏障密封剂有 2×2in 大小擦拭片、瓶状和喷剂。大多含有酒精，因此它们不适用于发红或发炎的皮肤。

9. 环状和圆片状皮肤屏障

也称为固体形式的皮肤屏障，可为盘状、圆片状和条状产品，以保护造口周围皮肤免受排泄物和出汗的影响。可作为单件提供，或附着在造口袋的黏合衬垫上，由果胶、明胶或卡拉亚组成。固体皮肤屏障配有用于连接造口袋的塑料卡环（图 32–47 和图 32–48）。

10. 附件

(1) 腰带：有两种类型的腰带：造口腰带和腹部支撑腰带。造口腰带与造口袋相连或环绕在造口袋周围，对造口底部产生压力。腹部支撑腰

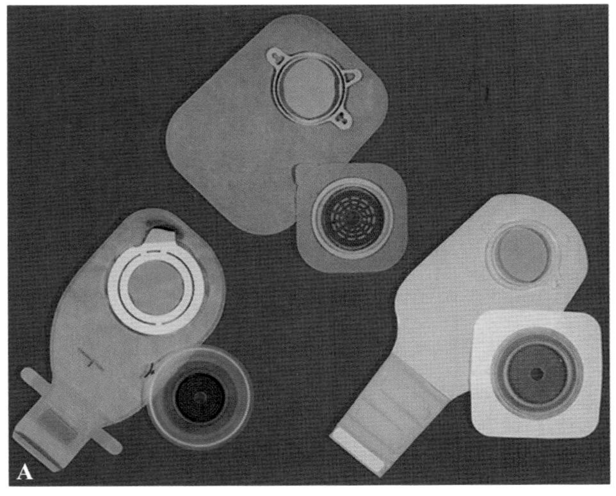

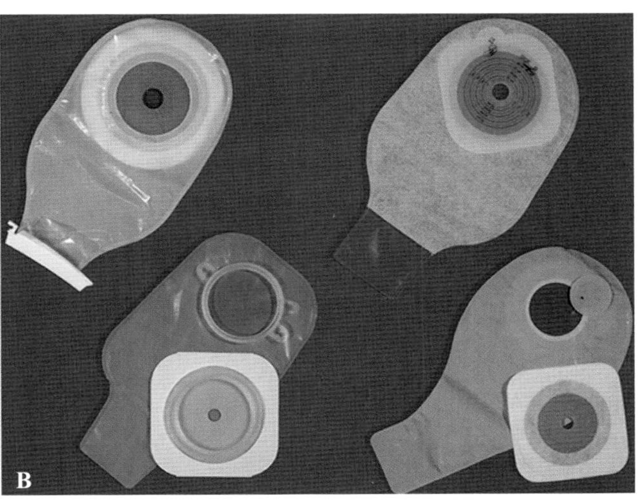

▲ **图 32–46　造口袋**

A. 无夹子可排出式和封闭式造口袋；B. 一件式和两件式可排出式造口袋

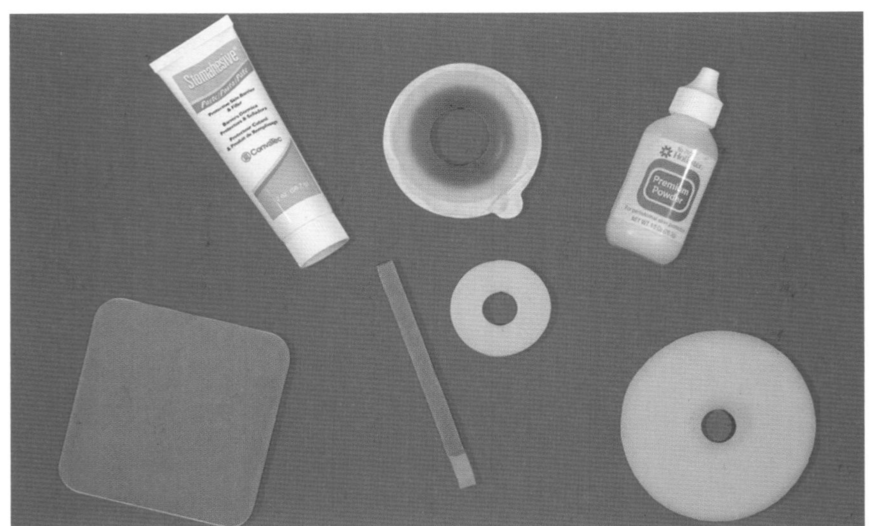

◀ 图 32-47　圆片状皮肤屏障

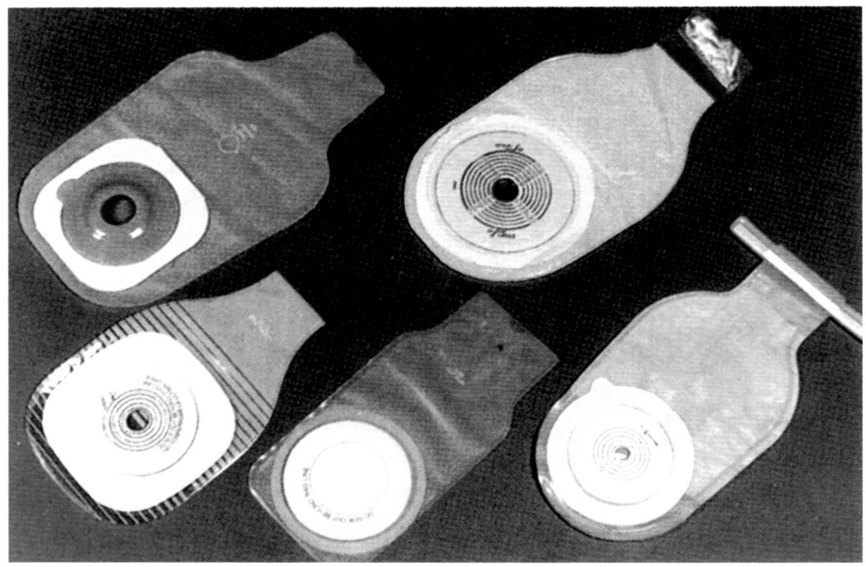

◀ 图 32-48　造口袋皮肤屏障组合

带为 3～9in 宽，且有一个在造口周围区域环绕造口袋的开口（图 32-27）。

(2) 夹子：塑料、橡胶和金属夹子用来关闭可排出式造口袋底部的开口。

(3) 结肠造口塞：阻塞性结肠造口塞插入造口并固定在完整的皮肤屏障凸缘上。只有在对患者进行仔细评估并要求密切随访的情况下才适用。

(4) 造口袋盖：为织物服装材料，设计成适合造口袋底盘大小，并覆盖造口袋的塑料部分，使患者的皮肤不接触塑料。

(5) 皮肤护理产品：含黏合剂溶剂、皮肤清洁剂、保湿剂和抗真菌制剂。应避免滥用，在日常患者管理中并不重要。

第33章 便 秘
Constipation

Rajeev Peravali David G. Jayne 著
郭雄波 译
窦若虚 校

摘要：便秘问题由来已久，人们尝试过用各种治疗方法来解决这一全球性难题。便秘患者，通常为年轻女性，可能在排便前几天甚至几周均处于痛苦之中。对于许多患者来说，无论是否定期使用灌肠剂，使用不同的泻药和（或）栓剂已经成为普遍现象。本章将阐述便秘及其病因、调查研究、诊断和治疗方法。

关键词：便秘、病因，诊断，外科治疗，内科治疗，生物反馈，饮食，泻药，结肠无力，排粪造影

一、概述

便秘问题由来已久，人们尝试过用各种治疗方法。在古代，中国人用木质滚筒按摩腹部治疗便秘。现代的便秘患者，通常为年轻女性，可能在排便前几天甚至几周均处于痛苦之中。对于许多患者来说，使用不同的泻药和（或）栓剂，伴或不伴定期使用灌肠剂，已经成为普遍现象。

对于什么是正常的排便习惯，不同人群的看法大相径庭。根据 Rome Ⅱ标准，英国便秘患病率大约为 8.2%[1]。英国的另一项调查研究显示，39% 的男性和 52% 的女性在超过 25% 的情况下会用力排大便[2]。美国慢性便秘的患病率为 2%～28%[3-8]。

二、定义

便秘是一种症状。患者不同，文化和地区不同，便秘的含义则不相同。瑞典的一项人口研究发现，需要服用缓泻药是便秘最常见的表现形式（57% 的受访者）；该研究还发现，女性（41%）认为排便次数少代表便秘的比例是男性（21%）的 2 倍，而认为大便困难（43%）、排便用力（24%）、便时疼痛（23%）是便秘症状的男女比例相同[9-16]。由于这种模糊性，国际专家小组制定了罗马（Rome）定义，便秘的最新 Rome Ⅲ定义见表 33-1。

Probert 等[2]将自我感知的便秘和“罗马”定义与经过验证的全肠道传输时间估计进行比较，发现这两个定义之间几乎没有一致之处。根据一种或两种主观定义，101 名女性被归类为便秘，其中 64 人排便时间正常。基于这些和其他数据，作者质疑“罗马”定义的有效性，以及基于个人感知的任何其他定义，除了排便减少这一点。许多人认为自己便秘，只是因为他们排便费力和有排便不尽感。这些症状也出现在肠易激综

表 33-1 **Rome Ⅲ功能性便秘标准**

一般标准
• 6 个月内便秘至少 3 个月 • 每 4 次排便中至少有 1 次符合具体标准 • 不足以诊断炎性肠病 • 无大便，或少有稀便
具体标准（2 个及以上表现）
• 大便费力 • 大便呈块状或质硬 • 排便不尽感 • 肛门直肠阻塞感 • 需要手法或手指辅助排便 • 每周排便少于 3 次

合征中。因此，将排便频率作为临床指导是合理的。Drossman 等 [11] 对 789 名学生和医院员工进行了调查，发现 4.2% 的人每周排便 2 次或更少。目前，一些人专用便秘一词来描述结肠慢传输导致的大便频率每周少于 2 次的情况，而专用排便障碍或梗阻来指所有与排空障碍相关的症状。Devroede[17] 认为，符合下列任何一种情况，患者都应被视为便秘：①大便重量小于 35g/d；②多渣饮食（30g 膳食纤维）后，女性每周排便少于 3 次，男性每周排便少于 5 次；③超过 3 天没有排便。Agachan 等 [18] 根据以下几个方面制定了便秘评分系统：排便频率、排便困难、腹痛、每次排便所需时间、排便所需辅助、每 24h 排便失败次数以及便秘持续时间。这个评分系统对临床和科研都具有价值。

三、病因学

便秘的原因多种多样，其分类也各种各样 [19-21]。框 33-1 中的分类虽非详尽无遗，但已相当全面。

（一）饮食和习惯

Burkitt、Painter、Walker 等的流行病学研究 [21-23] 非常重要，表明食物中的纤维含量是决

框 33-1 **便秘原因分类**

- 机械性梗阻：
  - 结直肠肿瘤
  - 憩室病
  - 狭窄
  - 肿瘤或其他的外部压迫
  - 重度直肠前突
  - 巨结肠
  - 术后异常
  - 肛裂
- 神经系统疾病 / 神经病变：
  - 自主神经病变
  - 脑血管疾病
  - 认知障碍 / 痴呆
  - 抑郁症
  - 多发性硬化
  - 帕金森病
  - 脊髓病变
- 内分泌 / 代谢状况：
  - 慢性肾病
  - 脱水
  - 糖尿病
  - 重金属中毒
  - 高钙血症
  - 高镁血症
  - 甲状旁腺功能亢进
  - 低钾血症
  - 低镁血症
  - 甲状腺功能减退
  - 多发性内分泌腺瘤Ⅱ型
  - 卟啉病
  - 尿毒症
- 胃肠道疾病和局部疼痛情况：
  - 肠易激综合征
  - 脓肿
  - 肛裂
  - 肛瘘
  - 痔
  - 肛提肌综合征
  - 巨结肠
  - 痉挛性直肠痛
  - 直肠脱垂
  - 直肠前突
  - 肠扭转
- 肌病：
  - 淀粉样变性

（续框）

- ◆皮肌炎
- ◆硬皮病
- ◆系统性硬化症
- • 饮食：
- ◆节食
- ◆液体丢失
- ◆低纤维饮食
- ◆厌食、痴呆、抑郁症
- • 处方药
- ◆抗抑郁药
- ◆抗癫痫药
- ◆抗组胺药
- ◆抗帕金森病药物
- ◆抗精神病药
- ◆解痉药
- ◆钙通道阻滞药
- ◆利尿药
- ◆单胺氧化酶抑制药
- ◆阿片制剂
- ◆拟交感神经药
- ◆三环类抗抑郁药

定粪便重量或体积以及结肠传输速度的主要因素。西方的饮食中常出现膳食纤维不足，导致产生量少而浓缩的大便，而高纤维饮食的人群排便习惯正常，每天有 2～3 次量大而松软的排便[24]。由于肠蠕动由肠道的扩张刺激引起，所以当食物的体积不足以引起正常扩张时，肠蠕动往往相对缓慢而迟钝。过量摄入会使粪便变硬的食物如加工过的奶酪等，以及摄入液体不足可能是导致大便变硬的原因。缺乏锻炼也会减少结肠活动。

反复忽视便意会导致对排便反射不敏感，进而导致感觉机制的适应，使得下一次推进波的到来也不能产生足够的便意，最终失去所有自然的周期性排便冲动。

患者通常会认为每日排便对身体健康是必要的。这种观念可能导致长期滥用刺激性缓泻药。当通便药将肠道完全排空后，通常需要 2 天才能积累足够量的粪便物质来刺激排便的欲望。尽管这看来显而易见，但没有排便往往会增加已将注意力集中在肠道功能上的患者的痛苦。（由于第 2 天没有排便而进行的）不必要的导泻将加重肠道负担，最终导致自然排便习惯的完全丧失（泻剂结肠）。

不良的工作条件、旅行和住院等环境因素可能会导致患者忽视大便。显然，有些只是暂时的问题。

（二）结构或功能紊乱

便秘可能只是肠道结构紊乱患者的几种症状之一。便秘与其他症状相结合可以引导医生做出合适的诊断，这往往需要借助某些检查手段。梗阻性病变显然可以解释便秘，但患者可能表现为便秘和腹泻交替。肛门损伤疼痛的患者同样会因为害怕排便疼痛而抑制大便，这种抑制会加重便秘的严重性，因为大便变得越来越硬，导致排便更加困难（有关本节每个原因的详细讨论，见本章后面或相关章节的特定标题）。

使用不透射线标记物可以显示结肠传输缓慢，特别是沿横结肠、降结肠和乙状结肠。特发性巨肠症患者直肠或远端结肠扩张，但存在神经节细胞，传输实验也可显示异常。肠易激综合征患者主要以腹痛为主诉，便秘仅作为次要症状存在。便秘在憩室病中并不罕见，可能因为结肠容易形成封闭的高压节段。无神经节细胞症会引起便秘，无论是先天性巨结肠症患者，还是由于克氏锥虫神经毒素所致的获得性巨结肠症患者。

（三）神经性异常

神经支配的缺损是导致便秘的因素，如继发于骨盆手术，以及伴发于脊髓和大脑疾病的情况。脊髓损伤患者会出现严重便秘。Menardo[25] 和 Levi[26] 证实，C_4～T_{12} 之间脊髓损伤的患者在左结肠和直肠水平有明显的传输延迟，在右结肠水平有轻微的传输延迟。多项调查显示，脊髓损伤患者的便秘对其生活质量有显著影响[27, 28]。

（四）精神性障碍

精神障碍常与便秘有关。用于治疗精神疾病的药物本身容易引起便秘。一些患者可能会因过度关注自己的肠道功能或因肠道功能不足而过度滥用泻药。此外，某些精神病患者会否认排便，而事实上他们的排便正常，这种患者可以用不透射线标记物来检测。

（五）医源性因素

许多药物会促成便秘（常见药物已在框 33–1 中列出）。床上便盆不舒适，应尽可能用床边的座椅式马桶代替。

（六）内分泌与代谢原因

各种内分泌异常的患者，在其特征性的临床表现同时，可能患有便秘。孕妇也可归为这一组患者。

四、评估

（一）患者评估

临床病史和检查是评估的起点，在许多情况下可以区分慢传输型便秘和梗阻型便秘，尽管这些亚型可以并存。我们应该注意任何致病因素，必须排除“警报”症状。

危险信号

- 大便潜血阳性
- 缺铁性贫血
- 50 岁以上未进行结肠癌筛查的患者
- 近期出现便秘
- 直肠出血
- 体重减轻

（二）病史

1. 大便频率

当 1 个患者 1 周排便次数只有 2 次或更少时，就应考虑诊断便秘，问题在于报告的大便频率是否足够可靠。Ashraf 等[28]对 45 例每周排便次数少于 2 次的患者进行了调查研究，发现报告的排便次数与客观测量结果之间存在显著差异。研究发现，50% 以上自称有便秘症状的患者低估了排便频率，将实际每周排便次数减少了 3 次或以上。在这组患者中有精神病史的较为常见，而肠道症状与结肠传输时间的相关性很差。

2. 大便性状

这是结肠传输的一个指标，可使用参考图表进行分类，如 Bristol 大便图，该图将大便性状分为 7 个亚型（图 33–1）。

3. 起病时间

开始出现症状的时间是重要参考，因为儿童期的发病可能是先天性的，如先天性巨结肠，而新近的发病可能是肠道结构异常。成人近期发病，特别是伴有失血和黏液，通常与显著的结直肠病变有关。

4. 其他特殊问题

饮食和排便习惯、泻药摄入情况、其他相关症状及腹部或盆腔手术史等具体问题有助于正确的诊断。特征性症状如长时间反复用力大便、直肠充盈感、排便不尽感和需要手法辅助等可能提示排便障碍。

（三）体格检查

大多数便秘的患者查体时腹部没有明显阳性体征，部分可扪及大便充盈的结肠。个别情况下，扪及肿块提示癌或肝脏转移。

肛周区域应仔细检查，是否有肛裂、痔疮、瘘管和脓肿。直肠指检可发现占位，提示直肠肿瘤或粪块。女性直肠前突患者，紧贴肛门括约肌上方可以发现直肠前壁口袋状缺损。Almy[30]指出，直肠中没有粪便表明问题在于直肠以上，不太可能是排便障碍。此观察不适用于使用缓泻药、灌肠或栓剂的患者。

应检查肛门敏感度和反射。感觉缺陷可能是一种神经源性疾病，并且可能缺乏肛门反射。先

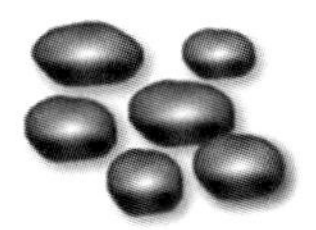
分个，非常坚硬

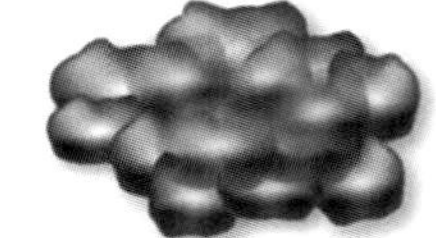
腊肠状，但分块

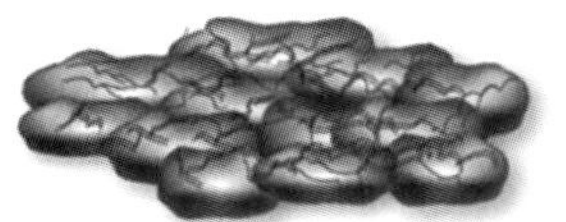
腊肠样，但表面有裂缝

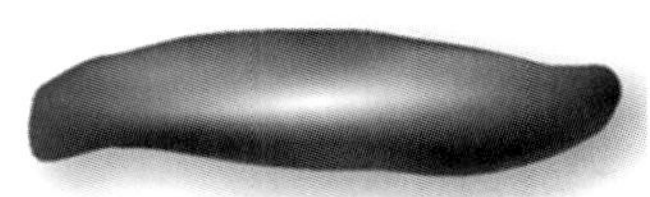
像腊肠或者蛇，光滑而且柔软

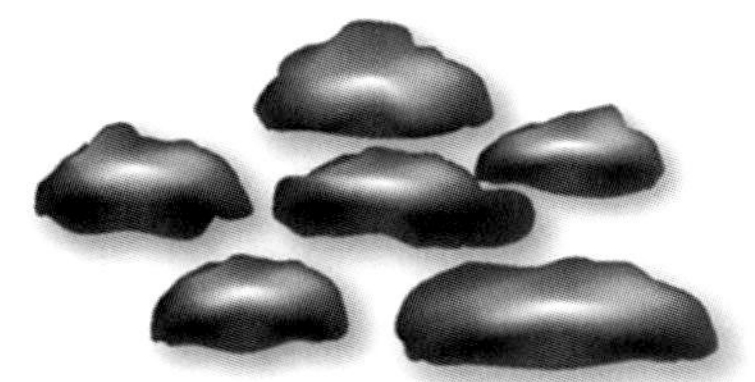
柔软团块，边缘清晰

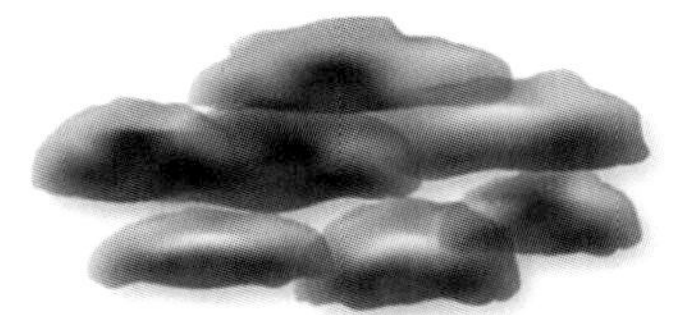
松散的碎片，边缘破糟或糊状便

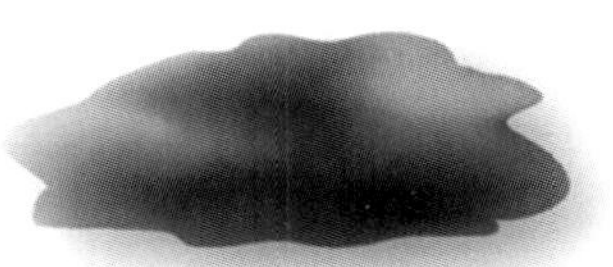
水样便，没有固形部分

▲ 图 33-1 **Bristol 大便量表** [29]（经许可转载，改编自 Taylor 和 Francis；©1997）

天性巨结肠患者直肠指检后有特征性的大量粪性排出物。

（四）粪便检查

对粪便的大体检查可能会发现一个大而硬的团块，或是常见于憩室病或肠易激综合征患者的颗粒状大粪便。粪便还应检查是否有潜血，任何阳性结果都应进一步检查。有人提出必须检查粪便重量和形态，因为两者都与结肠传输时间密切相关，但在临床上很少能实施[28, 31]。

（五）生化检查

必须常规开展的生化检查，包括电解质、钙、磷酸盐、尿素、肌酐、促甲状腺激素和游离甲状腺素等，以排除内分泌代谢紊乱导致的便秘。

还有一些有意义的特殊生化检查如胃肠道神经肽等，但并不总能开展。越来越多人对这些神经肽在胃肠运动的作用感兴趣。采用灵敏度、特异度较高的放射免疫分析法，可以定量测定胃肠道神经肽的浓度[32]。这些神经肽对上消化道（胃、十二指肠和小肠）运动活动的影响已被证实[32]，但其中一些神经肽在调节结肠运动活动中的确切作用尚未明确（表 33-2）。

有人提出胃泌素和胃动素对结肠蠕动有刺激作用[32]。便秘患者餐后循环血液中胃泌素和胃动素水平上升较小[33]；而有便秘倾向的妊娠期妇女的胃动素水平下降。但是，目前尚不清楚这些现象是原发还是继发。这些激素的药代动力学、分解代谢和释放非常复杂。例如，血管活性肠肽（VIP）从壁内神经元的释放，特别是从肠固有层和环状肌的神经元的释放，可通过刺激节前副交感神经纤维诱导[32]。这一发现表明激素和神经源性因素之间的相互作用异常复杂。特别是在慢传输型便秘患者中，有必要行进一步研究以明确胃肠激素的确切作用。

（六）直肠乙状结肠镜检查

内镜检查是排除肠道肿瘤的必要手段，但在绝大多数便秘患者中，乙状结肠镜检查未发现任

表 33-2　胃肠道神经肽对结肠运动的影响

体内效应	胃肠道神经肽
激动药	胃泌素
	胃动素
	胆囊收缩素
	催产素
	促肾上腺皮质激素释放因子
	神经肽 Y
	5- 羟色胺（血管收缩素）
抑制药	胰高血糖素
	生长抑素
	分泌素
	降钙素基因相关肽
	脑啡肽类
	多肽 YY
未知	甘丙肽
	胃泌素释放肽（VIP）
	神经降压素
	P 物质
	蛙皮素
无	胃抑制肽
	胰腺多肽

何异常。长期滥用缓泻药（主要涉及蒽醌类成分）的患者经常出现结肠黑变病——黏膜颜色变深，从浅棕色到黑色。在其他患者中，可能发现孤立性直肠溃疡，偶尔伴有直肠黏膜脱垂。

（七）管腔成像

尽管腹部平片偶尔能显示积粪的程度，但结肠镜检查是显示结肠结构异常的主要诊断工具。在获取黏膜成像和活检进行组织学分析方面，结肠镜比其他方法更具有优势。对比剂检查如钡灌肠现在已经很少使用，并被 CT 结肠镜所取代，除了用于不适合或不能忍受结肠镜检查的患者。

（八）排粪造影

排粪造影或直肠排空造影是一种成熟的影像学技术，在糊状钡剂排出过程中对直肠解剖的动态变化进行成像（图 33-2）。该方法可显示直肠前壁脱垂、直肠套叠、直肠前突和肠膨出等异常，还可测量肛直角，该角度由耻骨直肠肌和肛提肌的张力决定[35, 36]。尝试排空时由于盆底肌放松，肛直角会变钝。用力排便时肛直角无法增大，有时伴有耻骨直肠肌压迹加大，被认为是盆底失弛缓的影像学表现。在大便失禁患者中，即使在休息时肛门直肠角也可能变大（图 33-3）。然而，有人认为肛门直肠角的视觉评估相当主观，因此并不可靠。几位作者发现观察者之间在测量这个角度时存在很大的差异，并且认为量化这个角度的临床价值相当有限[37, 38]。

排粪造影也可以通过计算肛门直肠交界与耻尾线之间的距离来确定盆底的位置。肛门直肠交界在耻尾线以下几厘米或更低处提示盆底病理性下降。直肠排空造影也能有效地估计直肠排空的速度和程度[39]。这些参数也可以用闪烁显像法进行评估[40]。直肠排空的研究是评估便秘的一个重要步骤，因为许多不常排便的患者也会出现不同程度的排便障碍。

然而，有人认为对直肠排空时间和程度的估计是相当不准确的[41]。此外，造影上直肠排空的延迟和不完全是否真正代表了直肠排空功能受损也值得怀疑。Karlbom 等[42]分析了 80 例便秘患者的直肠造影表现、直肠排空和结肠传输时间之间的关系。排粪造影显示梗阻感与直肠排空的相关性很差，那些声称排便困难的患者实际上得到了有最有效的排空。这表明直肠排空不完全、排空时间过长可能是由于不能增加腹内压所致，仅反映了排便没足够用力[43]。虽然有各种各样的反对意见，排粪造影仍被认为是调查研究便秘和排便障碍患者最有用的方法之一。

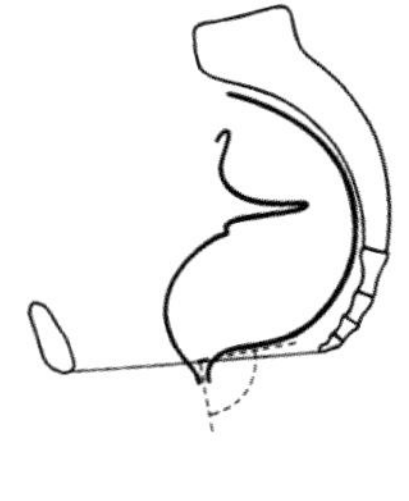
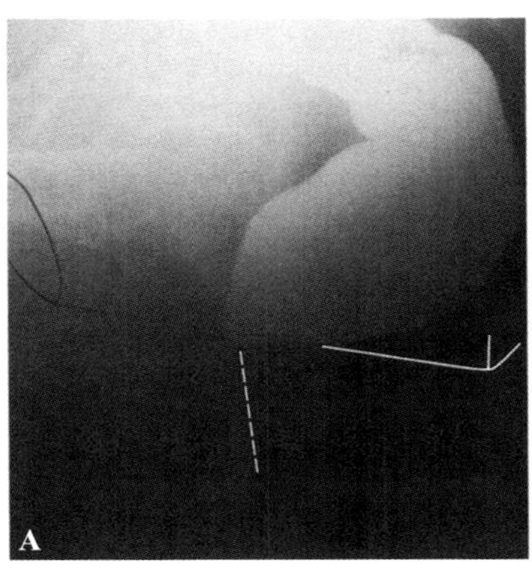

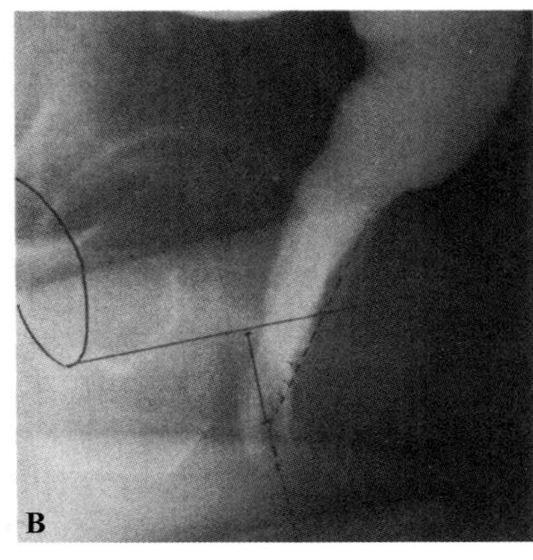

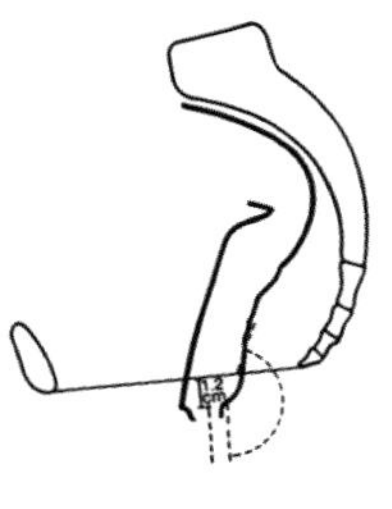

▲ 图 33-2 正常患者排粪造影

A. 静息时，X 线片显示正常肛门直肠角度 92°；B. 用力排便时，X 线片显示肛门直肠角度增大至 137°

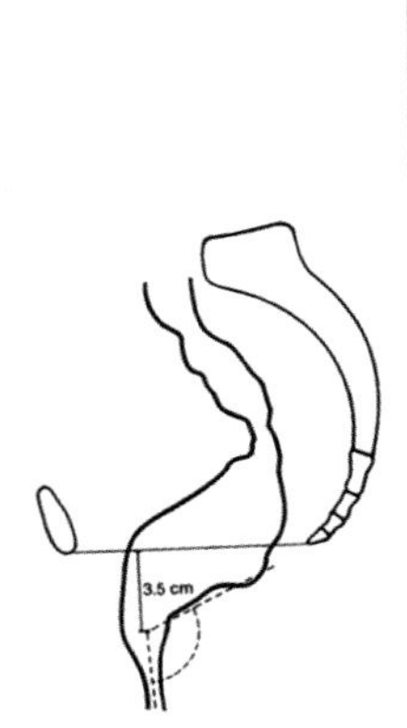

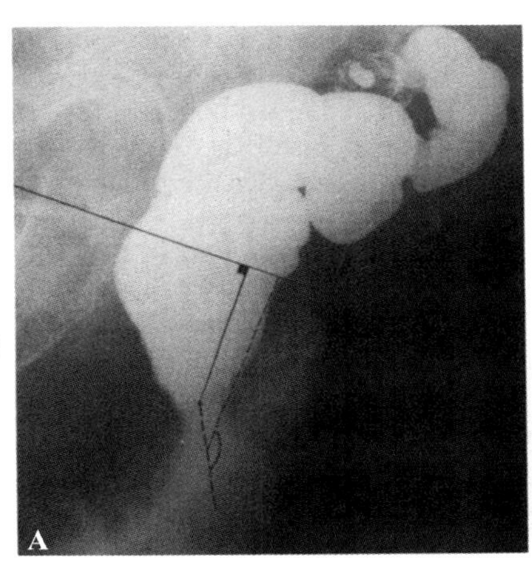

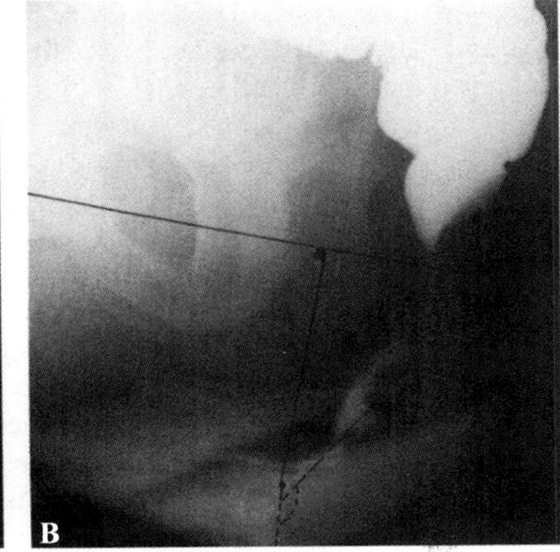

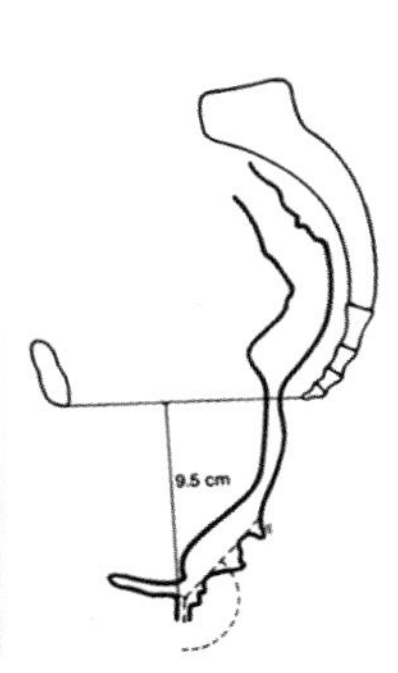

▲ 图 33-3 大便失禁患者的排粪造影

A. 静息时，肛直角消失，肛管扩张，肛门括约肌外有钡剂溢出，会阴病理性下降（肛门远低于耻尾线）；B. 用力排便时

（九）磁共振直肠造影

近年来，作为一种有效的盆底动态功能评价方法，磁共振直肠造影逐渐受到人们的重视（图 33-4）。与钡剂造影相比，它的主要优点是无辐射，骨骼标志的显示更清晰。因此在用力排便时，测量肛直角和盆底运动更加精确。重要的是，可以清楚地了解整个骨盆情况，包括膀胱和子宫。因此可以提供可能导致便秘的直肠腔外病变的有用信息。磁共振直肠造影正成为多室性盆底功能障碍患者的首选检查方法。

（十）结肠传输时间

评估便秘的一个主要步骤是测量结肠传输时间。该技术可以评估肠道的传输时间异常，也能在肠神经官能症或否认有排便的患者中显示正常的传输时间。按照 Hinton 等 [44] 最初描述的方法，在第一天早餐前，一次摄入 20 个与粪便具有类似比重的不透射线标记物。收集粪便并进行 7d 或更长的摄片，直到在 X 线片上观察到所有标记物。Cummings 和 Wiggins[45] 描述了该方法的一种变体。连续 3d 摄取不同形状的标记物。

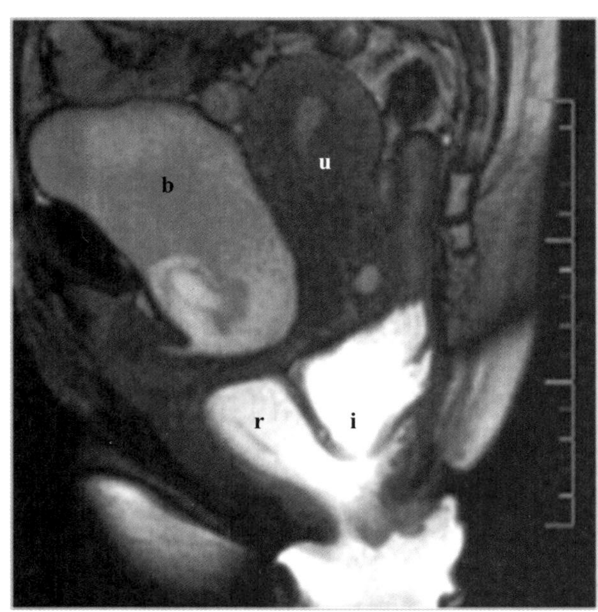

▲ 图 33-4 排粪 MRI 显示膀胱（b）、子宫（u）、直肠前突（r）和肠套叠（i）

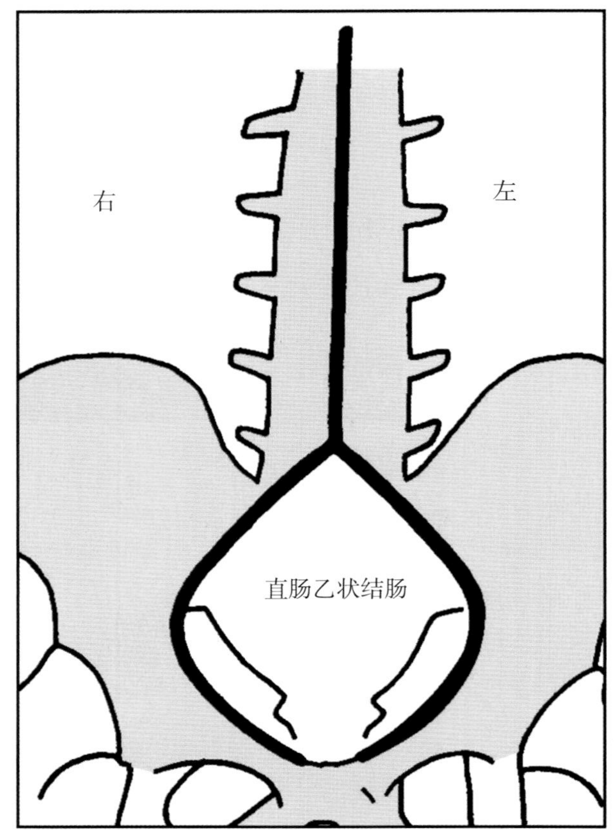

▲ 图 33-5 用于确定传输时间的影像学分界标志

随后，对第 4 天收集的单次粪便中的所有标记物进行计数。这项技术通过一次摄片提供了 3d 的传输情况，来减少传输时间的日常变异。尽管这种标记物外观的方法不能提供准确的不同结肠区域的传输数据，但它们可以作为评估整个肠道传输时间的简单测试。通过 Hinton 的技术，Evans 等 [46] 发现 95% 的正常男女个体在 12h 内通过的标记物少于 20%，超过 80% 的标记物在 120h 内通过。这一发现与 Hinton 等 [44] 对男性个体的最初观察结果相似。有人认为，测量结肠中标记物的消失比测量粪便中标记物的出现更为方便。因此，Martelli 等 [47] 描述了一种技术，即患者单次服用 20 个标记物。标记物摄取后，每天对腹部进行扫描，直到标记物完全排出，或最多不超过摄入标记物后 7d。正常情况下，所有的标记在 7d 内通过。评估结肠三个区域（右结肠、左结肠和直肠乙状结肠）标记物的到达和消失。为此，分别以脊突和第五腰椎到骨盆入口的两条线作为标志（图 33-5）。在摄入 5d 后，超过 20% 的标记物仍然存在于结肠内时，则认为是结肠传输时间延长。这种研究的一个缺点是，对任何肠段传输内容物的评估取决于从近侧肠段接收的标记物的量。为了减少辐射，Metcalf 等 [48] 研制出了一种略有不同的技术，连续 3 天给予不同形状的标记物，并在摄入后的第 4 天行腹部 X 线片，必要时在第 7 天和第 10 天进行腹部 X 线片。Chaussade 等 [49] 将这项技术改为连续 3 天给予相同的标记物。该方法在健康人群中得到了验证。然而值得怀疑的是，对于便秘患者，每天只有一次的 X 线片是否能正确评估传输延迟肠段的并不规律的粪块运动，因为如果在这种运动之前或之后拍摄 X 线片，结果会有很大差异。

有人认为，使用放射性同位素可以提供更准确的区域结肠传输信息，因为低辐射剂量可以获得多幅图像。闪烁成像的另一个优点是可以清晰地描绘不同的结肠区域，即使在肠段有明显重叠的患者中也是如此。使用放射性标记的食物还可以获得胃排空和小肠传输的信息[50]。这种放射性同位素也可以被包覆在胶囊中，胶囊可在小肠远端相应 pH 条件溶解[51]，或以液体形式通过放置在盲肠或升结肠的导管注入肠腔[52]。

Ewe 等[53]开发了另一种测量肠道传输的技术。他们通过便携式探测器跟踪金属颗粒穿过胃肠道。Basile 等[54]使用磁化的钢球并用生物磁性仪器定位该钢球。通过这项技术，他们证明健康志愿者的结肠总传输时间为（44 ± 5）h(平均值 ± 标准差)。其他人也报告了类似的数字。整个肠道传输时间、结肠总传输时间、结肠分段传输时间的正常值列于表 33–3、表 33–4 和表 33–5。

评估结肠传输相对简单的方法是使用 Sitzmarks（得克萨斯州 Konsyl 制药公司）方法。第 0 天口服含有 24 个不透射线标记物的 Sitzmarks 胶囊，第 5 天拍摄腹部 X 线平片（图 33–6）。告知患者 5 天内不能使用缓泻药、灌肠剂或栓剂。正常人群可排出至少 80% 的标记

表 33–3 整个肠道传输时间的正常值

作 者	受试人数	方 法	平均值 ±SD（h）	上 限
Cummings 和 Wiggins[45]	12	不透射线标记	54±9	72
Metcalf 等[48]	21	不透射线标记	53±8	70
Evans 等[46]	43	不透射线标记	120±NS	168
Basile 等[54]	12	磁性标记	56±5	NS
van der Sijp 等[50]	12	放射性同位素	NS	103

SD. 标准差；NS. 未说明

表 33–4 结肠总传输时间的正常值

作 者	受试人数	方 法	性 别	平均值 ±SD(h)	上 限
Arhan 等[55]	38	不透射线标记		39±5	93
Metcalf 等[48]	73	不透射线标记	男性	31±18	66
			女性	39±18	75
Chaussade 等[49]	22	不透射线标记		34±16	67
Meir 等[57]	128	不透射线标记	男性	30±2	44
			女性	41±3	77
Basile 等[54]	12	磁性标记		44±5	NS
Escalante 等[58]	18	不透射线标记		28±NS	NS
Danquechin Dorval 等[59]	82	不透射线标记	男性	25±NS	77
			女性	47±NS	91
Bouchoucha 等[60]	11	不透射线标记		36±3	NS

SD. 标准差；NS. 未说明

表 33-5 结肠节段传输时间正常值

单位：h

作 者	受试人数	性 别	右结肠	左结肠	直肠乙状结肠
Arhan 等 [55]	38		14	14	11
Metcalf 等 [48]	73	男性	9	9	13
		女性	13	14	12
Chaussade 等 [56]	22		7	9	18
Basile 等 [54]	12		27	15	12
Escalante 等 [58]	18		7	10	11
Danquechin Dorval 等 [59]	82		8	13	12
		男性	7	8	8
		女性	10	21	17
Bouchoucha 等 [60]	11		7	16	14

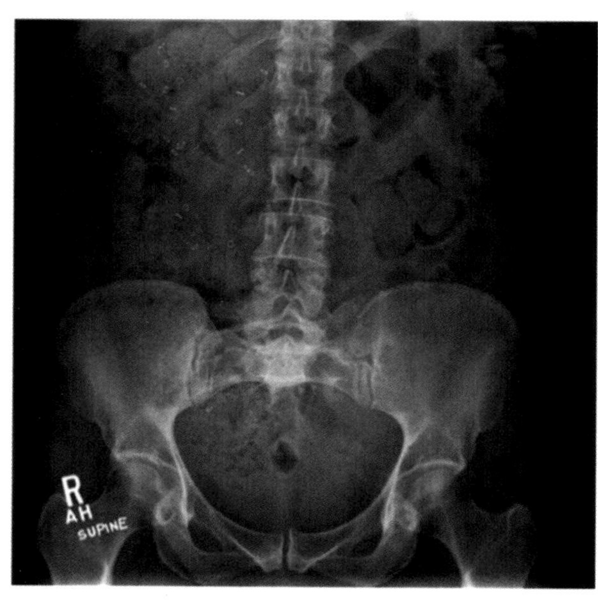

▲ 图 33-6 结肠传输研究显示在第 5 天右半结肠中有许多保留的标记物与慢性传输型便秘相一致

物，对于标志物残留超过 20% 的患者，将进一步给予胶囊和大便膨胀剂，并在第 10 天行 X 线以确定标记物的位置和范围。如果标记物散布在结肠各处，则考虑慢传输；如果大多数标记物聚集在直肠乙状结肠，则可能存在功能性出口梗阻。

（十一）肛门直肠测压

在便秘和排便障碍的初步评估中，许多作者主张使用肛门直肠测压，以制定个性化和更有效的治疗模式 [61, 62]。

在先天性巨结肠患者中，直肠扩张未能引起内括约肌松弛，后者被称为直肠肛门抑制反射（RAIR）。直肠扩张不能引发直肠肛门抑制反射是诊断先天性巨结肠疾病的可靠方法 [63, 64]。虽然测压在区分先天性巨结肠与其他形式便秘方面有明显用处，但其在非先天性巨结肠便秘的评估和治疗中的作用尚不清楚。很少有数据说明压力测量结果与临床症状和治疗结果的相关性。LoeningBaucke 等 [63] 在研究儿童功能性大便失禁时证明，通过测压结果可以预测不同治疗方式的反应。Borowitz 等 [65] 研究了 44 名患有慢性便秘和功能性大便失禁的儿童。排便时肛门外括约肌痉挛与患者发病年龄和症状持续时间相关，但测压结果不能预测排便能力。他们还对儿童便秘的概念性理解提出了质疑，认为直肠扩张感的减弱和肛门外括约肌的矛盾收缩是便秘和排便障碍的主要原因。在成年人中也有类似的相互矛盾的发现。Pluta 等 [66] 研究了 24 例严重的慢传输型便秘的女性患者，她们接受了结肠次全切除术和回肠直肠吻合术。手术结果与测压参数无相关性，除了一个例外：需要直肠内扩张球囊异常高压才能引起排便感觉和肛门内括约肌松弛的患者，情况比其他患者更糟。这些作者指出的另一个显著预测因素是精神病史。

在特发性便秘患者中，肛门直肠测压可发现许多压力异常。RAIR 反射可能存在但内括约肌松弛幅度小于正常对照，或反射完全消失。肛管的静息压力可能大于预期，偶尔伴有幅度大于正常值的直肠抑制反射 [67]。

在一些研究中，特发性便秘患者的肛门静息压力升高，但在其他研究中，没有发现压力异常。尽管一些作者认为内括约肌反射的松弛幅度正常，但其他两项研究的结果并不支持这些发现，这两项研究表明特发性便秘患者的松弛幅度小于正常对照组。无巨直肠的重度慢性便秘患者的内括约肌反射阈值明显正常，而巨直肠患者的内括约肌反射阈值升高。

尽管已发表的数据相互矛盾，测压应该继续作为严重便秘患者评估的一部分。只有通过对这些患者的持续研究，才能解决迄今为止那些报告的差异。

在过去的 10 年里，人们一直关注直肠壁的特性。Grotz 等研究了对照组和慢性重度便秘患者的直肠壁收缩性。他们发现，便秘患者饭后和服用胆碱能激动药后直肠张力的增加明显减弱。根据这些作者的说法，直肠张力降低导致这些患者排便困难 [68]。荷兰的研究人员使用电子压力器组件检查直肠张力，以反映引起的排便冲动。在影像学监测下，一个顺应性极好的聚乙烯袋子通过导丝插入到直肠的近端部分。然后，乳胶球囊被引入直肠远端。对乳胶球囊充气直到引起排便冲动，同时通过测量袋子容积的变化来评估直肠壁张力，呈现为基线体积的百分比变化。比较女性对照组和实验组，发现引起排便冲动所需的平均球囊扩张体积存在显著差异（中位数 125ml vs. 320ml 空气）。24 名患者（24%）根本没有排便的冲动。在对照组中的所有人，排便冲动引发了扩张球囊近侧直肠张力的明显增加。在有症状的患者中，直肠张力的增加明显较低。31 例（31%）患者直肠张力完全没有增加 [69]。有研究表明饭后直肠张力会增加，在有排便障碍的妇女中，这种现象并不存在或不明显 [70]。这些数据表明，排便障碍患者的直肠感觉运动功能受损。传入副交感神经被认为介导直肠充盈感。这些神经从直肠两侧分支发出，绕过宫颈和阴道侧面。这种广泛的神经纤维网络可以在子宫切除术中受损，也可以在分离侧韧带的直肠固定术中受损。众所周知，一些妇女在盆腔手术后出现排便困难。Varma 和 Smith 研究了 14 例子宫切除术后顽固性便秘患者的直肠功能，这些患者的直肠感觉能力明显下降 [71]。研究表明，越是根治性的子宫切除术，越容易发生便秘 [72]。Shafik 等基于对狗的实验研究，阐述了副交感神经系统在排便机制中的重要作用 [73]。这些数据和其他数据表明，传入副交感神经的缺失导致排便障碍女性的直肠感觉运动功能受损。

（十二）肌电图检查

肌电图（electromyography，EMG）可作为肌肉活动调查的功能测试，是评价外括约肌和耻骨直肠肌电活动的可靠方法（见第 2 章）[74]。

电生理技术显示，慢性便秘患者的外括约肌和耻骨直肠肌的神经供应可能受到损害，这种损伤可能是由于排便时的会阴下降引起的 [75]。在尝试排便时，盆底的反常收缩被认为是功能障碍性排便的主要原因，即梗阻型便秘与结构异常无关。最常用来形容这种情况的术语是肛门痉挛、痉挛性盆底综合征和耻骨直肠痉挛综合征。尽管有许多局限性，肌电图仍可能是评估用力排便时盆底活动最特异最有效的检测（表 2-29）。

（十三）球囊排出试验

球囊排出试验是另一种常用于诊断盆底失弛缓的方法。这个简单的测试是由 Preston 和

Lennard–Jones 在 1985 年提出的[76]。据报道，几乎所有的对照组都能排出充满水的直肠球囊，而许多便秘患者却不能。虽然这一观察结果强调了对照组和患者之间的差异，但这并不意味着不能排出球囊就代表盆底失弛缓。正常的直肠排泄需要足够的直肠内压，可以通过增加盆内压来提高，而盆内压可以通过收缩膈肌和腹壁肌肉来实现。直肠壁推进性收缩活动是另一个促进因素。据报道，便秘患者在直肠造影上有排空时间延长和盆底下降，但由于不能提高直肠内压而无法排出直肠内不可变形的小球囊[77]。这一发现表明，未能提高直肠内压力是造成排便不充分的主要原因。

通常推荐上述诊断性检查，因为很难仅根据症状来区分便秘的亚组。尽管有这一建议，这些检查的临床作用仍然不清楚。最近 Rao 等进行了一项系统回顾以评估这些检查在便秘患者中的临床价值。他们发现所有研究的方法学都不完善，并发现了几个缺陷。首先，单一的检查看来不能提供便秘的病理生理学基础，通常需要几个检查以识别内在机制。其次，便秘患者的纳入标准要么没有定义，要么存在显著的研究间差异。最后，参考或金标准检查仍然缺如。尽管有这些缺陷，作者总结说："有足够证据支持使用这些检查来定义便秘的亚型和协助治疗[77]。"

（十四）特殊检查

1. 常规组织学检查

在孤立性直肠溃疡综合征的患者中，必须实施组织学活检以排除潜在肿瘤，确定疾病的诊断。组织学检查可见固有层纤维息肉消失，黏膜肌层肥大，以及腺体移位至黏膜下层（图 33–7）[78, 79]。

怀疑先天性巨结肠时，活检可以提示先天性巨结肠中神经节细胞的缺失（图 33–8）。对于最佳的活检技术是浅表穿刺活检、深部全层活检还是黏膜抽吸活检，目前还没有形成共识。Aldridge 和 Campbell[80, 81] 推荐的活检部位通常在齿状线以上 2～3cm，他们发现内括约肌区域的神经节细胞正常性减少。这个神经节细胞减少的区域自齿状线开始向头端延伸，肠肌间神经丛平均 4mm，黏膜下深神经丛 7mm，黏膜下浅神经丛 10mm。这两种观点中都建议最合适的活检部位在齿状线以上 1.0～1.5cm[81, 82]。作者选择了这个较低的区域，因为在较高水平上取直肠活检标本可能会漏诊超短节段的无神经节细胞症[83]。目前还不确定这些来自儿科患者的报告中的测量值应如何用于成人。

活检标本的组织病理学解读有几个难点。第一，内括约肌远端边界近侧长达 25mm 的肠段无神经元，而且成人的正常值还不确定；第二，无神经节细胞肠段的长度与临床过程严重性的相关

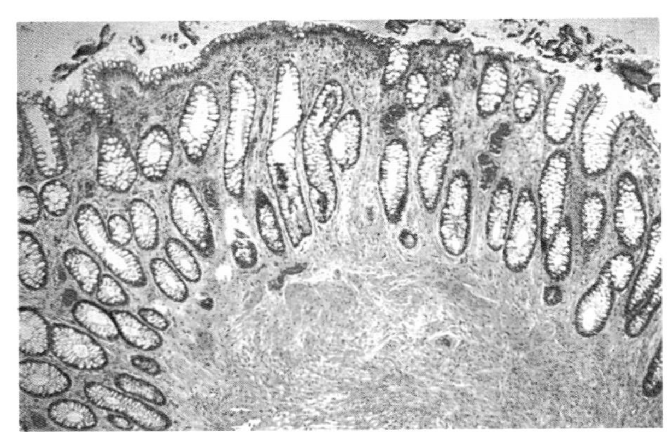

▲ 图 33–7 直肠黏膜固有层增厚提示的孤立性溃疡综合征

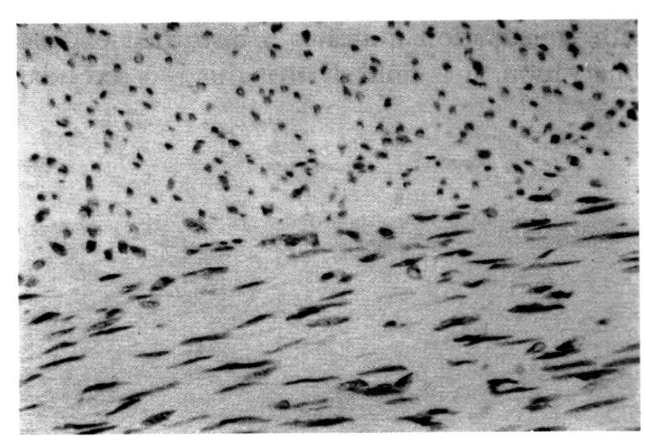

▲ 图 33–8 先天性巨结肠

程度低；第三，可能存在的跳跃性病灶对组织病理学解读带来困难；第四，对于神经丛表现的定性分析；第五，虽然神经节细胞减少引起便秘，但是神经节细胞正常数量的范围尚未明确 [84]。最后，常规苏木素和伊红（HE）染色对浅表活检的诊断准确性较低，一项研究显示其准确性仅为 61%[82]。

结肠活检超微结构的研究显示，长期滥用尤其是蒽醌类衍生物或比沙可啶等缓泻药的患者，黏膜下神经纤维可能受到了严重的损伤。这些形态学改变可能与临床肠动力障碍相关 [85]。

2. 乙酰胆碱酯酶染色

研究显示先天性巨结肠的患者的乙酰胆碱酯酶活性增加 [86-89]，可以看到更多染成褐色的神经纤维出现在黏膜下层或固有层（图 33-9）。Ikawa 等 [82] 证明，与常规 HE 染色相比，该技术有很多优势，对于先天性巨结肠与特发性便秘的鉴别诊断准确率高达 99%。Park 等 [90] 的诊断正确率为 97%，而 HE 染色正确率仅为 74%。在非先天性巨结肠患者中，39% 患者的活检标本经常规 HE 染色后未能显示神经节细胞，需重复行表面活检甚至在全身麻醉下深部全层活检。使用乙酰胆碱酯酶染色可以消除这个问题。即使表面活检不包括黏膜下层，也可以通过固有层做出诊断。在直肠抽吸活检标本中通过免疫组化检查乙酰胆碱酯酶活性被认为是一项可靠的技术，并被推荐用于先天性巨结肠的筛查 [91]。

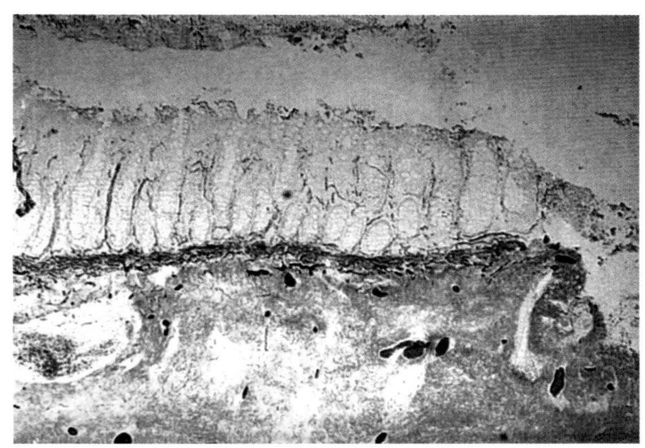

▲ **图 33-9　乙酰胆碱酯酶染色用于显示副交感神经**
注意在显微照片的中心有深染的轴突束，周围有小的丝状染色

3. 单克隆抗神经丝抗体

研究指出，特发性慢传输型便秘和特发性巨结肠患者可能存在一种特殊的脏器神经病变，尽管不能用常规光镜检查（HE 染色）发现。通过在切除的结肠标本中使用 Smith 银染色，Preston 等 [92] 发现嗜银染的神经丛完全丢失，以及 Schwann 细胞显著增加，提示神经丛受到外部损伤。在上述发现的基础上，作者认为肌间神经丛的异常可能是长期使用缓泻药的结果。Krishnamurthy 等 [93] 使用常规光镜检查 12 例因便秘而行结肠次全切除术的患者的肌间神经丛，未见明显异常。相反，肌间神经丛的银染色显示 10 例嗜银神经元数量减少，11 例嗜银神经元形态异常，11 例轴突数量减少，12 例神经节内大小不一的细胞核数量增加。因此，严重的特发性便秘与肌间神经丛可识别的病理异常有关 [93]。

Koch 等发现特发性慢性便秘患者结肠 VIP 降低。Tzavella 等 [94] 未能证实这一发现，他们在慢传输型便秘患者的直肠活检中发现 VIP 水平正常，兴奋性神经递质 P 物质水平下降。

使用针对神经丝的单克隆抗体（NF2F11；Sanbio）的免疫染色技术已被用于肠神经支配异常的研究 [95]。功能正常的肠管中，黏膜下神经丛和肌间神经丛的部分轴突会被这些单克隆抗体染色（图 33-10A)。与正常肠道的次全（部分）染色相比，在先天性巨结肠患者的无神经节段发现了全轴突束的深染（图 33-10B）。

Schouten 等 [96] 证明，39 例慢传输型便秘患者中有 29 例肌间神经丛的轴突单克隆抗体染色明显少于正常者甚至几乎没有。17 例患者整个肠节段中都存在神经丝蛋白的表达降低或缺失，12 例患者部分结肠受影响。在 22 例因无神经节细胞症切除结肠之后仍持续便秘的患者中，18 例有同样的改变（图 33-10C）[97]。

由于先天性巨结肠患者缺乏内源性神经支

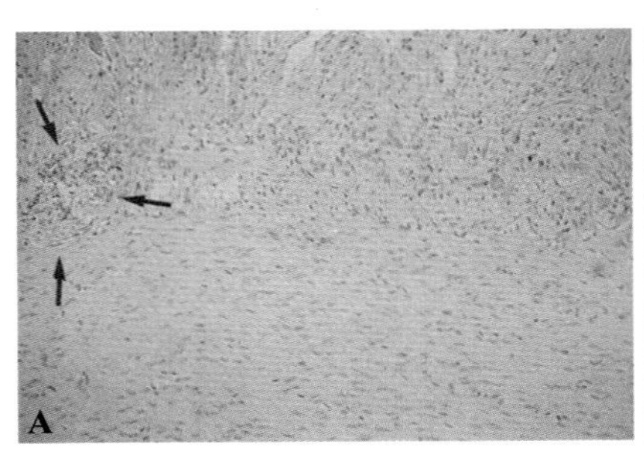

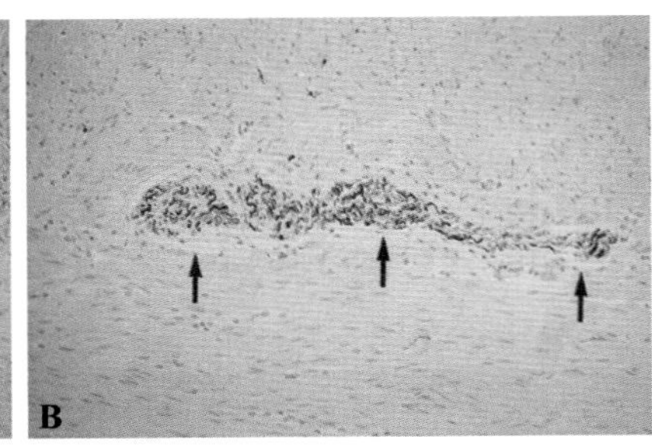

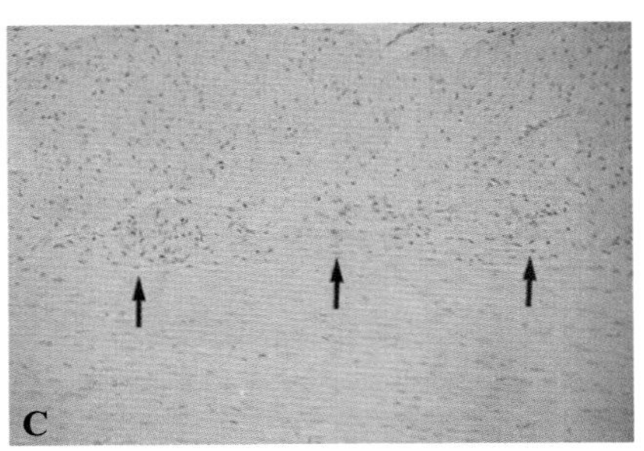

▲ **图 33-10　单克隆抗神经丝抗体**

A. 肌间神经丛轴突纤维的正常次全染色（黑箭）；B. 先天性巨结肠，肌间神经丛深染（增加）（黑箭）；C. 特发性慢传输型便秘：肌间神经丛无染色（黑箭）

配，无神经节段染色的轴突束只能是外源性的。因此，便秘患者轴突染色的缺乏提示外部神经支配紊乱。这不太可能是由泻药引起的继发现象，因为在从未用泻药治疗的重度便秘新生儿中也发现了同样的情况。两项研究显示，慢传输型便秘患者结肠黏膜中的 5- 羟色胺水平升高，结肠固有肌层中的 5- 羟色胺水平正常 [98, 99]。问题在于，尽管局部有较高正常的 5- 羟色胺水平，为何结肠运动减少、传输延长。有人认为结肠壁 5- 羟色胺受体的异常表达导致了结肠无力。最近，Zhao 等证明了这种类型便秘患者的左结肠 5- 羟色胺受体表达减少 [100]。Wedel 等将慢传输型便秘患者结肠的肠神经系统与对照组进行了比较。他们基于蛋白质基因产物 9.5 免疫组化法对黏膜下神经丛和肌间神经丛进行了形态测量分析。慢传输型便秘患者肌间神经丛和黏膜下神经丛外层的神经节总面积、每肠段神经元数及每神经节平均神经元数均明显减少。肌间神经节胶质细胞与神经元的比例增加，黏膜下比例不变。所观察到的结肠肠神经系统的数量变化与少神经元性神经节细胞减少症的组织学特征相似 [101]。最近的两项研究为这些发现提供了进一步的证据。Bassotti 等研究了 26 例慢传输型便秘患者的手术标本。他们使用常规的免疫组化方法比较患者和对照组，发现便秘患者的肠神经元、胶质细胞和 Cajal 间质细胞显著减少 [102]。Lee 等也报道了类似的结果 [103]。尽管所有这些数据都为慢传输型便秘患者的神经病理学缺陷提供了证据，但仍不知道结肠肠神经系统的这些改变是长期便秘的继发性还是原发性改变。

（十五）心理学评估

心理因素对肠功能的确切作用尚未明确，但有人提出了这种影响的可能性。Tucker 等 [104] 认为，粪便重量和排便频率与性格以及纤维摄入量的变化同样相关。那些性格外向、社交活跃、精力更充沛、为人更乐观、焦虑更少、自我评价更为正面的人，往往排出更重的粪便。儿童期排便障碍的一个常见原因是父母和孩子在排便功能上的冲突。

众所周知，便秘和排便障碍主要发生于女性。目前尚不清楚为什么出现这些情况以女性居多。一种解释可能是子宫切除和排便习惯的改变之间的关系，另一种解释可能是女性容易出现症状性直肠前突。然而，子宫切除术的不良副作用和直肠前突引起的排便困难不太可能是所有便秘和排便障碍的原因。众所周知，许多患者将躯体化作为应对心理困扰的一种防御策略。明尼苏达多相人格问卷（MMPI）等多项心理测试可以揭示这种无意识防御机制。1989 年，Devroede 等 [105] 使用 MMPI 对患有特发性（功能性）便秘的女性和患有关节炎的女性进行了比较。作者报告许多便秘女性表现出“转换 V”型，这表明存在躯体化防御。这一发现已被其他人证实 [106]。1990 年

Drossman 等[107]研究显示，在因胃肠道情况转诊的女性中常有被性虐待和身体虐待的经历，这在功能性胃肠道疾病患者中尤为常见。在连续 209 名女性患者中，89 人 (44%) 报告有虐待史，但只有 17% 的人告知了他们的医生。这种过去性虐待史的极高患病率与 Leroi 等[108]发现的情况相似，他们报道 40% 的下消化道功能紊乱患者有过性虐待史，对比只有 10% 的器质性疾病患者。这种情况在私人诊所和大学医院中相似。受虐待患者最常见的症状是便秘。下消化道功能性运动障碍患者受虐待的发生率是上消化道患者的 4 倍。有证据显示受性虐待的患者发生盆底失弛缓的风险是正常人的 9 倍。这些发现的临床意义值得注意。由于绝大多数受虐患者不会报告他们隐藏的病史，因此必须积极寻找这类信息。

Dykes 等[109]对慢性便秘患者进行了心理调查。评估这些患者以往和目前是否有情感障碍。64% 的患者以往出现过精神疾病，61% 的受试者目前存在情感障碍。基于这些发现，作者建议到外科就诊的慢性顽固性便秘患者应该常规行心理评估。众所周知，绝大多数便秘患者为女性，特别是结肠传输缓慢的患者[110]。有人认为，女性身份的各个方面为这种状况的内在本质提供了线索。Mason 等研究了与特发性便秘女性身份相关的可能情感障碍，并将研究结果与年龄匹配的健康女性和年龄匹配的克罗恩病女性比较。患有特发性便秘的女性有更高的心理和社会疾患，以焦虑、抑郁和社会功能障碍为特征。她们的躯体化程度增加，对性生活的满意度降低，对女性的自我认知也发生了改变[111]。已有研究表明，这类疾病与直肠黏膜血流改变有关，提示自主神经功能障碍[112]。Chan 等观察到功能性便秘患者应对策略的使用存在缺陷。这些不同的应对机制反映在直肠感觉缺失或迟钝。已有研究表明，单纯生物反馈治疗性虐待引起的盆底失弛缓症并不成功。而生物反馈联合心理治疗可以改善临床效果。

精神疾病患者易发生巨结肠，便秘可能是抑郁症的一种表现症状。厌食症患者经常出现难治性便秘，部分可能是由于食物摄入不足造成的。患者可能否认排便，尽管传输试验已清楚地表明排便实际上已经发生。由于存在否认排便的情况，必须在考虑任何手术治疗前获得结肠传输时间延长的客观证据。

五、为何治疗便秘

（一）破除错误观念

必须首先让患者放心，正常的排便频率存在很大的差异。必须消除与每日需要排便有关的民间传说和神话。广告宣传通过让人对便秘感到内疚，并把每日排便描绘成健康和快乐生活的奥秘，鼓励人们自我催泄。必须抛弃那些错误的观念，比如认为如果不进行每日排便，有毒物质就会被吸收到体内。

（二）相关症状与日常行为

Martelli 等[47]注意到便秘并非没有相关的症状和并发症。作者注意到，便秘手术治疗成功后，许多症状体征均消失。包括粪便硬结，排便困难，腹胀以及厌食。体征包括直肠指检扪及粪块、腹部肿块和腹部压痛。Thompson[112]还加入了口臭、舌苔厚、胀气、头痛和易激惹。不管便秘的原因是什么，众多相关症状的消失也会让患者的日常功能更好。

（三）潜在疾病

虽然低纤维饮食的直接副作用可能是便秘，但长期的副作用可能包括憩室疾病和恶性肿瘤，正如研究中所指出的，通常西方饮食的低纤维含量与结肠癌和憩室病的风险增加有关[22]。三项研究提示癌症和便秘之间有联系[116-118]。与对照组相比，患结肠癌的女性更容易出现便秘。直肠癌患者多有便秘史。在 Wynder 和 Shigematsu[118]的一项研究中，长时间每周排便 3 次被认为是一个风险因素。然而，在一篇精辟的综述中，

Cranston[119] 等检查了膳食纤维与胃肠道疾病之间的联系的证据。他们注意到纤维增加粪便重量，减少整个肠道传输时间，降低结肠腔内压力。虽然膳食纤维可能有助于治疗便秘、肠易激综合征和憩室疾病，但它在预防或治疗其他胃肠道疾病方面的作用尚未确定。

Park 等进行了膳食纤维摄入量与结直肠癌风险关系的最新探索[120]。饮食和癌症前瞻性研究的汇总项目包含了 13 项前瞻性队列研究，725 628 名男性和女性的随访时间长达 6～20 年。在这项大型汇总分析中，膳食纤维摄入量与根据年龄调整的结直肠癌风险呈负相关。然而在考虑其他饮食风险因素后，高膳食纤维摄入量与降低结直肠癌风险无关。

目前没有资料证实肠扭转之前常有长期便秘的说法。在许多情况下，大便干硬与排便费力是肛裂和痔疮的初始因素。

（四）经济因素

便秘造成了巨大的经济问题。2005 年，在药店和医院、不包括其他销售点购买的专利性缓泻药，在加拿大总计达 79 504 000 美元，在美国为 65 062 4300 美元（D.Rhodes，personal communication，2006；IMS Canada Drug Storeand Hospital purchases，2005；IMS America，Drug Store audit and provider perspective）。因为这些数值未包含所有消费者购买的缓泻药，所以真实的数字无疑要高得多。一个常见的误解是，非处方药安全而无副作用。然而，如果一次排便是由泻药引起的，可能需要几天的时间才会有足够的大便进行下一次排便。因此，当一个人试图通过长期使用泻药来维持每日排便时，可能会形成一个恶性循环，要么使用更多相同的泻药，要么使用更有效的泻药，随后可能出现“泻剂结肠”。长期使用泻药会给患者造成不同程度的经济负担。

六、诊断和治疗

仔细的病史和选择性的调查将有助于对特发性慢性便秘进行适当的子分类。一般来说，分为以下 3 类。

(1) 便秘型肠易激综合征（IBS-C）。这类便秘通常与腹痛和腹胀有关，但没有慢传输或盆底排空功能紊乱。

(2) 慢传输型便秘。以结肠传输延长或结肠无力为特点。

(3) 梗阻型排便。特征为传输时间正常，但由于盆底功能紊乱而无法启动排便。

如上分类对指导便秘的治疗很重要，但要认识到各类型之间存在明显的重叠。例如，一些慢传输型便秘患者有排便障碍，反之亦然，所有患者都可能有腹痛和腹胀的因素。

Almy[30] 对治疗慢性便秘患者的目标描述如下：恢复正常的排便频率和性状，摆脱平时便秘有关的不适，在没有人工辅助的情况下保持合理的定期排便，缓解以便秘为症状的其他疾病。尽管这些目标有点理想化，但仍应尽可能地实现。

传统的治疗方法包括缓泻药、栓剂和灌肠。现在人们认识到，在治疗这些患者的时候，外科手术发挥着越来越大的作用。因此，首先讨论内科治疗，然后再考虑手术在后两个亚组中的作用。

内科治疗

1. 一般建议

特定的代谢和内分泌问题，如甲状腺功能减退，必须对原发病进行治疗。一个广受认可的建议是，无论是否有排便的冲动，患者都要有规律地坐在马桶上并延长如厕时间。然而，这种方法的价值还有待商榷。解痉药可能缓解肠易激综合征患者的痉挛。

2. 饮食和生活方式的改变

由于便秘最常见的原因是不当饮食和不良生活习惯，处理上一般只需要仔细地检查和安慰，再加上简单的指导。建议患者不要忽视便意，因为会破坏直肠正常的适应性放松机制，导致粪便淤积。应该鼓励患者定期锻炼：有些患者称只需早晨或晚上定期散步，便可轻松满意地排便。工作条件等环境因素往往很难改变。其他因素，包括饮食模式 (如不吃早餐)、轮班工作和对快餐的依赖，可能导致肠功能异常。如果患者的病史显示过量摄入了导致大便变硬的食物，比如加工过的奶酪，这些食物的摄入应该停止或至少减量。如有需要，建议每天摄入足量的液体至 2～3L。最后，文化习惯和标准可能会影响个人对正常和非正常的肠道功能的认识。

含有纤维的食品具有亲水特性，可以软化粪便。粪便体积的增加有利于刺激自然蠕动反射。谷物，尤其是麦麸，在这方面是很好的媒介。最便宜、粗纤维含量最高的谷类食品是未经加工的麦麸，或 Miller 麦麸 [121]。这种容易获得的食材在降低便秘和憩室疾病患者的腔内压力和缩短传输时间方面颇有疗效。粗麦麸由于其更强的蓄水能力而更有益 [122]。在各种纤维成分中，果胶的蓄水能力最强，但粪便重量变化最小；而麦麸的蓄水能力最低，粪便重量变化最大 [123]。蓄水和粪便膨胀之间的反比关系表明，膳食纤维并不仅仅通过在肠道中保持水分而对粪便重量产生影响。膳食纤维可能通过四种方式导致粪便膨胀 [124]。首先，纤维的数量决定了细菌的数量，据估计，细菌占粪便的 30%～50%，粪便的重量与含戊糖的多糖含量直接相关。第二，水可能被纤维中未消化的亲水性成分吸收，但其重要性仍不确定。第三，膳食纤维发酵产生的短链脂肪酸加速了结肠蠕动，缩短了结肠黏膜对水重吸收的时间。第四，粪便重量可能仅仅是因为未消化残渣的增加而增加。无论如何，饮食应该包括大量的蔬菜和水果。含脂肪 (不过量) 的食物是有价值的。膳食纤维食物摄入不足的患者，应在饮食中补充亲水性制剂，如车前子提取物，其作用与麦麸类似。

在饮食试验中，Devroede 等建议患者平均每天摄入 14.4g 粗纤维 [105]。当前摄取膳食纤维的概念已被普遍接受。膳食纤维是植物性食物中的能抵抗人类消化酶的残留物 [125]。膳食纤维的主要成分包括植物细胞壁的结构性成分 (即纤维素、半纤维素、果胶物质和木质素) 和非结构性多糖 (即树胶、植物黏胶、藻类多糖和改性纤维素)。此外，纤维可分为不溶性或水溶性。纤维各成分的理化性质是决定纤维生理反应的重要因素。例如，不溶于水的纤维，包括木质素、纤维素和半纤维素，可以加速肠道传输，增加粪便重量，减缓淀粉水解，延缓葡萄糖吸收。水溶性纤维，包括果胶和植物胶，可延缓肠道传输、胃排空和葡萄糖吸收，降低血清胆固醇浓度。

富含膳食纤维的食物含有这些纤维成分的混合物，它们以基质的形式存在。食物纤维来源复杂，检测到的纤维数量因植物种类和分析纤维含量的方法而异。粗纤维分析不能准确地反映食品材料中膳食纤维的总量，通常对纤维总量的估计偏低，根据给定食物的具体成分不同，从没有低估到低估 7 倍不等 [126]。

很难回答的一个问题是：“正常人每天应该摄入多少膳食纤维？”据估计，膳食纤维的平均消耗量约为 19g/d。为了对粪便重量产生有益的影响，建议每天摄入 30～60g，但这一估计因人而异。可溶性纤维易被细菌降解，可增加粪便体积；而不被细菌降解的不溶性纤维才是粪便体积的主要来源。在饮食试验中，患者被要求记录每次排便，并停止服用不必要的药物特别是缓泻药，且不行灌肠。受试者持续 1 个月摄入每天 30g 各种来源的膳食纤维。膳食推荐摄入不溶性膳食纤维 [127]。纤维来源和样本膳食见表 33-6。对饮食变化没有反应 (如每周排便 3 次或更多) 的患者可能需要进一步的评估，如结肠传输时间和测压。鼓励有效果的患者养成高纤维饮食和大量液体摄入的日常习惯，以防止便秘。

(1) 缓泻药：缓泻药是一种促进结肠和直肠排便的化合物。除治疗便秘外，缓泻药的适应证还包括检查前和手术前的胃肠道准备。

表 33–6　各类食品纤维含量

1 杯（250ml）玉米片 =7g 纤维，1 杯（250ml）葡萄干麦麸 =6.7g 纤维（总量）
1 片白面包 =6g 纤维，1 片全麦面包 =2.0g 纤维（总量）
1 杯（250ml）切碎的生菜 =0.9g 纤维，1 杯凉拌卷心菜 =1.9g 纤维（总量）
1 块巧克力曲奇饼干 =0.4g 纤维，1 块枣方饼 =2.1g 纤维（总量）

	膳食纤维（g）	
	总含量	不溶性
高纤维早餐谷类和面包		
纤维，1.5 杯（125ml，参阅标签）	14.0	
全麦麸，0.5 杯（125ml）	11.8	10.2
葡萄仁，0.5 杯（125ml）	6.0	4.8
HarvestCrunch（葡萄干杏仁），0.5 杯（125ml）	3.1	2.1
Muffets（译者注：一种商品化碎小麦饼）	4.9	4.2
水果和纤维（枣葡萄干），0.5 杯（125ml）	4.2	
碎小麦（汤匙大小），0.5 杯（125ml）	3.2	2.6
碎小麦（1 块饼干）	3.0	2.5
多谷类百吉饼（大的，参阅标签）	7.0	
全麦面包（1 片）	2.0	
麦麸松饼（商业混合）	1.5	
高纤维水果		
鲜梨，1 个（170g）	5.1	3.4
煮熟的干梅，0.5 杯（125ml）	4.8	
橙子，1 个（150g）	4.4	
鲜芒果，1 个	4.1	2.2
生的山梅，0.5 杯（125ml）	3.2	1.0
葡萄干，0.5 杯（125ml）	3.1	2.0
带皮苹果，1 个（138g）	2.6	
干无花果，1 个	2.3	
生的蓝莓，0.5 杯（125ml）	2.0	1.5
香蕉，1 个，中等大小	2.0	1.1
生的草莓，0.5 杯（125ml）	1.7	1.0
罐头装桃子片，0.5 杯（125ml）	1.7	0.6
苹果酱，0.5 杯（125ml）	1.5	1.0

（续表）

高纤维零食		
花生，0.5 杯（125ml）	5.6	2.8
混合坚果不含花生，0.5 杯（125ml）	4.2	
爆米花，1 杯	1.4	
高纤维蔬菜		
红腰豆，0.5 杯（125ml）	6.1	3.3
煮熟的新鲜绿豌豆，0.5 杯（125ml）	5.6	4.2
新鲜玉米，1 条（120g）	4.5	
煮熟的小扁豆，0.5 杯（125ml）	4.4	4.2
煮熟的鹰嘴豆，0.5 杯（125ml）	4.0	3.0
煮熟的利马豆，0.5 杯（125ml）	4.0	
生的切丝红卷心菜，1 杯（250ml）	3.8	
带皮烤的马铃薯	3.4	1.1
煮熟的新鲜小玉米，0.5 杯（125ml）	3.2	
煮熟的红薯，0.5 杯（125ml）	3.1	1.9
煮熟的新鲜抱子甘蓝，0.5 杯（125ml）	3.0	1.6
煮熟的新鲜胡萝卜，0.5 杯（125ml）	2.2	1.0
煮熟的萝卜，0.5 杯（125ml）	2.4	
煮熟的新鲜西蓝花，0.5 杯（125ml）	2.4	1.5
煮熟的冬南瓜，0.5 杯（125ml）	1.9	1.3
番茄，1 个，中等大小	1.5	1.0
芹菜（生切），0.5 杯（125ml）	1.0	0.6
生菜（切碎），1 杯（250ml）	0.9	0.5

如今市场上的缓泻药几乎数不胜数，这类药物的分类变得尤为重要，但难度也相应增加。现有 700 多种专利性的缓泻药，有各种各样的剂型。最有意义的分类方法是基于药物的作用机制。表 33-7 中所示的分类是根据 Brunton[128] 和 Curry[129] 分类的改良。对于有腹痛、肠绞痛、恶心、呕吐的患者或其他任何未确诊的腹痛患者，禁止使用任何泻药。因为每组药物的作用相似，所以将对它们进行分组描述。

(2) 刺激性药物：这一组药物通过对肠壁的化学刺激增加肠蠕动，从而导致一些患者发生肠壁收缩、肠痉挛、黏液分泌增加和过度快速的排空。其作用机制可能是肠黏膜的刺激，也可能选择性作用于肠神经系统或肠平滑肌。水和电解质的排泄增加有助于粪便更快地通过肠道。刺激活动的起始可能发生在小肠或大肠。虽然容易想

表 33-7 基于 **Brunton**[128] 和 **Curry**[129] 的泻药改良分类

刺激性药物	机械性清肠药	其 他
蒽类（大黄素、蒽醌）	盐类缓泻药	乳果糖
• 鼠李皮	• 硫酸镁（泻盐、镁乳）、枸橼酸镁、碳酸镁、硫酸钠（芒硝）、磷酸钠、酒石酸钾钠（罗谢尔盐）	**淘汰的泻药** 甘汞、芦荟、鬼臼、药喇叭、药西瓜、喷瓜素、药薯、藤黄、巴豆油、硫磺
• 番泻叶（Senokot®）	容积性泻药	
• 二羟基蒽醌	• 车前子制剂（Metamucil® 美达施、Konsyl® 康赐尔、LA formula、Hydrocil®、Mucilose®、Sibliny®	
• 大黄	• 合成胶浆剂（甲基纤维素、羧甲基纤维素钠）	
蓖麻油	• 琼脂	
二苯甲烷泻药	• 黄蓍胶	
• 双醋苯啶（Dulcolax®）	矿物油	
• 果导	表面活性剂	
• 双醋酚丁	• 磺基琥珀酸二辛酯钠 (Colace, Doxinate,Bulax, DOSS)	
	• 聚羟亚烃	
	• 磺基琥珀酸二辛酯钙（Surfak®）	

象结肠一定是通便刺激物活动的部位，但事实并非如此。任何增加小肠推进活性的物质都会加速大肠蠕动。这种药物可用于治疗因长期卧床或住院导致的急性便秘，以及放射学检查前的肠道准备。然而其滥用可能导致泻剂结肠，即大肠功能不良，所以不宜长期使用。泻剂结肠也可能是由一些不再被使用的缓泻药引起的[130]。蒽醌类缓泻药如芦荟、鼠李皮、弗朗鼠李皮和大黄等可能在结直肠癌中起作用。临床流行病学研究评估了长期滥用蒽醌类泻药患者的癌症风险。假性大肠黑变病是慢性泻药滥用（超过 9～12 个月）的可靠指标，对蒽醌类药物有特异性。回顾性分析 3049 例经结肠镜检查诊断的假性大肠黑变病患者，无病理改变者发生率为 3.13%[131]；在结直肠腺瘤患者中，发生率增加至 8.64%；在大肠癌患者中发病率为 3.29%。在对 1095 例患者的前瞻性研究中，内镜检查未发现异常的患者大肠假黑变病发生率为 6.9%；在腺瘤患者中，其发病率为 9.8%；结直肠癌患者中，发病率为 18.6%。根据这些数据，可以计算出滥用蒽醌类泻药导致的结直肠癌的相对风险为 3.04。

(3) 机械性清肠药：本组缓泻药通过增加粪便的体积或改变粪便的性状来增加推进活性。传统教学认为，高渗盐在胃肠道中吸引并保留大量等渗液体，从而刺激小肠蠕动，缩短传输时间，并导致水样便通过。盐类泻药能促进胆囊收缩素的释放，促进小肠运动，抑制空肠和回肠对液体和电解质的吸收[132]。这些泻药应配合足够量的水，原因有二：①胃滞留时间缩短；②患者脱水较少。口服给药后，在 3～6h 内出现腹泻症状。

容积性泻剂的缓泻作用是由于大量水的吸收和保留。由于未被肠道吸收的残留物质增多而引起的机械性膨胀促进了肠蠕动，进而促进了大便的通过。通便作用通常发生在24h内，但可能长达3d。副作用相对较少，常见有胃肠道胀气和腹鸣等轻微的不良反应。食道、胃、小肠，结肠梗阻和粪便嵌塞曾有报道，因此这类药物应与大量的液体一起服用以避免此类问题。

液态石蜡会阻碍粪便中水分的吸收，从而软化粪便物质。起效时间需要6～8h。这种物质可以口服或灌肠。一般剂量为15～45ml。由于吸入的危险，矿物油不应在睡前服用，最好在两餐之间服用，以避免干扰脂溶性维生素的吸收。吞咽困难的患者不宜服用这类药物，因为它可能引起脂质吸入性肺炎。可能有肛门瘙痒和从肛门漏出等轻微的副作用。

磺基琥珀酸二辛酯的钠盐或钙盐可降低粪便油水界面的表面张力，使水和脂肪更容易渗透粪便，从而使粪便软化。有研究表明，磺基琥珀酸二辛酯也能刺激体液和电解质的分泌[133]。据报道，钙盐比钠盐更有效[134]。通常每日剂量为100～200mg。起效时间在24～48h之内。

乳果糖是一种合成的双糖，不能被小肠或胰腺的酶消化。在结肠中，它被微生物代谢，导致粪便酸化和释放气体。它能有效治疗便秘，并改变结肠菌群的性质。由此产生的阴离子可引起渗透性腹泻；因此，该制剂可与盐水泻药归为一类。然而，此药常规使用太贵，长期用有二重感染的风险。

过量服用泻药可能会引起一些潜在的不良反应。事实上，滥用泻药的不良影响可能大于便秘。这些影响包括：① 脱水和电解质紊乱；② 低钾血症；③ 高镁血症；④ 恶心、呕吐和腹痛；⑤ 吸收不良；⑥ 石蜡肉芽肿；⑦ 脂质吸入性肺炎；⑧ 肠梗阻；⑨ 特异毒性作用；⑩ 肛门狭窄；⑪ 依赖；⑫ 结肠结构损伤。将结肠神经丛损伤归因于长期使用番泻叶的说法已受到质疑，实验证据也不支持这一假设[130]。所观察到的形态学变化很可能来源于完全不同的基础。

3. 其他药物

使用促进肠道正常推进作用的药物比使用刺激作用机制的药物更有吸引力。表33-8总结了属于这一类别的一些药剂。Johanson等[135]在一项随机双盲安慰剂对照研究中评估了替加色罗（Zelnorm，Novartis）对慢性便秘患者的疗效、安全性和耐受性，替加色罗是一种5-羟色胺4受体的部分激动药。与安慰剂组（25.1%）相比，替加色罗2mg/d（41.4%）和6mg/d（43.2%）组在第1～4周完全性自发排便（CSBMs）的有效率显著高于安慰剂组（25.1%）。这种效果维持了12周以上，停药后无反跳作用。患者对替加色罗具有良好的耐受性，其最常见的不良反应头痛和鼻咽炎在安慰剂组更常见。Kamm等[136]也研究了替加色罗治疗慢性便秘的疗效、安全性

表33-8 影响神经传递的药物

一般分类作用机制		子 类	例 子
拟胆碱能	刺激胆碱能受体，主要是毒蕈碱类	胆碱能药物	氨甲酰甲胆碱
		胆碱酯酶抑制药	新斯的明
促动力药	促进乙酰胆碱释放和拮抗多巴胺受体		甲氧氯普胺
	仅促进神经递质		西沙必利
阿片类拮抗药	选择性抑制外周阿片受体		纳洛酮

改编自Ogorek和Reynolds[140]

和耐受性。他们将 1264 名患者随机分为替加色罗组和安慰剂组。主要疗效变量的有效率为：替加色罗 2mg 每日 2 次为 35.6%，6mg 每日 2 次为 40.2%，安慰剂为 26.7%。与安慰剂相比，替加色罗 6mg 每日 2 次在 12 周的治疗期间减少了排便费力、腹胀和腹痛等不适。大便形态、肠道习惯和便秘的整体评估也有显著改善。最常见的不良反应，头痛和腹痛，在安慰剂组更为常见。2007 年，FDA 撤销了该药的批准，因为与安慰剂相比严重心血管事件的风险显著增加（0.1% vs. 0.01%）。一种高选择性的 5-HT_4 受体激动药普卡比利（Resolor）具有更安全的心血管副作用，2010 年被英国国立医疗评价研究所（NICE）推荐用于治疗女性便秘。3 个随机对照试验观察了普卡比利治疗慢性便秘的疗效 [137, 138, 139]。主要纳入标准是存在慢性便秘，定义为在筛查前至少 6 个月每周 CSBMs 两次或更少加上以下任何一项：在 25% 或更多的排便中出现硬的大便、不全排空感或大便费力。在 2 周的基线期后，合格的患者被随机分配到安慰剂组或普卡比利组（含 2mg 或 4mg），共 12 周。在每项研究中，根据意向治疗分析，主要的终点是在试验的 12 周内每周至少有 3 次 CSBMs 的患者比例。所有 3 个试验（分别评估了 620、641 和 713 名患者）均显示，与安慰剂相比，每周至少 3 次 CSBMs 的患者比例显著增加。反应率范围从 19.5%～31%（2mg 普卡比利），24%～28%（4mg 普卡比利），以及 9.6%～12%（安慰剂）。临床症状和统计学上的显著改善也显示在一些次要终点，包括对肠功能的满意度、便秘严重程度的认知以及患者评估的症状评分。虽然男性和女性都参与了这些研究，但仍有超过 85% 的女性患者。虽然这导致该药物只批准用于女性，需要强调的是这并不意味着普卡比利对男性无效，只是没有在这一性别中进行充分的测试。

2014 年，NICE 也批准使用鲁比前列酮治疗慢性便秘。鲁比前列酮是一种来源于前列腺素 E1 的双环脂肪酸，特异性激活位于胃肠道上皮细胞顶端的 ClC-2 氯离子通道，产生富含氯离子的液体分泌物。这些分泌物软化粪便，增加肠蠕动，并促进自主排便。几项研究证实了鲁比前列酮在慢性便秘中的作用。一项鲁比前列酮的随机双盲安慰剂对照研究纳入了 129 名研究符合罗马Ⅱ标准的慢性便秘患者。鲁比前列酮组每日服药两次，剂量分别为 12μg、24μg 或 36μg，对照组服用安慰剂，共 3 周。记录自然排便频率、补救药物使用情况、症状和不良事件。主要终点是平均每日排便次数。在第 2 周，3 组剂量的鲁比前列酮在改善自发排便频率方面均优于安慰剂组，并与剂量相关。严重和轻微不良事件的组间差异无统计学意义 [141]。鲁比前列酮 24μg 每天 2 次的风险 – 效益最好，基于这项研究的结果，该剂量被用于随后的Ⅲ期研究。

其他具有类似研究设计的随机对照试验表明，与安慰剂组相比，接受鲁比前列酮治疗的患者在 24h 内出现自发排便的比例明显更高（56.7% vs. 36.9%，62.9% vs. 31.9%）。与安慰剂相比，在排便用力、大便性状和整体排便功能满意度方面也有显著改善。

利那洛肽是最近在美国和英国获得批准的另一种药物。利那洛肽是一种由 14 个氨基酸组成的合成肽，在结构上与内源性鸟苷蛋白家族相关。它与肠上皮管腔表面的鸟苷环化酶 C 受体结合并激活该受体。鸟苷环化酶 C 的激活导致了环磷酸鸟苷（cGMP）的产生，cGMP 水平在细胞外和细胞内均升高。肠上皮细胞内 cGMP 的升高触发信号转导级联反应，激活囊性纤维化跨膜转导调节因子 [142, 143]。这种激活导致氯化物和碳酸氢盐的分泌进入肠腔，增加肠腔的液体分泌，加速肠道传输 [144]。在动物模型中，利那洛肽已被证明可以增加胃肠道传输并减少内脏疼痛 [145, 146]。两项随机对照试验研究了利那洛肽对慢性便秘的疗效 [147]。患者接受安慰剂或利那洛肽，145μg 或 290μg，每天 1 次，共 12 周。主要疗效终点为每周 3 次或 3 次以上的 CSBM，以及在 12 周中的至少 9 周内较基线增加 1 次或

1次以上的CSBM。在两个试验的主要终点的实现率为：145μg利那洛肽组21.2%和16.0%，290μg利那洛肽组21.3%和19.4，均高于安慰剂组3.3%和6.0%（$P < 0.01$）。利那洛肽组所有次要终点的改善都明显大于安慰剂组。它对腹痛的效果使其成为便秘型肠易激综合征特别有吸引力的选择。

4. 栓剂

栓剂有助于下段结直肠的排泄，有人提倡用栓剂代替灌肠剂，虽然它们可能不如灌肠有效，但它们对患者和护士来说都更容易接受。无活性的圆柱体如甘油栓剂塞入肛门后，通常在30min内引起排便反应，这显然是一种反射行为。其他栓剂含有双醋苯啶、磺基琥珀酸二辛酯钠、番泻叶或二氧化碳。

5. 灌肠

灌肠的临床适应证包括内镜检查的准备、术前准备、分娩、清除粪便和钡剂堵塞，以及某些情况下的急性便秘。建议使用温水或温盐水灌肠。肥皂水和双氧水灌肠对结肠黏膜有很大的刺激性，应避免使用。高渗磷酸盐对结肠黏膜也有刺激作用，容易刺激直肠产生大量黏液，从而干扰对黏膜状态的评估。灌肠剂大约在5min内起效，通过引起扩张和渗透压而起作用。高渗性灌肠剂可能导致钠潴留；然而在繁忙的工作中，使用包装好的灌肠剂更为理想。灌肠时，患者应左侧卧位或俯卧，灌肠袋应高于直肠2ft。灌肠液应缓慢注入，必要时应尽可能多的临时暂停，以防止痉挛。灌肠后调整为右侧卧位可能有助于灌肠液的均匀分布。灌肠的风险包括电解质的丢失、水中毒、结肠穿孔甚至是心理依赖。

（二）外科治疗

新近发生的便秘患者的手术指征已比较明确，与肿瘤、憩室病等便秘的原发疾病有关。另一方面，慢性便秘患者的手术指征仍不明确，存在非常大的争议。在过去的20年，人们对严重心理和精神疾病的认识越来越深，特别是患有下消化道功能障碍的女性患者。一些作者认为，相信手术可以治愈这些疾病是天真的。虽然人们对手术的潜在作用越来越怀疑，一些外科医生仍然认为在选择病例中手术治疗有良好的指征。治疗便秘的高成本和不受控制的泻药使用似乎支持了这样一种观点：如果有其他解决方案，没有患者应该接受终身服用泻药和灌肠。Martelli等[47]根据功能紊乱的肠段将不明原因的便秘患者分成三类：①出口梗阻影响直肠排空；②下段肠功能障碍，右半结肠排空良好，但标记物聚集于左半结肠和直肠；③结肠无力，整个大肠不能推进内容物。术前，应将结肠无力的患者与排便梗阻的患者区分开来。表面上看，区分前两种类型的便秘似乎理所应当，因为这对治疗有明显的影响；然而许多患者的症状提示，这两种异常可以同时存在。虽然有人提出适当的选择患者可以获得良好的结果，但如何治疗同时存在结肠无力和排便梗阻的患者仍不明确。

1. 慢传输型便秘（结肠无力）

20世纪初，William Arbuthnot Lane爵士[148]可能是第一个对结肠无力患者进行结肠切除术并进行回肠-直肠吻合术的人。最初，结肠切除术只在特发性巨结肠患者中进行，因为许多外科医生不愿意切除正常大小的结肠。有研究表明，结肠切除术也可能对没有巨结肠的严重便秘患者有益。但比较不同病例系列的结果可能并不完全合理，尤其有些系列是有巨结肠的患者，有些无巨结肠的患者，大多数系列是两者都有。此外在单个系列中，切除的范围也各有不同。尽管报道的结果看来良好，但结肠切除术的具体作用仍待明确[149-155]。

(1) 慢传输型便秘伴巨结肠和（或）巨直肠： 一些严重、难治性便秘的患者有明显扩张的直肠和（或）结肠。这种情况，也称为特发性巨直肠和（或）巨结肠，男女比例相同。大多数患者在童年或成年早期出现症状。大肠的各个部分都可能扩张，但这一过程通常始于直肠。目前病因尚不清楚，有人认为，直肠扩张可能源自幼年期的排便行为问题。尽管扩张肠段的肌层及其内源性和外源性神经支配大体正常，也有人报道过细微的神经和肌肉异常 [156, 157]。Koch 等 [158] 报道特发性巨结肠的外肌层 VIP 水平降低，Gattuso 等 [159] 也报道了类似的发现。Koch 等 [160] 也证明减少的 VIP 水平与组织抗氧化剂谷胱甘肽的耗竭有关。这种消耗可能导致自由基诱导 VIP 神经元改变。在另一项研究中，同一作者观察到在特发性巨结肠患者的环行平滑肌中的一氧化氮释放减少。Meier-Ruge 检查了来自特发性巨结肠患者的手术标本。在所有标本中，她观察到固有肌层缺乏结缔组织，正常情况下，这种结缔组织由Ⅲ型胶原组成，能使环行和纵行肌层收缩和舒张 [161]。根据 Meier-Ruge 的说法，即使肠道神经系统正常，缺乏这种组织会影响正常的蠕动，导致粪便淤积和大肠扩张 [162]。最近，Lee 等报道了获得性巨结肠患者切除的乙状结肠标本中 Cajal 间质细胞密度降低 [103]。基于 63 例巨直肠和（或）巨结肠患者的回顾性研究，Gattuso 和 Kamm 得出结论：巨直肠患者在临床、诊断和预后方面与巨结肠患者存在差异。巨直肠患者较年轻，在儿童期出现症状。半数巨结肠患者成年后出现症状。所有的巨直肠患者都有粪便嵌塞，并伴有大便失禁。这些患者常报告手法解除嵌塞 [163]。只有在排除了已知的神经性、中毒性和退行性病变如 Hirschsprung 病、肌强直性肌营养不良、Chagas 病和系统性硬化后，才能诊断特发性巨肠症。指检几乎总能发现直肠充满粪便 [163]。影像学表现也是特征性的，因为几乎所有患者的直肠都扩张至盆底，无远端狭窄节段。特发性巨直肠患者的小肠传输正常，结肠传输异常，传输延迟主要发生在扩张段 [164]。特发性巨结肠和（或）巨直肠的初始治疗应为内科治疗，目的是通过使用渗透性泻药或定期使用灌肠剂或栓剂诱导半液体状大便排出，以防止粪便嵌塞。使用番泻叶可能对这些患者有帮助。然而一些患者不可避免的需要手法解除嵌塞；这并不是没有风险的，因为全身麻醉下进行的手法解除嵌塞可能损伤肛门括约肌。这种损伤进一步导致失禁，并影响手术治疗的效果 [165]。如果患者对泻药和灌肠耐受或无效，则应考虑手术治疗。

结肠切除术伴盲肠或回肠直肠吻合术是特发性巨直肠和（或）巨结肠患者最常见的术式 [166]。Stabile 等 [167] 报道了 40 例直肠中度扩张的患者，在 X 线片上测量直径为 7～10cm。22 例行盲肠直肠吻合术，11 例行回肠直肠吻合术，7 例行乙状结肠切除术。患者总体中 80% 大便频率正常，大多数患者不需要再使用泻药。这些结果与 Lane 和 Todd 之前报道的结果相似 [168]。对于直肠严重扩张的患者，回肠直肠吻合术似乎不太合适。在这些患者中 Duhamel 术是最常见的术式，手术效果似乎不如之前报道的那样好。在 20 例患者中，Stabile 等 [169] 记录了 7 例患者持续便秘，其中 5 例需要进一步手术。基于生理异常局限于肠扩张部分的假设，将远端扩张段切除至盆底水平后进行结肠肛管吻合术似乎是合理的。Stabile 等 [170] 报道 7 例患者中有 5 例在结肠肛管吻合术后排便频率恢复正常。Stewart 等 [171] 报道的 10 例结肠肛管吻合术中有 8 例获得了满意的结果。文献中报告的总体结果列于表 33-9。在文献回顾中，Pfeifer 等 [172] 发现 84 例巨结肠患者中，行结肠次全切除术和回肠直肠吻合术的成功率为 88%。O Súilleabháin 等 [173] 报道了 28 例特发性巨肠症患者的几种手术治疗方法。所有患者保守治疗 6 个月，效果不佳的患者接受了直肠肛管交界处的全层活检、直肠生理学检查、结肠传输试验和直肠排粪造影。外科手术包括切除异常的大肠，并使用“正常”肠管吻合（结肠肛管或回肠肛管）。8 例患者对保守治疗有反应。17 名接受全层活检的患者中有 2 名在操作后治愈。肛门直肠生理学、结肠传输试验和排粪造影检查未能指导 15 例患者的术式选择，包括直肠切除和结肠肛管吻合术（6 例）、重建性结直肠切除术（3 例）、全直结肠切除术（1 例）和造口术（5 例）。平均随访 3.6 年，15 名可评估患者中有 13 名获得了满意的结果。他们的结论是，约 40% 的转诊到

表 33-9　结肠切除术治疗慢传输便秘伴巨结肠的结果

作　者	治　疗	例　数	成功率（%）[a]
Lane 和 Todd[168]	结肠次全切除术	9	88
	半结肠切除术	2	50
	乙状结肠切除术	3	33
Hughes 等 [149]	结肠次全切除术	7	100
Belliveau 等 [150]	结肠次全切除术	29	76
Hughes 等 [151]	部分结肠切除术	5	100
Klatt[152]	结肠次全切除术	3	100
Barnes 等 [164]	结肠次全切除术	16	69
	部分结肠切除术	4	50
Vasilevsky 等 [156]	结肠次全切除术	14	93
Stabile 等 [169]	次全和部分切除	40	80
Stabile 等 [169]	Duhamel 术	20	35
Stabile 等 [170]	结肠肛管吻合术	7	71
Keighley[174]	回肠肛管吻合	6	83
	结肠肛管吻合术	10	70
Stewart 等 [171]	结肠肛管吻合术	10	80

a. 无须泻药的规律排便

外科的巨肠症患者对保守治疗有效，其余患者可通过手术成功治疗。

根据最近的系统回顾，Gladman 等得出结论，由于回顾性研究的局限性，特发性巨直肠和(或)巨结肠手术的结果数据应谨慎解释 [175]，这些研究均不具有可比性。大多数研究仅涉及少数且没有长期随访的患者 [173]。虽然不能给出基于明确证据的建议，但 Gladman 等主张结肠次全切除术和回肠直肠吻合术是无扩张直肠患者的最佳手术。对于结肠和直肠扩张的患者来说，修复性结直肠切除术似乎是最合适的手术。对于局限的直肠扩张患者，Gladman 等提倡垂直修复的直肠成形术。这项新的手术包括沿直肠对系膜缘垂直方向切开直肠，切除直肠前部，从而减少直肠容量。在一个小的研究中，每 10 名患者中有 8 人的排便频率得到显著改善 [175]。

除了这些主要的切除术外，另一种方法就是造口，要么作为主要的手术进行，要么在之前的手术失败后进行。需要注意的是，只有在扩张节段的近端造口才能缓解便秘。

(2) 慢传输型便秘不伴巨结肠：不伴巨结肠的慢传输型便秘几乎只见于女性 [176]，也被称为结肠无力或 ArbuthnotLane 病。在三级转诊中心，20%～40% 的便秘患者被发现有慢传输型便秘。大多数患者的症状在儿童时期出现。一部分患者在老年时期出现，其中一些患者没有明显的诱因，而一些患者则在子宫切除和分娩等事件后出现 [177]。这种疾病患者排便不频繁，每周排便 2

次或更少。虽然这些患者的结肠大小正常，但结肠传输时间明显延长。在大多数患者中，便秘与全身不适、腹胀、腹痛、恶心和呕吐有关，这些症状会影响工作和社交活动。在女性患者中有许多有相关的妇科问题，如月经不规律、卵巢囊肿和溢乳。此外，还发现胃排空和小肠传输延迟，这表明大肠无力可能是泛胃肠运动障碍的结肠表现 [177-179]。Hemingway 等 [180] 使用肝胆囊收缩素 2,6- 二甲基亚氨基乙酰乙酸（HIDA）扫描来测量便秘患者的胆囊射出分数，并发现特发性慢传输型便秘患者与其他原因引起的便秘患者之间存在显著差异，表明结肠无力与胆道运动障碍有关。Penning 等 [181] 评估了 16 例慢传输型便秘患者和 20 例健康对照者的胆囊运动，他们发现慢传输型便秘患者空腹胆囊容积较小，胆囊对迷走神经胆碱能刺激的反应受损，但对胆囊收缩素激素刺激的反应正常。这些发现表明慢传输型便秘患者的胆囊运动受到干扰，可能是由于神经反应性受损。Mollen 等 [182] 报道了十二指肠近端运动的异常，其特征是移动性运动复合波的缺失或延长，簇状收缩次数增加，在移动性运动复合波的第二阶段后期活动性下降。其他人也报告了类似的发现 [183]。与这些观察结果相反，Penning 等 [184] 报道慢传输型便秘的患者通常能很好地保持胃窦十二指肠的蠕动，只有轻微的改变。目前尚不清楚这些近端消化道的异常是否是原发性的 [185]。这些异常很可能是原发的，因为有发现在结肠次全切除术和直肠回肠吻合术后，大多数患者仍然存在胃排空延迟。或者这也可能是结肠无力本身引起的，因为有研究发现直肠内球囊充气会抑制整个胃肠道的运动 [186]。对慢传输型便秘的妇女也可能有功能性泌尿系统疾病的观察促使了对骶段脊髓功能的研究。在 15 位有结肠无力的女性患者中，Varma 和 Smith 观察到直肠排便感觉迟钝和直肠顺应性增加，阴部肛门反射的潜伏期明显延长。基于这些发现，有人提出病因在于中枢神经源性缺陷。Kerrigan 等 [187] 评估了脊椎中（S_2～S_4）继发的诱发脊髓反射的完整性，75% 的患者中缺失至少一个反射。该研究结果提示，慢传输型便秘患者的骶段脊髓的感觉信息整合可能受损。盆腔副交感神经的肠壁外损伤也被认为是一个主要因素。起源于下腹下丛的结肠支在直肠乙状结肠交界处进入肠壁，并在肌间平面向头侧和尾侧延伸。在人类，已经证明这些壁内神经延伸可达大肠全长的 80%[188]。

犬类盆腔神经切断的研究发现高幅传输波（HAPC）消失，近端结肠运动减少，肠蠕动异常，其特征是粪便小而硬，伴排便费力 [189]。在慢传输型便秘患者中，HAPC 的数量、幅度和持续时间减少 [190, 191]。在许多慢传输型便秘患者中，直肠敏感性降低。在某些患者中，直肠敏感性降低可能部分是由直肠顺应性异常解释。然而在其他患者中，直肠壁的顺应性正常。后一发现提示传入神经受损 [192]。相当多的慢传输型便秘患者的症状始于盆腔手术特别是子宫切除术或分娩后。据推测，子宫切除术和分娩过程中会对副交感神经造成肠壁外损伤 [193]。慢传输型便秘的女性患者在使用乙酰胆碱后出现排汗障碍。有人认为这种异常是全身自主神经功能障碍的表现 [194]。

另外，肠神经系统的改变也被认为是结肠无力患者动力紊乱的可能原因。银染法和现代抗神经丝单克隆抗体技术显示肠神经系统存在明显的异常。

根据 Wedel 等的研究，其潜在的缺陷在形态学上表现为肌间神经丛和黏膜下外神经丛的少神经元性神经节细胞减少症，并伴有黏膜下神经纤维增粗 [101]。Bassotti 等也观察到肠神经系统的异常。这些异常并不局限于肌间神经丛和黏膜下神经丛。他们还发现 Cajal 间质细胞数量减少以及肠神经胶质细胞数量减少 [102]。其他人也报道了 Cajal 间质细胞密度降低。Toman 等无法证实这些报道，他们使用定量免疫组织化学方法，与对照组相比，并没有发现 Cajal 间质细胞数量减少。消化道的神经内分泌系统也已成为若干研究的主题 [196]。这些研究大多集中在结肠神经内分泌系统，其结果相互矛盾。慢传输型便秘患者中，多肽 YY 细胞密度和 5- 羟色胺细胞密度都曾被报道过增加和减少[197]。另一项研究发现，慢传输型便秘患者的大肠更密集地受以一氧化氮为神经介质的神经支配[198]。虽然一些报道的数据是相互矛盾的，大多数研究提示有一亚类患者的便秘与肠神经系统功能障碍有关。Slater 等[199]为了更好地理解特发性慢传输型便秘的病理生理学，研究了结肠平滑肌收缩特性的异常。作者发现了这种情况下对胆碱能刺激的高敏感性，提示存在平滑肌疾病。Rao 等[200]对 21 例慢传输型便秘患者和 20 例健康对照组进行了 24h 动态结肠测压。便秘患者在白天的压力波比对照组要少，觉醒或进食引起的肠蠕动也减少。HAPC 只在 43% 的患者中检测到，远低于对照组的 100%。其他人也报道了类似的发现[201]。迄今为止，这些技术仅用于切除的结肠标本，因此不适于术前确定神经病变是否只影响结肠的一部分或整个结肠。有研究表明，慢传输型便秘患者直肠黏膜和黏膜下层 P 物质水平均有下降[202]。这一发现似乎可能更具诊断意义，因为黏膜活检比全肠壁取样更容易获得。目前尚不清楚肠神经系统的改变是先天的还是后天的，因为某些泻药可能有神经毒性作用。这些和其他的争议表明，慢传输型便秘的确切发病机制仍是一个谜。

饮食控制和药物治疗，包括泻药和灌肠，通常不能缓解这种疾病的痛苦症状。Battaglia 等[203]评估了生物反馈和肌肉训练对 10 例慢传输型便秘患者的中长期效果，这些患者对传统治疗没有反应。在 1 年的随访中，只有 20% 的患者受益，结肠传输时间没有改善。

由于上述原因，手术干预经常受到考虑。最常见的方法是结肠次全切除加回肠直肠吻合术。根据积极正面的报道，该方法似乎非常有效，成功率超过 90%，如表 33-10 所示。通过文献回顾分析，Pfeifer 等[172]发现在 444 例不伴巨肠症的患者中，结肠次全切除术及回肠直肠吻合术的成功率为 83%。由于选择便秘患者进行结肠切除术可能比较困难，Sunderland 等[204]评估了直肠造影的作用。作者认为，根据延迟标记物和直肠造影排液能力鉴别真正的特发性慢传输型便秘后，结肠切除和回肠直肠吻合术可获得良好的效果。Mollen 等[205]评估了 21 例因严重慢传输型便秘接受结肠切除术和回肠直肠吻合术患者的术前功能评估与术后功能结局的关系。结直肠平均传输时间为 156h（正常＜45h）。10 例患者小肠传输时间正常，5 例延迟。伴发病率是 33%。6 例发生小肠梗阻，4 例患者再次手术。随访时间从 14～153 个月不等（平均 62 个月）。3 个月后，排便频率由 5.9d 1 次增加至 1d 2.8 次。17 例患者仍有腹痛，13 名患者仍在使用泻药和灌肠剂，满意率为 76%。1 年后，5 例患者排便频率恢复到术前水平，2 例患者由于失禁和持续腹泻行回肠造口术，但仍有 52% 的患者感觉有所改善。他们的结论是，应该告知患者，尽管排便频率增加，但腹部症状可能会持续存在。

尽管结肠次全切除术报道的结果看来不错，一些作者质疑这种手术在结肠无力患者中的确切作用。1988 年，Kamm 等[212]回顾了对 44 名女性患者的研究结果。次全结肠切除术改善了 22 例（50%）患者的排便频率，但仍有 17 例患者出现腹泻，3/4 的患者持续腹痛，6 例患者有某种程度的大便失禁，5 例患者持续便秘，8 例患者需要手术处理粘连性肠梗阻，6 例患者行回肠造口，其中 3 例是持续性便秘，3 例是顽固性腹泻，还有 10 例患者需要精神治疗。作者还发现，球囊排出失败和盆底失弛缓与临床结果无关。

Ghosh 等也报道了类似的发现。他们在长期随访中也报告了较高的并发症发生率。例如，71% 的患者经历过至少一次小肠梗阻，其中 42% 的患者进行了剖腹探查术。这种并发症的发生率在慢传输型便秘患者中明显高于因其他原因而行结肠切除术的患者[228]。最近，Fitzharis 等回顾了他们在 10 年内因慢传输型便秘行结肠次全切除术患者的所有病历和手术记录。75 名患者回复了他们的问卷。尽管 81% 的患者对最终结果满意，但 41% 的患者出现持续性腹痛、21% 大

表 33-10　结肠次全切除术及回肠直肠吻合术治疗结肠无力的结果

作　者	病例数	平均随访（年）	成功率（%）
Hughes 等 [149]	10	NS	80
Klatt[152]	6	2.1	100
Krishnamurthy 等 [193]	12	NS	100
Todd[206]	16	NS	88
Preston 和 Lennard-Jones[207]	16	3.5	81
Roe 等 [208]	7	0.7	71
Beck 等 [155]	14	1.2	100
Leon 等 [209]	13	2.6	77
Walsh 等 [210]	19	3.2	65
Akervall 等 [211]	12	3.4	66
Kamm 等 [212]	33	2.0	50
Vasilevsky 等 [156]	24	4.0	71
Zenilman 等 [213]	12	2.0	100
Yoshioka 和 Keighley[214]	32	3.0	58
Coremans[215]	10	3.8	60
Kuijpers[216]	12	NS	50
Pemberton 等 [217]	38	NS	100
Takahashi 等 [218]	37	3.0	97
Redmond 等 [219]	34	7.5	90
Piccirillo 等 [220]	54	2.2	94
Pluta 等 [66]	24	5.5	92
deGraaf 等 [221]	24	4.0	33
Nyam 等 [222]	74	5.5	90
Fan 和 Wang[223]	24	1	88
Mollen 等 [205]	21	5	76
Nylund 等 [224]	40	11	73
Pikarsky 等 [225]	30	9	100
Webster 和 Dayton[226]	55	1	89
Glia 等 [227]	17	5	86

注：无须使用泻药的规律排便
NS. 未说明

便失禁和 46% 腹泻。这些问题对他们的生活质量产生了不利影响 [229]。

这些数据表明，结肠无力患者的次全结肠切除术本身会产生新的问题。术后持续便秘和腹部不适可能源于小肠受累，之前被便秘的主要症状掩盖，只有在结肠切除后才变得明显 [230]。Glia 等研究便秘患者行结肠次全切除 – 回肠直肠吻合术后的远期效果，发现测压结果正常比异常的患者更好 [227]。在一项研究中，deGraaf 等对 24 例结肠无力患者进行了次全结肠切除术的临床结果评估。17 例患者大便频率恢复正常。然而，持续性腹部不适和影响生活自理的腹泻伴失禁分别占 63% 和 25%。其他人也有类似的报道。有人认为这些相当令人失望的结果是由于患者选择不当。在一项前瞻性研究中，Wexner 等 [231] 评估了 163 名慢性便秘患者。所有患者都进行了结肠传输时间研究、肛门直肠测压、直肠排粪造影和盆底肌电图。结肠无力被定义为全结肠的标记物传输延迟，且直肠造影无反常性耻骨直肠肌收缩。只有 16 名患者符合这些标准，并进行了结肠次全切除术。在平均 15 个月的随访中，94% 的患者满意度良好或极好。Pluta 等 [66] 注意到，有精神病史或直肠传入神经支配缺陷生理学证据的患者，其结果较差。Akervall 等 [211] 发现直肠感觉功能正常的患者在结肠次全切除术后的功能结果令人满意，而感觉迟钝的患者则没有改善。作者认为，在结肠次全切除和回肠直肠吻合术之前确定引起直肠感觉所需压力是选择适合患者的重要步骤。其他人也报告了类似的发现 [232]。

许多专家认为盆底失弛缓症是结肠切除术的绝对禁忌证，并预料到它会失败。然而，这一结论的客观证据只通过一项前瞻性研究来提供，该研究旨在评估结肠切除术在有或无盆底失弛缓症证据的患者中的效果。Duthie 和 barto[233] 对 32 例慢传输型便秘患者进行了次全结肠切除术。其中 50% 的患者有盆底失弛缓症的直肠造影证据。术前未作任何改善盆底功能的具体尝试。5 年后重新评估临床结果。总的来说，67% 的患者认为他们的生活得到了显著改善。比较有和没有盆底失弛缓症的放射学症状的患者，最后的结果没有什么不同。其他人也报告了类似的发现 [234]。基于这些发现可能可以得出结论，在考虑手术干预慢传输型便秘时，盆底失弛缓基本可以忽略。

大多数外科医生进行次全结肠切除术，主要基于 Preston 等 [153] 的建议，后者总结 16 例患者中有 11 例次全结肠切除术成功。然而，16 例患者中有 8 例持续腹痛、10 例腹胀、6 例排便失禁。这些症状没有包括在临床结局评估中。另有 5 例患者接受了部分结肠切除术。其中 2 例患者行左侧结肠部分切除术，3 例患者行乙状结肠切除术。这 5 例患者的选择都没有基于分段的结肠传输实验。

与关于结肠次全切除术后临床结果的详细讨论相反，作者指出只有部分结肠切除术的患者没有改善。尽管对施行结肠节段切除术心怀犹豫，大多数外科医生还是对分段的结肠传输时间有所期望。然而如果结肠次全切除术是慢传输型便秘患者唯一可取的选择，那么测量分段传输时间可能没有意义。deGraaf 等 [221] 进行了一项前瞻性研究，探讨分段结肠传输时间在手术干预前决策过程中的价值。根据传输实验结果，18 例患者接受了左侧部分结肠切除术，24 例接受了结肠次全切除术。两组比较，复发性便秘和持续性腹痛无显著性差异。Kamm 等 [234] 和 Lundin 等 [235] 指出，在选定的患者中，左半结肠切除术也有同样的良好经验。在决策过程中考虑分段传输时间似乎是有意义的：如果标记物通过了右半结肠，仅停留在降结肠和乙状结肠，左半结肠切除术将被认为是合适的，因为它将完整切除功能不良的部分结肠，同时避免了结肠次全切除术的潜在并发症。

已有研究表明，大多数盆腔手术或分娩后出现症状的患者近端胃肠功能正常 [236]。基于这一发现，人们认为这些患者更适合手术治疗。

因结肠无力引起的慢性便秘在全结肠切除和回肠直肠吻合术后常发生腹泻和小肠梗阻，被认为疗效不理想，Sarli 等 [237] 评估了 8 名接受结肠次全切除和逆蠕动盲肠直肠吻合术的女性患者的功能结果。在逆蠕动盲肠直肠吻合术前，10 例患者均为泻药依赖性，平均排便次数为每 10 天 1 次，其中 8 例出现腹膨，7 例胀气，3 例腹痛。逆蠕动盲肠直肠吻合术后 1 个月，平均每天排便 2.2 次，大便呈半液态。1 年后，排便频率平均为 1.3 次每天，粪便呈固态；耻骨直肠肌反常收缩的两名患者继续使用泻药。所有 10 名患者均报告生活质量良好或改善。

在结肠次全切除术并回肠直肠吻合术后，约有 10% 的患者因顽固性腹泻或与腹部不适相关的持续性便秘而需要造口。造口也可以作为初始的手术。关于慢传输型便秘患者造口结果的资料很少。Vander Sijp 等 [238] 研究了 39 例患者，他们在不同的阶段接受了结肠造口术或回肠造口术。作者注意到许多症状在造口后仍然存在。然而，效果最好的是那些因结肠无力而首次手术就造口的患者。

2. 重建性结直肠切除术

在严重的特发性便秘、所有内科治疗及全结肠切除和回肠直肠吻合术都失败的极端情况下，Nicholls 和 Kamm[239] 描述了结直肠切除加重建性回肠肛管储袋术。作者认为，在结肠切除和回肠直肠吻合术后没有改善、又不愿行回肠造口的极少数患者中，应考虑作者已经实施过并取得满意效果的储袋手术。Hosie 等 [240] 对 13 例患者进行了重建性结直肠切除术。其中 8 例患者在结肠切除术后出现复发性便秘，5 例患者出现便秘和充溢性失禁并伴有巨结肠和巨直肠。尽管重建性结直肠切除术后并发症发生率高，85% 的患者症状和生活质量得到改善。Pfeifer 等的文献综述 [172] 发现 10 例患者的储袋手术成功率为 82%。Thakur 等 [241] 回顾了 5 例有持续症状的特发性结肠无力患者的住院记录，每位患者都经历了全面的内科治疗，4 位患者因为反复的腹膨和腹痛接受了 1 次或多次结肠切除手术，其中 3 名患者最终接受了末段回肠造口术，造口功能正常。5 例患者的肛门直肠测压均在正常范围内。所有患者均行修复性结直肠切除术（J 形储袋）。术后平均随访 42 个月，5 例患者的便秘和小肠扩张均有缓解。6 个月时每 24h 排便的平均次数为 4.8 次。所有患者都能区分肛门排气和排便，在最初的排便冲动后能忍住长达 1.5h，并且在整个白天都保持控便。所有人都在 3 个月内返回工作或学校，并报告说排便功能比回肠造口术更满意。

Kalbassi 等评估了 15 例结直肠切除术的结果。2 例患者因顽固性盆腔疼痛需要切除储袋。作者注意到生活质量评分在生理功能、社会功能和疼痛方面得到改善 [242]。目前尚不清楚这种术式选择是否合适，因为所报告的结果相当矛盾。

3. 骶神经调节和胫后神经刺激（PTNS）

骶神经调节已成功用于治疗泌尿系统障碍和大便失禁患者，其中一些患者的大便频率增加和直肠排空改善。基于这一观察，Malouf 等在 8 例慢传输型便秘女性的第三骶孔中植入了一个经皮临时电极，连接外部刺激器 3 周。测试刺激之前和期间进行了肠症状日记、肛门直肠生理学试验和标记物结肠传输试验。只有两名患者有临床应答，报告大便频率和症状有明显改善。这两名患者在移除刺激电极后症状立即恢复。包括这两人在内的所有患者的结肠传输均未恢复正常。测试刺激显著改善了直肠感觉，这是唯一改变的参数 [243]。Kenefick 等 [244] 描述了 4 位因顽固性慢传输型便秘而接受永久性植入的女性患者。其中 3 例在 4.5 个月的中位随访中获得了良好的临床应答，每周排空次数从平均 1.1 次增加到 5.8 次，克利夫兰诊所便秘评分从 21.5 分改善为 9.2 分。Kenefick 等 [245] 也对两名女性进行了双盲交叉研究，这两名女性在 12 个月前被植入永久性刺激器。低于感觉阈值的刺激按两周的间隔处于“开”或“关”状态，同时保持患者和研究者双盲。当刺激器为开时，2 名患者每周的排空次数分别从 1 到 5 和从 2 到 5，腹痛和胀气随着排便频率的增加而改善，这一发现表明没有安慰剂效应。尽管缺乏随机对照试验，Sharma 等 [246] 对 10 项研究进行了回顾分析，这些研究讨论了 SNS 治疗便秘的结果。总共进行了 225 次临时性神经调节和 125 次永久性植入。肠道日记显示超过 50% 的临时性神经调节的症状评估带有改善，而在永久性植入患者的中长期随访中，约 90% 的患者的症状改善得以维持。一些研究注意到神经调节后在传输试验和肛门直肠生理学方面的改善。Knowles 等报道了一项随机试验，其中 115 名患者接受了 PTNS，112 名患者接受了假手术治疗。与假电刺激相比，PTNS 没有表现出明显的临床获益。随后的一项事后分析显示，伴发的梗阻性排便症状对 PTNS 的临床结果有负面影响。因此，PTNS 在英国或欧盟未被推荐用于治疗便秘，在美国 FDA 也未批准该适应证[247-249]。

4. 顺行性控便灌肠

顺行性控便灌肠操作包括形成流入通道用于间歇性置管，对结肠进行顺行灌洗。1990 年，Malone 首次在儿科实践中描述了这种治疗神经性便秘的方法。这种治疗用于成人便秘的短期结果曾有报道。Hill 等[250]报道了 6 例患者的早期结果，所有患者都成功地解除了便秘。Krogh 和 Laurberg[251]报告了在长达 39 个月的随访后，6 例患者中有 4 例成功。Rongen 等[252]也报告了 12 名患者中的 8 名在 532 天的中位随访后治疗成功。最近，Lees 等[253]报道了这种手术在 32 名患者中取得的长期结果。他们发现流入通道造口回纳或重大调整的比率很高。47% 的患者最终获得了满意的功能。这一长期的结果表明，这种方法对慢传输型便秘患者的益处比以前认为的要小。

5. 肛门直肠出口梗阻（出口梗阻型便秘）

(1) 盆底失弛缓：1964 年，Wasserman[254]描述了 4 例因“肛门外括约肌痉挛引起的肛门直肠狭窄”而导致的排便障碍，并将其命名为“耻骨直肠肌综合征”。从那以后，人们设计了各种名称来描述这种情况，最常用的是盆底失弛缓、痉挛性盆底综合征和失弛缓性耻骨直肠肌综合征。大多数专家认为，排便时间长、反复用力、需要手法协助、排便不完全、需要栓剂和灌肠等症状提示了这种情况。然而必须强调的是，在直肠前突较严重的女性患者中可能观察到几乎相同的症状。因此，患者的病史不能确定在尝试排便时盆底是否无法松弛。尽管有报道在用力大便状态下，通过体格检查可以很容易地评估耻骨直肠肌的反常收缩，但大多数研究者并不依赖于触诊，而提倡使用特定测试来记录。肌电图（EMG）、直肠排粪造影和球囊逼出试验是最常用的方法。然而，关于最佳诊断测试存在许多争议。没有一种方法被证明是对盆底失弛缓的特异性诊断或优于其他方法。尽管有一些限制，肌电图被认为是最合适的测试，提供了在用力排便时耻骨直肠肌活动的最佳评估。在大多数研究中，肌电图是在左侧卧位进行的。然而，在经受电极插入的疼痛和没有自然排便需求的情况下，尝试用力排便是相当非生理性的。Duthie 和 Bartolo[255]在 11 例便秘患者的实验室排便肌电图中发现了盆底失弛缓症的证据；然而在家庭记录中，除了 3 名患者以外的所有患者在用力大便时盆底都能放松。以上发现支持这样一种观点，无法放松盆底可能仅代表在陌生的、非生理的实验室环境中无法配合检查要求。

如果盆底失弛缓是排便障碍的主要原因，那么在排空障碍的患者中应该只观察耻骨直肠肌肌电图活动的增加。此外，肌电图活动的增加应与在直肠排粪造影时肛直角更加锐利以及随后的直肠球囊不能排出相关。1985—1993 年间发表了 10 项关于正常对照人群的肌电图证据的研究，仅 3 项未在对照组发现盆底失弛缓的证据。在其他 7 项研究中，盆底失弛缓症的发病率在 12%～61% 之间[256]。例如，Pezim 等[257]报道近 50% 的正常对照表现出肌电活动的反常性增加或用力排便时没有抑制。Jones 等[258]在 76% 的便秘患者、50% 的孤立性直肠溃疡综合征患者和 48% 的肛门直肠疼痛患者中发现存在盆底失弛缓的肌电图证据，所有肛门直肠疼痛患者排便模式正常。在 74 例功能性便秘患者中，Kuijpers[216]在 74% 的患者的肌电图和直肠排粪造影中发现了盆底失弛缓的证据；其他研究没有证实这种肌电图和其他诊断试验之间的高度一致性 [259, 260]。在一项对 112 例与排便障碍相关的便秘患者的前瞻性评估中，Jorge 等 [261] 根据肌电图和直肠排粪造影分别观察到 38% 和 36% 的患者存在盆底失弛缓症。基于这些数据，人们可能会认为这两个测试的符合程度几乎是最佳的。然而，33% 在直肠排粪造影检查中存在有盆底失弛缓的患者表现为正常的肌电图，而 30% 在肌电图检查中存在盆底失弛缓的患者在直肠排粪造影中表现为正常。这些观察结果支持了这样一种观点，盆底失弛缓并不是便秘和（或）排空障碍的特异性症状，而且肌电图结果与直肠排粪造影和球囊排出试验相关性较差。Schouten 等 [262] 进行的一项研究也表明，肌电图与其他诊断模式的一致性非常差。

生物反馈的有效性被用来支持盆底失弛缓的临床意义（表 33–11）。Loening-Baucke[263] 调查了 38 例慢性便秘和功能性失禁患儿的生物反馈结果。所有这些患儿在用力排便时都表现出盆底收缩；28 名患儿通过生物反馈学会了盆底放松。尽管如此，其中 14 名患儿并没有从便秘中恢复过来。作者还报道，学会盆底放松后仍未恢复的患者与恢复的患者相比，直肠和肛门对直肠扩张的反应性明显降低。Keck 等 [264] 报道了 12 例便秘患者的生物反馈结果。虽然所有的受试者都被教会了在用力排便时放松括约肌，只有 1 名患者症状得到了缓解。Turnbull 和 Ritvo[265] 报道了 10 例女性便秘患者中 8 例生物反馈成功；然而其中 5 名患者在客观检查中表现出持续的盆底失弛缓。这些发现不符合以下假设：盆底失弛缓是排空障碍的主要原因，而生物反馈单纯通过纠正盆底的“矛盾”收缩获得成功。

Lubowski 等 [266] 开发了一种新的扫描方法来评估正常排便时的结肠和直肠功能。作者发现结肠排空是正常排便的一个组成部分，排便不单纯是直肠排空的过程。他们认为，一些患者的排便障碍可能是结肠功能紊乱的结果，而不是直肠或盆底肌肉紊乱的结果。很明显，认为排便障碍主要是由于盆底肌肉不协调的流行观念缺乏科学依据。Lubowski 等 [267] 早期通过肌电图研究了排便障碍患者的耻骨尾骨肌，结论是耻骨直肠肌不会引起排便梗阻，而这种肌肉“矛盾”收缩的概念值得怀疑。

近年来，对女性排便障碍患者的直肠壁特性的研究备受关注。正如本章前面所讨论的，越来越多的证据表明这些患者的直肠感觉和运动功能受损，可能源于传出神经和传入神经的肠壁外损伤。这种直肠支配神经的损伤可能导致了“直肠运动不能”，正如 Faucheron 和 Dubreuil 所描述的那样 [268]。

表 33–11　生物反馈训练对反常性耻骨直肠肌收缩及排便障碍症状的影响

作　者	例　数	盆底失弛缓（%）		症状改善（%）
		治疗前	治疗后	
Loening-Baucke[263]	38	100	24	37
Dahl 等 [260]	14	100	0	93
Turnbull 和 Ritvo[265]	10	100	70	80
Papachrysostomou 和 Smith[282]	22	100	0	86
Keck 等 [264]	12	100	0	8
Glia 等 [275]	20	100	10	75

(2) 生物反馈训练：在过去的20年里，生物反馈疗法作为排便障碍的初始治疗方法越来越受欢迎。Bleijenberg和Kuijpers[269]报道10例痉挛性盆底综合征患者中有7例取得了良好的疗效。但有学者认为住院时间（2周）和充分的心理治疗可能比生物反馈本身更有效果。在同一时期，Weber等[276]报道了25名便秘患者中12名（48%）在门诊生物反馈后的成功结果。自此之后，被报道的成功率高达引人注意的100%（表33-12）。一些数据提示生物反馈在排便障

表33-12 生物反馈训练对排便障碍患者的疗效

作 者	例 数	随访（月）	成功率（%）
Bleijenberg和Kuijpers[269]	10	＞6	70
Weber等[276]	25	6	48
Dahl等[260]	14	6	93
Kawinbe等[277]	15	6	100
Loening-Baucke[263]	38	1	37
Lestàr等[278]	16	15	69
Turnbull和Ritvo[265]	10	3	71
West等[279]	18	12	100
Wexner等[280]	18	9	89
Fleshman等[281]	9	6	89
Keck等[264]	12	8	8
Papachrysostomou和Smith[282]	22	NS	86
Koutsomanis等1995[273]	60	3	40
Ho等[283]	62	15	90
Park等[284]	57	24	55
Glia等[275]	20	6	75
Rao等[285]	25	NS	76
Karlbom等[286]	28	14	43
McKee等[287]	28	NS	21
Lau等[288]	108	NS	55
Dailianas等[289]	11	6	64
Rhee等[290]	45	NS	69
Battaglia等[203]	14	12	50
Chiarioni等[271]	34	6	71

NS. 未说明

碍患者中比在结肠无力患者中更有效。在随访 1 年的对照研究中，Battaglia 等发现 50% 的排便障碍患者仍然保持生物反馈的有益效果，而只有 20% 的慢传输型便秘患者能做到这一点 [203]。Chiarioni 等也有类似的发现：生物反馈治疗 6 个月后 71% 的排便障碍患者仍有获益，而只有 8% 的慢传输型便秘患者对生物反馈治疗效果满意 [271]。Palsson 等回顾了相关文献以评估生物反馈对功能性肛门直肠疾病的疗效，包括了 38 项关于排便障碍和（或）功能性便秘的研究，平均治疗成功率为 62.4%[272]。与儿科文献中高比例的对照研究相比，只有 4 项成人研究存在随机分配治疗。Koutsomanis 等 [273] 将 60 例排便障碍患者随机分为 2 组：肌电生物反馈结合球囊排便训练组和单纯球囊排便训练组，未发现显著差异。在 20 例排便障碍患者的随机研究中，Bleijenberg 和 Kuijpers[270] 发现肌电生物反馈优于气囊排便训练。Heymen 等比较了 4 种不同的生物反馈方案，发现各种治疗方式之间并没有明显差异 [274]。Glia 等 [275] 发现肌电生物反馈在球囊训练中优于压力生物反馈。在这 4 项研究中，只有 Koutsomanis 等的研究具有足够的样本量来提供有意义的结论。

关于生物反馈对肛肠功能的客观影响，目前还存在许多争议。Kawimbe 等 [277] 观察到生物反馈训练后，肛门痉挛指数显著降低；他们认为这是一个再学习过程，在这个过程中盆底的不当收缩被逐渐抑制。与此相关的是用力排便时间和排便困难的减少以及大便频率的增加。Papachrysostomou 和 Smith[282] 证明，在生物反馈训练结束时，与梗阻性排便综合征相关的各种参数都有显著变化，然而这些变化也出现在临床症状无改善的患者（14%）。Ho 等 [283] 研究了 62 例排便障碍患者，其中 40 名存在盆底失弛缓的征象，另外 20 名没有盆底失弛缓，两组的生物反馈结果相似。Dahl 等 [260] 报道，在生物反馈治疗后所有患者的肛门异常收缩均消失，除 1 名患者外的所有人症状显著改善并能自发排便（表 33–13）。在其他的研究中，可见盆底失弛缓症症状有所缓解，但并无证据表明治愈 [263–265]。

Rao 等 [285] 报道生物反馈改善了客观参数，如球囊排出时间和直肠感觉。已有研究表明，伴发的异常如直肠膨出和直肠套叠并未影响生物反馈在阻塞性排便患者的疗效 [288]。Leroi[114] 报道单纯的生物反馈治疗在受过性虐待的女性中效果欠佳；作者注意到生物反馈与心理治疗结合的效果明显更好。这一发现提示生物反馈后症状缓解可能归因于其他因素，如鼓励的心理效应和积极的言语反馈。

许多患者利用生物反馈训练的时间讨论社会心理问题。因此，治疗的行为学和心理学方面对良好的疗效可能同样重要。

(3) 肉毒杆菌毒素：1988 年，Hallan 等 [295] 报道了 7 例应用肌电图（EMG）和直肠排粪造影检查诊断为盆底失弛缓症的患者。将肉毒杆菌毒素分别注射于耻骨直肠肌和肛门外括约肌的

表 33–13　耻骨直肠肌分离治疗盆底失弛缓的结果

作　者	例　数	术　式	成功率（%）
Keighley 和 Shoulder[154]	7	后方部分分离	14
Barnes 等 [291]	9	后方部分分离	24
Kawano 等 [292]	7	后方部分切除	43
Kamm 等 [293]	18	侧方完全分离	24
Yu 和 Cui[294]	18	后方部分切除	85

左右两侧，6 例患者症状均消失。有 2 个患者出现大便失禁，是肉毒杆菌毒素最严重的副作用。Joo 等 [296] 报道 4 名生物反馈治疗无效的患者应用肉毒杆菌治疗，在注射 1～3 个月好转，但只有两名有持续改善。Maria 等 [297] 在 3 例盆底失弛缓患者的耻骨直肠肌两侧注射了 30 单位的 A 型肉毒杆菌毒素，这 3 个患者的症状均有缓解，其中 1 名患者因症状反复重复治疗了 2 次 [297]。Ron 等 [298] 通过在耻骨直肠肌两侧各注射 10 单位肉毒杆菌毒素治疗了 25 例排便障碍患者，只有 37% 的患者对整体结果满意，只有 29% 的患者排便费力主诉得到缓解，而注射后排便次数并没有增加。基于这些令人失望的结果，作者得出结论：在耻骨直肠肌中注射肉毒杆菌毒素对盆底失弛缓患者的治疗效果有限。

相反，来自英国的牛津小组提出，如果排除其他伴发病诊断，则肉毒杆菌毒素反应良好。56 例直肠梗阻患者接受了肉毒杆菌毒素治疗，22 人（39%）最初有效果，21/22 人（95%）再次接受治疗。中位随访 19.2 个月（范围 7.0～30.4 个月），20/21（95%）有持续的效果，不需要进一步治疗。孤立的排便梗阻症状，而非直肠造影或生理学检查异常，在 logistic 回归分析中可以预测疗效（OR=7.8，P=0.008）。在 33 例（97%）无反应者中，EUA 检查发现明显异常：31 例（94%）有 3 至 5 级直肠脱垂，1 例有肛门内括约肌病变，1 例有肛裂。排除这些诊断后，初始有效率为 96%[299]。本研究提示，在直肠梗阻患者中，肉毒杆菌毒素是一种较好的治疗方式，可能与生物反馈治疗相当。

(4) 耻骨直肠肌分离（表 33-13）：20 世纪 60 年代，Wasserman[254]、Wallace 和 Madden[300] 主张对盆底失弛缓患者行耻骨直肠肌后中线部分切除术，虽然他们的早期结果是乐观的，但另外两项研究显示在耻骨直肠肌部分分离后，结果非常令人失望 [153, 291]。Kamm 等 [293] 报道了 15 例严重便秘患者和 3 例巨直肠患者耻骨直肠肌行单侧或双侧次全切，只有 4 个患者症状有所改善。值得注意的是，这些情况与球囊排出能力无关。与目前认为不应分离耻骨直肠肌的观点相反，来自中国的 Yu 和 Cui[294] 认为这种手术仍有良好的适应证。作者报道了 18 例伴有耻骨直肠肌肥大的患者行后中线部分切除，其中 83% 的患者手术取得了成功 [294]。尽管有这些报道，但手术治疗盆底失弛缓症只具有历史意义：由于更保守的治疗方法的成功，手术治疗盆底失弛缓已基本被废弃。

(5) 骶神经电刺激：Ganio 等 [301] 报道了他们对 16 例慢性出口梗阻型便秘患者进行骶骨神经调节的经验。在成功的测试刺激后，所有这些患者都被植入永久性的刺激器。手术前，Wexner 评分为 14.6（范围 8～20）。在 12 个月的随访中，这一评分降为 2.7（范围 3～16）[301]。可惜的是，这些有希望的结果还没有得到其他人的证实。

6. 直肠套叠

直肠内套叠，或内脱垂，被认为是发展为完全性直肠脱垂的初始阶段。尽管完全性直肠脱垂是显而易见的，直肠内套叠的诊断可能很难通过体格检查、内镜检查或钡剂造影来证实。直肠排粪造影是诊断直肠内套叠最有效的方法。影像学有特征性表现，直肠在盆底上方几厘米处内套叠，形成典型的漏斗状结构如图 33-11 所示。

过去，直肠内套叠被认为是造成排便困难的主要原因之一。1984 年，Hoffman 等 [302] 认为改良的 Ripstein 手术足以缓解排便障碍的症状。但作者的随访时间很短，且只关注了一小部分患者。Johansson 等 [303] 报道了 23 例因排便障碍手术的患者，35% 的患者在接受直肠固定术后症状恶化。其他人也有类似的发现 [304]。有越来越多的证据表明，直肠后固定术会导致直肠排空障碍，尤其是当直肠侧韧带被分离时 [305, 306]。此外，在正常人群的直肠排粪造影中，直肠内套叠是一个常见的表现 [307]。因此，外科矫正直肠内套叠的益处受到质疑。而近期随着治疗直肠内套叠的新手术的出现，人们重新产生了兴趣。在 2003 年，基于对吻合器痔固定术能改善排便直肠前突

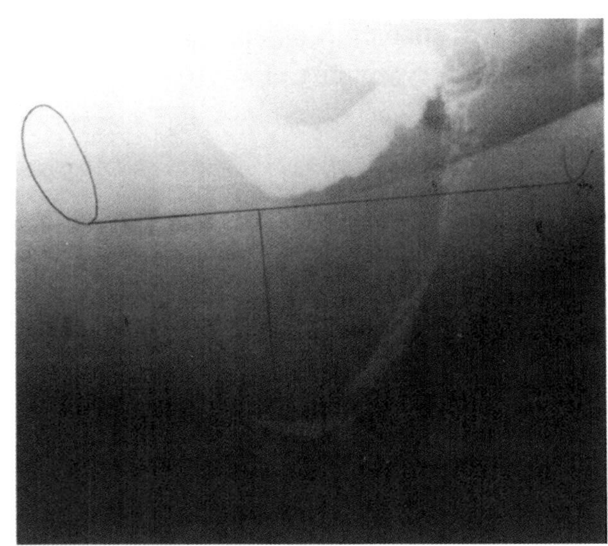
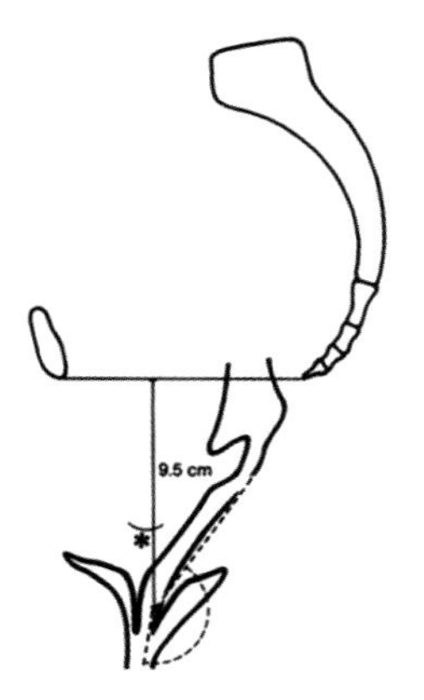

◀ 图 33-11 直肠套叠患者排粪造影

和内套叠的现象，Longo 报道了经肛门吻合器直肠切除术（STARR）[308]。通过 2 次击发经肛门环形吻合器，Longo 描述了全层、环周切除内套叠以及任何伴随的直肠前突。该技术的发展促使一种专用的弯曲吻合器的研发和 TranStar 手术的出现。采用这种技术，可以使用管状吻合器经肛门切除直肠远端壶腹。使用 STARR 和 TranStar 来治疗排便障碍一直存在争议。几项小型研究报告了显著的获益 [309, 310]，一项大型的、前瞻性的欧洲研究显示，继 STARR 和 TranStar 之后，便秘评分和生活质量有了显著改善 [311]。然而也有并发症的报告，包括顽固性疼痛、排便急促以及大小便失禁 [312]。因此，只有在彻底的盆底检查后，才能有选择地使用该手术。对于已知肛门括约肌功能不全的患者，术后出现大便急迫或失禁的风险更大，应尽量避免使用该术式 [313]。另一些人则采用了另一种手术方法来矫正内套叠，即使用腹腔镜腹侧补片直肠固定术。D'Hoore 等首先描述用于治疗全层直肠脱垂，该手术已用于治疗因内套叠而导致的排便障碍，并取得了满意的结果。这个手术在腹腔镜下游离部分直肠，分离直肠阴道隔并放置补片，其远端固定在直肠前壁和阴道后穹窿上，近端附着于骶岬悬吊直肠，纠正内套叠和任何相关的直肠膨出和肠膨出。一些报道证实了这一方法在治疗排便障碍方面的优势 [314]。然而，也有人对严重的补片相关并发症表示担忧，包括补片移位和直肠侵蚀。使用生物补片是否降低了这些并发症的风险目前尚不确定。

7. 直肠前突

直肠前突是直肠前壁疝入阴道后壁。直肠前突在梗阻性排便发病机制中的意义仍有待商榷。一些专家认为产伤和衰老相关的进行性盆底缺陷削弱了直肠阴道隔，直肠前突仅仅是在此基础上长期用力排便的继发性表现。另一些人认为直肠前突确实是导致排便困难的一个重要因素。尽管直肠前突是常见的，但它们通常到 40—50 岁时才开始出现症状。在用力大便过程中，直肠前突的顶点向下和向前移动。大便被困在这个囊状结构中，用力会将大便向前推离肛门口，导致问题加重。大多数有症状的直肠前突患者每天都有排便的冲动，但他们“无法排出来”。为了帮助排便，一些患者在肛门口的侧方或前方使用手法施压，或者用手指抵住阴道后壁。直肠前突可能与其他症状相关，如里急后重、排便不尽、疼痛、出血、脱出和沾染衣物。通过仔细询问病史、双合诊或直肠阴道触诊来诊断。手指向前勾，压在直肠前壁上，可以发现位于肛门括约肌上方的口袋状缺损。直肠前突，伴随可能的造影剂残留，可以在直肠排粪造影中容易的观察到（图 33-12）。

在所谓症状性直肠前突的患者中，直肠排粪造影观察到了各种解剖和功能变化[315]。然而，很难确定直肠前突是导致排便症状的原因，还是继发表现。一般认为小于 2cm 的直肠前突并不具有临床意义[316]。只有深度超过 3cm 的直肠前突才被认为异常。已有研究表明，较大的直肠前突比较小的直肠前突更容易残留造影剂[317]。然而，直肠前突的大小和钡剂残留的程度并未发现与症状严重程度或直肠前突修复效果存在相关[318, 319]，Johansson 等[319]认为盆底失弛缓是形成直肠前突的一个原因，作者认为直肠前突修补术是不可能成功的，因为阻碍排便的深在原因仍然存在。相反，vanDam 等[320]进行了一项前瞻性研究，以评估症状性直肠前突患者中盆底失弛缓的患病率，并调查盆底失弛缓对直肠前突修复结果的影响。他们的结论是盆底失弛缓患者与无盆底失弛缓的患者的直肠前突修补的结果相似。这一发现与盆底失弛缓的诊断方法无关。

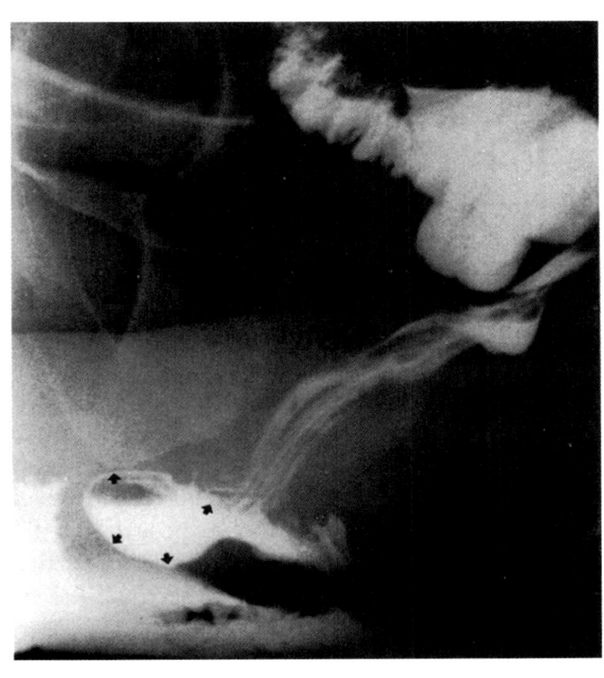

▲ 图 33-12 直肠前突病人排粪造影（黑箭）

一些作者试图评估有症状的直肠前突女性患者的具体特征。Siproudhis 等[321]发现，有直肠前突的患者与没有直肠前突的患者在经阴道手指辅助排便、尿失禁症状以及有子宫切除史等方面存在显著差异。直肠排空延迟、直肠排空不全以及盆底失弛缓的测压改变在直肠前突组更为常见。Murthy 等[322]提出基于几个标准选择患者，包括需要手指支持的阴道占位或膨出感、直肠前突中的钡剂残留以及与直肠前壁脱垂相关的巨大直肠前突，并声称采用这些标准可获得非常好的临床结果。Karlbom 等[323]观察到术前经阴道手指辅助排便与术后良好的结果相关，而术前的子宫切除、排粪造影上的直肠面积大、术前灌肠和泻药的使用与较差的结果相关。相比之下，Mellgren 等[324]发现，术前经阴道手指辅助排便并不是术后良好结果的必要条件。作者还证明结肠传输延迟与较差的结果相关，这一发现得到了其他人的证实[325]。Stojkovic 等将直肠前突修复成功的女性患者与症状持续的女性患者进行了比较[325]，两组之间的年龄没有差异，在直肠前突的大小、排空程度、是否有其他排粪造影异常、是否需要手指辅助排便方面也没有差异[326]。

一些作者不愿意修复可以完全排空的直肠前突，而另一些作者认为部分患者仍能从手术治疗中获益。这表明，许多关于直肠前突的具体特征和修复手术指征仍没有答案。直肠前突可以通过几种途径修复：经阴道、经肛门（或两者结合）、经会阴和经腹。使用补片加强直肠前突修复因其并发症发生率高而声名狼藉，并且导致了几起备受瞩目的集体诉讼。

(1) 经阴道修复：一个多世纪以来，直肠前突修复的历史是由妇科医生书写的。他们施行阴道后壁修补术，联合肛提肌折叠术和某种形式的会阴修补术。非随机研究表明，这种方法与 25% 的性交困难发生率相关，并且有 1/3 的患者患有持续性的排空困难[327]。Arnold 等[327]对 64 例直肠前突修复术进行了回顾，其中经阴道入路 26 例，经肛门入路 35 例，他们发现两种技术在并发症方面没有差别。在能随访到的 47 名患者中，尽管 80% 报告症状改善，54% 的女性患者仍有持续性排便障碍，而 22% 的患者新出现性交困难，两种方法在结果和并发症上没有差异 [327]。Nieminen 等 [328] 比较了经阴道和经肛门入路，30 例有直肠前突症状的女性患者被纳入随机对照试验，需要人工协助排便率在经阴道组从 73% 下降到 7%，在经肛门组从 66% 下降到 27%，复发率分别为 7% 和 40%，而与其他研究不同，没有新发的性交困难 [328]。为了减少复发率，经阴道直肠前突修补术使用了补片。DeTayrac 等 [329] 使用了聚丙烯补片，未发生补片感染和直肠阴道瘘，92% 的患者手术成功。Altman 等设计了一项研究，以评估经阴道直肠前突修复中使用猪胶原蛋白补片（Pelvicol，CRBard，MurrayHill，NJ）的效果。对 29 名女性患者进行了结果评估，随访 12 个月，排粪造影显示 15 例有持续或复发的直肠前突。在 6 个月的随访中，许多患者的直肠排空困难明显减少，但这种效果在 12 个月的随访中不明显。未见新发性交困难。基于这些发现，作者得出结论，尽管经阴道修复直肠前突使用胶原补片改善了解剖支持，复发风险依然很高。显然，在将生物补片应用于临床前，还需要进一步的评估 [330]。

(2) 经肛修复：Marks[331] 是最早注意到传统经阴道直肠前突修补术后持续排便困难的人之一。他还指出，许多有症状的直肠前突的女性患者直肠前壁包括肌肉层"变薄"，以及直肠壶腹扩大。基于这些发现，他主张修复直肠侧的直肠前突。尽管有一些变化和修改，但该手术的主要目的是切除或折叠多余的直肠黏膜和折叠直肠前壁。

经肛门入路的优点在于，它比妇科入路的手术规模小，提供了纠正相关肛门直肠病变的机会，而且可以更直接地进入括约肌上区域。这种方法的缺点是不能同时纠正膀胱膨出。

经肛门修补术时，患者应置于俯卧位。用含肾上腺素的溶液浸润前壁的黏膜下平面，如在 1：200 000 肾上腺素中加入 0.5% 利多卡因。行中线切口，起始于齿状线上方，并根据直肠前突的大小在直肠向上延伸 7～8cm（图 33–13A）。另一种选择是游离黏膜和黏膜下层的矩形皮瓣，从两侧游离黏膜瓣。还有一种选择是在齿状线上方 1cm 处做一个简单的黏膜横切口 [332]。进行细致的电灼止血。前壁肌筋膜缺损采用间断可吸收缝线横向折叠，如 2–0Vicryl（图 33–13B 和 C）。如果前壁仍然薄弱，则可以再作一排类似的缝合（图 33–13D）。可进一步用相同的缝线补充 3～4 针的垂直缝合 [333, 334]（图 33–13E）。Sullivan 等 [335] 采用的技术是直肠前壁环状肌的纵向折叠，使用 5 根或更多慢吸收缝线如 2–0Dexon 或 Vicryl（图 33–13F 和 G）。对于大的直肠前突，作者建议最初使用 3 或 4 根缝线横向缝合向内牵拉肛提肌，再通过纵向折叠加强这种横向对合（图 33–13F 和 G）。作者随后对 100 例患者进行前瞻性研究，在使用联合缝合技术时出现败血症和伤口分离，因此放弃了横向缝合，转而使用纵向缝合。Sarles 等 [332] 使用聚羟基乙酸缝线间断缝合（2–0），每隔 5mm 缝合一次直肠肌层。他们的理论基础是，解剖上的损伤是由于环形肌的薄弱，其横向纤维分散开来，并且由于直肠前壁的进行性扩张而减弱。因此，垂直折叠缝合更有可能重建直肠阴道隔。切除多余的黏膜，用可吸收线连续缝合黏膜瓣（图 33–13H）。

Block 描述 [337] 了一个改良的方法，其特点是单纯折叠多余的黏膜而不切除。这项技术不太受欢迎，如果多余的黏膜没有被切除，有些患者会抱怨持续的里急后重和排便冲动。此外，折叠的直肠黏膜坏死可能导致术后感染 [338]。经肛修补也可以使用线形吻合器进行 [339]，其术后的一个主要担心是大便失禁。据 Arnold 等报道，38% 的患者出现大便失禁 [327]。这种严重的副作用可能是由于隐匿的括约肌缺损出现症状，或者由于手术中的扩肛和牵拉引起。研究表明，经肛门直肠前突修补术可导致肛门静息压力和肛门收缩压力的下降 [340]。vanDam 等 [341] 对 89 名女性

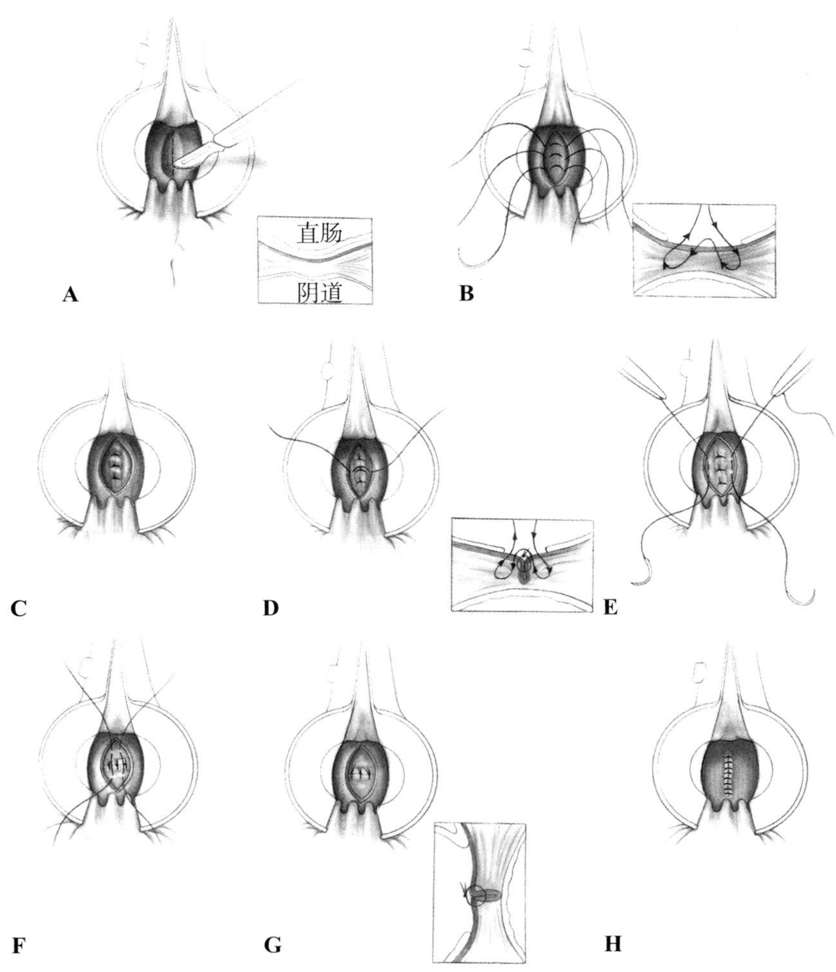

◀ **图 33-13 直肠前突修复**

A. 直肠前突黏膜切口。B 和 C. 缺陷的横向折叠。D. 第二排缝线用于未修复的前部缺损。E. 垂直缝合法加强修复。F 和 G.Sullivan's 直肠前突修复术。H. 黏膜重新对合

进行了经阴道 / 经肛门联合直肠前突修补术，以研究其对大便失禁的影响。他们观察到有 7% 的患者大便失禁恶化。经肛门修复后的另一个问题是性交困难，Sehapayak 等 [334] 在 20% 的患者中观察到这种并发症。vanDam 等 [341] 发现，在 41 名性生活活跃的患者中，有 17 人（41%）在经阴道 / 肛门联合修补后出现新发性交困难 [342]。其他人也报告了类似的结果 [327]。除了 Arnold 等的报道外，大多数研究报道都显示了经肛门直肠前突修补后良好的短期疗效。然而最近的研究表明，中长期的结果不太满意（表 33-14）。

(3) STARR 手术： 虽然 STARR 手术不单纯用于直肠前突的治疗，但可用于有直肠内脱垂的排便梗阻，而直肠内脱垂往往伴有直肠前突。STARR 手术一经推出就广受欢迎，尤其是在欧洲。这项技术最早是利用 PPH-01 环形吻合器的两次激发来实现内脱垂的环形切除，以及伴随直肠前突的切除。随后开发了 CONTOURTRANSSTAR 吻合器，使其能够通过连续激发弧形吻合器进行完整的环周切除 [349, 350]。根据患者报告的评分，许多研究证实了 STARR 和 TRANSTAR 手术在改善排便梗阻和生活质量方面的功效 [351, 352, 353]。但也有对严重的并发症的担忧，包括直肠阴道瘘和直肠穿孔 [354]。此外，急便感在术后早期频繁发生，可能与切除直肠壶腹导致直肠顺应性降低和敏感性增加有关，但在长期随访中有下降趋势 [40]。STARR 手术后大便失禁有报道 [354, 355]，但这主要见于先前

表 33–14 直肠前突修复结果

作 者	例 数	术 式	随访时间（年）	成功率（%）[a]
Sullivan 等 [335]	151	TAR	1.5	80
Capps[333]	51	TAR	不显著	94
Khubchandani 等 [336]	59	TAR	1.5	80
Sehapayak[334]	355	TAR	不显著	85
Sarles 等 [332]	16	TAR	1.6	94
Arnold 等 [327]	35	TAR	不显著	46
	29	TVR	不显著	46
Janssen 和 van Dijke[343]	76	TAR	1.0	87
Mellgren 等 [324]	25	TVR	1.0	88
Karlbom 等 [323]	244	TAR	0.9	79
Van Dam 等 [341]	75	TAR+TVR	4.0	71
Murthy 等 [322]	31	TAR	2.5	92
Khubchandani 等 [336]	123	TAR	未说明	82
Tjandra 等 [344]	59	TAR	1.5	78
Ayav 等 [339]	21	TAR[b]	5	71
Heriot 等 [345]	45	TAR	2	55
Thornton 等 [342]	40	TAR	3.5	63
Abbas 等 [346]	107	TAR	4	72
Hirst 等 [347]	42	TAR	2	48
Roman 和 Michot[348]	71	TAR	6	50

TAR. 经肛门修补；TVR. 经阴道修补
a. 极好（无症状）或好（显著改善）
b. 使用线形吻合器

存在肛门括约肌无力的患者，因此在此类患者中应慎行 STARR 手术。必要时，STARR 术可以与其他妇科手术相结合，如经阴道子宫脱垂切除术，而不增加并发症。与所有的直肠干预措施类似，STARR 的患者选择对于获得满意的结果非常重要。

(4) 经会阴修补术：直肠前突也可以经会阴入路修补，这种修补通常通过会阴横切口进行。游离直肠阴道平面，通过连续缝合折叠直肠前突，此后可行肛提肌成形术。经会阴修补术似乎与经肛门和经阴道修补术一样有效地缓解排便障碍的症状 [356]。Hirst 等 [347] 也报道了 64% 的患者获得了成功。在另一项研究中，91% 的病例短期疗效良好。但术后 5 年，成功率降至 70%。同一研究显示 17% 的病例出现了新发性交困难 [348]。其他人也报道了类似的结果 [357]。经会阴途径避免了肛门内置入器械，并且允许外科医生对伴有大便失禁的患者进行括约肌修复。Ayabaca 等报道，在经会阴直肠前突修补联合括约肌成形术后 74% 的患者大便失禁得到了改善[358]。1996 年，Watson 等首次报道了经会阴补片修复术，9 名女性患者中有 8 名获得了成功[359]。最近，其他人也报道了类似的结果。在补片修复 1 年后，Mercer–Jones 等发现 77% 的患者获得了成功。他们遇到两例浅表感染和一例深部伤口感染，都对抗生素治疗敏感而不需要移除任何补片[360]。Lechaux 等报道了 80% 的成功病例[361]。

(5) 经腹修复：当伴随的肠膨出或阴道穹窿脱垂需要修补时，经腹入路矫正直肠前突是妇科医生最常用的方法。通常在直肠阴道间隙进行解剖，显露阴道后壁直到会阴体。通过将阴道后壁附着到双侧肛提肌上筋膜（从会阴体到子宫骶韧带），以修补导致直肠前突的筋膜缺损。在一项回顾性配对队列研究中，Thornton 等将经肛门修补术和经腹修补术进行了比较。他们发现，经肛门修补术后排便阻塞的缓解率在统计学上更高（分别为 68% 和 28%）。在肛门修补术后，36% 的患者发生了新的性交困难，而在经腹修补术后发生率为 22%[342]。在另一项研究中，Vermeulen 等评估了前外侧直肠固定术修补直肠前突的效果，该研究包括 20 名患者，术后排粪造影显示直肠前突全部恢复或至少缩至正常大小。尽管如此，只有 40% 的患者症状得到缓解，而新发性交困难的发生率为 50%[362]。

尽管直肠前突作为排便困难的原因的机制长期以来被误解或认识不清，但它不应被忽视。同样，便秘患者直肠前突的存在并不一定表明解剖异常是病因。单纯的直肠前突本身并不是手术的指征。Sarles 等[332] 列出了正确定义直肠前突在便秘中的作用的三个要点：①阴道内手法辅助对直肠排空的必要性；②排粪造影不仅显示直肠前突，而且显示大便潴留；③排粪造影可以识别的相关病变，特别是直肠内脱垂。

8. 短节段先天性巨结肠

当典型的先天性巨结肠通过恢复肠道连续性的直肠前切除术（Rehbein 术）治疗时，会留下一个短的无神经节段，便秘症状会持续存在。这些残留症状可以通过肛门直肠扩张来治疗。基于这些发现，Bentley 推荐使用肛门直肠肌切除术治疗短节段 Hirschsprung 病，这是导致肛肠出口梗阻的原因之一[363]。他认为直肠肛管肌切除术应与食管胃肌切开术（Heller 术）治疗食管贲门失弛缓症的疗效类似。由于他报告的早期效果较好，其他作者也开始通过肛门直肠肌切除术治疗短节段先天性巨结肠患者和非先天性巨结肠便秘患者。直肠肛管肌切除术只有在选择肛门基线张力高的患者才有效，这与传输正常和直肠排空受损相关。Fishbein 等报道少数患者单独行直肠肛管肌切除术或联合前切除术可治愈[364]。

9. 特发性巨直肠

特发性巨直肠在慢传输型便秘一节中有描述。哪些患者可以接受手术治疗的问题很难回答。手术指征以结肠功能为基础，包括异常低的排便频率、不透射线标记物传输时间延迟和（或）肛门直肠测压检测到的异常。这些异常包括直肠抑制反射的缺失或异常，直肠和肛管内压力的自发变化，高张力的肛管，以及肛管压力在恢复到静息水平前超过扩张前水平（超射）。

直肠肛管肌切除术：直肠肛管肌切除术在治疗巨直肠方面作用有限。这项技术在黏膜下切除一条 1cm 宽的内括约肌，从齿状线向上至少 6cm（图 33–14）。

在 Martelli 等[67] 的研究中，62 例患者进行了直肠肛管肌切除术：50 例每周排便少于 3 次的患者中，62% 在直肠肛管肌切除术后 1 年内每周排便多于 3 次；6 例因不透射线标记物传输异常而进行手术的患者和 6 例因测压异常而进行手术的患者均无症状。在 26% 的术前大便失禁的患者中，有 2/3 的患者在术后能自控排便。然而在术前有排便自控力的患者中，16% 术后出现大便失禁。Poisson 和 Devroede[365] 认为直肠

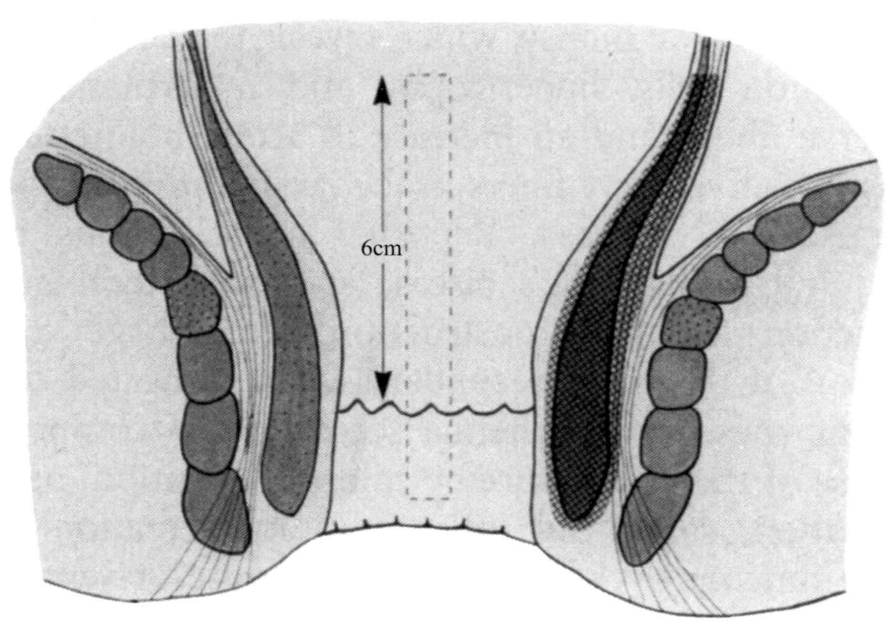

▲ 图 33-14　直肠肛管肌切除术

肛管肌切除术的结果不太令人满意。根据他们的经验，Boley 手术在这种情况中能取得良好的效果。Yoshioka 和 Keighley[366] 报道了 29 例慢性便秘患者行直肠肛管肌切除术的结果，62% 患者的改善与出口梗阻相关的最大静息肛门压力下降有关。其他研究报告的结果汇总在表 33-15 中。Martelli 等 [67] 建议对以下患者行 Soave 手术：直肠肛管肌切除术失败、结肠传输试验提示降结肠和乙状结肠存在慢传输。Kimura 等 [367] 也对经 Soave 直肠内拖出手术后持续直肠失弛缓的患者的残余无神经节直肠进行了后方肌切除术。术后 5 名患者的便秘、腹胀、小肠结肠炎得到了明显的缓解。

基于内括约肌侧方切开术治疗肛裂的相当广泛的经验，理论上内括约肌侧方切开术比内括约肌后方切开术的并发症更少。此外，括约肌切开术很可能已足够，无须行直肠肛管肌切除术。

10. 成人先天性巨结肠病

一部分先天性巨结肠患者直到成年后才开始出现症状。在成人身上识别这种先天疾病是困难的。患者通常是 20 多岁的男性，自幼有便秘病史，经常需要使用泻药和灌肠。腹部平片显示远端结肠扩张。钡剂灌肠检查显示直肠狭窄，近端结肠扩张。诊断取决于患者的病史、钡灌肠结果、肛门直肠测压和直肠活检，后者显示固有层和黏膜肌层内没有神经节细胞、神经纤维肥大增生、乙酰胆碱酯酶阳性神经纤维增加。报道的成人先天性巨结肠病并发症是严重的粪便嵌塞导致梗阻、出血、结肠肠系膜拉长引起的结肠扭转、结肠扩张导致血管损害引起的缺血、穿孔、浅表炎症、粪块引起的黏膜溃疡、静脉回流受损，膈肌移动度减小导致的肺不张 [377]。成人先天性巨结肠的治疗有几种术式。

虽然手术方式的选择并没有定论，但 Duhamel 手术是首选 [378-381]。在文献回顾中，Wheatley 等 [382] 发现，Duhamel 手术的主要并发症发生率为 10%，次要并发症发生率为 2%，结果良好 91%、一般 7%、差 2%。Kim 等 [381] 的最近一份研究显示，11 例 Duhamel 手术患者出现了 3 项主要并发症，其中 2 项是肛内瘘，1 项是术后肠麻痹，均无须

表 33-15 直肠肛管肌切除术的临床结果

作 者	短节段性 Hirschsprung 病		非 Hirschsprung 病便秘	
	患者数	成功率（%）	患者数	成功率（%）
Thomas 等 [368]	11	45		
Lynn 和 van Heerden[369]	28	93		
Clayden 和 Lawson[370]	10	100	11	82
Shermeta 和 Nilprabhassorn[371]	9	78		
Martelli 等 [47]			62	77
McCread 和 Beart[372]	13	62		
Freeman[373]			61	86
Hamdy 和 Scobie[374]	6	66		
Mishalany 和 Wooley[375]			25	76
Pinto 等 [376]	12	17	39	17

手术即可缓解。除 1 例患者出现阳痿外，远期疗效均较好。Luukkonen 等 [383] 报道了 8 例成人先天性巨结肠患者，其中 7 例接受了 Duhamel 手术，1 例接受了前切除术后来改为 Soave 手术，没有 1 例患者出现便秘，但有 5 例患者偶有粪便沾染衣物。这些结果可与 Swenson 手术相比较，其主要并发症发生率为 33%，次要并发症发生率为 7%，阳痿发生率为 7%，结果好 80%、差 20%。Soave 术主要并发症发生率为 25%，次要并发症发生率为 13%，优良率为 85%，一般率为 6%，较差率为 9%。Duhamel 手术避免了任何广泛的盆腔分离，避免了 Swenson 手术中可能遇到的直肠感觉纤维损伤，也避免了 Soave 手术所需的直肠黏膜剥离。Wu 等 [384] 报道了 3 例患者，均行病变肠切除、直肠黏膜切除、结肠肛管吻合术，效果均良好。

吻合器的引入提高了 Duhamel 手术的疗效。使用弯头端端吻合器（EEA）、胃肠吻合器（GIA）和 TA55 吻合器的技术改进简化了操作 [385]。患者取改良的截石位。游离结肠，松解无神经节细胞的肠段，以及该节段近侧任何明显扩张和失代偿的肠管。进入骶前间隙，打开一条通向肛提肌的通道。应避免骨盆广泛的解剖分离，只需留出足够的空间送入近端结肠；只有在近端肠管长度不足时，才进一步游离近端结肠。在切除的近端用 2-0Prolene 行荷包缝合。然后处理会阴，用合适的牵开器（Parks 或 Pratt）显露肛管。将弯头圆形吻合器插入肛门，通过肛提肌上方的直肠后壁并穿出中心杆（图 33-15A），再将中心杆与抵钉座对接、收紧、激发，完成吻合（图 33-15B）。检查吻合器内标本会发现，近端组织切除是熟悉的“环”，远端组织因为没有缝合以“盘”的形式出现（图 33-15C）。使用 90～100mm 的吻合器，经肛门在直肠和有神经节细胞的近端结肠之间行侧侧吻合，一般 1 次激发已足够（图 33-15D 和 E）。必要时，可在更近端结肠和邻近直肠开口，进行第 2 次激发。在这一点之前最好不要游离直肠，因为在此步骤中直肠可充当方便的“把手”。然后用线性切割闭合器切断直肠残端。如果有必要经腹激发吻合器，剩余的开口可用缝合线或其他线性吻合器闭合。手术结束时用生理盐水冲洗盆腔，进行乙状结肠镜检查，肠内

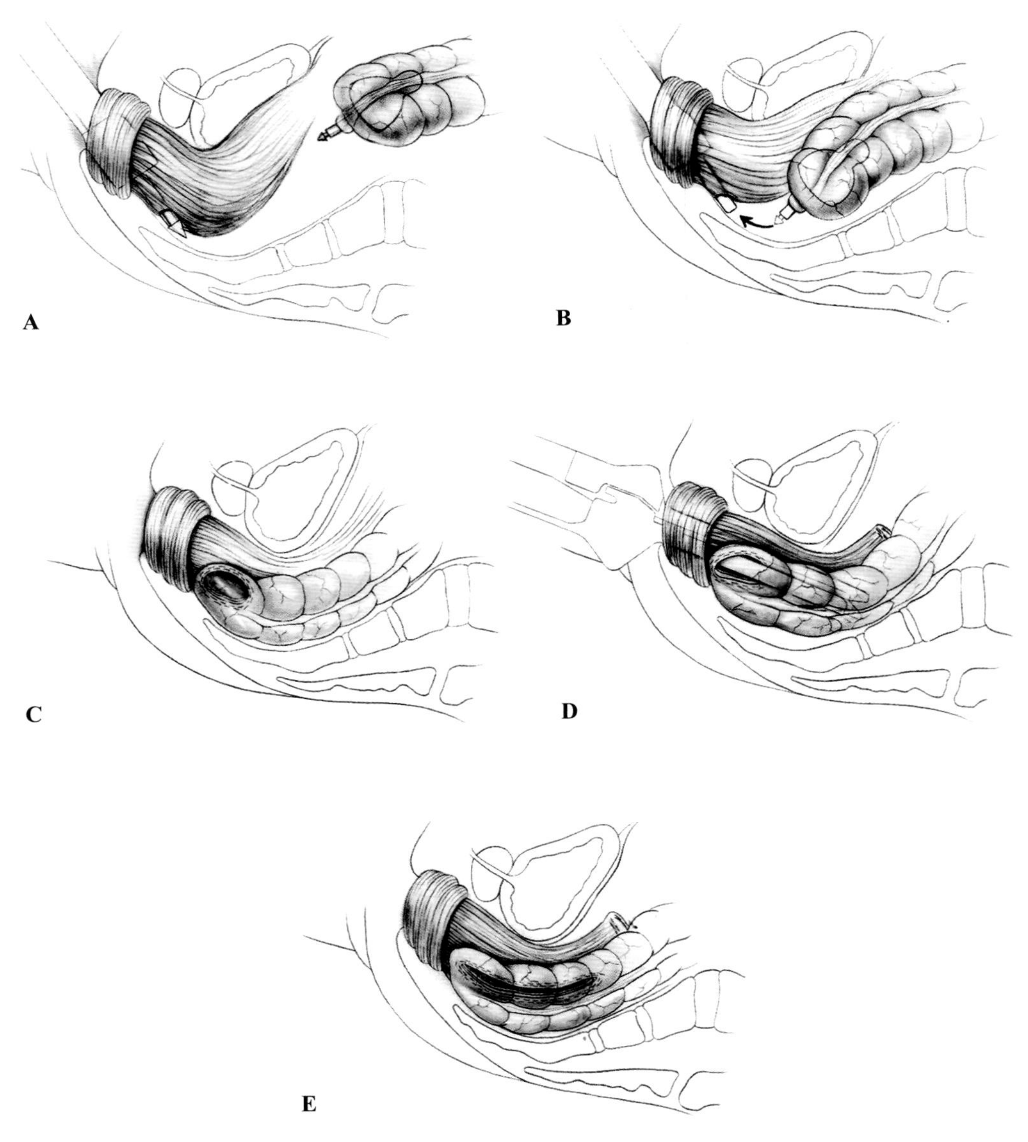

▲ 图 33-15 **Duhamel 手术**

A. 经肛门插入环形端端吻合器，经直肠后壁穿出中心杆；B. 抵钉座与中心杆对合；C. 端侧吻合完成；D. 用 GIA90 或 100 器械分割共同肠壁；E. 手术完成

充满空气以确保没有漏气。不需要进行“保护性”结肠造口。

11. Chagas 病继发巨结肠

Chagas 病是一种由克氏锥虫引起的地方性流行病，这种寄生虫通过嗜血的锥蝽亚科昆虫传播给人类。它影响了拉丁美洲数百万人，主要是巴西、阿根廷、智利、巴拉圭和玻利维亚。巨结肠是肠锥虫病最常见的并发症，可导致严重便秘，应手术治疗。主要的两种并发症是乙状结肠粪块和扭转。为矫正这种致残状态，人们提出了多种手术方法，包括乙状结肠切除术、直肠乙状结肠切除术、左结肠切除术和结肠次全切除术。然而，在长期的随访中，相当多的病例证明这些手术并不充分。这显然是由于保留了运动功能障碍的直肠，阻碍了粪块的通过。切除所有或几乎所有运动障碍的直肠的拖出术，或直肠旁路手术如Duhamel–Haddad术更有优势[386]，结果令人满意。绝大多数情况下，肛门控便是正常的，而性功能障碍罕见。

12. 神经元性肠发育不良

神经元性肠发育不良是一种特殊的先天性肠壁神经支配缺陷，属于神经节病的范畴[387]。A型的特点是交感神经不发育或发育不全，导致便秘和肠壁痉挛。这种类型只存在于儿童中，在成人中没有。B型的特征是由于发育障碍导致的黏膜下神经丛发育不良。临床表现为动力推进较弱，从而导致便秘。这种类型既见于成人，也见于儿童。典型的组织学特征表现为增生和巨大神经节，有7～10个神经细胞，表现出不同的酶活性。酶学组织化学检查显示乙酰胆碱酯酶活性增加的副交感神经纤维的致密网络。保守治疗通常无效，需要手术干预——最常见的是结肠次全切除术。

七、特殊考虑

（一）预防

临床某些情况下，患者用力排便会有额外的危险。心肌梗死患者、脑和心血管疾病患者以及血栓栓塞性疾病患者均面临特殊风险。应给予这些患者增加粪便体积的药物，要么是天然食品，要么是车前草籽制剂。

（二）粪便嵌塞

粪便嵌塞是一种严重的危象，可造成肠梗阻。98%的粪便嵌塞发生在直肠，与之相关的最常见并发症包括大便失禁、尿路感染、肠梗阻、缺血性坏死和可能导致出血或穿孔的粪性溃疡[388]。不严重的粪便嵌塞可以通过高剂量的刺激性泻药排出，比如番泻叶；多数需要自来水或磷酸钠溶液灌肠。有人提倡使用矿物油和琥珀酸二异辛酯磺酸钠盐，尽管这些制剂的有效性可能是由于液体的体积。虽然症状严重的患者，适度镇静下可能可以手法解除嵌塞，不过一般需要全身麻醉。对于更近端的嵌塞，20%～50%的水溶性造影剂将刺激肠道增强蠕动，使水分进入肠道并润滑粪块[389]。在不完全性梗阻的非紧急情况下，有人使用2L的等渗聚乙二醇溶液进行全肠冲洗。

复发性粪便嵌塞应分析导致阻塞的病因，并予避免。饮食管理、栓剂和番泻叶制剂可能是必要的，粪便软化剂也有必要，特别是在大便堆积到盲肠的少见情况下。应进行结肠内镜检查或放射学检查排除肿瘤，内分泌或代谢筛查也可能是合适的。

（三）精神状态

如前所述，各种精神状态与便秘有关。临床医生还应该记住，各种抗抑郁药物会导致便秘，这种原因引起的便秘可通过刺激性泻药纠正。在精神患者中，不可忽视便秘的器质性原因。

（四）脊髓损伤

脊髓损伤后常出现严重便秘。可能有几种发病机制，包括缺乏排便冲动、制动体位、腹部和会阴肌肉的相关运动麻痹，以及可能的结肠、直肠和肛门水平的运动改变。尽管几乎所有患者的右半结肠都有轻微的传输延迟，在左结肠和直肠中均没有异常缓慢的传输[18]。C_4和T_{12}椎体之间脊髓横断的截瘫患者的便秘是由于副交感神经骶部传出神经支配的肠段改变所致。

在一篇关于去神经后肠功能改变的综述中，Longo等[389]总结他们的发现如下：前肠和中肠由迷走神经中的副交感神经纤维和来自下6节胸椎的交感神经纤维支配。相反，后肠由骶神经丛的副交感神经纤维和腰椎的交感神经纤维支配。因此，在大多数脊髓损伤中，前肠和中肠仍然正常受神经支配，而后肠失去了来自大脑和脊髓的支配。在高位脊髓损伤中，可导致结肠动力下降。在低位脊髓损伤中，对左结肠和直肠乙状结肠括约肌活动的下行抑制消失。在高位和低位脊髓损伤中，肛门直肠的反射活动不受脑传出神经的调节。直肠一旦受到扩张的刺激，其内容物就会自动排出。因此，这些患者粪便嵌塞和大便失禁，其主要原因是丧失了对直肠乙状结肠括约肌活动的抑制，以及直肠的反射活动。

便秘是脊髓横断患者治疗中的一个主要问题，为了避免溢便、大便失禁和频繁的嵌塞松解，这些患者可能会受益于肠道训练方案，即在固定时间间隔启动排便反射。

大约在受伤后的第 3 个或第 4 个晚上给予泻药；如有必要，第 2 天早上再用栓剂。持续使用泻药和（或）栓剂，直到达到正常排便习惯。第 1 周或第 2 周可能需要手指协助排便或灌肠 1～2 次。治疗目标是每隔 1 天排便 1 次。饮食中应含有大量的含纤维的食物。化学刺激药，如番泻叶或比沙可啶，应隔天夜晚服用。引起排便反射的刺激可能包括身体活动、进食、腹部按摩、肛门手指刺激或插入栓剂。

对于那些对简单措施没有反应的患者，下一步通常是尝试刺激下段肠道，并通过使用经肛门灌洗系统和逆行灌肠来实现有效的直肠排空[383]。通常首选逆行技术，但一些患者可能受益于通过 Malone 阑尾造口术或 Chait 盲肠造口按钮的顺行灌肠，这些手术越来越多地使用微创完成。最近一项经肛门灌洗治疗神经源性肠功能障碍的成本－效果分析显示，经肛门灌洗预计可减少 36% 的大便失禁、29% 的尿路感染、35% 的造口可能性，并显著改善生活质量。计算得出的终生成本节约是有效的[390, 391]。

部分患者对上述措施没有反应，或者由于其他原因，他们更愿意通过造口进行粪便转流。肠造口是治疗脊髓损伤引起的结肠运动障碍的有效方法。Safadi 等[392]回顾了 45 例脊髓损伤伴肠造口患者的临床资料：左侧结肠造口 21 例、右侧结肠造口 20 例、回肠造口 7 例，其中右侧结肠造口组中有 3 例患者最终行经腹全结肠切除术和回肠造口术。3 组患者结肠造口适应证和结肠传输时间存在差异，右侧结肠造口组 95%、左侧结肠造口组 43%、回肠造口组 29% 的患者主要适应证为腹胀、便秘、慢性腹痛、排便困难或结肠传输时间延长。并发压疮以及会阴、盆腔伤口的处理是左结肠造口组 43% 患者的主要适应证，而右结肠造口组为 5%，回肠造口组则没有。右侧结肠造口组与左侧结肠造口组相比，术前总结肠传输时间和右侧结肠传输时间更长，分别为 128h 和 83h、54h 和 29h。造口术后平均随访 5.5 年，多数患者对造口满意（右结肠造口 88%、左结肠造口 100%、回肠造口术 83%，大多数患者更倾向于早期造口（右结肠造口术 63%，左结肠造口术 77%，回肠造口术 63%）。生活质量指数在各组中均有显著提高（右结肠造口 49～79、左结肠造口术 50～86、回肠造口 60～82），健康状况指数也有改善（右结肠造口 58～83、左结肠造口术 63～92、回肠造口术 61～88）。所有组的平均每日肠道护理时间均显著缩短（右结肠造口术 102min 减少 11min、左结肠造口术 123min 减少 18min、回肠造口术 73min 减少 13min）。他们的结论是，无论造口的类型如何，大多数患者术后功能改善。所有组的成功结果提示，术前症状和结肠传输时间的研究可能有助于选择最佳的造口部位。

（五）老年人群

Read 等[393]对居住在英国谢菲尔德的 453 人进行了调查，发现的便秘患病率为 12%，但在急症老年病房增加到 41%，长期老年病房的便秘患病率超过 80%。作者将住院患者异常增加的发病率归因于静止不动、慢性病、神经或精神疾病、结肠疾病和药物摄入，而不仅仅是年龄增长的结果。在他关于老年人便秘的博士论文中，Kinnunen[394]分别记录了患者自诉便秘和泻药的使用情况，他发现在老年医院的发生率分别为 79% 和 76%，在养老院的发生率为 59% 和 60%，在日间病房的发生率为 29% 和 31%，居家老人发生率为 38% 和 20%，居家中年人发病率为12%和5%。在行动不便、年长和住在收容机构的人中发现便秘的风险增加。

传输时间延迟、排空不完全、意识减退和忽视便意是老年人便秘最常见的四个原因[395]。由于这一群体由老年、缺乏运动甚至长期卧床的人组成，由于肌张力丧失，他们很难在不用力大便的情况下完全排空肠道。自主神经纤维变性是便秘和老年人之间关系的一个可能原因或解释，特别是在糖尿病[396]患者和脑卒中[393]患者当中。Jones和Godding[20]指出，便秘有几种并发症更可能发生在老年人中。这些并发症包括心血管变化、胃肠道效应（包括模拟心绞痛的疼痛）和粪便嵌塞。由于粪便嵌塞，可能会发生大便失禁；如果其原因未被确认，则可能导致患者不必要的住院治疗。Kinnunen[394]对245名住院老年患者进行了为期一年的回顾性分析，确定了65名持续至少3天腹泻的患者，其中32%复发。粪便嵌塞的患者55%与腹泻有关，20%的患者因泻药而腹泻。嵌塞的其他后果包括肠梗阻、烦躁不安、精神错乱、粪石溃疡引起的直肠出血和尿潴留。

在一篇关于老年人结肠疾病的综述中，Brocklehurst[397]强调了便秘的3个重要并发症：①粪便嵌塞和肠梗阻；②特发性巨结肠和乙状结肠扭转；③大便失禁。

治疗措施重点包括消除疑虑和排便再训练、鼓励体育活动、摄入足够的液体、改变饮食、避免便秘，以及治疗已知的基础疾病特别是甲状腺功能减退症。这些建议推断这个问题是可以轻易治愈的，而对于老年患者这样的希望是不现实的[398]。老年患者常需要缓泻药，通常选择刺激性缓泻药，如番泻叶或比沙可啶。盐类泻药会干扰水和电解质的平衡，而液体石蜡的危害早有共识。增加容积的药物必须配合有足够的液体摄入，但当粪便已经开始存积时则禁止使用。如果已经是软便，使用大便软化药可能是不合适的，此时应刺激结肠中的神经肌肉反应。成功的治疗来自每个个体的反复试错。在老年中心的一项研究中，补充总膳食纤维被证明能有效地预防60%居住者的便秘，该机构的药房报道节省了4.4万美元的缓泻药开支[399]。Hope和Down[400]也得到了类似的结果，他们发现在老年住院患者中，每人每天摄入25g纤维并控制液体摄入可以改善肠功能，几乎避免了轻泻药的使用，对体重、营养或电解质状况没有影响。Kinunn[394]发现氢氧化镁比增加容积的缓泻药治疗老年患者长期便秘更有效。

对于居住在疗养院不能自理、无法对便意做出及时反应的患者，一个可接受的常规管理包括定期使用栓剂或灌肠剂。每3～5d进行1次自来水灌肠，可以使结肠保持排空，使患者感到舒适。

（六）孕产妇

妊娠期便秘的发生与多种病因有关。体力活动的减少，激素浓度的变化（可能引起肠道肌肉的无张力），饮食的容积减少，以及使用铁剂等药物都可能促进便秘的形成。在怀孕期间，目标应该是预防便秘，最好通过膳食纤维来完成。Anderson和Whichelow[401]已经证明，膳食纤维摄入量达到27g/d能有效地治疗妊娠便秘。通常建议增加液体摄入量，最好避免使用缓泻剂，必要时可选择比沙可啶或番泻叶。番泻叶对母亲和婴儿都是安全的，没有已知的营养和哺乳不良影响[401]。无须用力即可排出的软便有助于防止痔疮和肛裂，这些问题与孕妇息息相关。在产褥期，使用番泻叶是一种简单、安全、廉价的预防便秘的方法[402]。

（七）终末期患者

Lamerton[403]报道说，濒临死亡的患者，特别是由于癌症扩散而濒死的患者，有一种经常被忽略的问题。他们的便秘经常因普遍使用的阿片类止痛药而加重，导致腹胀和胀气过多的痛苦症状，并增加额外疼痛甚至是呕吐。这些患者将受益于栓剂（甘油或比沙可啶）或灌肠。应更加注意使他们临终的日子更加舒适和安宁。在使用阿片类止痛药时，他们应该接受预防性的泻药。

癌症患者出现便秘可分为三类：①恶性肿瘤本身的直接结果，肠腔内或肠腔外侵犯或干扰其神经支配；②治疗的影响（如化疗）；③与肿瘤间接相关的因素的影响。最后一类的例子是伴随着晚期疾病的全身虚弱，其特征是口服食物减少、行动不便和抑郁，这些都容易导致便秘。肠内脏神经病变可能是某些癌的副肿瘤反应[404]。尿毒症等器官衰竭的结果可能具有复合效应。阿片类药物或具有抗胆碱能作用的药物（如抗抑郁药和抗精神病药）的使用将使问题进一步复杂化。

第四篇 其他情况

Other Considerations

4

Gordon and Nivatvongs'
Principles and Practice of Surgery
for the Colon, Rectum, and Anus (Fourth Edition)
Gordon & Nivatvongs
结直肠肛门外科学：从理论到临床
（原书第 4 版）

第 34 章 结肠、直肠和肛门外伤

Traumatic Injuries of the Colon, Rectum, and Anus

David E. Beck 著
左志贵 译
申占龙 校

摘要：创伤是导致年轻人死亡的首要原因，其发病率在美国所有年龄段人群中占第三位。在穿透性腹部创伤中，结肠和直肠经常受到损伤。钝性外伤、诊断和治疗性内镜检查则可能会导致肠道穿孔。在整个人类历史中，战伤的处理一直是外科手术进展的推动力，同时也伴随着因结肠损伤引起的死亡率不断降低。

关键词：外伤，贯通伤，钝性损伤，手术创伤，分娩创伤，异物摄入，性侵犯，儿童虐待，超声检查，腹腔镜手术

一、概述

创伤是 1—46 岁年龄段人群的第一大死亡原因，在美国所有年龄段总死亡人数中排第三[1]。与其他原因相比，创伤会导致更多生命中大好时光的荒废。腹部贯通伤时，由于结肠和直肠在腹腔中所占据空间较大，因此经常受到损伤。内镜检查和治疗操作过程可能会引起经肠腔内的穿孔，并且来自外部的贯通伤或闭合伤也会导致肠道穿孔。

在历史上，希望改善因战争导致创伤的预后一直以来都是外科手术发展的动力。从美国南北内战到越南战争，历次战争造成的结肠损伤引起的死亡率都在下降（表 34–1）。

表 34–1 战争中因结肠创伤导致的死亡率[2–6]

战　争	死亡率（%）
美国内战	90
美西战争	90
第一次世界大战	58
第二次世界大战	37
朝鲜战争	15
越南战争	9

二、病因学

（一）贯通伤

子弹、散弹枪弹丸、刀、穿刺器械或刺伤都可能导致外部贯通伤[2–6]。子弹伤是最常见的伤口类型，其数量比刀伤多，比例为 10∶1[7]。廉价的低速武器被称为“星期六晚上的特价商品”，过去一直是犯罪袭击中常用的武器。近年来，高速武器 [子弹以超过 2000ft/s（约 610m/s）的速度行进] 变得越来越容易获取，在整个社会现在都很普遍。速度是决定体内组织损伤程度的主要因素[8, 9]。决定伤口弹道（子弹在组织内的运动）的另一个因素是子弹的质量。速度（V）和质量（M）可以用动能（KE）的公式表示。

$$KE=\frac{1}{2}M\times V^2 \qquad \text{（公式 34–1）}$$

因为动能与速度的平方成正比，所以速度是影响动能的主要因素。当子弹穿过组织时，它会在子弹周围形成一个临时的高压腔，从而导致弹道损伤之外的继发性组织损伤。子弹可能会在其轨迹上翻滚（偏航），从而扩大了子弹伤害的直径（图 34–1）。

散弹枪是可以发射出许多小弹丸的滑膛武器。由于弹丸的速度会迅速减小，如果在距离人 7 码（约 6.4m）远的地方开火，在大多数情况下不会发生深度穿透，但是如果在近距离处被散弹枪射伤，则会发生大量组织损伤。近距离散弹枪的伤口需要进行广泛的局部清创术。

较大的肠道穿刺伤是由于跌落到或碰到穿透腹部或直肠的物体造成的。直肠受伤通常发生在跌倒后双腿骑跨在如栅栏或木桩之类的穿透物体上所致。

（二）钝性损伤

钝性损伤约占结直肠损伤的 4%。该类别大多数损伤都是由机动车事故导致的，其中方向盘致伤最为多见。虽然安全带确实可以挽救生命，但是结肠或直肠的损伤也可以因为使用安全带所致，安全带可以导致盆腔骨折并伴有直肠撕裂，或者引起前腹壁和椎骨之间的结肠受压而导致结肠爆裂性损伤[10]。当安全带从髂棘部位的锁扣处缩回或人已经滑落到安全带的下方，腹部则会受到直接的作用力。急剧减速产生的剪切力可能使固定在后腹膜的肠系膜牵扯游离的结肠而导致结肠受伤。此外，血肿和血管损伤可能会导

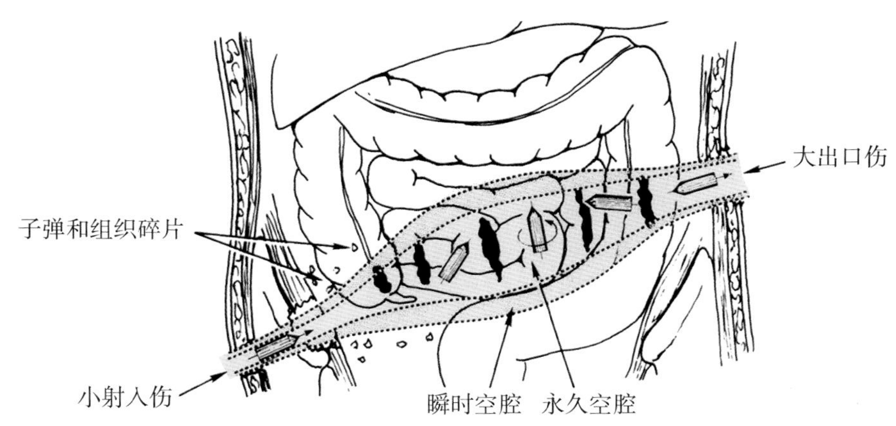

▲ 图 34–1 子弹横穿腹部

注意子弹的翻滚和弹道偏移。破坏区域也由子弹的空腔和次级粒子轨迹共同产生

致迟发性穿孔，在外伤治疗中必须考虑钝性损伤引起的迟发性穿孔，以免出现治疗延误[11, 12]。汽车撞击行人、摩托车事故、跌落、重物压伤及运动伤害也会造成类似的损害。另外，会阴部钝性损伤会引起因肛提肌提拉撕裂直肠乙状结肠和肛管[11, 12]。

（三）医源性损伤

其他器官和系统均不会像大肠这样易于诊断和治疗，也正是结直肠肛门容易达到的这种特征使其更容易遭受到意外伤害。如果在对结肠和直肠疾病的诊断和治疗过程中操作不当或因存在基础疾病而肠壁变薄均可能导致结直肠受伤。

1. 外科手术造成的损伤

因为结肠和直肠充满整个腹腔，在骨盆或腹部的任何手术操作过程中结肠和直肠都可能发生术中损伤。同时，妇科手术也可能会导致结直肠损伤，在常规子宫扩张和刮宫过程中可能会发生子宫穿孔，此时相邻的结直肠则很容易被穿破。其他经常进行的更复杂手术，如经腹子宫切除术和经阴道子宫切除术也可能导致结直肠损伤或肠瘘形成。在腹腔镜手术过程中使用的电凝可能会导致肠道损伤，目前已经有关于该操作导致死亡的报道[13]。已有报道显示，宫内节育器会侵蚀子宫继而进入腹腔，通过形成局部化脓性炎症反应侵入结肠[14]。

痔疮、肛瘘和肛裂等一些简单的肛肠手术可能会导致肛门和直肠损伤。可能导致的并发症包括肛门狭窄、黏膜外翻或大便失禁。已经有关于在采用新型的吻合器痔上黏膜环切术（procedure for prolapsed hemorrhoids，PPH）之后出现肠漏和脓毒症的报道[15–18]。关于这些并发症的手术治疗方法在第 6、第 7 和第 33 章中有专门的论述。

泌尿外科手术也可造成结直肠的损伤。经皮肾造瘘术通常是安全可靠的方法，可降低泌尿系统的压力，然而 LeRoy 等[19]报道了 2 例肾造瘘术中发生结肠穿孔的病例。经会阴前列腺切除术、耻骨上前列腺切除术或经尿道前列腺切除术也可能导致邻近直肠的损伤[20, 21]。

已有报道显示，在使用电凝的手术过程中，如果结肠腔内存在可燃性气体，则会发生爆炸导致严重肠道穿孔甚至死亡[22, 23]。采用甘露醇肠道准备中的氢、未吸收的糖类及天然存在于结肠中的甲烷都是电凝时易燃的物质。

神经外科和整形外科手术也可能会导致结直肠损伤。在患有脑积水的婴儿中置入脑室腹腔分流器是降低脑内压的标准治疗方法，但是在腹腔的放置过程中也会偶尔出现肠穿孔[7, 24, 25]。在髋部骨折内固定过程中如果钢钉置入太深也会导致直肠受伤[26]。

肠道支架已被用于继发于肠癌引起的梗阻以缓解症状或作为后续手术的过渡措施。Khot 等[27]回顾文献总结了 29 个病例 598 个支架置入操作，其中发生穿孔 22 例（4%）。

2. 内镜损伤

内镜操作相关的损伤并不多见[28]。直肠乙状结肠镜穿孔通常发生在腹膜反折附近，在大多数情况下，穿孔发生于有病变的肠管中，其死亡率高于 25%。穿孔还与内镜下活检或息肉圈套切除术有关，如果距肛缘距离小于 10cm 则很少引起严重的并发症。一些研究发现，如果在穿孔 6h 内进行手术死亡率仅为 8%，但如果穿孔和手术之间时间延误到大于 12h，则死亡率高达 20%[29]。结肠镜检查的主要并发症是出血和穿孔，这部分内容将在第 4 章中讨论[30–32]。

3. 直肠温度计造成的损伤

经直肠测量体温是常规临床操作，直肠温度计是新生儿出生早期最常见肠道穿孔原因。1965 年，Fonkalsrud 和 Clatworthy[33]报道了 10 例婴儿肠道意外穿孔，作者指出新生儿肛门与直肠乙状结肠腹膜反折之间的距离小于 3cm，大约一半的穿孔发生在此处。Horwitz 和 Bennett[34]报道的新生儿保育室爆发腹膜炎就是由于护士在测量直肠温度时用温度计造成了直肠穿孔（图 34–2）。

4. 治疗性灌肠造成的穿孔

甚至进行灌肠之类的简单操作有时也会因人

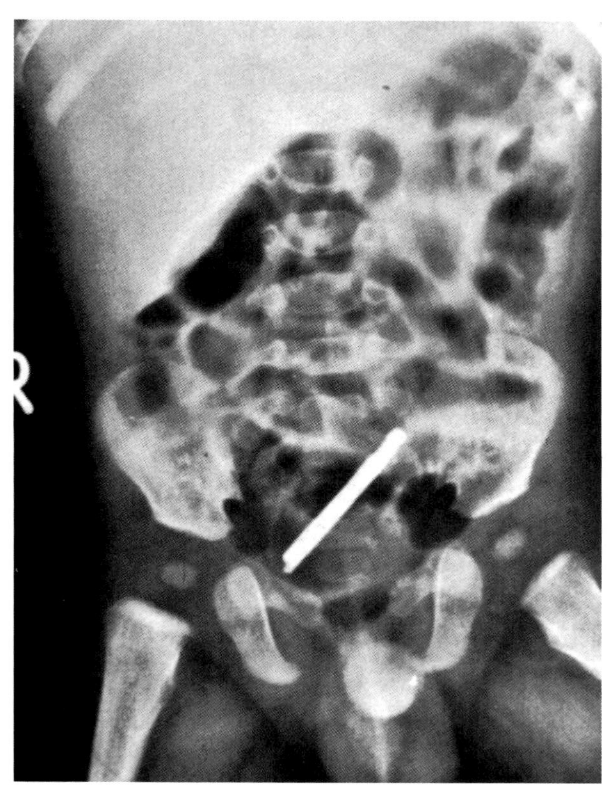

▲ 图 34-2 乙状结肠处断裂的体温计

为错误而出现问题，通常穿孔是由不熟练或粗心的操作人员将灌肠剂尖端插入或在自行插入过程中造成的。灌肠剂尖端插入时经常会发生一系列肛门直肠损伤的事故[35, 36]。灌肠引起的穿孔可分为 5 种类型：①肛门穿孔；②黏膜下穿孔；③腹膜外穿孔；④腹膜内穿孔；⑤穿孔至邻近器官。大部分来自灌肠剂尖端引起的直肠穿孔都发生在前壁上。腹膜外穿孔可引起脓肿、肠瘘或严重出血。Gayer 等[37]报告了 14 例继发于清洁灌肠后的直肠穿孔，腹部疼痛和发热是最常见症状，所有患者均进行了计算机断层扫描（CT）并发现了肛周和直肠周围脂肪中的肠腔外气体，所有 CT 检查均未发现肠漏，但因为有 CT 检查提供依据，因此医生确认是灌肠造成了穿孔，10 例患者接受了手术治疗，但其中有 5 例死亡，而保守治疗的 4 例患者全部死亡。

灌肠时灌入错误的液体，如沸水，可能会导致严重的灼伤，错误的溶液（如甲醛而不是三聚甲醛）可能会导致肠黏膜损伤脱落和直肠出血。

5. 钡剂灌肠造成的损伤

钡剂灌肠涉及多种并发症[38]，其中最严重的 2 种并发症是肠腔的机械性穿孔（通过灌肠剂的尖端直接穿透腹膜内或腹膜外）和直肠球囊过度充气而导致球囊破裂[39]，其他并发症则包括直肠壁内钡剂引起的肉芽肿形成、坏死性直肠炎和钡栓塞。

Kiser 等[40]报道了 1 例在密苏里州哥伦比亚的埃利斯 · 费舍尔州癌症中心施行的 1250 例钡剂灌肠中发生结肠穿孔的病例。大多数穿孔是由于溃疡、肿瘤、憩室、内疝、炎性肠病或身体里其他疾病部位引起肠腔破裂。Rosenklint 等[41]报道了在 20 000 例钡剂灌肠检查中因钡外溢导致的 6 例腹膜外穿孔病例，6 例患者中有 4 例死亡，另外 2 例行永久性结肠切除术，无 1 例患者曾患有结肠或直肠疾病。为获得肠道病理检查组织而进行简单的直肠活检也足以使肠管变得脆弱，以致钡剂灌肠引起穿孔，检查后延期至 7d 后进食有助于防止穿孔。通过硬镜乙状结肠镜获得的活检标本尺寸很容易达到 5mm，而通过纤维结肠镜检查获得的样本可能只有 2～3mm[42]，但是，较深取活检样本则有更大的穿孔风险。

当在黏膜下注射少量钡时，会导致单纯的钡剂肉芽肿，患者可以无症状，也可能引起疼痛。当将少量无菌钡剂注射入皮下、腹膜后组织、直肠壁或腹腔时，几乎不会引起炎症反应，但是几年后在无症状的患者中可能以孤立的结节形式出现[43, 44]。以相同方式注射大量钡剂则会导致严重的炎症反应和脓肿形成，甚至引起坏死性直肠炎，最终腹膜后钡剂会引起密集的腹膜后纤维化。腹膜反折上方的穿孔则会导致钡剂和肠道粪便对腹腔造成污染，即使已经穿孔进入游离腹腔，也可能因为没有症状而不能马上被发现，但是在灌肠后几分钟或几小时后出现腹膜刺激症状则应该考虑可能是由钡灌肠引起，在后续行腹部 X 线片检查后大多数这类病例会表现出腹腔游离气体和（或）肠腔外的钡剂征象，另外穿孔也可能要考虑是腹膜后穿孔。

与内镜活检穿孔有时可能会有良性转归不同，钡剂和粪便混合的穿孔是一种可怕的并发症[44-47]。当钡剂与肠道里大量细菌污染物相结合时，会发生严重通常又难以逆转的炎症反应。Sisel 等[48]在兔子身上进行实验用钡剂灌肠或使用水溶性造影剂灌肠后产生结肠破裂，如果未经治疗，两种类型灌肠液均致命，如果采用腹腔灌洗后穿孔修复手术则腹腔被粪便和钡剂污染动物的存活率仅为 10%。但是如果手术非常及时，被泛影葡胺和粪便污染的生存率可以达到 50%。Zheutlin 等[49]报道收集了 53 例钡剂与粪便混合溢入腹腔的患者，其死亡率为 51%。Nelson 等[50]则报告显示钡剂穿孔的死亡率为 100%。基于这些数据，说明水溶性造影剂是对潜在穿孔或近期吻合后疑似吻合口漏患者的首选造影剂。

钡栓塞很少见，但一旦发生就可能会引起致命的后果，其病理生理过程始于钡剂进入直肠静脉，最终导致肺栓塞和猝死[51]。对于急性炎症性肠病患者或近期有内镜活检或息肉切除术的患者不应该进行钡剂灌肠检查，以减少这种罕见并发症的发生率。

钡剂灌肠有时可用于婴儿肠套叠的治疗，但一组病例显示，钡剂灌肠的注入压力导致在 1000 例患儿中出现 6 例结肠穿孔[52]。

6. **分娩损伤**

分娩过程中出现的胎头骨盆不相称和局部解剖结构拉伸几乎在每个阴道分娩中都会造成一定程度的会阴部损伤[53, 54]。分娩后会阴出现的深裂伤不仅涉及阴道，还会涉及会阴体、直肠和肛管，也包括肛管括约肌功能。分娩过程中采用会阴切开术将减少肛门括约肌发生三度撕裂的风险，如果在阴道后中线进行会阴切开术会比侧向切开对括约肌造成损伤的可能性更大。婴儿的大小、骨盆组织的柔韧性、患者的体形、体重、产科医师的技能及是否使用仪器是影响分娩期间肛门直肠外伤发生率的重要因素[54]。

精确地修复三度会阴撕裂伤对于那些从事产科的医生来说是必不可少的技能，很少需要肛肠外科医生来紧急修复这种损伤。大多数修复会愈合得比较顺利，但是如果分娩后出现大便失禁，则需要通过肛门括约肌成形术进行二次修复，有关修复的详细信息请参见第 14 章。

阴道分娩困难和撕裂伤也可能导致直肠阴道瘘。直肠阴道隔的压力性坏死，产钳分娩和中线会阴切开术通常是直肠阴道瘘产生的相关因素。有关直肠阴道瘘修复的详细信息请参见第 15 章。

7. **放疗诱发的直肠炎**

对骨盆腔内肿瘤的放疗可能会导致各种急性和迟发性并发症，放射性直肠炎是发生于子宫、卵巢、膀胱、前列腺、肛门或直肠部位的肿瘤进行放疗后的常见并发症。Quan[55]回顾性分析了接受放射疗法治疗盆腔恶性肿瘤的 65 例患者，其中 52 例为子宫颈癌患者，辐射通常会同时损伤膀胱和肠道，急性期表现为直肠黏膜的水肿、发炎、脱落和脆性增加，可能会进一步发展为溃疡或坏死[56]。随着直肠黏膜的愈合，可能会形成肉芽组织、纤维化和毛细血管扩张。严重者可能会发展为直肠全层肠壁坏死，如果是直肠前壁严重的坏死则女性可能会发生直肠阴道瘘。放射损伤部位可能会在愈合阶段形成狭窄，通过显微镜对这些组织进行检查会发现，因辐射诱发的动脉内膜炎会导致组织缺氧、淋巴管被破坏，从而导致上述可见的并发症。

放疗后临床症状的发作可以从治疗后立刻发生，也可以治疗后数年才发作，其中直肠出血是最常见的症状，直肠前壁在放疗后受影响最为明显。损害严重程度取决于所治疗区域的大小、放疗给予的总剂量、治疗总时间及剂量的分割方法，同时个性化的放疗技术也会影响治疗效果。

轻度直肠炎通常不需要治疗。Sherman 等[57]报道了使用皮质类固醇灌肠剂治疗急性和慢性放射性直肠炎患者具有良好效果。Henriksson 等[58]对放疗后口服硫糖铝（磺化蔗糖的氢氧化铝复合物）进行了双盲、安慰剂对照研究，放疗后 2 周开始，持续 6 周，治疗后肠蠕动得到明显改善，需要使用止泻药的患者更少。由放射性结肠炎或直肠炎引起的结肠梗阻很少见，但如果确实发生这种并发症则需进行结肠造口术[59]。当受损的肠黏膜表面不停渗血时，可以使用激光、氩气血浆凝结或福尔马林喷洒到整个肠黏膜创面上进行有效止血[60-62]。

van Nagell 等[63]报道了一组子宫癌患者行放疗后直肠损伤的病例，发现患有高血压、血管性疾病或糖尿病的患者直肠炎的发病率增加，当对直肠进行放射的总剂量小于 4000rad 的时候没有发生直肠损伤，作者还强调指出严重的直肠炎通常比膀胱或其他肠道并发症发生的更早，将剩余放疗剂量进行分割使放疗时间延长，则有利于阻止很多放疗晚期并发症。在治疗过程中 2 周的休息时使用局部类固醇和清洁灌肠剂以减少急性损伤症状。

（四）食入异物

因食入异物而导致胃肠道穿孔是很少见的，如核儿、刺儿、种子或软骨之类的天然食物在到达结肠时会基本已经被完全消化，但是坚硬的颗粒物质，如鸡和其他动物的骨头、牙签、玻璃碴、贝壳或其他尖锐的物体，可能会通过小肠进入结肠，从而对直肠和肛门造成伤害。由于婴儿、儿童和精神异常的成年人可能将其放入嘴中并吞咽下去，因此其患病风险更高。当然，任何人都可能会无意中吞下进入口腔的物体，假牙有时也会断裂并被吞下，为防止此类伤害，应将潜在危险的物体放在婴儿、儿童和残障人士无法接触的地方。

食入异物继发的并发症包括穿孔、出血、脓肿形成、肠梗阻和死亡[64, 65]，异物残留会引起穿孔的比例不到 1%，观察和急诊行胃肠道内镜检查是两种最佳治疗方法。医生必须决定在异物摄入后 1h 或 2h 内是采取观察异物自行通过消化道还是进行内镜检查，1% 的患者由于吞食异物导致穿孔或梗阻，需要进行手术干预，其中有 75% 的胃肠道穿孔发生在回盲瓣和阑尾处，连续的腹部 X 线摄片显示大多数异物会在 1 周内从胃肠道排出，异物无法排出也是手术指征。由于很少发生并发症，密切观察通常是安全的，尽早在内镜下取出容易触及的异物可能是一种可接受的方法。

由于贩运毒品是非法的，毒贩开发了秘密运送其产品的多种方法，如果将一包纯毒品放入人体腔道会造成健康危害（图 34-3），如果误吞大包药物可能会阻塞胃肠道，在尝试通过内镜或外科手术将其取出时，应注意避免使包装破裂，因为如果在肠内包装被打开，则患者可能会毒品服用过量。

（五）异物和性损伤

各种各样意想不到的物体被插入直肠，并停

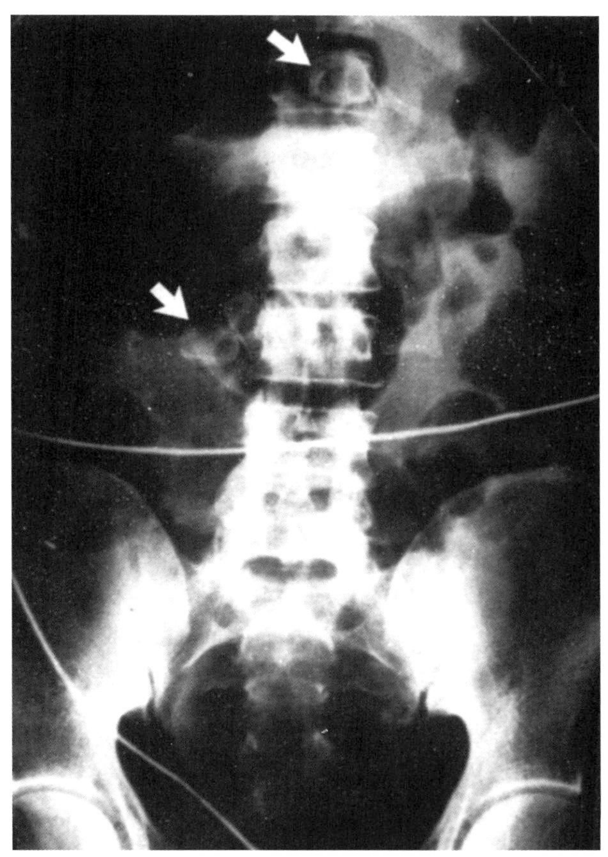

▲ 图 34-3　摄入的毒品包（箭）

这些与局部肠梗阻有关，通常在回盲部。小包破裂会导致毒品使用过量

留在肛门括约肌组织上方，几乎任何可以插入直肠的物体都将被设想为用于性刺激。一些更“新潮”的直肠异物包括振荡器、塑料阴茎、黄瓜、婴儿奶粉罐、球、各种形状和大小瓶子、眼镜、手电筒电池、手电筒、试管、螺丝起子、圆珠笔、压纸器及温度计（图 34-4），这些物体的存留不仅使患者感到很窘迫，而且还会引起明显的身体疼痛不适。

直肠、乙状结肠和其他腹膜内结构可能会因直肠异物造成严重伤害，很多作者已经报道大量因直肠内异物存留导致死亡的病例 [66-70]。Eftaiha 等 [69] 认为有必要根据异物在直肠内的存留水平进行分类，大多数位于低位或中位（最多 10cm）的直肠腔内物体可以经肛门取出，但是存留于上段直肠或下段乙状结肠肠腔内的物体可能需要进行开腹手术取出。

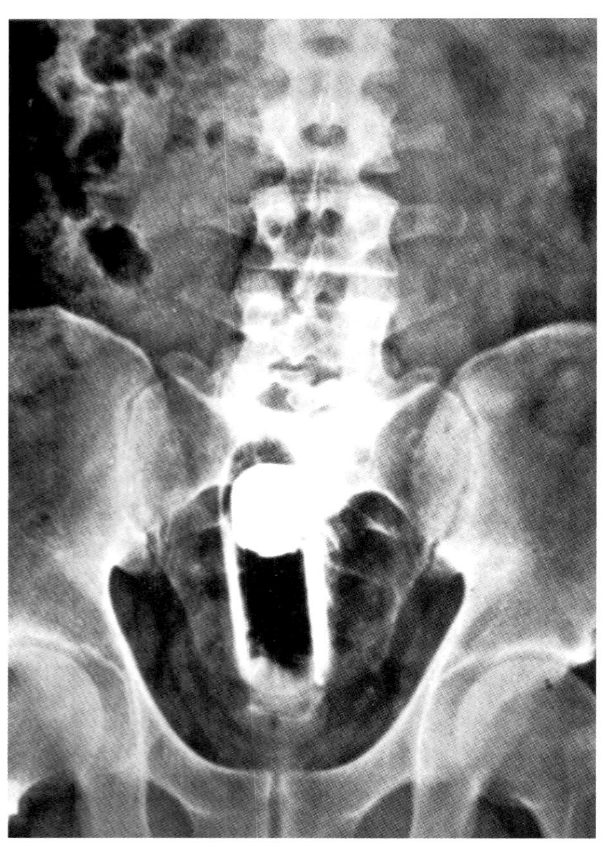

▲ 图 34-4　振荡器滞留在直肠乙状结肠中，此类物体一旦被推入肛门就无法取出

Sohn 等 [70]、Beall、DeBakey[71] 和 Barone 等 [67] 分别报道了异物插入引起的直肠乙状结肠穿孔病例，这种损害可能是由患者试图手淫引起的，也可能是由性伴侣或在强奸期间造成的，直肠乙状结肠的破裂会导致腹膜污染和腹膜炎，出现急腹症的患者可能会隐瞒性行为或攻击行为的病史，当被告知或怀疑有此类伤害时，普通 X 线片应用于应急评估，应通过前后位、腹侧位和骨盆侧位 X 线片来确定异物的类型、数量和位置，但是对于射线可透过的物体可能无法看到和评估。

（六）性侵犯

性侵犯是一种常见的暴力犯罪。据报道，每年有 300 000 多名 12 岁以上的成年人受到侵犯 [72]。性侵犯可能是犯罪行为，是故意伤害他人的行为，也可能是双方都希望进行剧烈性行为的结果。无论出于何种动机，性侵犯都可能对腹膜外或腹膜内直肠或乙状结肠造成严重损伤。

Sohn 等 [70] 报道在 4 年时间内有 11 名患者有被称为“拳头性行为”或“把拳头伸进肛门”的行为，当事人将闭合握紧的拳头通过完整的肛门进入直肠，以实现性满足。直肠或乙状结肠是受伤的部位。6 名患者的直肠黏膜撕裂伤出血，但未见括约肌撕裂伤。这些患者仅需要简单地缝合黏膜撕裂就可以了，4 名患者出现了急腹症，需要进行开腹手术切除肠管并做 Hartmann 造口术，有一名患者因严重的括约肌裂伤而完全肛门括约肌失禁。

（七）虐待儿童

儿童肛肠外伤很少见，但出现的通常是由于虐待引起的 [73]。在遭受性虐待的男孩的案例中有 7%～16% 遭受肛肠外伤，他们遭受性虐待的年龄比女孩小，肛门性行为占受虐待男孩的 54.5%，而在受虐待女孩遭受肛门伤害者占 3.7%[74]。

Black 等 [74] 报道 617 名强奸受害者，其中 24% 受害者不到 16 岁，而 33% 受害者有肛门外伤。医生必须保持警惕以识别这些犯罪行为并进行报道，以阻止对受害人和家属更多身体上和精神上的伤害[75]。检查的医生应保留准确的记录作为法律依据，并进行单独的面谈。

同时应注意肛门周围或身体其他部位的外伤迹象，肛门创伤可能是唯一可见的创伤部位，因为如果受害者认识袭击者，则不会进行抵抗。在任何回收的材料中都应寻找精子和酸性磷酸酶的痕迹[76]，必要的情况下应进行性病相关检查。

如果有疼痛或严重紧张则可能需要使用镇静剂才能进行肛门或直肠检查，如果腹部有疼痛，则需要进行腹部 X 线片检查以判断有无腹腔游离气体。

（八）异常穿孔

坚硬的粪便有时会导致肠壁缺血性坏死而造成直肠或直肠乙状结肠穿孔，这种情况称为“粪性穿孔”，其原因是坚硬的粪块压迫于僵硬而不柔软的结直肠肠壁时，该部位的血供受到损害[77, 78]。

由于结肠的扩张或收缩作用，直肠乙状结肠或盲肠很少会由于肠管扩张或痉挛发生自发性穿孔，而当存在炎症性肠病、憩室炎或癌等基础疾病时，就会有发生穿孔的可能性，但也有一些自发性穿孔发生在没有病理性疾病的情况下[79]。

Cain 等[80]报道了 5 例罕见的儿童坐在游泳池排水装置上致伤的病例，排水管巨大吸力导致直肠乙状结肠穿孔，随后小肠被吸出，并造成大量小肠损失。

电击也可造成速发性或迟发性肠道穿孔，最常见的穿孔部位为结肠，如果治疗时进行了剖腹探查术则必须仔细探查电击灼伤的肠道[81]，也有人在怪癖的性爱活动中将压缩空气注入肛门，从而造成结肠穿孔[82]。胃肠道热损伤虽然很罕见，但也有一个报道称将沸水注入造口，引起黏膜灼伤，结果形成造口狭窄[83]。如果造口冲洗管插入不当或暴力插入导管以灌洗储袋（称为 Kock 储袋）也可能会引起肠道穿孔，而且常由于起始几乎不会出现疼痛而可能无法发现穿孔，建议造口冲洗管采用锥形头设计以防止插入过深和肠道损伤。

三、处理策略

创伤患者的治疗一直在不断进步，高级创伤生命支持（ATLS）课程是目前提倡的一种系统方法，该方法分为四个阶段，即初级检查、复苏、二次检查和确定性治疗（表 34–2）[84]。这些外伤处理原则既可应用于军事战场救治也可应用于平民创伤救治。

初步检查包括对气道阻塞、呼吸衰竭、心力衰竭、心律不齐和出血等威胁生命的情况进行快速的临床诊断。复苏阶段则应立即使用相关操作挽救生命，因此要在开始相对耗时的实验室检查之前必须毫不拖延地进行胸管放置、心包穿刺术、气管插管、控制明显的严重出血及留置管路等重要操作。

在第二次检查中一旦确定了结直肠损伤则进入最后阶段即确定性治疗阶段，在以下各节将详细介绍这两个阶段，如果不进行第二次检查可能会忽略更多的会阴和直肠伤口，从而会延迟诊断和治疗导致发病率和死亡率增加[85]。

（一）创伤诊断（二次检查阶段）

1. 病史

一个清醒并愿意合作的患者可能会被问到有关创伤周围环境的问题，而头部受伤或多发创伤

表 34–2 分阶段创伤管理

阶　段	行　动	结直肠损伤相关管理
1	初步检查：对危及生生命状况的诊断	
2	复苏	
3	二次检查：创伤诊断	结直肠损伤的诊断
4	确定性治疗	手术修复损伤的结直肠

患者可能无法交流。虽然有时创伤很明显，但如果有现场人员提供情况可能也会有所帮助，其他现场目击者（护理人员、救护车司机、垃圾收集者、直升机驾驶员、侍者或亲戚）可能会提供一些创伤相关的重要细节，特别是创伤的类型，致伤因素和创伤就诊的时间间隔。如了解伤害是由冰镐或刺刀、低速 22 口径手枪或高速 M16 步枪、从 5ft（约 1.5m）或 50ft（约 15m）高跌落，还是从高尔夫球车或高速行驶的摩托车跌落，或者是否发生在 20min 或 20h 之前，这将有助于决定做何种诊断性的检查及进一步的治疗策略。

单纯肛门直肠外伤的患者可能主诉有会阴部、肛门直肠或腹痛，通常疼痛是在受伤时开始；在不多见的情况下，对腹膜外直肠的小穿孔或者无法从直肠取出异物的患者，疼痛可能会有所延迟，而下腹钝痛可能是上段直肠或直肠乙状结肠交界穿孔的唯一表现。直肠出血是直肠外伤的表现，应仔细检查[67, 69, 86]，如果不及时发现，结肠和直肠的伤口可能是致命的。如果脓毒症是由于直肠或结肠损伤被忽视而导致，血流动力学稳定的患者可能在 1～2d 后就恶化，但是这种情况有时只有当患者出现脓毒症和低血压时才被发现。捻发音和软组织肿胀表现可能提示气性坏疽，如果脓毒症直到后期才被诊断那么患者存活的可能性就较小。

2. 体格检查

根据“在身体每个自然腔道中放置管子”的原则，在进行复苏时应插入鼻胃管和导尿管，鼻胃管抽吸物中的血液提示医生需寻找腹腔内损伤，尿液中的血液可能引起医生注意或许有腹膜后和骨盆的损伤，穿刺或其他穿透性损伤的患者可能会经肠穿透膀胱，因此必须检查尿液[87]。在多发性损伤的患者中，由于复苏小组会忙于颅脑和胸部损伤或大出血的情况而可能会忽略肛门直肠和其他盆腔器官损伤。因此检查背部和会阴部应成为常规评估的一部分。此外，胸部乳头线以下或肩胛骨尖端下方部位的腹部损伤，包含了 15% 的刺伤和 50% 的枪击伤口[88]。所有的胸腹联合伤都要考虑到腹腔损伤的可能，其范围可以从乳头延伸到腹股沟韧带，从肩胛尖延伸到臀部的区域。

在高速车辆碰撞或战场上的严重钝性损伤造成的多发伤时，最可能忽略那些不太明显的伤口，意识清楚的患者可以指出是否存在腹痛，全面的检查包括检查腹壁和触诊，发现是否有捻发音和血肿非常必要。对于具有穿透性创伤的患者，应同时寻找入口和出口伤口，推测穿透轨迹可为明确可能受伤的器官提供线索，并为剖腹探查手术提供依据。

患者可以仰卧或侧卧进行肛门检查，同时应当注意肛门是否处于正常位置，因为钝性创伤有时会使肛门脱离肌肉的悬吊[89]。即使没有观察到有会阴部创伤的证据，也应以将直肠指诊作为一项常规医学检查。在 Mangiante 等[90]的一系列研究中，在 80% 的直肠枪击伤患者中经直肠检查发现血液；括约肌松弛可能提示中枢神经系统损伤，具体来说，对于钝性创伤患者应触诊肛提肌及周围组织以确保其完好无损。血肿可能会在前列腺周围造成浮动感，或者可能因严重的钝器外伤使前列腺脱位。在女性患者中应进行阴道检查以确保损伤不涉及生殖道。如果由于存在鲜红色的血液而怀疑直肠受伤，则应进行肛门镜检查和乙状结肠镜检查以尝试对直肠下部和肛管进行可视化观察。因为受重伤的患者很难定位因此在手术前有必要知道直肠是否受伤及在哪里受伤。冲洗和抽吸可以使粪便和血液清除范围至少达到腹膜返折水平（15cm），在 91% 的直肠损伤中可以明确受伤部位[84]。当直肠充满血液时，应避免大量空气进入，因为如果存在穿孔，粪便和污染的血液可能被冲到腹腔或腹膜外软组织。

盆腔和直肠外伤时应指导检查者评估神经系统的完整性，当坐骨神经有损伤风险时应该进行适当的神经系统评估，有可能直到后来才发现的阳痿或许是盆腔神经系统创伤的后遗症[4]。

3. 放射影像学研究

腹部立位 X 线片和骨盆的侧位片通常会有相关帮助，这些检查有助于定位子弹的位置和轨迹，看到腹腔内游离气体、腹膜外或直肠外软组织密度或腔外气体阴影，有助于诊断结肠或直肠损伤。耻骨联合的分离或盆腔骨折通常与直肠或其他盆腔器官的损伤密切相关[85]。

如果患者的病情允许，并且临床怀疑则可以进行诊断性造影剂造影检查，但是如果患者有急腹症并且打算进行手术治疗，则不需要执行造影剂造影检查。与使用钡剂相比，应优先使用水溶性物质如泛影酸钠（如泛影葡胺或泛影酸钠）作为造影剂，一旦放射科医生意识到大肠有损伤可能，应在荧光检查中小心注入造影剂，并应在肠穿孔迹象一出现立即停止继续造影。

4. CT 与超声检查

目前 CT 检查临床应用广泛，可快速实施，因此成为病情稳定患者的首选诊断方法，其对实体器官损伤的非手术诊断高度敏感，可以检测到提示存在空腔脏器黏膜损伤的非常少量腹腔游离气体，没有实体器官损伤时的液体积聚提示也可能有空腔器官损伤。如果时间允许可以使用口服、静脉和直肠造影剂进行三重造影 CT 检查，这有利于结肠的腹膜后部分的评估。据报道 CT 在检测钝性结肠和肠系膜损伤中的准确性为 80%，特异性为 78%[91]。

这些特殊检查方法在评估那些延迟就诊患者中具有特殊价值[92]，可以通过 CT 或超声检查确定盆腔和腹腔的脓肿，如骨盆或坐骨肛门窝脓肿，此外还可以通过 CT 或超声引导对脓肿进行经皮穿刺引流。

ATLS 方案已采纳使用创伤重点超声评估法（FAST）对创伤患者进行有针对性的评估[93]。对于血流动力学不稳定的钝性创伤患者 FAST 检查阳性（腹腔积血）非常有用且可靠，但是，如果 FAST 检查为阴性或模棱两可，则应随后进行诊断性腹腔灌洗（DPL）检查，如果存在皮下或腹腔内积气，肥胖症和骨盆骨折则不合适行 FAST 检查，这也取决于超声医生的判断。

5. 腹腔灌洗

腹腔灌洗（DPL）可用于受到钝性和锐性腹部损伤，血流动力学不稳定或腹部外损伤需要紧急外科手术的患者。DPL 可以迅速确认或排除有无腹腔内出血，因此，可以通过 DPL 将颅骨闭合性损伤患者、机动车辆事故中不稳定的患者或骨盆骨折并可能发生腹膜后出血的患者进行适当分类，从而迅速诊断出需急诊行剖腹探查手术的患者。

6. 腹腔镜

与腹腔灌洗相比，微创技术诊断的特异性更高。通过推测外伤轨迹的指向去寻找伤口的部位，腹腔镜检查通常可以做出明确的诊断，但是侧面受伤则是一个问题，因为可能会产生切线轨迹而不进入腹腔。诊断性腹腔镜检查可以使受害者免于剖腹手术。背部伤口也会造成与侧面受伤同样的困境。因此，腹腔镜检查可以探查腹膜后和腹腔内情况。

腹腔镜检查在评估穿刺伤时是一种很有价值的诊断技术，由于 2/3 穿刺伤不会导致腹腔内受伤，因此应采取分步骤探查，确定穿刺伤是否进入腹部的方法是在局麻下探查伤口，如果确认筋膜已被穿透，那么采用腹腔镜进一步检查是很有用的，如果进入腹膜则需要进行剖腹探查手术。

（二）手术治疗（确定性治疗阶段）

累及结肠、直肠和肛门的创伤性损伤的治疗方法有很多，在决定贯通伤治疗方法时需要考虑的最重要因素如下。

- 患者的总体身体状况。
- 造成伤害的机制。
- 受伤与手术干预的时间间隔。
- 存在休克或血流动力学不稳定的情况。
- 存在腹腔污染。
- 结肠或直肠系膜的各种损伤或撕脱。
- 存在多器官损伤。

战争和普通平民创伤死亡率的差异主要与子

弹的速度、结肠受伤后污染程度、受伤与最终救治之间时间间隔及抗生素的早期使用密切相关。在一系列战争伤亡的报告中，Dent 和 Jena[94] 报道认为高速子弹和结肠损伤这两个因素会导致死亡率增加，其中高速子弹导致结肠创伤死亡率为 52%，而其他所有穿透性创伤死亡率仅为 6%。

单纯的结肠损伤仅发生在约 25% 穿透性损伤中，结肠损伤的发病率和死亡率均与其他受创伤器官的数量直接相关，2/3 的结直肠创伤患者死亡是由于身体其他器官的损伤，而其他经常受伤的器官是小肠、肝、胃、肺和膀胱 [95]。

1. 腹腔内直肠和结肠损伤

穿透性损伤通常需要探查 [96]，来自前方的腹部枪击伤有 85% 的概率进入腹腔，而进入腹腔后又有 95% 的概率会击中重要脏器。而来自前方的刀刺伤仅有 66% 的概率进入腹腔，而其中严重损伤的发生率则不足 50%[97]，因此，可能仅 1/4 的腹部穿刺伤需要行开腹手术，然而一旦腹腔被污染便出现急腹症，则必须进行剖腹探查术以修复腹腔内直肠或结肠的损伤。

损伤后应尽早使用对厌氧和需氧菌群均覆盖的广谱抗生素进行治疗 [98–103]，有效的广谱抗菌单药包括头孢替坦、头孢西丁和氨苄西林 / 舒巴坦。

无论患者是在战区还是在普通医院，手术操作都是相同的，当患者怀疑存在有直肠或骨盆损伤问题时应被置于固定架中固定，而开腹手术的手术台应该具备随时进行内镜检查的条件，剖腹手术要采用正中切口，该切口可延伸至剑突或耻骨联合以更好地显露受伤的器官。首先需要完成止血以辅助复苏并建立血流动力学的稳定性。随后必须控制来自开放小肠的污染，可以使用无损伤肠钳夹闭隔离开放性肠管伤口，用连续缝合或吻合器快速封闭破孔以防止进一步污染。此后，在进行任何修复之前应该进行腹腔完整探查以确定腹腔内所有的损伤。在探查子弹轨迹时应遵循“两个原则”，即每个器官都应同时发现入口和出口两个穿孔，如果发现奇数穿孔则可能是切线伤口，或者子弹仍位于器官中，外科医生必须确信没有遗漏任何穿孔，如果存在结肠旁血肿和腹膜后气体，则需游离显露腹膜后结肠。除非结肠被穿透，否则子弹可能留在结肠部位，受粪便污染的子弹会成为以后感染的来源 [104]。应当彻底冲洗伤口和腹腔以清除从结肠中溢出的污染物，同时必须对子弹进口与出口彻底清创。

成熟的判断和训练有素的处理法才可以给予患者恰当的治疗。Flint 等 [105] 尝试对结肠损伤进行更好的分类，他们建议采用三级分级系统对结直肠外伤分级，1 级是单纯的结肠损伤，仅轻度污染，无休克，没有治疗延误；2 级包括贯通性穿孔和撕裂，有中等污染；3 级包括严重的组织缺损、血运障碍和严重的污染。

Moore 等 [106] 建立了另一种对损伤严重程度进行量化的方法，称为腹部穿透创伤指数（PATI）[106]。器官损伤的 5 个递进评估范围为最少、较少、中度、较多、最多。除此一般 PATI 量表外，还设计了结肠损伤量表（CIS）：1 级为浆膜损伤；2 级为肌层肠管壁损伤；3 级为肠管壁损伤少于 25%；4 级为肠管壁损伤大于 25%；5 级为整个结肠管壁损伤和血运障碍。作者根据损伤评分决定外科治疗策略。1～3 级或许可以进行一期修复手术。目前已经设计出新的统计模型可以准确预测外伤的死亡率，最新生理创伤评分在床旁即可计算，并可以与其他常用指标一起使用 [107]。

在普通人群中，低速武器经常导致结直肠的穿透性创伤，从受伤到治疗的时间间隔很短，而且只有结肠或直肠被一颗小的子弹打穿，这种损伤通常采用一期缝合修补就是一种理想选择（图 34–5）[83, 108]，同时可以清创并确保血供，可以进行单层或双层缝合，也可以进行间断缝合，但缝合标准是要求闭合严密、吻合口无张力且血供完好。

尽管文献支持大多数结肠损伤可以一期修复，但必须认识到存在不利因素时应该避免一期修复。采取一期缝合而不需结肠造口有如下

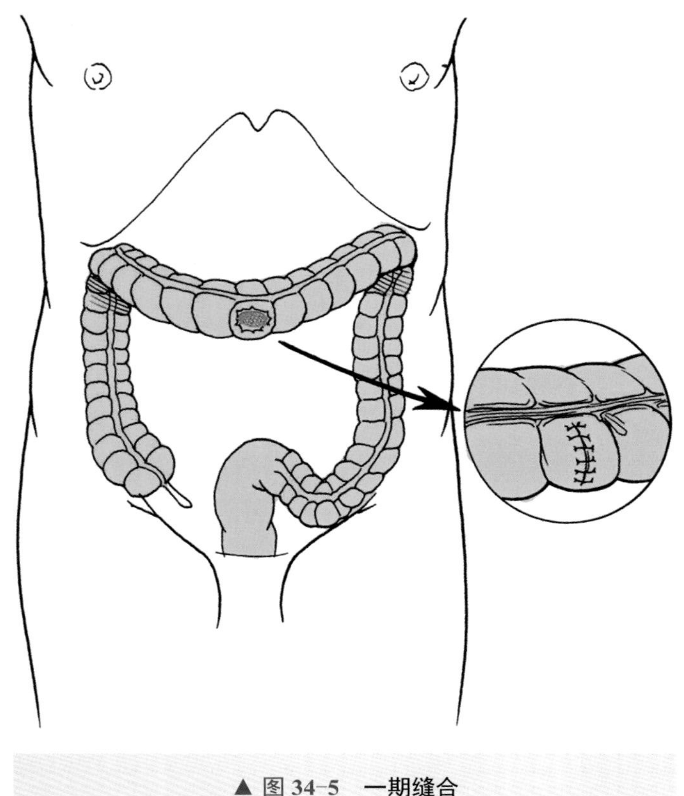

▲ 图 34-5　一期缝合

相对禁忌证：①手术延迟导致腹膜炎扩散；②高速子弹伤口；③结肠或直肠的爆炸性破裂或散弹枪伤；④广泛的壁内血肿或肠系膜血管损伤引起的组织毁损；⑤多器官损伤[109]。Stone 和 Fabian[110] 定义了必须要结肠造口术的标准。不符合排除标准的患者被随机分为单纯一期缝合组（图 34-5）或一期缝合加上结肠造口或回肠造口组（图 34-6），最终结果显示两组并发症和死亡率类似。表 34-3 列出了行造口术的标准清单[109-111]。

必须强调战争伤亡与平民伤亡之间的某些区别。在战场上，可以想到会有很多特殊的情况，几乎同时需要接纳多个伤亡人员；由于要进行优先分类所以会发生治疗延迟；而随访也很少由同一位医生进行；一旦患者病情稳定就必须从战区运输出去；几乎可以肯定在运输途中需要经常停下来，

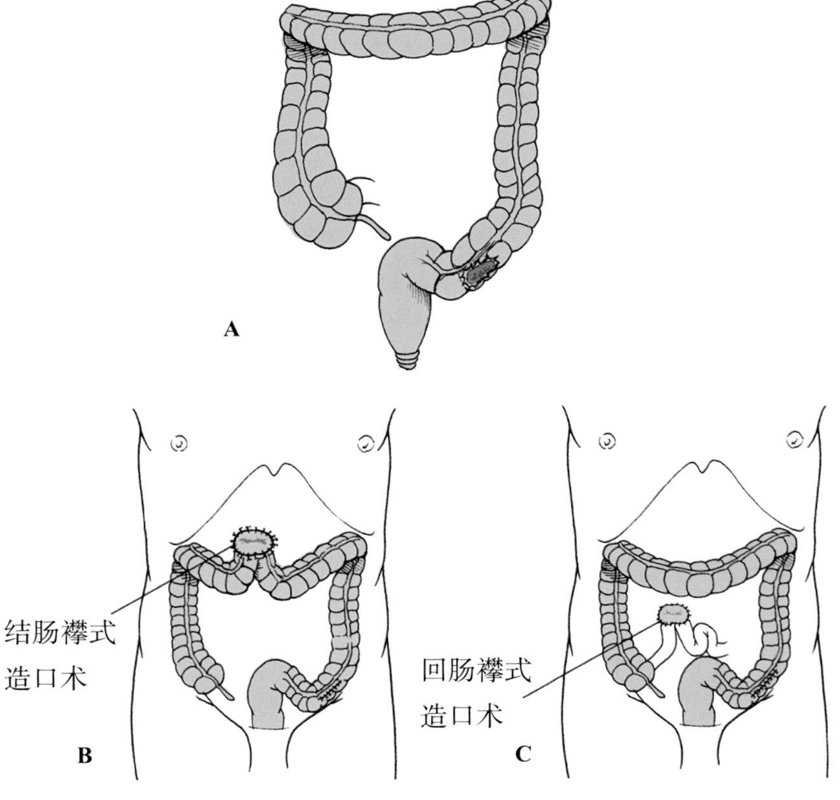

◀ 图 34-6　一期缝合伴近端粪便转流

A. 乙状结肠损伤；B. 一期修复伴结肠襻式造口术；C. 一期修复伴回肠造口术

尤其是在必须越洋的情况下。第二次世界大战后，一些作者提倡一期缝合结肠创口而不进行转流性造口，但这种方法的死亡率超过 20%[71, 112-115]。因此，结果表明仅一期缝合结直肠损伤是不安全的，通常必须切除损伤肠管进行结肠造口或肠管外置，如果在无法结肠外置情况下则行保护性造口（图 34-6 和图 34-7）。支持采取这项举措的证据是基于过去战区的相关报道[6, 116-119]。尽管有证据显示适当选择的结肠损伤患者进行一期修复是安全的，但用于基于战场经验的结肠损伤需结肠造口的经验已沿用到平民损伤。

关于结肠损伤是选择结肠造口术还是优先行一期缝合的方法仍存在争议，许多回顾性研究和一些前瞻性研究显示出倾向于一期缝合的趋势，但是这些研究结果因为研究设计中存在固有偏倚而被质疑，因此为了更客观回答这个问题而进行了 6 项前瞻性随机研究。这些内容在表 34-4 中列出。

在第一批前瞻性随机研究中，Stone 和 Fabian[126] 确定纳入标准必须包括 6 个条件：①休克血压低于 80mmHg；②失血量少于 1000ml；③不超过 2 个腹腔内脏器受伤；④没有明显粪便淤积；⑤手术延误时间少于 8h；⑥结肠或腹壁受伤程度未到需要切除组织。通过这些标准可排除 48% 的患者。

Chappuis 等[127] 的研究设计中未规定明确入选标准，但其并发症发生率并没有因一期修复而增加，但是其研究样本量较小（56 例患者）。Falcone 等[128] 进行的前瞻性随机研究，将延误治疗时间超过 8h 和外科医生认为不应纳入的病例作为排除标准，参加该研究的患者人数也只有 22 例，样本量也非常小。在 1995 年 Sasaki 等[129] 报道的一项试验中，将 71 例患者随机分组，其中 60% 患者接受了一期修复，作者进行多因素分析显示只有 PATI 评分与并发症相关，PATI 评分大于 25 时并发症发生率明显升高，PATI 评

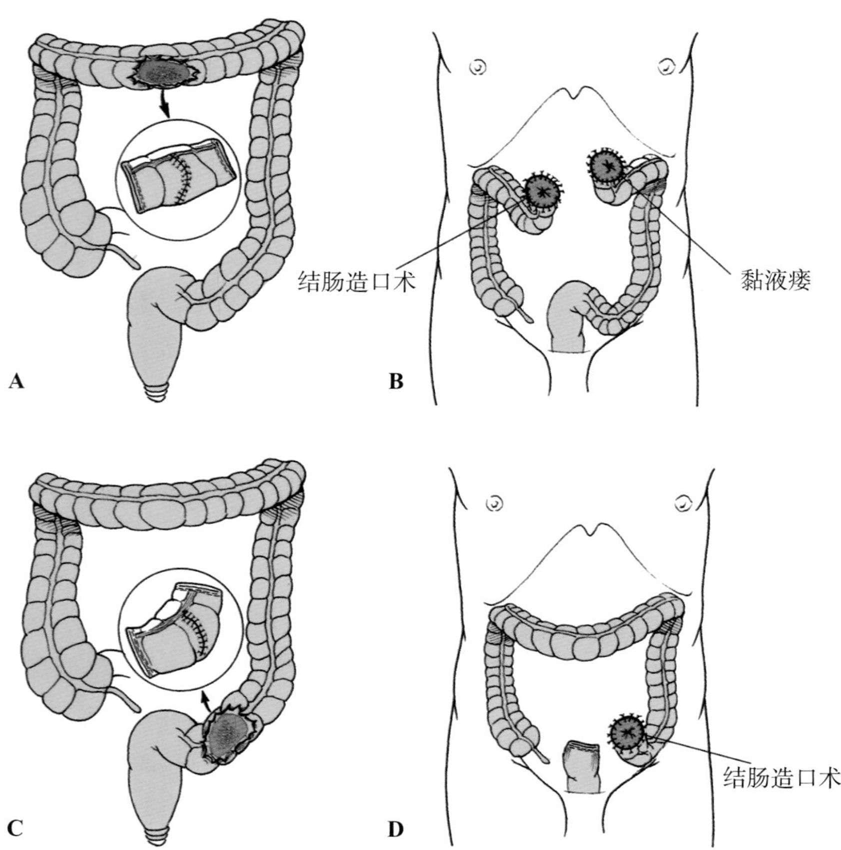

◀ **图 34-7 A.** 横结肠创伤切除术；**B.** 伴近端结肠造口术和远端黏液瘘；**C.** 乙状结肠创伤切除术；**D.** 伴乙状结肠近端造口术和 **Hartmann** 远端结肠闭合

分大于 25 的患者行一期修复，并发症发生率为 33%，而在粪便转流组术后并发症为 93%。其中刀刺伤只有 7 例，散弹枪 2 例，而枪伤有 62 例，因此关于刀刺伤和散弹枪伤的致伤机制尚未阐明。

由于作者研究的人群年龄都很年轻，所以必须调查高龄患者才能更全面反映实际情况。同时由于作者研究的患者均在 90min 内接受了手术，因此手术延迟的问题不在本研究中考虑。在这项研究中特别值得注意的是结肠损伤的范围并不能预测结局。

Gonzalez 等 [130] 在 2000 年发表了一项针对 181 例患者的临床试验，其随机化独立于结肠损伤的严重程度、低血压、失血、粪便污染的程度及受伤至手术的时间间隔，这项研究中的争议点是排除了最初入组的 5 例患者，他们均在不到 24h 内因其他原因死亡。粪便转流组 PATI 分数为 22.7，一期修复缝合组的 PATI 分数为 23.7，粪便转流组的感染性并发症为 18 例（21%），一期修复缝合组为 16 例（18%），他们的结论是所有穿透性结肠损伤均应采用一期修复缝合的方法进行处理。

Kamwendo 等 [131] 研究了南非 240 例患者，其中一半随机分配至一期修复缝合组。研究根据从受伤到手术的时间间隔（大于或小于 12h）进行分层，两组之间在脓毒症、伤口并发症或死亡率方面的差异无统计学意义。

Singer 和 Nelson[132] 对表 34–4 中的六项随机研究进行了系统回顾，全部患者 709 例，361 例随机分配到一期修复缝合组，348 例随机分配到粪便转流组，评估指标包括死亡率、总并发症、感染并发症、腹腔感染、伤口并发症、穿透性腹部创伤指数和住院时间。一期修复吻合组和粪便转流组的死亡率均相同，然而，所有其他相关并发症组均显示一期修复吻合术更优越，其中包括腹腔内伤口感染所致脓毒症、切口裂开、全身性脓毒症和造口周围脓肿。因此，他们得出结论是一期修复闭合术可能是所有穿透性腹部创伤的首选。最近，Fealk 等 [125] 研究得出了相同结论，他们认为结肠创伤的急诊处理原则就是一期修复吻合，但是对于所有结肠损伤而言，一期修复吻合是否是最安全的选择仍存在疑问，需要强调的是，在进行一期修复吻合时，PATI 分数、CIS 等级和其他多个因素均为制订决策时需要考虑的

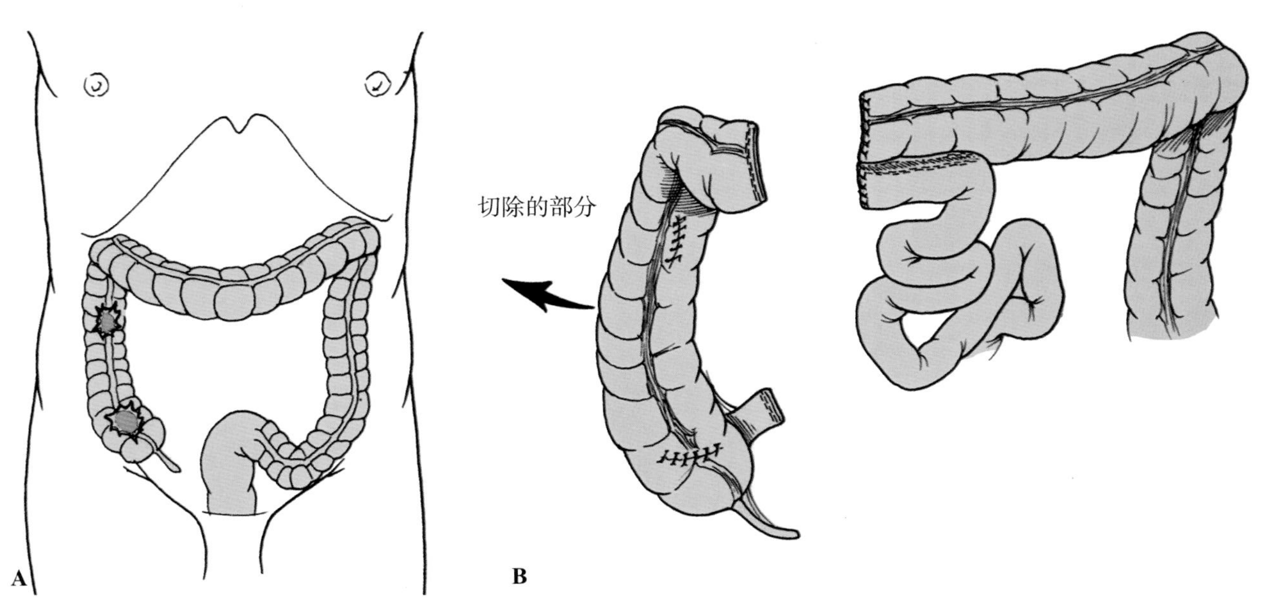

▲ 图 34-8　**A. 右半结肠两处伤口；B. 切除右半结肠并行功能性端端吻合术**

因素。

当有一个大破口或结肠中多个破口相邻并位于一段短的肠管内可以切除的时候，一期切除吻合术具有最大价值（图 34–8）。当患者符合一期修复的标准时近远端肠管才能进行吻合，不应该使用引流管，因为引流管不仅不能防止感染，而且如果放置在吻合口附近可能会导致吻合口漏。Stewart 等 [133] 报告了 60 例有毁损性结肠损伤的患者行一期切除和吻合术后吻合口漏发生率为 14%，他们分析认为导致吻合口漏的关键因素是潜在的内科疾病或大量输血，凡是具有一个或多个这些因素的患者其吻合口漏发生率为 42%。行回肠结肠吻合与结肠造口术的结果是一致的，作者行一期修复或一期吻合的标准不是基于结肠损伤的部位而是基于表 34–3 中列出的标准。

将肠管从腹腔内取出进行修复外置这种方法在历史上曾经使用，但目前大多数创伤外科医师不再使用这种方法 [134, 135]。医源性损伤（如与结肠镜检查相关损伤）通常是可以从根本上避免的 [136, 137]。然而，表 34–3 中的标准依然适用于制定临床治疗决策时使用。

2. 战争受伤

在普通医学文献中一期修复或一期切除吻合术吻合口漏发生率较低（2%～7%）[138, 139]。然而，在伊拉克和阿富汗战争中有 16%～30% 进行了一期修复或吻合术的患者术后发生肠漏而需要进行粪便转流 [140, 141]。一期修复吻合术失败的独立危险因素包括低血压、血流动力学不稳定、高龄、高腹部创伤指数、初期 24h 内红细胞输注超过 4 单位、腹腔间隔室综合征、ICU 住院时间过长及缝线数量过多 [142]。

3. 技术的变化

结肠吻合术可以采用手工缝合或用吻合器吻合，这两种方法在选择性结肠切除术中是等效的，而在创伤患者中，目前缺乏有说服力的证据，但 2001 年的一项前瞻性多中心研究发现，吻合器吻合术（26.6%）和手缝吻合术（20.3%）的并发症发生率没有差异 [143]。

表 34–3　需要行造口术的标准

致伤因素	高速子弹损伤
	散弹枪伤
	爆炸伤
	挤压伤
患者因素	合并肿瘤
	被放射的组织
	医疗条件
	高龄
损伤因素	组织炎症
	严重感染
	远端梗阻
	局部异物
	血运受损
	肠系膜血管损伤
	血压＜ 80/60mmHg 的休克
	出血＞ 1000ml
	超过 2 个器官受损（尤其是肾脏、胰腺、脾脏和肝脏）
	手术延误时间＞ 12h
	存在需要切除的广泛性损伤
	腹壁缺损
	胸腹贯通伤

抗生素治疗应足够覆盖需氧和厌氧菌，单一广谱抗生素应可以覆盖非损毁性结肠损伤，但是氨苄西林 / 舒巴坦之类的合成抗生素更适用于毁损性结肠损伤患者。强有力的 1 级证据表明，抗生素的使用时间应为 24h 或更短时间 [138]。

切口的筋膜缝合应使用单股缝合线缝合，如果存在粪便污染，则皮肤和皮下组织将保持开放状态；如果患者状况良好，则可在 5～6d 实施二次闭合手术，采用负压敷料的现代伤口管理可显著降低并发症发病率并改善预后 [138]。

表 34-4 一期修复闭合与结肠造口术的前瞻性随机对照研究

作者	年份	患者数量（例）	一期修复例数（%）	粪便转流造口术例数（%）	一期修复并发症发病率（%）	造口术并发症发病率（%）	一期修复死亡率（%）	造口术死亡率（%）
Stone 和 Fabian[110]	1979	139	67（48）	72（52）	43（64）	71（99）	1（2）	1（1）
Chappuis 等[127]	1991	56	28（50）	28（50）	10（20）	18（64）	0	0
Falcone 等[128]	1992	22	11（50）	11（50）	8（73）	10（91）	1（9）	0
Sasaki 等[129]	1995	71	43（60）	28（40）	9（21）	24（86）	0	0
Gonzalez 等[130]	2000	181	92（51）	89（49）	21（23）	21（24）	5（5）	3（3）
Kamwendo 等[131]	2003	240	120（50）	120（50）	31（26）	22（18）	0	2（1.7）

结肠创伤手术的重要并发症是脓毒症，任何修复或吻合后的吻合口漏、腹腔内脓肿、瘘管形成和伤口感染必须通过适当的引流进行处理，吻合口漏患者应行转流手术以保证粪便排出。

4. 损伤控制

为了降低总体并发症发病率和死亡率，损伤控制手术技术已经常规纳入多发伤患者的治疗中[138]。使用这种技术，外科医生会推迟对病情不稳定、体温过低和凝血功能异常患者的确定性治疗，因为损伤控制手术的首要目标是避免或迅速纠正包括体温过低、凝血异常和酸中毒的致命三联征[144]。完成初始目标后，可以在接下来的12～48h进行确定性外科手术之前对患者进行加温，充分复苏并在ICU中让病情稳定下来。损伤控制手术的应用已扩展到在择期手术治疗和创伤后具有结肠和直肠病理情况的患者[145]。待病情稳定后，损伤控制手术后的重新评估可以考虑会影响管理策略制定的所有其他因素及大量液体复苏后的肠道状况。大多数患者可在最初的损害控制手术后的12～48h进行吻合术，但是那些不适合进行吻合术的患者则应进行粪便控制并行转流性造口[146]。

5. 腹膜外直肠损伤

如果直肠的损伤仅仅是部分肠壁增厚或血肿而没有黏膜破损则无须治疗。在相对清洁的肠道中，如在准备进行息肉切除术的清洁肠道中，有一个小的全层穿孔可以一期闭合缺损，之后给患者应用抗生素。即使是污染非常小的穿透性损伤，Levine 等[147]也采用经肛门入路进行了5例直肠损伤的一期修补，2例是枪击损伤，2例是前列腺活检的损伤，另1例则是异物的损伤。这5例是从总共30例此类损伤中精心挑选出来的病例。如果发生严重的软组织损伤或骨盆骨折，则应该对失活的组织和异物进行彻底的清创术、充分的直肠后方引流、闭合直肠伤口（如果可能）、冲洗远端结肠和直肠及进行近端结肠造口粪便转流已成为可供选择的治疗原则（图 34-9）[148]。应该使用生理盐水或抗生素溶液对污染的组织进行大量冲洗[120, 121, 149]，要想进行肛门操作必须将患者摆放至截石位。

来自战时经验的研究表明以上描述的治疗方法具有极低死亡率和并发症发生率。Armstrong 等[2]从越南战争的经验中发现，有32例腹膜外直肠炸弹伤患者，死亡4例，死亡率为12.5%，这些患者中有18例合并发生了腹腔内损伤。如果仅进行结肠造口术，则盆腔脓肿的发生率为36%，但是当进行结肠造口术同时闭合原发伤口和经会阴引流时，盆腔脓肿发生率为0%。Armstrong 等[2]使用冲洗技术从受伤的直肠远端清除粪便，从而防止直肠周围组织持续受到污染。肛门扩张可促进冲洗，使粪便和溶液通过造口远端肛门引出保持肠道清洁。对于低位直肠伤

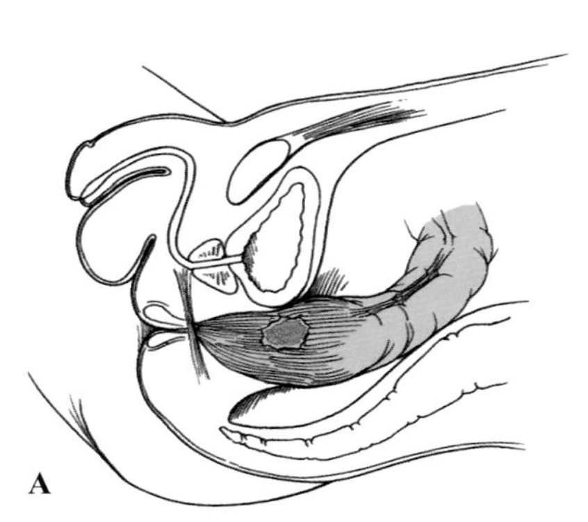

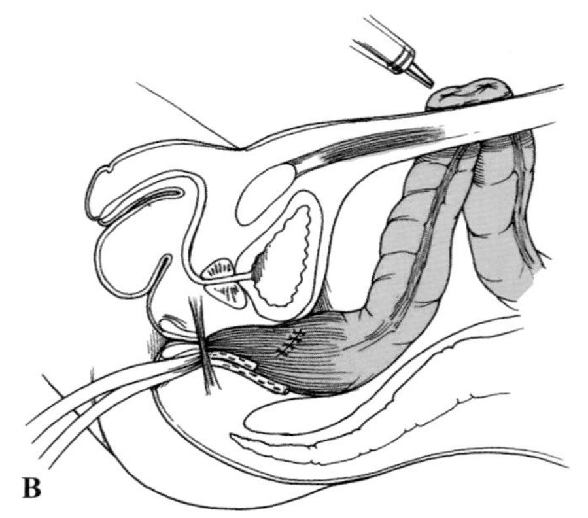

▲ 图 34-9 **A. 腹膜外直肠伤口；B. 结肠造口术，冲洗，闭合伤口和引流**

口，可以经肛门缝合技术来闭合受伤部位。作者建议使用尾骨周围引流，但不主张进行尾骨切除术，因为切除尾骨会打开新的组织平面，并可能导致骨髓炎。Allen[112] 报告了越南战斗中发生的高速子弹导致的直肠外伤 65 例患者，他强调必须进行足够的清创术和直肠后方引流，以及从远端清除所有保留的粪便。此外必须从骨盆清除如骨头、衣服、子弹及粪便等异物。

其他几位作者根据民用和军事经验报告腹膜外直肠损伤患者的死亡率超过 20%，并显示进行远端冲洗的重要性，以减少进一步发生为脓毒症的可能性 [112, 122–124]，还有作者担心冲洗会将粪便通过穿孔挤压入相邻组织，但是如果穿孔封闭得很好，则冲洗将是有益的。粪便转流下行结肠造口术也被推荐采用。进行襻式结肠造口术时，47% 的患者发生并发症，死亡率为 5.5%，而完全粪便转流结肠造口术的患者中，脓毒症并发症发生率为 29%，死亡率为 0%。尽管使用结肠黏液瘘是优选，但应用 Hartmann 造口袋也是可以接受的。直肠外伤中经常受伤的其他器官还包括膀胱、尿道、阴道、小肠和结肠 [92, 109, 110]，死亡率往往和其他器官受伤和脓毒症的发生有关，包括以下因素如伤口感染、尿路感染、呼吸窘迫综合征、胰腺炎、骨髓炎、瘘管、狭窄、裂口和盆腔脓肿 [111, 112]。如果损伤了骶骨，使硬脑膜和中枢神经系统暴露于污染物中则有必要结扎硬脑膜 [45]。后期并发症包括大便失禁、阳痿、尿失禁、肛周疼痛和会阴畸形。

直肠和会阴部的广泛损伤，如挤压伤，需要清除坏死组织和异物，括约肌可以用可吸收线缝合，而不可控制的出血可能需要填塞止血，后期必须到手术室以完成清创并取出较早为止血而应用的填塞物。如果括约肌不可修复并且出现脓毒症和出血失控，经腹会阴联合切除手术可能是最好的手术方法。

一些细节上的注意可以防止局部组织感染。如果有必要，缝合材料应是可吸收的，而不是永久性残留不吸收的，因为永久性材料可能会引起慢性窦道形成。修复结束时我们的原则是用达到 10L 的生理盐水溶液冲洗腹腔。切口的筋膜和腹膜是被封闭的一层，但如果腹腔内有污染，则皮肤和皮下组织将保持开放状态。出入口创面均应清创，在这些伤口的底部应关闭腹膜和筋膜，并保持皮肤和皮下组织开放。离结肠造口最近的切口必须闭合成为较短的切口，以使造口袋更好固定。

Schrock、Christensen[6] 和 Gustavson[150] 指出了腹膜外直肠损伤患者的脓毒症并发症和死亡率。在 Lavenson 和 Cohen 进行的一组越南病例研究中 [123]，脓毒症引起的并发症发生率为 60%。Schrock 和 Christensen[6] 报道他们一半的直肠损伤患者住院超过 50d，有 4 位患者住院超过100d，这类患者绝对需要使用全身性抗生素，并且应该使用对厌氧和需氧菌群均有效的抗生素[67, 100, 101]。

对输血治疗无效的大面积直肠出血点，可以通过对肠系膜下动脉和髂动脉造影以进行定位，一旦出血点位置确定，就可以使用自体血块或明胶海绵的栓塞治疗来使出血减少或停止。如果无法进行治疗性动脉造影栓塞，通常可以用线缝扎或用纱布临时填塞直肠即可控制弥漫性出血。劈开耻骨联合可以直视骨盆继而可以直接止血，对一些无法控制的出血采用髂内动脉结扎的方法其结果是不确定的[4]。在极少数情况下，采用支持治疗或动脉造影栓塞治疗创伤引起的大量直肠出血是无效的，这时则可能需要紧急行腹会阴联合手术切除术进行止血[113]。直肠破碎后继发的伤口被明显污染是进行腹会阴联合手术切除术的另一个适应证[123]。直肠穿刺伤的处理与其他穿孔类似，初始将穿刺物留在原处是治疗此类损伤的原则[151]，可以检查和探查腹腔内器官，随后可以在直视下去除穿刺物，从而减少污染和对结肠及附近器官的损害，而具体修复取决于污染程度及对直肠、结肠和其他器官的损伤程度。

6. 钡剂灌肠穿孔的处理

如果在进行钡剂灌肠检查时发生腹膜外穿孔，则应开始静脉输液、广谱抗生素治疗和观察。幸运的是，在这种情况下由于要准备进行钡剂灌肠检查，肠道内大便已经清除，如果出现腹膜刺激征或脓毒症征象，则应进行粪便转流性结肠造口术，并进行远端冲洗和引流[66]。去除钡剂是非常必要的，但是钡剂有时会牢固地黏附在肠道黏膜皱襞上，为了消除这种污染，可能需要切除肠管并行粪便转流造口手术。预防这种并发症取决于以下几个因素。

- 将钡剂造影管尖端插入的深度保持在1m以下。
- 不要给气囊过度充气。
- 保持气囊尖端最低程度地插入。
- 凡是接受结肠或直肠活检或息肉切除术的患者要延缓钡剂灌肠。

7. 钝性损伤的处理

在确定患者受钝性腹部创伤导致的是腹膜内还是腹膜外直肠受损时，Perry等[152]和Gumbert等[153]使用DPL探测是否存在腹腔内结直肠损伤，如果正确地实施DPL，则假阳性率和假阴性率的发生率约为4%。近年来，超声检查已成为评估腹部钝性创伤的主要诊断工具[154]。然而，这项检查依赖于操作者的水平。一些研究者使用CT诊断穿孔[155]，但是由于超声获取速度更快且价格便宜，因此超声检查通常更适合于外科医生，其良好的评估性能减少了开腹手术的数量。

结肠和直肠损伤仅约占腹部所有钝性损伤的10%，而全层穿孔仅占3%[11]。Carrillo等[12]认为如果能发现与贯通伤一期修复相似的纳入标准，则无须进行造口术而行一期修复即可（即没有粪便污染、没有其他的腹部外伤、稳定的生命状况和没有手术延迟）[11]。

文献一般支持这样的观点，即采用转流性结肠造口术可以更安全地处理腹腔内污染物或大伤口，在预防脓毒症和并发症方面，转流性结肠造口术比襻式结肠造口术会更好。当很大的钝力导致骨盆骨折并造成会阴部严重损伤时，应按严重的腹膜外直肠损伤处理，而采用结肠造口术[96]。如果出现肠系膜损伤和污染，则必须切除开放性的结肠创口，并进行结肠造口术。如果在剖腹手术中发现非扩张性腹膜内血肿，则不应将血肿切开。可以通过乙状结肠镜检查评估直肠是否受伤。骨盆或骶前神经丛的大量出血通常伴随着骨盆的穿透性损伤，可以通过填塞、血管造影栓塞、球囊填塞和吻合器闭合来控制出血。有时可以将球囊导管插入出血部位，可以使球囊膨胀，如果位置合适，可以将其填塞到位，如果5d后病情稳定则可以放气，球囊留在原处可以防再出血。结肠钝性损伤患者和穿透性创伤患者的死亡率一样，一定程度上与其他器官的损伤数量和严重程度成正比[156]。

Strate和Grieco[156]报道了109例结肠或直肠损伤患者。在4例与结肠相关的死亡中，有两名患者在切除和一期吻合术后死于吻合口漏，另外两人的死亡是由于再入院延误和误诊造成的，钝性创伤患者可能会出现延迟的结肠皮肤瘘和创伤后肠道狭窄 [157]。

8. 肛门括约肌损伤

钝性或穿透性力量会损伤肛门括约肌。如果是单纯的括约肌损伤，可以进行一期修复而不进行结肠造口术，但如果是广泛的会阴损伤，则必须进行相应的结肠造口术。为了防止缝合伤口炎性窦道，应使用聚乙醇酸或聚乳胶缝合线代替永久性缝合线。而一些外科医生建议延迟修复，特别是如果患者有其他危及生命的损伤并且腹部已经有开放伤的时候，因为仅括约肌损伤很少危及生命 [158, 159]。如果患者的病情危急，则更适合进行延迟修复，可以快速行粪便转流性结肠造口术以保护肛门直肠区域。

创伤愈合后通过肛门直肠生理检查（压力测定法和肌电图检查）和肛门内镜检查，以及有时在全身麻醉下进行检查来进行创伤后评估，可以确定肛门括约肌的结构和功能完整性。在 Engel 等 [160] 的研究中，重叠修复创伤性括约肌损伤可以使 69% 的患者获得较好的临床结果，然而具有良好肛门控便能力的仅占 33%。

战争导致的爆炸伤对括约肌造成的伤害处理起来非常棘手。1970 年，Lung 等 [4] 研究了越南战争期间 24 例直肠受伤并接受了一期修补的患者，作者发现这些患者的住院过程复杂而漫长，住院平均时间 207d，每位患者平均需要进行 3.2 次手术，有关括约肌修复详细信息请参阅第 15 章。

9. 异物的清除

如果确诊了直肠中存在异物，则必须移除异物 [161]。尽管本节中讨论了很多可以尝试的方法，但可能还需要探索一些想法以清除异物的同时最大限度地减少创伤。

为了移除异物，必须让患者镇静和放松，如果这些措施失败，则需要麻醉以使患者放松并完全松弛肛门括约肌。麻醉剂可以在医师诊室、急诊室或手术室中进行使用，使用局麻药有两个目的：镇痛和松弛括约肌。达到局部麻醉效果后，医生可以更轻松地插入器械以检查患者并取出异物。静脉镇静通常可以辅助使用，使用镇静剂镇静一般是奏效的，如果患者仍主诉疼痛则可能需要麻醉剂。由于患者清醒，他或她可以自主配合 Valsalva 动作，协助拔除异物。通常在局部麻醉下可以经肛门将滞留在中低位直肠的异物取出。

应尽力经肛门去除异物并且保持肛门括约肌完好无损。但是在取大的异物时可能需要进行肛门内括约肌切开术或打开外括约肌，取出异物后必须修复肌肉。通常让患者处于截石位，这样有助于患者配合 Valsalva 动作和腹部操作。无论采用哪种移除方法，对肛门区域进行充分的润滑非常重要。

这里有多种经肛门移除异物的独特方法可供参考。Peet[162] 建议使用产钳移除直肠异物。Vadlamudi 等 [163] 建议使用带球囊的导尿管插入异物上方，然后给球囊充气，并用球囊将异物拉下以取出，该方法破坏了异物对直肠乙状结肠壁形成的吸力，从而让异物易于取出。Hughes 等 [164] 建议使用裹好垫布的夹钳去取中空的异物，而 Sachdev[165] 则在中空的异物中插入了巴黎石膏，将绳子或夹子插入石膏并在石膏硬化后作为手柄拉出异物。有时，直肠镜（较少见的是结肠镜）也可用于取出异物。Sengstaken–Blakemore 管可以穿过直肠镜并楔入瓶子中成为一个手柄以取出异物。经肛门取出异物后应进行乙状结肠镜检查以检查是否有穿孔和出血。如果取出过程困难，应容许患者住院观察，因为穿孔的迟发症状可能在几小时后才表现出来。

如果医师未能在局部麻醉下取出患者的异物，可以去手术室在骶管麻醉或区域阻滞麻醉下尝试移除，取出异物的方法与在局部麻醉下取出异物的方法相同。

在所有经肛门操作均失败后，全麻下剖腹手术仅作为最后的手段。那些存留在上段直肠或直肠乙状结肠下段的物体可能需要进行剖腹术，手术方式跟常规开腹手术方式相同，包括使用抗生素。将患者双腿放于脚架上摆截石位，因为取异物过程需要腹部和经肛门联合进行。通常不需要游离直肠或乙状结肠，异物可以“挤入”通过完好无损的直肠乙状结肠进入直肠中下部，以便外科医生可以用手或用器械经肛门将其取出，如果采取这种操作失败，则可能需要在直肠或直肠乙状结肠前壁进行结肠切开术以取出异物。对那些因异物引起直肠乙状结肠穿孔的患者而言，其创伤的处理原则与其他腹腔内结肠和直肠损伤的处理原则相同。对于因异物引起的直肠乙状结肠穿孔很少建议仅行一期修复缝合，因为这种情况下往往存在治疗延迟，并且通常会存在伴有腹腔污染的大面积损伤。大多数情况下这些裂口或切开口可以被修补，但也可能需要切除。直肠伤口通常位于骨盆深处无法外置，因此经常会建议行近端粪便转流性结肠造口和远端黏液瘘，还可以使用前面已经讨论过的远端冲洗技术，由较大的物体或拳头强行穿过肛门时造成的括约肌撕裂伤可以进行一期修复[38]。

Lake 等回顾了 93 例经肛门置入异物而滞留在直肠的病例[166]，他们对 87 例患者进行了救治，其中床边异物取出成功率为 74%，最终有 23 名患者进手术室取出异物，总共进行了 17 例麻醉下经肛检查取出和 8 例剖腹手术（2 例患者在剖腹手术前先接受了麻醉下经肛检查取出异物不成功）。在 8 例接受剖腹探查术的患者中，只有 1 例患者经腹部成功将异物推送到直肠经肛门提取，其余病例需要修补穿孔肠管或通过结肠切开术取出异物。在这项回顾性研究中，大多数病例异物存留的部位是直肠。其余病例异物位于乙状结肠，在异物存留于乙状结肠的患者中有 55%（6/11）需要手术取出，而异物存留在直肠的患者需要手术取出则仅占 24%（17/70）（P=0.04），这是一组包含结肠直肠异物病例最多的一项单中心病例回顾性研究。

第 35 章　结肠疾病的并发症及处理

Colorectal Complications of Colonic Disease and Complication Management

David E. Beck　著

汤坚强　译

傅传刚　校

摘要： 大肠和小肠可能会出现一些少见但非常严重且会危及生命的疾病，其中大多数需要进行紧急处理。本章对腹腔游离穿孔、中性粒细胞减少性结肠炎、消化道出血和手术并发症的处理进行一定的阐述。

关键词： 结肠疾病，腹腔游离穿孔，中性粒细胞减少性肠炎，严重消化道出血，并发症

一、结肠游离穿孔

结肠疾病引起的穿孔并不常见，但这是一类非常严重且会危及生命的并发症，通常需要紧急手术治疗。如果不及时治疗，患者将死于弥漫性腹膜炎或脓毒症。本章重点讨论腹腔游离穿孔引起的全身性化脓性腹膜炎或粪性腹膜炎。局限性或腹膜外穿孔情况本节不予讨论。

（一）病因

1. 憩室病

大多数憩室位于乙状结肠。肠系膜侧的憩室穿孔局限于腹膜外或乙状结肠系膜内，形成局部脓肿或蜂窝织炎。结肠憩室腹腔内游离穿孔引起的化脓性或粪便性腹膜炎并不常见。Krukowskiand 和 Matheson 等 [1] 研究发现，因结肠憩室导致的腹腔内游离穿孔，波士顿的 Lahey 医学中心平均每年发生不到 1 例，Mayo 医学中心每年碰到 2 例，英国伯明翰每年有 7 例。澳大利亚和新西兰的全国性治疗急性憩室炎的前瞻性研究显示，在 248 例接受手术的患者中 [2] 有 214 例患有腹膜炎，其中：浆液性 82 例（38%），化脓性 104 例（49%），粪便性 28 例（13%）。

2. 结直肠肿瘤

结肠癌和直肠癌合并穿孔也较少发生，占所有病例的 3.3%～9.5%[3, 4]。穿孔类型分为 2 种，即肿瘤本身穿孔和相对较少发生的肿瘤近侧肠管穿孔，特别是盲肠的穿孔，后者是由于肠管过度扩张引起的。Mandava 等 [4] 研究发现 1551 例结直肠癌患者中，51 例（3.3%）合并穿孔，其中 61% 表现为局部脓肿，39% 表现为游离穿孔。穿孔部位常见于肿瘤本身（82%），其余（18%）发生在结直肠癌梗阻的近端肠管。

3. 溃疡性结肠炎

不合并中毒性巨结肠的溃疡性结肠炎很少引起穿孔，而穿孔通常发生在初次发作期间。在一项 1928 例溃疡性结肠炎患者的研究中，只有 5 例（0.3%）发现结肠穿孔且大部分在乙状结肠 [5]。

4. 结肠克罗恩病

小肠克罗恩病引起的腹腔游离穿孔罕见，其

发生率在 1%～2%[6]。结肠克罗恩病所致的游离腹腔穿孔更为罕见。爱丁堡皇家医院进行的一项为期 10 年的研究中，198 名克罗恩病患者，6 名（3%）出现了腹腔游离穿孔[7]。挪威奥斯陆 679 例大肠克罗恩病患者中，7 例（1%）合并游离穿孔[5]。表 35–1 显示因克罗恩病并发症行手术治疗的腹腔肠内瘘位置。

5. 中毒性巨结肠

中毒性巨结肠是一种炎性结肠扩张导致腹胀和严重疾病的病变。通常伴随溃疡性结肠炎，但克罗恩病和包括艰难梭菌结肠炎在内的其他细菌性结肠炎正逐渐成为中毒性巨结肠的重要原因，延误治疗将导致肠穿孔。Heppell 等[8]报道的 70 例中毒性巨结肠患者中，有 15 例（21%）出现了局限性或腹腔游离穿孔。

（二）临床表现

结直肠腹腔游离穿孔发病急骤，典型的症状和体征表现为急性腹痛、腹胀、腹膜刺激征、发热和寒战。尽管其后果极其严重，但典型的穿孔表现和症状仍可能隐匿且非特异性。尤其是年老虚弱或接受类固醇治疗的患者，往往缺乏传统的炎症反应以及腹膜炎症状和体征，肠穿孔可能无法确诊，直至病情进展为不明原因的脓毒症和多器官功能衰竭。病情突然加重或逐渐恶化应提醒内外科医生“急腹症”的可能。

表 35–1　22 例因克罗恩病并发症手术患者 290 处腹腔内瘘的位置

类　型	位　置	瘘管数目（%）
内瘘	小肠十二指肠内瘘	14（5）
	小肠内瘘	51（18）
	小肠结肠内瘘	83（29）
	小肠乙状结肠内瘘	49（17）
	小肠膀胱内瘘	36（12）
	结肠乙状结肠内瘘	5（2）
	小肠输卵管内瘘	2（2）[a]
	总内瘘	240（83）
外瘘	小肠外瘘	46（16）
	小肠阴道瘘	4（2）[a]
	外瘘总数	50（17）
	瘘管总数	290

a. 百分数是女性患者瘘的数目

（三）诊断及临床评估

只有 20%～50% 的穿孔患者，立位腹部 X 线片和侧卧位 X 线片检查能看见穿孔的征象，即膈下游离气体[3, 7]。因穿孔引起的局部肠管出血通常仅少量或中量。对怀疑肠穿孔的患者，应禁忌直肠镜、软性乙状结肠镜和结肠镜检查，上述检查有进一步扩大穿孔和污染腹腔的风险。虽然腹部 CT 不作为常规检查，但其通常是最先获得穿孔证据的手段。水溶性灌肠剂如泛影葡胺或胃影葡胺有助于确定穿孔部位，尤其适用于局限于左下腹腹膜炎患者的诊断[9]。

（四）治疗

结肠和直肠的腹腔游离穿孔是严重急腹症。其手术死亡率很高：憩室病合并游离穿孔的死亡率 6%～29%[1]，肿瘤穿孔死亡率 14%～71%[3, 4, 10]，中毒性巨结肠死亡率 10～27%[8]。一旦临床诊断或怀疑穿孔，应尽早行腹腔探查，切除穿孔的结肠或直肠病灶阻止进一步腹腔污染，同时清洗整个腹腔，清除坏死组织和纤维素，一期吻合的可能性很小。影响预后的重要因素包括年龄大于 65 岁、器官衰竭和感染状态[11]。

二、中性粒细胞减少性肠炎

中性粒细胞减少性肠炎在成年人中虽然罕见，但却是一种特殊类型的潜在致死性疾病。中性粒细胞减少性肠炎通常被认为是化疗的并发症，中性粒细胞减少伴有腹痛的患者应考虑外科会诊。虽然大多数中性粒细胞减少性肠炎与化疗有关，但在移植、良性周期性中性粒细胞减少症和再生障碍性贫血等需要免疫抑制治疗的患者中也常有报道[12, 13]。

中性粒细胞减少症定义为中性粒细胞计数＜1000/mm^3，重度中性粒细胞减少症为＜100/mm^3[14]。这种疾病最先由 Cooke 在 1933 年描述[15]，中性粒细胞减少性肠炎最早由 Moir 和 Balein 在 1976 年命名[16]。这种疾病也被称为中性粒细胞缺乏性盲肠炎、坏死性小肠结肠炎、中性粒细胞缺乏性结肠炎和中性粒细胞减少性肠病[13]。这一疾病多发生在末端回肠和盲肠，但肠道任何部分都可能涉及[13]。

中性粒细胞减少性小肠结肠炎的确切发病机制目前尚不清楚。中性粒细胞减少可使细菌侵入肠壁，导致肠壁各层坏死[12, 13]。常见的症状和体征是腹痛、发烧、腹泻、腹胀、便血、恶心和呕吐[17]。虽然这些症状非特异，但如果中性粒细胞减少的患者出现上述症状应该引起内外科医生的警惕，高度怀疑中性粒细胞减少性小肠结肠炎。

胰腺炎、阑尾炎和肝脓肿也可有类似症状，需要鉴别还是有难度的。此外，由于中性粒细胞减少性结肠炎缺乏明显的腹腔内炎症反应，临床中很难判断急腹症的程度，因为肠炎的严重程度从局限黏膜溃疡到肠壁全层坏死，甚至穿孔都不等[13]。Wade 等[13]认为尽管腹部 CT 扫描仅 46% 的患者回盲区出现异常，但 CT 扫描已经是最准确的诊断方法。典型的 CT 表现为盲肠扩张、局部肠壁增厚、肠周脂肪有毛刺征及肠壁积气支持诊断，但并非特异[18]。

中性粒细胞减少性肠炎的治疗非常棘手。对于这类病情严重的患者，一方面，应尽量避免不必要的探查手术；另一方面，贻误手术时机会增加死亡的风险。并非所有合并中性粒细胞减少症的腹痛患者都需要手术，保守治疗包括胃肠减压、广谱抗生素、补液、电解质、静脉营养和考虑粒细胞输注[12, 19, 20]。随机对照试验的 Meta 分析[21]显示，环丙沙星联合 β- 内酰胺类抗菌药物治疗伴有发热的住院中性粒细胞减少症患者优于更常用的氨基糖苷 /β- 内酰胺类抗菌药物。此外，上述组合的肾毒性更小，也更便宜。

有证据表明，当白细胞数量增加时，疾病可能会缓解[13]。如果保守治疗后患者一般状态没有改善，需要考虑手术治疗[20]。有局限性或弥漫性腹膜炎的患者应立即进行手术治疗，切除所有的坏死肠管，对存活可疑的肠管可能需要在 24h 内进行二次探查手术[22]。

Wade 等[13]报道 50 例中性粒细胞减少性小肠结肠炎患者，总死亡率为 60%，其中保守治疗组 37 例，死亡率为 70%，手术治疗组 17 例，死亡率为 41%。腹胀程度是判断预后的一个重要指标，治疗中 60% 出现腹胀的患者最终死亡，而 20% 没有腹胀的患者均存活。局部疼痛、肌紧张和腹泻对预后结局关系不大，难以控制的脓毒症是死亡最常见的原因。

三、消化道大出血

（一）概况

结肠大出血定义为危及生命且通常需要输血约 5 单位的结肠出血。明确结肠出血部位比较困难，因为胃十二指肠和小肠的大出血也可以表现为鲜红色的直肠出血。在过去 20 年中结肠大量出血的诊断有明显进步，动脉造影和核医学示踪剂的应用不仅能确定许多原因不明的来源和部位，而且还有治疗作用。急诊结肠镜检查，进一步改变了诊断和治疗的方法。

1. 结肠血管扩张症

根据其他作者关于盲肠小血管异常的报道[23, 24]，Boley 等[25]于 1977 年开始研究右半结肠的血管。他们发现，临床和血管造影诊断为结肠血管病变出血的患者中，所有病变最一致和最明显的异常是存在扩张的、通常较粗的黏膜下静脉。病灶处的结肠黏膜非常薄弱，甚至部分血管与肠腔内仅有单层内皮细胞。Boley 等[25]认为这些病变是后天性的血管扩张，是随着年龄增长而出现的退行性改变。这一理论解释了老年患者发病率较高和病变多灶性的特点。

根据作者的观点，扩张的直接原因是黏膜下静脉的慢性、不全性和间歇性轻度阻塞，尤其是穿过结肠环形和纵形肌层处的静脉。伴随着盲肠和右半结肠的肌肉收缩和扩张，静脉阻塞反复发生持续数年。由于静脉内的压力较低，在较高的动脉血流压力时，静脉有可能被阻塞。最终，黏膜下静脉内重复短暂的升高压力导致这些静脉扩张和迂曲，随后黏膜内的小静脉和毛细血管也扩张迂曲。最后，由于静脉血管扩张引起毛细血管前括约肌功能不全，进而形成微小的动静脉瘘，进一步引起静脉充盈扩张（图 35-1）。对 60 岁以上无胃肠道出血或梗阻的患者进行结肠切除，病理检查发现 53% 的患者有黏膜下血管扩张，27% 的患者有黏膜扩张。这些发现也支持结肠血管扩张症是老年患者的一种退行性病变。

虽然主动脉狭窄和胃肠道出血被认为是造成血管扩张症的原因，但 Boley 等 [25] 认为，主动脉狭窄引起的低灌注压可能会导致单层内皮细胞的缺血性坏死，这种内皮细胞往往将扩张血管与肠腔分开。血管扩张更易引起大肠慢性反复出血，患者表现为贫血或虚弱，这与憩室引起的急性大出血有着明显的不同 [26]。随着对血管扩张症认识的提高，越来越多的病变得到了诊治，结肠镜检查是一种安全有效的诊断方法 [26, 27]。

血管扩张症可以通过结肠镜很容易地识别，表现为由毛细血管丛组成的明显红色斑片（图 35-2），大小为 0.2～1.5cm。血管扩张症的组织学显示黏膜固有层迂曲扩张的毛细血管（图 35-3）。意外发现的无症状血管扩张症不需要治疗。当结肠镜检查发现血管扩张症伴活动性出血时，应考虑行结肠切除术，镜下电凝止血可以考虑，但出血局部有 40%～50% 的机会发生穿孔 [26]。

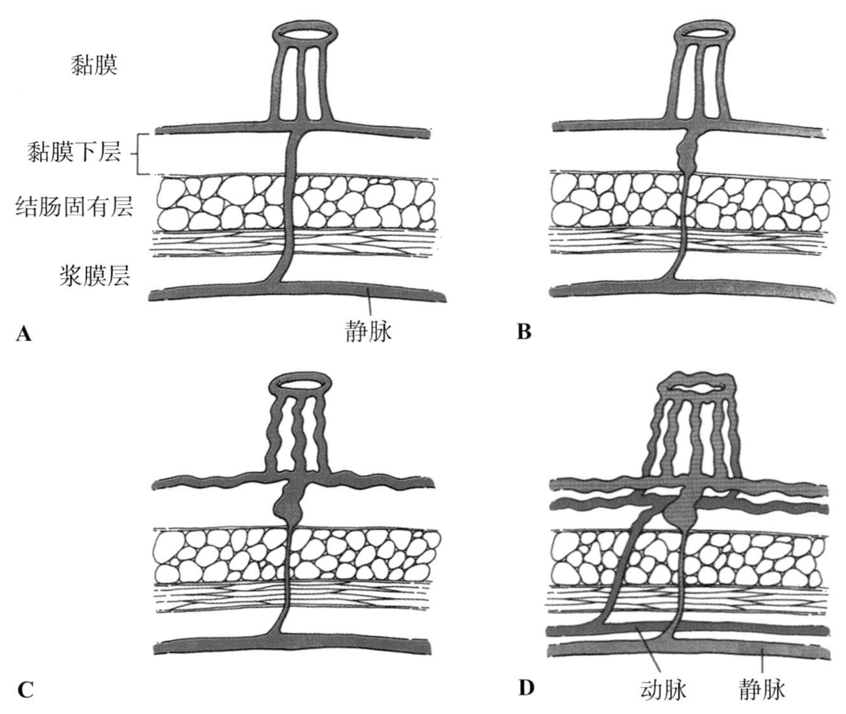

▲ 图 35-1 血管扩张症发生机制的假说图

A. 正常的肠壁静脉穿行于结肠壁肌层；B. 肠壁肌肉收缩或者肠腔内压力升高造成静脉部分阻塞；C. 经过数年的上述过程，黏膜下和肌层的静脉发生扩张和迂曲；D. 最终，毛细血管环发生扩张，毛细血管前括约肌失去作用，小动静脉间形成交通支

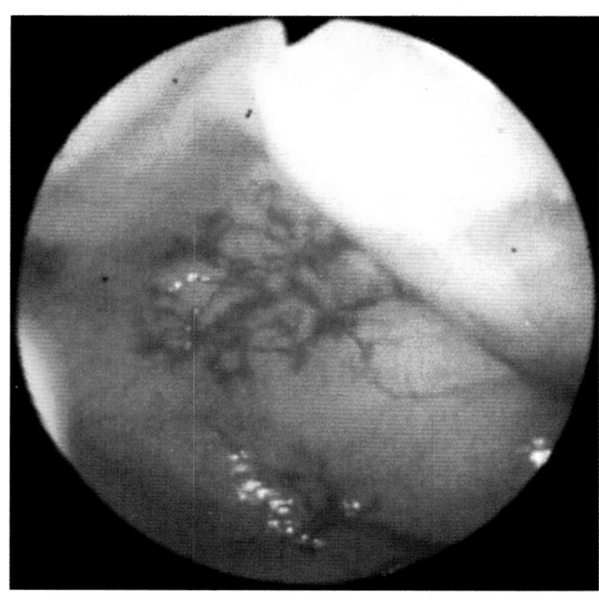

▲ 图 35-2 结肠镜下的盲肠血管扩张症表现

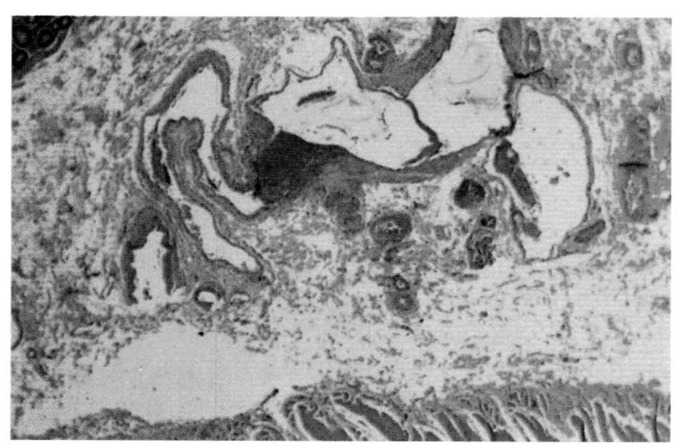

▲ 图 35-3 组织学切片可见固有层内的毛细血管迂曲和扩张

Jensen 和 Machicado[28] 报道的 437 例肠镜诊断患者中：70% 以上的血管扩张症发生在右半结肠，22% 发生在降结肠和乙状结肠，还有 6% 发生在横结肠。

2. 结肠憩室

大约 50% 的 60 岁以上老年人影像学检查有结肠憩室，在他们有生之年，20% 会发生出血，5% 发生大出血，如果不手术干预，25% 会发生再次出血 [29]。虽然大多数憩室位于乙状结肠，但 50%～95% 的憩室出血位于脾曲右侧的结肠 [30, 31]。20 世纪 60 年代以前，憩室出血的原因被认为是炎症导致，Noer 等 [32] 首次注意到大多数憩室出血是非炎症引起。

McGuire[31] 研究了 79 例严重出血性憩室病患者，发现 76% 的患者出血可以自己停止，24% 需要紧急手术。一天内输血不超过 3U 的患者中，98.5% 的人可自行停止出血；每天输血 4 次或更多的患者中，60% 需要紧急手术。未行手术治疗的患者，出血再发率为 38%，其中 79% 的患者再次自发止血。Bokhari 等 [33] 报道 115 名因憩室出血需输血，平均年龄 79 岁的老年住院患者，18% 需行结肠切除，术后死亡率为 9%。

Meyer 等 [34] 采用动脉造影、微血管造影技术及连续的病理切片对急性出血性憩室病进行研究，发现出血的原因为位于憩室底部的直小血管的破裂。出血部位的直小血管偏心性内膜增厚，内侧壁变薄，内弹力膜增厚，表现为反复的动脉损伤引起的非特异性反应。右半结肠憩室容易发生出血的原因不清楚，虽然直小血管和憩室的解剖关系在整个结肠是相似的，但结肠右侧憩室不同的是，右侧憩室有更大的开口其直小血管经受更大范围来自结肠的压力性损伤，尽管这一机制还不是很明确。此外，出血的真正原因也可能是目前未识别的血管扩张 [35]。

3. 肿瘤

结肠出血常见于结肠癌和直肠癌，表现为少量的间断性鲜红色便血、引起贫血的慢性隐匿性出血或大出血。结直肠癌引起大出血的发生率不同文献报道不一，Rossini 等 [36] 报道 36 311 例结肠大出血患者急诊结肠镜检查，21% 是癌性出血；Jensen 和 Machicado 等 [28] 通过急诊结肠镜明确出血原因，11% 是由结肠癌和息肉引起的；Leitman 等 [35] 通过急诊动脉造影检查 55 名结肠大出血患者，10% 是肿瘤引起。

4. 息肉

虽然结肠和直肠的息肉很常见，但引起大出血的情况并不常见，发病率为 2%～10% 不等 [28, 35, 36]。

5. 缺血性结肠炎

缺血性结肠炎引起的消化道出血可表现为急性，短暂性或大出血[37]。患者通常表现为便血、腹泻和腹痛，急性腹痛常提示发生坏疽或穿孔。Leitman 等[35]在接受急诊动脉造影的 54 例下消化道大出血患者中，有 3 例结肠缺血。Jensen 和 Machicado 等[28]对 74 例严重便血患者行急诊结肠镜检查，均未发现缺血性结肠炎。但 Rossini 等[36]报道 311 例活动性下消化道大出血患者中有 21 例患有缺血性结肠炎。

6. 炎症性肠病

在 95% 以上溃疡性结肠炎表现为血性腹泻，但严重或大出血相当罕见，比中毒性巨结肠、结肠穿孔或肿瘤病变引起的大出血更少见。但有时会因为结肠大出血急诊手术。文献报道严重出血的发生率为 0%～4.5%。然而，这种相对罕见的并发症大约占所有需急诊行结肠切除的溃疡性结肠炎患者的 10%[35]。Rossini 等[36]系列研究发现 311 例下消化道出血患者行急诊结肠镜检查，45 例（14%）为溃疡性结肠炎。

克罗恩病大出血的发生率文献报道为 1%～13%[39]。克罗恩病性结肠炎引起的活动性出血并不常见。Robert 等[40]报道，1526 例克罗恩病患者中 21 例（1.3%）发生严重的胃肠道出血。结肠受累组出血率（929 例中 17 例，占 1.9%）明显高于单纯小肠组（597 例中 4 例，占 0.7%）。21 例患者中 10 例原发性出血经保守治疗缓解，但期中 3 例（30%）再次发生大出血。相比之下，11 例手术治疗的患者仅有 1 例（9%）出现术后再出血。虽然死亡率和再出血率两者差异无统计学意义，但他们均倾向于在首次大出血发生时选择手术切除[40]。Cirocco 等[41]的文献综述显示，33 例患者中有 30 例（91%）需要手术来预防危及生命的出血。

（二）临床表现

大量下消化道出血通常定义为 24h 内[34]需要输入 3～6 个单位的血液或因出血导致血红蛋白低于 10g/dl[35]的直肠出血。结肠内大量血液起到导泻的作用，从直肠排出，颜色从鲜红色到暗红色不等，这取决于出血的速度。其他症状与潜在的疾病有关。除血液导泻作用引起的腹部绞痛外，憩室病、溃疡性结肠炎、息肉或癌症引起的出血通常没有症状。缺血性结肠炎引起的出血通常伴有严重的腹部绞痛。其他严重失血的征象表现为心动过速、脸色苍白和虚弱等。

（三）诊断和管理

直肠大出血常危及生命，最重要的治疗是输血、输液及生命体征的监测，这些措施必须立即执行。排除其他血液性疾病，并做相应的治疗，下一步的关键是如何尽早地做出准确诊断。结肠大出血的诊断通常较困难，因为诊断技术不是完全有效和可靠。明确出血的确切部位比弄清出血的原因更为重要。

所有负责治疗的医生需要了解，约 85% 的急性消化道出血患者可自行停止出血[42]，胃十二指肠疾病引起的胃肠道大出血性休克，发生率远高于小肠或结肠疾病。

1. 胃肠减压

胃肠道大出血最常见的原因仍然是消化性溃疡。所有胃肠道出血患者均应置胃管，以排除上消化道出血。如果胃管吸出血性胃液，可确认胃十二指肠来源，胃肠减压液若含有胆汁样液体，可以排除十二指肠溃疡出血。血性胃内容物对高危病变具有最高的特异性[43]，而清亮的胃吸出物可明显降低胃十二指肠出血可能性。如果仍有疑问，应安排胃十二指肠镜检查。

2. 直肠镜检查

用直肠镜可以迅速检查直肠和肛管，以排除局部出血，并确认直肠近端是否有血。大部分的血液可以被冲洗干净，通常做充分的检查不会有太大的困难。肛门直肠的活动性出血可以通过电凝或缝扎进行治疗。

3. CT 血管造影

CT 的广泛应用和最新进展促进了 CT 血管

造影（CTA）技术的发展和应用。64 排 CTA 可以更薄更快地扫描，更宽的解剖覆盖范围和更好的多平面图像重建技术，极大地扩展了其在肠出血诊断中的作用 [44]。随着它的广泛应用，对于没有用药禁忌及肾功能衰竭或造影剂过敏的患者，CTA 已经极大地取代了 ^{99m}Tc 标记的红细胞扫描成为诊断绝大多数急性下消化道出血的首选方法。CTA 除了能发现活动性出血外，还具有定位出血部位和确定有无其他疾病的作用。阳性的 CTA 结果应进一步采取措施，如血管造影栓塞，或者如果患者出现大出血的迹象，对病变进行针对性的肠段切除。据报道，CTA 可检测到的出血率低至 0.3ml/min[45]。CTA 定位下消化道出血来源的灵敏度在活动性出血为 91%～92%，在间歇性出血为 45%～47%[46]。在一项前瞻性试验中，Ren 等发现 CTA 对活动性胃肠道出血的诊断准确率为 90.5%，依据 CTA 结果采取的治疗计划的准确率达 98.4%。另一项前瞻性研究比较 CTA 与血管造影、结肠镜检查与手术的诊断价值，报道的敏感性为 100%，特异性为 96%，阳性预测值（PPV）为 95%，阴性预测值（NPV）为 100%，准确性为 93%[47]。Obana 等 [48] 发表的前瞻性研究发现单纯 CTA 发现憩室出血的诊断率仅为 15.4%，联合结肠镜就可达 46.2%。Nagata 等 [49] 比较了 CTA 后结肠镜检查和单纯结肠镜检查的检出率，前组对血管性病变的检出率高于单纯结肠镜组（35.7vs.20.6%；P=0.01），并有更多的内镜治疗（34.9% vs.13.4%；$P < 0.01$）。CTA 在下消化道出血诊断中的一个重要优势是它的普及性和简便性，可以很容易地进行该检查并获得结果，方便更早和更有针对性的治疗。CTA 是一项非侵入性的研究，不需要机械肠道准备，风险很小，主要的缺点是有少许造影剂肾病的风险，这可能限制了它在肾功能不全患者中的应用。

4. ^{99m}Tc 闪烁照相术

用核医学示踪剂检测结肠出血取决于锝的静脉输注，锝会在血液中停留一段时间，这样就可以检测出出血的来源，即使出血是间歇性的。这个方法最开始时使用硫胶体显影，然而由于硫胶体好聚集在肝脏、脾脏、胃、十二指肠和横结肠等位置，因此上腹部或中腹部的出血常被遮挡。现在使用 ^{99m}Tc 标记红细胞。取一小部分患者的自体红细胞样本用 ^{99m}Tc 标记，重新注入体内，然后获得闪烁照相图像，以期查明出血源。即使患者在注射的时候没有出血，重复扫描也可以发现在接下来的 12h 或更长时间内有无出血。用 ^{99m}Tc 标记的红细胞，可以检测出 0.1ml/min 的出血速度（图 35–4）[36]。核医学示踪剂可以有效地检测出血减缓和间歇性出血，但需要跟踪患者几个小时。用红细胞标记的扫描在判断出血位置的准确性在 30%～90%[50, 51]，很重要的局限性在于过分依靠放射科医生的技术，误诊有可能是因为间隔扫描错过出血，也可能是出血是间歇性的，或者腔内积血随着肠的蠕动走向远端。

Nicholson 等 [52] 的系列研究发现，^{99m}Tc 闪烁照相术的敏感性高达 97%，特异性为 85%，阳性预测值和阴性预测值分别为 94% 和 92%。其他学者也发现类似不错的结果 [53, 54]，Suzman 等 [54]

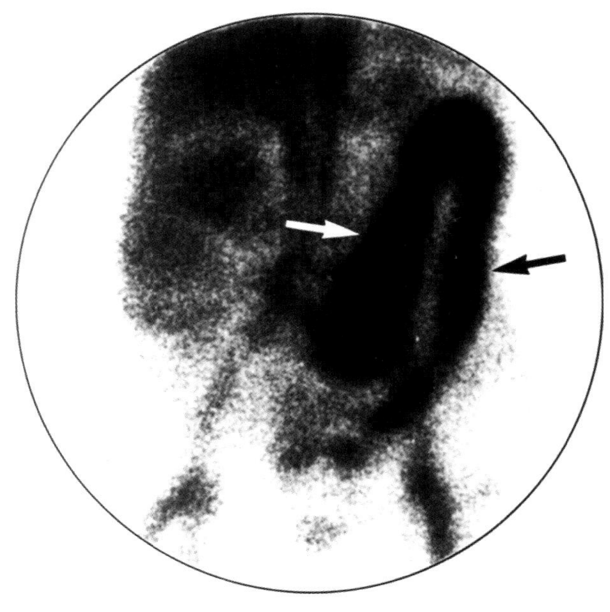

▲ 图 35–4 ^{99m}Tc 标记核素扫描显示左半横结肠、结肠脾曲及降结肠（箭所示）血液过度浓聚显影

强调使用延迟闪烁成像技术：图像在第一个小时以 5min 间隔获取，然后 15min 间隔获取长达 4h，并以动态模式存储，如果需要，患者在随后的 24h 内以每 90min 间隔进行一次成像，扫描结果显示标记的红细胞进入肠腔为阳性。对 50 名手术治疗且临床和病理确定出血部位的患者进行分析，其中 48 例（96%）术前确定了出血部位，包括术前核素显像定位出血部位的 37 例，根据手术病理结果核实正确定位 36 例（97.3%）。只有一名患者因术前不能定位行结肠次全切除术。全组患者无术后再出血，无论手术组还是保守治疗组均无死亡。

5. 选择性肠系膜动脉造影

选择性肠系膜动脉造影是下消化道出血的有创检测手段，只能诊断正在出血且出血速度大于 0.5～1ml/min 的患者，对于间歇性出血或少量出血可以出现假阴性。对于活动性出血，可以看到造影剂渗入肠腔（图 35-5）。动脉造影阳性时，可以定位出血部位。根据血管分布的形态血管造影也可能提示恶性肿瘤、憩室、血管畸形或血管扩张的诊断。对于持续大量出血的患者，在条件允许的情况下，肠系膜动脉造影应作为首选检查，肠系膜动脉造影的另一个重要优点是其可用于止血的治疗。通过输血和补液维持出血患者的血压，一旦发现出血部位，可以使用加压素滴注或进行介入栓塞[35]。如果成功，可以将急诊开腹探查手术转为择期手术，甚至可以避免手术（图 35-6）。加压素的作用是双向的，既可以促使小动脉收缩，也可以促使肠管痉挛，帮助有效止血[55, 56]。

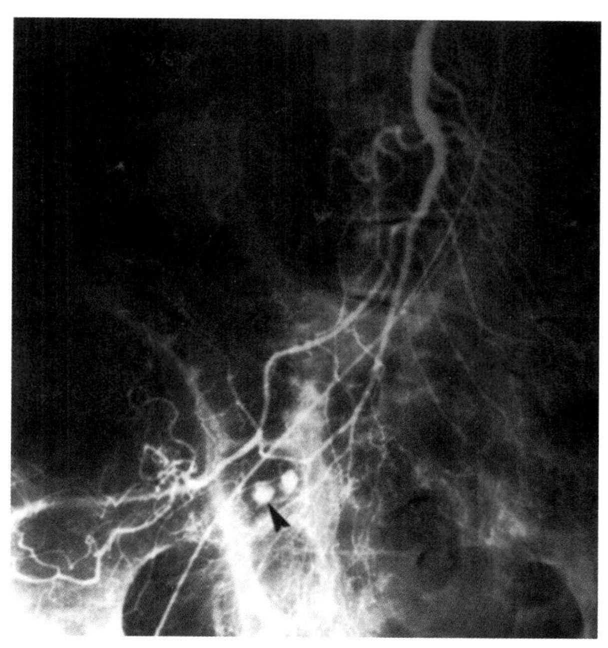

▲ 图 35-5　肠系膜动脉造影显示横结肠憩室出血造成的造影剂外渗显影（箭头所示）

然而，选择性血管收缩剂的输注造成的出血复发率和缺血性消化道并发症发生率均很高。近年来，微导管技术的提升使得选择性二次血管插管及栓塞剂，如聚乙烯醇（polyvinyl alcohol，

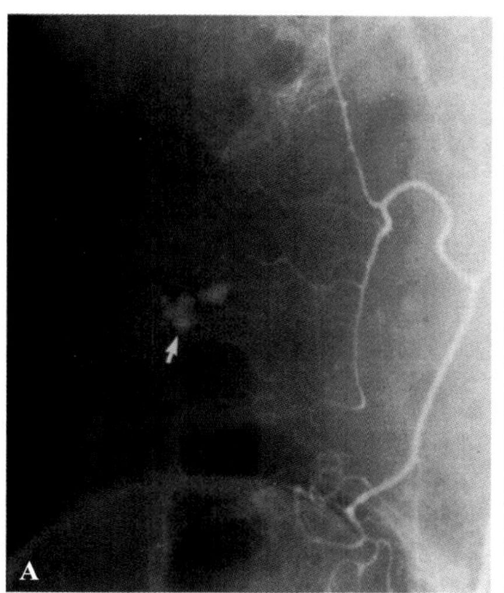

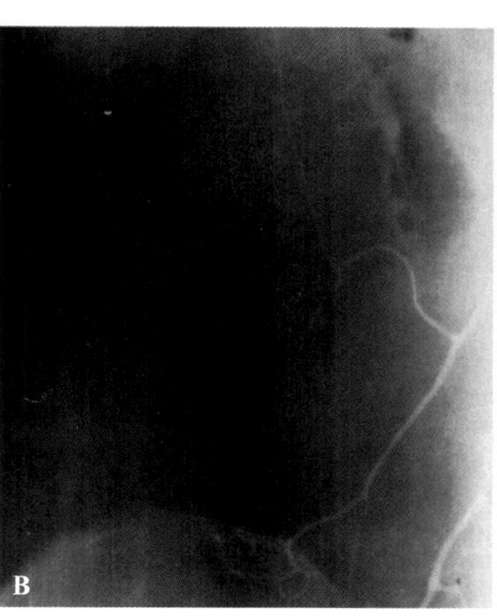

◀ 图 35-6
A. 肠系膜动脉造影显示结肠镜下升结肠息肉切除术后出血（箭所示）；B. 局部注入血管加压素后血管收缩，成功止血

PVA）和金属弹簧的使用大获成功。

随着较大的聚乙烯醇或金属弹簧圈的应用及经验的积累，肠缺血的发生率显著降低，自1997年后的大多数报道，显示了因缺血导致的手术切除率均不超过5%[55]。

Khanna等[55]对25篇应用动脉栓塞术治疗下消化道出血的文献和他们医学中心未发表的12例下消化道出血患者进行了Meta分析。其中符合该Meta分析入选标准的6篇已发表的系列研究和作者所在医学中心的病例资料结果表明，动脉栓塞治疗憩室出血成功率为85%（30天后无复发），相比之下，栓塞治疗血管扩张症和其他非憩室出血有效率为45%。

血管扩张症的血管造影结果表现为沿盲肠和升结肠的整个肠系膜边缘的小动脉聚集，血管丛（指黏膜小静脉的退变）和早期静脉的充盈（图35–7）。因为血管扩张症容易反复出血，Boley等[57]建议所有经血管造影证实血管扩张症的出血患者均应接受结肠切除术。如何确定憩室病和血管扩张症的出血是困难的，因为这两种疾病都发生在老年人中，而且在血管造影或结肠镜检查时出血也会自行停止。

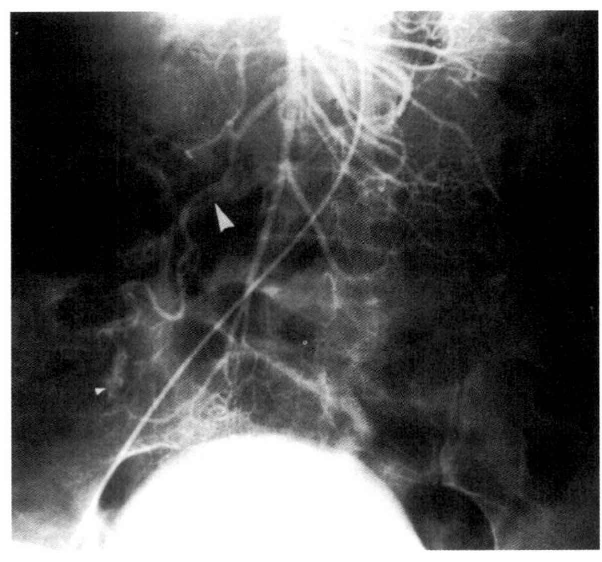

▲ 图35–7　肠系膜动脉造影显示右半结肠血管扩张症血管丛（小箭头）和早期充盈静脉（大箭头）（图片由 Michael McKusick，MD. 提供）

血管造影技术相比闪烁造影和结肠镜检查的一个优点是不需要特殊的准备，如标记红细胞和清洁肠道。即便是血流动力学不稳定的患者也可以检查，不耽误静脉输液和（或）血液制品输注等体液复苏。在血管造影术之前注意不要使用口服造影剂，这很重要，因为这样有可能掩盖微小的出血[58]。

6. 急诊结肠镜检查

结肠灌洗液（GoLyely液或CoLyte液）应用于肠道清洗为结肠出血的肠镜检查开辟了一条新途径。在越来越多的内科医生手中，急诊结肠镜已成为诊断和治疗结肠大出血的首选检查方法。一旦患者体液复苏，上消化道出血被排除后，迅速通过鼻胃管或口服GoLyely液或CoLyte液，2h内整个结肠被清洗干净。另外，口服磷酸钠也被认为可以用于肠道清洗。清洗完后可以立即进行结肠镜检查。Jensen和Machicado等[59]报道一组连续80例出血原因不明的严重、持续性直肠出血（平均需输血6单位）的患者，有59例在口腔清洁肠道后进行了急诊结肠镜检查。在所有病例中，盲肠都被检查。74%的患者诊断结肠出血（血管瘤占30%，憩室病占17%，息肉或癌占11%，局灶性溃疡占9%，其他占7%），11%为上消化道病变，9%怀疑为小肠病变，只有6%的出血原因尚未确定。结肠镜下止血术没有出现并发症，但有4名患者在肠道准备中出现明显的容量过多而致的早期心力衰竭。Rossini等[36]为结肠大出血进行了409次急诊结肠镜检查，311例（76%）诊断出血部位及原因。引起出血的原因见表35–2。85%的出血位于左半结肠，4%位于横结肠，11%位于右半结肠。只有2例患者出现了并发症：1例溃疡性结肠炎患者出血加重，1例出现憩室炎。所有患者没有发生因肠镜检查而穿孔。

结肠镜检查还能提供治疗的可能，这是这项检查的最大的优点之一。结肠镜止血技术可分为非热止血和热止血两大类。非热止血包括注射血

表 35-2　结肠大出血行急诊肠镜检查的诊断列表[57]

诊　断	病例数目
憩室病	56
右半结肠孤立憩室	4
溃疡性结肠炎	45
溃疡性结肠炎合并癌变或息肉	2
放射性肠炎	15
缺血性肠炎	21
溃疡性肠癌	66
息肉	34
血管瘤	2
孤立溃疡	5
血管扩张症	16
肠癌术后吻合口复发	22
克罗恩病复发（回肠横结肠吻合术）	4
子宫内膜异位症	3
息肉切除 4～5d 后出血	14
淋巴瘤	1
输尿管乙状结肠造口伴溃疡性癌	1
总数	311

管收缩剂，如稀释肾上腺素溶液和血管破坏剂，可单独或与无水乙醇、鱼肝油酸钠和十四烷基硫酸钠等药物联合。热止血有多种方式，包括电凝、激光光凝和热探针凝固。

急诊结肠镜检查是诊断和控制某些原因结肠出血的一种实用有效的方法。成立于 1988 年 10 月 1 日的 Mayo 医学中心胃肠道出血诊治团队，为胃肠道出血的治疗提供了一个非常实用的团队处理方法。接触患者 1h 内对其临床表现完成基本了解，分流小组决定患者是否应该进入重症监护室，患者接受评估以决定是否行结肠镜检查。急诊结肠镜检查常在快速的 GoLyely 液或 CoLyte 液肠道清洗后 1～2h 后进行[60]。从这项研究中可以收获几点经验，研究组共对 417 名患者进行了评估：56% 的患者在 8:00—17:00 就诊，34% 的患者在 17:00—24:00 就诊，10% 的患者在 24:00—8:00。上消化道出血占 82%，5 种最常见的病因包括胃溃疡（83 例）、十二指肠溃疡（67 例）、胃糜烂（41 例）、食管静脉曲张（35 例）和憩室病（29 例）。53% 的胃十二指肠溃疡与非甾体抗炎药（NSAIDs）有关。

29 例平均年龄 77 岁高龄的憩室病出血患者接受肠镜检查，憩室局限于左半结肠的占 52%（15 例）。27 名患者（93%）最后自行止血，4 例（14%）患者在住院期间再次出血，只有 1 例患者因再次出血而需要手术治疗。

从 Mayo 医学中心的研究数据来看，急性结肠出血的急诊结肠镜检查是否会改变预后尚不清楚，尤其是大部分出血是憩室病引起的。憩室病自发止血的比率较高，输血率低且死亡少，急诊结肠镜用于出血的适应证和成本效益一直有争议。因此，有选择性地进行急诊结肠镜检查可能更合适。

随着红细胞标记扫描技术的进步，采用动态扫描技术检测胃肠道出血和定位出血部位的准确性非常高，因此常将红细胞标记扫描作为初步检查[54, 61]。红细胞标记扫描的另一个优点是，扫描结果为阴性时这些患者（7.3%）很少需要手术干预。目前，消化道出血的首选检查有逐渐从急诊结肠镜检查转向急诊行红细胞标记的扫描或选择性肠系膜血管造影的检查趋势[54, 55]。

7. 剖腹探查术

决定何时对结肠大出血或持续出血患者进行手术探查的确需要敏锐的临床判断力。一般说来，如果患者的病情恶化，需要在 24h 或更短时间内输入 5 单位血液，应该考虑行剖腹探查手术。奇怪的是，更积极地决定早期手术的患者竟多是高龄或身体状态较差的患者。对于自发停止或保守治疗后停止出血的反复出血患者也应该进行手术治疗。

8. 明确出血部位

对于通过核素显像、动脉造影或结肠镜检查，已确认出血部位的患者，可以行选择性病变肠管切除。术后出血复发率为 0%～11%（平均 4%），手术死亡率为 0%～22%（平均 10%）[36, 62-66]。

9. 未明确出血部位

尽管付出了努力，也进行了所有的先进技术的检查，出血部位仍无法确定且出血持续的情况在临床中并不罕见。此时应该进行剖腹探查。术中应必须仔细检查整个胃肠道的异常情况，小肠病变如平滑肌瘤、淋巴瘤和克罗恩病偶尔也有发现。如果仍无法确定出血部位，应进行术中内窥镜检查。无菌结肠镜从近端空肠切小口进入，或者使用清洁但未消毒的结肠镜经口进入胃和十二指肠，外科医生在台上帮助引导整个小肠的镜检，直到进入盲肠，检查整个小肠的黏膜，同时外科医生通过透光观察肠壁的病变[67, 68]。通过血管分布异常可发现血管扩张症，可以间断缝合予以结扎，其他的病变也会发现[69]。如果术前没有完成结肠镜检查，也应该进行术中结肠镜检查。

当术中内窥镜检查或整个胃肠道检查为阴性，而术前证据指向结肠不明部位的出血，应选择结肠次全切除术。部分学者认为，对右半结肠进行盲式切除术可能比全结肠切除术更好，特别是如果右半结肠有出血的迹象，如血液主要集中在右半结肠。如果术前左半结肠的检查结果为阴性，这一观点更为有力。盲性右半结肠切除术的死亡率低于 5%，在节段性切除术后再出血率最低，且不会引起失禁或腹泻的风险，尤其适合老年患者[66]。但是，部分研究显示再出血的风险还是有的，他们建议全结肠切除更为合适。Farner 等[70]对手术治疗的下消化道出血（接受 2 个或 2 个以上单位红细胞）进行了一项回顾性研究，研究组对照了 50 例局限结肠节段切除术和 27 例全结肠或次全结肠切除术的患者，结果显示局限性结肠切除组术后再出血风险更高（18% vs. 4%；$P < 0.05$）。

对于急骤的原因不明的下消化道大出血更应尽早手术。如果小肠内没有明显的出血迹象，应考虑行全结肠切除术。复发性出血 0%～6%，死亡率 0%～50%（平均 22%）[34, 53, 62, 66, 71-74]。由于大部分并发症和死亡是因吻合口漏并且发生率高，这种情况不建议做肠吻合术。另一个死亡的危险因素是手术延误，手术应该在 10 单位输血之前进行。图 35-8 显示结肠大出血的诊治流程。

四、手术并发症

结直肠外科手术本身容易出现并发症。下消化道是一个潜在的感染源，不当的手术技术导致缺血，引起吻合口漏或狭窄。手术改变了大肠的解剖和生理，每一个手术都伴随着常见和独特的潜在并发症。了解病因、处理方法和预防措施对减少并发症的影响至关重要。

（一）直肠肛管手术

早期并发症包括出血、疼痛、尿潴留和感染。

1. 出血

术后早期出血并不常见，通常是由于技术失误。常见的部位是外痔区，很容易发现和缝合控制。缝合可在床边进行或局部麻醉下在治疗室内进行。其他情况下，患者应该回手术室，在局麻、区域阻滞或全身麻醉下对肛门直肠进行检查。肛管急性出血通常是由不牢靠的痔核缝扎引起的。

2. 严重的肛门疼痛

对于大多数患者，肛门直肠手术后疼痛程度适中，术后 1～2d 需要镇痛药。即使应用镇痛药，仍疼痛难忍不常见。由于这种疼痛可能与肛周血肿有关，需要认真检查肛门的伤口。肛门周围的敷料有可能加重疼痛，因此在术后几小时内不应使用。肛门直肠填塞辅料在现代肛肠外科中已不再采用，手术后 24h 的会阴区的热敷将有助于缓解疼痛。术后第 2 天，可以用温水坐浴来缓解疼痛。大多数痔疮切除术后的疼痛来自肛门括约肌痉挛，也可以是肛周皮肤和肛缘的缝合有

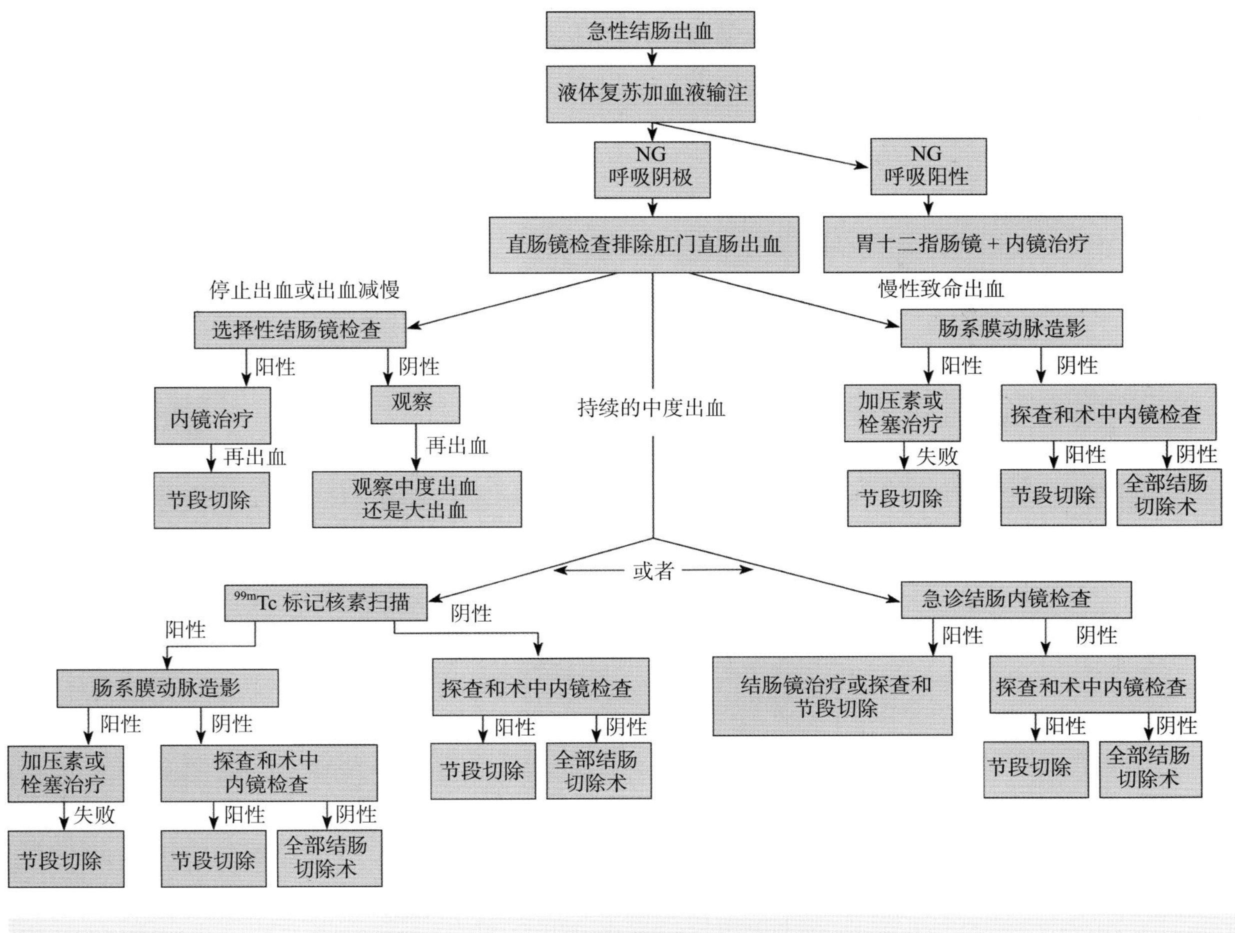

▲ 图 35-8　结肠大出血的诊疗流程图

张力，所以最好让伤口敞开，而不是有张力的缝合。

肛门扩张术并不能减少术后痔疮疼痛，反而有大便失禁的风险[76]。使用长效镇痛药（如丁哌卡因脂质体）、对乙酰氨基酚和非甾体药物的多模式镇痛有助于解决此问题，详见第 5 章和第 6 章所述。

3. 尿潴留

详细的问诊和术前评估有助于减少因排尿障碍如良性前列腺增生症、尿道狭窄等引起的尿潴留。择期直肠手术之前应该先纠正这些问题。痔切除术后的尿潴留比较常见，但外侧内括约肌切开和肛瘘切开术后发生尿潴留并不常见。据报道，痔切除术后，如果手术期间控制患者静脉输液量，尿潴留可低至 3.5%～10%[77, 78]。Mayo 医学中心对其 5 年内 1026 例接受肛周手术的患者进行了回顾性研究，结果显示痔切除术后的尿潴留为 34%，内括约肌切开术为 4%，肛周脓肿为 5%，肛瘘切开术为 2%[79]。肛门直肠手术可能影响骶副交感神经控制的膀胱逼尿肌收缩，肛周疼痛也可刺激交感神经引起尿道括约肌痉挛[80]。

由于肛门直肠手术后几个小时内无法排尿，应合理限制液体量，尽可能避免膀胱长时间的扩张。Friend 和 Medwell 等[81]发现，尿潴留在门诊痔疮切除术中并不常见（1%），而且与手术过程中输入的液体量无关，麻醉方式似乎对尿潴留也没有影响。门诊患者尿潴留发病率低的原因尚不清楚，但可能与家庭或酒店环境的引起的心理因素有关。作者认为，如果切口不超过肛门直肠环，尿潴留并不常见。经括约肌切开术患者疼痛明显，但很少见尿潴留，经肛门低位直肠切除术患者几乎不存在疼痛，但尿潴留经常发生。除非膀胱明显扩张，应尽量避免导尿，但即使短暂的膀胱过度的扩张也可能会对膀胱逼尿肌产生慢性不可逆损伤[82]。适时的无菌导尿术可避免急性膀胱过度扩张，降低菌血症的风险，并可以避免膀胱功能失代偿[83]。使用氯贝胆碱（乌拉胆碱）刺激排尿肌收缩无助于预防和改善痔切除术后的尿潴留[84, 85]。同样，使用甲肾上腺素能阻滞剂哌唑嗪来解除膀胱颈痉挛也没有效果[86]。

实际工作中，所有的患者都应在手术前排空膀胱。手术期间和手术后几小时内控制静脉输液量在 300ml 以内。避免逼迫患者排尿，这样反而会引起焦虑。肛门敷料应尽早取出，用护垫代替。

4. 感染

肛门直肠手术，尤其是痔切除术后第 1～2d，患者出现短暂的低烧很常见，是肛门伤口的正常反应。尽管没有肠道准备，肛门直肠手术后很少发生脓肿。Buls 和 Goldberg[78] 报道 500 例痔切除术，没有 1 例脓肿发生。Bonardi 等[87] 报道 8736 例痔疮切除，术后 24h 内每间隔 6h 抽血一次；39% 的患者在最初 6h 内发热超过 37.2℃，67% 在 37.2～38.3℃，1 名患者体温超过 38.3℃。3 例（8%）患者手术即可血培养阳性，但随后的血培养阴性。痔疮切除术后发热和菌血症的意义可能不大，因为没有 1 例患者进一步发展为脓性感染。

高热患者若出现其他败血症的症状如寒战、白细胞增多、乏力及黄疸可能意味着严重并发症的发生。Parikh 等[88] 报道 2 例单纯痔切除术后 1 周内发生的肝脓肿，2 例均经腹部 CT 扫描证实，行 CT 引导下经皮穿刺引流及抗生素治疗治愈。发现的细菌有草绿色链球菌、消化链球菌属和肺炎克雷伯菌。尽管痔切除术后化脓性肝脓肿非常罕见，至今只报道了 4 例，应该重视这种并发症，因为不引流的肝脓肿的死亡率在 94%～100%，即便经过治疗，死亡率也达到了 20%。

迟发性并发症是指术后 1 周以上发生的并发症，包括出血、排便困难、伤口脓肿、大便失禁、狭窄、皮赘、外翻、黏膜脱垂和伤口不愈合等。大多数患者出现这些问题时都已经出院。

5. 迟发性出血

痔切除术后迟发性大出血发生率为 0.8%～4%，通常发生在术后 4～14d[78, 89, 90]，其他肛门直肠手术发生率更低。迟发出血可能是由于排便时造成的肉芽组织损伤或感染导致肛管创面的血管破裂所致。患者应收住院治疗，适当补液。患者可出现低血压，甚至需要输血。Rosen 等[90] 报道，1/3 痔疮术后出血患者正在使用抗凝药物，如阿司匹林（ASA）、非甾体抗炎药（NSAID）或华法林（Coumadin）。

大多数出血在卧床休息后停止。如果继续出血，一些外科医生会使用 30ml 的气囊膀胱导管压迫肛管，但会引起较重的肛周疼痛[91]。Rosen 等[90] 使用微湿的可吸收明胶海绵卷（Gelfoam）填塞肛管创面成功治疗 20 例延迟性痔切除术后出血，然而，15% 的迟发性出血患者需要再次手术。

迟发性出血治疗的另一种选择是在手术室局麻、区域阻滞或全身麻醉下探查肛管。用 3-0 薇乔线或 Dexon 线缝合止血。通常，在所有的血凝块被清除后，出血点仍无法确定，具有易破的创面。在这种情况下，应在肛门伤口进行深部缝扎，如果还有渗血，应再次缝合。除了可以立即控制出血外，清洁肛门直肠的陈旧血块可以帮助判断出血是否已经停止。

术后出血的高危患者包括那些长期血液透析或应用抗凝剂者。Sheikh[92] 报道 18 例血液透析的慢性肾功能衰竭患者行肛门直肠手术，2 例患者发生术后出血，只有 1 例在术后第 3 天在手术室进行止血，没有患者出现伤口延迟愈合。作者建议采取一些措施尽量减少术后出血问题，包括术前的最后一次透析应在 24h 内进行。慢性肾衰竭与血小板缺陷患者的易出血体质，可以通过透析纠正。他们还建议术前进行凝血功能评估，包括标准凝血酶原时间和活化部分凝血活酶时间检测。即使严重贫血（本组平均为 6.1g/dl）通常也可以耐受手术。没有必要甚至不建议通过术前输血以提高血红蛋白水平，甚至因为输血会可能增加患者高血钾、心脏功能衰竭和肝炎的风险。术中输液应严格限制，避免含钾的溶液。动静脉瘘的血栓形成是一种常见而棘手的并发症，需要在手术中注意避免在同侧肢体输液或测量手臂的血压。因为透析时体外循环需要肝素抗凝，可以适时推迟术后的血液透析[92]。

6. 粪块嵌塞

许多患者在肛门直肠手术后，特别是痔疮切除术后出现便秘，部分原因是害怕疼痛和缺乏排便的冲动。术后大量镇痛剂，特别是吗啡的使用也容易出现便秘。可待因禁用于肛门直肠手术，因为它严重干扰胃肠道的运动。预防便秘是最好的治疗方法，多吃水果、蔬菜和其他高纤维素食物是理想的建议。车前籽制剂可能不会对所有患者都有益，特别是如果术前没有开出这样的制剂处方。通常应在术后第 1 天提前给予泻药，剂量应逐渐增加到最大，直到患者有良好的排便习惯。聚乙二醇（17g，口服，每天 1 次或 2 次）有助于保持大便柔软。

粪块嵌塞在术后可能难以诊断。常见症状为会阴部疼痛、压力增加或热结旁流引起的腹泻。不成比例的疼痛是粪便嵌塞的一个迹象。直肠指诊可触及肛门直肠内的粪块。如果疼痛严重，外科医生可以用 KY 胶润滑小棉签代替手指。如果患者有排泄物阻塞，并且通便剂和灌肠剂都不起作用，可能需要在手术室麻醉下清理大便。水或其他灌肠剂因为不能进入直肠，因此在这种情况下通常不起作用。

粪块嵌塞是直肠手术后的一种严重并发症。幸运的是，这种情况并不常见。粪块嵌塞发生率 0.4%，通常发生在痔疮切除术后[78]。这与结直肠外科医生在肛门直肠手术后关注肠道的蠕动有关。

7. 肛周脓肿

尽管术后有粪便污染，肛管创面形成脓肿很少见。Buls 和 Goldberg 等[78]报道 500 例闭合式痔切除手术，未见脓肿发生。Walker 等[93]报道 306 例肛裂和肛门狭窄内括约肌切开术，2% 的患者出现术后肛周脓肿。

8. 大便失禁

大多数肛裂、肛瘘和痔疮等肛门直肠术后患者都会出现不同程度的大便失禁，尤其是气便和液便。这可能与痔切除术后肛门感觉部分受损有关，发生率高达 50%，但通常在 6 周内缓解[94]。经括约肌或括约肌外肛瘘切除术后的大便失禁可能需要肛门括约肌成形术进行修复，见第 14 章。

9. 肛门狭窄

痔切除术后肛管狭窄，主要是由于切除过多肛管皮肤及黏膜引起。即使是环状脱垂性痔，标准三象限痔切除术也是足够的，多余的黏膜可以修剪，没必要剥光整个肛管黏膜。

轻度的肛门狭窄可以由外科医生用 Hegar 扩张器进行治疗，或者患者自行在家中使用直肠扩张器扩张。严重的狭窄需要行外侧内括约肌切开或皮瓣移植肛门成形加外侧括约肌切断。

10. 肛周皮赘

肛门周围多余的皮肤不会引起任何问题。痔切除术后，肛缘处常会肿胀，有时，会产生血栓性外痔。随着时间的推移，肿胀的皮肤会部分缓解，局部留下皮赘。皮赘可能会引起局部刺激、不适和个人卫生困难。除非有症状，皮赘都不用处理，否则可以局麻醉下门诊小手术切除。

11. 黏膜外翻

黏膜外翻表现为休息时直肠黏膜经肛门突出（图 35–9），主要由于痔疮环形切除术中操作不当，黏膜被拉下与肛管皮肤缝合，而不是将肛管皮肤上拉缝合到直肠黏膜上[95]。黏膜分泌黏液，引起局部刺激，肛周潮湿不适。手术切除外部黏膜将皮肤游离皮瓣与肛管上缘缝合可以解决这个问题。大多数严重的病例，可以选择皮瓣移植肛门成形（图 35–10）。

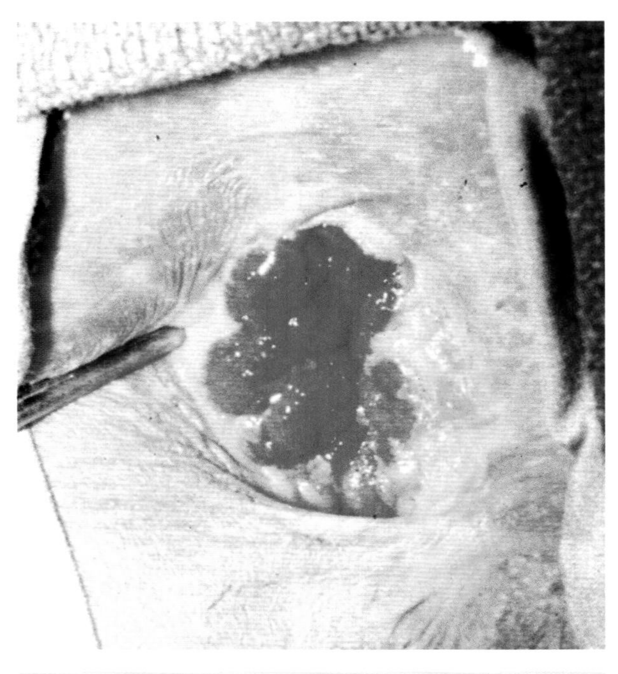

▲ 图 35-9　痔切除术后黏膜外翻的表现

12. 黏膜脱垂

这是痔疮切除术的晚期并发症，常因直肠黏膜切除不足或在缝合时直肠黏膜过度下拉缝合所致。轻度脱垂可采用圈套器结扎，重度脱垂需切除再肛门成形。

13. 伤口不愈合

闭合性痔切除术后伤口愈合迅速，如果无张力缝合，应在 2 周内完全愈合。如果伤口部分裂开，愈合就会延迟。对于开放性痔疮切除术，伤口应在 4～6 周愈合。有时，开放性和闭合性痔切除术后的伤口不能愈合，留下一个未愈合的溃疡。同样的情况也发生于大多数情况下开放的肛瘘切开手术伤口。大多数不愈合的伤口位于肛管后中线。治疗上，首先应尝试保持肛周卫生，刮除肉芽组织，如果经过几个月正规局部治疗仍无效，应该进行切除并用皮瓣覆盖伤口。不易愈合

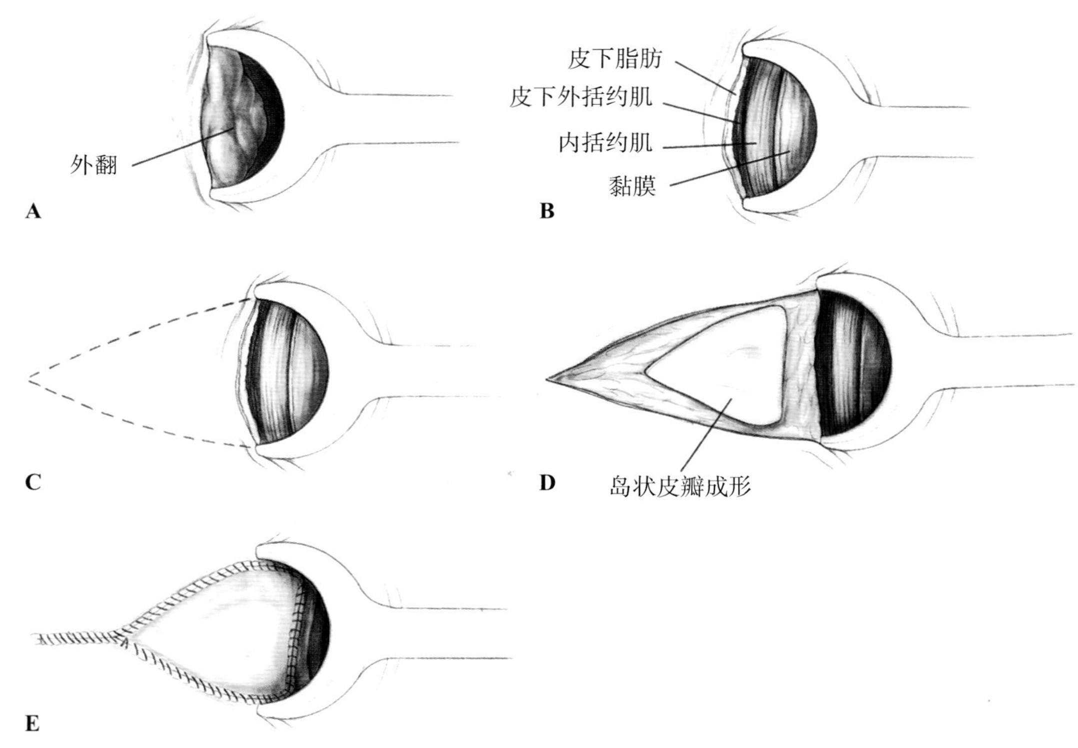

▲ 图 35-10　皮瓣移植肛门成形术

A. 以 Hill-Ferguson 牵开器暴露外翻黏膜；B. 切除左半部外翻黏膜后进入肛管正中，注意不要损伤内外括约肌；C. 修整岛状皮瓣轮廓；D. 完成岛状皮瓣；E. 用 3-0 薇乔或 Dexon 缝线缝合皮瓣滑动覆盖整个缺损，用 3-0PDS 或 Maxon 缝线进行间断缝合并将线结结扎于切口内，可以使伤口愈合更加整齐，效果更好。对于环周的外翻黏膜也可以用同样方法进行修复

的创面，有可能是克罗恩病引起，需进行胃肠道的全面检查。

（二）结直肠手术

1. 血栓栓塞

血栓栓塞是发生于任何手术的并发症，在这里不做过多讨论。由于炎症性肠病（IBD）中发生的血栓栓塞有其特殊性，外科医生必须对此有所了解，并认识到这一问题。

炎症性肠病血栓栓塞的发生率为 1%～7%[96]，尸体解剖研究，发生率为 7%～39%[96]。Mayo 医学中心研究的 7199 例 IBD 患者中[97]，血栓栓塞发生率 1.3%，其中 25% 发生死亡，是 IBD 的严重并发症。在一组尸检解剖研究中，肺栓塞和静脉血栓形成在溃疡性结肠炎患者的死亡原因中排名第三（9%），位于腹膜炎（38%）和癌症（12%）之后[98]。

血栓可以是静脉性的，也可以是动脉血栓。在大脑、视网膜动脉、肠系膜静脉[99]、门静脉[100]、皮肤和周围深静脉都有报道。Mayo 医学中心报道的 92 例血栓栓塞事件中，66% 是外周或深静脉血栓，肺栓塞或两者都有[97]。血栓栓塞发生与疾病活动期有关，113 例发生血栓栓塞并发症和其他血管炎患者中，有 72 例（64%）处于 IBD 活动期，7 例（6%）反复血栓栓塞的患者在 IBD 加重期。

IBD 的血栓形成机制尚不清楚。大多数学者认为高凝状态与 IBD 恶化相关，包括血小板增多，凝血因子Ⅴ、Ⅷ和纤维蛋白原升高，抗凝血酶降低。相比之下，炎症性肠病静止期患者没有表现出易于发生凝血障碍[96]。Hudson 等[101]研究表明，最一致的异常是血浆Ⅶ:C 浓度的升高，特别是在克罗恩病患者中。血浆浓度的升高可能导致如微血管损伤和肠壁炎症的并发症发生，加速局部纤维蛋白附着于炎症血管的管腔表面。没有证据表明血浆Ⅶ:C 浓度是急性期反应。

目前还缺乏对 IBD 合并血栓形成患者进行抗凝治疗的对照试验，也没有结肠切除术对血栓形成短期影响的研究，包括内科治疗和结肠切除术对血栓形成的比较研究。Graef 等[98]在尸检研究中发现，98 例接受药物治疗的患者静脉血栓形成的发生率（45%）明显高于接受手术的患者（29%）。Talbot 等[97]对 15 名发生深静脉血栓或肺栓塞后病情稳定的患者进行肠道切除手术，术后无 1 例死亡，随访的 13 例患者中，12 例在术后 2～9 年仍无复发血栓形成。急性期手术可能增加血栓形成的风险，并不能保证不会出现进一步的问题。

急性炎症性肠病患者住院期间皮下注射肝素预防血栓的做法需要慎重，避免引起严重的结肠出血，术后应用肝素有可能预防血栓形成。对于有严重下肢及盆腔深静脉血栓形成的患者，推荐结肠切除术前安装下腔静脉滤器。

2. 脾脏损伤

在美国的医院中，手术性脾损伤占所有脾切除术的 20%～40%。在过去 30 年中，其发生率和并发症都没有减少[102]。

脾脏损伤可发生在结直肠手术（0.8%）和需行脾曲游离的手术（3%）[103]。脾脏附着韧带（脾胃、脾结肠、膈肌和脾膈韧带）的撕裂或者大网膜的牵拉均可能引起脾被膜的撕裂。在一组研究中，50% 的脾脏损伤是由于大网膜牵拉所致[103]，甚至还没开始离断脾韧带就发生脾脏的撕裂。脾被膜撕裂常见的部位是脾下极前方或内侧的约 1cm 小区域。通常，从脾的下极到大网膜，靠近胃的大弯侧，有一固定的束带。该束带常不明显，只有在胃牵拉至右侧时才明显，非常轻微的动作有时也会牵拉脾被膜发生出血，这个束带结构在大多数的教科书中没有描述，通常会在外科医生特意查找时发现。Lord 和 Gourevitch[104]将其命名为“脾胃束带”（表 35-1）。

另一个脾脏撕裂常见的区域是脾门。大网膜向左延伸，与胃脾韧带连接。大多数人的大网膜分开呈双叶，前叶下垂形成一个不同宽度的像围裙似的网膜片，悬挂胃的大弯侧，部分参与形成脾胃韧带[104]。如果大网膜拉向右侧，脾前襞的牵拉有可能引起脾门的撕裂。

为了避免脾被膜的撕裂，在牵拉大网膜和胃并开始游离脾曲之前，应先切开这些网膜皱襞。为了安全探查左上象限和脾曲，有充分地暴露和助手帮助显露非常重要。患者放在马镫型腿架上，操作者站在患者两腿之间操作会更简单，特别是对于肥胖患者。

尽一切努力保住脾脏是必要的。大多数脾被膜撕裂可以通过微纤维性胶原止血海绵压迫止血处理。有时为了更好压迫脾脏，可能需要完全游离脾脏。脾切除术只有在万不得已的情况下才进行。大多数医源性脾损伤可以通过部分脾切除术加以控制。Morgenstern 和 Shapiro 等 [105] 推荐以下非常有用的技术，即脾脏血管控制和控制实质性出血。

(1) 脾血管的控制：将整个脾脏向腹前中线方向游离，可在胰腺上缘显露脾动脉。如有必要，应将脾动脉游离并悬吊血管吊带，脾静脉容易撕裂，不宜尝试去游离，也不建议使用无创血管夹去暂时控制脾蒂，因为有脾静脉损伤的风险。在脾门附近仔细解剖脾动脉分支，最常见的分支是上极支，它是脾动脉在进入脾门前一到几厘米处发出的第一分支。对于脾上极的损伤，脾上极血管可用 2-0 丝线双重结扎，脾动脉分支的结扎使其支配的脾段缺血。对于下极损伤，如果脾动脉分支在脾外发出，可以游离结扎，但如无法游离血管，可能需要将脾动脉分出上极分支以后，紧邻分支远端结扎脾动脉主干。一旦脾动脉分支被结扎，可在缺血分界线完成脾部分切除。

(2) 脾实质出血的控制：如果脾脏切开时即出现大出血，可以用拇指捏住脾门血管暂时控制出血。然后可以用手术刀背、吸引器头或者海绵花生米进行游离，如果碰到血管，就予以游离结扎，大的脾段静脉最好能保留。当进行脾段切除时，脾创面会发生血，动脉分支出血建议结扎，如果不好结扎可以 8 字缝合。开放性线性静脉壁出血可以连续锁扣缝合，局部使用微纤维胶原蛋白复合物压迫止血。电凝止血对脾实质出血效果不佳，有时可用于被膜出血。电凝止血偶有结痂脱落造成迟发性出血。若上述措施仍不成功，可以用铬制肠线贯穿脾实质缝合。

3. 脾切除术后感染的防治

脾切除术后的主要长期风险是危及生命的爆发性感染。脾巨噬细胞具有重要的过滤和吞噬作用，可清除血液循环中细菌和感染的红细胞。虽然在没有脾脏的情况下，肝脏可以发挥代偿功能，但是可能需要更高水平的特异性抗体和完整的补体系统。患者产生足够的保护性抗体反应的能力可能更多地与脾切除术的适应证、年龄及潜在的免疫抑制有关，而不是与脾脏缺失本身有关。

大多数严重感染致病菌为荚膜细菌，如肺炎链球菌（肺炎球菌），B 型流感嗜血杆菌和脑膜炎双球菌（脑膜炎球菌）。肺炎球菌感染最为常见，死亡率高达 60%。流感嗜血杆菌的感染虽然不常见，但很严重，特别是在儿童中。脑膜炎球菌也可能与严重感染有关。其他感染包括大肠杆菌、疟疾、巴贝斯虫病（一种罕见的由蜱虫传播的感染）及与狗咬伤有关的犬咬二氧化碳嗜纤维菌（DF-2 芽孢杆菌）[106]。

免疫接种：目前可用的多价肺炎链球菌疫苗含有来自 23 种最流行的血清型的纯化荚膜多糖。该疫苗对 55 岁以下的健康成年人有效率超过 90%。患者术后康复及出院前应尽快接受免疫接种。然而，对正在接受免疫抑制治疗的患者，免疫接种应推迟至少 6 个月，在此期间应给予预防性抗生素。目前建议每 5～10 年为无脾患者重新进行免疫接种 [106]。另外还应免疫接种流感和脑膜炎疫苗。

当遇到无脾患者时，应当参照有关免疫接种、抗生素预防和急性感染的最新指南治疗。

4. 骶前出血

直肠游离时，如果骶前筋膜剥脱或骶前静脉撕裂，会发生骶前出血。虽然出血很急，但通常可以用填塞纱条、电凝、气囊压迫、乳房假体填塞和肌肉碎片焊接来控制 [107-111]。疏松骶骨的出血通常不严重，只在罕见的情况下发生大出血危及生命。

Wang 等 [112] 报道，15% 的中国患者的椎体静脉连接骶前静脉和椎内静脉，通常位于 S_3～S_5 水平（图 35-11）。这种静脉出血不仅数量巨大，而且由于压力高，无法用填塞、电灼、医用胶或骨蜡封堵等方法控制。唯一有效的方法是用食指封住出血点，再用图钉彻底止出血 [113]。

操作时必须把图钉摁进骶骨的缝隙里才能止血成功，首选能与身体相容的材料制成的图钉，如钛钉（图 35-12 和图 35-13）[37, 40]。遗憾的是，目前市场上还没有腹腔镜使用的专用骶前止血图钉。还有一些其他方法也是可行的，Xu 和 Lin 等 [110] 创新性地使用腹直肌碎片止血，用长钳子夹住后压住会阴静脉的出血点，然后用大电流间接电凝肌肉，直到焊接住出血点。Harrison 等 [114] 成功地用这种技术治疗了 8 例脊椎出血患者。Remzi 等 [115] 取出一块 4cm × 2cm × 1cm 的腹直肌，将其缝合骶前筋膜，压迫出血点，2 例患者成功止血。

椎体静脉出血的诊断并不困难。出血迅速充满骨盆，位置几乎总是在 S_3～S_5 水平。出血点可以用食指感觉到，如弹坑或约 5mm 大小的缺口。在游离直肠时保留骶前筋膜可以避免这种潜在的致命并发症。建议用剪刀或电刀对直肠后方进行锐性分离，而不要用手钝性分离。

5. 吻合口出血

如果不是出血体质，结直肠吻合或回肠结肠吻合术后早期吻合口出血并不常见。各种吻合方法均有一定程度的止血作用。吻合口边缘肠管的渗血可以不用处理，除非出现搏动性的出血，在这种情况下，需要结扎出血或电凝处理。应用吻合器后的针眼出血可以缝扎或用可吸收缝线加强缝合吻合口。

术后早期吻合口出血的诊断比较困难，通常是通过排除法进行诊断，必须排除上消化道出血。应进行直肠镜或乙状结肠软镜检查，排除肛门直肠的任何病变。即使吻合处在左半结肠，也可以检查。对于吻合口位置较高的患者，术后早期不应进行结肠镜检查，因为有吻合口破裂的危险。选择性动脉造影术是一种选择，有可能用加压素止血。然而，血管加压素有导致缺血和最终

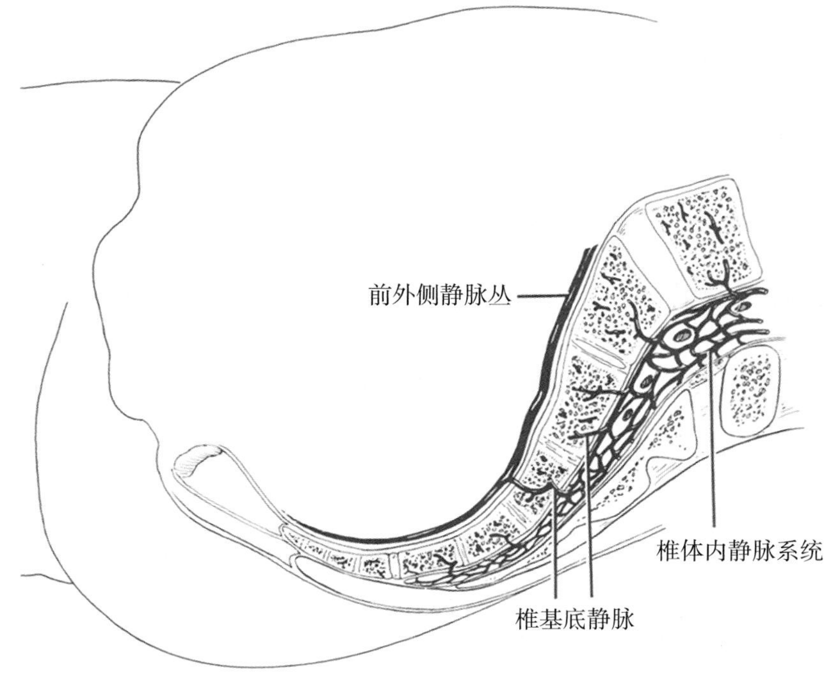

◀ 图35-11　骶前静脉系统[113]
（经 Wolters Kluwer 许可重绘）

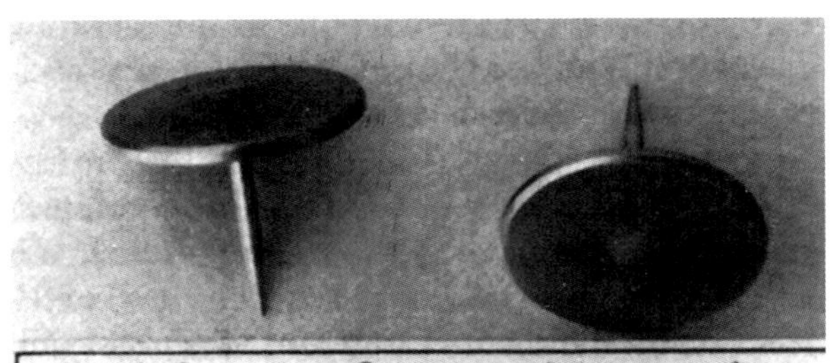

▲ **图 35-12　自制止血用钛图钉，未商品化。商品化的止血钛钉可从 Surgin 外科公司购买**
（经 Wolters Kluwer 许可重绘）

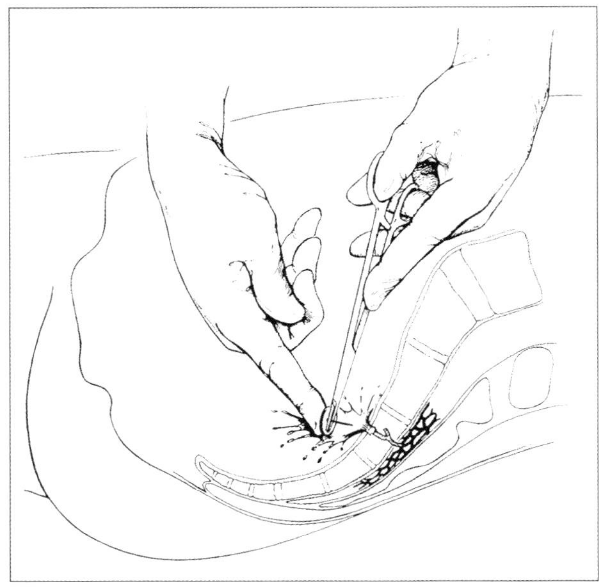

▲ **图 35-13　骶椎基底静脉止血用手指固定图钉**
（经 Wolters Kluwer 许可重绘）

吻合口瘘的风险。

吻合口出血通常先保守治疗，密切监测生命体征，进行容量复苏，改善凝血功能。肛管直肠低位吻合的出血可通过经肛入路，显露出血点，进行电凝或缝合来控制。大多数高位结肠吻合需要剖腹探查，进行吻合口加强缝合，偶有需要重新切除和再吻合。

6. 输尿管损伤

由于输尿管靠近结肠，术中容易输尿管损伤尤其是多次手术、恶性肿瘤、局部炎症或放射治疗导致输尿管区域严重粘连的患者。然而，结直肠手术中输尿管损伤并不常见。值得注意的是，只有 20%～30% 的医源性输尿管损伤在手术当时被发现 [116]。这是至关重要的，因为立即修复输尿管损伤可以获得良好的愈合。否则，结局变得不可预测，肾切除术的发生率增加 7 倍。我们应该记住“输尿管损伤可以原谅，但输尿管损伤没有被发现却是致命的 [117]。

(1) 输尿管损伤机制：为便于理解，输尿管分为长度大致相等的两段：腹段输尿管和盆段输尿管。腹部输尿管起源于肾盂，向下走行至腰大肌前表面。在髂内动脉和髂外动脉的交界处跨过髂动脉进入骨盆，然后输尿管沿着骨盆的弯曲向后和向下到肛提肌水平，在膀胱上动脉后方穿过，进入膀胱的后方。女性盆段输尿管位于子宫骶韧带内，在卵巢血管深部，子宫阔韧带后侧走行。

大多数术中输尿管损伤是妇科手术造成的，发生在盆段，但也见于结直肠手术。Higgins 等 [117] 报道，87 例医源性输尿管损伤中 61 例由于妇科手术损伤，12 例结直肠手术（11 例腹会阴联合切除，1 例乙状结肠造口术），8 例血管外科手术，5 例泌尿外科手术，还有 1 例骨科手术。在结肠手术中，左侧输尿管损伤比右侧更为常见 [118]，损伤类型包括结扎、挫伤、横断（部分或完全）和缺血 [119]。

在结直肠手术中，下述 4 种情形容易发生输尿管损伤：①结扎肠系膜下动脉；②盆底附近骶骨岬水平，输尿管与输精管交汇处进行游离；③游离直肠侧韧带；④关闭盆底腹膜时误把输尿管缝合 [117]。

(2) 输尿管术中损伤的辨认：直视下观察输尿管完整性是最可靠的方法。如果怀疑损伤，可以静脉注射亚甲蓝，有蓝色的尿液和染料外渗可确诊。逆行肾盂造影是诊断输尿管外渗或梗阻最敏感的影像学检查手段 [119]。输尿管支架不能减少输尿管损伤的风险，但可以提高术中输尿管损伤的鉴别。

(3) 输尿管损伤修复：输尿管损伤修复需要

良好的判断力、经验和技巧。手术应该由熟悉这类修复的外科医生来做。一般来说，只要患者病情稳定，术中或术后头几天内诊断的输尿管损伤应立即修复。当患者不稳定或诊断延迟数天或数周后，患者应立即接受近端尿路转流术再考虑延迟修复。在大多数情况下，近端尿路转流可以通过经皮穿刺肾造瘘置管来完成[119]。

如果术中确认输尿管被无意结扎，通常所需要做的只是拆除缝合线。如果输尿管被钳子误夹，受伤的可能性还是很大的，要仔细观察外膜是否变色，因为缺血性损伤可能需要几天才能完全显现出来，如果外膜颜色不好，应立即修复。

输尿管修复的一般原则包括坏死组织的清除、无张力吻合和黏膜－黏膜吻合重建。部分横断可以通过间断 4–0 或 5–0 可吸收缝线缝合；完全横断和缺血性损伤可以通过切除受伤或坏死部分后，行输尿管－输尿管吻合。所有的输尿管修复（初次修补或输尿管对端吻合）都要确保引流通畅，所有输尿管横断和大部横断都需要放置支架，如 D–J 管。盆段输尿管的完全横断和输尿管较大范围的缺血性损伤最好行输尿管膀胱再植[119]。Hamawy 等[120]在文献中介绍了输尿管损伤的各种修复方法。

如遇到恶性肿瘤较大、盆腔炎性肿块或大剂量放射治疗的患者，预计手术会有难度，可以通过术前放置输尿管导管来降低输尿管损伤的风险。虽不能完全保证避免损伤，但无疑使术中更易确定输尿管位置[121]。Bothwell 等[121]报道，92 例左侧结肠切除术患者术前放置支架管，双侧置管成功率为 87%，单侧置管成功率为 98%，输尿管损伤率为 0.43%。尽管放置了输尿管，但仍有 1 例（1.1%）发生输尿管损伤。

7. 膀胱功能障碍

结肠和直肠手术后，20%～30% 的患者会出现膀胱功能问题[122]。尿潴留原因包括麻醉和镇静药的应用、肛门膀胱反射的手术刺激、局部疼痛和肛管敷料。

排尿是一个反射过程。副交感神经支配逼尿肌，交感神经支配膀胱颈、膀胱三角和尿道区[122]。盆腔自主神经的损伤导致膀胱功能障碍。直肠低位前切除和腹会阴联合切除术后膀胱后壁缺乏支撑也会加重排尿困难[123, 124]。Kinn 和 Ohman 等[123]对 26 例直肠癌根治术患者进行了研究。所有患者术前及术后 6 个月均接受尿动力学检查，并进行有关膀胱和性功能的调查问卷。26 例患者中 7 例术后早期出现排尿功能减退。然而，随访 6 个月后，逼尿肌收缩力无明显下降，表明副交感神经支配持续存在。没有患者出现完全性逼尿肌麻痹。术后晚期膀胱功能障碍发生率低可能表明神经再生与时间有关，组织学研究也支持上述结论。

所有进行盆腔手术的患者，膀胱导管需留置 24～48h。一般说来，术后膀胱功能障碍会逐渐改善。一些患者准备出院时，膀胱功能障碍仍持续存在，这种情况下，应给予间歇性自我插管的指导。术前有排尿困难的男性患者，前列腺手术的适应证应当放宽，这类患者即便术前只有轻微的梗阻加上轻度神经源性逼尿肌功能障碍，都会产生严重的排尿困难症状[123]。

8. 性功能障碍

同膀胱功能障碍一样，盆腔副交感神经和交感神经的损伤会导致阳痿。阳痿的程度和类型取决于受累的神经损伤情况，即部分性的或完全性的损伤。性能力被定义为能够达到足够的勃起以进行阴道插入和高潮的能力。通常对于大多数患者来说，术后性功能障碍在第 1 年内逐渐缓解。因此，确定患者是否阳痿的最短随访时间为 1 年[125]。

阴茎勃起需要血管和神经活动互相协调，表现为更多的血液流入，盆腔内的静脉窦扩张，阴茎海绵体内的血液流出减少[125]。除了副交感神经在阴茎勃起中的重要作用外，躯体神经（阴部神经）也在阴茎勃起中发挥重要作用。阴茎背神经的刺激可触发球海绵体反射。在手淫或性交高潮时，坐骨海绵体肌收缩，压迫近端海绵体组织，进一步增加球海绵体内压，使其高于收缩压，导致阴茎勃起[125, 126]。阴部神经受到盆腔筋膜的很好保护，在结肠直肠手术过程中通常不会受到损伤。勃起的神经支配主要来自副交感神经（勃起神经）。排泄和射精主要由交感神经支配，交感神经从脊髓胸腰段发出，沿交感神经节延伸到腹下神经，最后形成盆神经丛[52]。

损伤骶骨岬水平腹膜后的腹下神经可能导致射精功能障碍。直肠后方游离时直肠向前方的过度牵拉可导致 S_2、S_3、S_4（勃起神经）的功能障碍甚至撕裂损伤。暂时或永久性膀胱和（或）勃起功能障碍取决于损伤的严重程度。防止损伤的措施是认识局部结构并避免术中过度牵拉[125]。

直肠侧韧带分离时可能会直接损伤盆丛。盆神经丛的位置可以术中通过其与精囊腺顶部的关系来确定。根治性前列腺切除术的经验表明，尽管单侧广泛切除这些神经，仍有可能保留勃起功能（或膀胱功能）。直肠会阴部游离时海绵状神经损伤也可导致勃起功能障碍。在直肠前方中线的直肠尿道肌分离后，可见在前列腺外侧筋膜内自尿道沿前列腺后外侧表面走行的神经血管束。过度电凝和盲目分离都可能损伤这些神经[125]。

重要的是要记住，在任何盆腔手术中，髂内动脉前分支或远端分支的结扎都可能导致血管源性阳痿，特别是双侧结扎阴部内血管[125]。

直肠切除术后性功能障碍的发生与多种因素有关，包括患者的年龄、疾病的类型及手术的程度。Walsh 和 Schlegel 等[125]回顾性研究分析 641 例因直肠癌行腹会阴联合切除的男性患者，46% 并发勃起功能障碍，而直肠癌低位前切除患者中有 15% 发生。两组射精障碍分别为 35% 和 44%。纽约纪念斯隆 - 凯特林癌症中心的 Havenga 教授[127]等对直肠癌全直肠系膜切除同时保留自主神经的术后功能进行研究，包括腹会阴联合切除组和低位前切除术组。作者回顾性研究了 136 例（男性 82 例，女性 54 例）手术后的性功能和排尿功能，排除术前有功能障碍的患者，86% 的 60 岁以下患者和 67% 的 60 岁以上患者维持了性交能力，87% 的男性患者保持着达到性高潮的能力，腹会阴联合切除术组比低位前切除术组有更高的勃起功能障碍发生率。在女性患者中，85% 的患者能够通过阴道分泌液获得觉醒体验，91% 的患者能够达到高潮。没有发生严重的泌尿系功能障碍如神经性膀胱功能障碍。采用自主神经保护技术，Masui 等[128]也报道类似的良好效果。

良性疾病如溃疡性结肠炎等的直肠切除术后性功能障碍发生率更低。男性阳痿发生率为 1.6%～2.0%，逆行射精发生率为 2.0%～2.3%[129]。女性性交困难发生率为 7.0%～8.3%[129–131]。发生率低可能源于较小的根治手术范围，还有 30 岁左右较年轻的患者群体，Lindsey 等[132]研究 IBD 需行直肠切除的患者，发现沿直肠切除组（直肠系膜内切除，靠近直肠壁）与解剖性完整直肠系膜切除组，两者的性神经损伤无明显差异。156 例患者中，总阳痿发生率为 3.8%，都是 50—70 岁年龄组，全组无射精障碍。13.5% 的患者出现轻微勃起功能异常，但仍可行性生活。中期随访为 74.5 个月，年龄是发生术后阳痿最重要的危险因素。

9. 腓神经损伤

改良膀胱截石位是经腹会阴切除、直肠结肠全切除、低位直肠前切除吻合、低位前切除加结肠肛管吻合和回肛储袋术肛管吻合手术的标准体位。患者平卧手术床，双腿置于马镫上。Lloyd Davies 马镫既往常用来固定患者，其主要的缺点是缺乏足部支撑，需要将患者的小腿放在托垫上。如果位置调整不好，或者手术持续时间超过 6.5h[133]，小腿肌肉的过度压迫或腓神经损伤的风险会增加，损伤的风险还与患者的体位摆放和体重有关。在美国，Lloyd Davies 马镫体位已逐渐被 Allen Yellofins 马镫所取代。

腓总神经位于膝关节后侧，向外延伸至腓骨头周围，其极为浅表，易于受伤。外科医生必须非常熟悉患者的病史、体格和实验室检查结果，甚至职业。术前患有能引起周围神经功能障碍的疾病（如糖尿病、动脉粥样硬化、椎间盘突出、动脉瘤、神经炎或神经瘤），手术后可能会加重。与正常神经相比，病变的神经对于局部压迫、缺血及轻度的创伤反应更敏感 [134]。腓总神经损伤的常见症状是足下垂，常伴有小腿外侧面和足背的感觉丧失。对此可以进行快速测试以排除腓神经损伤。如果大脚趾能够背屈，说明腓神经完好无损 [134]。Herrera-Ornelas 等 [135] 报道，8 例患者 10 处损伤，7 处仅保守治疗便完全缓解。

10. 筋膜室间隙综合征

另一个重要的并发症是小腿肌肉长时间封闭间隙内压迫，导致的筋膜间隙综合征。急性筋膜间隔综合征通常是由于封闭间隙内压力增加，导致毛细血管灌注低于组织存活所必需的水平，从而在几小时内导致肌肉和神经缺血。

持续 6～9h 的回肠储袋肛管吻合术后患者，可以发现腿的筋膜室压力升高 [136]。在 Trendelenburg 体位，头朝下倾斜位时，筋膜室压力增加，当把腿从脚蹬上放下来平卧时，压力迅速恢复到正常水平，这个动作建议在持续 5h 以上的手术中使用 [136]。头低位倾斜 15° 的 Trendelenburg 体位使腿部灌注立即下降。腿放平后灌注恢复到正常。酸中毒、术中低血压和血管收缩剂的使用将增加筋膜室内的局部缺血。

术中腿部高于心脏的高度是至关重要的因素。每高出右心房 1cm，动脉压降低 0.78mmHg。头部向下倾斜 15° 会导致流向肢体的血流量进一步显著下降，如果使用膝胸位置，会直接影响下肢的血液供应。截石位时，小腿筋膜间室压力可从正常值 20mmHg 上升到 240mmHg。当患者回到仰卧位恢复足够的组织灌注时，由于再灌注损伤的发生，筋膜间室压力可能进一步增加，术后 2h 下肢充血达峰值。

文献报道筋膜间隔综合征的危险因素包括膀胱截石位、外周血供不足、骨盆血管的压破、低血压、血容量、血管收缩、低体温、肥胖和缺血时间大于 6h[137]。

任意一个下面所述“6P”症状出现时，临床应可考虑筋膜间隔综合征的可能。

- 进行性疼痛与临床情况不成比例。
- 周围神经感觉异常。
- 肌肉被动伸展时的麻痹和疼痛。
- 皮肤苍白。
- 动脉流入压力超过筋膜间隔压力前无脉。
- 筋膜间隔压力大于 30mmHg。

肌红蛋白尿的出现常提示筋膜间隔综合征可能。血清肌酸激酶可能升高，直接测量室压可以明确诊断。筋膜间隙压力数值的意义有争议，压力小于 45mmHg 通常可以忍受，不需要进行筋膜切开术，但也有部分学者建议 30mmHg 时应进行筋膜切开术。50～55mmHg 压力持续 4～8h 肯定会造成不可逆转的肌肉损伤 [137]。

筋膜间隔综合征有时难以与神经损伤或动脉闭塞鉴别。原发性神经损伤可导致神经肌肉功能缺陷，但在初次损伤后不应进展。此外，原发性神经损伤不伴有缺血和组织压力升高的症状和体征。

急性动脉闭塞也可表现类似筋膜间隔综合征产生的缺血和神经肌肉功能丧失。筋膜间隙综合征的患者外周动脉搏动通常正常，因为间隙内压力升高不足影响动脉血的流入。多普勒彩超提示筋膜室远端的多普勒检查对间隙内灌注是否充分无法确定，但可以提示动脉闭塞的可能。如果对腔室综合征的诊断有疑问，可以进行小腿腔室压力测量和直接神经刺激检测 [138]。

一旦确诊为筋膜间隔综合征，需要进行手术减压。通过侧方小腿切开，从前、外侧、浅及深部后方多处打开筋膜减压，不需切除腓骨。清除所有损伤坏死的组织均应切口开放，3～5d 后重回手术室复查，如果可以的话，无张力关闭切口。

为避免术中低血压，可采取下述措施：避免髋部角度过大和使用支撑脚踝而不是小腿的马镫，以及只在盆腔游离操作时才用头低脚高位。

患者腿部依靠脚部的支撑得以休息（图 35-14）并使用凝胶垫（黏弹性聚合物）进一步保护，Allen Yellofins 马镫的设计使腿部不会发生压迫，

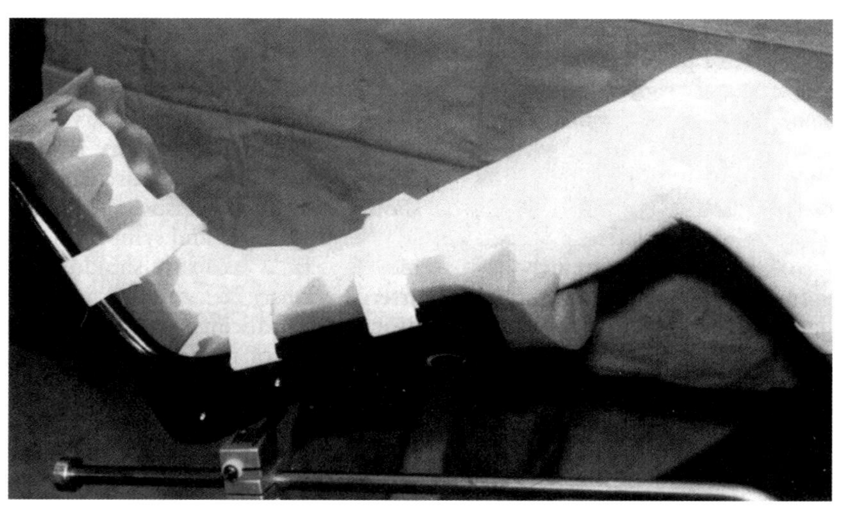

◀ 图 35-14 **Allen Yellofins 马镫，腿部靠足部支撑，无卡压**

膝关节应该轻微弯曲并处于中立位，髋关节没有内外旋转。腿部必须舒适地安放在脚蹬上，脚蹬上的小腿应该没有受到任何外力。由于支撑腿的马镫短小，腓神经的压迫就可以避免。如果双腿放置得当，膀胱截石位引起的腿部受伤的风险应该很低。

11. 股神经损伤

股神经损伤罕见，但有可能被低估，因为大多数情况下并不严重，是自限性的。这种损伤常由于 Balfour 和 Bookwalter 自动撑开器引起。Goldman 等 [129] 的一项为期两个 5 年的前瞻性研究结果显示，第一阶段 3736 例经腹子宫切除中 282 例术后发生股神经损伤，考虑与自固定牵开器有关；在第二个 5 年期间，术中并没有使用自动牵开器，股神经损伤发生率仅 0.7%。Brasch 等 [140] 最近报道了 3 例结肠切除术后的股神经损伤。

在解剖学上，股神经是腰丛最大的分支。在股神经形成之前，腰丛的分支支配着腰大肌。神经斜向下穿过腰大肌，向下在腰大肌和髂肌之间穿行，位于髂肌筋膜的深方。股神经进入股动脉和鞘的外侧，分为终末运动支和感觉支。股神经损伤表现为股四头肌萎缩，大腿前内侧感觉减退，髌腱反射消失或减弱。Kvist-Poulsen 和 Borel[141] 报道了 17 例股神经病患者，94% 的患者表现出感觉缺失，41% 的患者表现出髌腱反射减弱或缺失或无法进行直腿抬高。总体而言，预后良好。282 例股神经损伤患者中，265 例自然痊愈，17 例轻微症状持续长达 116 天 [129]。Celebrezze 等 [142] 回顾 40 例术后股神经损伤的病例，其中 24 例自然痊愈，2 例永久性功能缺失，8 例永久性感觉缺失，5 例部分运动功能缺失，1 例失访。

牵开器损伤是由于腰大肌的直接压迫或者股神经和腰大肌撞击骨盆外侧壁造成的。瘦弱、矮小或腹直肌发育不良的患者容易发生这种损伤。牵开器损伤是可以预防的，只要在手术过程中充分了解股神经解剖和术中反复评估牵开器挡板放置的部位。应尽量减小牵开器的压力，并使用能达到充分暴露的最短牵开器 [140]。

12. 吻合口漏

肠道吻合后应当能一期愈合：肠吻合的愈合能力取决于患者的全身和局部情况，如营养不良，尤其是低蛋白血症、糖尿病、放射治疗、休克、严重失血和免疫缺陷均为影响因素。吻合的技术因素同样重要，这些因素取决于如何进行吻合，重要技术因素包括肠管血供、吻合张力、肠道准备状况、吻合端肠管状况和吻合技术。

仔细处理横断肠管处或其附近的肠系膜，必须确保该区域至少有一条血管弓。脂肪组织应从边缘清除不超过 5～6mm。适当的血供是吻合口愈合的重要因素之一。吻合口处张力过大，不仅造成吻合口开裂，而且影响血液供应。两侧肠吻合端需正常，憩室炎、放射性肠炎和炎症性肠病肠道引起的肠管炎症和增厚必须切除足够，直到两端变软变薄。慢性梗阻或营养不良导致的广泛性水肿和肠道增厚是部分潜在引起吻合口漏的因素。

如果操作得当，肠吻合口应能很好地愈合，如是单层吻合还是双层吻合，间断缝合还是连续缝合，手工还是器械吻合已经不再争议，应该说这些方法都是可行的。绝大多数吻合口漏发生在直肠乙状结肠切除需低位吻合的患者。吻合口漏发生率 3%～15%，死亡率 2%～7%。这种较大的差异与吻合部位、吻合口漏的定义、漏的诊断能力，以及是择期手术还是急诊手术有关。吻合口距离肛缘小于 7cm 是吻合口漏发生的高危因素 [143-145]。Law 等 [146] 前瞻性研究发现，196 例距肛缘 3～12cm 的直肠癌患者接受低位前切除和全直肠系膜切除术，影响吻合口漏发生的主要因素是男性和保护性造口。虽然手术技巧很重要，但也有其他不利因素，如慢性阻塞性肺疾病、腹膜炎、肠阻塞、营养不良、皮质类固醇的使用、围手术期输血、吸烟和酗酒 [147]。

吻合口漏通常发生在术后 5～7d。早期裂开（48h 内）通常很严重，因为腹腔粘连还没有形成，粪便溢出引起全身性腹膜炎。早期表现为败血症，包括发热、白细胞增多、局限性或全腹压痛、肠麻痹引起的腹胀、心动过速甚至休克。对于吻合口漏的评估取决于患者的情况。当出现弥漫性腹膜炎或伴有败血症的表现时，应急诊剖腹探查，其他任何检查去诊断吻合口漏都没有必要，只会延误治疗，应立即使用覆盖需氧和厌氧菌的广谱抗生素。

48h 后发生的吻合口漏，如果引流管仍在原位，可见脓性或粪样引流物引出。对于使用吻合器患者，如果发生吻合口裂开，腹部 X 线片检查显示缝合线或缝合环断裂。如果吻合口漏不明显但可疑，胃影葡胺灌肠是最准确的检查方法。直肠镜或软性乙状结肠镜对于漏的诊断有的有用，有的无用。CT 扫描不能确定吻合口漏的位置，除非联合肠道造影，但积液的存在常提示吻合口漏的发生。

为更有针对性，本章讨论仅限于直肠前切除或者低位前切除术后导致的弥漫性腹膜炎。处理的目的是降低发病率和死亡率，有效地治疗吻合口漏和由此产生的败血症 [148, 149]。治疗的等级取决于术中的情况。

肠管坏死或缺血引起的吻合口漏需要断开吻合口并进行 Hartmann 手术。超过 1/3 周的吻合口开裂需要进行 Hartmann 手术。如果漏口较小（＜ 1cm）肠管边缘正常，可以用缝线局部修补，如果可以的话，局部用网膜覆盖。冲洗引流该区域，并行回肠襻式造口术。如果吻合口周围区域炎症粘连紧密，应在附近放置吸引流管，并行回肠襻式造口术。

用湿海绵尽可能刮除腹膜和肠壁上的纤维蛋白，清除脓腔内的坏死组织，并放置抽吸引流管。腹腔用大量生理盐水冲洗干净。

13. 吻合口狭窄

导致吻合口狭窄的因素有缺血、放射线、吻合口漏和复发性疾病（如癌或克罗恩病）。低位直肠前切除术后吻合口狭窄的发生率尤其高。通过对美国结直肠外科医师协会成员的调查，Smith[150] 发现，在 3594 例行吻合器端端吻合术（EEA）的患者中，9% 的患者发生吻合口狭窄。Graffner 等 [151] 报道，结肠造口近端转流增加吻合口狭窄的风险。Gordon 和 Vasilevsky[152] 报道使用环形吻合器狭窄的发生率为 20%。狭窄的定义是 19mm 乙状结肠镜无法通过吻合口。文献回顾显示，直肠吻合口狭窄的发生率为 0%～30%[153]，很少有作者明确吻合口狭窄的定义。Kyze 和 Gordon[153] 认为不能通过 19mm 乙状结肠镜的吻合口为狭窄。Leff 等 [154] 和 Fazio[155] 将狭窄定义为 15mm 乙状结肠镜不能通过。Kyzer 和 Gordon 等 [153] 推测吻合口边缘的血管过度裸化造成吻合口缺血，进而引起吻合口狭窄。通过减少肠管边缘血管的处理，狭窄的发生率降低到 12.5%，在最近的 72 例中，狭窄的发生率进一步降低到 4.2%。

幸运的是，大多数术后吻合口狭窄无症状，并于 1 年内自行扩开。当狭窄出现症状时，可尝试以下几种方法治疗，如 Hegar 扩张器、手术干预及最新的球囊扩张技术。有些狭窄是薄膜状的，可以很容易地通过指诊或乙状结肠镜扩开，随后用容积形成剂保持大便通畅。Kyzer 和 Gordon[153] 报道了 215 例肠吻合患者，其中 27 例发生了狭窄，但只有 8 例是永久性的，3 例有症状，这些患者均接受球囊扩张术治疗，Johansson 等对 18 例患者行 49 次术后和放射性直肠狭窄的肠镜下球囊扩张术。在 114 名可评估的患者中，12 人症状得到缓解。该法操作简单，可以用一些市面上能买到的球囊来完成，门诊即可完成，并发症也在接受范围，在 Johansson[156] 报道的患者中仅 1 例发生穿孔。结肠手术吻合口狭窄少见，Kyzer 和 Gordon 等 [157] 报道 223 例结肠吻合患者无 1 例发生吻合口狭窄，文献报道吻合口狭窄的发生率为 0%～1.1%。

14. 大便失禁

越来越低位的保肛重建吻合口技术在某种程度上导致了另一种潜在的并发症发生，即大便失禁。5% 的患者存在完全失禁，25% 存在大便习惯改变，如不自主排便或者大便频率增加，以致影响他们的生活质量 [158]。有研究表明，接受过括约肌保留手术的患者中，有 10%～50% 抱怨"功能不完全" [159]；低位前切除术后大便失禁的发生率高达 60%～80%。肛门直肠功能通常认为在术后 1 年内恢复正常，但约 47% 的患者继续有失禁 [160]。

许多因素可能导致术后排便功能障碍，如吻合器可能损伤括约肌，直肠的游离可能损伤括约肌的神经支配。术后排便频率高与储便功能的丧失有关。在所有的研究中，较为一致的观点认为与新直肠的顺应性下降有关 [161]。

Otto 等 [158] 对 17 例直肠肿瘤患者进行了研究，发现 17 例直肠肿瘤患者中术后早期有 14 例出现一定程度的大便失禁，但随访期间逐渐恢复良好，只有 2 例出现污裤。肛门直肠测压显示，静息压力和收缩压力在术后中度降低，并在随后的 6 个月增加，但不能恢复到术前的水平，提示存在括约肌纤维或神经支配受损。94.4% 的患者术前有直肠肛门抑制性反射，但术后仅 25% 存在，与大便失禁无关。直肠感觉明显降低被认为是储便能力丧失的结果，直肠感觉的恢复与排便次数的减少明显相关。

在一项临床生理学研究中，Ikeuchi 等 [159] 发现，吻合器完成的结肠肛管吻合比前切除术或低位前切除术在污裤和便急方面更差。作者指出，排便不净常见于吻合器吻合的结肠肛管吻合和低位前切除组。直肠前切除组肛门压力测量参数恢复正常，其余两组未能恢复。作者推断其研究结果与吻合口高度有关，这仍存争议 [160]。

Ikeuchi 等 [159] 认为直肠残端的长度与盆腔神经系统有关。直肠前切除术时，直肠内外括约肌、上下直肠支和约 10cm 直肠保留；低位前切除术时，直肠内外括约肌、下段直肠神经支和约 4cm 直肠保留；吻合器行结肠肛管吻合后，直肠内外括约肌、部分下段直肠神经支和约 2cm 直肠保留。低位前切除或吻合器结肠肛管吻合的患者在临床中经常受便频和排便不净的困扰。直肠前切除术直肠残端和上段直肠支较低位前切除和吻合器吻合更长。由于下段直肠神经支的切除，污裤发生的频率也随之增加，排便和排气的鉴别能力随着时间逐渐恢复。术后早期，与吻合口的位置高低有明显关系。在这些患者中，没有发现与便急发生频率有关的生理参数。然而，保留直肠下支可能与低位前切除组术后 12 个月便急恢复有关。最大静息压力和最大收缩压都显示出相同的恢复模式，这表明肛门括约肌在所有 3 种手术中都得到了保留。据报道，在结肠肛管吻合术患者中，容积阈值与排便不净有关。吻合器结肠肛管吻合组的容积阈值明显低于其他两组。结肠肛管吻合组唯一明显高于其他组的参数是污裤发生的频率。作者的研究表明，仅仅保存肛门括约肌不足以控制便频或便急。由结直肠肌层和神经成分组成的新直肠储便功能，在维持排便功能方面起着重要作用。

在另一项生理学研究中，Rao 等 [160] 得出结论，严重的大便失禁与肠系膜下神经节和腹下神经丛的神经降压素有关，而轻度的便失禁代表肠系膜下神经丛的局限化的神经降压素 / 神经突触。当然，其他因素也与大便失禁有关，只有时间和进一步的研究将明确其发病机制。

15. 小肠梗阻

术后肠梗阻是腹部手术后常见的一种暂时性肠运动功能障碍，也可发生在远离腹部的手术后，如下肢关节成形术 [161] 和尤其是脑部手术 [162]。小肠梗阻的定义和诊断方法并不十分明确。肠梗阻的治疗见第 5 章。

16. 早期机械性小肠梗阻

任何剖腹探查术后都可能发生机械性小肠梗阻，尤其是横结肠系膜下方的手术。术后早期机械性肠梗阻发生在横结肠上方手术较少见，如胆道手术 [163]。Stewart 等 [163] 研究表明，右半结肠切除术后早期（术后 30d 内）需要再次手术的小肠梗阻发生率为 1.5%，而左半结肠和直肠切除术后早期肠梗阻发生率为 3%。Menzies 和 Ellis[164] 的研究表明，所有剖腹探查术后小肠梗阻的发生率为 3.2%。然而，术后早期粘连性肠梗阻的大多数是大肠、直肠和阑尾手术及妇科手术，39% 的小肠梗阻发生在腹部手术后 1 年内，21% 发生在术后 1 个月内，21% 发生在术后 10 年以上。在 Menzies 和 Ellis[164] 的研究中，39% 的小肠梗阻发生在腹部手术 1 年内，1 个月内 21%，术后 10 年以上 21%。

(1) 诊断：术后早期小肠梗阻的诊断是困难的，通常无法与术后肠麻痹鉴别。基于这个原因，Pickleman 和 Lee 等 [165] 将术后早期小肠梗阻定义为发生在术后 7～30d 之间的肠梗阻。典型的术后早期小肠梗阻表现为患者在术后 7d 仍不能拔除鼻胃管，或者已经开始进液食或软食后出现伴有恶心和呕吐的腹胀。90% 的术后小肠梗阻发生在术后 2 周 [165]。

小肠梗阻的临床症状（腹胀、绞痛、恶心和呕吐）是非特异性的，腹部 X 线片检查可显示小肠襻扩张，气液平面及结肠管内少量或无气体。不足的是，腹部 X 线片检查诊断率为 46%～80% 不等。较低的百分比可能与检查是在症状初期有关，而较高的百分比可能为症状后期拍片有关。

(2) 治疗：术后早期小肠梗阻的处理是胃肠减压、输液及维持电解质平衡。持续胃肠减压直到腹胀症状消失、无腹部绞痛、体温正常及白细胞无明显升高。肠梗阻的症状可以用经鼻胃管减压术治疗 10～14d 缓解 [165]。小肠梗阻超过 1 周需考虑全肠外营养支持。

Pickleman 和 Lee[165] 报道的 101 例术后早期小肠梗阻患者中，78 例经鼻胃减压术成功解除梗阻，70% 患者 1 周内缓解，26% 在 2 周内缓解，4% 在 3 周内缓解；5% 的患者在治疗期间死亡，但是没有 1 例死于绞窄或坏死性肠梗阻。在 23 例行剖腹探查的肠梗阻患者中，14 例（61%）为粘连带梗阻，7 例（31%）为蜂窝织炎，1 例（4%）伴有脓肿，1 例（4%）伴有肠套叠。3 例（13%）患者术后死亡，但无 1 例死于绞窄或坏死性肠梗阻。

(3) 手术时机：术后早期小肠梗阻有 3 种情况需要手术干预：长期鼻胃管减压保守后未缓解的梗阻；重度或完全性小肠梗阻及缺血性或绞窄性小肠梗阻。所有这些情况都需要专家根据临床评估和基本的检查作出判断，正如 Pickleman 和 Lee 等 [165] 所述，2 周的时间可以作为考虑剖腹探查的临界点，但如果情况恶化，时间可以小于 2 周。

重度或完全性小肠梗阻很少对长期保守治疗有效果，并有局部缺血或穿孔的危险。立位腹部平片和胸片的动态观察可提供有用的重要信息。小肠扩张伴结肠无气和小肠阶梯状气液平常提示完全性小肠梗阻。“毛玻璃”外观和小肠与大肠内无气体是闭襻性肠梗阻的征像。Nauta 等 [167]

通过临床检查、白细胞计数和腹部 X 线片检查确定手术时机和保守治疗时机。在对 413 例小肠梗阻患者（非术后早期小肠梗阻）的回顾性研究中，72 例患者诊断为完全性小肠梗阻立即接受手术治疗，47 例患者保守治疗 3～15d 后手术，294 例患者未经手术而痊愈。急诊手术的 72 例患者中，22 例行肠切除术：癌性梗阻 6 例，缺血性肠病 12 例，广泛性肠粘连 4 例。术后 30d 内有 2 例死亡，均发生在肠切除组，其中 1 例死于术前诊断的吸入性肺炎，另 1 例死于术前确诊的急性肾功能衰竭，294 例保守缓解中再次入院和再次手术的患者（56 例需再次入院，7 例在 6 年内需要再次手术）与早期采取手术治疗组进行比较，作者认为腹部平片可以准确区分完全性和不完全性小肠梗阻，不完全性小肠梗阻可以通过密切观察和保守治疗缓解。虽然这项研究未入组术后早期小肠梗阻，但它提供了一个很好的经验，如何简单地使用腹部 X 线片诊断一个需要立即进行手术的完全性小肠梗阻。

肠道缺血是急诊手术治疗的指征。然而，其诊断困难。Sarr 等 [168] 进行了一项前瞻性研究，寻找在开腹探查前可能有助于预测绞窄与单纯小肠梗阻鉴别的参考因素。无论是单独使用还是联合使用，没有一个参数被证明其敏感性超过 52%。研究的参数包括持续性腹痛（与绞痛对应）、血便、症状持续时间、腹痛部位、最后一次排便的时间间隔、手术史、发热（＞37.8℃）、白细胞计数大于 10 000 及心动过速。用于测定代谢性酸中毒和血清肌酸磷酸激酶升高的一些检验结果有 75% 的预测值。高淀粉酶血症和高磷酸酶血症无诊断价值。即使是有经验的高年资外科医生的术前诊断也是令人失望，鉴别绞窄性肠梗阻的敏感度只有 48% ± 22%。

Sajja 等 [169] 对多篇文献的回顾研究表明，术后早期需要手术的小肠梗阻中，肠绞窄的发生率为 0%～12%，死亡率 2%～18%。与嵌顿疝引起的小肠梗阻相比，术后早期绞窄的发生率相对较低，多数肠梗阻是粘连引起的 [169]。

CT 在复杂性小肠梗阻的诊断中发挥了重要作用。Mallo 等 [170] 对 MEDLINE 和 Cochrane 数据库 1966—2004 年的文献进行了系统和全面的分析。一项 743 例小肠梗阻患者，通过 CT 诊断小肠缺血，其灵敏度为 83%（63%～100%），特异度为 92%（61%～100%），阳性预测值 79%（69%～100%），阴性预测值 93%（33%～100%）。对 408 例完全或高度梗阻患者，敏感性为 92%（81%～100%），特异性为 94%（68%～100%），阳性预测值为 92%（84%～100%），阴性预测值为 93%（76%～100%）。腹部 CT 检查绝大多数取代了小肠口服造影或小肠钡灌检查，新出现的 CT 肠道造影 [168, 171] 能提高常规腹部 CT 诊断复杂性小肠梗阻的准确性。

17. 肠粘连的预防

由于术后粘连的发生率高，患者客观承受了疾病本身的痛苦、并发症、治疗粘连的巨大花费和失去经济来源等，防止术后粘连形成已经成为无数研究的重点。在 Becker 等 [172] 研究出透明质酸钠和羧甲基纤维素——可吸收生物膜（seprafilm）的应用之前，基本没有任何进展。作者将 183 例大肠家族性腺瘤性息肉病和溃疡性结肠炎行结肠切除回肠储袋 - 肛管吻合并小肠保护性造口术的患者随机分为中线切口下放置防粘连膜组和未放置组。在 8～12 周后还纳小肠造口时，使用腹腔镜评估粘连形成的发生率和严重程度。对 175 例可评估患者的数据分析显示，对照组患者只有 6% 没有粘连，而接受放粘连膜的患者 51% 没有粘连。对照组中有 58% 的患者有致密粘连，放置防粘连膜的患者只有 15% 发生致密粘连。本研究首次采用标准化腹膜直视技术对普通腹部手术后腹腔粘连的形成和预防进行前瞻性对照评价，结果显示防粘连膜是安全的，没有不良反应报道。

Becketal[173] 和 Cohen[174] 等随机多中心前瞻性临床研究中也显示可吸收生物膜具有安全性和减少粘连的结果。但是，使用防粘连膜包裹吻合口，有可能增加吻合口漏发生的机会，应当避免。在最近研究中，Fazio 等[175]发表了他们对 1701 名接受肠切除术的患者进行的前瞻性、随机、多中心、多国、单盲、对照研究，该研究了研究，以确定使用防粘连膜是否可导致小肠粘连性肠梗阻发生率减少。在关腹前，患者随机选择是否放置防粘连膜，防粘连膜用于整个腹腔可能粘连的组织，术后粘连性小肠梗阻的平均随访时间为 3.5 年，治疗组和对照组的肠梗阻总体发生比率没有差异。然而，因小肠粘连需再次手术的患者接受防粘连膜明显低于未使用防粘连患者（1.8% vs. 3.4%）。

18. 腹部伤口感染

如第 5 章所述，预防结直肠手术后腹部伤口感染与抗生素和肠道准备有关。外科手术需要吞噬细胞参与宿主的防御反应，对受伤的组织和污染的细菌作出反应；如果任何一种因素过多存在，宿主的防御反应可能会变得相对激烈。如果两者都存在过度，防御机制可能不堪重负，导致伤口脓肿。抗生素有助于抵御细菌，但无法减少伤口组织过度创伤带来的影响。组织损伤的程度与诱发感染所需的细菌数量呈负相关。伤口缝合后，伤口周围的环境与身体隔绝，并发生局部血管内凝血和早期炎症反应，伤口中残留的血液可以滋养细菌，伤口内的病原体受到炎症扩散阻挡层的保护免受宿主防御和抗生素的侵害，这就解释了为什么术后使用抗生素无法有效预防伤口感染。这就需要手术前正确的时间给药使抗生素扩散到外周间隔并存在于体液中。抗生素必须及早存在于伤口中，以减少细菌污染引起术后感染机会。如果过早使用抗生素，可能会在切口形成之前扩散进入组织，然后从组织中排出，在易感期间伤口可能无法获得抗生素的保护。预防性抗生素只有在手术马上开始使用时才有效，而不是在手术结束后使用[176]。

手术伤口分为 4 种不同的类型[177]，包括：①清洁伤口（Ⅰ类），肠内容物不暴露，比如剖腹探查或简单的粘连松解术；②清洁 – 污染伤口（Ⅱ型），如结肠切除和吻合术肠道是开放的，但没有胃肠内容物大量溢出（如结肠切除和吻合）；③污染伤口（Ⅲ型），如手术过程中大量胃肠内容物溢出的伤口；④感染伤口（Ⅳ型），已经存在感染，如穿孔性憩室炎手术。

清洁伤口感染的发生率很低（1%～3%），通常是由于革兰阳性菌引起的外源性污染，如葡萄球菌[178]。Ⅱ、Ⅲ和Ⅳ型伤口感染的风险为 3%～16%[177, 179]。在结肠和直肠中常见病原体是大肠杆菌、克雷伯菌、肠杆菌、脆弱杆菌、消化链球菌属和梭状芽孢杆菌[176]。

对于感染的伤口，可靠的处理方法是推迟伤口的缝合或者让伤口完全开放，有可能需要几个月的时间才能愈合。如果愈合过程中伤口转为清洁，可以做二次缝合。另一种方法是使用负压吸引辅助封闭伤口，这项技术已经成功地应用于需要敞开腹壁的创伤患者[180]。院内感染仍然是外科感染的一个主要原因[181]。然而，这个事实常常被忽视，必须坚持一些基本原则，尽一切努力来减少这种感染。

Polk 等[181]人在疾病控制和预防中心的预防外科感染指南工作组中，概述了术前准备的情况，具体如下：①对于择期手术，除需要手术控制的感染外，所有术前确诊的细菌感染都应进行治疗和控制；②如能在门诊进行检查和治疗应尽量在门诊完成，尽可能缩短术前住院时间；③对于择期手术，营养不良的患者应进行术前口服或静脉营养支持；④择期手术前，患者应在手术前一晚用消毒皂洗澡。除非手术部位附近的毛发密度足以影响手术，否则不必去除。如果皮肤准备是必需的，应尽可能临近手术时间进行，最好是在手术开始前。整个手术和邻近区域应用清洁剂擦洗，建议使用氯已定碘伏和碘酊消毒。除非患者的皮肤对推荐的消毒产品敏感，否则手术部位不推荐使用普通肥皂、酒精或六氯苯消毒。其他必要措施包括手术团队的准备、所有医院都需要建立的标准化的手术室层流及空气质量检查。

已证实或可能影响伤口感染发生率的因素包括抗生素预防的使用、手术时长、宿主的免疫防御机制、手术室内空气的洁净程度、患者是否存在低血容量、糖尿病或肥胖症等情况、患者的营养状况、输血因素及疼痛控制。然而，每个因素的权重难以确定[182]。

有文献报道，手术期间患者保持正常体温可使感染率降低 2/3，术中和术后 2h 吸 30% 的氧气可使感染率降低 1/2[184]。

决定外科伤口感染发生的是外科手术中及此后的数小时[182]。

19. 腹部伤口裂开

既往腹部伤口裂开是腹腔手术常见的并发症，其发病率和死亡率较高，目前，已经不常见，部分原因是因为更好的缝合材料、改进的技术及更好的抗生素来控制不良反应。在大多数病例中，腹部开裂的发生率为 0%～4%[185-188]。然而，切口疝的发生率要高很多，并且与随访时间直接相关。发生率为 3%（Schoetz 报道[185]）～21%（Wissing 报道[189]），这种不同的并发症可能反映了不同的缝合技术、不同的切口大小和材料。造成腹部伤口裂开的最常见原因与不合理的缝合技术有关[186]。其他因素包括 60 岁以上男性、严重阻塞性肺疾病、营养不良、急诊腹部手术、复杂的肿瘤和炎症性肠病及急性腹胀[187, 188]。黄疸患者会有腹部切口和内脏伤口的愈合障碍[190]。在一些患者中，裂开是由于腹部深部伤口感染伴筋膜坏死引起的。

除非有内脏膨出，否则裂开可能不明显。起初患者出现肠梗阻，引起腹胀、恶心和呕吐，可能类似于小肠梗阻。后来，腹水从腹部伤口渗出，查体可及腹部创面筋膜分离。皮肤缝合线不应拆除，因为这个动作只会将筋膜裂开转变为完全切口裂开。尤其是病情较重的患者，没有必要急诊修复筋膜裂开，这种情况可待后期行切口疝修复。当出现完全切口裂开时，最好带患者到手术室进行全身麻醉下的探查。临床观察表明，88 例裂开伤口处缝合线完整，仍穿过筋膜，此时应重新缝合[191]。虽然张力缝合不能完全阻止裂开复发，但在某些情况下，如严重阻塞性肺疾病，应考虑缝合。许多随机前瞻性的研究都表明，减张缝合应用于腹部伤口缝合技术时是有帮助的。

现在普遍认为腹膜层的闭合是不必要的[192]。Ellis 和 Heddle 等[190]采用了一种除皮肤外的全层缝合技术，将切口两边的组织大范围缝合，在无张力的情况下缝合在一起。仅有 1 例发生切口裂开（0.4%），两层缝合法腹部切口裂开发生率为 2.5%。然而，全层缝合技术并不完美；其中 3% 的患者在随访 6 个月内出现切口疝。

在一项关于缝合张力的前瞻性随机试验中，与松弛缝合（超过 3 根手指）相比，紧密缝线（紧）的伤口裂开发生率更高[193]。雄性大鼠的实验研究表明，紧密缝合的筋膜会导致组织的重叠，而松散的筋膜缝合则会使伤口边缘保持适当的对齐，并且在伤口边缘具有更强的增生能力。抗张强度和断裂能的研究表明，松弛缝合的抗张能力更强。两组羟脯氨酸含量测定结果差异无统计学意义。在实践中，重要的是把腹筋膜靠近，而不是勒紧。

多中心随机对照研究，比较连续缝线和间断缝线缝合腹部中线切口的效果[195]，缝合材料为聚乙醇酸。本研究纳入了 3135 例患者，随机分为 2 种缝合方法，并根据伤口类型（清洁切口、轻度污染切口、污染切口）进行分层分析。连续缝合组总裂开率为 1.6%，间断缝合组总裂开率为 2%。在 6 个比较连续缝合技术和间断缝合技术（不考虑缝合类型）的试验中，伤口感染率和伤口裂开率没有统计学差异。各种随机试验的 Meta 分析显示，随访 1 年，用慢吸收缝线（如 PDS）连续缝合在减少疼痛和缝合窦方面效果最佳[197]。

大多数外科医师更喜欢使用连续缝合闭合腹部伤口，因为它们更便宜且更快。使用连续缝合仅消耗间断缝合所需时间的一半。但是，连续缝合更容易被外科医生或助手拉得太紧。较早的指南推荐从筋膜边缘 1.5cm 处进入组织。但是，双盲多中心随机对照 STITCH 试验，比较荷兰 10 所医院外科和妇科的标准化大针距技术与标准化小针距技术，预计接受腹正中切口手术的 18 岁或 18 岁以上患者被随机分配为 5mm 针距组和 1cm 的大针距组。2009 年 10 月 20 日—2012 年 3 月 12 日，560 名患者随机分为大针距组（n=284）或小针距组（n=276）。小针距组患者的缝合长度与伤口长度之比更高，闭合时间更长（14min vs.10min；$P < 0.0001$）。在 1 年的随访中，大针距组的 277 例患者中有 57 例（21%），小针距组的 268 例患者中 35 例（13%）发生切口疝（P=0.022）。两组之间的不良事件发生率没有显著统计学差异。这项研究表明，小切针距缝合技术比传统的大针距技术在预防中线切口疝方面更有效，两组的副作用无统计学差异。

Poole 等 [199] 回顾了 111 篇参考文献，得出结论：由于铬肠线的早期溶解或断裂，强度不可靠，因此应放弃铬肠线用于腹部伤口缝合。编织的有机不可吸收材料，如丝和棉，由于它们引起的强烈的炎症反应和细菌在缝合线间隙生长的倾向，导致伤口感染的发生率增加和后期的缝合窦形成 [185]。大多数研究表明，合成可吸收缝合线表现出与永久缝合线相似的强度 [196]。单股缝线组织反应小，张力强度更持久，而且有抗感染的作用。而可吸收编织缝线有更高的切口疝发生率 [200]。

对单股 PDS 的实验研究表明，其植入前的强度超过了非可吸收单丝线。此外，它的强度在体内保持的时间比编织合成可吸收缝线长很多。00 规格 PDS 缝合线在体内停留 28d 后仍保持 70% 的断裂强度，56d 时仍保持 13% 的断裂强度。相比之下，编织合成可吸收缝合线在 28d 时只保留 1%～5% 的强度。细胞反应仅在植入部位附近发现，以单核细胞为主 [201]。1 号单丝合成可吸收缝合线可安全用于腹部伤口缝合。Israelsson 和 Jonsson[202] 等进行的前瞻性研究中比较了 PDS-2 和 1 号尼龙线在中线腹部切口的连续缝合，结果发现 PDS 缝合和尼龙缝合没有区别。

减张缝合：减张缝合线使用较粗且不可吸收缝合线，通过较宽的缝合包括皮肤在内的腹壁各层组织，缝线通过枕垫样装置保护皮肤，减少伤口边缘的张力。常用于术后筋膜裂开的再次修复，也被推荐用于减少大型腹部手术后伤口裂开的发生率，特别是在那些高风险人群 [203]。

Rinketal 等 [203] 对 95 例需要进行大型腹部手术的感染性或恶性腹部疾病患者进行了一项随机对照研究，结果显示，减张缝合带来更多的不适和疼痛。但是，减张缝合是否有利于预防在高风险亚组患者如长期使用类固醇的伤口并发症，尚不清楚。

20. 会阴切口不愈合

经过一个对照试验设计，比较腹会阴切除术或全直肠结肠切除术患者会阴切口敞开和缝合放置引流组，Irvin 和 Goligher[204] 得出结论，一期缝合是首选。目前，大多数外科医生在直肠癌腹会阴切除术、溃疡性结肠癌或克罗恩病行全结直肠肛门切除术后常规缝合会阴伤口。闭式引流管置于骶前间隙，倾向于通过下腹部的单独穿刺孔引出。Camposet 等 [205] 发现，放置引流管缝合盆底腹膜和会阴伤口行腹会阴联合切除，会阴创口一期缝合，比单纯缝合会阴有更高的会阴伤口感染率和住院时间。其他的并发症，包括肠梗阻，并无明显的差异。

Bullard 等 [206] 对 160 例直肠癌患者进行了回顾性分析。73% 的患者接受了术前放射治疗。主要伤口并发症发生率为 35%。延迟愈合是最常见的并发症（24%），其次是感染（10%）。放射治疗增加了主要伤口并发症的风险（41% vs. 19%）和感染的风险（14% vs. 19%）。Christian 等 [207] 回顾了他们腹会阴切除术的经验，在 120 例直肠癌患者中，主要伤口并发症的预测因子是 BMI 和糖尿病。放化疗似乎没有增加并发症。

对于术前会阴感染的患者，如多发性会阴瘘或肛周脓肿，应开放会阴皮下组织和皮肤。如果在手术过程中盆腔和会阴部有明显的粪便溢出，或者在手术结束时盆腔或会阴部继续渗血，外科医生必须判断是敞开伤口还是缝合放置引流。Delalande 等 [208] 的研究表明，虽然初次缝合后伤口感染的发生率较高，但长期效果更好，尤其是如果患者需要术后辅助性治疗，因为敞开切口换药组的切口愈合时间较长。作者认为，值得尝试一期缝合，如果伤口感染，再敞开伤口是值得的。

45%～95% 的患者会阴闭合伤口能够一期愈合 [209-212]。IBD 患者比直肠癌患者有更大的会阴伤口裂开倾向，除非直肠癌术前给予高剂量的放疗。大多数术后感染的会阴伤口应该打开，那些最初打开的伤口最终会愈合，尽管这可能需要几个月的时间。在术后 1 年，仍有 4%～20% 的会阴伤口仍然开放。

会阴伤口未愈合的患者需要对胃肠道进行评估，以排除克罗恩病复发或肿瘤复发的可能性；后者应进行盆腔或会阴复发的评估。伤口应该刮除并检查是否有异物，例如缝线。伤口应该仔细包扎，剃掉局部的毛发。如果这些基本措施失败，将考虑进一步的治疗。如果仍存在小而浅的伤口，不干预或许更明智。

近年来，重建手术的进步使各种肌皮瓣技术应用于会阴不愈伤口的治疗并取得满意的结果。Baird 等 [214] 使用臀下肌皮瓣技术，16 例顽固性会阴伤口不愈的患者中 15 例最终获得治愈。Anthony 和 matheson 等 213 使用股薄肌、臀大肌（上下半部）、臀大腿和腹直肌皮瓣，长期（3.5 年随访）治愈率达 92%。皮瓣的选择取决于 3 个因素，即可用的肌肉皮瓣、伤口的大小及缝合所需的皮肤量 [213]。

持续性会阴窦道是腹会阴切除术后常见的问题。它通常小而深，窦道通向骶前间隙。这种情况下，通过切除尾骨和骶骨尾部，窦道可以敞开。然后采用真空辅助关闭（VAC）方法进行处理，其空辅助关闭可以清除渗出液和细菌，从而加速伤口愈合，95% 最终伤口愈合 [217]。

对于放疗或没有放疗的腹会阴切除后的大块骶骨和会阴缺损，倾向于使用腹直肌肌皮瓣。这种类型的皮瓣广泛用于头颈部、胸壁、乳房、四肢和腹股沟。它可以通过腹壁下动脉游离和旋转，使更多的组织去填充骨盆和会阴，并使供体部位的并发症降到最低 [218, 219]。

21. 术后会阴疝

会阴疝是腹会阴切除或盆腔脏器联合切除术后罕见的并发症，是由于盆底缺损而引起的腹内脏器突出。在一篇优秀的综述中，So 等 [220] 讨论了术后会阴疝的问题，并详细阐述了他们处理这个问题的经验。下面的叙述大量借鉴了他们的观点。会阴疝确切的发生率尚不清楚，但据估计，有症状的疝发生率在腹会阴切除术的患者中不到 1%，在盆腔脏器联合切除术后约为 3%。钡 X 线检查显示会阴疝占 7%，但大多数无症状，不需要修补。因此，So 等 [220] 总结了已假定的使患者易于发生会阴疝的因素，包括尾骨切除术、子宫切除术、盆腔照射、小肠系膜过长、女性盆腔较大、腹膜缺损修复失败及肛提肌切除。与会阴疝有关的症状包括下坠感、膨胀感和会阴部不适。更严重的问题，如皮肤裂开，尿路症状和肠梗阻可能会发生

会阴疝的处理比较困难，可以用 T 形绷带或者紧身内裤来缓解症状。疝修补术是一个具有挑战性的手术。手术原则与其他疝的手术原则相同（即游离疝囊、减少内容物、切除疝囊及修补缺损）。会阴入路可行度高，因为它很简单而且不需要进入腹腔。然而，由于显露受限，很难排除肿瘤复发、切除粘连的小肠或修复受损的内脏。而采用腹部入路，可以在直视下将网片缝合到骨盆，适用于复发疝或因其他原因需要剖腹探查的患者。联合腹会阴入路可能是最佳的暴露方式，但仅在特殊情况下采用。

经会阴的手术技术包括单纯的逐层缝合，植入合成补片，创建臀大肌皮瓣，子宫后倾固定。经腹入路，可以进行分层缝合、植入合成补片、膀胱或子宫后倾固定。肛提肌对端缝合几乎不可能，因为恶性肿瘤切除术后缺损可能太大。可将膀胱或子宫缝合于骨盆后壁，以消除缺损。合成补片可以通过会阴或经腹入路缝合到盆腔出口周

围的肌筋膜组织。阔筋膜皮瓣、股薄肌皮瓣、腹直肌皮瓣或臀大肌皮瓣可用于修复骨盆缺损。

Beck 等 [221] 建议在 S_3 或低于 S_3 的位置，前方缝合至阴道或前列腺包膜，后方缝合到骶前筋膜和骨膜（图 35–15）。缝合应位于输尿管水平下方，避开大的血管。阴道内放置填塞物帮助术中识别阴道壁，术前可插入输尿管支架以识别输尿管。补片下方放置引流管引流死腔。Beck 等 [221] 用 Marlex 补片修补会阴疝 8 例，其中 2 例为会阴疝，6 例为腹部疝。2 例会阴疝和 1 例腹股沟疝复发（37.5%），并再次通过腹部入路修复。作者认为最好的修复方法是通过腹部入路在骨盆入口处放置补片。Brotsch 等 [222] 采用股薄肌皮瓣经大腿皮下隧道固定于骶前。

So 等 [220] 报道 21 例会阴疝患者的临床资料。作者估计腹会阴切除术后有症状的会阴复发发生率为 0.62%。初始会阴切口部分开放者占 69%，完全开放者占 10%。腹膜缺损闭合率为 53%，肛提肌闭合率为 21%。13 例经会阴修补，3 例经腹部入路修补，3 例行联合入路。修复方法包括：单纯骨盆缺损 10 例，网片植入 5 例，臀大肌皮瓣 1 例，子宫后倾固定 1 例，膀胱后倾固定 1 例。中位随访 12 个月后复发率为 16%。复发患者均为单纯会阴修补组。

Sarr 等 [223] 采用腹部和会阴联合入路，将疝入的脏器复位，补片从腹部向后缝合到骶骨，侧盆壁，从上和从下缝合到骨盆支。

会阴入路（有或没有补片）在大多数情况还是可行的，对于复发疝或疝入腹腔或盆腔内容物的患者，最好采用经腹入路。本书一编辑（SDW）更倾向于俯卧折刀位经会阴修补，先放置双面补片，再采用双侧臀肌皮瓣修补。臀肌皮瓣增加了补片和皮肤之间的距离，可以减少补片的侵蚀，并提高患者坐位的舒适度。然而，这个手术，患者需要在充气床垫上保持卧床休息 3d，在此之后至少 2 周不鼓励坐着。

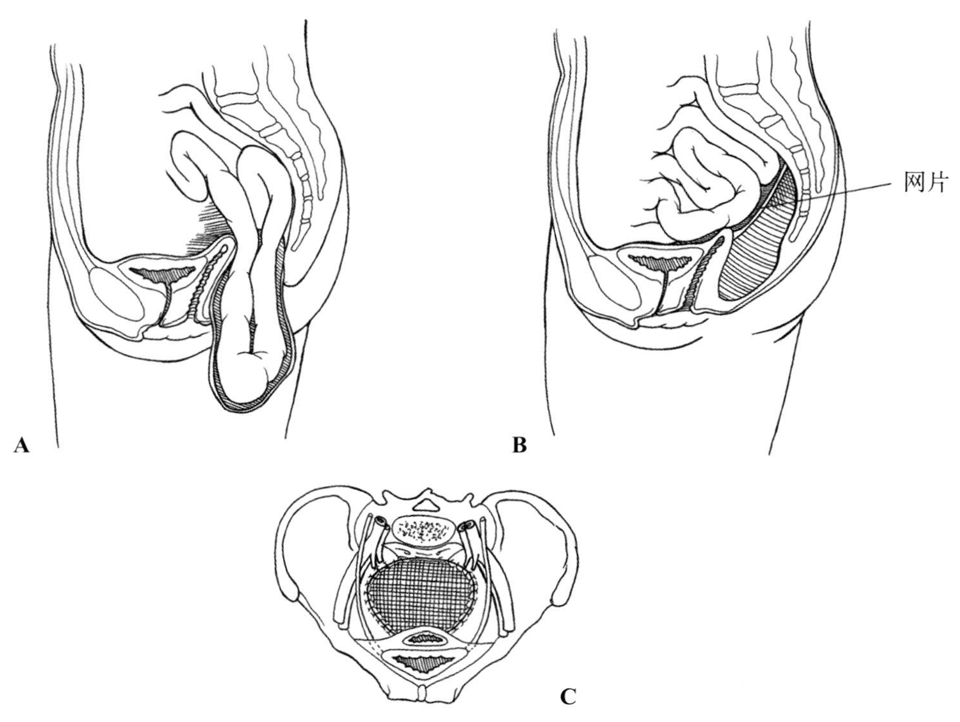

▲ 图 35–15 人工合成补片修补会阴疝

A. 骨盆矢状面显示会阴疝伴小肠嵌顿；B. 骨盆矢状面显示人工合成补片修复效果；C. 骨盆俯视图显示人工合成补片修复效果

第36章 术中意外发现及术前准确诊断的诊疗策略

Unexpected Intraoperative Findings and Complex Preoperative Decisions

David E. Beck 著
何宋兵 译
傅传刚 校

摘要：尽管术前诊断已取得许多进展，但术中仍会遇到意想不到的疾病或解剖结构异常，这要求外科医生当机立断，迅速做出决定。本章将就术前存在的复杂病变或术中有意外发现时如何做出决策进行讨论并给出相应的建议。其中一些病例在各自的诊疗原则上可能存在一定的分歧。这些病例尽管并不常见，但一旦出现就有可能使外科医生陷入两难的境地。

关键词：术中探查，意外情况，复杂术前决策，结直肠癌，意外发现的直肠肿物，阑尾，梅克尔憩室，直肠损伤

一、概述

随着现代医学诊疗技术的快速发展，外科医生可以在术前获取更为全面的疾病相关信息，极大地增加了术前对患者腹腔内病变状况的了解，有助于做出完善的手术决策。即使如此，外科医生们仍时常在手术过程中发现未曾预料的疾病或解剖异常，而这些都要求他们认真对待并迅速做出正确决定。本章节重点介绍复杂情况下如何进行术前决策及术中异常情况或意外发现的处理。事实上，许多术前或术中面临的棘手情况，其相应的处理策略仍存在一定争议，而这正是我们选择这个话题来进行讨论的原因。我们应当清楚地认识到，术中各种意外情况会层出不穷，始终存在，这里我们仅就那些较为普遍但确实给外科医生带来困扰的情况进行探讨。文中所提出的相关处理意见仅代表笔者的观点。

妇科医生或泌尿科医生通常会在以下情形发现结肠病变，包括：①已确定的妇科病变手术时；②肠道疾病引起急性或慢性盆腔脓毒症时；③术中探查需要明确腹盆腔肿瘤性质时。出现这些情况时患者往往未做肠道准备，与理想状况相比，如实施确定性的结肠手术可能会导致更高的术后并发症发生率。外科医生面临的挑战有以下几种，具体为：①肠道准备不充分，可能会增加结直肠手术后脓毒症的风险；②不可靠的一期吻合所导致的脓毒症；③相关手术后继发的脓毒症（如腹主动脉瘤），可能会导致灾难性的后果。许多读者对以下一些病例可能会似曾相识，这里列出供大家参考。

（一）结直肠癌

对于结直肠癌手术，术中探查可能会遇到意想不到的情况。

（二）病例1：直肠癌合并意外发现的同时性结肠癌

72岁患者因乙状结肠直肠交界处肿瘤行开

腹手术，术中探查意外发现结肠肝曲肿物，考虑同时多发结肠癌，没有发现远处转移。对该患者施行何种手术方式最合适。

对于同时多发结肠癌，治疗策略可以有多种选择。外科医生可以按原计划行直肠低位前切除术，术后通过行钡剂灌肠或结肠镜检查明确结肠肝曲的病变性质，或者患者恢复几周后再行右半结肠切除。但这两种决策都不合适。

事实上，有 2 种方案可以考虑，即直接行结肠次全切除加回肠直肠吻合术和直肠低位前切除加右半结肠切除术。毫无疑问，第一种方案更优，原因在于切除两个病灶的同时仅有一个吻合口。此外，患者已经同时有两处肠道的恶性肿瘤，剩余结肠潜在的恶变风险很高，行结肠次全切除预防肿瘤再发应当是最佳的选择。由于仅保留远端直肠，日后行肠镜复查简单方便，提高了医患双方对治疗的满意度。更为重要的是，一个吻合口比两个吻合口安全得多。尤其多发肿瘤位于近端结肠时（如盲肠至乙状结肠中段范围内），这样的手术方式更为合适。如果同时多发肿瘤位于相似淋巴引流区域，可考虑该部分结肠区段切除。如果肿瘤位于不同的淋巴引流区域，应行结肠次全切或全结肠切除及回肠末端造口（如果肿瘤累及直肠远端）。

已有多项证据支持结肠次全切除的可行性和有效性[1-3]，但更应当重视患者，尤其是老年患者术后功能的恢复情况[4]。到底应当保留多少远端直肠才能发挥良好的贮袋功能尚无定论，且个体差异极大。根据家族性腺瘤性息肉病的治疗经验，在骶骨岬水平进行切除吻合能够保证较为满意的排便频率，但这一结论的得出主要依据年轻患者的治疗经验。

该病例患者年龄较大，且需要低位吻合。在这种情况下，可以预料的是患者术后排便功能会受到影响。因此，我们更倾向于多节段肠管的切除（即同时行直肠低位前切除和右半结肠切除）。术后仍可以方便地通过定期结肠镜检查监测剩余结肠有无异时性肿瘤的发生。

（三）病例 2：升结肠癌合并意外发现的肝转移

术前 CT 扫描可识别出大部分较大的肝转移结节，但是可能会遗漏较小的病变。在 1 例右半结肠癌患者的手术中，意外发现在肝右叶边缘有两枚 1cm 的结节，而术前 CT 扫描显示正常，此时应当采取何种治疗策略？

在过去的 20 年中，针对结肠癌肝转移的治疗理念发生了翻天覆地的变化。现如今手术治疗的目标是切除所有可检测到的病灶。对于该患者，手术将包括右半结肠切除和 2 枚肝肿瘤病灶的切除。

如果病变较大（术前影像学可见的异常病灶），则可能需要进行更大范围的手术（如右肝叶切除术）。在肝切除术之前，有必要确定其他转移性病灶的范围（如果存在），并且告知患者大范围肝切除存在的潜在风险。此外，目前许多中心的做法是在行肝切除手术之前行四个疗程的新辅助化疗。

即使存在肝转移，也应切除原发结肠病灶，否则将会出现原发灶出血或梗阻等并发症的风险。对于未切除的肝病变应进行活检，以确认是否存在转移。转移性结直肠癌的评估和治疗详见第 21 章和第 22 章[5-7]。

（四）病例 3：直肠癌合并意外发现的胆囊结石

79 岁男性患者因为距离齿状线 9cm 处的直肠腺癌，接受直肠低位前切除术并行盆腔低位吻合。肝脏未见异常，但是术中发现胆囊内可触及多枚结石，患者既往无明确的胆囊疾病史。是否应当行胆囊切除术？

在决定是否进行胆囊切除术时，必须考虑到同时手术可能增加的并发症率、死亡率及患者术后早期和后期出现胆囊疾病的风险。

大多数研究都强调，尽管在原计划腹腔手术基础上同时行胆囊切除术的并发症发生率为

20%～41%，但仅有不到 3% 的病例出现胆囊切除相关的并发症，死亡率也没有增加[8-26]。然而，这些结论都建立在原有手术顺利，术中情况平稳且原手术切口无须明显延长的基础上，手术范围没有显著增加，时间也没有过度延长。Shennib 等[27]对 25 例同时进行结肠切除术和胆囊切除术的患者进行研究，结果表明情况稳定的患者在结肠切除术的同时选择性地行胆囊切除术是安全的。但笔者不建议对未行肠道准备，急诊行结肠切除的患者同时行胆囊切除术。

对于行其他腹部手术中意外发现的胆囊结石患者，术后发生胆囊炎的风险高于未行手术者。在一项相关研究中，23 例合并无症状胆囊结石的患者行腹部手术时未行胆囊切除术，70% 的患者在术后 6 个月内发生胆囊炎或出现胆囊疾病症状[24]。此外，也有患者在术后立即发生急性胆囊炎的情况[24]。目前尚不清楚这种现象是偶然发生，还是与术后机体或代谢因素改变有关。

总的来说，如果条件允许，该患者同时行胆囊切除术似乎是合适的。前提条件是原有的直肠切除和吻合过程顺利，患者情况在整个手术中保持稳定，并且可通过原切口轻松显露胆囊。通常情况下，只要原切口较大且患者无肥胖，无论纵行或横行切口进行胆囊切除术在技术上都是可行的。如果需要明显延长切口才能充分暴露胆囊，则将扩大手术的范围，可能增加术后并发症的风险，在这种情况下应尽量避免行胆囊切除术。

从医学法律的角度来看，当术中发现术前未知的胆石症时，行非计划的胆囊切除术或许是安全的，因为外科医生通常受“知情同意权的代为行使”法律原则的保护[28]。诚然，无论是实施胆囊切除术的低发病率和低死亡率，还是不进行胆囊切除术后增加的有症状胆囊疾病的风险，两者都倾向于术中同时行胆囊切除术，但这确实也构成了未经患者事先同意而切除器官的事实。因此应当谨记的是，仅在条件良好的情况下，在不增加手术难度的同时行胆囊切除术。从法律上讲，最安全的做法是在告知患者结肠切除相关风险的同时告知患者存在胆囊切除术或切除其他脏器的可能性。

（五）病例 4：直肠癌侵犯膀胱

56 岁男性患者因直肠癌拟行直肠低位前切除术，术前影像学检查发现肿瘤侵犯膀胱底部及前列腺[29-37]，未发现远处转移。是否应当行全盆腔脏器切除术？

我们认为，以下提出的建议符合患者利益最大化的原则，但是遵循它们的同时可能产生未经患者充分知情同意而执行手术的风险。因此，以下的讨论并没有完全涵盖到法律方面的相关问题。

结直肠癌行全盆腔脏器切除需要整块切除受累结直肠和（或）肛门、膀胱和远端输尿管、盆腔淋巴结及生殖器官，并行回肠代膀胱术，这是一个具有高并发症风险和高死亡率的高难度手术。Eckhauser 等[38]的文献综述显示该手术死亡率达 12%。Jakowatz 等[29]报道了一组较大样本量因结直肠、妇科和泌尿系统疾病行全盆腔脏器切除的病例结果，其主要并发症发生率为 49%，包括胃肠道瘘或肠梗阻、输尿管瘘、感染或阻塞、切口裂开和出血。术前接受放疗的患者并发症发生率最高（67%），而未放疗者的并发症发生率最低（26%），但是，手术死亡率仅为 2.9%。其他相关文献报道认为，如果可以达到根治性切除的目的，对于 T_4 期结肠癌行全盆腔脏器或整块切除还是有效的[30-33]。

在没有明显远处转移的情况下，对局部晚期原发性和复发性直肠癌患者进行积极手术治疗主要有两个原因。首先，许多患者由于盆腔肿瘤无法控制而导致的灾难性后果，主要是疼痛和里急后重。单行放疗仅能暂时减轻症状，无法根治。其次，尸检研究表明，25%～50% 的此类患者死亡时肿瘤仍局限于盆腔。因此，积极的手术切除局部病灶不仅可以避免疼痛的复发，而且可以延长无病生存期和提高总体生存率[34]。

仅有 5% 的患者存在结直肠癌直接侵犯膀胱

而无远处转移的情况[35]。这种类型的病变无法通过非手术治疗（如化放疗）治愈。临床上可切除的病变即使行术前放疗也不会改变其手术切除范围[36]，反而增加手术并发症的发生率[29]。如果选择合适的患者进行手术，5 年生存率可望达到 45%～50%[35, 37]。比较理想的适应证是病变较为局限，无淋巴结转移。Orkin 等[37]报道了 65 例直肠癌及邻近受累器官的整块切除，其中有 26% 的患者接受了膀胱切除术，围手术期无死亡，术后并发症发生率 20%，5 年总体生存率为 52%。Talamonti 等[39]回顾了 70 例因直肠癌直接侵犯膀胱行直肠癌手术联合全膀胱切除术（36 例）或部分膀胱切除术（34 例）。64 例切缘阴性患者，中位生存期为 34 个月，5 年生存率为 51.8%。相比之下，6 例切缘阳性的患者中位生存期为 11 个月，5 年生存率为零。

对于结直肠癌侵犯膀胱的病例，全盆腔脏器切除是获得根治性切除的唯一手段。这是个大范围的手术，可能导致较高的并发症发生率、死亡率和较长的术后康复时间。对于选择合适的病例，就长期生存和缓解症状而言，该手术是有价值的，而合并远处转移的患者则不应当考虑该术式。

术中探查过程中，术者应当准确划定切除范围，同时评估自身能力是否达到手术切除的技术要求。若没有病理证实，很难将真正的邻近结构组织学浸润与炎症反应区分开。部分或全部切除明显受累的器官为肿瘤完整切除甚至治愈提供了可能。由结直肠外科、妇科和泌尿外科医生组成的手术团队有望取得最佳治疗效果[37]。

肿瘤病灶大小和局部进展情况与患者远期预后无明显对应关系，因此不应成为拒绝外科手术的考量因素。与预后相关最重要的指标是区域淋巴结转移情况和切缘状况。实际上，即使是在 N_1 期，接受根治性切除术的 T_4 期患者的总体生存率与 T_3 期患者没有显著差异[32]。

根据上述讨论，对于该病例患者的手术策略是否应当调整？理想情况下，应在术前将联合脏器切除的可能性及相关风险告知患者，如术中意外发现，短时间无法和家属充分沟通，可以直接进行全盆腔脏器切除或关腹，并在手术后与家属进行讨论沟通。从技术上讲，初次手术会相对容易，二次手术则比较困难。在大多数情况下，初次手术时部分游离工作已经完成，继续手术可以达到事半功倍的效果。但是，鉴于手术范围扩大，潜在的高并发症风险以及术后患者生活方式的改变，我们更倾向于中止手术并详细告知家属全盆腔脏器切除手术的利弊。

（六）病例 5：直肠癌合并腹主动脉瘤

75 岁男性患者因直肠癌拟行直肠低位前切除术，术前检查提示腹主动脉瘤，瘤体直径 6cm，合适的治疗措施是什么？

结直肠癌合并腹主动脉瘤临床上并不常见。1975—1986 年，Mayo 医学中心约有 3500 例腹主动脉瘤患者接受了修复手术，其中只有 17 例同时患有结直肠癌[40]。多数腹主动脉瘤是在手术前发现的，因此可以根据病情制订治疗计划。Baxter 等[41]对 Mayo 医学中心 435 例结直肠癌和有腹主动脉瘤病史的患者进行了回顾性分析，有 83 例结直肠癌同时合并腹主动脉瘤，64 例患者首先接受了结直肠癌的治疗，其中 44 例腹主动脉瘤直径小于 5cm（平均直径为 3.8cm），术后未出现腹主动脉瘤破裂等并发症，患者从诊断到接受结直肠癌手术平均延迟时间为 4d；另外 20 例腹主动脉瘤直径≥5cm（平均直径为 5.4cm），同样也先接受了结直肠癌的相关治疗，其中 2 例患者（直径分别为 5cm 和 6.4cm）术后早期出现了腹主动脉瘤破裂，以上患者从诊断到接受结直肠癌手术平均延迟时间为 8d。有 12 例患者同时接受了腹主动脉瘤和结直肠癌的治疗，本组腹主动脉瘤平均直径为 6.4cm，患者从诊断到接受结直肠癌手术平均延迟时间为 15d，且本组患者未发生移植物感染，中位随访时间为 3.2 年。7 例患者在结直肠癌手术前进行了腹主动脉瘤手术，其中 2 例患者手术时发现结直肠癌，这些患者腹主动脉瘤的平均直径为 6cm，患者从诊断结直肠癌到接受相关治疗平均延迟时间为 122d，明显长于其他两组。他们的结论是，对于结直肠癌合并直径≥ 5cm 的腹主动脉瘤患者，优先治疗结直肠癌可能会导致危及生命的腹主动脉瘤破裂，而优先治疗腹主动脉瘤可能会显著延迟结直肠癌的治疗。对于此类患者，联合治疗可能是一个合适的选择。如果在解剖学上允许，可以先行腹主动脉瘤血管内修复，然后再分期行结肠切除手术。直径小于 5cm 的腹主动脉瘤通常不影响结直肠癌的治疗。Herald 等 [42] 也报道了血管内放置支架治疗直肠癌合并腹主动脉瘤的技术。此外，微创血管内修复也是目前的可选方式 [43, 44]。

对于肠癌合并腹主动脉瘤的患者，建议优先处理引起症状的病变，可同时或择期再治疗另一个病变 [45]。然而在临床上，患者通常没有任何症状，而是在治疗一个病变时意外发现另一个病变。此时，我们应该如何处理？如果肠癌症状和动脉瘤的大小都不能帮助确定哪个需优先处理，那么通常在结直肠肿瘤切除术后 2～4 周内进行动脉瘤的修复最合适 [40]。

从以往治疗经验来看，肠癌和腹主动脉瘤联合治疗的优点是可以避免二次手术，并可以避免腹主动脉瘤未处理而在肠癌术后破裂的可能性。这种方法的主要风险是可能出现危及生命的腹主动脉移植物感染。剖腹手术后腹主动脉瘤破裂的风险确实存在 [40, 46]，有些学者推测是由于胶原酶和弹性蛋白酶等蛋白水解酶活性的增加引起的 [45–48]。Nora 等 [40] 报道了 8 例患者进行结直肠切除术而没有处理腹主动脉瘤，其中 3 例患者死于动脉瘤并发症，包括 2 例动脉瘤破裂和 1 例动脉瘤血栓；其余 5 例患者也最终死亡，其中 4 例患者死于发生肿瘤转移后 6 个月、12 个月、18 个月和 48 个月，另外 1 例患者则死于术后 36h 的脓毒症。以上结果显示为了长期生存，这两个病变都必须积极处理。动脉瘤的大小在治疗决策过程中起重要作用。一般认为，直径大于 7cm 的动脉瘤有破裂危险，而且在结肠切除术后更容易发生破裂 [49]。因此，除非结直肠癌已出现梗阻的症状，直径大于 7cm 的动脉瘤应优先处理。Velanovich 和 Andersen 建议 [45]，当结直肠癌和腹主动脉瘤均无症状，如果动脉瘤直径为 4～5cm 且结直肠癌梗阻或穿孔的概率小于 5% 时，应优先处理动脉瘤；当动脉瘤大于 5cm 且结直肠癌梗阻或穿孔的概率小于 22% 时，应优先处理动脉瘤；对于动脉瘤大于 5cm 且结直肠癌梗阻或穿孔的概率大于 75%～80% 的患者，应考虑同时切除。研究表明联合手术的手术死亡率低于 10%，且并发症发生率低于 50%。如果发现肿瘤即将引起梗阻，则应同时切除动脉瘤和结直肠肿瘤 [50]。在切除结直肠病变前，应先切除腹主动脉瘤，并将网膜置于移植物和腹膜之间关闭后腹膜，以减少移植物感染的风险。选择性同时行腹主动脉瘤和右半结肠切除术是安全的，左半结肠切除术后发生吻合口漏的风险较高，而对于低位直肠前切除手术，除非手术过程非常顺利，否则应考虑行预防性回肠襻式造口术或行结肠造口术和 Hartmann 术式。

直径 5cm 的腹主动脉瘤如果不治疗，每年有 4.1% 的破裂风险，且随着动脉瘤直径的增加，这种风险呈指数级增长，直径 7cm 的腹主动脉瘤每年有 19% 的破裂风险 [51]。在肠癌没有引起梗阻和动脉瘤直径小于 6cm 且无症状的情况下，应首先考虑切除动脉瘤，因为有报道剖腹手术后动脉瘤破裂的风险高达 33.8%[45]。

外科医生必须确保吻合口具有良好的血供。在切断肠系膜下动脉后，边缘动脉和髂动脉的分支通常有足够的血供支配结直肠。有研究表明，结肠缺血也与围手术期心排血量低和使用肾上腺素、抗利尿药有关 [52, 53]，在这种情况下，不应进行肠管吻合。

对于直径较小的腹主动脉瘤患者，应先切除结直肠肿瘤，再择期考虑切除动脉瘤。

如果具备施行微创主动脉内修复的技术，则很大程度上可以略过上述的一些讨论 [43, 44]。较大的动脉瘤微创修复后，在较短时间内就可进行结肠切除术。

二、意外发现的结直肠肿物

（一）病例 6：乙状结肠肿物证实为子宫内膜瘤

42 岁女性患者，腹部绞痛半年，钡剂灌肠检查示乙状结肠狭窄，肠镜因无法通过狭窄部位而失败，初步诊断为乙状结肠肿瘤。剖腹探查发现部分包裹的外生性蓝棕色肿物，盆壁见数个蓝色斑点，术中诊断为子宫内膜异位症。合适的治疗措施是什么？

子宫内膜异位肿瘤是盆腔开腹手术中常见的妇科疾病。一旦肠道受累并出现症状，唯一有效预防复发的治疗措施只有切除受累的肠管，并同时行子宫全切和双侧输卵管卵巢切除术[8-10]。如果术前怀疑子宫内膜异位症，并已告知患者且征得其同意，可以选择行受累肠管联合子宫及双侧附件切除。然而，在当时情况下，建议只行受累乙状结肠的切除，因为不能在患者不知情情况下切除患者的子宫和附件。相关研究表明此类患者单纯依靠激素治疗来缓解症状不合适，因为一旦肠道症状出现进展，其形成的疤痕可使内分泌治疗无效[11, 12]。如果患者想保留生育能力，仅行受累肠道切除可能有效[9, 13]。一些促性腺激素释放激素抑制剂如亮丙瑞林和那法瑞林对较小的子宫内膜异位肿瘤有显著疗效，但对较大的异位肿瘤疗效不佳[10]。

（二）病例 7：阑尾炎剖腹探查证实为盲肠癌

51 岁男性患者因右下腹疼痛诊断为急性阑尾炎，拟行腹腔镜检查加阑尾切除术，术中诊断为盲肠癌穿孔，局部已形成包裹。合适的治疗措施是什么？

在腹腔镜检查或开腹手术中意外发现的疾病往往最能够考验外科医生的判断力和聪明才智，在夜间行急诊手术时更是如此。常规进行的急诊腹部 CT 一般能够提示异常征象。据估计，10%～15% 的右半结肠癌患者初始表现为急腹症。在临床工作中，因急性阑尾炎行剖腹探查术中证实为肠道肿瘤的病例并不罕见，如盲肠癌堵塞阑尾引起阑尾炎症，盲肠癌或升结肠癌穿孔而无阑尾炎症，甚至是结肠肝曲癌、乙状结肠癌或是阑尾腺癌本身堵塞诱发的阑尾炎。如果急诊行肠管切除手术，外科医生将面临术前未做肠道准备和急性肠道穿孔导致的腹腔污染状况。另一种可行的选择是暂时关闭腹腔，待充分肠道准备后再行肠管切除，这在理论上是有利于手术的，然而在肠道准备过程中也存在病情进展的风险，甚至可能导致肠道穿孔。因此，当外科医生怀疑为恶性肿瘤时，建议直接行右半结肠切除术。

接下来，外科医生需要考虑选择腹腔镜手术还是麦氏点切口进行手术，一些医生可能会选择腹部正中切口以获得手术时更好的显露，然而选择麦氏点切口横跨腹直肌延长至腹中线也可以有很好的手术视野。对于诊断不明确的老年患者，我们也可以考虑选择下腹部正中切口。接下来外科医生面临的问题是进行一期肠吻合，还是先行肠道双腔造瘘后续二期再吻合。有证据表明，急诊行右半结肠切除术进行一期吻合术是安全的[14]。不应该因为术前肠道准备不充分而推迟合适的手术时机。即使有包裹性脓液的形成，也不是肠切除和吻合的绝对禁忌。对合并弥漫性腹膜炎的患者行病变肠段切除，应考虑行肠造口术。当然，合理使用抗生素也是很有必要的。

对于此类情况，主要的问题是如何正确地诊断，回盲部炎性肿块和肿瘤有时确实难以鉴别。因为阑尾炎导致的局部炎性肿块，术者往往会忽略恶性肿瘤的可能。文献报道，阑尾炎伴有回盲部肿瘤的患者，在初始阑尾手术中被诊断出来的不到一半，所以在阑尾切除术时做出正确诊断有时是很困难的，肿瘤平均确诊时间延误 4～6 个月[15-17]。阑尾切除术后出现盲肠瘘管、复发性脓肿和排出窦道等并发症提示可能存在潜在的疾病。这些病例提示我们需要对结肠疾病进行进一步的研究。

（三）病例 8：妇科肿瘤剖腹探查证实为乙状结肠癌

43 岁女性患者，术前诊断为考虑卵巢来源的盆腔肿瘤，剖腹探查术中见卵巢结构正常，肿块位于乙状结肠中部，质硬，大小约 7cm，术中考虑乙状结肠癌或憩室。妇科医生联系台上会诊，协助评估是否切除病变。然而该患者未做肠道准备，并且整个结肠可触及粪便硬结，在这种情况下您的选择是什么？

这个病例可供的选择治疗包括：①肠切除加肠造口术；②肠切除后一期吻合；③直接关腹，待肠道准备完善并对患者病情进行充分评估后再行手术治疗；④肠切除，术中灌肠后行肠吻合。如果肿瘤位于右半结肠，则无须肠道准备，可直接行右半结肠切除加肠吻合，且术后并发症发生率很低。

急诊或术前非计划的左半结肠切除术存在很多争议，尤其是在术前无肠道准备的情况下。如果患者即将发生梗阻，则需要急诊切除。这种情况下，等待机械性肠道准备后，再择期手术是不可行的，机械性肠道准备可能导致完全梗阻。无论是否存在肠梗阻，一旦决定进行肠切除，会面对第二个抉择，是直接行一期肠吻合还是先行肠造瘘术。尽管一些医生建议条件好的患者可行一期肠吻合 [19]，但多数医生认为，在无肠道准备时直接行肠吻合术，需要重点关注感染性并发症和术后吻合口漏的发生 [20, 21]。如果决定施行结肠造口术，最好行 Hartmann 术式。近端结肠造口加远端肠管吻合，造瘘口和吻合口之间会有一些粪便及细菌滞留，不能完全避免感染性吻合口并发症的发生。除了行肠切除后吻合或肠切除后造瘘，第三个选择是肠切除后直接吻合加术中肠道粪便的清理 [22]。另外一种选择是结肠次全切除，经肛直肠乙状结肠灌洗，回肠末端和远端乙状结肠吻合，提高吻合口安全性。

以上几种手术方式均有文献报道取得良好效果，所以每一种手术方式均是可以接受的。越来越多的外科医生倾向于行肠切除，术中肠道灌洗后行一期肠吻合。部分外科医生倾向于肠切除后直接吻合，依据是有文献报道术前肠道准备并非必需。如果考虑到吻合的完整性，可以在吻合后附加行回肠造口转流。相关内容已在第 4 章肠道准备中详细阐述。

（四）病例 9：急性阑尾炎剖腹探查证实为乙状结肠炎

40 岁男性患者，术前诊断急性阑尾炎，经麦氏点切口行剖腹探查术，术中见阑尾、盲肠及末端回肠均是正常的，腹腔少量浆液性腹水，乙状结肠呈急性炎症改变。此时的处理措施是什么？

目前对于如何最有效地处理结肠憩室穿孔节段仍存在争议。对于憩室穿孔没有形成包裹，导致粪便腹腔污染的患者，急诊行病变肠管切除是合适的。但绝大多数憩室穿孔导致弥漫性腹膜炎的病例，腹腔并没有粪便污染，并且手术时穿孔部位已闭合或无法找到穿孔部位，可能只表现为局部蜂窝织炎。在这种情况下，是否需要立即切除并无循证医学证据。许多外科医生赞同手术切除，因为患者已经同意进行剖腹手术。另外，有争议的地方是，如果患者术前明确诊断或保守治疗效果较好，我们就不必给患者做急诊手术，也就可以避免肠管的切除。此外，了解患者是否曾有过憩室疾病的早期症状是很重要的，这将有助于我们判断是否可行病变的切除。一些外科医生认为，如果患者年龄小于 40 岁甚至是小于 50 岁，就建议行病变切除。Stefansson 等 [23] 发现，蜂窝织炎性憩室炎或脓肿的患者急诊行病变肠管切除，术后并发症的发生率是未行肠管切除患者的 3 倍（13% vs. 4%）。如果我们选择行病变肠管切除，那下面我们需要决定何种手术方式最佳，Hartmann 术、病变肠管切除后吻合（术中灌肠或不灌肠）或肠管切除吻合加近端肠管转流术均为可选。如果患者有明显症状，手术切除加术中肠道清理可能对患者最为有益。Stefansson 等[23]关于术后并发症的报道也支持即使患者既往没有憩室疾病相关的症状，也可行病变肠管切除。

三、阑尾

（一）病例 10：附带切除阑尾是否得当？

72 岁男性患者，因乙状结肠占位接受乙状结肠切除术。是否应该附带切除阑尾？

如果阑尾没有炎症，那么切除它很容易，因此阑尾是腹部手术时最常见附带切除的器官。切除正常阑尾的主要目的是避免将来可能发生的阑尾炎。急性阑尾炎的诊断在过去的 100 年里一直是个难题，假阳性率为 20%～25%，延迟诊断导致多达 25%～30% 的患者发生阑尾穿孔[54]。大约 7% 的人在一生中会患急性阑尾炎[55]，因此阑尾炎的发病率还是很高的。相关文献表明，非穿孔性阑尾炎的感染发生率为 8%[56]；当阑尾穿孔时，败血症发生率为 32%，伤口感染率为 25%，腹腔脓肿发生率为 7%[57]。因此，附带切除阑尾可消除发生阑尾炎的隐患。

很多年来是否应该附带切除阑尾一直是一个有争议性的话题[58, 59]。几项前瞻性随机对照研究表明[60–62]，与单纯腹部手术相比，附带行阑尾切除术并不会加重原发疾病的病情和提高死亡率。还必须要强调的是，在以上研究的术中阑尾均暴露充分，且阑尾是容易切除的。我们还应该注意到，年龄在 50 岁以上的患者行附带阑尾切除术时，患者发生感染的可能性会更高[63, 64]。

1979—1984 年，美国每年约有 25 万例阑尾炎患者。10—19 岁的年龄段阑尾炎的发病率最高（年每十万人中有 23.3 人患有阑尾炎）；在所有年龄段中，男性阑尾炎的发病率都高于女性；阑尾炎在白人中的发病率是非白人的 1.5 倍；美国西北和中部地区的发病率最高（年每万人中有 15.4 人患有阑尾炎），且夏季比冬季发病率高 11.3%[65]。

女性 35—44 岁的年龄段中附带行阑尾切除术比例最高（年每 10 万人中有 43.8 人），并且是同年龄段男性患者的 12.1 倍。据推测，这一比例主要受该特定人群中妇科手术比率的影响。1970—1984 年，阑尾炎的发生率下降了 14.6%，下降的原因尚不清楚。生存模型显示，男性终生患阑尾炎的风险为 8.6%，女性为 6.7%；男性阑尾切除术的终生风险为 12%，女性为 23.1%。总体而言，36 次附带阑尾切除可预防 1 例阑尾炎的发生。

使用生存分析可以评估不同年龄段附带阑尾切除术的预防价值，如 15—19 岁年龄段的女性中，1000 例附带阑尾切除术可预防 52 例阑尾炎的发生，35—39 岁年龄段女性中可预防 24 例，而 60—64 岁年龄段女性中则仅有 8 例可免于阑尾炎。

尽管 10—19 岁的人群中阑尾炎的发病率最高，但是大多数附带阑尾切除术是在 35 岁以上人群（远超过发生阑尾炎的最大风险年龄的人群），并且是在女性中进行的（风险要比男性低）。为了预防 1 例 35 岁左右的患者一生中发生急性阑尾炎，需要行 59 例附带阑尾切除术。对于那些 59 岁左右的老年患者，则需要行 166 例手术。1979—1984 年，附带阑尾切除术的总体发生率急剧下降，但对于那些预防性价值最低的老年患者而言，变化很小[65]。

最近几项研究显示阑尾切除术后患者结肠癌的发病率高于对照组[66–68]，文章认为阑尾的淋巴组织对结肠和其他身体部位恶性疾病的发展具有免疫防御功能。但 Moertel 等[69]的前瞻性研究发现没有证据表明阑尾切除术对诱发大肠癌发生的风险。

比利时 Rutgeerts 等[70]的一项研究表明，阑尾切除术是预防溃疡性结肠炎的保护因素。作者发现，在 174 例溃疡性结肠炎患者中，只有 1 例接受了阑尾切除术，而对照组病例为 25%。作者推测阑尾主要是辅助器官，正常成人阑尾淋巴细胞反应性以辅助性 T 细胞为主。切除阑尾可能会增加平衡，有利于防止或抑制不适当的反应[70, 71]。

只要不增加手术难度，而且不需要扩大腹部切口，对于任何年龄段的患者，如果阑尾含有肿块、阑尾粪石，应该进行阑尾切除术，因为可能伴有类癌、腺癌、淋巴瘤、黏液性囊腺瘤、寄生虫、转移癌和许多其他异常[72, 73]。阑尾结石通常与复杂性阑尾炎有关，在穿孔性阑尾炎患者中占 18%，在阑尾脓肿患者中占 42%[74]。有学者报道阑尾结石伴有类似阑尾炎的腹痛，未行手术，后来出现急性阑尾炎，需要手术处理[74, 75]。由于阑尾粪石在急性阑尾炎的发病过程中起重要作用，并与复杂阑尾炎有关，包括穿孔和脓肿，因此对这部分患者应认真考虑是否加行附带阑尾切除。

（二）病例 11：阑尾炎探查意外发现腹膜假性黏液瘤

39 岁男性患者因疑似阑尾炎接受急诊剖腹探查手术，术中发现盲肠肿块，在游离肿块的过程中，肿瘤破裂，流出大量黏液。应该如何处理?

这种黏蛋白的真正来源尚不清楚。它可能是黏液积累在堵塞的阑尾腔内，或由增生的上皮细胞、囊腺瘤或黏液性囊腺癌产生。这是术中探查的一个意外发现，这些来源无法确定。25% 的此类患者临床诊断为阑尾炎[76–90]。胶状沉积物或黏液性腹水被定义为腹膜假黏液瘤。如果黏液是继发于简单的黏液囊肿破裂，切除阑尾是可治愈的。此外，黏蛋白常以囊腺癌为基础而持续存在或复发。这些产生黏液病变的主要治疗是切除病灶，预后取决于手术切除的完整性[91, 92]。术中有时会发现一个薄壁、扩张的阑尾，阑尾切除后即可治愈。但是，有时阑尾周围有肿瘤性沉积物，此时应当遵循整块切除的原则进行右半结肠切除术。

如果进一步探查发现肿瘤广泛转移无法切除，可以直接关腹，然后转给对这类肿瘤做减瘤和化疗有经验的专家。通常，所有的凝胶状种植应当采用手术方式清除。如大网膜易发生广泛转移，应当一并切除[93, 94]。一些作者建议使用 5% 的右旋葡萄糖溶液（一种黏液溶解剂）冲洗[95]。女性腹膜假黏液瘤患者应切除卵巢，因为卵巢可能是该疾病进展或发生转移的一个潜在部位。

由于这些病例数很少，因此辅助治疗的疗效尚未得到证实。辅助治疗包括腹腔内化疗，术中可在腹腔内放置适当的导管，通过单独的穿刺孔将其取出，用于化疗药物的注入和引出。其他辅助治疗包括放射性胶体磷酸铬注射液或全身化学疗法，但很少采用放射疗法。如疾病复发则需要行减瘤术及全身或腹腔内化疗[94, 95, 97, 98]。

四、梅克尔憩室

病例 12：附带梅克尔憩室切除术的时机

52 岁女性患者因复发性憩室炎接受手术切除。在剖腹探查时，梅克尔憩室位于距回盲部 2ft（0.61m）处的回肠。憩室需要切除吗？

梅克尔憩室为卵黄肠管部分未闭所遗留下来的一种先天性畸形。尸检时该疾病的发生率为 0.3%～4%，剖腹手术时该病的发生率为 0.14%～4.5%。尽管大多数梅克尔憩室位于回盲肠交界处 90cm 以内的末端回肠，也有报道其可以发生在阑尾和空肠部位[76]。

梅克尔憩室的并发症多发生于儿童。最常见的并发症是小肠梗阻，其次是出血。在成人中，最常见的是炎症，其次是小肠梗阻和出血。梅克尔憩室炎症最常由异位组织，分别为胃和胰腺细胞引起，约占 23%[77]。胃细胞更为常见，可导致出血、溃疡和穿孔。而大多数梗阻是由梅克尔憩室、肠套叠和肠扭转的纤维带所致[76, 78]。

考虑到梅克尔憩室在普通人群中的发生率为 2%，外科医生可以使用生存分析来预测未来梅克尔憩室出现并发症的风险。10 岁时，风险约为 3%；75 岁时，逐渐降至 0%；50 岁时，风险约为 1%（图 36–1）[79]。在一个汇总数据中，梅克尔憩室切除术的并发症发生率平均为 4%（2%～30%），死亡率为 0.2%（0%～0.8%）[80]。对于年龄大于 50 岁的梅克尔憩室患者，不建议进行梅克尔憩室切除术。但是，如果发现有异位组织，如组织增厚、可能引起肠梗阻或肠扭转的纤维带或很长的梅克尔憩室，强烈建议切除[81]。

Park 等[82] 对 Mayo 医学中心在腹部手术中意外发现的梅克尔憩室进行切除的经验进行了回顾性分析。1950—2002 年，术中发现梅克尔憩室 1476 例，其中约 16% 伴有症状。成人最常见的表现是出血，儿童最常见的表现是梗阻。症状性梅克尔憩室患者的男性与女性比例约为 3∶1。临床或组织学特征最常与症状性梅克尔憩室相关的是年龄小于 50 岁（OR=3.5）、男性（OR=1.8）、憩室长度大于 2cm（OR=2.2）、组织学异常组织的存在（OR=13.9）。尽管他们的数据分析既不支持也不反对将意外发现的梅克尔憩室全部切除，但如果要进行选择的话，他们还是建议将伴有常见 4 种症状的梅克尔氏憩室进行切除。

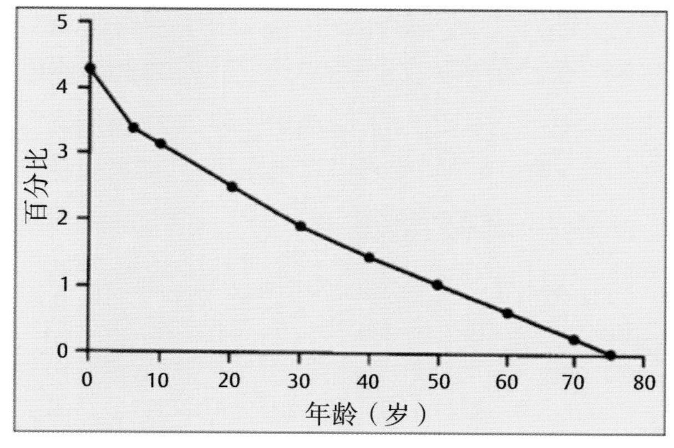

▲ 图 36-1　不同年龄段梅克尔憩室患者（0—75 岁）发生并发症的风险

五、意想不到的发现

病例 13：直肠脱垂术中意外发现卵巢肿块

67 岁女性患者在修补直肠脱垂的手术中，意外发现右侧卵巢有一肿块，全身麻醉，已做肠道准备，一般情况稳定。没有其他腹腔内疾病的证据。这时应该如何处理？

我们可以初步判断肿块是肿瘤性、炎性、先天性还是功能性。炎性肿块可能伴有发烧、疼痛和白细胞计数升高。先天性或功能性肿块可能是囊性的，形态规则。40 岁以下患者更可能是良性肿块，良性肿块可局部切除，年轻患者的卵巢需要注意保留。该老年患者更可能患有卵巢癌或转移性癌。老年患者的卵巢会萎缩，而增大的卵巢往往意味着存在肿瘤。卵巢肿瘤种类繁多，可参考世界卫生组织（WHO）和国际妇产科学联盟（FIGO）的分类[83, 84]。

在没有其他证据之前，应将所有附件肿块视为肿瘤，因为其中约 30%～40% 的肿块是恶性的。就像该患者一样，卵巢癌的高发年龄在 60—70 岁。

术中应对腹腔进行仔细探查，以发现无法识别的原发性恶性肿瘤或转移灶。任何可疑部位都应切除或活检。术中应请肿瘤学经验丰富的妇科医生台上会诊。

如果肿块看起来是良性的，可行单侧输卵管及卵巢切除。卵巢癌的标准手术是全子宫切除术和双侧输卵管切除术[85]。如果肿瘤紧邻其他器官或腹膜后，可以行比较激进的肿瘤切除或减瘤手术，同时切除大网膜。

为了从手术中获得尽可能多的信息，应该进行分期手术[86, 86]。由于卵巢转移瘤可在腹腔内自由游离，建议进行膈肌、网膜和腹膜后淋巴结的活检。腹腔冲洗液检测可以提供细胞学证据。

剩下的问题是：该患者的直肠脱垂该怎么办？如果肿块是良性的，则外科医生应按原计划进行修补直肠脱垂手术。如果肿块是恶性肿瘤，并且无法治愈，考虑到有些患者仍然可以存活数年，直肠脱垂的症状可能严重影响患者的生活质量，仍然可以对直肠脱垂进行修复。直肠脱垂症状明显的患者，可以行直肠固定术，不用切除肠管。如果外科医生已经进行了治愈性全子宫切除术和双侧输卵管卵巢切除术，可行直肠脱垂修复，尽可能不选择植入异物的手术方式。如果恶性疾病广泛转移，需要考虑终止治疗直肠脱垂的手术。

六、直肠损伤

病例 14：经阴道子宫切除术中出现直肠穿孔

55 岁女性患者在做经阴道子宫切除术时，意外发现直肠有一个穿孔，您被邀请前去帮助解决，检查证实阴道内有粪便，但来源不明确。这时你会采取什么处理方式？

首先，应给患者静脉注射适用于结直肠手术的抗生素。其次，应进行乙状结肠镜检查。具体穿孔部位可能已经局限化，如果找到，需要明确穿孔的大小。如果患者免疫功能低下或在损伤部位的肠管有病变，应进行改道手术。通常与损伤相关的其他问题也需要进行评估，包括从损伤到手术的时间和损伤的程度。

污染是影响手术方式的主要因素。理想情况是妇科医生能在术前进行肠道准备。一般来说，妇科医生也会事先为计划外的肠切开手术做肠道准备。

低位、直肠远端和阴道远端穿孔可通过肛门和（或）阴道分层修补[8-89]。污染意味着需要进行结肠造口术。如果损伤发生在直肠上段，通常需要开腹手术进行修补，并行结肠造口，阴道和直肠之间用网膜或腹膜瓣进行隔离。

如果损伤发生于腹腔内肠管，首选的治疗方法是一期缝合。另外，如果穿孔在腹膜返折下方，盆腔手术创面受到严重污染，此时通过游离发现和修补穿孔，感染的可能性会比较高。这也是进一步发生蜂窝织炎、脓肿和吻合口漏的典型模式。吻合口漏可能会迅速转化为直肠阴道瘘，此时改道手术是最安全的方法[89]。

此外，受污染部位需要充分引流。我们选用柔软的封闭式 p 型引流管，通过腹壁单独的穿刺孔置入。

对于重度污染的患者来说，一个重要的问题是直肠远端的冲洗。如果选择局部修复，则应该尽量排空直肠壶腹部，以去除残留的粪便。如果通过剖腹手术进行一期修复，若肠管内有粪便，可以手术台上通过结肠灌洗将损伤的近端结肠进行清理干净[87]，并将输液管经回肠末端置入盲肠，以数升生理盐水灌入肠道，然后通过插入肛门牵开器，使盐水流出，并使括约肌缓慢打开。如果行结肠造口术，可经造口冲洗远端肠管排出粪便。

七、结论

希望上述这些具有挑战性的病例讨论给读者提供了有益的知识，使外科医生在面临类似困难手术时做出正确的决策，同时使疾病有较好的转归。

第 37 章　结肠和直肠的其他疾病
Miscellaneous Conditions of the Colon and Rectum

Steven D. Wexner　Joshua I. S. Bleier　著
窦若虚　译
傅传刚　校

摘要：本章将介绍结肠和直肠的其他疾病，包括尾骨痛、子宫内膜异位症、一过性直肠痛、肛提肌综合征、结肠黑变病、深部囊性结肠炎、会阴下降综合征、结肠壁内气肿、汗腺炎、转流性结肠炎及节段性或憩室相关性结肠炎。

关键词：尾骨痛，子宫内膜异位症，一过性直肠痛，肛提肌综合征，结肠黑变病，深部囊性结肠炎，会阴下降综合征，结肠壁内气肿，汗腺炎，转流性结肠炎

一、尾骨痛

尾骨痛即尾骨的疼痛，来源于功能性或器质性病变。患者主诉位于尾骨区域的疼痛、痉挛或刺痛感，有时会放射到臀部或大腿后侧，有时疼痛发作可变得尖锐、剧烈或令人窒息。患有尾骨痛的患者常会向许多骨科医生、妇科医生、神经病学家及结直肠外科医生寻求意见，以获得帮助。

Lirette 最近的一篇综述对尾骨痛的概况和治疗进行了很好的总结[1]。尽管尾骨痛这个词由 Simpson 在 1859 年创造，但是关于尾骨痛的记载可以追溯到 16 世纪。由于其病因的多因素性质，治疗往往十分困难，而且生理和心理因素都会造成影响。女性患这种疾病的比例是男性的 5 倍，与儿童相比，青少年和成年人更容易有尾骨痛。体重显著下降而导致臀部的缓冲能力减弱，也可能是病因之一。部分作者将女性的高比例归因于骶骨和尾骨的位置更靠后，以及坐骨结节的特点，该特点使得女性的尾骨在常见体位（坐位）和分娩期间更容易暴露和受到创伤。女性的尾骨比男性大，因此也更容易受到伤害。在体弱的老年患者中也报道过这种疾病的高发病率[2]。

（一）解剖学

尾骨由 1～4 节骨段组成，这些骨段通过骶尾关节连接到骶骨远端，从而构成不动关节或纤维关节。骶尾韧带与骶尾关节相连，纤维组织包裹着骶骨角形成末位椎间孔，第 5 骶神经根即从这里穿出。第 1 和第 2 尾骨节段是潜在可动的，这一现象使得它们容易发生病理性的过度活动。后脱位是肥胖或外伤史的常见特征。S_5 神经根从第 1 尾椎上方穿出与尾神经丛相连，尾神经丛则由 L_5 的前支和 L_4 的小分支与尾神经相连形成。这些神经位于骶骨和尾骨前方，但在盆腔器官后方，该区域有丰富的体神经和自主神经末梢。这

些自主神经结构包括俗称的奇神经节（Walther 神经节）和上、下腹下神经丛。通过刺激 S_4、S_5 和尾神经根，可以感觉到尾骨周围的疼痛。在部分患者中，尾骨痛与 S_3 的分布有关，因为该神经根可在肛周区域、直肠和生殖器感受到刺激。

（二）尾骨痛的病因和发病机制

尾骨痛可基于疾病的病程进行分类。急性疼痛最常见的来源是尾骨盘或尾骨关节，70% 的病例是由以下 4 种不同情况导致，即尾骨针状体形成、前脱位、尾骨过度活动及半脱位或脱位。与坐位时摔倒或分娩相关的急性局部创伤是常见的病因。这种情况通常对使用抗炎药和休息的保守治疗反应较好，并且疼痛的持续时间有限。当症状持续超过 2 个月且根本原因往往不确定时，可被诊断为慢性疾病，其治疗的效果也因人而异。

尾骨痛可根据疼痛的特点进行分类。与躯体疼痛相关的疾病包括：特发性尾骨活动过度、尾骨脱位、肌筋膜综合征、抑郁和躯体化、脓毒症、关节炎、骨炎和骶血管瘤。与神经性疼痛相关的疾病包括特发性腰椎间盘突出、硬膜内神经鞘瘤、神经鞘瘤、蛛网膜囊肿和血管球肿瘤。混合性症状可能与脊索瘤、骨转移和肿瘤的脏器进展有关。

（三）诊断

诊断基于临床表现。应询问患者疼痛的特征，因为获取的信息可帮助确定潜在的致病机制。应询问所有患者的相关外伤史和发生时间，以及是否从坐到立时出现突然或急性的疼痛及加重疼痛的坐姿类型。建议进行全面的人格 / 行为评估，确定可能存在的异常人格特征或心理障碍，以作为焦虑或抑郁的依据。

在涉及躯体疼痛的尾骨痛病例中，我们发现尾骨疼痛伴有触痛。当患者坐在坚硬的地面上疼痛加剧，如果躺下时疼痛仍未消失，应怀疑尾骨痛的诊断。尾骨水平的躯体疼痛与身体姿势相关，并且在直肠指检时随着尾骨活动而加剧。

神经性疼痛表现为局限性的尾骨疼痛，伴有烧灼感或刺痛感，并偶尔伴有敏感性降低或感觉异常。在这类病例中，触诊后疼痛会加重，但活动尾骨时却未发现有疼痛。当起源于骶神经根或周围神经时，疼痛常表现为节段性分布。在脊柱受累的情况下，疼痛会特征性地随着咳嗽、打喷嚏或排便而加剧。在脊柱（腰椎）受累的情况下，疼痛也可由腰部活动引起。

影像学检查通常包括尾骨的 X 线侧位片。X 射线可以识别由肿瘤引起的骨折、脱位、骨关节炎和溶骨性病变。在动态放射性成像中，尾骨活动过度的定义为侧位片的屈曲超过 25°。脱位是指尾骨从站立位到坐位时移动（向后脱位）超过 25%。对尾骨间角（即第 1 尾骨和末端尾骨之间的成角）进行测量，可以客观地测量出尾骨的前倾角。磁共振成像（MRI）可用于更好地显示尾骨的形状，尤其是尾骨尖端，以及显示背侧滑囊炎，也可用于排除囊肿、肿瘤或神经病变。对骶尾部区域进行同位素骨扫描可能会有一定用处。尾骨痛不常见的病因包括感染性因素，如藏毛病、肿块和盆底痉挛，影像学成像在这一方面则起着很大作用。Kim 和 Suk[3] 比较了 19 例外伤性尾骨痛和 13 例自发性尾骨痛的临床和影像学差异，使用以疼痛评分为基础的可视化模拟量表（VAS）进行治疗效果评估，发现外伤性和自发性的尾骨痛在年龄、性别比例和尾骨节段数方面无统计学差异，但在疼痛评分（坐位疼痛：82 vs. 47；排便疼痛：39 vs. 87）、尾骨间角（47.9° vs. 72.2°）及保守治疗效果满意度（47.4% vs. 92.3%）方面存在显著统计学差异。

（四）功能性尾骨痛

功能性尾骨痛是一种常见于高度紧张人群的疾病，目前尚无器质性病理学的相关描述。功能性尾骨痛可伴有尾骨肌和梨状肌痉挛。这种疾病被称为“电视观众病”，意味着长时间坐在沙发或软椅上是潜在致病因素。我们建议的治疗措施是坐硬椅子、经常变换姿势、用于安慰的支持性措施及偶尔使用镇静剂，绝不建议进行手术（尾骨切除术），因为疼痛经常会未经治疗就自然缓解，或经过治疗后加剧。

Maroy[4] 对尾骨痛与抑郁症的关系进行了一项新颖而富有想象力的系统性研究。在 6 个月的时间里，他追踪了 313 例有抑郁征象或在尾骨区域有自发性或诱发性疼痛的患者，在下列诱发参数之间发现了高度显著的相关性，如非尾骨痛患者的疼痛和抑郁状态、尾骨痛和诱发性疼痛及尾骨和尾骨旁肌肉痉挛。79% 的自发性疼痛患者和 66% 的无疼痛患者有直肠指检诱发的尾骨痛，而 71% 的自发性疼痛患者和 56% 的无自发性疼痛患者有直肠指检诱发的尾骨旁疼痛。在重度抑郁症患者中，76% 的患者有诱发性疼痛，而 80% 的患者有尾骨痛（自发性或诱发性）。相比之下，在 120 例连续接受结肠放射学检查且无抑郁症状的患者中，仅有 2 例在直肠指检时有尾骨痛。57% 的患者在接受各种抗抑郁药物治疗后，在 6 个月内所有症状消失。2% 的患者治疗失败，14% 失访，27% 的患者在第一次就诊后没有复诊。少数患者在停止治疗后症状复发，但再次治疗后症状消失。共 59% 的患者随访到研究结束，其中 96% 的患者完全康复。因此，Maroy 提出通过直肠指检诱发的直肠疼痛是隐匿性抑郁症的“客观”诊断标志。

（五）器质性尾骨痛

器质性尾骨痛可由骶尾关节僵硬或外伤性关节炎引起。伴有移位的尾骨骨折和脱位通常由直接暴力引起，但也可发生在难产期间。所谓的尾骨周血管球瘤也被认为可导致尾骨痛 [5]。然而，一项对 20 例包括胎儿、婴儿和成人的尾骨尸检研究显示，其中 9 例小儿标本中的 6 例及全部 11 例成人标本中均有尾骨内血管球瘤。这些血管球瘤全是显微结构，似乎并不会对骨质进行破坏或侵蚀。因此，它们在尾骨痛发病机制中的作用值得商榷。

坐位和排便时的局部疼痛是由于周围肌肉痉挛引起的。疼痛感明确且压痛明显局限于尾骨。对于近期受伤的患者，可在骶骨下段发现肿胀和淤斑。如果尾骨关节出现异常活动，且伴有痛觉过敏和压痛，就可以做出诊断 [6]。其他症状还包括盆底肌痉挛、腰椎疾病引起的牵涉痛、低位骶神经根蛛网膜炎、局部创伤后损伤和躯体化 [2]。Max[7] 建议，如果将局麻药（4ml 1% 利多卡因和 4ml 0.5% 丁哌卡因）与封闭类固醇（100mg 泼尼松）混合注射入尾骨周软组织，患者在几分钟内疼痛减轻，就可以确诊为尾骨痛。使用非甾体抗炎药（NSAIDs）和坐立辅助工具（圆环形坐垫）对急性创伤引起的尾骨疼痛进行保守治疗效果较好。

治疗一般包括通过直肠指诊进行手法复位，但因为肌肉力量不断在起作用，治疗可能会失败 [6]。卧床休息约 1 周通常足以缓解大多数症状。胶带交叉紧绷臀部在部分患者中可以减轻疼痛，但在另一部分患者中疼痛会加剧。患者应坐在一个充气的橡胶环上，以一定角度斜坐在一侧臀部上可以有效消除因平衡地坐在两侧坐骨结节而带来的不适感。部分患者偏好坐在坚硬的平面，使得坐骨能够承受大部分的体重 [6]。坐浴有助于缓解肌肉痉挛，并且应使用粪便软化剂，以防便秘加重症状。

其他治疗方法包括 Walther 神经节（又称奇神经节）阻滞、脊髓电刺激和选择性神经根刺激 [2]。对于尾骨骨折后严重活动受限的患者，应考虑行尾骨切除术。为确定手术是否能获益，Steindler 建议用局麻药浸润尾骨区域，如果能获得暂时的缓解，那么根据他们的说法，切除尾骨应该可以减轻疼痛 [6]。Wray 等 [8] 对 120 名患者进行了一项 5 年的前瞻性试验，以调查尾骨痛的病因和治疗方法。研究发现尾骨痛的病因在于尾骨区域的局部肌肉骨骼异常。这个问题是真实存在且令人痛苦的，他们在患者中没有发现神经官能症的证据。物理治疗的作用不大，但 60% 的患者对局部注射皮质类固醇和局麻药的反应较好。手法复位和药物注射则更加有效，该疗法治愈了约 85% 的患者。几乎 20% 的患者需要进行尾骨切除，成功率超过 90%。

手术对于急性骶尾部损伤是相对禁忌的，即使骶骨严重向前弯曲时也是如此。手术对于腰部疼痛同样是禁忌证，因为偶尔的尾骨痛或直肠痛是腰骶椎间盘病变的早期症状 [9]。

尾骨切除手术可通过旁正中切口从骶尾关节向远端切开，分离骶尾关节并沿着骶骨两侧向远端分离。骶骨尖锐的远边缘应该磨成平滑的斜角，以避免残留凸起。将从尾骨上剥离的结构重新固定以修复盆膈，并将臀大肌重新附着至骶后腱膜。

Grosso 和 van Dam[10] 报道了 9 例接受全尾骨切除术的患者，其中术后切口感染 1 例。平均随访为 56 个月，3 例患者疼痛完全缓解，5 例明显改善，1 例稍有改善。

Doursounian 等 [11] 对 61 例与尾骨不稳定相关的尾骨痛患者进行了手术，其中女性 49 例，男性 12 例，平均年龄 45.3 岁，27 例尾骨活动过度，33 例尾骨半脱位。在所有病例中，不稳定的部分均通过尾骨正上方的小切口切除，随访时间为 12～30 个月。结果是有 53 例患者被评为优秀或良好，1 例为中等，7 例为差。有 9 例因感染需要再次进行手术。Hodges 等 [12] 对 32 例尾骨痛患者进行了保守治疗和外科治疗后的疗效评估：患者均完成了可视化模拟疼痛量表和 Oswestry 功能能力评估。在 32 名患者中，13% 的患者仅接受了非甾体抗炎药治疗，53% 的患者接受了非甾体抗炎药治疗及随后的局部药物注射，34% 的患者在非甾体抗炎药治疗或局部药物注射治疗失败后接受了尾骨切除术。接受手术的患者治疗前 VAS 评分显著高于对照组（8.3 vs. 5.4）。手术患者的 Oswestry 腰部残疾（oswestry low back disability，OSW）评分较高，但不显著（36.6 vs. 24.2）。82% 的手术患者有明显改善，27% 出现伤口感染，9% 出现伤口裂开。所有感染均在冲洗、清创和短期口服抗生素治疗后得到解决。Ramsey 等 [13] 回顾了尾骨痛治疗的临床结果：24 例患者接受局部药物注射，15 例接受尾骨切除。局部药物注射治疗有效的患者占比为 78%，而接受尾骨切除手术治疗有效的占比为 87%。Perkins 等 [14] 回顾了 13 例平均年龄 45 岁的尾骨切除患者：疼痛用数值评定量表进行评定，功能则用 OSW 评分进行评定，平均随访 43 个月，其中有 2 例出现了并发症，疼痛评分由 7.3 降至 3.6，OSW 评分由 55 降至 36。

尾骨痛的一种新疗法是射频消融。约翰 · 霍普金斯大学的沃尔特里德国家军事医疗中心对 12 名患者的队列，包括男性 10 名和女性 2 名，进行了脉冲或常规射频治疗。该治疗旨在对保守治疗失败患者的骶尾神经进行消融。在这项研究中，基于 VAS 评分的平均疼痛缓解率为 55%。消融前接受了试验性神经阻滞的患者，能体验更好的结局 [15]。

De Andrés 和 Chaves[2] 为尾骨痛提供了诊疗路径（图 37–1）。

二、子宫内膜异位症

子宫内膜异位症的特征是子宫腔外有异位的子宫内膜腺体和间质。这种相对常见的疾病可影响 15% 的育龄女性，并可能是 1/3 的女性不孕的原因。其表现可从无症状到难治而严重妨碍健康的疼痛。症状的严重程度不总与术中所见病变范围相匹配。临床怀疑的诊断通常在腹腔镜或剖腹探查时得到确认。

子宫内膜异位症的确切病因尚不清楚，推测的起因包括体腔上皮化生即腹膜上皮化生为子宫内膜组织 [17]，或月经输卵管逆行导致活性子宫内膜细胞种植。子宫内膜异位症最常见于盆腔，累及卵巢的病例占 60%～75%，其后依次是子宫骶韧带、子宫直肠陷凹、子宫和直肠乙状结肠，占 3%～10%。更少见的，子宫内膜异位症可累及阑尾、输尿管、膀胱和手术瘢痕，而且罕见的会通过血行性传播影响肺部，导致月经期气胸。表 37–1 显示了子宫内膜异位症的部位和发生率。

表 37-1　子宫内膜异位症的位置和发生率

位　置	发生率（%）
子宫	60～75
子宫骶韧带	30～65
直肠子宫陷凹(Douglas 窝)	20～30
子宫	4～20
直肠乙状结肠	3～10
阑尾	2
输尿管	1～2
盲肠和末段回肠	1
膀胱	＜1
腹部瘢痕	＜1

改编自 Snyder 2016[16]

在育龄期妇女中，子宫内膜异位症的发生率被估计为 4%～17%。尽管有报道显示，子宫内膜异位症中女性的结直肠受累发生率高达 50%，但严重到需要切除肠管的不到 10%[18]。

结直肠受累

1. 病理学

子宫内膜异位症的病变通常是多发且大小不一的，可以是微小的硬结节，也可以是大面积的囊性出血坏死和纤维化。病变一般位于浆膜层，有时在肠壁内，很少位于黏膜层。手术中，肠管的子宫内膜异位或者表现为皱起的瘢痕样病变，通常位于对系膜缘，或表现为结节状的缩窄型病变，向肠壁延伸或环绕肠壁[18]。进一步检查可发现铁锈棕色或略带紫色的斑点。种植物往往还会在骨盆其他结构上被发现。子宫内膜异位症的病灶可增大并表现为肿块，因此有所谓的子宫内

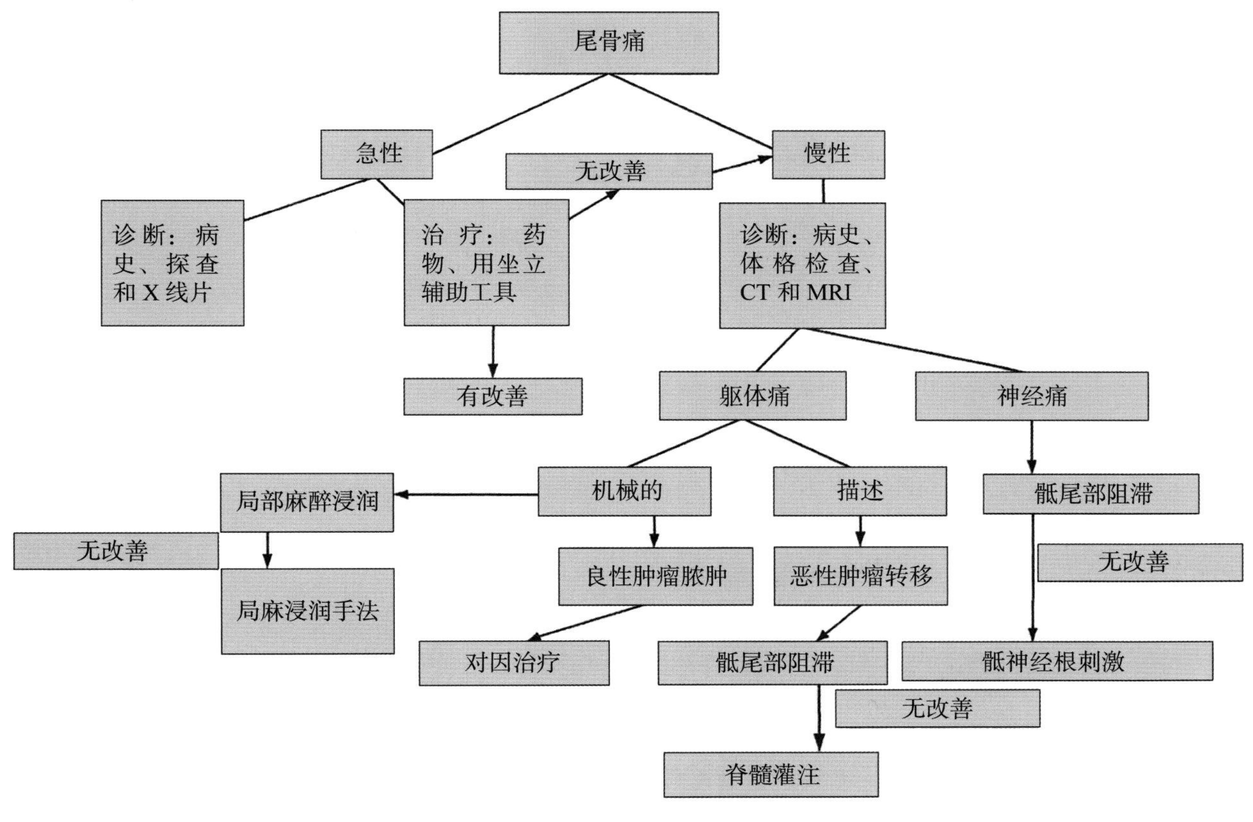

▲ 图 37-1　尾骨痛的诊断与治疗路径

膜瘤。黏膜面通常是完整的，但有时也可见明显的溃疡。

显微镜下，固有肌层和相应的肠系膜内有多灶性的子宫内膜腺体和间质，并有反应性纤维化和瘢痕。平滑肌增生则是由子宫内膜瘤引起 [19]。上层黏膜通常正常，但被覆子宫内膜种植物的黏膜可能是异常的，隐窝不规则伴有分支和偶尔腺管缩短、隐窝脓肿、固有层单核细胞增多或黏膜萎缩 [20]。大肠的子宫内膜异位可伪装成炎症性肠病或缺血性改变，但应牢记这种可能性，尤其是在组织学改变非常局灶性的时候 [21]。

2. 临床特征

子宫内膜异位症是一种典型的育龄期疾病，多见于 30—40 岁的女性。Prystowsky 等 [22] 对 1573 例经腹腔镜或开腹手术诊断为子宫内膜异位的连续患者队列进行了回顾性研究，发现只有 85 例（5.4%）存在胃肠道受累，只有 11 例（0.7%）因反复出现胃肠道梗阻症状和（或）怀疑为恶性肿瘤而需要进行肠切除。在对 1616 例子宫内膜异位症手术的回顾中，Bailey[18] 报道仅有 16 例进行了肠切除（1%）。子宫内膜异位症可模拟成恶性肿瘤，其特点是局部病变和远处“播散”。胃肠道受累通常累及生殖器官附近的肠段，直肠乙状结肠区域受累的频率要高于回肠。据 Bailey[18] 报道，最常见的肠道受累区域是直肠和直乙交界（88%）、乙状结肠（7%）、盲肠（3%）和回肠末端（2%），再次是近端结肠。他指出，其他作者报道的小肠受累率高达 27%。在大多数情况下只有浆膜受累，且是由于其他原因而进行开腹手术时才偶然被诊断。在这种情况下，患者的健康状况不会受到影响，也不需要治疗。如果存在肠道症状，则子宫内膜异位很可能较广泛，几乎都需要进行切除。小肠子宫内膜异位症很少会在术前被确诊 [20]。腹部绞痛病史可有提示意义 [23]。

患者可无症状，但也可出现多种肠道症状。这些症状可包括间歇性腹部绞痛、直肠或盆腔疼痛、周期性直肠出血、里急后重、便秘（尤其在月经期）、大便变细、腹胀、恶心、呕吐和腹泻，甚至在月经期间经脐部结节出血 [17]。广泛的肠壁受累可导致偶发的出血或梗阻症状，这种情况下诊断需要排除肿瘤或炎性肠病。

在月经前或期间的周期性症状加重提供了诊断线索。相关的妇科症状如痛经、周期性下腹和盆腔痛、性交困难、月经过多和不孕，以及体检发现特征的压痛性盆腔结节、直肠子宫陷凹硬结和增厚，可进一步指向诊断 [17]。硬质乙状结肠镜检查可发现黏膜扁平或皱褶，或罕见黏膜下层浸润继发的占位，以及直肠乙状结肠的外源性固定和成角 [18]。Croom 等 [19] 在文献回顾中发现，位于近端肠管或阑尾的子宫内膜种植物可作为肠套叠的起始点，或相关的炎性粘连可通过狭窄、成角或扭转导致肠梗阻。Varras 等 [24] 报道了 1 例子宫内膜异位症引起广泛肠梗阻，与乙状结肠癌有类似表现。通常不被意识到的一点是，肠道子宫内膜异位症可在绝经后很长一段时间内出现症状，发生率高达 7%[18]。

3. 诊断

(1) 病史和体格检查：尽管体格检查应作为所有检查的初始手段，在大部分病例中体格检查可能没有太多发现，尤其当病灶位于腹盆部时。在盆腔疼痛的情况下，双合诊和直肠指检可发现直肠阴道隔或陷凹前方的结节或硬化。卵巢触诊可发现非典型肿块。当出现周期性疼痛或与月经相关的症状时，病史最能说明问题。

(2) 实验室评估：与子宫内膜异位症相关的实验室检查很少；然而，在人类体腔上皮衍生组织中表达的 CA125，在中重度子宫内膜异位症中可能会升高。这项检测的特异性较差，因为其他原因也可导致其升高。但是，在与子宫内膜异位症相关的 CA125 升高时，正如癌胚抗原（CEA）和结肠癌的关系一样，CA125 的变化可用于反映治疗的效果。

(3) 内镜检查：尽管内镜是用于评估子宫内膜异位症是否累及肠管的重要辅助手段，由于病变最初总是累及肠管外层，内镜检查结果通常显示正常，除了严重的浸润性病变可能显示为黏膜正常的肠腔狭窄。也可能发现肿块或息肉样病变[25]。紧密的粘连会导致肠管的成角或狭窄；而当黏膜下层被浸润时可导致黏膜的结节形成和淡蓝色改变。内镜检查通常有助于排除可与子宫内膜异位症有类似表现的腔内病变。另外，纤维和硬质的直肠镜检查有助于评估直肠阴道隔的病变范围，并可显示病变部位固定的直肠壁粘连和皱褶。

(4) 影像学检查：超声是一种有效、微创的子宫内膜异位症检查方法。经阴道超声是一种灵敏且特异的检测手段，熟练的操作者可识别 90% 的卵巢子宫内膜异位。然而，普通盆腔超声基本无用，因为子宫内膜异位症的超声表现变化多样，从高回声到无回声不等。对于评估直肠阴道隔陷凹的直肠壁侵犯，直肠腔内超声可能更有效。Doniec 等[26]表明在诊断子宫内膜异位症累及直肠壁时超声可达 97% 的敏感性和特异性。CT 扫描经常被用于评估腹痛，然而因为无法将子宫内膜异位与其他盆腔病变相鉴别，特别是附件的病变可以是实性、囊性或混合性，CT 诊断子宫内膜异位症的敏感性和特异性较差。MRI 可能会有用，因其易于进行多平面成像并可以避免辐射。通过 T_2 成像上直肠阴道间的脂肪层面的消失、直肠前壁的信号缺失及 T_1 成像造影剂增强的占位，MRI 可更敏感地诊断肠管侵犯。MRI 诊断子宫内膜异位症的敏感性和特异性分别约为 78% 和 98%[27, 28]。

(5) 腹腔镜检查：由于诊断子宫内膜异位症需要在直视下检查病变及组织活检，腹腔镜检查是目前最敏感和特异的常用确诊手段。腹腔镜检查诊断该病的敏感性为 97%，特异性为 77%[29]。尤其在病因不明确及病变较大的情况下，需要进行活检以明确诊断和排除恶性肿瘤。在进行腹腔镜检查评估子宫内膜异位症时，重点是评估双侧卵巢、整个盆腔腹膜、子宫、显露 Douglas 窝、子宫骶韧带、乙状结肠和骨盆侧壁。偶尔种植物还可见于阑尾和小肠。

4. 鉴别诊断

鉴别诊断包括原发性肠癌、憩室病、其他慢性炎性肠病、类癌、良性壁内肿瘤、隐匿性腹腔内恶性肿瘤的转移、盆腔脓肿、缺血性狭窄、放射性结肠炎、盆腔（卵巢）、肠系膜肿瘤及囊肿[19, 23]。

5. 治疗

有症状的子宫内膜异位症患者才需治疗。根据 Martin 等[30]对择期输卵管结扎患者进行的队列研究，多达 25% 的女性可能患有无症状的子宫内膜异位症。

(1) 内科治疗：内科治疗的主要目标是治疗子宫内膜异位症的症状，主要是疼痛和不孕。对比外科手术只能治疗肉眼可见的疾病，内科治疗可以治疗微观疾病或累及重要结构的情况。成功的内科治疗可以避免外科手术的后遗症，包括疼痛、误工和粘连风险。然而，主要由激素调控组成的内科治疗有一个明显的缺点，即激素治疗的副作用及需要长时间的治疗方案。内科激素治疗的主要目的是抑制卵巢雌激素和黄体酮对子宫内膜组织的周期性刺激。不幸的是，这类治疗并不能从物理上消除子宫内膜异位症的来源。因此，症状复发的风险会一直存在。

(2) 激素疗法：在 20 世纪 50 年代末，Kistner[31]首次提出有效的内科疗法，他建议持续使用雌激素和黄体酮来诱导假孕和闭经。达那唑是一种有效的抗雌激素药物，通过直接影响卵巢产生类固醇，以及抑制垂体产生卵泡刺激素（FSH）和黄体生成素（LH），从而降低外周雌激素和黄体酮水平。不幸的是，达那唑的长期不良反应难以耐受；较早的更年期症状以及游离睾酮升高引起的高雄激素状态相关变化十分常见，这些症状包括多毛症、体重增加、痤疮和声音改变。促性腺激素释放激素激动剂（GnRH-a）主要通过减少副作用而成为了更有效的替代，如亮丙瑞林（Lupron）和那法瑞林（Synarel）已显示同等的抗雌激素活性和较少的副作用。这些药物对治疗腹膜表面小的子宫内膜种植物很有效，但是对较大的结节效果较差。这些药物在不孕症手术患者的术前准备中具有价值，因为其减少种植物的血供[18]。这类药物的潜在副作用之一是骨质密度丢失，这个问题可通过限制使用 6 个月内来解决。因此，骨质疏松症是 GnRH-a 的禁忌证。芳香化酶抑制剂是另一类抗雌激素药物，其限制雄激素向雌激素的转化。这些药物通常用于乳腺癌的治疗，可以将循环雌激素降低到治疗前水平的 10% 以下[32]。抗炎药物如环氧合酶抑制剂已在 I 期研究中提示可减少盆腔疼痛和性交困难[33]。

(3) 外科治疗：如果内科治疗失败，外科治疗仍然是干预的金标准。外科治疗的主要目的是完全切除或消融子宫内膜种植物，以及对适合的选择性患者行卵巢切除术。鉴于影像学的进步，外科手术不应再被认为是以诊断为主要目的，而应兼顾诊断和治疗。深入理解子宫内膜种植物的病理生理学对外科治疗的安全性至关重要，种植物可以深入到经常使纤维化包裹的组织，并可累及关键的腹盆腔结构，包括输尿管和血管。因此，双侧输尿管支架非常有用。

盆腔子宫内膜异位最常累及肠管的部位是直肠阴道隔和道格拉斯窝。阴道后壁、子宫骶韧带和直肠前壁的表浅侵犯可用电灼或二氧化碳激光消融治疗。对疾病范围的了解有助于指导外科医生采取适当的手术方式。测定直肠的浸润深度。仅当外纵肌层受累并可与内环肌层机械性剥离时，才可行次全层切除。内环肌层无法从黏膜剥离，因此当其受累时则任何次全层切除都是不完全的。表浅病变也可以通过手术切除或“剔除”，而不损伤直肠黏膜。仔细评估肠壁的完整性，并用 Lembert 缝线修补次全层缺损。如果怀疑或确认有更深的病变，可能需要进行肠切除。如果病变局限于直肠乙状结肠，宜行一期切除和吻合术。如果病变累及更远端的直肠以至于需要行低前切除术，则首选病变部分直肠壁的盘状切除。病变应是局限的，直径一般小于 3cm，以避免缝合后出现明显狭窄。当病变超过肠壁环周的 50% 或存在多个病灶时，盘状切除是禁忌。全层切除后应以横向的方式修复缺损。应当指出，子宫内膜异位症的外科治疗不需要根据肿瘤学原则切除结肠和高位结扎血管蒂，即使子宫内膜种植物怀疑有肿瘤形成。分离肠系膜至靠近肠壁可以最大限度保留残留肠段的灌注，并减少盆腔结构的潜在并发症。无论是削除小病变、盘状切除还是一期肠切除，均应通过直肠镜或纤维乙状结肠镜检查进行测漏试验的评估。

Koh 和 Janik[34] 评估了 400 多例直肠子宫陷凹的深部浸润，其中直肠病变 105 例，腹腔镜下结肠切除术 22 例，全层直肠乙状结肠前切除术 17 例，次全层切除术 56 例。除 1 例早期的结肠切除术，所有病例均在腹腔镜下进行。术后仅出现了 1 例严重并发症，为直肠穿孔，并采用转流性结肠造口术进行治疗。生育率达到了 48%。Kavallaris 等[35] 评估了 50 例肠道疼痛而且直肠阴道隔可触及病变的患者，他们均接受了腹腔镜联合经阴道直肠子宫陷凹整块切除，包括阴道后壁和直肠，并行腹部小切口吻合。肠标本的平均长度为 7.5cm。镜下观察整块切除的子宫内膜异位标本，子宫内膜异位累及所有患者的浆膜层和固有肌层，34% 的患者累及黏膜下层，10% 的患者累及黏膜层。平均随访 32 个月后，90% 的患者报告症状明显改善或完全消失，复发率为 4%。

小肠的子宫内膜异位症比直肠乙状结肠或直肠子宫陷凹的病变少见。表浅病变可以通过剔除和局部修复来治疗，更深的病变与大肠一样应进行节段切除。单纯的阑尾受累可以轻松地通过阑尾切除治疗。

6. 恶变

子宫内膜异位症恶变的病例中只有 21.3% 发生在性腺外盆腔部位[35, 36]。Yantiss 等[37] 报道了胃肠道子宫内膜异位症所致肿瘤的临床病理特征。他们报道了 17 例胃肠道子宫内膜异位症合并肿瘤（14 例）或癌前病变（3 例）。9 例患者有子宫内膜异位症的长期病史，11 例患者进行了子宫切除，其中 8 例患者还接受了无黄体酮对抗的雌激素疗法。病变累及直肠（6 例）、乙状结肠（6 例）、未明确部位的结肠（2 例）及小肠（3 例）。病变类型包括子宫内膜样腺癌（8 例）、苗勒腺肉瘤（4 例）、子宫内膜样间质瘤（1 例）、交界恶性子宫内膜样腺纤维瘤伴原位癌（1 例）、不典型性增生（2 例）及子宫内膜样原位腺癌（1 例）。截至 2002 年，文献已报道了 40 例子宫内膜异位症相关肠癌，其中 17 例为直肠乙状结肠来源的原发性腺癌。17 例病例报道中，有 8 例患者使用无黄体酮对抗的雌激素替代疗法。Jones 等 [36] 在文献中报道了第 9 例子宫内膜异位症恶变的患者。

Cho 等 [38] 报道了 1 例子宫内膜异位症引起的乙状结肠子宫内膜间质肉瘤，并回顾了英语文献中发现的另外 6 例肠道子宫内膜异位症引起的子宫内膜间质肉瘤。这些患者的年龄从 36—64 岁，表现为疼痛、血性腹泻和里急后重，大部分肉瘤都起源于直肠乙状结肠。

三、一过性直肠痛和肛提肌综合征

一过性直肠痛可定义为似乎是起源于直肠的疼痛，其复发间隔不规律，并且与器质性病变无关 [39]。“一过性直肠痛”一词由 Thaysen[40] 于 1935 年首次提出，Schuster[41] 对其临床表现进行了很好的描述。不论在白天或晚上疼痛都会突然发作，患者入睡数小时后可能会被痛醒。疼痛大多会在毫无征兆的情况下突然在夜间出现，并且完全消失时也不会有任何客观踪迹可循。疼痛的严重程度各不相同，但常常令人难以忍受。症状持续时间从几分钟到不足半小时，持续时间虽然因患者而异，但在每个特定患者中是不变的。疼痛可分为啃噬样、碾磨样、痉挛样、刺痛或紧绷样的疼痛。疼痛位于肛门上方的直肠区域，位置因人而异，但在每个特定患者中保持不变。症状会自然消失得无影无踪，除非在特别严重的发作后，患者会感到精疲力竭，一般无相关的肠道紊乱症状，如排便习惯改变、里急后重或感觉异常。

尽管有人指出，该病是由于肛提肌痉挛引起的，但一过性直肠痛的病因尚不明确 [39]。Harvey 报道了一项独特的研究 [42]，他从两名正在遭受一过性直肠痛发作的患者的直肠和乙状结肠管腔内获得了压力记录。在每个病例中，疼痛似乎都是由乙状结肠收缩引起，而不是由肛提肌痉挛引起的。

Takano[43] 报道了他从 68 例一过性直肠痛中获取的经验，其中 55 例患者有沿着阴部神经的压痛。指检所造成的疼痛部位、性质及程度与疾病发作时的疼痛相似。在给予神经阻滞后，65% 的患者症状完全消失，25% 的患者症状减轻。这些数据提示阴部神经痛是一过性直肠痛的发病机制。

该病大约会发生在 14% 的健康人群中，女性（17.3%）比男性（8.8%）更常见 [44]。在两次发作期间，患者不会有明显的身体异常。客观异常的缺失提示这些病例至少部分（如非全部）是由于心理因素导致。Pilling 等 [45] 对 48 例一过性直肠痛患者的研究表明，大多数患者从事专业性或管理性的职业。他们被发现有完美主义、焦虑和紧张的表现，在儿童时期神经症状的发生率相对较高且智力也高于平均水平。作者认为，这一焦虑、完美主义的群体使情感冲突躯体化为胃肠道疼痛的倾向，是一过性直肠痛源自心理因素的有力证据。

这种疾病的治疗都不令人满意。对肛门用力向上施加压力可以缓解疼痛。其他的治疗方法包括热水坐浴、排便、手指插入肛门按摩肌肉或灌肠。这些方法很可能只是帮助患有这种疼痛时间自限的患者度过时间。吸入亚硝酸异戊酯或舌下含服硝酸甘油也曾被使用。Eckardt 等 [46] 对 18 例患有一过性直肠痛的患者进行了一项吸入沙丁胺醇的随机、双盲、安慰剂对照的交叉试验，结果发现吸入沙丁胺醇可缩短剧痛的持续时间。有趣的是，无症状时，患者的肛门静息压、直肠扩张时的肛门弛缓或直肠顺应性没有变化。有人建议经常在夜间发作的患者夜间服用奎宁[40]。麻醉药、镇静药和解痉药都曾被使用[46]。Peleg 和 Shvartzman[47] 描述了一个单次利多卡因静脉输注完全终止疼痛发作的病例。Katsinelos 等[48] 描述了 1 例肛门括约肌注射 A 型肉毒素有效治疗一过性直肠痛病例。Lowenstein 和 Cataldo[49] 报道了 1 例一过性直肠痛外用 0.3% 硝酸甘油软膏有效病例。Sinaki 等[50] 报道地西泮对 40% 的患者有帮助。

一种紧密相关的情况，如果不是同一问题的变体，即所谓的肛提肌综合征。这种综合征的患者会感到直肠钝痛或受压，有时会将这种感觉描述为“坐在球上”或“直肠里有个球”。当患者坐位时疼痛会加剧，站立或躺下时疼痛则消失。诱发因素包括长途乘车、分娩、腰椎间盘手术、直肠的低前切除、腹会阴联合切除、妇科手术和偶尔性行为导致的创伤[51]。这种疾病通常没有病因可寻，很大程度上归因于心理因素。据报道，这种疾病的患病率占美国总人口的 6.6%[52]。

该综合征在女性中更常见，通常出现在 40—60 岁。诊断的依据是肛提肌的压痛和痉挛，通常单侧出现，尤其是左侧。

治疗包括对耻骨直肠肌进行多达 50 次的按摩，并根据患者的耐受程度坚持不懈地进行，每次间隔 3～4 周。温水坐浴和短期审慎使用地西泮也有一定作用。对这些治疗无效的患者，Sohn 等[53] 首次采用电刺激治疗。这种疗法的原理是低频振荡电流施加到肌肉上，会引起肌肉收缩和疲劳，从而打破痉挛周期，治疗是无痛的，也没有已知的副作用。据报道电刺激治疗成功率为 60%～94%[51, 53–55]，复发率很高，在 Billingham 等[55] 的系列研究中，只有 25% 的患者无复发，而通过再治疗可以获得进一步的改善[54]。Hull 等[56] 报道了 52 例患者效果欠佳，50% 接受了少于 4 次、每次 1h 的治疗，33% 的患者接受 4～6 次治疗，17% 接受 6 次以上治疗。77% 的患者在治疗时没有疼痛。88% 的患者平均随访 28 个月，19% 的患者症状缓解，24% 部分缓解，57% 无缓解。治疗完全失败可能主要是由于心理性原因，应进行相应的治疗[51]。Hull 等[56] 报道肛提肌综合征常被误诊为复发性盆腔癌或肛裂，因此避免误诊从而避免不必要和昂贵的诊断性检查，甚至完全不必要的手术，是十分重要的。

Heah 等[57] 评估了生物反馈对 16 例肛提肛综合征患者（9 名男性，7 名女性，平均年龄 50 岁）的疼痛缓解效果。平均疼痛持续时间为 32.5 个月，所有患者都使用测压球囊技术进行了全疗程的生物反馈治疗，平均随访 12.8 个月，由一名独立观察者前瞻性进行疼痛评分。生物反馈治疗后，疼痛评分明显改善（中位数 8vs.2），镇痛需求也显著降低（16 名患者在生物反馈治疗前均需要使用非甾体抗炎药，生物反馈治疗后仅 2 名患者需要使用非甾体抗炎药）。

四、结肠黑变病

结肠黑变病的特征是由黑色素样色素导致的结肠和直肠黏膜的深色改变（图 37–2）。可累及从直肠到回盲瓣的大肠，在回盲瓣会有明显的分界。这种明显的分界也出现在回结肠吻合口（图 37–3）。

黏膜的颜色从黄褐色到黑色不等，可见于阑尾，但不见于末段回肠。在周围黏膜的黑色背景下，腺瘤性息肉和腺癌会因缺乏色素沉着而变得异常明显（图 37–4）[58]。

此外，肉眼未见异常但无色素沉着的黏膜区域最终被证实是腺瘤样增生。目前的数据表明，在结肠黑变病的背景下腺瘤的检出率升高，原因很可能是色素沉着的差异增强了辨识度[59]。黑变病也许肉眼可见，但绝大多数病例仅在显微镜下才被明显观察到。组织学上，黑色素样色素存在于固有层的组织细胞中，并且可见于黏膜下层甚至区域淋巴结中[60]。结肠无炎性改变。Walker 等[61] 报道的电子显微镜研究显示结肠表面上皮细胞的凋亡和上皮内巨噬细胞对凋亡小体的胞吞

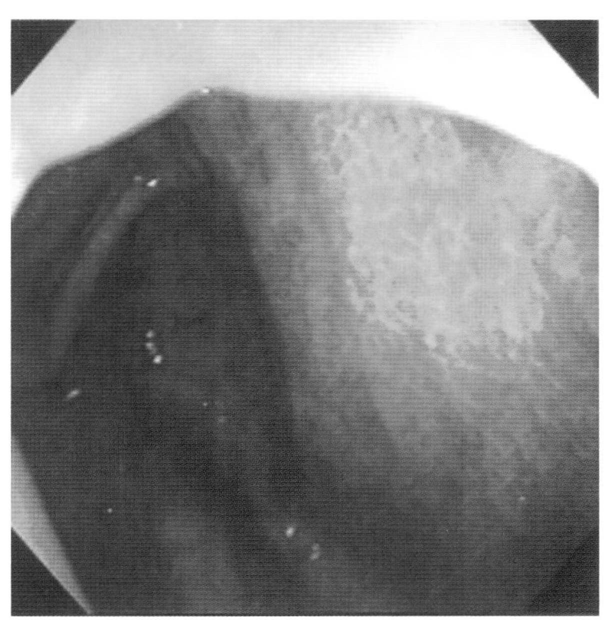

▲ 图 37-2　中重度大肠黑变病的特征性表现

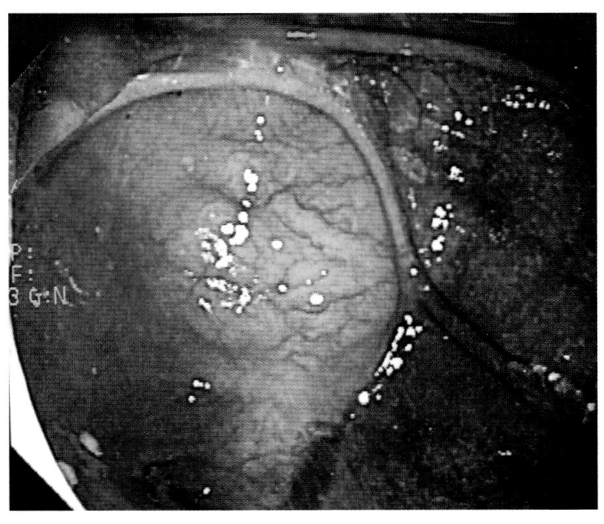

▲ 图 37-3　结肠黑变病在回结肠吻合部的明显分界

作用。巨噬细胞迁移到固有层，凋亡小体在细胞内降解形成脂褐素，成为黑变病的特征性改变。

Ewing 等[62]报道了 1 例因结肠腺癌接受左半结肠切除术的患者，偶然发现其黑变病与长期使用草药缓泻剂番泻叶（Swiss Kriss®，Modern Products，Inc.，Mequon，WI）相关，病变不仅限于结肠黏膜，还发现于结肠黏膜下层和结肠

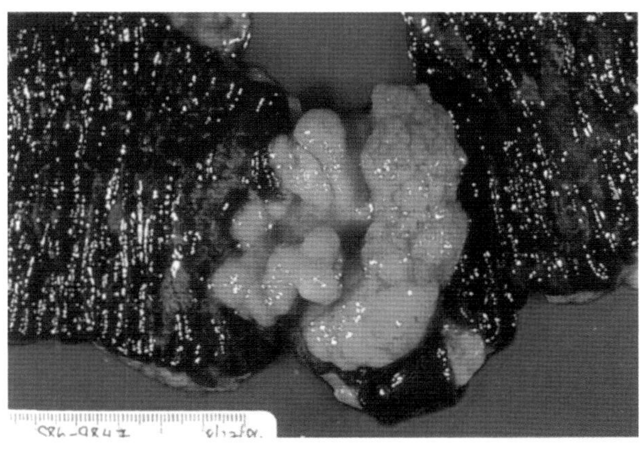

▲ 图 37-4　结肠黑变病患者的结肠癌。注意肿瘤病变缺少色素沉着

旁淋巴结。据他们所知，英语文献中只有其他 4 例患者被发现巨噬细胞中存在相同的色素沉着。使用含蒽醌衍生物（药鼠李皮、芦荟、大黄、番泻叶和欧鼠李皮）的缓泻剂可促进这种色素沉着[58]。

在大多数情况下，患者几乎每日服用缓泻剂并持续 1 年以上。这类独特缓泻剂的活性来自于带有刺激性的蒽或大黄素。色素形成的确切机制尚不清楚，可能是这类缓泻剂的活性成分中含有色素或在结肠内转化为色素，被深部的黏膜细胞吞噬。

Pardi 等[63]报道了 25 例炎性肠病并结肠黑变病的患者，其中 20% 有记录使用过缓泻剂。大多数患者患有溃疡性结肠炎（72%）或克罗恩结肠炎（24%），且炎性肠病的平均病程超过 7 年。这些数据提出了慢性结肠炎导致结肠黑变病的可能性，即使在未使用缓泻剂的情况下。

结肠黑变病的发生率被报道从 1%～5%[58]，在非选择性便秘患者中观察到的发生率为 12%～31%[64]。结肠黑变病可发生于所有种族。在一项 200 例尸体解剖病例的组织学研究中，Koskela 等[65]发现结肠黑变病的患病率为 60%，并随年龄增长而增加：20—54 岁患病率 30%，75 岁以上患病率 71%。黑变病在结肠近端更为常见：升结肠黑变病发生率 49%，乙状

结肠为 18%，直肠为 6%。早期作者认为结肠黑变病发现于老年人，这很可能与缓泻剂的服用时间相关。疾病更倾向于女性，与男性之比在 3∶1～8∶1，这很可能反映了女性更高的便秘发病率及习惯性使用缓泻剂。

Morgenstern 等 [58] 发现，良性和恶性肿瘤及周围正常黏膜不存在带有色素的巨噬细胞。他们推测，肿瘤上皮细胞表达了一些能抑制巨噬细胞聚集功能的物质。目前其与肿瘤的关系仍是未知。

结肠黑变病不会引起任何的已知症状。几乎所有结肠黑变病患者均有便秘并服用缓泻剂。通常，在停用缓泻剂后，色素沉着会在 4～12 个月内消失。

在一项对 2277 名患者进行的结肠镜检查研究中，Nusko 等 [66] 发现，无论是使用缓泻剂的患者还是结肠黑变病患者，结直肠癌的发生率均未显著增加。

随后，Nusko 等 [67] 进行了一项前瞻性病例对照研究，调查使用蒽醌类缓泻剂导致结直肠腺瘤或癌发生的风险。202 例新诊断结直肠癌患者、114 例腺瘤性息肉患者和 238 例曾接受结肠镜检查的患者（对照组），通过标准化面谈评估蒽类制剂的使用情况，并对内镜下可见或显微镜下的结肠黑变病进行了组织病理学检查。结果发现，无论是长期使用蒽醌类缓泻剂，还是宏观或微观下的结肠黑变病，均与结直肠腺瘤或癌的发生风险无关。

结直肠癌与便秘、蒽醌类缓泻剂的使用及结肠黑变病之间的关系是存在争议的。Nascimbeni 等 [68] 研究了乙状结肠癌与便秘、使用蒽醌类缓泻剂和结肠黑变病之间的关系，并分析异常隐窝灶。该研究对 55 例乙状结肠癌患者、41 例憩室病的手术患者及 96 例匹配了年龄与性别的无肠道疾病患者（对照组）进行了便秘史和蒽醌类缓泻剂使用史的问诊。便秘和蒽醌类缓泻剂的使用在乙状结肠癌（分别为 30.9% 和 32.7%）与憩室病（分别为 39% 和 28.6%）患者中相似，但高于对照组（分别为 18.8% 和 8.3%）。结肠黑变病在乙状结肠癌患者中占 38.2%，在憩室病患者中占 39%。本研究证实异常隐窝灶发生率与结肠癌有关，但不支持结直肠癌与便秘、蒽醌类缓泻剂或结肠黑变病之间的因果关系假说。有趣的是，黑变病通常很难与某些黏膜缺血的表现鉴别开来，因此临床医生必须保持高度警惕，并将黑变病的诊断作为鉴别诊断的一部分。

五、深部囊性结肠炎

深部囊性结肠炎（colitis cystica profunda，CCP）是一种良性疾病，其特征在黏膜肌层深处有大小不等的充满黏液的囊肿。重点是与结肠黏液腺癌进行鉴别。深部囊性结肠炎与恶性肿瘤的主要鉴别点在于，尽管腺体位置异常，其组织学形态是正常的。不能识别这种良性病变可能带来不必要的根治性手术，包括肠造口。

（一）年龄和性别

深部囊性结肠炎的发生率和患病率尚不清楚，但这种疾病并不常见。患有这种病的患者以往被认为是女性居多且通常在三四十岁的时候发病 [70, 71]。然而，一篇对全世界文献的回顾发现，其在男性和女性中同样常见 [72]。

（二）病因

深部囊性结肠炎的病因尚不清楚。直肠内脱垂伴有孤立性直肠溃疡的患者常可发现该疾病。一种可能的解释是，这种情况是溃疡愈合阶段黏膜内陷造成的结果。Rutter 和 Riddell[73] 认为，术语“深部囊性结肠炎”应仅用作描述性术语，并应被理解为几种不同病变的少见并发症。溃疡原因可能包括溃疡性结肠炎、细菌性结肠炎、黏膜下淋巴样脓肿消退、射线、异物、结肠黏膜活检、息肉摘除 [74] 和克罗恩病 [75]。

其他人则认为病变是内翻生长的息肉，可能是后天或先天形成的。如果疾病是先天性的，应当在儿科患者中发现较多，但事实并非如此。尽管有人认为 CCP 是先天性的错构瘤形成，大多数研究者认为慢性炎症是其发病的主要因素。

（三）临床特征

孤立性直肠溃疡综合征（solitary rectal ulcer syndrome，SRUS）是一种以直肠内脱垂为特征的相当罕见的临床疾病。直肠的前壁通常是脱垂的顶端，慢性损伤和刺激导致孤立性直肠溃疡形成[77]。有趣的是，仅 40% 的患者为炎性溃疡，20% 是孤立性，其余病变在表现上可有不同，从黏膜充血到广泛的息肉样病变不等。在 CCP 确诊前，便血、黏液便、腹泻、里急后重和疼痛（腹部隐痛或会阴痛）可单独或合并出现数月或数年[71, 72, 74]。其他提示包括直肠疼痛、体重减轻和直肠手术史[76]。受累范围从齿状线至距肛门 15cm，最常见部位累及距肛门 6～7cm 的直肠前壁[71]。直肠检查可发现单个或多个橡胶样质韧结节。息肉样肿物可以是无蒂的、轻度隆起的或带蒂的；可以是单发或多发[72]。息肉多发时可融合，直径可达数厘米。乙状结肠镜检查可发现囊肿表面的黏膜有不规则分布的水肿、充血、肥大和萎缩，偶有浅表性溃疡或中心脐状凹陷或白色“帽”状结构[71, 72]。黏膜一般是完整的，但可能有溃疡，使其表现类似于癌。有报道伴有狭窄和直肠脱垂，或伴有少见的溃疡性结肠炎。文献报道过 1 例少见的完全性肠梗阻病例，是由远侧的溃疡性结肠炎伴直乙交界处炎性肿块引起肠套叠[78]。

（四）病理学

CCP 患者结肠和直肠黏膜下层含黏蛋白的囊肿，可以是局部、节段性或弥散性分布[79]。一项 144 例的病例回顾中，123 例为局限性，21 例为弥漫性分布。大体上看，结节息肉状或斑片状区域被完整的黏膜覆盖，直径 1～3cm。典型病变会有充满黏液的囊性间隙，但在病变早期仅有黏膜下层增厚。

显微镜下，位于黏膜肌层深处的囊肿内排列着正常的柱状上皮，囊内可充满呈微嗜碱性染色的黏液。其上的黏膜层组织学上可不明显，或表现为局灶性溃疡。周围的黏膜下层总是纤维化的，并有轻到中度的混合性炎性浸润[74]。鉴别 CCP 与分化良好的黏液腺癌可能是困难的。Silver 和 Stolar[80] 强调，在癌症患者中可见到多层的具有细胞异型性的囊性黏膜，伴有明显的腺体内乳头形成和出芽，而 CCP 患者囊肿的黏膜表面通常是单细胞层或缺如的（图 37–5）。

囊肿的分布可用于鉴别 CCP 与浅部囊性结肠炎，后者虽有多个微小的黏液囊肿分散在结肠各处，但局限于黏膜，通常与糙皮病相关[74]。

（五）诊断

钡灌肠检查可能显示正常结果，也可能有单个或多个大小不一的放射性充盈缺损或黏膜皱襞纵向增厚[81]。较少病例后续出现不全性肠梗阻。直肠内超声检查可发现直肠黏膜下多个囊肿，囊肿之间有高回声的纤维化区域，没有淋巴结受累或肌层侵犯。在 CT 上，病变表现为黏膜下层的非浸润性病变。在 MRI 上，结节产生的强信号提示囊肿内含有黏蛋白。鉴别诊断包括各种直

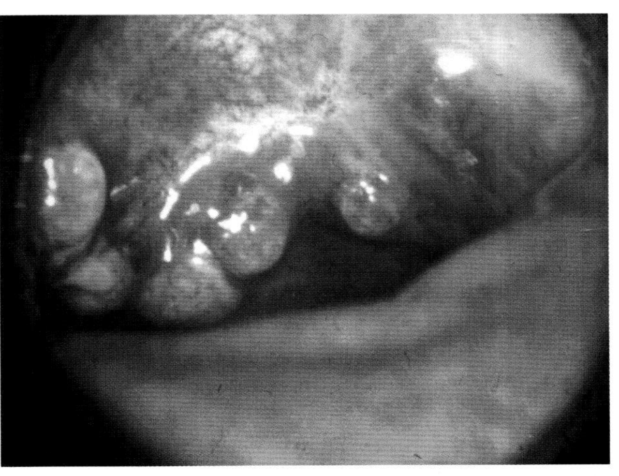

▲ 图 37–5　深部囊性结肠炎的显微下表现（经 American Society of Colon and Rectal Surgeons 许可使用）

肠肿瘤，如腺瘤性息肉、子宫内膜异位症、多发性息肉、脂肪瘤、平滑肌瘤、肉瘤、并发于血吸虫病息肉样炎性肉芽肿、溃疡性结肠炎、克罗恩病、伴有黏膜下出血和水肿的缺血性直肠炎或结肠炎、感染性疾病、药物诱发的结肠炎及最重要的富含黏液的腺癌 [72, 76]。通过充分的活检可以鉴别这些病变。

腔内超声可用于评估这些病变，明确有无潜在的恶变，这些区域表现为低回声，且伴有黏膜层和黏膜下层的海绵状改变 [83]。

CCP 确诊前，患者可能接受多次钡灌肠检查、乙状结肠镜检查和直肠息肉切除。结肠镜检查有助于诊断累及结肠的 CCP。确诊依据是该疾病的典型组织学表现及无恶性肿瘤的组织学特征 [72]。

（六）治疗

对于深部囊性结肠炎，应先尝试保守治疗。Valenzuela 等 [82] 报道，通过对患者进行排便习惯的重新教育，避免排便用力过度，辅以高纤维饮食和容积性缓泻剂的使用，可以在 6～18 个月内缓解病变，此外生物反馈也有一定帮助。糖皮质激素灌肠已被用于治疗该疾病，但手术一般是治疗首选。对于伴有直肠脱垂的患者，应实施纠正直肠脱垂的手术。除非出现了严重的直肠脱垂或难治性症状，应避免局部切除，并考虑进行肠管切除术和（或）直肠固定术。对于十分罕见的与溃疡性结肠炎有关的弥散性受累，应根据受累范围进行更广泛的切除。转流性结肠造口也曾有报道 [79]。

六、会阴下降综合征

会阴下降是在进行 Valsalva 动作时的正常解剖表现。肛管直肠交界处会下降至会阴体以下，并正常返回。如果下降超过 3.5cm，则视为异常 [84]。对直肠脱垂患者的异常生理研究发现，排便过度用力会引起会阴下降。反复的用力和拉伸会削弱盆底肌肉，并导致会阴下降，这种情况称为会阴下降综合征 [85]。

（一）发病机制和症状

会阴下降综合征（descending perineum syndrome，DPS）为由盆底无力引起的排便障碍。是用力排便与便秘循环形成的结果，盆底无力数

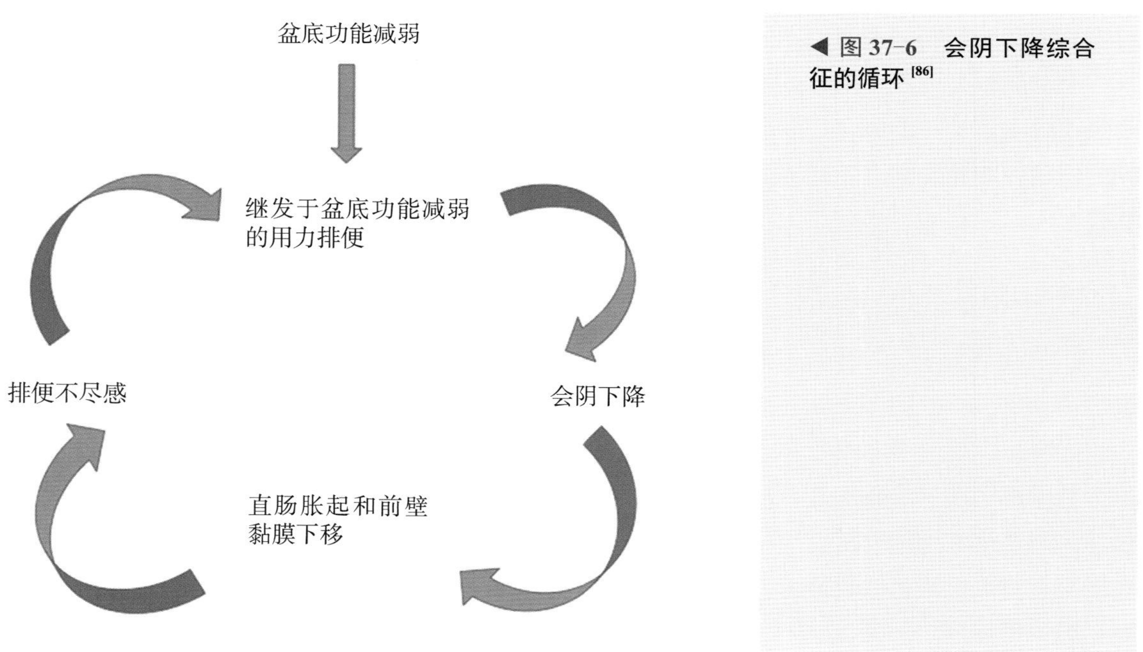

◀ 图 37-6　会阴下降综合征的循环 [86]

周可形成会阴下降（图 37–6）。用力排便会导致直肠胀起，前壁向下突入肛管，带来排便不尽感，引起进一步用力排便，加重重复循环。由于长期用力排便，阴部神经会拉伸超过正常长度的 20%～30%，导致继发神经病变。研究显示阴部神经末梢运动潜伏期（pudendal nerve terminal motor latency，PNTML）的增加与会阴下降程度呈线性关系，然而这些发现并没有得到一致的肯定[86]。

用力增大腹压可明显抑制盆底肌张力，如果多年一直用力排便，排便后反射将大大降低。结果是用力排便过程中，粪便排出后直肠前壁黏膜也会跟着脱出；为了将其排出又会进一步用力。患者通常会形容觉得盆腔内有一块石头或一个球。严重的患者，脱垂的直肠前壁黏膜会变得很大，堵塞肛管上端，导致患者有一种肛门堵塞的感觉，即使用力也难以排便。患者通常会描述直肠部分排空后会有阻塞感，这种感觉无法克服，除非停止用力。事实上，部分患者因为明显的肛门阻塞，会将手指伸入肛管缓解阻塞并继续排便。如果反复用力并延长用力时间，直肠前壁黏膜最终会突出。长期排便用力可导致黏膜脱垂，继而引起排黏液、出血和瘙痒。部分患者还可能会出现尿失禁。

在 Harewood 等的临床回顾性研究中[87]，39 例患者（38 例女性，1 例男性）平均年龄 53 岁，表现为便秘（97%）、直肠排空不完全（92%）、过度用力（97%）、手指辅助排便（38%）和大便失禁（15%）。相关的特征包括女性（96%）、多胎经阴道分娩史（55%）、子宫切除术史及膀胱膨出 / 直肠膨出修补术史（74%）。

（二）体征

正常人的肛缘刚好位于尾骨和耻骨联合连线下方。会阴下降综合征患者的肛管正常位于连线下方几厘米处，或在用力排便时迅速下降 3～4cm。指检提示肌张力缺乏，最特征性的改变出现在患者用力增大腹压时，耻骨直肠肌迅速下降，不再能感觉到它是构成肛管直肠环的独立条状物。Henry 等[88]指出，会阴下降综合征可简单地定义为，用力排便时会阴平面超出坐骨结节平面。在乙状结肠镜检查时如果患者做用力排便动作，直肠前壁会向下膨出至肠镜旁，并随肠镜退出，患者的直肠前壁黏膜可见孤立性溃疡[73]。

（三）检查

1. 直肠测压

伴有会阴下降综合征但控便正常的患者，括约肌压力正常；而伴有会阴下降和类似阻塞症状的大便失禁患者，压力低于正常[89]。因此，阻塞性症状显然与肛管张力无关。直肠抑制反射在控便和失禁患者中都异常敏感[89]。Harewood 等[87]报道，肛门括约肌静息压为 54 ± 26mmHg，收缩压为 96 ± 35mmHg；在 27% 的患者中，从直肠排出 50ml 的球囊需要多用 200g 以上的力。

2. 影像学检查

正常控便和失禁患者均可发生会阴下降。诊断取决于排粪造影及其与临床症状的相关性。排便受阻的患者可具有正常的或成钝角的肛直角[89]。会阴下降综合征患者的排粪造影通常显示，静息位肛管下降超过 3.5cm，位于坐骨结节平面以下[90]。Harewood 等[87]通过排粪造影发现会阴下降为 4.4 ± 1cm（通常＜ 4cm）。排便造影、排便时肛直角改变及会阴下降分别在 23%、57% 和 78% 的患者中为异常。检查中最常见的异常是会阴下降少于 4cm；直肠球囊排出作为筛查方法对会阴下降综合征并不敏感。

（四）治疗

治疗主要目的是通过消除排便时用力避免进一步损伤。由缓泻剂、栓剂和生物反馈中的灌肠组成的保守治疗是主要的初期治疗策略。通过补充纤维改善大便形状可能有用，尽管疾病后期较大的粪便团块可能加重问题。缓泻剂的作用可能有限，因为多数患者的大便长期呈液状，而液状粪便合并括约肌松弛会导致内裤被沾污和偶尔的部分失禁。通常，促进直肠排空最有效的方法是甘油或双醋可啶的刺激性栓剂。每日栓剂塞肛并指导患者停止用力排便。应向患者解释这些排不尽感的原因，并告知患者一旦排出粪便，就应该忽略所有其他便意。肌肉无力可以通过括约肌锻炼得到部分纠正，但可能要过好几个星期才能显效。生物反馈的作用各异，成功率为 30%～50%。一些数据显示，会阴下降程度轻的女性对这种治疗的反应更好 [86]。Harewood 等 [87] 报道了 17 名接受盆底再锻炼的患者，中位随访时间 2 年（范围 1～6 年），12 名患者仍有便秘或排便用力，其会阴下降的程度比治疗有效的患者严重。盆底再锻炼不是治疗这种慢性直肠排空障碍的最好方法；会阴下降严重的程度是盆底训练有效性的预测指标。

对于痔核大的患者，有效扩大痔切除术以去除多余的直肠下段黏膜可有获益，但效果多不能持久 [89]。

严重会阴肌肉无力导致肛门失禁时，可采用 Parks 提出的肛门后修补术 [88, 91]。目的是提高盆底水平，减小肛直角。手术不是治疗的终点，因为重要的是患者排便时避免用力，以免牵拉修补部位。其他手术包括改良经腹骶骨阴道固定术、肛提肌缝合术及经肛吻合器手术；然而，尚无共识表明外科治疗是该综合征的有效选择 [86]。

七、结肠壁内积气

“结肠壁内积气”（pneumatosis coli，PC）一词是指局限在结肠的肠壁内气囊肿（pneumatosis cystoides intestinalis，PCI）或肠壁内积气（pneumatosis intestinalis，PI）。这种罕见疾病的特征是肠壁黏膜下层或浆膜下层的囊性积气。发病多在 40—50 岁 [92]。据报道，男女比例为 3.5：1～1：1[92–94]。这种疾病可见于肠道的所有部位，但最常见于小肠。在一组病例系列报道中，36% 患者有结肠受累 [92]，整段结肠直肠或部分大肠（左侧较右侧常见）都可以受累。结肠壁内积气可以是原发性（特发性）或继发性。继发性更为常见，根据病因进一步细分为良性和危及生命性。危及生命的结肠壁内积气可由肠梗阻、肠扭转、中性粒细胞缺乏性结肠炎和肠缺血引起。良性病因包括肺部疾病，如哮喘、慢性阻塞性肺病及使用皮质类固醇和化疗药物。

（一）病因

该病的病因尚不清楚，但最常见的 3 个假说是机械性、肺源性和细菌学说 [95]。其他提出的假说包括生化、肿瘤和营养学说，几乎没有支持性论据。

1. 机械性学说

有人认为，胃肠腔内气体在梗阻的异常压力下穿过黏膜缺损，进入黏膜下淋巴管，并在黏膜下层通过肠蠕动向远处分布 [93]。Marshak 等 [96] 报道乙状结肠镜检查后未经活检的降结肠壁内积气，他们认为肠内使用器械可能造成黏膜缺损，导致局部气肿。其他作者也报道了结肠壁内积气出现于溃疡后，如十二指肠溃疡穿孔、空肠憩室穿孔、结肠镜检查、肠吻合和空肠回肠旁路手术后等 [97–99]。Smith 和 Welter[100] 报道 45% 的患者有黏膜溃疡或坏死，而 Koss[93] 等报道没有发现明显的黏膜病变。

2. 肺源性学说

Keyting 等 [99] 报道肠壁内积气与慢性肺部疾病有关。他们推测严重的咳嗽会导致肺泡破裂和纵隔气肿，然后气体向下游离进入腹膜后腔隙，并沿血管周围间隙扩散至肠壁，最后积聚在浆膜下层的位置。肺部人为充气能够引发空气的游离。哮喘和肺纤维化也与肠壁内气囊肿相关。但囊内气体的氢气含量并不支持肺源性学说，因为这种气体不会在肺泡中大量存在。

3. 细菌学说

该理论认为胃肠道细菌是肠壁气体的来源。肺部疾病患者的典型气体位置为浆膜下层，而继发于胃肠道疾病的气肿则呈线状分布并位于黏膜下层。向豚鼠肠壁注射大肠埃希菌、产气杆菌和魏氏梭菌的混合物诱发了肠壁内气囊肿[101]。Yale 和 Balish[102] 通过在无菌大鼠的腹腔内接种纯化培养的产气荚膜梭菌或第三梭菌，轻易诱发了肠壁内气囊肿。而用另外 8 种梭状芽孢杆菌对无菌动物进行类似接种却不会导致肠壁内气囊肿。因此，作者认为至少细菌学说在某些肠壁内气囊肿形成中是确立的，治疗应以控制潜在的梭状芽孢杆菌感染为目标。由于氢气是细菌的代谢产物，气囊中的高浓度氢气提示有细菌来源[103]。

（二）伴发疾病情况

约 15% 的肠壁内气囊肿病例没有其他伴发疾病，被认为是原发性。85% 的病例有伴发疾病，被认为是继发的。Yale[104] 列出了大量与肠壁内气囊肿相关的伴发疾病情况。肺部疾病包括慢性肺病、肺气肿和纵隔气肿。更经常与胃肠道疾病相关，最常见的是消化性溃疡、胃肠道癌症和幽门狭窄。Galandiuk 和 Fazio[105] 报道以下相关疾病：坏死性肠炎、假膜性肠炎、憩室炎、肠绞窄、阑尾炎、胆结石、肠扭转、克罗恩病、溃疡性结肠炎、食管狭窄、结核性肠炎、硬皮病、钝性部创伤、膈疝和空肠回肠短路。有报道肠壁内气囊肿与肝肾移植同时发生，并在使用乳果糖、类固醇和化疗时出现[106]。Samson 和 Brown[107] 报道与艾滋病相关隐孢子虫病伴随，并认为感染可能与积气的发病机制有关而非偶然，因为积气在治疗隐孢子虫病后缓解，特征性地出现在右半结肠。结肠镜息肉切除与肠壁内气囊肿相关[108]。肠壁内气囊肿曾被报道发生于穿刺式空肠造瘘术[109, 110]。还与皮肌炎[111]、服用乳果糖[112]、乳糜泻[113]、多发性肌炎[114]、艰难梭菌假膜性结肠炎[115]及既往肠吻合史[116]相关。

（三）临床特征

1. 症状和体征

肠壁气肿的症状和预后通常取决于相关的原发性疾病。肠壁内囊肿通常没有特征临床表现，即使有症状也是非特异的。临床表现不一，经常没有任何症状，严重者可出现不全性肠梗阻。反复腹泻、腹泻便秘交替、单纯便秘、黑便和肠胀气是常见的症状。患者还可能有黏液便、下腹阵痛、大便失禁、大便偶伴少量鲜血、便急、吸收不良或体重减轻症状[105]。

肠壁内气囊肿的并发症发生率约为 3%，包括肠扭转、气腹、肠梗阻、肠套叠、张力性气腹、出血和肠穿孔[105]。

医生查体时可偶尔触及腹部包块。直肠检查可发现直肠囊肿，病史可从几个月到几年不等[93]。

成年人的临床表现通常比较温和，但在儿童中，肠壁内气肿经常与坏死性肠炎相关，此时常有暴发性表现和高死亡率[105, 117]。Lee 等[118] 回顾癌症相关的肠壁内气肿发现，结肠癌患者 68% 气肿表现为良性，32% 为严重壁内气肿。当良性表现的积气局限于结肠时，右半结肠部位最常见。

2. 影像学

腹部 X 线片显示沿着肠道轮廓和肠系膜区域有簇状透亮影，应怀疑有气肿，这些簇状影更常见于乙状结肠系膜，并且在不同的摄片角度会改变位置，无临床穿孔综合征的患者出现气腹时应考虑该疾病，这些几乎是该病的特异表现。正确诊断可以避免不必要的手术。胸片发现气肿位于结肠脾曲或肝曲，也可做出诊断。在肝脏和右膈顶之间的多个透明气泡称为 Moreau–Chilaiditi 征，存在于 15% 的小肠壁内气肿患者中[92]。腹膜后气体可存在于双侧膈下，无论采取何种摄片角度均不移位，也无特定症状。门静脉气体通常是不祥征兆，经常提示缺血的肠管，但在成人中也可能是一种与肠壁内气囊肿相关的良性情况[116]。钡灌肠检查会显示肠壁有大的息肉样充盈缺损，或随着肠管的扩张或收缩而改变形状的光滑的充盈缺损[96]。有时钡剂甚至能使囊肿消失，除了排便后摄片显示黏膜肿胀外，几乎看不到囊肿，此时提示溃疡性结肠炎。气体也可明显见于肠管边缘的线状透明带（图 37–7）。空气条带可将肠襻分离，而且气体可见于门静脉和肠系膜静脉[105]。超

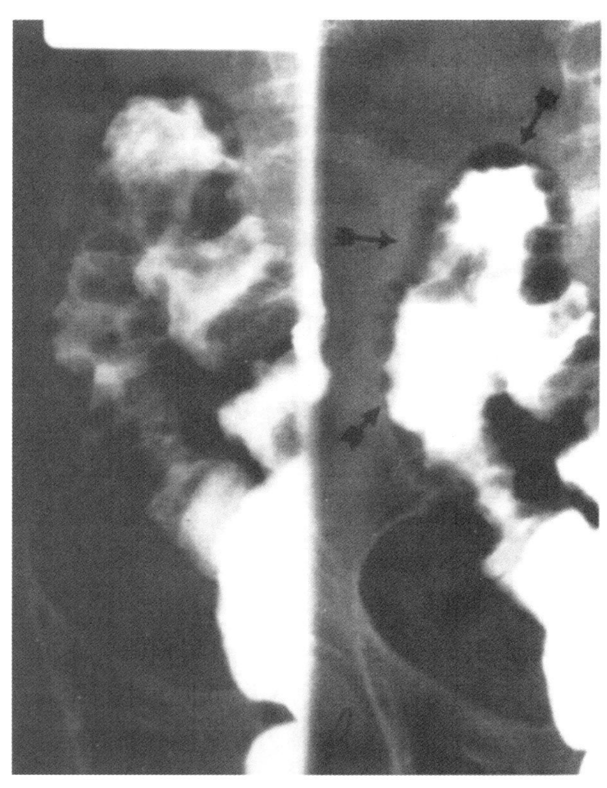

▲ 图 37-7　结肠壁内气囊肿的影像学表现。注意沿肠管边缘分布的特征性透光带

声显示增厚的结肠壁有多个固定的线状或斑点状高回声。

CT 扫描曾被报道有助于诊断肠壁内气肿，并与其他疾病如腹腔脓肿、肠系膜、胆道积气或肠梗阻相鉴别[120]。超声内镜已被用于诊断结肠壁内气肿[121]。MRI 的敏感性和特异性低于 CT。统计学上，与预后差的结肠壁内气肿相关的 CT 征象包括肠系膜静脉积气、肠壁增厚、腹水和肠系膜水肿。临床情况稳定患者的孤立性气腹与预后差的结肠壁内气肿无关[117]。

3. 病理学

气肿的大小从几毫米到几厘米，它们可以单独或成簇出现。显然，这些囊肿并不与肠腔或相互之间相通。

Day 等[122]描述了肠壁内气肿手术标本的特征性大体表现，即大量黏膜下囊肿，黏膜表面呈粗糙的鹅卵石样，囊肿顶部可见黏膜内出血。囊肿还会从浆膜面突出。气体似乎处于受压的状态，因为在乙状结肠镜或新鲜手术标本中，囊肿破裂会发出爆裂声。结肠壁内气肿多见黏膜下，小肠常见于浆膜下。

直肠活检有独特表现[122]。紧贴黏膜肌层下方的黏膜下层囊性空隙内排列着大的巨噬细胞，有些可为含有大量嗜碱性胞质的多核巨细胞（图 37–8）。囊肿之间通常是多叶性的结缔组织，几乎没有炎症表现。上方被覆的黏膜变薄，偶尔有小的出血，其表现容易与淋巴管瘤和脂肪肉芽肿相混淆。淋巴管瘤没有巨噬细胞浸润，淋巴间隙表面排列着扁平的内皮细胞，不伴任何间质性炎症。脂肪肉芽肿有巨噬细胞反应，但同时存在脂肪充填的间隙及其周围的显著炎症和纤维化。

4. 诊断

极少情况下可以触及结肠。直肠检查可扪及气肿，乙状结肠镜检查提示囊肿簇突入肠腔。简易的腹部 X 线片显示出非常明显的结肠壁内气肿表现。在较多的近端肠道受累时，结肠镜检查会发现突入肠壁的无蒂息肉样囊肿（图 37–9）。

当怀疑诊断，如与家族性腺瘤性息肉病的鉴别诊断时[123]，钡灌肠检查可用于确诊。

钡灌肠检查可用于鉴别的诊断包括家族性腺瘤性息肉病。其他可导致肠穿孔表现为气肿的病

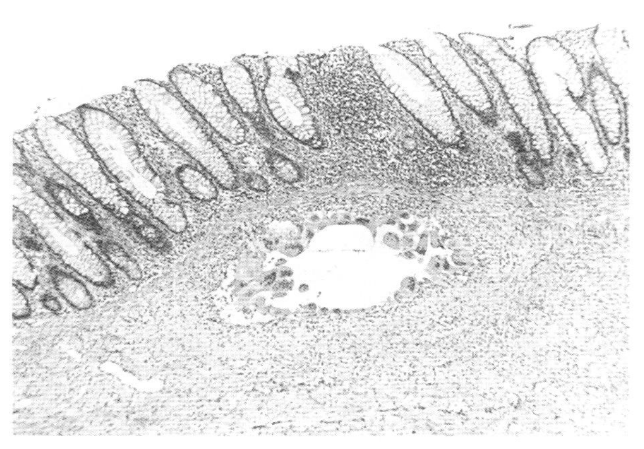

▲ 图 37-8　位于黏膜肌层正下方的黏膜下囊性空隙内，排列着大量的巨噬细胞，部分巨噬细胞为多核并含有大量嗜碱性胞质

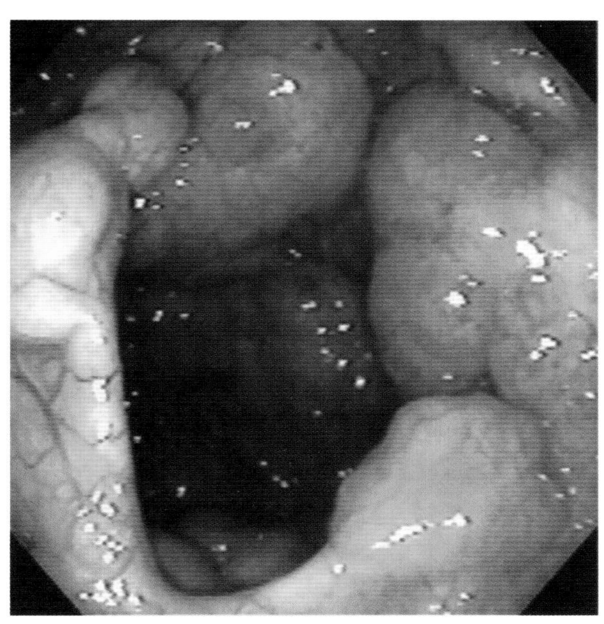

▲ 图 37-9　结肠壁内气囊肿的结肠镜表现为多个大小不等的突起性囊性病变（图片由 Carol-Ann Vasilevsky，MD. 提供）

因也应考虑。直肠出血提示癌的可能。在有腹痛症状的患者中，该病可能会被误诊为阑尾炎。弥散性气肿通常可分布在所有组织空隙。其他疾病还包括肠源性肠囊肿、肺气肿性胃炎、淋巴管瘤和硬化性脂肪肉芽肿病。

应对患者进行详细的乙状结肠镜检查、影像学检查和活检以避免误诊，从而避免不必要的手术。

（四）治疗

无症状的肠壁内气肿不需要任何治疗，部分患者会出现自发性缓解 [124]。以往对有症状的患者才需进行外科治疗。结肠壁内气肿与息肉病及其他肿瘤性疾病的鉴别诊断问题使 Calne 更倾向于手术 [123]。然而，诊断方法的进步已使得治疗更加精准。

经影像学确诊（肠壁特征性气肿和腹膜内游离气体）的无症状肠壁内气肿的患者，适合进行非手术治疗 [125]。如果没有急腹症或需要急诊剖腹探查的异常发现，支持治疗已经足够。仅有腹腔游离气体的肠壁内气肿并不意味着必须进行剖腹探查术。

对继发性气肿的治疗应针对潜在的疾病进程，如系统性红斑狼疮（SLE）患者在接受高剂量类固醇、静脉推注环磷酰胺和奥曲肽治疗后，肠壁内气肿的问题也会得到解决 [126]。对于继发于因血液或肿瘤疾病所用细胞毒或免疫抑制治疗的肠壁内气肿患者，建议使用广谱抗生素，必要时给予肠外营养治疗，直至患者从骨髓抑制中恢复。对于肠壁内积气并发 AIDS 相关感染的患者 [隐孢子虫病、巨细胞病毒（CMV）和弓形虫病]，Gelman 和 Brandt 提倡保守治疗 [127]。

1973 年，Forgacs 等 [94] 提出了一种既简单又有效的治疗方法。该治疗包括用面罩给氧数天。该治疗的原理基于囊肿与周围组织之间的气体交换理论。作者预测，如果患者长时间呼吸含有高浓度氧气的混合气体，降低静脉血中的总气压，气肿可能会缩小。随后，其他人也报道了成功的治疗案例 [105, 128–134]。

充气的囊肿在肠壁内持续存在，这种反常的现象意味着气体补充的速度等于或超过吸收的速度。由于从未证实过囊肿与肠腔直接连通，因此推测气体会通过扩散进入囊肿。从肠内气体扩散到囊肿及从囊肿扩散到毛细血管的速率取决于每个隔室中的气体分压和气体在组织液中的溶解度，以及分隔它们的组织所拥有的扩散面积大小。治疗的目的是改变囊肿内气体扩散进出之间的平衡，使之有利于吸收。通过吸氧降低静脉血中总气压，增加囊肿与周围组织之间的压力梯度，从而实现这一目标。研究人员描述了不同含量的囊内气体成分，氧气含量 2.5%～16%，氮气含量 80%～90%，二氧化碳含量 0.3%～7.5%[118]。据报道，氢气含量 2%～50%，而正常肠道气体的氢气含量为 14%[135]。吸入 100% 的氧气可析出肺部和组织中的氮气，只留下氧气和二氧化碳在动脉血中。组织会代谢大多数氧气，因此毛细血管静脉末梢的气体总压力会降到 100mmHg 以下，而囊中混合气体等于或高于大气压。决定囊内气体去除速度的压力梯度因此增大了几倍。该方法已被用于加速气胸时气体的再吸收、减轻术后腹胀，以及防止飞行员在高海拔飞行时的腹痛。

2 周的要素饮食治疗也能使囊肿萎缩和症状消失 [133]，这种治疗的原理是减少细菌产生氢气。恢复常规饮食后，经常可见到复发。据报道，8 周疗程的甲硝唑疗法是一种可替代高压氧疗法的简便易行的门诊治疗方法，目前尚未确定合适的剂量。250～500mg，每天 3 次，持续数月 [126]，被证明可成功地消除肠壁内气囊肿的症状和影像学特征，另外还可避免住院和潜在氧中毒 [131, 136, 137]。

当肠壁内气囊肿患者出现相关的肠坏死或脓毒症，或并发肠扭转、肠梗阻或严重的直肠出血时，应进行手术。1 例罕见广泛累及结直肠的结肠壁内气肿患者，对氧疗及甲硝唑治疗无效，经全结直肠切除术后被成功治愈 [137]。治疗梗阻性结肠壁内气肿可通过结肠镜囊肿破壁或囊壁穿刺，向内注入 1～2ml 的乙氧硬化醇（1%）进行硬化治疗 [138]。单独在结肠镜下用针头进行放气也曾被使用 [60]。

Gagliardi 等 [139] 回顾在 30 年间治疗的 25 例病例情况，其中用止泻药和抗炎药治疗 14 例，9 例（64%）得到了改善。氧疗使 9 例患者的症状都得到了缓解，但复发率很高（78%），进一步的治疗使 5 名患者的病情得到了持续的缓解，2 名患者接受了结肠切除术。

八、化脓性汗腺炎

化脓性汗腺炎，也称为 Verneuil 病，是一种皮肤顶泌腺的急性或慢性感染。慢性状态时，表现为皮肤和皮下组织的无痛性炎性疾病，特征是脓肿和窦道形成。病变可位于任何有顶泌汗腺的部位，如颈背、腋窝、乳腺、腹股沟、生殖器、肛周、头皮和脐周区域 [140]。

（一）临床表现

化脓性汗腺炎是一种以皮肤顶泌腺慢性感染为特征的疾病。因为顶泌腺在青春期时才被激活，是一种成年人疾病 [141]。最常发生在三四十岁，男性和女性都会受影响 [140, 142]，但是大多数作者报道肛周病变在男性中更为普遍 [140, 143–147]。在黑人比其他种族更常见 [140, 142]。受影响的个体往往是脂溢性皮肤，通常超重，而且汗量大。

化脓性汗腺炎可伴有许多其他疾病，包括寻常痤疮、糖尿病、高胆固醇血症、基础代谢率低、间质性角膜炎、贫血和特应性反应 [148]。除此以外，还包括不良的个人卫生习惯、紧身衣引起的刺激、贴皮剃毛、肥胖皮肤、出汗过多和库欣综合征 [142]。在一些病例中，70% 为吸烟者 [147]。此外，患者的感染可能同时出现在身体多个部位。

（二）病因

慢性毛囊阻塞导致顶泌腺的继发性炎症可能是该病的原因 [149]。整个滤泡毛囊皮脂腺单位（follicular pilosebaceous unit，FPSU）的终末功能障碍会导致毛囊破裂及顶部和腺体继发细菌感染。早期表现为粉刺和压痛性皮下结节，进一步慢性和进行性进展，结节融合、破裂并排出脓性黏液，继而形成慢性浅表性窦道和瘢痕 [149]。

吸烟和肥胖与该疾病相关，相反地，减肥与疾病缓解相关 [150]。König 等 [151] 进行了配对病例对照试验，以评估吸烟习惯对化脓性汗腺炎的影响，63 名受试者（27 名男性，36 名女性），88.9% 为现行吸烟者，4.8% 已戒烟，只有 6.4% 的受试者从未吸烟。

对照组的吸烟率为 46%。化脓性汗腺炎患者中吸烟者的比例明显更高（OR=9.4）。德国的吸烟率为 26.7%。73% 的患者没有化脓性汗腺炎的家族史，而 27% 的患者报告一级亲属至少一个感染。从该疾病患者的异常高的吸烟比例，可以推断吸烟是化脓性汗腺炎的一个主要触发因素。

（三）细菌学

Adams 和 Haisten[152] 报道了常发现的微生物包括金黄色葡萄球菌、草绿色链球菌和大肠杆菌。Thornton 和 Abcarian[140] 报道的 104 例化脓性汗腺炎患者的培养结果，无细菌生长为 48%，表皮葡萄球菌为 44%，大肠杆菌为 19%，α- 链球菌为 15%，其他菌群为 20%。还发现了变形杆菌属和类白喉杆菌 [143]。尚不确定沙眼衣原体与该病之间的联系是直接病因还是诱因 [153]。

（四）诊断

临床上，化脓性汗腺炎的诊断可以根据上述临床特征得出。化脓性汗腺炎的关键特征之一是多发窦道（图 37–10 和图 37–11）。通过病理诊断比较困难，因为顶泌腺已被脓肿破坏。该病可与肛瘘、肛周皮肤克罗恩病、疖和藏毛病相混淆。化脓性汗腺炎的瘘管走向与肛瘘的一个重要鉴别点是，前者不与括约肌间平面相通。化脓性汗腺炎的走行局限在内括约肌表面，与齿状线无关。缺乏胃肠道症状、正常的乙状结肠镜表现和阴性的造影剂试验可有助于排除克罗恩病。化脓性汗腺炎的脓肿缺少疖的坏死栓或“核心”，若在尾骨中线区域无凹点，可排除藏毛病。

（五）临床病程和相关疾病

与化脓性汗腺炎相关的关节炎很少见，最常见的是累及周围关节 [154, 155]。中轴骨受累较少，而且通常无症状。有报道称化脓性汗腺炎与克罗恩病有关 [156, 157]。化脓性汗腺炎和克罗恩病并存时可从三方面影响患者的治疗 [157]。化脓性汗腺炎患者可被误诊为克罗恩病，导致未能接受合适的手术治疗，或接受了不合适的治疗。相反，克罗恩病患者也可被诊断为化脓性汗腺炎，尽管两者不太可能并存，因为肛周或会阴克罗恩病通常伴有结直肠受累。这种误诊会导致更激进的、不明智的手术。最后，化脓性汗腺炎可影响克罗恩病患者的病程，如直肠切除后引起持续的会阴皮肤感染。尽管克罗恩病一般首选保守治疗，但起自化脓性汗腺炎的感染有必要采取更激进的治疗。

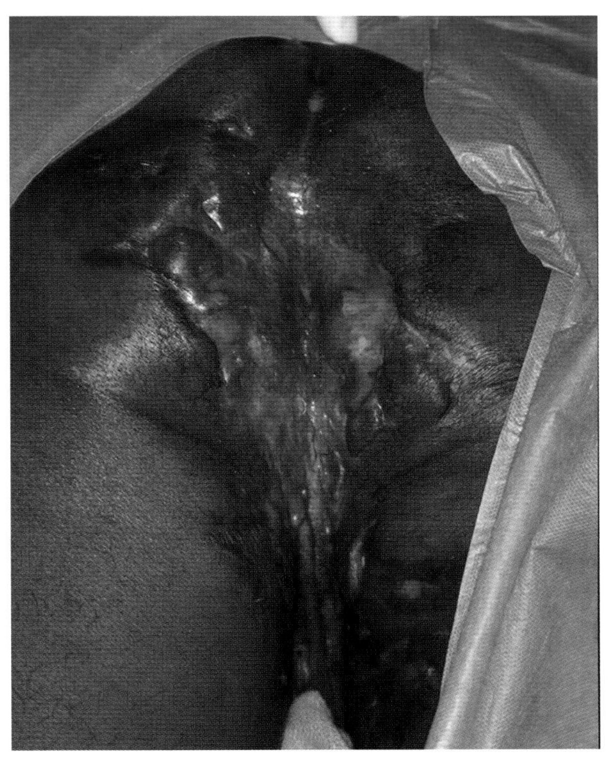

▲ 图 37–10　严重的肛周和会阴部化脓性汗腺炎

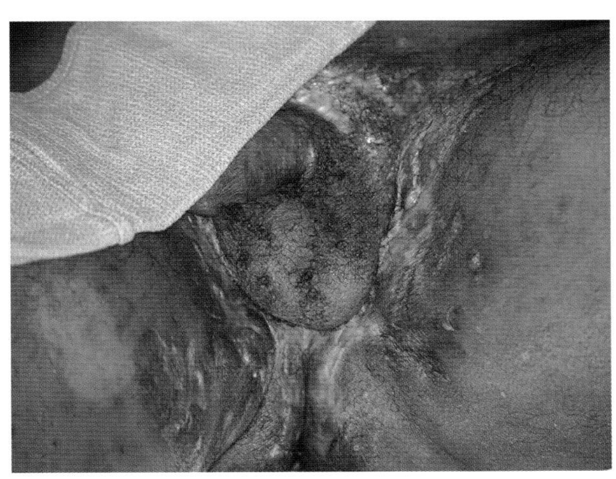

▲ 图 37–11　局部广泛切除肛周及会阴部化脓性汗腺炎，部分缝合腹股沟阴囊皮肤（图片由 Nancy Morin，MD. 提供）

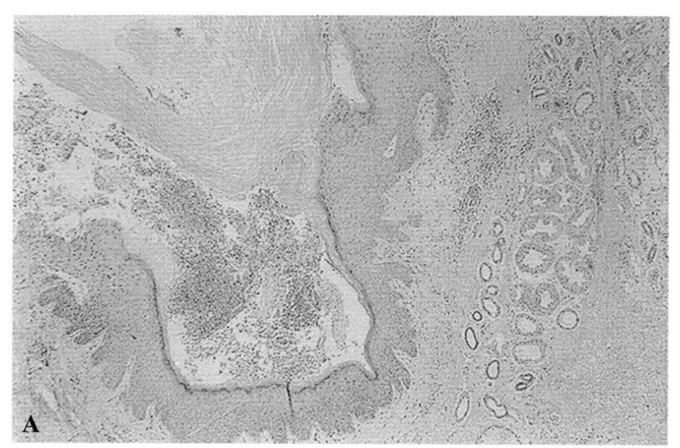

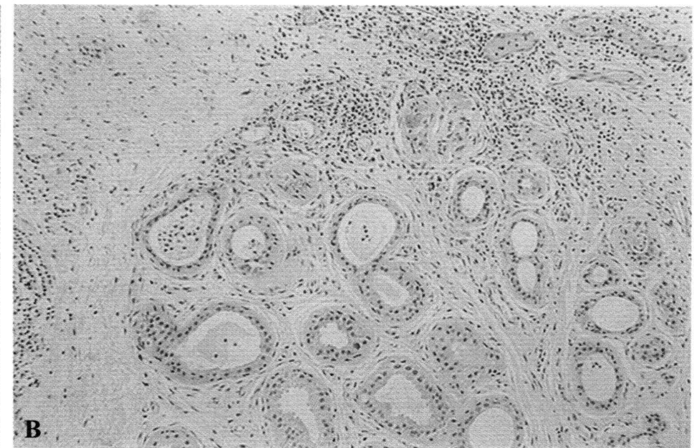

▲ 图 37-12 **A.** 扩张的毛囊孔内角蛋白和炎性渗出物混合的栓子，注意扩张的顶泌腺（嗜酸性染色）和深染的立方细胞排列在外分泌腺内；**B.** 高倍镜显示扩张的管腔，提示毛囊阻塞和扩张的窦管，部分会充满炎性渗出物，可见细胞壁变形和开口周围的炎症（图片由 H. Srolovitz，MD. 提供）

（六）病理学

慢性炎症疾病影响皮肤和皮下组织。患处皮肤呈红白色斑点状外观、增厚且水肿，伴有水样脓液从窦道的多个开口排出。该病慢性迁延的性质导致溃疡和瘢痕形成。病变可以局限，也可以大范围累及肛周皮肤并延伸至臀部。切除标本的显微镜下检查可发现由浆细胞、淋巴细胞及偶尔出现的异型巨细胞组成的炎性渗出，伴有窦道形成（图 37-12）。窦道被覆皮肤表面向下生长的鳞状上皮 [122]。病程长期病例有发现鳞状细胞癌 [140, 152, 158-161]。

Pérez-Diaz 等 [142] 通过文献回顾发现了 26 例化脓性汗腺炎相关的鳞状细胞癌病患者。患者确诊时平均年龄 47 岁，男性占多数（77%），癌前平均病程为 20 年。广泛的局部切除术是最常见的治疗方法，也有部分患者接受了经腹会阴切除，部分患者接受了放疗。1 年无病生存率为 31%。Cosman 等 [162] 描述了第 2 例发现的疣状癌，起源于非免疫抑制的男性的肛缘化脓性汗腺炎。肛门和生殖器化脓性汗腺炎能引发鳞状和疣状癌，支持了对其进行早期和完全切除的主张 [162, 163]。

（七）治疗

初始可用温水浴和清洁剂来保持卫生。根据培养结果全身和局部使用抗生素 [164, 165]。Jemec 和 Wendelboe[166] 通过双盲、随机的对照试验中比较了局部使用克林霉素和全身使用四环素治疗的 46 例 1 或 2 期化脓性汗腺炎患者，在 2 种治疗之间未发现明显差异。如果患者在口服避孕药时出现症状，则可停止用药或改用具有更多雌激素属性的替代药物 [142]。Mortimer 等 [167] 认为化脓性汗腺炎是一种雄性激素过度表达导致的皮肤表现，并提出用环丙氯地黄体酮治疗早期病变。也有报道使用类固醇减少炎症和雄激素的产生，并使用醋酸亮丙瑞林减少雄激素的产生 [164]。

Sullivan 等 [168] 报道，输注英夫利昔单抗治疗风湿性关节炎和牛皮癣后，化脓性汗腺炎患者的自我疾病活动评分显著降低。这与医生观察到的临床改善有关，他们认为英夫利昔单抗是一种有前景的治疗化脓性汗腺炎的药物。

化脓性汗腺炎急性期的外科治疗手段是切开局部脓肿并引流。无论是急性期还是慢性期，抗生素都不被认为是有效的疗法 [140]。慢性阶段的手术方式包括：①广泛切除并敞开伤口，待肉芽组织上皮化；②病变切除，并一期缝合[148]；③病变切除，刃厚皮片移植[141, 147, 169]；④病变切除，带蒂皮瓣缝合[165, 170]。每种手术的用途，取决于病变的位置和范围。轻度慢性病例，可以考虑该区域去顶术[144, 158]；但大多数情况下，更好和明智的方案是切除病变皮肤和皮下组织。切除和一期缝合通常适合于位于相对洁净区域（如腋窝）的小伤口。由于病变污染的环境，许多外科医生不愿一期闭合会阴伤口，而是创面敞开并二期愈合。

如感染广泛合并脓肿形成，应先切开引流。以后，广泛切除所有的窦道和上皮皮桥，包括皮下脂肪中所有的纤维化和炎症部分。既往曾采用刃厚皮片移植[141]，但很少必要。Bocchini 等[171]报道了 56 例在臀部、会阴和腹股沟区域出现大范围化脓性汗腺炎患者的治疗结果，93% 为男性，平均年龄 40 岁。臀部和会阴病变分别占 37.6% 和 30.6%。合并鳞状细胞癌和克罗恩病的各有 1 例。所有患者都进行了广泛的手术切除。57% 的患者采用二期愈合，43% 的患者接受了延期植皮。41% 的患者进行了转流性结肠造口。非植皮组完全愈合的平均时间为 10 周，植皮组为 6 周。9% 的患者进行了二次切除。38% 移植物部分失功，其中仅 1 例复发。

部分作者行结肠造口术，通常不必要[153]。类似效果可以通过 Gordon 所述[172]的充分肠道准备、要素饮食和控便药物达到。

实际上，Thornton 和 Abcarian[140] 发现，上述措施也没有必要。为了澄清相互矛盾的信息并确立外科治疗原则，他们回顾了在芝加哥库克郡医院治疗的 104 例肛周和会阴化脓性汗腺炎的患者记录。患者取俯卧折刀位，手术使用电刀对受累区域进行广泛切除，直至看到正常脂肪或筋膜组织。用碘仿纱填塞伤口，并用封闭敷料包扎。没有常规使用转移结肠造口或皮肤移植，也未使用抗生素。在 104 名患者中，仅有 1 人被认为需行转流性结肠造口。每天坐浴四次，当患者感觉舒适时给予出院，平均住院时间为 7.2d。平均愈合时间 3.5～7 周。随访 5 年，仅 4 例患者接受复发手术。Thornton 和 Abcarian 丰富的经验和出色的治疗效果表明，广泛切除和包扎，不需要其他辅助措施，即可让伤口迅速愈合，并成为治疗首选。其他作者[145, 147, 165]也赞同这个观点，并且建议使用硅胶泡沫敷料，以避免换药时纱布带来的痛苦。据报道，切除化脓性汗腺炎后的复发率为 0%[173]～67%（腹股沟阴囊皮肤[147]）。

为治疗不同解剖部位的化脓性汗腺炎，Lapins 等[174]采用了二氧化碳激光技术来进行分步水平汽化。在平均随访 27 个月的 24 例患者中，伤口 4 周愈合，仅 2 例患者复发。尽管结果如此，作者仍表示大多数情况下广泛的局部切除才是首选。其他人也用这种方法获取过成功[175]。

九、转流性结肠炎

转流性结肠炎指造口远侧结肠和直肠黏膜的非特异性炎症。该疾病最初由 Glotzer 等[176]于 1981 年提出。其重要性在于无法将其与其他类型的直肠炎鉴别，可能导致不适当的治疗，影响造口的回纳。临床上，事实是当恢复肠管的连续性后，炎症表现会完全消失。

在一项对 53 名患者进行的研究中，Whelan 等[177]报道的发病率为 91%。Ferguson 和 Siegal[178] 报道 20 例患者中有 70% 表现为转流性结肠炎。Whelan 等报道年龄、造口类型或手术适应证对发病率没有影响[177]。然而 Haas 等[179]发现，癌症手术后 25% 的人出现转流性结肠炎，憩室炎后为 86%。

病因尚未确定，目前认为是由于缺乏短链脂肪酸（SCFA），后者是结肠黏膜细胞的首选营养物质。丁酸盐是一种由微生物将膳食纤维发酵生成的短链脂肪酸，在人的结肠中产生[180]。通过被动扩散和与各种离子交换转运蛋白相关的主动转运机制，丁酸盐可被近端结肠细胞吸收。在远端结肠，吸收的主要机制以脂溶性形式进行被动扩散。丁酸盐和其他短链脂肪酸对大肠吸收电解质的功能很重要，可在预防某些类型的腹泻中起作用。丁酸盐和其他短链脂肪酸对结肠内液体和电解质流通的控制机制尚不清楚，可能通过能量代谢驱动效应和各种电解质转运系统的上调，以及对神经内分泌因子的潜在影响来起作用。丁酸盐可调节结肠运动、增加结肠血流量并可促进结肠吻合口愈合。丁酸盐可减轻转流性结肠炎的症状，并且通常可预防结肠炎的进展。Harig 等[181]证实了转流远侧结肠中的短链脂肪酸水平较低，并指出每天用短链脂肪酸溶液灌洗转流肠段可改善内镜下的肠道表现。正常结肠菌群的过度生长或特定病原菌的入侵也被认为是转流性结肠炎的病因。Winslet 等[182]报道，转流性直肠炎的出现或好转与结肠细胞增殖、糖蛋白合成、黏膜相关或肠腔菌群的任何显著改变无关。

转流性结肠炎很少引发临床问题，多数情况下没有临床意义。据报道，转流性结肠炎相关症状的发生频率变异很大，可从无症状到 50%[177, 179, 180]。Whelan 等[177]报道，在其研究的 53 名患者中，只有 6% 有相关症状。Orsay 等[183]报道有 76% 的患者表现出轻度至重度的结肠炎，平均在转流手术后 30 周内出现。从已报道的数量最多的转流性结肠炎病例系列中，Haas 等[179]发现，在 85 名患者中几乎 1/2 有症状。最突出的症状是直肠出血，通常数量不多，但可以严重到需要输血，其他症状包括里急后重、黏液便、腹痛，粪便转流后 1 个月～22 年内的任何时间都可出现症状[184]。脊髓病并行结肠造口术的患者，转流性结肠炎是一种常见的、反复的、有时造成问题的并发症[173]。

内镜检查可在多达 80% 的患者中发现异常，有时无法将转移性直肠炎与炎性肠病鉴别。排除潜在病变的最简单方法是纤维乙状结肠镜检查。内窥镜下结肠炎的表现可从轻度到重度不等。Haas 等报道 80% 的转流性结肠炎患者内镜下异常，包括黏液栓和硬粪石。Whelan 等的报道[177]，内镜下的黏膜表现包括接触性刺激或出血（98%）、局灶性红斑（77%）、无蒂苍白息肉样病变（60%）、瘀斑（52%）、溃疡（29%）、水肿（23%）和腔内出血（13%）。大多数患者，结肠炎非均匀地累及黏膜表面，1/4 的病例中，炎症局限于直肠，其余 3/4 病例累及直肠和更近端的转流结肠[177]。组织学发现按频率从高到低依次为轻度慢性炎症、局灶性炎症、淋巴结节、隐窝改变、淋巴滤泡和腺体萎缩。其他特征包括隐窝脓肿、上皮细胞变性、隐窝再生及阿弗他样溃疡[182]。黏蛋白肉芽肿也是组织学特征之一[186]。有人认为淋巴样增生是转流性结肠炎的显著特征[187]。Asplund 等[188]回顾了 84 例连续的直肠功能障碍患者的组织学表现。所有切除的直肠标本均有溃疡和糜烂，多数伴有明显的黏膜淋巴样聚集，常伴有黏膜萎缩、弥漫性黏蛋白减少及显著的黏膜结构变形。透壁淋巴样聚集的检出率为 67%，其中中重度为 42%。10 个直肠标本有非坏死性肉芽肿。转流直肠的特征与初始诊断或转流持续的时间无关。转流直肠的肉芽肿与克罗恩病的初始诊断有关。在炎性肠病患者中，透壁淋巴样聚集常见于转流的直肠，但并不提示有克罗恩病。尽管如此，活检在确诊方面几乎毫无作用。

此类患者需要进行的检查可能包括细菌培养、寻找虫卵和寄生虫及艰难梭菌毒素，而这些在转流性结肠炎中均呈阴性。

无症状的内镜下病变不需要进行内科治疗。对于永久性造口且有症状的患者，建议每天使用短链脂肪酸溶液灌洗两次，持续 2～4 周。其他不太成功的治疗包括口服类固醇和类固醇灌肠。据报道，使用 5- 氨基水杨酸（5-ASA）灌肠治疗可使病变在内镜下和组织学上消失[185]。明确有效的治疗为还纳造口，术后疾病有望完全消失。在 Whelan 等[177]报道 21 例还纳造口患者，以及 Orsay 等[183]报道 34 例关造口患者中都观察到了这种情况。血管纹理增多可能会持续存在，但不会导致症状。Winslet 等[182]发现，在恢复肠道连续性后，所有患者结肠黏膜都出现了肉眼可见的改善，但 50% 的患者仍有组织学病变的迹象。这些患者不需要延迟结肠造口还纳手术。

永久性造口的患者应定期接受内镜检查，因为息肉和恶性肿瘤可发生于旷置大肠，尤其是因肿瘤手术而行造口的患者。在这种情况下，近端被中断和远端的“旷置”肠管都需要检查。Haas 等[179]强调了随诊的重要性，在他们随访的 85 例患者中，随访发现 4 例息肉、7 例癌。Lim 等[189]提出，转流性结肠炎可能是溃疡性结肠炎发生的危险因素。

十、节段性或憩室相关性结肠炎

节段性或憩室相关性结肠炎是一种由乙状结肠憩室独有的、慢性结肠炎引起的临床综合征。Peppercorn[190]报道 8 例 60 岁以上，伴有乙状结肠憩室的慢性活动性结肠炎，包括其临床表现、内镜、影像学和病理学特征及对治疗的反应。每位患者均表现为直肠出血和黏液便，便秘与稀便的交替，常伴有排不尽感，下腹部绞痛和过度腹胀为常见症状，但没有恶心、呕吐、发热和体重减轻。所有患者之前都没有过类似的症状，也没有任何直肠周围疾病的症状。在所有 8 名患者中，大便中的致病菌、虫卵细胞和寄生虫及艰难梭菌毒素均呈阴性。

内镜检查结肠距肛门 20～50cm，有多发憩室、有局限于乙状结肠的斑片状、不融合的出血和渗出。直视可见的炎症区域与憩室口并不相邻，也没有发现严重的溃疡或息肉样病变。8 名患者的上消化道检查和小肠 X 线检查均正常，每位患者内镜下受累区域活检，显示局部慢性活动性的结肠炎，不伴肉芽肿。使用 2～4g/d 的柳氮磺胺吡啶，所有患者在治疗开始后 6 周内症状完全消失。

Makapugay 和 Dean[191]分析了 23 例与憩室疾病相关的慢性结肠炎患者（年龄范围 38—87 岁；中位年龄 72 岁）的临床和病理特征。其中 19 例有便血，4 例腹痛。结肠镜下可见斑片状或融合的颗粒样和脆性改变，憩室口周围的乙状结肠受累。乙状结肠近端和远端的结肠黏膜在内镜下表现正常。黏膜活检标本显示为特发性炎性肠病的特征，包括固有层中的浆细胞和嗜酸性细胞增多（100%）、嗜中性粒细胞隐窝炎（100%）合并隐窝脓肿（61%）、基底淋巴样聚集（100%）、隐窝结构变形（87%）、基底浆细胞增多（61%）、表面上皮细胞脱落（61%）、灶性潘氏细胞化生（48%）和肉芽肿性隐窝炎（26%）。5 例患者同时进行了直肠活检，显示组织学正常黏膜。14 名患者接受高纤维饮食、抗生素治疗或两种均有，临床症状改善；9 名接受柳氮磺胺吡啶或 5-ASA 治疗的患者亦是如此。5 例患者进行了乙状结肠切除术，其中 3 例梗阻性狭窄，2 例慢性失血性贫血。在 23 例年龄和性别配对、患有憩室疾病，但肠腔表面黏膜没有异常的对照病例中，相同随访期内无 1 例需要进行切除。此外，3 名患者分别在憩室病相关结肠炎发病后的第 6、第 9 和第 17 个月出现了溃疡性乙状结肠炎。数据表明，憩室病相关的慢性乙状结肠炎所表现出的形态学特征为传统意义上的特发性炎性肠病。临床表现和内镜检查可用于鉴别克罗恩病和溃疡性结肠炎。慢性结肠炎合并憩室的患者进行乙状结肠切除术的风险会增加。在一些病例中，憩室疾病相关的慢性结肠炎也可早于常规溃疡性直肠乙状结肠炎发病。

Gore 等[192]描述了内镜下的乙状结肠表现，其特征是严格局限于新月形黏膜皱襞的黏膜肿胀、红斑和出血。在 5 年的 2380 例结肠镜检查和纤维乙状结肠镜检查中，34 例（1.42%）出现了上述变化，多为中老年人。大部分（82%）患者存在憩室病，但病变局限于新月形的黏膜皱襞，并不累及憩室开口。大多数患者有肛门出血史。组织学可发现一系列变化，从轻微的血管充血到鲜红的活动性炎症，并伴有类似于溃疡性结肠炎的隐窝结构异常，但直肠活检始终是正常的。3 名患者后来发展为典型的远端溃疡性结肠炎，另外 2 名内镜下新月形病变的患者既往有远端溃疡性结肠炎的组织学诊断。3 名患者的组织学特征为黏膜脱垂。约 50% 的患者需要进行某些治疗控制症状，类固醇和（或）柳氮磺胺吡啶有效。2 名患者接受了乙状结肠切除术，1 例为了控制出血，另 1 例因为憩室相关性狭窄。虽然新月形皱襞病变是特殊的内镜表现，但其临床和组织学特征提示很广的疾病谱。

在一项多中心前瞻性研究中，Imperiali 等[193]评估了接受结肠镜检查患者中，憩室相关节段性结肠炎的发病率。入组标准为局限于结肠段的炎性肠病样病变并伴有憩室，患者接受口服和局部 5-ASA 治疗，直至疾病缓解。其中 5 个参与机构，5457 例连续结肠镜检查，20 例（0.36%）符合诊断标准，所有患者均为左结肠病变，1 例伴有右半结肠病变。便血主要临床表现与性别、年龄或吸烟习惯无关。血液化验基本正常，且直肠未受影响。组织学特征是非诊断性的，大多数患者在入组 12 个月后无诉任何腹部症状。

Guslandi[194] 报道，组织学检查中，“节段性结肠炎”常与炎性肠病类似，直肠不受累指示该病可能是克罗恩病的一种，但节段性结肠炎和克罗恩结肠炎之间没有发现其他相似之处。经验性使用柳氮磺胺吡啶和美沙拉嗪等药物治疗节段性结肠炎大多有效，手术患者术后很少复发。尽管节段性结肠炎是否为特定的临床病种仍然存疑，总的来看不太可能是炎性肠病的非典型类型。

总之，炎性肠病和憩室病的不寻常的并存，有时还会伴有狭窄，提示了一个独立的病种。本章前面已经详细阐述了可能并存的克罗恩病和憩室病。